Exercício e Saúde

TESTE E PRESCRIÇÃO DE EXERCÍCIOS

6ª EDIÇÃO

Exercício e Saúde
TESTE E PRESCRIÇÃO DE EXERCÍCIOS

6ª EDIÇÃO

David C. Nieman
Appalachian State University

Coordenador da revisão científica da edição brasileira:
Valdir José Barbanti

*Professor titular da Escola de Educação Física e Esporte da
Universidade de São Paulo (USP)
Ph.D. em Educação Física pela University of Iowa – EUA*

Manole

Título original em inglês: *Exercise Testing and Prescription – A Health-Related Approach, 6th edition*
Copyright © 2007, 2003 by The McGraw-Hill Companies, Inc. Todos os direitos reservados.
Publicado mediante acordo com a McGraw-Hill, EUA.

Este livro contempla as regras do Acordo Ortográfico da Língua Portuguesa de 1990, que entrou em vigor no Brasil.

Tradução: Rogério Ferraz (partes pré e pós-textuais, caps. de 1 a 9 e 16)
        Fernando Gomes do Nascimento (caps. de 10 a 15)
Revisão científica: Valdir José Barbanti
        Professor titular da Escola de Educação Física e Esporte da Universidade de São Paulo (USP)
        Ph.D. em Educação Física pela University of Iowa – EUA
        Elizabete Viana de Freitas (cap. 10)
        Doutorado em Cardiologia pela Universidade do Estado do Rio de Janeiro (UERJ)
        Coordenadora do Curso de Pós-Graduação em Geriatria Clínica do Hospital Pró-Cardíaco
        Especialista em Cardiologia pela Sociedade Brasileira de Cardiologia/Associação Médica Brasileira
        Especialista em Geriatria pela Sociedade Brasileira de Geriatria e Gerontologia/Associação Médica Brasileira
        Mirtes Stancanelli (caps. 12 e 13)
        Mestrado em Biologia Funcional e Molecular pelo Instituto de Biologia da Universidade Estadual
          de Campinas (Unicamp)
        Pesquisadora do Laboratório de Bioquímica do Exercício (Labex) da Universidade Estadual de Campinas (Unicamp)
        Nutricionista do Bradesco Esporte e Educação e da Associação Atlética Ponte Preta
        Professora do curso de especialização em Bioquímica, Fisiologia, Treinamento e Nutrição Esportiva da Unicamp
        Professora dos cursos de especialização da Unirp, UGF e FMU na área de Nutrição e Educação Física
Revisão: Depto. editorial da Editora Manole
Diagramação: Luargraf Serviços Gráficos Ltda. – ME
Capa: Depto. de arte da Editora Manole

Dados Internacionais de Catalogação na Publicação (CIP)
(Câmara Brasileira do Livro, SP, Brasil)

Nieman, David C.
Exercício e saúde: teste e prescrição de exercícios / David C. Nieman ;
tradução Rogério Ferraz, Fernando Gomes do Nascimento. --
Barueri, SP : Manole, 2011.

Título original: Exercise testing and prescription.
Bibliografia.
ISBN 978-85-204-2645-6

1. Aptidão física 2. Exercícios terapêuticos
3. Exercícios – Aspectos fisiológicos 4. Medicina
esportiva 5. Testes de exercícios I. Título.

10-00300   CDD-613.7
Índices para catálogo sistemático:
1. Exercício e saúde : Educação física 613.7

Todos os direitos reservados.
Nenhuma parte deste livro poderá ser reproduzida, por qualquer
processo, sem a permissão expressa dos editores.
É proibida a reprodução por xerox.
A Editora Manole é filiada à ABDR – Associação Brasileira de Direitos Reprográficos.

Edição brasileira – 2011

Direitos em língua portuguesa adquiridos pela:
Editora Manole Ltda.
Av. Ceci, 672 – Tamboré
06460-120 – Barueri – SP – Brasil
Fone: (11) 4196-6000
Fax: (11) 4196-6021
www.manole.com.br
info@manole.com.br

Impresso no Brasil
Printed in Brazil

Para minha esposa Cathy –
nutricionista, editora, adorada companheira e
bordadeira premiada

Sumário Resumido

Prefácio   xvii

PARTE I   Definições e Tendências   1

Capítulo 1   Tendências de Saúde e Condicionamento   3
Capítulo 2   Definição de Condicionamento Físico   30

PARTE II   Avaliações e Testes   45

Capítulo 3   Conceitos de Testes   47
Capítulo 4   Condicionamento Cardiorrespiratório   77
Capítulo 5   Composição Corporal   123
Capítulo 6   Condicionamento Musculoesquelético   171

PARTE III   Preparação do Condicionamento Físico   199

Capítulo 7   Efeitos Crônicos e Agudos do Exercício   201
Capítulo 8   Prescrição de Exercícios   230
Capítulo 9   Nutrição e Performance   281

PARTE IV   Atividade Física e Doença   367

Capítulo 10   Doença Cardíaca   369
Capítulo 11   Câncer   447
Capítulo 12   Diabetes   481
Capítulo 13   Obesidade   512
Capítulo 14   Saúde Psicológica   570
Capítulo 15   Envelhecimento, Osteoporose e Artrite   613
Capítulo 16   Riscos do Exercício   662

Apêndice A   Normas para Teste de Condicionamento Físico   697
Apêndice B   Exercícios Calistênicos para Desenvolver Flexibilidade, Força e Resistência Musculares   739
Apêndice C   Principais Ossos, Músculos e Artérias do Corpo Humano   751
Apêndice D   Compêndio de Atividades Físicas   756
Glossário   771
Índice Remissivo   784

Sumário

Prefácio xvii

PARTE I Definições e Tendências 1

Capítulo 1 Tendências de Saúde e Condicionamento 3

TENDÊNCIAS NA SAÚDE 3

Dimensões da saúde 3

Continuum da saúde 4

Iniciativa *Health People* 4

RELATÓRIO DO SURGEON GENERAL SOBRE SAÚDE E ATIVIDADE FÍSICA 8

EXERCÍCIO E CONDICIONAMENTO FÍSICO NOS EUA 8

Uma breve revisão histórica 8

O movimento *fitness* contemporâneo 9

Níveis atuais de atividade entre adultos norte-americanos 11

Futuros desafios 14

ESTUDOS DE CONDICIONAMENTO ENTRE JOVENS 14

DIRETRIZES PARA INCENTIVAR JOVENS A PRATICAR ATIVIDADES FÍSICAS POR TODA A VIDA 16

ATIVIDADES DE CONDICIONAMENTO E INCENTIVO À SAÚDE NOS LOCAIS DE TRABALHO 17

Benefícios dos programas de exercícios no local de trabalho 18

Previsão de crescimento futuro para os programas de saúde nos locais de trabalho 19

ESTRATÉGIAS PARA AUMENTAR A ATIVIDADE FÍSICA NOS EUA 19

Estratégias baseadas na população 19

Fatores pessoais 20

Regime de exercícios 20

Ambiente 21

Resumo 22

Questões de revisão 22

ATIVIDADE DE CONDICIONAMENTO FÍSICO 1.1: Qual é o seu programa pessoal de exercícios? 26

ATIVIDADE DE CONDICIONAMENTO FÍSICO 1.2: Utilizando a internet para explorar a saúde e o condicionamento físico 28

Capítulo 2 Definição de Condicionamento Físico 30

ATIVIDADE FÍSICA 30

EXERCÍCIO 32

ABORDAGEM COMPLETA DO CONDICIONAMENTO FÍSICO 32

Significado do condicionamento físico 33

Elementos do condicionamento físico relacionado à saúde 34

Resistência cardiorrespiratória 34

Composição corporal 35

Condicionamento musculoesquelético 35

Resumo 40

Questões de revisão 40

ATIVIDADE DE CONDICIONAMENTO FÍSICO 2.1: Classificação de atividades de acordo com o valor relacionado à saúde 42

PARTE II Avaliações e Testes 45

Capítulo 3 Conceitos de Testes 47

TRIAGEM DE SAÚDE PRÉ-PARTICIPAÇÃO 48

UTILIZAÇÃO DE RESULTADOS DE TRIAGENS PARA ESTRATIFICAÇÃO DE RISCOS 50

Contraindicações aos exercícios e aos testes de exercício 52

TRIAGEM CARDIOVASCULAR DE ATLETAS DE COMPETIÇÃO 53

CONSENTIMENTO INFORMADO 55

PADRÕES E NORMAS PARA ESTABELECIMENTOS DE SAÚDE E CONDICIONAMENTO 55

CONCEITOS E OBJETIVOS DOS TESTES DE CONDICIONAMENTO FÍSICO 60

BATERIAS DE TESTES DE CONDICIONAMENTO FÍSICO 61

Ordem recomendada para testes de avaliação do condicionamento 61

Baterias de testes de condicionamento relacionado à saúde 61

YMCA 62

x Sumário

Canadian Physical Activity, Fitness & Lifestyle Appraisal (CPAFLA) 62

AAHPERD: Teste de condicionamento físico relacionado à saúde para estudantes universitários 62

Fitnessgram® 62

The President's Challenge 63

Resumo 67

Questões de revisão 67

ATIVIDADE DE CONDICIONAMENTO FÍSICO 3.1: Você está pronto para se exercitar? 69

ATIVIDADE DE CONDICIONAMENTO FÍSICO 3.2: Questionário médico e de saúde 71

Capítulo 4 Condicionamento Cardiorrespiratório 77

DETERMINAÇÃO DA FREQUÊNCIA CARDÍACA E DA PRESSÃO ARTERIAL DURANTE O EXERCÍCIO E EM REPOUSO 78

Pressão arterial em repouso 78

Pressão arterial durante o exercício 80

Frequência cardíaca em repouso 81

Frequência cardíaca durante o exercício 82

EQUAÇÕES DE PREDIÇÃO DO $\dot{V}O_{2máx}$ SEM EXERCÍCIOS 83

TESTES DE CAMPO PARA O CONDICIONAMENTO CARDIORRESPIRATÓRIO 84

TESTES LABORATORIAIS SUBMÁXIMOS 87

Testes de *step* 88

Teste Canadense de Aptidão Física Aeróbia modificado 88

Teste de step *em 3 minutos do YMCA* 90

Outros testes de step 91

Equação de subida e descida do *step* do ACSM 91

Testes laboratoriais submáximos em esteira 92

Testes laboratoriais submáximos em bicicleta ergométrica 92

Descrição das bicicletas ergométricas 93

Teste submáximo de bicicleta do YMCA 94

Equações de ciclismo 95

TESTES MÁXIMOS LABORATORIAIS 95

Protocolos de testes de esforço progressivo máximo em esteira 95

Equações para predição do $\dot{V}O_{2máx}$ em esteira 98

Teste máximo de esteira para estudantes universitários 99

Equações do ACSM para estimativa do $\dot{V}O_2$ para caminhada e corrida 99

Protocolos de testes de esforço progressivo máximo em bicicleta 100

Protocolo máximo de bicicleta ergométrica de Astrand 100

Protocolo máximo de bicicleta ergométrica de Storer-Davis 100

Teste anaeróbio de Wingate 100

Quando interromper o teste máximo de GXT-ECG 101

Procedimentos de emergência 103

Equipe 103

Resumo 107

Questões de revisão 108

ATIVIDADE DE CONDICIONAMENTO FÍSICO 4.1: Uso prático das equações do ACSM 112

ATIVIDADE DE CONDICIONAMENTO FÍSICO 4.2: Teste de resistência cardiorrespiratória 116

ATIVIDADE DE CONDICIONAMENTO FÍSICO 4.3: Mensuração da frequência cardíaca em repouso 118

ATIVIDADE DE CONDICIONAMENTO FÍSICO 4.4: Mensuração da pressão arterial em repouso 119

ATIVIDADE DE CONDICIONAMENTO FÍSICO 4.5: Estimativa do $\dot{V}O_{2máx}$ utilizando uma equação 120

ATIVIDADE DE CONDICIONAMENTO FÍSICO 4.6: Teste de caminhada de 1 milha 121

ATIVIDADE DE CONDICIONAMENTO FÍSICO 4.7: Teste de *step* para estudantes universitários 122

Capítulo 5 Composição Corporal 123

TERMINOLOGIA DA COMPOSIÇÃO CORPORAL 123

MENSURAÇÕES DE PESO E ALTURA 126

Revisão histórica das tabelas de peso e altura 126

Peso relativo 128

Mensuração do peso corporal 129

Mensuração da altura 132

Mensuração da estrutura corporal 132

Índice de massa corporal 132

MENSURAÇÕES DE DOBRAS CUTÂNEAS 138

Regras para mensurar dobras cutâneas 142

Teste de dobra cutânea em um local 146

Teste de dobras cutâneas em dois locais para crianças, adolescentes e adultos em idade universitária 147

Testes de múltiplas dobras cutâneas para adultos 149

PESAGEM HIDROSTÁTICA 152

Equipamento 152

Procedimentos 154

IMPEDÂNCIA BIOELÉTRICA 155

INTERACTÂNCIA POR INFRAVERMELHO PRÓXIMO 157

TOPOGRAFIA DO CORPO HUMANO   158

Resumo   162

Questões de revisão   163

ATIVIDADE DE CONDICIONAMENTO FÍSICO 5.1: Mensuração da composição corporal   168

ATIVIDADE DE CONDICIONAMENTO FÍSICO 5.2: Estudo de caso: fornecendo orientação sobre composição corporal para uma praticante de atletismo   170

Capítulo 6   Condicionamento Musculoesquelético   171

CONDICIONAMENTO MUSCULAR   171

BENEFÍCIOS DO CONDICIONAMENTO MUSCULOESQUELÉTICO À SAÚDE   171

PREVENÇÃO E TRATAMENTO DA DOR LOMBAR   172

Fatores de risco para dor lombar   174

Tratamento de dor lombar com exercício   176

TESTES DE FORÇA E RESISTÊNCIA MUSCULARES   177

Testes abdominais: abdominais com o joelho flexionado e abdominais parciais   177

Flexão e extensão na barra   179

Flexão e extensão na barra tradicional   179

Flexão e extensão na barra modificada   179

Suspensão na barra com os braços flexionados   180

Flexão e extensão no solo   180

Homens   180

Mulheres   180

Teste de força de preensão com dinamômetro manual   181

Testes de força e resistência no supino   182

Teste de 1 RM no supino para força   182

Testes de supino do YMCA para resistência muscular   182

Mergulhos de barras paralelas   183

TESTES DE FLEXIBILIDADE   184

Teste de flexibilidade do ombro   185

Teste de flexibilidade de rotação do tronco   186

SALTO VERTICAL   186

Resumo   190

Questões de revisão   190

ATIVIDADE DE CONDICIONAMENTO FÍSICO 6.1: Avaliação da postura   195

ATIVIDADE DE CONDICIONAMENTO FÍSICO 6.2: Avaliação do condicionamento muscular   197

PARTE III   Preparação do Condicionamento Físico   199

Capítulo 7   Efeitos Crônicos e Agudos do Exercício   201

RESPOSTAS FISIOLÓGICAS AGUDAS AO EXERCÍCIO   201

Aumento da frequência cardíaca   201

Aumento do volume sistólico   202

Aumento do débito cardíaco   203

Aumento da diferença arteriovenosa de oxigênio   203

Aumento do $\dot{V}O_2$ 204

Aumento da PA sistólica sem alteração da PA diastólica   205

Aumento da ventilação minuto   206

Aumento do fluxo sanguíneo para as áreas musculares ativas   207

Alterações da razão de troca respiratória   208

ADAPTAÇÕES CRÔNICAS AO EXERCÍCIO REGULAR   209

Alterações ocorridas nos músculos esqueléticos como resultado do treinamento aeróbio   209

Principais alterações cardiorrespiratórias durante o repouso causadas pelo treinamento de exercícios   210

Principais alterações cardiorrespiratórias durante o exercício submáximo   211

Principais alterações cardiorrespiratórias durante o exercício máximo   212

Outras alterações fisiológicas com o exercício aeróbio   213

Alterações ocorridas nos músculos em decorrência do treinamento de força   214

Efeitos do sexo, da idade e da hereditariedade   216

Influência do sexo   216

Influência da idade   218

Influência da hereditariedade   218

EFEITOS DA INATIVIDADE   219

Resumo   222

Questões de revisão   222

ATIVIDADE DE CONDICIONAMENTO FÍSICO 7.1: Classificação de figuras que descrevem respostas agudas e crônicas ao exercício   228

Capítulo 8   Prescrição de Exercícios   230

PIRÂMIDE DE ATIVIDADES FÍSICAS   235

ABORDAGEM INDIVIDUALIZADA   237

RESISTÊNCIA CARDIORRESPIRATÓRIA / COMPOSIÇÃO CORPORAL   237

xii Sumário

Aquecimento 237

Parte aeróbia 240

   Frequência 240

   Intensidade 241

   Tempo 248

   Tipo do exercício 249

   Taxa de progressão 252

   Sistemas de treinamento cardiorrespiratório 253

   A questão da supervisão 253

Relaxamento (resfriamento) 256

CONDICIONAMENTO MUSCULOESQUELÉTICO 256

Exercícios de flexibilidade 256

   Fatores que influenciam a flexibilidade 257

   Benefícios da flexibilidade 257

   Alongamento estático 258

   Facilitação neuromuscular proprioceptiva 258

Exercícios de força e resistência musculares 258

   Princípios do treinamento com pesos 260

   Sistemas de treinamento de força e resistência musculares 261

Resumo 270

Questões de revisão 270

ATIVIDADE DE CONDICIONAMENTO FÍSICO 8.1: Pirâmide de atividades: qual é a sua classificação? 277

ATIVIDADE DE CONDICIONAMENTO FÍSICO 8.2: Seu programa de exercícios aeróbios 278

ATIVIDADE DE CONDICIONAMENTO FÍSICO 8.3: Seu programa de exercícios de flexibilidade 279

ATIVIDADE DE CONDICIONAMENTO FÍSICO 8.4: Seu programa de exercícios de força e resistência musculares 280

Capítulo 9   Nutrição e Performance 281

FUNDAMENTOS DA NUTRIÇÃO 282

Nutrientes essenciais 282

Normas para a ingestão de nutrientes: quantidade dietética recomendada (QDR) e ingestão dietética de referência (IDR) 284

NORMAS DE ALIMENTAÇÃO PARA SAÚDE E PREVENÇÃO DE DOENÇAS 287

Controle de peso; atividade física 288

   Principais recomendações 288

Grupos alimentares incentivados 289

   Principais recomendações 289

Carboidratos 294

   Principais recomendações 294

Segurança alimentar 296

   Principais recomendações 296

Gorduras 297

   Principais recomendações 297

Nutrientes adequados dentro das necessidades calóricas 299

   Principais recomendações 299

Sódio e potássio 300

   Principais recomendações 300

Bebidas alcoólicas 301

   Principais recomendações 301

PRINCÍPIO 1: A BASE É UMA DIETA EQUILIBRADA 302

Práticas alimentares de atletas 302

PRINCÍPIO 2: AUMENTAR A INGESTÃO TOTAL DE ENERGIA 305

Atletas gastam grandes quantidades de energia 305

Energia e produção de ATP 306

PRINCÍPIO 3: MANTER UMA ALTA INGESTÃO DE CARBOIDRATOS NA ALIMENTAÇÃO (55 A 70%) DURANTE O TREINAMENTO 309

Importância do carboidrato durante o treinamento intenso 310

Implicações práticas para atletas 312

PRINCÍPIO 4: BEBER GRANDES QUANTIDADES DE LÍQUIDOS DURANTE TREINOS E COMPETIÇÕES 314

Importância da água na regulação da temperatura durante o exercício 314

Eletrólitos e carboidratos devem ser utilizados durante o exercício? 321

PRINCÍPIO 5: FICAR ATENTO A UMA POSSÍVEL DEFICIÊNCIA DE FERRO 323

Problema da deficiência de ferro 323

Implicações práticas para atletas 325

PRINCÍPIO 6: SUPLEMENTOS VITAMÍNICOS E MINERAIS NÃO SÃO NECESSÁRIOS 326

Falta de evidências sobre os benefícios 327

Evidências de possíveis problemas ligados à alta ingestão 328

PRINCÍPIO 7: SUPLEMENTOS PROTEICOS NÃO BENEFICIAM O ATLETA 329

Mudanças no metabolismo proteico durante o exercício 329

Implicações práticas para atletas 331

PRINCÍPIO 8: DESCANSE E DÊ PRIORIDADE AOS CARBOIDRATOS ANTES DE COMPETIÇÕES DE RESISTÊNCIA DE LONGA DURAÇÃO 333

Como fazer a sobrecarga de carboidrato antes da grande competição 333

Refeição pré-competição 334

PRINCÍPIO 9: O USO DE RECURSOS ERGOGÊNICOS É ANTIÉTICO 335

Categorias de recursos ergogênicos 336

Recursos nutricionais variados 336

Uso da cafeína para melhorar o desempenho em competições de resistência de longa duração 339

Sobrecarga de sódio no exercício anaeróbio 340

Doping *sanguíneo para resistência* 340

Esteroides e compostos semelhantes 341

Suplementação de creatina 343

PRINCÍPIO 10: A SOBRECARGA DE GORDURA NÃO É RECOMENDADA PARA MELHORAR O DESEMPENHO OU A SAÚDE 344

Resumo 347

Questões de revisão 348

ATIVIDADE DE CONDICIONAMENTO FÍSICO 9.1: Classificação de sua dieta de acordo com a pirâmide alimentar 361

ATIVIDADE DE CONDICIONAMENTO FÍSICO 9.2: Análise de sua ingestão de energia e nutrientes 363

ATIVIDADE DE CONDICIONAMENTO FÍSICO 9.3: Estudo de caso: entusiasta do *fitness* do sexo feminino, vegetariana e com anemia 365

PARTE IV   Atividade Física e Doença   367

Capítulo 10   Doença Cardíaca   369

DOENÇA CARDÍACA 369

DOENÇA ARTERIAL CORONARIANA 374

ACIDENTE VASCULAR CEREBRAL 375

TENDÊNCIAS NA DOENÇA CARDIOVASCULAR 378

FATORES DE RISCO DE DOENÇA CARDÍACA 379

TRATAMENTO DA DOENÇA CARDÍACA 381

É POSSÍVEL REVERTER A ATEROSCLEROSE SEM CIRURGIA? 383

TABAGISMO 383

Causa principal de morte 383

Tendências recentes 384

Tabaco sem fumaça 387

Cessação do fumo 387

Exercício e tabaco 388

HIPERTENSÃO 390

Problemas de saúde 391

Tratamento da hipertensão 391

Modificações no estilo de vida para baixar a pressão arterial 392

Controle do peso 392

Redução da ingestão de cloreto de sódio 392

Moderação do consumo de bebidas alcoólicas 397

Atividade física 399

COLESTEROL SANGUÍNEO ELEVADO 401

Prevalência de níveis sanguíneos de colesterol elevados 401

Descrição das lipoproteínas 402

Tratamento da hipercolesterolemia 404

Dieta e outras medidas de estilo de vida 405

Papel do exercício 412

EXERCÍCIO E PREVENÇÃO DA DOENÇA ARTERIAL CORONARIANA 415

EXERCÍCIO E PREVENÇÃO DE ACIDENTE VASCULAR CEREBRAL 418

Resumo 422

Questões de revisão 423

ATIVIDADE DE CONDICIONAMENTO FÍSICO 10.1: Risco de doença cardíaca 436

ATIVIDADE DE CONDICIONAMENTO FÍSICO 10.2: Risco de doença arterial coronariana 438

ATIVIDADE DE CONDICIONAMENTO FÍSICO 10.3: Risco de AVC 441

ATIVIDADE DE CONDICIONAMENTO FÍSICO 10.4: Teste de alcoolismo 443

ATIVIDADE DE CONDICIONAMENTO FÍSICO 10.5: A sua dieta é saudável para o seu coração? 444

Capítulo 11   Câncer   447

ESTATÍSTICAS DO CÂNCER 448

PREVENÇÃO DO CÂNCER 456

ATIVIDADE FÍSICA E CÂNCER 462

Inatividade como fator de risco para câncer 462

Atividade física e câncer de cólon 463

Atividade física e câncer de mama 465

Atividade física e câncer de próstata 467

Resumo 470

Questões de revisão 471

ATIVIDADE DE CONDICIONAMENTO FÍSICO 11.1: Teste seu risco à radiação UV 477

xiv Sumário

ATIVIDADE DE CONDICIONAMENTO FÍSICO 11.2: Alimentação inteligente para a prevenção do câncer **478**

ATIVIDADE DE CONDICIONAMENTO FÍSICO 11.3: Estimativa do risco pessoal de câncer **480**

Capítulo 12 Diabetes 481

PREVALÊNCIA E INCIDÊNCIA DO DIABETES MELITO 481

DEFINIÇÃO E DESCRIÇÃO DO DIABETES MELITO 482

Complicações do diabetes 482

Classificação do diabetes melito 486

Diabetes melito tipo 1 486

Diabetes melito tipo 2 487

Exames e diagnóstico 487

Deficiência de glicose em jejum, ou pré-diabetes 488

Fatores de risco e triagem do diabetes 488

Recomendações especiais para mulheres grávidas 488

ESTILO DE VIDA E RISCO DE DIABETES TIPO 2 490

TRATAMENTO DE DIABETES TIPO 1 E TIPO 2 491

PREVENÇÃO, ADIAMENTO E TRATAMENTO DO DIABETES TIPO 2 494

Prevenção e adiamento do diabetes tipo 2 496

EXERCÍCIO E DIABETES 496

Atividade física e risco de desenvolver diabetes 497

Papel do exercício no tratamento do diabetes 498

Diabetes tipo 1 e exercício 499

Precauções com o exercício para indivíduos com diabetes tipo 1 499

Diabetes tipo 2 e exercício 501

Resumo 506

Questões de revisão 507

ATIVIDADE DE CONDICIONAMENTO FÍSICO 12.1: Avaliação do seu escore de risco para diabetes 511

Capítulo 13 Obesidade 512

RISCOS DA OBESIDADE PARA A SAÚDE 515

TEORIAS DA OBESIDADE 519

Influências genéticas e parentais 519

Grande ingestão de energia 520

Baixo dispêndio de energia 523

Taxa metabólica em repouso 524

Atividade física 526

Efeito térmico dos alimentos 528

TRATAMENTO DA OBESIDADE 528

Desafios do tratamento 529

Manutenção da redução do peso 530

Orientações para um tratamento conservador 531

Cirurgia de redução gástrica 531

Farmacoterapia 535

Dietas de Calorias muito baixas 536

Programas e métodos para perda de peso 538

Papel do exercício durante a perda de peso 538

Concepção equivocada 1: o exercício aeróbio acelera significativamente a perda de peso quando combinado a uma dieta redutora 539

Concepção equivocada 2: o exercício mantém a taxa metabólica em repouso elevada durante muito tempo depois da prática, queimando Calorias extras 542

Concepção equivocada 3: o exercício contrabalança a diminuição induzida pela dieta na taxa metabólica em repouso 543

Concepção equivocada 4: o exercício contrabalança a redução induzida pela dieta na massa livre de gordura 544

Benefícios do exercício para a perda de peso 545

Prescrição de exercício e precauções para os obesos 546

Resumo 551

Questões de revisão 552

ATIVIDADE DE CONDICIONAMENTO FÍSICO 13.1: Cálculo do dispêndio de energia 562

ATIVIDADE DE CONDICIONAMENTO FÍSICO 13.2: Estimativa da taxa metabólica em repouso e dispêndio total de energia 564

ATIVIDADE DE CONDICIONAMENTO FÍSICO 13.3: Contagem das Calorias e gramas de gordura no *fast-food* 565

ATIVIDADE DE CONDICIONAMENTO FÍSICO 13.4: Monitore seus hábitos alimentares 566

ATIVIDADE DE CONDICIONAMENTO FÍSICO 13.5: Formulário de checagem de transtornos alimentares 568

Capítulo 14 Saúde Psicológica 570

SAÚDE MENTAL 570

SIGNIFICADO DO ESTRESSE 574

Efeitos nocivos do estresse intenso e da má saúde mental 575

Princípios do controle do estresse 576

Controle os estressores 576

Deixe que a mente escolha a reação 578

Procure o apoio social de outras pessoas 578

Encontre satisfação no trabalho e em outros serviços 578

Mantenha-se fisicamente saudável 578

ATIVIDADE FÍSICA E ESTRESSE 579

ESTUDOS CONTROLADOS SOBRE EXERCÍCIO E SAÚDE MENTAL 579

Reatividade cardiovascular ao estresse psicológico 580

Depressão 580

Ansiedade 581

Estado de humor 582

Autoestima 582

Cognição mental 582

MECANISMOS: COMO A ATIVIDADE FÍSICA AJUDA A SAÚDE PSICOLÓGICA 583

Hipótese cognitivo-comportamental 583

Hipótese da interação social 583

Hipótese do "pedido de tempo"/distração 583

Hipótese do condicionamento cardiovascular 584

Hipótese dos neurotransmissores da classe das monoaminas 584

Hipótese dos opioides endógenos 584

PRECAUÇÕES: DEPENDÊNCIA DO EXERCÍCIO, PERTURBAÇÕES DO HUMOR E DISTÚRBIOS DO SONO 585

IMPLICAÇÕES PRÁTICAS 586

Resumo 590

Questões de revisão 591

ATIVIDADE DE CONDICIONAMENTO FÍSICO 14.1: Esquema de bem-estar geral 597

ATIVIDADE DE CONDICIONAMENTO FÍSICO 14.2: Problemas de vida e estresse 601

ATIVIDADE DE CONDICIONAMENTO FÍSICO 14.3: Depressão 603

ATIVIDADE DE CONDICIONAMENTO FÍSICO 14.4: Controle dos estressores 604

ATIVIDADE DE CONDICIONAMENTO FÍSICO 14.5: Estresse e mudanças na vida: Questionário sobre mudanças de vida recentes (QMVR) 605

ATIVIDADE DE CONDICIONAMENTO FÍSICO 14.6: Você está excessivamente ansioso? 606

ATIVIDADE DE CONDICIONAMENTO FÍSICO 14.7: Angústia psicológica grave 607

ATIVIDADE DE CONDICIONAMENTO FÍSICO 14.8: Você tem problemas com o sono? 608

Capítulo 15   Envelhecimento, Osteoporose e Artrite 613

PROCESSO DE ENVELHECIMENTO 617

HÁBITOS DE SAÚDE E ENVELHECIMENTO 618

EXERCÍCIO E ENVELHECIMENTO 619

$\dot{V}O_{2máx}$ e o processo de envelhecimento 619

Treinamento físico na terceira idade 623

Treinamento cardiorrespiratório 623

Treinamento de força e musculação 625

Mudanças na composição corporal 626

Atividade física e expectativa de vida 626

OSTEOPOROSE 627

Detecção da osteoporose 628

Fatores de risco 629

Medicações para tratamento 629

Nutrição 632

Papel da atividade física 632

ARTRITE 638

Tipos comuns de artrite 639

Fatores de risco de artrite 640

Fatores de risco não modificáveis 640

Fatores de risco modificáveis 640

Tratamento 641

Papel do exercício 642

Benefícios do exercício 644

Possíveis complicações do treinamento com exercício 645

Osteoartrite, uso e desgaste 646

Resumo 647

Questões de revisão 648

ATIVIDADE DE CONDICIONAMENTO FÍSICO 15.1: Verificação da saúde 657

ATIVIDADE DE CONDICIONAMENTO FÍSICO 15.2: Osteoporose – Você corre o risco de ter ossos frágeis? 659

ATIVIDADE DE CONDICIONAMENTO FÍSICO 15.3: Avaliação do risco à saúde na internet 660

ATIVIDADE DE CONDICIONAMENTO FÍSICO 15.4: Cálculo da ingestão de cálcio 661

Capítulo 16   Riscos do Exercício 662

LESÕES MUSCULOESQUELÉTICAS 662

Lesões da corrida 662

Extensão do problema 662

Fatores associados às lesões 663

Lesões da dança aeróbia 665

Lesões do ciclismo 667

Lesões da natação 667

Controle das lesões por uso excessivo 667

POSSÍVEIS PROBLEMAS DO EXCESSO DE EXERCÍCIO PARA MULHERES 669

xvi Sumário

Tríade da mulher atleta 669

Exercício e gravidez 671

LESÕES POR CALOR 672

Cãibras por calor 672

Exaustão por calor 672

Golpe de calor 673

Rabdomiólise por esforço 674

Medindo a temperatura para avaliar o risco do exercício 674

POLUIÇÃO AMBIENTAL 674

MORTE SÚBITA POR ATAQUE CARDÍACO 676

A história de Jim Fixx 676

Exercício e ataque cardíaco: uma faca de dois gumes 676

RISCO DE INFECÇÃO DO TRATO RESPIRATÓRIO SUPERIOR 678

ASMA INDUZIDA PELO EXERCÍCIO 680

Prevalência de asma 680

Diretrizes para prevenção 681

Sintomas e fases da asma induzida pelo exercício 682

Resumo 687

Questões de revisão 687

ATIVIDADE DE CONDICIONAMENTO FÍSICO 16.1: Benefícios e riscos do exercício 694

ATIVIDADE DE CONDICIONAMENTO FÍSICO 16.2: Classifique a saúde de seus pés e tornozelos 695

Apêndice A Normas para Teste de Condicionamento Físico 697

Apêndice B Exercícios Calistênicos para Desenvolver Flexibilidade, Força e Resistência Musculares 739

Apêndice C Principais Ossos, Músculos e Artérias do Corpo Humano 751

Apêndice D Compêndio de Atividades Físicas 756

Glossário 771

Índice Remissivo 784

Prefácio

Este livro descreve o conhecimento, as habilidades e as capacidades para testes e prescrição de exercícios e analisa os benefícios da atividade física regular para a saúde. Informações e normas detalhadas são fornecidas para vários testes de composição corporal e para condicionamento aeróbio e musculoesquelético. As diretrizes para a prescrição de exercícios e os benefícios da atividade física são fornecidos para uma variedade de condições – incluindo obesidade; doença arterial coronariana; acidente vascular cerebral; cânceres de cólon, mama e próstata; hipertensão; dislipidemia; síndrome metabólica; diabetes dos tipos 1 e 2; artrite; osteoporose; e ansiedade e depressão – e para diferentes tipos de indivíduos, como crianças, jovens, idosos, grávidas e atletas.

A primeira edição norte-americana deste livro foi publicada em 1986 para auxiliar os leitores que se preparavam para obter a certificação do American College of Sports Medicine (ACSM). Uma vez que esta ainda é uma meta importante deste livro, a estrutura básica foi mantida para garantir o sucesso na preparação para a certificação e o novo registro do ACSM para fisiologista do exercício (RCEP).

Desde a década de 1980, houve um grande progresso no conhecimento sobre testes e prescrição de exercícios, os benefícios da atividade física regular para a saúde, a fisiologia do exercício clínico e as questões de diretivas públicas. Esta nova edição apresenta as informações mais atuais sobre cada um desses tópicos. O conteúdo é apoiado por mais de 500 referências novas, atingindo um total de 2.400. Figuras, tabelas e quadros foram atualizados e acionados para complementar e apoiar o novo conteúdo do livro.

ORGANIZAÇÃO

Como nas edições anteriores, os capítulos são organizados para apresentar uma progressão natural das informações. Será mais satisfatório começar pelo Capítulo 1 e continuar sucessivamente até o final do livro, que se divide em quatro partes. A Parte I trata das questões da diretiva pública norte-americana sobre atividade física, tendências dos padrões de atividade e bem-estar, e definições básicas. A Parte II descreve os vários testes para cada elemento importante do condicionamento físico: resistência cardiorrespiratória, composição corporal e condicionamento musculoesquelético. A Parte III revisa os fundamentos básicos da fisiologia do exercício, o processo de redação de prescrições de exercício e a relação entre a nutrição e a performance. A Parte IV resume o conhecimento atual sobre a associação entre atividade física e doença cardíaca, obesidade, envelhecimento, osteoporose, artrite, saúde psicológica, diabetes, câncer e

outras questões. Além disso, uma revisão completa dos riscos do exercício é apresentada no Capítulo 16. O material dos apêndices inclui diversas tabelas sobre as normas dos testes de condicionamento físico (complementando aquelas encontradas nos capítulos), fotos de exercícios básicos, diagramas anatômicos e uma listagem detalhada do custo energético das atividades físicas humanas.

NOVIDADES DESTA EDIÇÃO

Conteúdo atualizado. Este texto foi totalmente atualizado e integrado às novas informações da *ACSM's Guidelines for Exercice Testing and Prescription* (7ª edição, 2006), da *USDA Dietary Guidelines for Americans* (2005) e do *MyPiramid* (2005). Ele cobre novos fatos e tendências e inclui atualizações sobre tabelas de classificação para o teste de condicionamento (Apêndice I), obesidade, diabetes, câncer, hipertensão, doença cardíaca, osteoporose e artrite. As atualizações específicas incluem as recomendações de atividade física do ACSM para os jovens em idade escolar; o Programa Nacional dos EUA de Educação sobre a Pressão Arterial Alta (NIH) e suas diretrizes para detecção, classificação, prevenção e tratamento da hipertensão; as diretrizes da American Cancer Society para a prevenção do câncer; as diretrizes da American Diabetes Association para a triagem do diabetes em adultos e crianças; diretrizes de prevenção e atraso do diabetes tipo 2; diretrizes do Institute of Medicine para confrontar a epidemia de obesidade infantil e suas equações para estimar o índice metabólico em repouso e o gasto de energia total; o resumo das pesquisas sobre dietas ricas em proteína e pobres em carboidrato para a perda de peso; as diretrizes de nutrição e atividade física da FDA para perda de peso e manutenção dessa perda; recomendações de cirurgia geral para prevenção e tratamento de osteoporose; as diretrizes do ACSM para atividade física e saúde óssea; e diretrizes do American College of Obstetricians and Gynecologists para o exercício durante a gravidez.

Enfoque na prevenção. Esta edição enfatiza as diretrizes de prevenção de doenças importantes, incluindo diabetes, câncer, doença cardíaca, osteoporose e artrite.

Material em quadros. Em todo o livro, os quadros foram acionados para destacar testes e prescrições de exercício para uma ampla variedade de indivíduos e pacientes.

xvii

xviii Prefácio

Novas informações práticas. Esta nova edição oferece novas Atividades de Condicionamento Físico que permitem aos alunos a oportunidade de aplicar o que aprenderam.

RECURSOS DE SUCESSO

Preparação para os exames do ACSM. O conteúdo e o enfoque deste texto preparam continuamente o aluno para os tópicos que devem ser dominados para obter a certificação do ACSM. O livro também serve como uma referência valiosa durante a carreira em um ambiente de condicionamento aplicado.

Contexto relacionado à saúde. Os testes e a prescrição de exercícios são apresentados em um contexto relacionado à saúde, que apresenta os últimos achados das pesquisas sobre exercício e nutrição, obesidade, doença cardíaca, diabetes, câncer e envelhecimento.

Ilustrações, fotos, tabelas e gráficos. Um dos pontos fortes deste livro é a apresentação visual atraente, que é esclarecedora e interessante para os alunos.

Quadros "Compreensão da medicina esportiva". Esses quadros destacam questões de interesse atual, como métodos para determinar a composição corporal, o condicionamento físico em crianças e jovens e os históricos de certificação do ACSM.

Recurso "Atividades de condicionamento físico". Essa ferramenta promove um aprendizado prático, incentivando o aluno a participar de atividades como prontidão para o exercício, questionários de triagem pré-certificação, teste de resistência cardiorrespiratória e avaliação do condicionamento muscular.

Questões de revisão. Cada capítulo termina com questões de revisão e suas respostas, incentivando os alunos a revisar os principais pontos do capítulo. As respostas são listadas após as perguntas, para que os alunos possam obter um *feedback* imediato.

Recursos de sites. Este livro inclui os endereços na internet de muitas organizações profissionais e recursos para obter informações sobre saúde, condicionamento, nutrição e muitos outros tópicos.

TÓPICOS NOVOS OU EXPANDIDOS

Esta edição foi amplamente revisada e atualizada. A lista a seguir é uma amostra dos tópicos desta edição que são novos ou mais detalhados que na anterior.

Capítulo 1: Tendências de Saúde e Condicionamento

- Estatísticas atualizadas sobre as tendências da educação física para crianças e adolescentes

- Tendências do sobrepeso de crianças e adolescentes
- Tendências dos números de academias

Capítulo 2: Definição de Condicionamento Físico

- Recomendações de atividade física do American College of Sports Medicine para jovens em idade escolar

Capítulo 3: Conceitos de Testes

- Diretrizes atualizadas do American College of Sports Medicine para estratificação e fatores de risco, recomendações de exame médico e testes de exercício e contraindicações aos testes de exercício
- Formulário atualizado de avaliação física pré-participação do American College of Sports Medicine
- Informações sobre organizações que fornecem certificados no setor de saúde/condicionamento físico
- Programas de certificação e registro do American College of Sports Medicine, incluindo o novo programa "Treinador Físico Certificado"

Capítulos 4 a 6: Condicionamento Cardiorrespiratório; Composição Corporal; Condicionamento Musculoesquelético

- Classificação da pressão arterial em adultos, incluindo a nova categoria "pré-hipertensão"
- Recomendação do acompanhamento com base nas medições iniciais da pressão arterial
- Cinco novas Atividades de Condicionamento Físico, incluindo a medição da frequência cardíaca e da pressão arterial em repouso, a estimativa do $\dot{V}O_{2máx}$ usando uma equação, o teste de caminhada de 1 milha e o teste de *step* para estudantes universitários
- Valores médios do índice de massa corporal para homens e mulheres em cinco faixas etárias

Capítulo 8: Prescrição de Exercícios

- Revisão das novas recomendações de atividade física do Institute of Medicine e do Departamento de Agricultura dos EUA
- Integração das diretrizes mais recentes para teste e prescrição de exercícios do ACSM
- Uso de pedômetro e caminhada com 10 mil passos por dia

Capítulo 9: Nutrição e Performance

- Atualização detalhada das *Dietary Guidelines for Americans*
- Descrição do novo padrão de ingestão de alimentos da pirâmide alimentar, com figuras e tabelas detalhadas

- Informações atualizadas sobre a ingestão dietética de referência (IDR)
- Análise dos produtos químicos que aumentam o desempenho dos atletas
- Descrição de um novo método de *doping* sanguíneo, usando os substitutos de sangue
- Novas atividades de condicionamento físico, usando os sites *MyPiramid.gov* e *MyPiramidTracker.gov* [em inglês]
- Análise das informações do Institute of Medicine sobre o equilíbrio da água

Capítulo 10: Doença Cardíaca

- Estatísticas atualizadas da doença cardiovascular nos EUA e a prevalência dos fatores de risco
- Tabela da prevalência atual de tabagismo nos EUA por raça/etnia, nível de instrução, faixa etária e nível de pobreza
- Análise detalhada do Programa de Educação Nacional dos EUA sobre Pressão Arterial, lançado pelo National Heart, Lung and Blood Institute
- Nova tabela de medicamentos anti-hipertensivos
- Classificação e controle da pressão arterial para adultos, oferecida pelo Joint National Committee on Detection, Evaluation, and Treatment of High Blood Pressure
- Atualização das modificações no estilo de vida para controlar a hipertensão
- Novo resumo das modificações no estilo de vida para diminuir os níveis de colesterol LDL e aumentar o HDL

Capítulo 11: Câncer

- Atualização dos fatos básicos e números do câncer da American Cancer Society (ACS)
- Revisão das recomendações da ACS para a detecção precoce do câncer em pessoas assintomáticas
- Diretrizes atuais de prevenção do câncer da ACS
- Luz solar e câncer de pele
- Atualização do condicionamento físico e relações com o câncer

Capítulo 12: Diabetes

- Diabetes tipo 2 em crianças
- Novos padrões para diagnosticar o pré-diabetes e o diabetes
- Diretrizes atualizadas de triagem e fatores de risco do diabetes, incluindo critérios de teste em crianças
- Diretrizes atuais do diabetes melito gestacional
- Medidas para controlar o diabetes durante toda a vida
- Prevenção, atraso e tratamento do diabetes tipo 2
- Atividade de condicionamento físico atualizada sobre os fatores de risco cumulativos de diabetes

Capítulo 13: Obesidade

- Novos dados de prevalência sobre sobrepeso/obesidade em crianças, jovens e adultos
- Recomendações do Institute of Medicine para confrontar a epidemia da obesidade infantil
- Equações do Institute of Medicine para estimar o gasto de energia basal e total
- Atualização de planos da dieta pobre em carboidrato e rica em proteína para a perda de peso

Capítulo 14: Saúde Psicológica

- Dados atuais sobre o suicídio
- Novos dados sobre a prevalência da angústia mental frequente e da angústia psicológica séria entre os adultos nos EUA
- Diretrizes da National Sleep Foundation para melhorar o sono e necessidade do sono em relação ao ciclo de vida
- Novas atividades de condicionamento físico para determinar a angústia psicológica séria e os problemas de sono

Capítulo 15: Envelhecimento, Osteoporose e Artrite

- Resumo de 15 indicadores relacionados ao *status* de saúde de idosos, comportamentos, tratamento preventivo, triagem e lesões, além de metas do *Health People 2010*
- Diretrizes para o teste de densidade mineral óssea
- Cinco medidas de prevenção da osteoporose
- Fatores de risco de osteoporose da National Osteoporosis Foundation e do Office of the Surgeon General
- Atualização de medicamentos terapêuticos para a prevenção e o tratamento de osteoporose pelo National Institutes of Health
- Recomendações atuais de dieta para a saúde óssea
- Recomendações sobre atividade física e osteoporose do Office of the Surgeon General
- Diretrizes do ACSM para atividade física e saúde óssea
- Atualização da prevalência de atrite nos EUA
- Atuais fatores de risco de artrite do Centers of Disease Control and Prevention
- Atualizações dos medicamentos para a artrite da Food and Drug Administration dos EUA
- Nova atividade de condicionamento físico para determinar o risco de desenvolver osteoporose
- Nova atividade de condicionamento físico para calcular a ingestão de cálcio

Capítulo 16: Riscos do Exercício

- Diretrizes atuais para exercício durante a gravidez do American College of Obstetricians and Gynecologists (ACOG)

XX   Prefácio

- Dados atualizados de prevalência da asma da Asthma and Allergy Foundation of America (AAFA)

Apêndice A

- Normas atualizadas do teste de condicionamento físico do Cooper Institute e da Canadian Society for Exercise Physiology
- Tabelas antropométricas atualizadas do National Center for Health Statistics

Complementos *on-line*

Os complementos *on-line* [em inglês] que acompanham este texto incluem perguntas do banco de testes e apresentações detalhadas em PowerPoint. Esses recursos podem ser acessados no site do livro, no endereço www.mhhe.com/nieman6e.

AGRADECIMENTOS

Agradeço pela ajuda fornecida pelos seguintes revisores, que ofereceram sugestões excelentes e úteis para desenvolver esta revisão e a edição prévia.

LaGary Carter
Valdosta State University

Inza L. Fort
University of Arkansas

Ellen L. Glickman
Kent State University

Alexander Joseph Koch
Truman State University

Lisa Lloyd
Texas State University – San Marcos

Frank Bosso
Youngstown State University

Susan Fox
Oregon State University

Steve Glass
Wayne State College

Mark Kasper
Valdosta State University

David Pavlat
Central College

Tonya Skalon
Ball State University

David C. Nieman

parte

I

Definições e Tendências

capítulo 1

Tendências de Saúde e Condicionamento

A década de 1990 trouxe uma nova perspectiva histórica à atividade física, ao exercício e ao condicionamento, transferindo
o foco de exercícios vigorosos e intensificados para uma gama mais ampla de atividades físicas que visam melhorias para a saúde.
Pesquisas demonstram que praticamente todos os indivíduos serão beneficiados com a prática regular de atividades físicas.
— U.S. Department of Health and Human Services, *Healthy People 2010*

TENDÊNCIAS NA SAÚDE

A definição mais famosa – e, indubitavelmente, ainda a mais influente – do que é saúde é a da Organização Mundial de Saúde (OMS).[1] A definição surgiu no prefácio de sua constituição, em 1948: "A *saúde* é um estado de completo bem-estar físico, mental e social, e não a mera ausência de doenças".

Esta definição é fruto da convicção dos organizadores da OMS de que a garantia da paz mundial futura dependeria de uma melhora na saúde física, mental e social. Ela sugere que a saúde vai além da simples prevenção de doenças e estende-se ao modo como cada pessoa se sente e atua dos pontos de vista físico, mental e social.

Esta definição recebeu algumas críticas por ser difícil de mensurar. Em resposta, a OMS acrescentou que qualquer mensuração de saúde deve considerar "a extensão pela qual um indivíduo ou grupo é capaz de realizar suas aspirações, satisfazer suas necessidades e modificar e enfrentar o ambiente". Neste sentido, a saúde é vista como um "recurso para a vida cotidiana", além de incluir uma capacidade de interagir no âmbito da sociedade e de adaptar-se ao estresse, seja ele físico ou mental.

O *bem-estar* é um enfoque à saúde pessoal que enfatiza a responsabilidade de cada indivíduo pelo bem-estar por meio da prática de hábitos de um estilo de vida que promova a saúde. Em outras palavras, o bem-estar é um conceito abrangente que incentiva hábitos saudáveis a fim de melhorar a qualidade de vida e reduzir o risco de doenças prematuras. *Comportamento saudável* é definido como a combinação de conhecimentos, práticas e atitudes que, juntos, contribuem para motivar as ações realizadas pelas pessoas em relação à saúde e ao bem-estar. Define-se *promoção de saúde*, um termo que ganhou força durante a década de 1970, como a ciência e a arte de ajudar as pessoas a modificar seus estilos de vida, direcionando-as a um estado de saúde ideal.[1,2]

Dimensões da saúde

A saúde possui três dimensões: mental, física e social. Cada indivíduo é uma complexa combinação desses fatores, que interagem e são dependentes entre si.[1] Quando uma das dimensões é negligenciada ou enfatizada de maneira excessiva, ocorre uma influência negativa sobre as demais áreas.

As três dimensões da saúde são fortemente interdependentes, e a obtenção de qualidade de vida exige que cada uma delas receba uma atenção equilibrada (ver Fig. 1.1).

- A saúde mental refere-se tanto à ausência de disfunções mentais (p. ex., depressão, ansiedade e dependência de drogas) como à capacidade do indivíduo em lidar com os desafios e interações sociais diários da vida sem sofrer problemas comportamentais, emocionais ou mentais. A saúde mental é aprimorada conforme as pessoas aprendem e crescem intelectualmente, e lidam com emoções e circunstâncias diárias de maneira positiva, otimista e construtiva.

- A saúde física é definida como a ausência de doença física (p. ex., doenças cardíacas prematuras ou câncer), ao

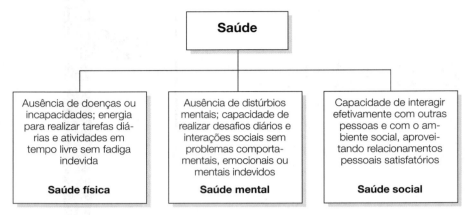

Figura 1.1 Segundo a Organização Mundial de Saúde, "A *saúde* é um estado de completo bem-estar físico, mental e social, e não a mera ausência de doenças".

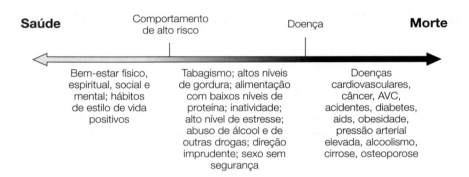

Figura 1.2 *Continuum* da saúde. O *continuum* da saúde demonstra que, entre a saúde ideal e a morte, encontra-se a doença, que é precedida por um período prolongado de hábitos negativos de estilo de vida.

mesmo tempo em que se possui energia e disposição para executar atividades físicas de níveis moderados a intensos sem fadiga excessiva e a capacidade de manter essa habilidade ao longo da vida. Essa energia e essa disposição são obtidas seguindo-se diversos hábitos saudáveis, como horas de sono e atividades físicas regulares, níveis baixos de gordura corporal, bom tônus muscular e uma alimentação balanceada.

- A saúde social refere-se à habilidade de interagir de maneira eficaz com outras pessoas e com o ambiente social (p. ex., grupos e redes sociais) e de dedicar-se a relações pessoais de forma satisfatória. Para se obter saúde social, deve-se evitar o isolamento e, em vez disso, envolver-se com família, vizinhos, clubes, igreja e outros grupos e organizações sociais.

Continuum da saúde

Saúde e bem-estar pressupõem que os indivíduos estejam envolvidos em condutas que melhorem a qualidade de vida. Esse processo é ilustrado no *continuum* da saúde (ver Fig. 1.2). À esquerda do *continuum* está a saúde, estado conquistado por meio da adoção e da prática de hábitos saudáveis. A recompensa para tal conduta é uma alta qualidade de vida. A ausência de saúde é a morte, conforme demonstrado à direita. Para a maioria das pessoas, antes da morte vem a doença, que, por sua vez, é precedida por um longo período de condutas de alto risco. Segundo pesquisas, a maior parte da população norte-americana encontra-se na zona de conduta de alto risco

do *continuum* do bem-estar, relutante em passar para a esquerda, em virtude dos maus hábitos aos quais está arraigada, e recusando-se a aceitar o fato de que, em breve, estará à deriva em direção à doença e à morte prematura. De acordo com funcionários governamentais da saúde, condutas individuais e fatores ambientais são responsáveis por cerca de 70% de todas as mortes prematuras nos Estados Unidos.

Iniciativa *Healthy People*

O *Healthy People* [População Saudável] é um programa de prevenção para a nação norte-americana, um roteiro para uma melhor saúde para todos. Desde 1980, o Departamento de Saúde e Serviços Humanos dos EUA vem utilizando a promoção de saúde e metas de prevenção de doenças a fim de melhorar a saúde de sua população.

Este programa foi iniciado em 1979 com o lançamento do *Healthy People: The Surgeon General´s Report on Health Promotion and Disease Prevention*.[3] Ao perceber que a primeira revolução de saúde pública da nação em combate às doenças infecciosas havia obtido grande êxito, o Surgeon General lançou o desafio de iniciar uma segunda revolução da saúde pública – desta vez em combate às doenças crônicas, ou relacionadas ao estilo de vida, como doenças cardíacas, câncer, derrames, doenças pulmonares obstrutivas crônicas e diabetes. Atualmente, as doenças crônicas representam cerca de dois terços de todas as mortes, ao passo que em 1900 apenas uma em cada dez pessoas morria destas causas (ver Fig. 1.3).

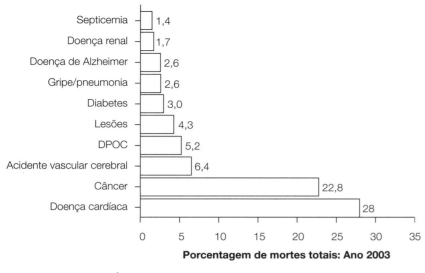

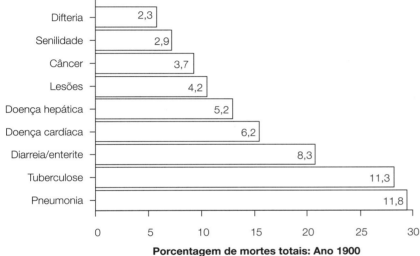

Figura 1.3 Principais causas de morte nos EUA em 1900 e em 2003. Fonte: U.S. Department of Health and Human Services. *Healthy People 2010*. Washington, DC: National Center for Health Statistics, Janeiro, 2000.

O apelo do Surgeon General foi seguido pelo primeiro conjunto de metas de saúde nacional, o *Promoting Health/Preventing Disease: Objectives for the Nation*, que foi publicado em 1980.[4] O programa propunha 226 metas de saúde para 1990, enfatizando 15 áreas-alvo para a melhoria da saúde. Esta foi a primeira vez que a promoção da saúde recebeu a atenção dos mais altos funcionários da saúde.

Em 1990, outro conjunto de metas foi publicado a fim de melhorar a saúde dos EUA, o *Healthy People 2000*.[5] As 310 metas de saúde foram divididas em 22 áreas-alvo, com três objetivos dominantes: aumentar os anos de vida saudável, reduzir disparidades na saúde de diferentes grupos populacionais e garantir a todos o acesso a serviços preventivos de saúde. Essa estrutura propiciou um direcionamento para que os indivíduos mudassem condutas pessoais e para que as organizações de saúde apoiassem o programa por meio de políticas de promoção de saúde. Das 13 metas de condicionamento e atividade física, uma foi alcançada (aumento de programas de *fitness* no local de trabalho) e quatro apresentaram ganhos significativos, o que indica que a mensagem sobre o aumento da atividade física estava atingindo alguns segmentos da população norte-americana.

As metas atuais de saúde para o ano de 2010 foram publicadas em 2000. O *Healthy People 2010* é a contribuição dos EUA à estratégia da OMS "Saúde para Todos". O programa possui dois objetivos principais:

- *Objetivo 1: Aumentar a qualidade e os anos de vida saudável.* Uma vida saudável significa que os indivíduos têm uma gama completa de funções desde a infância até uma idade avançada, o que lhes permite relacionar-se de forma satisfatória com outras pessoas, além de trabalhar e divertir-se. Atualmente, a expectativa média de vida de um recém-nascido norte-americano é de 77 anos, mas apenas 64 destes anos serão saudáveis. No ano de 2010, os funcionários governamentais da saúde esperam que esta expectativa de vida saudável aumente para 66 anos.

- *Objetivo 2: Eliminar disparidades na saúde.* Há diversos obstáculos para se obter boas condições de saúde, mas é lamentável que sexo, raça, renda, educação, idade,

6 Parte I Definições e Tendências

Quadro 1.1

Sites importantes sobre saúde e condicionamento físico

Há milhares de sites na internet dedicados à saúde e ao condicionamento físico. Aqui está uma amostra de sites [em inglês] que fornecem informações de alta qualidade. Veja os capítulos sobre nutrição e doenças específicas para obter listas de sites a respeito dessas áreas. O MEDLINE*plus* é uma excelente fonte gratuita de informações sobre saúde e condicionamento físico aos praticantes e é coordenado pela National Library of Medicine (NLM). O MEDLINE*plus* está disponível na internet na página da NLM (http://www.nlm.nih.gov/) ou diretamente pelo site da MEDLINE*plus* (http://www.nlm.nih.gov/medlineplus).

American College of Sports Medicine (www.acsm.org)

Informações sobre saúde e condicionamento físico e links para outros sites

American Council on Exercise (www.acefitness.org)

Informações aos praticantes sobre programas e equipamentos de *fitness*; certificação de profissionais

American Heart Association, Fitness Center (www.justmove.org)

Uma fonte abrangente de notícias e informações sobre *fitness*

Centers for Disease Control and Prevention (www.cdc.gov)

Fornece uma série de informações sobre saúde para consumidores e profissionais

Consumer Information Center (www.pueblo.gas.gov)

Listagem de documentos para *download* sobre saúde, condicionamento físico e dietas

Government Health Finder (www.healthfinder.gov)

Links para informações especializadas sobre saúde, condicionamento físico, nutrição e doenças

Health Government (www.health.gov)

O principal site do governo norte-americano sobre saúde com informações sobre o *Healthy People 2010*

National Health Information Center (www.health.gov/nhic)

Um serviço de referência com informações sobre saúde do Office of Disease Prevention and Health Promotion

President´s Council on Physical Fitness and Sports (www.fitness.org)

Site especializado em informações sobre saúde e condicionamento físico

Shape Up America! (www.shapeup.org)

Fornece informações sobre condicionamento físico, nutrição e controle seguro de peso

WebMD (www.webmd.com)

Fornece notícias, conteúdo médico e de saúde e referências para praticantes e profissionais

---

deficiências físicas e orientação sexual com frequência interfiram no acesso a um serviço de saúde de qualidade e nas oportunidades de se praticar hábitos saudáveis. No ano de 2010, funcionários da saúde do governo norte-americano planejam ter eliminado essas disparidades.

O progresso dos EUA no cumprimento das duas metas do *Healthy People 2010* será monitorado por 467 objetivos em 28 áreas-alvo. Conforme demonstrado na Figura 1.4, os objetivos são baseados nos determinantes de saúde, principalmente condutas individuais e fatores ambientais. A biologia e a conduta individual influenciam a saúde por meio de suas interações entre si e com os ambientes sociais e físicos de cada um. Políticas e intervenções podem melhorar a saúde concentrando-se em fatores relacionados aos indivíduos e a seus ambientes, incluindo o acesso a um serviço de saúde de qualidade. No *Healthy People 2010*, dez dos principais indicadores de saúde recebem atenção espe-

cial: atividade física, excesso de peso e obesidade, tabagismo, abuso de substâncias, comportamento sexual responsável, saúde mental, lesão e violência, qualidade ambiental, imunização e acesso aos serviços de saúde. O relatório completo pode ser encontrado na internet. O Quadro 1.1 apresenta esse e outros sites que lidam com saúde e *fitness*.

A área-alvo 22 do *Healthy People 2010*, "atividade e condicionamento físico", possui um objetivo principal: melhorar a saúde, o condicionamento físico e a qualidade de vida por meio da prática diária de atividades físicas. Segundo o *Healthy People 2010*, as pesquisas demonstram que praticamente todos os indivíduos serão beneficiados pela atividade física regular, e 15 objetivos foram formulados a fim de incentivar os norte-americanos a adotar e manter um estilo de vida ativo. Alguns dos principais objetivos de atividade e condicionamento físico do *Healthy People 2010* são listados na Tabela 1.1.

Pessoas saudáveis em comunidades saudáveis

Um enfoque sistêmico à melhoria da saúde

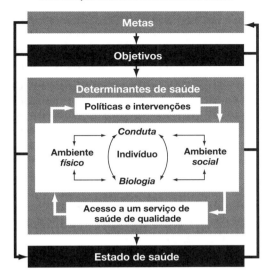

Figura 1.4 Metas e objetivos do *Healthy People 2010*.
Fonte: U.S. Department of Health and Human Services. *Healthy People 2010*. Washington, DC: Janeiro, 2000.
http://www.health.gov/healthypeople

TABELA 1.1 Atividade e condicionamento físico, objetivos do *Healthy People 2010*

Objetivo 22.1: Reduzir para 20% a proporção de adultos que não estão envolvidos na prática de atividades físicas nas horas de lazer. (Em 1997, essa proporção era de 40%.)

Objetivo 22.2: Aumentar para pelo menos 30% a proporção de adultos que exercem regularmente, de preferência todos os dias, alguma atividade física moderada durante pelo menos 30 minutos diários. (Em 1997, 15% atingiram essa meta.)

Objetivo 22.3: Aumentar para pelo menos 30% a proporção de adultos que exercem alguma atividade física vigorosa que promova o desenvolvimento e a manutenção do condicionamento cardiorrespiratório três ou mais dias por semana durante 20 ou mais minutos por ocasião. (Em 1997, 23% atingiram essa meta.)

Objetivo 22.4: Aumentar para pelo menos 30% a proporção de adultos que executam atividades físicas que aprimorem e mantenham a força e a resistência muscular. (Em 1998, 18% atingiram essa meta.)

Objetivo 22.5: Aumentar para pelo menos 43% a proporção de adultos que executam atividades físicas que aprimorem e mantenham a flexibilidade. (Em 1998, 30% atingiram essa meta.)

Objetivo 22.6: Aumentar para pelo menos 35% a proporção de adolescentes envolvidos em atividades físicas moderadas por pelo menos 30 minutos em cinco ou mais dias por semana. (Em 1999, 27% atingiram essa meta.)

Objetivo 22.7: Aumentar para pelo menos 85% a proporção de adolescentes que se dedicam a atividades físicas vigorosas que promovam o condicionamento cardiorrespiratório três ou mais dias por semana durante 20 ou mais minutos por ocasião. (Em 1999, 65% atingiram essa meta.)

Objetivo 22.8: Aumentar a proporção de escolas públicas e privadas no país que exijam diariamente a prática de educação física para todos os alunos. (Meta: 25% para escolas de ensino médio e primário, em relação aos 17% em 1994; 5% para escolas de ensino secundário, em relação aos 2% em 1994.)

Objetivo 22.9: Aumentar para pelo menos 50% a proporção de adolescentes que participam diariamente das aulas de educação física. (Em 1999, 29% atingiram essa meta.)

Objetivo 22.10: Aumentar para pelo menos 50% a proporção de adolescentes que passam pelo menos 50% do período das aulas de educação física fisicamente ativos. (Em 1999, 38% atingiram essa meta.)

Objetivo 22.11: Aumentar para pelo menos 75% a proporção de adolescentes que veem televisão duas ou menos horas em dias de aula.

Objetivo 22.12: Aumentar a proporção de escolas públicas e privadas que dão acesso a espaços e instalações para atividade física para todas as pessoas fora do horário letivo normal.

Objetivo 22.13: Aumentar para pelo menos 75% a proporção de locais de trabalho que ofereçam programas de condicionamento físico e atividade física patrocinadas pelos empregadores. (Em 1998 e 1999, 46% dos locais de trabalho atingiram essa meta.)

Objetivo 22.14: Aumentar para pelo menos 25% a proporção de deslocamentos a pé (adultos). (Em 1995, 17% dos deslocamentos de 1,6 km ou menos foram feitos a pé.)

Objetivo 22.15: Aumentar para pelo menos 2% a proporção de deslocamentos feitos com bicicleta. (Em 1995, 0,6% dos deslocamentos de 8 km ou menos foram feitos com bicicleta.)

Objetivo 19.1: Aumentar para pelo menos 60% a proporção de adultos que se encontra em um peso saudável. (Em 1998 e 1999, 42% atingiram esta meta.)

Objetivo 19.2: Reduzir para menos de 15% a proporção de adultos obesos. (Em 1998 e 1999, 23% da população norte-americana era obesa.)

Fonte: U.S. Department of Health and Human Services. *Healthy People 2010*. Washington, DC: Janeiro, 2000. http://www.health.gov/healthypeople/.

8 Parte I Definições e Tendências

RELATÓRIO DO SURGEON GENERAL SOBRE SAÚDE E ATIVIDADE FÍSICA*

Em 1994, o Surgeon General autorizou o Centers for Disease Control and Prevention (CDC) a atuar como a principal autoridade no preparo do primeiro relatório oficial sobre atividade física e saúde.[7] Esta histórica revisão de pesquisa sobre atividade física e saúde foi publicada em 1996 e ajudou a dar início a uma nova consciência da importância do exercício praticado regularmente. A mensagem principal do primeiro relatório do Surgeon General sobre atividade física e saúde foi que "as pessoas podem melhorar substancialmente sua saúde e sua qualidade de vida incluindo quantidades moderadas de atividades físicas em seu cotidiano".

As principais conclusões do relatório incluíam:

- Pessoas de todas as idades, tanto homens como mulheres, beneficiam-se com a atividade física regular.
- Significativos benefícios para a saúde podem ser obtidos com a inclusão de uma quantidade moderada de atividades físicas (p. ex., 30 minutos de caminhada com passos rápidos, uma corrida de 15 minutos, ou 45 minutos de vôlei) na maioria dos dias da semana, se não em todos os dias. Por meio de um modesto aumento na atividade diária, a maior parte das pessoas pode melhorar sua saúde e sua qualidade de vida.
- Benefícios de saúde adicionais podem ser adquiridos com uma maior quantidade de atividade física. As pessoas capazes de manter um regime regular de atividade de maior duração ou de intensidade mais forte são suscetíveis a obter um maior benefício.
- A atividade física reduz o risco de mortalidade prematura em geral, insuficiência coronária, hipertensão arterial, câncer do cólon e diabetes melito em particular. A atividade física também melhora a saúde mental e é importante para a saúde dos músculos, ossos e articulações.
- Mais de 60% dos adultos norte-americanos não estão fisicamente ativos de modo regular. Na realidade, 25% de todos os adultos são inativos. A inatividade física é mais prevalente entre as mulheres do que entre os homens, entre negros e hispânicos do que em brancos, entre idosos do que em jovens, e entre os menos favorecidos financeiramente do que entre os mais favorecidos.
- As atividades físicas mais populares praticadas entre os adultos durante o lazer são caminhada e jardinagem.
- Quase metade dos jovens norte-americanos entre 12 e 21 anos de idade não é vigorosamente ativa de forma regular. Além disso, a atividade física diminui drasticamente durante a adolescência.

---

* Mais informações sobre o relatório do Surgeon General podem ser obtidas no site: www.cdc.gov.

- A presença diária em aulas de educação física tem diminuído entre os estudantes do ensino médio de 42% em 1991 para 25% em 1995.
- As pesquisas sobre o entendimento e a promoção de atividade física estão em fase inicial, mas algumas intervenções para promover a atividade física em escolas, locais de trabalho e postos de atendimento médico foram avaliadas e consideradas bem-sucedidas.
- Influências constantes sobre os padrões de atividade física entre adultos e jovens incluem a confiança na própria capacidade de exercer uma atividade física regular, o prazer proporcionado pela atividade física, o apoio de outras pessoas, crenças positivas relacionadas aos benefícios da atividade física e a ausência de barreiras notáveis contra a atividade física regular.

EXERCÍCIO E CONDICIONAMENTO FÍSICO NOS EUA

Embora o movimento *fitness* dos dias de hoje não consiga atrair a maioria dos norte-americanos, ele tem sido uma importante força na formação de normas e padrões da sociedade. Além disso, o movimento contemporâneo tem raízes em vários eventos que datam do século XX.

Uma breve revisão histórica

Durante a segunda metade do século XIX, enquanto os EUA passavam por uma urbanização e uma industrialização crescentes, a saúde dos norte-americanos passou a ser uma preocupação cada vez maior de diversos líderes.[8,9] A nova nação passou de 17 milhões de pessoas em 1840 para mais de 50 milhões em 1880, tornando-se mais urbana no processo. Muitos fazendeiros tornaram-se operários, as viagens deixaram de ser feitas a cavalo e passaram a ser feitas de trem e a invenção do telégrafo acelerou em grande escala a comunicação. Quantidades significativamente maiores de trabalhadores da indústria possuíam jornadas de 12 a 16 horas diárias de trabalho, seis dias por semana.

Em resposta a estas condições em transformação, o primeiro movimento de reforma de condicionamento físico e saúde tomou forma, liderado por reformadores sociais como Oliver Wendell Holmes, Catherine Beecher e Dioclesian Lewis, e por reformadores de saúde, como Sylvester Graham e William Alcott. O movimento de reforma foi direcionado à saúde cada vez mais debilitada da população em geral, especialmente nas cidades. Ginásios foram criados e várias organizações, tais como a YMCA, YWCA e casas de assistência social, organizaram programas de exercício. Os reformadores de saúde incentivaram as pessoas a prestarem atenção à melhoria das suas dietas e a evitar o abuso de drogas como o álcool – temas ainda hoje defendidos.

Nas escolas, diversas universidades progressistas contrataram médicos – entre eles Edward Hitchcock (Amberst),

Dudley Allen Sargent (Harvard), Edward Hartwell (Johns Hopkins) e William Anderson (Yale) – para ensinar aos alunos sobre saúde, exercícios de ginástica com halteres leves e outros aparelhos, levantamento de pesos, ginástica olímpica e medições antropométricas. A maior parte dos programas era baseada em programas de ginástica suecos e alemães, que consistiam em marchas, exercícios livres com aros e claves e trabalhos com aparelhos como a prancha de equilíbrio, aros e plinto.[10] Estes programas enfatizavam os valores relacionados à saúde de exercícios físicos apropriados, priorizando a força e o volume muscular.

O doutor Dioclesian Lewis deixou de lado a prática da medicina para se tornar uma figura proeminente no movimento de *fitness* e saúde de 1850 a 1880. Um animado e inspirador palestrante (dizia-se que era possível "respirar higiene em sua presença"), Lewis desenvolveu um sistema de "Nova Ginástica" que assolou o país no início de 1860.[8] O programa de exercício de Lewis era estruturado em torno de várias séries de exercícios leves, incluindo brincadeiras com sacos de feijão; movimentos calistênicos com aros de madeira, halteres feitos de madeira e varas; e danças e marchas acompanhadas de músicas (o sistema de dança aeróbia original).

Catherine Beecher advertiu sobre a saúde debilitada das mulheres e sobre as convenções sociais que limitavam a participação feminina em atividades físicas; sua posição foi veementemente apoiada por Lewis e outros reformadores.[9] Seu famoso irmão, o reverendo Henry Ward Beecher, do Brooklyn, era um defensor do movimento do "cristianismo muscular", cujo objetivo era "a largura dos ombros bem como a de doutrinas". Ele aprovava a recreação vigorosa ao ar livre e incentivava igrejas e outras associações cristãs a fornecer oportunidades aos jovens da cidade de se exercitarem em ambientes saudáveis.

Em 1845, quando Alexander Cartwright e seus colegas pegaram o que era essencialmente uma brincadeira de criança e a transformaram em um esporte para adultos chamado "beisebol", teve início um caso de amor dos norte-americanos com os esportes.[9] Outros jogos foram transformados em esportes durante a segunda metade do século XIX, e um interesse cada vez maior por parte das pessoas em relação aos esportes difundiu-se nos *campi* universitários.

Ao mesmo tempo em que Amherst, Harvard, John Hopkins e Yale contratavam médicos para manter e melhorar a saúde dos estudantes, a crescente popularidade dos jogos intercolegiais introduziu milhares de estudantes à diversão e ao estímulo de jogos vigorosos e competitivos. Os estudantes passaram a organizar uma série de disputas esportivas intercolegiais. A rotina relativamente simples dos exercícios de ginástica não se comparava à participação em eventos esportivos e, logo após a virada do século, os esportes passaram a ser a preferência dos estudantes em relação à ginástica; a tendência foi apoiada por líderes educacionais como John Dewey, William Kilpatrick e Thomas Wood.

As escolas gradativamente substituíam seus médicos por "professores de educação física", que incentivavam os esportes e os jogos como a melhor maneira de desenvolver a consciência intelectual, o caráter e um melhor comportamento social e moral, além do condicionamento físico.[10] John Dewey, por exemplo, acreditava que, para se tornarem centros de ensino eficientes, as escolas deveriam ser interessantes e deveriam enfatizar o papel dos jogos na educação do estudante. Luther Gulick destacou a função dos esportes no "amadurecimento do indivíduo para as realizações da vida". Muitos educadores juntaram esses pontos de vista, acreditando que os objetivos da educação física poderiam ser melhor alcançados por meio de um programa de "esportes para todos", alterando assim no currículo a meta de saúde da ginástica para as metas de caráter, esportividade e condicionamento físico do esporte.

De acordo com alguns críticos, porém, o incentivo ao condicionamento físico tornou-se secundário em relação ao desenvolvimento das habilidades esportivas (condicionamento motor) e a obtenção de metas psicossociais. Este foi o início de um acirrado debate que continua até os dias de hoje: a educação física deve enfatizar atividades físicas voltadas para a saúde (exercícios que desenvolvam os sistemas cardíaco, pulmonar e musculoesquelético) ou deve enfatizar atividades relacionadas ao condicionamento motor (exercícios que desenvolvam a coordenação, o equilíbrio, a agilidade, a velocidade e a potência)?[11]

Entre a Primeira e a Segunda Guerra Mundial, os EUA tornaram-se uma nação na qual o esporte era parte de sua existência, como diversão, como parte integrante da educação e como uma forma de lazer válida e aceita pelos norte-americanos.

O movimento *fitness* contemporâneo

Nas décadas de 1940 e 1950, vários eventos de grande porte levaram os norte-americanos a observar mais atentamente tanto os programas de educação física como os programas de condicionamento para adultos.

Por um lado, as estatísticas sobre os recrutas norte-americanos durante a Segunda Guerra Mundial levaram os meios de comunicação a relatar que os programas esportivos escolares não estavam aprimorando de maneira suficiente o condicionamento físico dos estudantes. Dentre os 9 milhões alistados nas forças armadas examinados no início de 1943, quase 3 milhões (um terço) foram dispensados por razões físicas ou mentais.[10] O comandante da Divisão de Serviços de Recreação e Esportes do exército norte-americano respondeu recomendando durante a *War Fitness Conference*, em 1943, que "a educação física por meio de jogos deve ser descartada e substituída por um programa mais rígido."

Mais tarde, em 1953, os resultados alarmantes dos testes de Kraus-Weber de condicionamento físico muscular mínimo aplicados em crianças em idade escolar foram publicados, despertando uma intensa preocupação oficial e pública.[12] Os testes consistiam em seis movimentos simples nos principais grupos musculares. Entre as crianças norte-americanas, 57,9% foram reprovadas, ao passo que, entre as crianças europeias, a reprovação foi de apenas 8,7%. Ao tomar conhecimento do relatório desse estudo, o presidente Eisenhower imediatamente convocou uma conferência especial na Casa Branca para tratar do assunto, a qual foi realizada em junho de 1956. Em consequência, foram criados o President´s Council on Youth Fitness e o President´s Citizens Advisory Comittee.

Entre a população geral adulta, o palco estava sendo formado para o segundo movimento popular de condicionamento físico. Após a Segunda Guerra Mundial, as doenças cardíacas atingiram proporções epidêmicas, a obesidade tornou-se um grande problema para a saúde pública e os custos de atendimento médico aumentaram vertiginosamente. Crescia entre alguns pesquisadores de saúde a visão de que os avanços tecnológicos dos meios de transporte, comunicação e da indústria haviam criado uma sociedade na qual a atividade física deixava de ser necessária e até mesmo apropriada, de modo que, se as pessoas buscassem exercícios adequados, teriam de se esforçar para incluí-los em sua rotina sedentária normal.

Por fim, o final da década de 1960 trouxe uma mudança repentina na consciência do condicionamento físico entre adultos. Em 1967, o treinador do Oregon, Bill Bowerman, em excursão pela Nova Zelândia, descobriu o *"jogging"*. Bowerman retornou aos EUA e escreveu *Jogging*,[13] livro que deu início à onda de corrida nos EUA e vendeu mais de 300 mil cópias.

Em 1968, Kenneth Cooper, um médico da Força Aérea Norte-Americana, publicou o livro *Aerobics*,[14] seguido dois anos depois por *The New Aerobics*.[15] Nesses livros, Cooper desafiou os leitores a se responsabilizarem por seus estilos de vida e a combaterem a epidemia de doenças cardíacas, obesidade e a alta dos custos de atendimento médico por meio da prática regular de exercícios.

Para Cooper, a melhor forma de exercício é a "aeróbia", uma palavra que ele cunhou para representar atividades que estimulam o coração, o pulmão e os vasos sanguíneos. Copper afirmou que: "Os melhores exercícios são corrida, natação, ciclismo, caminhada, corrida estacionária, handebol, basquete e *squash*, exatamente nessa ordem (...). Exercícios de isometria, levantamento de pesos e calistênicos, embora bons no que se propõem, não integram a lista, apesar de a maioria dos livros serem baseados nesses três, em especial nos calistênicos."[14]

Estes dois livros propiciaram o combustível teórico necessário para uma revolução do condicionamento físico entre adultos que logo tomou conta do país. Milhões de pessoas aderiram ao desafio aeróbio e iniciaram programas de corrida, ciclismo, caminhadas e natação.[16] A esposa de Cooper, Mildred, aliou-se ao marido para escrever em 1972 *Aerobics for Women*.[17] Em um intervalo de 9 anos, estes três livros venderam mais de 6 milhões de cópias e foram traduzidos em 15 línguas estrangeiras e em braile.

Em 1972, Frank Shorter conquistou a medalha de ouro na Maratona Olímpica de Munique. A ampla cobertura televisiva desta maratona e a medalha de prata (conquistada em 1976, em Montreal) ajudaram a desencadear um movimento de corridas de longas distâncias, que desde então se tornou muito popular.[18]

A corrida, que rapidamente se tornou um símbolo do movimento de exercícios nos EUA, foi promovida por uma avalanche de livros, de autores como Henderson,[19] Ullyot,[20] Sheehan[21] e outros, culminando com *The Complete Book Of Running*, de Jim Fixx,[22] que liderou a lista de mais vendidos por quase 2 anos. No intervalo de um ano, de 1977 a 1978, a revista *Runner´s World* mais que triplicou sua tiragem de 85 mil para 270 mil exemplares.[18]

Logo no início do movimento de corrida, surgiu outra forma popular de exercício para adultos, a dança aeróbia. Ao tornar o exercício divertido e voltado para o aspecto social, a dança aeróbia atraiu milhares de pessoas que, do contrário, não teriam se juntado ao movimento *fitness*.[23] A dança aeróbia, hoje uma das atividades populares de condicionamento físico para mulheres nos EUA, remete suas origens a Jacki Sorenson, esposa de um piloto naval, que começou a ministrar aulas de ginástica em uma base da marinha norte-americana em Porto Rico em 1969. O crescimento da dança aeróbia foi mais recentemente estimulado pela produção de programas de exercícios de dança em vídeo (ver Fig. 1.5).

Os programas de dança aeróbia inicialmente consistiam em uma eclética combinação de varias formas de dança, entre elas balé, *jazz* moderno, *disco* e *folk*, assim como exercícios do tipo calistênico. Inovações mais recentes incluem a hidroginástica (praticada em uma piscina), aeróbia sem impacto ou de pouco impacto (mantendo-se sempre um pé no chão), tipos específicos de dança aeróbia, *step* (utilizando-se um pequeno banco) e a aeróbia localizada (com pesos nos punhos e/ou tornozelos).

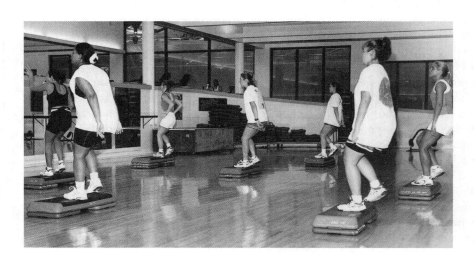

Figura 1.5 A dança aeróbia é uma das formas de exercícios mais populares entre mulheres.

O movimento *fitness* teve um grande crescimento durante as décadas de 1970 e 1980, mas aparentemente estabilizou-se na década de 1990. A atividade de condicionamento físico mais popular continua a ser a caminhada, seguida por jardinagem, exercícios de alongamento, pedalar, exercícios de fortalecimento, subir escadas, *jogging* ou corrida, dança aeróbia e natação.

As academias (como as conhecemos hoje) evoluíram a partir da metade dos anos 1970, com o aumento da popularidade do raquetebol, do tênis e da aeróbia.[24] No início, muitas destas academias eram gerenciadas de maneira não profissional, e alguns donos inescrupulosos lotavam suas academias com um número excessivo de membros mesmo oferecendo poucos serviços (ou, em alguns casos, fechavam as portas e deixavam a cidade após receberem mensalidades "vitalícias").

Para combater esse problema e garantir um controle de qualidade no movimento *fitness*, as universidades desenvolveram sofisticados programas de graduação, e vários grupos profissionais fornecem certificação e contínuos programas educacionais. Em 1988, a International Racquet and Sportsclub Association (IHRSA) e um grupo do setor de academias adotaram um código de conduta e, em 1993, estabeleceram uma relação de critérios mínimos.[24] Em 1992, o American College of Sports Medicine (ACSM) publicou um guia detalhado de normas, que relacionava 353 políticas e procedimentos obrigatórios e 397 orientações que foram firmemente recomendadas às academias.[25] Em 1997, o ACSM divulgou uma lista revisada de normas e diretrizes para instalações da área de saúde e *fitness*.[26] As normas do ACSM enfatizavam que todo programa oferecido em uma instalação fosse realizado em um ambiente seguro por uma equipe profissional treinada. A quantidade de alunos nas academias cresceu em grandes proporções nos últimos 20 anos, com enormes ganhos registrados entre alunos na faixa dos 65 anos ou mais. Como mostra a Figura 1.6, em 1982, a IHRSA relatou a existência de 6.211 academias, um número que mais do que quadruplicou para 26.830 em 2005. A IHRSA calcula que, no ano de 2010, a quantidade de alunos matriculados em academias chegará a 40 milhões.

Também fazem parte do movimento *fitness* muitos hospitais e empresas, que oferecem programas a seus funcionários, aos familiares de seus funcionários e, na maioria dos casos, à comunidade.[24] Pesquisas do governo norte-americano indicam que cerca de metade dos locais de trabalho com 50 ou mais funcionários oferecem atividades físicas e programas de *fitness* financiados pelos empregadores.[6]

Níveis atuais de atividade entre adultos norte-americanos

Desde o início da década de 1990, diversas pesquisas sobre níveis de atividade entre norte-americanos adultos tentaram avaliar a magnitude da revolução *fitness* atual nos EUA.[6,7] Atividades físicas são de difícil mensuração, e não há um técnica única que melhor se encaixe em todos os objetivos. Foram descritos mais de 30 métodos para avaliação física, que podem ser divididos em três amplas categorias: anamnese, monitoramento eletrônico e mecânico, e mensuração fisiológica.

Limites de tempo e custos causaram um uso predominante de anamneses em estudos em âmbito nacional que investigavam os padrões de atividade física entre adultos nos EUA.[7] Todas as demais técnicas são excessivamente trabalhosas ou caras para pesquisas sobre a população em geral. Os métodos de anamnese incluem questionários via e-mail ou telefone, que utilizam recordações a curto ou longo prazo de hábitos comuns e diários pessoais, que são usados por períodos variados (p. ex., atividades registradas a cada 15 minutos em uma sequência de 3 dias).

Três pesquisas norte-americanas financiadas pelo governo forneceram os dados mais valiosos sobre os hábitos de atividade física entre a população adulta daquele país: (1) a National Health Interview Survey of Health Promotion and Disease Prevention (NHIS), do National Center for Health Statitics (NHCS), (2) a Behavioral Risk Factor Surveillance System (BRFSS), administrada em conjunto com o CDC e (3) a National Health and Nutrition Examination Survey (NHANES) entre os adultos dos EUA.[7]

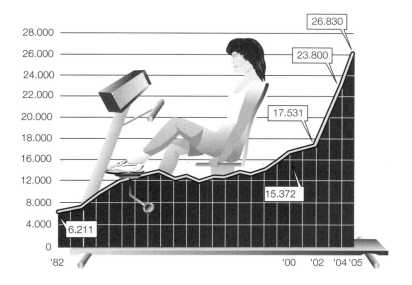

Figura 1.6 O número de academias mais do que quadruplicou entre 1980 e 2005. Fonte: International Racquet and Sportsclub Association.

A NHIS avaliou a frequência, a duração e a intensidade da atividade física. Os dados foram coletados em uma amostra nacional representativa de uma grande quantidade de adultos norte-americanos, e representam hoje uma das melhores fontes de informações descritivas dos hábitos de atividade física nos EUA.[6,7,27,28]

A BRFSS consiste em pesquisas telefônicas com números discados aleatoriamente, conduzidas por órgãos estaduais de saúde em cooperação com o CDC. Estas pesquisas coletam, de forma rotineira, dados de fatores de risco, entre eles, a prevalência de estilos de vida sedentários.[29]

Na NHANES, adultos foram questionados quanto ao tipo e à frequência de seus *hobbies*, esportes e exercícios fisicamente ativos.[6,7,30]

Com base nessas pesquisas, é possível tirar várias conclusões importantes.[6,7,27,28]

1. Poucos norte-americanos praticam níveis apropriados de atividade física. Apenas 23% dos adultos relatam exercitar-se de maneira vigorosa (em uma intensidade de pelo menos 50% $\dot{V}O_{2máx}$, por 20 minutos ou mais por sessão, três ou mais vezes por semana), o nível normalmente recomendado para o benefício cardiovascular. Conforme mencionado anteriormente, a meta para o ano 2010 foi definida em 30% (ver Fig. 1.7).[6]

   Cerca de 17% dos norte-americanos relatam exercitar-se de forma moderada por 30 minutos ou mais, cinco ou mais vezes por semana, ao passo que 38% reportam estilos de vida essencialmente sedentários. O restante dos norte-americanos (22%) afirmam exercitar-se de maneira irregular (ver Fig. 1.7).

2. A falta de atividade física aumenta com a idade.[28] Como resumido na Figura 1.8, a proporção de adultos que

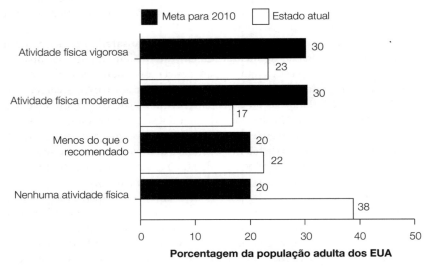

Figura 1.7 Comparação entre as metas do *Healthy People 2010* e as conquistas atuais. Fonte: U.S. Department of Health and Human Services. *Healthy People 2010*. Washington, DC: Janeiro, 2000. http://www.health.gov/healthypeople/.

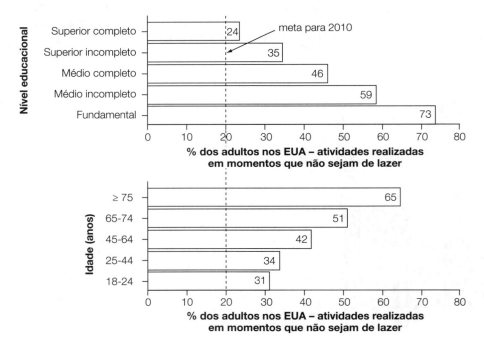

Figura 1.8 Mudanças nos padrões de atividade física de acordo com o nível educacional e a idade. Fonte: U.S. Department of Health and Human Services. *Healthy People 2010*. Washington, DC: Janeiro, 2000. http://www.health.gov/healthypeople/.

TABELA 1.2 Porcentagem de adultos que se exercitam regularmente (cinco ou mais vezes por semana durante 30 minutos ou mais por sessão), por renda anual e nível educacional

Característica	Porcentagem de todos os adultos
Nível educacional	
< 12 anos	15,6
12 anos	17,8
13 a 15 anos	22,7
> 15 anos	23,5
Renda anual	
< U$ 10.000	17,6
U$ 10.000 a U$ 19.999	18,7
U$ 20.000 a U$ 34.999	20,3
U$ 35.000 a U$ 49.999	20,9
> U$ 50.000	23,5

Fonte: Physical Activity and Health: A Report of the Surgeon General, 1996.

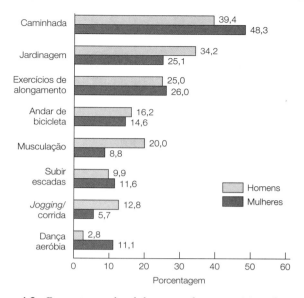

Figura 1.9 Porcentagem de adultos que relatam participar de atividades selecionadas. As pessoas tendem a praticar atividades físicas que sejam de baixo custo, convenientes e com horários flexíveis.

praticam atividades físicas fora de seus horários de lazer é duas vezes maior na faixa etária a partir de 75 anos do que entre os 18 e os 24 anos.[6,7] Em todas as idades, a inatividade física é maior entre mulheres do que entre homens.[28]

3. Pessoas com rendas mais altas e melhor instrução tendem a se exercitar com uma frequência maior (ver Tab. 1.2 e Fig. 1.8).[6,7,30] As pessoas mais bem posicionadas na escala de *status* socioeconômico (SSE) (indicada por renda, instrução e ocupação) são mais propensas a ser fisicamente ativas (especialmente quando considerado o tempo total dedicado ao exercício físico) do que aquelas que ocupam posições inferiores na SSE (ver Tab. 1.2). De modo geral, gerentes e profissionais liberais são mais ativos em seus momentos de lazer do que outros funcionários de escritórios, que, por sua vez, se exercitam com mais frequência do que operários. Outras disparidades nos níveis de atividade física existem entre grupos populacionais. A inatividade é maior entre afro-americanos e latinos do que entre brancos, e é maior entre portadores de deficiência física e certas condições de saúde.[6]

4. Caminhadas e outras atividades convenientes são as mais populares. A atividade física mais popular relatada tanto por norte-americanos como por canadenses é a caminhada (ver Fig. 1.9). Outras atividades que constantemente registram grande número de participantes incluem jardinagem, exercícios calistênicos, andar de bicicleta, exercícios com aparelhos de academia (tais como bicicletas estacionárias, *steps*, esteiras e pesos), dança aeróbia e *jogging*/corrida.[6,7] Estas atividades possuem características importantes em comum, entre elas, o baixo custo, a flexibilidade de horário e a conveniência.

5. Uma maior proporção de pessoas nos estados norte-americanos do oeste se exercita (ver Fig. 1.10).[7,27,28] Nos EUA, o noroeste e o sul possuem a menor proporção de habitantes fisicamente ativos; as regiões centro-norte e oeste têm a proporção mais alta com "atividade sustentada e regular".[7]

6. O *boom* da prática de exercícios parece ter atingido uma estabilidade. Infelizmente, não há uma série adequada de estatísticas disponíveis para medir tendências em atividade física desde meados da década de 1950 nos EUA. O problema é que nenhuma definição satisfatória do que é a atividade física foi utilizada de forma consistente em pesquisas nacionais de comparação. Apesar disso, usando diversas amostras nacionais de probabilidade feitas por Gallup (1961 a 1984), Louis Harris e Associados (1979 até os dias atuais), o CDC (1982 até os dias atuais, BRFSS) e a NCHS, os dados sugerem que, dada qualquer idade, a proporção de pessoas que se exercita regularmente apresentou uma tendência de crescimento por toda a década de 1970 e pelo início da década de 1980, antes de se estabilizar durante o final dos anos 1980 e pelos anos 1990.[6,7,31]

7. Poucos adultos norte-americanos estão desenvolvendo condicionamento muscular. Apenas aproximadamente um em cada cinco adultos praticam atividades físicas que melhorem a força e a resistência muscular dois ou mais dias por semana.[6,7] (A meta do *Healthy People 2010* é de 30%.) Cerca de 30% dos adultos praticam exercícios de flexibilidade, abaixo da meta de 40% para 2010.

8. Os norte-americanos usam seus carros em vez das pernas para deslocamentos de curta distância. O Departamento de Transporte dos EUA relata que mais de 75% de todos os deslocamentos com menos de 1,6 km de distância são feitos com automóveis.[6] Além disso, a porcentagem de viagens a pé em relação a todos os deslocamentos feitos diminuiu ao longo dos anos.

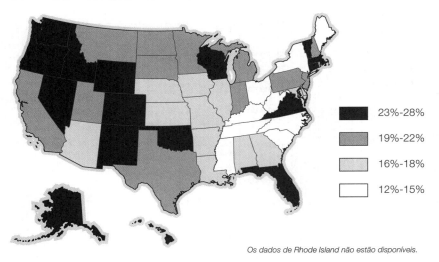

Os dados de Rhode Island não estão disponíveis.

Figura 1.10 Atividades sustentadas e regulares exercidas por adultos norte-americanos. Adultos da região oeste dos EUA tendem a ser mais ativos do que suas contrapartes da região leste. Fonte: Behavioral Risk Factor Surveillance System.

Futuros desafios

Os resultados dessas pesquisas apontam alguns problemas básicos com o movimento *fitness* dos dias atuais. Em particular que, apesar de toda a propaganda na mídia, a maioria das pessoas *não* está se exercitando. Menos de 40% dos norte-americanos estão praticando exercícios regularmente. A inatividade física é mais comum entre aqueles com menor renda e grau de instrução, idosos e mulheres.[6,7,28,29]

Talvez dois princípios da pesquisa nos EUA discutida neste capítulo se destaquem: (1) as pessoas parecem mais inclinadas a se exercitar quando a prática pode ser feita em níveis moderados, e não em níveis de alta intensidade, o que sugere que os esforços de saúde pública têm enfatizado de forma mais veemente atividades como caminhadas em detrimento de atividades como a corrida; (2) deve-se direcionar maior atenção para ajudar as pessoas a se exercitarem regularmente durante suas rotinas diárias em vez de buscar tempo e energia para acrescentar a prática de exercícios em suas agendas já lotadas.

ESTUDOS DE CONDICIONAMENTO ENTRE JOVENS

É perceptível a existência de uma crise no condicionamento físico entre crianças e adolescentes norte-americanos. Em geral, boa parte dos especialistas nota que crianças e adolescentes norte-americanos são menos saudáveis, ativos e fisicamente condicionados do que é recomendado.[6,7] Dados de base sobre o nível de condicionamento relativo à saúde de crianças em idade escolar foram disponibilizados em 1984, com a divulgação do First National Children and Youth Fitness Study (NCYFS I);[32] em 1985, com o President's Council on Physical Fitness and Sport School Population Fitness Survey;[33] em 1987, com o Second National Children and Youth Fitness Study (NCYFS II);[34-36] a partir da pesquisa com base em escolas, a Youth Risk Behavior Survey, com crianças entre 9 e 12 anos;[37] com o NHIS, Youth Risk Behavior Survey com todos os jovens entre 12 e 21 anos; e com o CDC´s Youth Media Campaign Longitudinal Survey.[7,38] O resultado desses seis levantamentos causam grande preocupação pública em relação ao condicionamento físico dos jovens norte-americanos (ver Fig. 1.11).

De modo geral, embora exista uma divergência entre alguns especialistas quanto à interpretação dos resultados dos testes, a percepção geral é que as crianças e os jovens norte-americanos são menos ativos e fisicamente condicionados do que é recomendado para uma proteção ideal contra futuras doenças crônicas.[39] O Quadro 1.2 resume os hábitos dos estudantes universitários norte-americanos.

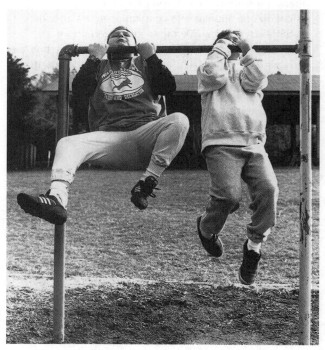

Figura 1.11 As pesquisas nacionais sobre o estado de condicionamento de crianças e jovens despertaram grande preocupação pública.

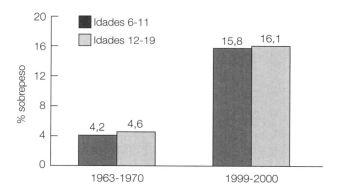

Figura 1.12 A porcentagem de crianças e adolescentes com sobrepeso mais do que triplicou desde a década de 1960.

Quadro 1.2

National College Health Risk Behavior Survey

Hábitos de condicionamento

Um levantamento da CDC de estudantes universitários nos EUA revelou que a maioria não se exercita regularmente e que há uma proporção significativa preocupada com seu peso corporal.

- Nos EUA, 20,5% dos estudantes universitários são classificados como acima do peso.
- Seis em cada dez estudantes do sexo feminino, e três em cada dez do sexo masculino, relatam estar constantemente tentando perder peso.
- Menos de quatro em cada dez estudantes universitários praticam atividades aeróbias que os façam suar e torná-los ofegantes por pelo menos 20 minutos em três ou mais dias por semana. Estudantes do sexo masculino (44%) são mais propensos a relatar atividades físicas vigorosas do que estudantes do sexo feminino (33%).
- Um a cada três estudantes faz alongamentos regularmente.
- Nos EUA, 30% dos estudantes universitários (34% de homens, 27% de mulheres) praticam exercícios de fortalecimento três ou mais dias toda semana.
- Um em cada cinco estudantes matricula-se em aulas de educação física durante o ano letivo.
- Nos EUA, 18% dos estudantes (27% dos homens e 10% das mulheres) faz parte de pelo menos uma equipe universitária de esportes (dentro ou fora da universidade).

Fonte: Centers for Disease Control and Prevention. Youth Risk Behavior Surveillance: National College Health Risk Behavior Survey – EUA, 1995. CDC *Surveillance Summaries*. MMWR 46(No SS-6), 1997.

Dentre as importantes descobertas feitas a partir destes seis levantamentos, estão:

- Os jovens estão cada vez mais acima do peso. Conforme demonstrado na Figura 1.12, a porcentagem de jovens com sobrepeso mais do que triplicou desde o período entre 1963 e 1970.[6,7] Esta é uma descoberta preocupante, pois uma proporção alta de jovens com sobrepeso acaba se tornando obesa quando adultos (cerca de metade das crianças obesas em idade escolar torna-se adultos obesos, e mais de 80% dos adolescentes obesos mantêm esta característica ao atingir a fase adulta) (ver Cap. 13).
- Apenas 65% dos adolescentes se exercitam de forma vigorosa.[6] O *Healthy People 2010* propôs aumentar para pelo menos 85% a proporção de adolescentes que pratica regularmente atividades físicas aeróbias de alta intensidade. Como mostra a Figura 1.13, essa proporção cai de maneira brusca com o aumento da idade.
- Apenas 28% dos adolescentes frequentam aulas de educação física diariamente. Crianças e jovens precisam de aulas diárias de educação física (EF) para se manterem condicionados e saudáveis, e para obterem o conhecimento, as atitudes e as habilidades necessárias para a prática de atividades físicas durante toda a vida. As escolas não estão conseguindo satisfazer essa necessidade. Segundo o CDC, nos EUA, somente 56% dos estudantes universitários estão matriculados em uma aula de EF, 28% frequentam aulas de EF todos os dias e 39% são fisicamente ativos durante mais de 20 minutos das aulas de EF.[37] Estas proporções vêm diminuindo desde 1991, e são mais baixas entre estudantes do sexo feminino e em graus superiores (Fig. 1.14). Crianças e adolescentes dedicam cerca de 4 horas por dia em média a atividades sedentárias, como assistir televisão, jogar videogame ou usar um computador.
- Meninas exercitam-se menos do que meninos. Os níveis de atividade das meninas estão abaixo dos níveis dos meninos e tendem a cair bruscamente conforme aumenta a idade ou o ano letivo (ver Fig. 1.13).
- A força da parte superior do corpo é deficitária em muitas crianças e adolescentes. Por exemplo, entre meninas com idade entre 9 e 17 anos, cerca de metade não consegue executar mais de uma flexão na barra. Entre meninos entre 6 e 12 anos de idade, 40% não conseguem fazer mais do que uma barra, ao passo que 25% não conseguem fazer nenhuma. Cerca de metade dos adolescentes do sexo masculino e dois terços das adolescentes do sexo feminino com idades entre 12 e 21 anos não praticam atividades de fortalecimento ou tonificação de forma regular (p. ex., flexões no solo, abdominais ou musculação).
- O condicionamento aeróbio (coração e pulmão) é abaixo do recomendado para muitos jovens. Cerca de metade

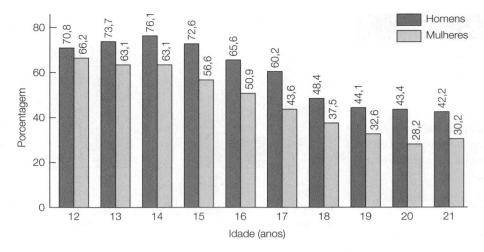

Figura 1.13 Exercícios vigorosos entre jovens durante três ou mais dos sete dias que antecederam a pesquisa. Jovens do sexo feminino praticam exercícios intensos em menor proporção do que jovens do sexo masculino, e a porcentagem para ambos os sexos cai consideravelmente conforme aumenta a idade.[7]

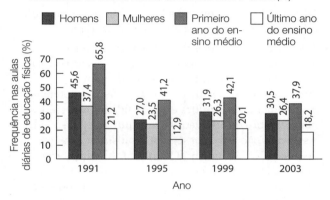

Figura 1.14 A proporção de estudantes de ensino médio matriculados em aulas de educação física diminuiu desde 1991 e é mais baixa entre estudantes do sexo feminino em graus superiores. Fonte: Centers for Disease Control and Prevention. Physical Activity among Children aged 9-13 years – EUA, 2002.

das meninas entre 6 e 17 anos e 60% dos meninos entre 6 e 12 anos não conseguem correr 1 milha [1,6 km] em menos de 10 minutos, por exemplo.

- Muitos jovens apresentam fatores de risco de doenças.[39] Cerca de 13% dos adolescentes com idades entre 12 e 17 anos fumam; essa proporção sobe para 35% entre estudantes do ensino médio. Quase uma em cada três crianças possui níveis de colesterol sérico que excedem os 170 miligramas por decilitro (mg/dL), nível considerado "aceitável" pela National Education Cholesterol Program. Uma pesquisa realizada pelo CDC nos EUA revelou que 63% dos adolescentes possuem dois ou mais dos cinco principais fatores de risco de doenças crônicas. Os fatores de risco tendem a se acumular e demonstram ser transferidos da infância e da adolescência à fase adulta, o que significa que toda tentativa deve ser feita para manter os fatores de risco sob controle durante a juventude.

DIRETRIZES PARA INCENTIVAR JOVENS A PRATICAR ATIVIDADES FÍSICAS POR TODA A VIDA

Crianças e adolescentes necessitam de atividades físicas diárias para se manterem condicionados e saudáveis.[6,7,32,40,41] No Capítulo 8, é traçado o perfil de algumas prescrições específicas de exercícios recomendados para jovens. De maneira geral, pais e professores são aconselhados a propiciar diversas oportunidades de jogos e esportes simples para crianças e adolescentes.[40,41] A diversão e o entusiasmo foram identificados como as principais razões pelas quais os jovens praticam atividades físicas como esportes. Pais fisicamente ativos dão apoio para que as crianças sejam fisicamente ativas. A American Academy of Pediatrics enfatiza que as crianças precisam de brincadeiras ativas, de bons programas educacionais físicos, do envolvimento dos pais e de estilos de vida primordialmente ativos, e não de treinamentos de exercícios intensos e específicos.

Em 1997, o CDC lançou diretrizes aconselhando escolas e comunidades a incentivar a atividade física entre jovens para que eles continuem esta prática na fase adulta e obtenham os benefícios da atividade física à saúde por toda a vida.[42] As diretrizes do CDC incluíam recomendações a respeito de nove aspectos dos programas escolares e comunitários.

Em 2000, a Secretary of Health and Human Services e a Secretary of Education lançaram o relatório "Promoting Better Health for Your People Through Physical Activity and Sports" [Promovendo uma melhor saúde para a sua população por meio de atividade física e esportes].[39] Dez estratégias foram descritas a fim de promover uma participação prazerosa, segura e duradoura em atividades físicas e esportes. Estas estratégias concentravam-se no papel das famílias, das escolas e dos programas pós-escola, dos programas recreativos e esportivos para adolescentes, dos ambientes comunitários e dos meios de comunicação.

1. Incluir instruções para pais e tutores como parte das iniciativas de incentivo à prática de atividades físicas para jovens.

2. Ajudar todas as crianças, da pré-escola ao ensino médio, a receberem educação física com qualidade diariamente. Ajudar todas as escolas a contarem com especialistas formados em educação física; salas de aula com tamanho adequado; e instalações, equipamentos e suprimentos necessários para se obter educação física com qualidade todos os dias.

3. Divulgar e disseminar ferramentas para auxiliar as escolas a aprimorarem suas aulas de educação física e outros programas de atividade física.

4. Possibilitar que a educação estadual e os órgãos de saúde trabalhem em conjunto para ajudar as escolas a desenvolver aulas diárias de educação física e outros programas de atividade física com qualidade.
   a. Com um coordenador estadual em tempo integral para os programas escolares de educação física
   b. Como parte de um programa coordenado de saúde escolar
   c. Com apoio de importantes organizações governamentais e não-governamentais

5. Possibilitar que mais programas de atendimento pós-escolar forneçam regularmente oportunidades para brincadeiras físicas ativas.

6. Ajudar no acesso de jovens a esportes comunitários e programas recreativos.

7. Possibilitar programas de recreação e esportes para jovens a fim de fornecer às equipes de recreação e técnicos o treinamento necessário para que sejam oferecidas atividades físicas estimulantes, seguras e adequadas aos jovens.

8. Possibilitar que comunidades desenvolvam e incentivem o uso de calçadas, pistas de corrida, ciclovias, parques e instalações (seguros, bem mantidos e próximos às residências) para recreação e projetos comunitários contendo desenvolvimento de uso variado e ruas interligadas em áreas residenciais.

9. Desenvolver uma campanha publicitária contínua a fim de promover a educação física como parte fundamental de uma educação de qualidade e de uma saúde a longo prazo.

10. Monitorar programas de atividade e condicionamento físico para a juventude e programas comunitários e escolares no país e em cada estado.

ATIVIDADES DE CONDICIONAMENTO E INCENTIVO À SAÚDE NOS LOCAIS DE TRABALHO

Desde a segunda metade da década de 1970, mudanças importantes ocorreram nas atitudes dos empregadores em relação aos programas de incentivo à saúde no local de trabalho. O interesse nesses programas aumentou alimentado em parte pelo apoio com base científica e por um desejo de ajudar a conter o aumento vertiginoso com gastos de atendimento médico, ao mesmo tempo em que se melhora a produ-

tividade e o ânimo dos trabalhadores e se reduz as faltas ao trabalho e a rotatividade de funcionários.[43]

Há diversas vantagens em se utilizar o local de trabalho como uma área para programas de condicionamento físico e saúde, incluindo a conveniência, a facilidade de acesso, incentivos e políticas de apoio das empresas e a oportunidade de influenciar a vida dos familiares. Além disso, o local de trabalho é um local eficiente para oferecer avaliações de saúde e programas educacionais que, de outra forma, seriam inacessíveis a pessoas que apresentam fatores de risco.

Em 1985 e em 1992, o Office of Disease Prevention and Health Promotion, do serviço público de saúde norte-americano, conduziu pesquisas em todos os EUA com o objetivo de determinar o alcance das atividades de incentivo à saúde no setor privado.[43] De modo geral, a pesquisa feita em 1992 com mais de 1.500 locais de trabalho revelou um aumento nas atividades de incentivo à saúde desde 1985 e um progresso significativo em direção ao cumprimento de vários dos objetivos relacionados à saúde no local de trabalho para o ano 2000. A pesquisa de 1992 constatou que 81% dos locais de trabalho ofereciam ao menos uma atividade de promoção à saúde, ao passo que, em 1985, 66% ofereciam esse tipo de atividade.

O tamanho do local de trabalho é um forte indicador da atividade de incentivo à saúde; as empresas de maior porte são mais envolvidas do que as de menor porte.[43] Setenta e dois por cento dos locais de trabalho permitem aos seus funcionários o uso de tempo oficial de trabalho para participar de atividades que promovam a saúde, e 45% permitem o uso de tempo flexível. Os empregadores utilizam vários tipos de incentivo para estimular práticas saudáveis, entre eles, bonificações e prêmios de assistência médica de saúde conforme o risco. Alguns também oferecem descontos subsidiados ou taxas reduzidas pela participação em programas comunitários de saúde.

Os oito benefícios mais citados pelos locais de trabalho que ofereciam programas de incentivo à saúde na pesquisa de 1992 foram:[43]

1. Melhora na saúde do funcionário – 28%

2. Melhora na disposição de ânimo do funcionário – 26%

3. Redução nos custos com seguro de saúde – 19%

4. Redução no número de faltas – 19%

5. Aumento na produtividade – 16%

6. Redução de acidentes de trabalho – 9%

7. Melhora na educação sobre questões de saúde – 7%

8. Redução nos pedidos de indenização dos trabalhadores – 4%

As três barreiras mais comuns à promoção de saúde no local de trabalho foram custo, falta de apoio da gerência e falta de interesse por parte dos funcionários.[43]

Em resposta às pressões financeiras, os programas de incentivo à saúde dos empregadores estão enfatizando atividades mais propensas a economizar dinheiro *e* melhorar a saúde. Os empregadores estão prestando mais atenção em (1) identificar os funcionários com maior risco de utilização de atendimento médico e em (2) usar estratégias de marketing social para incentivar a participação em programas de saúde. O

18 Parte I Definições e Tendências

Quadro 1.3 descreve uma estratégia recomendada para melhorar a condição de saúde dos funcionários em ambientes de trabalho.[44] Estudos mostram que um programa de saúde focado em indivíduos que apresentam alto risco pode ter efeitos positivos a longo prazo à saúde.[44,49]

Benefícios dos programas de exercícios no local de trabalho

Um número cada vez maior de empresas, especialmente as de maior porte, possui programas de condicionamento

---

Quadro 1.3

Wellness Outreach at Work

O *Wellness Outreach at Work* [Assistência ao bem-estar no trabalho] foi desenvolvido pelo Worker Health Program, uma unidade de pesquisa do Institute of Labor and Industrial Relations da Universidade de Michigan. O programa oferece serviços de redução de risco a todos os funcionários de um local de trabalho. Ele abrange avaliações de riscos cardiovasculares, indicações de tratamento médico, aconselhamento pós-tratamento e programas de melhorias para a saúde. O programa foi implementado em mais de 100 locais de trabalho e já alcançou mais de 75 mil funcionários em empresas com portes de 5 a 6 mil empregados, tanto operários como funcionários de escritórios, com um custo médio de 100 dólares por empregado por ano.

O programa *Wellness Outreach at Work* consiste em três componentes principais: planejamento, implementação e avaliação.

1. *Planejamento*. Este componente envolve a nomeação de um comitê, a contratação de profissionais de bem-estar, a definição de metas, a promoção do programa e o estabelecimento de procedimentos para garantir a confiabilidade. Com base em informações de 100 locais de trabalho e 75 mil funcionários, os típicos fatores de risco encontrados entre os empregados foram:
   a. Exercitar-se menos de três vezes por semana (65 a 72%)
   b. Colesterol alto ou quase alto ($\geq$ 200 mg/dL) (45 a 60%)
   c. Tabagismo (18 a 45%)
   d. Sobrepeso de 20% ou mais (26 a 40%)
   e. Pressão arterial elevada ($\geq$ 140/90 mmHg) (22 a 38%)
   f. Níveis altos de estresse (21 a 35%)
2. *Implementação*. Este componente consiste em cinco tarefas principais:
   a. *Avaliação e consulta*. Cinco baterias de avaliações são recomendadas para identificar funcionários de alto risco.
   b. *Aconselhamento de funcionários pós-avaliação*. O segredo para um programa de bem-estar ser bem-sucedido são a assistência persistente, individualizada e a longo prazo, e o aconselhamento pós-avaliação a fim de estimular a adesão, promover mudanças no estilo de vida e evitar recaídas. Especialistas recomendam entrar em contato com empregados pelo menos a cada seis meses durante suas carreiras no local de trabalho. Pessoas com diversos riscos à saúde, com posições

de destaque ou que necessitam de avaliação médica deverão ter prioridade.
   c. *Acompanhamento médico*. Informar o médico ou a clínica de cada funcionário que passou por avaliação e fornecer os resultados básicos.
   d. *Programas de melhorias de saúde*. Oferecimento de três tipos de programas: aulas, pequenos grupos e autoajuda orientada.
   e. *Organização de atividades no local de trabalho*. Organização e apoio de atividades e políticas no local de trabalho que estimulem um ambiente de trabalho saudável.
3. *Avaliação*. O componente final envolve o monitoramento de programas a fim de descobrir o que está dando certo e como refinar os diversos programas. Objetivos alcançáveis para a maior parte dos locais de trabalho para o primeiro ano incluem:
   a. Pelo menos 70% dos funcionários devem participar da avaliação inicial.
   b. Pelo menos 80% dos funcionários com riscos de saúde direcionados devem receber orientação de acompanhamento feito por um conselheiro de bem-estar.
   c. Pelo menos 50% dos funcionários entrevistados por um conselheiro devem iniciar um programa de redução de riscos.

Na sequência do programa *Wellness Outreach at Work*, entre os resultados típicos estão:

- Cerca de 50% dos trabalhadores com pressão sanguínea elevada conseguem controlá-la.
- Em torno de 55% dos que apresentavam colesterol alto conseguem reduzi-lo em 20 mg/dL ou mais.
- Aproximadamente 28% dos funcionários com sobrepeso perdem ao menos 4,5 kg e conseguem manter o peso.
- Aproximadamente 25% dos fumantes largam o cigarro e não apresentam recaídas.
- Em torno de 50% de todos os trabalhadores se exercitam pelo menos três vezes por semana.
- Cerca de 30% de todos os trabalhadores realizam mudanças em suas vidas e reduzem o estresse.

Fonte: Erfurt JC, Foote A. Heirich, MA, Brock BM. *The Wellness Outreach at Work Program: A Step-by-Step Guide.* NIH Publication No. 95-3043, Agosto, 1995.

físico no local de trabalho. Desde 1985, esses programas vêm demonstrando vantagens impressionantes comparados a todos os outros programas de incentivo à saúde no local de trabalho.[43] De fato, as metas para o ano 2000 foram superadas em cada categoria de tamanho de locais de trabalho.

A Tabela 1.3 apresenta o objetivo do *Healthy People 2010* para os programas de condicionamento físico no local de trabalho.[6] Cerca de metade de todos os locais de trabalho com 50 funcionários ou mais oferece programas de condicionamento; esta proporção aumenta para 68% entre os locais de maior porte. A meta do *Healthy People 2010* é de 75%.

Quais benefícios podem ser esperados dos programas de exercícios no local de trabalho? Em geral, os resultados de pesquisas sustentam a ideia de que os programas de exercício no trabalho melhoram o condicionamento e ajudam a reduzir os riscos à saúde.[6,49] As descobertas demonstram de forma consistente melhorias na capacidade aeróbia e nos hábitos de exercício, bem como em outras medições relativas ao condicionamento. Na maioria dos casos, fatores de risco à saúde, como o tabagismo e níveis elevados de lipídios no sangue, também respondem aos programas nos locais de trabalhos. O impacto desses programas no desempenho do trabalho (produtividade e atitudes relacionadas ao serviço) e o efeito dos gastos com atendimento médico estão menos comprovados.

Um grande desafio para os responsáveis pelo condicionamento nos locais de trabalho é a aderência por parte dos funcionários, já que boa parte dos estudos mostra que menos de 20% dos funcionários tornaram-se participantes a longo prazo.[48] Muitas vezes, estes participantes já eram normalmente ativos e, portanto, apresentavam menor risco de doenças crônicas em relação aos não participantes.

TABELA 1.3 *Healthy People 2010*: Programas de atividade e condicionamento físico no local de trabalho

Objetivo 22.13. Aumentar a proporção de locais de trabalhos que ofereçam programas de atividade e condicionamento físico patrocinados pelos empregadores.
Meta: 75%.
Linha de base: Entre 1998 e 1999, 46% dos locais de trabalho com 50 ou mais funcionários ofereciam programas de atividade e/ou condicionamento físico nos próprios locais de trabalho ou por meio de planos de saúde.

Tamanho do local de trabalho (nº de funcionários)	No local de trabalho ou por plano de saúde, %	Por plano de saúde, %	No local de trabalho, %
50 a 99	38	21	24
100 a 249	42	20	31
250 a 749	56	25	44
≥ 750	68	27	61
Total (≥ 50)	46	22	36

Fonte dos dados: National Worksite Health Promotion Survey, Association for Worksite Health Promotion (AWHP).
Fonte: U.S. Department of Health and Human Services. *Healthy People 2010.* Washington, DC: Janeiro, 2000.

Previsão de crescimento futuro para os programas de saúde nos locais de trabalho

Projeções para a próxima década indicam que a importância dos programas de saúde nos locais de trabalho continuará a crescer.[44,50] A maioria dos especialistas prevê, no entanto, que a construção de instalações no local de trabalho irá diminuir à medida que as empresas passarem a tentar fazer um melhor uso das instalações já existentes e dos recursos da comunidade e a incentivar programas de autoajuda nos lares dos funcionários, e à medida que outras alternativas de programas de promoção de saúde forem oferecidas.[50] Atividades físicas que possam ser incorporadas ao dia a dia do funcionário (p. ex., ir e voltar do trabalho a pé ou de bicicleta) podem vir a ser mais aceitáveis e com melhor custo-benefício do que aulas formais de ginástica no local de trabalho.

ESTRATÉGIAS PARA AUMENTAR A ATIVIDADE FÍSICA NOS EUA

Os desafios lançados no *Healthy People 2010* são voltados para as pessoas de todos os EUA – profissionais da saúde, grupos comunitários, empregadores, meios de comunicação, organizações profissionais, agências governamentais e indivíduos. Alcançar esses desafios e objetivos irá demandar esforço tanto coletivo como individual. Nenhuma pessoa, família, empresa, organização ou administração pública sozinha possui os recursos para realizar as mudanças necessárias para desenvolver os objetivos amplos e de longo alcance sobre atividade física para o ano de 2010.

A prática regular de atividade física está relacionada a uma série de benefícios para a saúde. Esta relação torna legítimo o desenvolvimento de diretrizes nacionais para promover a atividade física em todos os segmentos da sociedade, como um auxílio na prevenção de doenças crônicas e na melhoria da qualidade de vida. Estima-se, por exemplo, que o estilo de vida sedentário cause um terço das mortes devidas a doenças coronarianas, câncer de cólon e diabetes.[51] Portanto, encorajar as pessoas a se tornarem fisicamente ativas iria fazer muito para reduzir a mortalidade e aumentar a qualidade de vida.

Grandes desafios estão por vir até que os objetivos de condicionamento e atividade física sejam alcançados. Para atingi-los, são necessárias estratégias baseadas na população e que visem atingir todas as pessoas, utilizando ferramentas como divulgação em massa e organização comunitária (p. ex., mudança ambiental).

Estratégias baseadas na população

A meta das intervenções com base na população ou na comunidade é alcançar uma redução de riscos em uma ampla camada da população.[52,54] Uma grande variedade de estratégias é utilizada com foco em quatro alvos de mudança: (1) o indivíduo, (2) as organizações (p. ex., locais de trabalho), (3) o ambiente (p. ex., criação de estações de condicionamento) e (4) políticas públicas (p. ex., reembolso estadual ou federal de serviços preventivos). O conceito-chave aqui é que são neces-

Parte I Definições e Tendências

sárias estratégias de intervenção multifacetadas para que se possa atingir uma grande variedade de pessoas.

Entre as estratégias específicas estão:

- Aumento da atividade física ao longo do dia incentivando o uso de escadas e intervalos para exercícios, fornecendo trilhas e pistas para atividades relacionadas ao transporte e aumentando o número de parques e áreas recreativas para atividades nos momentos de folga.
- Apoio às políticas reguladoras e legislativas que promovam a atividade física nas escolas, no local de trabalho e na comunidade.
- Maior financiamento para programas de condicionamento e saúde em escolas, locais de trabalho e comunidades; para pesquisas que apoiem a atividade física para toda a população; e para a garantia de reembolso de atividades de saúde e condicionamento.
- Utilização de mídia eletrônica e impressa para continuamente transmitir informações relevantes.
- Cooperação entre líderes comunitários e estruturas do poder incluindo o setor privado, organizações de profissionais da saúde, meios de comunicação de massa, escolas e outros grupos comunitários a fim de promover uma mudança comportamental.
- Desenvolvimento de programas comunitários feitos sob medida para as necessidades e preferências de grupos-alvo específicos (especialmente aqueles com alto risco e diversos grupos minoritários).

As comunidades e programas de avaliação de fatores de risco são particularmente úteis, com ênfase nas mensurações, no aconselhamento imediato e no encaminhamento médico de indivíduos no grupo de alto risco. Tais programas são formas comprovadamente eficazes de atingir grandes quantidades de pessoas.[45,46]

Para aumentar a participação a longo prazo das pessoas em atividades físicas regulares, vários fatores devem ser considerados, em especial aqueles que concernem ao indivíduo, ao regime de exercícios propriamente dito e ao ambiente.[52,54]

Fatores pessoais

Fatores como sexo, idade, ocupação, condições de saúde, instrução e experiência anterior com exercícios devem ser considerados ao se tentar estabelecer programas de exercícios voltados para a comunidade.[52,54] Em geral, as mulheres tendem a participar de atividades menos desgastantes do que os homens. Os mais idosos são menos ativos e aparentam gostar de atividades como caminhada e jardinagem mais do que os jovens. Operários são formalmente menos ativos do que aqueles que trabalham em escritórios; pessoas com sobrepeso e fumantes são menos ativos; e pessoas menos instruídas tendem a se exercitar menos do que aqueles com maior grau de instrução. Os motivos comuns citados por adultos pela não-adoção de estilos de vida fisicamente mais ativos incluem falta de tempo, falta de automotivação, considerar o exercício enfadonho e inconveniente, medo de lesões, baixa autoeficácia, quantidade insuficiente de trilhas, parques e pistas, e falta de apoio por parte de amigos e família.[52]

Regime de exercícios

O relatório de 1996 do Surgeon General sobre atividade física e saúde enfatiza a redução da inatividade e o aumento de atividades físicas leves e moderadas.[7] Atividades de maior duração praticadas em intensidade moderada, tais como a caminhada, vêm sendo incentivadas cada vez mais por líderes *fitness*, uma vez que estes tipos de atividade têm maior aceitação por parte do indivíduo comum, o que aumenta a probabilidade de uma mudança permanente no estilo de vida.

Além disso, os riscos musculoesqueléticos são menores e os estudos mostram que os benefícios à saúde são igualmente obtidos, em particular quando a média de gasto calórico total fica em torno de pelo menos 1.000 calorias por semana. Foi demonstrado que as pessoas apresentam uma maior tendência a aderir a programas de atividade física de intensidade moderada do que a programas de intensidade mais vigorosa, e que as lesões provenientes de exercícios de alta intensidade são a principal causa pela desistência dos exercícios.[52]

COMPREENSÃO DA MEDICINA ESPORTIVA

Histórias bem-sucedidas de bem-estar

Desde 1979, quando teve início o processo *Healthy People*, diversas mudanças positivas na saúde dos norte-americanos foram medidas. Uma das principais metas deste livro é ajudar o leitor a seguir o roteiro do *Healthy People* em direção ao bem-estar. Destaques relacionados ao bem-estar nos últimos cinquenta anos incluem os seguintes êxitos:

- Nos EUA, a expectativa de vida, ou quantidade de anos vividos desde o nascimento, aumentou de aproximadamente 47 anos em 1900 para atuais 77 anos, o maior

da história norte-americana. A maior parte desse aumento é atribuída a uma vacinação em larga escala, ao controle de doenças infecciosas por meio do tratamento da água e de melhorias no saneamento, alimentos mais saudáveis e seguros, locais de trabalho e veículos mais seguros, um declínio nas mortes causadas por doenças coronarianas e infartos e um reconhecimento do uso do tabaco como um risco para a saúde.

(continua)

Capítulo 1 Tendências de Saúde e Condicionamento **21**

COMPREENSÃO DA MEDICINA ESPORTIVA *(continuação)*

Histórias bem-sucedidas de bem-estar

- As taxas de mortalidade por derrames e doenças coronarianas atingiram níveis epidêmicos há cerca de 50 anos, mas vêm caindo desde então. Desde 1950, a taxa de mortalidade por enfarte nos EUA foi reduzida em 70% e por doenças cardíacas, 55%. Esta é uma das maiores histórias de sucesso dos últimos cinquenta anos e se deve às melhorias nos hábitos de saúde e atendimento médico nos EUA.

- As taxas de mortalidade por câncer diminuíram durante os anos 1990, após décadas de preocupação em relação a aumentos. Assim como com as doenças cardíacas, esta redução se deve em grande parte às melhorias no estilo de vida (em especial, à melhor alimentação e ao tabagismo mais controlado) e uma ênfase à detecção precoce do câncer.

- O consumo de cigarros diminuiu. Em 1965, 52% dos homens e 34% das mulheres fumavam. Atualmente, apenas 23% dos norte-americanos fumam.

- A alimentação melhorou. A ingestão de gordura caiu de 40% das calorias totais nos anos 1960 para atuais 33% das calorias. Os norte-americanos estão consumindo mais carnes de aves, peixes e derivados do leite de baixo teor de gordura, e menos carne de vaca, porco, ovos e leite integral.

- O consumo de álcool caiu. Desde a década de 1980, a ingestão de álcool diminuiu, em parte, graças a uma consciência cada vez maior da população sobre os riscos associados ao álcool.

- A prevalência de pressão arterial elevada, um dos principais fatores de risco de enfartos e doenças cardiovasculares, caiu de 39% na década de 1960 para 26% dos norte-americanos nos dias atuais.

- A prevalência de colesterol alto, outro fator de risco para doenças cardíacas, caiu de 32% nos anos 1960 para atuais 17%.

PRINCIPAIS DESAFIOS PARA O BEM-ESTAR NO FUTURO

Apesar dos êxitos, algumas áreas importantes relativas à saúde ainda precisam de melhorias:

- Um número excessivo de norte-americanos, aproximadamente 65%, está com sobrepeso ou obeso. Apesar da obsessão em todo o país pelo peso corporal ideal, estudos do governo norte-americano nos últimos 40 anos mostraram que a população dos EUA está perdendo esta guerra. A prevalência de sobrepeso triplicou entre crianças e adolescentes desde a década de 1960.

- Um número muito pequeno de jovens e adultos norte-americanos se exercita regularmente. Conforme enfatizado neste capítulo, cerca de seis em cada dez adultos não pratica exercícios de maneira suficiente, mesmo com o conhecimento comum de que a inatividade está relacionada a doenças cardíacas, a determinados tipos de câncer, à obesidade, à osteoporose e à fraqueza durante a velhice. Um terço dos adolescentes norte-americanos não pratica exercícios intensos regularmente, e essa proporção aumenta de forma drástica conforme eles entram na fase adulta.

- Os fatores de risco de doenças ainda estão bastante prevalentes tanto entre adultos como entre adolescentes. Um em cada quatro norte-americanos fuma, um em cada quatro possui pressão arterial elevada e um em cada cinco tem colesterol alto. Cerca de 2 a cada 3 adolescentes possuem dois ou mais dos principais fatores de risco de doenças crônicas, que, em geral, são mantidos durante a fase adulta.

- Os níveis de estresse mental são altos. Aproximadamente seis em cada dez adultos norte-americanos relatam sofrer níveis de estresse de moderado a alto, constituindo um dos maiores desafios de saúde para o próximo século.

Ambiente

Em geral, um número maior de pessoas tende a praticar atividades físicas quando instalações comunitárias e ambientes propícios encontram-se próximos e disponíveis.[7,52] O tempo é um grande obstáculo à prática regular de atividade física, portanto, uma maior disponibilidade de locais comunitários para exercícios, pistas e parques que sejam próximos às residências é um importante fator de auxílio para que as pessoas se tornem mais envolvidas. Dessa forma, esforços comunitários se aplicam mais efetivamente no incentivo de padrões de atividades físicas de custo reduzido em casa ou próximas às casas do que na tentativa de estimular as pessoas a participarem de programas que envolvam um tempo substancial de deslocamento.

Programas que enfatizem a disponibilidade de locais para exercício podem ter um impacto significativo na saúde da comunidade.[7] Esta é a essência de uma intervenção de saúde pública eficaz, e os órgãos do governo devem considerar os potenciais efeitos positivos de se alterar políticas relacionadas à distribuição de instalações de exercícios e pistas na comunidade.

A família é uma forte influência sobre diversas condutas que promovem a saúde, incluindo a atividade física.[7,52]

Parte I Definições e Tendências

O apoio das mais variadas fontes (entre elas, membros da família e cônjuges, parceiros e equipe de exercícios, e empregadores e colegas de trabalho) pode ter um impacto positivo a longo prazo sobre a adesão ao exercício.

O apoio do ambiente inclui também o uso de órgãos de saúde pública regionais, estaduais e federais para fornecer apoio econômico a fim de estabelecer políticas públicas que facilitem os esforços comunitários locais.

RESUMO

1. Os objetivos de saúde para 2010 dos EUA foram revisados, com ênfase nos objetivos de condicionamento e atividade física. Os objetivos foram avaliados em relação aos hábitos de exercícios entre adultos, ao condicionamento físico dos jovens e aos programas de exercícios no local de trabalho.

2. O problema da inatividade física nos EUA pode ser visualizado em um contexto histórico, mostrando como os conceitos de exercícios saudáveis mudaram. Um momento crucial na consciência sobre o condicionamento adulto ocorreu em 1968, com a publicação do primeiro livro de Ken Cooper, *Aerobics*.

3. Pesquisas em todos os EUA tentaram avaliar a magnitude da revolução *fitness* atual. Apenas um em cada quatro norte-americanos está se exercitando em níveis normalmente recomendados para um condicionamento aeróbio básico.

4. Nos EUA, as pessoas que se exercitam regularmente tendem a ser de nível socioeconômico mais elevado, jovens, do sexo masculino e da região oeste daquele país.

5. Vários importantes levantamentos sobre condicionamento de crianças e adolescentes foram feitos durante as décadas de 1980 e 1990. Eles mostram que um grande número de crianças e jovens pratica exercícios em níveis abaixo do desejado. São particularmente preocupantes os resultados dos testes que demonstram deficiências na força da parte superior do corpo e no condicionamento cardiorrespiratório.

6. Estudos mostram que por meio de programas de exercícios no local de trabalho, é possível aprimorar o nível de condicionamento e reduzir as faltas, os riscos à saúde e os gastos com tratamentos.

7. Estratégias populacionais para aumentar a atividade física nos EUA devem ser multifacetadas, com ênfase nos quatro alvos de mudança – o indivíduo, as organizações, o ambiente e as políticas públicas.

Questões de revisão

1. *Segundo a Organização Mundial de Saúde, _____ é o bem-estar físico, mental e social, e não meramente a ausência de doenças e enfermidades.*

   A. Exercício
   B. Condicionamento físico
   C. Resistência cardiovascular
   D. Saúde
   E. Energia

2. *_____ é a principal causa de morte nos EUA atualmente, seguido(a) por _____.*

   A. Câncer/doença cardíaca
   B. Gripe/doença cardíaca
   C. Doença cardíaca/acidentes
   D. Câncer/doenças hepáticas
   E. Doença cardíaca/câncer

3. *Em 1968, o Dr. _____, médico da Força Aérea Norte-Americana, publicou seu livro, **Aerobics**, que ajudou a criar o movimento de saúde e condicionamento físico dos dias atuais.*

   A. Bill Bowerman   B. Ken Cooper
   C. Luther Gulick   D. Catharine Beecher
   E. Alexander Cartwright F. Nenhuma das
                              alternativas anteriores

4. *Qual das seguintes afirmações a respeito do condicionamento físico de jovens norte-americanos é verdadeira?*

   A. Os jovens norte-americanos engordaram desde os anos 1960.
   B. A maioria dos jovens norte-americanos faz aulas de educação física diariamente.
   C. Os jovens norte-americanos praticam exercícios suficientes nas aulas de educação física.
   D. O nível de força da parte superior do corpo de jovens norte-americanos é surpreendentemente alto.

5. *Qual fator pessoal indica uma maior adesão ao exercício?*

   A. Tabagismo (*vs.* não tabagismo)
   B. Baixo grau de instrução (*vs.* alto grau)
   C. Operários (*vs.* funcionários de escritórios)
   D. Idade avançada (*vs.* jovens)
   E. Peso normal (*vs.* sobrepeso)

6. *Qual das seguintes afirmações a respeito da revolução do bem-estar não é verdadeira?*

   A. A expectativa de vida hoje nos EUA é de cerca de 84 anos, a maior da história norte-americana.
   B. As taxas de mortalidade por doenças cardíacas e enfarto estão caindo.

C. O consumo de cigarros diminuiu a uma porcentagem de 23% da população.

D. A alimentação está melhorando, com uma queda no consumo de gordura animal.

E. A maioria dos norte-americanos não está praticando exercícios em níveis adequados.

7. *Dezessete por cento da população norte-americana possui colesterol sanguíneo elevado, que é definido como acima do limite de _____ mg/dL.*

    A. 160   **B.** 200   **C.** 240   **D.** 300

8. *Saúde _____ é a ausência de doença ou invalidez ao mesmo tempo em que se possui energia e vitalidade suficientes para executar tarefas diárias e ocupar-se de atividades recreativas sem fadiga indevida.*

    A. Mental   **B.** Física
    C. Social   **D.** Emocional
    E. Espiritual

9. *Saúde _____ é a capacidade do indivíduo em interagir de maneira eficaz com outras pessoas e em se dedicar a relações pessoais de forma satisfatória.*

    A. Mental   **B.** Física
    C. Social   **D.** Emocional
    E. Espiritual

10. *Em 1996, o relatório do Surgeon General sobre* **Atividade Física e Saúde** *foi publicado. Qual das seguintes afirmações é verdadeira segundo este relatório?*

    A. Mais de 60% dos adultos norte-americanos não são fisicamente ativos de maneira regular.

    B. A atividade física aumenta drasticamente durante a adolescência.

    C. Benefícios significativos à saúde podem ser obtidos com caminhadas de 10 a 15 minutos, três dias por semana.

    D. A atividade física não reduz o risco de mortalidade prematura causada por câncer de cólon.

    E. A atividade física não tem relação com a saúde mental.

11. *Qual importante objetivo listado faz parte da estrutura do* **Healthy People 2010: Health for All?**

    A. Aumentar a expectativa da vida
    B. Reduzir as doenças infecciosas
    C. Melhorar a saúde ambiental
    D. Reduzir doenças crônicas
    E. Aumentar a qualidade e os anos de vida saudável

12. *O objetivo do* **Healthy People 2010** *para a prevalência de obesidade é:*

    A. < 30% **B.** < 15% **C.** < 75% **D.** < 50% **E.** < 10%

13. *Há diversas maneiras de se medir a qualidade de vida, entre elas, os anos de vida saudável. Quantos anos de vida saudável os norte-americanos possuem em média?*

    A. 77   **B.** 64   **C.** 55   **D.** 83   **E.** 47

14. *Condutas individuais e fatores ambientais são responsáveis por cerca de ____% de todas as mortes prematuras nos EUA.*

    A. 70   **B.** 50   **C.** 100   **D.** 25   **E.** 80

15. *Qual é o objetivo do* **Healthy People 2010** *para reduzir a proporção de adultos que praticam atividades físicas fora dos momentos de lazer?*

    A. 5   **B.** 12   **C.** 33   **D.** 20   **E.** 8

16. *Complete este objetivo do* **Healthy People 2010:** *Aumentar para pelo menos ____% a proporção de deslocamentos feitos a pé (adultos).*

    A. 25   **B.** 10   **C.** 75   **D.** 60   **E.** 50

17. *Entre 1998 e 1999, 46% dos locais de trabalho com 50 ou mais funcionários ofereciam programas de atividade física e/ou condicionamento por meio de seus planos de saúde. Qual é o objetivo do* **Healthy People 2010?**

    A. 50% **B.** 100% **C.** 75% **D.** 10% **E.** 45%

18. *Segundo o National College Health Risk Behavior Survey, menos de ____ em cada 10 estudantes universitários praticam atividades aeróbias que os façam suar e os tornem ofegantes por pelo menos 20 minutos em três ou mais dias por semana.*

    A. 1   **B.** 2   **C.** 3   **D.** 4   **E.** 5

19. *Adultos citam dez obstáculos comuns à não adoção de estilos de vida mais fisicamente ativos. Qual das barreiras listadas abaixo não costuma ser citada?*

    A. Não têm tempo para se exercitar
    B. Consideram a prática de exercícios inconveniente
    C. Consideram o exercício enfadonho
    D. Saúde debilitada
    E. Insegurança quanto à capacidade de se manter fisicamente ativos

20. *As doenças crônicas representam cerca de ____ de todas as mortes atualmente.*

    A. Dois terços   **B.** Um quarto
    C. Um terço   **D.** Metade
    E. Três quartos

21. *Qual afirmação a respeito da atividade física nos EUA é verdadeira?*

    A. Pessoas com rendas mais baixas e menor grau de instrução tendem a se exercitar com mais frequência.

24 Parte I Definições e Tendências

B. Trinta e oito por cento dos norte-americanos relatam ter estilos de vida essencialmente sedentários.

C. A inatividade física diminui conforme aumenta a idade.

D. Para todas as idades, a inatividade é maior entre homens do que entre mulheres.

E. A inatividade é maior entre brancos do que entre afro-americanos.

22. *Aproximadamente 1 em cada ____ adultos norte-americanos pratica atividades físicas que aprimorem a força e a resistência muscular por dois ou mais dias da semana.*

A. 10   **B.** 2   **C.** 4   **D.** 20   **E.** 5

23. *A porcentagem de estudantes colegiais que frequentam aulas de educação física diariamente durante a década de 1990 ____.*

A. Caiu   **B.** Aumentou   **C.** Permaneceu a mesma

Respostas

1. D	**6.** A	**11.** E	**16.** A	**21.** B
2. E	**7.** C	**12.** B	**17.** C	**22.** E
3. B	**8.** B	**13.** B	**18.** D	**23.** A
4. A	**9.** C	**14.** A	**19.** D	
5. E	**10.** A	**15.** D	**20.** A	

REFERÊNCIAS BIBLIOGRÁFICAS

1. Breslow L. From disease prevention to health promotion. *JAMA* 281:1030–1033, 1999.

2. O'Donnell M P. Definition of health promotion: Part II: Levels of programs. *Am J Health Promotion* 1(2):6–9, 1986.

3. Office of the Assistant Secretary for Health and Surgeon General. *Healthy People: The Surgeon General's Report on Health Promotion and Disease Prevention.* DHEW (PHS) Publication No. 79-55071. Washington, DC: U.S. Government Printing Office, 1979.

4. Department of Health and Human Services. *Promoting Health/Preventing Disease: Objectives for the Nation.* Washington, DC: U.S. Government Printing Office, Fall 1980.

5. Public Health Service, U.S. Department of Health and Human Services. *Healthy People 2000: National Health Promotion and Disease Prevention Objectives.* DHHS Publication No. (PHS) 91-50212. Washington, DC: U.S. Government Printing Office, 1991.

6. U.S. Department of Health and Human Services. *Healthy People 2010.* Washington, DC: January 2000. www.health.gov/healthypeople/.

7. U.S. Department of Health and Human Services. *Physical Activity and Health: A Report of the Surgeon General.* Atlanta, GA: U.S. Department of Health and Human Services, Centers for Disease Control and Prevention, National Center for Chronic Disease Prevention and Health Promotion, 1996.

8. Wharton JC. *Crusaders for Fitness: The History of American Health Reformers.* Princeton, NJ: Princeton University Press, 1982.

9. Spears B, Swanson RA. *History of Sports and Physical Activity in the United States.* Dubuque, IA: W.C. Brown Co., 1978.

10. Rice EA, Hutchinson JL, Lee M. *A Brief History of Physical Education.* New York: The Ronald Press Co., 1958.

11. Pate RR. A new definition of youth fitness. *Physician Sportsmed* 11:77–83, 1983.

12. Kraus H, Hirschland RP. Muscular fitness and health. *JAMA*, 17–19, December, 1953. See also: Kraus H, Hirschland RP. Minimum muscular fitness tests in school children. *Res Q Am Assoc Health Phys Educ* 25:178–188, 1954.

13. Bowerman WJ, Harris WE. *Jogging.* New York: Grosset & Dunlap, 1967, 1977.

14. Cooper KH. *Aerobics.* New York: Bantam Books, Inc., 1968.

15. Cooper KH. *The New Aerobics.* New York: M. Evans and Company, Inc., 1970.

16. Cooper KH. *The Aerobics Way.* New York: M. Evans and Company, Inc., 1977.

17. Cooper M, Cooper KH. *Aerobics for Women.* New York: M. Evans and Co., Inc., 1972.

18. Higdon H. Running after 40. *Runner's World*, August 1978, p. 36.

19. Henderson J. *Long Slow Distance*: The Humane Way to Train. Mountain View, CA: World Publications, 1969.

20. Ullyot J. *Women's Running.* Mountain View, CA: World Publications, 1976.

21. Sheehan GA. *Dr. Sheehan on Running.* Mountain View, CA: World Publications, 1976.

22. Fixx IF. *The Complete Book of Running.* New York: Random House, 1977.

23. Garrick JG, Requa RK. Aerobic dance: A review. *Sports Med* 6:169–179, 1988.

24. Amend PC. Health clubs: A new resource for health promotion. *Med Exerc Nutr Health* 2:170–176, 1993.

25. Sol N, Foster C. *ACSM's Health/Fitness Facility Standards and Guidelines.* Champaign, IL: Human Kinetics, 1992.

26. Tharrett SJ, Peterson JA. ACSM's Health/Fitness Facility Standards and Guidelines (2nd ed.). Champaign, IL: Human Kinetics, 1997.

27. National Center for Health Statistics. Summary health statistics for U.S. adults: National Health Interview Survey, 2002. *Vital and Health Statistics*, Series 10, No. 222. Hyattsville, MD: USDHHS, 2004.

28. National Center for Health Statistics. Health behaviors of adults: United States, 1999–2001. *Vital and Health Statistics*, Series 10, No. 219. Hyattsville, MD: USDHSS, 2004.

29. Brownson RC, Jones DA, Pratt M, Blanton C, Heath GW. Measuring physical activity with the behavioral risk factor surveillance system. Med Sci Sports Exerc 32:1913–1918, 2000.

30. Crespo CJ, Ainsworth BE, Ketayian SJ, Heath GW, Smit E. Prevalence of physical inactivity and its relation to social class in U.S. adults: Results from the Third National Health and Nutrition Examination Survey, 1988–1994. *Med Sci Sports Exerc* 31:1821–1827, 1999.

31. Centers for Disease Control and Prevention. Prevalence of no leisure-time physical activity—35 states and the District of Columbia, 1988–2002. *MMWR* 53:82–86, 2004.

32. Office of Disease Prevention and Health Promotion, Public Health Service. Summary of findings from National Children and Youth Fitness Study. *JOPERD*, January 1985.

33. Youth Physical Fitness in 1985. *The President's Council on Physical Fitness and Sports School Population Fitness Survey*. President's Council on Physical Fitness and Sports, 450 Fifth St., NW, Suite 7103, Washington, DC 20001, 1985.

34. Ross JG, Pate RR, Delpy LA, Gold RS, Svilar M. New health-related fitness norms. *JOPERD*, November/December 1987, 66–77.

35. Pate RR, Ross JG. Factors associated with health-related fitness. *JOPERD*, November/December 1987, 93–96.

36. Ross JG, Pate RR. The National Children and Youth Fitness Study II: A summary of findings. *JOPERD*, November/December 1987, 51–56, 57–62.

37. Centers for Disease Control and Prevention. Participation in high school physical education—United States, 1991–2003. *MMWR* 53:844–847. 2004.

38. Centers for Disease Control and Prevention. Physical activity among children aged 9–13 years—United States, 2002. *MMWR* 52:785–788, 2003.

39. A Report to the President from the Secretary of Health and Human Services and the Secretary of Education. *Promoting Better Health for Young People Through Physical Activity and Sports*. Fall, 2000. http://www.cdc.gov/.

40. Trudeau F, Laurencelle L, Tremblay J, Rajic M, Shephard RJ. Daily primary school physical education: effects on physical activity during adult life. *Med Sci Sports Exerc* 31:111–117, 1999.

41. Casperson CJ, Pereira MA, Curran KM. Changes in physical activity patterns in the United States, by sex and cross-sectional age. *Med Sci Sports Exerc* 32:1601–1609, 2000.

42. Centers for Disease Control and Prevention. Guidelines for school and community programs to promote lifelong physical activity among young people. *MMWR* 46(No. RR-6): 1–35, 1997.

43. U.S. Department of Health and Human Services, Public Health Service. *1992 National Survey of Worksite Health Promotion Activities*. Washington, DC: U.S. Government Printing Office, 1993. Published also in: *Am J Health Promotion* 7(6):452–463, 1993.

44. Erfurt JC, Foote A, Heirich MA, Brock BM. *The Wellness Outreach at Work Program: A Step-by-Step Guide*. NIH Publication No. 95-3043, August 1995.

45. Goetzel RZ, Kahr TY, Aldana SG, Kenny GM. An evaluation of Duke University's Live for Life health promotion program and its impact on employee health. *Am J Health Promotion* 10:340–342, 1996.

46. Wilson MG. A comprehensive review of the effects of worksite health promotion on health-related outcomes: An update. *Am J Health Promotion* 11:107–108, 1996.

47. Riedel JE, Lynch W, Baase C, Hymel P, Peterson KW. The effect of disease prevention and health promotion on workplace productivity: A literature review. *Am J Health Promotion* 15:iii–v, 2001.

48. Shephard RJ. A critical analysis of worksite fitness programs and their postulated economic benefits. *Med Sci Sports Exerc* 24:354–370, 1992.

49. Pelletier KR. A review and analysis of the clinical and cost-effectiveness studies of comprehensive health promotion and disease management programs at the worksite: 1995–1998 update (IV). *Am J Health Promotion* 13:333–345, 1999.

50. Office of Disease Prevention and Health Promotion. Worksite programs target health and cost benefits. *Prevention Report*, August/September 1994.

51. Powell KE, Blair SN. The public health burdens of sedentary living habits: Theoretical but realistic estimates. *Med Sci Sports Exerc* 26:851-856, 1994.

52. U.S. Department of Health and Human Services, Public Health Service, Centers for Disease Control and Prevention. *Promoting Physical Activity*: A Guide for Community Action. Champaign, IL: Human Kinetics, 1999.

53. King AC. Community and public health approaches to the promotion of physical activity. *Med Sci Sports Exerc* 26:1405–1412, 1994.

54. Pate RR, Pratt M, Blair SN, et al. Physical activity and public health: A recommendation from the Centers for Disease Control and Prevention and the American College of Sports Medicine. *JAMA* 273:402–407, 1995.

ATIVIDADE DE CONDICIONAMENTO FÍSICO 1.1

Qual é o seu programa pessoal de exercícios?

Este capítulo descreveu de forma detalhada os hábitos de exercício dos norte-americanos. No presente momento, o National Health Interview Survey (NHIS), feito pelo National Center for Health Statistics, é uma das melhores fontes de dados para este tipo de informação. Os dados do NHIS vêm sendo coletados de maneira contínua desde 1957.

Neste questionário, você responderá perguntas sobre exercícios retiradas diretamente da seção do NHIS que trata de promoção de saúde e prevenção de doenças. Preencha os espaços em branco na tabela na próxima página e, em seguida, faça um resumo do seu programa de exercícios respondendo as questões a seguir.

Questões de atividades de condicionamento físico

1. Faça um resumo de suas respostas ao questionário do NHIS preenchendo a seguir:
   a. Com que frequência semanal média você praticou exercícios durante as duas últimas semanas? *Observação*: Considere apenas as sessões em que a intensidade foi alta ou moderada.

   _____ frequência média/semana

   Observação: Some o número de vezes nas últimas duas semanas e divida por 2. Por exemplo, caso você tenha corrido duas vezes nas últimas duas semanas, pedalado duas vezes e jogado futebol uma vez, sua frequência média por semana seria 5 dividido por 2, ou 2,5 vezes/semana.

   b. Qual é a média de duração de sua sessão de exercícios (em minutos)?

   _____ média de duração a cada sessão de exercícios (em minutos)

   Observação: Some o número de minutos gastos praticando exercícios durante as duas últimas semanas e divida esse valor pelo número de sessões de exercícios. Por exemplo, se as sessões de corrida duraram 15 minutos cada, as sessões de ciclismo 30 minutos cada e o futebol 40 minutos, a média de duração por sessão de exercício em minutos seria 130 min/5 = 26 minutos por sessão. *Observação*: Inclua apenas sessões que você tenha citado na parte **a**.

2. Como você se compara em relação aos padrões do ACSM?

   O American College of Sports Medicine recomenda que as pessoas se exercitem pelo menos três vezes por semana, durante 20 ou 30 minutos no mínimo, em níveis de intensidade de moderado a alto (pelo menos 50% da capacidade máxima de oxigênio) (ver Cap. 8).

   Você realizou exercícios:

   Sim Não

   ____ ____ três ou mais vezes/semana?
   ____ ____ 20 minutos ou mais/sessão?
   ____ ____ com frequência cardíaca e níveis de respiração de moderados a altos para cada sessão?

National Health Interview Survey, 1990
Suplemento de promoção de saúde e prevenção de doenças

A Nas últimas duas semanas, você fez algum dos seguintes exercícios, esportes ou *hobbies* fisicamente ativos?			B Quantas vezes nas últimas duas semanas você realizou essa atividade?	C Em média, quantos minutos aproxi-mados você de fato gastou realizando essa atividade em cada ocasião?	D O que normalmente aconteceu com sua frequência cardíaca ou respiratória ao executar essa atividade? Você teve um aumento pequeno, moderado ou grande, ou não teve qualquer aumento em sua frequência cardíaca ou respiratória?			
	Sim	Não	Vezes	Minutos	Pequeno	Moderado	Grande	Nenhum
1. Caminhada	___	___	___	___	___	___	___	___
2. *Jogging* ou corrida	___	___	___	___	___	___	___	___
3. Trilhas	___	___	___	___	___	___	___	___
4. Jardinagem	___	___	___	___	___	___	___	___
5. Dança aeróbia	___	___	___	___	___	___	___	___
6. Outros tipos de dança	___	___	___	___	___	___	___	___
7. Calistênicos	___	___	___	___	___	___	___	___
8. Golfe	___	___	___	___	___	___	___	___
9. Tênis	___	___	___	___	___	___	___	___
10. Boliche	___	___	___	___	___	___	___	___
11. Andar de bicicleta	___	___	___	___	___	___	___	___
12. Natação	___	___	___	___	___	___	___	___
13. Levantamento de peso	___	___	___	___	___	___	___	___
14. Basquete	___	___	___	___	___	___	___	___
15. Beisebol	___	___	___	___	___	___	___	___
16. Futebol americano	___	___	___	___	___	___	___	___
17. Futebol	___	___	___	___	___	___	___	___
18. Vôlei	___	___	___	___	___	___	___	___
19. Handebol/raquetebol	___	___	___	___	___	___	___	___
20. Skate	___	___	___	___	___	___	___	___
21. Esqui	___	___	___	___	___	___	___	___
22. Qualquer outro tipo de exercício não mencionado aqui	___	___	___	___	___	___	___	___
_____ Liste aqui	___	___	___	___	___	___	___	___

ATIVIDADE DE CONDICIONAMENTO FÍSICO 1.2

Utilizando a internet para explorar a saúde e o condicionamento físico

Nesta atividade, escolha um site que trate de saúde, condicionamento físico ou metas do *Healthy People 2010*; explore o site e imprima um tópico que contenha informações atualizadas apresentadas neste capítulo. Prepare um relatório oral de 1 a 3 minutos para os alunos de sua classe. [Obs.: Todos estes sites estão em inglês.]

Sites sobre saúde e condicionamento (ver também o Quadro 1.1)

- American Alliance for Health, Physical Education, Recreation and Dance
  (*www.aahperd.org*)
- American College of Sports Medicine
  (*www.acsm.org*)
- CDC National Center for Chronic Disease Prevention and Health Promotion
  (*www.cdc.gov/nccdphp/*)
- President´s Council on Physical Fitness and Sports
  (*www.fitness.gov/*)

A falta de atividades físicas regulares tira cerca de 250 mil vidas por ano nos EUA. Nesta era da informação, as tendências mostram que mais pessoas estão assumindo estilos de vida sedentários. Profissionais de saúde pública, medicina e saúde mental reconhecem a importância da atividade e do condicionamento físico para a população geral.

O organismo principal desta área de alta prioridade é o President´s Council on Physical Fitness and Sports (PCPFS). O CDC atua como um assessor científico. Estes dois organismos disponibilizaram na internet uma versão do *Physical Activity and Health: A Report of the Surgeon General* antes mesmo de o relatório ser publicado como livro. O PCPFS também disponibilizou uma versão on-line do *How to Celebrate National Physical Fitness and Sports Month*. Dentro do CDC, o National Center for Chronic Disease Prevention and Health Promotion (NCCDPHP) possui uma relação on-line do estudo feito sobre inatividade física e saúde cardiovascular e condições crônicas. O NCCDPHP e o ACSM colaboraram e ajudaram a divulgar na internet uma recomendação de que todo adulto deveria acumular 30 minutos diários ou mais de atividade física de intensidade moderada.

O ACSM, um dos membros do consórcio, fornece resumos em formato eletrônico de sua publicação, a *Medicine and Science in Sports and Exercise*, a seus usuários. O ACSM conta também com uma versão on-line do NIH Consensus Development Conference Statement on Physical Activity and Cardiovascular Health.

O site da American Alliance for Health, Physical Education, Recreation and Dance contém pesquisas e informações sobre sua convenção nacional, e o "Physical Best at a Glance".

Sites do *Healthy People 2010*

Os seguintes organismos assumiram responsabilidade pelas áreas prioritárias do *Healthy People* 2010 indicadas:

Centers for Disease Control and Prevention
(*www.cdc.gov*)

- Serviços clínicos preventivos
- Diabetes e outras doenças crônicas que causam invalidez
- Programas educacionais voltados para a comunidade
- Saúde ambiental
- Infecção por HIV

- Imunizações e doenças infecciosas
- Saúde e segurança ocupacional
- Saúde bucal
- Consumo e vício de tabaco
- Doenças sexualmente transmissíveis
- Sistemas de dados e vigilância
- Lesões não intencionais
- Conduta abusiva e violenta

Food and Drug Administration
(*www.fda.gov*)

- Segurança de alimentos e medicamentos
- Nutrição

Health Resources and Services Administration
(*www.hrsa.gov*)

- Serviços clínicos preventivos
- Programas educacionais voltados para a comunidade
- Saúde maternal e infantil

National Institute of Health
(*www.nih.gov*)

- Câncer
- Diabetes e outras doenças crônicas que causam invalidez
- Saúde ambiental
- Doenças cardíacas e derrame
- Saúde mental e distúrbios mentais
- Nutrição
- Saúde bucal

Offfice of Population Affairs
(*www.hhs.gov/opa/*)

- Planejamento familiar

President´s Council on Physical Fitness and Sports
(*www.fitness.gov*)

- Atividade e condicionamento físico

Substance Abuse and Mental Health Services Adminstration
(*www.samhsa.gov*)

- Saúde mental e distúrbios mentais

capítulo | 2

Definição de Condicionamento Físico

Ao longo dos anos, passei a considerar o condicionamento físico como o tronco de uma árvore que sustenta os diversos ramos representativos de todas as atividades que fazem a vida valer a pena: vida intelectual, vida espiritual, profissão, vida amorosa e atividades sociais.
— Thomas Kirk Cureton Jr.

Ainda que várias definições sobre condicionamento físico tenham sido propostas, não há ainda um consenso entre educadores físicos e cientistas do exercício sobre o seu real significado. Durante a primeira metade do século XX, por exemplo, diversos especialistas em condicionamento enfatizaram a força muscular como a meta principal de um programa de exercícios. Durante as décadas de 1970 e 1980, a atenção mudou de foco, passando para o condicionamento respiratório por meio da atividade aeróbia. Hoje em dia, o foco é maior no condicionamento físico relacionado à saúde.

Entre educadores físicos, estabeleceu-se um caloroso debate desde o final do século XIX questionando se os programas de condicionamento entre jovens deveriam enfatizar o desenvolvimento de habilidades importantes para a capacidade esportiva (p. ex., coordenação motora e visual, agilidade, equilíbrio, velocidade) ou atributos que alguns pesquisadores consideram mais importantes para a saúde (p. ex., resistência cardiorrespiratória, composição corporal ideal, flexibilidade) (ver Compreensão da Medicina Esportiva no final deste capítulo). Desde a segunda metade dos anos 1980, várias organizações vêm tentando redefinir o condicionamento e o exercício físico à luz das evidências e do conhecimento modernos. Este capítulo discute as definições contemporâneas de termos do condicionamento físico fundamentais à ciência dos exercícios e dos esportes. O Quadro 2.1 apresenta um resumo das definições dos principais termos explorados neste e em outros capítulos deste livro.

ATIVIDADE FÍSICA

A *atividade física* é definida como qualquer movimento corporal produzido pelos músculos esqueléticos que resulte em gasto energético.[1-3] O gasto energético pode ser medido em quilocalorias (kcal) ou quilojoules (kJ). Uma kcal equivale a 4,184 kJ. Neste livro, também utilizamos o termo *Calorias* (com C maiúsculo) para indicar kcals. Uma banana, por exemplo, fornece cerca de 100 Calorias, aproximadamente a quantidade de energia gasta em uma corrida de 1,6 km.

Todos praticam atividades físicas a fim de prolongar a vida. A quantidade, no entanto, varia consideravelmente de pessoa para pessoa, com base no estilo de vida de cada um e em outros fatores. Um compêndio de atividades físicas foi desenvolvido a fim de fornecer aos pesquisadores e praticantes uma estimativa do gasto energético de uma série de atividades físicas humanas. Esta abrangente tabela está disponível no Apêndice E deste livro.[4]

Atividades físicas são de difícil mensuração, e os pesquisadores vêm utilizando uma ampla variedade de métodos. Mais de 50 diferentes mensurações foram descritas e podem ser classificadas em quatro categorias gerais.[2]

- *Calorimetria* – troca direta de calor (em um traje ou câmara isolada), ou mensuração indireta medindo-se o consumo de oxigênio e a produção de dióxido de carbono
- *Marcadores fisiológicos* – monitoramento da frequência cardíaca e utilização de água duplamente marcada (ADM)
- *Detectores mecânicos e eletrônicos de movimento* – pedômetros, tênis com contadores internos de passos, sensores eletrônicos de movimento e acelerômetros
- *Instrumentos para levantamento de tempo ocupacional de lazer* – classificação do trabalho, registros ou diários de atividades e anamnese

Métodos com questionários são atualmente as abordagens mais práticas e populares para grandes grupos de indivíduos. Uma série de questionários de atividade física voltados a pesquisas de saúde foi publicada.[5]

Quadro 2.1

Glossário de termos

A seguir são apresentados termos-chave relacionados ao condicionamento físico. Recorra a esta lista, sempre que necessário, para investigar termos utilizados neste capítulo e em todo o livro.

agilidade: Componente do condicionamento físico relacionado à capacidade de mudar rapidamente a posição do corpo no espaço, com velocidade e precisão.

atividade física: Movimento corporal produzido pela contração do músculo esquelético com aumento substancial de gastos energéticos.

calorimetria: Métodos usados para calcular a frequência e a quantidade de gasto energético quando o corpo está em repouso ou durante esforço físico.

calorimetria direta: Método que estima a frequência e a quantidade de energia produzida pelo corpo por meio da mensuração direta da produção de calor corporal; o método utiliza um calorímetro, uma câmara que mede o calor gasto pelo corpo.

calorimetria indireta: Método para estimar o gasto energético por meio da mensuração de gases respiratórios; considerando-se que a quantidade de O_2 e CO_2 trocada nos pulmões normalmente é equivalente àquela utilizada e liberada pelos tecidos corporais, o gasto calórico pode ser medido pela produção de CO_2 e pelo consumo de O_2.

composição corporal: Componente do condicionamento físico associado à saúde ligado às quantidades relativas de músculo, gordura, ossos e outros tecidos vitais do corpo.

condicionamento físico: Conjunto de atributos que um indivíduo possui ou alcança relacionado à capacidade de executar atividades físicas.

consumo máximo de oxigênio ($\dot{V}O_{2máx}$): Capacidade máxima de consumo de oxigênio pelo corpo durante um esforço máximo; também conhecido como potência aeróbia e capacidade de resistência aeróbia.

coordenação: Componente da atividade física relativo à capacidade de usar os sentidos, tais como a visão e a audição, em conjunto com partes do corpo, na realização de tarefas motoras de forma fluida e precisa.

destreinamento: Alterações sofridas pelo corpo em resposta a uma redução ou a uma interrupção do treinamento físico regular.

equilíbrio: Componente do condicionamento físico relacionado à manutenção do equilíbrio tanto estático como dinâmico.

equivalente metabólico (MET): Unidade usada para estimar o gasto metabólico (consumo de oxigênio) da atividade física, 1 MET equivale à frequência metabólica de repouso de aproximadamente 3,5 mL de O_2 por quilograma do peso corporal por minuto.

exercício (treinamento de exercícios): Movimentos corporais planejados, estruturados e repetidos feitos de modo a melhorar ou manter 1 ou 2 componentes do condicionamento físico.

flexibilidade: Componente do condicionamento físico relacionado à saúde que envolve a amplitude do movimento presente em uma articulação.

força: Capacidade do músculo em exercer tensão.

frequência cardíaca de treinamento (FCT): Zona de frequência cardíaca estabelecida utilizando-se a frequência equivalente para um determinado nível de treinamento (porcentagem de $\dot{V}O_{2máx}$). Por exemplo, caso se deseje uma intensidade de treinamento de 75% do $\dot{V}O_{2máx}$, deve-se determinar o $\dot{V}O_{2máx}$ em 75% e selecionar a frequência cardíaca correspondente a esse $\dot{V}O_2$ como sendo a FCT.

frequência cardíaca em repouso: A frequência cardíaca em repouso, em média de 60 a 80 batimentos por minuto.

frequência cardíaca máxima ($FC_{máx}$): O índice mais alto da frequência cardíaca alcançado durante um esforço máximo ao ponto de exaustão.

percepção subjetiva de esforço (PSE): Avaliação subjetiva do indivíduo sobre a quantidade de esforço que ele está realizando; a escala de Borg é uma escala numérica para determinar o esforço percebido.

potência: Componente do condicionamento físico relacionado à habilidade esportiva que envolve a taxa em que o indivíduo consegue executar tarefas.

quilocaloria (kcal): Uma medida de energia: 1 quilocaloria = 1 Caloria = 4.184 joules = 4,184 quilojoules.

quilojoule (kjoule ou kJ): Uma medida de energia: 4,184 quilojoules = 4.184 joules = 1 Caloria = 1 quilocaloria.

recondicionamento: Recuperação do condicionamento após um período de inatividade.

reserva da frequência cardíaca máxima: Diferença entre a frequência cardíaca máxima e a frequência cardíaca de repouso.

resistência cardiorrespiratória (condicionamento cardiorrespiratório): Componente do condicionamento físico relacionado à saúde que envolve a capacidade dos sistemas respiratório e circulatório de suprir oxigênio durante atividade física prolongada.

resistência muscular: Capacidade do músculo de continuar a executar movimentos sem fadiga.

tempo de reação: Componente do condicionamento físico relacionado à habilidade esportiva que envolve o tempo transcorrido entre um estímulo e a reação por ele iniciada.

treinamento aeróbio: Treinamento que aprimora a eficiência dos sistemas que produzem energia aeróbia e que é capaz de melhorar a resistência cardiorrespiratória.

treinamento anaeróbio: Treinamento que aprimora a eficiência dos sistemas que produzem energia anaeróbia e que é capaz de aumentar a força muscular e a tolerância aos desequilíbrios acidobásico durante esforços de alta intensidade.

treinamento de musculação: Treinamento projetado para aumentar a força, a potência e a resistência musculares.

treinamento e atividades de resistência: Uso aeróbio repetido de grandes músculos (p. ex., caminhada, ciclismo, natação).

velocidade: Componente do condicionamento físico relacionado à capacidade de executar um movimento em um curto período de tempo.

Fonte: U.S. Department of Health and Human Services. *Physical Activity and Health: A Report of the Surgeon General*. Atlanta, Geórgia: US Department of Health and Human Services, Centers for Disease Control and Prevention, National Center for Chronic Disease Prevention and Health Promotion, 1996.

A calorimetria e a ADM são capazes de fornecer mensurações precisas da média de gasto energético diário sob condições laboratoriais controladas para pequenos grupos de participantes. As mensurações de gasto energético fora do laboratório foram aprimoradas com a criação de unidades metabólicas leves que podem ser usadas no tórax (ver Fig. 2.1).[6] A ADM é um método eficaz, embora caro, para se mensurar o gasto energético em seres humanos não monitorados.[7] Resumidamente, o método ADM requer a ingestão de uma dose de água contendo tanto o isótopo deutério ($^2H_2$) como o isótopo de oxigênio estável ^{18}O (na forma de $^2H_2^{18}O$). A técnica é segura, pois os isótopos empregados ocorrem de forma natural, e não radioativa. Os participantes fornecem amostras de urina, sangue ou saliva antes e três horas após a ingestão, bem como diariamente durante vários dias. Com o uso de espectrômetros de massa, o gasto energético é calculado medindo-se a diferença na taxa de perda entre as duas marcas de isótopos (que está relacionada à produção de dióxido de carbono por meio do cálculo do consumo de oxigênio).

EXERCÍCIO

Exercício não é um sinônimo de atividade física,[1-3] trata-se de uma subcategoria desta. O exercício é a atividade física planejada, estruturada, repetida e com o propósito de melhorar ou manter o condicionamento físico.[3] Praticamente todas as atividades esportivas e de condicionamento são consideradas exercícios, pois, em geral, são executadas com o intuito de melhorar ou manter o condicionamento físico. Tarefas domésticas ou ocupacionais são feitas normalmente sem que se atente ao condicionamento físico. No entanto, um indivíduo pode estruturar seu trabalho e suas tarefas de casa de forma mais ativa e, assim, aliar o condicionamento à execução simultânea das tarefas. Muitas pessoas consideram isto um exercício mais estimulante do que "correr em círculos".

ABORDAGEM COMPLETA DO CONDICIONAMENTO FÍSICO

Durante os anos do *boom* do movimento aeróbio das décadas de 1970 e 1980, o desenvolvimento do condicionamento cardiorrespiratório foi enfatizado muitas vezes em detrimento do condicionamento musculoesquelético. Embora esta tenha sido uma mudança necessária em relação à preocupação exagerada quanto ao volume e à força muscular, algo dominante desde o final do século XIX, a maioria dos especialistas em condicionamento atualmente acredita em um enfoque mais equilibrado em relação aos componentes do condicionamento.[8-13] Nos dias atuais, o foco está em uma abordagem completa em relação ao condicionamento físico, na qual é dada igual atenção aos três maiores componentes – condicionamento cardiorrespiratório, composição corporal e condicionamento musculoesquelético (compreendendo flexibilidade, força muscular e resistência muscular) (ver Fig. 2.2).

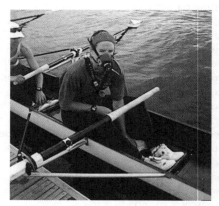

Figura 2.1 O K4b2 (COSMED Ltd., Roma, Itália) é um sistema de troca de gás pulmonar totalmente portátil para mensurar o gasto energético fora do laboratório.

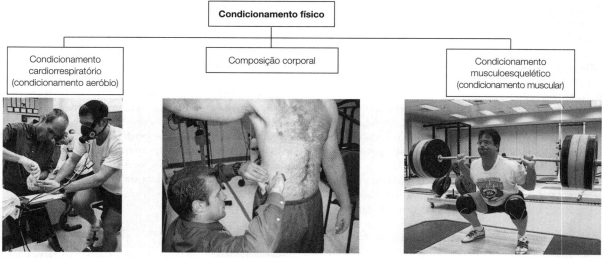

Figura 2.2 Atualmente o foco se concentra sobre uma abordagem balanceada do condicionamento físico relacionado à saúde com a devida atenção dada à composição corporal e ao condicionamento aeróbio e muscular.

Significado do condicionamento físico

Diversas organizações sugeriram definições filosóficas para o condicionamento físico. Em 1971, a Organização Mundial de Saúde, por exemplo, definiu-o simplesmente como "a capacidade de realizar trabalhos musculares de forma satisfatória".[14] O Centers for Disease Control and Prevention patrocinou um workshop em 1985, reunindo um grupo de especialistas que concluíram que o condicionamento físico "é um conjunto de atributos que um indivíduo possui ou alcança relacionados à habilidade de executar atividades físicas".[3] O American College of Sports Medicine propôs que "condicionamento é a habilidade de realizar atividades físicas em níveis moderados a intensos sem apresentar fadiga indevida e a capacidade de manter esta habilidade por toda a vida".[15]

O President's Council on Physical Fitness and Sports, em 1971, ofereceu uma das definições mais amplamente utilizadas, descrevendo o condicionamento físico como "a capacidade de executar tarefas diárias com vitalidade e atenção, sem fadiga excessiva e com plena energia a fim de aproveitar atividades de lazer e enfrentar emergências imprevistas".[16] O Dr. H. Harrison Clarke escreveu que "condicionamento físico é a capacidade de resistir ao estresse sem desanimar, de preservar-se em circunstâncias difíceis nas quais uma pessoa não condicionada desistiria. Condicionamento físico é o oposto de sentir fadiga em virtude de esforços comuns, da ausência de energia para dedicar-se com entusiasmo a atividades cotidianas e tornar-se exausto em decorrência de esforço físico intenso e inesperado. (...) É uma qualidade positiva, prolongando-se em uma escala que vai da morte a uma 'vida abundante'".[17]

Em 1996, o relatório do Ministério da Saúde norte-americano *Physical Activity and Health* adotou a definição de condicionamento físico proposta em 1985 pelo CDC, e grande parte das demais organizações seguiram esse exemplo.[1,3,8,11]

Todas estas definições depositam ênfase na vitalidade e na energia para se executar trabalho e exercício. Entretanto, vitalidade e energia não são facilmente mensuradas e os especialistas em condicionamento físico vêm debatendo há mais de um século os componentes mensuráveis importantes do condicionamento físico.[17,18]

Os componentes citados com mais frequência podem ser divididos em dois grupos, um relacionado à saúde e outro às habilidades esportivas.[3,11,12,18] A Figura 2.3 resume os componentes do condicionamento relativos à saúde e às habilidades, com exemplos do *continuum* de atividades físicas que representa cada grupo.

Alguns pesquisadores acreditam que, enquanto os elementos do condicionamento associados às habilidades são importantes para a prática de esportes realizados em dupla ou em equipe, os mesmos possuem pouca relevância para as tarefas do dia a dia ou para a saúde geral.[3,18] Por outro lado, indivíduos envolvidos em atividades físicas regulares com o objetivo de desenvolver resistência cardiorrespiratória, condicionamento musculoesquelético e níveis ideais de gordura corporal parecem melhorar seus níveis básicos de energia, o que os coloca em um risco mais baixo de doenças comuns hoje em dia, como doenças cardíacas, câncer, diabetes, osteoporose e outras disfunções crônicas.[2]

Atletas que se sobressaem ao arremessar uma bola ou ao realizar um *swing* com um taco de golfe devem entender que eles podem não ter níveis ideais de gordura corporal ou condicionamento cardiorrespiratório e, como consequência, podem apresentar maior risco de doenças crônicas. Além disso, mesmo que indivíduos possam ter uma baixa coordenação, ainda assim são capazes de ser fisicamente aptos e saudáveis se praticarem regularmente um exercício aeróbio ou musculoesquelético. Obviamente, há atletas que, pela natureza de seus esportes (p. ex., futebol ou basquete), apresentam altos níveis de elementos relacionados tanto à saúde como à habilidade.

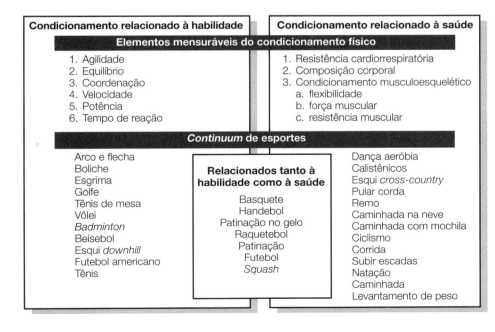

Figura 2.3 Grande parte das atividades físicas existe em um *continuum* entre o condicionamento associado à saúde e à habilidade esportiva. Fonte: Adaptado de Caspersen CJ, Powell KE, Christenson GM. Physical activity, exercise, and physical fitness: Definitions and distinctions for health-related research. *Public Health Rep* 100:126-131, 1985.

Entre a população geral, muitas pessoas prefeririam praticar esportes ao mesmo tempo em que se tornam condicionadas a praticar atividades físicas "puras", tais como corrida, natação ou o uso de equipamentos de ginástica em um ambiente fechado. Especialistas em condicionamento precisam individualizar suas recomendações de forma a se adaptar às metas e aos interesses de seus clientes, percebendo que muitos necessitam da socialização e da "diversão" dos esportes para praticar exercícios regularmente.

Os componentes da atividade física associados à habilidade foram definidos da seguinte maneira:[1,3]

Agilidade: a capacidade de mudar rapidamente a posição do corpo no espaço, com velocidade e precisão.

Equilíbrio: a manutenção do equilíbrio tanto estático como dinâmico.

Coordenação: a capacidade de usar os sentidos, tais como a visão e a audição, em conjunto com partes do corpo na realização de tarefas motoras de forma fluida e precisa.

Velocidade: a capacidade de executar um movimento em um curto período de tempo.

Potência: a frequência na qual o indivíduo consegue executar tarefas.

Tempo de reação: o intervalo de tempo entre o estímulo e o começo da reação a ele.

A tendência atual nas recomendações de políticas públicas é a de enfatizar o desenvolvimento dos elementos do condicionamento físico relacionado à saúde e colocá-los em evidência em escolas, locais de trabalho e programas comunitários.[1,2,3,13,19] Baterias de testes de exercícios vêm sendo desenvolvidas para crianças e adultos a fim de garantir que a mensuração de cada um dos elementos do condicionamento físico relacionado à saúde seja realizada e seguida por um aconselhamento adequado para aprimorar áreas que possam estar deficientes.[13,20-26]

Elementos do condicionamento físico relacionado à saúde

Cada um dos componentes do condicionamento físico relacionado à saúde pode ser mensurado separadamente dos demais, e exercícios específicos podem ser aplicados para o desenvolvimento de cada um deles.[11] Em outras palavras, o grau em que cada um dos componentes é desenvolvido em cada indivíduo pode variar amplamente. Por exemplo, uma pessoa pode ser forte e não ter flexibilidade, ou pode ter boa resistência cardiorrespiratória e não possuir grande força muscular. Para que um condicionamento físico "total" seja desenvolvido, cada um dos componentes (resistência cardiorrespiratória, composição corporal e condicionamento musculoesquelético) deve ser testado separadamente e, então, incluído em uma prescrição de exercícios.

Resistência cardiorrespiratória

A *resistência cardiorrespiratória*, ou *condicionamento aeróbio*, pode ser definida como a capacidade dos sistemas respiratório e circulatório de suprir oxigênio durante atividade física prolongada.[1,3,27,28] Segundo o American College of Sports Medicine, a resistência cardiorrespiratória é considerada como relacionada à saúde, pois, quando em níveis baixos, está sistematicamente ligada a um aumento acentuado de mortes prematuras por todas as causas, em especial por doenças cardíacas.[11]

Para muitos, estar em boa forma significa ter uma boa resistência cardiorrespiratória, exemplificada por feitos como ser capaz de correr, pedalar e nadar por períodos prolongados de tempo (ver Fig. 2.4). Níveis altos de resistência cardiorrespiratória indicam uma alta capacidade de trabalhos físicos, que é a habilidade de liberar grandes quantidades de energia por um período de tempo prolongado. Para muitos especialistas em condicionamento, a resistência cardiorrespiratória é o mais importante dos componentes do condicionamento físico relacionados à saúde.

O teste de laboratório comumente considerado como o melhor para se medir a resistência cardiorrespiratória é a mensuração direta do consumo de oxigênio durante exercícios máximos controlados. O exercício é normalmente executado em uma bicicleta ergométrica ou em uma esteira, o que possibilita um aumento progressivo da carga de traba-

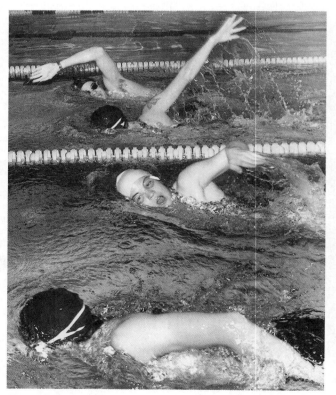

Figura 2.4 A resistência cardiorrespiratória pode ser definida como a capacidade de manter uma tarefa extenuante envolvendo grandes grupos musculares por longos períodos de tempo. A natação é um exemplo.

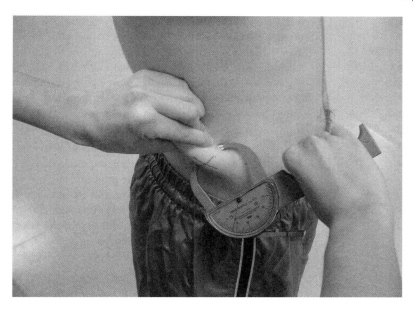

Figura 2.5 *Composição corporal* é a quantidade relativa de tecidos adiposos e magros, ou massa livre de gordura (p. ex., músculo, osso e água). O Capítulo 5 analisa procedimentos para se mensurar a gordura corporal utilizando-se compassos de dobra cutânea.

lho do exercício de leve a exaustivo (máximo). Entretanto, a mensuração de $\dot{V}O_{2máx}$ em laboratório é cara, lenta e requer uma equipe altamente treinada e, portanto, não é prática nas situações de testes em massa ou para testes de boa parte dos pacientes em uma frequência diária.

Diversos testes para se calcular o $\dot{V}O_{2máx}$ foram criados em substituição. Entre eles, estão os testes de campo, o teste de subir escadas, os testes submáximos de bicicleta e os testes máximos na bicicleta e na esteira ergométrica. Todos eles são descritos em detalhes no Capítulo 4.

Com base nas evidências existentes no que diz respeito à prescrição de exercícios para a melhoria da saúde e do condicionamento cardiorrespiratório, o American College of Sports Medicine recomendou que atividades envolvendo grandes grupos musculares que correspondam a 40-85% do $\dot{V}O_{2máx}$ ou 55-90% da frequência cardíaca máxima sejam praticadas por 20 a 60 minutos, de três a cinco vezes por semana.[11]

Esta recomendação tem sido submetida a uma análise detalhada desde o final da década de 1980. De maneira geral, existe um consenso cada vez maior de que, quando o desenvolvimento do condicionamento for a preocupação principal, um esforço aeróbio de duração contínua é exigido; quando a meta for a melhoria da saúde, atividades físicas de menor intensidade espalhadas ao longo do dia aparentam ser suficientes. O CDC e o ACSM recomendam que todo adulto acumule 30 minutos ou mais de atividade física em nível moderado na maioria dos dias da semana ou, preferencialmente, todos os dias.[1,11] A prescrição de exercícios é discutida no Capítulo 8.

Composição corporal

A *composição corporal* se refere às quantidades relativas de tecidos adiposos e magros, ou massa livre de gordura (p. ex., músculo, osso e água).[1-3] O peso corporal pode ser simplesmente subdividido em dois componentes: o peso em gordura (o peso do tecido adiposo) e o peso livre de gordura (o peso do tecido magro restante). O *percentual de gordura corporal*, que é a porcentagem do peso total representada pela gordura, é o índice mais utilizado para avaliar a composição corporal de uma pessoa. A obesidade é definida como um acúmulo excessivo de gordura. Os homens possuem níveis ideais de gordura corporal quando o seu percentual de gordura é de 15% ou menos; eles são considerados obesos quando esse percentual é de 25% ou mais. O nível ideal de gordura corporal para as mulheres é de no máximo 23%, e elas são consideradas obesas quando esse nível ultrapassa 33% (ver Cap. 5).

O interesse pela mensuração da composição corporal aumentou de maneira acentuada desde a segunda metade da década de 1970, em grande parte por sua relação com o desempenho esportivo e com a saúde. Atletas de elite, pessoas buscando alcançar ou manter o peso ideal e pacientes em hospitais vêm sendo beneficiados pelo crescimento na popularidade e na precisão da mensuração da composição corporal.

As pesquisas para se estabelecer maneiras de determinar a composição corporal por meio de métodos indiretos começaram durante a década de 1940. Desde então, uma grande variedade de métodos foi desenvolvida. A medição mais precisa para se estimar a composição corporal utilizando um modelo de dois compartimentos é a pesagem hidrostática (sob a água), embora o teste de dobra cutânea seja o método recomendado por diversos educadores físicos e cientistas do exercício (ver Fig. 2.5). Quando conduzida de maneira adequada, a estimativa do percentual de gordura por meio de medições de dobra cutânea possui boa correlação com a pesagem hidrostática ($r > 0,80$). O Capítulo 5 aborda estes métodos, bem como técnicas mais modernas para se determinar a composição corporal.

Condicionamento musculoesquelético

O *condicionamento musculoesquelético*, ou condicionamento muscular, possui três componentes: flexibilidade, força muscular e resistência muscular.

1. A *flexibilidade* é a capacidade funcional das articulações de se moverem por uma amplitude máxima de movimento.[1-3,11] A flexibilidade é específica para cada articulação do corpo. Os músculos, ligamentos e tendões determinam em grande medida a quantidade de movimento possível em cada articulação (ver Fig. 2.6).

2. A *força muscular* está relacionada à capacidade dos músculos de exercer tensão. Em outras palavras, ela é a força obtida em um esforço máximo capaz de ser exercida contra uma resistência, ou a quantidade máxima de força que pode ser gerada em um movimento isolado de um único grupo muscular.[1-3,11] Quanto mais forte for o indivíduo, maior será a quantidade de força que pode ser gerada. Levantar cargas pesadas de forma máxima 1 ou 2 vezes ou exercer força máxima ao apertar um dinamômetro manual fornece mensurações de força muscular (ver Fig. 2.7).

3. A *resistência muscular* está relacionada à capacidade do músculo de continuar a executar movimentos sem fadiga.[1-3,11] Em outras palavras, é a capacidade dos músculos de aplicar repetidamente uma força submáxima ou de manter uma contração muscular submáxima por um determinado período. Exercícios típicos de resistência muscular são abdominais, flexões de braço, flexão na barra ou levantar pesos sucessivamente de 10 a 15 vezes (ver Fig. 2.8).

Há equipamentos complexos e caros para testes de condicionamento musculoesquelético e livros escritos descrevendo os testes sofisticados que podem ser feitos com estes equipamentos.[28] Para a maioria das pessoas, entretanto, testes de condicionamento musculoesquelético simples e baratos, como o teste de flexibilidade de sentar e alcançar, abdominais, barras e diversas medições de levantamento de pesos, estão disponíveis com normas abrangentes.[20-25] Tais testes são descritos no Capítulo 6. A maior parte dos benefícios do condicionamento musculoesquelético relacionados à saúde concentra-se na contribuição para a força dos músculos abdominais e na flexibilidade dos músculos isquiotibiais e da região inferior das costas para a prevenção de dores na região lombar da coluna, um assunto também explorado no Capítulo 6. O condicionamento muscular também é importante na redução da perda de volume e força muscular, que acarreta fraqueza, em uma idade avançada (ver Cap. 15).

O Capítulo 8 aborda os princípios elementares para se aprimorar o condicionamento musculoesquelético. O

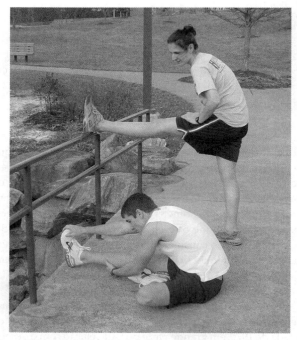

Figura 2.6 A *flexibilidade* é definida como a capacidade funcional das articulações de se movimentarem por uma amplitude máxima de movimento.

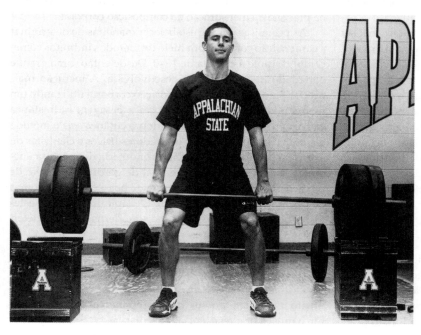

Figura 2.7 A *força* está relacionada à capacidade dos músculos de exercer tensão.

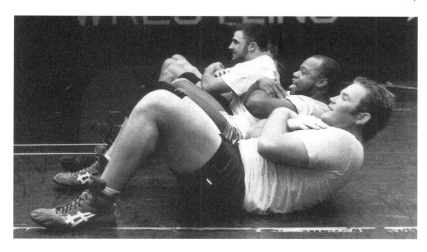

Figura 2.8 A *resistência muscular* está relacionada à habilidade do músculo de continuar a executar movimentos sem fadiga.

COMPREENSÃO DA MEDICINA ESPORTIVA
Condicionamento físico de crianças e jovens: o papel da educação física

O American College of Sports Medicine elaborou recomendações de atividades físicas para adolescentes em idade escolar.[29] Aqui estão as principais afirmações desta publicação histórica:

- Os jovens em idade escolar devem praticar diariamente, por 60 minutos ou mais, atividades físicas moderadas a intensas (ver Fig. 2.9). A atividade deve ser apropriada para o desenvolvimento, envolver variedade e ser agradável. Para os adolescentes fisicamente inativos, uma abordagem gradual da meta de 60 minutos é recomendada. Um aumento semanal de 10% nas atividades, enfoque utilizado no treinamento esportivo, parece ser aceitável e atingível. A experiência demonstra que, em geral, tentar atingir muito de maneira excessivamente rápida é contraproducente e pode causar lesões.

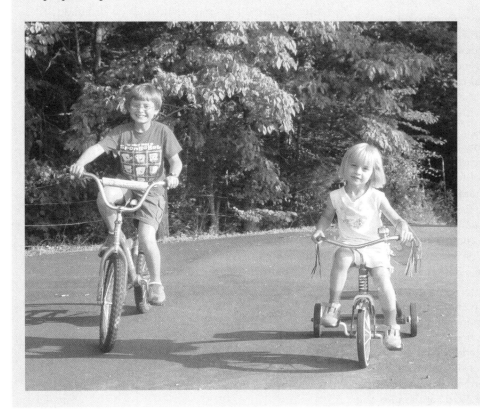

Figura 2.9 Crianças em idade escolar necessitam de pelo menos 60 minutos por dia de atividade física, que pode ser feita em forma de brincadeiras.

(continua)

COMPREENSÃO DA MEDICINA ESPORTIVA *(continuação)*
Condicionamento físico de crianças e jovens: o papel da educação física

- Existem provas concretas de que essa quantidade de atividade física está associada a uma melhora da saúde musculoesquelética, da composição corporal e da saúde cardiovascular. Ainda que mais pesquisas sejam necessárias, a atividade física entre adolescentes em idade escolar possui alguns benefícios sobre lipídios e lipoproteínas, pressão sanguínea, autoestima, ansiedade e sintomas de depressão e desempenho escolar.

- Os tipos e contextos das atividades são variados e mudam com a idade durante a infância e a adolescência. Atividades de crianças com idades entre 6 e 9 anos são sobretudo anaeróbias (como em atividades não assistidas de brincadeiras como o "pega-pega") e ajudam as crianças a aprender habilidades motoras básicas e mais especializadas. Conforme as crianças passam pela transição da puberdade (em torno dos 10 aos 14 anos, mais cedo entre as meninas do que entre os meninos), estas habilidades são incorporadas em uma variedade de atividades individuais e em grupo e em diversos esportes organizados. Estruturas e funções adultas são abordadas ou obtidas em uma fase posterior da adolescência (entre 15 e 18 anos), quando os programas de atividade física podem passar a ser mais estruturados.

- A inatividade física contribui fortemente para o sobrepeso. Atividades sedentárias, tais como assistir televisão, usar o computador, jogar videogames e conversar ao telefone em excesso devem ser desaconselhadas. A redução das condutas sedentárias para menos de duas horas por dia é importante para a saúde e para o aumento da atividade física.

- A recomendação de 60 minutos ou mais de atividades físicas pode ser alcançada de maneira cumulativa na escola durante as aulas de educação física, nos intervalos, em atividades esportivas dentro da escola e em programas antes e após o horário escolar. Os jovens necessitam de educação física diária com qualidade desde o jardim de infância até o ensino médio. Tanto a educação física como o intervalo proporcionam a oportunidade de atingir essa meta sem qualquer evidência de que o desempenho escolar possa ser comprometido.

- As oportunidades para incentivar a participação jovem em atividades físicas estão facilmente acessíveis em casa e na escola, bem como na comunidade e em postos de atendimento médico. Pais e responsáveis têm o dever de assegurar às crianças a oportunidade de serem fisicamente ativas e de explorar e aprender por meio de atividades que envolvam movimento. Da mesma forma, comunidades, organizações e instituições comunitárias têm a responsabilidade de propiciar às crianças oportunidades de acesso às atividades físicas seguras, com especialistas adultos qualificados. Os prestadores de assistência médica devem avaliar padrões de atividade física e aconselhar pacientes e famílias sobre as quantidades adequadas de atividades físicas e sobre seus benefícios à saúde. Ainda que o tempo no consultório seja limitado, é recomendado que médicos defendam de forma veemente um estilo de vida fisicamente ativo para os jovens, tanto em casa como nas escolas e nas comunidades.

Em 1997, o CDC lançou diretrizes estimulando escolas e comunidades a incentivar a atividade física entre adolescentes, de forma que eles mantivessem este hábito durante a fase adulta e obtivessem os benefícios à saúde por toda a vida.[30] O CDC forneceu diretrizes sobre dez aspectos dos programas escolares e comunitários, incluindo estes relacionados à importância da educação física:

- Estabelecer políticas que promovam atividades físicas agradáveis que durem ao longo da vida entre os jovens (p. ex., demandar aulas de educação física completas e diárias para estudantes do jardim de infância até o ensino médio).

- Implementar aulas de educação física no currículo escolar de maneira a promover uma participação agradável nas atividades e que ajude os estudantes a desenvolverem conhecimentos, atitudes, habilidades motoras e comportamentais e a confiança necessárias para adotar e manter estilos de vida fisicamente ativos (p. ex., enfatizar habilidades relacionadas a atividades físicas duradouras, tais como dança, treinamento de força, *jogging*, natação, ciclismo, esqui *cross-country*, caminhadas e trilhas, em vez de esportes competitivos).

De acordo com o CDC, "Programas escolares e comunitários que incentivam a atividade física regular entre os jovens são provavelmente a estratégia mais eficaz para se reduzir o ônus das doenças crônicas associadas a estilos de vida sedentários. Programas que propiciem aos estudantes conhecimentos, atitudes, habilidades motoras e comportamentais e confiança para participar de atividades físicas podem estabelecer entre os jovens estilos de vida ativos que serão mantidos ao longo de suas vidas adultas".[30]

(continua)

COMPREENSÃO DA MEDICINA ESPORTIVA *(continuação)*

Condicionamento físico de crianças e jovens: o papel da educação física

Apesar da ênfase dada pelo ACSM, pelo CDC e pelo Ministério da Saúde norte-americano[1,10,29-31] quanto à necessidade de programas de educação física de qualidade, os dados disponíveis indicam que os níveis de atividade física começam a cair conforme as crianças se aproximam da adolescência, continuam a diminuir durante toda esta fase e caem de forma ainda mais acentuada durante o início da fase adulta. Infelizmente, a maior parte dos estudantes nos EUA não participa de aulas de educação física todos os dias, e essa proporção vem caindo ao longo dos anos.[31] Apenas 17% das escolas de ensinos fundamental e médio e 2% das escolas de ensino médio exigiram aulas de educação física cinco dias por semana todos os anos. A maioria dos estudantes pratica educação física por apenas um dos três anos do ensino médio. Entre os estudantes norte-americanos de ensino médio, quase metade (45%) não faz parte de nenhuma equipe de esportes durante o ano, quase metade (44%) não está sequer inscrita em aulas de educação física e apenas 29% participam diariamente dessas aulas.[31] O *Healthy People 2010* inclui objetivos para aumentar a porcentagem de escolas que oferecem aulas diárias de educação física, bem como a proporção de alunos que participam dessas aulas (ver Cap. 1).

Em 2000, a Secretaria de Saúde e Serviços Humanos e a Secretaria de Educação norte-americanas lançaram o relatório "Promoting Better Health for Young People Through Physical Activity and Sports".[31] Dez estratégias foram descritas a fim de promover uma participação duradoura em atividades físicas e esportes de maneira prazerosa e segura (listadas no Cap. 1). Tais estratégias concentravam-se no papel das famílias, das escolas e dos programas pós-escola, dos programas recreativos e esportivos para adolescentes, dos ambientes comunitários e dos meios de comunicação. Diversas destas estratégias enfatizavam a importância da educação física:

- Ajudar todas as crianças, da pré-escola ao ensino médio, a receberem educação física com qualidade diariamente. Ajudar todas as escolas a contarem com especialistas formados em educação física, salas de aula com tamanho adequado e instalações, equipamentos e suprimentos necessários para se obter educação física com qualidade todos os dias.

- Divulgar e disseminar ferramentas para auxiliar as escolas a aprimorarem suas aulas de educação física e outros programas de atividade física.

- Desenvolver uma campanha publicitária contínua a fim de promover a educação física como uma parte fundamental de uma educação com qualidade e de uma saúde a longo prazo.

Neste relatório, a educação física foi colocada como parte essencial da abordagem completa para se promover a atividade física por intermédio das escolas; entre os argumentos básicos estavam:[31]

- A educação física ajuda os estudantes a desenvolver conhecimentos, atitudes, habilidades motoras e comportamentais e a confiança necessárias para se tornarem fisicamente ativos a vida inteira, ao mesmo tempo em que propicia aos estudantes a oportunidade de se manterem ativos durante o período escolar.

- Profissionais de ponta na área de educação física desenvolveram um novo tipo de aula que é fundamentalmente distinto das aulas estereotipadas "arremessem as bolas e joguem" de décadas passadas, que continham poucas instruções relevantes e uma humilhação excessiva dos estudantes que não tinham coordenação para os esportes. Associações profissionais, especialistas acadêmicos e diversos professores estão incentivando e desenvolvendo programas de educação física com qualidade, enfatizando a participação dos estudantes em atividades físicas ao longo da vida.

- A ênfase atualmente está em manter todos os estudantes ativos pelo maior tempo do período letivo; dando-lhes confiança quanto às habilidades físicas; influenciando o desenvolvimento moral ao propiciar oportunidades aos estudantes de assumir lideranças, colaborar com outros e aceitar a responsabilidade por suas próprias ações; e proporcionando diversão.

- Professores de educação física qualificados e treinados de maneira adequada são o ingrediente mais essencial de um programa de educação física de qualidade. Infelizmente, muitas escolas não possuem profissionais qualificados ministrando aulas de educação física.

- Aulas com grande quantidade de alunos, com as quais educadores físicos vivem se deparando, representam uma considerável barreira para a implementação de uma educação física de qualidade. A educação física deve ter a mesma quantidade de alunos que as outras matérias.

- Talvez a ferramenta necessária de forma mais urgente que ainda não tenha sido desenvolvida seja uma avaliação padronizada do desempenho do aluno na educação física. Tal ferramenta mediria os ganhos obtidos em termos de conhecimento, habilidades motoras e habilidades de autogestão.

40 Parte I Definições e Tendências

American College of Sports Medicine recomenda que exercícios de alongamento estático sejam feitos por 10 a 30 segundos e, em seguida, repetidos por 3 ou 4 vezes pelo menos de 2 a 3 dias por semana, a fim de desenvolver flexibilidade.[11] Também recomenda-se que exercícios intensos de alongamento sejam precedidos de um aquecimento aeróbio ativo.

Para o desenvolvimento da força e da resistência muscular, o American College of Sports Medicine recomenda no mínimo uma série de 8 a 12 repetições de 8 a 10 exercícios que condicionem os principais grupos musculares pelo menos 2 ou 3 dias por semana.[11] Ganhos ideais de força são obtidos com três séries de 5 a 7 repetições de um exercício resistido com pesos.

RESUMO

1. *Atividade física, exercício* e *condicionamento físico* são termos que descrevem diferentes conceitos. A atividade física é definida como qualquer movimento corporal produzido pelos músculos esqueléticos que resulte em gasto energético.

2. Exercício é uma subcategoria da atividade física, e é planejado, estruturado, repetido e com um propósito de melhorar ou manter o condicionamento físico.

3. Diversas organizações propuseram definições do que é condicionamento físico, a maioria delas enfatizando atributos que um indivíduo possui ou alcança,

relacionados à habilidade de executar atividades físicas.

4. Os elementos mensuráveis do condicionamento físico podem ser divididos em dois grupos: condicionamento relacionado à habilidade esportiva e condicionamento relacionado à saúde. O primeiro inclui agilidade, equilíbrio, coordenação, velocidade, potência e tempo de reação. O segundo inclui resistência cardiorrespiratória, composição corporal e condicionamento musculoesquelético, que envolve flexibilidade, força muscular e resistência muscular.

Questões de revisão

1. **Com base nas informações deste capítulo, qual das atividades listadas abaixo tem um melhor desempenho no desenvolvimento de todos os cinco elementos mensuráveis do condicionamento físico relacionado à saúde?**

   A. *Badminton* **D.** Remo
   B. Corrida **E.** Beisebol
   C. Boliche

2. **_____ é a atividade física planejada com o objetivo de melhorar a saúde.**

   A. Condicionamento físico **C.** Trabalho
   B. Exercício **D.** Aeróbia

3. **O condicionamento musculoesquelético possui três componentes, incluindo flexibilidade, força muscular e _____.**

   A. Resistência cardiovascular **D.** Coordenação
   B. Resistência muscular **E.** Velocidade
   C. Agilidade

4. **_____ foi definida como qualquer movimento corporal produzido pelos músculos esqueléticos que resulte em gasto energético.**

   A. Flexibilidade
   B. Atividade física
   C. Resistência muscular
   D. Potência
   E. Composição corporal

5. **Qual destes não é um elemento mensurável do condicionamento físico relacionado à saúde?**

   A. Flexibilidade
   B. Resistência cardiorrespiratória
   C. Resistência muscular
   D. Coordenação
   E. Composição corporal

6. **O CDC e o ACSM recomendam que todo adulto acumule no mínimo _____ minutos de atividade física em nível moderado na maioria dos dias da semana ou, preferencialmente, todos os dias.**

   A. 10 **C.** 20 **E.** 45
   B. 15 **D.** 30

7. **_____ está relacionado(a) à taxa em que o indivíduo consegue executar tarefas (força sobre tempo).**

   A. Tempo de reação **D.** Flexibilidade
   B. Potência **E.** Resistência
   C. Agilidade cardiorrespiratória

8. **Composição corporal se refere às quantidades relativas de gordura e _____ no corpo.**

   A. Massa isenta de gordura
   B. Músculo
   C. Osso
   D. Peso corporal total
   E. Peso da água do corpo

Capítulo 2 Definição de Condicionamento Físico **41**

9. _____ é a força obtida em um esforço máximo capaz de ser exercida contra uma resistência.

   A. Flexibilidade
   B. Resistência muscular
   C. Força muscular
   D. Agilidade
   E. Coordenação

10. _____ é a capacidade funcional das articulações de realizarem um movimento em uma amplitude máxima.

   A. Flexibilidade
   B. Resistência muscular
   C. Força muscular
   D. Agilidade
   E. Coordenação

11. Quem definiu o condicionamento físico como "a habilidade de realizar atividades físicas em níveis de moderados a intensos sem apresentar fadiga indevida e a capacidade de manter esta habilidade por toda a vida"?

   A. Organização Mundial de Saúde
   B. Centers for Disease Control and Prevention
   C. Dr. Kenneth H. Cooper
   D. American College of Sports Medicine
   E. President's Council on Physical Fitness and Sports

12. Para o desenvolvimento da força e da resistência muscular, o ACSM recomenda no mínimo uma série de 8 a 12 repetições de _____ exercícios que condicionem os principais grupamentos musculares, pelo menos 2 a 3 vezes por semana.

   A. 8 a 10   **D.** 12 a 17
   B. 4 a 5   **E.** 2 a 3
   C. 15 a 20

13. O ACSM recomenda que exercícios de alongamento estático sejam feitos por 10 a 30 segundos e, em seguida, repetidos por 3 ou 4 vezes pelo menos _____ dias por semana, a fim de desenvolver flexibilidade.

   A. 1 a 2   **D.** 4 a 5
   B. 2 a 3   **E.** 5 a 7
   C. 3 a 4

Respostas

1. D	**5.** D	**9.** C	**13.** B
2. B	**6.** D	**10.** A	
3. B	**7.** B	**11.** D	
4. B	**8.** A	**12.** A	

REFERÊNCIAS BIBLIOGRÁFICAS

1. U.S. Department of Health and Human Services. Physical Activity and Health: A Report of the Surgeon General. Atlanta, GA: U.S. Department of Health and Human Services, Centers for Disease Control and Prevention, National Center for Chronic Disease Prevention and Health Promotion, 1996.

2. Bouchard C, Shephard R J, Stephens T. Physical Activity, Fitness, and Health: International Proceedings and Consensus Statement. Champaign, IL: Human Kinetics, 1994.

3. Caspersen CJ, Powell KE, Christenson GM. Physical activity, exercise and physical fitness: Definitions and distinctions for health-related research. Public Health Rep 100:120–131, 1985.

4. Ainsworth BE, Haskell WL, Whitt MC, Irwin ML, Swartz AM, Strath SJ, O'Brien WL, Bassett DR, Schmitz KH, Emplaincourt PO, Jacobs DR, Leon AS. Compendium of physical activities: Anupdate of activity codes and MET intensities. Med Sci Sports Exerc 32(suppl):S498–S516, 2000.

5. Kriska AM, Caspersen CJ. A collection of physical activity questionnaires for health-related research. Med Sci Sports Exerc 29(suppl):S1–S205, 1997.

6. Duffield R, Dawson B, Pinnington HC, Wong P. Accuracy and reliability of a Cosmed K4b2 portable gas system. J Sci Med Sport 7:11–22, 2004.

7. Speakman JR. The history and theory of the doubly labeled water technique. Am J Clin Nutr 68(suppl):932S–938S, 1998.

8. Corbin CB, Pangrazi RP, Franks BD. Definitions: Health, Fitness, and Physical Activity. President's Council on Physical Fitness and Sports Research Digest, Series 3, No. 9, March 2000.

9. American College of Sports Medicine. ACSM's Resource Manual for Guidelines for Exercise Testing and Prescription (4th ed.).Philadelphia: Lippincott William & Wilkins, 2001.

10. U.S. Department of Health and Human Services, Public Health Service, Centers for Disease Control and Prevention. Promoting Physical Activity: A Guide for Community Action. Champaign, IL: Human Kinetics, 1999.

11. American College of Sports Medicine. ACSM's Guidelines for Exercise Testing and Prescription (6th ed.). Philadelphia: Lippincott Williams & Wilkins, 2000.

12. Nieman DC. The exercise test as a component of the total fitness evaluation. Prim Care 28:119–135, 2001.

13. Canadian Society for Exercise Physiology. The Canadian Physical Activity, Fitness & Lifestyle Appraisal. Ottawa, Ontario: Canadian Society for Exercise Physiology, 1996.

14. Anderson KL, Shephard RJ, Denolin H, et al. Fundamentals of Exercise Testing. Geneva: World Health Organization, 1971.

15. American College of Sports Medicine. The recommended quantity and quality of exercise for developing and maintaining cardiorespiratory and muscular fitness in healthy adults. Med Sci Sports Exerc 22:265–274, 1990.

16. President's Council on Physical Fitness and Sports. Physical Fitness Research Digest (Series 1, No. 1). Washington, DC, President's Council on Physical Fitness and Sports, 1971.

17. Clarke HH. Application of Measurement to Health and Physical Education. Englewood Cliffs, NJ: Prentice-Hall, Inc., 1967.

18. Pate RR. A new definition of youth fitness. Physician Sportsmed 11:77–83, 1983.

19. U.S. Department of Health and Human Services. Healthy People 2010. Washington, DC: January 2000. http://www.health.gov/healthypeople/.

20. The Cooper Institute for Aerobics Research. The FITNESSGRAM Test Administration Manual. Champaign, IL: Human Kinetics, 1999.

21. Golding LA, Myers CR, Sinning WE. The Y's Way to Physical Fitness (3rd ed.). Champaign, IL: Human Kinetics, 1989.
22. American Alliance for Health, Physical Education, Recreation and Dance. Physical Best Activity Guide—Elementary and Secondary Levels. Champaign, IL: Human Kinetics, 1999.
23. Cooper Institute for Aerobics Research. The Strength Connection. Dallas: Cooper Institute for Aerobics Research, 1990.
24. American College of Sports Medicine. ACSM Fitness Book (2nd ed.). Champaign, IL: Human Kinetics, 1998.
25. President's Council on Physical Fitness and Sports. Get Fit: A Handbook for Youth Ages 6–17. Washington, DC: President's Council on Physical Fitness and Sports, 1999.
26. Winnick JP, Short FX. The Brockport Physical Fitness Test Manual. Champaign, IL: Human Kinetics, 1999.
27. Baranowski T, Bouchard C, Bar Or O, et al. Assessment, prevalence, and cardiovascular benefits of physical activity and fitness in youth. Med. Sci Sports Exerc 24(suppl 6):S237–S246, 1992.
28. Heyward VH. Advanced Fitness Assessment and Exercise Prescription (3rd ed.). Champaign, IL: Human Kinetics, 1998.
29. American College of Sports Medicine. Physical activity recommendations for school-aged youth. Med Sci Sports Exerc: (in press).
30. Centers for Disease Control and Prevention. Guidelines for school and community programs to promote lifelong physical activity among young people. MMWR46 (No. RR-6):1–35, 1997.
31. A Report to the President from the Secretary of Health and Human Services and the Secretary of Education. Promoting Better Health for Young People Through Physical Activity and Sports. Fall 2000. http://www.cdc.gov/.

 ## ATIVIDADE DE CONDICIONAMENTO FÍSICO 2.1

Classificação de atividades de acordo com o valor relacionado à saúde

Conforme discutido neste capítulo, há cinco elementos mensuráveis do condicionamento físico relacionado à saúde:

Resistência cardiorrespiratória
Composição corporal
Condicionamento musculoesquelético
Flexibilidade
Resistência muscular
Força muscular

Esportes e outras formas de atividade física variam quanto à capacidade de desenvolver cada componente. Nesta Atividade de Condicionamento Físico, você irá classificar diferentes esportes e exercícios em termos da capacidade de cada um em promover este desenvolvimento, utilizando uma escala de 5 pontos para cada um dos componentes do condicionamento físico relacionado à saúde. Responda as questões da melhor forma que puder e, em seguida, compare suas respostas em uma sessão em grupo com seu professor ou com o especialista local em condicionamento.

Classificar cada atividade física ou esporte de acordo com sua capacidade em desenvolver cada um dos cinco componentes de condicionamento físico relacionado à saúde: 1 = nem um pouco; 2 = relativamente pouco; 3 = moderadamente; 4 = bastante; 5 = muito.

Em seguida responda a seguinte questão: quais as cinco atividades que receberam a maior pontuação total (somando os cinco componentes de cada atividade)?

1ª Atividade total _____
2ª Atividade total _____
3ª Atividade total _____
4ª Atividade total _____
5ª Atividade total _____

Atividade física – Recreativa	Resistência cardiorrespiratória	Composição corporal	Flexibilidade	Resistência muscular	Força muscular	Total
Arco e flecha						
Caminhadas com mochila						
Badminton						
Basquete						
Não competitivo						
Partida						
Ciclismo						
Lazer						
24 km/h						
Boliche						
Calistênicos						
Canoagem, remo e caiaque						
Dança						
Social e quadrilha						
Aeróbia						

Atividade física – Recreativa	Resistência cardiorrespiratória	Composição corporal	Flexibilidade	Resistência muscular	Força muscular	Total
Esgrima						
Pesca						
Margem, barco ou gelo						
Em rios ou com os pés sob a água						
Futebol americano (toque)						
Golfe						
Com carro motorizado						
Caminhando com a sacola						
Handebol						
Trilhas, *cross-country*						
Hipismo						
Paddleball, raquetebol						
Corrida						
8 km/h						
16 km/h						
Iatismo						
Mergulho						
Patinação						
No gelo						
No solo						
Esqui na neve						
Downhill						
Cross-country						
Esqui aquático						
Trenó, tobogã						
Caminhada na neve						
Futebol						
Squash						
Subir escadas						
Natação						
Tênis de mesa						
Tênis						
Vôlei						
Caminhada com velocidade						
Musculação, circuito						
Atividade física – Não recreativa						
Preparação do tijolo, colocar reboco						
Cavar trincheiras						
Remover poeira						
Rachar madeira						

parte

II

Avaliações e Testes

capítulo 3

Conceitos de Testes

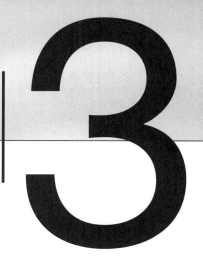

Qualquer instalação que ofereça serviços ou equipamentos de exercícios deve realizar uma avaliação cardiovascular de todos os novos membros e/ou potenciais utilizadores.

— ACSM/AHA, 1998

Muito já se aprendeu sobre exercício e saúde nos últimos 40 anos, desde que o movimento *fitness* foi iniciado. De modo geral, constatou-se que o exercício é seguro e benéfico para a grande maioria das pessoas. No entanto, há alguns indivíduos que podem sofrer problemas de saúde em decorrência do exercício. É provável que não exista um único entusiasta do *fitness* que não tenha lido os relatos de atletas famosos que morreram em quadras de basquete, corredores encontrados mortos ainda com seus tênis de corrida, executivos caídos sobre suas esteiras ou homens de meia-idade que sofreram ataques cardíacos enquanto removiam a neve com uma pá.

O benefício ou risco dos exercícios ao coração depende de quem é a pessoa. Para a grande maioria, exercitar-se de maneira regular reduz o risco de doenças cardíacas pela metade em comparação às pessoas fisicamente inativas (ver Cap. 10 e Fig. 3.1). Contudo, para aqueles que já apresentam alto risco de doenças cardíacas, exercícios intensos podem desencadear ataques cardíacos fatais. Aproximadamente 6 em cada 100.000 homens de meia-idade morrem durante ou após a prática de exercícios todos os anos.[1] Estudos mostram que estas vítimas tendem a ser homens sedentários, acima dos 35 anos, que já sofriam (ou tinham grande chance de sofrer) doenças cardíacas e que se exercitaram de forma intensa demais para os seus níveis de condicionamento (ver Cap. 16).[1,2] Para portadores de doenças cardíacas, a incidência de um ataque cardíaco ou morte durante o exercício é dez vezes maior do que entre indivíduos saudáveis.[1]

Igualmente preocupante é a doença cardiovascular congênita, principal causa de óbitos esportivos nas escolas e universidades nos dias de hoje. Em um estudo com 158 atletas que morreram jovens (com média de idade de 17 anos) e no auge da forma física, 134 deles possuíam insuficiências nos vasos sanguíneos e arteriais desde o nascimento.[3] A mais comum foi a cardiomiopatia hipertrófica, uma hipertrofia do principal músculo cardíaco responsável pelo bombeamento sanguíneo. Em outras palavras, quando um jovem atleta morre durante ou logo após o exercício, muitas vezes a causa é um defeito de nascença do sistema cardiovascular.[1-3]

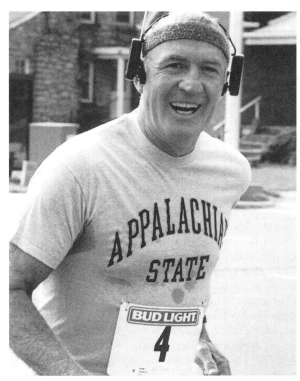

Figura 3.1 Para a grande maioria das pessoas, o exercício regular reduz o risco de doenças cardíacas pela metade em comparação ao risco de pessoas fisicamente inativas.

48 Parte II Avaliações e Testes

As avaliações de saúde são processos essenciais para se identificar precocemente indivíduos que apresentam alto risco de problemas cardíacos causados por exercícios, para que, em seguida, sejam encaminhados a um tratamento médico adequado.[1,2] Apesar das evidências relacionadas aos benefícios das avaliações, os esforços para avaliar novos membros que se matriculam em instalações de saúde/*fitness* são limitados e inconsistentes.[1]

Iniciativas para promover a atividade física irão resultar em um número cada vez maior de indivíduos, com ou sem risco de problemas cardíacos causados pelo exercício, matriculando-se em estabelecimentos de saúde/*fitness* e participando de programas de exercícios comunitários. Levantamentos revelam que 50% dos membros desses locais têm mais de 35 anos e que o segmento com maior crescimento é o de frequentadores de meia-idade e idosos.[1] De acordo com a American Heart Association (AHA), mais de um quarto da população norte-americana tem algum tipo de doença cardíaca (incluindo pressão arterial elevada), prevalência essa que aumenta com a idade.[4] A fim de garantir uma participação segura em exercícios, é essencial que as pessoas com doenças cardiovasculares sejam identificadas antes de iniciarem um programa de exercícios.

A primeira metade deste capítulo concentra-se nas diretrizes que profissionais de saúde e condicionamento podem usar a fim de ajudar a proteger os iniciantes em programas esportivos ou de exercícios, além de dar ênfase a diversas questões importantes:

1. Sempre obter um histórico médico ou uma avaliação pré-exercício dos riscos à saúde de cada participante.
2. Estratificar os indivíduos de acordo com seus riscos de doenças.
3. Encaminhar os indivíduos com alto risco a um serviço de saúde para que eles recebam uma avaliação médica e um teste de esforço progressivo.

TRIAGEM DE SAÚDE PRÉ-PARTICIPAÇÃO

Todos os estabelecimentos que oferecem equipamentos ou serviços de exercícios devem conduzir uma triagem de saúde pré-participação de todos os novos membros e/ou futuros usuários, independentemente da idade.[1,2,5] O procedimento da triagem deve ser simples, de fácil execução e não intenso o bastante a ponto de desestimular a participação. Os questionários de triagem devem ser interpretados e documentados por uma equipe qualificada a fim de limitar o número desnecessário de recomendações médicas e evitar empecilhos à participação.

O questionário de triagem de saúde é de grande utilidade na classificação de um potencial praticante de exercícios de acordo com o risco de doenças, bem como na facilitação do processo de prescrição de exercícios. De modo geral, informações sobre antecedentes obtidas pelo questionário tornam o responsável pelos exercícios mais habilitado para adaptar o programa de modo a satisfazer necessidades individuais.

Há diversos questionários disponíveis para a triagem pré-exercício (ver Atividade de Condicionamento Físico 3.2 para um questionário detalhado). Um questionário médico/de saúde completo deverá incluir:[2]

- Diagnósticos médicos
- Descobertas de exames físicos anteriores

- Histórico de sintomas
- Doenças, hospitalizações, diagnósticos médicos ou procedimentos cirúrgicos recentes
- Problemas ortopédicos
- Uso de medicamentos ou alergia a remédios
- Hábitos do estilo de vida
- Histórico de exercícios
- Histórico de trabalho
- Histórico familiar de doenças

Quando um grande número de indivíduos é testado em um curto período de tempo, como na maioria dos estabelecimentos de saúde/*fitness*, um questionário médico mais simples e sucinto é preferível. Um questionário breve e autoadministrado chamado PAR-Q (do inglês, *Physical Activity Readiness Questionnaire* [*Questionário de Prontidão para Atividade Física*]) tem sido usado com grande êxito (ver Fig. 3.2).[6-8] O PAR-Q foi criado na década de 1970 por pesquisadores do Canadá e utilizado em conjunto ao programa canadense de testes de condicionamento. Após anos de uso bem-sucedido e uma revisão em 1994, o PAR-Q é reconhecido atualmente por especialistas como uma mensuração segura de triagem pré-exercício para aqueles que pretendem iniciar treinamentos de níveis baixos a moderados (não intensos).[7] Os participantes são orientados a contatar seus médicos caso a resposta seja "sim" para uma ou mais perguntas.

Em 1998, o American College of Sports Medicine (ACSM) e a AHA publicaram um questionário ligeiramente mais complexo do que o PAR-Q (ver Atividade de Condicionamento Físico 3.1).[1] O questionário do ACSM/AHA utiliza histórico, sintomas e fatores de risco para orientar um indivíduo a iniciar um programa de exercícios ou a contatar seu médico. Pessoas que apresentam maiores riscos são aconselhadas a procurar estabelecimentos que forneçam níveis adequados de supervisão especializada. O questionário, que leva poucos minutos para ser preenchido, identifica participantes com alto risco, documenta os resultados da triagem, instrui o praticante, incentiva e encoraja o uso apropriado do sistema de atendimento médico

O ACSM recomenda que todas as pessoas interessadas em participar de programas de exercícios organizados sejam avaliadas quanto aos fatores de riscos de doenças cardíacas de acordo com as diretrizes do National Cholesterol Education Program.[2] Entre as diretrizes, estão os sete fatores de risco a seguir (que não devem ser vistos como uma listagem completa, mas são utilizados pelo ACSM para a contagem de fatores de risco antes da estratificação):

- *Histórico familiar*. Infarto do miocárdio, revascularização coronariana ou morte súbita antes dos 55 anos de idade do pai ou outro parente em primeiro grau do sexo masculino, ou antes dos 65 anos de idade da mãe ou outro parente em primeiro grau do sexo feminino.
- *Tabagismo*. Fumantes ou aqueles que tenham largado o vício nos últimos 6 meses.
- *Hipertensão*. Pressão arterial (PA) sistólica ≥ 140 mmHg ou PA diastólica ≥ 90 mmHg, confirmada por mensurações em pelo menos duas ocasiões distintas, ou durante utilização de medicamentos anti-hipertensivos.

Questionário de prontidão para atividade física – PAR-Q (revisado em 1994)

PAR-Q & VOCÊ

(Questionário para pessoas com idades entre 15 e 69 anos)

A atividade física regular é divertida e saudável e cada vez mais pessoas estão começando a se tornar mais ativas todos os dias. Tornar-se mais ativo é seguro para a maioria das pessoas. No entanto, algumas delas devem consultar o médico antes de aumentar o nível de atividade física.

Se você está planejando aumentar o nível de atividade física, comece respondendo as sete perguntas do quadro abaixo. Se você está na faixa etária entre 15 e 69 anos, o PAR-Q irá lhe dizer se você deve consultar seu médico antes de começar. Caso tenha mais de 69 anos de idade e não estiver muito ativo, consulte o seu médico.

O bom senso é o seu melhor guia ao responder estas questões. Por favor, leia atentamente as perguntas e responda cada uma delas de forma honesta: assinale SIM ou NÃO.

SIM	NÃO		
☐	☐	1.	Alguma vez seu médico lhe disse que você tem uma doença cardíaca e que só deve fazer atividade física recomendada por um médico?
☐	☐	2.	Você sente dor no peito ao praticar atividade física?
☐	☐	3.	No mês passado, você teve dor no peito quando não estava praticando atividade física?
☐	☐	4.	Você perde o seu equilíbrio em virtude de tonturas ou já perdeu a consciência alguma vez?
☐	☐	5.	Você tem algum problema nos ossos ou articulações que pode ser exacerbado por uma mudança em sua atividade física?
☐	☐	6.	Seu médico está atualmente prescrevendo medicamentos (p. ex., diuréticos) para sua doença cardíaca ou pressão arterial?
☐	☐	7.	Você sabe de qualquer outro motivo pelo qual você não deveria fazer atividade física?

Se você respondeu

SIM a uma ou mais questões

Fale com o seu médico por telefone ou pessoalmente ANTES de aumentar o nível de atividade física ou ANTES de passar por uma avaliação de condicionamento. Informe o seu médico sobre o PAR-Q e em quais questões você respondeu SIM.
- Você está capacitado para fazer qualquer atividade que desejar – desde que progrida de forma lenta e gradual – ou pode precisar restringir sua atividade para aquelas que são seguras para você. Fale com o seu médico sobre o tipo de atividade que deseja praticar e siga o seu conselho.
- Descubra quais programas comunitários são seguros e úteis para você.

NÃO a todas as questões

Se você respondeu NÃO a todas as questões do PAR-Q, esteja razoavelmente certo de que pode:
- Aumentar o nível de atividade física – comece lentamente e progrida de maneira gradual. Este é o caminho mais fácil e seguro.
- Participar de uma avaliação de condicionamento; esta é uma excelente maneira de determinar seu condicionamento básico para que possa planejar a melhor forma de se ter uma vida ativa.

Espere um pouco antes de aumentar o nível de atividade física:
- Se você não se sentir bem por causa de uma doença temporária, como uma gripe ou uma febre, espere até se sentir melhor; ou
- Se você está ou pode estar grávida, fale com o seu médico antes.

Observação: Se a sua saúde for alterada de forma a fazer você responder SIM a qualquer uma das perguntas acima, informe o seu profissional de saúde ou de condicionamento. Pergunte se você deve mudar o seu plano de atividade física.

Uso informado do PAR-Q: A Canadian Society for Exercise Physiology, Health Canada, e seus agentes não assumem responsabilidade por pessoas que praticam atividade física e, em caso de dúvida após o preenchimento deste questionário, consulte seu médico antes da atividade física.

A cópia do PAR-Q é incentivada desde que o formulário completo seja utilizado.

Observação: Se o PAR-Q estiver sendo entregue a uma pessoa antes que participe de um programa de atividade física ou avaliação, esta seção poderá ser usada com fins administrativos ou legais.

Li, compreendi e preenchi este questionário. Todas as perguntas foram respondidas segundo minha plena satisfação.

Nome _____

Assinatura _____ Data _____

Assinatura do pai _____ Testemunha_____
ou responsável (para participantes com idade inferior a 18 anos)

© Canadian Society for Exercise Physiology   Com apoio da Health Canada
Société canadienne de physiologie de l'exercise   Santé Canada

Reimpressa da versão revisada de 1994 do Physical Activity Readiness Questionaire (PAR-Q e VOCÊ). O teste pré-exercício PAR-Q e VOCÊ tem os direitos reservados à Canadian Society for Exercise Physiology.

Figura 3.2 O PAR-Q, Questionário de Prontidão para Atividade Física, fornece uma avaliação rápida e simples quanto à prontidão de um indivíduo para o exercício antes de iniciar um programa de exercícios.

50 Parte II Avaliações e Testes

- *Dislipidemia*. Níveis séricos de colesterol > 200 mg/dL ou lipoproteínas de alta densidade < 40 mg/dL ou sob medicamento para baixar lipídios. Se as lipoproteínas de baixa densidade não estiverem disponíveis, utilize > 130 mg/dL em substituição ao colesterol total < 200 mg/dL. Se as lipoproteínas de alta densidade forem > 60 mg/dL, subtraia um fator de risco de soma dos fatores de riscos positivos (fator de risco negativo).

- *Glicemia de jejum prejudicada*. Glicose no sangue em jejum ≥ 100 mg/dL confirmada por medições em pelo menos duas ocasiões distintas.

- *Obesidade*. Índice de massa corporal ≥ 30 kg/m², circunferência abdominal > 102 cm para homens e > 88 cm para mulheres, ou relação cintura/quadril ≥ 0,95 para homens e ≥ 0,86 para mulheres.

- *Sedentarismo*. Pessoas que não participam de um programa regular de exercícios ou não atingem as recomendações mínimas de atividade física do relatório do Ministério da Saúde norte-americano – acumular pelo menos 30 minutos de atividade física moderada na maioria dos dias da semana.

O ACSM recomenda também que os questionários de participação incluam a seguinte relação dos principais sinais ou sintomas indicativos de doenças pulmonares e cardiovasculares:[2]

- Dor, desconforto ou outro equivalente anginoso, que podem ser decorrentes de esquemia no peito, no pescoço, na mandíbula, nos braços ou em outras áreas

- Falta de ar em repouso ou com leve esforço

- Tonturas ou síncope

- Ortopneia (desconforto ao respirar causado ou agravado em decúbito) ou dispneia paroxística noturna (dificuldade aguda em respirar que surge de maneira repentina durante a noite e em geral acorda o paciente após uma ou duas horas de sono)

- Edema no tornozelo

- Palpitações (batimentos cardíacos forçosos ou irregulares perceptíveis para o indivíduo, geralmente com um aumento na frequência ou na força, com ou sem irregularidade no ritmo) ou taquicardia (batimento cardíaco acelerado, normalmente com mais de 100 batimentos por minuto em repouso)

- Claudicação intermitente (condição causada pela falta de fluxo sanguíneo e de oxigênio para os músculos da perna, caracterizada por ataques de fraqueza e dor em decorrência da caminhada)

- Sopro cardíaco conhecido

- Cansaço incomum ou falta de ar com atividades habituais

UTILIZAÇÃO DE RESULTADOS DE TRIAGENS PARA ESTRATIFICAÇÃO DE RISCOS

Uma vez conduzida a triagem de sintomas e fatores de risco por meio de questionários, o indivíduo que deseja passar pelos testes e pela prescrição de exercícios deve ser estratificado segundo o risco de doenças. Isso é importante por várias razões:

- Para identificar pessoas que precisam ser encaminhadas a um provedor de cuidados de saúde a fim de uma avaliação médica mais completa

- Para garantir a segurança do teste de exercício e da participação no exercício

- Para determinar o tipo adequado de teste ou programa de exercícios

O ACSM recomenda a utilização destes níveis de estratificação de risco:[2]

- *Baixo risco*. Homens < 45 e mulheres < 55 anos de idade que sejam assintomáticos e não possuam mais do que um fator de risco.

- *Risco moderado*. Homens ≥ 45 e mulheres ≥ 55 anos de idade ou aqueles que possuam dois ou mais fatores de risco.

- *Alto risco*. Indivíduos com um ou mais sinais ou sintomas ou com alguma doença cardiovascular, pulmonar ou metabólica conhecida, incluindo diabetes melito.

Uma vez realizada a estratificação individual de acordo com o risco, podem ser tomadas decisões quanto à necessidade de exames médicos e testes de exercício. A profundidade do exame médico ou físico para qualquer pessoa que considera a possibilidade de iniciar um programa de exercícios depende da estratificação do risco de doenças. Quando uma avaliação ou recomendação médica é aconselhada ou exigida, recomenda-se fortemente uma comunicação ativa e por escrito da equipe responsável pelos exercícios. Os formulários apresentados nos Quadros 3.1 e 3.2 podem ser usados para esse encaminhamento.[1]

Os exames médicos e testes de exercícios atuais não são necessários para indivíduos com baixo risco ou indivíduos que possuem risco moderado e que tenham vontade de iniciar um programa de exercícios de intensidade moderada (40 a 60% do consumo máximo de oxigênio), mas são recomendados tanto para pessoas com alto risco como para pessoas que apresentam risco moderado e pretendem começar um programa de exercícios intensos (> 60% do consumo máximo de oxigênio), bem como para praticantes com alto risco visando iniciar um programa de exercícios moderados.[1,2] Durante o teste de esforço, a supervisão médica é recomendada somente no caso de indivíduos com alto risco passando por uma bateria de testes máximos e submáximos, e para aqueles com risco moderado realizando testes máximos. Embora as normas de testes e pré-exercício sejam menos rigorosas para os que apresentam baixo risco, o teste de exercício ainda assim fornece informações valiosas para que se estabeleça uma prescrição segura e eficiente (ver Fig. 3.3). Recomenda-se uma bateria de testes abrangentes de condicionamento físico em conjunto com testes de composição corporal e condicionamento muscular e aeróbio a fim de auxiliar no planejamento de um programa de exercícios de condicionamento total.[2]

De modo geral, a maioria dos indivíduos, com exceção daqueles com doenças graves conhecidas, pode iniciar um

Capítulo 3 Conceitos de Testes **51**

Quadro 3.1

Exemplo de formulário de encaminhamento médico*

Caro dr. _____ ,

Seu paciente, _____ , gostaria de começar um programa de exercícios e/ou atividade esportiva em _____

_____.

(Nome do estabelecimento de saúde/condicionamento)

Após analisar as respostas de seu/sua paciente ao nosso questionário de triagem cardiovascular, estimaríamos seu parecer e suas recomendações médicas quanto à participação dele(a) no exercício/atividade esportiva. Forneça, por favor, as informações a seguir e retorne este formulário para:

_____

(Nome)

_____

(Endereço)

_____

(Telefone/fax)

1. Há preocupações ou doenças específicas de que nossa equipe deveria estar ciente antes que o indivíduo pratique exercícios/atividades esportivas em nossas instalações? Sim/Não. Em caso afirmativo, favor especificar.

_____

2. Caso o indivíduo tenha realizado um teste de exercícios, favor fornecer as seguintes informações:

a. Data do teste:_____

b. Uma cópia do relatório final do teste de exercícios e sua interpretação.

c. Suas recomendações específicas para o treinamento de exercícios, incluindo limites de frequência cardíaca durante a prática:

_____

3. Favor fornecer as seguintes informações para que possamos contatá-lo em caso de dúvidas.

_____ CONCORDO com a participação do indivíduo no exercício/atividade esportiva em seu estabelecimento de saúde/condicionamento.

_____ NÃO CONCORDO que o indivíduo seja um candidato para praticar exercícios em seu estabelecimento de saúde/condicionamento porque: _____

_____

Assinatura do médico: _____

Nome do médico: _____

Endereço: _____

Telefone/fax: _____

Obrigado por sua colaboração.

Deve ser acompanhado de um formulário de liberação médica.

Fonte: American College of Sports Medicine and American Heart Association. Recommendations for cardiovascular screening, staffing, and emergency policies at health/fitness facilities. *Med Sci Sports Exerc* 30:1009-1018, 1998. Utilizado sob permissão.

---

programa de exercícios moderados, como caminhadas, sem uma avaliação médica ou um teste de exercício qualificado. Sempre que alguém tiver dúvidas quanto à saúde e à segurança ao praticar exercícios, recomenda-se uma avaliação médica. Testes diagnósticos de exercícios não são recomendados como um procedimento rotineiro de triagem em adul-

tos que não apresentam evidências de doenças cardíacas (ver Fig. 3.4). Conforme enfatizado anteriormente neste capítulo, o risco de complicações médicas graves durante o exercício é baixo, exceto quando um indivíduo possui alto risco de doenças cardiovasculares. O célebre fisiologista do exercício, dr. Per Olaf Astrand, enfatizou que qualquer

52 Parte II Avaliações e Testes

Quadro 3.2

Exemplo de autorização para divulgação de informações médicas

1. Por meio desta, autorizo _____ a divulgar as seguintes informações do registro médico de:

_____
(Nome do paciente)

_____
(Endereço)

_____   _____
(Telefone)   *(Data de nascimento)*

2. Informação a ser liberada (se a data específica do tratamento não for indicada, serão liberadas as informações relativas à visita mais recente do paciente):

_____ Teste de exercícios

_____ Histórico e exame físico mais recentes

_____ Visita clínica mais recente

_____ Consultas

_____ Resultados laboratoriais (especificar)_____

_____ Outros (especificar) _____

3. Informação a ser liberada para:

Nome da pessoa/organização_____

Endereço_____

Telefone_____

4. Objetivo da divulgação de informações: _____

5. Não concedo permissão para a divulgação destas informações por motivos que não sejam os acima indicados.

6. Solicito que este consentimento torne-se inválido em 90 dias a contar da data na qual este foi assinado ou _____

_____.

Entendo que este consentimento pode ser revogado a qualquer momento a menos que a divulgação realizada de boa-fé já tenha ocorrido na dependência do presente consentimento.

7. Assinatura do paciente _____ Data_____

Testemunha _____
(Favor escrever em letra de forma)

Assinatura _____

Fonte: American College of Sports Medicine and American Heart Association. Recommendations for cardiovascular screening, staffing, and emergency policies at health/fitness facilities. *Med Sci Sports* Exerc 30:1009-1018, 1998. Utilizado sob permissão.

pessoa que esteja em dúvida quanto à sua própria condição de saúde deve consultar seu médico. Como regra geral, entretanto, a atividade moderada é menos prejudicial à saúde do que a inatividade. Em outras palavras, um exame médico se faz mais urgente para as pessoas que pretendem permanecer inativas do que para aquelas que têm a intenção de adquirir uma boa forma física.

Contraindicações aos exercícios e aos testes de exercício

Embora a maioria das pessoas possa submeter-se com segurança a testes e prescrições de exercícios, há aquelas que não devem praticar exercícios. Os riscos para essas pessoas são maiores do que os benefícios. O ACSM definiu contrain-

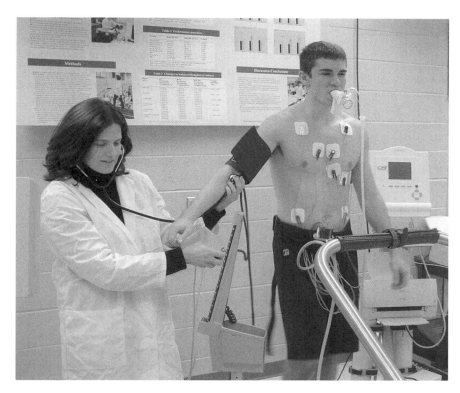

Figura 3.3 Para pessoas de todas as idades, as informações sobre testes máximos de exercícios classificados são de grande valor para que se estabeleça uma prescrição de exercícios segura e eficiente.

dicações para exercícios e testes de exercícios em estabelecimentos não hospitalares.[2] Uma contraindicação significa que boa parte dos especialistas concordaria que não é recomendável que um indivíduo seja submetido a um teste de exercícios ou pratique exercícios ativos. Essas contraindicações devem ser diagnosticadas apenas por médicos profissionais. O responsável pelos exercícios deverá chamar a atenção do médico de plantão quanto a essa listagem de contraindicações da ACSM (resumidas na Tab. 3.1).

TRIAGEM CARDIOVASCULAR DE ATLETAS DE COMPETIÇÃO

Em média, 12 a 20 atletas, em sua maioria de ensino médio, morrem de forma repentina todos os anos em decorrência de defeitos cardíacos congênitos que não são detectados durante exames físicos normais.[9-15] Aproximadamente um terço dos casos de mortes súbitas por problemas cardíacos é causado por um defeito congênito chamado cardiomiopatia hipertrófica (hipertrofia do músculo cardíaco) e a segunda causa mais frequente são as anomalias coronarianas congênitas.

Nos Estados Unidos, há cerca de 10 a 12 milhões de atletas nas escolas. Ainda que a maioria dos estados exija uma avaliação física regular a cada 1 ou 2 anos para esses atletas, os custos de testes mais minuciosos (p. ex., ecocardiograma bidimensional) que detectariam defeitos cardíacos giram em torno de U$ 400 a U$ 2.000 por triagem. No entanto, mesmo com o ecocardiograma, alguns atletas são classificados de forma incorreta (p. ex., falso-positivo ou falso-negativo).[9]

A morte súbita de jovens atletas é trágica, mas as questões financeiras, éticas, médicas e legais envolvidas na triagem de pré-participação criaram enormes obstáculos. Em

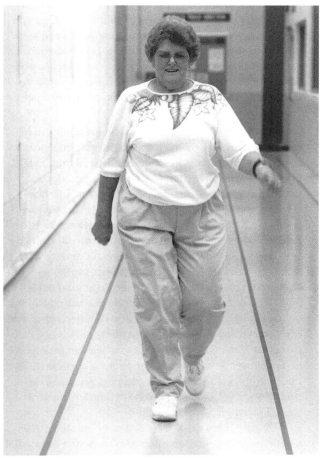

Figura 3.4 Para indivíduos com alto risco e sem sintomas, um teste de exercícios ou uma avaliação médica podem não ser necessários caso esses indivíduos sejam submetidos a exercícios moderados de forma gradual e com orientação adequada.

54 Parte II Avaliações e Testes

TABELA 3.1 Contraindicações ao teste de exercícios

Absolutas

- Uma alteração significativa recente do ECG de repouso sugerindo isquemia significativa, infarto recente do miocárdio (em um intervalo de 2 dias) ou outro evento cardíaco agudo
- Angina instável
- Arritmias cardíacas não controladas ocasionando sintomas ou comprometimentos hemodinâmicos
- Estenose aórtica sintomática grave
- Insuficiência cardíaca sintomática não controlada
- Embolia pulmonar aguda ou infarto pulmonar
- Miocardite ou pericardite aguda
- Aneurisma dissecante suspeito ou conhecido
- Infecção sistêmica aguda acompanhada de febre, dores no corpo ou inchaço das glândulas linfáticas

Relativas*

- Estenose da coronária esquerda principal
- Lesão cardíaca valvular estenótica moderada
- Anormalidades eletrolíticas (p. ex., hipocalemia, hipomagnesemia)
- Grave hipertensão arterial (i. e., PA sistólica > 200 mmHg e/ou PA diastólica > 110 mmHg) em repouso
- Taquiarritmias ou bradiarritmias
- Cardiomiopatia hipertrófica e outras formas de obstrução da via de saída
- Distúrbios neuromusculares, musculoesqueléticos ou reumatoides exarcebados pelo exercício
- Alto grau de bloqueio atrioventricular
- Aneurisma ventricular
- Doenças metabólicas não controladas (p. ex., diabetes, tirotoxicose ou mixedema)
- Doença infecciosa crônica (p. ex., mononucleose, hepatite, aids)
- Deficiência mental ou física ocasionando a incapacidade de se exercitar adequadamente

*As contraindicações relativas podem ser suspensas caso os benefícios sejam maiores do que os riscos associados ao exercício. Em alguns casos, estes indivíduos podem se exercitar com cautela e/ou utilizando metas de nível inferior, especialmente se forem assintomáticos quando em repouso.

Fonte: American College of Sports Medicine. *ACSM's Guidelines for Graded Exercise Testing and Prescription* (7ª ed.) Filadélfia: Lippincott Williams & Wilkins, 2006. (Utilizado sob permissão.)

1996, a AHA divulgou uma declaração de consenso de um grupo de especialistas sobre essa questão.[9] Aqui estão as principais recomendações:

1. "A AHA recomenda que alguma forma de triagem cardiovascular de pré-participação para atletas do ensino médio e universitários é justificável e obrigatória, com base em fundamentos éticos, legais e médicos."[9] Embora testes como o eletrocardiograma de 12 derivações, o ecocardiograma ou o teste de exercício qualificado melhorem a detecção de doenças cardiovasculares em grandes populações de atletas, jovens ou não, o grupo de especialistas da AHA concluiu que "não é prudente recomendar o uso rotineiro" desses testes por razões práticas e de custo-benefício.

2. "Portanto, conclui-se que um completo e cuidadoso histórico pessoal e familiar, e exames físicos com o objetivo de identificar ou levantar a suspeita dessas lesões cardiovasculares (conhecidas por causar morte súbita ou progressão de doenças nos jovens atletas) é a melhor e mais acessível abordagem prática para a triagem de praticantes de populações de esportes competitivos, independentemente da idade. Tais triagens cardiovasculares são objetivos a serem alcançados e devem ser obrigatórias a todos os atletas. Recomenda-se que sejam avaliados tanto um histórico como um exame físico antes da participação em esportes organizados em escolas de ensino médio e universidades. A triagem deverá então ser repetida a cada dois anos. No período interveniente, um histórico temporário deverá ser obtido."[9] O grupo da AHA enfatizou que, como há uma grande variação entre os estados norte-americanos quanto aos padrões e procedimentos de triagem, "recomenda-se também a criação de um padrão nacional de avaliações médicas de pré-participação".

3. "Recomenda-se de maneira veemente que a triagem esportiva seja executada por um profissional de saúde com a formação, as competências médicas e os antecedentes necessários para fornecer um histórico cardiovascular detalhado, realizar um exame físico e reconhecer doenças cardíacas de maneira confiável."[9] O grupo da AHA preconiza que, "embora seja preferível que tal indivíduo seja um médico licenciado, isso pode não ser sempre viável; portanto, em certas circunstâncias, pode ser aceitável que um enfermeiro ou médico-residente adequadamente treinado e registrado realize exames de triagem".

4. "Avaliações de triagem esportiva devem incluir um histórico médico e um exame físico completos, que incluam a mensuração da pressão sanguínea arterial braquial."[9] O histórico cardiovascular (com informações vindas tanto do atleta como de seus pais) deverá incluir questões-chave com o intuito de determinar (1) ocorrências anteriores de dor no peito causadas por esforço/desconforto ou síncope/quase síncope, bem como uma falta de ar excessiva, inesperada e inexplicável ou cansaço associado ao exercício; (2) detecção prévia de um sopro cardíaco ou de um aumento da pressão arterial sistêmica; e (3) histórico familiar de morte prematura (súbita ou não) ou de deficiência significativa em decorrência de doenças cardiovasculares em parente(s) próximo(s) com menos de 50 anos de idade ou de conhecimentos específicos sobre a ocorrência de determinadas doenças (p. ex., cardiomiopatia hipertrófica, cardiomiopatia dilatada, síndrome do QT longo, síndrome de Marfan, ou arritmias clinicamente importantes).

   O exame físico cardiovascular deve enfatizar (mas não necessariamente se limitar a) (1) ausculta precordial nas posições em pé e em decúbito dorsal a fim de identificar, particularmente, sopros cardíacos relacionados à obstrução dinâmica do fluxo ventricular esquerdo; (2) avaliação dos pulsos femorais a fim de eliminar a coarctação da aorta; (3) reconhecimento de estigmas da síndrome de Marfan; e (4) mensuração da pressão arterial braquial na posição sentada. Quando houver identificação ou suspeita de anormalidades cardiovasculares, o atleta deverá ser encaminhado a um cardiologista para uma avaliação ou confirmação posterior. Ver no Quadro 3.3 um exemplo de formulário que pode ser utilizado na avaliação física pré-participação.[14]

CONSENTIMENTO INFORMADO

Queiramos ou não, vivemos em uma sociedade cada vez mais litigiosa. Hoje em dia, os responsáveis por programas de exercícios, atividades recreativas ou testes de exercícios estão muito mais propensos a serem processados do que seus predecessores. Em geral, os processos judiciais contra os profissionais do exercício são baseados em supostas violações de princípios contratuais ou extracontratuais.[2,5] Um contrato legal é uma promessa ou um cumprimento negociado e retribuído em troca de outro. A maior parte dos processos extracontratuais que afetam o profissional do exercício é baseada em acusações de negligência ou erro médico e geralmente envolvem:[2,16-20]

- A incapacidade de monitorar um teste de exercícios corretamente
- A incapacidade de avaliar deficiências psíquicas de maneira competente
- A incapacidade de prescrever o exercício ou programa em uma intensidade segura
- A incapacidade de fornecer uma supervisão adequada
- Aconselhamento dado de forma a representar um diagnóstico médico
- A incapacidade de encaminhar os participantes a um médico
- A incapacidade de responder adequadamente a uma situação desagradável
- A não divulgação de determinadas informações contidas no processo de consentimento informado

Por lei, qualquer indivíduo, paciente ou cliente exposto a eventuais danos físicos, psicológicos ou sociais deve fornecer um consentimento prévio à participação em um programa.[2,5] *Consentimento informado* pode ser definido como o consentimento consciente de um indivíduo ou de seu representante legalmente autorizado, com poder de livre arbítrio e na ausência de indução indevida ou de qualquer elemento de força, fraude, dolo, constrangimento ou de outra forma de pressão ou coação.

O indivíduo deverá ler o termo de consentimento informado e, em seguida, assiná-lo na presença de uma testemunha, indicando que o documento foi lido e o consentimento dado à participação sob as condições prescritas. O termo de consentimento deve ser escrito de modo a ser facilmente compreendido por cada participante, na língua em que a pessoa é fluente.

Termos distintos devem ser utilizados para diagnóstico de exercícios e para o programa de exercícios propriamente dito (ver exemplos de termos nas Figs. 3.5 e 3.6). Nenhum exemplo

de formulário deverá ser adotado a menos que seja aprovado pelos conselheiros jurídicos locais. Os seguintes itens devem ser incluídos no termo de consentimento informado:[2,5]

1. Uma declaração geral dos fundamentos e objetivos do programa
2. Uma explicação satisfatória dos procedimentos a serem seguidos
3. Uma descrição de todos e quaisquer riscos presentes nos procedimentos
4. Uma descrição dos benefícios que podem ser esperados de forma razoável
5. Uma oferta de resposta a quaisquer dúvidas por parte do indivíduo
6. Uma instrução de que o indivíduo, cliente ou paciente é livre para retirar o consentimento e interromper a participação no programa a qualquer momento sem prejuízo a ele
7. Uma instrução de que o indivíduo, cliente ou paciente é livre para se recusar a responder determinadas perguntas ou itens
8. Uma explicação sobre os procedimentos que devem ser tomados para garantir a confidencialidade das informações obtidas do participante

Ainda que se deva compreender que a realização de um termo de consentimento informado não protege o responsável médico ou de exercícios de uma ação judicial, se o programa estiver de acordo com as normas estabelecidas e gerenciado por uma equipe qualificada, e o participante voluntariamente assumir o risco conforme esquematizado no termo de consentimento, a possibilidade de ações judiciais é minimizada.[2,5]

PADRÕES E NORMAS PARA ESTABELECIMENTOS DE SAÚDE E CONDICIONAMENTO

Em 1997, o ACSM definiu seis padrões e cerca de 500 normas para estabelecimentos de saúde/condicionamento, que tiveram um efeito drástico no mercado.[5,20] Essas normas devem ser consideradas como um referencial de competência que provavelmente seria usado em um tribunal para se avaliar desempenho e serviços.[20] No seu manual de 211 páginas, o ACSM forneceu uma extensa lista de normas para a segurança de instalações físicas, sinalização eficiente, estrutura organizacional, contingente de profissionais, triagem de usuários, procedimentos de segurança e emergência, área externa, *control desk*, área de serviço, vestiários, áreas de testes de condicionamento e bem-estar, salas de ginástica, piscinas e áreas especializadas (p. ex., *spa*, área de fisioterapia e paredes de escalada).[5]

O ACSM estabeleceu normas para a "triagem de usuários" atribuídas pelo seu guia de conduta para estabelecimentos de saúde/condicionamento. A triagem pré-atividade deve ser conduzida para todos os usuários desses estabelecimentos de acordo com as normas do ACSM. O consentimento informado também deve ser obtido (Figs. 3.5 e 3.6).

Quadro 3.3

Exemplo de formulário de avaliação física pré-participação

Avaliação física de pré-participação

Data do exame_____

Nome_____ Sexo_____ Idade_____ Data de nascimento _____

Grau_____ Escola_____ Esporte(s)_____

Endereço _____Telefone_____

Médico pessoal _____

Em caso de emergência, entrar em contato com:

Nome _____ Parentesco_____ Telefone (casa)_____ (comercial)_____

Justifique as respostas "sim" abaixo:

Circule as perguntas que não souber a resposta. | Sim | Não

1. Alguma vez um médico negou ou restringiu sua participação em atividades esportivas por qualquer motivo? ☐ ☐

2. Você possui alguma doença crônica (como diabetes ou asma)? ☐ ☐

3. Você está atualmente tomando algum medicamento prescrito ou de venda livre? ☐ ☐

4. Você tem alergia a medicamentos, pólens, alimentos ou picadas de insetos? ☐ ☐

5. Você já desmaiou ou esteve próximo a desmaiar DURANTE o exercício? ☐ ☐

6. Você já desmaiou ou esteve próximo a desmaiar APÓS o exercício? ☐ ☐

7. Você alguma vez sentiu desconforto, dor ou pressão no peito durante o exercício? ☐ ☐

8. Seus batimentos cardíacos aceleram-se ou tornam-se irregulares durante o exercício? ☐ ☐

9. Foi diagnosticado com alguma destas condições (marque todos que se aplicarem): ☐ ☐
   - ☐ Pressão arterial alta ☐ Sopro cardíaco
   - ☐ Colesterol alto ☐ Infecção cardíaca

10. Alguma vez um médico lhe pediu um exame cardíaco? (p. ex., ECG, ecocardiograma) ☐ ☐

11. Alguém de sua família morreu sem motivo aparente? ☐ ☐

12. Alguém de sua família possui um problema cardíaco? ☐ ☐

13. Você possui algum familiar que morreu de problemas cardíacos ou morte súbita antes dos 50 anos? ☐ ☐

14. Alguém na sua família tem síndrome de Marfan? ☐ ☐

15. Você alguma vez passou a noite em um hospital? ☐ ☐

16. Você já passou por alguma cirurgia? ☐ ☐

---

17. Você já sofreu alguma vez uma lesão, como entorse, rompimento de um músculo ou ligamento, ou tendinite que lhe causou a ausência em um jogo ou treino? Em caso afirmativo, circule a área afetada abaixo: ☐ ☐

18. Você já quebrou ou fraturou algum osso ou deslocou alguma articulação? Em caso afirmativo, circule abaixo: ☐ ☐

19. Você já sofreu alguma lesão óssea ou articular que exigiu raios X, ressonância magnética, tomografia computadorizada, cirurgia, injeções, reabilitação, fisioterapia, cinta, gesso ou muletas? Em caso afirmativo, circule abaixo: ☐ ☐

Cabeça	Pescoço	Ombro	Braço	Cotovelo	Antebraço	Mão/dedos	Tórax
Parte superior das costas	Parte inferior das costas	Quadril	Coxa	Joelho	Panturrilha/canela	Tornozelo	Pé/dedos

---

20. Você já teve uma fratura por estresse? ☐ ☐

21. Você já fez um raio X (ou lhe foi recomendado que fizesse um) para verificar a presença de instabilidade atlantoaxial (pescoço)? ☐ ☐

Sim | **Não**

22. Você usa regularmente braçadeiras ou outros recursos auxiliares? ☐ ☐

23. Já foi diagnosticado com asma ou alergias? ☐ ☐

24. Você tosse, fica ofegante ou tem dificuldades respiratórias durante ou após o exercício? ☐ ☐

25. Há alguém na sua família que sofre de asma? ☐ ☐

26. Você alguma vez já usou um inalador ou tomou medicação para asma? ☐ ☐

27. Você nasceu sem ou lhe falta um rim, um olho, um testículo, ou qualquer outro órgão? ☐ ☐

28. Você teve mononucleose infecciosa no mês passado?

29. Você possui alguma erupção cutânea, úlcera de pressão ou problemas de pele? ☐ ☐

30. Você já teve uma infecção de herpes cutânea? ☐ ☐

31. Você alguma vez já sofreu uma lesão ou concussão na cabeça? ☐ ☐

32. Você já foi golpeado na cabeça e ficou atordoado ou perdeu a memória? ☐ ☐

33. Você já teve uma convulsão? ☐ ☐

34. Você tem dores de cabeça ao praticar exercícios? ☐ ☐

35. Você já sentiu dormência, formigamento ou fraqueza nos braços ou pernas após ser atingido ou cair? ☐ ☐

36. Você alguma vez não conseguiu mover os braços ou pernas após sofrer uma convulsão ou uma queda? ☐ ☐

37. Ao praticar exercícios no calor, você tem fortes cãibras musculares ou fica doente? ☐ ☐

38. Algum médico lhe disse que você ou alguém da sua família é portador de traços falcêmicos ou doença falciforme? ☐ ☐

39. Você já teve algum problema com seus olhos ou sua visão? ☐ ☐

40. Você usa óculos ou lentes de contato? ☐ ☐

41. Você usa protetores oculares, como óculos de proteção ou viseiras? ☐ ☐

42. Você está satisfeito com seu peso? ☐ ☐

43. Você está tentando alterar seu peso? ☐ ☐

44. Alguém já lhe recomendou que você mudasse seu peso ou hábitos alimentares? ☐ ☐

45. Você limita ou controla atentamente o que come? ☐ ☐

46. Você tem alguma preocupação sobre a qual gostaria de discutir com um médico? ☐ ☐

APENAS MULHERES

47. Você já teve um período menstrual? ☐ ☐

48. Quantos anos você tinha quando teve seu primeiro período menstrual? _____

49. Quantos períodos você teve nos últimos 12 meses? _____

Explique as respostas afirmativas aqui:

_____

_____

_____

_____

Afirmo por meio desta que, salvo melhor juízo, minhas respostas para as perguntas acima estão completas e corretas.

Assinatura do atleta_____ Assinatura do pai/responsável_____ Data_____

(continua)

Capítulo 3 Conceitos de Testes **57**

Quadro 3.3

Exemplo de formulário de avaliação física pré-participação *(continuação)*

Avaliação física de pré-participação

Nome_____ Data de nascimento _____

Altura _____ Peso _____ % de gordura corporal (opcional) _____ Pulso_____ Pressão arterial _____

Visão D 20/_____ E 20/_____ Corrigida: S N Pupilas: Iguais _____ Desiguais:_____

Perguntas de acompanhamento sobre questões mais delicadas: Sim   Não

1. Você se sente estressado ou sob pressão constante? ☐ ☐
2. Você se sente triste e deprimido a ponto de parar de fazer algumas de suas atividades habituais por mais do que alguns dias? ☐ ☐
3. Você se sente seguro? ☐ ☐
4. Você já tentou fumar cigarros, ainda que uma ou duas tragadas? Você fuma atualmente? ☐ ☐
5. Nos últimos 30 dias, você usou tabaco de mascar, rapé, ou gomas? ☐ ☐
6. Durante os últimos 30 dias, você ingeriu alguma bebida alcoólica? ☐ ☐
7. Você já tomou pílulas ou injeção de esteroides sem receita médica? ☐ ☐
8. Você já tomou algum suplemento para ajudá-lo a ganhar ou perder peso ou melhorar o seu desempenho? ☐ ☐

Observações: _____
_____

	Normal	Resultados anormais	Iniciais*
MÉDICAS			
Aparência			
Olhos/ouvidos/nariz/garganta			
Audição			
Gânglios linfáticos			
Coração			
Sopros			
Pulsação			
Pulmões			
Abdome			
Geniturinárias (somente homens)†			
Pele			
MUSCULOESQUELÉTICAS			
Pescoço			
Costas			
Ombro/membro superior			
Cotovelo/antebraço			
Pulso/mão/dedos			
Quadril/coxa			
Joelho			
Perna/tornozelo			
Pé/dedos			

*Apenas em uma estrutura de perícia múltipla.
†É recomendada a presença de terceiros durante a geniturinária.

Observações: _____
_____

Nome do médico (digitar/escrever em letra de forma)_____**Data** _____
Endereço_____**Telefone**_____
Assinatura do médico _____, **médico ou osteopata**

Fonte: Reimpresso a partir do Preparticipation Evaluation (monograph) Terceira Edição. Leawood, Kansas: American Academy of Family Physicians, American Academy of Pediatrics, American College of Sports Medicine (ACSM), American Medical Society for Sports Medicine, American Orthopaedic Society for Sports Medicine, American Osteopathic Academy of Sports Medicine, Phys Sportsmed © 2005 The McGraw-Hill Companies.

Objetivos do teste: Estou ciente de que os testes que serão administrados têm por objetivo determinar meu estado físico, incluindo a capacidade do coração, dos pulmões e dos vasos sanguíneos, a atividade do corpo inteiro, a composição corporal (taxa de gordura corporal para músculos, ossos e líquidos), a resistência e a força muscular, e a flexibilidade articular.

Explicação dos procedimentos: Estou ciente de que os testes aos quais serei submetido serão realizados em uma esteira, em uma bicicleta ou em *steps*. Os testes são concebidos de forma a aumentar as exigências sobre o coração, os pulmões e o sistema de vasos sanguíneos. Esse aumento do esforço continuará até que a exaustão ou outros sintomas impeçam a continuidade do exercício. Durante o teste, a frequência cardíaca, a pressão arterial e os dados eletrocardiográficos serão avaliados periodicamente. A composição corporal será determinada por meio da medição de dobras cutâneas ou da pesagem hidrostática, a fim de determinar os níveis de gordura corporal e o peso livre de gordura. A resistência e a força muscular serão determinadas por meio de calistênicos corporais e/ou equipamentos. O teste de sentar e alcançar será usado para determinar a flexibilidade da articulação do quadril.

Descrição de potenciais riscos: Estou ciente de que existe a possibilidade de que algumas mudanças anormais ocorram durante o teste. Essas mudanças podem incluir batimentos cardíacos e pressão arterial anormais, várias distensões ou lesões musculares e articulares e, em raras ocasiões, ataque cardíaco. O atendimento profissional ao longo de todo o processo deverá fornecer precauções adequadas contra esses problemas.

Benefícios que podem ser esperados: Estou ciente de que os resultados desses testes ajudarão a determinar o meu estado de condicionamento físico e os potenciais riscos à minha saúde. Esses resultados facilitarão uma melhor prescrição individualizada de exercícios.

Li e compreendi as informações precedentes. As perguntas relativas aos procedimentos me foram respondidas de maneira satisfatória. Também estou ciente de que posso me negar a responder qualquer pergunta ou retirar o consentimento e interromper minha participação durante qualquer parte do processo de avaliação. Fui também informado de que as informações obtidas a partir desses testes são confidenciais e não serão divulgadas sem a minha autorização a qualquer outra pessoa além do meu médico ou de outros que estejam envolvidos no meu atendimento ou na prescrição dos exercícios. No entanto, estou de acordo com a possibilidade de a informação desses testes, sem a minha identificação, ser utilizada para fins de pesquisa.

Assinatura do participante_____ Data_____

Assinatura da testemunha_____ Data_____

Figura 3.5 Consentimento para testes de esforço progressivo e outros testes de condicionamento físico.

Declaração geral dos objetivos e procedimentos do programa: Estou ciente de que esse programa de condicionamento físico pode incluir exercícios para o desenvolvimento do sistema cardiorrespiratório (coração e pulmões), do sistema musculoesquelético (resistência e força musculares e flexibilidade) e para melhorar a composição corporal (redução do excesso de gordura corporal no caso de indivíduos que necessitem perder gordura, com um aumento no peso dos músculos e ossos). Os exercícios podem incluir atividades aeróbias (caminhada/corrida na esteira, bicicleta ergométrica, exercícios no aparelho de remo, atividades aeróbias em grupo), calistênicos, levantamento de pesos para melhorar a força e a resistência musculares e exercícios de flexibilidade para melhorar a amplitude do movimento articular.

Descrição de potenciais riscos: Estou ciente de que a reação do coração, dos pulmões e do sistema de vasos sanguíneos em tais exercícios nem sempre pode ser prevista com exatidão. Sei que existe um risco de certas alterações anormais ocorrerem durante ou após o exercício, que podem incluir anormalidades na pressão arterial ou na frequência cardíaca, funcionamento cardíaco ineficaz e, em raras ocasiões, ataques cardíacos. O uso de equipamentos para levantamento de peso e a prática de atividade aeróbia podem ocasionar distensões, dor e lesões musculoesqueléticas se um aquecimento, uma progressão gradual e procedimentos de segurança adequados não forem seguidos. Os procedimentos de segurança estão relacionados na parede do estabelecimento. Além disso, os membros da equipe supervisionarão durante todo o tempo a fim de ajudar a garantir que esses riscos sejam minimizados. Os membros da equipe são treinados em ressucitação cardiopulmonar (RCP) e primeiros socorros e realizam procedimentos de emergência regularmente. Os equipamentos recebem manutenção e inspeção constantes.

Descrição de potenciais benefícios: Estou ciente de que um programa de exercícios regulares para o coração, pulmões, músculos e articulações possui vários benefícios associados, que podem incluir diminuição da gordura corporal, melhora da pressão arterial, melhora na função psicológica e redução do risco de doenças cardíacas.

Li e compreendi as informações acima. Todas as perguntas que possam ter me ocorrido foram respondidas de maneira satisfatória. Estou ciente de que tenho liberdade para me retirar desse programa, sem prejuízo, a qualquer momento que eu desejar. Também tenho liberdade de me recusar a responder questões específicas durante as entrevistas ou durante o preenchimento dos questionários. As informações obtidas serão tratadas de maneira privilegiada e confidencial e não serão divulgadas ou reveladas a qualquer outra pessoa que não o meu médico, sem o meu consentimento expresso por escrito. As informações obtidas, no entanto, podem ser utilizadas para fins científicos ou estatísticos com o meu direito de privacidade mantido.

Assinatura do participante _____ Data _____

Assinatura da testemunha _____ Data _____

Figura 3.6 Consentimento para programas de condicionamento físico.

60 Parte II Avaliações e Testes

Em relação ao contingente profissional, o ACSM recomenda que "toda pessoa munida de responsabilidade de supervisão de um programa ou área de atividade física deve possuir competência comprovada em sua função",[5] o que o ASCM define como "uma combinação de instrução e experiência profissional que seriam reconhecidas pelo mercado e pelo público em geral como representativas de um alto nível de competência e credibilidade".[5] No mercado de *fitness* e saúde, uma indicação da competência profissional em quatro diferentes áreas de programas inclui:

1. *Gerente* fitness. Curso universitário de quatro anos em uma área relacionada à saúde ou ao condicionamento ou experiência de trabalho substancialmente equivalente; certificação obtida em uma associação ou organização reconhecida em âmbito nacional no mercado de *fitness* e saúde; certificação de RCP e treinamento em primeiros socorros; experiência de um ano ou mais no ramo de *fitness*

2. *Coordenador de atividades aeróbias; instrutor de atividades físicas*. Curso universitário de dois anos em uma área relacionada à saúde ou ao condicionamento ou experiência de trabalho substancialmente equivalente; certificação obtida em uma associação ou organização reconhecida em âmbito nacional no mercado de *fitness* e saúde; certificação de RCP e treinamento em primeiros socorros

3. *Diretor de atividades aquáticas*. Certificação em salvamento aquático avançado; certificação como instrutor de segurança aquática; pelo menos um ano de experiência em treinamento funcional para piscinas; certificação de RCP e treinamento em primeiros socorros

4. *Equipe de testes de condicionamento*. Curso universitário de quatro anos em uma área relacionada à saúde, ao condicionamento ou à ciência do exercício; certificação profissional atual obtida em uma associação ou organização reconhecida em âmbito nacional no mercado de *fitness* e saúde; certificação de RCP e treinamento em primeiros socorros

(Ver em Compreensão da Medicina Esportiva e no Quadro 3.4, ao final deste capítulo, mais informações sobre certificação profissional.)

Todas as instalações de saúde/*fitness* devem estar preparadas para lidar com situações inesperadas e devem possuir um plano de emergência abrangente que forneça diretrizes para suas equipes. As diretrizes de um plano de emergência, segundo o ACSM, incluem:[5]

1. Meios que possibilitem o acesso físico a todas as áreas da instalação, bem como um plano para o tratamento e para a disposição dos transeuntes

2. Meios que possibilitem documentar todos os eventos a fim de propiciar uma base para a avaliação metódica da situação após o ocorrido e as subsequentes ações de acompanhamento que possam ser tomadas

3. Meios para assegurar e utilizar protocolos específicos e materiais de emergência, incluindo a criação de um plano de emergência por escrito, relacionando passos específicos a serem seguidos pela equipe a fim de satisfazer as metas básicas de emergência

4. Meios em um plano de emergência que possibilitem o contato e a interação com recursos comunitários prédeterminados de emergência

CONCEITOS E OBJETIVOS DOS TESTES DE CONDICIONAMENTO FÍSICO

Em resumo, a função da mensuração é determinar um estado.[2,22-24] O ideal é que esse estado seja determinado antes da realização de uma orientação individualizada de exercícios. As informações provenientes do teste de condicionamento físico podem ser utilizadas em conjunto com as informações do teste médico a fim de melhor atender às necessidades de um indivíduo.

Ao se conduzir testes de condicionamento físico, diversos critérios importantes devem ser considerados:[22-24]

1. *Validade*. Refere-se ao grau em que o teste é capaz de mensurar aquilo a que se propõe; um teste válido é aquele capaz de mensurar de forma correta aquilo para o que ele é utilizado.

2. *Fidedignidade*. Trata da consistência com a qual um determinado elemento é mensurado pelo teste em questão; diz respeito à capacidade de repetição do teste. Se a mensuração de uma pessoa é realizada duas vezes distintas pelo mesmo verificador ou por duas pessoas diferentes, os resultados devem ser próximos um do outro.

3. *Normas*. Representam o nível de realizações de um grupo em particular cujas pontuações mensuradas possam ser comparadas; as normas fornecem uma base aplicável para a interpretação e a avaliação dos resultados dos testes.

4. *Economia*. Refere-se à praticidade para administração, ao uso de equipamentos acessíveis, ao limite de tempo necessário para administrar o teste e à simplicidade do teste, de forma que o indivíduo que esteja sendo submetido a ele possa compreender facilmente seus objetivo e resultados.

Assim, em outras palavras, um bom teste de condicionamento físico é capaz de mensurar com precisão o que se propõe a mensurar, pode ser usado de modo consistente por pessoas distintas, produz resultados que podem ser comparados a dados definidos e é relativamente acessível, simples e de fácil administração.

Em um programa de condicionamento físico completo, o teste de participantes antes, durante e após a participação é importante por diversos motivos:[2,22-24]

1. Para avaliar os níveis atuais de condicionamento (tanto pontos fortes como pontos fracos)

2. Para identificar necessidades especiais para uma orientação individualizada

3. Para avaliar o progresso

4. Para motivar e instruir

A melhor forma de enxergar os resultados de testes é como um meio para se atingir uma finalidade, e não como a finalidade propriamente dita. Em outras palavras, o processo de testes deve ser utilizado para ajudar as pessoas a conhecerem mais sobre si mesmas para que metas adequadas

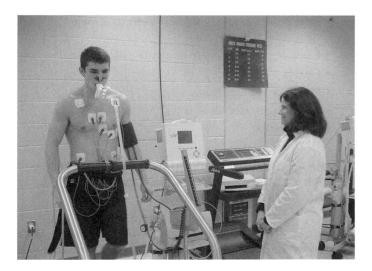

Figura 3.7 Testes caros e complexos, como a mensuração direta de $\dot{V}O_{2máx}$ durante o teste de esforço progressivo, raramente são necessários para o participante típico.

de condicionamento e saúde possam ser definidas. Testes caros, complexos e prolongados são raramente necessários (exceto em pesquisas) e podem desviar o foco (Fig. 3.7). Pontuações em vários itens de baterias de testes simples e acessíveis ao final deste capítulo são apropriadas para se identificar os pontos fortes e fracos dos participantes, para que possa ser dada uma atenção especial às metas e aos objetivos individuais. Em todo caso, é melhor fazer testes de menos do que testes demais, para que mais tempo e atenção sejam dedicados à orientação e ao direcionamento de cada participante durante o programa de exercícios.

BATERIAS DE TESTES DE CONDICIONAMENTO FÍSICO

O próprio processo de administrar um teste de condicionamento chama atenção para o que é considerado digno de cuidados especiais no estilo de vida de uma pessoa. Os resultados de testes, portanto, podem ser usados para instruir, motivar e estimular o interesse pelo exercício e por outros assuntos relacionados à saúde.

Ordem recomendada para testes de avaliação de condicionamento

O procedimento de avaliação possui uma ordem recomendada a fim de garantir sua segurança e sua eficiência. Em geral, é melhor que o participante preencha em casa o questionário de condição de saúde/médica, antes de sua ida ao centro de testes. A bateria de testes listada no final deste capítulo leva, normalmente, apenas cerca de uma hora.

Instruções precisas devem ser dadas aos participantes antes de sua chegada ao local de testes. De modo geral, recomenda-se que os participantes usem roupas apropriadas para o exercício (e levem um traje de banho, se necessário); evitem ingerir água ou alimentos nas três horas que precedem o teste; evitem o consumo de álcool, cigarros e café por pelo menos três horas antes do teste; evitem exercícios no dia do teste; procurem ter uma boa noite de sono e levem consigo o questionário de condição de saúde/médica.

Em caso de análise sanguínea, devem-se evitar exercícios intensos e consumo de álcool; um jejum de doze horas também é recomendado. Deve-se permitir a diabéticos manter seus hábitos alimentares e injeções de insulina da maneira mais constante possível. De acordo com o ACSM, pacientes devem manter seu regime de medicamentos nos horários habituais para que as respostas ao teste de exercícios sejam condizentes àquelas esperadas durante o treinamento.[2]

A organização da sessão de testes é importante. Ela deve ser iniciada com testes tranquilos e em repouso (frequência cardíaca, pressão arterial e coleta de sangue, todos eles após um descanso de cinco minutos). As mensurações de composição corporal devem vir na sequência e, então, os testes de exercícios graduados para resistência cardiorrespiratória. Por fim, devem ser realizados os testes musculoesqueléticos.

Caso os testes musculoesqueléticos antecedam o teste de exercícios graduados, a frequência cardíaca pode se elevar, dando informações falsas quanto ao condicionamento, especialmente quando são conduzidos testes submáximos.

Os testes deverão ser seguidos por orientação e *feedback* imediatos. Avaliações de acompanhamento devem ser realizadas após três ou seis meses, após um ano de treinamento e anualmente a partir de então.[2,22-24]

Baterias de testes de condicionamento relacionado à saúde

A YMCA, a Canadian Society for Exercise Physiology, a American Fitness Alliance e o President's Council on Physical Fitness and Sports desenvolveram baterias de testes de condicionamento físico que seguem os critérios recomendados para testes descritos neste capítulo. Estes testes são válidos, confiáveis e econômicos, e possuem normas seguras. Além disso, a maior parte deles segue uma abordagem completa do condicionamento voltado à saúde, testando cada um dos cinco componentes.[25]

As normas para os diversos testes contidos nestas baterias podem ser encontradas no Apêndice A. As descrições de como conduzir os testes são encontradas nos próximos capítulos deste livro. Uma breve descrição de cada bateria de testes é listada nesta seção.

62 Parte II Avaliações e Testes

YMCA

A bateria de testes de condicionamento físico para adultos da YMCA é administrada na seguinte sequência:[26]

- Altura em pé
- Peso
- Frequência cardíaca em repouso
- Pressão arterial em repouso
- Testes de dobra cutânea para homens e mulheres (em três ou quatro locais)
- Testes de ciclos submáximos de resistência cardiorrespiratória; teste de três minutos no *step* para teste de massa
- Teste de sentar e alcançar (para flexibilidade)
- Teste de supino (16 kg, mulheres; 36 kg, homens) em uma frequência de 30 repetições por minuto para força e resistência musculares
- Abdominais retos cronometrados (um minuto) para resistência muscular do abdome; ou abdominais curtos

A YMCA possui também um manual de testes para jovens:[27]

- Dobras cutâneas (tríceps e panturrilha)
- Corrida de 1 milha (1,6 km)
- Teste de sentar e alcançar (para flexibilidade)
- Elevações na barra modificadas
- Abdominais curtos (40 repetições máximas)

Canadian Physical Activity, Fitness & Lifestyle Appraisal (CPAFLA)

Em 1981, a Canada Fitness Survey foi iniciada e financiada pelo Fitness and Amateur Sport in Canada.[7] O principal objetivo deste levantamento era fornecer estatísticas confiáveis sobre os padrões de atividade física e níveis de condicionamento da população canadense. A amostra da pesquisa consistia em 11.884 famílias que foram identificadas pelo Statistics Canada e que se situavam em áreas urbanas e rurais de cada província. Membros dessas famílias, 15.519 entre 7 e 69 anos de idade, foram submetidos ao Canadian Standardized Test of Fitness [Teste de *fitness* padronizado canadense]; este foi o estudo de atividade física e condicionamento mais amplo e abrangente já realizado. Em 1996 e 2003, esses dados foram reaproveitados pela Canadian Society for Exercise Physiology e intitulados "Canadian Physical Activity, Fitness & Lifestyle Appraisal" (CPAFLA) (ver normas no Apêndice A).[7] A CPAFLA é administrada na seguinte ordem (após triagem pré-teste usando o PAR-Q e o termo de consentimento):[7]

- Frequência cardíaca em repouso
- Pressão arterial em repouso
- Altura em pé
- Massa corporal (peso)
- Medida da cintura
- Dobras cutâneas (tríceps, bíceps, subescapular, crista ilíaca e sura medial)

- Teste de *step* de condicionamento físico aeróbio canadense
- Força de preensão (mãos esquerda e direita)
- Flexões
- Flexão do tronco à frente
- Abdominais parciais
- Salto vertical

AAHPERD: Teste de condicionamento físico relacionado à saúde para estudantes universitários

A American Aliance for Health, Physical Education, Recreation and Dance (AAHPERD) divulgou os resultados de seu programa de testes para estudantes universitários em 1985.[28] A população do estudo era formada por 5.158 jovens em universidades de todas as regiões geográficas dos Estados Unidos. Os dados para o estudo foram coletados sob a supervisão de 24 coinvestigadores. A ordem dos itens do teste é apresentada a seguir (ver normas no Apêndice A):

- Teste de dobra cutânea em dois pontos (tríceps e subescapular)
- Corrida de 1 milha ou 9 minutos para resistência cardiorrespiratória
- Teste de sentar e alcançar para flexibilidade
- Abdominais retos cronometrados (1 minuto) para resistência muscular do abdome

Fitnessgram®

O Fitnessgram® é um sistema de testes de condicionamento para jovens desenvolvido pelo Cooper Institute for Aerobics Research, e atualmente faz parte do programa de testes da American Fitness Alliance.[29-32] Os itens do teste são relacionados à saúde e utilizam padrões referenciados a critério para cada faixa etária e cada sexo. Tais padrões são considerados como uma representação dos níveis mínimos de desempenho mais frequentemente correlacionados à saúde. O Physical Best, um produto ligado ao Fitnessgram®, é um componente educacional de um amplo programa de educação de condicionamento físico relacionado à saúde, patrocinado pela American Fitness Alliance (AAHPERD, o Cooper Institute e a Human Kinetics).[29-32]

Entre os itens de teste recomendados pelo Fitnessgram® estão:

- Capacidade aeróbia (escolher um)
  The pacer. Corrida de 20 metros em circuito progressivo e de vários estágios ao som de música
  Caminhada/corrida de uma milha.
  Teste de caminhada. Disponível para estudantes secundários
- Composição corporal (escolher um)
  Porcentagem de gordura corporal. Calculada a partir da mensuração de dobras cutâneas no tríceps e na sura
  Índice de massa corporal. Calculado a partir da altura e do peso

Capítulo 3 Conceitos de Testes **63**

- Força, resistência e flexibilidade musculares
Força abdominal. Teste de abdominais curtos
Força extensora do tronco e flexibilidade. Elevação do tronco
Força da parte superior do corpo (escolher um). Flexões de 90°, elevações na barra, isometria na barra com os braços flexionados e elevação modificada na barra.
Flexibilidade (escolher um). Sentar e alcançar unilateral (cada perna avaliada separadamente), extensão dos ombros

O Teste Brockport de Aptidão Física é um teste relacionado à saúde criado especificamente para jovens portadores de deficiências físicas e mentais.[33] Acessar o site da American Fitness Alliance na internet para obter maiores informações: www.americanfitness.net [em inglês].

The President's Challenge

O levantamento feito pelo President's Council sobre condicionamento físico e esportes na população escolar foi conduzido em 1985. Os dados foram coletados com o objetivo de avaliar o grau de aptidão física da população de jovens com idades entre 6 e 17 anos nas escolas públicas norte-americanas. Uma amostragem aleatória em quatro etapas foi desenvolvida para selecionar aproximadamente 19.200 crianças de ambos os sexos de 57 distritos escolares e 187 escolas.

Os dados levantados a partir desta pesquisa deram base às normas para o atual Presidential Fitness Award Program, ou President's Challenge [Desafio do Presidente], que distribui cerca de 3 milhões de premiações todos os anos.[34] A bateria de testes consiste em cinco itens obrigatórios:

1. *Abdominais*. Um teste de resistência muscular: executar durante um minuto com os joelhos flexionados, os braços cruzados, as mãos sobre os ombros opostos e os pés ancorados por um parceiro. Uma alternativa aos abdominais tradicionais são os abdominais parciais (joelhos flexionados, pés sem apoio, tocar os joelhos com a ponta dos dedos a cada 3 segundos).

2. *Corrida em circuito*. Um teste de coordenação para o corpo inteiro. Com linhas paralelas marcadas a uma distância de 9 metros uma da outra, o estudante é cronometrado enquanto corre de uma das linhas para apanhar dois blocos na linha oposta e levá-los correndo até a linha de partida.

3. *Caminhada/corrida de 1 milha*. Para mensurar a resistência cardiopulmonar pelo menor tempo gasto para percorrer a distância de 1 milha (1,6 km). Para crianças na faixa etária entre 6 e 9 anos, a distância alternativa é de 0,25 milhas (0,4 km).

4. *Elevações na barra*. Para mensurar a força e a resistência da parte superior do corpo pelo número máximo de elevações na barra executadas utilizando-se pegada pronada ou supinada. O teste de flexões de ângulo reto é uma opção às elevações na barra; ele é realizado baixando-se o corpo até formar um ângulo de 90° nos cotovelos, com o corpo e as pernas retas. A isometria com braços flexionados é outro teste alternativo às elevações na barra; nela, o estudante inicia o movimento com uma pegada pronada ou supinada e o queixo acima da barra, e mantém essa posição o máximo que puder.

5. *Sentar e alcançar em V*. Para mensurar a flexibilidade da coluna lombar e dos músculos isquiotibiais por meio de uma projeção à frente em uma posição em forma de V, com as pernas seguradas horizontalmente por um parceiro. O teste de sentar e alcançar pode ser usado como uma opção ao teste de sentar em alcançar em V, utilizando-se uma caixa de flexibilidade especialmente construída.

Jovens entre 6 e 17 anos podem receber uma das quatro premiações como parte do President's Challenge:

1. *Presidential Physical Fitness Award*. Pontuação igual ou superior ao percentil 85º em todos os cinco itens.

2. *National Physical Fitness Award*. Pontuação igual ou superior ao percentil 50º em todos os cinco itens.

3. *Participant Physical Fitness Award*. Tentativa em todos os cinco itens, mas com pontuação inferior ao percentil 50º em um ou mais itens.

4. *Health Fitness Award*. A pontuação dos testes é igual ou superior aos critérios de saúde especificados em cada um deste cinco itens – abdominais parciais, corrida de 1 milha (ou outra distância escolhida), flexões em ângulo reto (ou elevações na barra) e índice de massa corporal (derivado da altura e do peso).

COMPREENSÃO DA MEDICINA ESPORTIVA

Certificação para profissionais de saúde e *fitness*

Uma *certificação* propicia aos profissionais da área de saúde/*fitness* um reconhecimento público de seus conhecimentos, habilidades técnicas e experiência em suas respectivas áreas de atuação. Ela garante que o indivíduo está qualificado para exercer a profissão de acordo com os padrões considerados essenciais pelo organismo certificador.[35,36] Ver no Quadro 3.4 uma relação de organizações que fornecem certificações na área de saúde/*fitness* nos EUA.

O mais prestigiado programa de certificação de saúde e *fitness* é conduzido pelo American College of Sports Medicine (ACSM). Esta seção fornece uma descrição do programa de certificação do ACSM. Esse manual foi escrito com o objetivo de ajudar as pessoas a se preparar para as provas escritas e práticas da certificação de Instrutor de Saúde e *Fitness* do ACSM.

(continua)

64 Parte II Avaliações e Testes

COMPREENSÃO DA MEDICINA ESPORTIVA *(continuação)*

Certificação para profissionais de saúde e *fitness*

SOBRE O AMERICAN COLLEGE OF SPORTS MEDICINE

O American College of Sports Medicine tem mais de 20.000 membros filiados dentro e fora dos EUA, e é a maior e mais respeitada organização de medicina esportiva e ciência do exercício no mundo.

A missão do ACSM reflete esta meta: "O American College of Sports Medicine integra e promove a pesquisa científica, a educação e as aplicações práticas da medicina esportiva e da ciência do exercício para manter e melhorar o desempenho físico, o condicionamento, a saúde e a qualidade de vida" (ver www.acsm.org).

O ACSM foi fundado em 1954. Desde então, seus membros vêm aplicando seus conhecimentos, sua formação e sua dedicação à medicina esportiva e à ciência do exercício a fim de promover estilos de vida mais saudáveis para as pessoas ao redor do globo. Trabalhando em uma ampla gama de especialidades médicas, profissões associadas da área de saúde e disciplinas científicas, seus membros estão empenhados no diagnóstico, no tratamento e na prevenção de lesões relacionadas aos esportes e ao progresso da ciência do exercício.

Programa de certificação e registro do ACSM

O credenciamento do ACSM fornece a melhor medida de competências nas áreas de medicina esportiva, de saúde e de *fitness* para clientes e empregadores. É o mais rigoroso no mercado, exigindo o maior nível de conhecimento e habilidade e estabelecendo o padrão para todas as demais certificações.

ACSM Certified Personal Trainer[TM]

O ACSM Certified Personal Trainer[TM] (cPT) é um profissional de *fitness* envolvido no desenvolvimento e na implementação de uma abordagem individualizada para exercer liderança em populações saudáveis e/ou em indivíduos com liberação médica para praticar exercícios. Utilizando uma variedade de técnicas pedagógicas, o cPT é proficiente em orientar e demonstrar métodos de exercício seguros e eficazes por meio da aplicação dos princípios fundamentais da ciência do exercício. O cPT é proficiente na prescrição de recomendações de exercício adequadas e na orientação e demonstração de métodos seguros e eficazes de exercício, a fim de motivar os indivíduos a iniciar ou manter seus comportamentos saudáveis.

O exame escrito é realizado por um sistema de testagem computadorizado Pearson VUE. O exame contém aproximadamente 125 a 150 perguntas de múltipla escolha baseadas em conhecimentos, habilidades e capacidades distribuídas ao longo das nove áreas de conteúdo.

Os requisitos mínimos incluem um diploma do ensino médio ou equivalente e uma certificação válida em RCP para adultos que possua um componente de exame de habilidades práticas (tais como a American Heart Association ou a Cruz Vermelha Norte-Americana).

As competências recomendadas incluem: (1) demonstrar competência em conhecimentos, habilidades e capacidades exigidos do cPT, conforme listados na próxima edição do ACSM's Guidelines for Exercise Testing and Prescription;[2] (2) ter conhecimento e habilidade suficientes quanto aos fatores de risco e à identificação de estados de saúde, avaliação de condicionamento e prescrição de exercícios; (3) demonstrar capacidade para integrar atividades adequadas e inovadoras que irão melhorar a capacidade funcional de um indivíduo; (4) demonstrar a capacidade de instruir e/ou informar de forma efetiva as pessoas a respeito de alterações no estilo de vida.

ACSM Health/Fitness Instructor®

O ACSM Health/Fitness Instructor® (HFI) é um profissional qualificado para avaliar, desenvolver e implementar programas de condicionamento e exercício individuais e em grupo para indivíduos aparentemente saudáveis e/ou portadores de doenças controladas. O HFI é qualificado para avaliar condutas de saúde e fatores de risco, realizar avaliações de condicionamento, prescrever exercícios de maneira adequada e motivar os indivíduos a modificarem hábitos negativos de saúde e manterem comportamentos positivos no estilo de vida para a promoção de saúde. A certificação HFI proporciona aos profissionais um reconhecimento de sua experiência prática e de sua competência comprovada como um líder de programas de saúde e *fitness* em estabelecimentos universitários, corporativos, comerciais ou comunitários dos quais seus clientes fazem parte para a promoção de saúde e atividades relacionadas ao condicionamento.

Os requisitos mínimos incluem: (1) possuir licenciatura ou bacharelado em uma área relacionada à saúde em uma faculdade ou universidade regionalmente autorizada (o candidato é autorizado a fazer o exame se estiver no último semestre de seu curso) *e* (2) ter uma certificação válida em RCP para adultos que possua um componente de exame de habilidades práticas (tais como a American Heart Association ou a Cruz Vermelha Norte-Americana).

Habilidades recomendadas incluem: (1) demonstrar competência nos conhecimentos, habilidades e capacidades exigidos do HFI e do ACSM Group Exercise Leader®, como enumeradas no ACSM's Guidelines for Exercise Testing and Prescription;[2] (2) ter experiência relacionada ao trabalho na área de saúde e *fitness*; (3) possuir habilidades e conhecimentos adequados na identificação de fato-

(continua)

COMPREENSÃO DA MEDICINA ESPORTIVA *(continuação)*

Certificação para profissionais de saúde e *fitness*

res de risco e estados de saúde, na avaliação de condicionamento e na prescrição de exercícios; (4) demonstrar capacidade para integrar atividades adequadas e inovadoras que melhorem a capacidade funcional de um indivíduo; (5) demonstrar a capacidade de instruir e/ou informar as pessoas de forma efetiva a respeito de alterações no estilo de vida; (6) possuir conhecimentos sobre ciência do exercício, incluindo cinesiologia, anatomia funcional, fisiologia do exercício, nutrição, administração de programas, psicologia e prevenção de lesões.

Um *workshop* de dois dias poderá ser realizado em conjunto com o exame de certificação HFI. Esses *workshops* não são pré-requisitos para a certificação, nem tem como intenção proporcionar uma experiência plena ou os conhecimentos necessários para uma conclusão bem-sucedida do exame. Eles proporcionam tanto uma revisão dos conhecimentos, habilidades e capacidades do HFI como um fórum para a aquisição de novos conhecimentos e habilidades.

Os participantes deverão ter experiência prévia e competência no monitoramento da frequência cardíaca (FC) e da pressão arterial (PA) tanto em repouso como durante o exercício. As sessões de treinamento de PA normalmente estão disponíveis na divisão local da American Heart Association. Experiência em conduzir aulas de exercícios, habilidades básicas em aconselhamento e conhecimento da anatomia funcional e da fisiologia do exercício são desejadas antes da participação.

O exame prático é composto por estações de 20 minutos e avalia conhecimentos, habilidades e capacidades na demonstração e na avaliação da composição corporal e da flexibilidade, na demonstração de exercícios de condicionamento e de força e na avaliação do condicionamento cardiovascular com uma bicicleta ergométrica.

ACSM Exercise Specialist®

O Exercise Specialist® (ES) é um profissional de saúde certificado pelo ACSM para realizar uma variedade de serviços de avaliação de exercícios, formação, reabilitação, identificação de fatores de risco e gestão de estilo de vida para pessoas que possuem ou que estão em risco de possuir doenças cardiovasculares, pulmonares ou metabólicas. Esses serviços são tipicamente realizados em programas de reabilitação pulmonar/cardiovascular, consultórios médicos ou centros médicos de condicionamento. O ACSM Exercise Specialist® também é competente para prestar consultoria relacionada ao exercício para pesquisas, saúde pública e outros serviços e programas clínicos e não clínicos.

Requisitos mínimos incluem bacharelado em uma área relacionada à saúde em uma faculdade ou universidade regionalmente autorizada, 600 horas de experiência prática em um programa de exercícios clínicos (p. ex., programas de reabilitação cardiopulmonar; teste e prescrição de exercícios; eletrocardiograma; orientação e aconselhamento de pacientes; gestão de doenças cardíacas, pulmonares e metabólicas; conduta em emergências) e certificação válida, como Basic Life Support Provider ou RCP para especialista em resgates (disponibilizado pela American Heart Association ou pela Cruz Vermelha norte-americana).

Competências recomendadas incluem: (1) demonstrar competência nos conhecimentos, habilidades e capacidades enumerados no ACSM's Guidelines for Exercise Testing and Prescription;[2] (2) ter conhecimento de anatomia funcional, fisiologia do exercício, fisiopatologia, eletrocardiograma, psicologia/comportamento humano, gerontologia, testes de exercícios graduados para populações saudáveis e não saudáveis, supervisão/liderança de exercícios, aconselhamento de pacientes e procedimentos de emergência relacionados a testes de exercícios e situações de treinamento.

O *workshop* oferecido ao ES requer certo grau de conhecimento da área e formação em reabilitação cardiopulmonar, teste e prescrição de exercícios e desenvolvimento de programas para participação nesse evento. O conteúdo programático do *workshop* é baseado em um conhecimento básico de fisiologia do exercício, fisiopatologia, farmacologia, eletrocardiografia e liderança e aconselhamento em programa de exercícios. Esses *workshops* servem como uma revisão e complementam a experiência prática de um participante bem preparado. Ele não se destina a preparar sozinho um candidato para a certificação ES.

No exame prático, cada estação é pontuada utilizando um formato de *check-list* que contém ações apropriadas e esperadas para cada problema clínico. Uma classificação geral das habilidades e técnicas organizacionais e pessoais contribui para a pontuação final do candidato. Entre os problemas clínicos testados estão diversas condições cardiovasculares, pulmonares e metabólicas presentes tanto em ambientes ambulatoriais como hospitalares (ver mais detalhes em www.acsm.org).

ACSM Registered Clinical Exercise Physiologist®

O Clinical Exercise Physiologist® trabalha na aplicação do exercício e da atividade física em situações clínicas e patológicas em que foi demonstrado que benefícios terapêuticos ou funcionais foram obtidos. Os pacientes a quem os serviços são adequados podem incluir aqueles com doenças e condições cardiovasculares, pulmonares, metabólicas, imunológicas, inflamatórias, ortopédicas e neuromusculares, mas não se limitam a esses. A lista poderá ser modificada conforme novas indicações e procedimentos de aplicação sejam desenvolvidos e amadurecidos. Além disso, o Clinical Exercise Physiologist® aplica os princípios do exercício em atividades preventivas a grupos em áreas como geriatria, pediatria e obstetrícia e para a socie-

(continua)

COMPREENSÃO DA MEDICINA ESPORTIVA *(continuação)*

Certificação para profissionais de saúde e *fitness*

dade como um todo. O Clinical Exercise Physiologist® realiza avaliações, prescrição de exercício, instrução e supervisão de exercícios e avaliação de resultados. A prática do Clinical Exercise Physiologist® deve ser restrita a clientes que são encaminhados e estão sob os cuidados de um atendimento contínuo de um médico licenciado.

Informações e inscrições para o exame O ACSM Registered Clinical Exercise Physiologist® (RCEP) é um profissional da saúde registrado que trabalha com pessoas portadoras de doenças e condições crônicas para as quais o exercício demonstrou ser benéfico. O RCEP realiza avaliações de saúde, atividade física e condicionamento, e prescreve exercícios e atividades físicas principalmente em hospitais, clínicas e outros estabelecimentos prestadores de cuidados de saúde. O RCEP deve cumprir pelo menos os padrões mínimos estabelecidos pelo ACSM para a instrução, formação e experiência, e demonstrar domínio suficiente de conhecimentos e habilidades, conforme estipulado pela banca examinadora.

Os requisitos mínimos incluem mestrado em ciência do exercício, fisiologia do exercício ou cinesiologia em uma faculdade ou universidade regionalmente autorizada, certificação válida como Basic Life Support Provider ou RCP para salva-vidas profissional (disponibilizados pela American Heart Association e pela Cruz Vermelha Norte-Americana) e 600 horas com experiência clínica em cada uma das áreas de prática clínica (pode ser concluída como parte de

um programa de graduação formal em fisiologia do exercício) (ver mais detalhes em www.acsm.org [em inglês]).

O RCEP é um profissional da saúde registrado que utiliza o exercício e a atividade física para avaliar e tratar pacientes que possuem ou que apresentam risco de contrair doenças ou condições crônicas nas quais se demonstrou que o exercício propicia benefícios terapêuticos e/ou funcionais. Os pacientes a quem os serviços de um RCEP são adequados podem incluir pessoas portadores de doenças e condições cardiovasculares, pulmonares, metabólicas, cancerosas, imunológicas, inflamatórias, ortopédicas, musculoesqueléticas, neuromusculares, ginecológicas e obstétricas, mas não estão limitadas a essas. O RCEP provê serviços de exercícios e atividades físicas de reabilitação e prevenção primária e secundária, com base em evidências científicas, às populações que vão desde crianças até idosos. O RCEP realiza triagem, testes e prescrição de exercícios, aconselhamento de exercícios e atividades físicas, supervisão, educação e promoção de exercício e saúde e avaliação de resultados de exercícios e atividades físicas. O RCEP trabalha individualmente ou como membro de uma equipe interdisciplinar em estabelecimentos clínicos, comunitários e de saúde pública. A prática e a supervisão do RCEP são orientadas por diretrizes e normas profissionais publicadas e regulamentos aplicáveis em âmbito estadual e federal. A prática da fisiologia do exercício clínica é restrita aos pacientes que são encaminhados e estão sob os cuidados de um médico licenciado.

Quadro 3.4

Organizações de certificação renomadas no mercado de *fitness* e saúde norte-americano

Estes critérios são muitas vezes utilizados para avaliar se o candidato está qualificado para ajudar alguém em questões básicas relacionadas à saúde, ao bem-estar e ao exercício:[35, 36]

1. Preparação acadêmica formal
2. Experiência profissional
3. Certificação profissional

Diversas organizações oferecem algum tipo de certificação para profissionais de saúde e *fitness*. A lista dos organismos de certificação mais renomados é apresentada aqui. A certificação é recomendada a fim de obter uma vantagem competitiva no processo de contratação e ficar a par das questões relacionadas à saúde e ao *fitness*.

Aerobics and Fitness Association of America (AFAA). Oferece diversos tipos de certificação (www.afaa.com).
American College of Sports Medicine (ACSM). Oferece quatro tipos de certificação: *personal trainer*, instrutor de

fitness/saúde, especialista em exercício e fisiologista do exercício clínico registrado (www.acsm.org).
American Council on Exercise (ACE). Oferece quarto tipos de certificação: treinador de grupos, *personal trainer*, consultor de questões relativas ao estilo de vida e ao controle do peso e fisiologista do exercício clínico (www.acefitness.org).
International Sports Sciences Association (ISSA). Oferece diversos tipos de certificação (www.fitnesseducation.com).
National Dance-Exercise Instructor's Training Association (NDEITA). Oferece certificação para instrutores de aeróbia e *personal trainers* (www.ndeita.com).
National Federation of Professional Trainers (NFPT). Oferece certificação na área de *personal training* (www.nfpt.com).
National Strength and Conditioning Association (NSCA). Oferece certificação para dois grupos: profissionais de condicionamento e força e *personal trainers* (www.nsca-lift.org).
Young Men's Christian Association (YMCA). Oferece diversas certificações (www.ymca.net).

RESUMO

1. Para aqueles que já apresentam alto risco de doenças cardíacas, exercícios intensos podem desencadear ataques cardíacos fatais. Essas vítimas tendem a ser homens sedentários, acima dos 35 anos, que já sofriam ou tinham grande chance de sofrer doenças cardíacas e que se exercitaram de forma excessivamente intensa para o seu nível de condicionamento.

2. As triagens de saúde são processos vitais para se identificar precocemente indivíduos que apresentam alto risco de problemas cardíacos causados por exercícios, para que, em seguida, sejam encaminhados a um tratamento médico adequado.

3. Qualquer instalação que ofereça serviços ou equipamentos de exercícios deve realizar uma triagem cardiovascular de todos os novos membros e/ou potenciais usuários, independentemente de sua idade.

4. Há diversos questionários de avaliação de saúde disponíveis, entre eles, o PAR-Q e o questionário de 1998 da ACSM/AHA.

5. Quando uma avaliação ou recomendação médica é exigida ou aconselhada, uma comunicação ativa e por escrito da equipe responsável pelos exercícios é altamente recomendada.

6. O ACSM recomenda que as informações obtidas a partir do processo de triagem sejam usadas para estratificar os participantes em uma destas três classificações: baixo risco, risco moderado e alto risco. O ACSM e a AHA recomendam que os participantes sejam classificados em um destes três estratos de risco: aparentemente saudáveis (classe A-1), pessoas com maior risco (classes A-2 e A-3) e pessoas com doenças cardiovasculares conhecidas (classes B, C e D).

7. A profundidade do exame médico ou físico para qualquer pessoa que considera a possibilidade de iniciar um programa de exercícios depende da estratificação de risco de doenças.

8. A AHA recomenda que alguma forma de triagem cardiovascular de pré-participação para atletas do ensino médio e universitário seja justificável e obrigatória, com base em fundamentos éticos, legais e médicos.

9. Vivemos em uma sociedade cada vez mais litigiosa. Termos de consentimento informado e a correta adoção de estratégias adequadas para reduzir a exposição de responsabilidade são necessários.

10. A função da mensuração é determinar o estado de saúde e condicionamento. Os testes devem ser válidos, confiáveis e possuir normas seguras, além de serem econômicos dos pontos de vista de tempo, custo e perícia.

11. Testes físicos possuem vários objetivos, incluindo a avaliação dos níveis atuais de condicionamento, avaliação do progresso e motivação.

12. Os procedimentos de uma avaliação devem seguir uma determinada ordem para que sejam seguros e eficientes.

13. A YMCA, a Canadian Society for Exercise Physiology, a American Fitness Alliance e o President's Council on Physical Fitness and Sports desenvolveram baterias de testes de condicionamento físico.

Questões de revisão

1. *Cerca de _____ a cada 100.000 homens de meia-idade morrem durante ou após o exercício todos os anos.*

   A. 6   **B.** 20   **C.** 50   **D.** 78   **E.** 97

2. *A principal causa de óbitos esportivos em atletas de ensino médio e universitários todos os anos são:*

   A. Lesões de grande porte
   B. Doenças cardiovasculares congênitas
   C. Doenças cardíacas isquêmicas
   D. Acidentes vasculares cerebrais causados pelo exercício
   E. Hemorragia cerebral relacionada ao uso de cocaína

3. *Se um homem de 40 anos de idade fuma 20 cigarros por dia, tem pressão arterial normal e possui um pai que morreu de ataque cardíaco aos 48 anos de idade, o American College of Sports Medicine classificaria esta pessoa como de:*

   A. Baixo risco   **B.** Risco moderado   **C.** Alto risco

4. *Quais sintomas relacionados abaixo não são indicativos de doenças cardíacas, pulmonares ou metabólicas?*

   A. Dor ou desconforto no peito ou regiões adjacentes
   B. Dor de cabeça após o exercício
   C. Dificuldade anormal para respirar
   D. Tontura ou desmaios
   E. Forte dor nos músculos da perna durante a caminhada

5. *O American College of Sports Medicine recomenda que todas as mulheres aparentemente saudáveis com mais de _____ anos realizem testes de graduação máxima antes de iniciar um programa de exercícios intenso.*

   A. 25   **B.** 35   **C.** 40   **D.** 55   **E.** 60

6. *Quais indivíduos descritos abaixo devem fazer um exame médico e um teste de exercícios graduados antes de iniciar um programa moderado de caminhadas?*

   A. Uma mulher de 60 anos, obesa e sedentária sem sintomas de doença cardíaca
   B. Um homem de 40 anos que fuma e sente dores no peito e tem dificuldade para respirar após subir escadas
   C. Uma mulher sedentária de 55 anos com pressão arterial alta
   D. Um estudante de 22 anos cujo pai morreu aos 50 anos de idade de ataque cardíaco
   E. Todos acima

68 Parte II Avaliações e Testes

7. *Qual dos fatores de risco relacionados abaixo não faz parte da lista do American College of Sports Medicine para classificar indivíduos antes do exercício?*

   A. Colesterol sérico > 200 mg/dl/L
   B. Colesterol HDL ≤ 45 mg/dl/L
   C. Índice de massa corporal ≥ 30 kg/m²
   D. PA sistólica ≥ 140 mmHg ou PA diastólica ≥ 90 mmHg
   E. Histórico familiar de doenças cardíacas em pais ou irmãos antes dos 55 anos para os homens e 65 anos para as mulheres

8. *A _____ trata da consistência com que um determinado elemento é mensurado pelo teste em questão, no que diz respeito à sua reprodutibilidade.*

   A. Validade   B. Confiabilidade   C. Economia

9. *A classe B no esquema de estratificação de riscos do ACSM/AHA inclui qual(is) dos indivíduos a seguir?*

   A. Paciente com baixo risco de doença cardiovascular
   B. Paciente com risco de moderado a alto de doença cardiovascular
   C. Homens com mais de 45 e mulheres com mais de 55 anos de idade, sem sintomas de doenças, aparentemente saudáveis, sem doenças conhecidas e com dois ou mais fatores de riscos cardiovasculares
   D. Homens com menos de 45 e mulheres com menos de 55 anos de idade, sem sintomas de doenças, aparentemente saudáveis, sem doenças conhecidas e sem fatores de riscos cardiovasculares

10. *Exercícios moderados, de acordo com o ACSM, são definidos como abaixo ou equivalente ao limiar de _____ % $\dot{V}O_{2máx}$.*

    A. 80   B. 40   C. 60   D. 30   E. 75

11. *Indivíduos com risco moderado, segundo o American College of Sports Medicine, são aqueles com ___ ou mais dos principais fatores de risco coronário.*

    A. 1   D. 4
    B. 2   E. 5
    C. 3

12. *Ao administrar uma bateria de testes de condicionamento físico, as mensurações de composição corporal devem vir antes dos testes de exercícios graduados para resistência cardiorrespiratória.*

    A. Verdadeiro   B. Falso

13. *Uma supervisão física é recomendada durante o teste de exercícios para*

    A. Um homem com baixo risco que esteja sendo submetido a um teste máximo
    B. Uma mulher com risco moderado que esteja sendo submetida a um teste máximo
    C. Um indivíduo com risco moderado que esteja sendo submetido a um teste submáximo
    D. Um homem de 57 anos de idade com baixo risco que esteja sendo submetido a um teste submáximo

14. *Quantos fatores de risco um homem de 55 anos possui, de acordo com o ACSM, caso ele não tenha histórico familiar de doenças cardíacas, não fume, tenha pressão arterial de 134/84 mmHg, colesterol sérico de 244 mg/dL, um estilo de vida sedentário e um índice de massa corporal de 32 kg/m²?*

    A. 1   B. 2   C. 3   D. 4   E. 5

15. *Cerca de 12 a 20 atletas, a maioria estudantes de ensino médio, morrem repentinamente todos os anos nos EUA em decorrência de defeitos cardíacos congênitos. Aproximadamente um terço dos casos de mortes súbitas são causados por um defeito cardíaco congênito chamado:*

    A. Infarto do miocárdio
    B. Acidente vascular cerebral
    C. Ecocardiograma
    D. Cardiomiopatia hipertrófica
    E. Isquemia

Respostas

1. A	4. B	7. B	10. C	13. B
2. B	5. D	8. B	11. B	14. C
3. B	6. B	9. A	12. A	15. D

REFERÊNCIAS BIBLIOGRÁFICAS

1. American College of Sports Medicine and American Heart Association. Recommendations for cardiovascular screening, staffing, and emergency policies at health/fitness facilities. *Med Sci Sports Exerc* 30:1009–1018, 1998.

2. American College of Sports Medicine. *ACSM's Guidelines for Graded Exercise Testing and Prescription* (7th ed.). Philadelphia: Lippincott Williams & Wilkins, 2006.

3. Maron BJ, Shirani J, Poliac LC, Mathenge R, Roberts WC, Mueller FO. Sudden death in young competitive athletes: Clinical, demographic, and pathological profiles. *JAMA* 276:199–204, 1996.

4. American Heart Association. *Heart Disease and Stroke Statistics—2005 update*. Dallas: American Heart Association, 2004.

5. Tharrett SJ, Peterson JA. *ACSM's Health/Fitness Facility Standards and Guidelines* (2nd ed.). Champaign, IL: Human Kinetics, 1997.

6. Shephard RJ, Thomas S, Weller I. The Canadian Home Fitness Test: 1991 update. *Sports Med* 11:358–366, 1991.

7. Canadian Society for Exercise Physiology. *The Canadian Physical Activity, Fitness & Lifestyle Appraisal*. Ottawa, Ontario: Canadian Society for Exercise Physiology, 1996; 2nd ed., 1998; 3rd ed., 2003 (www.csep.ca).

8. Cardinal BJ, Esters J, Cardinal MK. Evaluation of the revised physical activity readiness questionnaire in older adults. *Med Sci Sports Exerc* 28:468–472, 1996.

9. American Heart Association. Cardiovascular preparticipation screening of competitive athletes. *Circulation* 94:850–856, 1996.

10. Cantwell JD. Preparticipation physical evaluation: Getting to the heart of the matter. *Med Sci Sports Exerc* 30(suppl): S341–S344, 1998.

11. Corrado D, Basso C, Schiavon M, Thiene G. Screening for hypertrophic cardiomyopathy in young athletes. *N Engl J Med* 339:364–369, 1998.
12. Lyznicki JM, Nielsen NH, Schneider JF. Cardiovascular screening of student athletes. *Am Family Phys* 62:765–774, 2000.
13. Maron BJ, Gohman TE, Aeppli D. Prevalence of sudden cardiac death during competitive sports activities in Minnesota high school athletes. *J Am Coll Cardiol* 32:1881–1884, 1998.
14. Matheson GO. *Preparticipation Physical Evaluation* (3rd ed.). Minneapolis: McGraw-Hill, 2005.
15. Maron BJ, Douglas PS, Graham TP, Nishimura RA, Thompson PD. Task Force 1: Preparticipation screening and diagnosis of cardiovascular disease in athletes. *J Am Coll Cardiol* 45:1322–1326, 2005.
16. Cotton DJ, Cotton MB. *Legal Aspects of Waivers in Sport, Recreation, and Fitness Activities*. Canton, OH: PRC Publishing, Inc., 1997.
17. Eickhoff-Shemek JM, Whife CJ. The legal aspects: Internet personal training and/or coaching. What are the legal issues? Part I. *ACSM's Health and Fitness Journal* 8(3):25–26, 2004.
18. Eickhoff-Shemek JM, Forbes FS. Waivers are usually worth the effort. *ACSM's Health and Fitness Journal* 3(4):24–30, 1999.
19. Eickhoff-Shemek JM, Deja K. Four steps to minimize legal liability in exercise programs. *ACSM's Health and Fitness Journal* 4(4):13–18, 2000.
20. Napolitano F. The ACSM health/fitness facility standards. *ACSM's Health and Fitness Journal* 3(1):38–39 and 3(5):38–39, 1999.
21. Fletcher GF, Balady G, Froelicher VF, Hartley LH, Haskell WL, Pollock ML. Exercise standards: A statement for healthcare professionals from the American Heart Association. *Circulation* 91:580–615, 1995.
22. Maud PJ, Foster C. *Physiological Assessment of Human Fitness*. Champaign, IL: Human Kinetics, 1995.
23. Clarke HH. *Application of Measurement to Health and Physical Education*. Englewood Cliffs; NJ: Prentice-Hall, Inc., 1967.
24. Johnson BL, Nelson JK. *Practical Measurements for Evaluation in Physical Education*. Minneapolis: Burgess Publishing Co., 1979.
25. Nieman DC. The exercise test as a component of the total fitness evaluation. *Prim Care* 28:119–135, 2001.
26. Golding LH. YMCA *Fitness Testing and Assessment Manual*. (4th ed.). Champaign, IL: Human Kinetics, 2000.
27. Franks B. *YMCA Youth Fitness Test Manual*. Champaign, IL: Human Kinetics, 1989.
28. Pate RR. *Norms for College Students: Health Related Physical Fitness Test*. Reston, VA: American Alliance for Health, Physical Education, Recreation, and Dance, 1985.
29. National Association for Sport and Physical Education. *Physical Best Activity Guide—Elementary Level*. Champaign, IL: Human Kinetics, 2004.
30. National Association for Sport and Physical Education. *Physical Best Activity Guide—Middle and High School Levels*. Champaign, IL: Human Kinetics, 2004.
31. American Alliance for Health, Physical Education, Recreation and Dance. *Physical Education for Lifelong Fitness: The Physical Best Teacher's Guide*. Champaign, IL: Human Kinetics, 1999.
32. The Cooper Institute. *Fitnessgram/Actvitygram Test Administration Manual*. Champaign, IL: Human Kinetics, 2004.
33. Winnick JP, Short FX. *The Brockport Physical Fitness Test Kit*. Champaign, IL: Human Kinetics, 1999.
34. President's Council on Physical Fitness and Sports. *Get Fit: A Handbook for Youth Ages 6–17*. Washington, DC: President's Council on Physical Fitness and Sports, 2001 (www.presidentschallenge.org).
35. Peterson JA, Bryant CX, Stevenson R. Making professional certification work for your facility. *Fitness Management*, July 1996, 36–38.
36. Keteyian SJ. ACSM's personal trainer certification hits the ground running. *ACSM's Health and Fitness Journal* 9(2):28–29, 2005.

ATIVIDADE DE CONDICIONAMENTO FÍSICO 3.1

Você está pronto para se exercitar?

Nome: _____

Idade: _____

Sexo: M / F

1. Vá até o questionário da página seguinte e responda atentamente a todas as questões.
2. Com base nas suas respostas ao questionário, em qual categoria do ACSM você se colocaria (ver texto 1)?

    ____ Baixo risco

    ____ Risco moderado

    ____ Alto risco

3. De acordo com a sua categoria do ACSM e se você pretende exercitar-se de forma moderada ou intensa, quais normas para participação e teste de exercícios se aplicam a você?

    _____
    _____
    _____
    _____
    _____

Parte II Avaliações e Testes

4. Você precisa de um exame médico e de um teste de exercícios diagnóstico antes de iniciar seu programa de exercícios?

_____ Sim

_____ Não

Questionário de avaliação pré-participação da AHA/ACSM (AHA/ACSM, 1998)[1]

Avalie seu estado de saúde assinalando todas as afirmações *verdadeiras*

Histórico

Você já teve ou foi submetido a:

☐ Um ataque cardíaco

☐ Cirurgia cardíaca

☐ Cateterismo cardíaco

☐ Angioplastia coronariana (ACTP)

☐ Marca-passo/implante cardíaco

☐ Desfibrilador/perturbação no ritmo cardíaco

☐ Doença na válvula cardíaca

☐ Insuficiência cardíaca

☐ Transplante cardíaco

☐ Cardiopatia congênita

Outros problemas de saúde:

☐ Você tem diabetes.

☐ Você tem asma ou outra doença pulmonar.

☐ Você tem sensação de queimadura ou cãibra nas pernas quando caminha por curtas distâncias.

☐ Você tem problemas musculoesqueléticos que limitam sua atividade física.

☐ Você tem preocupações com a segurança do exercício.

☐ Você toma medicamento(s) sob receita.

☐ Você está grávida.

Recomendações:

Caso tenha assinalado qualquer uma das afirmativas nesta seção, consulte o seu médico ou outro provedor de saúde apropriado antes de iniciar seus exercícios. Você poderá precisar de um estabelecimento com uma *equipe médica qualificada*.

Sintomas:

☐ Você tem desconforto torácico ao fazer esforço.

☐ Você tem dispneia anormal.

☐ Você tem tonturas, desmaios ou perdas de consciência.

☐ Você toma medicamentos para o coração.

Fatores de riscos cardiovasculares

☐ Você é um homem com mais de 45 anos.

☐ Você é uma mulher com mais de 55 anos, sofreu uma histerectomia ou está na pós-menopausa.

☐ Você fuma ou deixou de fumar nos últimos 6 meses.

☐ Sua pressão arterial é mais alta que 140/90 mmHg.

☐ Você não sabe sua pressão arterial.

☐ Você toma medicação para pressão arterial.

☐ Seu nível de colesterol no sangue é > 200 mg/dL.

☐ Você não sabe seu nível de colesterol.

☐ Você tem um parente consanguíneo próximo que sofreu um ataque cardíaco antes dos 55 anos de idade (pai/irmão) ou dos 65 anos (mãe/irmã).

☐ Você é diabético ou toma medicamento para controlar o açúcar no sangue.

☐ Você está fisicamente inativo (ou seja, pratica atividades físicas por menos de 30 minutos em pelo menos 3 dias por semana).

☐ Você está com sobrepeso maior do que 9 kg.

Se você assinalou duas ou mais alternativas nesta seção, consulte o seu médico antes de praticar exercícios. Você pode se beneficiar ao fazer uso de um estabelecimento com uma *equipe profissional qualificada* para orientar seu programa de exercícios.

☐ Nenhuma das alternativas acima é verdadeira.

Você provavelmente está apto a praticar exercícios com segurança, sem consultar o seu médico, em praticamente qualquer estabelecimento que atenda às necessidades de seu programa de exercícios.

ATIVIDADE DE CONDICIONAMENTO FÍSICO 3.2

Questionário médico e de saúde

De acordo com o American College of Sports Medicine, recomenda-se um exame médico e um teste de exercícios clínicos antes de um treinamento de exercícios moderados ou intensos para pessoas com alto risco de doenças e antes de um treinamento de exercícios intensos para pessoas que apresentam risco moderado. O ACSM recomenda que o histórico médico pré-teste seja minucioso e inclua 11 componentes: diagnósticos médicos, descobertas de exames físicos prévios, histórico de sintomas, enfermidades recentes, procedimentos cirúrgicos ou hospitalares, problemas ortopédicos, uso de medicamentos e alergias a remédios, hábitos de estilo de vida, histórico de exercícios, histórico profissional e histórico familiar de doenças. Os questionários médicos e de saúde a seguir atendem a estes critérios e podem ser usados para se obter um valioso histórico sobre os clientes de estabelecimentos de testes de condicionamento situados em locais de trabalho, hospitais e universidades. Nesta atividade, escolha um membro do corpo docente ou um membro da comunidade que você acredita que seria beneficiado com este processo. Peça a esta pessoa que responda as perguntas do questionário médico e, em seguida, faça um resumo das principais descobertas nas linhas a seguir.

1. Sintomas ou sinais de doenças: _____

2. Fatores de risco de doença crônica: _____

3. Histórico médico pessoal e familiar: _____

4. Medicamentos: _____

5. Resumo dos hábitos de estilo de vida: _____

Parte II Avaliações e Testes

Questionário médico e de saúde

Informações pessoais

Data de hoje _____ Seu nome _____

Qual é a sua idade? _____ anos   Sexo   ☐ Masculino   ☐ Feminino

Por favor, circule o grau escolar máximo que você completou:

Ensino fundamental	1	2	3	4	5	6	7	8
Ensino médio	9	10	11	12				
Universidade/pós-graduação	13	14	15	16	17	18	19	20+

Qual é o seu estado civil?   ☐ Solteiro   ☐ Casado   ☐ Viúvo   ☐ Divorciado/separado

Etnia ou raça:

☐ Branco, de origem não hispânica   ☐ Indígena   ☐ Asiático

☐ Negro, de origem não hispânica   ☐ Ilhas Pacíficas   ☐ Hispânico

Qual é seu trabalho ou sua ocupação? Marque a opção que consome a maior parte do seu tempo.

☐ Profissional da saúde   ☐ Portador de deficiência, incapacitado para trabalhar   ☐ Serviço público

☐ Gerente, educador, profissional liberal   ☐ Operador, fabricante, trabalhador braçal   ☐ Desempregado

☐ Habilidades em trabalhos manuais   ☐ Dona de casa   ☐ Estudante

☐ Técnico, vendas, suporte   ☐ Aposentado   ☐ Outros

Sintomas ou sinais indicativos de doença

Assinale o espaço em branco em caso de resposta afirmativa.

☐ **1.** Você já sentiu dor ou desconforto anormais no peito, no pescoço, na mandíbula, nos braços ou em outras áreas que possam ter sido causados por problemas cardíacos?

☐ **2.** Você já sentiu fadiga ou dificuldade atípica para respirar em repouso, durante atividades cotidianas ou durante exercícios leves a moderados (p. ex., subir escadas, carregar compras, caminhar rapidamente, andar de bicicleta)?

☐ **3.** Você já teve algum problema de tontura ou desmaios?

☐ **4.** Ao se levantar ou às vezes durante a noite, quando está dormindo, você tem dificuldade para respirar?

☐ **5.** Você sofre de inchaço (edema) nos calcanhares?

☐ **6.** Você já sentiu uma palpitação rápida e anormal no coração?

☐ **7.** Você já sentiu dores fortes nos músculos da perna ao caminhar?

☐ **8.** Algum médico lhe disse que você possui sopro cardíaco?

Fatores de risco de doenças crônicas

Assinale o espaço em branco em caso de resposta afirmativa.

☐ **9.** Você é um homem com mais de 45 anos, uma mulher com mais de 55 anos ou uma mulher que tenha sofrido menopausa prematura e não está fazendo terapia de reposição de estrógenos?

☐ **10.** Seu pai ou irmão já sofreu um ataque cardíaco ou morreu de forma repentina em decorrência de doença cardíaca antes de completar 55 anos de idade? Sua mãe ou irmã teve esses problemas cardíacos antes dos 65 anos?

☐ **11.** Você fuma atualmente?

☐ **12.** Algum médico já lhe disse que sua pressão arterial é alta (maior que 140/90 mmHg)? Você toma medicamentos para controlar sua pressão?

☐ **13.** Seu colesterol sérico total é maior que 240 mg/dL ou algum médico já lhe disse que seu colesterol está em um nível de alto risco?

☐ **14.** Você tem diabetes melito?

☐ **15.** Você é fisicamente inativo e sedentário (pouca atividade física no trabalho ou no tempo livre)?

☐ **16.** Você diria que, ao longo do último ano, sofreu estresse, tensão e pressão em quantidades suficientes para afetar sua saúde de forma significativa?

☐ **17.** Você ingere quase diariamente alimentos com alto teor de gordura e colesterol, tais como carnes gordurosas, queijo, frituras, manteiga, leite integral ou ovos?

☐ **18.** Você tende a evitar alimentos que tenham altas concentrações de fibra, como pães e cereais integrais, frutas frescas ou verduras?

☐ **19.** Você está 14 kg ou mais acima do seu peso ideal?

☐ **20.** Você consome em média mais do que duas bebidas alcoólicas por dia?

Histórico médico

21. Assinale quais das condições a seguir você já teve ou tem atualmente. Assinale também condições médicas em sua família (pai, mãe, irmãos). Assinale todas as alternativas que se aplicarem.

Pessoal	Familiar	Condições médicas
☐	☐	Doença arterial coronariana, ataque cardíaco, cirurgia cardiovascular
☐	☐	Angina
☐	☐	Pressão arterial alta
☐	☐	Doença vascular periférica
☐	☐	Flebite ou embolia
☐	☐	Outros problemas cardíacos (especificar: _____)
☐	☐	Câncer de pulmão
☐	☐	Câncer de mama
☐	☐	Câncer de próstata
☐	☐	Câncer colorretal (câncer no intestino)
☐	☐	Câncer de pele
☐	☐	Outro tipo de câncer (especificar: _____)
☐	☐	Acidente vascular cerebral
☐	☐	Doença pulmonar obstrutiva crônica (enfisema)
☐	☐	Pneumonia
☐	☐	Asma
☐	☐	Bronquite
☐	☐	Diabetes melito
☐	☐	Problemas de tireoide
☐	☐	Doença renal
☐	☐	Doença hepática (cirrose do fígado)
☐	☐	Hepatite
☐	☐	Cálculos biliares / doença da vesícula biliar
☐	☐	Osteoporose
☐	☐	Artrite
☐	☐	Gota
☐	☐	Anemia (baixa quantidade de ferro)
☐	☐	Fratura óssea
☐	☐	Lesão grave no pé, no tornozelo, no joelho, no quadril ou no ombro
☐	☐	Lesão grave nas costas ou no pescoço
☐	☐	Úlcera estomacal / duodenal
☐	☐	Crescimento ou sangramento retal
☐	☐	Catarata
☐	☐	Glaucoma
☐	☐	Perda da audição
☐	☐	Depressão
☐	☐	Alta ansiedade, fobias
☐	☐	Problemas de abuso de substâncias (álcool, outras drogas, etc.)
☐	☐	Distúrbios alimentares (anorexia, bulimia)
☐	☐	Problemas com a menstruação

74 Parte II Avaliações e Testes

☐ ☐ Histerectomia

☐ ☐ Problemas de sono

☐ ☐ Alergias

☐ ☐ Quaisquer outros problemas de saúde (por favor, especifique, e inclua informações a respeito de quaisquer doenças recentes, hospitalizações ou procedimentos cirúrgicos):

_____

_____

22. Assinale qualquer dos seguintes medicamentos que você esteja tomando regularmente. Acrescente também o nome do medicamento:

Medicamento	**Nome do medicamento**
☐ Medicamento cardíaco	_____
☐ Medicamento para pressão arterial	_____
☐ Medicamento para colesterol sanguíneo	_____
☐ Hormônios	_____
☐ Pílulas anticoncepcionais	_____
☐ Medicamento para problemas pulmonares/respiratórios	_____
☐ Insulina	_____
☐ Outros medicamentos para diabetes	_____
☐ Medicamento para artrite	_____
☐ Medicamento para depressão	_____
☐ Medicamento para controlar a ansiedade	_____
☐ Medicamento para a tireoide	_____
☐ Medicamento para úlcera	_____
☐ Analgésicos	_____
☐ Medicamento antialérgico	_____
☐ Outros (por favor, especifique)	_____

Condicionamento físico, exercício/atividade física

23. De modo geral, em comparação a outras pessoas de sua idade, classifique o grau de condicionamento físico em que você se encontra:

1 ☐   2 ☐   3 ☐   4 ☐   5 ☐   6 ☐   7 ☐   8 ☐   9 ☐   10 ☐

Nem um pouco fisicamente condicionado

Um pouco fisicamente condicionado

Muito fisicamente condicionado

24. Fora de seu trabalho ou de suas responsabilidades diárias habituais, com que frequência você pratica exercícios que aumentem de forma pelo menos moderada sua frequência cardíaca e respiratória e o faça suar durante no mínimo 20 minutos (como caminhar com passos rápidos, andar de bicicleta, nadar, praticar dança aeróbica, subir escadas, remar, jogar basquete, jogar raquetebol, realizar trabalhos domésticos intensos)?

☐ 5 ou mais vezes por semana   ☐ 3 a 4 vezes por semana   ☐ 1 a 2 vezes por semana

☐ Menos de 1 vez por semana   ☐ Raramente ou nunca

25. O trabalho físico é exigido em sua profissão?

☐ Bastante   ☐ Mais ou menos   ☐ Um pouco   ☐ Nunca

26. Há quanto tempo você pratica exercícios ou esportes regularmente?

☐ Não pratico exercícios regularmente   ☐ Há menos de um ano   ☐ Há 1 ou 2 anos

☐ Entre 2 e 5 anos   ☐ Entre 5 e 10 anos   ☐ Há mais de 10 anos

Dieta

27. Em média, quantas porções de fruta você come por dia? (Uma porção = 1 maçã, banana ou laranja média; ½ xícara de fruta enlatada, cozida, picada; ¾ copo de suco de fruta.)
☐ Nenhuma ☐ 1 ☐ 2 ☐ 3 ☐ 4 ou mais

28. Em média, quantas porções de verduras você come por dia? (Uma porção = ½ xícara de verduras picadas, cruas ou cozidas; 1 xícara de folhas cruas; ¾ de copo de suco de verduras.)
☐ Nenhuma ☐ 1 a 2 ☐ 3 ☐ 4 ☐ 5 ou mais

29. Em média, quantas porções de pães, cereais, arroz ou massa você come por dia? (Uma porção = 1 fatia de pão; 30 g de cereal instantâneo; ½ xícara de cereal, arroz ou massa cozida.)
☐ Nenhuma ☐ 1 a 3 ☐ 4 a 6 ☐ 7 a 9 ☐ 10 ou mais

30. Ao utilizar produtos derivados de grãos e cereais, você dá preferência a:
☐ Grão integral, alto teor de fibra ☐ Mistura de grãos integrais e refinados ☐ Refinados, baixo teor de fibra

31. Em média, quantas porções de carne vermelha (não magra) você come por dia? (Uma porção = 55 a 85 g de bife, carne assada, carneiro, carne de porco, presunto, hambúrgueres, etc.)
☐ Nenhuma ☐ 1 ☐ 2 ☐ 3 ☐ 4 ou mais

32. Em média, quantas porções de peixe, aves, carne magra, feijão cozido, pasta de amendoim ou nozes você come por dia? (Uma porção = 55 a 85 g de carne, ½ xícara de feijão cozido, 2 colheres de pasta de amendoim, ½ xícara de nozes.)
☐ Nenhuma ☐ 1 ☐ 2 ☐ 3 ☐ 4 ou mais

33. Em média, quantas porções de produtos derivados do leite você come por dia? (Uma porção = 1 copo de leite ou iogurte, 60 g de queijo natural, 60 g de queijo processado.)
☐ Nenhuma ☐ 1 ☐ 2 ☐ 3 ☐ 4 ou mais

34. Ao utilizar produtos derivados do leite, você dá preferência a:
☐ Integral ☐ Semidesnatado ☐ Desnatado

35. Como você definiria seu consumo de óleos e gorduras (p. ex., temperos comuns de saladas, margarina ou manteiga, maionese, óleos vegetais)?
☐ Alto ☐ Moderado ☐ Baixo

Peso corporal

36. Qual é a sua altura (descalço)? _____ metros _____ centímetros

37. Qual é o seu peso (descalço e vestindo apenas o essencial)? _____ kg

38. Qual foi o maior peso que você já teve? _____ kg

39. Você está tentando
☐ Perder peso ☐ Ganhar peso ☐ Manter o peso ☐ Não está tentando nada

Saúde psicológica

40. No geral, como você tem se sentido nos últimos meses?
☐ Com excelente humor ☐ Muito bem-humorado
☐ Bem-humorado a maior parte do tempo ☐ Meu humor tem oscilado muito ultimamente
☐ De mau humor a maior parte do tempo ☐ Muito mal-humorado

41. Você diria que ao longo do último mês sofreu
☐ Muito estresse ☐ Estresse moderado
☐ Relativamente pouco estresse ☐ Quase nenhum estresse

42. Ao longo do último ano, em que quantidade o estresse afetou a sua saúde?
☐ Bastante ☐ Um pouco ☐ Muito pouco ou quase nada

43. Em média, quantas horas de sono você tem em um período de 24 horas?
☐ Menos de 5 ☐ 5 a 6 ☐ 7 a 9 ☐ Mais do que 9

76 Parte II Avaliações e Testes

Uso de substâncias

44. Você já fumou mais do que 100 cigarros em toda a sua vida?

☐ Sim ☐ Não

45. Como você descreveria seus hábitos como fumante?

☐ Nunca fumei

☐ Costumava fumar

Há quantos anos você parou de fumar? _____ *anos*

☐ Ainda fumo

Quantos cigarros você fuma por dia? ____ *cigarros/dia*

46. Quantas doses alcoólicas você ingere? (Uma "dose" corresponde a uma taça de vinho, um coquetel à base de vinho, uma lata/garrafa de cerveja, uma taça de licor, ou uma batida.)

☐ Nunca consumo álcool	☐ Menos de 1 vez por semana	☐ 1 a 6 vezes por semana
☐ 1 por dia	☐ 2 a 3 por dia	☐ Mais do que 3 por dia

Saúde ocupacional

47. Descreva as principais tarefas do seu trabalho.

_____

	O tempo todo	A maior parte do tempo	Parte do tempo	Raramente ou nunca
48. Após um dia de trabalho, você geralmente sente dor ou rigidez que duram mais que três horas?	☐	☐	☐	☐
49. Com que frequência o seu trabalho implica movimentos repetitivos de empurrar e puxar ou levantar-se flexionando ou girando o corpo, ocasionando dor nas costas?	☐	☐	☐	☐

capítulo 4

Condicionamento Cardiorrespiratório

Considera-se o condicionamento cardiorrespiratório como algo relacionado à saúde, pois (a) níveis baixos de condicionamento cardiorrespiratório têm sido associados a um risco acentuadamente mais alto de morte prematura em decorrência de todas as causas, sobretudo de doenças cardiovasculares, (b) aumentos do condicionamento cardiorrespiratório estão associados a uma redução no número de mortes decorrentes de todas as causas e (c) níveis elevados de condicionamento cardiorrespiratório estão associados a maiores níveis de atividade física habitual, os quais estão, por sua vez, associados a diversos benefícios à saúde.
— *American College of Sports Medicine*[1]

O teste laboratorial geralmente considerado como a melhor forma de se mensurar a resistência cardíaca e pulmonar é a mensuração direta do consumo de oxigênio durante o exercício máximo.[1-4] O exercício é normalmente realizado utilizando-se uma bicicleta ou uma esteira ergométrica, o que possibilita um aumento progressivo em sua carga desde um nível leve até a exaustão (máximo). A quantidade de oxigênio consumido durante o exercício é mensurada por meio de vários métodos (bolsa de Douglas para coleta do ar expirado, espirômetros e sistemas metabólicos computadorizados).[5] (Ver Fig. 4.1). Novos sistemas metabólicos portáteis que podem ser presos ao tórax foram desenvolvidos, o que deverá revolucionar a mensuração do consumo de oxigênio fora do ambiente laboratorial.[6] A mensuração do consumo máximo de oxigênio deve ser específica ao esporte praticado pelo indivíduo e deve ser testada em função das adaptações musculares, circulatórias e metabólicas únicas ocorridas.

O **consumo máximo de oxigênio ($\dot{V}O_{2máx}$)** é definido como a maior taxa de oxigênio que pode ser consumido durante o exercício ou a taxa máxima de oxigênio que pode ser inspirado, distribuído e utilizado pelo organismo durante a atividade física.[5] ("$\dot{V}$" é o volume utilizado por minuto, "O_2" é o oxigênio e "máx" representa as condições de exercício máximo.[1-5])

O $\dot{V}O_{2máx}$ é normalmente expresso em termos de mililitros de oxigênio consumido por quilograma de peso corporal por minuto ($mL.kg^{-1}.min^{-1}$). Ao incluir no cálculo o peso corporal, torna-se possível comparar o $\dot{V}O_{2máx}$ de pessoas de tamanhos variados em ambientes diferentes. Deve ser ressaltado que, ao se expressar o $\dot{V}O_{2máx}$ em $mL.kg^{-1}.min^{-1}$, pode-se

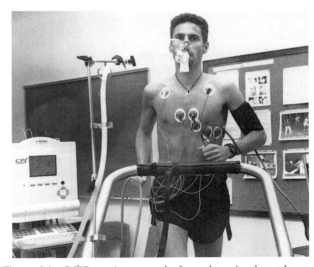

Figura 4.1 O $\dot{V}O_{2máx}$ é mensurado de modo mais adequado em laboratório durante um teste de exercício máximo, no qual o oxigênio consumido é mensurado por meio de sistemas metabólicos computadorizados.

incorretamente subestimar o condicionamento aeróbio de indivíduos com grandes quantidades de gordura corporal.[7]

Um nível elevado de $\dot{V}O_{2máx}$ depende do correto funcionamento de três importantes sistemas no organismo:

1. O *sistema respiratório*, que capta o oxigênio do ar para os pulmões e o transporta para o sangue
2. O *sistema cardiovascular*, que bombeia e distribui o sangue carregado de oxigênio por todo o organismo

Parte II Avaliações e Testes

3. O *sistema musculoesquelético*, que utiliza o oxigênio para converter gorduras e carboidratos armazenados em trifosfato de adenosina (ATP) para contração muscular e produção de calor[5]

No laboratório, vários critérios são utilizados para determinar se o $\dot{V}O_{2máx}$ real de um indivíduo foi atingido:[8,9]

- Platôs de consumo de oxigênio durante os minutos finais do teste de esforço progressivo (definido como um aumento menor que 2 mL.kg^{-1}.min^{-1} entre os estágios finais do teste).

- A *razão de troca respiratória* (RTR) (razão entre o volume de dióxido de carbono produzido e o volume de oxigênio consumido) aumenta para 1,15 ou mais.

- A frequência cardíaca do indivíduo aumenta em até 10 batimentos acima do máximo previsto para a sua idade (a frequência cardíaca máxima é calculada subtraindo-se a idade de 220).

- Os níveis de lactato sanguíneo são elevados para mais de 8 mmol/L.

A mensuração laboratorial de $\dot{V}O_{2máx}$ é cara e demorada, requer uma equipe altamente especializada e, portanto, não é prática para a maior parte das situações de testes. Os diversos testes e fórmulas que foram desenvolvidos em substituição são o foco deste capítulo:

- Equações de predição de $\dot{V}O_{2máx}$ sem exercícios
- Testes de campo de resistência cardiorrespiratória
- Testes laboratoriais submáximos
- Testes laboratoriais máximos

Presume-se que, antes que esses testes sejam conduzidos, as considerações preliminares descritas no capítulo anterior tenham sido atendidas (questionário de estado médico e de saúde, termo de consentimento e, para aqueles com alto risco, um exame físico feito por um médico, um teste de esteira ergométrica e, possivelmente, uma análise dos lipídios sanguíneos). Presume-se também que a ordem descrita para cada bateria de testes seja seguida, o que inclui que os participantes sigam a rotina apropriada de preparação pré-teste (abstenção de alimentos, tabaco, álcool e cafeína por três horas, hidratação suficiente, trajes confortáveis para o exercício, horas de sono suficientes e evitar exercícios no dia do teste).

DETERMINAÇÃO DA FREQUÊNCIA CARDÍACA E DA PRESSÃO ARTERIAL DURANTE O EXERCÍCIO E EM REPOUSO

Ao realizar um teste com bicicleta ou esteira rolante, o examinador deverá incluir o monitoramento da frequência cardíaca, da pressão arterial e do eletrocardiograma (ECG) em todos os indivíduos de alto risco. O teste pode ser utilizado para determinar tanto o condicionamento cardiorrespiratório como possíveis problemas de saúde, tais como pressão arterial alta e doenças cardíacas (conforme diagnosticadas por um médico). Embora o monitoramento da pressão arterial e do ECG não sejam necessários durante testes de pessoas aparentemente saudáveis, algumas academias o realizam como uma precaução adicional.

TABELA 4.1 Classificação da pressão arterial (PA) para adultos

Classificação da PA	PA máxima em mmHg	PA mínima em mmHg
Normal	< 120	e < 80
Pré-hipertensão	120-139	ou 80-89
Hipertensão em estágio 1	140-159	ou 90-99
Hipertensão em estágio 2	≥ 160	ou ≥ 100

Fonte: National High Blood Pressure Education Program. *The Seventh Report of the Joint National Committee on Detection, Evaluation and Treatment of High Blood Pressure*. National Heart, Lung, and Blood Institute, National Institutes of Health, NIH Publications No. 04-5230. Bethesda, Maryland: National Institutes of Health, 2003.

Pressão arterial em repouso

Pressão arterial é a força do sangue contra as paredes das artérias e veias criada pelo coração ao bombear o sangue para cada parte do corpo. *Hipertensão* é simplesmente uma condição na qual a pressão arterial é elevada de forma crônica acima dos níveis ideais. O Joint National Committee on Detection, Evaluation and Treatment of High Blood Pressure estabeleceu classificações para a pressão (ver Tab. 4.1).[10]

A hipertensão é diagnosticada em adultos quando mensurações *diastólicas* (pressão arterial quando o coração está em repouso) em pelo menos duas consultas distintas apresentam uma média de 90 mmHg ou mais, ou mensurações *sistólicas* (quando o coração está batendo) são de 140 mmHg ou mais. Há dois estágios de hipertensão; o segundo estágio é diagnosticado quando as mensurações são iguais ou superiores a 160/100 mmHg. A pré-hipertensão (120-139/80-89) é incluída como uma categoria à parte por ser atualmente considerada um fator de risco de uma hipertensão ou doença cardiovascular futura.[10] Procedimentos de testes de acompanhamento recomendados para a hipertensão são apresentados na Tabela 4.2.

Aproximadamente 65 milhões de pessoas nos Estados Unidos sofrem de hipertensão.[10] A prevalência aumenta com a idade e é maior entre negros do que brancos (ver Fig. 4.2; ver mais informações sobre hipertensão no Cap. 10).[11] Recomenda-se que os profissionais de saúde mensurem a pressão arterial a cada consulta do paciente.

Para aferir a pressão arterial, são necessários um esfigmomanômetro e um estetoscópio.[12-14] O *esfigmomanômetro* é composto por uma bolsa de compressão inflável envolvida por uma capa de tecido inelástico chamada manguito, além de uma bomba de enchimento, um manômetro, pelo qual a pressão é lida, e uma válvula de exaustão controlada para esvaziamento do sistema. O *estetoscópio* é formado por um tubo de borracha anexado a um dispositivo que amplifica o som do sangue que passa através dos vasos sanguíneos (ver Fig. 4.3).

Indivíduos que aferem a pressão sanguínea devem ser treinados por instrutores qualificados. Para cada paciente, a pressão sanguínea deve ser mensurada 2 ou 3 vezes até que se obtenham resultados consistentes. Uma única leitura não fornece uma mensuração precisa.[12-14] Diversas leituras da pressão arterial feitas por observadores diferentes ou em oca-

TABELA 4.2 Recomendações para acompanhamento baseadas em mensurações iniciais de pressão arterial para adultos sem danos agudos ao órgão-alvo

Pressão arterial inicial, mmHg*	Recomendação para acompanhamento†
Normal	Nova checagem em 2 anos
Pré-hipertensão	Nova checagem em 1 ano‡
Hipertensão no estágio 1	Confirmar em menos de 2 meses‡
Hipertensão no estágio 2	Avaliar ou encaminhar para atendimento em menos de 1 mês. Em casos de pressões mais altas (p. ex., > 180/110 mmHg), avaliar e tratar imediatamente ou dentro de uma semana, dependendo da situação ou das complicações clínicas

*Caso haja diferença entre as categorias sistólica e diastólica, siga recomendações de um acompanhamento mais imediato (p. ex., paciente com 160/86 mmHg deve ser encaminhado para atendimento dentro de 1 mês).
†Modifique a programação do acompanhamento de acordo com informações confiáveis sobre mensurações anteriores de PA, outros fatores de riscos cardiovasculares ou doenças no órgão-alvo.
‡Forneça conselhos sobre medicamentos para um melhor estilo de vida.

Fonte: National High Blood Pressure Education Program. *The Seventh Report of the Joint National Committee on Detection, Evaluation and Treatment of High Blood Pressure*. National Heart, Lung, and Blood Institute, National Institutes of Health, NIH Publications No. 04-5230. Bethesda, Maryland: National Institutes of Health, 2003.

siões distintas pelo mesmo observador são recomendadas para verificar a validade de valores inicialmente altos (ver Atividade de Condicionamento Físico 4.4).

Para se obter melhores resultados na aferição da pressão arterial:[12-14]

- As mensurações devem ser tomadas com um esfigmomanômetro de coluna de mercúrio, um manômetro aneroide calibrado há pouco tempo ou um dispositivo eletrônico validado. Dispositivos eletrônicos e aneroides devem ser verificados contra um manômetro de mercúrio pelo menos uma vez por ano.

- Deve-se realizar duas ou mais leituras em um intervalo de 30 a 60 segundos e, com elas, calcular uma média. Se houver uma diferença maior do que 5 mmHg entre as duas primeiras leituras, novas leituras devem ser obtidas.

- Faça a mensuração em uma sala silenciosa com temperatura entre cerca de 21 e 23°C.

- Manter o braço descoberto facilita o ajuste do manguito.

- Com pessoas idosas, em razão de potenciais obstruções arteriais, é recomendada a leitura em ambos os braços. Caso a diferença entre as pressões seja maior que 10 mmHg, obtenha leituras simultâneas nos dois braços e, em seguida, utilize o braço que apresentou a pressão mais alta.

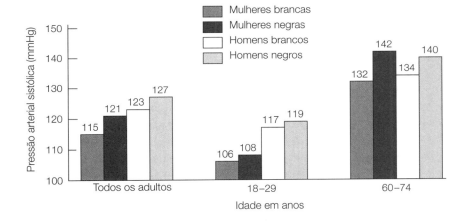

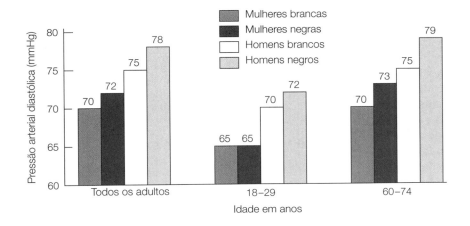

Figura 4.2 Média das pressões arteriais sistólica (acima) e diastólica (abaixo) por etnia, sexo e idade. A pressão arterial média varia entre os subgrupos: é mais alta entre negros do que entre brancos e entre idosos do que entre jovens.   Fonte: National Health and Nutrition Examination Survey III, 1988-1991.[11]

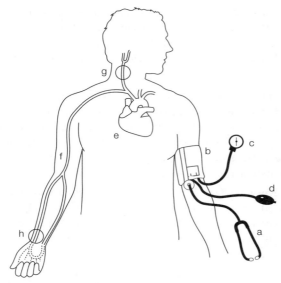

Figura 4.3 A aferição da pressão arterial se dá com um estetoscópio (a) e um esfigmomanômetro, que consiste em um manguito inflável (b) conectado por tubos de borracha a um manômetro, que mede a pressão em milímetros de mercúrio, (c) e uma bomba de borracha, que regula o ar durante a mensuração (d). A pressão arterial é a força do sangue contra a parede de artérias e veias criada pelo coração (e) à medida que ele bombeia. O manguito para pressão arterial é colocado sobre a artéria braquial (f). O círculo superior (g) representa a artéria carótida comum, e o círculo inferior (h), a artéria radial, em que se avalia a frequência cardíaca.

- Utilize um manguito de tamanho adequado. A bolsa de borracha deverá envolver pelo menos 80% do braço. Caso a pessoa tenha um braço grande, o manguito de tamanho normal adulto será pequeno demais (tornando a leitura maior do que de fato deveria ser); nesses casos, recomenda-se o uso de uma bolsa de tamanho maior.
- Entre as determinações, permita um intervalo de pelo menos 30 segundos para que a circulação no braço volte ao normal.
- O indivíduo deverá estar confortavelmente sentado com os braços retos (apenas levemente flexionados), palma da mão para cima e todo o antebraço apoiado ao nível do coração sobre uma superfície lisa.
- Ansiedade, agitação emocional, alimentos no estômago, distensão vesical, variação climática, esforço e dor podem influenciar a pressão arterial e, quando possível, devem ser controlados ou evitados. Grandes quantidades de exercícios ou de alimentos devem ser evitadas, e a pessoa examinada deverá permanecer tranquilamente sentada por pelo menos cinco minutos antes do teste. O indivíduo examinado também deverá evitar ingerir cafeína ou fumar por no mínimo 30 a 60 minutos antes da mensuração. Se a pessoa estiver tomando medicamentos contra hipertensão, o período desde a dose anterior deve ser levado em conta (pode ser útil fazer leituras ao término do intervalo posológico).
- Posicione o manguito (vazio) com a margem inferior aproximadamente 2,5 cm acima da dobra interna do cotovelo (fossa cubital). A bolsa de borracha deverá estar sobre a artéria braquial (na região interna do braço; ver Fig. 4.3).
- Posicione as olivas do estetoscópio em seu canal auricular, anguladas à frente para um melhor ajuste. Para a mensuração de pressão arterial em repouso, gire o diafragma do estetoscópio para a posição do tipo campânula, ou de baixa frequência.
- O estetoscópio deverá ser aplicado de modo ligeiramente acima e medial à fossa cubital (certifique-se de que o diafragma esteja em contato com a pele ao redor de sua circunferência completa). A pressão excessiva sobre o diafragma do estetoscópio poderá resultar em leituras diastólicas erroneamente mais baixas. O estetoscópio não deve tocar na roupa, no manguito ou no tubo do manguito (para evitar sons desnecessários produzidos pelo atrito). O tubo deve começar na parte superior do manguito para evitar interferência.
- Com o estetoscópio posicionado, a pressão deverá ser elevada de 20 a 30 mmHg acima do ponto em que o pulso radial desaparece. (Realize uma ausculta cuidadosa pelo estetoscópio enquanto a bolsa do manguito é inflada. A pressão irá bloquear o fluxo sanguíneo na artéria braquial, causando a interrupção do pulso radial.)
- A pressão deve ser lentamente liberada em uma frequência de 2 mmHg por segundo ou batimento cardíaco. Entretanto, não a libere de forma mais lenta do que esta, pois isto poderá ocasionar dor e também elevar a pressão arterial.
- Conforme a pressão é liberada, os sons da pressão sanguínea (*sons de Korotkoff*) tornam-se audíveis e passam por diversas fases. A fase 1 (pressão sistólica) é marcada pelo surgimento de sons súbitos e fortes, que aumentam em intensidade de forma gradual. Eles representam a pressão arterial quando o coração está se contraindo.
- A pressão arterial sistólica real não pode ser obtida a não ser que os sons de Korotkoff sejam relativamente nítidos. Os sons de Korotkoff podem ser amplificados solicitando-se ao indivíduo examinado que abra e aperte o punho 5 ou 6 vezes enquanto o braço se encontra elevado e, então, repita o procedimento.
- Para se obter a pressão arterial diastólica, devem-se seguir as seguintes regras:

Em repouso. A pressão diastólica equivale ao desaparecimento do pulso radial (também chamado de quinto som).

Durante o teste de exercícios. Em alguns casos, o desaparecimento do pulso radial cai até chegar a zero. Portanto, o ponto onde os sons tornam-se abruptamente abafados (quarta fase) deverá ser utilizado para obter a pressão arterial diastólica.

Pressão arterial durante o exercício

A pressão arterial deve ser tomada pelo menos a cada três minutos durante um teste de exercícios em esteira ou bicicleta (ver Fig. 4.4).

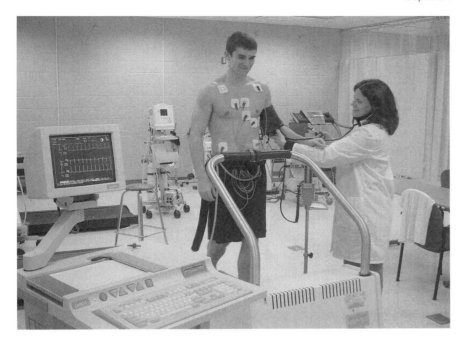

Figura 4.4 A determinação da pressão arterial durante o exercício é uma técnica difícil e requer experiência considerável. A audição dos sons de Korotkoff se torna mais fácil evitando-se o contato e o atrito dos tubos com o indivíduo ou a esteira. O diafragma do estetoscópio deve ser atado ao braço do indivíduo. O manômetro deve estar na altura do coração do examinado.

Diversos princípios importantes devem ser seguidos ao se realizar leituras da pressão arterial durante exercícios:[15,16]

- Caso os estágios do exercício sejam de três minutos de duração (p. ex., no protocolo de esteira ergométrica de Bruce), as leituras da pressão arterial devem ser realizadas a 2 minutos e 15 segundos em cada estágio. O manguito deve estar atado ao paciente durante todo o teste, mas a bomba inflável deve ser removida entre as leituras.
- É recomendável permanecer em um banco e solicitar ao paciente que levante o braço até a altura do coração enquanto você o apoia. O braço do indivíduo deverá estar relaxado e não deve estar segurando a esteira ou o guidão da bicicleta. Caso esteja usando um esfigmomanômetro de coluna de mercúrio, a coluna deverá ser elevada até a altura do coração do indivíduo.
- Determinar a pressão arterial durante o exercício pode ser difícil por causa do barulho. É recomendado que a pressão do manguito seja rapidamente elevada até que o pulso radial desapareça e, em seguida, como a frequência cardíaca é maior do que em repouso, deixar que a pressão do manguito caia 5 a 6 mmHg por segundo. Procure se concentrar apenas no pulso radial por intermédio do estetoscópio, evitando o atrito dos diversos tubos contra outros objetos. Mantenha o barulho ambiente na sala de testes em um nível mínimo. Caso não consiga ouvir o som do pulso, pode ser necessário interromper o teste por 15 segundos para uma determinação rápida da pressão arterial.
- Durante o esforço, a leitura diastólica permanece basicamente inalterada em relação à diastólica em repouso, ao passo que a sistólica se eleva de maneira linear conforme a carga é aumentada (ver Fig. 4.5).
- Os picos de pressão arterial durante o exercício variam de acordo com o sexo e a idade (ver Fig. 4.6).[17]

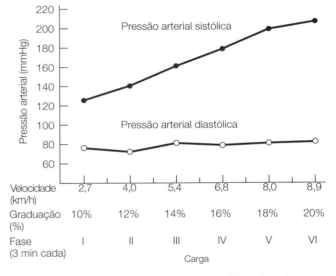

Figura 4.5 Padrão das pressões arteriais sistólica e diastólica durante teste de esforço progressivo.

- Caso a pressão sistólica aumente para mais de 260 mmHg ou a diastólica aumente para mais de 115 mmHg, o teste deve ser finalizado.[1,18] O teste também deve ser interrompido se, com o aumento da carga, a pressão arterial sistólica cair ≥ 10 mmHg em relação ao estado inicial.
- Durante a recuperação, a pressão arterial deve ser tomada a cada 2 ou 3 minutos.

Frequência cardíaca em repouso

A frequência cardíaca em repouso pode ser obtida por meio de *auscultação* (utilizando-se a campânula do estetoscópio), *palpação* (sentindo o pulso com seus dedos) ou registros de ECG. Ao se determinar a frequência cardíaca por auscultação, a cam-

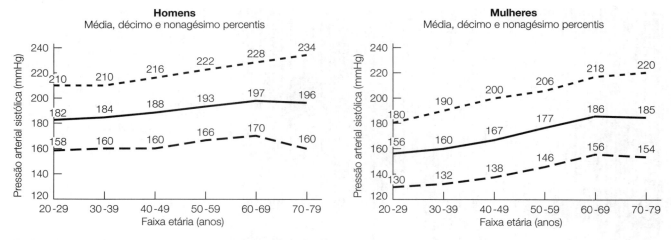

Figura 4.6 Os picos de pressão arterial durante o exercício são mais altos entre homens do que entre mulheres, e aumentam com o avanço da idade. Os dados são de 7.863 homens e 2.406 mulheres aparentemente saudáveis (teste máximo de esteira de Bruce).
Fonte: Daida H, et al. *Mayo Clin Proc* 71:445-452, 1996.

pânula do estetoscópio deve ser posicionada à esquerda do esterno, um pouco acima da altura do mamilo. Os batimentos cardíacos podem ser contados por 30 segundos e, então, multiplicados por 2 para se obter os batimentos por minuto (bpm).

Ao se utilizar técnicas de palpação, recomenda-se a determinação do pulso em repouso, na artéria radial (aspecto lateral da borda medial do punho, alinhada à base do polegar) (ver Fig. 4.3). Devem ser utilizadas as extremidades dos dedos médio e indicador (e não do polegar, que possui pulso próprio). Inicie a cronometragem simultaneamente ao batimento do pulso. Conte zero ao primeiro batimento. Continue a contagem por 30 segundos e, em seguida, multiplique por 2 para obter o total de batimentos cardíacos por minuto. Ver Atividade de Condicionamento Físico 4.3 ao final deste capítulo.

Durante o exercício, é mais fácil palpar a artéria carótida, pois ela é maior do que a radial (ver Fig. 4.3). Ao palpar a carótida (no pescoço, imediatamente lateral à laringe), não se deve aplicar forte compressão, pois os receptores de pressão (barorreceptores) nas artérias da carótida podem detectar a pressão e causar um atraso no reflexo da frequência cardíaca.

A frequência cardíaca é uma variável que oscila muito e de modo muito fácil, em razão dos mesmos fatores que influenciam a pressão arterial. A frequência cardíaca em repouso é mais bem determinada assim que o paciente acorda; a média é calculada a partir de mensurações realizadas em pelo menos três manhãs distintas. Frequências cardíacas mais baixas são normalmente (mas nem sempre) indicativas de um coração condicionado pelo treinamento de exercícios, um coração capaz de bombear mais sangue a cada batimento (com maior volume sistólico) e, portanto, que necessita de um menor número de batimentos (ver Apêndice A, Tab. 21). De maneira similar, a frequência cardíaca em repouso normalmente cai com a pratica regular de exercícios, diminuindo cerca de um batimento a cada 1 ou 2 semanas das primeiras 10 a 20 semanas do programa. Alguns dos melhores atletas de resistência do mundo possuem frequências cardíacas em repouso que chegam a níveis tão baixos como 30 a 45 bpm. Por exemplo, Miguel Indurain, um dos melhores ciclistas da história, possuía uma frequência cardíaca em repouso de 28 bpm. As mulheres têm frequências de pulso em repouso ligeiramente mais altas que os homens; a idade, por sua vez, parece exercer pouco efeito.[19] As frequências de pulso em repouso são também ligeiramente mais altas na primavera e no inverno do que no outono e no verão e maiores em fumantes do que em não fumantes.

Frequência cardíaca durante o exercício

A melhor maneira de se determinar a frequência cardíaca durante o exercício é por meio de um eletrocardiograma (ECG), um registro da atividade elétrica do coração. Diversos métodos são empregados:

- Utilizando uma régua de frequência cardíaca, conte 2 ou 3 ondas R (dependendo da régua) a partir da seta de referência, e então faça a leitura da frequência cardíaca (ver Fig. 4.7).
- Contando o número de quadrados grandes entre as ondas R e dividindo 300 por esse valor (p. ex., se houver dois grandes quadrados entre as ondas R, a frequência cardíaca é então de 300/2, ou 150 bpm).
- Contando o número de milímetros entre quatro ondas R e dividindo de 6.000 (p. ex., se 40 mm separarem quatro ondas R, a frequência cardíaca é de 6.000/40 ou 150 bpm).

A Figura 4.8 apresenta uma maneira de se praticar a determinação da frequência cardíaca com o ECG.

Um outro método envolve a auscultação com estetoscópio. O manguito de pressão arterial é inflado, mensura-se a pressão arterial sistólica e, em seguida, o meio termo entre as pressões arteriais sistólica e diastólica (normalmente por volta de 100 a 110 mmHg), interrompe-se a liberação da pressão e conta-se o pulso com um estetoscópio durante dez segundos (muitas vezes, os sons do pulso são muito altos quando esse método é utilizado). A pressão pode ser então liberada para se determinar a pressão arterial diastólica.

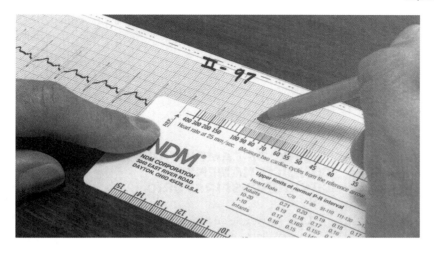

Figura 4.7 A frequência cardíaca pode ser determinada por meio de um registro de ECG analisado com uma régua de frequência cardíaca. Com esse instrumento, a variável é determinada pela leitura da régua após a contagem de dois ciclos de frequência cardíaca à direita da seta de referência.

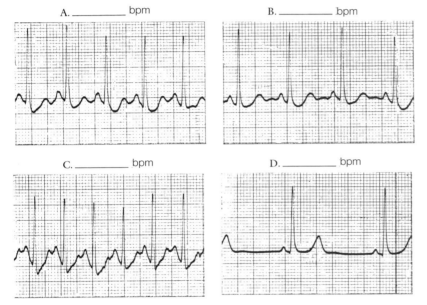

Método rápido – Número de quadrados entre ondas R dividido por 300 dá a frequência por minuto.
Uso da régua – Lembre-se de contar o número exato de ondas R a partir da seta de referência.

Figura 4.8 Utilize este formulário para praticar a determinação da frequência cardíaca a partir de faixas de registro de ECG. Pratique cada um dos três métodos descritos neste capítulo (régua de ECG, método do quadrado grande, método dos quatro R).

Diversos tipos de aparelhos para mensuração da frequência cardíaca vêm sendo desenvolvidos. Os monitores de frequência cardíaca que utilizam eletrodos no peito são bastante precisos, estáveis e funcionais. Um aparelho de telemetria com eletrodos permanentes é preso no peito, com o sinal da frequência cardíaca enviado a um receptor usado no punho. A variável e o tempo transcorrido são exibidos (sendo aquela atualizada a cada 5 segundos). Os monitores de frequência cardíaca que utilizam células fotoelétricas para mensurar a opacidade do fluxo sanguíneo (na extremidade dos dedos ou no lóbulo da orelha) não são recomendados.

EQUAÇÕES DE PREDIÇÃO DO $\dot{V}O_{2MÁX}$ SEM EXERCÍCIOS

A mensuração direta de $\dot{V}O_{2máx}$ com sistemas metabólicos computadorizados é o mais confiável e válido marcador de condicionamento cardiorrespiratório. Entretanto, o tempo, o custo e a supervisão técnica necessários tornam as mensurações laboratoriais de $\dot{V}O_{2máx}$ impraticáveis para grandes populações envolvidas em estudos epidemiológicos de exercícios e doenças. Diversos pesquisadores desenvolveram equações de regressão que predizem o $\dot{V}O_{2máx}$ por meio de variáveis de testes sem exercícios, como idade, sexo, composição corporal e nível de atividade física.[20-25] Ainda que tais equações de predição não sejam tão precisas quanto testes laboratoriais de $\dot{V}O_{2máx}$, elas possibilitam aos pesquisadores classificar de um modo geral o condicionamento respiratório de cada indivíduo como fraco, médio ou bom.

Uma das equações de predição de $\dot{V}O_{2máx}$ sem exercícios mais comumente utilizada foi criada por pesquisadores da Universidade de Houston, utilizando idade, nível de atividade física e percentual de gordura corporal ou índice de massa corporal (IMC).[20] Ver Atividade de Condicionamento Físico 4.5 no final deste capítulo. A equação com o percentual de

84 Parte II Avaliações e Testes

gordura corporal é ligeiramente mais precisa do que a equação com o IMC. A atividade física é classificada a partir dos hábitos de exercício do indivíduo, utilizando-se o código a seguir:

1. Não participa regularmente de atividades recreativas, esportivas ou físicas programadas:

   0 pontos: Evita andar a pé ou exercitar-se (p. ex., utiliza sempre elevadores, vai de carro sempre que possível em vez de caminhar)

   1 ponto: Caminha por prazer, utiliza escadas de forma rotineira, pratica exercícios ocasionalmente de maneira suficiente para causar respiração ou suor intensos

2. Participa regularmente de recreação ou trabalho que requer atividade física moderada, como golfe, hipismo, calistênicos, ginástica, tênis de mesa, boliche, levantamento de pesos ou trabalhos domésticos:

   2 pontos: 10 a 60 minutos por semana

   3 pontos: Mais de uma hora por semana

3. Pratica regularmente exercícios físicos intensos (tais como corrida ou *jogging*, natação, ciclismo, remo, pular corda, correr no lugar) ou atividades aeróbias do tipo vigoroso (como tênis, basquete ou handebol).

   4 pontos: Corre menos de 1,5 km ou gasta menos de 30 minutos por semana em atividades físicas semelhantes

   5 pontos: Corre de 1,5 a 8 km ou gasta de 30 a 60 minutos por semana em atividades físicas semelhantes

   6 pontos: Corre de 8 a 16 km ou gasta entre 1 e 3 horas por semana em atividades físicas semelhantes

   7 pontos: Corre mais de 16 km ou gasta mais de 3 horas por semana em atividades físicas semelhantes

O fator de atividade física (FAF) é utilizado nas equações a seguir para estimar o $\dot{V}O_{2máx}$ em mL.kg^{-1}.min^{-1}:[20]

- Modelo % de gordura

  (r = 0,81, EPE = 5,35 mL.kg^{-1}.min^{-1})*

  $\dot{V}O_{2máx}$ em mL.kg^{-1}.min^{-1} = 50,513 + 1,589 (FAF)

  $$-0,289 \text{ (idade)} -0,552 \text{ (\% gordura)}$$
  $$+5,863 \text{ (sexo)}$$

  [sexo = 0 para mulheres, 1 para homens]

- Modelo IMC

  (r = 0,783, EPE = 5,70 mL.kg^{-1}.min^{-1})

  $\dot{V}O_{2máx}$ em mL.kg^{-1}.min^{-1} = 56,363 + 1,921 (FAF)

  $$-0,381 \text{ (idade)}$$
  $$-0,754 \text{ (IMC)}$$
  $$+10,987 \text{ (sexo)}$$

  [sexo = 0 para mulheres, 1 para homens]

---

*r = coeficiente de correlação

EPE = erro padrão de estimativa

Por exemplo, o $\dot{V}O_{2máx}$ estimado para uma mulher de 45 anos com 25% de gordura corporal e fator de atividade física igual a 5 seria:

$$\dot{V}O_{2máx} = 50,513 + (1,589 \times 5) - (0,289 \times 45)$$
$$- (0,552 \times 25) + (5,863 \times 0)$$
$$= 31,7 \text{ mL.kg}^{-1}.\text{min}^{-1}$$

TESTES DE CAMPO PARA O CONDICIONAMENTO CARDIORRESPIRATÓRIO

Uma variedade de testes de desempenho, tais como testes de resistência máxima em pista, foram desenvolvidos e validados para testar grandes grupos em situações de campo.[26-41] Estes testes são práticos, baratos, menos demorados do que testes laboratoriais, de fácil administração para grandes grupos e bastante precisos quando conduzidos de maneira adequada. Embora testes de ciclismo em ambiente aberto e de natação na piscina tenham sido criados para se estimar o $\dot{V}O_{2máx}$, eles não aparentam ser tão válidos quanto os testes de corrida.[30-32]

Os testes de resistência de corrida devem ser de 1 milha (1,6 km) ou mais para se testar o sistema aeróbio. Para facilitar sua administração, são mais utilizadas as corridas de 1 milha e 1,5 milha (2,4 km). Diversos testes de tempo definido, tais como o teste de 12 minutos, são de difícil administração, pois a determinação exata da distância é problemática. Com testes de 1 milha ou 1,5 milha, os indivíduos testados correm a distância definida em volta de uma pista (ou um percurso medido de forma exata) enquanto seus tempos são mensurados (ver Fig. 4.9). O objetivo é percorrer a distância no menor tempo possível.[26] O esforço deve ser máximo e realizado apenas por pessoas devidamente motivadas e com experiência em corridas.

O teste de 1 milha é utilizado em diversas baterias de testes de condicionamento (ver Cap. 3). As normas são encontradas no Apêndice A (Tabs. 9, 10, 17, 18, 20). Pesquisadores da Universidade da Geórgia desenvolveram uma equação generalizada para predição de $\dot{V}O_{2máx}$ em mL.kg^{-1}.min^{-1} para homens e mulheres entre 8 e 25 anos de idade.[26] A equação é baseada em uma amostra total de 490 homens e 263 mulheres e possui um erro padrão de estimativa de 4,8 mL.kg^{-1}.min^{-1}, o que lhe dá uma precisão tão boa quanto a maior parte dos demais métodos para estimar o $\dot{V}O_{2máx}$ em crianças e adultos (se não melhor). A equação de regressão para prognóstico do $\dot{V}O_{2máx}$ do tempo (t) de corrida de 1 milha é:

$$\dot{V}O_{2máx} \text{ (mL.kg}^{-1}.\text{min}^{-1})$$
$$= (-8,41 \times t) + (0,34 \times t^2)$$
$$+ (0,21 \times \text{idade} \times \text{sexo}) - (0,84 \times \text{IMC}) + 108,94$$

[t = tempo de corrida de 1 milha em minutos; sexo = 0 para mulheres, 1 para homens; IMC = índice de massa corporal, kg/m^2]

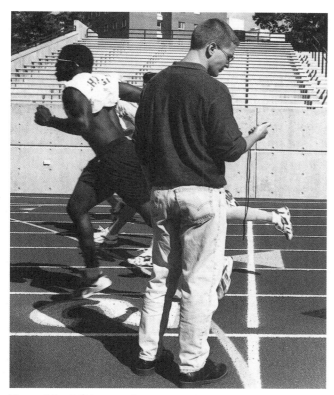

Figura 4.9 O $\dot{V}O_{2máx}$ pode ser estimado de maneira bastante precisa a partir do tempo que o indivíduo leva para correr 1 milha o mais rápido possível. Esse teste é recomendado apenas para pessoas aparentemente saudáveis e acostumadas a correr.

Por exemplo, se um adolescente de 15 anos é capaz de correr 1 milha em 6,5 minutos e tiver um IMC de 21, a equação estimaria um $\dot{V}O_{2máx}$ de 54,2 mL.kg^{-1}.min^{-1}:

$$(-8,41 \times 6,5) + (0,34 \times 6,5^2)$$
$$+(0,21 \times 15 \times 1) - (0,84 \times 21) + 108,94$$
$$= 54,2 \text{ mL.kg}^{-1}.\text{min}^{-1}$$

Dados normativos para o teste de 1,5 milha são encontrados na Tabela 4.3 e no Apêndice A, Tabela 23. O $\dot{V}O_{2máx}$ pode ser estimado a partir do teste de 1,5 milha para estudantes universitários utilizando-se a seguinte equação:[28]

$\dot{V}O_{2máx}$ (mL.kg^{-1}.min^{-1})
$$= 88,02 (3,716 \times \text{sexo})$$
$$- (0,1656 \times \text{kg}) - (2,767 \times \text{tempo})$$

[sexo = 0 para mulheres, 1 para homens; kg = peso corporal; tempo = tempo total de corrida em minutos]

Por exemplo, se um homem de 70 kg é capaz de correr 1,5 milha em 9 minutos, seu $\dot{V}O_{2máx}$ estimado seria:

55,2 mL.kg^{-1}.min^{-1} = [88,02 + (3,716 × 1)
$$- (0,1656 \times 70) - (2,767 \times 9)$$

Também foram criadas equações para predizer o $\dot{V}O_{2máx}$ a partir da capacidade de correr outras distâncias em velocidade máxima.[35] A Tabela 4.4 apresenta um resumo dessas

TABELA 4.3 Normas para o teste de corrida de 1,5 milha (para pessoas entre 17 e 35 anos de idade)

Categoria de condicionamento	Tempo (idade entre 17 e 25)	Tempo (idade entre 26 e 35)
Superior		
Homens	< 8m30s	< 9m30s
Mulheres	< 10m30s	< 11m30s
Excelente		
Homens	8m30s-9m29s	9m30s-10m29s
Mulheres	10m30s-11m49s	11m30s-12m49s
Bom		
Homens	9m30s-10m29s	10m30s-11m29s
Mulheres	11m50s-13m09s	12m50s-14m09s
Moderado		
Homens	10m30s-11m29s	11m30s-12m29s
Mulheres	13m10s-14m29s	14m10s-15m29s
Razoável		
Homens	11m30s-12m29s	12m30s-13m29s
Mulheres	14m30s-15m49s	15m30s-16m49s
Fraco		
Homens	> 12m20s	> 13m29s
Mulheres	> 15m49s	> 16m49s

Observação: Antes de realizar esse teste de corrida, é bastante recomendado que o estudante ou indivíduo esteja "moderadamente condicionado". Pessoas sedentárias devem primeiro iniciar um programa de exercícios e gradualmente chegar até 20 minutos de corrida, três dias por semana, antes de realizar o teste.

Fonte: Draper DO, Jones GL. The 1.5 mile run revisited — An update in women's times. JOPERD, setembro, 1990, 78-80. Reimpresso sob permissão. JOPERD é uma publicação da American Alliance for Health, Physical Education, Recreation and Dance, 1990 Association Drive, Reston, Virgínia, 20191.

equações para diversas distâncias de corrida. Note que as correlações de valores calculados de $\dot{V}O_{2máx}$ com o $\dot{V}O_{2máx}$ real mensurado são bastante altas (0,88 a 0,98).

Tais equações supõem que a pessoa que está sendo testada correu a distância em uma velocidade máxima. A velocidade média de corrida é computada em quilômetros por hora (km/h) e a equação é utilizada para calcular o $\dot{V}O_{2máx}$ em METs.

Um *MET* equivale ao consumo de oxigênio em repouso de um indivíduo comum, que é igual a 3,5 mL.kg^{-1}.min^{-1}. Para se obter o $\dot{V}O_{2máx}$, o número de METs é multiplicado por 3,5 mL.kg^{-1}.min^{-1} (ver o exemplo na Tab. 4.4).

A Tabela 4.5 resume os cálculos das equações da Tabela 4.4. Relações equivalentes entre o $\dot{V}O_{2máx}$ e o desempenho de corrida em distâncias que vão desde 1,5 a 42,195 km (maratona) são fornecidas. Note, por exemplo, que correr uma milha em 6m01s requer o mesmo $\dot{V}O_{2máx}$ (56 mL.kg^{-1}.min^{-1}) do que correr 5 km em 21m23s, 10 km em 46m17s ou uma maratona em 3h49m28s.

Os testes de resistência máxima de corrida são apenas para os indivíduos saudáveis (da categoria "aparentemente saudáveis" do ACSM). Cooper sugere que o teste de 1,5 milha não deve ser realizado a não ser que a pessoa já seja capaz de correr em *jogging* sem parar por 15 minutos.[32] Além disso, sempre deverá haver um aquecimento adequado com *jogging* leve e calistênicos. Após o teste, deve ser realizado

86 Parte II Avaliações e Testes

TABELA 4.4 Estimativa do $\dot{V}O_{2máx}$ a partir de corrida em velocidade média durante uma prova

Distância da prova (km)	Equação para cálculo do $\dot{V}O_{2máx}$	Correlação
1,5	METs = 2,4388 + (0,8343 × km/h)	0,95
1,6093 (uma milha)	METs = 2,5043 + (0,8400 × km/h)	0,95
3	METs = 2,9226 + (0,8900 × km/h)	0,98
5	METs = 3,1747 + (0,9139 × km/h)	0,98
10	METs = 4,7226 + (0,8698 × km/h)	0,88
42,195 (maratona)	METs = 6,9021 + (0,8246 × km/h)	0,85

Observação: km/h = velocidade média de prova na competição em quilômetros por hora. 1 MET = 3,5 mL.kg^{-1}.min^{-1}. Para se calcular a potência de oxigênio total, multiplique o número de METs por 3,5 mL.kg^{-1}.min^{-1}. Por exemplo, se você é capaz de correr uma prova de 5 km em 18min30s (que equivale a uma velocidade de 16,2 km/h, calculada multiplicando-se o número de quilômetros da prova por 60 e, então, dividindo esse valor pelo tempo da prova em forma decimal [5 x 60]/18,5 = 16,2 km/h), utilizando a equação anterior, $\dot{V}O_{2máx}$ em METs é igual a:

$$\text{METs} = 3,1747 + (0,9139 \times 16,2) = 18 \text{ METs}$$

$\dot{V}O_{2máx}$ em mL.kg^{-1}.min^{-1} = 18 METs × 3,5 mL.kg^{-1}.min^{-1} = 63 mL.kg^{-1}.min^{-1}

Fonte: Tokmakidis SP, Léger L, Mercier D, Péronnet F, Thibault G. New approaches to predict $\dot{V}O_{2max}$ and endurance from running performance. *J Sports Med* 27:401-409, 1987.

TABELA 4.5 Desempenhos equivalentes para distâncias variadas

$\dot{V}O_{2máx}$ (mL.kg^{-1}.min^{-1})	Tempo de desempenho em distâncias variadas (h:min:s)				
	1,5 km	1 milha	5 km	10 km	42,2 km
28	13:30	14:46	56:49	2:39:14	31:41:25
31,5	11:27	12:29	47:04	2:02:00	16:35:05
35	9:56	10:49	40:10	1:38:53	11:13:52
38,5	8:46	9:33	35:02	1:23:08	8:29:26
42	7:51	8:33	31:04	1:11:43	6:49:30
45,5	7:07	7:44	27:54	1:03:03	5:42:21
49	6:30	7:03	25:20	0:56:15	4:54:07
52,5	5:59	6:29	23:11	0:50:47	4:17:48
56	5:32	6:01	21:23	0:46:17	3:49:28
59,5	5:09	5:36	19:50	0:42:30	3:26:44
63	4:50	5:14	18:30	0:39:33	3:08:06
66,5	4:32	4:55	17:20	0:36:33	2:52:34
70	4:17	4:38	16:18	0:34:10	2:39:23
73,5	4:03	4:23	15:23	0:32:12	2:28:05
77	3:50	4:09	14:34	0:30:12	2:18:16
80,5	3:39	3:57	13:50	0:28:33	2:09:41
84	3:29	3:46	13:10	0:27:04	2:02:06
87,5	3:20	3:36	12:34	0:25:44	1:55:21

Fonte: Tokmakidis S, Leger L. Mercier D, Péronnet F, Thibault G. New approaches to predict $\dot{V}O_{2max}$ and endurance from running performance. *J Sport Med* 27:401-409, 1 987.

um "desaquecimento", ou "resfriamento", suficiente, com vários minutos de caminhada, seguidos por exercícios de flexibilidade.

Há também um teste de caminhada de 1 milha usado para avaliar uma grande variedade de pessoas.[37] Caminhar é mais seguro do que correr e mais facilmente executado pela maioria das pessoas. Trezentos e quarenta e três homens e mulheres, de 30 a 69 anos de idade, foram testados utilizando-se um teste de caminhada de 1 milha. Eles caminharam essa distância na maior velocidade possível, realizando o teste no mínimo duas vezes, enquanto as suas frequências cardíacas eram monitoradas. A seguir, foram submetidos a um teste de $\dot{V}O_{2máx}$ na esteira, e os resultados da caminhada

de 1 milha tiveram uma correlação bastante significativa com o $\dot{V}O_2$ real mensurado ($r = 0,93$).

A seguinte equação foi desenvolvida para determinar o $\dot{V}O_{2máx}$ a partir dos resultados do teste de caminhada de 1 milha:[37]

$\dot{V}O_{2máx}$ (L.min^{-1})

$= 6,9652 + (0,0091 \text{ x peso corporal, lb})$

$- (0,0257 \times \text{idade}) + (0,5955 \times \text{sexo})$

$- (0,2240 \times \text{tempo da milha caminhada em minutos})$

$- (0,0115 \times \text{frequência cardíaca final})$

Por exemplo, se um indivíduo do sexo masculino pesa 67,5 kg (150 lbs), tem 30 anos de idade e é capaz de caminhar 1 milha em 12 minutos com uma frequência cardíaca final de 120 batimentos.min^{-1} (sexo, 1 = homens, 0 = mulheres):

$$\dot{V}O_{2máx} = 6,9652 + (0,0091 \times 150\ lb) - (0,0257 \times 30)$$
$$+ (0,5955 \times 1) - (0,2240 \times 12\ min)$$
$$- (0,0115 \times 120\ bpm)$$
$$= 4,09\ litros\ de\ oxigênio\ por\ minuto\ (L.min^{-1})$$

Para mudar as unidades de $\dot{V}O_{2máx}$ de peso corporal de litros por minutos para milímetros por quilograma de peso corporal (a fim de utilizar tabelas de classificação de condicionamento), primeiro multiplique 4,09 L.min^{-1} por 1.000 para obter os milímetros (4,09 L.min^{-1} x 1.000 = 4.090 mL.min^{-1}). Em seguida, divida o peso corporal (lb) por 2,2046 para obter quilogramas (150 lb / 2,2046 lb / kg = 68,04 kg). Na sequência, divida o $\dot{V}O_{2máx}$ pelo peso corporal (4.090 mL.min^{-1} / 68,04 kg = 60,1 mL.kg^{-1}.min^{-1}). Utilizando as normas de $\dot{V}O_{2máx}$ do Apêndice A (Tab. 24), o condicionamento cardiorrespiratório desse homem de 30 anos seria classificado como "atlético". A equação de 1 milha original vem sendo adaptada para estudantes universitários, porque o $\dot{V}O_{2máx}$ é superestimado entre 16 e 23%.[34] A seguinte equação é recomendada para estudantes universitários (ver Atividade de Condicionamento Físico 4.6 ao final deste capítulo):

$\dot{V}O_{2máx}$ mL.kg^{-1}.min^{-1} = 88,768 + (8,892 $\times$ sexo, em que M = 1 e F = 0) − (0,0957 $\times$ peso em libras) − (1,4537 $\times$ tempo da caminhada em minutos) − (0,1194 x frequência cardíaca final).

Por exemplo, uma estudante que pesa 58 kg (128 lb) e é capaz de caminhar 1 milha em 13 minutos com uma frequência cardíaca final de 133 bpm teria este $\dot{V}O_{2máx}$ estimado:

$$\dot{V}O_{2máx} = 88,768 + (8,892 \times 0) - (0,0957 \times 128) -$$
$$(1,4537 \times 13,0) - (0,1194 \times 133) = 41,7\ mL.kg^{-1}.min^{-1}$$

O teste de caminhada de 1 milha provou ser válido para indivíduos da terceira idade caso eles estejam habituados a caminhar.[41,42] Este teste pode ser administrado ao ar livre, em uma pista, ou em ambiente fechado, em uma esteira, e proporcionará resultados semelhantes.[38]

Um teste de *jogging* de 1 milha foi desenvolvido para estudantes universitários.[28] Embora a corrida de 1 milha costume ser usada para mensurar o condicionamento cardiorrespiratório em ambientes universitários, há considerável insatisfação em relação ao teste porque os estudantes não gostam do realizar o esforço máximo exigido. No teste de *jogging* de 1 milha, os próprios estudantes escolhem um ritmo constante e confortável (o tempo por milha total recomendado é superior a oito minutos para homens e nove minutos para mulheres, com uma frequência cardíaca máxima menor que 180 bpm). Após ser percorrida a distância de 1 milha com uma corrida leve em um ritmo constante durante todo o período, o tempo e a frequência cardíaca finais são registrados, e o $\dot{V}O_{2máx}$ é estimado por meio da seguinte equação:[28]

$$\dot{V}O_{2máx}\ (mL.kg^{-1}.min^{-1})$$
$$= 100,5 + (8,344 \times sexo) - (0,1636 \times kg)$$
$$- (1,438 \times tempo) - (0,1928 \times bpm)$$

[sexo = 0 para mulheres, 1 para homens; kg = peso corporal; tempo = tempo da corrida leve de 1 milha; bpm = frequência cardíaca final]

Por exemplo, se uma estudante universitária que pesa 60 kg correr lentamente a distância de 1 milha em 10 minutos com uma frequência cardíaca final de 150 bpm, seu $\dot{V}O_{2máx}$ seria:

$$47,4\ mL.kg^{-1}.min^{-1} = [100,5 + (8,344 \times 0)$$
$$- (0,1636 \times 60) - (1,438 \times 10)$$
$$- (0,1928 \times 150)]$$

Utilizando a Tabela 24 do Apêndice A, o nível de condicionamento dessa estudante seria classificado como "bom". Essa fórmula provou ter alta correlação ($r = 0,87$) com a mensuração direta do $\dot{V}O_{2máx}$.

TESTES LABORATORIAIS SUBMÁXIMOS

Durante testes submáximos, são mensuradas respostas fisiológicas (geralmente a frequência cardíaca) ao exercício. A carga normalmente é fixa – por exemplo, uma velocidade específica na esteira, um ritmo e uma sobrecarga fixos em uma *bicicleta ergométrica* (que mensure a quantidade de trabalho executado) ou um ritmo constante de subidas e descidas e uma altura fixa do *step* no teste de degrau. Em geral, a frequência cardíaca é mensurada durante e ao final destes exercícios.

Por outro lado, a resposta fisiológica pode ser constante e o exercício exigido para obtê-la pode ser mensurado (p. ex., o trabalho exigido para atingir uma frequência cardíaca de 170 bpm). O raciocínio que fundamenta ambos os tipos de testes submáximos é o de que a pessoa com o $\dot{V}O_{2máx}$ mais alto é capaz de realizar uma determinada quantidade de exercícios com menor esforço (ou mais exercícios em uma frequência cardíaca específica).[43]

Os testes de exercícios submáximos levantam as seguintes hipóteses:[3,5,43-45]

1. Que existe uma relação linear entre frequência cardíaca, consumo de oxigênio e carga de trabalho

2. Que a frequência cardíaca máxima em uma determinada idade é uniforme

3. Que a eficiência mecânica (consumo de oxigênio em uma determinada carga) é a mesma para todas as pessoas

Essas hipóteses, porém, não são totalmente precisas e podem resultar em uma margem de erro de 10 a 20% na estimativa do $\dot{V}O_{2máx}$. A Figura 4.10 demonstra que, na maioria dos testes submáximos, as frequências cardíacas em cargas de trabalho submáximas são representadas em um diagrama e extrapoladas para um nível de frequência cardíaca máxima estimada e, em seguida, extrapoladas para um consumo médio de oxigênio. Essas somas podem resultar em erros substanciais.

A *frequência cardíaca máxima* é a frequência mais rápida que pode ser mensurada quando o indivíduo é levado a exaustão completa durante um teste de esforço progressivo. Uma fórmula foi desenvolvida para representar a média da frequência cardíaca máxima em humanos:

Frequência cardíaca máxima = 220 − idade

No entanto, a frequência cardíaca máxima varia consideravelmente entre pessoas diferentes da mesma idade (um desvio padrão é ± 12 bpm, o que significa que dois terços da população apresenta uma variação média, para mais ou para menos, de 12 batimentos cardíacos em relação à média) (ver outras equações utilizadas para estimar a frequência cardíaca máxima no Cap. 8). Se a linha que liga as frequências cardíacas submáximas for extrapolada para um nível de frequência cardíaca média que for de fato 12 batimentos abaixo da real frequência cardíaca máxima em um indivíduo, a extrapolação final para carga e o consumo de oxigênio estimado irá subestimar o verdadeiro condicionamento cardiorrespiratório do indivíduo (ver Fig. 4.10).

O consumo de oxigênio em uma determinada carga pode variar 15% entre pessoas diferentes.[44,45] Em outras palavras, elas apresentam variações no que concerne à quantidade de oxigênio que necessitam para executar a carga de trabalho de um determinado exercício. Algumas são mais eficientes do que outras e, desta forma, o consumo médio de oxigênio associado a uma determinada carga pode ser significativamente diferente de uma pessoa para outra.

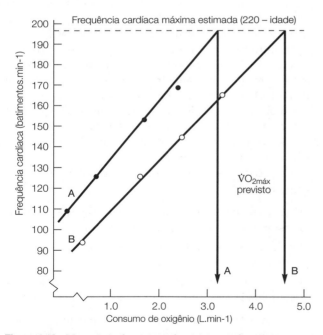

Figura 4.10 Na maioria dos testes submáximos, as frequências cardíacas em cargas submáximas são marcadas em um gráfico (A ou B), então extrapoladas para um nível de frequência cardíaca máxima estimada e, em seguida, novamente extrapoladas para uma carga de trabalho que tenha sido relacionada a um consumo médio de oxigênio. Essas extrapolações podem resultar em erros significativos.
Fonte: McArdle WO, Katch FI, Katch VL. *Exercise Physiology: Emergy, Nutrition, and Human Performance*. Filadélfia. Lea & Febiger, 1991.

Por estas razões, a predição do $\dot{V}O_{2máx}$ por meio de testes de estresse submáximo tende a ser superestimada para os indivíduos muito treinados (que respondem com uma frequência cardíaca baixa a uma determinada carga de trabalho e são mecanicamente eficientes) e subestimadas para os não treinados (que têm uma frequência cardíaca alta para uma determinada carga de trabalho e são mecanicamente ineficazes).

Apesar disso, os testes de exercícios submáximos têm uma importância na determinação do condicionamento cardiorrespiratório.[1,43] Em ocasiões em que é preciso testar grandes populações, o tempo, o equipamento e a habilidade necessários para mensurar o $\dot{V}O_{2máx}$ são exorbitantes. A mensuração de $\dot{V}O_{2máx}$ por meio de testes máximos requer um esforço físico total. Para algumas pessoas, este esforço pode ser perigoso e, no mínimo com frequência, exige supervisão e avaliação médica. Além disso, os testes máximos, definitivamente a maneira mais precisa de se determinar o nível de condicionamento, demandam um alto nível de motivação. Os testes de exercícios submáximos, mesmo que não sejam tão válidos, ainda assim são capazes de traçar um quadro relativamente preciso do nível de condicionamento sem os gastos, os riscos e o esforço intenso.

Testes de *step*

Antes da disseminação do uso de esteiras e bicicletas ergométricas para o teste de exercícios, os protocolos de teste máximo de *step* eram recomendados pela American Heart Association.[46,47] No entanto, eram necessários *steps* ajustáveis e o excessivo ato de subir e descer do *step* tornou extremamente difícil a mensuração da frequência cardíaca e da pressão arterial em indivíduos condicionados. O teste máximo de *step* representa um risco para algumas pessoas e deixou de ser um protocolo recomendado para a estimativa do condicionamento aeróbio. Contudo, protocolos de testes submáximos de degrau foram desenvolvidos para estimar o condicionamento aeróbio e o $\dot{V}O_{2máx}$, dentre os quais o Teste Canadense de Aptidão Física Aeróbia modificado (TCAFAm) e o teste de *step* do YMCA de três minutos são os empregados com mais frequência.

Teste Canadense de Aptidão Física Aeróbia modificado

O Teste Canadense de Aptidão Física Aeróbia modificado (TCAFAm) é uma maneira prática, consideravelmente precisa, barata e divertida de se determinar a resistência cardiorrespiratória.[48-52]

O teste original (TCAFA) foi criado na metade da década de 1970, quando o governo canadense sugeriu que vários cidadãos seriam motivados a aumentar sua prática habitual de exercícios se houvesse um teste de exercícios simples que indicasse seus níveis atuais de condicionamento físico.[49]

O TCAFA foi desenvolvido utilizando-se um *step* com dois degraus altos e amplos de 20 centímetros cada, como em uma escada de uso doméstico. Nesse teste, deve-se subir os degraus segundo um ritmo específico ao sexo e à idade, definido por uma fita cassete. O condicionamento é avaliado por meio da duração do teste e do pulso radial ou carotídeo verificado imediatamente após o exercício.

Desde a década de 1970, o TCAFA tem sido usado por milhões de pessoas em todo o mundo e as únicas complicações relatadas foram um número ínfimo de pequenos estiramentos musculares (causados por quedas) e raríssimos casos de vertigem ou perda temporária de consciência (em decorrência de condições preexistentes).[48,49] O teste tem sido bem recebido e vem atingindo seu objetivo principal de estimular o interesse por exercícios de resistência.

A utilização do TCAFA com um eletrocardiograma ou um monitor de frequência cardíaca no peito para determinar essa variável propicia uma maior aproximação do condicionamento aeróbio do que o teste de bicicleta de Astrand-Rhyming.[50] O TCAFAm administrado de maneira adequada, que registre a frequência cardíaca pós-exercício de modo preciso, oferece uma conveniente ferramenta submáxima para avaliar o condicionamento cardiorrespiratório, sobretudo em programas *fitness* em ambientes de trabalho. Com uma correlação relativamente alta com o consumo máximo de oxigênio mensurado de forma direta, o teste fornece um meio de avaliar de maneira precisa grandes populações sem equipamentos sofisticados.[48]

A Avaliação Canadense de Atividade Física, Aptidão e Estilo de Vida (ACAFAEV), que inclui todas as instruções sobre como administrar o TCAFA, além da fita cassete e de outros materiais *fitness*, pode ser obtida no site da Canadian Society for Exercise Physiology: *www.csep.ca*.

O TCAFAm é um teste de *step* modificado executado em dois degraus de 20 centímetros cada (ver Fig. 4.11). Com base na idade da pessoa testada, a fita de áudio é definida em um determinado ritmo de passada. O indivíduo, então, sobe e desce os degraus na frequência definida durante três minutos. A fita cassete dá instruções e sinalizações de tempo em relação a quando começar e parar o exercício e como mensurar a frequência cardíaca pós-exercício.

A Tabela 4.6a fornece a cadência de subida e descida para o TCAFA modificado.[52] Depois de ter escolhido um nível inicial de acordo com a faixa etária (Tab. 4.6b), o indivíduo sobe e desce os dois degraus por três minutos no ritmo da música ou do metrônomo, definido em uma cadência apropriada. A cadência é aumentada progressivamente até que se atinja uma frequência cardíaca final (85% da frequência cardíaca máxima prevista segundo a idade) ou ao término do nível 8. Note na Tabela 4.6a que um único degrau de 40 centímetros é utilizado nos níveis mais altos do exercício para propiciar uma intensidade adequada aos mais condicionados. Algumas pessoas necessitam de alguma orientação para se acostumar ao ritmo da batida. O procedimento de subir e descer do step duplo segue um formato de contagem até seis:

TABELA 4.6a Cadências de subida e descida para homens e mulheres executando o Teste Canadense de Aptidão Física Aeróbia modificado (TCAFAm)

Nível do exercício	Cadência (*steps*/min) Homens	Mulheres
1	66	66
2	84	84
3	102	102
4	114	114
5	132	120
6	144	132
7	118*	144
8	132*	118*

*Todos os níveis de exercício utilizam *steps* de dois degraus de 20 centímetros cada, exceto os níveis 7 e 8 para os homens e 8 para mulheres, que utilizam um único degrau de 40 centímetros. Os níveis de exercício de degrau duplo utilizam um ciclo de seis subidas e descidas, ao passo que nos níveis de *step* único há quatro subidas e descidas por ciclo.

TABELA 4.6b Níveis iniciais para realizar o TCAFAm para cada sexo e faixa etária[30]

Faixa etária (anos)	Nível inicial Homens	Mulheres
15 a 19	4	3
20 a 29	4	3
30 a 39	3	3
40 a 49	3	2
50 a 59	2	1
60 a 69	1	1

TABELA 4.6c Gasto de oxigênio em $mL \cdot kg^{-1} \cdot min^{-1}$ para os estágios do TCAFAm

Estágio	Homens	Mulheres
1	15,9	15,9
2	18,0	18,0
3	22,0	22,0
4	24,5	24,5
5	29,5	26,3
6	33,6	29,5
7	36,2	33,6
8	40,1	36,2

Fonte: The Canadian Physical Activity, Fitness & Lifestyle Approach: CSEP-Health & Fitness Program's Health-Related Appraisal and Counseling Strategy, 3ª edição © 2003. Reimpresso com permissão da Canadian Society for Exercise Physiology.

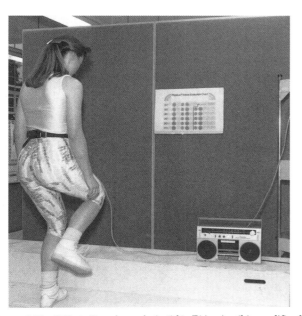

Figura 4.11 O Teste Canadense de Aptidão Física Aeróbia modificado é um teste de *step* realizado em dois degraus de 20 centímetros cada.

90 Parte II Avaliações e Testes

1. Pé direito no primeiro degrau
2. Pé esquerdo sobre o segundo degrau
3. Pé direito e pé esquerdo sobre o segundo degrau
4. Pé esquerdo desce para o primeiro degrau
5. Pé direto volta para o chão
6. Pé esquerdo volta para o chão com o pé direito

Para os níveis mais altos do exercício (7 e 8 para os homens e 8 para as mulheres) um ciclo de quatro passos é utilizado em um *step* de um só degrau de 40 centímetros.

O pulso é aferido imediatamente após cada nível de três minutos de exercício, enquanto o participante permanece imóvel. Se o pulso estiver baixo o bastante (menos de 85% da frequência cardíaca máxima), um novo exercício de três minutos de *step* é executado em uma cadência mais rápida, continuando o processo até que a frequência cardíaca final seja atingida.

O TCAFAm não deve ser realizado após uma grande refeição, após a prática de exercícios vigorosos, após o consumo de álcool, café ou tabaco, ou em salas quentes. Uma vez completado esse teste, deve-se estabelecer um escore de condicionamento aeróbio utilizando-se a seguinte equação:[52]

Escore de condicionamento aeróbio
$= 10[17,2 + (1,29 \times \text{gasto O}_2) - (0,09 \times \text{kg}) - (0,18 \times \text{idade})]$

O gasto de oxigênio para os diferentes estágios do TCAFAm é apresentado na Tabela 4.6c. Por exemplo, se um indivíduo do sexo masculino, com 35 anos, que pesa 70 kg inicia o teste no estágio 4 e completa os estágios 5, 6 e 7 (gasto de oxigênio de 36,2 L/min) antes de atingir sua frequência cardíaca final de 157 bpm (85% da frequência cardíaca máxima), então, seu escore de condicionamento aeróbio será:

Escore de condicionamento aeróbio
$= 10[17,2 + (1,29 \times 36,2) - (0,09 \times 70) - (0,18 \times 35)]$
$= 513$

A Tabela 4.7 apresenta um resumo do sistema de classificação utilizado pela ACAFAFEV para o TCAFAm.[52] Um escore de condicionamento aeróbio de 513 para um homem de 35 anos de idade é classificado como "excelente" (um nível de condicionamento aeróbio normalmente associado a benefícios de saúde ideais). O teste de step TCAFAm deverá ser interrompido se o indivíduo começar a sentir tonturas, vertigens, forte dor nas pernas, náuseas ou dor no peito ou se apresentar palidez facial.

Teste de step de 3 minutos do YMCA

A YMCA utiliza o teste de *step* de 3 minutos para o teste em massa de participantes (ver normas, Apêndice A, Tab. 22).[53]

O equipamento envolvido inclui um banco resistente com 30 centímetros de altura; um metrônomo ajustado em 96 bpm (quatro cliques do metrônomo equivalem a um ciclo, 1,2 para cima, 3,4 para baixo), que deve ser corretamente calibrado com um relógio de pulso; um cronômetro para os três minutos de exercício de *step* e para um minuto de recuperação; e, de preferência, um estetoscópio para contagem da frequência do pulso.[53]

TABELA 4.7 Zona de benefício à saúde a partir do escore de condicionamento aeróbio

Idade: 15 a 19

Faixa	Homens	Mulheres
Excelente	≥ 574	≥ 490
Muito bom	524-573	437-489
Bom	488-523	395-436
Razoável	436-487	368-394
Precisa melhorar	< 436	< 368

Idade: 20 a 29

Faixa	Homens	Mulheres
Excelente	≥ 556	≥ 472
Muito bom	506-555	420-471
Bom	472-505	378-419
Razoável	416-471	350-377
Precisa melhorar	< 416	< 350

Idade: 30 a 39

Faixa	Homens	Mulheres
Excelente	≥ 488	≥ 454
Muito bom	454-487	401-453
Bom	401-453	360-40
Razoável	337-400	330-359
Precisa melhorar	< 337	< 330

Idade: 40 a 49

Faixa	Homens	Mulheres
Excelente	≥ 470	≥ 400
Muito bom	427-469	351-399
Bom	355-426	319-350
Razoável	319-354	271-318
Precisa melhorar	< 319	< 271

Idade: 50 a 59

Faixa	Homens	Mulheres
Excelente	≥ 418	≥ 366
Muito bom	365-417	340-365
Bom	301-364	310-339
Razoável	260-300	246-309
Precisa melhorar	< 260	< 246

Idade: 60 a 69

Faixa	Homens	Mulheres
Excelente	≥ 384	≥ 358
Muito bom	328-383	328-357
Bom	287-383	296-357
Razoável	235-286	235-295
Precisa melhorar	< 235	< 235

Fonte: The Canadian Physical Activity, Fitness & Lifestyle Approach: CSEP-Health & Fitness Program's Health-Related Appraisal and Counseling Strategy, 3ª edição © 2003. Reimpresso com permissão da Canadian Society for Exercise Physiology.

É importante demonstrar primeiro a técnica de subida e descida do banco para a pessoa a ser testada (quatro contagens – pé direito sobre o banco no 1, pé esquerdo sobre o banco no 2, pé direito no chão no 3 e pé esquerdo no chão no 4). O examinado deverá ter certa prática preliminar e deverá estar bem descansado, sem ter praticado qualquer tipo de exercício prévio.

O teste envolve subir e descer em um ritmo de 24 subidas por minuto durante três minutos, e sentar-se imediatamente na sequência. A partir de 5 segundos, o examinador deverá fazer a contagem do pulso com um estetoscópio e *mantê-la por um minuto completo*. O indivíduo testado poderá aferir seu próprio pulso por meio de palpação da artéria radial, proporcionado assim uma dupla verificação da contagem. O limite de um minuto para a aferição do pulso reflete a capacidade do coração de se recuperar rapidamente; uma contagem baixa reflete um melhor condicionamento em relação a uma contagem alta.

A frequência cardíaca total mensurada 1 minuto após o exercício é o escore do teste e deverá ser registrada. O escore pode ser afetado por vários fatores não relacionados ao condicionamento, tais como estado emocional, cansaço, frequências cardíacas pré-exercício, de repouso e máxima que diferem da média da população, além de erros de contagem.

Outros testes de step

McCardle et al. criaram um teste de *step* (o Teste de *Step* do Queens College) para estudantes universitários que realiza o prognóstico do $\dot{V}O_{2máx}$.[54] Neste teste, os indivíduos sobem e descem do banco em uma frequência de 22 subidas por minuto (mulheres) ou 24 subidas por minuto (homens) durante três minutos. A altura do banco é de 41,28 cm (aproximadamente a altura do banco de uma arquibancada de ginásio). Após o exercício, o indivíduo permanece em pé, espera cinco segundos e realiza uma contagem da frequência cardíaca durante 15 segundos (ver Atividade de Condicionamento Físico 4.7 ao final deste capítulo). O $\dot{V}O_{2máx}$ $(mL.kg^{-1}.min^{-1})$ é previsto utilizando-se esta equação:

Homens
$\dot{V}O_{2máx}$ previsto $= 111,33 - (0,42 \times$ frequência cardíaca$)$

Mulheres
$\dot{V}O_{2máx}$ previsto $= 65,81 - (0,1847 \times$ frequência cardíaca$)$

O erro padrão de prognóstico ao se utilizar essa equação é de 16% para mais ou para menos do $\dot{V}O_{2máx}$ real e é considerado adequado para testes em massa.[54]

Existem outros testes de *step* descritos na literatura. O Teste de *Step* de Harvard foi delineado para jovens do sexo masculino, que devem subir e descer de um banco de 50 centímetros 30 vezes por minuto durante cinco minutos.[55] Uma descrição do teste é dada por Brouha.[55] Há também o nomograma de Astrand-Rhyming, que pode ser utilizado para predizer o $\dot{V}O_{2máx}$ a partir da frequência cardíaca pós-exercício e do peso corporal durante a subida e descida do banco. O indivíduo sobe e desce em uma frequência de 22,5

Quadro 4.1

Ergometria de subida e descida de *step* e cálculos de energia de METs

Cada MET equivale a 3,5 mL de oxigênio por quilograma do peso corporal por minuto $(3,5 \text{ mL.kg}^{-1}.min^{-1})$. Logo, o consumo total de oxigênio pode ser determinado multiplicando-se o valor de MET por $3,5 \text{ mL.kg}^{-1}.min^{-1}$. As equações são baseadas em exercício submáximo e em estado estável; assim, deve haver precaução ao se extrapolar o $\dot{V}O_{2máx}$ (os dados podem superestimar o $\dot{V}O_{2máx}$ em 1 ou 2 METs).

A equação para ergometria de subida e descida do banco é:

$\dot{V}O_2 \text{ mL.kg}^{-1}.min^{-1} = 0,2$ (frequência de subida) $+ 1,33.1,8.$(altura do *step*) (frequência de subida) $+ 3,5$

em que a frequência de subida está em subidas.min^{-1} e a altura do *step* em metros. Por exemplo, se um participante sobe e desce a 20 subidas.min^{-1} em um *step* de 20,32 centímetros (0,2032 m), logo o $\dot{V}O_2$ é:

$$\dot{V}O_2 \text{ mL.kg}^{-1}.min^{-1} = (0,2.20) + 1,33.1,8.$$
$$0,2032 \text{ m.20}) + 3,5$$
$$= 17,23 \text{ mL.kg}^{-1}.min^{-1}$$

ou 4,9 METS

Como 1 MET $= 1 \text{ kcal.kg}^{-1} \cdot hora^{-1}$, o gasto energético em kcal.min^{-1} pode ser determinado multiplicando-se o valor de MET pelo peso corporal do indivíduo em quilogramas e, então, dividindo-o por 60 minutos por hora. Por exemplo, uma pessoa pesando 65 kg,

$$5 \text{ METs} = 5 \text{ kcal.kg}^{-1}.hora^{-1}$$
$$= 5 \text{ kcal.kg}^{-1}.hora^{-1} \times 65 \text{ kg}^{-1}.hora^{-1}$$
$$= 325 \text{ kcal.hora}^{-1}$$

ou 5,4 kcal.min^{-1}

---

subidas por minuto durante cinco minutos. A altura do banco é de 33 centímetros para as mulheres e 40 centímetros para os homens. A frequência cardíaca pós-exercício é obtida por meio da contagem dos batimentos entre 15 e 30 segundos imediatamente após o exercício (e multiplicada em seguida por 4).[56]

Equação de subida e descida do step do ACSM

O American College of Sports Medicine lançou uma equação para estimar o gasto energético de subida e descida do *step* em METs (ver Quadro 4.1).[1,18] Para que essa e outras equações metabólicas do ACSM sejam utilizadas, duas unidades devem ser compreendidas: METs e kcal.min^{-1}. Como explicado anteriormente, 1 MET equivale a $3,5 \text{ mL.kg}^{-1}.min^{-1}$, ou o consumo de oxigênio durante o repouso. Um

92 Parte II Avaliações e Testes

MET também equivale a 1 kcal.kg^{-1}.hora^{-1}. Dessa forma, o gasto energético em kcal.min^{-1} pode ser determinado multiplicando-se o valor em METs do exercício pelo peso corporal do indivíduo testado em quilogramas e, então, dividindo-o por 60 (minutos por hora) (ver Quadro 4.1 e Atividade de Condicionamento Físico 4.1 ao final deste capítulo).

Testes laboratoriais submáximos em esteira

O teste submáximo é conduzido não apenas em *steps*, como também em esteiras. Os testes submáximos em esteira podem utilizar um ponto de corte baseado em uma frequência cardíaca pré-determinada, por exemplo, 85% da variação da frequência cardíaca prevista.

Entretanto, há limitações na utilização da frequência cardíaca de teste como única medida de condicionamento. A frequência cardíaca nem sempre apresenta uma correlação próxima com o $\dot{V}O_2$ e quase sempre é afetada por fatores como estado emocional, barulho do ambiente, estresse, idade e consumo prévio de alimentos e bebidas. Por estes motivos, diversos testes submáximos em esteiras foram desenvolvidos por meio do uso de técnicas de regressão múltipla a fim de estimar o $\dot{V}O_{2máx}$ a partir dos fatores mensurados.[57-63] Um teste submáximo em esteira rolante foi criado e validado de forma cruzada em homens e mulheres abrangendo uma ampla gama de idades e níveis de condicionamento.[57] Neste teste, uma caminhada em ritmo rápido, variando de 3 a 7 km/h e produzindo uma frequência cardíaca entre 50 e 70% da máxima prevista segundo a idade, deve ser estabelecida durante um aquecimento de quatro minutos em uma inclinação de 0%. Este aquecimento deverá ser seguido por um segundo estágio de quatro minutos, no qual a velocidade permanece constante, mas a esteira é aumentada a uma inclinação de 5%. A frequência cardíaca final deverá ser mensurada e usada na seguinte equação para estimar o $\dot{V}O_{2máx}$:

$\dot{V}O_{2máx}$
= 15,1 + (21,8 × velocidade)
– (0,327 × frequência cardíaca × idade)
– (0,263 × velocidade × idade)
+ (0,00504 × frequência cardíaca × idade)
+ (5,98 × sexo)

[velocidade é aquela da esteira ergométrica em mph; sexo = 0 para mulheres, 1 para homens]

Por exemplo, se um homem de 45 anos caminha a uma velocidade de 3,0 mph (4,8 km/h) em uma inclinação de 5% a uma frequência cardíaca de 145 bpm, seu $\dot{V}O_{2máx}$ seria estimado como:

$\dot{V}O_{2máx}$
= 15.1 + (21,8 × 3 mph)
– (0,327 × 145 bpm)
–(0,263 × 3 mph × 45 anos)
+ (0,00504 × 145 bpm × 45 anos) + (5,98 × 1)
= 36,4 mL.kg^{-1}.min^{-1}

Essa equação é razoavelmente válida; 68% das vezes, os valores se encontram em um intervalo de ± 4,85 mL.kg^{-1}.min^{-1} do $\dot{V}O_{2máx}$ real.[57]

Testes laboratoriais submáximos em bicicleta ergométrica

Antes de abordar os testes submáximos em bicicletas ergométricas, é válida uma comparação entre as suas vantagens e desvantagens em relação às esteiras (ver Quadro 4.2). Os testes submáximos de bicicleta ergométrica mais comu-

---

Quadro 4.2

Esteiras *vs.* bicicletas ergométricas

De modo geral, tanto esteiras como bicicletas ergométricas possuem um valor como equipamentos de testes de exercícios.

Vantagens das esteiras

1. A caminhada, o *jogging* e a corrida são as formas mais naturais de locomoção. A maioria dos norte-americanos, por exemplo, não tem o hábito de andar de bicicleta (a esteira foi inventada nos EUA, a bicicleta ergométrica, na Europa).

2. Em geral, indivíduos atingem valores mais altos de $\dot{V}O_{2máx}$ durante testes em esteira do que durante testes em bicicleta ergométrica. O $\dot{V}O_{2máx}$ é normalmente 5 a 25% mais baixo em testes com bicicleta ergométrica do que em testes em esteira, dependendo do condicionamento e da força na perna do participante. Apenas ciclistas de elite são capazes de atingir valores em bicicletas ergométricas equivalentes aos obtidos com esteiras.

Desvantagens das esteiras

1. As esteiras são mais caras do que a maioria das bicicletas ergométricas.

2. A esteira é menos portátil que a bicicleta, requer mais espaço, é pesada e faz mais barulho.

3. A potência (carga de trabalho) da esteira não pode ser mensurada diretamente em kg.m.min^{-1} ou watts e, portanto, precisa ser calculada.

4. A carga de trabalho na esteira rolante depende do peso corporal. Em estudos longitudinais com alterações no peso corporal, a carga de trabalho também é alterada. O peso corporal possui um efeito bem menor no desempenho em bicicletas ergométricas.

5. O risco de queda é maior durante a corrida na esteira do que pedalando em uma bicicleta ergométrica.

6. A mensuração da frequência cardíaca e da pressão arterial é mais difícil quando um indivíduo está se exercitando em uma esteira do que em uma bicicleta.

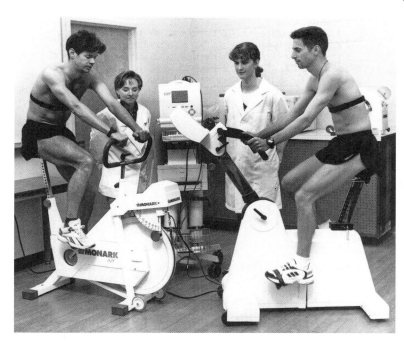

Figura 4.12 As bicicletas ergométricas de frenagem mecânica, tais como o modelo da Monark representado na imagem ao lado, possuem roda dianteira de pião fixo freada por uma cinta que circunda a roda, conectada a uma balança de pêndulo. A carga de trabalho é ajustada deixando-se a cinta de freio mais apertada ou mais frouxa. A frequência de pedaladas deve ser mantida pelo praticante ao ritmo de um metrônomo. Bons modelos de frenagem mecânica podem ser encontrados a preços razoavelmente acessíveis. As bicicletas com sistema de freio eletrônico utilizam uma força de frenagem eletromagnética para ajustar a carga de trabalho. A resistência é variável em relação à frequência de pedaladas, para que uma produção constante de potência em watts seja mantida. No entanto, bicicletas com frenagem eletrônica normalmente custam de 2 a 4 vezes mais o valor de bicicletas com frenagem mecânica.

mente utilizados incluem o teste de vários estágios de capacidade de trabalho físico criado por Sjostrand[64] e um teste de estágio único desenvolvido por Astrand e Rhyming.[56] Ambos os testes supõem que, em virtude da relação linear entre frequência cardíaca e $\dot{V}O_2$ ao longo de um amplo intervalo, a frequência cardíaca máxima em uma determinada carga de trabalho é capaz de predizer o $\dot{V}O_{2máx}$. O YMCA adotou esses testes para uso em seus programas em todos os EUA.[53]

Descrição das bicicletas ergométricas

Alguns dos fatos a respeito das bicicletas ergométricas incluem:[53]

- Há dois tipos principais de bicicletas ergométricas – as de frenagem mecânica e as de frenagem eletrônica (ver Fig. 4.12). As bicicletas ergométricas com freio mecânico são extremamente precisas quanto ao ajuste da carga de trabalho e não são tão caras quanto as versões eletrônicas. Elas possuem roda dianteira de pião fixo freada por uma cinta que circunda a roda, conectada a uma balança de pêndulo. A carga de trabalho é ajustada ao se apertar ou soltar a cinta de freio. A frequência de pedaladas deve ser mantida pelo indivíduo testado ao ritmo de um metrônomo. Já as bicicletas com sistema de freio eletrônico utilizam uma força de frenagem eletromagnética para ajustar a carga de trabalho (a resistência é variável em relação à frequência de pedaladas, de modo que se mantém uma produção constante de potência em watts). (*Observação*: Em razão do alto custo da bicicleta de frenagem eletrônica, o restante desta discussão será centrado nas bicicletas ergométricas de frenagem mecânica.)
- As bicicletas ergométricas de frenagem mecânica devem ser precisas, facilmente ajustáveis, possuir torque constante e uma amplitude de 0 a 2.100 kg.m.min^{-1}. Várias bicicletas atendem essas especificações (ver a lista de equipamentos no Apêndice B).
- A calibração da bicicleta deverá ser sempre verificada antes do teste. Caso o modelo escolhido seja o fabricado pela Monark, certifique-se de que a leitura da linha vermelha do pêndulo seja igual a 0 na escala da carga de trabalho. Um torquímetro facilmente corrige um eventual mau alinhamento. A calibração do ciclo propriamente dito é feita de forma precisa na fábrica e, exceto em casos em que o parafuso de ajuste na balança de pêndulo tenha sido modificado, raramente se faz necessária uma nova calibração. Esta pode ser verificada pendurando-se um peso conhecido de 2 ou 4 kg na parte da correia que movimenta a balança de pêndulo. A leitura deverá ser exatamente 2 ou 4 kg. Se os números não estiverem de acordo, o parafuso de ajuste na balança de pêndulo deverá ser calibrado.
- A altura do selim do ergômetro deverá ser ajustada conforme o comprimento da perna do participante. Ao posicionar o calcanhar no pedal em sua posição mais baixa, a perna deverá estar reta. Quando o metatarso (parte mediana do pé) é posicionado no pedal (como deve ser feito ao pedalar), uma leve flexão da perna na altura do joelho deverá ser visível.
- A carga de trabalho na Monark ou em outras bicicletas com frenagem mecânica é normalmente expressa em *quilogramas-metro por minuto* (kg.m.min^{-1}) ou em *watts* (1 watt = 6 kg.m.min^{-1}). A equação W = F × D (*W* = trabalho em kg.m.min^{-1}; *F* = força ou resistência em quilogramas; *D* = distância percorrida pela roda de pião fixo por revolução do pedal) aplica-se às bicicletas ergométricas Monark, nas quais a roda de pião fixo desloca-se 6 metros por revolução do pedal por minuto.

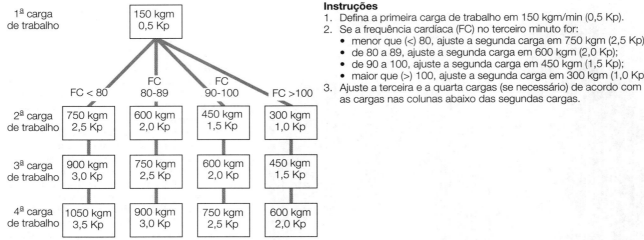

Figura 4.13 Guia para determinação das cargas para homens no teste submáximo em bicicleta ergométrica do YMCA.
Fonte: Reimpresso e adaptado sob permissão do YMCA of the USA, 101 N.Wacker Drive, Chicago, Illinois, 60606.

Se a resistência é ajustada com o botão frontal de controle manual de carga (que ajusta a balança de pêndulo em 1 quilograma-força ou 1 quilograma, 2 quilogramas-força etc.), a carga de trabalho é facilmente calculada. Se, por exemplo, a frequência de pedalada é de 50 revoluções por minuto (rpm) com a balança de pêndulo definida em 2 kg, logo a carga de trabalho é:

$$\text{Trabalho} = 2 \text{ kg} \times 6 \text{ m.rpm}^{-1} \times 50 \text{ rpm}$$
$$= 600 \text{ kg.m.min}^{-1} \text{ (100 watts)}$$

Teste submáximo de bicicleta do YMCA

A seguir é apresentada uma abordagem passo a passo para a condução do popular teste submáximo de bicicleta ergométrica do YMCA:[53]

- Para o teste do YMCA, ajuste o metrônomo em 100 bpm para uma frequência de 50 rpm (uma batida para cada descida). Deixe que a pessoa testada se acostume com a cadência, aquecendo-se por 3 a 5 minutos.
- Em seguida, ajuste a carga de trabalho, utilizando a Figura 4.13. A carga de trabalho inicial é definida em 150 kg.m.min^{-1}.

O indivíduo pedala com a primeira carga durante três minutos; em seguida, para, tendo sua frequência cardíaca aferida imediatamente com um estetoscópio durante dez segundos (multiplicando-se a seguir por 6) ou com um monitor cardíaco. Se houver dúvidas quanto à precisão da frequência cardíaca, permita que o indivíduo pedale outra vez por um minuto com a mesma carga e tente outra vez. O objetivo é obter uma frequência em estado estável utilizando-se esta carga específica.

- Observe a Figura 4.13 para decidir-se sobre a próxima carga a ser definida. As cargas de trabalho são ajustadas com base na resposta de frequência cardíaca.
- Verifique regularmente a carga definida na bicicleta ergométrica durante cada período de carga de trabalho. Com o aquecimento da cinta de fricção, aumenta-se a carga de trabalho, tornando necessários reajustes contínuos durante os estágios iniciais.
- Faça novamente a aferição do pulso após 3 ou 4 minutos pedalando com a nova carga de trabalho. Determine a frequência de pulso em estado estável e observe a Figura 4.13 a fim de determinar a terceira e a última cargas. (*Observação*: Se a primeira carga de trabalho produziu uma frequência cardíaca maior que 110 bpm, a terceira carga não é necessária.)
- Durante todo o teste, fique atento à intolerância ao esforço ou outros sinais de fadiga indevida ou respostas anormais. Explique ao participante que a taxa de esforço percebido deve estar entre 3 e 5 na escala de Borg (ver Fig. 4.14).[65]
- O objetivo do teste submáximo de bicicleta da YMCA é obter duas frequências cardíacas entre 110 e 150 bpm. Há uma relação linear entre frequência cardíaca e carga de trabalho entre estas duas frequências para a maioria das pessoas. Quando a frequência cardíaca está abaixo de 110, diversos estímulos externos podem afetar a frequência (conversas, risadas, nervosismo). Quando a frequência sobe entre 110 e 150, os estímulos externos não a afetam mais e passa a haver uma relação linear. Se a frequência cardíaca subir para além de 150, a relação torna-se curvilínea. Desta forma, o objetivo deste teste é obter duas frequências cardíacas entre 110 e 150 bpm (estado estável) em duas cargas de trabalho distintas a fim de se estabelecer uma linearidade entre frequência cardíaca e carga de trabalho para a pessoa que está sendo testada.
- Para que uma linha seja definida, são necessários dois pontos. É importante que as frequências cardíacas aferidas sejam valores reais de estado estável. Para garantir isso, é recomendado deixar que os participantes pedalem mais de três minutos, especialmente durante a segunda carga de trabalho (a frequência cardíaca leva mais tempo para atingir um platô quando a carga de trabalho é mais difícil).

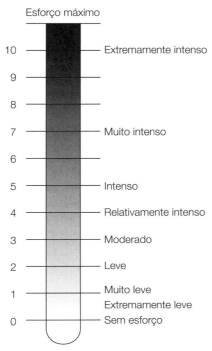

Figura 4.14 Escala de Borg de percepção subjetiva de esforço. Durante frequências cardíacas de exercício entre 110 e 115, a percepção do exercício para a maioria das pessoas será entre "3 – Moderado" e "5 – Intenso". Caso a percepção do esforço seja mais intensa do que isso, a carga de trabalho deve ser reavaliada.
Fonte: Noble B, Borg GAV, Jacobs I, Ceci R, Kaiser P. A category ratio perceived exertion scale. Relationship to blood and muscle lactate and heart rate. *Med Sci Sports Exerc* 15:523-528, 1983.

- Uma vez completado o teste, as duas frequências em estado estável devem ser representadas graficamente em relação às respectivas cargas de trabalho na Figura 4.15. Uma linha reta é traçada entre os dois pontos e prolongada à frequência cardíaca máxima prevista para aquele participante (220 – idade). O ponto de intersecção entre a linha diagonal e a linha horizontal da frequência cardíaca máxima prevista representa a capacidade máxima de trabalho do participante. Uma linha perpendicular deve ser traçada deste ponto até a linha base onde poderá ser feita a leitura da capacidade física máxima de carga de trabalho em kg.m.min^{-1}.

- A capacidade física máxima de carga de trabalho em kg.m.min^{-1} poderá então ser utilizada para predizer o consumo máximo de oxigênio de um indivíduo. Esses valores são listados na parte inferior do gráfico. Utilize as normas do Apêndice A (Tabs. 23 e 24) para interpretá-los. Lembre-se de que esses resultados são predições ou estimativas, não mensurações diretas, e são, portanto, suscetíveis a erros (embora normalmente fiquem em uma margem de 15% do valor real).

Equações de ciclismo

O American College of Sports Medicine desenvolveu uma fórmula para estimar o gasto MET de ergometria da perna e do braço.[1] O Quadro 4.3 descreve a utilização dessas fórmulas.

Também foi criada uma equação para se estimar o $\dot{V}O_2$ ao se pedalar em ambiente aberto sobre uma superfície plana.[66]

$$\dot{V}O_2 \text{ (L.min}^{-1}\text{)} = -4{,}5 + (0{,}17 \times \text{km/h do ciclista}) + (0{,}052 \times \text{km/h do vento}) + (0{,}022 \times \text{peso, kg})$$

Por exemplo, se um ciclista de 70 kg está pedalando a uma velocidade de 30 km/h sem vento contrário no seu rosto, seu consumo de oxigênio seria:

$\dot{V}O_2 = -4.5 + (0{,}17 \times 30) + (0{,}052 \times 0) + (0{,}022 \times 70)$
= 2,14 L.min^{-1}
ou 30,6 mL.kg^{-1}.min^{-1} [(2,14/70) × 1.000]

Andar no vácuo (pedalar logo atrás de outro ciclista) reduz o consumo de oxigênio entre 18 e 39%, dependendo da velocidade e da formação e do número de ciclistas à frente.[66]

TESTES MÁXIMOS LABORATORIAIS

O teste de esforço progressivo (GXT) até a exaustão, com monitoramento do ECG, é considerado o melhor substituto ao teste de padrão-ouro (determinação direta do $\dot{V}O_{2\text{máx}}$). Este teste diagnóstico de capacidade funcional é obrigatório para todas as pessoas pertencentes à categoria de alto risco que desejam iniciar um programa de exercícios.[1]

O teste máximo de esforço progressivo (geralmente realizado em uma esteira ou bicicleta ergométrica) com ECG possui diversas finalidades:[1,67]

- Diagnosticar doenças cardíacas latentes e perceptíveis
- Avaliar a capacidade funcional cardiorrespiratória (resistência cardíaca e pulmonar)
- Avaliar as respostas a programas de reabilitação ou condicionamento cardíaco
- Aumentar a motivação individual para entrar e continuar em um programa de exercícios

Protocolos de testes de esforço progressivo máximo em esteira

Ao decidir-se quanto à modalidade de teste, deve-se considerar a esteira para a maioria das pessoas, pois ela tende a produzir os melhores resultados de testes. Por exemplo, entre um grupo de triatletas, os valores de $\dot{V}O_{2\text{máx}}$ em testes de natação contra resistência e em bicicletas ergométricas foram 13 a 18% e 3 a 6% mais baixos, respectivamente, do que os valores obtidos com a corrida na esteira.[68]

As Figuras 4.16 e 4.17 descrevem os protocolos de testes máximos em esteira mais comumente usados.[69-71] Há vários outros protocolos, muitos dos quais desenvolvidos para cardiopatas ou atletas.[71] Por exemplo, o protocolo Naughton para pacientes de alto risco passa primeiro por um aquecimento de quatro minutos; em seguida, define-se uma velocidade de 4 km/h e um aumento gradativo de 3,5% a cada 2

Nome ____________ Idade ______ Peso ______ Lb ____ Kg Altura do selim ____________ FC máx prevista ____________

	Data	1ª carga de trabalho	2ª carga de trabalho	Carga de trabalho máxima	Máx O_2 (L/min)	Máx O_2 (mL/kg)
Teste 1						
Teste 2						
Teste 3						

Instruções

1. Marque no gráfico a FC das duas cargas em relação ao trabalho (kgm/min).
2. Determine o limite da FC máxima do indivíduo subtraindo sua idade de 220 e trace uma linha no gráfico correspondendo ao valor encontrado.
3. Trace uma linha entre os dois pontos e a prolongue até a linha da FC máxima para a idade.
4. Trace uma linha para baixo a partir desse ponto até o ponto inicial e faça a leitura da carga e do consumo de O_2 máximos previstos.

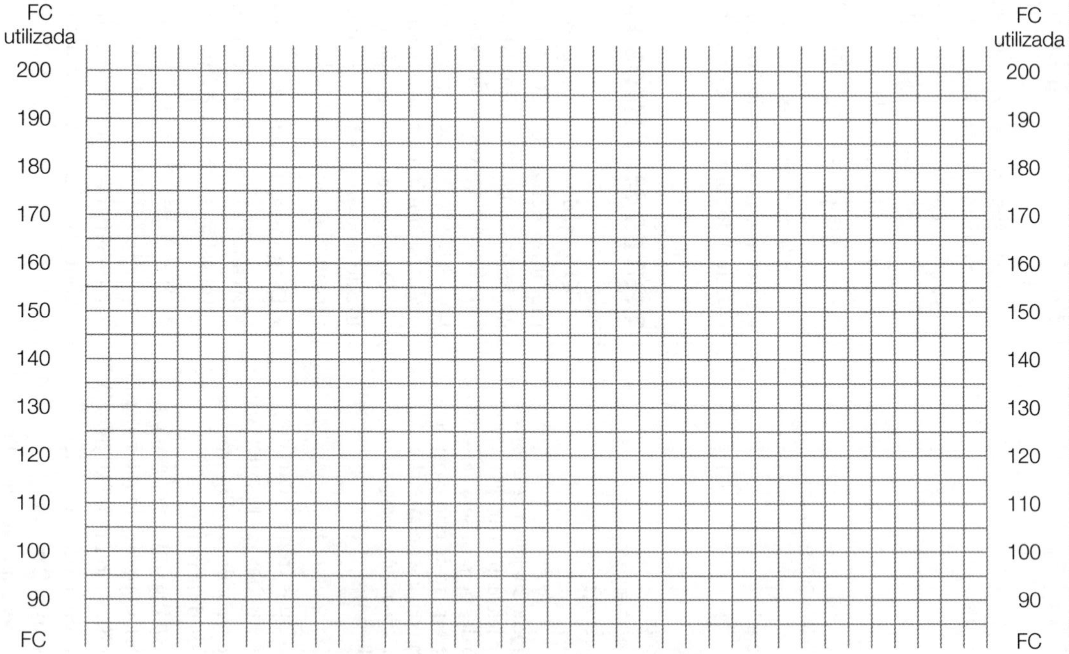

Carga de trabalho (kgm/min)	150	300	450	600	750	900	1050	1200	1350	1500	1650	1800	1950	2100
Consumo máx de O_2 (L/min)	0,6	0,9	1,2	1,5	1,8	2,1	2,4	2,8	3,2	3,5	3,8	4,2	4,6	5,0
Kcal utilizadas (kcal/min)	3,0	4,5	6,0	7,5	9,0	10,5	12,0	14,0	16,0	17,5	19,0	21,0	23,0	25,0
Nível MET aproximado (60 kg)	3,3	4,7	6,0	7,3	8,7	10,0	11,3	12,7	14,0	15,3	16,7	18,0	19,3	20,7
Nível MET aproximado (80 kg)	3,0	4,0	5,0	6,0	7,0	8,0	9,0	10,0	11,0	12,0	13,0	14,0	15,0	16,0

Figura 4.15 Gráfico para determinação do $\dot{V}O_{2máx}$ a partir de frequências cardíacas (FC) submáximas obtidas durante o teste submáximo de bicicleta ergométrica do YMCA. Fonte: Reimpresso e adaptado sob permissão da YMCA of the USA, 101 N. Wacker Drive, Chicago, Illinois, 60606.

minutos até que o esforço máximo seja atingido.[72] No protocolo de Costill e Fox para atletas, após um aquecimento de dez minutos, a velocidade é definida em 14,3 km/h, com um aumento gradativo de 2% a cada 2 minutos até a exaustão.[73] Entre os protocolos de esteira, o de Bruce (Fig. 4.16) é de longe o mais popular, seguido pelo de Balke (Fig. 4.17). O protocolo de Bruce possui incrementos relativamente abruptos e significativos na carga de trabalho a cada 3 minutos (8,5 mL.kg^{-1}.min^{-1} a cada estágio), motivo pelo qual o teste recebeu algumas críticas. Todavia, excelentes dados máximos podem ser obtidos e, como o teste é tão amplamente utilizado, há uma abundância de dados comparativos (ver Apêndice A, Tab. 23).

A principal crítica ao teste de Balke é a sua duração (quase duas vezes mais longa que o de Bruce). Ao testar um grande número de pessoas, o período de tempo necessário para a realização do teste de Balke torna o seu uso proibitivo. Ken Cooper utiliza o protocolo de Balke no Aerobics Center, em Dallas, nos EUA, por considerar que o teste possibilita um aquecimento mais gradual e é, portanto, mais seguro.[32] O teste de Balke é basicamente um teste de caminhada ascendente, ao passo que o protocolo de Bruce começa como um teste de caminhada ascendente e, ao atingir o estágio 4, transforma-se em um teste de corrida ascendente.

Em geral, o $\dot{V}O_{2máx}$ pode ser estimado de maneira precisa a partir do tempo de execução na esteira (ver Fig. 4.18).

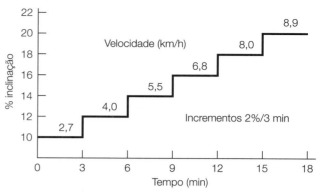

Figura 4.16 O protocolo de teste máximo de esforço progressivo de Bruce. Fonte: Bruce RA, Kusumi F, Hosmer D. Maximal oxygen intake and nomographic assessment of functional aerobic impairment in cardiovascular disease. *Am Heart J* 85:546-562, 1973.

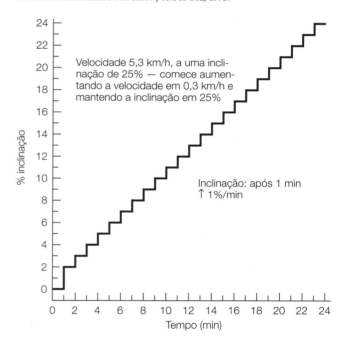

Figura 4.17 O protocolo de teste máximo de esforço progressivo de Balke. Fonte: Balke B, Ware RW. An experimental study of "physical fitness" of Air Force personnel. *U.S. Armed Forces Medical Journal* 10(6):675-688, 1959.

Testes máximos de esteira que utilizam o tempo de execução apresentam correlações muito altas com o $\dot{V}O_{2máx}$ determinado em laboratório.[71] Assim, a mensuração real de $\dot{V}O_{2máx}$ nem sempre é necessária se o indivíduo é levado ao seu "máximo verdadeiro", o que significa que:

- É permitido ao indivíduo praticar uma vez antes do teste máximo a fim de "habituar-se" à esteira.
- Examinadores proporcionam estímulo verbal a fim de motivar o participante até que se atinja a exaustão.
- Quando o participante alcança seu limite máximo, não ocorrem aumentos na frequência cardíaca independentemente de a carga de trabalho ser aumentada; ele então apresenta sinais de intolerância ao esforço (perda de equilíbrio causada pela fadiga,

---

Quadro 4.3

Fórmula para estimativa da demanda de oxigênio para ergometria do braço e da perna[9]

A fórmula do ACSM para estimar as demandas de oxigênio para o exercício de ergometria da perna é:

$$\dot{V}O_2 \text{ mL.kg}^{-1}.\text{min}^{-1} = \frac{\text{kg}^{-1}.\text{m.min}^{-1} \times 1,8}{\text{kg} + 7} + 7$$

Por exemplo, se um homem de 70 kg pedala em uma frequência de trabalho de 900 kg^{-1}.m.min^{-1}, o $\dot{V}O_2$ em mL.kg^{-1}.min^{-1} = [900 kg.m.min^{-1} × 1,8]/kg + 7 = 30,14 mL.kg^{-1}.min^{-1} ou 8,6 METs.

A fórmula do ACSM para estimar as demandas de oxigênio para o exercício de ergometria do braço é:

$$\dot{V}O_2 \text{ mL.kg}^{-1}.\text{min}^{-1} = \frac{\text{kg}^{-1}.\text{m.min}^{-1} \times 3}{\text{kg} + 35} + 3,5$$

Por exemplo, se um homem de 70 kg realiza uma ergometria de braço a 450 kg.m.min^{-1}, logo:

$\dot{V}O_2$ m.kg^{-1}.m^{-1} = 450 kg.m.min^{-1} × 3
70 + 3,5 = 22,8 mL.kg^{-1}.min^{-1}
ou 6,5 METs

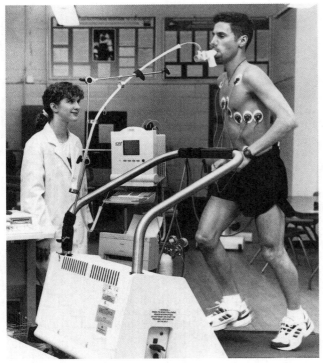

Figura 4.17 O $\dot{V}O_{2máx}$ pode ser estimado de maneira precisa a partir do tempo de execução na esteira se o indivíduo é levado ao seu "máximo verdadeiro" e não se apoia na alça da esteira.

incapacidade de manter o ritmo da carga, palidez facial) e uma percepção subjetiva de esforço máxima (Fig. 4.14).

- Durante o teste, não é permitido ao examinado segurar a alça da esteira, exceto com as extremidades de dois dedos, a fim de manter o equilíbrio quando necessário.[74]

A fim de garantir valores confiáveis e válidos de $\dot{V}O_{2máx}$, o protocolo de teste deverá ser extremamente específico ao tipo de exercício que a pessoa está habituada a praticar. O ambiente laboratorial deve estar entre 20 e 23°C, com umidade de 50% e, caso um teste de acompanhamento seja realizado, este deverá ser repetido na mesma hora do dia, utilizando exatamente os mesmos procedimentos.[75] Entre os procedimentos práticos para se administrar um teste máximo de esforço progressivo em esteira, estão:

- Pré-teste

Certificar-se de que todos os equipamentos estão calibrados e funcionando perfeitamente e que os acessórios necessários estão no local apropriado.

Analisar o questionário médico/de saúde, solicitar que o participante leia e assine o termo de consentimento e assegurar uma supervisão médica adequada.

Para indivíduos com alto risco, obter um ECG de repouso de 12 derivações nas posições de decúbito dorsal e de exercício (ou então, utilize um monitor de frequência cardíaca para mensuração dos batimentos).

Obter mensurações da pressão arterial nas posições de decúbito dorsal e de exercício.

Revisar os procedimentos do teste em esteira e solicitar ao participante que pratique a caminhada (além de se certificar de que ele é capaz de exercitar-se sem se apoiar na alça).

- Exercício

Realizar mensurações de frequência cardíaca e ECG durante os últimos 15 segundos de cada estágio e no pico do exercício (instruir o participante a dar um aviso antes de agarrar a alça ao sentir que não consegue mais executar o teste).

Mensurar a pressão arterial durante o último minuto de cada estágio (caso a pressão arterial sistólica não sofra alteração ou diminua entre os estágios, verificar imediatamente).

Obter a taxa de esforço percebido (TEP) ao final de cada estágio. Observar e registrar sintomas relatados pelo participante.

Assegurar-se de que as mudanças de estágios sejam feitas no momento adequado, com a esteira ajustada de acordo com a velocidade e a inclinação exatas.

Incentivar os participantes a realizar o exercício pelo maior tempo possível (e garantir a segurança posicionando uma das mãos nas costas do participante). Quando o indivíduo estiver em seu limite máximo, anotar o instante exato, obter a frequência cardíaca e a pressão arterial máximas e desacelerar a esteira até o estágio 1.

- Pós-teste

Obter mensurações da pressão arterial e da frequência cardíaca/ECG a cada 1 ou 2 minutos por pelo menos cinco minutos a fim de possibilitar que quaisquer alterações induzidas pelo exercício retornem ao ponto de partida.

Continuar a registrar sintomas relatados pelo participante

Equações para predição do $\dot{V}O_{2máx}$ em esteira

Quando é permitido ao participante executar o exercício até atingir a capacidade máxima, o $\dot{V}O_{2máx}$ pode ser estimado de forma bastante precisa. O Apêndice A contém uma tabela (Tab. 23) que estima o $\dot{V}O_{2máx}$ de forma bastante precisa com base no período de tempo até a exaustão utilizando o protocolo de Bruce ou o de Balke.[76] O Apêndice A (Tabs. 24 e 25) contém também normas para se classificar o $\dot{V}O_{2máx}$.

Foram desenvolvidas fórmulas para se predizer o $\dot{V}O_{2máx}$ a partir de testes máximos em esteira.[3,70,77,78] Estas fórmulas são resumidas na Tabela 4.8. A mensuração crítica é o tempo até a exaustão sem que o indivíduo apoie na alça ou receba ajuda de qualquer tipo.

TABELA 4.8 Equações para estimar o $\dot{V}O_{2máx}$ em testes máximos de esteira

Protocolo	Equação
Bruce[78]	$\dot{V}O_{2máx}$ (mL.kg^{-1}.min^{-1}) = 14,76 − (1,379 × tempo) + (0,451 × tempo^2) − (0,012 × tempo^3)
Balke[77]	$\dot{V}O_{2máx}$ (mL.kg^{-1}.min^{-1}) = 11,12 + (1,51 × tempo)

Capítulo 4   Condicionamento Cardiorrespiratório   **99**

Quadro 4.4

Fórmulas de requisitos de energia do ACSM*

As fórmulas do American College of Sports Medicine para estes dados são:

Caminhada

$\dot{V}O_2$ mL.kg^{-1}.min^{-1}

$\quad$ = velocidade em m.min^{-1}
$\quad\quad \times$ 0,1 mL,kg^{-1}.min^{-1}/m.min^{-1}
$\quad\quad$ + 3,5 mL.kg^{-1}.min^{-1}

Exemplo: Para uma velocidade de caminhada de 80 m.min^{-1} (4,83 km/h):

$\dot{V}O_2$ = 80 m.min^{-1} × 0,1 mL.kg^{-1}.min^{-1}/m.min^{-1}
+ 3,5 mL.kg^{-1}.min^{-1}
= 11,5 mL.kg^{-1}.min^{-1} (METs = 11,5/3,5 = 3,3)

Caminhada gradativa

Use a equação anterior mais:

$\dot{V}O_2$ mL.kg^{-1}.min^{-1}

$\quad$ = percentual de inclinação x velocidade em
$\quad\quad$ m.min^{-1} × 1,8 mL.kg^{-1}.min^{-1}/m.min^{-1}

Exemplo: Se uma pessoa caminha a uma velocidade de 80 m.min^{-1} em uma inclinação de 13%, o $\dot{V}O_2$ equivale a 11,5 mL.kg^{-1}.min^{-1} (ver acima) mais:

0,13 × 80 m.min^{-1} × 1,8 mL.kg^{-1}.min^{-1}/m.min^{-1} = 18,72
$\dot{V}O_2$ = 11,5 + 18,72 = 30,22 mL.kg^{-1}.min^{-1} (8,64 METs)

Jogging e corrida (velocidades acima de 8 km/h)

$\dot{V}O_2$ mL.kg^{-1}.min^{-1}

$\quad$ = velocidade em m.min^{-1}
$\quad\quad$ x 0,2 mL.kg^{-1}.min^{-1}/m.min^{-1}
$\quad\quad$ + 3,5 mL.kg^{-1}.min^{-1}

Exemplo: Para uma velocidade de corrida de 200 m.min^{-1} (12 km/h):

$\dot{V}O_2$ mL.kg^{-1}.min^{-1}
$\quad$ = 200 m.min^{-1} × 0,2 mL.kg^{-1}.min^{-1}/m.min^{-1}
$\quad\quad$ + 3,5 mL.kg^{-1}.min^{-1}
$\quad$ = 43,5 (METs = 43,5/3,5 = 12,4)

Observação: Para velocidades em unidades de km/h, o requisito MET é aproximadamente igual à velocidade (10 km/h = 10 METs; 16 km/h = 16 METs).

Corrida com inclinação

Utilize a equação para corrida, mais:
$\quad$ Em esteira: $\dot{V}O_2$ mL.kg^{-1}.min^{-1}
$\quad\quad$ = velocidade em m.min^{-1} x percentual de inclinação
$\quad\quad\quad \times$ 0,9 mL.kg^{-1}.min^{-1}/m.min^{-1}

*1 mph = 26,8 m.min^{-1} = 1,6 km.hora^{-1}

Teste máximo de esteira para estudantes universitários

Foi desenvolvido por pesquisadores da Universidade do Estado do Arizona um teste máximo de esforço progressivo em esteira para estudantes universitários que (a) possibilita ao participante escolher uma velocidade confortável de caminhada ou *jogging,* (b) possui melhor aproveitamento do tempo e (c) é relativamente preciso na estimativa do $\dot{V}O_{2máx}$.[78] O protocolo de teste é apresentado a seguir:

- *Estágio 1.* O participante caminha em uma inclinação de 5% em um ritmo rápido, por ele escolhido, durante três minutos.

- *Estágio 2.* O participante tem a opção de continuar a caminhar em ritmo veloz na inclinação de 5% ou escolher um ritmo confortável de *jogging* com 0% de inclinação durante três minutos. Estes dois primeiros estágios são considerados aquecimento.

- *Estágio 3 até o máximo.* Iniciando com a esteira não inclinada, aumente a inclinação em 1,5% a cada minuto, ao mesmo tempo em que mantém uma velocidade constante até que o participante não consiga mais prosseguir, apesar do estímulo verbal. Anote a velocidade final em milhas por hora (mph) e a inclinação

percentual final da esteira que o participante é capaz de manter por aproximadamente um minuto.

O $\dot{V}O_{2máx}$ em mL. kg^{-1}.min^{-1} é estimado a partir da seguinte fórmula:[79]

$\dot{V}O_{2máx}$ mL.kg^{-1}.min^{-1}

$\quad$ = 4,702 – (0,0924 × kg) + (6,191 × mph)
$\quad\quad$ + (1,311 × % inclinação) + (2,674 × sexo)

Para o sexo, é atribuído 1 para homens e 0 para mulheres. Por exemplo, se um homem de 70 kg opta por uma velocidade de *jogging* de 5,4 mph (8,7 km/h) e atinge seu limite máximo após a inclinação da esteira chegar a 10%, o $\dot{V}O_{2máx}$ estimado é:

4,702 – (0,0924 × 70) + (6,191 × 5,4)
$\quad$ + (1,311 × 10) + (2,674 × 1)
$\quad\quad$ = 47,4 mL.kg^{-1}.min^{-1}

A margem de erro é de 2,1 mL.kg^{-1}.min^{-1}.

Equações do ACSM para estimativa do $\dot{V}O_2$ para caminhada e corrida

O American College of Sports Medicine desenvolveu fórmulas de $\dot{V}O_2$ em estado estável para corrida e caminhada em

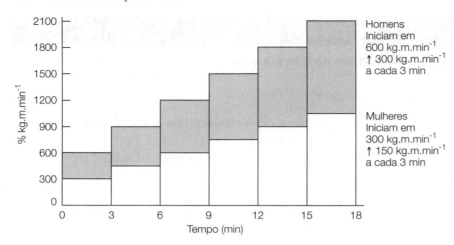

Figura 4.19 O protocolo de teste máximo de esforço progressivo de Astrand em bicicleta ergométrica. O metrônomo deve ser ajustado em 100, com uma frequência de pedaladas de 50 rpm (um pé embaixo a cada clique do metrônomo). Com a velocidade de pedaladas em 50 rpm, atinge-se 300 kg.m/min^{-1} com a cinta de tensão da bicicleta ergométrica ajustada em 1 kg, 600 kg.m.min^{-1} em 21 kg, 900 kg.m.min^{-1} em 3 kg, etc. Fonte: Astrand PO. *Work Tests with the Bicycle Ergometer*. Varberg, Suécia: AB Cykelfabriken Monark, 1965.

ambiente aberto e em esteira (ver Quadro 4.4).[1] A fórmula para o teste máximo de esforço progressivo em esteira tem sido validada por um grande número de pessoas e considerada precisa para adultos.[1] Vale reiterar que esses dados são valores de *estado estável*, o que significa que, caso sejam usados para predizer dados de $\dot{V}O_{2máx}$, devem ser utilizados os 2 ou 4 últimos minutos do teste. *Observação*: 1 mph = 26,8 m.min^{-1} = 1,6 km/h.

Protocolos de testes de esforço progressivo máximo em bicicleta

Há dois protocolos de teste em bicicleta de esforço progressivo máximo recomendados: o Astrand e o Storer-Davis.[80,81]

Protocolo máximo de bicicleta ergométrica de Astrand

Para o teste máximo de bicicleta ergométrica de Astrand, a carga de trabalho inicial é de 300 kg.m.min^{-1} (50 watts) (1 kp a 50 rpm) para as mulheres e 600 kg.m.min^{-1} (100 watts) (2 kp a 50 rpm) para os homens (ver Fig. 4.19).[80] Após dois minutos nesta carga inicial, há um incremento da carga de 150 kg.m.min^{-1} a cada 2 ou 3 minutos (= 25 watts, ou ½ kp) para as mulheres e 300 kg.m.min^{-1} (50 watts, ou 1kp) para os homens. O teste é continuado até que o participante esteja exausto ou não consiga mais manter a frequência de pedaladas em 50 rpm. É recomendado o uso de um metrônomo enquanto o examinador verifica atentamente se a cadência correta está sendo mantida.

Para a maioria das pessoas (exceto para ciclistas de elite), o $\dot{V}O_{2máx}$ será mais baixo quando derivado do teste máximo de bicicleta ergométrica do que quando obtido a partir do protocolo de esteira de Bruce.

É preciso cautela ao estimar o $\dot{V}O_{2máx}$ com a fórmula do ACSM para bicicletas ergométricas. Tal fórmula supõe que um estado estável tenha sido atingido; no entanto, para a população normal, demonstrou-se que o $\dot{V}O_{2máx}$ normalmente se estabiliza entre 1 e 3 minutos antes de o teste ser completado (se o participante for levado ao seu máximo verdadeiro). Tabelas de $\dot{V}O_2$ em estados estáveis irão, portanto, superestimar o $\dot{V}O_{2máx}$, a menos que sejam utilizados os valores de estado estável dos 2 a 4 últimos minutos antes do final do teste. Além disso, as fórmulas do ACSM podem não ser precisas para cargas de trabalho acima de 200 watts. Para indivíduos com altos níveis de condicionamento, a mensuração direta do $\dot{V}O_{2máx}$ se faz necessária.

Protocolo máximo de bicicleta ergométrica de Storer-Davis

A equação de Storer-Davis foi desenvolvida a fim de tornar os testes máximos em bicicleta ergométrica mais práticos e precisos e fornecer um método válido para se estimar o $\dot{V}O_{2máx}$. Esta equação foi criada após um teste com 115 homens e 116 mulheres com idades entre 20 e 70 anos.[81] Após um aquecimento de 4 minutos em 0 watts, a carga de trabalho é aumentada em 15 watts/min, com uma frequência recomendada de 60 rpm. Em uma bicicleta com frenagem mecânica, o ajuste da carga deve sofrer incrementos de 1/4 kp a cada minuto (ver Fig. 4.20).

A equação utiliza a carga de trabalho final em watts:

Homens

$\dot{V}O_{2máx}$ (mL.min^{-1})
= (10,51 × watts) + (6,35 × kg)
− (10,49 × idade) + 519,3 mL.min^{-1}

Mulheres

$\dot{V}O_{2máx}$ (mL.min^{-1})
= (9,39 × watts) + (7,7 × kg)
− (5,88 × idade) + 136,7 mL.min^{-1}

Para os homens, a correlação com o consumo de oxigênio mensurado é bem alta ($r = 0,94$). O erro padrão de estimativa (EPE) é baixo tanto para homens (± 212 mL.min^{-1}) como para mulheres (± 145 mL.min^{-1}) ($r = 0,93$). Esta equação tem sido validada para uso em adolescentes.[82]

Teste anaeróbio de Wingate

Os protocolos máximos de esteira e bicicleta ergométrica descritos até aqui avaliam a capacidade cardiorrespiratória. Um tipo diferente de teste foi desenvolvido para avaliar a potência anaeróbia máxima. *Potência anaeróbia* é a capacidade de exercitar-se por um curto período de tempo com

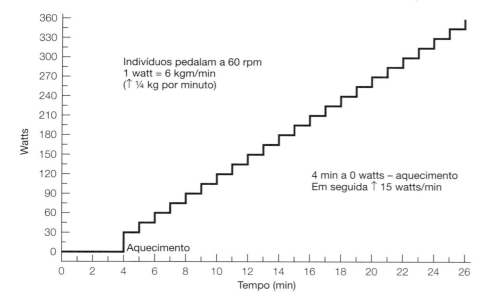

Figura 4.20 O protocolo máximo de bicicleta ergométrica de Storer-Davis. No protocolo, os indivíduos pedalam por 4 minutos a 0 watts para aquecimento. A carga de trabalho é então aumentada em 15 watts por minuto, com uma frequência recomendada de 60 rpm. Em um bicicleta com frenagem mecânica, o ajuste da carga deve sofrer incrementos de ¼ kg a cada minuto. Fonte: Storer TW, Davis JA, Caiozzo VJ. Accurate prediction of VO₂max in cycle ergometry. Med Sci Sports Exerc 22:704-712, 1990.

altos níveis de potência, e é importante para diversos esportes em que são comuns movimentos que exigem grande força e velocidade (p. ex., futebol americano).

O Teste Anaeróbio de Wingate (TAW) foi desenvolvido durante a década de 1970 no Department of Research and Sport Medicine do Wingate Institute for Physical Education and Sport, em Israel.[82,84] A motivação por trás do desenvolvimento do TAW foram a falta de interesse no desempenho anaeróbio como um componente do condicionamento e a escassez de testes laboratoriais adequados que pudessem ser administrados com facilidade. Vários outros testes para potência e capacidade anaeróbia foram promovidos em épocas distintas, tais como o salto vertical, o teste Margaria de corrida em escada, a corrida de alta velocidade em esteira e o teste de força dos extensores da perna; porém, nenhum deles alcançou a proeminência e a aceitação do TAW.

O TAW requer que o indivíduo pedale ou gire os pedais com as mãos (como se fossem uma manivela) em uma bicicleta ergométrica em velocidade máxima contra uma força constante (são recomendados cinco minutos de aquecimento e cinco de desaquecimento).[83,84] A potência em watts é determinada pela contagem de revoluções do pedal (watts = kp × rpm) ou por meio de equipamento computadorizado (Fig. 4.21).[85]

Três índices são mensurados: (1) potência de pico (a máxima força mecânica em watts produzida durante o teste, normalmente nos primeiros cinco segundos); (2) potência média (a média de potência mantida durante todo o período de 30 segundos); (3) índice de fadiga (potência de pico menos a potência mínima, dividida pela potência de pico). Uma força pré-determinada é utilizada para assegurar que um esforço supramáximo seja realizado. Como regra geral, com a bicicleta Monark, deve ser utilizada uma força de 0,090 kp/kg do peso corporal para adultos não atletas e 0,100 kp/kg para adultos atletas. No entanto, a bicicleta ergométrica Monark é restrita a atletas com peso inferior a 95 kg, a menos que tenha sido mecanicamente adaptada. O uso de presilhas para os pés aumenta o desempenho entre 5 e 12%. Algumas normas temporárias foram criadas (veja a Tab. 4.9).[83]

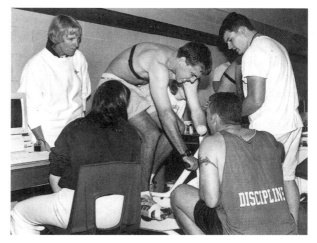

Figura 4.21 O Teste Anaeróbio de Wingate requer que o indivíduo pedale por 30 segundos em velocidade máxima contra uma força constante. Recomenda-se o uso de estímulo verbal durante todo o teste.

Quando interromper o teste máximo de GXT-ECG

Conforme enfatizado no Capítulo 3, o teste de exercício máximo, com precauções, é um procedimento relativamente seguro.[1] O risco de morte em laboratórios de exercícios clínicos é menor que 0,01%, e o risco de ataque cardíaco agudo durante ou imediatamente após um teste de exercícios é ≤ 0,04%.[1] O risco de uma complicação que exija internação hospitalar é ≤ 0,02%.[1] O índice de mortalidade é ainda menor em clínicas de medicina preventiva, o que sugere que a frequência de complicações durante testes de exercício é mais alta entre indivíduos com tendência a apresentar problemas coronários. Certas pessoas não devem se submeter ao teste máximo de GXT (ver Tab. 3.1 no Cap. 3).

Para conduzir um teste máximo de GXT-ECG com segurança, vários critérios deverão ser cuidadosamente observados, entre eles, a disponibilização de medicamentos, equipamentos de emergência e um médico de plantão.[1]

102 Parte II Avaliações e Testes

TABELA 4.9 Normas para o teste anaeróbio de Wingate aplicado em jovens (18 a 25 anos)

	Homens		Mulheres	
Classificação	Pico de potência (watts/kg)	Potência média (watts/kg)	Pico de potência (watts/kg)	Potência média (watts/kg)
Muito fraco	5,4-6,8	5,1-6,0	6,3-7,3	4,3-4,9
Fraco	6,8-7,5	6,0-6,4	7,3-7,8	4,9-5,2
Abaixo da média	7,5-8,2	6,4-6,9	7,8-8,3	5,2-5,5
Mediano	8,2-8,8	6,9-7,3	8,3-8,8	5,5-5,8
Bom	8,8-9,5	7,3-7,7	8,8-9,3	5,8-6,1
Muito bom	9,5-10,2	7,7-8,2	9,3-9,8	6,1-6,4
Excelente	10,2-11,6	8,2-9,0	9,8-10,8	6,4-7,0
Corredores/saltadores de elite	11,0-12,2	8,5-9,5		
Remadores de elite	11,2-12,2	9,9-10,9		

Fonte: Dados de Inbar O, Bar-Or O, Skinner JS. *The Wingate Anaerobic Test*. Champaign, Illinois: Human Kinetics, 1996.

TABELA 4.10 Indicações para se interromper um teste de exercícios

Indicações absolutas

- Queda na pressão arterial sistólica de 10 mmHg ou mais a partir do valor inicial da pressão arterial, apesar de um aumento da carga de trabalho, quando acompanhada por outras evidências de isquemia
- Angina moderada a grave
- Sintomas crescentes do sistema nervoso (p. ex., ataxia, tonturas, ou quase síncope)
- Sinais de má perfusão (cianose ou palidez)
- Dificuldades técnicas no monitoramento do ECG ou da pressão arterial sistólica
- Desejo do indivíduo de parar
- Taquicardia ventricular sustentada
- Elevação do ST ($\geq$ 1,0 milímetro) nas derivações sem ondas Q diagnósticas (exceto V_1 ou VR)

Indicações relativas

- Queda na pressão arterial sistólica de 10 mmHg ou mais do valor de base da pressão arterial, apesar de um aumento da carga de trabalho, na ausência de outras evidências de isquemia
- Mudanças no ST ou QRS, tais como redução excessiva do ST (> 2 milímetros na horizontal ou depressão descendente do segmento ST) ou desvio acentuado do eixo (ver fonte abaixo)
- Arritmias com exceção de taquicardia ventricular sustentada, incluindo CVPs multifocais, CVPs triplas, taquicardia supraventricular, bloqueio cardíaco ou bradiarritmias
- Cansaço, falta de ar, respiração ofegante, cãibras nas pernas ou claudicação
- Desenvolvimento de bloqueio de ramo ou atraso na condução intraventricular que não pode ser distinguido de uma taquicardia ventricular
- Dor crescente no peito
- Resposta hipertensiva[*]

[*]Pressão arterial sistólica superior a 250 mmHg e/ou pressão arterial diastólica superior a 115 mmHg.

Fonte: American College of Sports Medicine. *ACSM's Guidelines for Graded Exercise Testing and Prescription* (7ª ed.). Filadélfia: Lippincott Williams & Wilkins, 2006. Usado com permissão.

Em um teste máximo de esforço progressivo por estresse, o exercício normalmente é mantido até que o participante o interrompa de forma voluntária em virtude de exaustão. Em alguns casos, por razões de segurança, é possível que o teste tenha de ser interrompido antes do ponto de esforço máximo. As indicações gerais para o término do teste – aquelas que não dependem de um envolvimento médico ou do monitoramento de ECG – são relacionadas a seguir. Critérios mais específicos para a interrupção de testes diagnósticos ou clínicos são fornecidos na Tabela 4.10 (e demandam interpretação médica). Entre as indicações gerais para interromper um teste de exercício com adultos com baixo risco estão:[1]

- Princípio de dor de angina ou dor semelhante (forte dor constritiva no peito, muitas vezes irradiada a partir do centro do peito a um ombro [geralmente o esquerdo] e em direção ao braço, em decorrência da falta de fluxo de sangue e oxigênio para o músculo cardíaco, normalmente em razão de doença coronária)
- Queda significativa (20 mmHg) na pressão arterial sistólica ou a não-ocorrência de um aumento da pressão arterial sistólica com uma maior intensidade de exercício
- Aumento excessivo da pressão arterial: a pressão sistólica ultrapassa 260 mmHg ou a pressão diastólica ultrapassa 115 mmHg

- Sinais de má perfusão: delírio, confusão, ataxia, palidez, cianose, náuseas ou pele fria e úmida
- Não ocorrência de um aumento da frequência cardíaca com uma maior intensidade de exercício
- Alteração perceptível no ritmo cardíaco
- O indivíduo pede para parar o teste
- Manifestações físicas ou verbais de fadiga grave
- Falha no equipamento de testes

Procedimentos de emergência

O American College of Sports Medicine recomenda que:[1]

- Toda a equipe envolvida no teste e na supervisão de exercícios deverá ser treinada em reanimação cardiopulmonar (RCP) e, preferivelmente, suporte avançado de vida em cardiologia (ACLS).
- Deve haver pelo menos um ou dois membros da equipe treinados e autorizados em ACLS e um médico prontamente disponível em tempo integral durante a realização de exercícios limitados por sinais ou sintomas de esforço máximo.
- Números de telefones devem ser estabelecidos e disponibilizados. Ensaios regulares dos planos e cenários de emergência devem ser conduzidos e documentados.

- Exercícios periódicos para o treinamento da equipe devem ser realizados pelos menos quinzenalmente.
- Deve-se definir um membro ou grupo específico da equipe como responsável pela manutenção constante do equipamento de emergência ou inspeção periódica de todas as substâncias farmacológicas.
- Deve-se manter registros documentando o funcionamento dos equipamentos de emergência, como desfibriladores e bombas de suprimento e sucção de oxigênio. Além disso, também deve-se tomar cuidado com as datas de validade dos agentes farmacológicos e de outros suprimentos de apoio.
- Departamentos de emergência hospitalar e outras fontes de apoio devem ser avisados sobre a localização do laboratório de testes de exercício, bem como sobre o horário habitual da realização dos testes.

Equipe

É recomendado que uma equipe credenciada pelo ACSM administre o teste de esforço progressivo (ver Cap. 3). Quando participantes jovens com baixo risco forem testados, não é necessário um médico de plantão (mas um médico qualificado deve ser o diretor geral de qualquer programa de testes e deverá ser consultado no que diz respeito a protocolos e procedimentos de emergência). Ao testar pessoas classificadas como de alto risco, o teste deverá ter supervisão médica.[1]

COMPREENSÃO DA MEDICINA ESPORTIVA
Administração do eletrocardiograma

Aprender a interpretar o eletrocardiograma (ECG) requer treinamento especializado sob a orientação de profissionais de saúde experientes. Todavia, muitos especialistas acreditam que líderes de saúde e *fitness* devem estar familiarizados com os princípios básicos do ECG. Além disso, espera-se que operadores de esteiras e bicicletas ergométricas sejam capazes de saber quando padrões anormais de ECG surgem no osciloscópio (e de chamar o médico de plantão ou, se necessário, interromper o teste). A descrição a seguir deve ser estudada com um instrutor familiarizado com a interpretação de ECG.

ECG

O *ECG* apresenta um registro visual da atividade elétrica do coração, por meio de um instrumento pontuado que traça a atividade em uma fita de papel sensível ao calor em movimento contínuo.[1] Todos os batimentos cardíacos apresentam-se como padrões similares, igualmente espaçados, e se dividem em três unidades principais (ver Fig. 4.22):

- *Onda P* (transmissão do impulso elétrico através do átrio)
- *Complexo QRS* (transmissão do impulso através dos ventrículos)
- *Onda T* (recuperação elétrica ou repolarização dos ventrículos)

As células cardíacas são carregadas ou *polarizadas* no estado de repouso (íons negativos no lado interno da célula e positivos no lado externo), mas quando eletricamente estimuladas, despolarizam-se (íons positivos vão para o lado interno da célula e os negativos, para o lado externo) e contraem-se. Assim, quando o coração é estimulado, uma onda de despolarização o atravessa (uma onda progressiva de cargas positivas no interior da célula). Conforme a onda positiva de despolarização dentro das células cardíacas se move em direção ao elétrodo positivo na pele, uma deflexão ascendente positiva é registrada no ECG.

(continua)

COMPREENSÃO DA MEDICINA ESPORTIVA (continuação)

Administração do eletrocardiograma

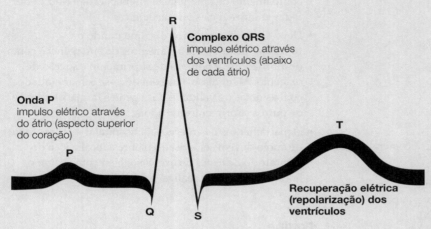

Figura 4.22 Batimento cardíaco único normal. Todos os batimentos cardíacos são compostos de três unidades principais, a onda P, o complexo QRS e a onda T, que representam a transmissão de impulsos elétricos pelo coração.

A onda P (onda atrial) é iniciada no nódulo sinoatrial (SA) (o marca-passo fisiológico natural), localizado próximo à parte superior do átrio. O impulso chega ao nódulo atrioventricular (AV), localizado no aspecto superior dos ventrículos. Há uma pausa de 1/10 de segundo, que possibilita que o sangue entre nos ventrículos do átrio em contração (ver Fig. 4.23).

O complexo QRS (onda ventricular) é originado no nódulo AV. Após a pausa de 1/10 de segundo, o nódulo AV é estimulado, iniciando um impulso elétrico que se propaga no feixe AV, chamado de *feixe de HIS*, em direção às *ramificações do feixe* e, finalmente, até as *fibras de Purkinje*. O sistema de condução neuromuscular dos ventrículos é composto por um tecido nervoso especializado que transmite o impulso elétrico do nódulo AV até as células cardíacas ventriculares.

O ECG é registrado em um papel quadriculado. As menores divisões são de quadrados de 1 milímetro. Na linha horizontal, um quadrado pequeno representa 0,04 segundos (um quadrado grande de cinco quadrados pequenos equivale a 0,20 segundos). No eixo vertical, um quadrado pequeno representa 1/10 de um milivolt (dez pequenos quadrados alinhados verticalmente ou dois quadrados grandes equivalem a 1 milivolt) (ver Fig. 4.24).

O ECG padrão é composto de 12 derivações separadas:

Derivações de membros: Derivação 1, Derivação 2, Derivação 3

Derivações unipolares aumentadas: aVR, aVL, aVF

Derivações precordiais: V_1, V_2, V_3, V_4, V_5, V_6

Uma *derivação* ECG é um par de eletrodos localizados no corpo e conectados a um gravador de ECG. Um eixo é uma linha imaginária que liga os dois eletrodos. Os eletrodos das três derivações de membros são posicionados nos dois braços e na perna esquerda. O eletrodo terra é fixado na perna direita. Isso é eletronicamente equivalente a posicionar os eletrodos nos ombros e na sínfise púbica. A partir desses três eletrodos (além do eletrodo terra), o gravador de ECG pode tornar alguns eletrodos positivos e outros negativos a fim de produzir seis derivações (1, 2, 3, aVR, aVL, aVF) (ver Fig. 4.25).

Este livro não tem como objetivo fornecer detalhes sobre como interpretar o ECG. O técnico em exercícios deve ser capaz de administrar o ECG de repouso de 12 derivações, mas é um profissional qualificado (em especial, um cardiologista ou um internista) quem deve interpretar os resultados.[67] O ECG de repouso de 12 derivações deve ser administrado em pacientes de alto risco antes do ECG em esteira, a fim de auxiliar na triagem de indivíduos com diversas contraindicações ao exercício.

POSICIONAMENTO DOS ELETRODOS NO TESTE DE EXERCÍCIOS

O GXT diagnóstico deve ser realizado com um sistema eletrocardiográfico de múltiplas derivações. O melhor teste possível de GXT-ECG é aquele em que todas as 12 derivações são monitoradas. Deve ser utilizado o sistema *Mason-Likar* de ECG de exercício de 12 derivações, no qual os seis eletrodos precordiais são posicionados em suas posições habituais: os eletrodos dos braços direito e esquerdo são fixados nos ombros, nas extremidades distais das clavículas; e os eletrodos das pernas esquerda e direita são fixados na base do tronco, imediatamente mediais às cristas ilíacas anteriores (ver Fig. 4.25).[1,87]

(continua)

COMPREENSÃO DA MEDICINA ESPORTIVA *(continuação)*
Administração do eletrocardiograma

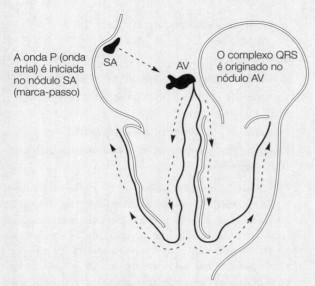

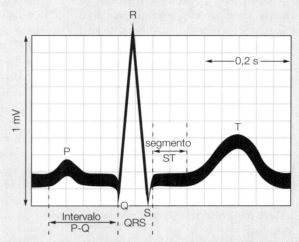

Figura 4.23 Percurso natural do impulso elétrico. A onda P (onda atrial) é iniciada no nódulo sinoatrial (SA), o marca-passo fisiológico natural, localizado próximo à parte superior do átrio. O complexo QRS (onda ventricular) é originado no nódulo atrioventricular (AV).

Figura 4.24 Na linha horizontal, um quadrado pequeno representa 0,04 segundos ou 1 milímetro. Um quadrado grande de cinco quadrados pequenos equivale a 0,20 segundo. No eixo vertical, um quadrado pequeno representa 1/10 de um milivolt. Dez quadrados pequenos na vertical ou dois quadrados grandes equivalem a 1 milivolt.

Derivações padrões ou bipolares	*Eletrodos conectados*	*Codificação*
Derivação 1	LA & RA	.
Derivação 2	LL & RA	..
Derivação 3	LL & LA	...
Derivações unipolares aumentadas		
aVR	RA & (LA-LL)	—
aVL	LA & (RA-LL)	– –
aVF	LL (RA-LA)	– – –
Derivações precordiais		
V	C & (LA-RA-LL)	(ver dados à direita)

Posições recomendadas para múltiplas derivações
(Ilustrações das posições do peito)

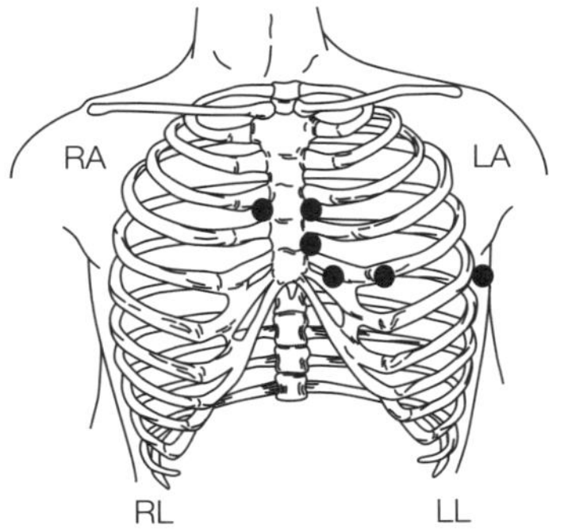

V₁ Quarto espaço intercostal na borda direita do esterno — .

V₂ Quarto espaço intercostal na borda esquerda do esterno — ..

V₃ À meia distância entre a posição 2 e 4 — ...

V₄ Quinto espaço intercostal na junção ou na linha medioclavicular esquerda — ....

V₅ Na altura da posição 4 na linha axilar anterior esquerda — .....

V₆ Na altura da posição 4 na linha axilar média — ......

Figura 4.25 Dez posições de eletrodos formam 12 derivações para o eletrocardiograma de rotina. Os eletrodos devem ser colocados na posição anatômica exata, conforme demonstrado, para que o médico possa comparar o ECG com os padrões apropriados.

(continua)

COMPREENSÃO DA MEDICINA ESPORTIVA *(continuação)*

Administração do eletrocardiograma

No entanto, a maioria das respostas anormais de ECG ao exercício pode ser detectada pela derivação V_5 isolada. Quando apenas a V_5 é monitorada, normalmente se utiliza o sistema de posicionamento do eletrodo CM5, no qual o segundo eletrodo (o negativo) é fixado no terço superior do esterno (eletrodo RA) e o terceiro eletrodo (o terra) é fixado no lado direito do peito na posição V_5 (eletrodo RL).[1,87] O eletrodo V_5 (LA) é colocado em sua posição normal.

Todas as derivações devem ser continuamente monitoradas por meio de osciloscópio e registros tomados ao final de cada minuto do exercício, ou quando anormalidades ou alterações significativas do ECG são percebidas na tela. Durante a recuperação, isto deve continuar a cada 1 ou 2 minutos para o teste pós-exercício de oito minutos.

Durante a parte inicial do período de recuperação, o participante deve realizar o exercício em intensidade baixa (3,2 km/h, inclinação 0% na esteira). O ECG e a pressão arterial devem ser registrados a cada 1 ou 2 minutos por pelo menos oito minutos de recuperação (ou mais tempo se houver anormalidades). O participante não deve ficar imóvel, seja parado ou em pé, imediatamente após o teste de exercício. Depois de cerca de dois minutos de desaquecimento, o indivíduo deve se sentar e continuar a movimentar seus pés por vários minutos. Eletrodos descartáveis possuem ótima aderência ao corpo mesmo com o acúmulo de suor, e conduzem os impulsos elétricos do corpo ao ECG com pouca ou nenhuma interferência das consequências dos movimento. A preparação adequada da pele é essencial para se obter um melhor registro de ECG. A resistência da pele deve ser reduzida, inicialmente por meio de limpeza minuciosa com uma gaze embebida em álcool e, em seguida, removendo sua camada superficial esfregando-a vigorosamente. A depilação da área não é necessária.

PRINCÍPIOS BÁSICOS PARA DETERMINAÇÃO DA ARRITMIA

Arritmia é qualquer distúrbio na frequência, no ritmo ou na condução dos impulsos elétricos no coração. Os seguintes critérios devem ser sistematicamente analisados para cada fita de ECG (ao mesmo tempo em que se observa o osciloscópio) até que a capacidade de detectar anormalidades no ECG torne-se automática:

1. *Intervalos RR.* Uniformemente espaçados (a diferença máxima permitida entre ondas R é de três pequenos quadrados)

2. *Ondas P.*
   a. No intervalo da pequena caixa de 3×3 quadrados
   b. Positiva
   c. Mesmo formato arredondado e consistente
3. *Intervalo PR.* De três a cinco quadrados pequenos (0,12 a 0,20 segundos)
4. *Relação P a QRS.* Sempre uma relação 1:1
5. *Duração QRS.* Menor que 2½ pequenos quadrados (0,10 segundos)

O técnico em exercícios deve ser (a) capaz de monitorar a tela e detectar qualquer anormalidade no complexo de ondas PQRST, e (b) preparado para chamar o médico responsável para que ele interprete os dados obtidos durante o teste. Entretanto, o técnico em exercícios não precisa necessariamente saber interpretar resultados anormais no ECG durante o exercício (uma das anormalidades de ECG mais comuns é a contração ventricular prematura [CVP]) (ver exemplos de CVPs na Fig. 4.26).

Um dos principais objetivos de se administrar um teste de estresse com ECG em esteira é sobrecarregar o músculo cardíaco além de suas demandas normais para verificar se alguma obstrução ao fluxo sanguíneo nas artérias coronárias pode ser detectada no ECG.[1] Durante o teste de esforço máximo, o fluxo sanguíneo coronário é cinco vezes maior. Caso a artéria coronária seja obstruída em aproximadamente dois terços, o segmento ST do complexo de ondas PQRST pode ser reduzido.

A *depressão do segmento ST* é determinada quando todos os seguintes critérios estiverem presentes (ver exemplos na Fig. 4.26):

- Depressão de 1 milímetro ou mais (abaixo do ponto de partida)
- Duração de pelo menos 0,08 segundos (dois quadrados pequenos)
- Retificada ou descendente
- Três ou mais complexos consecutivos

O registro de uma depressão do segmento ST caracteriza uma resposta "positiva" do teste para doença arterial coronariana (DAC). Quando a depressão do segmento ST não estiver presente, o teste é considerado "negativo".

O médico responsável deve estar ciente de que a especificidade, a sensitividade e a precisão diagnóstica do teste podem variar de maneira considerável de acordo com a prevalência de DAC na população testada (teorema

(continua)

COMPREENSÃO DA MEDICINA ESPORTIVA (continuação)
Administração do eletrocardiograma

de Bayes) e de acordo com os critérios utilizados.[1,87] Dores isquêmicas no peito são fortes indicadores de DAC, ainda mais se acompanhadas pela depressão do segmento ST.[1,87] A gravidade da DAC também está relacionada ao momento em que surge a depressão do segmento ST; as mudanças ocorridas em um estágio inicial são interpretadas como um mau prognóstico e como um aumento do risco de doença multiarterial. A probabilidade e a gravidade da DCC também estão diretamente relacionadas à quantidade de depressão do segmento ST e seu declínio.

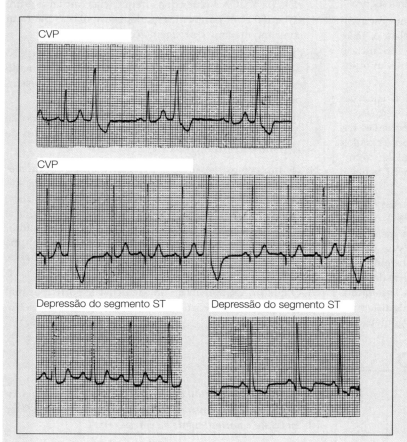

Figura 4.26 Uma das arritmias mais comuns é a contração ventricular prematura (CVP). A depressão do segmento ST pode ocorrer quando as artérias coronárias são parcialmente obstruídas, diminuindo o fluxo sanguíneo durante o exercício.

RESUMO

1. Ainda que a mensuração direta de $\dot{V}O_{2máx}$, por diversas razões práticas, seja a melhor maneira de se estimar as resistências cardíaca e pulmonar, outros testes foram desenvolvidos como substitutos. Entre eles, estão os testes de campo (especialmente testes de corrida), testes de *step* (o teste de *step* de três minutos da YMCA, o Teste Canadense de Aptidão Física com *Step* em Casa), testes laboratoriais submáximos (teste submáximo de bicicleta ergométrica da YMCA) e testes laboratoriais máximos (tanto em bicicleta como em esteira).

2. Este capítulo forneceu uma descrição detalhada desses testes. O teste máximo em esteira com ECG é explicado em detalhes por causa de seu grande valor no diagnóstico de doenças cardíacas latentes e perceptíveis, na avaliação da capacidade funcional cardiorrespiratória (resistências cardíaca e pulmonar), na avaliação das respostas a programas de reabilitação ou condicionamento cardíaco e no aumento da motivação individual para iniciar ou continuar a seguir um programa de exercícios.

3. A pressão arterial após a prática de exercício e em repouso e a determinação da frequência cardíaca são revisadas. O diagnóstico de hipertensão em adultos é confirmado quando a média de duas ou mais mensurações em pelo menos duas consultas distintas for igual ou superior a 140/90 mmHg.

4. Princípios para se realizar mensurações da pressão arterial são listados. Em repouso, a pressão arterial diastólica equivale ao desaparecimento do som do pulso (quinto som de Korotkoff).

108 Parte II · Avaliações e Testes

5. A frequência cardíaca pode ser determinada por meio de diversos métodos, incluindo a utilização de réguas de frequência cardíaca, auscultação com estetoscópio e monitores de frequência cardíaca.

6. Uma variedade de testes de desempenho, tais como testes de resistência máxima em pista, foi desenvolvida para testar grandes grupos em situações de campo. Equações de predição do $\dot{V}O_{2máx}$ a partir da capacidade do indivíduo de correr distâncias variadas em velocidade máxima foram criadas. Um teste de caminhada de 1 milha foi desenvolvido para testar adultos de forma mais segura.

7. Testes máximos e submáximos de *step* foram desenvolvidos para predição do $\dot{V}O_{2máx}$. Dentre eles, o Teste Canadense de Aptidão Física Aeróbia modificado (TCAFAm) e o teste de *step* do YMCA de três minutos são os mais amplamente empregados.

8. O American College of Sports Medicine criou equações para predizer o consumo de oxigênio durante exercícios de *step*, ciclismo, caminhada e corrida. Dois importantes termos são utilizados pelo ACSM em suas equações e cálculos: METs e kcal.min^{-1}. Um MET equivale a 3,5 mL.kg^{-1}.min^{-1}, ou o consumo de oxigênio em repouso. Um MET também equivale a 1 kcal.kg^{-1}.hora^{-1}.

9. Tanto esteiras como bicicletas ergométricas são empregadas para testes de condicionamento cardiorrespiratório. Nos EUA, a maior parte das instalações utiliza esteiras para os testes de exercícios, pois os norte-americanos são mais familiarizados com caminhadas, *jogging* e corrida, e, em geral, não têm o hábito de andar de bicicleta. Além disso, a maioria dos indivíduos atinge valores mais altos de $\dot{V}O_{2máx}$ durante testes em esteira do que durante testes em bicicleta ergométrica.

10. Uma descrição completa das bicicletas ergométricas é apresentada. A carga de trabalho no modelo da Monark e em outras bicicletas ergométricas com frenagem mecânica é normalmente expressa em quilogramas-metros por minuto (kg.m.min^{-1}) ou em watts (1 watt = 6 kg.m.min^{-1}). Trabalho = ajuste em kg × 6 m.rpm^{-1} × rpm = kg^1.m.min^{-1}.

11. Um dos melhores protocolos submáximos em bicicleta ergométrica é aquele utilizado pela YMCA em seu programa de testes. O objetivo do teste submáximo de bicicleta da YMCA é obter duas frequências cardíacas entre 110 e 150 bpm para, em seguida, extrapolá-las para um consumo máximo de oxigênio estimado.

12. Os protocolos máximos em esteira mais utilizados são os de Bruce e o de Balke. O $\dot{V}O_{2máx}$ pode ser estimado de maneira precisa considerando-se o tempo de desempenho até a exaustão durante estes protocolos.

13. Há dois protocolos recomendados de teste máximo de esforço progressivo em bicicleta ergométrica: o de Astrand e o de Storer-Davis.

14. Os protocolos máximos em esteira e bicicleta ergométrica aqui descritos avaliam a capacidade cardiorrespiratória máxima. Um tipo diferente de teste, o Teste Anaeróbio de Wingate (TAW), foi criado para avaliar a potência anaeróbia máxima. O TAW requer que o indivíduo pedale ou gire com as mãos os pedais de uma bicicleta ergométrica por 30 segundos em velocidade máxima contra uma força constante.

15. O quadro Compreensão da Medicina Esportiva examinou princípios básicos para a administração do eletrocardiograma.

Questões de revisão

1. *Um MET representa:*
   A. Consumo de oxigênio em repouso
   B. Consumo de oxigênio durante a corrida
   C. Consumo de oxigênio durante a caminhada
   D. Consumo máximo de oxigênio

2. *A hipertensão é diagnosticada em adultos quando a média de duas ou mais mensurações da pressão arterial diastólica em pelo menos duas visitas distintas é igual ou maior que ___ mmHg, e/ou as mensurações sistólicas são iguais ou maiores que ___ mmHg.*
   A. 110/60
   B. 140/90
   C. 120/80
   D. 160/100
   E. 180/110

3. *A pressão arterial quando o coração está em repouso é chamada de:*
   A. Pressão sistólica
   B. Pressão diastólica

4. *O $\dot{V}O_{2máx}$ é definido como a maior taxa na qual o oxigênio pode ser consumido durante condições de esforço máximo e normalmente é expresso em:*
   A. mL.kg^{-1} · min^{-1}
   B. mg.min^{-1}
   C. mL.kg^{-1}
   D. g.kg^{-1}
   E. Nenhuma das anteriores

5. *Durante um teste de esforço progressivo em uma esteira, a pressão arterial sistólica em participantes saudáveis:*
   A. Aumenta
   B. Permanece a mesma
   C. Diminui

6. *O consumo de oxigênio em repouso é de ___ mL.kg^{-1}.min^{-1} em um indivíduo médio.*
   A. 11,5 B. 3,5 C. 50 D. 245 E. 75

7. *Qual teste utiliza uma frequência cardíaca de 1 minuto de recuperação para determinar a classificação de condicionamento?*
   A. Teste Canadense de Aptidão Física Aeróbia
   B. Teste de *step* de três minutos do YMCA

C. Teste de corrida de 1 milha
D. Teste em esteira de Bruce

8. *Qual protocolo de teste máximo em esteira possui maior incremento na carga de trabalho por estágio?*

A. Bruce **B.** Balke

9. *Uma pressão arterial diastólica de 84 mmHg é classificada como:*

A. Normal **D.** Hipertensão estágio 1
B. Pré-hipertensão **E.** Hipertensão estágio 2
C. Ideal

10. *Se a pressão arterial estiver abaixo de 145/95 mmHg, ela deve ser verificada dentro de:*

A. 2 meses **B.** 6 meses **C.** 1 ano **D.** 2 anos

11. *Durante o teste de exercícios, o ____ som de Korotkoff deve ser utilizado para obter a pressão arterial sistólica.*

A. Segundo **C.** Primeiro **E.** Quarto
B. Terceiro **D.** Quinto

12. *Se 50 mm separam quatro ondas R, a frequência cardíaca é de:*

A. 110 **B.** 120 **C.** 150 **D.** 200 **E.** 250

13. *Qual teste submáximo utiliza dois degraus de 20 centímetros cada?*

A. Teste Canadense de Aptidão Física Aeróbia
B. Teste de *step* de três minutos do YMCA
C. Teste de *step* de Katch e McArdle

14. *Em uma bicicleta ergométrica como o modelo da Monark, 10 watts equivalem a ____ kg.m.min^{-1}.*

A. 10 **B.** 20 **C.** 30 **D.** 40 **E.** 60

15. *Em uma bicicleta ergométrica como o modelo da Monark, se o indivíduo pedalar a 60 rpm com carga definida em 2 kp, a carga de trabalho será de ____ kg.m.min^{-1}.*

A. 120 **B.** 2.000 **C.** 30 **D.** 520 **E.** 720

16. *O teste de Wingate mensura a:*

A. Potência aeróbia **C.** Potência anaeróbia
B. Resistência muscular

17. *Qual das opções a seguir **não** é um critério para a interrupção de um teste de exercício que não conta com o envolvimento de um médico ou monitoramento de ECG?*

A. Vontade do paciente de interromper o teste
B. Queda significativa na PA sistólica
C. Aumento da PA diastólica acima de 90 mmHg
D. Princípio de angina
E. Sinais de má perfusão, incluindo delírio, confusão, ataxia e cianose

18. *Se um homem de 60 kg corre 9 mph (14,5 km/h) por 45 minutos, quantas quilocalorias ele irá gastar?*

A. 750 **B.** 857 **C.** 1.142 **D.** 665 **E.** 443

19. *Se um homem de 70 kg estiver gastando 10 METs durante o exercício, a quantas quilocalorias isto equivale?*

A. 11,7 **B.** 4,8 **C.** 8,8 **D.** 6,2 **E.** 13,3

20. *Se uma mulher de 60 kg estiver pedalando em uma frequência de 900 kg.m.min^{-1}, o gasto energético em METs é de:*

A. 9,7 **B.** 16,2 **C.** 7,9 **D.** 15,3 **E.** 11,4

21. *Se uma pessoa caminha a 3,5 mph (5,6 km/h), qual é o gasto energético em METs?*

A. 2,3 **B.** 3,7 **C.** 5,3 **D.** 3,0 **E.** 6,9

22. *Se uma pessoa de 50 kg estiver gastando 10 METs durante o exercício, a quantas quilocalorias por hora isto equivale?*

A. 500 **D.** 750
B. 600 **E.** Nenhuma das anteriores
C. 650

23. *Qual das seguintes opções **não** é um critério utilizado para determinar se o $\dot{V}O_{2máx}$ verdadeiro de um indivíduo foi alcançado?*

A. Platôs de consumo de oxigênio durante o minuto final de um teste de esforço progressivo.
B. Aumentos da razão de troca respiratória de 1,0 ou mais.
C. Aumentos na frequência cardíaca do indivíduo de até dez batimentos do máximo previsto segundo a idade.
D. Níveis de lactato sanguíneo aumentam acima de 8 mmol/litro.

24. *A equação da caminhada de 1 milha não utiliza quais dos seguintes fatores ou mensurações?*

A. Frequência cardíaca final
B. Tempo total de caminhada
C. Peso corporal
D. Sexo
E. Índice de massa corporal

25. *O teste anaeróbio de Wingate requer que o indivíduo pedale em uma bicicleta ergométrica por____ segundos.*

A. 30 **B.** 60 **C.** 10 **D.** 5 **E.** 120

Respostas

1. A	5. A	9. B	13. A	17. C	21. B	25. A
2. B	6. B	10. A	14. E	18. D	22. A	
3. B	7. B	11. C	15. E	19. A	23. B	
4. A	8. A	12. B	16. C	20. A	24. E	

110 Parte II Avaliações e Testes

REFERÊNCIAS BIBLIOGRÁFICAS

1. American College of Sports Medicine. ACSM's *Guidelines for Graded Exercise Testing and Prescription* (6th ed.). Philadelphia: Lippincott Williams & Wilkins, 2000; 7th ed., 2006.

2. Wilmore JH, Costill DL. *Physiology of Sport and Exercise.* Champaign, IL: Human Kinetics, 2004.

3. Maud PJ, Foster C. *Physiological Assessment of Human Fitness.* Champaign, IL: Human Kinetics 1995.

4. Bassett DR, Howley ET. Maximal oxygen uptake: "Classical" versus "contemporary" viewpoints. *Med Sci Sports Exerc* 29:591–603, 1997.

5. American College of Sports Medicine. *Resource Manual for Guidelines for Exercise Testing and Prescription* (5th ed.). Philadelphia: Lippincott William & Wilkins, 2006.

6. Doyon KH, Perrey S, Abe D, Hughson RL. Field testing of $\dot{V}O_{2peak}$ in cross-country skiers with portable breath-by-breath system. *Can J Appl Physiol* 26:1–11, 2001.

7. Vanderburgh PM, Katch FI. Ratio scaling of $\dot{V}O_{2max}$ penalizes women with larger percent body fat, not lean body mass. *Med Sci Sports Exerc* 28:1204–1208, 1996.

8. Howley ET, Bassett DR, Welch HG. Criteria for maximal oxygen uptake: Review and commentary. *Med Sci Sports Exerc* 27:1292–1301, 1995.

9. Duncan GE, Howley ET, Johnson BN. Applicability of $\dot{V}O_{2max}$ criteria: Discontinuous versus continuous protocols. *Med Sci Sports Exerc* 29:273–278, 1997.

10. National High Blood Pressure Education Program. *The Seventh Report of the Joint National Committee on Detection, Evaluation, and Treatment of High Blood Pressure.* National Heart, Lung, and Blood Institute, National Institutes of Health, NIH Publication No. 04-5230. Bethesda, MD: National Institutes of Health, 2003.

11. Hajjar I, Kotchen TA. Trends in prevalence, awareness, treatment, and control of hypertension in the United States, 1988–2000. *JAMA* 290:199–206, 2003.

12. American Society of Hypertension Public Policy Position Paper. Recommendations for routine blood pressure measurement by indirect cuff sphygmomanometry. *Am J Hypertension* 5:207–209, 1992.

13. Reeves RA. Does this patient have hypertension? How to measure blood pressure. *JAMA* 273:1211–1218, 1995.

14. Perloff D, Grim C, Flack J, et al. Human blood pressure determination by sphygmomanometry. *Circulation* 88:2460–2470, 1993.

15. Griffin SE, Roberts RA, Heyward VH. Blood pressure measurement during exercise: A review. *Med Sci Sports Exerc* 29:149–159, 1997.

16. Lightfoot JT, Tuller B, Williams DF. Ambient noise interferes with auscultatory blood pressure measurement during exercise. *Med Sci Sports Exerc* 28:502–508, 1996.

17. Daida H, Allison TG, Squires RW, Miller TD, Gau GT. Peak exercise blood pressure stratified by age and gender in apparently healthy subjects. *Mayo Clinic Proc* 71:445–452, 1996.

18. Scott AL, Brozic A, Myers J, Ignaszewski A. Exercise stress testing: An overview of current guidelines. *Sports Med* 27:285–312, 1999.

19. Gillum RF. Epidemiology of resting pulse rate of personsages 25–74: Data from NHANES 1971–74. *Pub Health Rep* 107:193–201, 1992.

20. Jackson AS, Blair SN, Mahar MT, Wier LT, Ross RM, Stuteville JE. Prediction of functional aerobic capacity without exercise testing. *Med Sci Sports Exerc* 22:863–870, 1990.

21. Matthews CE, Heil DP, Freedson PS, Pastides H. Classification of cardiorespiratory fitness without exercise testing. *Med Sci Sports Exerc* 31:486–493, 1999.

22. Williford HN, Scharff-Olson M, Wang N, Blessing DL, Smith FH, Duey WJ. Cross-validation of non-exercise predictions of $\dot{V}O_{2peak}$ in women. *Med Sci Sports Exerc* 28:926–930, 1996.

23. Whaley MH, Kaminsky LA, Dwyer GB, Getchell LH. Failure of predicted $\dot{V}O_{2peak}$ to discriminate physical fitness in epidemiological studies. *Med Sci Sports Exerc* 27:85–91, 1995.

24. George JD, Stone WJ, Burkett LN. Non-exercise $\dot{V}O_{2max}$ estimation for physically active college students. *Med Sci Sports Exerc* 29:415–423, 1997.

25. Cardinal BJ. Predicting cardiorespiratory fitness without exercise testing in epidemiologic studies: A concurrent validity study. *J Epidemiol* 6:31–35, 1996.

26. Cureton KJ, Sloniger MA, O'Bannon JP, Black DM, McCormack WP. Ag013eralized equation for prediction of $\dot{V}O_{2peak}$ from 1-mile run/walk performance. *Med Sci Sports Exerc* 27:445–451, 1995.

27. Draper DO, Jones GL. The 1.5-mile run revisited: An update in women's times. *JOPERD*, September 1990, 78–80.

28. George JD, Vehrs PR, Allsen PE, Fellingham GW, Fisher AG. $\dot{V}O_{2max}$ estimation from a submaximal 1-mile track jog for fit college-age individuals. *Med Sci Sports Exerc* 25:401–406, 1993.

29. American Alliance for Health, Physical Education, Recreation and Dance. *AAHPERD Norms for College Students: Health Related Physical Fitness Test.* Reston, VA: American Alliance for Health, Physical Education, Recreation and Dance, 1985.

30. Conley DS, Cureton KJ, Hinson BT, Higbie EJ, Weyand PG. Validation of the 12-minute swim as a field test of peak aerobic power in young women. *Res Quart Exerc Sport* 63:153–161, 1992.

31. Conley DS, Cureton KJ, Dengel DR, Weyand PG. Validation of the 12-minute swim as a field test of peak aerobic power in young men. *Med Sci Sports Exerc* 23:766–773, 1991.

32. Cooper KH. *The Aerobics Way.* New York: M. Evans and Co., 1977.

33. Zwiren LD, Freedson PS, Ward A, Wilke S, Rippe JM. Estimation of $\dot{V}O_{2max}$: Acomparative analysis of five exercise tests. *Res Quart Exerc Sport* 62:73–78, 1991.

34. Dolgener FA, Hensley LD, Marsh JJ, Fjelstul JK. Validation of the Rockport Fitness Walking Test in college males and females. *Res Quart Exerc Sport* 65:152–158, 1994.

35. Tokmakidis SP, Leger L, Mercier D, Peronnet F, Thibault G. New approaches to predict $\dot{V}O_{2max}$ and endurance from running performance. *J Sports Med* 27:401–409, 1987.

36. Laukkanen POR, Pasanen M, Tyry T, Vuori I. A 2-km walking test for assessing the cardiorespiratory fitness of healthy adults. *Int J Sports Med* 12:356–362, 1991.

37. Kline GM, Porcari JP, Hintermeister R, Freedson PS, Ward A, McCarron RF, Ross J, Rippe JM. Estimation of $\dot{V}O_{2max}$ from a one-mile track walk, gender, age, and body weight. *Med Sci Sports Exerc* 19:253–259, 1987.

38. Widrick J, Ward A, Ebbeling C, Clemente E, Rippe JM. Treadmill validation of an over-ground walking test to predict peak oxygen consumption. *Eur J Appl Physiol* 64:304–308, 1992.

39. George JD, Fellingham GW, Fisher AG. A modified version of the Rockport Fitness Walking Test for college men and women. *Res Quart Exerc Sport* 69:205–209, 1998.

40. Grant S, Corbett K, Amjad AM, Wilson J, Aitchison T. A comparison of methods of predicting maximum oxygen uptake. *Br J Sports Med* 29:147–152, 1995.

41. Fenstermaker KI, Plowman SA, Looney MA. Validation of the Rockport Fitness Walking Test in females 65 years and older. *Res Quart Exerc Sport* 63:322–327, 1992.

42. Warren BJ, Dotson RG, Nieman DC, Butterworth DE. Validation of a one-mile walk test in elderly women. *J Aging Phys Act* 1:13–21, 1993.

43. Montoye HJ, Ayen T, Washbum RA. The estimation of $\dot{V}O_{2max}$ from maximal and sub-maximal measurements in males, age 10–39. *Res Quart Exerc Sport* 57:250–253, 1986.

44. Cavanagh PR, Kram R. The efficiency of human movement: A statement of the problem. *Med Sci Sport Exerc* 17:30–308, 1985.

45. Thomas SG, Weller IMR, Cox MH. Sources of variation in oxygen consumption during a stepping task. *Med Sci Sports Exerc* 25:139–144, 1993.

46. Nagle FS, Balke B, Naughton JP. Gradational step tests for assessing work capacity. *J Appl Physiol* 20:745–748, 1965.

47. Ellestad MH, Blomqvist CG, Naughton JP. Standards for adults exercise testing laboratories. *Circulation* 59:421A–430A, 1979.

48. Shephard RJ, Thomas S, Weller I. The Canadian Home Fitness Test: 1991 update. *Sports Med* 11:358–366, 1991.

49. Shephard RJ. Current status of the step test in field evaluations of aerobic fitness: The Canadian Home Fitness Test and its analogues. *Sports Med Training Rehab* 6:29–41, 1995.

50. Jette M, Mongeon J, Shephard RJ. Demonstration of a training response by the Canadian Home Fitness Test. *Eur J Appl Physiol* 49:143–150, 1982.

51. Weller IM, Thomas SG, Gledhill N, Paterson D, Quinney A. A study to validate the modified Canadian Aerobic Fitness Test. *Can J Appl Physiol* 20:211–221, 1995.

52. Canadian Society for Exercise Physiology. T*he Canadian Physical Activity Fitness & Lifestyle Appraisal*. Ottawa, Ontario: Canadian Society for Exercise Physiology, 1996; 2nd ed., 1998; 3rd ed., 2003 (www.csep.ca).

53. Golding LA, Myers CR, Sinning WE. *Y's Way to Physical Fitness: The Complete Guide to Fitness Testing and Instruction* (3rd ed.). Chicago: YMCA of the USA, 1989.

54. McArdle WD, Katch FI, Katch VL. *Exercise Physiology: Energy, Nutrition, and Human Performance*. Philadelphia: Lea & Febiger, 1991.

55. Brouha L. The step test: A simple method of measuring physical fitness for muscular work in young men. *Res Quart Exerc Sport* 14:31–36, 1943.

56. Astrand PO, Rhyming I. Anomogram for calculation of aerobic capacity (physical fitness) from pulse rate during submaximal work. *J Appl Physiol* 7:218–221, 1954.

57. Ebbeling CB, Ward A, Puleo EM, Widrick J, Rippe JM. Development of a single-stage submaximal treadmill walking test. *Med Sci Sports Exerc* 23:966–973, 1991.

58. Foster C, Crowe AJ, Daines E. Predicting functional capacity during treadmill testing independent of exercise protocol. *Med Sci Sports Exerc* 28:752–756, 1996.

59. George JD, Vehrs PR, Allsen PE, Fellingham GW, Fisher AG. Development of a submaximal treadmill jogging test for fit college-aged individuals. *Med Sci Sports Exerc* 25:643–647, 1993.

60. Hermiston RT, Faulkner JA. Prediction of maximal oxygen uptake by a stepwise regression technique. *J Appl Physiol* 30:833–837, 1971.

61. Metz KF, Alexander JF. Estimation of maximal oxygen intake from submaximal work parameters. *Res Ouart Exerc Sport* 42:187–193, 1971.

62. Town GP, Golding LA. Treadmill test to predict maximum aerobic capacity. *J Phy Ed* 74:6–8, 1977.

63. Wilmore JH, Roby FB, Stanforth PR. Ratings of perceived exertion, heart rate, and treadmill speed in the prediction of maximal oxygen uptake during submaximal treadmill exercise. *J Cardio Rehab* 5:540–546, 1985.

64. Sjostrand T. Changes in respiratory organs of workmen at an ore melting works. *Acta Med Scand* (suppl) 196:687–695, 1947.

65. Noble B, Borg GAV, Jacobs I, Ceci R, Kaiser P. A category ratio perceived exertion scale: Relationship to blood and muscle lactates and heart rate. *Med Sci Sports Exerc* 15:523–528, 1983.

66. McCole SD, Claney K, Conte JC, Anderson R, Hagberg JM. Energy expenditure during bicycling. *J Appl Physiol* 68:748–753, 1990.

67. Gibbons RJ, Balady GJ, Beasley JW, et al. ACC/AHAguidelines for exercise testing: Executive summary. A report of the American College of Cardiology/American Heart Association Task Force on Practice Guidelines (Committee on Exercise Testing). *Circulation* 96:345–354, 1997.

68. O'Toole ML, Douglas PS, Hiller WDB. Applied physiology of a triathlon. *Sports Med* 8:201–225, 1989.

69. Bruce RA, Kusumi F, Hosmer D. Maximal oxygen intake and nomographic assessment of functional aerobic impairment in cardiovascular disease. *Am Heart J* 85:546–562, 1973.

70. Balke B, Ware RW. An experimental study of "physical fitness" of Air Force personnel. *U.S. Armed Forces Med J* 10(6):675–688, 1959.

71. Heyward VH. *Advanced Fitness Assessment & Exercise Prescription* (3rd ed.). Champaign, IL: Human Kinetics Books, 1998.

72. Naughton J, Balke B, Nagle F. Refinement in methods of evaluation and physical conditioning before and after myocardial infarction. *Am J Cardiol* 14:837–842, 1964.

73. Costill DL, Fox EL. Energetics of marathon running. *Med Sci Sports Exerc* 1:81–86, 1969.

74. Manfre MJ, Yu GH, Varma AA, Mallis GI, Kearney K, Karageorgia MA. The effect of limited handrail support on total treadmill time and the prediction of $\dot{V}O_{2max}$. *Clin Cardiol* 17:445-450, 1994.

75. McConnell TR. Practical considerations in the testing of $\dot{V}O_{2max}$ in runners. *Sports Med* 5:57–68, 1988.

76. Pollock ML, Wilmore JH, Fox SM. *Exercise in Health and Disease*. Philadelphia: WB Saunders Co., 1984.

77. Froelicher VF, Lancaster MC. The prediction of maximal oxygen consumption from a continuous exercise treadmill protocol. *Am Heart J* 87:445–450, 1974.

78. Foster C, Jackson AS, Pollock ML, Taylor MM, Hare J, Sennett SM, Rod JL, Sarwar M, Schmidt DH. Generalized equations for predicting functional capacity from treadmill performance. *Am Heart J* 108:1229–1234, 1984.

79. George JD. Alternative approach to maximal exercise testing and $\dot{V}O_{2max}$ prediction in college students. *Res Quart Exerc Sport* 67:452–457, 1996.

80. Åstrand PO. *Work Tests with the Bicycle Ergometer*. Varberg, Sweden: AB Cykelfabriken Monark, 1965.

81. Storer TW, Davis JA, Caiozzo VJ. Accurate prediction of $\dot{V}O_{2max}$ in cycle ergometry. *Med Sci Sports Exerc* 22:704–712, 1990.

82. Jung AP, Nieman DC, Kernodle MW. Prediction of maximal aerobic power in adolescents from cycle ergometry. *Pediatr Exerc Sci* 13:167–172, 2001.

83. Inbar O, Bar-Or O, Skinner JS. *The Wingate Anaerobic Test*. Champaign, IL: Human Kinetics, 1996.

84. Bar-Or O. The Wingate anaerobic test: An update on methodology reliability, and validity. *Sports Med* 4:381–394, 1987.

85. Mcklin RC, O'Bryant HS, Zehnbauer TM, Collins MA. A computerized method for assessing anaerobic power and work capacity using maximal cycle ergometry. *J Appl Sports Sci Res* 4:135–140, 1990.

86. Dubin D. *Rapid Interpretation of EKGs*. Tampa: Cover Publishing Co., 1974.

87. Evans CH. *Exercise Testing: Current Applications for Patient Management*. Philadelphia: W.B. Saunders Co., 1994.

ATIVIDADE DE CONDICIONAMENTO FÍSICO 4.1

Uso prático das equações do ACSM

As equações do American College of Sports Medicine apresentadas neste capítulo são muito úteis para instrutores de *fitness* e saúde. No entanto, o uso destas equações pode ser confuso para alguns estudantes no início. Portanto, recomenda-se que futuros instrutores pratiquem a utilização das equações repetidas vezes, aplicando-as em situações diversas para fixá-las por completo. No programa de certificação para Instrutores de Saúde e Condicionamento do ACSM, estas equações são uma parte integral do processo.

Aqui estão algumas amostras de perguntas para auxiliar no uso destas equações. As respostas corretas estão apontadas com um asterisco (*). Consulte seu instrutor para ajudar a esclarecer a utilização das equações. Entretanto, todas as informações necessárias para a resolução destes problemas estão neste capítulo.

1. Se uma pessoa estiver pedalando a 60 rpm com a bicicleta ergométrica ajustada em 2 kp, a carga de trabalho em watts é de:
   a. 200
   b. *120
   c. 150
   d. 180
   e. Nenhuma das anteriores

2. Se um homem de 60 kg corre 9 mph (14,5 km/h) por 45 minutos, quantas quilocalorias ele irá gastar?
   a. 750
   b. 857
   c. 1.142
   d. *665
   e. 443

3. Se um homem de 100 kg estiver gastando 5 METs durante o exercício, a quantas quilocalorias isto equivale?
   a. 7,5
   b. 4,8
   c. 5,8
   d. 6,2
   e. *8,3

4. Se uma mulher de 60 kg estiver pedalando em uma frequência de trabalho de 600 kg.m.min^{-1}, o gasto energético em METs é de:
   a. *7,1
   b. 6,2
   c. 8,0
   d. 5,3
   e. 4,0

5. Se uma pessoa caminha a 5,0 mph (8 km/h), qual é o gasto energético em METs?
   a. 2,3
   b. *4,8
   c. 5,3
   d. 3,0
   e. 6,9

Capítulo 4 Condicionamento Cardiorrespiratório **113**

6. Se a pessoa da questão 5 for um homem que pesa 70 kg, quantas quilocalorias seriam queimadas se ele caminhasse por 30 minutos?

   a. 100

   b. 284

   c. 154

   d. *168

   e. 220

7. O consumo de oxigênio durante uma corrida em uma velocidade de 300 metros/min seria aproximadamente:

   a. 6 METs

   b. 8 METs

   c. 10,5 METs

   d. 12,5 METs

   e. *18,1 METs

8. Se uma pessoa estiver pedalando a 50 rpm com a bicicleta ergométrica ajustada em 4 kp, a carga de trabalho em kg.m.min^{-1} é de:

   a. 200

   b. *1.200

   c. 1.500

   d. 2.200

   e. Nenhuma das anteriores

9. Se um homem de 50 kg estiver gastando 10 METs durante o exercício, a quantas quilocalorias por hora isto equivale?

   a. *500

   b. 600

   c. 650

   d. 750

   e. Nenhuma das anteriores

10. Se um homem de 72 kg estiver pedalando em uma frequência de trabalho de kg.m.min^{-1}, o gasto energético em mL.kg^{-1}.min^{-1} é de:

   a. 15

   b. *22

   c. 34

   d. 48

   e. Nenhuma das anteriores

11. Se uma pessoa de 80 kg caminha a 2,0 mph (3,2 km/h), quantas quilocalorias serão gastas após 2 horas?

   a. *405

   b. 502

   c. 609

   d. 650

   e. Nenhuma das anteriores

12. O consumo de oxigênio em mL.kg^{-1}.min^{-1} durante uma corrida em uma velocidade de 8 mph (12,9 km/h) seria:

   a. 34,2

   b. *46,4

   c. 53,9

   d. 56,7

   e. 65,0

114 Parte II Avaliações e Testes

As questões 13 a 18 referem-se ao teste de esforço progressivo do Sr. Smith em uma bicicleta ergométrica (estágios de três minutos, 80 rpm). O teste foi conduzido sem a presença de um médico porque o sr. Smith é um atleta que está treinando para uma competição nacional, tem 22 anos, pesa 65 kg e é aparentemente saudável.

Estágio	Frequência de trabalho (watts)	Frequência cardíaca	Pressão arterial	TEP
1	50	100	125/70	2
2	100	135	140/72	3
3	150	150	150/70	4
4	200	164	160/73	5
5	250	178	172/70	6
6	300	190	185/73	8
7	350	200	190/72	9
8	400	205	195/75	10

13. A carga final em quilogramas-metros por minuto é de aproximadamente:

    a. 1.200

    b. *2.400

    c. 1.500

    d. 3.500

    e. Nenhuma das anteriores

14. Qual foi o "kg" final aproximado definido (caso o teste tenha sido conduzido em uma bicicleta da Monark com frenagem mecânica)?

    a. *5,0

    b. 3,5

    c. 4,4

    d. 6,4

    e. Nenhuma das anteriores

15. Qual foi o gasto energético em METs durante o estágio 7 (supondo que ele tenha chegado perto de um estado estável)?

    a. 15,6

    b. 17,4

    c. *18,6

    d. 20,2

    e. Nenhuma das anteriores

16. Qual é o gasto energético do sr. Smith em kcal.min^{-1} durante o estágio 5?

    a. *15,0

    b. 10,4

    c. 11,5

    d. 8,6

    e. Nenhuma das anteriores

17. Qual é o gasto energético do sr. Smith em METs durante o estágio 3?

   a. 5,4

   b. *9,1

   c. 9,5

   d. 10,8

   e. 12,4

18. Qual é o gasto energético do sr. Smith em L.min^{-1} durante o estágio 6?

   a. *3,70

   b. 4,23

   c. 5,67

   d. 5,80

   e. Nenhuma das anteriores

ATIVIDADE DE CONDICIONAMENTO FÍSICO 4.2

Teste de resistência cardiorrespiratória

Neste capítulo, são fornecidas informações detalhadas para diversos testes de resistência cardiorrespiratória ($\dot{V}O_{2máx}$), incluindo:

- Corrida de 1 milha
- Teste de *step* de 3 minutos do YMCA
- Teste Canadense de Aptidão Física Aeróbia
- Teste submáximo de bicicleta ergométrica do YMCA
- Teste máximo de bicicleta ergométrica de Storer-Davis
- Teste máximo de esteira de Bruce

Sob a supervisão de seu instrutor ou de um coordenador de uma academia local, utilizando as instruções descritas neste capítulo e as normas apresentadas no Apêndice A, realize cada um destes seis testes e preencha a planilha do teste cardiorrespiratório. Certifique-se de seguir as precauções resumidas neste capítulo. Se você não estiver classificado como de "baixo risco" segundo as diretrizes do ACSM, esses testes só devem ser realizados sob a supervisão direta de um médico (ver Cap. 3).

Após realizar estes testes, responda as seguintes questões:

1. O $\dot{V}O_{2máx}$ estimado apresentou uma grande variação entre os seis testes distintos? (Defina "grande" como uma diferença maior que 25% em relação ao resultado do teste máximo de esteira de Bruce.)
    a. Sim
    b. Não
2. Caso tenha respondido "sim" na questão 1, relacione pelo menos cinco razões pelas quais você acredita que o $\dot{V}O_{2máx}$ apresentou uma variação tão grande.
    a. _____
    b. _____
    c. _____
    d. _____
    e. _____

Avaliação do teste de resistência cardiorrespiratória

Teste	Seu escore	Classificação
Corrida de 1 milha		
Teste de *step* de três minutos do YMCA		
Teste Canadense de Aptidão Física Aeróbia		
Teste submáximo de bicicleta ergométrica do YMCA		
Teste máximo de bicicleta ergométrica de Storer-Davis		
Teste máximo de esteira de Bruce		

Observação: Registre todos os escores em $mL.kg^{-1}.min^{-1}$, exceto no teste de *step* de três minutos do YMCA. Para a classificação, utilize as normas de $\dot{V}O_{2máx}$ do Apêndice A. Para o teste de corrida de 1 milha, utilize a equação de estimação da Tabela 4.4. Para o teste de *step* de três minutos do YMCA, registre o pulso de recuperação durante 60 segundos e, em seguida, use as normas do Apêndice A (Tab. 22). Para o Teste Canadense de Aptidão Física Aeróbia, utilize o escore de condicionamento aeróbio descrito no texto. Para o teste submáximo de bicicleta ergométrica do YMCA, utilize a Figura 4.15. Para o teste máximo de bicicleta ergométrica de Storer-Davis, use as equações do texto. Para o teste máximo de esteira de Bruce, utilize a equação descrita na Tabela 4.8.

ATIVIDADE DE CONDICIONAMENTO FÍSICO 4.3

Mensuração da frequência cardíaca em repouso

Conforme enfatizado no livro, uma baixa frequência cardíaca em repouso indica um coração condicionado pela prática regular de exercícios aeróbios. Algumas pessoas possuem uma baixa frequência cardíaca em repouso em virtude de diversos fatores genéticos, mas são capazes de torná-las ainda mais baixas por meio do treinamento de exercícios.

Muitos fatores podem elevar a frequência cardíaca em repouso a níveis acima do normal (ver a discussão do capítulo). Para descartar estes fatores, a frequência cardíaca em repouso é mais bem determinada poucos minutos após acordar, com o paciente sentado na beira da cama. Nessa Atividade de Condicionamento Físico, você irá aferir sua frequência cardíaca em repouso utilizando a artéria no seu pulso ou no seu pescoço em três manhãs consecutivas após levantar-se da cama. Coloque três dedos próximos à base do polegar abaixo do seu pulso para contar os batimentos cardíacos durante um minuto completo por meio da artéria radial, ou três dedos em cada lado de sua laringe (artéria carótida). Não pressione com muita força.

Registre esses valores nos espaços abaixo, calcule a média e, então, utilizando a Tabela 21 no Apêndice A, classifique sua frequência cardíaca em repouso a partir das normas da YMCA.

Mensurações da frequência cardíaca em repouso

Primeira manhã: _____ batimentos por minuto

Segunda manhã: _____ batimentos por minuto

Terceira manhã: _____ batimentos por minuto

Média da frequência cardíaca em repouso: _____ batimentos por minuto

Classificação
(Tab. 21, Apêndice A)   _____

ATIVIDADE DE CONDICIONAMENTO FÍSICO 4.4

Mensuração da pressão arterial em repouso

Siga os procedimentos resumidos no capítulo. Sente-se tranquilamente por pelo menos cinco minutos antes de ter sua pressão arterial mensurada. Fique totalmente relaxado. Os mesmos fatores que aumentam a frequência cardíaca em repouso podem elevar a pressão arterial (estresse, ansiedade, alimentos no estômago, bexiga cheia, dores, calor ou frio intensos e uso de tabaco, cafeína e certos tipos de medicamento). O ideal é que duas mensurações sejam realizadas em dois dias distintos. Caso isso não seja possível, mensure sua pressão arterial duas vezes durante o período da aula e calcule a média. Utilize a Tabela 4.1 para classificar sua pressão arterial.

Mensurações da pressão arterial em repouso

Primeira leitura: _____ mmHg

Segunda leitura: _____ mmHg

Média da pressão arterial em repouso: _____ mmHg

Classificação (Tab. 4.1) _____

ATIVIDADE DE CONDICIONAMENTO FÍSICO 4.5

Estimativa do $\dot{V}O_{2máx}$ utilizando uma equação

Baixos níveis de condicionamento cardiorrespiratório têm sido associados à maior parte das principais causas de morte, incluindo doenças cardíacas, AVC, câncer e diabetes. A mensuração direta do condicionamento cardiorrespiratório ou do $\dot{V}O_{2máx}$ é cara e requer a supervisão de médicos e técnicos treinados. Há um crescente interesse no desenvolvimento de métodos simples de se estimar o $\dot{V}O_{2máx}$, especialmente para grandes grupos de pessoas. Um método que vem obtendo ampla aceitação é a utilização de uma equação para estimativa que inclui como fatores diversas características pessoais, como idade, sexo, altura, peso e hábitos de atividade física.

Utilize a equação abaixo para estimar seu $\dot{V}O_{2máx}$. Você precisará de uma calculadora. Calcule seu índice de massa corporal (IMC) a partir da Figura 5.11. Deve-se ressaltar que esta equação fornece uma estimativa "aproximada" do seu $\dot{V}O_{2máx}$, e que outros métodos, especialmente os testes de corrida e caminhada, são preferíveis. Uma vez estimado seu $\dot{V}O_{2máx}$, use a Tabela 24 no Apêndice A para obter sua classificação.

Equação para estimativa do $\dot{V}O_{2máx}$

$\dot{V}O_{2máx}$ mL.kg^{-1}.min^{-1} = _____   _____
Classificação (Tab. 24, Apêndice A)

56,363 – (_____ × 0,381)
          idade

– (_____ × 0,754)
    Índice de massa corporal

+ (_____ × 1,921)
    Fator de atividade física, 0 a 7*

+ 10,987 (se você for um homem) ou 0 (se você for uma mulher)

Exemplo: Calcule o $\dot{V}O_{2máx}$ em mL.kg^{-1}.min^{-1} de uma estudante universitária de 20 anos de idade, cuja altura é de 1,65 m (5 pés e 5 polegadas), que pesa 58,97 kg (130 libras) e nada 45 minutos por semana.

$\dot{V}O_{2máx}$ mL.kg^{-1}.min^{-1} = _____42,0_____   _____Média_____
Classificação (Tab. 24, Apêndice A)

56,363 – (__20__ × 0,381)
           idade

– (_____21,7_____ × 0,754)
    Índice de massa corporal

+ (_____5_____ × 1,921)
    Fator de atividade física, 0 a 7*

+ 0 (mulher)

*Escolha uma atividade que melhor se encaixe em seus hábitos cotidianos:
I. Não participa regularmente de atividades recreativas, esportivas ou físicas programadas.
   0 pontos: Evita andar a pé ou exercitar-se (p. ex., utiliza sempre elevadores, vai de carro sempre que possível em vez de caminhar).
   1 ponto: Caminha por prazer, utiliza escadas de modo rotineiro, ocasionalmente pratica exercícios de maneira suficiente para causar respiração ou suor intensos.
II. Participa regularmente de recreação ou trabalho que requer atividade física moderada, como golfe, hipismo, calistênicos, ginástica, tênis de mesa, boliche, levantamento de pesos ou trabalhos domésticos.
   2 pontos: 10 a 60 minutos por semana
   3 pontos: Mais de uma hora por semana
III. Pratica regularmente exercícios físicos intensos (tais como corrida, *jogging*, natação, ciclismo, remo, pular corda, correr no lugar) ou atividades aeróbias do tipo vigoroso (como tênis, basquete ou handebol).
   4 pontos: Corre menos de 1,6 km por semana ou gasta menos de 30 minutos por semana em atividades físicas semelhantes.
   5 pontos: Corre de 1,6 a 8 km por semana ou gasta 30 a 60 minutos por semana em atividades físicas semelhantes.
   6 pontos: Corre de 8 a 16 km por semana ou gasta 1 a 3 horas por semana em atividades físicas semelhantes.
   7 pontos: Corre mais de 16 km por semana ou gasta mais de três horas por semana em atividades físicas semelhantes.

ATIVIDADE DE CONDICIONAMENTO FÍSICO 4.6

Teste de caminhada de 1 milha

Para realizar o teste, caminhe 1 milha em volta de uma pista ou um percurso medido o mais rápido que puder, mensure o tempo total de caminhada e verifique a frequência cardíaca imediatamente após a chegada.

Esta equação é recomendada para estudantes universitários:

$\dot{V}O_{2máx}$ mL.kg^{-1}.min^{-1} = 88,768 + (8,892 × _____)
(sexo, em que H = 1 e M = 0)

− (0,0957 × _____
(peso em libras)

− (1,4537 × _____
(tempo da caminhada em minutos em forma decimal)

− (0,1194 × _____
(frequência cardíaca final)

Por exemplo, uma estudante que pesa 58 kg (128 libras) e é capaz de caminhar 1 milha em 13 minutos com uma frequência cardíaca final de 133 batimentos por minuto teria o seguinte $\dot{V}O_{2máx}$ estimado: 88,768 + (8,892 × 0) − (0,0957 × 128) − (1,4537 × 13,0) − (0,1194 × 133) = 41,7 mL.kg^{-1}.min^{-1}.

Tempo de caminhada de 1 milha:	_____	minutos
Frequência cardíaca final:	_____	batimentos por minutos
Nível de condicionamento (a partir da Tab. 24, Apêndice A)	_____	

ATIVIDADE DE CONDICIONAMENTO FÍSICO 4.7

Teste de *step* para estudantes universitários

Conforme explicado ao longo deste capítulo, neste teste de *step*, a frequência cardíaca é mensurada durante 15 segundos após subir e descer de um *step* de 41,275 cm por três minutos em uma frequência de 24 subidas por minuto para homens e 22 subidas por minuto para mulheres e, em seguida, são aplicadas as equações relacionadas abaixo a fim de determinar o $\dot{V}O_{2máx}$. Indivíduos com sobrepeso, problemas médicos ou lesões na perna não devem realizar este teste.

1. Para o teste, são necessários um cronômetro, um metrônomo e um banco (de 41,275 cm de altura, como o de uma arquibancada de ginásio). O metrônomo deve ser ajustado em 96 batimentos por minuto para os homens e 88 batimentos por minuto para as mulheres. Pratique a subida e a descida do banco em uma cadência de quatro passos (pé direito sobe, pé esquerdo sobe, pé direito desce, pé esquerdo desce) a fim de garantir 24 subidas completas por minuto para os homens e 22 para as mulheres.
2. Inicie o teste e execute as subidas e descidas do banco durante exatamente três minutos.
3. Após completar o teste, permaneça em pé, espere cinco segundos e, em seguida, faça a contagem da frequência cardíaca no pulso ou no pescoço durante 15 segundos.
4. Faça a conversão da contagem do pulso de 15 segundos em batimentos por minuto multiplicando por 4.
5. Utilize as equações abaixo para estimar o $\dot{V}O_{2máx}$ e a Tabela 24, no Apêndice A, para classificar seu nível de condicionamento.

HOMENS: $\dot{V}O_{2máx}$ previsto = 111,33 − (0,42 × frequência cardíaca em bpm)

MULHERES: $\dot{V}O_{2máx}$ previsto = 65,81 − (0,1847 × frequência cardíaca em bpm)

Contagem do pulso por 15 segundos após o teste:	_____ batimentos
Conversão da frequência cardíaca em batimentos por minuto	_____ batimentos/minuto
$\dot{V}O_{2máx}$ estimado a partir das equações	_____ mL.kg⁻¹.min⁻¹
Classificação do $\dot{V}O_{2máx}$ (a partir da Tab. 24, Apêndice A)	_____

capítulo | 5

Composição Corporal

A gordura é uma preocupação crônica de grande parte da população adulta, ainda que possivelmente por razões distintas em lugares diferentes. Na maior parte do mundo, a gordura é considerada indesejável do ponto de vista estético quando se torna superficialmente evidente. No entanto, a razão mais imperativa para a preocupação com o excesso de gordura é sua influência adversa sobre a longevidade e, mais especificamente, sobre as doenças degenerativas.

— *Dr. William E. Siri, 1956*

TERMINOLOGIA DA COMPOSIÇÃO CORPORAL

O interesse na mensuração da composição corporal aumentou de maneira extraordinária desde o início da década de 1970, quando se deu início ao movimento *fitness* dos dias atuais. Atletas de elite, pessoas envolvidas em programas de controle de peso e pacientes em hospitais foram todos beneficiados com a popularidade e a precisão crescentes da mensuração da composição corporal.[1-3]

Há diversas razões importantes para se mensurar a composição corporal:

- *Avaliar a diminuição do peso de gordura corporal que ocorre em resposta a um programa de controle de peso.* Nos Estados Unidos, por exemplo, há cerca de 100 milhões de adultos em sobrepeso, e as taxas mais altas são encontradas entre os grupos menos favorecidos e minoritários (ver Cap. 13). A mensuração do peso corporal durante todo o processo de redução de peso ajuda os indivíduos a tomar decisões embasadas em relação a suas dietas e seus programas de exercícios.

- *Ajudar os atletas a determinar a composição corporal ideal para o seu desempenho.* A maioria dos atletas tem grande preocupação quanto à composição corporal. Em alguns esportes, como luta livre, ginástica, balé, fisiculturismo e corridas de longa distância, os atletas tentam alcançar os níveis mais baixos possíveis de gordura corporal. Em outras modalidades, tais como levantamento de peso, futebol americano, beisebol e remo, uma grande quantidade de massa livre de gordura é primordial. A mensuração correta da composição corporal é fundamental para orientar os atletas na busca de níveis ideais de massa de gordura e livre de gordura associados aos seus esportes.

- *Monitorar o peso de gordura e o peso livre de gordura em pacientes enfermos.* Uma alta concentração de gordura corporal é um fator de risco significativo para algumas doenças (p. ex., doenças cardíacas, certos tipos de câncer, diabetes e pressão arterial alta). Baixos índices de massa óssea e muscular predizem um futuro desenvolvimento de osteoporose. Portanto, a mensuração corporal possui um papel importante na prevenção de doenças crônicas.

- *Acompanhar mudanças de longo prazo que ocorrem na gordura corporal e na massa livre de gordura com o envelhecimento.* A gordura corporal duplica entre os 20 e 65 anos de idade. Em geral, durante a meia-idade, há um excesso de gordura acumulado ao redor da região do estômago e do tronco, o que é particularmente prejudicial à saúde em longo prazo. A força muscular na maioria das pessoas se mantém até em torno dos 45 anos de idade e, então, é reduzida em cerca de 5 a 10% por década a partir desse período. Entre os mais idosos, a fraqueza muscular pode diminuir a capacidade de executar atividades comuns do dia-a-dia, levando-os a depender de outras pessoas. A mensuração corporal por todo o ciclo de vida ajuda os indivíduos a se prepararem para as mudanças ocorridas posteriormente.

As pesquisas para se estabelecer maneiras de determinar a composição corporal por meio de métodos indiretos começaram durante a década de 1940. Desde então, uma grande variedade de métodos foi desenvolvida, os quais são descritos aqui, com ênfase nas técnicas mais práticas.

A maior parte das análises da composição corporal baseia-se na visualização do corpo como constituído de dois componentes distintos: massa de gordura e massa magra.[3] Logo, a *composição corporal* é geralmente definida como a

124 Parte II Avaliações e Testes

Tabela 5.1 Glossário de termos utilizados na mensuração da composição corporal

Circunferência da cintura	A menor circunferência da cintura abaixo da caixa torácica e acima do umbigo com o indivíduo em pé e seus músculos abdominais relaxados (não contraídos). Também chamada circunferência abdominal.
Circunferência do quadril	A maior circunferência da região dos quadris/nádegas quando o indivíduo está em pé.
Compasso de dobras cutâneas	Compasso especial que fornece mensurações em milímetros das dobras cutâneas.
Composição corporal	As proporções de gordura, músculo e osso compondo o corpo; normalmente expressa como percentual de gordura corporal.
Densidade corporal total	A massa corporal total expressa em relação ao volume corporal total.
Dexa	Acrônimo para absormetria de raios x de dupla energia (*dual-energy x-ray absorptiometry*), que se refere a um método para se estimar a composição corporal que utiliza uma dose de baixa radiação para mensurar a massa mineral óssea, a massa de gordura e a massa não óssea livre de gordura (um modelo de três componentes).
Estadiômetro	Régua vertical montada em uma parede equipada com uma cabeceira horizontal para mensurar a estatura.
Estrutura corporal	Refere-se à massa esquelética pequena, média ou grande, normalmente calculada utilizando-se a largura do cotovelo.
Impedância bioelétrica	Método para determinar a composição corporal pela passagem de uma corrente elétrica inofensiva através do corpo, que mensura a impedância elétrica e estima a composição corporal por meio de equações.
Indicadores de altura-peso	Fórmulas que utilizam o peso e a altura para estimar subpeso, peso normal, sobrepeso e obesidade.
Índice de massa corporal (IMC)	Cálculo dos indicadores de peso e altura corporal para se determinar o grau de obesidade. A fórmula mais tradicional para o IMC é o peso corporal em quilogramas dividido pela altura em metros elevada ao quadrado, que também é conhecida como índice de Quetelet.
Massa de gordura	Toda a gordura no corpo, que pode ser extraída dos tecidos adiposos e de outros tecidos corporais. É estimada multiplicando-se o percentual de gordura corporal pelo peso corporal total.
Massa livre de gordura	Todos os tecidos livres de gordura do corpo, incluindo água, músculo, osso, tecido conjuntivo e órgãos internos. Também chamada de peso livre de gordura ou peso corporal magro. É estimada subtraindo-se a massa de gordura do peso corporal total.
Mensurações de dobra cutânea	O método mais vastamente utilizado para se determinar o percentual de gordura corporal; os compassos são usados para mensurar a espessura de uma dobra cutânea dupla em vários locais.
Obesidade	Quantidade excessiva de gordura total para um dado peso.
Obesidade androide	Obesidade na parte superior do corpo com acúmulo de gordura no tronco e no abdome. É associada a um alto risco de problemas de saúde relacionados à obesidade.
Obesidade ginoide	Obesidade da parte inferior do corpo, com acúmulo de gordura no quadril e nas coxas.
Percentual de gordura corporal	Também chamado de gordura corporal relativa, é a massa de gordura expressa como a porcentagem da massa corporal total.
Pesagem hidrostática	Método para determinar a composição corporal pesando-se o indivíduo sob a água. Nesses procedimento, a densidade do corpo inteiro é calculada a partir do volume corporal e, em seguida, convertida em percentual de gordura corporal por meio de equações.
Peso corporal de referência	O ponto médio do peso em um intervalo para uma dada altura.
Peso corporal ideal	O peso corporal considerado mais saudável, levando-se em conta a massa de gordura e a massa livre de gordura. Calculado dividindo-se a massa livre de gordura por 100% menos o percentual de gordura corporal desejado.
Peso corporal relativo	O peso corporal dividido pelo valor do ponto médio do intervalo de peso recomendado.
Razão circunferência cintura-quadril (RCCQ)	A razão das circunferências de cintura e de quadril.
Tabelas de altura-peso	Tabelas que fornecem um intervalo de peso considerado saudável para uma dada altura.
Tipo corporal	Também chamado de somatótipo, refere-se à construção do corpo, tal como determinado pela genética. O tipo corporal mesomórfico é atlético, com grande massa óssea e muscular; o tipo corporal ectomórfico é fino, linear e magro, com baixa quantidade de massa óssea e muscular; o tipo corporal endomórfico é pesado, grande e suave, com grande quantidade de massa de gordura e massa livre de gordura.

proporção entre massa de gordura e massa livre de gordura. Entre os termos comuns utilizados no estudo da composição corporal estão aqueles apresentados na Tabela 5.1.[1]

Para o estudo da composição do corpo, a massa corporal é subdividida em dois ou mais componentes. O modelo clássico de dois componentes divide a massa corporal em massa de gordura e massa livre de gordura (ver Fig. 5.1a). A *massa de gordura* contém todos os lipídios extraíveis, ao passo que a *massa livre de gordura* inclui água, proteína e componentes minerais (ver Fig 5.1b). Em 1963, Brozek et al. dissecaram três cadáveres do sexo masculino e mensuraram a densidade da gordura corporal em 0,901 gramas por centímetro cúbico (g/cm^3) e a densidade da massa livre de gor-

dura em $1,10 \ g/cm^3$. A equação de Brozek et al.[4] estimou o percentual de gordura corporal da seguinte maneira:

Percentual de gordura corporal =
$$[(4,57/\text{densidade do corpo}) - 4,142] \times 100$$

Esta equação era semelhante àquela lançada dois anos antes por Siri:[5]

Percentual de gordura corporal =
$$[(4,95/\text{densidade do corpo}) - 4,50] \times 100$$

Desde a década de 1960, essas duas fórmulas vêm sendo utilizadas para estimar o percentual de gordura corporal a partir da densidade do corpo obtida por pesagem hidrostá-

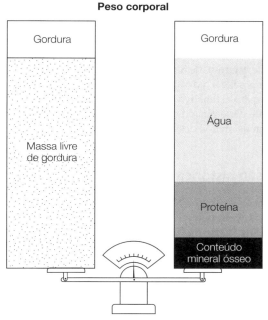

Figura 5.1a Há dois modelos de composição corporal atualmente em uso: o modelo de dois componentes (massa de gordura e massa livre de gordura) e o modelo de quatro componentes (conteúdo mineral ósseo, proteína, água e gordura).

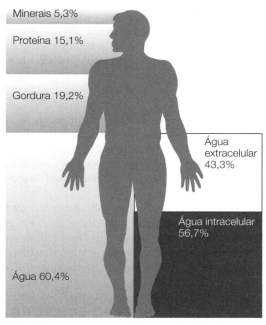

Figura 5.1b Composição corporal em nível molecular para um homem de referência de 70 kg. O homem de referência tem cerca de 60% de água e o restante do seu corpo é composto por gordura, conteúdo mineral ósseo e proteína.

tica, sob a água, então considerada o melhor método-padrão de pesagem (o qual é descrito de forma detalhada mais adiante neste capítulo). No entanto, os recentes avanços tecnológicos na mensuração de água (diluição isotópica), minerais (absormetria de raios x de dupla energia [Dexa]) e proteínas (análise por ativação com nêutrons) demonstraram que a massa livre de gordura possui grande variação entre grupos em função de idade, sexo, etnia, nível de gordura corporal e fator de atividade física. Como a massa livre de gordura varia entre os indivíduos, as equações de dois componentes de Brozek et al.[4] e Siri[5] podem tanto subestimar como superestimar o verdadeiro percentual de gordura

TABELA 5.2 Densidade de massa livre de gordura de populações específicas e fórmulas para conversão da densidade corporal para percentual de gordura corporal

População	Idade (anos)	Sexo	Densidade da massa livre de gordura (g/cm³)	Fórmula para o percentual de gordura*
Brancos	7 a 12	Masculino	1,084	(5,30/Dc) − 4,89
		Feminino	1,082	(5,35/Dc) − 4,95
	13 a 16	Masculino	1,094	(5,07/Dc) − 4,64
		Feminino	1,093	(5,10/Dc) − 4,66
	17 a 19	Masculino	1,098	(4,99/Dc) − 4,55
		Feminino	1,095	(5,05/Dc) − 4,62
	20 a 80	Masculino	1,10	(4,95/Dc) − 4,50
		Feminino	1,097	(5,01/Dc) − 4,57
Negros	18 a 32	Masculino	1,113	(4,37/Dc) − 3,93
	24 a 79	Feminino	1,106	(4,85/Dc) − 4,39
Indígenas	18 a 60	Feminino	1,108	(4,81/Dc) − 4,34
Hispânicos	20 a 40	Feminino	1,105	(4,87/Dc) − 4,41
Japoneses nativos	18 a 48	Masculino	1,099	(4,97/Dc) − 4,52
		Feminino	1,111	(4,76/Dc) − 4,28
	61 a 78	Masculino	1,105	(4,87/Dc) − 4,41
		Feminino	1,100	(4,95/Dc) − 4,50
Obesos	17 a 62	Feminino	1,098	(5,00/Dc) − 4,56
Anoréxicos	15 a 30	Feminino	1,087	(5,26/Dc) − 4,83

*Dc = densidade corporal.

Fonte: Dados de: Evaluation of Body Composition: Current issues. *Sports Med* 22:146-156, 1996. Heyward VH, Stolarczyk LM. *Applied Body Composition Assessment*. Champaign, Illinois: Human Kinetics, 1996.

do corpo. A Tabela 5.2 apresenta um resumo das densidades da massa livre de gordura mensuradas em diferentes grupos de pessoas, utilizando modelos de múltiplos componentes que levam em consideração as variações na água e nos componentes minerais.[1] Para estes vários subgrupos, a densidade corporal estimada a partir da pesagem hidrostática, as equações de dobra cutânea e as equações bioelétricas podem ser convertidas em percentual de gordura corporal utilizando-se as fórmulas de conversão listadas na Tabela 5.2. Essas fórmulas de conversão para populações específicas foram calculadas por Heyward, por meio de estimativas do modelo de múltiplos componentes da densidade da massa livre de gordura obtida na literatura.[1]

Antes de explorar os diversos métodos de mensuração da composição corporal (técnicas de dobra cutânea, pesagem hidrostática, impedância bioelétrica, Dexa e outras técnicas mais recentes), este capítulo discute as tabelas de peso e altura e a utilização de várias relações entre essas duas medidas.

MENSURAÇÕES DE PESO E ALTURA

A mensuração do peso por si só não é capaz de determinar de forma precisa o nível de gordura corporal de uma pessoa (ver Fig. 5.2). A mensuração do peso não diferencia massa livre de gordura de massa de gordura. Em outras palavras, certos indivíduos com tipos corporais *mesomórficos*, ou atléticos, e musculares (tais como os fisiculturistas) podem ter uma gordura corporal baixa ou normal, muito embora estejam em sobrepeso segundo as tabelas-padrão. Pessoas *ectomórficas* (ou magras, de estrutura fina e linear) com baixas quantidades de massa livre de gordura podem estar abaixo do peso ideal segundo as tabelas de peso e, além disso, com níveis extremamente baixos de gordura corporal (atletas de resistência). O indivíduo *endomórfico* (grande, pesado e macio) está em sobrepeso em razão das grandes quantidades de massa de gordura e de massa livre de gordura (p. ex., atacante de futebol americano).[2]

A Figura 5.3 resume o efeito do tipo corporal (ou somatótipo) sobre a massa de gordura e o peso corporal. O tipo corporal é significativamente afetado pela genética e sofre pouca influência do estilo de vida e dos hábitos de exercícios. A maioria das pessoas é uma mistura dos três tipos corporais, com predominância de um deles. Apenas 5% da população é ectomorfa "pura" ou mesomorfa "pura". Em virtude da forte relação entre o peso corporal total e o somatótipo, a composição corporal (i. e., a razão entre massa de gordura e massa livre de gordura) é um indicador muito mais adequado do peso corporal ideal do que o peso total obtido ao subirmos em uma balança.

Este capítulo dá mais ênfase às mensurações de dobra cutânea e à pesagem hidrostática na avaliação da composição corporal do que à estimativa do peso corporal ideal. Em razão do uso bastante disseminado das tabelas de peso e altura, no entanto, uma breve revisão destes métodos é apresentada inicialmente.

Revisão histórica das tabelas de peso e altura

Desde a década de 1940, tabelas vêm sendo desenvolvidas pela Metropolitan Life Insurance Company para determinar pesos "ideais" e "desejáveis".[6-9] Essas tabelas foram criadas a partir do Build and Blood Pressure Study, de 1959, com base na experiência combinada de 26 companhias de seguro de vida nos EUA e no Canadá, entre 1934 e 1954, envolvendo a observação de quase 5 milhões de pessoas seguradas por períodos de mais de 20 anos. Altura e peso foram mensurados com sapatos e roupas tradicionais. O estudo excluiu os porta-

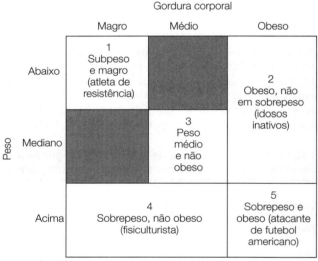

Figura 5.2 A relação entre três categorias de peso e gordura corporal pode ser descrita de cinco formas diferentes. A mensuração do peso por si só não é capaz de determinar de maneira precisa o nível de gordura corporal de uma pessoa.

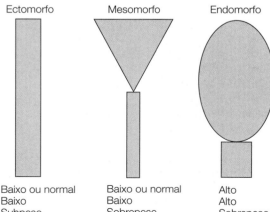

Figura 5.3 Somatótipos. O tipo corporal ou somatótipo possui grande influência no peso corporal total.

dores de doença cardíaca, câncer ou diabetes. No resultado, publicado em 1959 pela Metropolitan Life Insurance Co. com o título "Desirable Weights for Men and Women" [Pesos desejáveis para homens e mulheres], os "pesos desejáveis" foram aqueles associados a uma mortalidade mais baixa.[7]

Essas tabelas criadas em 1959 apresentam intervalos de pesos para homens e mulheres de estruturas corporais pequenas, médias e grandes e diferentes alturas. Infelizmente, o método para se determinar a estrutura não foi informado.[6,8]

No dia 1º de março de 1983, a Metropolitan Life Insurance Company lançou novas tabelas de peso e altura criadas a partir do Build Study, de 1979 (ver Tab. 5.3),[8] que utilizava dados de 25 companhias de seguro relatando a experiência relativa à mortalidade nos EUA e no Canadá de 1954 a 1972 entre mais de 4 milhões de segurados, novamente excluindo candidatos com doenças graves.

Nessas tabelas, pesos associados às taxas mais baixas de mortalidade deixaram de ser chamados de "desejáveis" ou "ideais". Um método para determinar a *estrutura corporal* utilizando-se a mensuração da largura do cotovelo foi adicionado (ver Tab. 5.4). Tais mensurações da estrutura corporal foram baseadas em dados da National Health and Nutrition Examination Survey (Nhanes I e II) e concebidas de modo que 50% da população foi incluída na zona de estrutura pequena, 25% na zona de estrutura média e 25% na zona de estrutura grande.[10]

Há várias considerações a serem levadas em conta na utilização das tabelas de pesos de 1983:[7-10]

- As tabelas de pesos de 1983 apresentam intervalos de peso de 2 a 13% maiores em relação às tabelas de 1959.[7,8] Estas revisões para cima, porém, não são distribuídas uniformemente ao longo de todas as categorias de altura; os maiores aumentos são para mulheres e homens de menor estatura.

- As tabelas são baseadas em populações específicas que não são representativas de toda a população. Os dados para as tabelas de 1983 foram obtidos de indivíduos capazes de adquirir seguros individuais (excluindo-se aqueles que compraram seguros grupais) e que tinham entre 25 e 59 anos de idade (excluindo-se idosos). Assim, os segurados eram predominantemente adultos brancos de classe média. Pessoas negras, asiáticas, com baixa renda e de outros grupos populacionais não foram representados de maneira proporcional. Além disso, pessoas com doenças crônicas graves ou enfermidades agudas não foram incluídas.

- O tabagismo não foi levado em consideração. Esse hábito está associado a pesos mais baixos e menor expectativa de vida. Logo, a inclusão de fumantes nos dados causou um desvio ascendente do "peso ideal".[11]

- As tabelas de peso e altura são baseadas em uma taxa de mortalidade mais baixa e não levam em conta os problemas de saúde muitas vezes associados à obesidade. Tais condições, como doenças cardiovasculares, câncer, hipertensão arterial, níveis elevados de colesterol sanguíneo e muitos outros problemas de saúde, são mais prevalentes entre os obesos. Por estas razões, a American Heart Association e outras associações recomendaram que a população usasse as tabelas como "uma mera estimativa grosseira".[7]

- Apenas pesos iniciais foram utilizados na determinação do peso ideal. Indivíduos que adquiriram apólices de seguro tiveram seus pesos mensurados, mas não foram coletados novos dados relativos ao peso ou ao desenvolvimento de doenças após a apólice ter sido inicialmente comprada. Não foi levado em consideração se houve alterações do peso entre a emissão da apólice e o óbito do segurado.[7]

TABELA 5.3 Tabelas de peso e altura de 1983 da Companhia de Seguros Metropolitan

(Em quilogramas por altura e estrutura em roupas tradicionais, Homens – 2,3 kg, salto de 2,5 cm; Mulheres – 1,4 kg, salto de 2,5 cm)

Homens				Mulheres			
	Estrutura				Estrutura		
Altura (m)	Pequena	Média	Grande	Altura (m)	Pequena	Média	Grande
1,57	58-61	59-64	63-68	1,47	46-50	49-55	54-59
1,60	59-62	60-65	64-69	1,50	47-51	50-56	54-61
1,63	60-63	61-66	64-71	1,52	47-52	51-57	55-62
1,65	61-64	62-67	65-73	1,55	48-54	52-59	57-64
1,68	62-64	63-68	66-74	1,57	49-55	54-60	58-65
1,70	63-66	64-70	68-76	1,60	50-56	55-61	59-67
1,73	64-67	66-71	69-78	1,63	52-58	56-63	61-68
1,75	64-68	67-73	70-80	1,65	53-59	58-64	62-70
1,78	65-70	68-74	72-82	1,68	54-60	59-65	64-72
1,80	66-71	70-75	73-83	1,70	56-62	60-67	65-74
1,83	68-73	71-77	74-85	1,73	57-63	62-68	66-76
1,85	69-74	73-79	76-87	1,75	59-64	63-69	68-77
1,88	70-76	74-81	78-89	1,78	60-66	64-71	69-79
1,90	72-78	76-83	80-92	1,80	61-67	66-72	70-80
1,93	73-80	78-85	82-94	1,83	63-68	67-73	72-81

Fonte: Dados da Metropolitan Life Insurance Company, Nova York.

128 Parte II Avaliações e Testes

TABELA 5.4 Largura do cotovelo e altura

		Largura do cotovelo (cm)		
	Altura (cm, sem sapatos)	Estrutura pequena	Estrutura média	Estrutura grande
Homens	155-157	< 6,35	6,35–7,3025	> 7,3025
	160-167	< 6,6675	6,6675–7,3025	> 7,3025
	170-178	< 6,985	6,985–7,62	> 7,62
	180-188	< 6,985	6,985–7,9375	> 7,9375
	190	< 7,3025	7,3025–8,355	> 8,295
Mulheres	144-147	< 5,715	5,715–6,35	> 6,35
	150-157	< 5,715	5,715–6,35	> 6,35
	160-168	< 6,0325	6,0325–6,6675	> 6,6675
	170-178	< 6,0325	6,0325–6,6675	> 6,6675
	180	< 6,35	6,35–6,985	> 6,985

Observação: Tabelas adaptadas para representar a altura sem sapatos. Para mensurar a largura do cotovelo, estenda o membro superior e, em seguida, flexione o antebraço para cima em um ângulo de 90°, com os dedos retos apontados para cima e a palma da mão voltada na direção do corpo. Utilize um compasso de deslizamento para mensurar a largura entre os dois ossos proeminentes em cada um dos lados do cotovelo (mensure o ponto mais amplo). Certifique-se de que o membro superior esteja corretamente posicionado e que o braço esteja paralelo ao chão.

Fonte: Dados da Metropolitan Life Insurance Company, Nova York.

- Por último, as tabelas de peso não fornecem informações sobre a composição corporal propriamente dita. Conforme mencionado anteriormente, o que realmente importa é a qualidade do peso, e não a quantidade. "O peso corporal ideal" não é o ideal para todas as pessoas com uma determinada altura em razão das diferenças ósseas e musculares. Desse modo, as tabelas de peso e altura são meramente estimativas grosseiras e, portanto, devem ser utilizados outros métodos, tais como as mensurações antropométricas, para refinar a estimativa do peso adequado.

Em 1990, o Departamento de Agricultura dos EUA (USDA) lançou uma nova tabela de pesos sugeridos para adultos.[12] A tabela da USDA continha dois únicos itens:

1. Foi dado um intervalo de peso tanto para homens como para mulheres.

2. Um intervalo de peso distinto para uma dada altura foi relacionado para as pessoas com 35 anos ou mais. Indivíduos com mais músculos e ossos do que o normal foram aconselhados a utilizar a extremidade superior da faixa de peso para as suas alturas.

O segundo item foi o que causou maior controvérsia entre os cientistas, pois permitia às pessoas mais idosas um acréscimo de 4,5 a 8 kg em relação ao peso de suas contrapartes mais jovens.[13,14] Ao passo que alguns pesquisadores acreditavam que este ganho de peso após os 35 anos de idade era normal e não apresentava risco à saúde, outros julgaram que o risco de doenças coronarianas, hipertensão, diabetes e outras doenças relacionadas à obesidade era aumentado.

Pesquisadores do Framingham Heart Study e da Harvard Medical School foram os primeiros a sugerir que as tabelas de peso fossem modificadas.[14] Havia um consenso cada vez maior de que os padrões daquela época eram permissivos demais e de que "não há um embasamento biológico para se recomendar às pessoas que aumentem seus pesos conforme elas envelhecem".[14]

Em resposta a estas preocupações, o Dietary Guidelines Advisory Committee [Corpo Consultivo de Orientações Dietéticas] da USDA lançou uma atualização da tabela de pesos e alturas em 1995 (Tab. 5.5).[15] A tabela atualizada relacionava uma faixa de peso saudável para uma dada altura para homens e mulheres de todas as idades. Nas palavras do corpo consultivo, "Os riscos para a saúde em razão do excesso de peso parecem ser os mesmos tanto para os mais idosos como para os mais jovens. Com base nos dados publicados, não parece haver qualquer justificativa para a criação de um ponto de corte que aumente com a idade".[15] Faixas de peso foram apresentadas na tabela, "pois pessoas da mesma estatura podem ter quantidades iguais de gordura corporal, mas diferentes quantidades de músculos e ossos. No entanto, estes intervalos não significam que o ganho de peso seja saudável, mesmo dentro da mesma faixa de peso. Os maiores pesos no maior intervalo de peso saudável se aplicam às pessoas com mais músculos e ossos".[15] As *Dietary Guidelines for Americans, 2000 and 2005*, reduziram os valores da tabela de pesos e alturas e recomendaram o uso do índice de massa corporal (ver seção Índice de Massa Corporal). Quase todas as organizações médicas e de saúde utilizam o índice de massa corporal para classificar adultos, de modo que o uso das tabelas de peso e altura deixou de ser preconizado.

Peso relativo

A obesidade foi definida como um sobrepeso a partir de 20%, utilizando-se o conceito do peso relativo. O *peso relativo* usa a razão ou porcentagem do peso real em relação ao peso desejável. A maior parte dos pesquisadores utiliza como ponto de referência o valor do ponto médio da faixa de peso para a altura do indivíduo. Um homem cuja altura é de 1,78 m e pesa 81,6 kg, por exemplo, teria o seguinte peso relativo, utilizando-se o valor do ponto médio da faixa determinada nas tabelas de 1995 da USDA (Tab. 5.5):

TABELA 5.5 Faixas de pesos saudáveis para homens e mulheres da USDA, 1995

Altura (sem sapatos)	Peso (kg) (sem roupas)
1,47 m	41-54
1,50 m	43-56
1,52 m	44-58
1,55 m	46-60
1,57 m	47-62
1,60 m	49-64
1,63 m	50-66
1,65 m	52-68
1,68 m	54-70
1,70 m	55-73
1,73 m	57-74
1,75 m	59-77
1,78 m	60-79
1,80 m	62-81
1,83 m	64-83
1,85 m	65-86
1,88 m	67-88
1,91 m	69-91
1,93 m	71-93
1,96 m	73-96
1,98 m	74-98

Fonte: USDA. *1995 Dietary Guidelines for Americans.*

TABELA 5.6 Padrões para o peso relativo

< 90%	Subpeso
90-100%	Desejável
111-119%	Sobrepeso
120-139%	Obesidade leve
140-199%	Obesidade moderada
≥ 200%	Obesidade grave

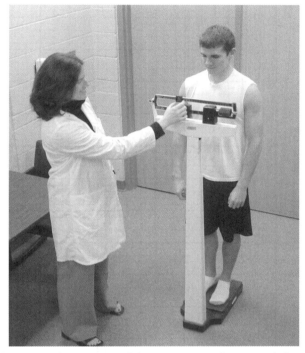

Figura 5.4 O peso corporal deve ser mensurado em uma balança médica de precisão com o mínimo de roupas.

$$\text{Peso relativo} = \left(\frac{\text{peso corporal}}{\text{ponto médio da faixa de peso}}\right) \times 100$$

$$= \left(\frac{81,6}{69,4}\right) \times 100 = 117,6\%$$

Em outras palavras, esta pessoa está com um sobrepeso de 17,6%. Os padrões para o peso relativo são apresentados na Tabela 5.6. Assim como com qualquer valor tirado de uma tabela de peso e altura, esses padrões podem ser imprecisos para aqueles com quantidades de músculo e osso acima do normal. O uso do peso relativo era comum em grandes estudos epidemiológicos anteriores a 1980, mas, desde então, a maior parte dos investigadores passou a utilizar o índice de massa corporal.

Mensuração do peso corporal

O peso corporal deve ser mensurado em uma balança médica de precisão, com o mínimo de roupas, preferivelmente shorts e uma camiseta leve, e com o indivíduo descalço, ou ainda melhor, com uma bata de papel descartável (ver Fig. 5.4).[16] O braço da balança deve possuir pesos móveis, de modo que seja possível fazer a leitura da escala de ambos os lados. As balanças médicas são disponibilizadas por diversas empresas.

A balança deve ser posicionada sobre um piso sólido e nivelado (que não seja carpete) para que o examinador possa permanecer atrás do cursor, de frente para o indivíduo pesado, e possa mover os pesos cursores sem ter de esticar seus braços sobre a balança. Esta deve ser calibrada antes de cada utilização, posicionando-se o peso cursor no zero e verificando se ele está nivelado. Se houver imprecisão, um parafuso pode ser usado para nivelar a tara de peso e, assim, ajustar o peso cursor. A leitura do peso deve ficar o mais próximo possível de 0,1 kg.

Caso o objetivo seja avaliar alterações no peso, deve-se dispensar uma atenção redobrada a fim de que a mensuração do peso seja repetida sob as mesmas condições e na mesma hora do dia.[17] O peso de um adulto médio varia aproximadamente de 1,8 a 2,2 kg em um intervalo de um dia.

Gráficos de crescimento são ferramentas básicas de triagem para avaliação do nível nutricional e do bem-estar geral de crianças e adolescentes.[17,18] Dados de cinco levantamentos norte-americanos de exames de saúde coletados entre 1963 e 1994 e de cinco fontes de dados suplementares foram combinados a fim de criar um conjunto de dados analíticos sobre o crescimento.[18] Gráficos de crescimento demonstrando os percentis de peso por idade de meninos e meninas, com idades de 2 a 20 anos, são apresentados nas Figuras 5.5 e 5.6.

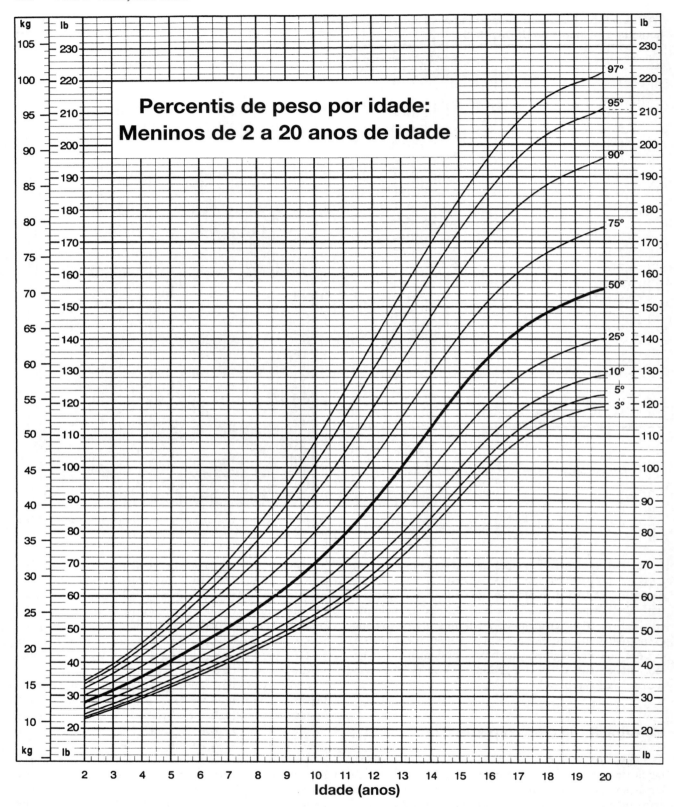

Figura 5.5 Percentis de peso por idade para meninos com idades entre 2 e 20 anos, gráficos de crescimento da CDC: Estados Unidos.
Fonte: Desenvolvido pelo National Center for Health Statistics em colaboração com o National Center for Chronic Disease Prevention and Health Promotion (2000).

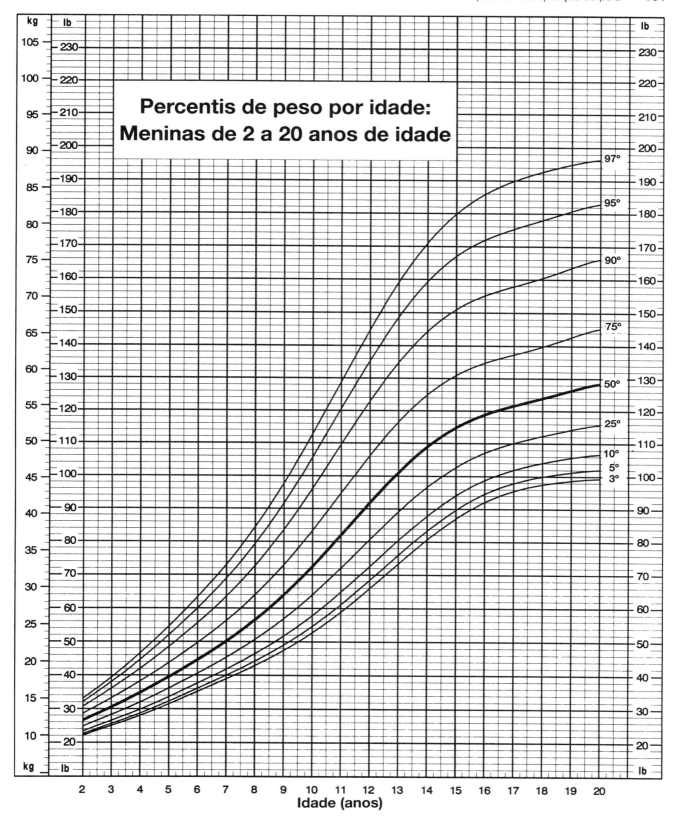

Figura 5.6 Percentis de peso por idade para meninas com idades entre 2 e 20 anos, gráficos de crescimento da CDC: Estados Unidos.
Fonte: Desenvolvido pelo National Center for Health Statistics em colaboração com o National Center for Chronic Disease Prevention and Health Promotion (2000).

Mensuração da altura

A mensuração da altura (ou estatura) requer uma régua vertical com uma cabeceira horizontal que pode ser colocada em contato com o ponto mais alto da cabeça.[16] A associação da régua e da cabeceira é chamada de *estadiômetro*.

Ao mensurar a altura, peça ao indivíduo que fique em pé, descalço, com os calcanhares unidos, a coluna o mais ereta possível, calcanhares, nádegas, ombros e cabeça encostados na parede e olhando sempre para a frente. O peso deve ser distribuído igualmente entre os pés, e os braços devem estar livres e relaxados ao lado do corpo. Pouco antes da mensuração, o indivíduo deverá inspirar profundamente e prender a respiração enquanto a cabeceira é trazida para o ponto mais alto da cabeça, com pressão suficiente para comprimir o cabelo.[16,17] Estadiômetros fixos e portáteis podem ser encontrados em diversas marcas.

Caso um estadiômetro profissional não esteja à disposição, uma régua deve ser fixada à parede e, com o uso de um bloco para mensuração de ângulo reto (como, por exemplo, uma prancheta na ponta), a altura é mensurada a partir da coroa da cabeça. No ambiente escolhido, a parede não deve possuir um rodapé e o chão não deve ter carpete (ver Fig. 5.7). *Não* é recomendada a mensuração da altura com o indivíduo sobre uma escala médica de precisão, pois isto provoca erro substancial.

Gráficos de crescimento demonstrando percentis de estatura por idade para meninos e meninas entre 2 e 20 anos são apresentados nas Figuras 5.8 e 5.9.[18]

Mensuração da estrutura corporal

Conforme discutido previamente, o modo mais comum de se determinar a estrutura corporal é medindo a largura do cotovelo. Outras mensurações foram propostas para estimar a estrutura corporal, incluindo o diâmetro ósseo do peito e a circunferência do punho, mas, ao menos nos EUA, ainda não há normas para estas mensurações.[19]

Ao mensurar a largura do cotovelo, a pessoa sendo mensurada deve permanecer ereta, com o braço direito extendido à frente de forma perpendicular ao corpo. Em seguida, o braço é flexionado até que o cotovelo forme um ângulo de 90°, com os dedos apontados para cima e a palma da mão voltada para dentro (ver Fig. 5.10).[19] O avaliador deve inicialmente sentir a maior amplitude óssea do cotovelo e, em seguida, posicionar as pontas do compasso sobre estes locais.

Um compasso de deslizamento deve ser utilizado[17,19] (Fig. 5.10) com pressão suficiente para comprimir o tecido mole sobre o osso. A Tabela 5.4 apresenta um resumo de como os dados são utilizados para se determinar a estrutura corporal. Os compassos de deslizamento são disponibilizados por diversas empresas.

Índice de massa corporal

Uma mensuração da obesidade bastante utilizada é o *índice de massa corporal* (IMC).[20,21] Foi desenvolvida uma série de índices de massa corporal, todos derivados de mensurações de peso e altura. Entre os IMCs mais populares, estão

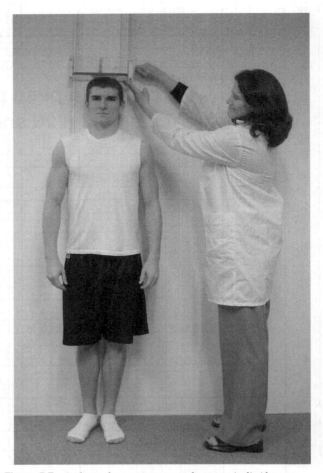

Figura 5.7 A altura deve ser mensurada com o indivíduo em postura ereta, com os calcanhares, as nádegas, a parte posterior dos ombros e a cabeça encostados na régua vertical. Um objeto que forme um ângulo reto com a régua deve ser encostado ao ponto mais alto da cabeça do indivíduo após ele inspirar profundamente e prender a respiração.

a razão peso-altura (P/A), o índice de Quetelet (P/A^2) e o índice de Khosla-Lowe (P/A^3). Esses índices representam diferentes tentativas de ajustar o peso corporal à altura, a fim de se produzir uma mensuração da obesidade independente desta.[21] Tais IMCs são amplamente utilizados em grandes populações em razão da simplicidade de cálculos e mensurações e do baixo custo envolvido.

O *índice de Quetelet* ou kg/m^2 (peso corporal em quilogramas, dividido pela altura em metros ao quadrado) é o IMC mais largamente aceito. Esta mensuração foi uma tentativa feita pelo matemático do século XIX Lambert Adolphe Jacques Quetelet de descrever a relação entre o peso corporal e a estatura em seres humanos. Estudos comprovaram que o índice de Quetelet possui alta correlação ($r = 0,70$) com a mensuração real da gordura corporal a partir de pesagem hidrostática.[1-3] No entanto, a margem de erro é de 5% de gordura corporal, o que significa que se uma pessoa possui 15% de gordura, o índice de Quetelet iria predizer o percentual de gordura corporal em um intervalo entre 10 e 20% em dois terços das vezes.[1-3] A Tabela 5.7 resume a relação entre o IMC e o percentual de gordura corporal em adultos dos sexos masculino e feminino para três faixas etárias.

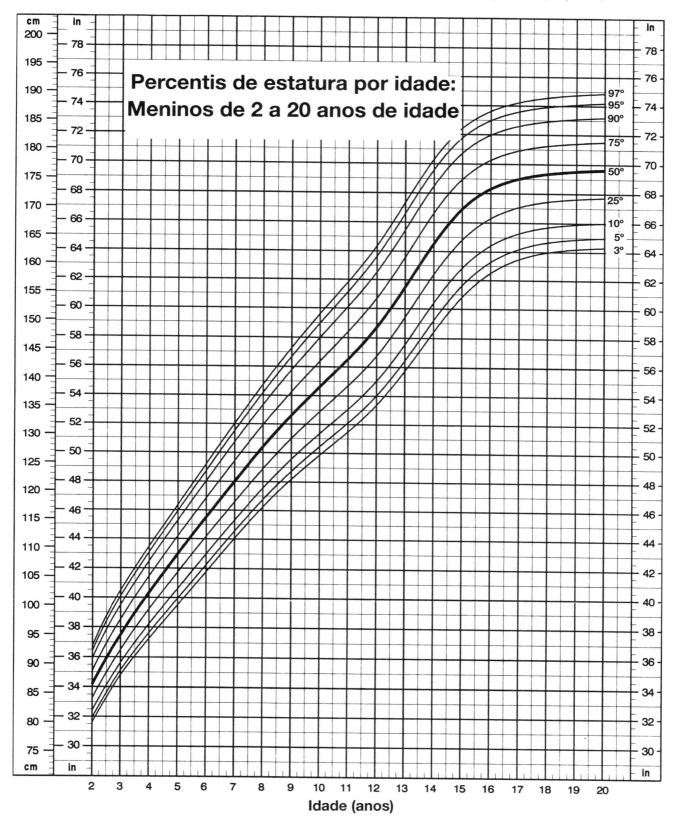

Figura 5.8 Percentis de estatura por idade para meninos com idades entre 2 e 20 anos, gráficos de crescimento da CDC: Estados Unidos.
Fonte: Desenvolvido pelo National Center for Health Statistics em colaboração com o National Center for Chronic Disease Prevention and Health Promotion (2000).

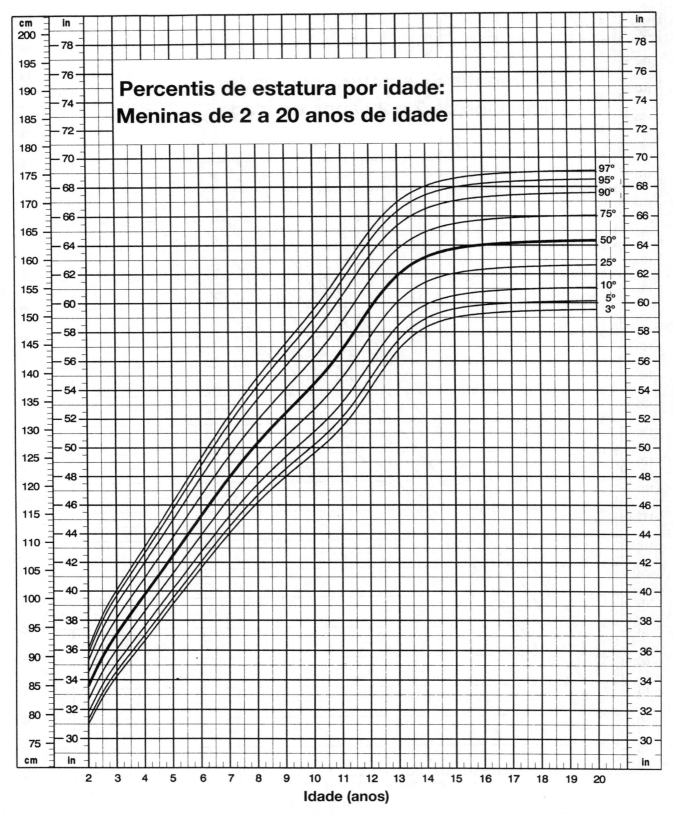

Figura 5.9 Percentis de estatura por idade para meninas com idades entre 2 e 20 anos, gráficos de crescimento da CDC: Estados Unidos. Fonte: Desenvolvido pelo National Center for Health Statistics em colaboração com o National Center for Chronic Disease Prevention and Health Promotion (2000).

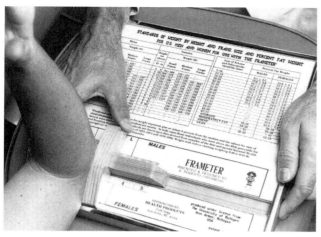

Figura 5.10 A largura do cotovelo é utilizada para determinar a estrutura corporal. Com o braço nessa posição, o compasso de deslizamento é usado para mensurar o ponto de maior amplitude do cotovelo.

O exemplo a seguir pode ser utilizado para aprender como calcular o índice de Quetelet. Por exemplo, um homem que pesa 70 quilogramas (ou 154 libras – multiplique o peso em quilogramas por 2,2) e tem uma estatura de 1,727 m (ou 68 polegadas de altura – divida a altura em metros por 0,0254) possui um índice de Quetelet de:

$$\text{Índice de Quetelet} = \frac{70 \text{ kg}}{(1{,}727 \text{ m})^2} = \frac{70}{2{,}98} = 23{,}5 \text{ kg/m}^2$$

Um outro método utiliza esta fórmula:

$$\text{Índice de Quetelet} = (\text{libras/polegadas}^2) \times 704{,}5$$

Utilizando nosso sujeito:

$$(154/68^2) \times 704{,}5 = 23{,}5 \text{ kg/m}^2$$

A Figura 5.11 facilita o cálculo do índice de Quetelet por meio da utilização de um nomograma. A Tabela 5.8 possibilita o cálculo do IMC escolhendo-se um peso corporal em uma determinada altura. A Figura 5.12 descreve a média do IMC pelo índice de Quetelet para homens e mulheres norte-americanos entre 1960 a 1962 e 1992 a 2002. Note o aumento substancial durante esse período de 40 anos.[21] As Figuras 5.13 e 5.14 demonstram os percentis de IMC por idade para meninos e meninas entre 2 e 20 anos.[18]

Diversos sistemas para a classificação do sobrepeso e da obesidade utilizando o IMC foram recomendados durante os últimos 25 anos. Em 1998, a Obesitiy Education Initiative [Iniciativa de Educação sobre a Obesidade] do National Heart, Lung, and Blood Institute (NHLBI) [Instituto Nacional do Sangue, Pulmão e Coração] lançou normas que atualmente são seguidas em larga escala por boa parte dos profissionais de saúde (ver Tab. 5.9).[22] Segundo essas normas, o sobrepeso é definido como um IMC de 25 a 29 kg/m^2 e a obesidade como um IMC $\geq$ 30 kg/m^2. Segundo o NHLBI, utilizando-se o IMC é possível obter uma mensuração mais exata da gordura corporal total do que levando-se em conta apenas o peso. O IMC também possui uma vantagem em relação ao peso relativo (p. ex., com base nas tabelas da Metropolitan Life Insurance). As tabelas de pesos ideais foram criadas principalmente a partir de populações de etnia branca e nível socioeconômico elevado e, portanto, não foram documentadas de modo a refletir com precisão as taxas de gordura corporal na população como um todo. Além disso, são necessárias tabelas distintas para homens e mulheres (ao passo que o mesmo IMC pode ser utilizado para ambos os sexos). O IMC é um indicador prático da magnitude da obesidade, pode ser calculado a partir de tabelas e nomogramas e é um cálculo direto baseado na altura e no peso. Em geral, o cálculo do IMC é simples, rápido e barato. A Força-Tarefa Internacional de Obesidade concluiu que o esquema de classificação do NHLBI é uma medida aceitável para avaliar os níveis de gordura em crianças e adolescentes.[23]

As limitações do uso do IMC para se classificar indivíduos nas categorias normal, com sobrepeso e obeso devem ser reconhecidas.[22] Por exemplo, o IMC superestima a gordura corporal em pessoas muito musculosas, pode subestimá-la em indivíduos que perderam massa muscular (p. ex.,

Tabela 5.7 Relação entre o índice de massa corporal e o percentual de gordura corporal em adultos dos sexos masculino e feminino

	Adultos do sexo masculino			
Idade	Aumento no risco (IMC < 18,5)	Saudável (IMC 18,5-24,9)	Aumento no risco (IMC 25-29,9)	Risco alto (IMC $\geq$30)
20-39	$\leq$ 7,9%	8-19%	20-24%	$\geq$ 25%
40-59	$\leq$ 10,9%	11-21%	22-27%	$\geq$ 28%
60-79	$\leq$ 12,9%	13-24%	25-29%	$\geq$ 30%
	Adultos do sexo feminino			
20-39	$\leq$ 20,9%	21-32%	33-38%	$\geq$ 39%
40-59	$\leq$ 22,9%	23-33%	34-39%	$\geq$ 40%
60-79	$\leq$ 23,9%	24-35%	36-41%	$\geq$ 42%

Fonte: Dados de Gallagher D, Heymsfield SB, Heo M, Jebb AS, Murgatroyd PR e Sakamoto Y. Healthy percentage body fat ranges: An approach for developing guidelines based on body mass index. *Am J Clin Nutr* 72:694-701, 2000. Ver também "body fat lab" no site da Shape Up America!: *www.shapeup.org* [em inglês].

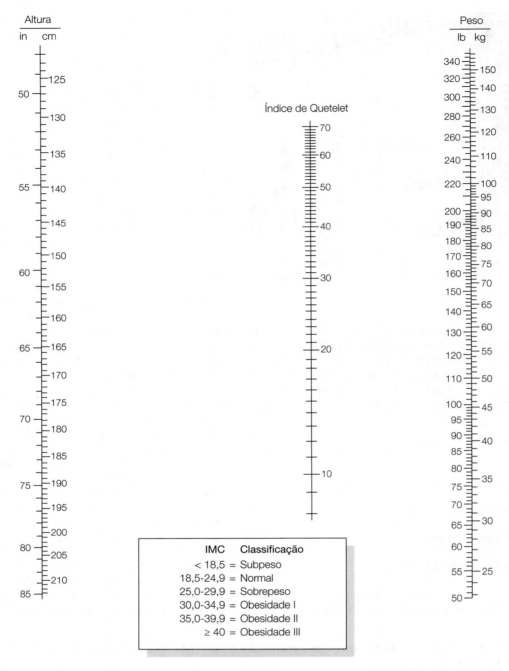

Figura 5.11 O índice de Quetelet (kg/m^2) é calculado neste nomograma lendo-se a escala central após posicionar uma linha reta entre a altura e o peso corporal.

TABELA 5.8 Tabela do índice de massa corporal

Instruções: Primeiro, encontre a sua altura (sem sapatos), em seguida, localize seu peso corporal para aquela altura e, então, encontre seu IMC (linha superior).

Altura (m)	Peso saudável						Sobrepeso					Obeso											Muito obeso													
IMC	19	20	21	22	23	24	25	26	27	28	29	30	31	32	33	34	35	36	37	38	39	40	41	42	43	44	45	46	47	48	49	50	51	52	53	54
												Peso corporal (kg)																								
1,47	41	44	45	48	50	52	54	56	59	61	63	65	67	69	72	73	76	78	80	82	84	87	89	91	93	95	98	100	102	104	106	108	111	112	115	117
1,50	43	45	47	49	52	54	56	58	60	63	65	67	69	72	74	76	78	81	83	85	88	90	92	94	96	98	101	103	105	108	110	112	114	117	119	121
1,52	44	46	49	51	54	56	58	60	63	65	67	69	72	74	76	79	81	83	86	88	90	93	95	98	100	102	104	107	109	111	113	116	118	121	123	125
1,55	45	48	50	53	55	58	60	62	65	67	69	72	74	77	79	82	84	86	88	91	93	96	98	101	103	105	108	110	112	115	117	120	122	125	127	129
1,57	47	49	52	54	57	59	62	64	67	69	72	74	77	79	82	84	87	89	92	94	97	99	102	104	107	109	112	114	116	119	121	124	126	129	131	134
1,60	49	51	54	56	59	61	64	66	69	72	74	77	79	82	84	87	89	92	94	97	100	102	105	108	110	112	115	117	120	122	126	128	130	133	136	138
1,63	50	53	55	58	61	64	66	68	71	74	77	79	82	84	87	89	93	95	98	100	103	106	108	111	113	116	119	121	124	127	129	132	134	137	140	142
1,65	52	54	57	60	63	65	68	71	73	76	79	82	84	87	90	93	95	98	101	104	107	109	112	114	117	120	122	125	128	131	133	136	138	142	144	147
1,68	54	56	59	62	64	67	70	73	76	78	81	84	87	90	93	95	98	101	104	107	109	112	115	118	121	123	126	129	132	135	137	140	143	146	149	152
1,70	55	58	61	64	66	69	72	75	78	81	84	87	90	93	96	98	101	104	107	110	113	116	118	122	124	127	130	133	136	139	142	145	147	150	153	156
1,73	57	59	63	65	68	72	74	78	80	83	86	89	92	95	98	101	104	107	110	113	116	119	122	125	128	131	134	137	140	143	146	149	152	155	158	161
1,75	58	61	64	68	70	73	77	80	83	86	89	92	95	98	101	104	107	110	113	117	120	122	126	129	132	135	138	141	144	147	150	153	156	159	162	166
1,78	60	63	66	69	73	76	79	82	85	88	92	95	98	101	104	107	110	113	117	120	123	126	129	132	136	139	142	145	148	151	155	158	161	164	167	171
1,80	62	65	68	71	75	78	81	84	88	91	94	98	101	104	107	110	113	117	120	123	127	130	133	137	140	143	146	149	153	156	159	162	166	169	172	175
1,83	64	67	70	73	77	80	83	87	90	93	97	100	103	107	110	113	117	120	123	127	130	133	137	140	143	147	150	154	158	160	164	167	170	174	177	180
1,85	65	68	72	75	79	83	86	89	93	96	99	103	106	110	113	117	120	123	127	131	134	137	141	144	147	151	154	158	161	165	168	171	175	178	182	185
1,88	67	70	74	78	81	84	88	92	95	99	102	106	109	113	116	120	123	127	130	134	137	141	145	148	151	155	159	162	166	169	173	176	180	183	187	191
1,90	69	73	76	80	83	87	91	94	98	102	105	109	112	116	120	123	127	130	134	137	141	145	148	152	156	159	163	166	170	173	177	181	185	188	192	195
1,93	71	74	78	82	86	89	93	97	100	104	108	112	115	119	123	127	130	134	138	142	145	149	152	156	160	164	167	171	175	179	182	186	190	193	197	201

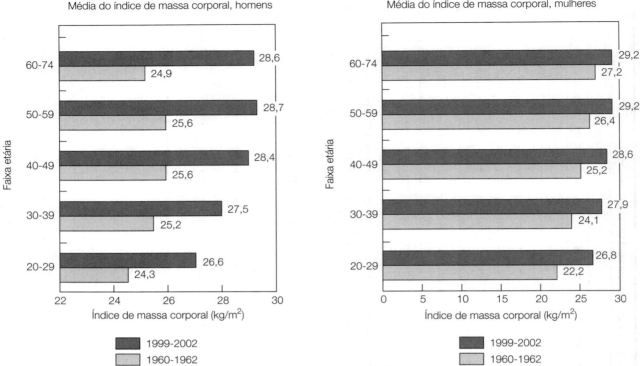

Figura 5.12 A média do índice de massa corporal (kg/m²) para homens (esquerda) e mulheres (direita) nos EUA aumentou substancialmente desde o período de 1960 a 1962.[21]

idosos) ou em pacientes com edemas, e resulta em um valor alto para pessoas de estatura muito baixa (menos que 1,5 m) que pode não refletir obesidade. Profissionais de saúde devem fazer uso de um julgamento clínico ao se adaptarem a essas limitações e empregar outros métodos de composição corporal para refinar a classificação.

A base para o esquema de classificação de IMC do NHLBI é derivada de estudos epidemiológicos que relacionam o IMC relativo aos riscos de morbidade e mortalidade.[22] Por exemplo, o risco relativo de doenças cardiovasculares aumenta de maneira gradativa conforme aumenta o IMC. A relação entre o IMC e o risco de doenças, porém, varia entre indivíduos e diferentes populações. Desta forma, a classificação do IMC deve ser vista como uma ampla generalização. O NHLBI recomenda o uso da circunferência da cintura em conjunto com o IMC para classificar o risco de doenças (ver Tab. 5.9). Embora a circunferência da cintura e o IMC estejam correlacionados, a primeira fornece uma predição independente do risco que vai além daquela fornecida pelo IMC. A mensuração da circunferência da cintura é particularmente útil em indivíduos categorizados como normais ou em sobrepeso na escala de IMC. Para IMCs maiores ou iguais a 35, a circunferência da cintura possui pouco poder agregado de predição de riscos de doenças em relação ao IMC. Portanto, não é necessário mensurar a circunferência da cintura em indivíduos com IMC a partir de 35. Instruções quanto à mensuração da circunferência da cintura são fornecidas mais adiante neste capítulo. As *Dietary Guidelines for Americans* [Normas Alimentares para Norte-Americanos] incluem um esquema simples para seguir as recomendações do NHLBI (ver Quadro 5.1).[24]

MENSURAÇÕES DE DOBRAS CUTÂNEAS

Embora o IMC forneça informações importantes acerca da ligação entre obesidade e saúde pessoal, ele fornece uma indicação imprecisa do percentual de gordura corporal (ver Tab. 5.7). A estimativa da massa livre de gordura e o percentual de gordura corporal podem ser conduzidos por meio de técnicas variadas; porém, o método mais prático e mais amplamente utilizado baseia-se nas mensurações das dobras cutâneas.[1-3,25-32]

As mensurações de dobras cutâneas podem ser realizadas de forma rápida e fácil com um baixo custo, tanto em laboratório como durante testes de campo (p. ex., convenções de saúde). É necessária certa dose de habilidade para se identificar os pontos de dobras cutâneas e mensurá-las corretamente em todos os tipos de pessoas. Por esta razão, as primeiras tentativas devem ser feitas sob a orientação de um instrutor experiente ou um profissional de saúde qualificado até que resultados confiáveis e válidos possam ser obtidos. A Human Kinetics disponibiliza materiais e fitas de vídeo para treinamento (www.humankinetics.com [em inglês]).

Quando corretamente realizadas, as mensurações de dobras cutâneas fornecem uma estimativa do percentual de gordura corporal que tem uma alta correlação ($r \geq 0,80$) com a pesagem hidrostática, a Dexa e outros padrões de testes de composição corporal.[1-3,25,26] Os segredos para se realizar um teste de dobras cutâneas de forma precisa são localizar e marcar os pontos específicos onde os compassos serão posicionados e, em seguida, aplicá-los corretamente para mensurar esses locais. Regras e procedimen-

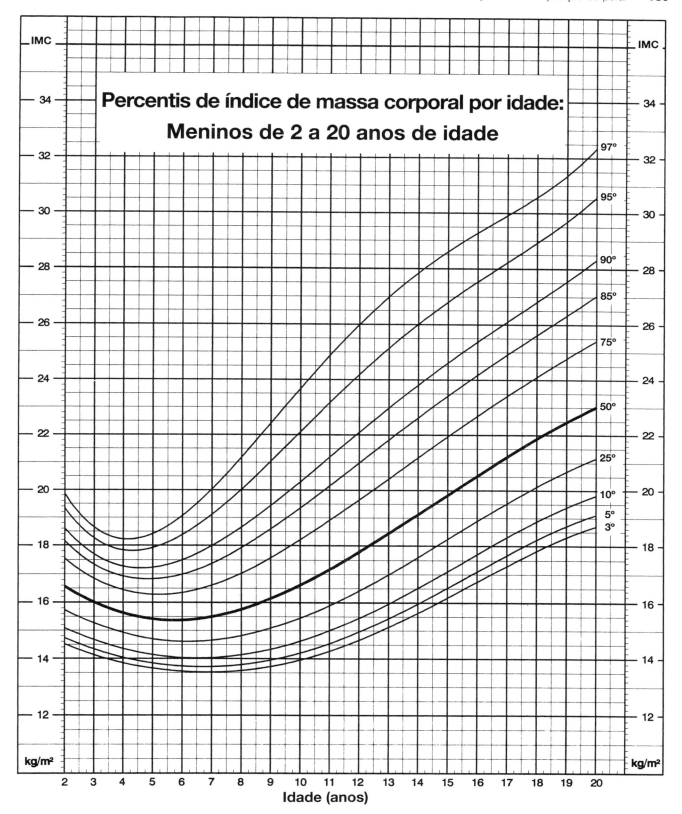

Figura 5.13 Percentis de índice de massa corporal (IMC) por idade para meninos com idades entre 2 e 20 anos, gráficos de crescimento da CDC: Estados Unidos. Fonte: Desenvolvido pelo National Center for Health Statistics em colaboração com o National Center for Chronic Disease Prevention and Health Promotion (2000).

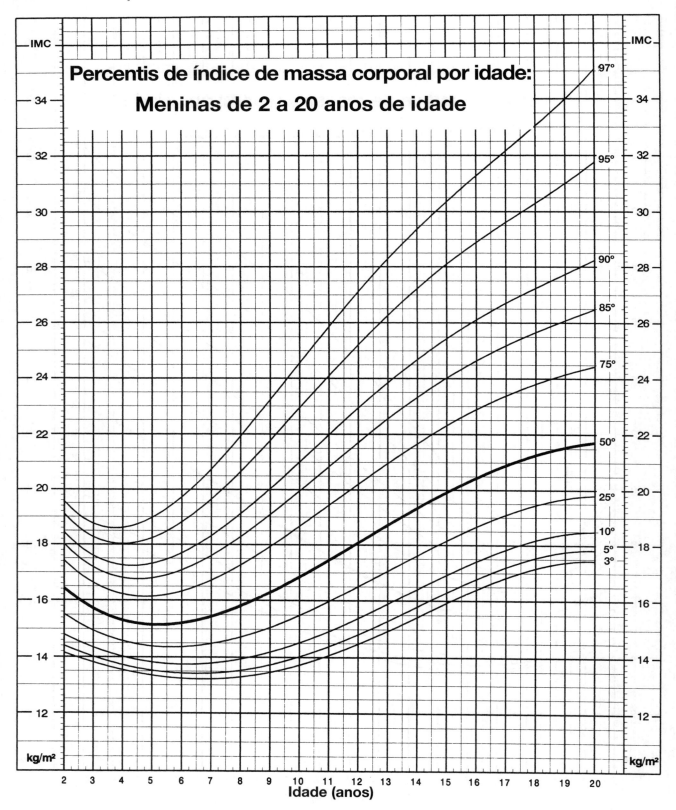

Figura 5.14 Percentis de índice de massa corporal (IMC) por idade para meninas com idades entre 2 e 20 anos, gráficos de crescimento da CDC: Estados Unidos. Fonte: Desenvolvido pelo National Center for Health Statistics em colaboração com o National Center for Chronic Disease Prevention and Health Promotion (2000).

TABELA 5.9 Riscos de doenças associados ao índice de massa corporal e à circunferência da cintura

Classificação	Categoria de obesidade	IMC (kg/m^2)	Risco de doenças relativo ao peso normal e à circunferência da cintura*	
			Homens ≤ 102 cm Mulheres ≤ 89 cm	> 102 cm > 89 cm
Subpeso		< 18,5		
Normal		18,5-24,9		
Sobrepeso		25,0-29,9	Aumentado	Alto
Obesidade	I	30,0-34,9	Alto	Muito alto
	II	35,0-39,9	Muito alto	Muito alto
Obesidade mórbida	III	≥ 40	Extremamente alto	Extremamente alto

*Risco de doenças como diabetes tipo 2, hipertensão e doença cardiovascular.

Fonte: NHLBI Obesity Education Initiative Expert Panel (1998). *Clinical Guidelines on the Identification, Evaluation, and Treatment of Overweight and Obesity in Adults*. National Heart, Lung, and Blood Institute: www.nhlbi.nih.gov/nhlbi/.

Quadro 5.1

IMC, circunferência da cintura e fatores de riscos de doenças

Como avaliar seu peso (adultos)

1. Mensure seu peso e sua altura. Encontre a sua categoria de IMC no gráfico. Quanto mais alta a categoria de IMC, maior será o risco de problemas de saúde.

2. Em pé, mensure a circunferência de sua cintura, logo acima dos ossos do quadril. Os riscos para a saúde se agravam à medida que aumentam as medidas da cintura, especialmente se esta for maior que 89 centímetros para as mulheres ou 102 centímetros para os homens. A gordura abdominal em excesso pode colocar o indivíduo em um maior risco de problemas de saúde, mesmo que o seu IMC esteja adequado.

3. Consulte a lista a seguir para descobrir quantos outros fatores de risco você possui.

Quanto maior o seu IMC e a medida de sua cintura e quanto mais fatores de risco você tiver, maior a probabilidade de se beneficiar com a perda de peso.

Descubra seus outros fatores de risco para doenças crônicas

Quanto maior for o número de fatores de risco, maior é a probabilidade de se beneficiar com a perda de peso caso esteja obeso ou com sobrepeso.

- Você tem um histórico pessoal ou familiar de doença cardíaca?
- Você é um homem com idade superior a 45 anos ou uma mulher na pós-menopausa?
- Você é tabagista?
- Você tem uma vida sedentária?
- O seu médico já lhe disse que você possui algum dos itens a seguir?
  — Pressão arterial elevada
  — Níveis anormais de lipídios no sangue (colesterol LDL alto, baixo colesterol HDL, triglicérides elevados)
  — Diabetes

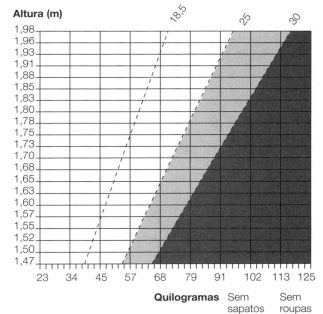

Instruções: Encontre seu peso na parte inferior do gráfico. A partir desse ponto, faça uma linha reta para cima até chegar à linha que coincida com sua altura. Em seguida, verifique seu grupo de peso.

☐ **Peso saudável** IMC de 18,5 até 25 refere-se a um peso saudável.

▨ **Sobrepeso** IMC de 25 até 30 refere-se a um sobrepeso.

■ **Obeso** IMC de 30 ou mais se refere à obesidade. Pessoas obesas também se encontram em sobrepeso.

Fonte: Report of the Dietary Guidelines Advisory Committee on the dietary Guidelines for Americans, 2000.

tos específicos devem ser seguidos durante a realização dos testes de dobras cutâneas a fim de minimizar uma classificação errônea dos indivíduos durante uma orientação.

Regras para mensurar dobras cutâneas

Pesquisadores dos EUA (incluindo aqueles que conduzem amplos levantamentos em âmbito nacional da população norte-americana que formam a base de dados normativa em todo o mundo) realizam mensurações de dobras cutâneas no lado direito do corpo.[24] Investigadores europeus, por outro lado, tendem a realizar as mensurações no lado esquerdo. A maior parte das pesquisas, no entanto, revela que pouco importa em qual lado as mensurações sejam feitas.[26] Os estudantes norte-americanos devem ser instruídos a realizar todas as mensurações de dobras cutâneas do lado direito a fim de coincidir com os resultados dos pesquisadores dos EUA.

1. Como regra geral, aqueles com pouca experiência na mensuração de dobras cutâneas devem marcar o local a ser mensurado com uma caneta hidrográfica preta. Deve-se utilizar uma fita métrica metálica e flexível quando for necessário localizar um ponto médio no corpo. Com a experiência, porém, será possível localizar os pontos sem marcá-los.[26]
2. Palpe o local antes da mensuração para se preparar e preparar o avaliado.
3. Pegue firmemente a dobra cutânea com o polegar e o dedo indicador de sua mão esquerda e afaste-a do corpo do examinado. Embora esta tarefa seja normalmente fácil com pessoas magras, ela é muito mais difícil com indivíduos obesos e pode ser um tanto desconfortável para a pessoa sendo testada. A quantidade de tecido pinçado deve ser suficiente para formar uma dobra com lados aproximadamente paralelos (ver Fig. 5.15). Quanto mais espessa a camada de gordura sob a pele, mais ampla deverá ser a dobra (e maior a separação necessária entre o polegar e o dedo indicador).
4. Segure o compasso com sua mão direita, perpendicular à dobra cutânea e com a marcação para cima, facilmente legível. Coloque as hastes do compasso a uma distância de 0,6 a 1,25 centímetros dos dedos que estão segurando a dobra de modo que a pressão do compasso não seja afetada.
5. Não posicione o compasso de maneira muito profunda na dobra ou muito afastada na ponta da dobra. Tente visualizar onde uma verdadeira dobra dupla de espessura de pele está e posicione ali as hastes do compasso. Uma boa prática consiste em posicionar as hastes do compasso uma de cada vez: primeiro a haste fixa de um lado e, em seguida, a haste de apoio no outro.
6. Faça a leitura da marcação cerca de 4 segundos após a pressão de sua mão ter sido liberada sobre a haste de apoio da mandíbula do compasso.

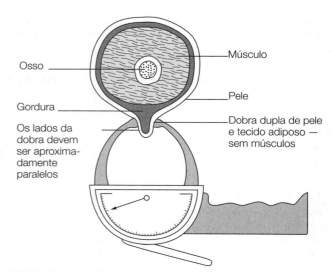

Figura 5.15 A dobra dupla de pele e o tecido adiposo subcutâneo pinçado pelo polegar e pelo dedo indicador da mão esquerda devem ser grandes o bastante para formar lados aproximadamente paralelos. Deve-se tomar cuidado para que apenas pele e tecido adiposo sejam destacados. Fonte: Lee RD, Nieman DC. *Nutritional Assessment*. Copyright© 1993 The McGraw-Hill Companies. Todos os direitos reservados. Utilizado com permissão.

7. Realize um mínimo de duas mensurações em cada ponto. Deve haver um intervalo de pelo menos 15 segundos entre elas para permitir que o local da dobra cutânea volte ao normal. Caso mensurações consecutivas variem mais do que 10% entre si, repita até que haja consistência.
8. Mantenha a pressão com o polegar e o dedo indicador ao longo de cada mensuração.
9. Ao mensurar uma pessoa obesa, pode ser impossível elevar uma dobra com lados paralelos, especialmente sobre o abdome (ver Fig. 5.16). Nesta situação, tente usar as duas mãos para destacar as dobras cutâneas, enquanto um parceiro tenta mensurar a largura. Se a dobra for ampla demais para os compassos, será necessário utilizar pesagem hidrostática ou alguma outra técnica.
10. Não realize mensurações quando a pele estiver úmida, pois há uma tendência de se destacar pele adicional, obtendo-se valores incorretamente altos. Também não realize as mensurações imediatamente após o exercício ou quando a pessoa avaliada estiver superaquecida, pois o deslocamento do fluido corporal para a pele irá inflar o tamanho normal da dobra.
11. É preciso prática até ser capaz de destacar a mesma quantidade de dobra de maneira constante no mesmo local a cada mensuração. A precisão pode ser testada com vários técnicos realizando as mesmas mensurações e comparando os resultados. Podem ser necessárias de 20 a 50 sessões práticas para se tornar proficiente.

Os compassos devem ser corretamente calibrados e ter uma pressão constante de 10 g/mm^2 ao longo de todo o período de mensuração (ver Fig. 5.17).[1,3,26,32] O Quadro 5.2 fornece um resumo dos principais compassos de dobras cutâneas e seus preços aproximados.

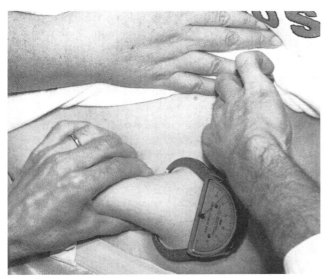

Figura 5.16 A mensuração de dobras cutâneas é de difícil realização em indivíduos obesos e requer experiência para se saber exatamente onde as hastes do compasso devem ser posicionadas.

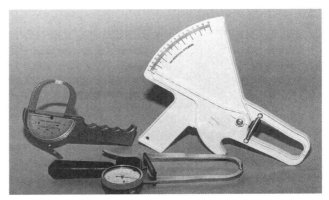

Figura 5.17 Na foto, os compassos de dobras cutâneas das marcas Lange, Harpenden e Slim Guide.

Quadro 5.2

Descrição dos compassos de dobra cutânea

A seguir, é apresentada uma breve descrição dos principais tipos de compassos de dobras cutâneas, listados em ordem decrescente de preço de varejo [em dólares].

1. *Harpenden.* Durante muitos anos, este tem sido o compasso-padrão em pesquisas. Algumas das equações de dobras cutâneas utilizadas atualmente têm como base estudos que utilizaram o Harpenden. Trata-se de um compasso cuja precisão está em um intervalo de $\pm$ 0,2 mm. Alguns pesquisadores apresentaram dados de que os compassos de dobras cutâneas Harpenden fornecem valores menores do que os compassos Lange. U$485

2. *Skyndex 1.* Este extraordinário compasso possui um computador embutido que calcula e apresenta o percentual de gordura corporal diretamente em seu visor de LCD de leitura digital, eliminando assim a necessidade de acrescentar as leituras das dobras cutâneas e calcular o percentual de gordura a partir de fórmulas ou tabelas. Existem compassos disponíveis com as fórmulas de Durnin, Jackson-Pollock e Slaughter-Lohman. Cada compasso possui apenas um dos programas e a fórmula desejada deve ser especificada no ato da compra. U$450

3. *Skyndex 11.* Basicamente igual ao Skyndex 1, exceto por não possuir o computador embutido. O compasso possui um visor digital de fácil leitura e um recurso de "pausa". Quando o usuário estiver satisfeito com a leitura, ele pode pressionar este botão, que irá travar a leitura no visor digital até que esta possa ser anotada. Pressionar novamente o botão de pausa faz o compasso retornar a "0". U$240

4. *Lange.* Este é o mais vendido entre os compassos mais caros. Os dados de dobras cutâneas de Jackson-Pollock foram obtidos utilizando-se os compassos Lange. O modelo é fabricado desde 1962 e é amplamente utilizado em escolas, universidades, academias, etc. U$300

5. *Baseline, Jamar ou TEC.* Uma cópia do Lange, porém, fabricado na Coreia e vendido sob diferentes nomes. Aparentemente idêntico ao Lange, até mesmo na cor. Entretanto, sua qualidade interna não é tão alta e seu conserto tem sido relatado como um problema. U$195

6. *Slim Guide.* Bem mais barato do que os compassos mencionados anteriormente, embora produza resultados quase tão precisos. Este é o único compasso de baixo custo com precisão suficiente para ser utilizado em mensurações profissionais e é o mais amplamente utilizado nesta área. Sua principal desvantagem é que ele não possui uma aparência profissional. O compasso é de fácil utilização, possui um conveniente gatilho ergonômico e é bastante durável. U$30

7. *Fat-O-Meter.* Um compasso de custo econômico. Trata-se de um modelo pequeno e leve que pode ser facilmente carregado no bolso. Embora não tão preciso quanto os demais compassos, ele fornece estimativas razoáveis da gordura corporal desde que os procedimentos corretos sejam cuidadosamente seguidos. U$18

Todos esses compassos podem ser encontrados no site da Creative Health Products, www.chponline.com [em inglês].

A precisão das mensurações de dobras cutâneas pode ser reduzida por diversos fatores, entre eles a mensuração realizada em locais errados, incompatibilidades entre os diferentes compassos e avaliadores, bem como a utilização de equações inconsistentes.[26] No entanto, quando avaliadores praticam em conjunto e têm o cuidado de padronizar seus procedimentos de testes, as inconsistências entre eles podem ser geralmente mantidas em um nível abaixo de 1%. A maior fonte de erro é a não padronização da escolha dos locais de mensuração.[1-3,26]

Oito locais de dobras cutâneas são descritos a seguir. Todos eles estão em conformidade com a Airlie Consensus Conference, que resultou na publicação do *Anthropometric Standardization Reference Manual* [Manual de Referência de Padronizações Antropométricas].[26] As equações de Jackson-Pollock são comumente utilizadas para estimar a massa livre de gordura e a massa de gordura de três a sete mensurações de dobras cutâneas.[25] Os locais de dobras cutâneas utilizados por Jackson-Pollock apresentam ligeira variação em relação às recomendações da Airlie Consensus Conference, e tais diferenças serão mencionadas a seguir. O American College of Sports Medicine utiliza as descrições de locais de dobras cutâneas de Jackson-Pollock, e os indivíduos que estejam estudando para exames de certificação deverão compreender as diferenças entre os dois sistemas de testes de dobras cutâneas.[33]

Para reduzir o erro, os locais de dobras cutâneas devem ser determinados de maneira precisa e verificados por um instrutor experiente antes da mensuração. As medições devem ser feitas cuidadosamente, em uma sala sem barulho, e sem pressa excessiva (as Figs. 5.18 a 5.27 retratam a correta marcação dos locais e o método de mensuração para cada um deles).

- *Tórax*. A dobra cutânea torácica ou peitoral é mensurada utilizando-se uma dobra com o seu eixo longitudinal direcionado para o mamilo. A dobra é destacada bem ao lado da dobra axilar anterior (região frontal da linha da axila; ver Fig. 5.18). A mensuração é feita aproximadamente 1,25 cm a partir dos dedos. O local está a cerca de 2,5 cm a partir da linha axilar anterior em direção ao mamilo. A medição é a mesma tanto para homens como para mulheres. Nos procedimentos de Jackson-Pollock, o local da dobra cutânea torácica/peitoral se encontra na metade da distância entre a linha axilar anterior e o mamilo para os homens e a um terço dessa distância para as mulheres.[25]

- *Abdome*. Uma dobra horizontal é destacada ligeiramente mais do que 3 cm (1 polegada) para o lado e 1,25 cm abaixo do umbigo (ver Fig. 5.19). O procedimento de Jackson-Pollock utiliza uma dobra vertical 2 cm à direita do umbigo.[25]

- *Coxa*. Destaque uma dobra vertical na parte anterior da coxa, a meia distância entre o quadril (ligamento inguinal) e a borda mais próxima da patela (ver Figs. 5.20 e 5.21). A pessoa testada deve primeiro flexionar seu quadril a fim de facilitar a localização do ligamento inguinal. Certifique-se de que o local selecionado no ligamento do quadril esteja exatamente acima do ponto

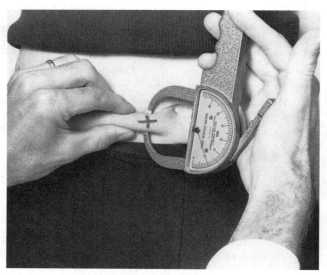

Figura 5.19 Mensuração da dobra cutânea abdominal.

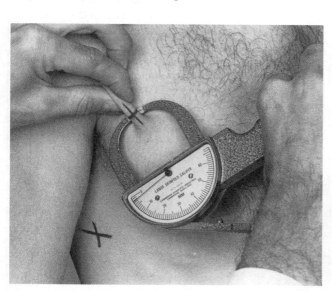

Figura 5.18 Mensuração da dobra cutânea torácica, ou peitoral.

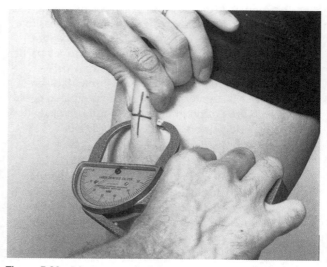

Figura 5.20 Mensuração da dobra cutânea da coxa.

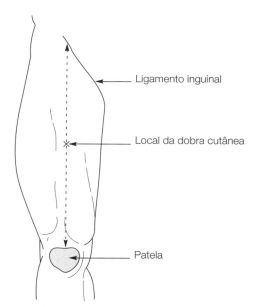

Figura 5.21 O local da dobra cutânea da coxa se encontra ao longo da linha média anterior da mesma, a meia distância entre o ligamento inguinal e a borda proximal da patela. Fonte: Lee RD, Nieman DC. *Nutritional Assessment*. Copyright© The McGraw-Hill Companies. Todos os direitos reservados. Utilizado com permissão.

médio da parte anterior da coxa. A borda mais próxima da patela deve ser localizada enquanto o joelho é estendido. Ao mensurar a dobra cutânea da coxa, o peso corporal deve ser deslocado para o outro pé enquanto a perna do lado onde é realizada a medição fica relaxada, com leve flexão do joelho e o pé plantado no chão.

- *Tríceps*. Mensure uma dobra vertical na linha mediana posterior do braço, a meio caminho entre a projeção lateral do processo acromial da escápula (protuberância na parte posterior do ombro) e a parte inferior do olécrano (o cotovelo; ver Figs. 5.22a e b). O local deve primeiro ser marcado medindo-se a distância entre a projeção lateral do processo acromial e a borda inferior do olécrano da ulna, utilizando-se uma fita métrica, com uma flexão no cotovelo de 90°. O ponto médio é marcado na lateral do braço. A dobra cutânea é mensurada com o braço livre e relaxado ao lado do corpo. O avaliador deve estar por trás da pessoa a ser mensurada e destacar o local da dobra na parte posterior do braço, com o polegar e o dedo indicador direcionados para baixo na direção dos pés. A dobra cutânea do tríceps é destacada com o polegar e o dedo indicador esquerdo, cerca de 1,25 cm acima da altura marcada, onde as extremidades do compasso são aplicadas.

- *Suprailíaca*. Mensure uma dobra diagonal acima da crista ilíaca no ponto onde uma linha imaginária desceria a partir da linha axilar média (ver Figs. 5.23 e 5.24). A pessoa a ser mensurada deve permanecer ereta com os pés juntos. Os braços devem estar relaxados ao lado do corpo, mas podem ser levemente deslocados a fim de melhorar o acesso ao local. Uma dobra diagonal deverá ser pinçada em um ponto imediatamente anterior à linha axilar média, seguindo-se as linhas de clivagem natural da pele. As mandíbulas do compasso de dobras cutâneas devem ser aplicadas cerca de 1,25 cm a partir dos dedos. No procedimento de Jackson-Pollock, uma dobra diagonal é mensurada com o ângulo natural da crista ilíaca na linha axilar anterior imediatamente superior à crista ilíaca.[25]

- *Axilar médio*. Mensure uma dobra horizontal sobre a linha axilar média na altura da junção xifosternal (parte inferior do esterno, onde começa o processo xifoide; ver Fig. 5.25). O braço da pessoa mensurada pode ser levemente deslocado para trás durante a medição a fim de permitir fácil acesso ao local. No procedimento de Jackson-Pollock, é utilizada uma dobra vertical nesta região.[25]

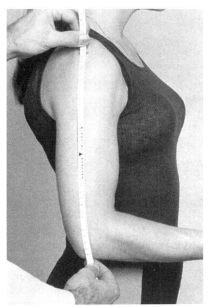
(a)

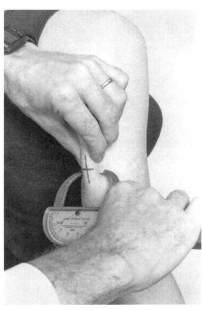
(b)

Figura 5.22 Mensuração da dobra cutânea do tríceps.

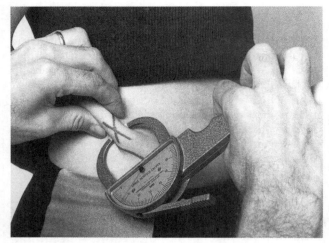

Figura 5.23 Mensuração da dobra cutânea suprailíaca.

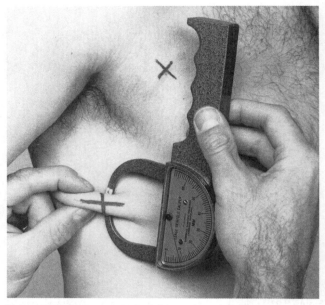

Figura 5.25 Mensuração da dobra cutânea axilar média.

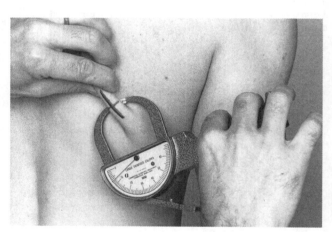

Figura 5.26 Mensuração da dobra cutânea subescapular.

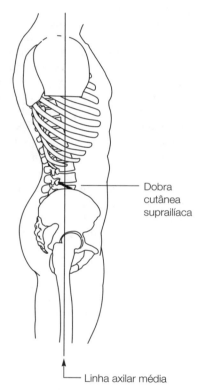

Figura 5.24 A dobra cutânea suprailíaca é mensurada logo acima da crista ilíaca na linha axilar média. O longo eixo da dobra deve seguir as linhas de clivagem natural da pele. Fonte: Lee RD, Nieman DC. *Nutritional Assessment.* Copyright© The McGraw-Hill Companies. Todos os direitos reservados. Utilizado com permissão.

- *Subescapular*. O local se situa logo abaixo do menor ângulo da escápula (ver Fig. 5.26). Uma dobra é mensurada em uma linha diagonal direcionada em um ângulo de 45° para o lado direito. Para localizar o ponto, o avaliador deve palpar a parte inferior da escápula. Em alguns casos, pode ser útil posicionar o braço do indivíduo mensurado por trás das costas.

- *Sura medial*. Para a mensuração da dobra da sura medial, a pessoa deve sentar-se com seu joelho direito flexionado em cerca de 90°, com a sola do pé no chão. O nível máximo da circunferência da sura é marcado em sua parte interior (medial) (ver Fig. 5.27). De frente para o examinado, o avaliador destaca uma dobra cutânea vertical e realiza a mensuração no local marcado.

Teste de dobra cutânea em um local

O local da dobra cutânea tricipital tem sido utilizado com mais frequência em estudos com grandes grupos populacionais. A média da dobra cutânea tricipital (em milímetros) para diferentes faixas etárias é apresentada na Figura 5.28. Os dados foram obtidos a partir de levantamentos da National Health and Examination Survey de 1999 a 2002 (ver Apêndice A, Tab. 27).[21]

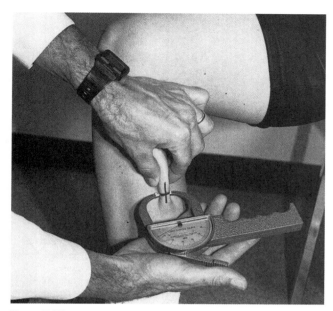

Figura 5.27 Mensuração da dobra cutânea da sura medial.

É preciso cautela ao se classificar a obesidade com o uso de apenas um local de dobra cutânea. Não foram desenvolvidas equações para a estimativa de gordura corporal utilizando-se apenas as dobras cutâneas tricipitais, portanto, valores individuais devem ser comparados às tabelas criadas a partir de normas nacionais. Algumas pessoas têm uma maior proporção de gordura corporal distribuída na parte posterior dos braços do que outras, o que poderia causar uma superestimação de seus graus de obesidade. Portanto, o teste de dobras cutâneas em um único local deve ser utilizado apenas como uma mera aproximação da obesidade.

Teste de dobras cutâneas em dois locais para crianças, adolescentes e adultos em idade universitária

O teste de dobras cutâneas em dois locais, utilizando-se as dobras tricipital e subescapular, é o teste de composição corporal mais comumente utilizado para jovens com idades entre 6 e 22 anos.[1,3,26,34-38] Normas utilizando a soma de dobras cutâneas do tríceps e da sura medial foram desenvolvidas e são encontradas no Apêndice A (Tabs. 1, 2, 11-13) e nas Figuras 5.29 e 5.30.[34-36]

A escolha das dobras tricipital e subescapular em detrimento de outros locais mais comumente mensurados (sura medial, abdome, suprailíaca, coxa, etc.) foi inicialmente feita por diversas razões:[3,36]

- As correlações entre esses locais e outras mensurações de gordura corporal têm estado constantemente entre as mais elevadas em muitos estudos.
- Esses locais são mensurados de maneira mais confiável e objetiva do que a maioria dos outros.
- Existem normas nacionais disponíveis para esses locais.

Alguns pais de crianças em idade escolar preocupam-se que o pudor de seus filhos possa ser violado quando o professor de educação física levanta a camiseta da criança para ter acesso a um ponto subescapular. O local da dobra da sura medial é mais facilmente acessível, e estudos recentes o consideraram válido e confiável.[3,36]

Infelizmente, muitos dos professores de educação física de escolas públicas não realizam o teste de dobras cutâneas, muitas vezes por se sentirem inadequadamente treinados para realizá-lo ou para interpretar os resultados com precisão.[37]

Os professores também são incentivados a participar de *workshops*, em que são oferecidos treinamentos sobre a técnica de mensuração de dobras cutâneas. É recomendado que essas medições sejam realizadas em todas as crianças pelo menos uma vez por ano, mantendo-se registros a fim de monitorá-las anualmente.

Equações para estimar o percentual de gordura corporal de crianças e jovens a partir da soma das dobras cutâneas do tríceps e da sura medial são apresentadas a seguir:[3]

Homens de 6 a 17 anos
  % gordura corporal = (0,735 × soma das dobras) + 1,0

Mulheres de 6 a 17 anos
  % gordura corporal = (0,1610 × soma das dobras) + 5,0

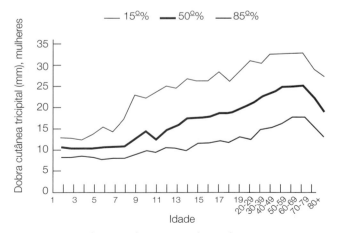

Figura 5.28 Média da dobra cutânea tricipital de norte-americanos do sexo masculino (esquerda) e feminino (direita). A área ao redor da média representa o 15º e o 18º percentis de uma amostra nacional de indivíduos de todas as idades.[21]
Fonte: CDH, NCHS. Advance Data 361, 7 de julho, 2005.

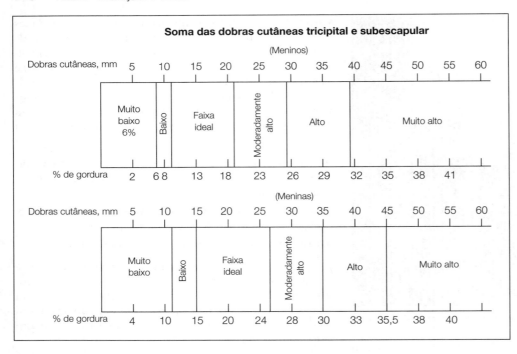

Figura 5.29 Padrões de gordura corporal para crianças e adolescentes (com idades entre 6 e 17 anos) utilizando as dobras cutâneas tricipital e subescapular. Fonte: Lohman TG. The use of skinfold to estimate body fatness on children and youth. JOPERD, Novembro/Dezembro 1987, 98-102. Reimpresso com a permissão do *Journal of Physical Education, Recreation & Dance*, uma publicação da American Alliance for Health, Physical Education, Recreation and Dance, 1900 Association Drive, Reston, Virgínia, 22091.

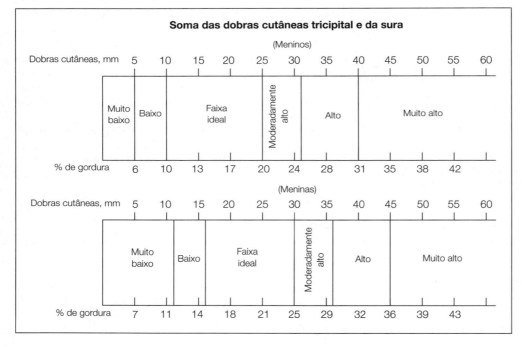

Figura 5.30 Padrões de gordura corporal para crianças e adolescentes (com idades entre 6 e 17 anos) utilizando as dobras cutâneas tricipital e da sura. Fonte: Lohman TG. The use of skinfold to estimate body fatness on children and youth. JOPERD, Novembro/Dezembro 1987, 98-102. Reimpresso com a permissão do *Journal of Physical Education, Recreation & Dance*, uma publicação da American Alliance for Health, Physical Education, Recreation and Dance, 1900 Association Drive, Reston, Virgínia, 22091.

Softwares de computador são disponibilizados pela Human Kinetics para calcular a composição corporal de crianças, utilizando estas e outras equações (www.humankinetics.com) [em inglês].

Há certa preocupação de que essas equações subestimem a massa de gordura em intervalos baixos e a superestimem em intervalos médios a altos.[38] Uma outra equação foi desenvolvida e validada de forma cruzada utilizando-se a Dexa como método de referência.[38] Essa equação usa o peso corporal (quilogramas), duas medidas de dobras cutâneas (tríceps e abdome), etnia (1 para caucasianos e 2 para afrodescendentes) e sexo (1 para homens e 2 para mulheres), e possui potencial para uso disseminado na avaliação clínica de crianças com idades entre 4 e 11 anos:

Massa de gordura (kg) = (0,308 × peso corporal) + (0,230 × dobra do tríceps) + (0,641 x sexo) = (0,857 × etnia) + (0,053 × dobra do abdome) – 7,62

Por exemplo, se um menino caucasiano de 8 anos de idade pesa 27 kg e tem uma dobra cutânea do tríceps de 10 mm e uma dobra cutânea abdominal de 15 mm:

Massa de gordura (kg) = (0,308 × 27 kg) + (0,230 × 10 mm) + (0,641 × 1) + (0,857 × 1) + (0,053 × 15 mm) – 7,62 = 5,3

Para se obter o percentual de gordura corporal, divida a massa de gordura (5,3 kg) pela massa corporal total (27 kg) e multiplique por 100: (5,3/27) × 100 = 19,6%. As Figuras 5.29 e 5.30 indicam que este menino seria classificado no extremo superior da "faixa ideal" de gordura corporal.

Testes de múltiplas dobras cutâneas para adultos

Desde 1951, foi publicado um grande número de equações de regressão da composição corporal utilizando técnicas antropométricas (mensurações de dobras cutâneas e medidas de circunferência e diâmetro).[25] Em sua maior parte, essas equações foram desenvolvidas para tipos específicos de pessoas (atletas ou homens jovens ou mulheres idosas, etc.) e são, portanto, limitadas aos grupos para os quais foram desenvolvidas.[25]

A mais recente tendência tem sido o desenvolvimento de equações generalizadas em vez de equações específicas a uma população. Essas equações foram criadas utilizando-se modelos de regressão que consideram os dados de diversos projetos de pesquisa. A principal vantagem é que uma equa-ção generalizada substitui várias equações para populações específicas sem uma perda de precisão no prognóstico em uma vasta gama de pessoas.[25]

Jackson e Pollock publicaram equações generalizadas para mulheres e homens adultos (ver Tab. 5.10).[25,39,40] As equações de três locais, utilizando dobras cutâneas do tríceps, suprailíaca e do abdome para mulheres adultas e dobras do tórax, do abdome e da coxa para homens adultos, têm sido as mais amplamente utilizadas.

Note que as equações na Tabela 5.10 predizem ou o percentual de gordura corporal ou a densidade corporal. As fórmulas de densidade corporal exigem uma etapa adicional para estimar a gordura corporal, utilizando-se as fórmulas resumidas anteriormente neste capítulo na Tabela 5.2. Para facilitar a determinação, um nomograma foi desenvolvido para calcular o percentual de gordura corporal por meio da idade e da soma de três dobras cutâneas para homens e mulheres (ver Fig. 5.31).[25,41]

O nomograma baseia-se nas equações de três locais de dobras cutâneas listadas na Tabela 5.10, que utilizam os pontos do tórax, abdome e coxa para os homens e do tríceps, suprailíaco e da coxa para as mulheres. No entanto, este nomograma é baseado na equação de Brozek, que é aplicável somente para indivíduos adultos brancos de ambos os sexos.

TABELA 5.10 Equações generalizadas para composição corporal

Homens

Fórmula para 7 locais
    Densidade corporal = 1,11200000 – 0,00043499 (*soma de 7 dobras cutâneas*) + 0,00000055 (*soma de 7 dobras cutâneas*)^2 – 0,00028826 (*idade*) (tórax, axilar média, tricipital, subescapular, abdominal, suprailíaca, coxa)

Fórmula para 4 locais
    Percentual de gordura corporal = 0,29288 (*soma de 4 dobras cutâneas*) – 0,0005 (*soma de 4 dobras cutâneas*)^2 + 0,15845 (*idade*) – 5,76377 (abdominal, suprailíaca, tricipital, coxa)

Fórmula para 3 locais
    Densidade corporal = 1,1093800 – 0,0008267 (*soma de 3 dobras cutâneas*) + 0,0000016 (*soma de 3 dobras cutâneas*)^2 – 0,0002574 (*idade*) (tórax, abdominal, coxa)
    Densidade corporal = 1,1125025 – 0,0013125 (*soma de 3 dobras cutâneas*) + 0,0000055 (*soma de 3 dobras cutâneas*)^2 – 0,0002440 (*idade*) (tórax, tricipital, subescapular)
    Percentual de gordura corporal = 0,39287 (*soma de 3 dobras cutâneas*) – 0,00105 (*soma de 3 dobras cutâneas*)^2 + 0,15772 (*idade*) – 5,18845 (abdominal, suprailíaca, tricipital)

Mulheres

Fórmula para 7 locais
    Densidade corporal = 1,0970 – 0,00046971 (*soma de 7 dobras cutâneas*) + 0,00000056 (*soma de 7 dobras cutâneas*)^2 – 0,00012828 (*idade*) (tórax, axilar média, tricipital, subescapular, abdominal, suprailíaca, coxa)

Fórmula para 4 locais
    Percentual de gordura corporal = 0,29669 (*soma de 4 dobras cutâneas*) – 0,00043 (*soma de 4 dobras cutâneas*)^2 + 0,02963 (*idade*) + 1,4072 (abdominal, suprailíaca, tricipital, coxa)

Fórmula para 3 locais
    Percentual de gordura corporal = 0,41563 (*soma de 3 dobras cutâneas*) – 0,00112 (*soma de 3 dobras cutâneas*)^2 + 0,03661 (*idade*) + 4,03653 (tricipital, abdominal, coxa)
    Densidade corporal = 1,0994921 – 0,0009929 (*soma de 3 dobras cutâneas*) + 0,0000023 (*soma de 3 dobras cutâneas*)^2 – 0,0001392 (*idade*) (tricipital, suprailíaca, coxa)

Observação: Os pesquisadores que desenvolveram estas equações utilizaram dobras cutâneas verticais, em vez de horizontais, nas regiões abdominal e axilar média.

Fontes: Jackson AS, Pollock ML. Practical assessment of body composition. *Phys Sportsmed* 13:76-90, 1985. Golding LA, Myers CR, Sinning WE. *The Y's Way to Physical Fitness* (3ª ed.), 1989. Champaign, Illinois: Human Kinetics, Inc.

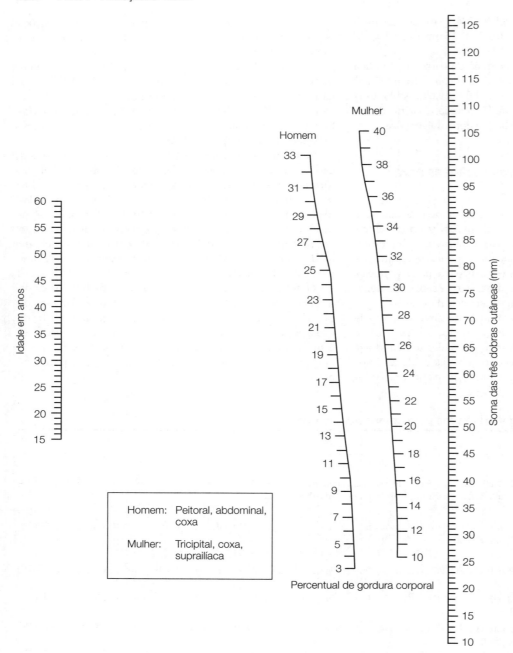

Figura 5.31 Para utilizar o nomograma, posicione uma régua ligando a idade à soma das três dobras cutâneas. A leitura do percentual de gordura corporal é feita no ponto onde a régua reta atravessa a linha que representa o sexo do indivíduo. Fonte: Baun WB, Baun MR, Raven PB. A nomogram for the estimate of percent body fat from generalized equation. Fonte: William B. Baun, EPD, FAWHP Manager, Wellness Programs Employee Health & Well-being MD Anderson Cancer Center. Reimpresso com permissão.

TABELA 5.11 Cálculo* da densidade corporal segundo o método de Durnin e Womersley

Equações para homens		Equações para mulheres	
Faixa etária		**Faixa etária**	
17-19	$D = 1{,}1620 - 0{,}0630 \times (\log \Sigma)$	17-19	$D = 1{,}549 - 0{,}0678 \times (\log \Sigma)$
20-29	$D = 1{,}1631 - 0{,}0632 \times (\log \Sigma)$	20-29	$D = 1{,}1599 - 0{,}0717 \times (\log \Sigma)$
30-39	$D = 1{,}1422 - 0{,}0544 \times (\log \Sigma)$	30-39	$D = 1{,}1423 - 0{,}0632 \times (\log \Sigma)$
40-49	$D = 1{,}1620 - 0{,}0700 \times (\log \Sigma)$	40-49	$D = 1{,}1333 - 0{,}0612 \times (\log \Sigma)$
≥ 50	$D = 1{,}1715 - 0{,}0779 \times (\log \Sigma)$	≥ 50	$D = 1{,}1339 - 0{,}0645 \times (\log \Sigma)$

*Com base em quatro dobras cutâneas: bíceps, tríceps, subescapular e suprailíaca. Some e calcule o logaritmo.
Observação: Para calcular o percentual de gordura corporal, utilize as equações de percentual de gordura resumidas na Tabela 5.2.

Fonte: Durnin JVGA, Womersley J. Body fat assessment from total body density and its estimation from skinfold thickness: Measurements on 481 men and women aged 16 to 72 years. *Br J Nutr* 32:77-97, 1974.

A Tabela 5.11 resume as equações de Durnin e Womersley,[42] que têm sido utilizadas por muitos pesquisadores e que variam em função da idade do indivíduo. As equações são baseadas no logaritmo da soma de quatro dobras cutâneas (bíceps, tríceps, subescapular e suprailíaca). A dobra cutânea do bíceps é definida como uma dobra vertical no aspecto anterior do braço, na direção oposta ao local da dobra do tríceps.

A Tabela 5.2 apresenta um resumo de constantes específicas ao sexo e à idade para a conversão de densidade corporal (derivadas das equações na Tab. 5.10) em percentual de gordura corporal em crianças e adolescentes.[1] Tais constantes são necessárias em razão de a densidade da massa livre de gordura ser mais baixa em crianças do que em adultos por conta do menor conteúdo ósseo mineral e da maior quantidade de água, proporcionalmente. Logo, o uso de equações de dobras cutâneas para "adultos" (Tab. 5.10) com o objetivo de predizer a densidade corporal normalmente *superestima* o percentual de gordura corporal em crianças e adolescentes.[43] Para se determinar o percentual de gordura corporal a partir da densidade corporal para um menino de 11 anos utilizando-se a densidade da massa livre de gordura de 1,084, a equação seria (Tab. 5.2):

$$\% \text{ de gordura corporal} = \left(\frac{5,30}{\text{densidade corporal}} - 4,89 \right) \times 100$$

Uma amostra de um formulário de testes de dobras cutâneas é demonstrada na Figura 5.32. Ao se fazer os cálculos de gordura, massa corporal magra (massa livre de gordura) e peso corporal ideal, as seguintes fórmulas deverão ser usadas:

Libras de gordura = peso total $\times$ % de gordura corporal

Massa corporal magra = peso total – peso de gordura

$$\text{Peso corporal ideal} = \frac{\text{peso corporal magro atual}}{100\% - \% \text{ de gordura desejada}}$$

Por exemplo, se um indivíduo pesa 91 kg, possui 25% de gordura corporal e deseja ter 15% de gordura corporal:

Gordura corporal = 91 $\times$ 0,25 = 23 kg

Massa corporal magra = 91 – 23 = 68 kg

$$\text{Peso corporal ideal} = \frac{68}{0,85} = 80 \text{ kg}$$

Essa fórmula supõe que o peso corporal magro permaneça o mesmo durante a perda de peso. O excesso de peso corporal, no entanto, foi determinado como sendo 75% de gordura corporal e 25% de peso corporal magro (massa livre de gordura). Para algumas pessoas, portanto, uma redução do peso corporal

---

Mensurações de dobras cutâneas

Nome _____   Data _____

Idade _____ Sexo _____ Altura _____ Peso _____

Medidas (mm)

_____ Peitoral   _____ Suprailíaca

_____ Abdominal   _____ Axilar média

_____ Coxa   _____ Subescapular

_____ Tricipital   _____ Sura medial

Cálculos
(Utilize a fórmula apropriada)

_____ Total das dobras cutâneas (mm)

_____ Percentual de gordura corporal

_____ Peso de gordura
(peso total $\times$ % de gordura corporal)

_____ Peso corporal magro
(peso total – peso de gordura)

_____ Classificação
(ver normas)

_____ Peso corporal ideal
(peso corporal magro/[100% - % gordura desejada])

Figura 5.32 Amostra de uma planilha para cálculo da composição corporal para medidas de dobras cutâneas.

152 Parte II Avaliações e Testes

magro é de fato desejável e deve ser representada na equação subtraindo-se 25% do excesso de peso (p. ex., 25% de 5 kg em excesso, ou 1,25 kg) a partir do peso corporal magro atual.

Normas para a gordura corporal são listadas na Tabela 5.12. Atletas envolvidos em esportes em que o peso corporal é apoiado, tais como canoagem, caiaque e natação, tendem a ter valores mais elevados de gordura corporal do que atletas envolvidos em atividades esportivas como a corrida, que são muito anaeróbias (corridas de alta velocidade e curta distância) ou muito aeróbias (maratona).[44,45] Uma extensa lista de gorduras corporais relativas de atletas de ambos os sexos de uma série de esportes é apresentada no Apêndice A, Tabela 28.

TABELA 5.12 Faixas de gordura corporal a partir dos 18 anos de idade

Classificação	Homens	Mulheres
Faixa não saudável (baixo demais)	Abaixo de 5%	Abaixo de 8%
Faixa aceitável (extremidade inferior)	6-15%	9-23%
Faixa aceitável (extremidade superior)	16-24%	24-31%
Faixa não saudável (alto demais)	A partir de 25%	A partir de 32%

	Média de faixas de gordura corporal para atletas de elite*	
	Homens	Mulheres
Atletas de resistência	4-15%	12-26%
Corredores de longas distâncias	4-14%	12-20%
Nadadores	5-14%	14-26%
Esquiadores *cross-country*	7-14%	15-23%
Canoístas/remadores	6-15%	14-24%
Atletas de esportes com ênfase na massa magra	4-10%	10-19%
Lutadores	4-10%	
Ginastas	4-10%	10-19%
Fisiculturistas	4-10%	10-17%
Atletas de esportes em dupla/equipe	7-21%	18-27%
Jogadores de basquete	7-11%	18-27%
Jogadores de beisebol	11-15%	
Jogadores de futebol americano	9-21%	
Jogadores de vôlei	9-15%	20-25%
Jogadores de tênis	14-17%	19-22%
Atletas de potência	5-20%	17-30%
Arremessadores de peso/disco	15-20%	23-30%
Levantadores de peso	8-16%	
Velocistas	5-17%	17-21%

*Faixas de gordura corporal representam a média de atletas de nível nacional e internacional para um esporte em particular, porém, não abrangem valores extremos por vezes mensurados.

Fontes: Lohman TG. *Advances in Body Composition Assessment: Current Issues in Exercise Science*, Monograph Number 3. Champaign, Illinois: Human Kinetics, 1992. Wilmore JH. Design issues and alternative in assessing physical fitness among apparently healthy adults in a health examination survey of the general population. Em National Center for Health Statistics, Drury TF (ed.). *Assessing Physical Fitness na Physical Activity in Population-Based Surveys*. DHHS Pub. No. (PHS) 89-1253. Public Health Service. Washington, DC: U.S. Government Printing Office, 1989.

É importante reconhecer que todo método de mensuração possui fontes definidas de erros. Pesquisadores avaliaram que a margem de erro para o percentual de gordura corporal quando a técnica de pesagem hidrostática é utilizada (com o volume residual sendo mensurado corretamente) é de 2,7%.[1,3] Equações generalizadas usando dobras cutâneas acrescentam apenas cerca de 1% a este erro de medição.[3] Em outras palavras, se com base na equação de dobras cutâneas em sete locais a gordura corporal de uma pessoa é calculada em 15%, dois terços das vezes o percentual de gordura real ficará em uma amplitude de ± 4% em relação a esses 15% estimados (11 a 19% de gordura corporal).

PESAGEM HIDROSTÁTICA

O procedimento laboratorial mais amplamente utilizado para mensurar a densidade corporal é a *pesagem hidrostática*. Neste método, a densidade do corpo inteiro é calculada a partir do volume corporal de acordo com o princípio de deslocamento de Arquimedes, que afirma que um objeto submerso na água sofre um empuxo equivalente ao peso da água deslocada.[1,3]

O protocolo requer que seja realizada a pesagem do indivíduo tanto sob a água como em terra. A densidade da água é menor que a dos tecidos ósseos e musculares, porém, mais elevada que a da gordura. Assim, uma pessoa com maior quantidade de massa óssea e muscular irá pesar mais na água e, portanto, terá uma maior densidade corporal e um menor percentual de gordura.

Por meio de uma fórmula padrão, o volume do corpo é calculado e a densidade corporal do indivíduo é determinada. A partir da densidade corporal, o percentual de gordura do corpo pode ser calculado utilizando-se as fórmulas descritas na Tabela 5.2.

Para determinar a densidade corporal a partir da pesagem hidrostática, a seguinte equação foi desenvolvida:[1,3]

$$\text{Densidade corporal} = \frac{Pt}{(Pt - Pa)/Da - (VR + 100 \text{ mL})}$$

(*Pt* = peso corporal fora da água; *Pa* = peso na água; *Da* = densidade da água; *VR* = volume residual. 100 mL é o volume de ar estimado do trato gastrintestinal.)

Equipamento

O equipamento é simples e relativamente barato (ver Fig. 5.33). Em alguns novos sistemas, o assento da cadeira se encontra sobre células de carga que estão diretamente ligadas a um computador para análise e *feedback* instantâneos (no entanto, esses sistemas são caros e não são mais precisos quando usados por técnicos experientes). A balança e a cadeira podem ser suspensas a partir de um trampolim ou de uma viga sobreposta em uma piscina, um tanque pequeno ou uma banheira de água quente de 1,2 a 1,5 m de profundidade. A água deve estar em uma temperatura agradável (29 a 33°C) e não deve ser movimentada pelo vento ou por outras pessoas durante o período do teste. Além disso, ela também deve ser filtrada e clorada. Utilize uma balança para autópsia de 9 kg com divisões de 15 a 25 gramas.

A cadeira pode ser construída utilizando-se tubos plásticos de 1,9 a 2,5 cm, que podem ser cortados e montados com facilidade. O custo direto é relativamente pequeno (tubo de plástico e cola). A Figura 5.33 apresenta um exemplo de um tipo de cadeira para pesagem hidrostática. Um berço simples também pode ser usado.[1]

A altura das costas da cadeira na Figura 5.33 é de 61 cm, e a largura é de 81 cm. As demais articulações e dimensões não precisam ser exatas, e podem ser estimadas a partir da figura. É importante que a cadeira seja montada de modo que a pessoa sendo pesada possa se sentar sob a água com as pernas levemente flexionadas e a água na altura dos ombros. Pessoas muito baixas ou muito altas terão de adaptar suas posições sentadas.

Buracos devem ser perfurados no tubo de plástico para evitar o bloqueio do ar. A cadeira deve ser submersa com pesos de mergulho ou halteres a fim de assegurar que o seu peso sob a água (peso de tara) seja de, pelo menos, 3 kg para pessoas de peso normal e de 4 a 6 kg para pessoas obesas.

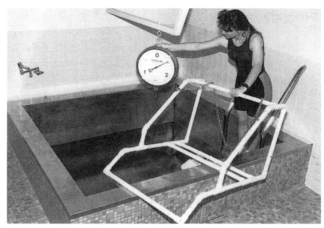

Figura 5.33 Os equipamentos para a pesagem hidrostática incluem um tanque de tamanho e formato suficientes para a submersão total de uma pessoa, uma balança de precisão para mensuração do peso com divisões de 15 a 25 gramas, um método de mensuração da temperatura da água, de maneira a possibilitar ajustes em sua densidade, e uma cadeira na qual devem ser adicionados pesos a fim de evitar a flutuação.

Planilha de composição corporal

Nome _____ Data _____

Idade _____ Sexo _____ Altura (sem sapatos) _____

Dobras cutâneas (MM)

Homens	Mulheres
_____ Peitoral	Suprailíaca _____
_____ Abdominal	Axilar média _____
_____ Coxa	Subescapular _____
_____ TOTAL _____	

Mensurações hidrostáticas

_____ Peso do corpo no ar (libras)
_____ Peso líquido corporal na água (kg) (subtrair tara do peso bruto)
 _____ Peso bruto na água (kg)
 _____ Peso da tara (peso do aparelho – kg)
_____ Densidade da H_2O (ver normas) _____ _____ _____
_____ Volume residual (L)
_____ (utilize equação ou mensuração direta) (realize de 4 a 6 vezes até atingir um resultado consistente)

Cálculos

_____ % gordura corporal = (495/densidade) – 450

$$\text{Densidade} = \text{peso em terra} \left[\left(\frac{\text{peso em terra} - \text{peso líquido na água}}{\text{densidade da água}} \right) - VR + 100 \text{ mL} \right]$$

_____ Peso de gordura (peso corporal na terra × % gordura)
_____ Peso corporal magro (peso corporal em terra – peso de gordura)
_____ Classificação % gordura (ver normas)

Recomendações

_____ Peso ideal estimado [PCM / (100% – % desejada de gordura)]
_____ _____ _____

_____ Peso que você precisa perder
_____ Peso corporal magro que você precisa ganhar

Figura 5.34 Planilha de composição corporal.

Procedimentos

1. *Obter dados básicos* (nome, data, idade, sexo, altura). O formulário na Figura 5.34 pode ser usado para registrar esses dados. A pessoa mensurada deve vestir apenas um traje de banho e ter uma oportunidade de ir ao banheiro antes da pesagem. Ela também não deve comer ou fumar no período de 2 a 3 horas que antecede o teste, e deve tentar evitar alimentos que possam causar quantidades excessivas de gases intestinais. Deve-se tomar cuidado para expelir o ar aprisionado no traje de banho.

2. *Tomar dobras cutâneas*. Como algumas pessoas possuem dificuldades em expirar todo o ar de seus pulmões sob a água, é uma boa ideia ter dados sobre dobras cutâneas para ajudar a verificar os resultados.

3. *Fornecer instruções básicas.*
   a. *Como se sentar na cadeira.* Sente-se na cadeira com assento nas barras da parte traseira, com os pés nos cantos da barra dianteira, as pernas levemente flexionadas e as mãos segurando as barras laterais inferiores (ver Fig. 5.35).
   b. *Posição sob a água.* Após fazer uma expiração completa do ar dos pulmões, incline-se lentamente para a frente até que a cabeça esteja sob a água. Continue a pressionar todo o ar dos pulmões para fora. Uma vez feito isso, conte de 5 a 7 segundos e, em seguida, retorne à superfície (ver Fig. 5.36). O teste será repetido de 4 a 10 vezes, até que uma leitura consistente seja obtida.

   Observação: Ao submergir o examinado, mantenha uma mão na balança a fim de fixá-la. Tente manter a água o mais calma possível para obter uma boa leitura na agulha da balança. A pessoa pesada deverá permanecer o mais imóvel que puder durante a contagem de 5 a 7 segundos.

4. *Registre o peso consistente sob a água.* O peso sob a água deve ser registrado como o "peso bruto na água" (kg), a partir do qual deve ser subtraído o peso da tara (peso do aparato da cadeira sozinho) para se obter o "peso líquido corporal na água". É importante ser exato na determinação do peso bruto sob a água. Um erro de 100 gramas pode resultar em um erro de gordura corporal de aproximadamente 1%.

   Muitos examinadores têm dificuldades com as oscilações da agulha da balança. Para minimizar este problema, utilize um tanque pequeno, mantenha a água o mais calma possível e instrua o examinado a se deslocar o mais lentamente que puder. Os examinadores devem praticar a leitura da balança com pesos conhecidos adicionados.

5. *Determine a densidade da água.* Mensure a temperatura da água e, em seguida, consulte a Tabela 5.13 para obter a sua densidade.

6. *Determine o volume residual.* O volume residual é a quantidade de ar que permanece nos pulmões após uma expiração máxima. Ele pode ser mensurado ou estimado. Sua mensuração pode ser realizada por meio de eliminação de nitrogênio, diluição de hélio ou diluição de oxigênio. A mensuração do volume residual pode ocorrer com o examinado dentro ou fora do tanque.[1-3,46-48] Quando possível, é desejável que o volume residual seja mensurado enquanto o indivíduo está dentro do tanque, mas isto nem sempre é praticável com alguns equipamentos modernos automatizados.

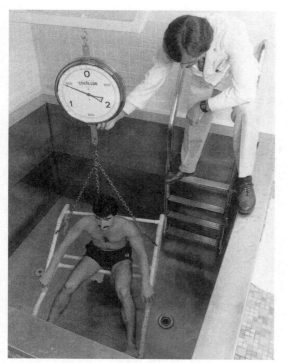

Figura 5.35 Posição do examinado antes da pesagem hidrostática.

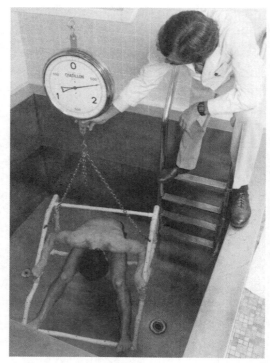

Figura 5.36 Posição do examinado durante a pesagem hidrostática.

TABELA 5.13 Densidade da água em diferentes temperaturas

Temperatura da água (°C)	Densidade H_2O	Temperatura da água (°C)	Densidade H_2O
23,0	0,9975412	31,0	0,9953450
24,0	0,9972994	32,0	0,9950302
25,0	0,9970480	33,0	0,994734
26,0	0,9967870	34,0	0,9947071
27,0	0,9965166	35,0	0,9940359
28,0	0,9962371	36,0	0,9936883
29,0	0,9959486	37,0	0,9933328
30,0	0,9956511		

Fonte: *Handbook of Chemistry and Physics*, 86ª edição, © 2005. Reimpresso com permissão de Routledge/Taylor & Francis, LLC.

Sempre que possível, o volume residual deve ser mensurado de modo direto. Quando ele é estimado, o percentual de gordura corporal determinado hidrostaticamente passa a ser tão preciso quanto as dobras cutâneas em virtude da grande quantidade de erros nas fórmulas de estimativa do volume residual.[46]

Quando necessário, as seguintes fórmulas podem ser utilizadas para se estimar o volume residual (VR) em litros:[49]

Homens

VR = (0,017 × idade em anos)
　　+ (0,06858 × altura em polegadas) – 3,447

Mulheres

VR = (0,009 × idade em anos)
　　+ (0,08128 × altura em polegadas) – 3,9

7. *Calcule o percentual de gordura corporal*. Abaixo é apresentado um exemplo de como se utilizar a fórmula:

$$\text{Densidade corporal} = \frac{\text{peso corporal}}{\text{volume corporal}}$$

$$\text{Volume corporal} = \left(\frac{\text{peso corporal kg} - \text{peso sob a água kg}}{\text{densidade da } H_2O}\right)$$
$$- (\text{RV} + 100 \text{ mL})$$

$$\% \text{ de gordura relativa}^* = \left(\frac{495}{\text{densidade}}\right) - 450$$

Peso de gordura = peso corporal
　　　　　　　× percentual de gordura relativa

Peso magro = peso corporal – massa de gordura

$$\text{Peso ideal} = \frac{\text{peso corporal magro atual}}{(100\% - \% \text{ de gordura desejável})}$$

Exemplo: Homem, 18 anos de idade, pesando 81,8 kg, com um peso líquido sob a água de 3,8 kg. O VR estimado é de 1,660 (adicionando-se 100 mL de ar aprisionado = 1,760), com base em sua altura de 1,78 m, idade e sexo. A densidade da água é de 0,995678, baseada em uma temperatura de 30°C.

$$\text{Volume corporal} = \left(\frac{81,8 - 3,8}{0,995678}\right) - 1,760 = 76,579$$

$$\text{Densidade corporal} = \frac{81,8}{76,579} = 1,0682$$

$$\% \text{ de gordura relativa}^* = \left(\frac{495}{1,0682}\right) - 450 = 13,4\%$$

Peso de gordura = (81,8 × 0,134) = 10,9612 kg

Peso magro = 81,8 – 10,9612 = 70,8388

Peso ideal caso o indivíduo deseje obter um percentual de gordura corporal de 10% (muitas vezes por motivos relacionados ao esporte)

$$= \frac{70,8388}{(100\% - 10\%)} = \frac{70,8388}{0,9}$$

$$= 78,7097778\text{kg (precisa perder 4 kg de gordura)}$$

IMPEDÂNCIA BIOELÉTRICA

Muitas publicações estão disponíveis para a avaliação da eficácia da análise por impedância bioelétrica (BIA) (pletismografia de impedância).[1-3,50-65] A BIA foi desenvolvida na década de 1960 e surgiu como um dos mais populares métodos para se estimar a gordura corporal. Uma corrente inofensiva de 50 kHz (máximo de 800 microamperes) é gerada e passa pelo corpo do examinado (ver Fig. 5.37.) A mensuração da impedância bioelétrica é detectada como a resistência à corrente elétrica. A impedância bioelétrica é maior no tecido adiposo (14 a 22% de água), porque o caminho condutor está diretamente relacionado à porcentagem de água (que é maior no tecido livre de gordura, com média de 73%).

A água corporal total pode ser detectada, portanto, como alterações na impedância corporal total. A água corporal total é mensurada de maneira precisa por meio de análise por impedância bioelétrica a partir da seguinte equação:[3]

Água corporal total (kg) =

$$0,593 \times \left(\frac{\text{altura, cm}^2}{\text{resistência do corpo inteiro, ohm}}\right)$$
$$+ (0,065 \times \text{peso corporal, kg})$$

Por exemplo, uma pessoa que pese 70 kg, tenha uma estatura de 1,70 m e resistência de 470 ohm (mensurada por impedância bioelétrica) teria uma quantidade total de água corporal de 41,0 kg ou 58,6% do peso corporal total.

Há uma grande variedade de equações de BIA disponíveis para a predição da massa livre de gordura e do percentual de gordura corporal. A Tabela 5.14 resume várias delas desenvolvidas para grupos populacionais específicos.[1] Em geral, é recomendado não se utilizar estimativas da massa

---

*Esta é a equação de Siri, que se aplica apenas para homens e mulheres adultos e de etnia branca. Ver Tabela 5.2 para escolher a fórmula apropriada para os demais indivíduos.

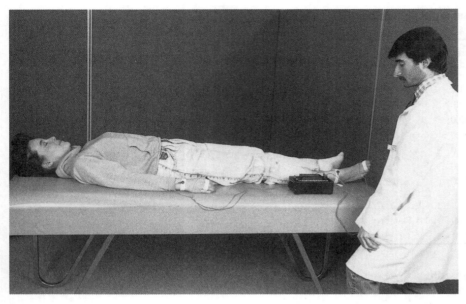

Figura 5.37 Os procedimentos da impedância bioelétrica são relativamente simples. O examinado deve deitar-se de modo que seus membros não encostem no tronco. Os eletrodos são posicionados na mão direita e no pé direito e uma corrente inofensiva de 50 kHz (máximo de 800 microamperes) passa ao longo do corpo do examinado. A mensuração da condução (ou impedância) elétrica é detectada como a resistência à corrente elétrica.

TABELA 5.14 Equações de predição de BIA para populações específicas

Brancos, meninos e meninas, 6 a 10 anos	PCT (1)* = 0,593 (h^2/R) + 0,065 (PC) + 0,04
Brancos, meninos e meninas, 10 a 19 anos	MLG (kg) = 0,61 (h^2/R) + 0,25 (PC) + 1,31
Mulheres, 18 a 29 anos	MLG (kg) = 0,4764 (h^2/R) + 0,295 (PC) + 5,49
Mulheres, 30 a 49 anos	MLG (kg) = 0,493 (h^2/R) + 0,141 (PC) + 11,59
Mulheres, 50 a 70 anos	MLG (kg) = 0,474 (h^2/R) + 0,180 (PC) + 7,3
Mulheres, 65 a 94 anos	MLG (kg) = 0,28 (h^2/R) + 0,27 (PC) +0,31 (coxa) − 1,732
Homens, 18 a 29 anos	MLG (kg) = 0,485 (h^2) + 0,338 (PC) + 5,32
Homens, 17 a 62 anos, < 20% gordura corporal	MLG (kg) = 0,00066360 (h^2/R) + 0,02117 (R) + 0,62854 (PC) − 0,12380 (idade) + 9,33285
Homens, 17 a 62 anos, ≥ 20% gordura corporal	MLG (kg) = 0,00088580 (h^2) + 0,2999 (R) + 0,42688 (PC) − 0,07002 (idade) + 14,52435
Homens, 50 a 70 anos	MLG (kg) = 0,600 (h^2/R) + 0,186 (PC) + 0,226 (Xc) − 10,9
Homens, 65 a 94 anos	MLG (kg) = 0,28 (h^2/R) + 0,27 (PC) + 0,31 (coxa) − 2,768

* Para converter PCT em MIG, utilize as seguintes constantes de hidratação por sexo e idade:

Meninos   5-6 anos MLG (kg) = PCT/0,77   *Meninas*   5-6 anos MLG (kg) = PCT/0,78
7-8 anos MLG (kg) = PCT/0,768   7-8 anos MLG (kg) = PCT/0,776
9-10 anos MLG (kg) = PCT/0,762   9-10 anos MLG (kg) = PCT/0,77

Observação: MLG = massa livre de gordura; PCT = peso corporal total (kg); PC = peso corporal (kg); h = altura (cm); R = resistência (ohms); Xc = reatância; coxa = circunferência da coxa (cm).

Fonte: Dados de: Heyward VH, Stolarczyk LM. *Applied Body Composition Assessment*. Champaign, Illinois: Human Kinetics, 1996.

livre de gordura e do percentual de gordura corporal obtidas diretamente a partir do analisador de BIA, exceto quando houver conhecimento de equações que possuam aplicação direta aos indivíduos mensurados.[1]

Há diversas fontes de erros de mensuração com o método de BIA, que devem ser controladas ao máximo para se aprimorar a precisão e a fidedignidade:[1,3,57]

Instrumentação. Analisadores de BIA apresentam grandes variações de uma marca para outra e podem ser uma fonte de erro significativo. Para controlar este erro, o mesmo instrumento deve ser utilizado ao se monitorar as alterações de composição corporal em clientes (e participantes de pesquisas) ao longo do tempo.

Participante e fatores ambientais. O estado de hidratação do cliente pode afetar de maneira significativa o processo de BIA. Fatores como ingestão de alimentos e bebidas, eliminação de líquidos e a prática de exercícios podem afetar o estado de hidratação e, em consequência, induzir a erros. Uma baixa temperatura ambiente causa uma queda na temperatura cutânea, o que resulta em uma subestimação da massa livre de gordura. Entre as normas relacionadas ao cliente e ao ambiente prévias às mensurações por BIA, estão:

1. Não ingerir alimentos nem bebidas nas 4 horas que antecedem o teste
2. Não praticar exercícios nas 12 horas antecedentes ao teste
3. Urinar nos 30 minutos antes do teste

4. Não consumir álcool nas 48 horas antecedentes ao teste
5. Não tomar medicamentos diuréticos em um intervalo de sete dias antes do teste
6. Não realizar o teste em clientes do sexo feminino que sintam que estão retendo líquidos durante o estágio de seus ciclos menstruais
7. Realizar as mensurações de BIA em uma sala com temperatura ambiente natural

Habilidade técnica. O técnico em BIA deve certificar-se de que o cliente esteja deitado em decúbito dorsal, com braços e pernas separados de maneira confortável em um ângulo de aproximadamente 45° entre eles (ver Fig. 5.37). As mensurações de BIA são realizadas no lado direito do corpo. Os eletrodos devem estar corretamente posicionados no punho e no tornozelo segundo as orientações do fabricante. Os eletrodos-sensores (proximais) devem ser posicionados na superfície dorsal do punho, de modo que sua margem superior divida em duas partes a cabeça da ulna, e na superfície dorsal do tornozelo, possibilitando que sua margem superior atravesse os maléolos medial e lateral. Os eletrodos fontes (distais) devem ser colocados na base da 2ª ou da 3ª articulação metacarpofalângica da mão e do pé. Deve haver pelo menos 5 centímetros entre os eletrodos proximais e distais. Um novo sistema de BIA perna a perna, em conjunto com uma balança digital de aço inoxidável que utiliza eletrodos de pressão por contato no apoio para os pés para mensurações de impedância bioelétrica e de peso corporal, foi desenvolvido pela Tanita Corporation (ver Fig. 5.38).[58-61] Verificou-se que esse sistema possui um desempenho tão satisfatório quanto o sistema convencional de BIA com eletrodos com gel braço a perna e que, no entanto, é mais rápido e mais fácil de ser utilizado. Um analisador de bioimpedância portátil de braço a braço também demonstrou ser válido na estimativa da composição corporal (Omron Body Logic Body Fat Analyzer, Omron Healthcare, Vernon Hills, Illinois).[65]

Quando a equação correta de BIA é utilizada e as fontes de erro de mensuração são controladas, verifica-se que a estimativa da massa livre de gordura e da gordura corporal relativa por meio de BIA é praticamente tão precisa quanto o método de dobras cutâneas. O método de BIA, no entanto, pode ser preferível em alguns ambientes por não exigir um alto grau de habilidade técnica e por ser mais confortável e menos intrusivo. Não há ainda um consenso sobre se a BIA prediz de maneira exata as alterações da composição corporal durante um programa de perda de peso.[59,61-64] Os estudos publicados são divididos: enquanto alguns apoiam a precisão da BIA na detecção de mudanças da massa livre de gordura e da composição corporal, outros alegam que existe uma substancial superestimação ou subestimação quando ela é comparada ao método de pesagem hidrostática.

INTERACTÂNCIA POR INFRAVERMELHO PRÓXIMO

A interactância por infravermelho próximo (NIR) vem sendo utilizada pelo USDA desde a década de 1960 para mensurar o conteúdo de proteína, água e gordura de produtos agrícolas.[1] Em 1984, pesquisadores aplicaram pela primeira vez esta tecnologia no estudo da composição corporal humana. Durante o final da década de 1980, um analisador NIR de uso comercial foi desenvolvido (o FUTREX-5000) e anunciado como um método rápido, preciso e fácil de avaliar a composição corporal humana.

O FUTREX-5000 emite uma luz infravermelha próxima em duas frequências (938 nm e 948 nm) na região do bíceps do braço dominante. Nestas frequências, a gordura corporal absorve a luz, ao passo que a massa corporal magra a reflete. Uma lanterna fluorescente mensura a quantidade de luz emitida e refletida de volta, fornecendo uma estimativa da distribuição da gordura corporal e da massa livre de gordura na região do bíceps. A FUTREX Inc. alega que as pesquisas comprovam que a mensuração de outros pontos anatômicos não melhora de maneira considerável a precisão da estimativa de gordura corporal relativa.

Há diversas vantagens no uso do FUTREX-5000 em relação aos outros métodos de estimativa do percentual de gordura corporal: não é necessário o jejum, não é preciso se despir, as mensurações podem ser feitas antes ou depois do exercício, não é necessária a eliminação de líquidos e as mulheres podem realizar as mensurações em qualquer dia do ciclo menstrual.

Entretanto, diversos pesquisadores relataram erros inaceitáveis de predição (ME = 3,7 a 6,3% de gordura corporal).[1-3,66-68] Constatou-se que a equação do fabricante

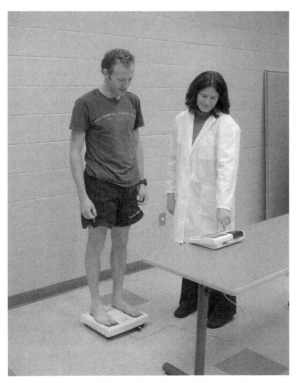

Figura 5.38 A Tanita Corporation desenvolveu um sistema de BIA utilizando uma balança digital de aço inoxidável com eletrodos de pressão por contato no apoio para os pés.

– que incorpora peso corporal, altura, sexo, nível de exercício e mensurações visuais da densidade – subestima de modo sistemático o percentual de gordura corporal em torno de 2 a 10%, subestimação esta particularmente visível em clientes obesos. Atualmente, a maior parte dos pesquisadores sugere que novas pesquisas são necessárias para evidenciar a validade, a precisão e a aplicabilidade do método de NIR com o objetivo de avaliar a composição corporal.[1-3]

TOPOGRAFIA DO CORPO HUMANO

A obesidade do tipo *androide* (ou em forma de maçã) masculina é caracterizada pela predominância de gordura na metade superior do corpo. Em contraste, a forma de obesidade feminina *ginoide* (ou em forma de pera) caracteriza-se pelo excesso de gordura na metade inferior do corpo, particularmente nos quadris, nádegas e coxas (ver Fig. 5.39). O terceiro tipo de obesidade é a forma intermediária, caracterizado pela predominância de gordura em ambas as metades inferior e superior do corpo.

O tipo de obesidade masculina, que pode ocorrer em ambos os sexos, está associado com muitos dos problemas de saúde decorrentes da obesidade, incluindo hipertensão, níveis elevados de colesterol sérico, doenças cardiovasculares e diabetes.[69]

Vários métodos diferentes são utilizados para estimar a obesidade androide, entre eles, a razão circunferência cintura-quadril, diversos índices de dobras cutâneas (p. ex., índices de dobras cutâneas subescapular-tríceps e tronco-periférica) e sofisticadas técnicas de representação gráfica, tais como tomografia computadorizada (TC), Dexa e imagem por ressonância magnética (IRM).[3] Essas técnicas de imagens (ver Compreensão da Medicina Esportiva ao final deste capítulo) possibilitam uma mensuração precisa da quantidade de gordura profunda abdominal ou visceral em comparação com a gordura subcutânea.

É a gordura visceral que aparenta ser a mais intimamente relacionada às diversas consequências negativas à saúde; estas células liberam e absorvem gordura com mais facilidade do que outras (p. ex., células de gordura nas regiões glútea e femoral), o que leva a um risco elevado de doenças. As células de gordura abdominal liberam seus ácidos graxos diretamente no fígado, o que parece ser um fator no aumento do risco de disfunções metabólicas.

Alguns pesquisadores constataram que a *razão circunferência cintura-quadril* (RCCQ) é um método simples e conveniente para se determinar o tipo de obesidade presente. As circunferências devem ser mensuradas vestindo-se apenas trajes de banho ou roupas de baixo não restritivos, ou então um leve avental sobre a roupa de baixo.

A circunferência abdominal ou da cintura é definida como a menor circunferência da cintura abaixo da caixa torácica e acima do umbigo, com o indivíduo em pé e seus músculos abdominais relaxados (não contraídos) (ver Fig. 5.40).[26] O avaliador fica de frente para o examinado e posiciona uma fita inelástica em um plano horizontal na altura da cintura natural (a parte mais estreita do tronco, tal qual observada de costas). Caso não haja uma área "mais estreita" aparente ao redor da cintura, a mensuração deverá ser feita na altura do umbigo.

A circunferência dos quadris ou do glúteo é definida como a maior circunferência dessas regiões enquanto a pessoa está em pé (ver Fig. 5.40).[26] O avaliador deve agachar-se ao lado do indivíduo para verificar onde está localizada a maior circunferência das nádegas e, em seguida, posicionar uma fita inelástica ao redor delas e do quadril em um plano horizontal naquele ponto, sem comprimir a pele. É necessária a presença de um assistente para ajudar a posicionar a fita no lado oposto do corpo.

A RCCQ é calculada dividindo-se a circunferência da cintura pela circunferência do quadril. Por exemplo, uma ganhadora ideal de um concurso de beleza com uma cintura de 61 centímetros e quadril de 91 centímetros teria uma RCCQ de 0,67. Em um estudo com 44.820 mulheres integrantes do TOPS Clubs, Inc. (Take Off Pounds Sensibly [Perca Peso de Forma Sensata]), a RCCQ variou entre 0,39 e 1,45.[70] Mulheres com RCCQs mais elevadas apresentavam maior risco de diabetes, hipertensão, doenças da vesícula biliar e oligomenorreia (ciclos menstruais irregulares).

Mais pesquisas são necessárias para se estabelecer normas precisas sobre a RCCQ. Atualmente, o risco de doenças aumenta de maneira acentuada quando a RCCQ de homens se encontra acima de 0,9 e a de mulheres, acima de 0,8.[69]

Foram feitas críticas contra a RCCQ no sentido de que ela classificaria erroneamente os indivíduos em razão de fatores não relacionados à gordura visceral, entre os quais, a estrutura corporal e a massa muscular glútea.[71,72] Há provas suficientes de que a circunferência da cintura por si só pos-

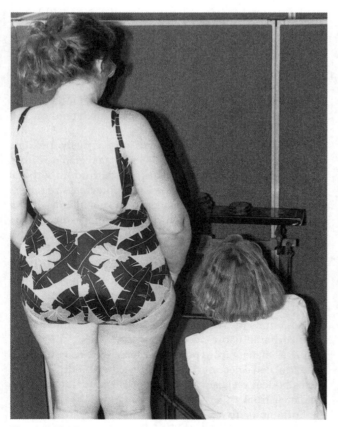

Figura 5.39 Este indivíduo possui obesidade ginoide, caracterizada pelo excesso de gordura na metade inferior do corpo.

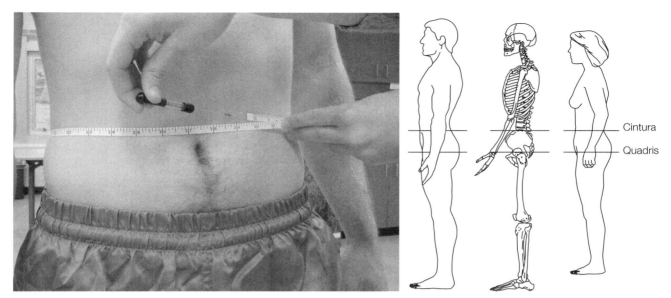

Figura 5.40 Localização das circunferências da cintura e do quadril.

sui alta correlação com a gordura visceral e está associada com o risco elevado de doenças.[71,73] Em 1998, um grupo de especialistas em obesidade da National Heart, Lung, and Blood Institute (NHLBI) concluiu que a circunferência da cintura estava associada de maneira mais significativa ao risco de doenças do que a RCCQ.[22] Conforme o resumo apresentado na Tabela 5.9, uma circunferência de cintura elevada (definida como > 1 m para homens e > 0,89 m para mulheres) aliada a um IMC > 25 prediz um maior risco de doenças. Para IMCs ≥ 35, a circunferência da cintura possui pouco poder preditivo de risco de doenças além do oferecido pelo IMC.

Diversas equações de predição foram desenvolvidas para estimar os níveis de gordura corporal de contingentes militares.[1,74] Essas equações utilizam várias combinações de peso corporal, altura e circunferências do pescoço, do abdome, do quadril, da coxa, do antebraço e do punho para predizer a massa livre de gordura ou o percentual de gordura corporal. Entretanto, elas geraram erros significativos e inadmissíveis (ME = 3,7 a 5,2% de gordura corporal).[1] A maior parte dos especialistas não recomenda o uso dessas equações antropométricas na determinação de dispensa de contingente das forças armadas uma vez excedido o percentual de gordura corporal exigido pelos padrões militares.[1,74]

Uma equação para predição da composição corporal de homens a partir de mensurações do perímetro foi desenvolvida e possui uma ME relativamente baixa (3,6%).[75] A equação de regressão é apresentada a seguir:

% de gordura corporal
$$= -47{,}371817 + (0{,}57914807 \times abdome)$$
$$+ (0{,}25189114 \times quadris) + (0{,}21366088 \times ilíaca)$$
$$- 0{,}35595404 \times pesos \text{ em kg})$$

As circunferências do quadril e do abdome foram descritas anteriormente nesta seção. A circunferência ilíaca é medida entre a altura da circunferência do quadril e a do abdome, na crista ilíaca.

A Tabela 5.15 apresenta uma comparação dos vários métodos de determinação da composição corporal.

TABELA 5.15 Comparação entre métodos de composição corporal: custo, praticidade e precisão na estimativa da gordura corporal

Método	Custo	Praticidade	Precisão
Índice de Quetelet	Baixo	Fácil	Baixa
Testes de dobras cutâneas de 3 a 7 locais	Baixo	Moderada	Moderada
Pesagem hidrostática	Moderado	Difícil	Alta
Impedância bioelétrica	Moderado	Fácil	Moderada
Tobec (condutividade elétrica corporal total)	Muito alto	Fácil	Alta
Dexa (densitometria óssea com raio X duo-energético)	Alto	Fácil	Alta
Tomografia computadorizada	Muito alto	Difícil	Moderada
Interactância por infravermelho próximo	Moderado	Fácil	Moderada
Imagem por ressonância magnética	Muito alto	Difícil	Moderada

Fontes: Ver Referências Bibliográficas de 1 a 3.

COMPREENSÃO DA MEDICINA ESPORTIVA
Outros métodos para determinar a composição corporal

Este capítulo analisou alguns dos métodos mais práticos e mais utilizados para se determinar a composição corporal. A pesagem hidrostática requer um equipamento relativamente caro e a mensuração direta do volume residual para se obter uma precisão ótima. Ela é impraticável para alguns grupos de indivíduos, incluindo crianças, idosos e pacientes enfermos. Em contrapartida, o índice de Quetelet é uma mensuração simples e prática do grau de sobrepeso, porém é indiferente a indivíduos com quantidades baixas ou altas de músculos e ossos. As mensurações de dobra cutânea podem fornecer uma estimativa precisa dos níveis de gordura corporal quando conduzidas por profissionais de saúde experientes. A análise de impedância bioelétrica e a interactância por infravermelho próximo (Futrex-5000) são métodos muito convenientes, mas têm limitações para certos tipos de indivíduos. Para a distribuição regional de gordura, os cálculos que utilizam circunferências de cintura e quadril são úteis, mas não estimam com precisão a gordura abdominal profunda.

A Tabela 5.16 resume os gastos, a facilidade de uso e a precisão relativos dessas e de outras técnicas. Esta seção analisa vários dos métodos mais modernos e promissores para se avaliar a gordura corporal.

DEXA

O advento da absormetria de raios x de dupla energia (Dexa), em 1987, gerou grande excitação entre pesquisadores de composição corporal por se tratar de um método que possibilita a mensuração simultânea de conteúdo ósseo mineral, gordura e tecido magro não ósseo.[1-3,76-82] A Dexa é segura (baixa dose de radiação) e rápida (6 a 10 minutos), praticamente não requer a cooperação do sujeito e torna consideravelmente mais fácil o estudo de idosos, crianças e doentes do que outros métodos (ver Fig. 5.41).

Os fabricantes de aparelhos de Dexa criaram *softwares* que possibilitam que pessoas com mínima formação operem os *scanners*. A maioria dos estudos concluiu que a Dexa é um método preciso e que tem alta correlação com os resultados a partir de pesagem hidrostática ou modelos multicomponentes.[31,76-82]

A Dexa utiliza um gerador estável de raios x e dois níveis de energia como fontes de radiação. Uma série de estudos transversos são realizados com o sujeito, da cabeça até os pés, em intervalos de 1 cm, com a composição mineral óssea e de tecidos moles determinada a partir da atenuação diferencial de dois feixes de fótons de energia. Após passar pelo sujeito, o feixe atenuado é avaliado por um detector de iodido de sódio. A Dexa baseia-se no modelo de composição de três componentes (osso, gordura e tecidos moles magros) e pode, portanto, fornecer avaliações precisas de gordura e tecidos magros em indivíduos com conteúdo mineral ósseo abaixo ou acima da média.

A Dexa possui diversas limitações que impedem seu uso como um critério em estudos de comparação de gordura corporal. Trata-se de um método que depende de modelos geométricos e pressupõe a constante hidratação nos tecidos magros livres de gordura.[31] Indivíduos gravemente obesos não podem ser testados com esse método. Os aparelhos de Dexa nem sempre fornecem os mesmos resultados.[81,82] Novas pesquisas são necessárias para refinar as equações utilizadas nesses aparelhos usando dados provenientes de modelos de composição corporal de 4 a 6 compartimentos.[31]

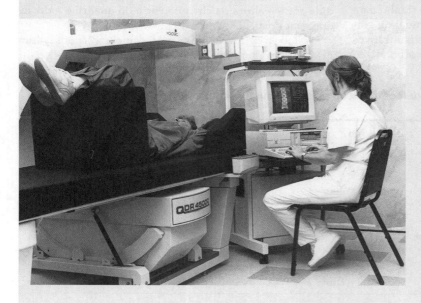

Figura 5.41 Originalmente criada para avaliação do conteúdo mineral ósseo, a tecnologia recente possibilitou estimativas de tecido magro e de gordura por meio de Dexa.

(continua)

COMPREENSÃO DA MEDICINA ESPORTIVA *(continuação)*

Outros métodos para determinar a composição corporal

IMAGEM POR RESSONÂNCIA MAGNÉTICA (IRM)

A determinação exata da gordura corporal total, tanto interna como subcutânea, é uma questão importante relacionada à saúde. A gordura interna, em particular a gordura visceral, é um fator crítico no desenvolvimento de doenças, especialmente diabetes melito, hipertensão e doenças arteriais coronarianas. A tomografia computadorizada fornece mensurações precisas dos depósitos de gordura interna e subcutânea, porém, uma desvantagem crucial do método é a exposição à radiação ionizante, o que torna as mensurações do corpo inteiro, particularmente em estudos em série, impraticáveis. A IRM é uma técnica alternativa para a mensuração de depósitos de gordura corporal e foi validada em simuladores de pacientes, animais e cadáveres humanos.[83-87] Para se obter uma determinação simples, porém precisa, da massa de tecido adiposo abdominal, um corte de IRM na altura entre a segunda e a terceira vértebra lombar proporciona um valor preditivo alto e consistente para a gordura abdominal.

Na IRM, o núcleo de hidrogênio da água e das moléculas de lipídios são excitados por radiação eletromagnética na presença de um campo magnético, o que resulta em um sinal detectável, que é mensurado. A quantidade de água e lipídios e sua respectiva liberdade de movimentos definem o tamanho do sinal, permitindo a discriminação entre esses tecidos.

Os sujeitos encontram-se deitados no imã, com os braços posicionados acima da cabeça. Para o corpo inteiro, cortes transversos (10 mm de espessura) são obtidos a cada 50 mm, da cabeça aos pés. Computadores traçam extremidades do corpo e áreas de tecidos adiposos e não gordurosos, e calculam os volumes. A IRM não utiliza radiação ionizante e, portanto, é segura para todos os tipos de indivíduos.

Imagens de alta qualidade dos tecidos corporais são fornecidas, possibilitando o estudo da quantidade e da distribuição da gordura. A IRM é relativamente rápida (cerca de 30 minutos) e o sujeito precisa apenas permanecer deitado sem fazer movimentos. As desvantagens do método são a disponibilidade limitada e o alto custo. Sua grande utilidade pode ser na mensuração da distribuição da gordura visceral.

CONDUTIVIDADE ELÉTRICA CORPORAL TOTAL (TOBEC)

Os tecidos magros conduzem eletricidade de maneira muito melhor do que a gordura. A Tobec opera sob o princípio de que um objeto posicionado em um campo eletromagnético irá perturbá-lo e de que o grau de perturbação depende da quantidade de material condutor (principalmente eletrólitos na massa corporal magra). Desde 1971,

os tecidos magros de animais de fazenda têm sido mensurados colocando-os em uma caixa que emite impulsos elétricos e mede as respostas.

O sistema Tobec para uso em seres humanos consiste em uma grande bobina solenoide para dentro da qual o examinado, sobre uma maca, é deslizado. A bobina (impulsionada por uma corrente de rádio com frequência de 5 MHz) induz uma corrente no interior do corpo do indivíduo proporcional à massa dos tecidos condutivos. O instrumento faz a mensuração de dez leituras da condutividade corporal total em aproximadamente dez segundos. Os estudos demonstram uma alta correlação com a pesagem hidrostática ($r = 0,93$).[88-90] Também foi verificado que o Tobec é muito sensível às pequenas alterações na massa corporal magra e na água total do corpo. A principal limitação desta técnica é o alto custo do equipamento.

TOMOGRAFIA COMPUTADORIZADA (TC)

Com a tomografia computadorizada, um *scanner* é utilizado para produzir uma imagem transversal da distribuição da transmissão de raio x. O examinado é posicionado próximo a um tubo de raios x, que direciona um feixe colimado de fótons de raios x para um detector de cintilação.

A tomografia computadorizada pode distinguir com facilidade o tecido adiposo de pele adjacente, músculos, ossos, estruturas vasculares e órgãos intra-abdominais e pélvicos em virtude da baixa transmissão da gordura. As imagens transversais por TC podem ser obtidas em qualquer nível no interior do corpo. A tomografia computadorizada pode, assim, quantificar de maneira não intrusiva a distribuição de gordura corporal em vários pontos – é particularmente útil a sua capacidade de fornecer uma proporção entre gordura intra-abdominal e extra-abdominal.[91-94] O potencial da utilização da TC na estimativa da composição corporal é limitado por problemas de exposição à radiação, alto custo e baixa disponibilidade.

PLETISMOGRAFIA POR DESLOCAMENTO DE AR

Uma nova pletismografia por deslocamento de ar, chamada de Bod Pod® Body Composition System (Life Measurement, Inc., Concord, Califórnia) foi desenvolvida para mensurar a composição corporal de seres humanos (ver Fig. 5.42).[95-102] O sistema determina o volume corporal por meio de um método de deslocamento de ar. Um elemento perturbador de volume (diafragma móvel) é montado em uma parede que separa as cabines traseira e dianteira do pletismógrafo de cabine dupla. Quando oscilado sob o

(continua)

COMPREENSÃO DA MEDICINA ESPORTIVA *(continuação)*
Outros métodos para determinar a composição corporal

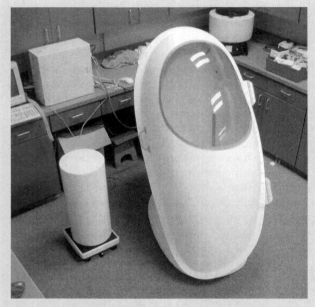
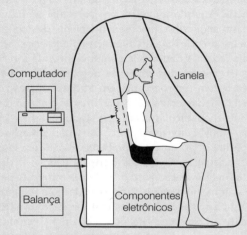

Figura 5.42 O pletismógrafo por deslocamento de ar para mensuração da composição corporal.

controle de um computador, esse diafragma produz perturbações complementares de volume nas duas cabines (equivalentes em magnitude, mas de sinais opostos). Essas perturbações produzem flutuações ínfimas de pressão que são analisadas para se obter o volume de ar da cabine. O processo é repetido com o indivíduo dentro da cabine. O volume corporal deve ser corrigido para o volume de gás torácico (quantidade de ar nos pulmões durante uma respiração corrente normal), que pode ser estimado ou mensurado de forma direta por meio do Bod, o qual utiliza a relação inversa entre pressão (P) e volume (V) para determinar o volume corporal. Uma vez feito isso, os princípios da densitometria são usados para se determinar a composição corporal a partir da densidade corporal (corpo = massa corporal/volume corporal). O Bod Pod utiliza o mesmo modelo de dois componentes da pesagem hidrostática, porém baseia-se no deslocamento do ar, e não na imersão na água. A maioria dos estudos demonstrou que a pletismografia por deslocamento de ar é uma alternativa precisa e conveniente à pesagem hidrostática, ainda que com as mesmas limitações dos modelos de dois componentes em relação aos multicomponentes.[95-102]

Esse novo método possui diversas vantagens em relação à pesagem hidrostática: ele é rápido (cerca de cinco minutos), relativamente simples de realizar e pode acomodar populações especiais, como obesos, idosos e deficientes físicos. As exigências feitas em relação aos indivíduos são limitadas e as instruções são mínimas. O Bod Pod é móvel, então, pode ser transportado de um local para outro. É necessário treinamento mínimo para operá-lo, em razão do *software* baseado em menus e da pequena quantidade de tarefas exigidas para operar o sistema de modo correto e confiável.

RESUMO

1. Este capítulo abordou os vários métodos de mensuração da obesidade, começando pelo menos preciso e avançando até os mais exatos (desde tabelas de peso, índice de massa corporal, dobras cutâneas, até pesagem hidrostática). O capítulo terminou com uma breve discussão sobre alguns dos mais modernos métodos laboratoriais para se avaliar a composição corporal.

2. Em geral, ao considerarmos validade, fidedignidade, economia e normas adequadas, os testes de dobras cutâneas são provavelmente os mais práticos e úteis. Com treinamento e prática apropriados, os examinadores podem aprender a estimar a composição corporal de maneira rápida e precisa. Não obstante, são imprescindíveis uma cuidadosa seleção de pontos anatômicos específicos e o cumprimento das regras para mensuração.

3. Tabelas de peso e altura fornecem apenas uma estimativa aproximada do peso ideal. A estrutura corporal pode ser determinada mensurando-se a largura do cotovelo. O uso do índice de Quetelet (kg/m^2) produz uma maior correlação com a real composição corporal do que o uso de tabelas de peso e altura.

Capítulo 5 Composição Corporal **163**

4. A pesagem hidrostática continua sendo o padrão laboratorial, mas o tempo, o custo e a experiência exigidos a tornam proibitiva para diversas instalações clínicas.

5. Novas pesquisas são necessárias para se desenvolver algumas das técnicas mais modernas. A impedância bioelétrica é um método conveniente, seguro, preciso e rápido de análise da composição corporal.

6. Foi demonstrado que a distribuição de gordura no corpo é um importante preditor das consequências da obesidade para a saúde. Uma série de pesquisadores constatou que a circunferência da cintura é um método preciso e conveniente para se determinar o tipo de obesidade.

Questões de revisão

Uma cliente do sexo feminino pesa 61,2 kg, tem uma estatura de 1,68 m e teve sua quantidade de gordura mensurada em 20%. Responda as questões de 1 a 6 com base nestas informações.

1. *Qual é o seu peso de gordura?*

    A. 18,1   **B.** 22,7   **C.** 31,8   **D.** 12,2

2. *Qual é a sua massa livre de gordura (peso corporal magro)?*

    A. 61,2   **B.** 49   **C.** 45,4   **D.** 73,5

3. *Se sua cliente desejar reduzir seu peso de gordura para 17% (por razões relacionadas ao esporte), qual seria o seu peso ideal? (Presuma que a massa livre de gordura permaneça a mesma.)*

    A. 45,4   **B.** 68   **C.** 54,4   **D.** 59   **E.** 61,2

4. *Qual é o seu índice de Quetelet?*

    A. 21,8   **B.** 24,5   **C.** 22,3   **D.** 20,1   **E.** 28,9

5. *Como você classificaria essa cliente com base em seu índice de Quetelet?*

    A. Subpeso
    B. Obeso, classe 1
    C. Normal
    D. Obeso, classe 2
    E. Obeso, classe 3

6. *Como você classificaria essa cliente com base em seu percentual de gordura corporal?*

    A. Não saudável, baixo demais
    B. Não saudável, alto demais
    C. Intervalo aceitável (extremidade inferior)
    D. Intervalo aceitável (extremidade superior)

7. *Se um cliente do sexo masculino tem 7% de gordura corporal com um índice de Quetelet de 19 kg/m², ele provavelmente se parece com um:*

    A. Corredor de maratonas de elite
    B. Um *linebacker* (defensor) de futebol americano
    C. Um estudante universitário médio
    D. Um dançarino de balé

8. *Qual técnica de composição corporal forneceria a melhor informação em relação a essa medida?*

    A. Tabelas de peso e altura
    B. Índice de Quetelet
    C. Pesagem hidrostática
    D. Dobras cutâneas de sete locais
    E. Impedância bioelétrica

9. *A estrutura corporal é normalmente estimada mensurando-se a:*

    A. Largura do cotovelo
    B. Circunferência do tornozelo
    C. Amplitude dos quadris
    D. Circunferência do punho

10. *Quando a circunferência da cintura ultrapassa o limite de ____ centímetros em uma mulher, trata-se de um indicativo de elevado risco de doenças.*

    A. 68,6   **B.** 88,9   **C.** 100   **D.** 76   **E.** 61

11. *Um índice de Quetelet abaixo de um limite de ____ é considerado como subpeso.*

    A. 13   **C.** 18,5   **E.** 25
    B. 20   **D.** 40

12. *A composição corporal de um indivíduo do sexo masculino passa a ser considerada não saudável, baixa demais, quando o percentual de gordura corporal se encontra abaixo do limite de ____%.*

    A. 5   **D.** 16
    B. 12   **E.** 20
    C. 9

13. *Qual ponto de dobras cutâneas é mensurado utilizando-se uma dobra horizontal (método da Airlie Consensus Conference)?*

    A. Coxa
    B. Abdome
    C. Tríceps
    D. Suprailíaca
    E. Tórax

164 Parte II Avaliações e Testes

14. **O teste de dobras cutâneas de dois locais (tríceps e área da sura medial e do subescapular) é recomendado especialmente para:**

   A. Idosos
   B. Bebês
   C. Adultos de meia-idade
   D. Crianças/adolescentes

15. **O modelo de quatro compartimentos para a mensuração da composição corporal é baseado em proteína, conteúdo mineral ósseo, gordura e _____.**

   A. Tecido musculoesquelético
   B. Massa livre de gordura
   C. Esqueleto
   D. Água
   E. Sangue

16. **O tipo corporal atlético com grande massa muscular é chamado de:**

   A. Mesomórfico
   B. Endomórfico
   C. Ectomórfico

17. **Um estadiômetro é usado para mensurar:**

   A. Peso
   B. Estatura
   C. Composição corporal
   D. Dobras cutâneas
   E. Estrutura corporal

18. **Qual destes locais de dobras cutâneas é mensurado em uma linha imaginária descendente a partir da linha axilar?**

   A. Coxa
   B. Abdome
   C. Tríceps
   D. Suprailíaca
   E. Tórax

19. **Qual é o peso relativo de uma mulher de 30 anos que pesa 90,7 kg, tem 1,65 m de altura e uma estrutura média?**

   A. 219
   B. 178
   C. 53,7
   D. 1,06
   E. 151

20. **Com base nas informações do livro, como você classificaria a mulher da Questão 19?**

   A. Subpeso
   B. Sobrepeso
   C. Levemente obesa
   D. Moderadamente obesa
   E. Gravemente obesa

   Responda as Questões 21 a 26 com base nas seguintes medidas da paciente, Linda (utilize o nomograma do livro):

   Idade: 25
   Peso: 75,6 kg
   Altura: 1,65 m
   Estrutura corporal: média (6,35 cm, largura do cotovelo)
   Dobra cutânea do tríceps: 30 mm
   Dobra cutânea suprailíaca: 25 mm
   Dobra cutânea da coxa: 45 mm

21. **Qual é o seu índice de Quetelet ou índice de massa corporal?**

   A. 27
   B. 37
   C. 21
   D. 31
   E. 25

22. **Qual é o seu percentual de gordura corporal (mais próximo a um número inteiro)?**

   A. 30
   B. 23
   C. 25
   D. 45
   E. 35

23. **Qual é o seu peso de gordura?**

   A. 15,9
   B. 19,1
   C. 25,4
   D. 31,8
   E. 22,7

24. **Qual é a sua massa livre de gordura ou peso corporal magro?**

   A. 47,2
   B. 43,1
   C. 56,7
   D. 50,8
   E. 55,8

25. **Como você classificaria o percentual de gordura corporal de Linda?**

   A. Intervalo não saudável, baixo demais
   B. Intervalo aceitável (extremidade inferior)
   C. Intervalo aceitável (extremidade superior)
   D. Intervalo não saudável, alto demais

26. **Se Linda desejar possuir 22% de gordura corporal, qual é o seu peso ideal?**

   A. 66,8
   B. 60,3
   C. 62,6
   D. 54,4
   E. 69,4

27. **Qual das regras para se mensurar dobras cutâneas aqui relacionadas não é correta?**

   A. Pelo menos duas mensurações realizadas com um intervalo de 15 segundos entre elas são recomendadas para cada local.
   B. O objetivo é pinçar a dobra cutânea de modo que seja formada uma dobra com lados aproximadamente paralelos.
   C. A leitura da marcação deve ser feita 10 segundos após a haste de apoio do compasso ter sido liberada.
   D. As mensurações não devem ser realizadas quando a pele estiver quente ou úmida.

28. **A equação [(495/densidade corporal) − 450] é utilizada para se determinar o:**

   A. Índice de massa corporal
   B. Peso relativo
   C. Percentual de gordura corporal
   D. Peso corporal ideal

29. **Para conduzir o teste de pesagem hidrostática, qual dos itens a seguir não é necessário?**

   A. Volume residual
   B. Peso da tara
   C. Peso do sujeito em terra
   D. Densidade da água
   E. Idade do sujeito

30. **A massa de gordura possui cerca de ___% de água.**

   A. 40
   B. 50
   C. 73
   D. 81
   E. 90

31. **O tipo _____ de obesidade é caracterizado pela predominância de gordura corporal na metade superior do corpo.**

   A. Androide
   B. Ginoide

32. **A massa corporal total expressa em relação ao volume corporal total equivale a:**

   A. Densidade corporal total
   B. Gordura corporal relativa
   C. Massa livre de gordura
   D. Massa de gordura
   E. Obesidade

33. Qual técnica para composição corporal mensura o volume corporal total?

A. Pletismografia por deslocamento de ar
B. Pesagem hidrostática
C. TOBEC
D. DEXA
E. IRM

Respostas

1. D	6. C	11. C	16. A	21. A	26. B	31. A
2. B	7. A	12. A	17. B	22. E	27. C	32. A
3. D	8. C	13. B	18. D	23. C	28. C	33. A
4. A	9. A	14. D	19. E	24. A	29. E	
5. C	10. B	15. D	20. D	25. D	30. C	

REFERÊNCIAS BIBLIOGRÁFICAS

1. Heyward VH, Wagner DR. *Applied Body Composition Assessment.* Champaign, IL: Human Kinetics, 2004.

2. Heymsfield SB. *Human Body Composition.* Champaign, IL: Human Ki-netics, 2005.

3. Lohman TG. *Advances in Body Composition Assessment: Current Issues in Exercise Science, Monograph Number 3.* Champaign, IL: Human Ki-netics, 1992.

4. Brozek J, Grande F, Anderson IT, Kemp A. Densiometric analysis of body composition: Revision of some quantitative assumptions. *Ann New York Academy Sciences* 110:113–140, 1963.

5. Siri WE. Body composition from fluid spaces and density: Analysis of methods. In Brozek J, Henschel A (eds.). *Techniques for Measuring Body Composition.* Washington, DC: National Academy of Sciences, 1961.

6. Weigley ES. Average? Ideal? Desirable? A brief overview of height–weight tables in the United States. *J Am Diet Assoc* 84:417, 1984.

7. Robinette-Weiss N. The Metropolitan Height–Weight Tables: Perspecti-ves for use. *J Am Diet Assoc* 84:1480–1481, 1984.

8. Abraham S. Height–weight tables: Their sources and development. *Clin Consult Nutr Support* 3:5-8, 1983. Reprinted in Shils ME, Young VR. *Modern Nutrition in Health and Disease.* Philadelphia: Lea & Febiger, 1988, pp. 1509–1513.

9. Simopoulos AP. Obesity and body weight standards. *Annu Rev Public Health* 7:481–492, 1986.

10. National Institutes of Health. Consensus development conference sta-tement. Health implications of obesity. *Ann Intern Med* 103:981–1077, 1985.

11. Garrison RJ. Cigarette smoking as a confounder of the relationship between relative weight and long term mortality. *JAMA* 249:2199–2203, 1983.

12. U.S. Department of Agriculture, U.S. Department of Health and Hu-man Services. *Nutrition and Your Health: Dietary Guidelines for Americans (3rd ed.).* Washington, DC: U.S. Government Printing Office, 1990.

13. Willett WC, Stampfer M, Manson J, Van Itallie T. New weight guide-lines for Americans: Justified or injudicious? *Am J Clin Nutr* 53:1102–1103, 1991.

14. Marwick C. Obesity experts say less weight still best. *JAMA* 269:2617–2618, 1993.

15. U.S. Department of Agriculture, Agricultural Research Service, Die-tary Guidelines Advisory Committee, 1995. *Report of the Dietary Guidelines Advisory Committee on the Dietary Guidelines for Americans, 1995, to the Secretary of Health and Human Services and the Secretary of Agriculture.* Washington, DC: Author, 1995.

16. Gordon CC, Chumlea WC, Roche AF. Stature, recumbent length, and weight. In Lohman TG, Roche AF, Martorell R (eds.). *An-thropometric Standardization Reference Manual.* Champaign, IL: Human Kinetics, 1988.

17. Frisancho AR. *Anthropometric Standards for the Assessment of Growth and Nutritional Status.* Ann Arbor: The University of Michigan Press, 1990.

18. Kuczmarski RJ, Ogden CL, Grummer-Strawn LM, et al. CDC growth charts: United States. *Advance Data from Vital and Health Statistics,* No. 314. Hyattsville, MD: National Center for Health Statistics, 2000. (See also http://www.cdc.gov/growthcharts.)

19. Himes JH, Frisancho RA. Estimating frame size. In Lohman TG, Ro-che AF, Martorell R (eds.). *Anthropometric Standardization Reference Manual.* Champaign, IL: Human Kinetics, 1988.

20. Gallagher D, Heymsfield SB, Heo M, Jebb SA, Murgatroyd PR, Sakamoto Y. Healthy percentage body fat ranges: An approach for develo-ping guidelines based on body mass index. *Am J Clin Nutr* 72:694–701, 2000. (See also the "body fat lab" at Shape Up America!: www.shapeup.org.)

21. Ogden CL, Fryar CD, Carroll MD, Flegal KM. Mean body weight, height, and body mass index, United States 1960–2002. *Advance Data* 347:1–20, 2004. See also McDowell MA, Fryar CD, Hirsch R, Ogden CKL. Anthropometric reference data for children and adults: U.S. population, 1999–2002. *Advance Data* 36:1–32, 2005.

22. Expert Panel on the Identification, Evaluation, and Treatment of Overweight and Obesity in Adults. Executive Summary. *Arch Intern Med* 158:1855–1867, 1998.

23. Dietz WH, Bellizzi MC. Introduction: The use of body mass index to assess obesity in children. *Am J Clin Nutr* 70(suppl):123S–125S, 1999.

24. U.S. Department of Agriculture, U.S. Department of Health and Human Services. Nutrition and Your Health: Dietary Guidelines for Americans. *Home and Garden Bulletin,* No. 232 (5th ed.), 2000.

25. Jackson AS, Pollock ML. Practical assessment of body composition. *Phys Sportsmed* 13:76–90, 1985.

26. Lohman TG, Roche AF, Martorell R. *Anthropometric Stan-dardization Reference Manual.* Champaign, IL: Human Ki-netics, 1988.

27. Heyward VH. Practical body composition assessment for children, adults, and older adults. *Int J Sport Nutr* 8:285–307, 1998.

28. Wagner DR, Heyward VH. Techniques of body composition assessment: A review of laboratory and field methods. *Res Q Exerc Sport* 70:135–149, 1999.

29. Ellis KJ. Selected body composition methods can be used in field studies. *J Nutr* 131:1589S–1595S, 2001.

30. Heymsfield SB, Nunez C, Testolin C, Gallagher D. Anthropom-etry and methods of body composition measurement for re-

search and field application in the elderly. *Eur J Clin Nutr* 54:S26–S32, 2000.

31. Wang ZM, Deurenberg P, Guo SS, Pietrobelli A, Wang J, Pierson RN, Heymsfield SB. Six-compartment body composition model: Inter-method comparison of total body fat measurement. *Int J Obesity* 22:329–337, 1998.

32. Cataldo D, Heyward VH. Pinch an inch: A comparison of several hi-gh-quality and plastic skinfold calipers. *ACSM's Health & Fitness Journal*, 4(3):12–16, May/June 2000.

33. American College of Sports Medicine. *ACSM's Guidelines for Graded Exercise Testing and Prescription* (6th ed.). Philadelphia: Lippincott Williams & Wilkins, 2000.

34. Public Health Service. Summary of findings from National Children and Youth Fitness Study. *JOPHER*, January 1985, pp. 44–90.

35. Ross JG, Pate RR, Delpy LA, Gold RS, Svilar M. New health-related fitness norms. *JOPERD*, November–December 1987, pp. 66–70.

36. Lohman TG. The use of skinfold to estimate body fatness on children and youth. *JOPERD*, November–December 1987, pp. 98–102.

37. Riley JH. A critique of skinfold tests from the public school level. *JOPERD*, October 1990, pp. 71–73.

38. Dezenberg CV, Nagy TR, Gower BA, Johnson R, Goran MI. Predic-ting body composition from anthropometry in pre-adolescent children. *Int J Obesity* 23:253–259, 1999.

39. Jackson AS, Pollock ML, Ward A. Generalized equations for predicting body density of women. *Med Sci Sport Exerc* 12:175–182, 1980.

40. Jackson AS, Pollock ML. Generalized equations for predicting body density of men. *Br J Nutr* 40:497–504, 1978.

41. Baun WB, Baun MR, Raven PB. A nomogram for the estimate of percent body fat from generalized equation. *Res Q Exerc Sport* 52:380-384, 1981.

42. Durnin JVGA, Womersley J. Body fat assessment from total body density and its estimation from skinfold thickness: Measurements on 481 men and women aged 16 to 72 years. *Br J Nutr* 32:77–97, 1974.

43. Lohman TG. Applicability of body composition techniques and constants for children and youth. *Ex Sport Sci Rev* 14:325-357, 1986.

44. Fleck SJ. Body composition of elite American athletes. *Am J Sports Med* 11:398, 1983.

45. Wilmore JH. Design issues and alternatives in assessing physical fitness among apparently healthy adults in a health examination survey of the general population. In National Center for Health Statistics, Drury TF (ed.). *Assessing Physical Fitness and Physical Activity in Population-Based Surveys*. DHHS Pub. No. (PHS) 89-1253. Public Health Service. Washington, DC: U.S. Government Printing Office, 1989.

46. Morrow JR, Jackson AS, Bradley PW, Hartung GH. Accuracy of measured and predicted residual lung volume on body density measurement. *Med Sci Sports Exerc* 18:647–652, 1986.

47. Van der Ploeg GE, Gunn SM, Withers RT, Modra AC, Crockett AJ. Comparison of two hydrodensitometric methods for estimating percent body fat. *J Appl Physiol* 88:1175–1180, 2000.

48. Nelson AG, Stuart DW, Fisher AG. The effect of hydrostatic weighing protocols on body density measurement. *Med Sci Sports Exerc* 17:246, 1985.

49. Goldman HI, Becklake MR. Respiratory function tests. *Am Rev Tuberc Pulm Dis* 79:457–467, 1959.

50. Lockner DW, Heyward VH, Griffin SE, Marques MB, Stolarczyk LM, Wagner DR. Cross-validation of modified fatness-specific bioelectrical impedance equations. *Int J Sport Nutr* 9:48–59, 1999.

51. Bumgartner RN, Ross R, Heymsfield SB. Does adipose tissue influence bioelectric impedance in obese men and women? *J Appl Physiol* 84:257–262, 1998.

52. Biaggi RR, Vollman MW, Nies MA, Brener CE, Flakoll PJ, Levenha-gen DK, Sun M, Karabulut Z, Chen KY. Comparison of air-displacement plethysmography with hydrostatic weighing and bioelectrical impedance analysis for the assessment of body composition in healthy adults. *Am J Clin Nutr* 69:898–903, 1999.

53. Stolarczyk LM, Heyward VH, Van Loan MD, Hicks VL, Wilson WL, Reano LM. The fatness-specific bioelectrical impedance analysis equations of Segal et al.: Are they generalizable and practical? *Am J Clin Nutr* 66:8–17, 1997.

54. Heymsfield SB, Wang ZM, Visser M, Gallagher D, Pierson RN. Techniques used in the measurement of body composition: An overview with emphasis on bioelectrical impedance analysis. *Am J Clin Nutr* 64(suppl):478S–484S, 1996.

55. Kyle UG, Bosaeus I, DeLorenzo AD, et al. Bioelectrical impedance analysis—Part I: Review of principles and methods. *Clin Nutr* 23:1226-1243, 2004.

56. Houtkooper LB, Lohman TG, Going SB, Howell WH. Why bioelectrical impedance analysis should be used for estimating adiposity. *Am J Clin Nutr* 64(suppl):436S–448S, 1996.

57. NIH. Bioelectrical impedance analysis in body composition measurement: National Institutes of Health Technology Assessment Conference Statement. *Am J Clin Nutr* 64(suppl):524S–532S, 1996.

58. Nunez C, Gallagher D, Visser M, Pi-Sunyer FX, Wang Z, Heymsfield SB: Bioimpedance analysis: Evaluation of leg-to-leg system based on pressure contact foot-pad electrodes. *Med Sci Sports Exerc* 29:524–531, 1997.

59. Utter AC, Nieman DC, Ward AN, Butterworth DE. Use of the leg-to-leg bioelectrical impedance method in assessing body-composition change in obese women. *Am J Clin Nutr* 69:603–607, 1999.

60. Tyrrell VJ, Richards G, Hofman P, Gillies GF, Robinson E, Cut-field WS. Foot-to-foot bioelectrical impedance analysis: A valuable tool for the measurement of body composition in children. *Int J Obes Relat Metab Disord* 25:273–278, 2001.

61. Powell LA, Nieman DC, Melby C, Cureton K, Schmidt D, Howley ET, Costello C, Hill JO, Mault JR, Alexander H, Stewart DJ. Assessment of body composition change in a community-based weight management program. *J Am Coll Nutr* 20:26–31, 2001.

62. Evans EM, Saunders MJ, Spano MA, Arngrimmson SA, Lewis RD, Cureton KJ. Body-composition changes with diet and exercise in obese women: A comparison of estimates from clinical methods and a 4-component model. *Am J Clin Nutr* 70:5–12, 1999.

63. Carella MJ, Rodgers CD, Anderson D, Gossain VV. Serial measure-ments of body composition in obese subjects during a very-low-energy diet (VLED) comparing bioelectrical impedance with hydrodensitometry. *Obes Res* 5:250–256, 1997.

64. Hendel HW, Gotfredsen A, Hojgaard L, Andersen T, Hilsted J. Change in fat-free mass assessed by bioelectrical impedance, total body potassium and dual x-ray absorptiometry during prolonged weight loss. *Scand J Clin Lab Invest* 56:671–679, 1996.

65. Gibson AL, Heyward VH, Mermier CM. Predictive accuracy of Omron® Body Logic Analyzer in estimating relative body fat in adults. *Int J Sport Nutr Exerc Metab* 10:216–227, 2000.

66. Heyward VH. Evaluation of body composition: Current issues. *Sports Med* 22:146–156, 1996.

67. McLean KP, Skinner JS. Validity of Futrex-5000 for body composition determination. *Med Sci Sports Exerc* 24:253–258, 1992.

68. Heyward VH, Cook KL, Hicks VL, et al. Predictive accuracy of three field methods for estimating relative body fatness of non-obese and obese women. *Int J Sport Nutr* 2:75–86, 1992.

69. Van Itallie TB. Topography of body fat: Relationship to risk of cardiovascular and other diseases. In Lohman TG, Roche AF, Martorell R (eds.). *Anthropometric Standardization Reference Manual*. Champaign, IL: Human Kinetics, 1988.

70. Rimm AA, Hartz AJ, Fischer ME. A weight shape index for assessing risk of disease in 44,820 women. *J Clin Epidemiol* 41:459–465, 1988.

71. Lemieux S, Prud'homme D, Bouchard C, Tremblay A, Despres J-P. A single threshold value of waist girth identifies normal-weight and overweight subjects with excess visceral adipose tissue. *Am J Clin Nutr* 64:685–693, 1996.

72. Taylor RW, Keil D, Gold EJ, Williams SM, Goulding A. Body mass in-dex, waist girth, and waist-to-hip ratio as indexes of total and regional a-diposity in women: Evaluation using receiver operating characteristic curves. *Am J Clin Nutr* 67:44–49, 1998.

73. Zhu S, Heymsfield SB, Toyoshima H, Wang Z, Pietrobelli, Heshka S. Race-ethnicity-specific waist circumference cutoffs for identifying cardiovascular disease risk factors. *Am J Clin Nutr* 81:409–415, 2005.

74. Bathalon GP, Hughes VA, Campbell WW, Fiatarone MA, Evans WJ. Military body fat standards and equations applied to middle-aged women. *Med Sci Sports Exerc* 27:1079–1085, 1995.

75. Tran ZV, Weltman A. Predicting body composition of men from girth measurements. *Human Biol* 60:167–175, 1988.

76. Houtkooper LB, Going SB, Sproul J, Blew RM, Lohman TG. Comparison of methods for assessing body-composition changes over 1 y in postmenopausal women. *Am J Clin Nutr* 72:401–406, 2000.

77. Salamone LM, Fuerst T, Visser M, Kern M, Lang T, Dockrell M, Cau-ley JA, Nevitt M, Tylavsky F, Lohman TG. Measurement of fat mass using DEXA: A validation study in elderly adults. *J Appl Physiol* 89:345–352, 2000.

78. Plank LD, Dual-energy x-ray absorptiometry and body composition. *Curr Opin Clin Nutr Metab Care* 8:305–309, 2005.

79. Van Loan MD. Is dual-energy x-ray absorptiometry ready for prime time in the clinical evaluation of body composition? *Am J Clin Nutr* 68:1155–1156, 1998.

80. Clasey JL, Hartman ML, Kanaley J, Wideman L, Teates CD, Bouchard C, Weltman A. Body composition by DEXA in older adults: Accuracy and influence of scan mode. *Med Sci Sports Exerc* 29:560–567, 1997.

81. Modlesky CM, Evans EM, Millard-Stafford ML, Collins MA, Lewis RD, Cureton KJ. Impact of bone mineral estimates on percent fat estimates from a four-component model. *Med Sci Sports Exerc* 31:1861–1868, 1999.

82. Lantz H, Samuelson G, Bratteby LE, Mallmin H, Sjöström L. Differences in whole body measurements by DXA-scanning using two Lunar DPX-L machines. *Int J Obesity* 23:764–770, 1999.

83. Thomas EL, Saeed N, Hajnal JV, Brynes A, Goldstone AP, Frost G, Bell JD. Magnetic resonance imaging of total body fat. *J Appl Physiol* 85:1778–1785, 1998.

84. Ross R, Shaw KD, Rissanen J, Martel Y, deGuise J, Avruch L. Sex differences in lean and adipose tissue distribution by magnetic resonance imaging: Anthropometric relationships. *Am J Clin Nutr* 59:1277–1285, 1994.

85. Kamel EG, McNeill G, Han TS, Smith FW, Avenell A, Davidson L, Tothill P. Measurement of abdominal fat by magnetic resonance imaging, dual-energy x-ray absorptiometry and anthropometry in non-obese men and women. *Int J Obesity* 23:686–692, 1999.

86. Abate N, Garg A, Coleman R, Grundy SM, Peshock RM. Prediction of total subcutaneous abdominal, intraperitoneal, and retroperitoneal adipose tissue masses in men by a single axial magnetic resonance imaging slice. *Am J Clin Nutr* 65:403–408, 1997.

87. Ross R., Advances in the application of imaging methods in applied and clinical physiology. *Acta Diabetol* 40(suppl I):545–550, 2003.

88. Van Loan MD, Belko AZ, Mayclin PL, Barbieri TF. Use of total-body electrical conductivity for monitoring body composition changes during weight reduction. *Am J Clin Nutr* 46:5–8, 1987.

89. Cochran WJ, Wong WW, Fiorotto ML, et al. Total body water estimated by measuring total-body electrical conductivity. *Am J Clin Nutr* 48:946–950, 1988.

90. De Bruin NC, van Velthoven KAM, Stijnen T, Juttmann RE, Degenhart HJ, Visser HKA. Body fat and fat-free mass in infants: New and classic anthropometric indexes and prediction equations compared with total-body electrical conductivity. *Am J Clin Nutr* 61:1195–1205, 1995.

91. Grauer WO. Quantification of body fat distribution in the abdomen using computed tomography. *Am J Clin Nutr* 39:631–637, 1984.

92. Jensen MD, Kanaley JA, Reed JE, Sheedy PF. Measurement of abdominal and visceral fat with computed tomography and dual-energy x-ray absorptiometry. *Am J Clin Nutr* 61:274–278, 1995.

93. Wang Z-M, Gallagher D, Nelson ME, Matthews DE, Heymsfield SB. Total-body skeletal muscle mass: Evaluation of 24-h urinary creatinine excretion by computerized axial tomography. *Am J Clin Nutr* 63:863–869, 1996.

94. Orphanidou C, McCargar L, Birmingham L, Mathieson J, Goldner E. Accuracy of subcutaneous fat measurement: Comparison of skinfold calipers, ultrasound, and computed tomography. *J Am Diet Assoc* 94:855–858, 1994.

95. Ballard TP, FaFara L, Vukovich MD. Comparison of Bod Pod® and DXA in female collegiate athletes. *Med Sci Sports Exerc* 36:731–735, 2004

96. Wagner DR, Heyward VH, Gibson AL. Validation of air displacement plethysmography for assessing body composition. *Med Sci Sports Exerc* 32:1339–1344, 2000.

97. Fields DA, Hunger GR, Goran MI. Validation of the BOD POD with hydrostatic weighing: Influence of body clothing. *Int J Obes Relat Metab Disord* 24:200–205, 2000.

98. Fields DA, Goran MI. Body composition techniques and the four-compartment model in children. *J Appl Physiol* 89:613–620, 2000.

99. Nunez C, Kovera AJ, Pietrobelli A, Heshka S, Horlick M, Kehayias JJ, Wang Z, Heymsfield SB. Body composition in children and adults by air displacement plethysmography. *Eur J Clin Nutr* 53:382–387, 1999.

100. Koda M, Ando F, Niino N, Tsuzuku S, Shimokata H. Comparison between the air displacement method and dual energy x-ray absorptiometry for estimation of body fat. *J Epidemiol* 10(1 suppl):S82–S89, 2000.

101. McCrory MA, Mole PA, Gomez TD, Dewey KG, Bernauer EM. Body composition by air-displacement plethysmography by using predicted and measured thoracic gas volumes. *J Appl Physiol* 84:1475–1479, 1998.

102. Sardinha LB, Lohman TG, Teixeira PJ, Guedes DP, Going SB. Comparison of air displacement plethysmography with du-alenergy x-ray absorptiometry and 3 field methods for estimating body composition in middle-aged men. *Am J Clin Nutr* 68:786–793, 1998.

ATIVIDADE DE CONDICIONAMENTO FÍSICO 5.1

Mensuração da composição corporal

Nesta atividade, você irá mensurar a composição corporal de pelo menos um indivíduo, utilizando vários métodos diferentes. É altamente recomendado que você faça uma cópia da planilha desta atividade e realize a mensuração de três ou mais indivíduos.

Os métodos de composição corporal para esta atividade foram descritos de forma detalhada neste capítulo, e você deverá revisar cada descrição antes de administrar o teste. O ideal é que você primeiro aprenda as técnicas em uma aula em laboratório sob a supervisão de especialistas. A classificação errônea do nível de composição corporal de um indivíduo pode causar uma ansiedade indevida.

Mensuração da composição corporal

Nome_____ Data_____

Idade_____ Sexo_____ Altura_____ Peso_____

Mensurações de dobras cutâneas e BIA

_____ Torácica   _____ Suprailíaca

_____ Abdominal   _____ Axilar média

_____ Coxa   _____ Subescapular

_____ Tríceps   _____ Total (mm)

_____ Impedância (BIA)

Mensurações hidrostáticas

_____ Peso líquido na água (kg)   (Peso bruto = _____)

                                                      (Peso da tara = _____)

_____

_____   _____

_____   _____

_____ Densidade da água

_____ Volume residual (L) (mensurado)

Entre as normas relacionadas ao cliente e ao ambiente prévias às mensurações por BIA, estão:

☐ 1. Não ingerir alimentos nem bebidas nas 4 horas que antecedem o teste.
☐ 2. Não praticar exercícios nas 12 horas antecedentes ao teste.
☐ 3. Urinar em um intervalo de 30 minutos antes do teste.
☐ 4. Não consumir álcool nas 48 horas antecedentes ao teste.
☐ 5. Não tomar medicamentos diuréticos em um intervalo de sete dias antes do teste.
☐ 6. Não realizar o teste em clientes do sexo feminino que sintam que estão retendo líquidos durante o estágio de seus ciclos menstruais.
☐ 7. Realizar as mensurações de BIA em uma sala com temperatura ambiente natural.

Cálculos

_____ Estrutura corporal (mm)

_____ Índice de massa corporal (kg/m^2)

_____ Peso relativo (%)

_____ % de gordura corporal de dobras cutâneas

_____ % de gordura corporal de BIA

_____ % de gordura corporal hidrostática

_____ Peso de gordura (kg) (_peso total_ × _% de gordura_)

_____ Peso livre de gordura (kg) (_peso total – peso de gordura_)

_____ Peso corporal ideal (kg) [peso livre de gordura/(100% – % gordura desejável)]

Classificação

_____

_____

_____

_____

_____

_____

_____

Tabelas de classificação da composição corporal

Faixas de pesos saudáveis da USDA, 1995

Altura (sem sapatos)	Estrutura (média)		Peso (kg) (sem roupas)	
	H	M	Intervalo	Ponto médio
1,47 m		57-64	41-54	47,5
1,50 m		57-64	43-56	49,5
1,52 m		57-64	44-58	51
1,55 m	64-73	57-64	46-60	53
1,57 m	64-73	57-64	47-62	54,5
1,60 m	67-73	60-67	49-64	56
1,63 m	67-73	60-67	50-66	58,5
1,65 m	67-73	60-67	52-68	60
1,68 m	67-73	60-67	54-70	62
1,70 m	70-76	60-67	55-73	63,5
1,73 m	70-76	60-67	57-74	65,5
1,75 m	70-76	60-67	59-77	67,5
1,78 m	70-76	60-67	60-79	69,5
1,80 m	70-79	64-70	62-81	71,5
1,83 m	70-79	64-70	64-83	73,5
1,85 m	70-79	64-70	65-86	75,5
1,88 m	70-79	64-70	67-88	78
1,91 m	73-83	64-70	69-91	80
1,93 m	73-83		71-93	82
1,96 m	73-83		73-96	84
1,98 m	73-83		74-98	86

Os intervalos de pesos são para homens e mulheres. Pessoas com baixa quantidade de massa muscular e óssea devem utilizar a extremidade inferior da faixa de peso e vice-versa. Para a estrutura corporal, valores abaixo do intervalo são classificados como "pequeno", e acima, "grande".

Normas de percentual de gordura corporal

Classificação	Homem	Mulher
Intervalo não saudável (baixo demais)	≤ 5%	≤ 8%
Intervalo aceitável (extremidade inferior)	6 a 15%	9 a 23%
Intervalo aceitável (extremidade superior)	16 a 24%	24 a 31%
Intervalo não saudável (alto demais)	≥ 25%	≥ 32%

Normas do índice de massa corporal (H e M)

Subpeso	$< 18,5 \, kg/m^2$
Normal	$18,5 \, a \, 24,9 \, kg/m^2$
Sobrepeso	$25 \, a \, 29,9 \, kg/m^2$
Obesidade I	$30 \, a \, 34,9 \, kg/m^2$
Obesidade II	$35 \, a \, 39,9 \, kg/m^2$
Obesidade III	$\geq 40 \, kg/m^2$

Normas do peso corporal relativo (H e M)

Supbeso	< 90%
Desejável	90 a 110%
Sobrepeso	111 a 119%
Obesidade leve	120 a 139%
Obesidade moderada	140 a 199%
Obesidade grave	> 200%

ATIVIDADE DE CONDICIONAMENTO FÍSICO 5.2

Estudo de caso: fornecendo orientação sobre composição corporal para uma praticante de atletismo

O instrutor de atletismo encaminha uma atleta universitária de arremesso de peso ao seu laboratório de composição corporal para uma avaliação. Ela tem 1,78 m de altura, pesa 111,1 kg, possui uma circunferência de cintura de 94 centímetros, um IMC de 35,2 e um percentual de gordura corporal de 32% (determinado por pesagem hidrostática). Embora esta atleta tenha tido grande êxito nas competições, os dados de sua composição corporal indicam que ela possui alto risco de doenças caso mantenha esta massa de gordura durante a fase adulta (ver Tab. 5.9). Qual conselho você daria a esta atleta e ao seu instrutor?

_____
_____
_____
_____
_____

_____

Comentários do autor: Instrutores geralmente acreditam que atletas de modalidades como o *arremesso de peso* devem ser bastante pesados para serem bem-sucedidos. No entanto, esta atleta se encontra com massa de gordura em excesso (tanto sob o ponto de vista esportivo como do ponto de vista de saúde). Ela deve tentar diminuir sua massa de gordura ao mesmo tempo em que aumenta sua massa livre de gordura por meio de hábitos alimentares adequados e de treinamento de musculação. Uma vez encerrada sua carreira como competidora, ela deverá manter um IMC e uma circunferência de cintura saudáveis para garantir uma saúde a longo prazo.

capítulo 6

Condicionamento Musculoesquelético

O que se utiliza se desenvolve. O que não se utiliza se atrofia.
— Hipócrates

CONDICIONAMENTO MUSCULAR

Mais de 600 músculos são utilizados pelos seres humanos para trabalhar, praticar esportes e realizar tarefas cotidianas (ver no Apêndice C um resumo dos principais músculos do corpo). O tecido musculoesquelético é o mais abundante em nosso corpo, constituindo cerca de 23% do peso corporal das mulheres e 40% do peso corporal dos homens. Milhões de minúsculos filamentos de proteína no interior do músculo atuam em conjunto para contrair e puxar os tendões e outros tecidos a fim de criar movimento ao redor das articulações (ver as definições das palavras mais utilizadas no condicionamento musculoesquelético no Quadro 6.1).

Os músculos esqueléticos são muito suscetíveis ao uso e ao desuso. Os músculos vigorosamente exercitados se tornam mais volumosos, um fenômeno denominado hipertrofia muscular. Por outro lado, um músculo que não é usado irá se atrofiar, ou diminuir em tamanho e força, e se tornar inflexível. Um bom condicionamento muscular depende do desenvolvimento de três componentes básicos:

1. *Força muscular*. A força de um esforço máximo que pode ser exercida contra uma resistência.
2. *Resistência muscular*. A capacidade dos músculos de aplicar uma força submáxima repetidamente ou de manter uma contração muscular por um determinado período.
3. *Flexibilidade*. A capacidade funcional das articulações de mover-se por uma amplitude máxima.

O objetivo deste capítulo é descrever os vários tipos de testes que mensuram cada um desses três elementos, concentrando-se naqueles que foram resumidos nas baterias de testes ao final do Capítulo 3.

Foram desenvolvidos e descritos em diversos livros vários testes caros e complexos de condicionamento musculoes-quelético, incluindo o uso de equipamento isocinético para testes de força e resistência musculares.[1-3] O objetivo deste livro e deste capítulo, no entanto, é se concentrar mais nos testes de condicionamento físico que sejam econômicos (e, ainda assim, válidos e confiáveis), disponíveis em larga escala e relacionados à saúde.

BENEFÍCIOS DO CONDICIONAMENTO MUSCULOESQUELÉTICO À SAÚDE

Sistemas de treinamento de musculação para desenvolvimento da força e da resistência musculares são analisados no Capítulo 8. Neste capítulo, são discutidos alguns dos benefícios do condicionamento musculoesquelético, bem como maneiras de desenvolvê-lo. O American College of Sports Medicine,[4] a American Heart Association[5] e o relatório do Surgeon General sobre atividade física e saúde[6] reconheceram a importância do treinamento de força como um componente essencial do condicionamento físico e da qualidade de vida (especialmente na terceira idade). Essas organizações recomendam a realização de uma série de 8 a 12 repetições de 8 a 10 exercícios 2 a 3 vezes por semana, para pessoas com menos de 50 a 60 anos de idade, e o mesmo sistema utilizando de 10 a 15 repetições, para pessoas com mais de 50 a 60 anos de idade.[4-7] Entretanto, esse é um programa básico, e ganhos mais significativos de força e potência musculares podem ser percebidos com um aumento na intensidade (menor número de repetições com maior quantidade de carga) e séries múltiplas.[8,9]

O desenvolvimento da força e da resistência musculares tem sido associado a diversos benefícios importantes relacionados à saúde, incluindo o aumento na densidade óssea, na força dos tecidos conjuntivos, na massa corporal magra, na força muscular, na potência, na capacidade anaeróbia e na autoestima.[7-11] Entre os 30 e os 70 anos de idade, ocorre

Quadro 6.1

Glossário de termos usados no condicionamento musculoesquelético

atrofia muscular: Redução do tamanho e do volume musculares em decorrência da falta de uso.

coluna vertebral: A coluna vertebral óssea; composta por 24 vértebras.

dor lombar: Dor na região inferior das costas, abrangendo desde um leve incômodo até uma deficiência de invalidez crônica.

flexibilidade: A capacidade das articulações de se movimentar por uma amplitude de movimento máxima.

flexibilidade balística: A capacidade de executar movimentos de inclinar, balançar e saltar, bem como movimentos rítmicos.

flexibilidade dinâmica: A capacidade de se movimentar de maneira rítmica e lenta por toda a amplitude de movimento articular.

flexibilidade estática: A capacidade de manter uma posição alongada.

força muscular: A força de um esforço máximo que pode ser gerada contra uma resistência.

hipertrofia muscular: Aumento do tamanho e do volume musculares em decorrência do treinamento.

ligamentos: Uma fita ou bainha de tecido fibroso que conecta dois ou mais ossos.

lordose: Uma inclinação da pelve para a frente (curvatura lombar), geralmente causada pela fraqueza de músculos abdominais e pela ausência de flexibilidade nas musculaturas lombar e posterior da coxa.

músculo esquelético: Músculo conectado ao osso; trata-se do tecido mais abundante do corpo.

osteoporose: Perda de massa muscular associada a um aumento do risco de fraturas.

resistência muscular: A capacidade dos músculos de executar um esforço submáximo de forma repetida.

tecidos conjuntivos: Os tecidos estruturais ou de suporte do corpo (p. ex., ligamentos, tendões e bainhas fibrosas).

tendões: Fitas e cordões fibrosos de extensão variável que conectam um músculo à sua inserção óssea.

uma repetição máxima (1 RM): É a quantidade máxima de peso que pode ser levantada uma vez.

---

uma diminuição da massa e da força musculares de, em média, 30%, em grande parte causada pela inatividade. A fraqueza e a debilidade na idade avançada são em geral atribuídas à perda de força muscular e, conforme diversos estudos demonstraram, são parcialmente reversíveis por meio do treinamento de musculação.[11-16]

Embora existam alguns indícios de que o treinamento de musculação de alto volume possa causar redução da frequência cardíaca de repouso e da pressão arterial, melhorias no perfil lipídico sanguíneo e na sensibilidade à insulina e aumento da potência anaeróbia, os resultados dos estudos foram até hoje inconclusivos, pois no melhor dos cenários foram relatadas pequenas alterações quando comparadas ao treinamento de resistência anaeróbio (ver Tab. 6.1).[7,10,16-20]

O consumo de oxigênio durante exercício de musculação vigoroso utilizando grandes grupos musculares raramente ultrapassa 60% da potência anaeróbia máxima, ainda que frequências cardíacas de até 170 batimentos por minuto e pressões arteriais acima de 400/300 mmHg tenham sido registradas durante as repetições finais de uma série até a fadiga voluntária. A maioria dos estudos demonstrou que, durante o treinamento de exercícios com pesos em um percentual de frequência cardíaca máxima mensurado, a demanda aeróbia, ou o percentual de $\dot{V}O_{2máx}$, é menor do que em um exercício de resistência. Ao passo que a frequência cardíaca geralmente se encontra entre 60 e 100% do nível máximo durante o levantamento de pesos, a média de consumo de oxigênio é de 35 a 60% da potência aeróbia.[9]

Embora o mecanismo causador do aumento da frequência cardíaca com o exercício com pesos, comparado ao exercício de resistência em um consumo de oxigênio equivalente, seja desconhecido, ele pode estar parcialmente relacionado a um aumento da atividade simpática. O resultado final é que os indivíduos envolvidos em treinamentos de musculação são desprovidos da capacidade oxidativa do músculo esquelético e a potência aeróbia não sofre aumento em um grau significativo (Tab. 6.1).[7]

O American College of Sports Medicine (ACSM) afirma que "a função musculoesquelética ideal requer que seja mantida uma amplitude de movimento adequada em todas as articulações. É de particular importância manter a flexibilidade nas regiões lombar e posterior da coxa. A falta de flexibilidade nessas áreas pode ser associada a um aumento no risco do desenvolvimento de lombalgias".[21] O ACSM recomenda que sejam realizados alongamentos estáticos em pelo menos 2 ou 3 dias por semana, que um aquecimento ativo preceda alongamentos vigorosos e que cada sessão envolva pelo menos quatro repetições de cada exercício de alongamento, cada uma das quais deve ser mantida por 10 a 30 segundos.[15-21]

Muitos benefícios em potencial foram vinculados à flexibilidade, embora existam poucos dados que sustentem essas afirmações. Ver discussão no Capítulo 8.[22-24]

PREVENÇÃO E TRATAMENTO DA DOR LOMBAR

A dor lombar é uma doença comum entre homens e mulheres nos dias atuais.[25-32] Em algum momento de suas vidas, de 60 a 80% de toda a população norte-americana e europeia sentirá dor lombar, desde dores simples e incômodas àquelas intensas e prolongadas. Depois da dor de cabeça, a dor lombar é a segunda dor mais comum nos Estados Uni-

TABELA 6.1 Benefícios do treinamento aeróbio e do treinamento de força à saúde e ao condicionamento

Variável	Exercício aeróbio	Exercício de musculação
Pressão arterial de repouso	↓↓	↔↓
Colesterol sérico HDL	↑↑	↔↑
Sensibilidade à insulina	↑↑	↑
Percentual de gordura corporal	↓↓	↓
Densidade mineral óssea	↑	↑↑↑
Força	↔↑	↑↑↑
Funcionamento físico na terceira idade	↑↑	↑↑↑
$\dot{V}O_{2máx}$	↑↑↑	↔↑

O número de setas refere-se à força da evidência científica; três delas indicam evidência conclusiva.

↑ aumentou
↓ diminuiu
↔ não houve alteração

Fonte: Pollock ML, Vincent ML. Resistance training for health. *The President's Council on Physical Fitness and Sports Research Digest* (Série 2, Nº 8). Dezembro, 1996.

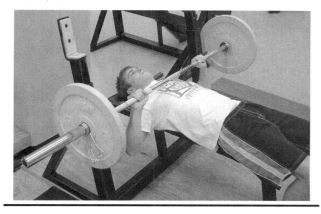

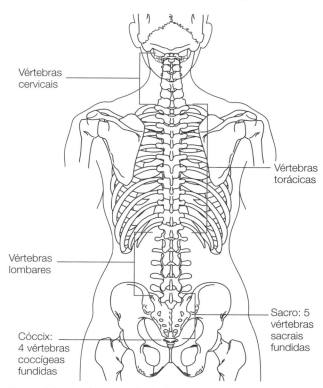

Figura 6.1 A coluna vertebral é formada por 24 vértebras divididas em cinco regiões distintas. A dor lombar é mais sentida no segmento lombar L4-L5.[18,22]

dos, sendo superada apenas pelos resfriados e gripes como causa de absenteísmo. Depois da artrite, a dor lombar é a condição incapacitante relatada com mais frequência.

Um levantamento do governo norte-americano realizado em todos os EUA revelou que 18% dos trabalhadores relataram a ocorrência de dores nas costas durante pelo menos uma semana ao ano.[30] Destes, aproximadamente metade atribuiu a causa das dores nas costas a uma atividade ou lesão relacionada ao trabalho, e esta proporção foi bem maior entre trabalhadores de atividades agrícolas, florestais e de pesca. Este problema não é exclusivo da população civil, uma vez que a dor nas costas representa quase 20% de todas as dispensas médicas do exército norte-americano.

A dor lombar normalmente afeta as pessoas em seus períodos mais produtivos, o que resulta em despesas substanciais à sociedade. Uma vez somados todos os gastos relacionados à dor lombar (absenteísmo no trabalho, taxas legais e médicas, pagamentos de seguro social por incapacidade, indenizações trabalhistas, seguro de incapacidade por longo prazo), a conta para a empresa, o mercado e o governo norte-americanos foi estimada em torno de 50 a 100 bilhões de dólares por ano.[29]

Aparentemente, a dor lombar afeta homens e mulheres da mesma maneira, e, na maior parte dos casos, ocorre entre os 25 e os 60 anos de idade, atingindo um pico por volta dos 40 anos.[25] A primeira ocorrência, no entanto, se dá logo cedo: dois terços dos adolescentes relatam ter sofrido ao menos um episódio de dor lombar.[33] Um estudo que durou 25 anos com crianças de escolas dinamarquesas demonstrou que a dor lombar durante o período de crescimento é um fator de risco considerável para o desenvolvimento do problema na fase adulta.[34] Por esse motivo, medidas preventivas devem ser iniciadas desde o ensino básico.

Por sorte, a maior parte das dores lombares acaba naturalmente.[25-27] Sem tratamento, 60% dos indivíduos que sofrem de dor lombar voltam a trabalhar dentro de uma semana e 90% retornam dentro de seis semanas. Uma proporção significativa (ao menos um terço) das pessoas que tiveram dor lombar uma vez passa por episódios recorrentes. A dor permanece em cerca de 5 a 10% dos pacientes, criando uma condição crônica. Aproximadamente 70 a 90% dos gastos totais relacionados à dor lombar são em decorrência destes pacientes. Dados do National Health Interview Survey indicam que 32 entre cada 1.000 adultos sofrem limitações em suas atividades em função de condições crônicas nas costas e que esta taxa é substancialmente mais alta entre a população de baixa renda (77/1.000) e baixo grau de instrução (54/1.000).[32]

A coluna vertebral é formada por 24 vértebras, 23 discos, 31 pares de nervos espinais, 140 músculos de ligação, além de uma grande quantidade de ligamentos e tendões (ver Fig. 6.1). Embora os seres humanos nasçam com 33 vértebras separadas (os ossos que constituem a coluna), ao atingirem a fase adulta, a maioria das pessoas possui apenas 24 delas. As nove vértebras na base da coluna se unem. Destas, cinco formam o sacro, ao passo que as quatro inferiores formam o cóccix. Sete

174 Parte II Avaliações e Testes

vértebras cervicais (C1 à C7) sustentam a cabeça e possibilitam que ela se movimente, ao passo que 12 vértebras torácicas (T1 à T12) se unem e são sustentadas pela costela. As cinco vértebras lombares (L1 à L5) estão mais frequentemente relacionadas às dores nas costas por sustentarem boa parte do estresse do corpo. De uma perspectiva anatômica, o termo *síndrome de dor lombar* se aplica à dor sofrida na região lombossacral (vértebras L1 à S1). O local mais comumente indicado de dores lombares é o segmento lombar L4-L5.

Fatores de risco para a dor lombar

Já foram relatados inúmeros fatores de risco para a dor lombar (ver no Quadro 6.2 um questionário para estimar o risco de dores lombares).[25-28, 32-43] Muitos casos de dor lombar parecem ser causados por estresses anormais nos músculos e ligamentos que sustentam a coluna vertebral de indivíduos suscetíveis. Quando o corpo está fora de forma, por exemplo, uma musculatura abdominal e vertebral fraca pode não ser capaz de sustentar a coluna de maneira adequada durante determinados tipos de atividades físicas ou de levantamento.

Todavia, mesmo trabalhadores braçais e atletas com grande força física que se exercitam além do que podem tolerar estão suscetíveis. Foi relatado que remadores, triatletas, lutadores, ginastas, golfistas e tenistas profissionais, por exemplo, têm altos índice de lesões nas costas (até 30% em golfistas e jogadores de futebol americano, por exemplo).[44-46] Entre os atletas, a dor lombar e as alterações degenerativas da coluna com o avanço da idade são mais prevalentes entre aqueles que passam por atividades de extrema sobrecarga e giro do corpo como parte regular de seus treinamentos (p. ex., levantadores de peso, atletas de potência do atletismo e ginastas).[45] Atividades que envolvem flexão e giro do corpo ou levantamento rápido de objetos pesados, especialmente quando as cargas estão além da força do trabalhador, são algumas das principais causas de dor lombar.[39,41]

Certos profissionais, como bombeiros, enfermeiros e motoristas de ônibus e caminhões, sofrem um esforço ainda maior nas costas.[39] Os motoristas de caminhão, por exemplo, permanecem sentados por um longo período em um veículo em vibração e, em seguida, muitas vezes ajudam a descarregar a carga, erguendo objetos e realizando um grande esforço ao final do dia. Isso explica porque esses profissionais estão em primeiro lugar no *ranking* dos casos de trabalhadores indenizados por dor lombar. Bombeiros também apresentam alta incidência de dor lombar, o que foi relacionado às atividades de alto risco como manipular mangueiras carregadas de água, subir escadas, quebrar janelas e levantar objetos pesados.[47]

De modo geral, para todos os trabalhadores, os fatores de riscos ocupacionais incluem levantar grandes pesos; levantar objetos com movimentos de flexão e giro do corpo; empurrar e puxar; escorregar, tropeçar ou cair; e longos períodos sentado ou dirigindo, especialmente se acompanhados de vibrações. Fatores de riscos individuais podem incluir obesidade, tabagismo, postura inadequada, ansiedade e estresse psicológico, níveis mínimos de atividade física e um grau reduzido de força muscular e flexibilidade articular.[33-43]

A prevenção da dor lombar tipicamente envolve diversas recomendações:[25-28,32-43]

Quadro 6.2

Teste para estimar o risco de dor lombar

Realize o seguinte teste para a avaliar o seu risco de dor lombar:

1. _____ Eu estou acima do peso?
2. _____ Minha barriga está proeminente?
3. _____ Eu fumo, em especial excessivamente?
4. _____ Meu trabalho requer que eu fique sentado durante longos períodos, especialmente sem intervalos?
5. _____ A minha cadeira no local de trabalho é confortável?
6. _____ Meu trabalho implica em movimentos repetitivos de puxar e empurrar ou de levantar objetos ao mesmo tempo em que flexiono ou giro meu corpo? (Isto se aplica independentemente de você estar trabalhando em casa, em um escritório, em um depósito ou ao ar livre.)
7. _____ O meu trabalho requer que eu manuseie ferramentas elétricas, equipamentos pesados ou que eu dirija muito?
8. _____ Minha cama é confortável?
9. _____ Fico muito tempo em pé em um lugar quando estou trabalhando, em casa ou no serviço?
10. _____ Passo a maior parte do tempo em uma postura errada?
11. _____ O assento do meu carro é confortável para mim?
12. _____ Pratico algum tipo de exercício ou esporte regularmente?
13. _____ O estresse em minha vida diária piora a minha dor nas costas?
14. _____ Tenho um consumo suficiente de cálcio em minha dieta, principalmente se estou com mais de 50 anos?

Fonte: YMCA of the USA. *YMCA Healthy Back Book*. Champaign, Illinois: Human Kinetics, 1994. Utilizado com permissão do YMCA of the USA, 101 N. Wacker Drive, Chicago, Illinois 60606.

- Praticar exercícios regularmente para fortalecer os músculos das costas e abdominais.
- Perder peso, se necessário, para diminuir a tensão nas costas. A maioria dos estudos demonstrou que pessoas obesas têm maior risco de desenvolver dores lombares.
- Evitar fumar. Estudos demonstraram de maneira consistente que fumantes correm um risco de apresentar dor lombar de 1,5 a 2,5 vezes maior do que não fumantes.
- Ao levantar objetos, flexionar os joelhos em vez da cintura, usando os músculos da perna para fazer a maior parte do trabalho.
- Receber objetos de outras pessoas ou plataformas próximas ao próprio corpo e evitar girar ou flexionar a cintura ao manipular ou passar esses objetos.
- Evitar trabalhar ou permanecer sentado, em pé ou em qualquer posição única por muito tempo.

- Manter uma postura correta (sentar-se com os ombros para trás e os pés planos no chão, em um apoio para os pés ou no apoio da própria cadeira. Ao ficar em pé, manter a cabeça e o peito erguidos, o pescoço reto, o estômago e as nádegas para dentro e a pelve para a frente). Ver mais informações sobre postura na Atividade de Condicionamento Físico 6.1.
- Usar um cinto de segurança confortável que proporcione apoio adequado ao dirigir.
- Utilizar um colchão firme e dormir de lado com os joelhos alinhados ou de costas com um travesseiro sob os joelhos flexionados.
- Procurar reduzir o estresse emocional, que causa tensão muscular.
- Estar completamente aquecido antes de praticar esportes ou exercícios vigorosos.
- Progredir de maneira gradual ao tentar aprimorar a habilidade esportiva ou a força.

A instrução é a estratégia mais comumente utilizada para prevenir dores lombares no mercado de trabalho. Há vários tipos diferentes de programas, incluindo aqueles com aulas que dão informações sobre o funcionamento das costas, técnicas recomendadas para se levantar objetos, postura ideal, exercícios para evitar a dor lombar e controle do estresse e da dor.

Apesar dos inúmeros casos e fatores de risco relacionados à dor lombar, boa parte da atenção tem sido direcionada na análise dessa dor como um efeito colateral de um condicionamento musculoesquelético deficitário.[25] Diversos pesquisadores acreditam que a combinação de fragilidade na região das costas com um trabalho que tensione essa região aumenta de maneira significativa o risco de dor lombar. Tem sido dada grande ênfase em particular à relação entre dor lombar e uma musculatura fraca na região abdominal e nas costas, bem como a uma flexibilidade inadequada dos grupos musculares isquiotibial e da região lombar. A dor lombar é descrita como uma doença decorrente de um estilo de vida sedentário, e grande parte das baterias de testes de condicionamento de organizações profissionais inclui algum tipo de exercício abdominal para avaliar a força e a resistência do abdome e o teste de sentar e alcançar para avaliar a flexibilidade dos isquiotibiais e da região lombar.

Segundo a teoria, músculos fracos, que se fatigam com facilidade, não são capazes de sustentar a coluna em um alinhamento adequado. Ao se permanecer em pé, uma musculatura abdominal fraca e músculos posteriores da coxa sem flexibilidade permitem uma inclinação da pelve para a frente, ocasionando uma curvatura na região lombar (chamada de *lordose*). Isto deposita maior estresse na coluna e uma carga maior sobre outros músculos, levando-os à fadiga. Músculos isquiotibiais e músculos das costas rígidos, somados a um abdome fraco, podem levar a uma síndrome de dor lombar (ver Fig. 6.2).

Um estudo no Japão, por exemplo, demonstrou que indivíduos com um histórico prévio de dor lombar possuíam menor força muscular no tronco e uma "fragilidade muscular generalizada" quando comparados àqueles que nunca tinham sofrido dores lombares.[48] Um estudo com jovens na Finlândia constatou que os indivíduos que desenvolveram dor lombar caracterizavam-se por um baixo nível de atividade física e uma redução da força muscular abdominal e dorsal.[49] Vários outros estudos relataram que pacientes com dor lombar possuem pouca força muscular na região do tronco, o que reduz a sustentação e a estabilização da coluna.[25,26,37]

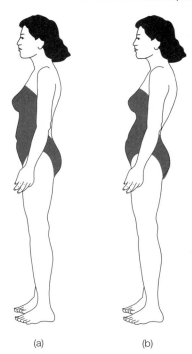

(a) (b)

Figura 6.2 Boa postura e má postura com inclinação da pelve para a frente. Ver mais informações sobre postura na Atividade de Condicionamento Físico 6.1.

No entanto, as evidências de que um condicionamento musculoesquelético deficiente sintomatize dores lombares entre a população geral estão longe de ser conclusivas.[50-54] Em um estudo com 119 enfermeiros, por exemplo, o desempenho em testes de força isométrica relacionada ao condicionamento e às costas não predisseram de maneira eficaz a dor lombar durante um período de 18 meses.[50] Um estudo de dez anos com 654 pessoas na Finlândia não conseguiu demonstrar qualquer relação entre o funcionamento muscular na avaliação inicial e o desenvolvimento da dor lombar.[52] Tanto em adolescentes como em adultos, as mensurações de flexibilidade foram relatadas como de pouco valor preditivo para a dor lombar.[51,55] Com relação à prevenção, a maioria dos especialistas acredita que (a) intervenções de exercícios podem exercer uma proteção moderada contra a dor, mas (b) as evidências se limitam a apoiar o ponto de vista de que exercícios para fortalecer os músculos dorsais e abdominais e melhorar o condicionamento como um todo reduzem a incidência e a duração de episódios de dores lombares. Por exemplo, em um ensaio randomizado controlado de 402 indivíduos com músculos abdominais frágeis, as instruções sobre exercícios de força para a musculatura do abdome não conseguiu reduzir os episódios de dor lombar durante um período de dois anos.[54] Entretanto, como observado pelos pesquisadores, a fidelidade ao programa de exercícios foi baixa, destacando-se como o principal desafio em todos os programas de prevenção da dor lombar.

No entanto, alguns indícios sugerem que baixos níveis de condicionamento musculoesquelético são preditivos de dores lombares recorrentes.[25] Em outras palavras, quando um indivíduo de qualquer idade sofre um problema lombar e, em função disso, passa a realizar uma quantidade muito pequena de exercício, a probabilidade de episódios posteriores aumenta. Isso pode levar a um ciclo vicioso, induzindo a problemas crônicos nas costas.

Durante anos, o teste de abdominal de um minuto com os joelhos flexionados foi utilizado para mensurar a força e a resistência abdominais, ao passo que o teste de sentar e alcançar era considerado uma maneira de mensurar a flexibilidade dos isquiotibiais e da região lombar. Infelizmente, não há evidências de que pessoas com um baixo rendimento em ambos os testes se encontrem em um risco maior de dores lombares no futuro. Andrew Jackson, trabalhando com pesquisadores do Cooper Institute for Aerobics Research, em Dallas, no Texas, EUA, estudou o efeito do baixo rendimento no teste abdominal e no teste de sentar e alcançar no desenvolvimento futuro de dor lombar. Neste estudo, cerca de 3 mil adultos foram acompanhados durante seis anos e aqueles com baixos rendimentos nesses testes não apresentaram um risco maior de desenvolver dores lombares.[56]

Tratamento de dor lombar com exercício

O tratamento da dor lombar provou ser algo complexo e frustrante.[28] O controle ideal dessa condição ainda é alvo de debate.[57-70] Diversos tratamentos não cirúrgicos estão disponíveis para pacientes com dor lombar, mas poucos se comprovaram eficazes ou visivelmente superiores aos demais.

Entre os tratamentos não cirúrgicos estão a fisioterapia (com exercício), o acamamento total e prolongado, o agulhamento seco, a manipulação espinal, injeções esteroides epidurais, a tração convencional, coletes e a estimulação elétrica transcutânea. Diversos tratamentos foram acrescentados à lista dos métodos ineficientes e muito pouca orientação tem sido dada sobre os métodos claramente eficazes.[28]

A fisioterapia com exercício é mais recomendada pelos médicos do que qualquer outro tratamento não cirúrgico para a dor lombar (tanto aguda como crônica),[71] todavia, segundo a maioria dos especialistas, o papel do exercício no tratamento de dores lombares continua sendo controverso. Uma revisão, por exemplo, relatou que apenas um entre quatro estudos detalhados constatou o efeito positivo da fisioterapia em pacientes com dor lombar.[69] Uma outra revisão sistemática de ensaios randomizados controlados que utilizaram fisioterapia com exercícios no tratamento de dores lombares concluiu que há poucas evidências concretas de que exercícios específicos são eficazes para a dor lombar aguda, mas que eles podem ser úteis para que pacientes com dor lombar crônica voltem mais rápido ao trabalho e às atividades diárias normais.[59] Em um dos primeiros estudos realizados, Kraus e Raab utilizaram exercícios musculoesqueléticos para tratar 3.000 adultos com dor lombar crônica e aguda e relataram uma melhora "boa" em 65% e uma melhora "razoável" em 26% dos pacientes, ao passo que apenas 9,2% tiveram uma melhora "inadequada".[67] Neste estudo, porém, não foi utilizado um grupo controle para determinar se, caso os pacientes não tivessem realizado nenhum exercício, eles teriam produzido melhoras semelhantes.

Alguns pesquisadores defendem um programa intensivo de exercícios de fortalecimento dos músculos das costas para o tratamento da dor lombar.[64,65] Os pacientes são incapazes de realizar exercícios extenuantes no começo, porém, após serem iniciadas várias medidas de controle da dor, eles progridem de maneira gradual por séries de dificuldade crescente de exercícios de musculação para aprimorar a força muscular na região das costas. Em um estudo com 105 pacientes com dor lombar na Dinamarca, 30 sessões de exercícios intensos para os extensores das costas, em um período de três meses, levaram a uma melhora significativa em relação aos grupos que se exercitaram de maneira menos intensa.[64] Outros estudos demonstraram que o treinamento de força de extensão lombar durante um período de 2 a 3 meses está associado a uma redução das dores na região lombar e nas pernas e a um aumento da capacidade de realizar tarefas cotidianas.[57] Alguns pesquisadores defendem que o fortalecimento de toda a região do tronco por um período prolongado é fundamental para o tratamento da dor lombar.[70,72,73] Essa abordagem, porém, não é aceita por todos os especialistas nessa área, além de ser cara e demorada, exigindo uma equipe treinada e recursos hospitalares.

Um estudo com 186 trabalhadores civis que buscavam tratamento para a dor lombar aguda em Helsinque, na Finlândia, proporcionou algumas das melhores informações até hoje a respeito dos méritos relativos do acamamento, do exercício e das atividades normais no tratamento de dores lombares agudas.[70] Os pacientes foram organizados de maneira aleatória em três grupos: acamamento (durante dois dias), exercício (movimentos de extensão das costas e flexão lateral) e atividade normal (continuidade da rotina diária normal dentro dos limites permitidos pela dor lombar).

Conforme demonstrado na Figura 6.3, após três semanas, os pacientes que mantiveram suas atividades normais se encontravam em uma situação significativamente melhor do que aqueles que tinham ficado de repouso ou se exercitado. Eles tinham dores lombares menos intensas e de menor duração, além de terem perdido menos dias de expediente e de se sentirem mais dispostos para o trabalho. A recuperação foi mais lenta entre os pacientes acamados. Os pesquisadores concluíram que evitar o acamamento e manter suas atividades normais, conforme toleradas, ocasionou uma recuperação mais rápida.

Boa parte dos especialistas atualmente acredita que a dor lombar deve ser tratada como uma condição benigna e autolimitante que normalmente requer mínima intervenção médica.[28] Em um grande estudo com quase mil pacientes na Noruega, os pesquisadores relataram que atividades normais e leves aliadas a informações e orientações com o objetivo de aumentar as atividades e reduzir o medo associado à condição

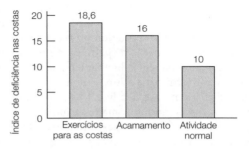

Figura 6.3 Tratamento de dor lombar aguda: a atividade normal é melhor do que o acamamento e do que os exercícios para as costas. Neste estudo com trabalhadores civis finlandeses, os que mantiveram suas atividades normais apresentaram melhor recuperação de dores lombares do que aqueles que ficaram em repouso ou praticaram exercícios para as costas. Fonte: Dados de Malmivaara A, Häkkinen U, Aro T, et al. The Treatment of acute low back pain: Bed rest, exercises, or ordinary activity? *N Engl J* Med 332:351-355, 1995.

tiveram um efeito significativamente melhor na erradicação da enfermidade do que a prática médica tradicional.[68]

Essa conclusão é semelhante à obtida por um grupo de 23 especialistas patrocinado pela U.S. Agency for Health Care Policy and Research, que revisou mais de 4.000 estudos sobre dores lombares. Entre as recomendações do grupo, estão:[28]

- A prática de atividades com baixo grau de estresse, como caminhada, ciclismo ou natação, durante as primeiras duas semanas após o início dos sintomas, mesmo que as atividades os piorem um pouco. "O objetivo mais importante", concluem os especialistas, "é retornar à atividade normal assim que se sentir seguro."
- O acamamento geralmente não é necessário e não deve durar mais do que 2 a 4 quatro dias. Mais de quatro dias de descanso podem enfraquecer os músculos e atrasar a recuperação.
- Analgésicos que podem ser adquiridos sem receita, como aspirina e ibuprofeno, têm o mesmo efeito de analgésicos e relaxantes musculares controlados e causam menos efeitos colaterais.
- Entre os tratamentos não recomendados por falta de evidências quanto à sua eficácia estão: tração, acupuntura, massagem, ultrassonografia e estimulação elétrica nervosa transcutânea.
- Os testes diagnósticos, como raios x e tomografia computadorizada, raramente são úteis durante o primeiro mês dos sintomas, portanto, devem ser evitados durante este período.
- A cirurgia ajuda apenas 1 em cada 100 pessoas com problemas de dor lombar aguda. A cirurgia deve ser feita durante os primeiros três meses de sintomas apenas quando há suspeitas de uma grave doença subjacente, como uma fratura ou uma luxação.
- A manipulação espinal realizada por um quiropata ou por outro terapeuta pode ser útil no início dos sintomas, mas uma reavaliação do paciente deve ser feita caso não haja melhoras após quatro semanas de tratamento.

TESTES DE FORÇA E RESISTÊNCIA MUSCULARES

Embora a dor lombar tenha despertado um grande interesse sobre a força muscular do abdome, das costas e das coxas, ins-trutores de *fitness* devem manter-se concentrados em todos os grupos musculares. Como a força e a resistência musculares são específicas para cada grupo muscular,[1] não há um teste único que possa ser utilizado para avaliá-las em todo o corpo. Recomenda-se que a bateria selecionada de força e resistência inclua mensurações das partes superior, média e inferior do corpo.

Neste capítulo, a ênfase recai nos testes de campo para o condicionamento musculoesquelético utilizados nas baterias de testes descritas no Capítulo 3.[74-77]

Testes abdominais: abdominais com o joelho flexionado e abdominais parciais

Exercícios abdominais são utilizados por uma série de motivos, incluindo melhora da postura, da aparência e do desempenho esportivo e prevenção e tratamento da dor lombar. Conforme discutido anteriormente neste capítulo, ainda que a força do abdome e das costas tenha sido associada à redução da dor lombar, os dados estão longe de serem consistentes. A seção Compreensão da Medicina Esportiva ao final deste capítulo apresenta um resumo do pensamento atual sobre os exercícios adequados para o condicionamento abdominal.

Durante as décadas de 1950 e 1960, os abdominais com a perna estendida eram comumente utilizados em baterias de testes de condicionamento físico para crianças e adolescentes.[78-85] Após surgir a preocupação quanto à tensão na região lombar e à dependência dos flexores do quadril durante o abdominal com a perna estendida, o teste de abdominal com a perna flexionada (joelhos flexionados em 90°) com as mãos entrelaçadas atrás do pescoço tornou-se aquele recomendado durante os anos 1970 e 1980. No entanto, pesquisadores logo relataram que a tensão ainda estava depositada sobre a região lombar, em virtude da inclinação anterior da pelve e porque os músculos flexores do quadril passaram a ser dominantes no estágio final do teste após a coluna ter sido flexionada por completo pelos músculos abdominais.[80-83] Foi constatado que o apoio nos pés durante a execução do abdominal aumenta a atividade flexora do quadril e reduz a atividade do músculo reto abdominal.

Contudo, algumas baterias de testes ainda utilizam o abdominal com a perna flexionada, alterando, porém, a posição das mãos. Os abdominais parciais (também chamados de *crunches* ou abdominais curtos), nos quais a coluna é flexionada em menos de 30°, não causam um envolvimento acentuado dos músculos flexores do quadril e, aparente-

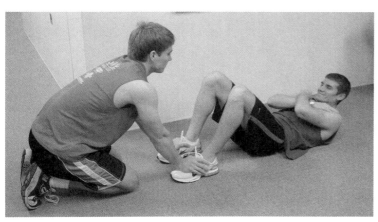

Figura 6.4 Teste abdominal de um minuto com o joelho flexionado. O objetivo deste teste é avaliar a força e a resistência da musculatura abdominal.

mente, depositam uma tensão menor sobre a região lombar.[79,84] Relatos indicam que a execução do abdominal parcial sem apoio nos pés e com os joelhos flexionados maximiza a atividade muscular do abdome.

Para realizar o teste abdominal de um minuto com o joelho flexionado e os braços cruzados sobre o peitoral, siga estas instruções (ver Fig. 6.4):[74]

- Inicie em decúbito dorsal, com os joelhos flexionados, os pés no chão e os calcanhares a uma distância de 30 a 46 centímetros das nádegas.
- Os braços estão cruzados sobre o peito, com as mãos nos ombros opostos. Os braços devem estar flexionados em forma de cruz e próximos ao peito.
- Os pés são segurados pelo parceiro para ficarem firmes no chão.
- Durante o abdominal, deve-se manter o braço encostado ao peito. Isto é de fundamental importância. Outra regra importante é que as nádegas devem permanecer no colchonete, a uma distancia máxima de 46 centímetros dos calcanhares.
- No movimento para cima, o cotovelo e o antebraço devem tocar as coxas (sem afastar os braços do peito).
- No movimento para baixo, a região medial das costas encosta no chão.
- O número de abdominais executados corretamente em 60 segundos é o escore. Ver as normas para todas as faixas etárias no Apêndice A (Tabs. 5, 6, 15, 20, 34). A Figura 6.5 representa os dados normativos do Canadian Fitness Survey.

O protocolo utilizado para o teste de abdominal parcial no programa Canadian Physical Activity, Fitness & Lifestyle Appraisal é apresentado a seguir (ver Fig. 6.6):[74]

- Aplique fita adesiva de um lado ao outro de um colchonete formando duas linhas paralelas, separadas a uma distância de 10 centímetros uma da outra.
- O indivíduo testado deverá estar em decúbito dorsal com a cabeça repousada no colchão, os braços retos totalmente estendidos ao lado do tronco e paralelos a este, as palmas da mão encostadas no colchão e a extremidade do dedo médio de ambas as mãos na linha de marcação 0. Os joelhos deverão estar flexionados em um ângulo de 90°. Os calcanhares devem permanecer em contato com o colchonete e o indivídupo deve realizar o teste com os sapatos calçados.

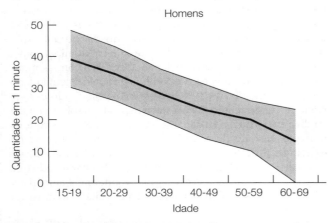
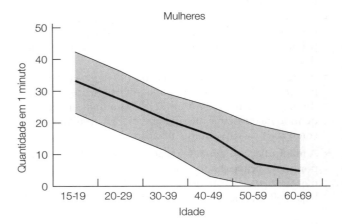

Figura 6.5 Dados normativos (15º, 50º e 85º percentis) do Canadá em abdominais de um minuto para homens (esquerda) e mulheres (direita).[74]
Fonte: Dados com base no Canadian Fitness Survey, 1981.

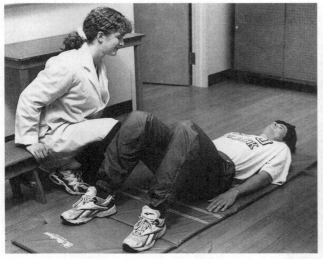
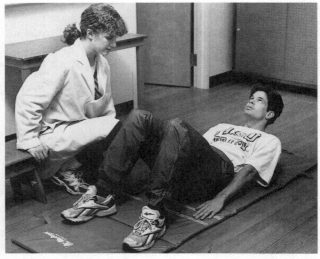

Figura 6.6 O teste de abdominal parcial deve ser conduzido sem apoio nos pés.

- Ajuste o metrônomo em uma cadência de 50 batidas por minuto. O indivíduo executa os abdominais no número máximo de repetições que conseguir, sem pausas, em uma frequência de 25 por minuto. O teste é interrompido após um minuto. Durante cada abdominal, a região superior da coluna deve subir curvando-se até que a extremidade do dedo médio de ambas as mãos alcancem a marca de 10 centímetros. Durante a subida, as palmas das mãos e os calcanhares devem permanecer em contato com o colchonete. Os pés não podem ser ancorados. Ao retornar à posição inicial, as escápulas e a cabeça devem encostar no colchão e as extremidades dos dedos médios de ambas as mãos devem tocar a marca 0. O movimento é executado de maneira lenta e controlada em uma frequência de 25 por minuto.
- O teste é interrompido antes de um minuto se o sujeito sofrer desconforto anormal, for incapaz de manter a cadência exigida ou não conseguir manter a técnica correta do abdominal (p. ex., os calcanhares saem do chão) após duas repetições consecutivas, apesar dos alertas do supervisor do teste.

As normas para o teste canadense de abdominal parcial são apresentadas na Tabela 31 do Apêndice A. Os padrões do Fitnessgram® para o abdominal parcial estão na Tabela 19 do Apêndice A.[74] O protocolo de abdominal parcial do Fitnessgram® é ligeiramente diferente do protocolo do teste canadense.[76] As fitas paralelas no colchão são posicionadas separadas uma da outra a uma distância de 8 centímetros para crianças do jardim da infância até a quarta série e 11 centímetros para crianças mais velhas e adolescentes. Os joelhos devem estar em um ângulo de 140° e o abdominal deve ser executado em uma cadência de 20 por minuto. O aluno continua, sem pausas, até não conseguir mais seguir a técnica ou até realizar 75 repetições.

Flexão e extensão na barra

O objetivo deste teste é mensurar a força e a resistência musculares dos braços e do cíngulo do membro superior.[86]

Flexão e extensão na barra tradicional

A flexão e extensão na barra tradicional requer os seguintes procedimentos (ver Fig. 6.7):

- A pessoa testada deve iniciar em posição de suspensão, com os braços retos e as mãos em posição *pronada* (palmas para fora).
- O corpo é elevado até que o queixo esteja acima da barra.
- Após cada elevação, a pessoa retorna a uma posição suspensa e totalmente estendida.
- Movimentos de rotação e de aceleração devem ser evitados.
- Um parceiro deverá manter os braços estendidos à frente da coxa da pessoa testada para evitar a rotação. Os joelhos devem permanecer retos durante todo o teste.
- O escore é o número total de elevações até a exaustão (ver normas no Apêndice A, Tabs. 3, 4, 18, 19, 38).

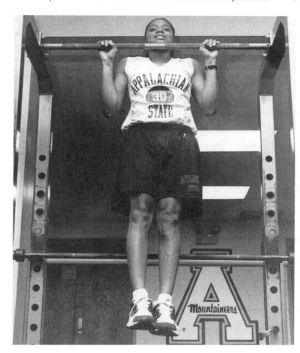

Figura 6.7 Flexões e extensões na barra tradicionais. O objetivo deste teste é mensurar a força e a resistência musculares dos braços e do cíngulo do membro superior por meio da elevação do corpo.

Flexão e extensão na barra modificada

A experiência revelou certos problemas com a flexão e extensão na barra tradicional e com a suspensão com os braços flexionados.[87-90] O desempenho é marcadamente afetado pelo peso corporal e uma grande proporção de crianças são incapazes de realizar uma única elevação.

Em 1985, o President's Council on Physical Fitness e o Sports School Population Survey revelaram que 70% de todas as meninas testadas (com idades entre 6 e 17 anos) não conseguiram realizar mais do que uma elevação e 55% não foram capazes de executar sequer uma.[91] Quarenta por cento dos meninos entre 6 e 12 anos de idade não conseguiram realizar mais do que uma elevação e 25% não foram capazes de realizar nenhuma. Cinquenta e cinco por cento de todas as meninas e 44% dos meninos entre 6 e 14 anos não conseguiram manter seus queixos acima da barra por mais de dez segundos.

Um teste mais apropriado de força e resistência musculares da parte superior do corpo pode ser uma modificação da flexão e extensão na barra tradicional. Este teste modificado foi utilizado no National Children and Youth Fitness Study II para crianças com idades entre 6 e 9 anos, mas pode ser utilizado para todas as faixas etárias.[87,89] No programa de testes Fitnessgram®, a flexão e extensão na barra modificada é recomendada para todos os alunos, especialmente para aqueles que não conseguem executar uma elevação na barra tradicional (ver Apêndice A, Tab. 19).[76]

- O indivíduo é posicionado em decúbito dorsal com os ombros diretamente abaixo da barra ajustada em uma altura de 2,5 a 5 centímetros além do alcance.
- Um fita elástica é suspensa entre uma pilastra e outra, paralela à barra e 18 a 20 centímetros abaixo dela.

- Na posição inicial, o indivíduo ergue-se segurando na barra, as nádegas saem do chão, os braços e as pernas são estendidos e apenas os calcanhares permanecem em contato com o solo.
- A barra é segurada com uma preensão pronada (palmas da mão voltadas na direção oposta ao corpo) e os polegares ao redor da barra.
- Uma flexão é completada quando o queixo ultrapassa a fita elástica. O movimento deve ser realizado apenas com o uso dos braços, mantendo-se o corpo rígido e estendido. Em seguida, o corpo é abaixado até a posição inicial e a flexão é repetida o máximo de vezes possível.

Suspensão na barra com os braços flexionados

O objetivo da suspensão na barra com os braços flexionados é avaliar a força e a resistência dos flexores do braço e do antebraço. Este exercício é incluído em diversos programas de testes para crianças e adolescentes.[76,77,91]

- A barra deve ser ajustada de modo que sua altura fique ligeiramente maior do que a altura do indivíduo em pé.
- O indivíduo (seja menino ou menina) deve realizar uma preensão pronada.
- Com o auxílio de dois ajudantes, ele é levantado até uma posição em que fique com o queixo acima da barra (sem encostar nela), os braços flexionados e o peitoral próximo a ela.
- Em seguida, os ajudantes soltam o indivíduo e começam a cronometrar enquanto ele tenta manter o queixo acima da barra o máximo que puder sem movimentos de terceiros.
- A cronometragem é interrompida quando o queixo encosta na barra ou desce a uma altura inferior a ela.
- Os segundos totais são registrados e podem ser comparados às normas (Apêndice A, Tab. 19).

Flexão e extensão no solo

O objetivo do teste de flexão e extensão no solo é avaliar a força e a resistência musculares da parte superior do corpo (tríceps, deltoides anteriores e peitoral maior). Este teste é utilizado em várias baterias e, em algumas delas, é administrado de maneira diferente em homens e mulheres.[74,77]

Homens

- O indivíduo testado assume a posição tradicional de flexão e extensão no solo, com o corpo rígido e alinhado, os dedos do pé em flexão dorsal e as mãos separadas aproximadamente pela distância dos ombros e estendidas diretamente abaixo deles.
- Um parceiro posiciona o punho no chão abaixo do peitoral do indivíduo testado, que se abaixa até que seu peito encoste no punho, mantendo suas costas perfeitamente retas; em seguida, ele se ergue de volta à posição inicial (ver Fig. 6.8).
- O erro de execução mais comum é não manter as costas rígidas e alinhadas durante todo o movimento do teste.
- O descanso é permitido apenas na posição de subida.
- O escore é a quantidade total de flexões e extensões até a exaustão (ver normas no Apêndice A, Tabs. 29 e 33).

Mulheres

- O teste é executado da mesma maneira como os homens o fazem, exceto pelo fato de ser realizado a partir de uma posição com os joelhos flexionados (ver Fig. 6.8). Além disso, a mulher deve certificar-se de que suas mãos estejam um pouco à frente de seus ombros no movimento de subida para que fiquem diretamente abaixo deles no movimento de descida.

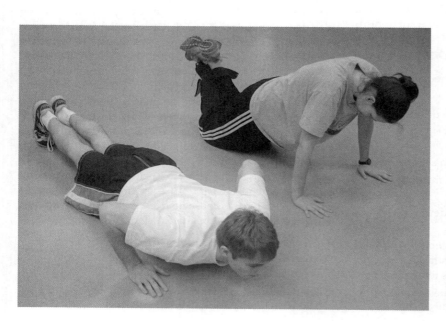

Figura 6.8 Flexões e extensões no solo. O objetivo deste teste é avaliar a força e a resistência musculares da parte superior do corpo (tríceps, deltoides anteriores e peitoral maior).

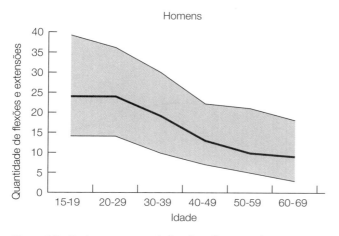
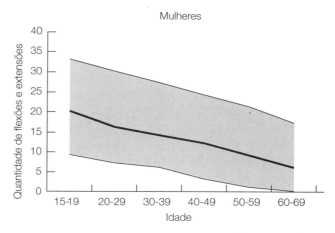

Figura 6.9 Dados normativos (15º, 50º e 85º percentis) do Canadá em flexões para homens (esquerda) e mulheres (direita).[74] Fonte: Dados com base no Canadian Fitness Survey, 1981.

- Um erro também comum entre as mulheres é não manter as costas rígidas.
- O escore é a quantidade total de flexões e extensões até a exaustão (ver normas no Apêndice A, Tabs. 29 e 33). A Figura 6.9 apresenta dados normativos do Canadian Fitness Survey.[74]

Teste de força de preensão com dinamômetro manual

O teste de força de preensão é utilizado no programa Canadian Physical Activity, Fitness & Lifestyle Appraisal.[74] Tanto a mão esquerda como a direita devem ser mensuradas (ver normas no Apêndice A, Tab. 30).

O *dinamômetro* de preensão manual deve ser ajustável para mãos de todos os tamanhos.[92] Um ponteiro de leitura máxima deve ser disponibilizado para congelar a leitura até que esta seja zerada manualmente.

O objetivo do teste de dinamometria da preensão manual é mensurar a força estática dos músculos de preensão.[92-98] Trata-se de um teste de fácil administração, relativamente econômico, portátil e muito confiável. Há certa preocupação, porém, quanto ao fato de o teste de força de preensão não ter uma boa correlação com a massa muscular.[98] A força manual de preensão tende a ser maior em pessoas mais altas e mais pesadas.[95]

Para realizar o teste (ver Fig. 6.10):[92-98]

- A pessoa testada deve primeiro secar ambas as mãos e esfregá-las com pó de giz.
- O dinamômetro deve estar ajustado e posicionado de maneira confortável na mão que será avaliada. A segunda articulação da mão deve segurar com firmeza a alça, que deve ser pressionada entre os dedos e a palma na base do polegar.
- O indivíduo deve adotar uma posição ligeiramente flexionada à frente, com a mão a ser avaliada estendida diante do corpo. A mão e o braço da pessoa devem estar neutros em relação ao corpo, sem encostar em nada. O braço pode estar levemente flexionado.

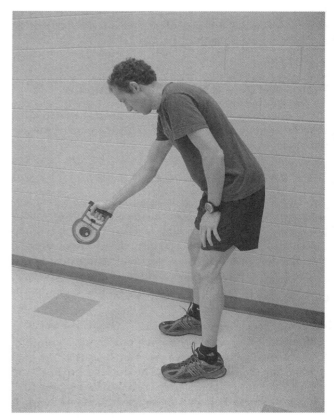

Figura 6.10 Teste de força de preensão com dinamômetro manual. Ambas as mãos devem ser mensuradas. O objetivo do teste de dinamometria manual é mensurar a força estática dos músculos de preensão.

- O teste envolve um esforço de preensão total durante 2 a 3 segundos. Não é permitido girar ou movimentar o braço. O leitor poderá ser visualizado por razões motivacionais.
- O escore é a soma do teste de ambas as mãos, com base na melhor de 2 a 4 tentativas para cada uma delas. A escala é lida em quilogramas.

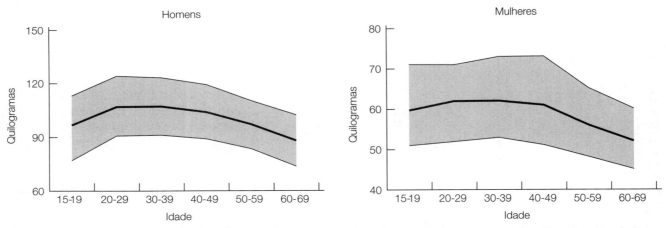

Figura 6.11 Dados normativos (15º, 50º e 85º percentis) do Canadá em força de preensão das mãos esquerda e direita (combinadas) para homens (esquerda) e mulheres (direita).[79] Fonte: Dados com base no Canadian Fitness Survey, 1981.

A Figura 6.11 apresenta dados normativos do Canadian Fitness Survey.[74] A força de preensão manual diminui com a idade e tem sido utilizada como mensuração do fator de risco para morte prematura e incapacidade.[96,97]

Testes de força e resistência no supino

Os dois testes de supino abordados neste capítulo são o teste de 1 RM para força e o teste da YMCA para resistência muscular.

Teste de 1 RM no supino para força

A força dos principais grupos musculares pode ser mensurada com o teste de 1 repetição máxima (1 RM) (o maior peso que pode ser levantado uma vez por um grupo muscular).[21,86,99] O objetivo do teste de 1 RM no supino é avaliar a força dos músculos envolvidos na extensão dos braços (tríceps, peitoral maior, deltoide anterior).

O teste é executado conforme a descrição a seguir (ver Fig. 6.12):

- Deve-se permitir inicialmente que a pessoa testada se familiarize com o teste de supino praticando alguns levantamentos com pesos leves. Para o teste, o indivíduo deve estar em decúbito dorsal sobre um banco, com os braços estendidos e as mãos segurando a barra afastadas a uma distância aproximadamente igual à largura dos ombros. A barra é trazida para baixo até ser encostada no peito e, em seguida, empurrada para cima, em um esforço máximo, até que os braços estejam novamente estendidos. A pessoa inspira ao trazer o peso para baixo e expira ao levantá-lo (o que ajuda a evitar a *manobra de Valsalva* – o aumento da pressão arterial e a diminuição do fluxo sanguíneo para o cérebro causados pelo aumento da pressão no peito durante o levantamento do peso).
- Pesos livres podem ser utilizados com um ajudante, porém o uso de pesos de aparelhos possibilita a realização de sessões de teste mais seguras e mais fáceis, especialmente quando uma série de tentativas é necessária para se determinar a verdadeira 1 RM.
- São permitidas tantas tentativas quanto forem necessárias para se atingir um real esforço máximo. Cada tentativa requer um esforço máximo para uma repetição. Permita um intervalo de 1 a 3 minutos entre cada tentativa.
- O melhor escore é dividido pelo peso do indivíduo, para se derivar uma taxa (ver as normas no Apêndice A, Tab. 35). Normas para as taxas de peso corporal e força são também disponibilizadas para rosca de braço, flexão lateral, *leg press*, extensão de perna e rosca de perna.[1] O Cooper Institute for Aerobics Research publicou normas detalhadas para homens e mulheres para os testes de 1 RM de supino e *leg press* (ver Apêndice A, Tabs. 35 e 36).[21,75]

Teste de supino do YMCA para resistência muscular

Há uma grande variedade de testes de levantamento de pesos usados para avaliar a resistência muscular. Um destes testes utiliza uma porcentagem fixa do peso corporal da pessoa como resistência e o escore do teste corresponde ao número de vezes em que é possível levantar esse peso.

Um outro método utiliza uma porcentagem fixa (de preferência, 70%) de 1 RM ou da força absoluta para a resistência. Entretanto, ainda não foram estabelecidas normas adequadas para testes deste tipo. Com base em dados limitados, 12 a 15 repetições em uma intensidade de 70% aparentam ser ideais para a maioria das pessoas; atletas devem tentar de 20 a 25 repetições.

O YMCA desenvolveu um teste de supino para força e resistência musculares utilizando um peso absoluto. A vantagem disso é que, para certas ocupações (bombeiros, profissionais da construção, etc.), a possibilidade de trabalhar com pesos absolutos é de grande importância. A desvantagem deste teste é que ele trata de maneira injusta pessoas mais leves.

O teste de supino do YMCA utiliza os seguintes passos (ver Fig. 6.13):[75]

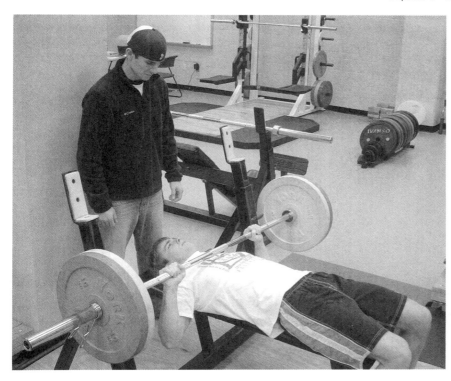

Figura 6.12 Teste de força de uma repetição máxima (1 RM) no supino, com o qual a força muscular pode ser mensurada.

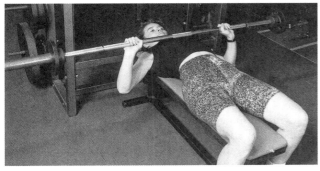

Figura 6.13 Teste de supino do YMCA para resistência muscular. O YMCA desenvolveu um teste de supino para força e resistência musculares utilizando um peso absoluto (16 quilogramas para mulheres, 36 quilogramas para homens).

- Use uma barra de 16 quilogramas para as mulheres e uma de 36 quilogramas para os homens.
- Ajuste o metrônomo em 60 batidas por minuto.
- A pessoa testada deita-se no banco, com os pés apoiados no chão.
- Um ajudante entrega o peso ao indivíduo testado. A posição de descida é a posição inicial (cotovelos flexionados, mãos separadas na mesma largura dos ombros e segurando a barra, palmas da mão para cima).
- O indivíduo empurra a barra para cima usando pesos livres (sob atenta observação) até estender totalmente os cotovelos. Após cada extensão, a barra é trazida de volta à posição de descida original, tocando o peitoral. O ritmo é mantido pelo metrônomo: cada clique representa um movimento de subida ou descida (30 levantamentos por minuto).
- O escore é o número de repetições bem-sucedidas (ver as normas no Apêndice A, Tab. 37). O teste é concluído quando o indivíduo não conseguir atingir uma extensão total dos cotovelos ou quebrar a cadência, sem conseguir manter o ritmo do metrônomo. Enfatize *técnicas respiratórias adequadas* (inspirar ao trazer o peso em direção ao peito, expirar ao empurrá-lo para cima).

Mergulhos de barras paralelas

O objetivo deste teste é mensurar a força e a resistência musculares dos braços e do cíngulo do membro superior (tríceps, deltoide e peitorais maior e menor).

Para executar o teste, siga estes passos (ver Fig. 6.14):[86]

- O indivíduo testado deve assumir uma posição de apoio com os braços retos entre barras paralelas e as pernas estendidas.
- O corpo deve ser abaixado até que os cotovelos formem um ângulo reto, com o braço (úmero) paralelo ao chão. O avaliador deverá indicar para o indivíduo testado quando a posição correta for alcançada.
- O examinado deverá então erguer-se, empurrando os braços até estendê-los, e continuar o exercício até o máximo de repetições possíveis.
- O descanso é permitido na posição de subida. Não é permitido girar o corpo ou chutar durante o teste.

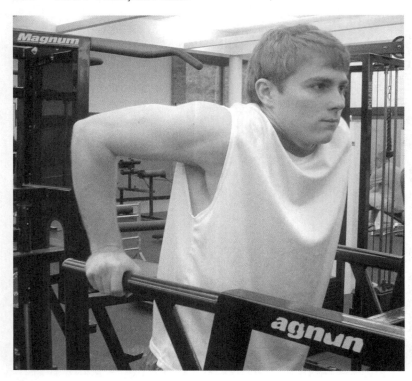

Figura 6.14 Mergulho na barra paralela. O objetivo deste teste é mensurar a força e a resistência musculares dos braços e do cíngulo do membro superior (tríceps, deltoide e peitorais maior e menor).

- O escore é o número total de mergulhos na barra até a exaustão (excelente corresponde a ≥ 25, bom entre 18 e 24, mediano de 9 a 17, razoável de 4 a 8 e fraco ≤ 3) (ver Tab. 39 no Apêndice A).

TESTES DE FLEXIBILIDADE

Como mencionado no Capítulo 2, a flexibilidade é a capacidade de uma articulação de se movimentar de maneira fluida por uma amplitude de movimento máxima.[1] A principal limitação à flexibilidade articular é a rigidez das estruturas de tecido mole (cápsulas articulares, músculos, tendões e ligamentos). O músculo é a estrutura mais importante e suscetível em termos de melhora da flexibilidade.[100]

A flexibilidade está relacionada à idade e à atividade física.[100] Com o avanço da idade, ela é reduzida, embora isso tenha maior relação com a inatividade do que com o processo de envelhecimento propriamente dito. Exercícios para aumentar a flexibilidade são abordados no Capítulo 8.

Quase todas as baterias de testes de condicionamento físico atualmente utilizam o teste de sentar e alcançar para mensurar a flexibilidade. Este teste é escolhido porque foi constatado em algumas instalações clínicas que pessoas com problemas lombares geralmente possuem uma limitação na amplitude de movimento nos músculos isquiotibiais e na região lombar da coluna.

No entanto, como mencionado anteriormente neste capítulo, não há dados científicos suficientes para apoiar a afirmação de que pessoas com pouca flexibilidade são mais propensas a desenvolver dores lombares no futuro.[56] Há também dúvidas sobre se o teste de sentar e alcançar (em todas as suas formas, incluindo o teste modificado ou o teste *back saver*, que utiliza uma perna de cada vez) de fato é capaz de mensurar a flexibilidade lombar, pois estudos concluíram que se trata, na verdade, de uma mensuração melhor da flexibilidade dos isquiotibiais.[101-106] Provavelmente, não existe um teste de flexibilidade capaz de distinguir entre aqueles que irão e aqueles que não irão desenvolver dores lombares.[105] A flexibilidade da articulação do quadril, porém, é importante para o desempenho esportivo e, por esse motivo, é provável que o teste de sentar e alcançar continue sendo um componente da maior parte das baterias de testes de condicionamento.

Alguns pesquisadores acreditam também que indivíduos com braços mais longos ou pernas mais curtas obtêm avaliações mais positivas no teste de sentar e alcançar do que aqueles com braços mais curtos e pernas mais longas, embora eles não tenham necessariamente uma melhor flexibilidade lombar e isquiotibial.

Um teste de sentar e alcançar modificado foi proposto para lidar com esse problema.[106,107] No protocolo modificado, o indivíduo primeiro se senta com a cabeça, as costas e os quadris contra a parede; as pernas estendidas; e os pés apoiados em uma caixa de 30,5 centímetros de altura. Ao mesmo tempo em que mantém o corpo (incluindo a cabeça) encostado à parede, o indivíduo alcança a maior distância possível à frente para determinar um ponto zero e, em seguida, realizar o teste tradicional de sentar e alcançar utilizando este ponto zero como referência. Normas para o teste modificado estão disponíveis, mas ele ainda não foi adotado para uso em testes nacionais, ao menos não nos EUA.[107]

A Figura 6.15 apresenta a caixa para o teste de flexibilidade que pode ser comprada ou construída antes de sua administração. A caixa tem 30,5 cm de altura e uma parte sobreposta na frente que possibilita a obtenção de leituras

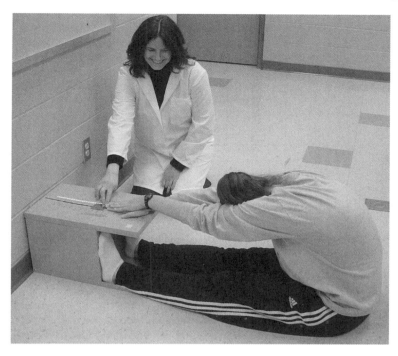

Figura 6.15 O objetivo do teste de sentar e alcançar é avaliar a flexibilidade dos músculos das regiões lombar e posterior da perna. É necessária uma caixa de flexibilidade com 30,5 cm de altura e uma parte sobreposta na direção da pessoa testada; a caixa pode ser comprada ou construída.

negativas quando a pessoa testada não consegue alcançar seus pés. As diversas baterias de testes utilizam diferentes definições de escalas de mensuração na linha do pé. Para padronizar, essa linha pode ser definida como zero e as leituras como positivas ou negativas, em centímetros ou polegadas, mensuradas a partir da linha zero (ver as normas no Apêndice A, Tabs. 7, 8, 18, 19, 32).

Se não houver uma caixa disponível, pode ser utilizado um banco de 30,5 cm de altura com uma régua colada por fita adesiva.

Para realizar o teste de sentar e alcançar para flexibilidade, é necessário seguir as seguintes instruções (ver Fig. 6.15):[74]

- A pessoa testada deve antes realizar um aquecimento por meio de exercícios de alongamento estático (abordados no Cap. 8). Uma caminhada em ritmo rápido ou um aquecimento em bicicleta também são recomendados (em uma esteira ou bicicleta ergométrica, se disponíveis). Músculos aquecidos podem ser alongados com mais segurança.
- Para começar, a pessoa testada tira seus sapatos e se senta de frente para a caixa de flexibilidade, com os joelhos totalmente estendidos e os pés separados a uma distância de 10 centímetros. Os pés devem estar apoiados, encostando os calcanhares, na base da caixa.
- Para executar o teste, os braços são estendidos à frente, as mãos posicionadas uma sobre a outra e as extremidades dos dedos perfeitamente alinhadas. O indivíduo se estende para a frente em linha reta, com as palmas das mãos voltadas para baixo, a maior distância possível ao longo da escala de mensuração, repetindo o movimento no máximo quatro vezes, e, em seguida, mantém a posição de alcance máximo por 1 a 2 segundos.
- O escore é o ponto mais distante alcançado na quarta tentativa, mensurado no centímetro (ou quarto de polegada) mais próximo. O administrador do teste deve permanecer próximo da escala e marcar a linha mais distante tocada pelas extremidades de ambas as mãos. Se as mãos alcançarem o ponto de maneira desigual, o teste dever ser repetido. O examinador deverá posicionar levemente uma das mãos sobre os joelhos do examinado para certificar-se de que estejam fixos. A Figura 6.16 apresenta os dados normativos do Canadian Fitness Survey.

Além do teste de sentar e alcançar, muitos outros métodos são utilizados para mensurar a flexibilidade.[1] A flexibilidade de uma articulação não é necessariamente um indício daquela de outras articulações, e não existe um teste geral de flexibilidade para o corpo inteiro.[108] Diversos testes foram desenvolvidos para se mensurar a amplitude do movimento de cada uma das principais articulações do corpo por meio de um goniômetro (um objeto em forma de compasso com hastes anexadas ao corpo utilizando a articulação como fulcro) e do flexômetro de Leighton (com visor de 360° e indicador graduado).[1] Outros testes de flexibilidade utilizados para a população geral incluem o teste de rotação do ombro, o teste de rotação total do corpo e o teste de flexibilidade do ombro.[1,76]

Teste de flexibilidade do ombro

As articulações do ombro são usadas em vários movimentos esportivos, atividades de trabalho e atividades cotidianas diferentes. Para executar o teste de flexibilidade do ombro, siga os seguintes procedimentos após realizar um aquecimento:[107]

- Levante um braço, flexione o cotovelo e tente alcançar a maior distância possível para baixo ao longo das costas.

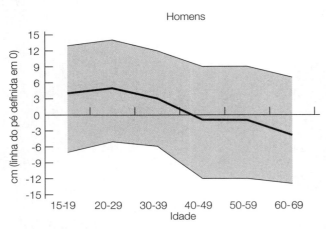 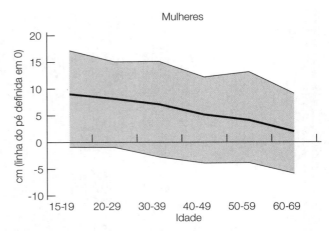

Figura 6.16 Dados normativos (15º, 50º e 85º percentis) do Canadá no teste de sentar e alcançar (em centímetros) para homens (esquerda) e mulheres (direita).[79]   Fonte: Dados com base no Canadian Fitness Survey, 1981.

- Ao mesmo tempo, faça a extensão do outro braço para baixo e, depois, para cima, atrás das costas, tentando entrelaçar os dedos das duas mãos.
- Mensure a distância da sobreposição dos dedos ao centímetro mais próximo. Se os dedos forem sobrepostos, marque um escore positivo, caso não encostem uns nos outros, marque um escore negativo.
- Repita o teste com os braços cruzados na direção oposta. Calcule a média dos dois escores e utilize as normas da Atividade de Condicionamento Físico 6.2 para obter a classificação.

Teste de flexibilidade de rotação do tronco

O teste de flexibilidade de rotação do tronco mensura a flexibilidade ao longo de várias articulações do corpo. Para realizá-lo, siga as seguintes instruções após um aquecimento:[107]

- Prenda duas réguas na parede na altura de seu ombro com uma fita adesiva, uma com o lado direito para cima e a outra com o lado direito para baixo. Trace uma linha no chão perpendicular à parede nas marcas de 38 centímetros das réguas.
- Permaneça em pé com os pés alinhados e separados na mesma largura dos ombros, o ombro esquerdo na parede na altura do braço (com o punho cerrado).
- Com o braço esquerdo na lateral, levante o braço direito até a altura do ombro e faça a rotação do tronco para a direita o máximo possível, estendendo-se ao longo da régua com o punho cerrado e a palma da mão voltada para baixo. Estenda-se o máximo que puder e, em seguida, mantenha a posição por dois segundos. Durante o teste, os joelhos devem estar levemente flexionados e os pés sempre alinhados e apontados para a frente.
- Um parceiro deve registrar a distância alcançada pela articulação do dedo mínimo no centímetro mais próximo. Execute o teste duas vezes e calcule a média dos dois escores.

- Em seguida, execute o teste voltado para a posição oposta utilizando a régua de cima para baixo (quanto maior a rotação, maior o escore). Realize duas tentativas e calcule a média. Calcule em seguida a média dos dois escores a parir das duas direções e utilize as normas da Atividade de Condicionamento Físico 6.2 para obter a classificação.

SALTO VERTICAL

O salto vertical é um teste simples, porém eficiente, para a mensuração da potência muscular, e é utilizado como um índice do treinamento esportivo.[9,74] Por exemplo, em um grande estudo com 774 homens e mulheres finlandeses, foi constatado que a altura do salto vertical foi mais alta entre aqueles que praticavam vários esportes do que entre os que praticavam apenas o treinamento aeróbio (p. ex., corrida, ciclismo ou natação) ou entre as pessoas que, basicamente, evitavam todas as formas de exercício.[109]

O teste de salto vertical faz parte do Canadian Physical Activity, Fitness & Lifestyle Appraisal (CPAFLA) e pode ser registrado de duas maneiras: como a altura direta saltada e em termos de potência da perna.[74] No teste, os indivíduos se colocam em pé, de lado para uma parede, na qual deve ter sido afixada uma fita métrica. Também podem ser utilizados equipamentos especiais para a mensuração do salto vertical, conforme demonstrado na Figura 6.17. Permanecendo com a coluna ereta e os pés apoiados no chão, o examinado alcança a maior distância possível ao longo da fita, com o braço e os dedos em extensão total e a palma da mão voltada para a parede. Essa marca é registrada como a altura inicial. Posicionando-se a cerca de 30 centímetros da parede, o indivíduo traz os braços para baixo e para trás ao mesmo tempo em que flexiona os joelhos até atingir uma posição próxima a de um agachamento e, em seguida, pula o mais alto possível, movimentando os braços para a frente e para cima. A fita deve ser tocada na altura máxima do salto com os dedos da mão voltados para a parede. Registre o salto com a

TABELA 6.2 Classificações por sexo e faixa etária da potência da perna (watts) no salto vertical

Idade	Excelente	Muito boa	Boa	Razoável	Necessita de melhora
15 a 19					
Homens	≥ 4.644	4.185-4.643	3.858-4.184	3.323-3.857	≤ 3.322
Mulheres	≥ 3.167	2.795-3.166	2.399-2.794	2.156-2.398	≤ 2.155
20 a 29					
Homens	≥ 5.094	4.640-5.093	4.297-4.639	3.775-4.296	≤ 3.774
Mulheres	≥ 3.250	2.804-3.429	2.478-2.803	2.271-2.477	≤ 2.270
30 a 39					
Homens	≥ 4.860	4.389-4.859	3.967-4.388	3.485-3.966	≤ 3.484
Mulheres	≥ 3.193	2.550-3.192	2.335-2.549	2.147-2.334	≤ 2.146
40 a 49					
Homens	≥ 4.320	3.700-4.319	3.242-3.699	2.708-3.241	≤ 2.707
Mulheres	≥ 2.675	2.288-2.674	2.101-2.287	1.688-2.100	≤ 1.687
50 a 59					
Homens	≥ 4.019	3.567-4.018	2.937-3.566	2.512-2.936	≤ 2.511
Mulheres	≥ 2.559	2.161-2.558	1.701-2.160	1.386-1.700	≤ 1.385
60 a 69					
Homens	≥ 3.764	3.291-3763	2.843-3.290	2.383-2.842	≤ 2.382
Mulheres	≥ 2.475	1.718-2.474	1.317-1.717	1.198-1.316	≤ 1.197

Fonte: The Canadian Physical Activity, Fitness & Lifestyle Approach: CSEP's Health & Fitness Program's Health-Related Appraisal and Counselling Strategy, 3ª edição © 2003. Reimpresso com a permissão da Canadian Society for Exercise Phisiology.

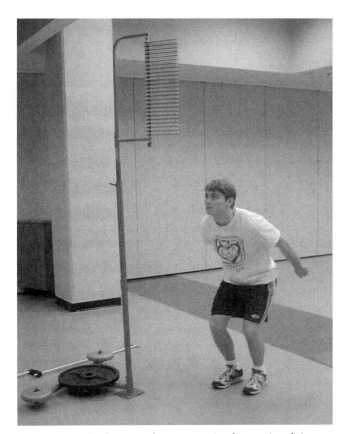

Figura 6.17 O salto vertical é um teste simples, porém eficiente, para mensurar a potência muscular das pernas.

maior altura a partir de três tentativas, com um período de descanso de 10 a 15 segundos entre elas. Subtraia a altura inicial da altura máxima para determinar a altura saltada em centímetros.

Uma equação foi criada para estimar o pico de potência a partir da distância do *squat jump* [salto vertical partindo da posição de agachamento] e da massa corporal.[74,110] Para reduzir a variação entre indivíduos, recomenda-se o *squat jump*, no qual os indivíduos se colocam em uma posição preparatória com os joelhos flexionados, fazem uma pausa e, então, saltam verticalmente na maior altura possível. O pico de potência pode ser estimado por meio desta equação:

Pico de potência (watts) = (60,7 × altura do salto, cm) + (45,3 × massa corporal, kg) − 2.055

Por exemplo, se um indivíduo de 45 anos de idade com um peso de 70 kg é capaz de saltar 50 cm, o pico de potência pode ser estimado da seguinte maneira:

(60,7 × 50) + (45,3 × 70) − 2.055 = 4.151 watts

A Tabela 6.2 indica que a potência da perna deste homem seria classificada como "muito boa".

Em um estudo com 108 atletas e não-atletas de ambos os sexos em idade universitária, os homens apresentaram uma média de 4.535 watts (desvio padrão: 731) e as mulheres, 3.052 watts (desvio padrão: 588).[110]

COMPREENSÃO DA MEDICINA ESPORTIVA
Em busca do exercício abdominal mais seguro

Exercícios abdominais são utilizados para melhorar a aparência e a postura, desenvolver a força abdominal para o desempenho no esporte (p. ex., na ginástica e na luta livre) e prevenir e tratar dores na região lombar. Uma grande variedade de exercícios abdominais e equipamentos tem sido utilizada para maximizar a força e a resistência da musculatura abdominal. Preocupações, no entanto, foram levantadas quanto à segurança de alguns desses exercícios, em especial no que se refere às forças de compressão sobre a coluna lombar. Como já discutido neste capítulo, os abdominais parciais (também chamados de "abdominais curtos") tornaram-se populares por aparentemente potencializarem a contração dos músculos abdominais sem causar estresse à região inferior das costas.

Pesquisadores da Universidade de Waterloo, em Ontário, Canadá, publicaram uma série de estudos nos quais se tentaram identificar os exercícios mais seguros e eficazes para exercitar os músculos abdominais.[84,111] Doze exercícios abdominais diferentes foram comparados enquanto a ação da musculatura abdominal era medida com um equipamento de eletromiografia (EMG) e a compressão da coluna lombar era medida por meio de equipamentos especializados. Os 12 exercícios são ilustrados na Figura 6.18 e podem ser descritos da seguinte forma:[84]

a. *Abdominal com a perna estendida*. Com os pés apoiados, as pernas estendidas e os braços posicionados de forma que os dedos toquem as orelhas, eleve o tronco até atingir uma posição vertical e, então, retorne à posição inicial.
b. *Abdominal com a perna flexionada*. Semelhante ao abdominal com a perna estendida, exceto pelo fato de os joelhos estarem flexionados em um ângulo de 90°.
c. *Abdominal parcial (com apoio)*. Semelhante ao abdominal com a perna flexionada, exceto pelo fato de os braços estarem estendidos nas laterais do tronco, com as mãos apoiadas no colchonete; as mãos são deslizadas 10 centímetros à frente enquanto a cabeça, os ombros e o tronco são erguidos do colchonete.
d. *Abdominal parcial (sem apoio)*. Semelhante ao (c) exceto pelo fato de os pés não estarem apoiados.
e. *Abdominal com os joelhos elevados e flexionados*. Semelhante ao abdominal parcial, exceto pelo fato de

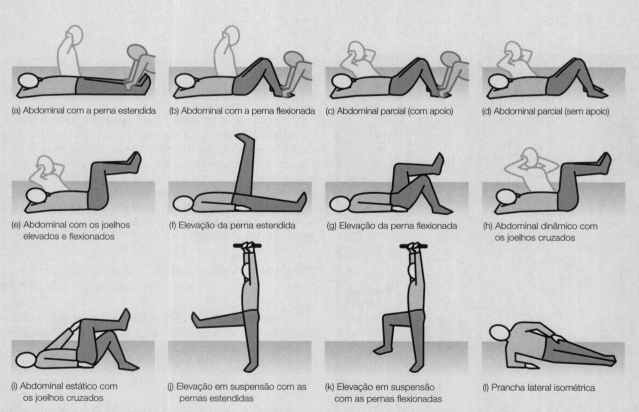

Figura 6.18 Vinte diferentes exercícios abdominais (ver descrição no texto). Fonte: Axler CT, McGill SM. Low back loads over a variety of abdominal exercises: Searching for the safest abdominal challenge. *Med Sci Sports Exerc* 29:804-10, 1997.

(*continua*)

COMPREENSÃO DA MEDICINA ESPORTIVA (continuação)
Em busca do exercício abdominal mais seguro

tanto os joelhos como os quadris estarem flexionados em um ângulo de 90° (com as pernas e os pés paralelos ao solo) e os dedos tocando as orelhas.

f. *Elevação da perna estendida.* Em decúbito dorsal, coloque as mãos sob a região lombar, elevando ambas as pernas até atingir um ângulo de 90° em relação ao colchonete.

g. *Elevação da perna flexionada.* Semelhante à elevação da perna estendida, exceto pelo fato de os joelhos estarem flexionados em um ângulo de 90° e de as pernas serem elevadas até que os quadris atinjam um ângulo de flexão de 90°.

h. *Abdominal dinâmico com os joelhos cruzados.* Semelhante ao abdominal com os joelhos elevados e flexionados, exceto pelo fato de o tronco ser rotacionado a fim de trazer um dos cotovelos na direção do joelho oposto (o contato do cotovelo com o joelho não é recomendado).

i. *Abdominal estático com os joelhos cruzados.* Semelhante ao abdominal dinâmico com os joelhos cruzados, exceto pelo fato de as mãos estarem apoiadas sobre o joelho oposto e, em seguida, pressionadas contra o joelho durante três segundos.

j. *Elevação em suspensão com as pernas estendidas.* Em suspensão, segurando em uma barra fixa, eleve a perna estendida até atingir uma posição horizontal (evite a rotação pélvica).

k. *Elevação em suspensão com as pernas flexionadas.* Semelhante à elevação em suspensão com as pernas estendidas, exceto pelo fato de os joelhos estarem flexionados em um ângulo de 90°.

l. *Prancha lateral isométrica.* Eleve o tronco e as pernas do colchonete, apoiado apenas pelo pé, pelo cotovelo e pelo antebraço direitos.

Os pesquisadores constataram que não houve um único exercício abdominal que melhor envolvesse toda a musculatura abdominal de maneira simultânea, principalmente pelo fato de os músculos retos e oblíquos do abdome possuírem funções distintas.[84] Abdominais sem os pés fixos, com as pernas elevadas ou com a rotação do tronco não aumentaram o nível da atividade abdominal de maneira significativa. Contrariando a crença popular, nenhuma diferença na compressão da coluna lombar ou na utilização dos músculos flexores do quadril (psoas) foi observada ao se comparar o desempenho de abdominais completos realizados com as pernas flexionadas com o de abdominais realizados com as pernas estendidas. Nenhum dos exercícios abdominais completos foi considerado ideal (definido como de alta atividade abdominal e baixa compressão da coluna lombar), embora os abdominais parciais tenham sido os que mais se aproximaram. A Figura 6.19 demonstra que não é possível recomendar apenas um tipo de exercício abdominal para todos os indivíduos. Diversos exercícios são necessários para exercitar toda a região da musculatura abdominal e diferentes exercícios podem melhor atender certos indivíduos com base em seus níveis de condicionamento físico, metas de treinamento, histórico de lesões e outras características pessoais. Muitos destes exercícios não são recomendados por conta do alto grau de efeitos de compressão lombar, incluindo as elevações das pernas estendidas ou flexionadas em decúbito dorsal (f e g), o abdominal estático com os joelhos cruzados (i) e a elevação em suspensão com as pernas flexionadas (k).

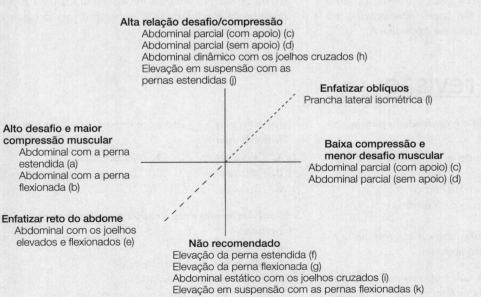

Figura 6.19 Dependendo dos objetivos de condicionamento e das características pessoais, vários exercícios abdominais diferentes são recomendados para treinar todos os músculos abdominais. Fonte: Axler CT, McGill SM. Low back loads over a variety of abdominal exercises: Searching for the safest abdominal challenge. *Med Sci Sports Exerc* 29:804-10, 1997.

RESUMO

1. Este capítulo enfocou os vários testes musculoesqueléticos que são práticos e econômicos em termos de tempo e dinheiro, além de efetivamente relacionados à saúde. Os testes musculoesqueléticos se concentram na flexibilidade da região lombar e na força e na resistência da musculatura do abdome, em razão da grande prevalência de dores lombares. Embora mais pesquisas sejam necessárias, exercícios que possam melhorar o condicionamento musculoesquelético, particularmente da região inferior do tronco, podem algumas vezes auxiliar na reabilitação da dor lombar.

2. Em algum momento de suas vidas, de 60 a 80% de toda a população norte-americana e europeia sentirá uma dor lombar, que pode variar desde uma dor simples e incômoda a uma intensa e prolongada. Há diversos fatores de risco relacionados à dor lombar. A maioria dos casos se deve a uma tensão anormal nos músculos e ligamentos que sustentam a coluna de pessoas com uma musculatura fraca. Quando o corpo está fora de forma, uma musculatura abdominal e vertebral fraca pode não ser capaz de sustentar a coluna de maneira adequada durante determinados tipos de atividades físicas ou de levantamento.

3. A prevenção de dores lombares baseia-se em recomendações de melhora do condicionamento musculoesquelético, perda de peso, evitar o tabagismo, técnicas adequadas de levantamento de objetos, manutenção de uma postura correta, controle do estresse e uso de camas e assentos confortáveis.

4. As recomendações para o tratamento de dores lombares ainda estão sob debate, mas o objetivo principal é que o paciente retorne às atividades normais assim que se sentir seguro. O acamamento geralmente não é necessário e não deve durar mais do que 2 a 4 dias.

5. Os testes musculoesqueléticos descritos neste capítulo são baseados nas baterias de testes apresentadas no Capítulo 3 e nas normas listadas no Apêndice A.

6. O teste de abdominal de um minuto com os joelhos flexionados tem sido tradicionalmente utilizado para avaliar a força e a resistência dos músculos abdominais. Entretanto, sempre existiu, e ainda existe, descontentamento em relação a ele. Embora pesquisas indiquem que os músculos do abdome (flexores da coluna vertebral) sejam ativados durante o abdominal, os músculos flexores do quadril também são envolvidos. O uso destes últimos músculos durante o abdominal pode prejudicar a região lombar, especialmente quando os pés estão apoiados. Flexionar os joelhos parece não evitar este problema. Exercícios em que o tronco é flexionado são úteis para o aumento da força e da resistência dos músculos da região abdominal, tendo sido desenvolvido um novo teste utilizando um movimento de flexão do tronco.

7. A flexão e extensão na barra é utilizada para mensurar a força e a resistência musculares dos braços e do cíngulo do membro superior. Como muitas crianças e adolescentes não conseguem executar a elevação na barra, um teste modificado foi desenvolvido.

8. Flexões e extensões são utilizadas para avaliar a força e a resistência da parte superior do corpo; foram desenvolvidos testes distintos para homens e mulheres.

9. O teste de força de preensão com dinamômetro manual mensura a força estática dos músculos de preensão. No entanto, como a força muscular é específica para cada grupo muscular, recomenda-se que sejam administrados testes suplementares de força.

10. O exercício de supino pode ser usado tanto em um teste de *força* (quantidade máxima de peso que pode ser levantada de uma única vez) como em um teste de *resistência* (número de repetições bem-sucedidas utilizando um peso absoluto).

11. O teste de sentar e alcançar foi criado para mensurar a flexibilidade da região lombar e dos músculos posteriores da perna. No entanto, ele aparenta ser uma melhor medida da flexibilidade dos isquiotibiais do que da região lombar.

Questões de revisão

1. *Qual dos itens a seguir* **não** *é recomendado para a prevenção de dores lombares?*

   A. Erguer objetos flexionando os joelhos em vez da cintura
   B. Receber objetos próximos do corpo
   C. Utilizar um colchão macio para dormir
   D. Evitar o tabagismo
   E. Praticar exercícios regularmente para fortalecer os músculos das costas e do abdome

2. *Evidências clínicas (porém não todos os dados de pesquisas) apontam a ausência de flexibilidade nos isquiotibiais e na região lombar combinada com a fraqueza dos músculos _____ como um importante fator nos casos de dor lombar.*

   A. Cervicais
   B. Peitorais
   C. Da coxa
   D. Abdominais
   E. Da parte superior das costas

3. *Qual das opções a seguir não é um fator de risco de dores lombares?*

   A. Obesidade
   B. Estresse e ansiedade mental
   C. Estilo de vida sedentário
   D. Baixa flexibilidade e força muscular
   E. Dieta com altos níveis de gordura

Capítulo 6 Condicionamento Musculoesquelético **191**

4. **Qual teste é uma mensuração de flexibilidade?**

   A. Abdominais de um minuto
   B. Teste de preensão manual
   C. Teste de supino de 1 RM
   D. Teste de rotação do tronco

5. **_____ é a capacidade dos músculos de aplicar uma força submáxima repetidamente.**

   A. Força muscular
   B. Resistência muscular
   C. Flexibilidade

6. **Qual teste é uma mensuração de força muscular?**

   A. Abdominais de um minuto
   B. Elevações na barra
   C. Teste de supino de 1 RM
   D. Sentar e alcançar
   E. Supino da YMCA

7. **Os músculos do abdome são _____ da coluna vertebral.**

   A. Flexores
   B. Extensores

8. **Qual a porcentagem total de norte-americanos e europeus que irão sofrer de dores lombares em algum momento de suas vidas?**

   A. 10-20
   B. 25-40
   C. 45-60
   D. 60-80
   E. 85-100

9. **Quando os músculos abdominais estão fracos, a pelve pode sofrer uma inclinação para a frente, causando a _____, ou curvatura da região lombar.**

   A. Lordose
   B. Espinha bífida
   C. Espinha dorsal
   D. "Olho de peixe"

10. **Há evidências suficientes de que o treinamento de musculação de alto volume comparado ao treinamento aeróbio está associado a qual dos seguintes benefícios de saúde e condicionamento?**

    A. Melhora do funcionamento físico na terceira idade
    B. Aumento do colesterol HDL
    C. Redução da pressão arterial em repouso
    D. Redução do percentual de gordura corporal
    E. Aumento do $\dot{V}O_{2máx}$

11. **O consumo de oxigênio durante exercícios de musculação vigorosos raramente ultrapassa o limite de ___% da potência aeróbia máxima.**

    A. 20
    B. 33
    C. 60
    D. 80

12. **Muitos dos casos de dor lombar são autolimitantes, de modo que ___% dos pacientes retornam ao trabalho em uma semana.**

    A. 10
    B. 20
    C. 35
    D. 40
    E. 60

13. **O local mais comum de dores lombares é o segmento:**

    A. L4-L5
    B. T1-T2
    C. C1-C2
    D. T11-T12

14. **No Teste Padronizado de Condicionamento Canadense, o teste de força de preensão é conduzido mensurando-se:**

    A. As mãos esquerda e direita, avaliadas separadamente
    B. As mãos esquerda e direita, avaliadas simultaneamente
    C. Apenas a mão direita
    D. Apenas a mão esquerda

15. **As costas de um adulto são formadas por _____ vértebras.**

    A. 15
    B. 24
    C. 28
    D. 32

16. **O teste de supino do YMCA para resistência muscular utiliza uma barra de _____ quilogramas para as mulheres.**

    A. 4,5
    B. 11
    C. 16
    D. 25
    E. 36

17. **A idade de pico para a dor lombar é:**

    A. 15
    B. 25
    C. 40
    D. 65
    E. 80

18. **Um importante método de tratamento da dor lombar segundo a U.S. Agency for Health Care Policy and Research é o(a):**

    A. Acamamento
    B. Acupuntura
    C. Retorno às atividades normais o quanto antes
    D. Exercícios intensos para as costas

19. **O músculo esquelético é o tecido mais abundante do corpo humano, constituindo cerca de 23% do peso corporal das mulheres e ___% do peso corporal dos homens.**

    A. 15
    B. 25
    C. 40
    D. 65
    E. 80

20. **Qual tipo de trabalhador se encontra em um alto risco de ter dores lombares?**

    A. Professor
    B. Motorista de ônibus
    C. Advogado
    D. Bancário
    E. Médico

Respostas

1. C		**11.** C	
2. D		**12.** E	
3. E		**13.** A	
4. D		**14.** A	
5. B		**15.** B	
6. C		**16.** C	
7. A		**17.** C	
8. D		**18.** C	
9. A		**19.** C	
10. A		**20.** B	

REFERÊNCIAS BIBLIOGRÁFICAS

1. Heyward VH. *Advanced Fitness Assessment and Exercise Prescription* (4th ed.). Champaign, IL: Human Kinetics, 2002.

2. Maud PJ, Foster C. *Physiological Assessment of Human Fitness.* Champaign, IL: Human Kinetics, 1995.

3. Davies GJ. *A Compendium of Isokinetics in Clinical Usage and Rehabilitation Techniques.* (4th ed.). Onalaska, Wisconsin: S & S Publishers, 1992.

4. American College of Sports Medicine, Position Stand. The recommended quantity and quality of exercise for developing and maintaining cardiorespiratory and muscular fitness, and flexibility in healthy adults. *Med Sci Sports Exerc* 30:975–991, 1998.

5. Fletcher GF, Balady G, Froelicher VF, Hartley LH, Haskell WL, Pollock ML. Exercise standards: A statement for healthcare professionals from the American Heart Association. *Circulation* 91:580–615, 1995.

6. U.S. Department of Health and Human Services. *Physical Activity and Health: A Report of the Surgeon General.* Atlanta, GA: U.S. Department of Health and Human Services, Centers for Disease Control and Prevention, National Center for Chronic Disease Prevention and Health Promotion, 1996.

7. Pollock ML, Vincent ML. Resistance training for health. *The President's Council on Physical Fitness and Sports Research Digest.* Series 2, No. 8, December 1996.

8. Fleck SJ, Kraemer WJ. *Designing Resistance Training Programs.* Champaign, IL: Human Kinetics Books, 2003.

9. Baechle TR, Earle RW. *Essentials of Strength Training and Conditioning* (2nd ed.). Champaign, IL: Human Kinetics, 2000.

10. Payne N, Gledhill N, Katzmarzyk PT, Jamnik V, Ferguson S. Health implications of musculoskeletal fitness. *Can J Appl Physiol* 25:114–126, 2000.

11. Kohrt WM, Bloomfield SA, Little KD, Nelson ME, Yingling VR, ACSM. American College of Sports Medicine Position Stand: Physical activity and bone health. *Med Sci Sports Exerc* 36:1985–1990, 2004.

12. Brandon LJ, Gaasch D, Boyette L, Lloyd A. Strength training for older adults: Benefits, guidelines, and adherence. *ACSM's Health & Fitness Journal* 4(6):12–16, 2000.

13. Brill PA, Macera CA, Davis DR, Blair SN, Gordon N. Muscular strength and physical function. *Med Sci Sports Exerc* 32:412–416, 2000.

14. Hurley BF, Hagberg JM. Optimizing health in older persons: Aerobic or strength training? *Exerc Sport Sci Rev* 26:61–89, 1998.

15. American College of Sports Medicine, Position Stand. Exercise and physical activity for older adults. *Med Sci Sports Exerc* 30:992–1008, 1998.

16. Borst SE. Interventions for sarcopenia and muscle weakness in older people. *Age Aging* 33:548–555, 2004.

17. Pollock ML, Franklin BA, Balady GJ, Chaitman BL, Fleg JL, Fletcher B, Limacher M, Pina IL, Stein RA, Williams M, Bazzarre T. Resistance exercise in individuals with and without cardiovascular disease: Benefits, rationale, safety, and prescription. An advisory from the Committee on Exercise, Rehabilitation, and Prevention, Council on Clinical Cardiology, American Heart Association. *Circulation* 101:828–833, 2000.

18. Tesch PA. Training for bodybuilding. In Komi PV (ed.). *Strength and Power in Sport: The Encyclopaedia of Sports Medicine.* Oxford: Blackwell Scientific Publications, 1992.

19. Fleck SJ. Cardiovascular response to strength training. In Komi PV (ed.). *Strength and Power in Sport: The Encyclopaedia of Sports Medicine.* Oxford: Blackwell Scientific Publications, 1992.

20. Prabhakaran B, Dowling EA, Branch JD, Swain DP, Leutholtz BC. Effect of 14 weeks of resistance training on lipid profile and body fat percentage in premenopausal women. *Br J Sports Med* 33:190–195, 1999.

21. American College of Sports Medicine. *ACSM's Guidelines for Graded Exercise Testing and Prescription* (7th ed.). Philadelphia: Lippincott Williams & Wilkins, 2005.

22. Alter MJ. *Science of Flexibility* (3rd ed.). Champaign, IL: Human Kinetics, 2004.

23. Witvrouw E, Mahieu N, Danneels L, McNair P. Stretching and injury prevention: An obscure relationship. *Sports Med* 34:443–449, 2004.

24. Worrell T, Perrin D, Gansneder B, Gieck J. Comparison of isokinetic strength and flexibility measures between injured and noninjured athletes. *J Orthop Sports Phys Ther* 13:118–125, 1991.

25. Plowman SA. Physical activity, physical fitness, and low back pain. *Exerc Sport Sci Rev* 20:221–242, 1992.

26. Biering-Sorensen F, Bendix T, Jorgensen K, Manniche C, Nielsen H. Physical activity, fitness and back pain. In Bouchard C, Shephard RJ (eds.). *Exercise, Fitness, and Health: A Consensus of Current Knowledge.* Champaign, IL: Human Kinetics, 1994.

27. Deyo RA, Weinstein JN. Low back pain. *N Engl J Med* 344:363–370, 2001.

28. Agency for Health Care Policy and Research. *Clinical Practice Guideline, Acute Low Back Problems in Adults.* Silver Spring, MD: Publications Clearinghouse, 1994.

29. Guo HR, Tanaka S, Halperin WE, Cameron LL. Back pain prevalence in US industry and estimates of lost workdays. *Am J Public Health* 89:1029–1035, 1999.

30. Park C, Wagener D. Health conditions among the currently employed: United States, 1988. National Center for Health Statistics, (PHS) 93-1412. Washington, DC: Government Printing Office, 1993.

31. Lawrence RC, Helmick CG, Arnett FC, Deyo RA, Felson DT, Giannini EH, Heyse SP, Hirsch R, Hochberg MC, Hunder GG, Liang MH, Pillemer SR, Steen VD, Wolfe F. Estimates of the prevalence of arthritis and selected musculoskeletal disorders in the United States. *Arthritis Rheum* 41:778–799, 1998.

32. U.S. Department of Health and Human Services. *Healthy People 2010* (Conference edition, in two volumes). Washington, DC: January 2000. (http://www.health.gov/healthypeople/ or call 1-800-367-4725.)

33. Jones GT, Macfarlane GJ. Epidemiology of low back pain in children and adolescents. *Arch Dis Child* 90:312–316, 2005.

34. Harreby M, Neergaard K, Hesseisoe G, Kjer J. Are radiologic changes in the thoracic and lumbar spine of adolescents risk factors for low back pain in adults? *Spine* 20:2298–2302, 1995.

35. YMCA of the USA. YMCA *Healthy Back Book.* Champaign, IL: Human Kinetics, 1994.

36. Andersson GB. Epidemiological features of chronic low-back pain. *Lancet* 354:581–585, 1999.

37. Takemasa R, Yamamoto H, Tani T. Trunk muscle strength in and effect of trunk muscle exercises for patients with chronic low back pain. *Spine* 20:2522–2530, 1995.

38. Marras WS. Occupational low back disorder causation and control. *Ergonomics* 43:880–902, 2000.

39. Keyserling WM. Workplace risk factors and occupational musculoskeletal disorders, Part 1: A review of biomechanical and psychophysical research on risk factors associated with low-back pain. *AIHAJ* 61:39–50, 2000.

40. Feuerstein M, Berkowitz SM, Huang GD. Predictors of occupational low back disability: Implications for secondary prevention. *J Occup Environ Med* 41:1024–1031, 1999.

41. Kujala UM, Taimela S, Viljanen T, Jutila H, Viitasalo JT, Videman T, Battie MC. Physical loading and performance as predictors of back pain in healthy adults. A 5-year prospective study. *Eur J Appl Physiol* 73:452–458, 1996.

42. van Poppel MN, Hooftman WE, Koes BW. An update of a systematic review of controlled clinical trials on the primary prevention of back pain at the workplace. *Occup Med* (Lond) 54:345–352, 2004.

43. Toda Y, Segal N, Toda T, Morimoto T, Ogawa R. Lean body mass and body fat distribution in participants with chronic low back pain. *Arch Intern Med* 160:3265–3269, 2000.

44. Dreisinger TE, Nelson B. Management of back pain in athletes. *Sports Med* 21:313–319, 1996.

45. Videman T, Sarna S, Battié MC, Koskinen S, Gill K, Paananen H, Gibbons L. The long-term effects of physical loading and exercise lifestyles on back-related symptoms, disability, and spinal pathology among men. *Spine* 20:699–709, 1995.

46. Bono CM. Low-back pain in athletes. *J Bone Joint Surg Am* 86-A(2):382–396, 2004.

47. Nuwayhid IA, Stewart W, Johnson JV. Work activities and the onset of first-time low back pain among New York City firefighters. *Am J Epidemiol* 137:539–548, 1993.

48. Lee J-H, Ooi Y, Nakamura K. Measurement of muscle strength of the trunk and the lower extremities in subjects with history of low back pain. *Spine* 20:1994–1996, 1995.

49. Salminen JJ, Erkinalo M, Laine M, Pentti J. Low back pain in the young: A prospective three-year follow-up study of subjects with and without low back pain. *Spine* 19:2101–2108, 1994.

50. Ready AE, Boreskie SL, Law SA, Russell R. Fitness and lifestyle parameters fail to predict back injuries in nurses. *Can J Appl Physiol* 18:80–90, 1993.

51. Battié MC, Bigos SJ, Fisher LS, et al. The role of spinal flexibility in back pain complaints within industry. *Spine* 15:768–773, 1990.

52. Leino P, Aro S, Hasan J. Trunk muscle function and low back disorders: A ten-year follow-up study. *J Chron Dis* 40:289–296, 1987.

53. McGill SM. Low back stability: From formal description to issues for performance and rehabilitation. *Exerc Sport Sci Rev* 29:26–31, 2001.

54. Helewa A, Goldsmith CH, Lee P, Smythe HA, Forwell L. Does strengthening the abdominal muscles prevent low back pain—a randomized controlled trial. *J Rheumatol* 26:1808–1815, 1999.

55. Kujala UM, Salminen JJ, Taimela S, et al. Subject characteristics and low back pain in young athletes and nonathletes. *Med Sci Sports Exerc* 24:627–632, 1992.

56. Jackson AW, Morrow JR, Brill P, Kohl HW, Gordon NF, Blair SN. Relations of sit-up and sit-and-reach tests to low back pain in adults. *Orthop Sports Phys Ther* 27:22–26, 1998.

57. Carpenter DM, Nelson BW. Low back strengthening for the prevention and treatment of low back pain. *Med Sci Sports Exerc* 31:18–24, 1999.

58. Rainville J, Hartigan C, Martinez E, Limke J, Jouve C, Finno M. Exercise as a treatment for chronic low back pain. *Spine J* 4:106–115, 2004.

59. Van Tulder M, Malmivaara A, Esmail R, Koes B. Exercise therapy for low back pain: A systematic review within the framework of the Cochrane collaboration back review group. *Spine* 25:2784–2796, 2000.

60. Atlas SJ, Deyo RA. Evaluating and managing acute low back pain in the primary care setting. *J Gen Intern Med* 16:120–131, 2001.

61. Casazza BA, Young JL, Herring SA. The role of exercise in the prevention and management of acute low back pain. *Occup Med* 13:47–60, 1998.

62. Indahl A, Haldorsen EH, Holm S, Reikeras O, Ursin H. Five-year follow-up study of a controlled clinical trial using light mobilization and an informative approach to low back pain. *Spine* 23:2625–2630, 1998.

63. Moffett JK, Torgerson D, Bell-Syer S, Jackson D, Llewelyn-Phillips H, Farrin A, Barber J. Randomized controlled trial of exercise for low back pain: Clinical outcomes, costs, and preferences. *BMJ* 319:279–283, 1999.

64. Manniche C, Hesselsoe G, Bentzen L, Christensen I, Lundberg E. Clinical trial of intensive muscle training for chronic low back pain. *Lancet*, December 24/31:1473–1476, 1988.

65. Manniche C, Asmussen K, Lauritsen B, et al. Intensive dynamic back exercises with or without hyperextension in chronic back pain after surgery for lumbar disc protrusion: A clinical trial. *Spine* 18:587–594, 1993.

66. Risch SV, Norvell NK, Pollock ML, Risch ED, et al. Lumbar strengthening in chronic low back pain patients: Physiologic and psychological benefits. *Spine* 18:232–238, 1993.

67. Kraus H, Raab W. *Hypokinetic Disease*. Springfield, IL: Charles C. Thomas, 1961.

68. Indahl A, Velund L, Reikeraas O. Good prognosis for low back pain when left untampered: A randomized clinical trial. *Spine* 20:473–477, 1995.

69. Lahad A, Malter AD, Berg AO, Deyo RA. The effectiveness of four interventions for the prevention of low back pain. *JAMA* 272:1286–1291, 1994.

70. Malmivaara A, Häkkinen U, Aro T, et al. The treatment of acute low back pain: Bed rest, exercises, or ordinary activity? *N Engl J Med* 332:351–355, 1995.

71. Cherkin DC, Deyo RA, Wheeler K, Ciol MA. Physician views about treating low back pain: The results of a national survey. *Spine* 20:1–10, 1995.

72. Nelson BE, O'Reilly E, Miller M. The clinical effects of intensive, specific exercise on chronic low-back pain: A controlled study of 895 consecutive patients with one year follow-up. *Orthopedics* 18:971–981, 1995.

73. Bayramoglu M, Akman MN, Kilinc S, Cetin N, Yavuz N, Ozker R. Isokinetic measurement of trunk muscle strength in women with chronic low-back pain. *Am J Phys Med Rehabil* 80:650–655, 2001.

74. Canadian Society for Exercise Physiology. *The Canadian Physical Activity, Fitness & Lifestyle Appraisal*. Ottawa, Ontario: Author, 1996; 2nd edition, 1998; 3rd edition, 2003. (www.csep.ca.)

75. Golding, LH. *YMCA Fitness Testing and Assessment Manual* (4th ed.). Champaign, IL: Human Kinetics, 2000.

76. *The Cooper Institute Fitnessgram/Activitygram Test Adminsitration Manual*. Champaign, IL: Human Kinetics, 2004.

77. President's Council on Physical Fitness and Sports. *Get Fit: A Handbook for Youth Ages 6–17*. Washington, DC: President's Council on Physical Fitness and Sports, 2001.

78. Jones MA, Stratton G. Muscle function assessment in children. *Acta Paediatr* 89:753–761, 2000.

79. Sparling PB, Millard-Stafford M, Snow TK. Development of a cadence curl-up test for college students. *Res Q Exerc Sport* 68:309–316, 1997.

80. Diener MH, Golding LA, Diener D. Validity and reliability of a one-minute half sit-up test of abdominal strength and endurance. *Sports Med Train Rehab* 6:105–119, 1995.

81. Robertson LD, Magnusdottir H. Evaluation of criteria associated with abdominal fitness testing. *Res Q Exerc Sport* 58:355–359, 1987.

82. Hall GL, Hetzler RK, Perrin D, Weltman A. Relationship of timed sit-up tests to isokinetic abdominal strength. *Res Q Exerc Sport* 63:80–84, 1992.

83. Faulkner RA, Sprigings EJ, McQuarrie A, Bell RD. A partial curl-up protocol for adults based on an analysis of two procedures. *Can J Sport Sci* 14:135–141, 1989.

84. Axler CT, McGill SM. Low back loads over a variety of abdominal exercises: Searching for the safest abdominal challenge. *Med Sci Sports Exerc* 29:804–810, 1997.

85. Alaranta H, Hurri H, Heliovaara M, Soukka A, Harju R. Nondynamometric trunk performance tests: Reliability and normative data. *Scand J Rehabil Med* 26:211–215, 1994.

86. Johnson BL, Nelson JK. *Practical Measurements for Evaluation in Physical Education*. Minneapolis: Burgess Publishing Co., 1979.

87. Pate RR, Ross JG, Baumgartner TA, Sparks RE. The National Children and Youth Fitness Study II. The modified pull-up test. *JOPERD* November/December, 1987, 71–73.

88. Cotten DJ. An analysis of the NCYFS II modified pull-up test. *Res Q Exerc Sport* 61:272–274, 1990.

89. Pate RR, Burgess ML, Woods JA, Ross JG, Baumgartner T. Validity of field tests of upper body muscular strength. *Res Q Exerc Sport* 64:17–24, 1993.

90. Rutherford WJ, Corbin CB. Validation of criterion-referenced standards for tests of arm and shoulder girdle strength and endurance. *Res Q Exerc Sport* 65:110–119, 1994.

91. Reiff GG, Dixon WR, Jacoby D, Ye GX, Spain CC, Hunsicker PA. The President's Council on Physical Fitness and Sports 1985: National School Population Fitness Survey. HHS-Office of the Assistant Secretary for Health, Research Project 282-82-0086, University of Michigan, 1986.

92. Phillips DA, Hornak JE. *Measurement and Evaluation in Physical Education*. New York: John Wiley & Sons, 1979.

93. Larson LA. International Committee for the Standardization of Physical Fitness Tests. *Fitness, Health, and Work Capacity: International Standards for Assessment*. New York: MacMillian Publishing Co., Inc., 1974.

94. Fiutko R. The comparison study of grip strength in male populations of Kuwait and Poland. *J Sports Med* 27:497–500, 1987.

95. Chatterjee S, Chowdhuri BJ. Comparison of grip strength and isometric endurance between the right and left hands of men and their relationship with age and other physical parameters. *J Hum Ergol* (Tokyo) 20:41–50, 1991.

96. Hughes S, Gibbs J, Dunlop D, Edelman P, Singer R, Change RW. Predictors of decline in manual performance in older adults. *J Am Geriatr Soc* 45:905–910, 1997.

97. Laukkanen P, Heikkinen E, Kauppinen M. Muscle strength and mobility as predictors of survival in 75 84-year-old people. *Age Ageing* 24:468–473, 1995.

98. Johnson MJ, Friedl KE, Frykman PN, Moore RJ. Loss of muscle mass is poorly reflected in grip strength performance in healthy young men. *Med Sci Sports Exerc* 26:235–240, 1994.

99. Brzycki M. Strength testing: Predicting a one-rep max from reps-to-fatigue. *JOPERD* January 1993, 88–90.

100. Hein V, Jurimae T. Measurement and evaluation of trunk forward flexibility. *Sports Med Train Rehab* 7:1–6, 1996.

101. Jackson AW, Baker AA. The relationship of the sit and reach test to criterion measures of hamstring and back flexibility in young females. *Res Q Exerc Sport* 57:183–186, 1986.

102. Jackson AW, Langford NJ. The criterion-related validity of the sit and reach test: Replication and extension of previous findings. *Res Q Exerc Sport* 60:384–387, 1989.

103. Magnusson SP, Simonsen EB, Aagaard P, Boesen J, Johannsen F, Kjaer M. Determinants of musculoskeletal flexibility: Viscoelastic properties, cross-sectional area, EMG and stretch tolerance. *Scand J Med Sci Sports* 7:195–202, 1997.

104. Minkler S, Patterson P. The validity of the modified sit-and-reach test in college-age students. *Res Q Exerc Sport* 65:189–192, 1994.

105. Patterson P, Wiksten DL, Ray L, Flanders C, Sanphy D. The validity and reliability of the back saver sit-and-reach test in middle school girls and boys. *Res Q Exerc Sport* 67:448–451, 1996.

106. Hui SSC, Yuen PY. Validity of the modified back-saver sit-and-reach test: A comparison with other protocols. *Med Sci Sports Exerc* 32:1655–1659, 2000.

107. Hoeger WWK, Hoeger SA. *Principles and Labs for Fitness and Wellness*. Belmont, CA: Wadsworth/Thompson Learning, 2004.

108. Shephard RJ, Berridge M, Montelpare W. On the generality of the "sit and reach" test: An analysis of flexibility data for an aging population. *Res Q Exerc Sport* 61:326–330, 1990.

109. Kujala UM, Viljanen T, Taimela S, Viitasalo JT. Physical activity, V·O2max, and jumping height in an urban population. *Med Sci Sports Exerc* 26:889–895, 1994.

110. Sayers SP, Harackiewicz DV, Harman EA, Frykman PN, Rosenstein MT. Cross-validation of three jump power equations. *Med Sci Sports Exerc* 31:572–577, 1999.

111. McGill SM. The mechanics of torso flexion: Sit-ups and standing dynamic flexion maneuvers. *Clin Biochem* 10:184–192, 1995.

ATIVIDADE DE CONDICIONAMENTO FÍSICO 6.1

Avaliação da postura

Uma boa postura depende de tônus e equilíbrio musculares adequados por todo o corpo, além de articulações flexíveis e, ao mesmo tempo, robustas. Há uma série de práticas e hábitos posturais inadequados ao se permanecer em pé, sentado, caminhando e trabalhando que, se forem tratados de maneira indulgente ao longo dos anos, causarão tensão e alterações nos músculos posturais. Alguns músculos perderão seu tônus, enquanto outros se tornarão atrofiados e rígidos. Isso resulta em um mau alinhamento dos segmentos corporais. Hábitos e práticas que ocasionam a má postura incluem ficar em pé ou sentar-se com as costas curvadas ou os ombros caídos, dormir em um colchão mole, horas de sono insuficientes, fadiga crônica, fraqueza e rigidez muscular geral causadas pela falta de exercícios de alongamento e fortalecimento, excesso de peso corporal, uso de sapatos projetados de maneira inadequada e uma atitude mental negativa (p. ex., falta de autoconfiança). Ver na Figura 6.20 um exemplo de uma boa postura em pé.

Utilize a Figura 6.21 para avaliar sua postura. Siga estes passos:

- Vista-se com trajes de banhos e prenda o cabelo (quando longo) ou afaste-o das orelhas.
- Inspire profundamente e expire diversas vezes para se sentir relaxado antes de ter sua postura avaliada.
- Fique em pé na frente de um espelho. Não fique rígido ou relaxado demais. Com a ajuda de um amigo, classifique a sua postura utilizando a Figura 6.21. Use as normas de postura apresentadas na tabela a seguir.

Normas de postura	Pontos
Postura perfeita	80
Postura adequada	65-79
Postura razoável	35-64*
Postura incorreta	Menos que 35*

*Fortaleça a musculatura do abdome e das costas e trabalhe a flexibilidade do pescoço e do quadril.

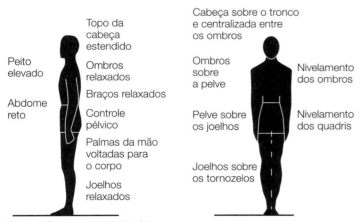

Figura 6.20 Boa postura é o alinhamento e o equilíbrio adequados dos vários segmentos do corpo; a cabeça em equilíbrio sobre os ombros e o tronco, o tronco em equilíbrio sobre as coxas e as coxas em equilíbrio sobre os joelhos, que, por sua vez, estão em equilíbrio sobre os pés.

Nome:	Pontos			Avaliação da postura
	Inadequada – 0	Razoável – 5	Boa – 10	
Cabeça Esquerda Direita	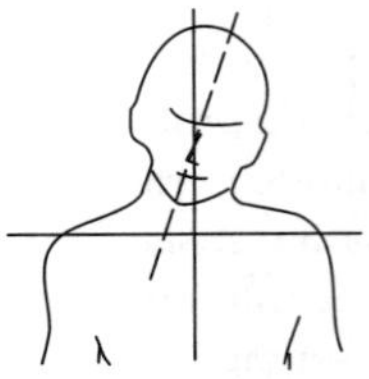	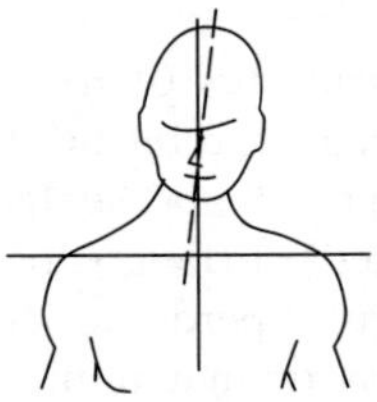	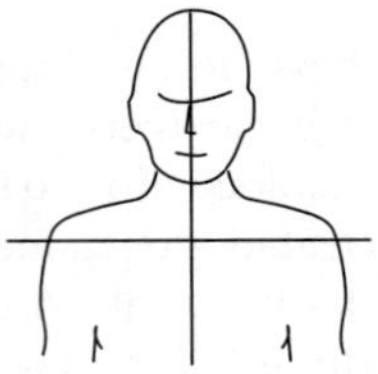	
Ombros Esquerda Direita	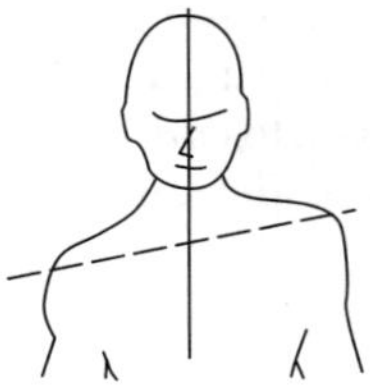	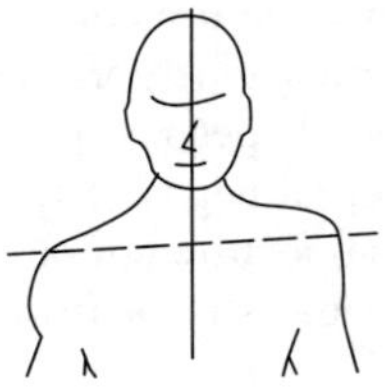	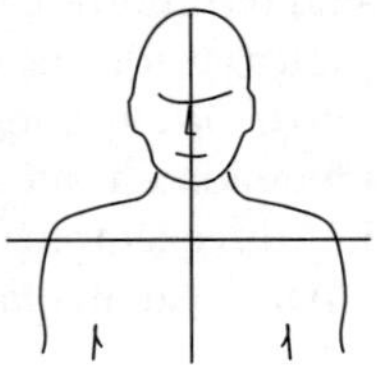	
Quadris Esquerda Direita	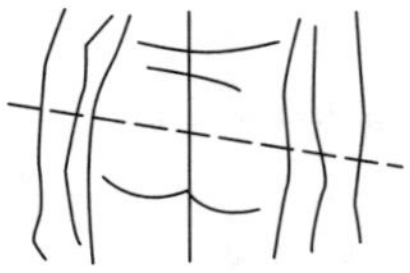	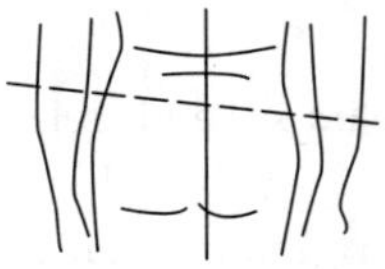	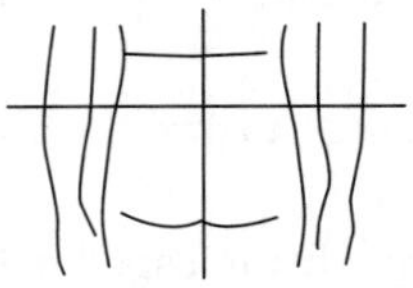	
Tornozelos	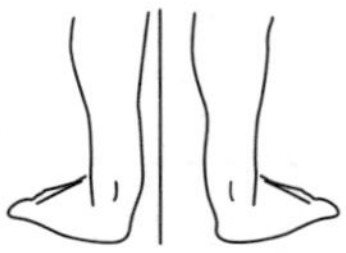	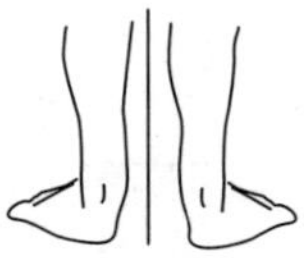	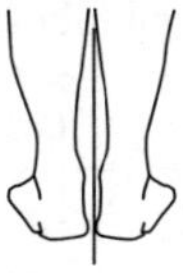	
Pescoço	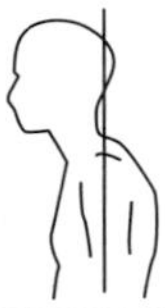	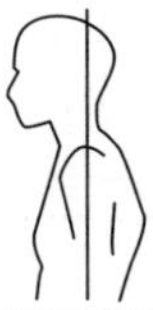	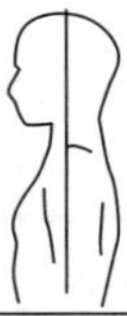	
Cifose	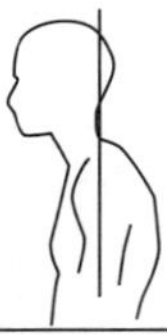	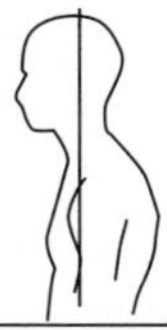	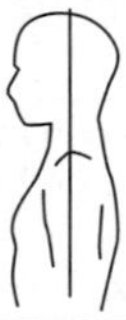	
Abdome	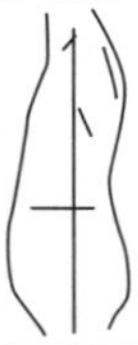	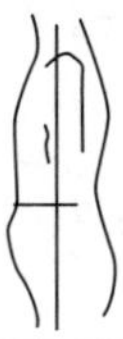	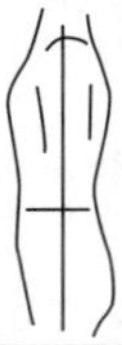	
Lordose	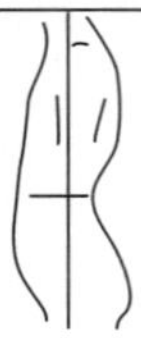	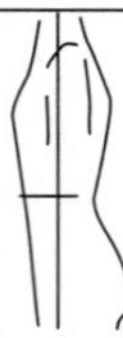	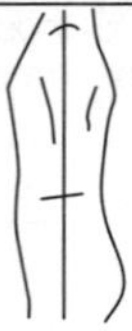	
			Escore total	

Figura 6.21 Prancha para classificar sua postura.

ATIVIDADE DE CONDICIONAMENTO FÍSICO 6.2

Avaliação do condicionamento muscular

Com o auxílio de seu instrutor, faça cada um dos testes de condicionamento muscular relacionados abaixo. Após realizá-los, registre seu escore e, então, utilize as normas na Tabela 6.3 para classificar seus resultados.

Teste de condicionamento	Seu escore	Classificação
Abdominais de 1 minuto		
Abdominais parciais		
Flexões e extensões na barra		
Mergulhos em barras paralelas		
Flexões e extensões no solo		
Força de preensão (direita e esquerda) (kg)		
Teste de supino de 1 RM (proporção do peso)		
Salto vertical (kg.m/segundo)		
Teste de sentar e alcançar (cm, linha do pé em 0)		
Teste de flexibilidade do ombro (cm, média dos lados direito e esquerdo)		
Teste de rotação do tronco (cm, média dos lados direito e esquerdo)		

TABELA 6.3 Normas para testes de flexibilidade, força e resistência musculares, estudantes universitários*

Teste de condicionamento	Sexo	Inadequado	Abaixo da média	Média	Acima da média	Excelente
Abdominais de 1 minuto	Homens	< 33	33-37	38-41	42-47	> 47
	Mulheres	< 27	27-31	32-25	36-41	> 41
Abdominais parciais	Homens	< 16	16-20	21-22	23-24	25
	Mulheres	< 16	16-20	21-22	23-24	25
Flexão e extensão na barra	Homens	< 5	5-7	8-11	12-14	> 14
	Mulheres	< 0	< 0	< 0	1	> 1
Mergulhos em barras paralelas	Homens	< 4	4-8	9-13	14-20	> 20
Flexão e extensão no solo	Homens	< 18	18-22	23-28	29-38	> 38
	Mulheres	< 17	12-17	18-24	24-32	> 32
Força de preensão (direita e esquerda) (kg)	Homens	< 84	84–94	95–102	103–112	> 112
	Mulheres	< 54	54–58	59–63	64–70	> 70
Teste de supino de 1 RM (proporção do peso)	Homens	< 0,77	0,77-0,89	0,90-1,06	1,07-1,19	> 1,19
	Mulheres	< 0,42	0,42-0,53	0,54-0,58	0,59-0,65	> 0,65
Salto vertical (kg.m/segundos)	Homens	< 61	61-72	73-87	88-103	> 103
	Mulheres	< 51	51-57	58-66	67-73	> 73
Teste de sentar e alcançar (cm, linha do pé em 0)	Homens & mulheres	< –7,5	–7,5 a –0,75	0-9,5	10-17,25	≥ 17,25
Teste de flexibilidade do ombro (cm, média dos lados direito e esquerdo)	Homens & mulheres	< –2,5	–2,5 a –0,75	0-4,5	5-12	≥ 12,75
Teste de rotação do tronco (cm, média dos lados direito e esquerdo)	Homens & mulheres	< 33	33-40	40,75-47,75	48,25-55,25	≥ 56

*Consulte no capítulo a explicação dos procedimentos de testes.
Fontes: Adaptado a partir das normas do Apêndice A deste livro e destas referências.[74-77,86,107]

parte

III

Preparação do Condicionamento Físico

capítulo 7

Efeitos Crônicos e Agudos do Exercício

No processo de treinamento, a ventilação, como é denominada, consiste basicamente em um aumento gradual da capacidade do coração (...). O aumento no tamanho do coração dos atletas pode ocorrer porque eles utilizam seus músculos de maneira prolongada, mas nenhum homem se torna um grande corredor ou remador sem que naturalmente possua um coração dotado de capacidade ou, então, de um grande tamanho.

— W. Osler, M.D., 1892[1]

Você está lendo este livro quando, de repente, percebe uma fumaça preta saindo do prédio em que fica o apartamento do seu amigo, a mais de um quilômetro de distância. Se você fosse correr até lá para prestar socorro, notaria diversas alterações imediatas no funcionamento do seu corpo.

Sua frequência respiratória aceleraria à medida que você aumentasse a quantidade de ar a cada respiração, fornecendo mais oxigênio vital para o seu corpo. Você poderia notar seu coração batendo mais rapidamente, pois ele estaria bombeando mais sangue para os músculos ativos das pernas. Se seu ritmo estivesse rápido demais, você poderia ter uma sensação de queimação nas pernas conforme aumentasse a concentração de ácido lático. Estas mudanças repentinas e temporárias no funcionamento do corpo são denominadas *respostas agudas ao exercício* e desaparecem pouco tempo após o término do período de exercício.

Por outro lado, se você corresse de 2 a 3 quilômetros em um ritmo rápido todos os dias, após algumas semanas, seria capaz de perceber certas mudanças na maneira como seu corpo funcionou tanto durante o descanso como durante o exercício. Você notaria que seu coração bate de maneira mais lenta tanto quando você está sentado estudando como durante sua corrida. A quantidade de ar que você inspira durante cada quilômetro de sua corrida seria reduzida e é possível que a sensação de queimação em suas pernas diminuísse. Essas alterações persistentes na estrutura e no funcionamento de seu corpo resultantes do treinamento regular são denominadas *adaptações crônicas ao exercício*, mudanças que possibilitam ao corpo responder mais facilmente ao exercício.

Este capítulo inclui uma breve descrição dos efeitos agudos e crônicos do exercício. Apenas o material mais importante e básico é abordado. Para uma discussão mais aprofundada sobre fisiologia do exercício, recomenda-se ao leitor os excelentes livros disponíveis sobre este assunto.[2-9] Além disso, o Apêndice C apresenta diagramas dos vários sistemas do corpo e o Capítulo 9, uma discussão sobre metabolismo energético.

RESPOSTAS FISIOLÓGICAS AGUDAS AO EXERCÍCIO

As respostas agudas ao exercício são influenciadas por uma série de fatores, como nível de treinamento ou condicionamento do participante, temperatura e umidade ambiente, hora do dia, suficiência de sono, alimentação, consumo de café, ingestão de álcool, tabagismo, ciclo menstrual e ansiedade geral.[7-10] Por exemplo, uma pessoa que está ansiosa no teste de esteira poderá apresentar frequências cardíacas mais altas do que o normal durante o primeiro e o segundo estágios. Indivíduos condicionados normalmente apresentam respostas agudas mais baixas a certos níveis de exercício do que aqueles não condicionados. Estes fatores devem ser considerados ao se interpretar a discussão a seguir sobre os efeitos agudos.

Aumento da frequência cardíaca

A Figura 7.1 resume vários pontos importantes relativos à maneira como a frequência cardíaca responde ao aumento nos níveis de exercício, como, por exemplo, durante um teste de esforço progressivo em esteira (p. ex., o protocolo de Bruce).

- As frequências cardíacas pré-exercício podem ser elevadas em razão da *resposta antecipatória*. Em um

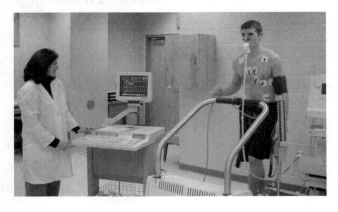
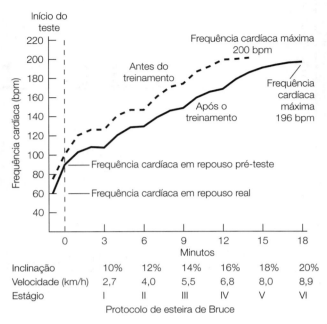

Figura 7.1 Resultados do teste de esforço progressivo de um indivíduo de 20 anos de idade antes e depois do treinamento. É possível notar que sua frequência cardíaca pré-teste é bem mais elevada do que sua verdadeira frequência cardíaca em repouso. A frequência cardíaca de exercício aumenta de forma linear com os aumentos da carga de trabalho até que seja alcançada a frequência cardíaca máxima, quando então se estabiliza.

estudo conduzido por Nieman com aproximadamente mil estudantes universitários (dados ainda não publicados), foi mensurada a frequência cardíaca em repouso dos estudantes em seus quartos, assim que eles acordavam, em três manhãs consecutivas e, em seguida, era feita a média de cada um deles. A média da frequência cardíaca em repouso de todos os estudantes foi de 67 batimentos por minuto (bpm). No entanto, quando sentados diante de uma esteira, antes de um teste de esforço progressivo, a média da frequência cardíaca em "repouso" desses mesmos estudantes foi de 95. (Esse aumento pré-exercício é mediado pela liberação do neurotransmissor noradrenalina, proveniente do sistema nervoso simpático, e do hormônio adrenalina, oriundo da glândula suprarrenal.)

- Durante o teste de esforço progressivo, a frequência cardíaca irá aumentar em uma proporção direta à intensidade do exercício. Em outras palavras, a frequência cardíaca aumenta de maneira linear ao aumento da carga de trabalho.
- Na exaustão, o aumento da frequência cardíaca se horizontaliza. Isto se denomina frequência cardíaca máxima. Quando o aumento da frequência cardíaca é mínimo ou inexistente após uma mudança de estágio durante o teste de esforço progressivo, isto é um indício significativo de que a frequência cardíaca máxima foi atingida.

A média da frequência cardíaca máxima equivale a 220 menos a idade do indivíduo (em anos). Esta equação, porém, é a média observada em grandes grupos de pessoas. Pessoas de uma determinada idade apresentam uma grande variação, com um desvio padrão de ± 10 a 12 bpm. Em outras palavras, a média da frequência cardíaca máxima de uma pessoa de 20 anos é de 220 – 20, ou 200 bpm. Entretanto, dois terços dos indivíduos nesta faixa etária variam entre 190 e 210 bpm e 95% variam entre 180 e 220 bpm (ver uma discussão mais detalhada a esse respeito no Cap. 8).

- Em níveis submáximos de exercício, quando a carga de trabalho se mantém estável, a frequência cardíaca aumentará durante 1 a 3 minutos e, então, irá estabilizar-se. Quanto maior a dificuldade da carga submáxima, mais tempo a frequência cardíaca irá levar para se estabilizar. Na Figura 7.1, por exemplo, pode-se observar que, nos estágios 1 e 2, a frequência cardíaca atinge um platô de maneira relativamente rápida, ao passo que no estágio 5, que representa maior dificuldade, há poucos indícios de um platô mesmo depois de 3 minutos.

Aumento do volume sistólico

Volume sistólico é a quantidade de sangue bombeada pelo coração a cada batimento cardíaco.[7] O volume sistólico é regulado por diversos fatores, incluindo a quantidade de sangue venoso que é devolvida para o coração, a capacidade de dilatação do ventrículo, a força de contração do músculo cardíaco, a pressão arterial e a estimulação nervosa simpática. A Figura 7.2 apresenta um resumo de vários pontos importantes a respeito da alteração no volume sistólico na passagem do repouso à exaustão causada pelo exercício.

- A alteração no volume sistólico durante o teste de esforço progressivo não segue o padrão de mudanças da frequência cardíaca. Em vez de aumentar linearmente com o aumento nas cargas de trabalho, o volume sistólico aumenta de maneira mais significativa apenas com cargas de 40 a 60% do $\dot{V}O_{2máx}$. Em intensidades maiores que essa, os aumentos na carga produzem apenas pequenos aumentos no volume sistólico.[2,7,8] Atletas altamente treinados parecem ser capazes de aumentar seus volumes sistólicos após ultrapassar 40 a 60% do $\dot{V}O_{2máx}$ em níveis um pouco maiores do que indivíduos não treinados.

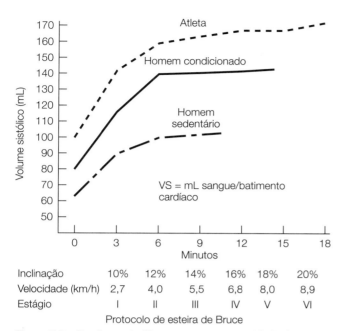

Figura 7.2 O volume sistólico representa a quantidade de sangue bombeado por batimento cardíaco. Em vez de se elevar linearmente ao aumento da carga de trabalho, o volume sistólico aumenta de maneira significativa com cargas de até 40 a 60% do $\dot{V}O_{2máx}$. Poucas alterações ocorrem em níveis a partir deste, mesmo com o aumento da carga de trabalho.

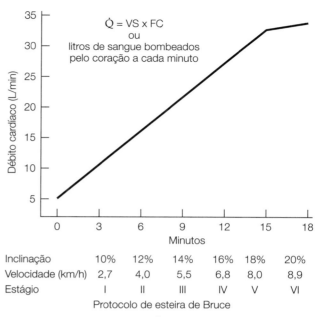

Figura 7.3 O débito cardíaco ($\dot{Q}$) segue um padrão semelhante ao da frequência cardíaca sendo elevado de forma linear de acordo com os aumentos da carga de trabalho e se estabilizando ligeiramente na exaustão do exercício.

- Os valores relativos ao volume sistólico em repouso para pessoas sedentárias variam entre 60 e 70 mL de sangue por batimento cardíaco. Indivíduos altamente treinados podem apresentar valores de volume sistólico em repouso de até 100 a 120 mL.[7,8] Volumes sistólicos máximos e submáximos também são significativamente mais altos entre pessoas condicionadas do que em sedentários. Corredores de elite tiveram seus volumes sistólicos mensurados em até 200 mL por batimento cardíaco.[7]

- Ao se passar de uma posição deitada para uma posição em pé, ocorre uma queda imediata no volume sistólico, causada pela influência da gravidade, e um subsequente aumento da frequência cardíaca, a fim de manter o fluxo sanguíneo para fora do coração (i. e., o débito cardíaco, que equivale ao volume sistólico multiplicado pela frequência cardíaca). Quando o exercício é realizado em uma posição horizontal (como na natação), o volume sistólico é maior e a frequência cardíaca é menor do que quando o mesmo nível de exercício é executado em posição ereta (como na corrida). Portanto, a frequência cardíaca durante exercícios como a natação será mais baixa para uma dada porcentagem de $\dot{V}O_{2máx}$ do que na corrida. As frequências cardíacas em treinamentos com exercícios deverão, assim, ser ajustadas para baixo em cerca de 10 a 15 bpm quando o exercício for praticado em uma posição horizontal.[10]

Aumento do débito cardíaco

O *débito cardíaco* (também denominado "$\dot{Q}$" por fisiologistas do exercício) equivale ao volume sistólico (VS) multiplicado pela frequência cardíaca (FC) ($\dot{Q}$ = VS × FC). Em outras palavras, o débito cardíaco representa a quantidade de sangue bombeada pelo coração por minuto. Em repouso, a média do débito cardíaco é de cerca de 5 litros por minuto (L/min); essa média pode subir para 20 a 40 L/min durante o exercício máximo, dependendo do nível de condicionamento e da estrutura do indivíduo (ver Fig. 7.3).[7,8]

A Figura 7.3 demonstra que:

- O débito cardíaco aumenta de maneira linear com o aumento da carga de trabalho e se estabiliza brevemente na exaustão durante o exercício.

- Nos estágios iniciais do exercício, o aumento do débito cardíaco se deve tanto ao aumento da frequência cardíaca como ao aumento do volume sistólico. No exercício em pé, quando a intensidade atinge 40 a 60% do $\dot{V}O_{2máx}$, qualquer novo aumento do débito cardíaco se dá principalmente em razão de um aumento da frequência cardíaca.

Aumento da diferença arteriovenosa de oxigênio

A *diferença arteriovenosa de oxigênio* (a – $\bar{v}O_2$) é a diferença entre a quantidade de oxigênio transportada no sangue arterial e a quantidade de sangue venoso misturado. Assim, o a – $\bar{v}O_2$ reflete a quantidade de oxigênio extraída pelos tecidos do corpo.[7]

- Em repouso, o conteúdo de oxigênio do sangue arterial é de cerca de 20 mL de oxigênio por 100 mL de sangue, ao passo que o conteúdo de oxigênio do sangue venoso misturado é de 14 mL/100 mL de sangue. Logo, o a – $\bar{v}O_2$ de repouso é de 6 mL/100 mL de sangue.

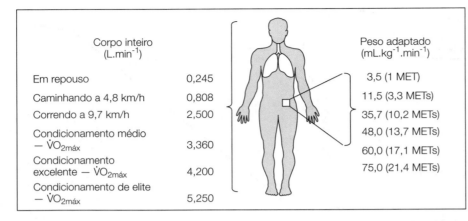

Figura 7.4 O consumo de oxigênio ($\dot{V}O_2$) pode ser expresso em unidades de L.min^{-1}, para o corpo inteiro, ou em unidades de mL.kg^{-1}.min^{-1}, para representar o consumo de oxigênio por cada quilograma de peso corporal. O exemplo mostra o consumo de oxigênio de um homem de 70 kg (25 anos de idade).

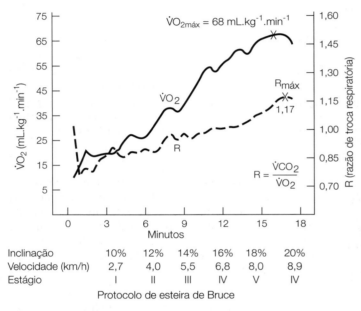

Figura 7.5 Com o aumento da carga de trabalho, o consumo de oxigênio aumenta até o ultimo estágio do exercício. Neste ponto, o $\dot{V}O_2$ se estabiliza e é denominado $\dot{V}O_{2máx}$.

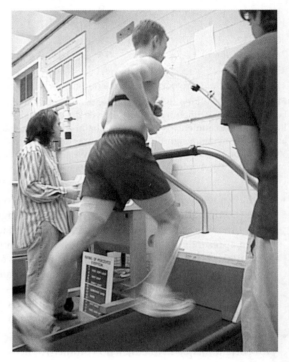

- Durante exercícios muito intensos, pode haver uma queda no oxigênio venoso de 2 a 4 mL/100 mL de sangue. Logo, o a – vO_2 pode sofrer um aumento de quase três vezes até 16 a 18 mL/100 mL de sangue.

Aumento do $\dot{V}O_2$

O consumo máximo de oxigênio ($\dot{V}O_{2máx}$) pode ser definido como a "taxa máxima na qual o oxigênio pode ser captado, distribuído e utilizado pelo organismo durante a execução de um exercício que utilize uma grande massa muscular".[8] Em outras palavras, o $\dot{V}O_{2máx}$ é a maior taxa de consumo de oxigênio atingível durante exercício máximo ou de exaustão. O $\dot{V}O_{2máx}$ é normalmente expresso em mililitros de oxigênio consumido por quilograma de peso corporal por minuto (mL.kg^{-1}.min^{-1}). Ao se considerar o peso corporal, pode-se comparar o $\dot{V}O_{2máx}$ de pessoas de tamanhos variados e diferentes ambientes. O $\dot{V}O_{2máx}$ também pode ser expresso em litros por minuto, representando o consumo de oxigênio do corpo todo (ver Fig. 7.4).

Durante o esforço progressivo, o tecido muscular ativo precisa de quantidades cada vez maiores de oxigênio para queimar os carboidratos e gorduras necessários para a produção de energia. Para cada litro de oxigênio consumido pelo corpo durante o exercício, são produzidas aproximadamente 5 quilocalorias de energia. As Figuras 7.5 a 7.7 demonstram que:[2,7]

- Com o aumento da carga de trabalho, o consumo de oxigênio aumenta até o ultimo estágio do exercício. Neste ponto, o $\dot{V}O_2$ alcança um platô, que é chamado de $\dot{V}O_{2máx}$. Se a pessoa testada tiver a intenção de atingir seu limite, uma pequena redução no $\dot{V}O_2$ pode ser observada momentos antes da exaustão (como demonstrado na Fig. 7.5). Muitas pessoas, porém, não atingem um verdadeiro platô e, por esta razão, alguns fisiologistas preferem o termo "$\dot{V}O_2$ pico". Os valores de $\dot{V}O_{2máx}$ são muito influenciados por fatores como estrutura, idade, hereditariedade, sexo e nível de condicionamento (ver próxima seção).

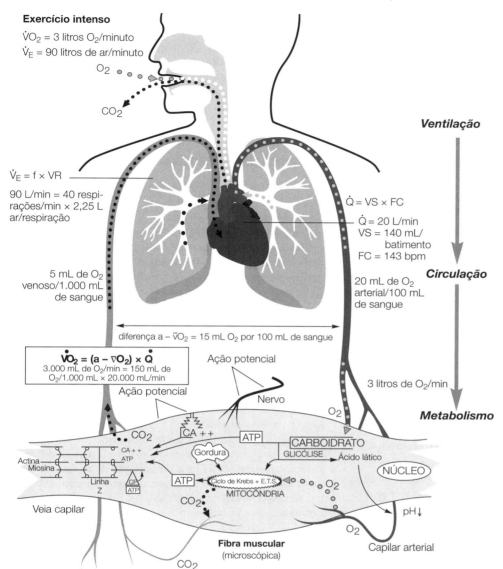

Figura 7.6 Um resumo dos efeitos agudos do exercício. O corpo coordena a ventilação, a circulação e o metabolismo para atender às demandas do exercício. Se o débito cardíaco e o $a - \bar{v}O_2$ são conhecidos, o consumo de oxigênio pode ser calculado utilizando-se a fórmula $\dot{V}O_2 = \dot{Q} \times a - \bar{v}O_2$.

- A Figura 7.6 demonstra que, se o débito cardíaco e a diferença $a - \bar{v}O_2$ são conhecidos, o consumo de oxigênio pode ser calculado por meio da fórmula $\dot{V}O_2 = \dot{Q} \times a - \bar{v}O_2$. Em outras palavras, se a mensuração da mistura entre os sangues arterial e venoso mostrar que, para cada litro de sangue que passa pelos tecidos, 150 mL de oxigênio estão sendo consumidos e que 20 litros de sangue/minuto estão atravessando estes tecidos, o consumo de oxigênio é facilmente determinado multiplicando-se 150 mL $O_2.L^{-1}$ por 20 $L.min^{-1}$, que equivale a 3.000 mL $O_2.min^{-1}$.

- O *débito de oxigênio* refere-se ao volume de oxigênio consumido durante o período de recuperação após o exercício além do volume normalmente consumido em repouso (ver Fig. 7.7). Esse débito compensa o *déficit de oxigênio* estabelecido durante os minutos iniciais do treino em virtude da adaptação do corpo ao exercício, e outros fatores metabólicos que se desenvolvem durante o exercício propriamente dito.

Por exemplo, se um indivíduo começasse a correr em um ritmo de 4,35 minutos por quilômetro, seriam exigidos imediatamente cerca de 3,46 litros de oxigênio por minuto. No entanto, como o corpo humano leva em torno de 2 a 3 minutos para se adaptar a essa carga de trabalho, seriam utilizadas as fontes anaeróbias de trifosfato de adenosina (ATP) (ATP armazenada e glicólise), desenvolvendo um déficit de oxigênio. Durante a recuperação, o indivíduo respiraria com mais dificuldade do que em repouso para ajudar a reparar esse déficit e permitir que os sistemas do corpo voltem a se normalizar.

Aumento da PA sistólica sem alteração da PA diastólica

A resposta da pressão arterial (PA) durante o exercício foi revisada no Capítulo 4, com ênfase na mensuração adequada (ver Fig. 4.4). Entre os conceitos fundamentais estão:[7]

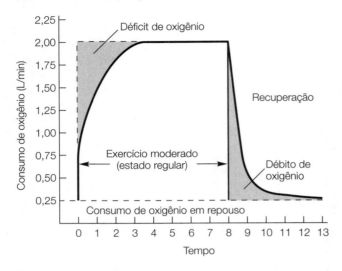

Figura 7.7 O *débito de oxigênio* refere-se ao volume de oxigênio consumido durante o período de recuperação após o exercício que é superior ao volume normalmente consumido em repouso.

- A pressão arterial sistólica aumenta de maneira diretamente proporcional ao aumento da intensidade do exercício aeróbio, com valores de repouso de 120 mmHg, muitas vezes atingindo até 200 mmHg ou mais durante a exaustão.
- A pressão arterial diastólica apresenta alterações mínimas ou inexistentes durante o exercício aeróbio.
- O aumento na pressão arterial sistólica induzido pelo exercício está relacionado ao aumento do débito cardíaco. O aumento na pressão arterial seria muito maior se não fosse pelo fato de os vasos sanguíneos arteriais nos músculos ativos se dilatarem, reduzindo a resistência periférica. A resistência periférica total é a soma de todas as forças opostas ao fluxo de sangue no sistema de vasos sanguíneos do corpo. Durante o exercício, há uma redução da resistência periférica total, pois os vasos sanguíneos dos músculos ativos se dilatam.
- O exercício de ergometria de braços aumenta as pressões sistólica e diastólica 15% mais do que a ergometria de pernas. Isso provavelmente ocorre em função da menor massa muscular nos braços, que oferece maior resistência ao fluxo sanguíneo do que os músculos maiores das pernas.
- O levantamento de peso e as contrações isométricas causam grandes aumentos tanto na pressão sistólica como na pressão diastólica. Isto é abordado com mais detalhes no Capítulo 8.
- Alguns pesquisadores preferem relatar a *pressão arterial média*. Ela representa a média da pressão exercida pelo sangue contra as paredes internas das artérias. Uma estimativa da pressão arterial média é obtida por meio da seguinte equação:[8]

Pressão arterial média
= 1/3 (pressão sistólica — pressão diastólica)
+ pressão diastólica

Por exemplo, se durante o estágio 3 do teste de esteira de Bruce a pressão arterial sistólica é de 150 mmHg e a pressão arterial diastólica é de 80 mmHg, logo, a pressão arterial média equivale a um terço da diferença entre as pressões sistólica e diastólica (0,33 × 70 mmHg), ou 23 mmHg, mais a pressão arterial diastólica (23 + 80), ou 103 mmHg. A pressão arterial média de exercício é de cerca de 130 mmHg.[8]

Aumento da ventilação minuto

A *ventilação minuto* é o volume de ar inspirado pelo corpo a cada minuto. Ela é geralmente determinada mensurando-se o volume de ar expirado ($\dot{V}_E$) e, em seguida, corrigindo esse valor pela *BTPS*, o volume de ar na temperatura e na pressão do corpo e 100% de saturação com vapor de água (como no pulmão humano). A ventilação minuto equivale ao volume corrente (VC) multiplicado pela frequência (f) de respirações. Em repouso, o *volume corrente* é, em geral, de 0,5 litro de ar por respiração e a *frequência* é de cerca de 12 respirações por minuto, resultando em uma ventilação minuto de 6 litros de ar por minuto.[7,8]

A Figura 7.8 apresenta os vários termos utilizados por fisiologistas respiratórios e do exercício ao relatarem descobertas clínicas e de pesquisas. O VC é a quantidade de ar inspirado ou expirado do pulmão em repouso. Ele geralmente varia entre 0,4 e 1,0 litro de ar por respiração. O *volume de reserva inspiratório* (VRI) é a quantidade de ar que pode ser inspirado pelos pulmões ao final de um volume corrente inspirado em repouso (2,5 a 3,5 litros). O *volume de reserva expiratório* (VRE) é a quantidade de ar que pode ser expirado dos pulmões após um volume corrente expirado em repouso. *Volume residual* (VR) é a quantidade de ar que permanece nos pulmões após o volume de reserva expiratório (1 a 2 litros). A *capacidade residual funcional* (CRF) é a combinação do volume de reserva expiratório com o volume residual. A *capacidade vital forçada* (CVF) é a quantidade total de ar que pode ser inspirada pelos pulmões ao final do volume residual (geralmente 3 a 4 litros para mulheres, 4 a 5 litros para homens). A *capacidade pulmonar total* (CPT) representa a quantidade total de ar nos pulmões.

A Figura 7.9 resume as alterações na ventilação minuto durante testes de esforço progressivo.[3,7,8]

- Durante o esforço progressivo, a ventilação minuto aumenta em um padrão curvilíneo a partir de um valor em repouso de 6 L.min⁻¹ até 60 a 120 L.min⁻¹ nas mulheres e 100 a 200 L.min⁻¹ nos homens, dependendo da estrutura e do nível de condicionamento. Abaixo de 50% do $\dot{V}O_{2máx}$, a ventilação minuto aumenta linearmente com o aumento da carga de trabalho. Em intensidades mais altas, porém, a relação é curvilínea, com o aumento da ventilação sendo altamente relacionado à carga de trabalho.
- O detalhe na Figura 7.9 demonstra que, em intensidades mais altas, um aumento na ventilação minuto é produzido principalmente pelo aumento das frequências respiratórias. O volume corrente tende a se estabilizar em intensidades mais altas.

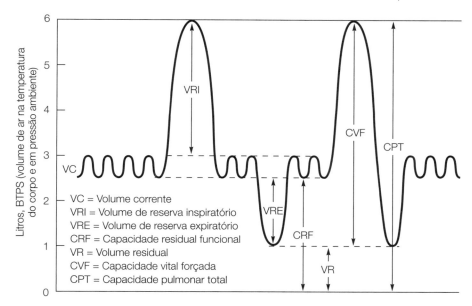

Figura 7.8 Termos utilizados para representar a capacidade e o volume pulmonares dinâmicos.

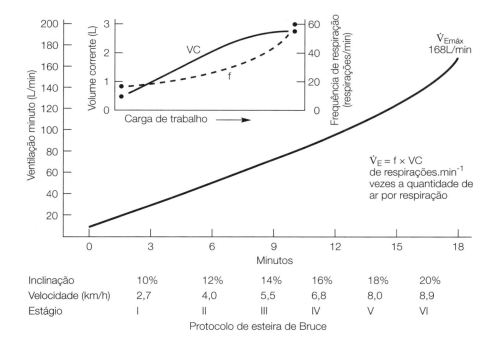

Figura 7.9 A ventilação minuto aumenta de maneira curvilínea durante o esforço máximo progressivo. A frequência de respiração também segue este padrão, ao passo que o volume corrente se estabiliza durante o exercício intenso.

- Durante o esforço progressivo, há um ligeiro aumento do volume residual e uma leve redução da capacidade vital, que mantêm nivelado o volume pulmonar total.
- O movimento de entrada e saída de ar dos pulmões durante o exercício demanda quantidades consideráveis de energia para os músculos respiratórios. Em repouso, o gasto energético da ventilação é de 1 mL de oxigênio por litro de ar respirado, ou 2% do oxigênio total consumido em repouso. Durante o exercício máximo, este nível pode chegar a 10%.
- A *difusão pulmonar* corresponde à taxa em que se dá a difusão dos gases dos sacos de ar (*alvéolos*) dos pulmões para o sangue nos capilares pulmonares. A capacidade de difusão durante o exercício pode triplicar a partir de um valor em repouso de 25 mL $O_2 \cdot min^{-1} \cdot mmHg^{-1}$ até um máximo de 75 mL $O_2 \cdot min^{-1} \cdot mmHg^{-1}$.

Aumento do fluxo sanguíneo para as áreas musculares ativas

- Durante o exercício, o sangue é redirecionado das regiões onde ele não é necessário (p. ex., órgãos) para aquelas onde ele é necessário (p. ex., músculos). Em repouso, somente 21% do débito cardíaco vai para os músculos, ao

Parte III Preparação do Condicionamento Físico

TABELA 7.1 Distribuição do débito cardíaco durante repouso e durante exercício leve, moderado e máximo

Região vascular	Débito cardíaco (mL.min^{-1})			
	Em repouso (6%)	Exercício leve (30%)	Exercício intenso (75%)	Exercício máximo (100%)
Débito cardíaco	6.000	12.000	24.000	30.000
Cerebral	720 (12%)	720 (6%)	720 (3%)	720 (2%)
Miocárdica	240 (4%)	480 (4%)	960 (4%)	1.200 (4%)
Muscular	1.260 (21%)	5.760 (48%)	17.280 (72%)	26.400 (88%)
Renal	1.320 (22%)	1.200 (10%)	720 (3%)	300 (1%)
Hepatoesplênica	1.560 (26%)	1.440 (12%)	960 (4%)	300 (1%)
Cutânea	540 (9%)	1.920 (16%)	2.640 (11%)	900 (3%)
Outras	360 (6%)	480 (4%)	720 (3%)	180 (< 1%)

Fonte: Dados de Shephard RJ, Astrand P-O. *Endurance in Sport: The Encyclopædia of Sport Medicine* (Volume II). Oxford: Blackwell Scientific Publications, 1992.

passo que, durante exercícios exaustivos, chega a níveis de até 88% (ver Tab. 7.1).[2]

- À medida que o corpo se aquece, uma quantidade cada vez maior de sangue é direcionada para a pele a fim de conduzir o calor para longe do centro do corpo. O principal meio pelo qual o corpo perde calor durante o exercício é pela evaporação do suor na pele (ver Cap. 9). As glândulas sudoríparas utilizarão fluidos das células e do sangue para produzir o suor, que pode chegar a 2 ou 3 L/h durante exercícios intensos em calor úmido. Se a taxa de suor for alta, o volume sanguíneo diminuirá; em última instância até o ponto de provocar uma hipertermia.

- Durante exercícios de resistência, o volume plasmático é transferido para os músculos. Em um teste de esforço progressivo, de 12 a 16% do volume plasmático sai do sangue entra no tecido do músculo ativo.[7,9] Esta transferência do volume plasmático, combinada à perda de líquidos decorrente do suor, ocasiona um aumento na espessura do sangue denominada *hemoconcentração*.

Alterações da razão de troca respiratória

Durante o exercício, os músculos utilizam oxigênio (O_2) para queimar carboidratos e gorduras, produzindo dióxido de carbono (CO_2) e ATP. A ventilação aumenta para ajudar a trazer mais O_2 e expelir CO_2. Fisiologistas do exercício usam a *razão de troca respiratória* (R) para ajudar a determinar o tipo de combustível (principalmente carboidratos e gorduras) que está sendo utilizado pelos músculos. A razão de troca respiratória é a razão entre a quantidade de dióxido de carbono produzido e a quantidade de oxigênio consumido pelo corpo durante o exercício (R = $\dot{V}CO_2/\dot{V}O_2$).[7]

O valor de R varia de acordo com o tipo de combustível utilizado pelos músculos. Quando são utilizadas apenas gorduras, R = 0,71; quando somente carboidratos são utilizados, R = 1,0.

Com exercícios intensos, o valor de R se aproxima de 1,0, pois o carboidrato é o combustível preferido nesses casos. Em repouso, o valor de R está normalmente entre 0,75 e 0,81. Momentos antes do exercício, esse valor pode ultrapassar

1,0 em decorrência da ansiedade pré-teste, que ocasiona a hiperventilação, a qual, por sua vez, causa a liberação do CO_2. Durante a recuperação, o valor de R pode subir até mais de 1,5 em razão do armazenamento de ácido lático e da síntese de dióxido de carbono. Um valor de R que ultrapassa 1,15 durante o exercício geralmente representa um sinal de esforço máximo, estado em que o corpo passa a depender do metabolismo anaeróbio.

- A Figura 7.5 demonstra que, à medida que a intensidade do exercício aumenta, o valor de R também se eleva, significando que está sendo produzida uma quantidade de CO_2 cada vez maior em relação à quantidade de O_2 consumida. Isto revela que um número cada vez maior de carboidratos está sendo utilizado pelos músculos conforme a intensidade do exercício vai aumentando.

- Em repouso, o pH do sangue equivale a 7,4. Quando pessoas não condicionadas atingem uma intensidade de exercício acima de 50% do $\dot{V}O_{2máx}$ ou quando pessoas condicionadas ultrapassam 70 a 90% do $\dot{V}O_{2máx}$, ocorre uma queda do pH causada pelo acúmulo de ácido lático. Com o exercício máximo, o valor do pH sanguíneo pode cair para 7,0 e o nível de pH tecidual pode cair para 6,5. Os níveis de lactato sanguíneo variam entre 10 mg/100 mL (1,1 milimol por litro [mmol/L] de sangue) em repouso e 200 mg/100 mL (22 mmol/L de sangue) nos cinco minutos seguintes a um exercício exaustivo de curta duração. Valores típicos de lactato imediatamente após o exercício variam entre 7,5 a 9,0 mmol/L, dentre os quais, os valores mais altos são atingidos por atletas de resistência treinados.

- Durante o esforço progressivo máximo, o *limiar anaeróbio* é o ponto em que as concentrações de lactato sanguíneo começam a se elevar acima dos valores de repouso.[11-14] O limiar anaeróbio pode ser expresso como uma porcentagem do $\dot{V}O_{2máx}$. Alguns dos melhores atletas do mundo possuem limiares anaeróbios entre 80 e 90% do $\dot{V}O_{2máx}$, ao passo que pessoas não condicionadas apresentam médias entre 40 e 60% do $\dot{V}O_{2máx}$.

Embora a análise da mensuração do limiar anaeróbio esteja fora do escopo deste livro, a Figura 7.10 demonstra que ele pode ser estimado quando a proporção entre a ven-

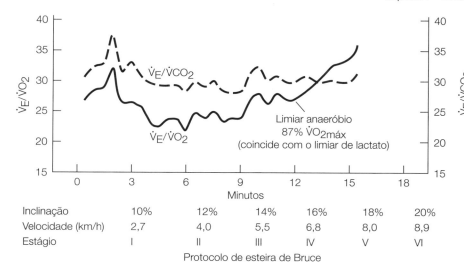

Figura 7.10 Limiar anaeróbio de uma corredora de elite. O limiar anaeróbio representa o ponto no qual o ácido lático começa a se acumular no sangue. Isso pode ser mensurado de forma indireta observando-se a elevação do $\dot{V}_E/\dot{V}O_2$ em relação ao $\dot{V}_E/\dot{V}CO_2$.

tilação minuto e o consumo de oxigênio ($\dot{V}_E/\dot{V}O_2$) é elevada bruscamente ao passo que a razão entre a ventilação minuto e o consumo de dióxido de carbono ($\dot{V}_E/\dot{V}CO_2$) permanece constante.[13,15] A Figura 7.10 reflete a mensuração de uma corredora de elite que detém diversos recordes mundiais em distâncias de ultramaratona. Seu limiar anaeróbio de 87% do $\dot{V}O_{2máx}$ é bastante alto, o que possibilita que ela corra em uma intensidade próxima da sua capacidade sem riscos de acúmulo de ácido lático (ver Compreensão da Medicina Esportiva ao final deste capítulo).

ADAPTAÇÕES CRÔNICAS AO EXERCÍCIO REGULAR

Como abordado anteriormente neste capítulo, as alterações persistentes na estrutura e no funcionamento do corpo após o treinamento de exercícios regular são chamadas de adaptações crônicas ao exercício.[2-9]

Qual é a quantidade de exercício necessária para produzir adaptações crônicas? Sistemas corporais distintos se adaptam ao treinamento em velocidades diferente?

Várias das respostas metabólicas e cardiorrespiratórias do exercício adaptam-se muito rapidamente ao treinamento.[16,17] Nas primeiras 1 a 3 semanas de treinamento cardiorrespiratório intensivo realizado por jovens estudantes universitários saudáveis, por exemplo (40 a 60 minutos por sessão, seis sessões por semana, 70 a 90% do $\dot{V}O_{2máx}$), já podem ser mensuradas melhorias significativas no $\dot{V}O_{2máx}$, na frequência cardíaca em exercício submáximo, nas respostas de lactato e na ventilação. Algumas adaptações ao exercício aeróbio, porém, são mais lentas. O aumento no número de capilares por fibra muscular, por exemplo, pode levar vários meses ou anos.[17]

É interessante notar que as mudanças induzidas pelo exercício são perdidas tão rapidamente quanto são obtidas. Os efeitos da inatividade ou do destreinamento são abordados mais adiante neste capítulo.

A magnitude das adaptações crônicas do treinamento de exercícios regular depende da frequência, da intensidade e da duração do treinamento, do tipo de atividade e do estado inicial de condicionamento. Por exemplo, pessoas de meia-idade em sobrepeso que estavam inativas por muitos anos possuem um potencial de melhorias acentuadas no condicionamento cardiorrespiratório (p. ex., um aumento de 100% no $\dot{V}O_{2máx}$) com perda de peso em poucos meses de exercício aeróbio regular. Estudantes universitários relativamente ativos, por outro lado, podem esperar melhorias menos significativas (p. ex., um aumento de 10 a 20% no $\dot{V}O_{2máx}$).[2]

Alterações ocorridas nos músculos esqueléticos como resultado do treinamento aeróbio

Fisiologistas do exercício mantêm um debate há várias décadas a respeito da importância relativa das adaptações "centrais" e "periféricas" ao exercício cardiorrespiratório regular. A Figura 7.6 mostra que a ventilação e a circulação (elementos centrais) trabalham de maneira intimamente relacionada com as células musculares (elementos periféricos) para possibilitar que a atividade física aconteça. Ainda que a maioria dos pesquisadores tenha relatado que os elementos da circulação, especificamente o volume sistólico e o débito cardíaco, são os principais fatores limitantes durante o exercício intenso, alguns acreditam que fatores inerentes às células musculares possuem maior importância.[18-24] Há um consenso cada vez maior de que, durante exercícios *agudos* intensos de resistência, o sistema cardiovascular é limitado (i. e., a capacidade de suprir os músculos de oxigênio), ao passo que a melhora no $\dot{V}O_{2máx}$ com o treinamento de exercícios *crônicos* é em grande parte dependente de alterações periféricas nos músculos (especialmente do aumento na área de superfície capilar).[18,19]

Em resposta ao treinamento de exercícios regular, diversas alterações significativas ocorrem nas células musculares:[2-9]

- Aumento no conteúdo de *mioglobina* (a mioglobina auxilia o sangue a fornecer oxigênio para as *mitocôndrias* — organelas localizadas na célula muscular que produzem ATP para obter energia; ver Fig. 7.6).

- Aumento no número e no tamanho das mitocôndrias.
- Aumento na concentração de enzimas fundamentais nas mitocôndrias, em particular daquelas do ciclo de Krebs e do sistema de transporte de elétrons (essas enzimas estão envolvidas na produção de ATP a partir do metabolismo aeróbio).
- Aumento da quantidade de glicogênio armazenado no músculo, bem como da capacidade de oxidação de carboidratos.
- Maior capacidade de oxidar a gordura tanto dos músculos como das reservas de tecido adiposo (uma pessoa treinada, portanto, oxida mais gorduras e menos carboidratos durante o exercício cardiorrespiratório com uma carga de trabalho absoluta, o que representa uma menor taxa de depleção de glicogênio, redução do acúmulo de ácido lático e, em consequência, menor fadiga muscular e maior resistência).[25,26]
- Aumento na área de fibras de contração lenta (as *fibras musculares do tipo aeróbio* são chamadas de tipo I — vermelhas, tônicas, de *contração lenta*; as *fibras do tipo anaeróbio* são chamadas de tipo II — brancas, glicolíticas, de *contração rápida*. Os indivíduos variam bastante na proporção de fibras de contração lenta e rápida, a qual é definida no nascimento e permanece constante durante toda a vida).

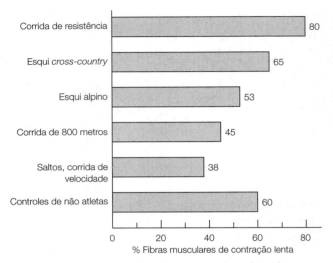

Figura 7.11 Fibras musculares de contração lenta (tipo I) entre atletas de destaque em competições de resistência. Os atletas de resistência tendem a apresentar uma maior proporção de fibras musculares de contração lenta do que saltadores e velocistas.
Fonte: Dados de Shephard RJ, Astrand P-O. *Endurance in Sport: The Encyclopedia of Sports Medicine* (Volume II). Oxford: Blackwell Scientific Publications, 1992.

As células musculares de contração rápida são capazes de produzir grandes quantidades de ATP por meio da *glicólise*, um processo que não requer oxigênio (anaeróbio). Células musculares de contração rápida são importantes em atividades em que são necessários saltos e corridas velozes. As células musculares de contração lenta produzem ATP na presença do oxigênio (de forma aeróbia) e possuem grande quantidade de mitocôndrias e um ótimo suprimento capilar.

Atletas de resistência normalmente possuem uma alta proporção de fibras musculares de contração lenta, e os velocistas, uma alta proporção de fibras de contração rápida. Por exemplo, atletas de resistência treinados têm em média 60 a 80% de fibras de contração lenta, ao passo que os velocistas têm uma média de apenas 35 a 40% de fibras lentas (ver Fig. 7.11).[2] Verificou-se que afro-descendentes têm uma maior porcentagem de fibras de contração rápida do que caucasianos, o que ajuda a explicar o seu predomínio em esportes que exigem saltos e altas velocidades.[27]

Com o treinamento regular aeróbio, o tamanho das fibras de contração lenta pode aumentar. Alguns pesquisadores relataram que certas células musculares de contração rápida podem ser convertidas em células de contração lenta após um longo período.[28,29] No entanto, a transformação da fibra parece ter uma importância menor do que o aumento do seu tamanho.

Principais alterações cardiorrespiratórias durante o repouso causadas pelo treinamento de exercícios

Diversas alterações cardiorrespiratórias importantes em repouso ocorrem após o treinamento de exercícios:

- Aumento do tamanho do coração.[1] Ocorre um aumento no tamanho das cavidades ventriculares esquerda e direita e, proporcionalmente, na espessura das paredes e no septo do músculo cardíaco.[30] Essas alterações ocorrem gradualmente ao longo de meses ou anos de treinamento.[8]
- Uma redução da frequência cardíaca em repouso. A frequência cardíaca em repouso diminui em torno de um batimento por minuto a cada 1 ou 2 semanas de treinamento aeróbio durante cerca de 10 a 20 semanas. É possível uma maior redução se houver um aumento no volume e na intensidade do treinamento. Alguns dos melhores atletas de resistência do mundo possuem frequências cardíacas em repouso abaixo de 40 bpm.

No estudo conduzido por Nieman com quase 1.000 estudantes universitários (dados não publicados), a média da frequência cardíaca de estudantes universitários do sexo masculino diminuiu de 67 para 60 bpm após sete semanas de treinamento aeróbio regular (cinco sessões por semana, 30 minutos por sessão, 70 a 80% do $\dot{V}O_{2máx}$). Estudantes do sexo feminino do mesmo programa apresentaram redução da frequência cardíaca em repouso de 69 para 62 bpm após sete semanas.

A redução na frequência cardíaca em repouso é atribuída ao aumento do controle *parassimpático* (por meio do nervo vago, que desacelera a frequência cardíaca).[8] Outros efeitos do treinamento aeróbio nas variáveis fisiológicas em repouso incluem:[7,8]

- Aumento do volume sistólico, com mais sangue bombeado a cada batimento, e uma subsequente redução da frequência cardíaca. Por exemplo, pessoas sedentárias possuem volumes sistólicos de cerca de 60 mL, ao passo que, entre atletas, este número muitas vezes ultrapassa 100 mL.
- O débito cardíaco em repouso permanece praticamente o mesmo (cerca de 5 L/min).
- Aumento do volume de sangue total em torno de 5 litros em pessoas sedentárias e 6 a 7 litros em atletas. O aumento de 20 a 25% do volume sanguíneo é evidente em homens e mulheres de todas as idades.[31-33] Embora haja um aumento

tanto no volume plasmático como na hemoglobina, o aumento do volume plasmático é maior, o que ocasiona uma leve redução do *hematócrito*, a proporção de células vermelhas do sangue por 100 mL de sangue. Este aumento no volume plasmático está diretamente relacionado ao aumento do volume sistólico. Tal adaptação é obtida depois de apenas poucas sessões de exercícios e é rapidamente revertida uma vez encerrado o treinamento.[32]

- Um aumento da densidade capilar. O músculo humano não treinado possui aproximadamente 1,5 a 2,0 capilares por fibra muscular, ao passo que atletas de resistência de elite possuem 2 a 3 vezes mais este número.[28,34]

De modo geral, as características do funcionamento pulmonar (capacidade pulmonar total, capacidade vital forçada, volume residual) não são alteradas pelo treinamento.[35] Alguns indivíduos podem sofrer um leve aumento na capacidade vital e uma pequena redução do volume residual.[7] A ventilação minuto em repouso não é afetada pelo treinamento.

Principais alterações cardiorrespiratórias durante o exercício submáximo

Quais alterações cardiorrespiratórias podem ser esperadas após o treinamento de exercícios? As Tabelas 7.2 e 7.3 apresentam um resumo dos dados obtidos em um estudo conduzido em 20 homens, dentre os quais 9 eram sedentários e 11 eram corredores experientes.[36] Todos foram testados em laboratório com o teste de esforço progressivo de Balke enquanto suas variáveis cardiorrespiratórias eram mensuradas a cada 5 minutos até a exaustão completa. Du-

TABELA 7.2 Diferenças entre homens sedentários e treinados durante o teste de esforço progressivo de Balke (parâmetros de esforço máximo e de repouso)

Parâmetro	Homens sedentários (n = 9)	Homens treinados (n = 11)
Idade (anos)	44,2	42,7
Peso (kg)	83,9	77,6
Percentual de gordura corporal (%)	24,5	12,5
Frequência cardíaca em repouso (bpm)	66,8	52,5
$\dot{V}O_{2máx}$ (mL.kg^{-1}.min^{-1})	33,3	54,2
Ventilação máx (L.min^{-1})	119	165
Frequência cardíaca máx (bpm)	188	177

Fonte: Dados de Nieman DC, et al. Complement and immunoglobulin levels in athletes and sedentary controls. *Int J Sports Med* 10;124-128, 1989.

TABELA 7.3 Diferenças entre homens sedentários e treinados durante o teste de esforço progressivo em esteira de Balke (média, ou intervalo)

	Tempo: Velocidade: Inclinação:	5 min 5,3 km/h 5%	10 min 5,3 km/h 10%	15 min 5,3 km/h 15%
$\dot{V}O_2$ (mL.kg^{-1}.min^{-1})				
Homens sedentários		18,4	24,8	32,1
		(16,0-21,8)	(22,4-28,2)	(29,6-34,4)
Homens treinados		19,7	26,7	34,0
		(17,2-22,8)	(25,1-30,1)	(31,3-38,5)
Frequência cardíaca (bpm)				
Homens sedentários		123	152	177
		(100-139)	(128-175)	(164-197)
Homens treinados		88	107	126
		(77-96)	(98-120)	(112-138)
Ventilação (L.min^{-1})				
Homens sedentários		42	63	88
		(35-54)	(47-88)	(62-106)
Homens treinados		37	52	66
		(30-47)	(44-64)	(57-85)
Razão de troca respiratória				
Homens sedentários		0,95	1,08	1,24
		(0,90-1,09)	(1,01-1,23)	(1,12-1,46)
Homens treinados		0,87	0,95	0,99
		(0,78-1,00)	(0,87-1,02)	(0,92-1,06)

Fonte: Dados de Nieman DC, et al. Complement and immunoglobulin levels in athletes and sedentary controls. *Int J Sports Med* 10;124-128, 1989.

rante os três anos anteriores, os atletas apresentavam média de 68,4 ± 6,4 quilômetros por semana de corrida, com um recorde pessoal médio em maratona de 3,1 ± 0,1 hora.

A ventilação e o consumo de oxigênio máximos eram 39 e 63%, respectivamente, maiores entre os atletas do que entre os não atletas, ao passo que o percentual de gordura corporal era cerca de 50% menor.

As principais diferenças nos parâmetros do exercício submáximo entre homens sedentários e treinados são resumidas a seguir:

- Não houve diferenças significativas no consumo de oxigênio durante nenhuma das três cargas de trabalho submáximas. Uma vez adaptado às mudanças de peso, o treinamento não parece diminuir o consumo de oxigênio durante o exercício submáximo. No entanto, entre os indivíduos, a quantidade de oxigênio utilizada durante qualquer carga de trabalho dada pode apresentar ampla variação. É possível notar na Tabela 7.3 que o consumo de oxigênio variou de 16 a 23% dependendo da carga (ver os intervalos para cada carga de trabalho).
- As frequências cardíacas dos indivíduos treinados foram significativamente mais baixas do que as dos indivíduos sedentários. Foi demonstrado por outros estudos que isto se deve a um volume sistólico maior. O débito cardíaco para uma determinada carga de trabalho absoluta aparentemente não é afetado pelo treinamento de exercícios (ver também Figs. 7.1 e 7.2).[37]
- A ventilação entre os indivíduos sedentários foi significativamente maior do que entre os indivíduos treinados durante todos os estágios. Nestes, menos ar era ventilado enquanto se obtinha um consumo similar de oxigênio.

    O corpo treinado é muito mais eficiente no transporte e na utilização do oxigênio. A diferença a − $\bar{v}O_2$ é ligeiramente maior, o que significa que as células musculares estão extraindo mais oxigênio. Este aumento na extração do oxigênio se deve ao aumento da densidade capilar ao redor de cada célula muscular.[7,8]
- A razão de troca respiratória (R) foi bem menor entre os atletas. Como abordado anteriormente, um menor valor de R indica que as células musculares estão utilizando mais gordura e menos glicogênio como combustível. Isso causa uma redução da concentração de ácido lático, aumentando o limiar anaeróbio, o que, por sua vez, possibilita a prática de exercícios em uma intensidade mais alta sem a interferência do ácido lático (esses benefícios são resultantes principalmente do aumento, induzido pelo exercício, no número e no tamanho das mitocôndrias).

Principais alterações cardiorrespiratórias durante o exercício máximo

Durante um teste progressivo de esforço máximo, os indivíduos são levados até a exaustão total. Quais alterações durante o exercício máximo podem ser esperadas após o treinamento regular? A Tabela 7.2 apresenta as seguintes diferenças:

- O treinamento proporciona uma potência aeróbia significativamente maior ($\dot{V}O_{2máx}$). Isso significa que uma maior quantidade de oxigênio pode ser consumida durante exercícios máximos. A Figura 7.4 apresenta um resumo dos potenciais aumentos do $\dot{V}O_{2máx}$ em resposta ao aumento nos níveis de treinamento. A Figura 7.12 compara o $\dot{V}O_{2máx}$ entre diferentes atletas.[38] Esquiadores de *cross-country* geralmente possuem o $\dot{V}O_{2máx}$ mais alto, uma vez que quase todos os principais grupos musculares de seu corpo são ativados.[39] Um dos valores mais altos de

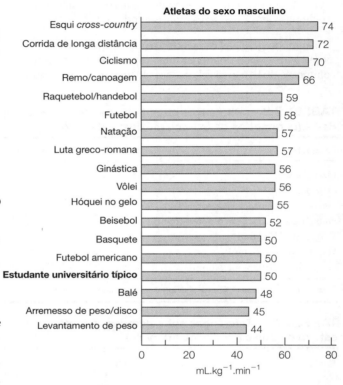

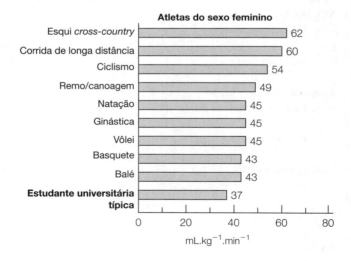

Figura 7.12 Consumo máximo de oxigênio. Atletas de resistência possuem os valores mais altos de $\dot{V}O_{2máx}$ tanto entre homens como entre mulheres. Fonte: National Center for Health Statistics. Drury EF (ed.), Assessing Physical Fitness and Physical Activity in Population-based Surveys. DHHS Pub nº (PHS) 89-1253. Public Health Service. Washington, DC: US Government Printing Office, 1989.

$\dot{V}O_{2máx}$ já mensurados foi o de um esquiador escandinavo (93 mL.kg^{-1}.min^{-1}).

No estudo conduzido por Nieman com quase 1.000 estudantes universitários (dados não publicados), estudantes do sexo masculino apresentaram uma média de $\dot{V}O_{2máx}$ de 49,0 mL.kg^{-1}.min^{-1} antes e 55,0 mL.kg^{-1}.min^{-1} depois de sete semanas de exercícios aeróbios regulares (cinco sessões por semana, 30 minutos por sessão, 70 a 80% do $\dot{V}O_{2máx}$). Estudantes do sexo feminino apresentaram uma média de 36,0 mL.kg^{-1}.min^{-1} antes e 41,0 mL.kg^{-1}.min^{-1} depois do treinamento.

O aumento de 12 a 14% no $\dot{V}O_{2máx}$ obtido por esses jovens é previsível.[7] A diferença de 36% no $\dot{V}O_{2máx}$ entre os sexos também foi relatada por outros estudos (ver seção sobre diferenças entre os sexos).[40]

- O aumento do $\dot{V}O_{2máx}$ é atribuído principalmente a um maior débito cardíaco e a uma maior extração de oxigênio pelas células musculares. O débito cardíaco máximo é de cerca de apenas 20 L/min entre os não treinados, ao passo que, entre os atletas, pode variar entre 30 e 40 L/min.[7] Volumes sistólicos máximos podem aumentar de 100 a 120 mL/batimento para até 180 a 200 mL/batimento e a diferença máxima a – $\dot{V}O_2$ de 14,5 mL/100 mL até 16,0 mL/100 mL.

O principal fator limitante do desempenho, segundo vários estudos, é o débito cardíaco e a capacidade de atingir um volume sistólico em altos níveis.[19,22,41] A única grande diferença na resistência de indivíduos treinados e não treinados é o tamanho do volume sistólico.

- Atletas treinados possuem uma maior ventilação máxima. Isto significa que são capazes de ventilar uma maior quantidade de ar durante o exercício máximo. Sua frequência e seu volume corrente máximos também são mais altos. Atletas de grande estrutura e altamente treinados, como alguns remadores, podem apresentar frequências de ventilação máxima acima de 240 L/min, que são duas vezes maiores do que de atletas não treinados. A capacidade de difusão pulmonar também melhora com o treinamento, o que significa uma difusão mais rápida do oxigênio dos alvéolos para o sangue.

- A frequência cardíaca máxima normalmente é pouco alterada com o treinamento. Essa variável em adultos com menos de 30 anos de idade pode ser reduzida em alguns batimentos por minuto com o exercício, porém, mais pesquisas são necessárias para estabelecer essa relação.

Outras alterações ocorridas durante o exercício máximo com o treinamento incluem:

- Aumento do fluxo de sangue para os músculos ativos, com melhor constrição dos vasos sanguíneos em regiões inativas e vasodilatação nas regiões musculares ativas[42]
- Maior capacidade de tolerar níveis mais altos de ácido lático ao máximo

Na Tabela 7.4 são resumidas as alterações nos parâmetros cardiorrespiratórios ocorridas durante o repouso, durante o exercício submáximo e durante o exercício máximo após o treinamento de resistência. A Tabela 7.5 compara valores típicos em indivíduos sedentários, treinados e atletas de elite.

Outras alterações fisiológicas com o exercício aeróbio

Outras alterações que ocorrem em resposta ao exercício cardiorrespiratório regular incluem:

- Pequena redução da gordura corporal total e leve aumento do peso corporal magro (ver Cap. 11)
- Aumento no colesterol HDL, redução nos triglicerídeos, mas pouca ou nenhuma alteração no colesterol sérico ou LDL total (ver Cap. 10)
- Maior capacidade de se exercitar no calor (ver Cap. 9)
- Aumento na densidade e na resistência à ruptura de ossos, ligamentos e tendões, bem como aumento na espessura da cartilagem nas articulações (ver Cap. 15)

TABELA 7.4 Resumo das alterações nos parâmetros cardiorrespiratórios causadas pelo treinamento de resistência

Parâmetro cardiovascular	Repouso	Exercício submáximo	Exercício máximo
Consumo de oxigênio	Sem alteração	Sem alteração	Aumento
Frequência cardíaca	Diminuição	Diminuição	Sem/pouca alteração
Volume sistólico	Aumento	Aumento	Aumento
Débito cardíaco	Sem alteração	Sem alteração	Aumento
Fluxo sanguíneo nos músculos ativos	Sem alteração	Aumento	Aumento
Ventilação	Sem alteração	Diminuição	Aumento
Diferença a – $\bar{v}O_2$	Sem alteração	Ligeiro aumento	Aumento
Níveis de ácido lático	Sem alteração	Diminuição	Aumento

214 Parte III Preparação do Condicionamento Físico

TABELA 7.5 Comparação das alterações hipotéticas fisiológicas e da composição corporal causadas por um programa de treinamento de resistência entre um sedentário, uma pessoa comum e um corredor de elite com a mesma idade

| Variáveis | Sedentário normal | | Atleta de elite |
	Antes*	Depois*	
Cardiovasculares			
FC em repouso (bpm)	71	59	36
FC máx (bpm)	185	183	174
VS em repouso (mL)	65	80	125
VS máx (mL)	120	140	200
$\dot{Q}$ em repouso (L/min)	4,6	4,7	4,5
$\dot{Q}$ máx (L/min)	22,2	25,6	34,8
Volume cardíaco (mL)	750	820	1.200
Volume sanguíneo (L)	4,7	5,1	6
PA sistólica em repouso (mmHg)	135	130	110
PA diastólica em repouso (mmHg)	78	76	70
Respiratórias			
$\dot{V}_E$ em repouso (L/min)	7	6	6
$\dot{V}_E$ máx (L/min)	110	135	195
F em repouso (respirações/min)	14	12	12
F máx (respirações/min)	40	45	55
VC em repouso (L/respiração)	0,5	0,5	0,5
VC máx (L/respiração)	2,75	3,0	3,5
Capacidade vital (L)	5,8	6,0	6,2
Volume residual (L)	1,4	1,2	1,2
Metabólicas			
Diferença a – $\bar{v}O_2$ (mL/dL)	6	6	6
Diferença máx a – $\bar{v}O_2$ (mL/dL)	14,5	15	16
$\dot{V}O_{2máx}$ (mL.kg^{-1}.min^{-1})	40,5	49,8	76,7
Lactato máximo (mmol/L)	7,5	8,5	9
Composição corporal			
Peso (kg)	79,3	77,1	68
Peso de gordura (kg)	12,7	9,6	5,1
Peso magro (kg)	66,6	67,4	62,9
Gordura relativa (%)	7,2	5,6	3,4

* = Programa de treinamento de 6 meses, com *jogging* 3 a 4 vezes por semana, 30 min/dia, a 75% do $\dot{V}O_{2máx}$. FC = frequência cardíaca; VS = volume sistólico; $\dot{Q}$ = débito cardíaco; PA = pressão arterial; $\dot{V}_E$ = ventilação; F = frequência; VC = volume corrente.

Fonte: Wilmore JH, Norton AC. *The Heart and Lungs at Work*. Schiller Park, Illinois; Beckman Instruments, 1974.

Alterações ocorridas nos músculos em decorrência do treinamento de força

Quais alterações ocorrem no músculo esquelético em resposta ao treinamento de força (ver Fig. 7.13)?[43-53] (Ver na Fig. 7.14 uma visão geral da estrutura do músculo.)

• No que diz respeito à *hipertrofia* (aumento do tamanho) das células musculares, em especial das fibras de contração rápida, o diâmetro das fibras de músculos não treinados varia consideravelmente, porém, o treinamento de força faz o tamanho das células menores se equiparar ao das células maiores.[4,5] Essa hipertrofia é causada pelo aumento no número e no tamanho das miofibrilas por célula muscular; pelo aumento do total de proteínas (particularmente a miosina); e pelo aumento da quantidade e da força dos tecidos ligamentares, tendíneos e conjuntivos. Quando uma hipertrofia significativa das fibras musculares ocorre após um treinamento resistido com altas cargas e poucas repetições, a densidade capilar tende a diminuir. Entretanto, um regime de treinamento que enfatize exercícios com cargas moderadamente altas, de alta repetição, como o realizado por fisiculturistas, pode induzir um novo crescimento capilar.[4,5]

• Há cada vez mais evidências de que o treinamento cause um pequeno aumento no número de células musculares. De maneira semelhante, alguns estudos apoiam a teoria de que o treinamento extensivo de força possa resultar em certas conversões de fibras musculares. Contudo, mesmo que ocorram hiperplasia e conversão de fibras musculares, o efeito geral sobre a área transversal do músculo parece ser menos significativo.[44,45,48]

- Há uma hipertrofia seletiva das fibras de contração rápida com um aumento associado na razão entre a área de fibras musculares de contração lenta e rápida.[4,5] Por isso, pessoas nascidas com uma alta porcentagem de fibras de contração rápida conseguem ganhar massa muscular com mais facilidade do que aquelas com uma alta porcentagem de fibras de contração lenta.

- Os impulsos nervosos inibitórios habituais do cérebro são reduzidos. Durante as primeiras 3 a 5 semanas de treinamento de força, ganhos substanciais de força ocorrem sem aumento concomitante na massa muscular.[47,50,51]

O sistema nervoso se adapta ao treinamento regular com pesos, resultando em uma *desinibição* do músculo. Com estas adaptações, mais *unidades motoras* (nervo motor e células musculares ligadas a ele) podem ser ativadas, e há um maior padrão de envolvimento e sincronização das unidades motoras. Assim, o aumento na força não se deve somente ao aumento no tamanho das células musculares.

- As alterações biomecânicas são poucas e inconsistentes. Programas tradicionais de treinamento com pesos não parecem melhorar a atividade enzimática oxidativa ou glicolítica.[4,5]

- A maioria dos estudos demonstra que programas de treinamento com peso aumentam a massa corporal magra e diminuem o percentual de gordura.[50] Programas de treinamento com peso com duração de 7 a 24 semanas geralmente aumentam a massa corporal magra entre 0,5 e 3,0%.

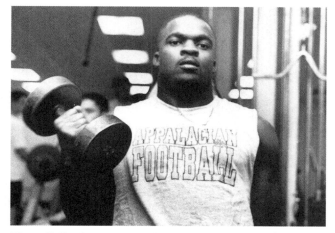

Figura 7.13 O treinamento de força aumenta o tamanho das fibras musculares e é associado a um melhor padrão de envolvimento e sincronização das unidades motoras.

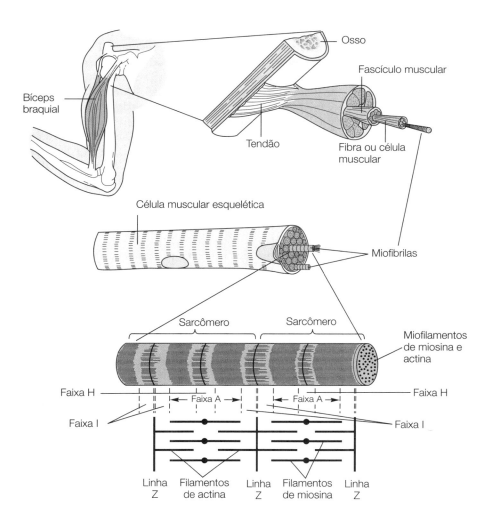

Figura 7.14 A estrutura do músculo esquelético. O *músculo esquelético* é composto de células paralelas (também denominadas fibras). O número e o tipo de células musculares (contração lenta) são definidos no nascimento. Cada célula muscular contém grupos de *miofilamentos* das proteínas *miosina* e *actina* denominados *miofibrilas*. As células musculares esqueléticas possuem faixas claras e escuras alternadas, causadas pela justaposição dos miofilamentos de actina e miosina, as proteínas contráteis fundamentais do músculo esquelético. A menor subunidade muscular esquelética funcional capaz de contração é o *sarcômero*, compreendido entre uma e outra linha Z. A contração do músculo esquelético ocorre quando os miofilamentos deslizam uns sobre os outros e a actina e a miosina se unem e se reúnem.

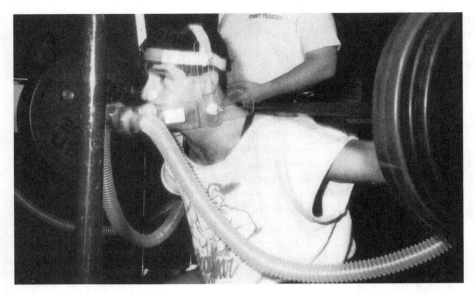

Figura 7.15 Estudos demonstram que o treinamento de força não causa um aumento significativo do $\dot{V}O_{2máx}$.

- O $\dot{V}O_{2máx}$ não é aumentado de maneira eficaz por programas de treinamento de força.[4,5,50,53] Pequenas melhorias no condicionamento cardiorrespiratório poderão ocorrer após um *treinamento de musculação em circuito* (levantamento de pesos com poucas pausas entre séries em diferentes estações). No entanto, essas melhorias têm uma importância relativamente menor (5 a 8%) quando comparadas às habitualmente obtidas em programas aeróbios (ver Fig. 7.15).

- O coração se adapta às tensões (especialmente ao aumento da pressão arterial) impostas durante o treinamento com pesos por meio do aumento da espessura da parede ventricular esquerda sem um aumento do volume.[4,5]

É interessante notar que o treinamento com pesos com o objetivo de aumentar a força nas pernas demonstrou melhorar a resistência na corrida e no ciclismo de curta duração (4 a 8 min) e no ciclismo de longa duração, porém, não a resistência na corrida de longa duração.[52,53] Aparentemente, o aumento da força nas pernas melhora o desempenho de resistência (mas sem melhorar o $\dot{V}O_{2máx}$) reduzindo a taxa de envolvimento de fibras de contração rápida e aumentando o limiar de lactato.

Efeitos do sexo, da idade e da hereditariedade

Mulheres se adaptam à prática regular de exercícios de forma diferente dos homens? Pessoas de meia-idade e da terceira idade se adaptam de maneira diferente dos jovens? Existem considerações especiais para crianças e adolescentes? Em que medida a capacidade de melhorar o $\dot{V}O_{2máx}$ se deve à hereditariedade?

Influência do sexo

Até pouco tempo, as mulheres eram consideradas muito frágeis para participar de competições esportivas. A participação feminina foi permitida pela primeira vez nas Olimpíadas de 1912 e alguns eventos, como a maratona para mulheres, só foram acrescentados em 1984. Hoje, um número cada vez maior de atividades esportivas está disponível para as mulheres e há um incentivo em âmbito mundial para assegurar a igualdade feminina no esporte.

As mulheres também estão provando que são capazes de feitos até então inimagináveis para o chamado "sexo frágil". Nos Jogos Olímpicos de 1984, em Los Angeles, Joan Benoit-Samuelson conquistou a medalha de ouro na primeira maratona disputada por mulheres em uma Olimpíada. Seu tempo foi de 2 horas e 24 minutos, um padrão que teria vencido 11 das 20 maratonas masculinas olímpicas anteriores. Em 1988, Paula Newby-Fraser completou a competição de triatlo do Ironman, no Havaí, a qual inclui 3,8 quilômetros de natação no mar, 180 quilômetros de ciclismo e 42 quilômetros de corrida, em 9 horas e 1 minuto, apenas 30 minutos (6%) atrás do vencedor da categoria masculina. Apenas dez homens ficaram à sua frente naquele ano. Durante a década de 1990, nadadoras e corredoras da China surpreenderam o mundo com o domínio desempenhado nas competições. Wang Junxia, por exemplo, estabeleceu um recorde mundial para a corrida de 10.000 metros em setembro de 1993, com um tempo de 29 minutos e 31 segundos, quebrando a marca anterior por 42 segundos. O tempo de Wang foi melhor do que de todos os corredores homens anteriores a 1949.

O abismo entre os melhores atletas masculinos e as melhores atletas femininas vem sendo reduzido de maneira acentuada desde o início da década de 1970. Na maratona de Boston, por exemplo, a diferença entre os tempos vencedores para homens e mulheres diminuiu de 54 minutos em 1972 para aproximadamente 14 minutos em 2001. No entanto, a disparidade de desempenho relativa ao sexo em diversas provas de resistência está atualmente estabilizada, sobretudo porque as intensas conquistas que se seguiram ao abrandamento das limitações sociais se mantiveram em curso. A Figura 7.16 apresenta um resumo dos tempos recordes mundiais na corrida de 5.000 metros para homens e mulheres. É possível notar que as mulheres, que tiveram um início tardio nas corridas de 5.000 metros, rapidamente começaram a estreitar a diferença entre os sexos, a qual se estagnou em meados da década de 1980.

As mulheres são capazes de atingir o mesmo grau de condicionamento dos homens?[6,54-58] Na puberdade, a secre-

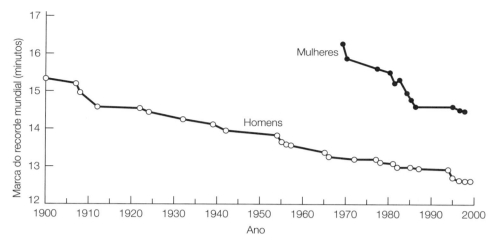

Figura 7.16 Comparação entre homens e mulheres: progresso na corrida de 5.000 metros. A diferença entre os sexos foi estabilizada nesta e em outras provas de resistência.

ção de testosterona aumenta entre os homens, ocasionando uma maior constituição óssea e um aumento da massa muscular. Nas mulheres, há um aumento da secreção de estrógeno, tornando os quadris mais largos, estimulando o desenvolvimento dos seios e aumentando a quantidade de gordura nas regiões das coxas e dos quadris. Essas diferenças singulares entre os sexos se mantêm durante a fase adulta e, em grande parte, explicam porque homens e mulheres diferem em estrutura, força e desempenho esportivo.[6]

Quando as corredoras de elite de todo o mundo são comparadas com suas contrapartes masculinas, os tempos de corrida são de 9 a 15% mais lentos em todas as distâncias. Ao que tudo indica, essa defasagem não diminuirá, em grande parte porque homens e mulheres diferem em pelo menos duas áreas importantes relacionadas ao condicionamento físico:[57]

1. *Condicionamento pulmonar e cardíaco.* As mulheres possuem menos hemoglobina no sangue do que os homens, o que, consequentemente, reduz a quantidade de oxigênio que pode ser fornecida aos músculos ativos.[6] As mulheres também tendem a ter uma maior quantidade de gordura no corpo, uma massa esquelética menor e pulmões e corações menores.[54-57] Juntos, esses fatores tornam o $\dot{V}O_{2máx}$ das mulheres menor do que o dos homens (em média 25% mais baixo quando comparados a não atletas) e tendem a executar modalidades aeróbias, como corrida, ciclismo, natação e remo, em um nível de intensidade mais baixo. Quando homens e mulheres treinam em intensidade, duração e frequência iguais, ambos apresentam melhoras previsíveis no $\dot{V}O_{2máx}$. Os homens, entretanto, normalmente começam e terminam em níveis mais altos. As atletas de elite possuem valores de $\dot{V}O_{2máx}$ que ultrapassam os valores de grande parte dos homens, mas que ainda se encontram de 8 a 12% abaixo dos valores de atletas de elite do sexo masculino.

2. *Tamanho e força musculares.* A mulher possui, em média, metade da força dos homens na parte superior do corpo e um quarto da força na parte inferior.[6] Em uma sala de musculação, as mulheres podem apresentar ganhos de força com o treinamento regular, mas o aumento do tamanho muscular é menor do que o visto na maioria dos homens. Obviamente, algumas fisiculturistas possuem maior volume e definição musculares do que boa parte dos homens não treinados. No entanto, elas são em menor número, e a massa muscular da melhor das fisiculturistas mulheres não pode ser comparada à do melhor dos fisiculturistas homens. De modo geral, as mulheres possuem menos músculo e mais gordura do que os homens, o que é uma razão fundamental para a diferença nos tempos de desempenho entre os sexos.[6]

A questão sobre a possibilidade de o exercício em excesso ser prejudicial às mulheres é abordada no Capítulo 16. Para algumas atletas, a pressão para manter um baixo peso corporal e ter um bom desempenho no esporte pode levar a um treinamento intenso e, consequentemente, a distúrbios alimentares, perda do ciclo menstrual e enfraquecimento dos ossos, uma síndrome denominada *tríade da mulher atleta*.[59]

As diferentes fases do ciclo menstrual afetam a capacidade da mulher de praticar exercícios? Embora algumas mulheres relatem uma interferência dos sintomas pré-menstruais na capacidade de realizar exercícios, pesquisadores ainda não conseguiram encontrar uma ligação desse fato com reais alterações no corpo.[6,60] Em pesquisas, entre um e dois terços das mulheres atletas relatam que sua capacidade para o exercício *não* é afetada de maneira negativa durante nenhuma das fases do ciclo menstrual.[6] Até um quarto das mulheres relatam que o desempenho é prejudicado durante a fase pré-menstrual e nos primeiros dias do fluxo menstrual, com uma melhora durante os dias imediatamente posteriores à menstruação. Muitas mulheres associam os sintomas da tensão pré-menstrual (TPM), como a retenção de líquidos, o ganho de peso e as alterações de humor, a uma redução na capacidade de se exercitar.

Os cientistas vêm estudando se há explicações fisiológicas efetivas para esses relatos de mulheres atletas. Alterações em diversas funções do corpo de fato ocorrem durante todo o ciclo menstrual normal, mas os pesquisadores não conseguiram associar a fase do ciclo menstrual a problemas no desempenho esportivo.[60] Além disso, as mulheres atletas relatam que conseguem recalcar aquilo que sentem quando necessário para uma competição, e especialistas apontam que recordes mundiais já foram estabelecidos durante todas as fases do ciclo menstrual. O início do período menstrual da atleta Joan Benoit-Samuelson, por exemplo, estava previsto para o dia da maratona olímpica de 1984, quando ela conquistou a medalha de ouro.

Influência da idade

A influência do processo de envelhecimento sobre as adaptações crônicas ao exercício é abordada com mais detalhes no Capítulo 15. Com o envelhecimento, há um declínio da capacidade de praticar exercícios físicos intensos, bem como uma redução da potência aeróbia máxima.[61-63] A potência anaeróbia normalmente decresce de 8 a 10% a cada década a partir dos 30 anos de idade. Dados sugerem que a taxa de perda total é semelhante para pessoas ativas e inativas, mas que, em qualquer idade, as pessoas ativas conservam mais funções. A maior parte dos pesquisadores demonstrou que a treinabilidade cardiorrespiratória de pessoas idosas não apresenta diferença significativa em relação a dos mais jovens quando se comparam grupos em uma base percentual, e não absoluta.[61] Entre os 30 e 70 anos de idade, a força e a massa musculares sofrem uma redução de, em média, cerca de 30%.[43] O processo de envelhecimento parece representar apenas uma pequena parte dessa perda, sobre a qual a principal influência é a inatividade.

Crianças e adolescentes respondem aos programas de exercícios aeróbios de maneira semelhante aos adultos? A maioria dos especialistas relatou que os sistemas cardiorrespiratórios de crianças e adolescentes respondem à prática regular de exercícios aeróbios de maneira praticamente igual à observada entre adultos.[6,64,-70] Entretanto, há algumas diferenças.

Estudos mostram que as crianças podem aprimorar seu condicionamento aeróbio após o treinamento e que, no entanto, este aumento é menor do que o verificado em adultos.[64] Vários fatores podem ser responsáveis por esta diferença: (a) as crianças geralmente possuem altos níveis iniciais de condicionamento aeróbio; (b) os adultos podem treinar de maneira mais eficaz do que as crianças; e (c) o corpo das crianças pode não ter a capacidade de responder e se adaptar totalmente ao exercício regular.

Há outras diferenças importantes entre crianças e adultos. Crianças possuem coração, pulmões e volume sanguíneo menores.[6] O coração de uma criança não é capaz de bombear a mesma quantidade de sangue por minuto de exercício que o coração de um adulto, o que resulta em uma redução do suprimento de oxigênio para os músculos ativos da criança. O $\dot{V}O_{2máx}$ não se desenvolve por completo até o fim da adolescência.

A área de superfície corporal das crianças é maior do que a dos adultos quando calculada por unidade de massa corporal.[6] Como resultado, quanto menor a criança, maior o risco de uma perda excessiva de calor. Esse fato é particularmente influente quando a criança se exercita sob a água, que pode extrair o calor do seu corpo de maneira muito rápida, causando a *hipotermia* (i. e., baixa temperatura corporal). Para prevenir a hipotermia, as crianças que nadam ou brincam na água devem ser incentivadas a sair dela periodicamente e a evitar lagos e rios gelados.

As crianças possuem uma capacidade de suar menos desenvolvida que a dos adultos.[6] Elas também produzem mais calor durante atividades como corrida e jogos esportivos vigorosos, e podem sofrer um aumento mais rápido da temperatura corporal quando desidratadas. Essas diferenças as colocam sob risco de doenças relacionadas ao calor durante a prática de exercícios de longa duração sob temperaturas elevadas. Os pesquisadores recomendam veementemente que as crianças bebam líquidos com frequência e evitem o exercício excessivo no calor.

Em 1993, um grupo internacional de especialistas, patrocinado por 13 organizações científicas, médicas e governamentais, lançou orientações sobre a atividade física para adolescentes.[65] Duas diretrizes foram recomendadas:

1. Todos os adolescentes devem ser fisicamente ativos quase todos os dias. A atividade pode ser parte de brincadeiras, jogos, esportes, trabalho, transporte, recreação, aulas de educação física ou exercícios planejados com a família ou com a comunidade. Os adolescentes devem se envolver em uma série de atividades físicas, que devem ser agradáveis e envolver a maioria dos principais grupos musculares. Os especialistas concordam que isso ajudaria a reduzir o risco de obesidade e promoveria o desenvolvimento de ossos saudáveis. Segundo o relatório da conferência, "essas orientações condizem com as recomendações para que os adultos pratiquem 30 minutos de atividades diárias de intensidade moderada".[65] Estudos revelam que a maior parte dos adolescentes cumpre essas recomendações, com uma média de 60 minutos diários dedicados a algum tipo de atividade física, boa parte da qual fora da escola. Infelizmente, ao longo da adolescência, tanto meninos como meninas diminuem o tempo dedicado às atividades físicas; esse declínio se estende até a fase adulta.

2. Os adolescentes devem praticar exercícios vigorosos durante 20 minutos ou mais por sessão, pelo menos três vezes por semana. Entre os adolescentes, apenas dois terços dos meninos e metade das meninas cumprem esta norma. Exemplos de atividades recomendadas incluem caminhada em ritmo rápido, corrida, subir escadas, basquete, esportes com raquete, futebol, dança, natação, patinação, musculação, trabalhos domésticos, esqui *cross-country* e ciclismo. O consenso é de que os exercícios mais vigorosos deverão aprimorar a saúde psicológica, aumentar o colesterol HDL e melhorar o condicionamento cardiorrespiratório.

O levantamento de pesos é seguro para crianças e adolescentes?[67-70] Durante muitos anos, o treinamento com pesos não era recomendado para esse público por dois motivos: (1) acreditava-se que o levantamento de altas cargas interferiria no crescimento ósseo e causaria lesões nos ossos e nas articulações; (2) alegava-se que o treinamento com pesos não era eficiente para crianças antes do período da puberdade. No entanto, a maioria dos estudos atualmente confirma a ideia de que o treinamento com pesos é seguro e eficaz para crianças e adolescentes.[69] Apesar disso, a American Academy of Pediatrics alerta que adolescentes devem evitar o levantamento intenso de pesos, o levantamento de potência e o fisiculturismo até que completem 15 anos de idade.[67] O levantamento de pesos moderado realizado por crianças deve ser feito sob a supervisão de um adulto para minimizar o risco de lesões. O treinamento com pesos é recomendado de 2 a 3 vezes por semana, em sessões de 20 a 30 minutos, e deve ser parte de um programa completo que vise aumentar o condicionamento total.

Segundo a maioria dos especialistas, com um treinamento com pesos adequado, as crianças podem aprimorar a força em cerca de 15 a 20%.[67-70] No entanto, o incremento da força geralmente não está relacionado a qualquer aumento do tamanho do músculo. Em vez disso, ocorrem melhoras nas interações das células nervosas e musculares, que aumentam a força.[6,67-70]

Influência da hereditariedade

Estudos que relatam a influência da hereditariedade no desempenho aeróbio possuem resultados conflitantes.[71-77] Diversos estudos com gêmeos sugeriram que o $\dot{V}O_{2máx}$ e a capacidade de trabalho eram quase inteiramente herdados, ao

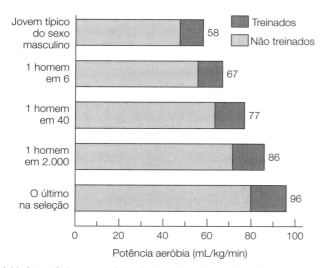

A hipótese é de que o efeito de pico do treinamento seja de um aumento de 20% na potência aeróbia.

Figura 7.17 Importância relativa da seleção esportiva herdada e o treinamento rigoroso. Poucas pessoas são geneticamente selecionadas para obter êxito em uma modalidade de esportes e ter uma alta potência aeróbia. Mesmo entre aqueles que são selecionados para um $\dot{V}O_{2máx}$ alto, o treinamento intensivo é capaz de melhorar a potência aeróbia em apenas mais 20%. Fonte: Dados de Shephard RJ, Astrand P-O. Endurance in Sport: *The Encyclopedia of Sports Medicine* (Volume II). Oxford: Blackwell Scientific Publications, 1992.

passo que outros relataram um pequeno efeito genético. Os melhores estudos atualmente demonstram que 10 a 40% da variação do $\dot{V}O_{2máx}$, após adaptação por idade, sexo e massa corporal, pode ser explicada por relações familiares.[71,73]

A sensibilidade da melhora fisiológica ao exercício depende, em parte, da hereditariedade.[72,74-77] Há diferenças individuais significativas nas respostas ao treinamento. Idade, sexo e etnia têm um papel pequeno na explicação dessa variância, ao passo que o nível inicial do fenótipo é o principal determinante da resposta ao treinamento em características pessoais, como a frequência cardíaca de exercício submáximo e a pressão arterial; porém, ele exerce um efeito menos significativo em outras, como o $\dot{V}O_{2máx}$ e o colesterol HDL.[74-76]

Dotes físicos prévios e um programa apropriado de treinamento geram desempenhos de altíssimo nível. De um ponto de vista prático, em virtude da hereditariedade, é quase impossível prever de maneira exata uma resposta individual a um determinado programa de treinamento. Todavia, parece que, em sua maioria, os vencedores olímpicos são geneticamente selecionados para suas modalidades e, então, treinam de maneira continuada e com afinco para obter a vantagem adicional necessária para o sucesso (ver Fig. 7.17).[2]

EFEITOS DA INATIVIDADE

A inatividade prolongada possui diversos efeitos prejudiciais aos músculos, aos ossos e ao sistema cardiovascular do corpo humano.[78-80] O desuso afeta negativamente todos os tecidos e funções do corpo. Por exemplo, o acamamento causa uma perda de proteína muscular de 8 gramas por dia, uma perda do cálcio ósseo de 1,54 grama por semana, uma redução do $\dot{V}O_{2máx}$ de 0,8% por dia e um decréscimo de 10 a 15% no volume plasmático dentro de alguns dias.[79,80]

Poucos indivíduos são submetidos a um acamamento prolongado. No entanto, praticamente todas as pessoas já se exercitaram durante um determinado período de tempo e, então, por diversos motivos, reduziram ou interromperam o exercício regular enquanto retornavam a suas atividades normais do dia a dia. Esse período de *destreinamento* causa diversas alterações no funcionamento fisiológico.[80-91]

Edward Coyle, da University of Texas, em Austin, vem liderando pesquisas sobre os efeitos fisiológicos do destreinamento. Em um estudo, Coyle analisou os efeitos de 84 dias sem a prática regular de exercícios em atletas que se encontravam sob treinamento árduo há 10 anos.[82,83]

Durante este longo período de destreinamento, os diversos sistemas do corpo reagiram de maneiras diferentes. Nas primeiras três semanas após a pausa dos treinos, os corredores rapidamente perderam boa parte do seu condicionamento cardiovascular, principalmente em função do rápido declínio do volume sistólico. O volume sistólico total foi reduzido de 10 a 14% abaixo do nível de treinamento em apenas 12 dias e chegou a um nível semelhante ao de controles sedentários no final do estudo. O $\dot{V}O_{2máx}$ teve uma queda de 7% nos primeiros 21 dias e se estabilizou após 56 dias em um nível 16% abaixo do nível de treinamento. Ao final de oito semanas, os níveis de enzimas oxidativas nos músculos tinham caído 40% em relação aos níveis de treinamento.

Outros pesquisadores constataram também que as atividades das enzimas mitocondriais são perceptivelmente reduzidas com a interrupção do treinamento físico.[84]

A capilarização muscular, no entanto, teve uma queda de apenas 7% abaixo dos níveis de treinamento após 84 dias. Embora o débito cardíaco e o volume sistólico máximos tenham sido reduzidos a níveis de não treinamento, os níveis de $\dot{V}O_{2máx}$ nos atletas destreinados permaneceram 17% acima dos níveis sem treinamento, principalmente em função de uma elevação da diferença máxima a – vO_2.

Os 84 dias de destreinamento afetaram também as respostas ao exercício submáximo (74% do $\dot{V}O_{2máx}$, em estado de treinamento).[83] No intervalo de oito semanas, ocorreu a maioria das adaptações, incluindo um aumento de 18% no consumo de oxigênio (utilizando a mesma carga de trabalho), um aumento de 17% na frequência cardíaca (158 quando treinados comparada a 185 quando destreinados), um aumento de 24% na ventilação, um aumento de 6% na razão de troca respiratória e um aumento de 34% da taxa de esforço percebido (conforme mensurada pela escala de Borg). Em oito semanas, o aumento da resposta ao lactato à mesma carga de trabalho foi de quase seis vezes. Outros pesquisadores demonstraram que o desempenho na corrida ou no ciclismo (p. ex., competições de corrida ou provas de ciclismo contra relógio) é negativamente afetado nos estágios iniciais do período de destreinamento.[85-88]

Mesmo após um destreinamento de 12 semanas, porém, os atletas ainda apresentavam um alto nível de densidade capilar e um nível de enzimas mitocondriais 50% acima do observado nos controles sedentários. Esses níveis elevados representam adaptações persistentes resultantes de muitos anos de treinamento árduo, que ajudaram a preservar parte da capacidade de praticar exercícios.

Esses estudos sustentam o argumento de que a atividade física deve ser mantida em uma periodicidade regular para que seus benefícios sejam conservados. Como mencionado anteriormente, ao entrarem em destreinamento após vários anos de treinos intensivos, os atletas apresentam reduções significativas no condicionamento cardiorrespiratório durante os primeiros 12 a 21 dias de inatividade. A redução no volume sistólico parece ser em grande parte um resultado da redução no volume plasmático, que também sofre uma queda de 12% nesse período. Um fato interessante foi que Coyle demonstrou que, se um atleta destreinado há 2 ou 4 semanas expandir seu volume sanguíneo de volta aos níveis que tinha quando treinado com o uso de uma solução salina com dextrano, o volume sistólico e o $\dot{V}O_{2máx}$ podem ser aumentados em até 2 a 4% dos valores de treinamento.[80,81]

Pesquisadores demonstraram que a elevação da potência aeróbia com o treinamento é tão rápida quanto a sua queda sem ele. Estudos comprovam que a maioria das melhoras no $\dot{V}O_{2máx}$ ocorre nas três primeiras semanas a partir do início do treinamento cardiorrespiratório intensivo. Além disso, uma vez alcançado o $\dot{V}O_{2máx}$ desejado, é possível mantê-lo reduzindo a frequência e mantendo a intensidade do treinamento.[92,93]

Em um estudo, 12 participantes pedalaram e correram durante 40 minutos, em seis dias por semana, seguindo um programa de treinamento intervalado intensivo.[92] Após dez semanas, todos os participantes continuaram a treinar na mesma intensidade e duração diárias, porém, houve uma redução na frequência para dois dias por semana em metade do grupo e para quatro dias por semana na outra metade. Após cinco semanas, o $\dot{V}O_{2máx}$ de ambos os grupos permaneceu no nível de melhora de 25% obtido ao final das dez primeiras semanas de treinamento. Entre corredores de longas distâncias, se o volume de treinamento for reduzido em mais da metade durante um período de três semanas com a intensidade sendo mantida a mesma, não é observado um decréscimo do desempenho da corrida de 5 quilômetros.[85,87]

Em outras palavras, ao que tudo indica, é necessário um maior gasto energético para aumentar o $\dot{V}O_{2máx}$ do que para mantê-lo. Parece também que a intensidade do treinamento é um requisito essencial para a manutenção dos aumentos do $\dot{V}O_{2máx}$ e da capacidade de desempenho obtidos a partir de um treinamento aeróbio intenso. O destreinamento também possui um efeito significativo na redução da força e do tamanho musculares.[89-91] O retorno da força muscular aos níveis de controle ocorre dentro de 4 a 12 semanas de destreinamento, porém, pode ser mantido se a frequência do treinamento com pesos for de apenas 1 ou 2 sessões por semana.

COMPREENSÃO DA MEDICINA ESPORTIVA

Fatores que afetam o desempenho

Se fosse solicitado a um grupo de pessoas que corressem ou pedalassem 10 quilômetros o mais rápido que pudessem, seria possível prever quem chegaria primeiro? Quais fatores são os mais importantes no desempenho da resistência cardiorrespiratória? Os três principais fatores fisiológicos que afetam o desempenho da resistência cardiorrespiratória são:[94-109]

1. $\dot{V}O_{2máx}$
2. Limiar anaeróbio
3. Economia de corrida

Se um grupo de pessoas com ampla variação nos padrões de atividade (de sedentários a atletas de elite) fosse examinado em laboratório, o $\dot{V}O_{2máx}$ seria a variável mais importante em prognosticar a capacidade de participação em provas de resistência cardiorrespiratória. No entanto, entre um grupo homogêneo de atletas de resistência de elite, o limiar anaeróbio e a economia de corrida seriam indícios mais apropriados da capacidade de desempenho.

Embora importante, o $\dot{V}O_{2máx}$ é apenas um dos vários fatores que determinam o êxito em provas de resistência. Pode haver uma grande variação no desempenho de atletas com níveis iguais de $\dot{V}O_{2máx}$.[94] Valores de $\dot{V}O_{2máx}$ relativamente baixos foram relatados entre alguns maratonistas de renome. Derek Clayton, ex-recordista mundial da maratona (2h08m33s), tinha um $\dot{V}O_{2máx}$ de apenas 66,8 mL.kg^{-1}.min^{-1}, enquanto Frank Shorter, medalhista de ouro na maratona olímpica, tinha apenas 72 mL.kg^{-1}.min^{-1}. Kjell Erik Stahl, que já foi um dos melhores corredores do mundo, também possuía um $\dot{V}O_{2máx}$ pequeno, de apenas 66,8 mL.kg^{-1}.min^{-1}.

Joan Benoit-Samuelson, uma das melhores maratonistas da história (2h21min), possuía um $\dot{V}O_{2máx}$ de 78 mL.kg^{-1}.min^{-1}, um valor muito superior ao de Clayton, Shorter e Stahl, ainda assim, seu tempo na maratona era bem mais elevado. Obviamente, outros fatores desempenham um papel importante no desempenho de resistência cardiorrespiratória.

A *economia de corrida* é o gasto energético do exercício, normalmente expresso como $\dot{V}O_2$ em um determinado ritmo de corrida ou exercício.[104] É um fato bem aceito que o $\dot{V}O_2$ em determinadas cargas de trabalho ou velocidades de corrida pode variar de maneira considerável entre

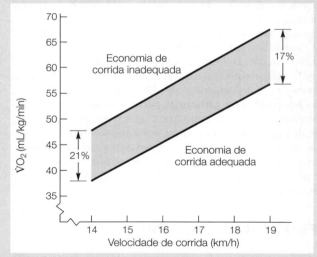

Figura 7.18 Economia de corrida. A área sombreada representa o intervalo total do gasto de oxigênio em diferentes velocidades para corredores bons e de elite. Fonte: Adaptado de Sjodin B, Svedenhag H, Brotherhood JR. Applied physiology of marathon running. *Sports Med* 2:83-99, 1985. Dados de ADIS Press Limited, Auckland, Nova Zelândia.

(continua)

COMPREENSÃO DA MEDICINA ESPORTIVA (continuação)
Fatores que afetam o desempenho

diferentes atletas (ver Fig. 7.18).[94,95,106] Alguns dos melhores atletas possuem baixas demandas de oxigênio em velocidades de corrida específicas. Ainda que não seja possível explicar essa variação de maneira precisa, fatores biomecânicos, fisiológicos, psicológicos e bioquímicos provavelmente desempenham alguma função. Há provas concretas de que atletas com alta porcentagem de fibras de contração lenta possuem a melhor economia de corrida.[103,106]

Outro fator importante que influencia o desempenho esportivo é o limiar anaeróbio, o qual está altamente correlacionado ao desempenho de resistência (r = 0,94 a 0,98).[11-15,94] Se um atleta é capaz de se exercitar em um alto percentual de $\dot{V}O_{2máx}$ antes que o ácido lático se acumule na corrente sanguínea, essa capacidade lhe proporciona uma grande vantagem. Tal capacidade é desenvolvida ao longo de muitos anos de treinamento com ênfase no treino intervalado (ver Fig. 7.19).

Outros fatores, de natureza não fisiológica, também desempenham um papel fundamental na capacidade de resistência cardiorrespiratória. Em um estudo com 4.358 corredores, os preditores mais importantes no tempo da corrida de 16 quilômetros foram, em ordem: distância de treinamento corrida semanalmente, idade, índice de massa corporal, anos de treinamento regular e frequência de treinamento semanal.[101] Outros estudos também demonstraram de maneira consistente que a distância semanal do treinamento fornece a correlação mais alta com o desempenho na corrida de resistência.[94] Embora os atletas de elite apresentem médias de intensidade de apenas 60 a 65% do $\dot{V}O_{2máx}$ durante o treinamento, a maioria deles realiza 2 ou 3 sessões por semana em que correm de maneira intervalada distâncias de 5 e 10 quilômetros para melhorar o $\dot{V}O_{2máx}$ e o limiar anaeróbio.[107,108]

A Tabela 7.6 resume as características físicas e fisiológicas de diferentes categorias de corredores de resistência.[94]

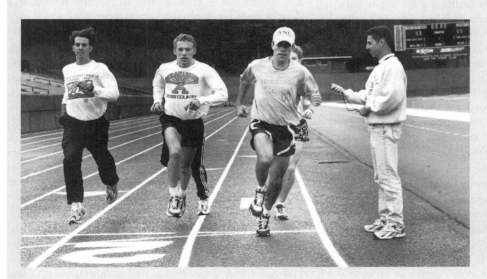

Figura 7.19 O limiar anaeróbio é desenvolvido ao longo de anos de treinamento com ênfase no treino intervalado.

TABELA 7.6 Características físicas e fisiológicas de diferentes categorias de corredores de resistência

	Corredores de elite	Bons corredores	Corredores lentos
Idade (anos)	26	30	36
Peso (kg)	66	67	71
Fibras do tipo I (%)	76	64	56
Anos de treinamento	7	4	2
Média de distância semanal (km)	145	115	57
$\dot{V}O_{2máx}$ (mL.kg^{-1}.min^{-1})	72	66	59
$\dot{V}O_2$ a 15 km/h	45	49	51
Limar de lactato*	88	88	85

*$\dot{V}O_2$ percentual quando o ácido lático se encontra a uma concentração de 4 mmol/L.

Fonte: Adaptado de Sjodin B, Svedenhag H, Brotherhood JR. Applied physiology of marathon running. *Sports Med* 2:83-99, 1985.

222 Parte III Preparação do Condicionamento Físico

RESUMO

1. Este capítulo resumiu as respostas agudas e as adaptações crônicas que ocorrem com o exercício.

2. Entre as respostas agudas estão os aumentos da frequência cardíaca, do volume sistólico, do débito cardíaco, do fluxo sanguíneo para os músculos ativos, da pressão arterial sistólica, da diferença arteriovenosa de oxigênio, da ventilação, da capacidade de difusão pulmonar e do consumo de oxigênio e uma redução do pH sanguíneo e do volume plasmático (elevação da quantidade de células vermelhas do sangue).

3. As adaptações crônicas incluem alterações biomecânicas nos músculos esqueléticos (aumento de mioglobina, mitocôndrias, enzimas, combustíveis e área das fibras de contração lenta); alterações cardiorrespiratórias em repouso (aumento do tamanho do coração, do volume sistólico, do volume sanguíneo e da densidade capilar, e uma redução da frequência cardíaca em repouso); alterações do exercício submáximo (aumento do limiar anaeróbio e do volume sistólico e redução da produção de ácido lático, da frequência cardíaca e do débito cardíaco); alterações do exercício máximo (aumento do $\dot{V}O_{2máx}$, do volume sistólico, do fluxo sanguíneo para os músculos ativos, da capacidade de tolerar níveis mais altos de ácido lático, da ventilação e da capacidade de difusão pulmonar, além de um efeito variável na frequência cardíaca máxima); entre outras alterações variadas (redução da gordura corporal total, dos lipídios sanguíneos e da frequência cardíaca de recuperação e aumento da aclimatização ao calor e da força e da densidade de ossos e tecidos conjuntivos).

4. A disparidade de desempenho entre os sexos se deve a diferenças consideráveis entre homens e mulheres. As mulheres possuem menos hemoglobina, mais gordura corporal, menos músculo esquelético, coração e pulmões menores, um $\dot{V}O_{2máx}$ mais baixo e menos força do que suas contrapartes masculinas em cada nível equivalente de condicionamento (de sedentários a atletas de elite). A maioria dos pesquisadores demonstrou que a treinabilidade cardiorrespiratória de idosos não apresenta diferenças significativas em relação aos adultos mais jovens quando se comparam os grupos em uma base percentual (não absoluta). No caso de crianças e adolescentes, os pesquisadores concluíram de modo geral que, quando os programas satisfazem critérios para adultos em relação à intensidade e à duração, as crianças apresentam um efeito fisiológico de treinamento semelhante.

5. O efeito genético é de aproximadamente 10 a 40% no caso do $\dot{V}O_{2máx}$. Há uma grande variação na treinabilidade e, segundo os pesquisadores concluíram, a sensibilidade da melhora do $\dot{V}O_{2máx}$ ao treinamento também depende em partes de fatores hereditários. Portanto, um nível excepcionalmente alto de desempenho será o resultado de dotes físicos prévios, de um programa apropriado de treinamento e de características genéticas associadas à alta responsividade ao treinamento.

6. A inatividade (por acamamento) afeta praticamente todo o sistema fisiológico. Respostas iniciais envolvem o comprometimento de sistemas de controle de líquidos, eletrólitos e pressão arterial, atrofia muscular e decréscimos na densidade óssea ocorridos um pouco mais tarde.

7. O destreinamento (interrupção do treinamento de exercícios sem o acamamento) afeta os diversos sistemas do corpo de maneiras variadas. O volume sistólico, por exemplo, é rapidamente afetado (reduzido a níveis de controle em menos de um mês), ao passo que a capilarização muscular apresenta queda de apenas 7% após 84 dias de destreinamento. A capacidade respiratória dos músculos treinados (enzimas mitocondriais) é reduzida em 50% após uma semana de inatividade. Para evitar esses efeitos do destreinamento, é mais importante manter a intensidade do que a frequência do exercício.

8. Entre os fatores que afetam o desempenho estão o $\dot{V}O_{2máx}$, o limiar anaeróbio e a economia de corrida. Ainda que o $\dot{V}O_{2máx}$ seja o mais importante na avaliação da capacidade de desempenho de um grupo heterogêneo, o limiar anaeróbio e a economia de corrida têm maior importância quando se comparam atletas de habilidade semelhante.

Questões de revisão

1. *Após ser submetido a um treinamento de resistência por vários meses, um indivíduo apresentará uma redução do(a) _____ em repouso (em comparação ao estado de não-treinamento).*

   A. Frequência cardíaca
   B. Consumo de oxigênio
   C. Volume sistólico
   D. Débito cardíaco
   E. Ventilação

2. *Após ser submetido a um treinamento de resistência por vários meses, um indivíduo apresentará um aumento no(a) _____ durante o exercício submáximo (em comparação ao estado de não-treinamento).*

   A. Frequência cardíaca
   B. Consumo de oxigênio
   C. Volume sistólico
   D. Débito cardíaco
   E. Ventilação

3. *Após ser submetido a um treinamento de resistência por vários meses, um indivíduo não apresentará nenhuma (ou apresentará pouca) alteração no(a) _____ em um ponto de esforço máximo (em comparação ao estado de não treinamento).*

A. Frequência cardíaca   **D.** Débito cardíaco
B. Consumo de oxigênio   **E.** Ventilação
C. Volume sistólico

4. *O débito cardíaco equivale ao volume sistólico multiplicado pelo(a) _____.*

A. Frequência cardíaca
B. Consumo de oxigênio
C. Frequência da respiração
D. Diferença arteriovenosa de oxigênio
E. Ventilação

5. *Acima de um limiar de ____% do $\dot{V}O_{2máx}$, o volume sistólico sofre um aumento muito pequeno com o aumento da carga de trabalho.*

A. 25   **B.** 50   **C.** 70   **D.** 80   **E.** 90

6. *Ao passar de uma posição deitada para uma posição em pé, ocorre um(a) _____ do volume sistólico.*

A. Aumento   **B.** Redução

7. *O(a) _____ reflete a quantidade de oxigênio extraída pelos tecidos corporais.*

A. Frequência cardíaca
B. Consumo de oxigênio
C. Frequência da respiração
D. Diferença arteriovenosa de oxigênio
E. Ventilação

8. *A diferença arteriovenosa de oxigênio em repouso é de _____ mL/100 mL de sangue.*

A. 5   **B.** 8   **C.** 10   **D.** 15   **E.** 20

9. *Para cada litro de oxigênio que o corpo consome durante o exercício, são produzidas aproximadamente _____ quilocalorias de energia.*

A. 5   **B.** 8   **C.** 10   **D.** 15   **E.** 20

10. *O oxigênio consumido equivale à(ao) ____ multiplicado pela diferença arteriovenosa de oxigênio.*

A. Frequência cardíaca   **D.** Débito cardíaco
B. Consumo de oxigênio   **E.** Ventilação
C. Volume sistólico

11. *A pressão arterial é mais elevada durante a _____ em uma mesma carga de trabalho absoluta.*

A. Ergometria de pernas
B. Ergometria de braços

12. *A média de pressão arterial = ____(pressão sistólica – diastólica) + pressão diastólica.*

A. 20%   **B.** 33%   **C.** 45%   **D.** 50%   **E.** 67%

13. *_____ = VC × f.*

A. Frequência cardíaca   **D.** Débito cardíaco
B. Consumo de oxigênio   **E.** Ventilação
C. Volume sistólico

14. *Em repouso, a ventilação minuto normalmente é de cerca de ____ litros de ar por minuto.*

A. 2   **C.** 6   **E.** 20
B. 4   **D.** 12

15. *____ = VRE + VR.*

A. VRI   **B.** CRF   **C.** CVF   **D.** CPT   **E.** MB

16. *Qual das opções a seguir aumenta de maneira curvilínea do repouso ao esforço máximo quando colocada em um gráfico contra a carga de trabalho?*

A. Frequência cardíaca   **D.** Débito cardíaco
B. Consumo de oxigênio   **E.** Ventilação
C. Volume sistólico

17. *R = ____/$\dot{V}O_2$.*

A. $\dot{V}CO_2$ **B.** VR   **C.** VRI   **D.** $\dot{Q}$ **E.** FC

18. *Quando o valor de R atinge um limiar de ____, há um indício de que o carboidrato é o único combustível sendo utilizado pelos músculos ativos.*

A. 0,8   **B.** 0,9   **C.** 1,0   **D.** 1,25   **E.** 2,0

19. *Com o treinamento aeróbio regular, muitas alterações significativas ocorrem nas células musculares. Qual das opções a seguir* **não** *é uma dessas alterações?*

A. Aumento no conteúdo de mioglobina
B. Aumento na concentração de enzimas mitocondriais
C. Aumento na quantidade de fibras de contração lenta
D. Maior capacidade de oxidar gordura
E. Aumento no número e tamanho da mitocôndria

20. *Com o treinamento aeróbio regular, o volume sistólico em repouso irá _____.*

A. Aumentar   **B.** Diminuir

21 *Em uma determinada carga submáxima, indivíduos treinados vão apresentar uma razão de frequência respiratória _____ do que indivíduos não treinados.*

A. Mais alta   **B.** Mais baixa

22. *Em uma determinada carga submáxima, indivíduos treinados irão apresentar um volume sistólico _____ do que indivíduos não treinados.*

A. Mais alto   **B.** Mais baixo

224 Parte III Preparação do Condicionamento Físico

23. *O principal fator limitante ao desempenho de resistência é o(a):*

A. Frequência cardíaca máxima
B. Frequência da respiração
C. Razão de troca respiratória
D. Débito cardíaco
E. Ventilação

24. *A única grande diferença entre indivíduos de resistência treinada e indivíduos não treinados é o tamanho do(s) _____.*

A. Volume sistólico
B. Pulmões
C. Músculos da perna
D. Compartimento de sangue
E. Compartimento de gordura

25. *Qual das opções a seguir **não** ocorre em resposta ao exercício de resistência regular?*

A. Maior capacidade de exercitar-se no calor
B. Maior densidade óssea
C. Redução do colesterol HDL
D. Redução da gordura corporal

26. *Ocorrem diversas alterações nos músculos esqueléticos em resposta ao treinamento de força. Qual das opções a seguir **não** é uma delas?*

A. Aumento do tamanho das células musculares, especialmente as de contração rápida
B. Aumento significativo na quantidade de células musculares
C. Redução dos impulsos nervosos inibitórios habituais do cérebro
D. Aumento da massa corporal magra
E. Aumento da espessura da parede ventricular esquerda

27. *Durante o destreinamento de atletas, qual destas opções é a menos afetada?*

A. Capilarização muscular
B. Enzimas mitocondriais
C. $\dot{V}O_{2máx}$
D. Volume sistólico
E. Volume plasmático

28. *Em um grupo de pessoas com ampla variação nos padrões de atividade, o(a) _____ é a variável mais importante na predição da capacidade de executar exercícios de resistência.*

A. $\dot{V}O_{2máx}$
B. Limiar anaeróbio
C. Economia de corrida

29. *Se a diferença arteriovenosa de oxigênio é de 150 mL de oxigênio por 1.000 mL de sangue e o débito cardíaco é de 20.000 mL/min, qual é o consumo de oxigênio?*

A. 3 L/min
B. 2.000 mL/min
C. 10 METs
D. 45 mL.kg^{-1}.min^{-1}
E. 2.750 mL/min

Respostas

1. A	**10.** D	**19.** C	**28.** A
2. C	**11.** B	**20.** A	**29.** A
3. A	**12.** B	**21.** B	
4. A	**13.** E	**22.** A	
5. B	**14.** C	**23.** D	
6. B	**15.** B	**24.** A	
7. D	**16.** E	**25.** C	
8. A	**17.** A	**26.** B	
9. A	**18.** C	**27.** A	

REFERÊNCIAS BIBLIOGRÁFICAS

1. Huston TP, Puffer JC, Rodney WM. The athletic heart syndrome. *N Engl J Med* 313:24–31, 1985.
2. Shephard RJ, Åstrand P-O. *Endurance in Sport: The Encyclopaedia of Sports Medicine* (Vol. II) (2nd ed.). Oxford: Blackwell Science, 2000.
3. Bouchard C, Shephard RJ, Stephens T. *Physical Activity, Fitness, and Health: International Proceedings and Consensus Statement.* Champaign, IL: Human Kinetics, 1994.
4. Kraemer WJ. *Strength Training for Sports: Olympic Handbook of Sports Medicine.* Oxford: Blackwell Science, 2001.
5. Baechle TR, Earle RW. *Essentials of Strength Training and Conditioning* (2nd ed.). Champaign, IL: Human Kinetics, 2000.
6. Wilmore JH, Costill DL. *Physiology of Sports and Exercise.* Champaign, IL: Human Kinetics, 2004.
7. Brooks GA, Fahey TD, Baldwin KM. *Exercise Physiology: Human Bioenergetics and Its Applications* (4th ed.). St Louis: McGraw-Hill, 2004.
8. American College of Sports Medicine. *ACSM's Resource Manual for Guidelines for Exercise Testing and Prescription* (4th ed.). Philadelphia: Lippincott Williams & Wilkins, 2005.
9. McArdle WD, Katch FI, Katch VL. *Exercise Physiology: Energy, Nutrition, and Human Performance* (5th ed.). Philadelphia: Lippincott Williams & Wilkins, 2001.
10. Di Carlo LJ, Sparling PB, Millard-Stafford ML, Rupp JC. Peak heart rates during maximal running and swimming: Implications for exercise prescription. *Int J Sports Med* 12:309–312, 1991.
11. Gladden B. Muscle as a consumer of lactate. *Med Sci Sports Exerc* 32:764–771, 2000.
12. McLellan TM, Cheung KSY. A comparative evaluation of the individual anaerobic threshold and the critical power. *Med Sci Sports Exerc* 24:543–550, 1992.
13. Davis JA. Anaerobic threshold: Review of the concept and directions for future research. *Med Sci Sports Exerc* 17:6–18, 1985.
14. Londeree BR. Effect of training on lactate/ventilatory thresholds: A meta-analysis. *Med Sci Sports Exerc* 29:837–843, 1997.
15. Loat CER, Rhodes EC. Relationship between the lactate and ventilatory thresholds during prolonged exercise. *Sports Med* 15:104–115, 1993.

16. Smith TP, McNaughton LR, Marshall KJ. Effects of 4-wk training using $\dot{V}_{max}/T_{max}$ on $\dot{V}O_{2max}$ and performance in athletes. *Med Sci Sports Exerc* 31:892–896, 1999.

17. Hickson RC. Time course of the adaptive responses of aerobic power and heart rate to training. *Med Sci Sports Exerc* 13:17–20, 1981.

18. Wagner PD. Central and peripheral aspects of oxygen transport and adaptations with exercise. *Sports Med* 11:133–142, 1991.

19. Blomqvist CG, Saltin B. Cardiovascular adaptations to physical training. *Annu Rev Physiol* 45:169–189, 1983.

20. Hepple RT. Skeletal muscle: Microcirculatory adaptation to metabolic demand. *Med Sci Sports Exerc* 32:117–123, 2000.

21. Bergh U, Ekblom B, Åstrand PO. Maximal oxygen uptake "classical" versus "contemporary" viewpoints. *Med Sci Sports Exerc* 32:85–88, 2000.

22. Saltin B, Strange S. Maximal oxygen uptake: "Old" and "new" arguments for a cardiovascular limitation. *Med Sci Sports Exerc* 24:30–37, 1992.

23. Richardson RS, Harms CA, Grassi B, Hepple RT. Skeletal muscle: Master or slave of the cardiovascular system? *Med Sci Sports Exerc* 32:89–93, 1999.

24. Richardson RS. What governs skeletal muscle $\dot{V}O_{2max}$? New evidence. *Med Sci Sports Exerc* 32:100–107, 2000.

25. Spina RJ, Chi MMY, Hopkins MG, Nemeth PM, Lowry OH, Holloszy JO. Mitochondrial enzymes increase in muscle in response to 7–10 days of cycle exercise. *J Appl Physiol* 80:2250–2254, 1996.

26. Jansson E, Kaijser L. Substrate utilization and enzymes in skeletal muscle of extremely endurance-trained men. *J Appl Physiol* 62:999–1005, 1987.

27. Ama PFM, Simoneau JA, Boulay MR, et al. Skeletal muscle characteristics in sedentary Black and Caucasian males. *J Appl Physiol* 61:1758–1761, 1986.

28. Pette D. Activity-induced fast to slow transitions in mammalian muscle. *Med Sci Sports Exerc* 16:517–528, 1984.

29. Howard H, Hoppeler H, Cloassen H, et al. Influences of endurance training on the ultrastructural composition of the different muscle fiber types in humans. *Pflugers Arch* 403:369–376, 1985.

30. Cohen JL, Segal KR. Left ventricular hypertrophy in athletes: An exercise-echocardiographic study. *Med Sci Sports Exerc* 17:695–700, 1985.

31. Convertino VA. Blood volume: Its adaptation to endurance training. *Med Sci Sports Exerc* 23:1338–1348, 1991.

32. Hopper MK, Coggan AR, Coyle EF. Exercise stroke volume relative to plasma-volume expansion. *J Appl Physiol* 64:404–408, 1988.

33. Sawka MN, Convertino VA, Eichner ER, Schnieder SM, Young AJ. Blood volume: Importance and adaptation to exercise training, environmental stresses, and trauma/sickness. *Med Sci Sports Exerc* 32:332–348, 2000.

34. Costill DL, Fink WJ, Flynn M, Kirwan J. Muscle fiber composition and enzyme activities in elite female distance runners. *Int J Sports Med* 8 (suppl):103–106, 1987.

35. Martin DE, May DF. Pulmonary function characteristics in elite women distance runners. *Int J Sports Med* 8 (suppl):84–90, 1987.

36. Nieman DC, Tan SA, Lee JW, Berk LS. Complement and immunoglobulin levels in athletes and sedentary controls. *Int J Sports Med* 10:124–128, 1989.

37. Pate RR, Sparling PB, Wilson GE, Cureton KJ, Miller BJ. Cardiorespiratory and metabolic responses to submaximal and maximal exercise in elite women distance runners. *Int J Sports Med* 8 (suppl):91–95, 1987.

38. National Center for Health Statistics, Drury EF (ed.). *Assessing Physical Fitness and Physical Activity in Population-Based Surveys.* DHHS Pub. No. (PHS) 89–1253. Public Health Service. Washington, DC: U.S. Government Printing Office, 1989.

39. Rusko HK. Development of aerobic power in relation to age and training in cross-country skiers. *Med Sci Sports Exerc* 24:1040–1047, 1992.

40. Vogel JA, Patton JF, Mello RP, Daniels WL. An analysis of aerobic capacity in a large United States population. *J Appl Physiol* 60:494–500, 1986.

41. Harms CA. Effect of skeletal muscle demand on cardiovascular function. *Med Sci Sports Exerc* 32:94–99, 2000.

42. Martin WH, Montgomery J, Snell PG, et al. Cardiovascular adaptations to intense swim training in sedentary middle-aged men and women. *Circulation* 75:323–330, 1987.

43. Lutz GJ, Lieber RL. Skeletal muscle myosin II structure and function. *Exerc Sport Sci Rev* 27:63–77, 1999.

44. Abernethy PJ, Jürimäe J, Logan PA, Taylor AW, Thayer RE. Acute and chronic response of skeletal muscle to resistance exercise. *Sports Med* 17:22–38, 1994.

45. Kelley G. Mechanical overload and skeletal muscle fiber hyperplasia: A meta-analysis. *J Appl Physiol* 81:1584–1588, 1996.

46. Hortobágyi T, Devita P, Money J, Barrier J. Effects of standard and eccentric overload strength training in young women. *Med Sci Sports Exerc* 33:1206–1212, 2001.

47. Blazevich AJ, Gill ND, Bronks R, Newton RU. Training-specified muscle architecture adaptation after 5-wk training in athletes. *Med Sci Sports Exerc* 35:2013–2022, 2003.

48. McCall GE, Byrnes WC, Dickinson A, Pattany PM, Fleck SJ. Muscle fiber hypertrophy, hyperplasia, and capillary density in college men after resistance training. *J Appl Physiol* 81:2004–2012, 1996.

49. Taylor NAS, Wilkinson JG. Exercise-induced skeletal muscle growth: Hypertrophy or hyperplasia? *Sport Med* 3:190–200, 1986.

50. Kraemer WJ, Deschenes MR, Fleck SJ. Physiological adaptations to resistance exercise: Implications for athletic conditioning. *Sports Med* 6:246–256, 1988.

51. Akima H, Takahashi H, Kuno SY, Masuda K, Masuda T, Shimojo H, Anno I, Itai Y, Katsuta S. Early phase adaptations of muscle use and strength to isokinetic training. *Med Sci Sports Exerc* 31:588–594, 1999.

52. Bishop D, Jenkins DG, Mackinnon LT, McEniery M, Carey MF. The effects of strength training on endurance performance and muscle characteristics. *Med Sci Sports Exerc* 31:886–891, 1999.

53. Marcinik EJ, Potts J, Schlabach G, Will S, Dawson P, Hurley BF. Effects of strength training on lactate threshold and endurance performance. *Med Sci Sports Exerc* 23:739–743. 1991.

54. Charkoudian N, Joyner MJ. Physiologic considerations for exercise performance in women. *Clin Chest Med* 25:247–255, 2004.

55. Suetta C, Kanstrup IL, Fogh-Andersen N. Hematological status in elite long-distance runners: Influence of body composition. *Clin Physiol* 16:563–574, 1996.

56. Graves JE, Pollock ML, Sparling PB. Body compositions of elite female distance runners. *Int J Sports Med* 8(suppl):96–102, 1987.

57. Sparling PB, O'Donnell EM, Snow TK. The gender difference in distance running performance has plateaued: An analysis of world rankings from 1980 to 1996. *Med Sci Sports Exerc* 30:1725–1729, 1998.

58. Bam J, Noakes TD, Juritz J, Dennis SC. Could women outrun men in ultramarathon races? *Med Sci Sports Exerc* 29:244–247, 1997.

59. Birch K. Female athlete triad. *BMJ* 330:244–246, 2005.

60. Adams Hillard PJ, Deitch HR. Menstrual disorders in the college-age female. *Pediatr Clin North Am* 52:179–197, 2005.

61. American College of Sports Medicine, Position Stand. Exercise and physical activity for older adults. *Med Sci Sports Exerc* 30:992–1008, 1998.

62. Wilson TM, Tanaka H. Meta-analysis of the age-associated decline in maximal aerobic capacity in men: Relation to training status. *Am J Physiol Circ Physiol* 278:H829–H834, 2000.

63. Jackson AS, Wier LT, Ayers GW, Beard EF, Stuteville JE, Blair SN. Changes in aerobic power of women, ages 20–64 yr. *Med Sci Sports Exerc* 28:884–891, 1996.

64. Rowland T, Goff D, Popowski B, DeLuca P, Ferrone L. Cardiac responses to exercise in child distance runners. *Int J Sports Med* 19:385–390, 1998.

65. Sallis JF, Patrick K. Physical activity guidelines for adolescents: Consensus statement. *Pediatric Exerc Sci* 6:302–314, 1994.

66. Baquet G, van Proagh E, Berthoin S. Endurance training and aerobic fitness in young people. *Sports Med* 33:1127–1143, 2003.

67. Committee on Sports Medicine. Strength training, weight and power lifting, and bodybuilding by children and adolescents. *Pediatrics* 86:801–803, 1990.

68. Faigenbaum AD. Strength training for children and adolescents. *Clin Sports Med* 19:593–619, 2000.

69. Falk B, Tenenbaum G. The effectiveness of resistance training in children. A meta-analysis. *Sports Med* 22:176–186, 1996.

70. Guy JA, Micheli LJ. Strength training for children and adolescents. *J Am Acad Orthop Surg* 9:29–36, 2001.

71. Rankinen T, Perusse L, Rauramaa R, Rivera MA, Wolfarth B, Bouchard C. The human gene map for performance and health-related fitness phenotypes: The 2003 update. *Med Sci Sports Exerc* 36:1451–1469, 2004.

72. Pérusse L, Gagnon J, Province MA, Rao DC, Wilmore JH, Leon AS, Bouchard C, Skinner JS. Familial aggregation of submaximal aerobic performance in the HERITAGE family study. *Med Sci Sports Exerc* 33:597–604, 2001.

73. Bouchard C, Lesage R, Lortie G, et al. Aerobic performance in brothers, dizygotic and monozygotic twins. *Med Sci Sports Exerc* 18:639–646, 1986.

74. Bouchard C, An P, Rankinen T. Individual differences in response to regular physical activity. *Med Sci Sports Exerc* 33(6 suppl):S446–S451, 2001.

75. Wilmore JH, Stanforth PR, Gagnon J, Rice T, Mandel S, Leon AS, Rao DC, Skinner JS, Bouchard C. Heart rate and blood pressure changes with endurance training: The HERITAGE family study. *Med Sci Sports Exerc* 33:107–116, 2001.

76. An P, Rice T, Gagnon J, Leon AS, Skinner JS, Bouchard C, Rao DC, Wilmore JH. Familial aggregation of stroke volume and cardiac output during submaximal exercise: The HERITAGE family study. *Int J Sports Med* 21:566–572, 2000.

77. Bouchard C, Dionne FT, Simoneau J-A, Boulay MR. Genetics of aerobic and anaerobic performances. *Exerc Sport Sci Rev* 20:27–58, 1992.

78. Tipton CM, Hargens A. Physiological adaptations and countermeasures associated with long-duration spaceflights. *Med Sci Sports Exerc* 28:974–976, 1996.

79. Convertino VA. Cardiovascular consequences of bed rest: Effect on maximal oxygen uptake. *Med Sci Sports Exerc* 29:191–196, 1997.

80. Watenpaugh DE, Ballard RE, Schneider SM, Lee SM, Ertl AC, William JM, Boda WL, Hutchinson KJ, Hargens AR. Supine lower body negative pressure exercise during bed rest maintains upright exercise capacity. *J Appl Physiol* 89:218–227, 2000.

81. Coyle EF, Hemmert MK, Coggan AR. Effects of detraining on cardiovascular responses to exercise: Role of blood volume. *J Appl Physiol* 60:95–99, 1986.

82. Coyle EF, Martin WH, Sinacore DR, et al. Time course of loss of adaptations after stopping prolonged intense endurance training. *J Appl Physiol* 57:1857–1864, 1984.

83. Coyle EF, Martin WH, Bloomfield SA, et al. Effects of detraining on responses to submaximal exercise. *J Appl Physiol* 59:853–859, 1985.

84. Costill DL. Metabolic characteristics of skeletal muscle during detraining from competitive swimming. *Med Sci Sports Exerc* 17:339–343, 1985.

85. Houmard JA, Hortobagyi T, Johns RA, et al. Effect of short-term training cessation on performance measures in distance runners. *Int J Sports Med* 13:572–576, 1992.

86. Madsen K, Pedersen PK, Djurhuus MS, Klitgaard NA. Effects of detraining on endurance capacity and metabolic changes during prolonged exhaustive exercise. *J Appl Physiol* 75:1444–1451, 1993.

87. Mujika I, Padilla S. Cardiorespiratory and metabolic characteristics of detraining in humans. *Med Sci Sports Exerc* 33:413–421, 2001.

88. McConell GK, Costill DL, Widrick JJ, Hickey MS, Tanaka H, Gastin PB. Reduced training volume and intensity maintain aerobic capacity but not performance in distance runners. *Int J Sports Med* 14:33–37, 1993.

89. Hortobagyi T, Houmard JA, Stevenson JR, Fraser DD, Johns RA, Israel RG. The effects of detraining on power athletes. *Med Sci Sports Exerc* 25:929–935, 1993.

90. Colliander EB, Tesch PA. Effects of detraining following short term resistance training on eccentric and concentric muscle strength. *Acta Physiol Scand* 144:23–29, 1992.

91. Graves JE, Pollock ML, Leggett SH, Braith RW, Carpenter DM, Bishop LE. Effect of reduced training frequency on muscular strength. *Int J Sports Med* 9:316–319, 1988.

92. Hickson RC, Rosenkoetter MA. Reduced training frequencies and maintenance of increased aerobic power. *Med Sci Sports Exerc* 13:13–16, 1981.

93. Hickson RC, Foster C, Pollock ML, Galassi TM, Rich S. Reduced training intensities and loss of aerobic power, endurance, and cardiac growth. *J Appl Physiol* 58:492–499, 1985.

94. Sjodin B, Svedenhag J. Applied physiology of marathon running. *Sports Med* 2:83–99, 1985.

95. Sleivert GC, Rowlands DS. Physical and physiological factors associated with success in the triathlon. *Sports Med* 22:8–18, 1996.

96. Van Ingen Schenau GJ, De Koning JJ, Bakker FC, de Groot G. Performance-influencing factors in homogenous groups of top athletes: A cross-sectional study. *Med Sci Sports Exerc* 28:1305–1310, 1996.

97. Roecker K, Schotte O, Niess AM, Horstmann T, Dickhuth HH. Predicting competition performance in long-distance running by means of a treadmill test. *Med Sci Sports Exerc* 30:1552–1557, 1998.

98. Saunders PU, Pyne DB, Telford RD, Hawley JA. Reliability and variability of running economy in elite distance runners. *Med Sci Sports Exerc.* 36:1972–1976, 2004.

99. Pereira MA, Freedson PS. Intraindividual variation of running economy in highly trained and moderately trained males. *Int J Sports Med* 18:118–124, 1997.

100. Schabort EJ, Killian SC, Gibson ASC, Hawley JA, Noakes TD. Prediction of triathlon race time from laboratory testing in national triathletes. *Med Sci Sports Exerc* 32:844–849, 2000.

101. Marti B, Abelin T, Minder CE. Relationship of training and life-style to 16-km running time of 4000 joggers: The '84 Berne "Grand-Prix" study. *Int J Sports Med* 9:85–91, 1988.

102. Pate RR, Macera CA, Bailey SP, Bartoli WP, Powell KE. Physiological, anthropometric, and training correlates of running economy. *Med Sci Sports Exerc* 24:1128–1133, 1992.

103. Coyle EF, Feltner ME, Kautz SA, Hamilton MT, Montain SJ, Baylor AM, Abraham LD, Petrek GW. Physiological and biomechanical factors associated with elite endurance cycling performance. *Med Sci Sports Exerc* 23:93–107, 1991.

104. Morgan DW, Bransford DR, Costill DL, Daniels JT, Howley ET, Krahenbuhl GS. Variation in the aerobic demand of running among trained and untrained subjects. *Med Sci Sports Exerc* 27:404–409, 1995.

105. Barbeau P, Serresse O, Boulay MR. Using maximal and submaximal aerobic variables to monitor elite cyclists during a season. *Med Sci Sports Exerc* 25:1062–1069, 1993.

106. Coyle EF, Sidossis LS, Horowitz JF, Beltz JD. Cycling efficiency is related to the percentage of type I muscle fibers. *Med Sci Sports Exerc* 24:782–788, 1992.

107. Pate RR, Branch JD. Training for endurance sport. *Med Sci Sports Exerc* 24 (suppl):S340–S343, 1992.

108. Robinson DM, Robinson SM, Hume PA, Hopkins WG. Training intensity of elite male distance runners. *Med Sci Sports Exerc* 23:1078–1082, 1991.

109. Anderson O. The perfect pace. *Runner's World,* May 1992, 43–50.

ATIVIDADE DE CONDICIONAMENTO FÍSICO 7.1

Classificação de figuras que descrevem respostas agudas e crônicas ao exercício

A figura abaixo ilustra oito diferentes volumes pulmonares dinâmicos, em repouso e com alterações agudas e crônicas associadas ao exercício. Conforme explicado neste capítulo, as *respostas agudas ao exercício* são as alterações repentinas e temporárias no funcionamento do corpo causadas pelo exercício, que desaparecem logo após o término do período de treino. As *adaptações crônicas ao exercício* são as alterações persistentes na estrutura e no funcionamento do corpo que se seguem ao treinamento de exercícios regular e possibilitam que o corpo responda com mais facilidade às séries de exercícios posteriores.

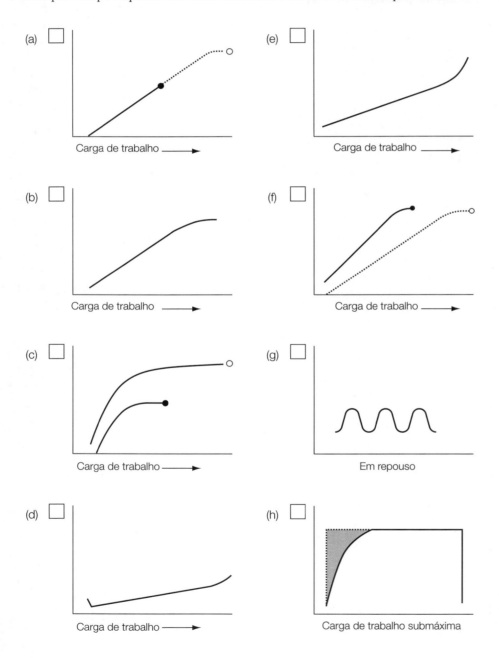

Sua tarefa é classificar cada ilustração com um dos itens a seguir. Em algumas das ilustrações, a linha sólida representa a resposta de uma pessoa não treinada, enquanto a linha pontilhada representa a resposta de uma pessoa treinada.

Selecione as respostas a seguir que correspondam a cada uma das ilustrações (de a até h):

1. Razão de troca respiratória
2. $\dot{V}O_{2máx}$
3. Ventilação minuto
4. Diferenças da frequência cardíaca de pessoas treinadas e não treinadas
5. Volume corrente
6. Diferenças do volume sistólico de pessoas treinadas e não treinadas
7. Déficit de oxigênio
8. Diferenças do débito cardíaco de pessoas treinadas e não treinadas

capítulo 8

Prescrição de Exercícios

Grandes benefícios à saúde podem ser obtidos com a inclusão de uma quantidade moderada de atividades físicas (p. ex., 30 minutos de caminhada em ritmo rápido ou de serviços domésticos intensos, 15 minutos de corrida ou 45 minutos de vôlei) na maioria dos dias da semana, se não em todos os dias. Com um modesto aumento na atividade diária, a maioria das pessoas pode melhorar sua saúde e sua qualidade de vida. Outros benefícios à saúde podem ser alcançados com uma maior quantidade de atividade física. Pessoas capazes de manter um regime regular de atividade de maior duração ou de intensidade mais vigorosa provavelmente obterão um maior proveito.
— Physical Activity and Health: A Report of the Surgeon General, 1996

Segundo o American College of Sports Medicine (ACSM), a prescrição de exercícios é o processo de criação de um esquema de atividades físicas para uso sistemático ou individualizado.[1,2] A arte da prescrição de exercícios é a integração bem-sucedida da ciência da fisiologia do exercício aos princípios das alterações do comportamento que resultam em uma adesão duradoura a um regime de atividades físicas.[1,2] Toda prescrição de exercícios possui cinco componentes essenciais:

- Frequência
- Duração
- Intensidade
- Tipo
- Progressão

Esses cinco componentes devem ser utilizados ao se desenvolver uma prescrição de exercícios para indivíduos de todas as idades e quaisquer níveis de saúde e condicionamento. Este capítulo enfatiza os princípios da prescrição de exercícios para indivíduos aparentemente saudáveis, com uma atenção especial dedicada a um enfoque completo sobre o condicionamento (tanto cardiorrespiratório como musculoesquelético) (ver no Quadro 8.1 um glossário de termos usados na prescrição de exercícios). Em outros capítulos deste livro, são descritas normas para adaptar a prescrição de exercícios básicos para crianças e adolescentes (Cap. 7), idosos (Cap. 15), obesos (Cap. 13), pacientes cardíacos (Cap. 10), diabéticos (Cap. 12), portadores de câncer (Cap. 12), asmáticos (Cap. 11), pacientes com artrite (Cap. 15) e mulheres grávidas (Cap. 16). O ACSM publicou um livro, *Exercise Management for Persons with Chronic Diseases and Disabilities* [Controle de exercício em indivíduos com doenças e deficiências crônicas], que fornece normas adicionais para uma grande variedade de pacientes, incluindo portadores de doenças pulmonares, anemia, síndrome de imunodeficiência adquirida (aids), síndrome de fadiga crônica, acidente vascular cerebral (AVC), lesões na medula espinal, epilepsia, paralisia cerebral, retardo mental, deficiência visual e outras enfermidades e deficiências.[3]

O principal objetivo da prescrição de exercícios é facilitar as alterações positivas nos hábitos pessoais de atividade física de um cliente.[1-10] Este capítulo avalia as teorias básicas das mudanças de comportamento relativas à saúde. O Capítulo 1 resumiu as estratégias para aumentar a quantidade de atividade física tanto em nível populacional como em nível individual e, portanto, sua revisão é indicada.

De acordo com o relatório do Surgeon General sobre atividade física e saúde, apesar do senso comum de que a atividade física é saudável, mais de 60% dos adultos norte-americanos não são regularmente ativos e 25% dos adultos são completamente inativos (ver Cap. 1).[11] Embora uma proporção significativa de pessoas tenha dado início de maneira entusiástica em programas de exercícios vigorosos em um determinado momento, a maior parte delas não mantém esta participação. Essas estatísticas causaram mudanças recentes nas recomendações de atividades físicas entre vários grupos profissionais e governamentais.

A primeira declaração de posicionamento do ACSM sobre a prescrição de exercícios foi publicada em 1978 (ver Tab. 8.1).[12] Essas normas recomendavam uma frequência de treinamento de exercícios de 3 a 5 dias por semana, uma intensidade de 60

Quadro 8.1

Glossário de termos utilizados na prescrição de exercícios

abordagem da atividade física adaptada ao estilo de vida: Esta abordagem enfatiza que todas as pessoas devem procurar acumular 30 minutos ou mais de atividades físicas de intensidade moderada ao longo da maior parte dos dias da semana, se não em todos os dias.

alongamento estático: Exercícios que lentamente aplicam uma extensão a um grupo muscular, mantendo uma determinada posição por 10 a 30 segundos.

aquecimento: Período de transição de 5 a 20 minutos que precede a sessão de exercícios aeróbios. O objetivo principal do aquecimento é preparar o corpo para realizar exercícios vigorosos executando atividades aeróbias de intensidade leve a moderada.

condicionamento aeróbio: A capacidade de manter ou continuar tarefas extenuantes, envolvendo grandes grupos musculares, por longos períodos de tempo. Refere-se ao condicionamento cardíaco e pulmonar com base na execução de atividades como corrida, ciclismo, natação e esportes de 3 a 5 dias por semana, em uma intensidade de 50 a 85% do $\dot{V}O_{2máx}$ durante 20 a 60 minutos por sessão.

condicionamento muscular: Flexibilidade, força e resistência musculares obtidas por meio de levantamento de pesos, exercícios calistênicos, tarefas profissionais que exijam trabalho físico e alongamentos realizados de 2 a 3 vezes por semana.

condicionamento total: Abordagem abrangente do condicionamento físico que desenvolve o condicionamento aeróbio, o condicionamento muscular (força, resistência e flexibilidade muscular) e a composição corporal.

escala de PSE: Índice de percepção subjetiva de esforço. Escala numerada de 6 a 20 que classifica a avaliação subjetiva de uma pessoa sobre o grau de dificuldade em um dado momento da realização de um exercício.

exercício de intensidade alta ou vigorosa: Exercício que utiliza uma intensidade igual ou superior a 75% da frequência cardíaca máxima de reserva ou do $\dot{V}O_{2máx}$. Este nível de esforço é destinado a atletas que desejem obter um alto nível de condicionamento.

exercício de intensidade leve: Exercício que utiliza 40 a 59% da frequência cardíaca máxima de reserva ou do $\dot{V}O_{2máx}$. Este nível de esforço é destinado àqueles que estejam iniciando um programa de exercícios após anos de inatividade.

exercício de intensidade moderada: Exercício que utiliza 60 a 74% da frequência cardíaca máxima de reserva ou do VO2máx. Esta é a faixa de treinamento destinada à maioria das pessoas.

exercícios de flexibilidade: Sistema de exercícios que aprimora a amplitude de movimento das articulações do corpo.

frequência cardíaca de treinamento: Frequência cardíaca durante o exercício, estimada pela fórmula: frequência cardíaca de treinamento = [(FC máxima – FC em repouso) × 0,50 – 0,85] + FC em repouso.

frequência cardíaca em repouso: Frequência cardíaca de uma pessoa que se encontra em repouso. A frequência cardíaca em repouso é mensurada de modo mais adequado pela manhã, logo após a pessoa acordar.

frequência cardíaca máxima: A frequência cardíaca máxima atingível no ponto de exaustão depois de um esforço total. A frequência cardíaca máxima pode ser estimada utilizando-se a fórmula 220 – idade.

frequência cardíaca máxima de reserva: Diferença entre a frequência cardíaca máxima e a frequência cardíaca em repouso.

frequência do exercício: Número recomendado de sessões de exercício por semana para se obter um condicionamento aeróbio em um programa de treinamento. Para desenvolver o condicionamento aeróbio e manter níveis saudáveis de gordura corporal, é preciso exercitar-se pelo menos 3 a 5 dias por semana. A abordagem adaptada ao estilo de vida recomenda pelo menos 30 minutos de atividades físicas na maior parte dos dias da semana.

intensidade do exercício: Intensidade do esforço necessária para se desenvolver o condicionamento aeróbio: entre 50 e 85% da frequência cardíaca máxima de reserva. Se o nível de condicionamento estiver baixo, o esforço pode ser iniciado em uma intensidade de 40%, com uma progressão gradual para intensidades mais altas.

levantamento de pesos de alta intensidade: Desenvolvimento da força muscular utilizando cargas altas e um baixo número de repetições (4 a 6) até o máximo.

levantamento de pesos de baixa intensidade: Desenvolvimento da resistência muscular utilizando cargas relativamente leves e um alto número de repetições (cerca de 15 a 20) até atingir a fadiga.

levantamento de pesos de intensidade moderada: Desenvolvimento da força e da resistência musculares utilizando cargas moderadas e um número de repetições entre 8 e 15.

normas FIT: Normas de frequência, intensidade e tempo para desenvolver o condicionamento.

pirâmide de atividade física: Um resumo gráfico das normas que abrangem tanto a abordagem adaptada ao estilo de vida como a abordagem formal do exercício para o condicionamento físico.

princípio da especificidade: O desenvolvimento do condicionamento muscular é específico aos grupos musculares exercitados e à intensidade do treinamento.

princípio da resistência progressiva: A resistência, ou quilogramas de peso contra os quais o músculo trabalha,

(continua)

Quadro 8.1

Glossário de termos utilizados na prescrição de exercícios (continuação)

deve ser aumentada periodicamente à medida que são obtidos ganhos de força e resistência até que o indivíduo atinja o nível desejado.

princípio da sobrecarga: Para desenvolver força e resistência musculares, deve-se levar os músculos à fadiga levantando cargas mais pesadas do que o corpo está habituado a levantar.

programa formal de exercícios: Abordagem ao desenvolvimento do condicionamento físico baseada em normas específicas para o condicionamento muscular e aeróbio. Nesse programa, são designados uma duração e um local específicos para o exercício.

Questionário de Prontidão para a Atividade Física (PAR-Q): Questionário simples para triagem de saúde que auxilia na determinação dos indivíduos que devem consultar um médico antes de iniciar um programa moderado de exercícios.

repetição: Movimento calistênico ou de treinamento com pesos.

repetições máximas: Número máximo de repetições em que o indivíduo pode levantar uma determina da carga.

resfriamento: O período de transição após uma sessão de treinamento aeróbio em que a frequência cardíaca é lenta-mente reduzida movimentando-se os pés e as pernas por 5 a 10 minutos por meio de atividade aeróbia leve.

série: Determinado número de repetições durante o treinamento calistênico ou com pesos.

sobretreinamento (*overtraining*): Levar o treinamento de exercícios além da capacidade de recuperação, causando fadiga incapacitante, lesão e perda da vontade de exercitar-se.

tempo: Refere-se à duração em minutos da sessão de exercícios aeróbios.

treinamento concorrente: Sistema de treinamento no qual são realizados diferentes tipos de atividades aeróbias para desenvolver o condicionamento.

triagem de saúde: Processo no qual indivíduos que apresentam alto risco de problemas cardíacos induzidos pelo exercício são primeiro identificados e, em seguida, encaminhados a um acompanhamento médico adequado.

zona de frequência cardíaca de treinamento: Intervalo de frequência cardíaca entre 50 e 85% da frequência cardíaca máxima para todas as faixas etárias.

---

a 90% da frequência cardíaca máxima (50 a 85% do consumo máximo de oxigênio ou da frequência cardíaca de reserva), uma duração de 15 a 60 minutos por sessão e uma modalidade de exercício que utilizasse grandes grupos musculares, como corrida, caminhada, natação, ciclismo, remo, esqui *cross-country* e pular corda. Essas recomendações dirigem-se apenas ao condicionamento cardiorrespiratório e à composição corporal e não fornecem orientações para o condicionamento musculoesquelético, tampouco relacionam padrões de atividades físicas à promoção de saúde e à prevenção de doenças.

Em 1990 (e novamente em 1998), o ACSM revisou as normas de prescrição de exercícios de 1978, acrescentando o desenvolvimento do condicionamento musculoesquelético como objetivo principal (ver Tab. 8.1).[13] O ACSM recomendava que as pessoas participassem de treinamentos de musculação pelo menos 2 a 3 vezes por semana (mínimo de uma série de 8 a 12 repetições de 8 a 10 exercícios diferentes). As recomendações feitas em 1990 também destacavam que "está claro nos dias atuais que níveis de atividade física inferiores aos recomendados por esta declaração de posicionamento podem reduzir o risco de determinadas doenças degenerativas crônicas e que, no entanto, podem não ser suficientes em quantidade ou qualidade para melhorar o consumo máximo de oxigênio".[2] As recomendações quanto à frequência, à intensidade e ao tipo do exercício permaneceram as mesmas, porém, a duração foi ligeiramente aumentada para 20 a 60 minutos por sessão.

Pesquisas epidemiológicas realizadas desde a década de 1970 demonstraram que benefícios relacionados à saúde estão associados à atividade física e ao condicionamento de maneira proporcional, em uma função dose-resposta (ver Caps. 10 a 15).[5,8,10,11] A maior diferença nos índices de mortalidade em decorrência de doenças coronarianas e determinadas formas de câncer foram observadas entre a categoria dos indivíduos menos fisicamente ativos, ou menos condicionados, e a categoria imediatamente superior.[10] Em outras palavras, os benefícios gerais à saúde mais significativos são sentidos quando os indivíduos mais sedentários se tornam moderadamente ativos. Vários dos estudos epidemiológicos utilizavam índices de atividade física que contabilizavam todas as atividades realizadas ao longo do dia inteiro. Estudos sobre treinamentos de exercícios também indicaram que indivíduos idosos, de meia-idade, obesos ou com baixos níveis de condicionamento podem reduzir os fatores de risco de doenças, bem como melhorar o condicionamento cardiorrespiratório, em níveis de intensidade de exercício abaixo do limiar de 50% recomendado pelo ACSM.[11] Alguns estudos controlados mais antigos compararam séries em uma única sessão de exercícios com séries múltiplas distribuídas ao longo do dia e relataram melhoras semelhantes nos fatores de risco e no condicionamento.[14,15]

Em resposta aos resultados destas pesquisas, o Centers for Disease Control and Prevention [Centro de Prevenção e Controle de Doenças] e o ACSM (CDC-ACSM) lançaram novas normas de atividade física em 1993 (que foram publicadas em 1995), recomendando a todos os adultos a prática de 30 minutos ou mais de atividades físicas de intensidade moderada na maioria dos dias da semana ou, de preferência, todos os dias, seja em uma única sessão ou acumulados ao longo do dia em sessões múltiplas (cada uma com duração de 8 a 10 minutos) (ver Fig. 8.1 e Tab. 8.1).[16] Esta recomendação divergia das declarações de 1978 e de 1990 em três pontos:

1. A intensidade inicial mínima para o exercício foi reduzida para 40% para pacientes ou indivíduos com níveis muito baixos de condicionamento.
2. A frequência das sessões de exercícios foi aumentada de 3 a 5 dias por semana para 5 a 7 dias por semana.
3. Foi acrescentada uma opção que permitia às pessoas acumularem um mínimo de 30 minutos por dia em sessões múltiplas com duração de pelos menos 8 a 10 minutos cada.

Em 1998, o ACSM reviu seu posicionamento quanto à qualidade e à quantidade do exercício, declarando que o limiar mínimo da intensidade do treinamento seja de 40 a 50% da frequência cardíaca de reserva, especialmente para os não condicionados (ver Tab. 8.1).

O ACSM reconhece os potenciais benefícios à saúde do exercício regular praticado em uma frequência maior e com uma maior duração, embora com uma intensidade mais baixa do que a recomen-

TABELA 8.1 Recomendações para a prescrição de exercícios

	Intensidade (%$\dot{V}O_2R$)	Duração (min)	Frequência (dias/semana)	Objetivo
ACSM, 1978[12]	50-85%	15-60	3-5	Desenvolver ou manter o condicionamento e a composição corporal
ACSM, 1990[13]	50-85%	20-60	3-5	Desenvolver ou manter o condicionamento e a composição corporal*
CDC-ACSM, 1995[16]	Moderada/intensa	30 ou mais em séries de pelo menos 8 a 10 min	Quase diária	Promoção de saúde†
AHA, 1996[18]	40-75%	30-60	3-6	Promoção de saúde e prevenção de doenças cardiovasculares*
NIH, 1996[22]	Moderada/intensa	≥ 30	Quase diária	Prevenção de doenças cardiovasculares para adultos e crianças†
Surgeon General, 1996[11]	Moderada/intensa	≥ 30	Quase diária	Promoção de saúde e prevenção de doenças†
ACSM, 1998[2]	40/50-85%	20-60	3-5	Desenvolver ou manter o condicionamento cardiorrespiratório, a composição corporal, a força e a resistência musculares, e a flexibilidade
IOM, 2002	Moderada	≥ 60	Diária	Controle de peso e benefícios à saúde
USDA, 2005	Moderada/intensa	≥ 30	Quase diária	Reduzir riscos de doenças
		≥ 60	Quase diária	Evitar ganho de peso não saudável
		60-90	Quase diária	Manter perda de peso em pessoas anteriormente obesas

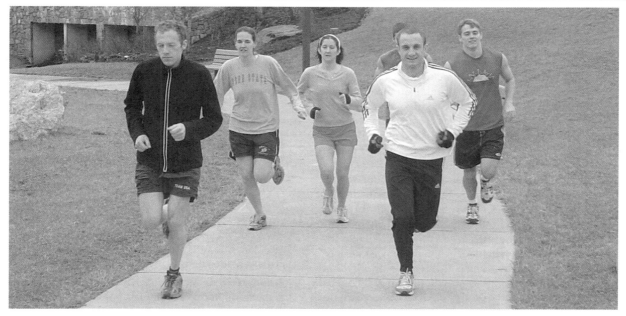

*Inclui também recomendações para o desenvolvimento e a manutenção da força e da resistência musculares (pelo menos uma série de 8 a 10 exercícios que condicionem os principais grupos musculares ao menos duas vezes na semana).
†Recomenda também a prática regular de atividades físicas que desenvolvam e mantenham a força muscular.

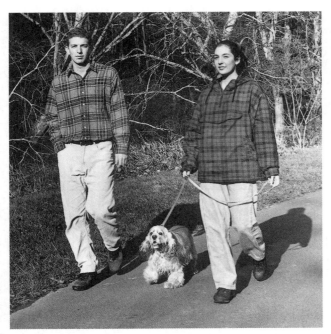

Figura 8.1 O ACSM recomenda que, para que se obtenham benefícios de saúde pública, todo adulto deve acumular pelo menos 30 minutos de atividade física de intensidade moderada na maior parte dos dias da semana.[3]

dada nas edições anteriores dessa declaração, isto é, 40 a 49% da reserva de $\dot{V}O_{2máx}$ e da frequência cardíaca de reserva ou 55 a 65% da frequência cardíaca máxima (...) Desse modo, o ACSM atualmente considera o exercício e a atividade física para saúde e condicionamento como um *continuum* de doses de exercício. Ou seja, há uma dose-resposta ao exercício pela qual são obtidos benefícios por meio de quantidades variadas de atividades físicas que englobam aproximadamente 700 a pelo menos 2.000 quilocalorias de esforço por semana.[2]

Outras entidades profissionais e governamentais responderam lançando relatórios semelhantes. Em 1992, a American Heart Association (AHA) publicou uma declaração identificando a inatividade física como o quarto principal fator de risco de doenças arteriais coronarianas (depois apenas de tabagismo, pressão arterial elevada e colesterol sanguíneo elevado).[17] A AHA publicou um segundo relatório em 1996, reiterando o papel da inatividade física como um fator de risco de doenças cardíacas e recomendando que as pessoas seguissem normas de exercícios semelhantes às que foram lançadas pelo CDC-ACSM (ver Tab. 8.1).[18] A AHA também aconselhou que as pessoas prestassem atenção especial à flexibilidade articular e à força muscular, principalmente com o avanço da idade. Uma declaração de consenso da International Consensus Conference on Physical Activity Guidelines for Adolescents enfatizou que os jovens devem ser fisicamente ativos todos os dias, como parte do seu estilo de vida, e que devem realizar três ou mais sessões de 20 minutos de exercícios moderados a vigorosos todas as semanas (ver Cap. 7).[19] Em 1996, a American Cancer Society listou a inatividade física como um dos principais fatores de risco para certos tipos de câncer (ver Cap. 11).[20] Naquele mesmo ano, o U.S. Preventive Services Task Force recomendou que prestadores de atendimento médico aconselhassem os pacientes sobre a importância de incorporar atividades físicas em suas rotinas diárias como forma de evitar doenças coronarianas, hipertensão, obesidade e diabetes.[21] O National Institutes of Health Consensus Development Panel on Physical Activity and Cardiovascular Health lançou uma declaração em 1995 (publicada em 1996; ver Tab. 8.1) que incentivava a:

> prática regular de atividades físicas em níveis adequados às capacidades, necessidades e conveniências do indivíduo. Crianças e adultos devem estabelecer como meta o acúmulo de no mínimo 30 minutos de atividade física de intensidade moderada na maioria dos dias da semana ou, de preferência, todos os dias (...) Séries de atividade intermitentes ou de menor duração (pelo menos 10 minutos), abrangendo atividade profissionais, de lazer ou tarefas da vida diária, também têm os mesmos benefícios cardiovasculares e de saúde quando realizadas em um nível de intensidade moderada (como caminhadas em ritmo rápido, ciclismo, natação, consertos domésticos e jardinagem) com uma duração acumulada de pelo menos 30 minutos por dia. Pessoas que atualmente se enquadram nos padrões mínimos recomendados podem obter benefícios adicionais de saúde e condicionamento tornando-se mais fisicamente ativas ou incluindo atividades mais vigorosas (...) O desenvolvimento de força muscular e flexibilidade articular também é importante para se obter um programa completo de atividades a fim de melhorar a capacidade de executar tarefas e reduzir o risco de potenciais lesões.[22]

O relatório do Surgeon General sobre atividade física e saúde foi lançado em 1996 (ver Cap. 1).[11] Esse relatório histórico concluiu que tanto a abordagem de exercício tradicional e estruturada descrita pelo ACSM em 1990 como a abordagem adaptada ao estilo de vida recomendada pelo CDC-ACSM em 1993 e pela NIH em 1995 podem ser benéficas, e que são os interesses e as oportunidades do indivíduo que devem determinar qual delas deve ser utilizada. Cinco recomendações principais foram dadas (ver Tab. 8.1):[11]

1. Todas as pessoas com idade superior a 2 anos devem acumular pelo menos 30 minutos de atividades físicas de resistência em intensidade no mínimo moderada na maior parte dos dias da semana ou, preferencialmente, todos os dias.

2. Outros benefícios funcionais e de saúde da atividade física podem ser obtidos aumentando a duração das atividades de intensidade moderada ou substituindo-as por atividades mais vigorosas.

3. Pessoas com doenças cardiovasculares sintomáticas, diabetes ou outros problemas crônicos de saúde que desejam aumentar a sua atividade física devem ser avaliadas por um médico e receber um programa de exercícios adequado ao seu estado clínico.

4. Homens acima de 40 anos, mulheres acima de 50 anos e pessoas com alto risco de doenças cardiovasculares que tiveram uma vida sedentária devem primeiro consultar um médico antes de dar início a um programa de atividade física moderada ao qual não estão acostumados.

5. Atividades envolvendo o desenvolvimento de força (treinamento de musculação) devem ser realizadas no mínimo duas vezes por semana. Pelo menos 8 a 10 exercícios de desenvolvimento de força que utilizem os grandes grupos musculares dos braços, pernas, tronco e ombros devem ser realizados em cada sessão, com 1 ou 2 séries de 8 a 12 repetições de cada exercício.

Em 2002, o Institute of Medicine (IOM) recomendou um mínimo de 60 minutos de atividades físicas moderadamente intensas todos os dias para evitar o ganho de peso e alcançar os benefícios totais da atividade à saúde.[9] Isto foi reiterado pelo documento *Dietary Guidelines for Americans*, de 2005, que fazia as seguintes recomendações:[7]

- *Para reduzir o risco de doenças crônicas na idade adulta*: Realizar pelo menos 30 minutos de atividades físicas em intensidade moderada, além da atividade habitual, no trabalho ou em casa na maior parte dos dias da semana. Para a maioria das pessoas, benefícios adicionais à saúde podem ser obtidos com a prática de atividades físicas de intensidade mais vigorosa ou de maior duração.

- *Para ajudar a controlar o peso corporal e evitar um ganho de peso progressivo e prejudicial na idade adulta*: Realizar aproximadamente 60 minutos de atividades de intensidade moderada a vigorosa na maioria dos dias da semana e, ao mesmo tempo, não exceder os requisitos de ingestão calórica.

- *Para manter a perda de peso na fase adulta*: Praticar pelo menos 60 a 90 minutos diários de atividade de intensidade moderada e, ao mesmo tempo, não exceder os requisitos de ingestão calórica.

- *Crianças e adolescentes*: Praticar pelo menos 60 minutos de atividades físicas na maior parte dos dias da semana ou, de preferência, todos os dias.

Ainda que estas recomendações possam gerar alguns protestos, é possível notar que a quantidade de atividade física varia de acordo com os objetivos de cada indivíduo, sendo a maior duração reservada aos adultos que tentam manter a perda de peso.

Este capítulo descreve em detalhes as normas de prescrição de exercícios tradicionais e estruturadas publicadas pelo ACSM em 1990/1998.[2,13] Entretanto, conforme recomendado pelo relatório de 1996 do Surgeon General, os interesses, objetivos e oportunidades individuais deverão determinar se será utilizada a abordagem estruturada ou adaptada ao estilo de vida.[11] Mesmo quando é utilizada esta última abordagem, instruções quanto aos cinco componentes da prescrição estruturada de exercícios (frequência, duração, intensidade, tipo e progressão) devem ser fornecidas àqueles que desejam aprimorar seus padrões de atividade física (ver as duas abordagens de prescrição de exercícios nas Atividades de Condicionamento Físico 8.1 e 8.2).

PIRÂMIDE DE ATIVIDADES FÍSICAS

O ACSM vê a abordagem adaptada ao estilo de vida do CDC-ACSM[16] e a sua própria abordagem formal[2] à prescrição de exercícios como parte de um único *continuum* de recomendações de atividades físicas que atendem as necessidades de quase todos os indivíduos com o objetivo de melhorar seu estado de saúde.[1] Em outras palavras, o acúmulo de 30 minutos ou mais de atividades físicas de intensidade moderada na maioria dos dias da semana é a quantidade mínima necessária para uma melhor qualidade de vida e um menor risco de doenças. Benefícios suplementares à saúde e substancialmente maiores ao condicionamento podem ser alcançados aumentando a duração de atividades de intensidade moderada ou substituindo-as por atividades mais vigorosas. Poucas pessoas estão dispostas a aderir a um programa formal de exercícios e consideram a abordagem adaptada ao estilo de vida mais atraente.

A abordagem adaptada ao estilo de vida busca aumentar as oportunidades para a prática de atividades físicas ao longo de uma rotina diária, ao passo que o programa formal de exercícios desenvolve o condicionamento aeróbio e muscular por meio de um sistema baseado em normas de frequência, intensidade e duração específicas. A pirâmide de atividades demonstra como as abordagens de estilo de vida e de exercícios formais podem se complementar (ver Fig. 8.2). Ela é semelhante à pirâmide-guia alimentar (ver Cap. 9) e posiciona todas as recomendações em um formato simples e de fácil compreensão.

Deve-se notar algumas características fundamentais sobre a pirâmide de atividades (desenvolvida pelo autor deste livro):

- A abordagem do condicionamento adaptada ao estilo de vida se encontra na base da pirâmide de atividades, o que significa que todos devem tentar acumular pelo menos 30 minutos de atividades físicas quase todos os dias. Este é um bom começo e traz benefícios básicos de saúde e condicionamento. No entanto, níveis mais elevados de condicionamento aeróbio e muscular podem ser obtidos subindo na pirâmide de atividades.

- O programa formal de exercícios está resumido nos níveis 2 e 3 da pirâmide de atividades. O condicionamento aeróbio é aumentado com a prática de caminhada rápida, natação, ciclismo e corrida, ou com esportes ativos por 20 a 60 minutos, de 3 a 5 dias por semana.

- O condicionamento muscular é alcançado com levantamento de pesos, exercícios calistênicos, trabalhos de grande demanda física (p. ex., cortar madeira) e alongamento. Execute um mínimo de 8 a 10 exercícios distintos que treinem os principais grupos musculares. Realize uma série de 8 a 12 repetições de cada um destes exercícios até o ponto de fadiga pelo menos 2 a 3 dias por semana. Para obter flexibilidade, alongue-se pelo menos 2 a 3 dias por semana, incluindo pelo menos quatro repetições de vários alongamentos que sejam mantidos de 10 a 30 segundos em uma posição de desconforto moderado.

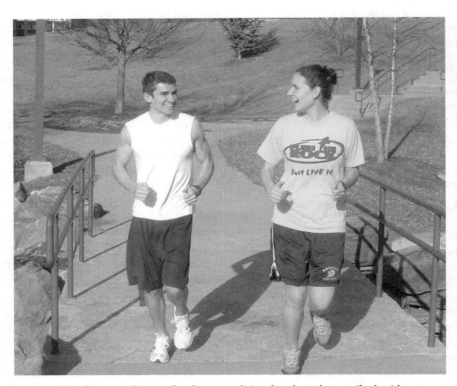

Figura 8.2 A pirâmide de atividades físicas combina as abordagens tradicional e adaptada ao estilo de vida para a prescrição de exercícios.

- O tempo em posição sentada deve ser reduzido, uma vez que as pessoas passam tempo demais assistindo televisão, jogando videogame, navegando na internet, dirigindo e assistindo outras pessoas praticarem esportes.

ABORDAGEM INDIVIDUALIZADA

Existe uma grande diversidade entre as pessoas no que diz respeito a estado de saúde e condicionamento, motivação, metas, profissão, idade, necessidades, desejos e grau de instrução.[1] Desse modo, fornecer uma *prescrição de exercícios* que melhor atenda às necessidades de um indivíduo de maneira eficaz e segura requer um conhecimento completo desse indivíduo.[1]

A Parte 2 deste livro destacou a necessidade de obter informações clínicas, de saúde e de condicionamento físico de cada participante para o qual será administrada uma prescrição de exercícios. Isto deve ser sempre enfatizado. Uma prescrição de exercícios não deve ser escrita antes da disponibilização dessas informações. Além disso, é recomendável sentar-se com o indivíduo e discutir seus interesses, necessidades observadas, metas para o futuro, motivos para iniciar um programa de exercícios e percepções sobre os resultados dos testes de condicionamento físico (ver Fig. 8.3). Uma vez atendidos esses requisitos, pode-se instruir o participante sobre os princípios do exercício e dar a ele o comando e a orientação necessários durante o uso de uma prescrição de exercícios.

O foco desde o final da década de 1970 tem sido utilizar uma abordagem do condicionamento físico bastante abrangente. Durante a febre do movimento de aeróbia nos anos 1970 e 1980, o condicionamento cardiorrespiratório era muitas vezes o único tipo de exercício para muitas pessoas, deixando de lado exercícios de flexibilidade, força e resistência musculares. Isso foi o contrário do que aconteceu nas décadas de 1950 e 1960, quando a força muscular se sobressaía em relação aos exercícios voltados para o coração e os pulmões. A abordagem mais abrangente surgida depois dá atenção tanto ao condicionamento cardiorrespiratório como ao condicionamento muscular. Por outro lado, o treinamento cardiorrespiratório ainda é a base de qualquer prescrição de exercícios, pois grande parte dos benefícios à saúde relacionados à atividade física estão associados a atividades dinâmicas, contínuas e sustentadas para todo o corpo.[11]

Este capítulo descreverá uma abordagem completa do condicionamento físico, enfatizando cinco etapas (aquecimento, parte aeróbia, relaxamento, exercícios de flexibilidade e exercícios de força e resistência musculares). Cada etapa, na sequência apresentada, é considerada importante para se desenvolver um "condicionamento total".

Antes de abordar este formato de condicionamento, um ponto importante deve ser levantado. Para que os benefícios totais do exercício regular e da atividade física se concretizem, o desenvolvimento do condicionamento físico deve ser visto como um entre vários componentes que contribuem para a saúde e o bem-estar. Os demais componentes incluem descanso adequado, uma dieta apropriada, controle do estresse, influências familiares e sociais benéficas, quantidades suficientes de luz solar, água e ar puros, saneamento e um sentido cultivado de espiritualidade. Todos estes fatores trabalham em conjunto para promover saúde, felicidade e bem-estar.

RESISTÊNCIA CARDIORRESPIRATÓRIA/ COMPOSIÇÃO CORPORAL

A base de um programa de condicionamento físico abrangente é o exercício aeróbio. Conforme definido no Capítulo 2, a resistência cardiorrespiratória, ou condicionamento aeróbio, é a habilidade de manter ou continuar uma tarefa extenuante que envolva grandes grupos musculares por longos períodos de tempo. Em outras palavras, condicionamento aeróbio é a capacidade do coração, dos vasos sanguíneos, do sangue e dos pulmões de suprir oxigênio para os músculos ativos durante atividades como caminhadas em ritmo rápido, corrida, natação, ciclismo e outras atividades de intensidade moderada a intensa.

A fase cardiorrespiratória ou aeróbia de um programa completo de condicionamento físico consiste em três segmentos: o aquecimento, o exercício aeróbio (que se adapta às normas de frequência, intensidade e duração) e o resfriamento (ver no Quadro 8.2 uma planilha que organiza o processo da prescrição do exercício aeróbio, e consultar Atividade de Condicionamento Físico 8.2).

Aquecimento

O *aquecimento* é definido como um grupo de exercícios realizados imediatamente antes de uma atividade que proporcionam ao corpo um período de adaptação do descanso ao exercício.[23] O aquecimento pode assumir duas formas:[23,24]

1. *Passivo.* Utilização de um agente de aquecimento para aumentar a temperatura corporal (p. ex., banhos quentes, luz infravermelha, ultrassom ou sauna).

2. *Ativo.* Composto de movimentos corporais para aumentar a frequência cardíaca e a temperatura corporal de maneira moderada; pode incluir exercícios calistênicos leves, *jogging*, ciclismo estacionário ou exercícios que simulem um desempenho real (p. ex., arremessar uma bola, uma rebatida com bastão e movimentos de balé ou ginástica).

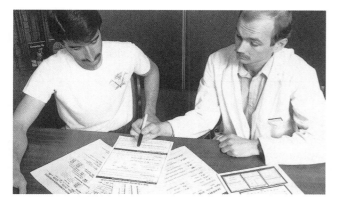

Figura 8.3 Um conhecimento claro do indivíduo a quem a prescrição de exercícios será administrada pode ser obtido analisando-se suas informações clínicas, de saúde e do teste de condicionamento físico.

238 Parte III Preparação do Condicionamento Físico

Quadro 8.2

Planilha: programa de exercícios para desenvolver o condicionamento aeróbio

Passo 1. Aquecimento
Eleve lentamente o pulso e a temperatura corporal a um nível de treinamento aeróbio, executando, de início, 5 a 20 minutos de uma atividade aeróbia de leve a moderada.

Passo 2. Exercício aeróbio
A. Normas FIT
Com base no condicionamento físico atual, siga as normas FIT apresentadas na tabela a seguir.

Normas FIT	Condicionamento baixo	Condicionamento médio	Condicionamento alto
Frequência (sessões/semana)	3	3-4	5 ou mais
Intensidade (% FC de reserva)	40-59	60-74	75-85
Tempo (minutos/sessão)	10-19	20-29	30-60

B. Intensidade
Calcule a frequência cardíaca de treinamento personalizada utilizando a seguinte fórmula:

Frequência cardíaca de treinamento = [(FC máxima – FC em repouso) × % intensidade] + FC em repouso

_____ = [(_____ – _____) × _____] + _____

C. Modalidade de exercício aeróbio
Escolha 2 ou 3 modalidades de exercícios com base em suas metas pessoais.

Modalidade primária _____

Modalidade secundária _____

Modalidade substituta _____

D. Acrescente o exercício à programação diária
Anote o horário do exercício nos dias específicos.

Dom _____

Seg _____

Ter _____

Qua _____

Qui _____

Sex _____

Sab _____

Passo 3. Resfriamento
Reduza lentamente a frequência cardíaca e a temperatura corporal, praticando uma atividade aeróbia de leve a moderada durante 5 a 15 minutos.

A extensão do aquecimento depende das necessidades individuais, das roupas, da temperatura ambiente e da intensidade do exercício que será realizado, mas, em geral, ele deve ser intenso o bastante para aumentar a temperatura do corpo e causar algum suor.[23] No entanto, o aquecimento não deve ser intenso a ponto de causar fadiga ou reduzir as reservas de glicogênio muscular.[24] De modo geral, deve levar de 5 a 20 minutos, dependendo do esporte e das condições ambientais.

Não há ainda um consenso a respeito da inclusão de *exercícios de flexibilidade* (i. e., exercícios que são utilizados para aumentar a amplitude de movimento articular) em uma rotina de aquecimento.[23,27] Alguns especialistas em condicionamento preconizam o uso de exercícios de flexibilidade antes de atividades leves de aquecimento aeróbio,[25] ao passo que outros recomendam que esses exercícios sejam realizados somente após a temperatura do corpo ter sido elevada.[23] Por exemplo, o livro *Science of Flexibility* afirma

Quadro 8.3

Efeitos benéficos do aquecimento antes do exercício extenuante

1. Aumenta a decomposição da oxiemoglobina, possibilitando um maior suprimento de oxigênio para os músculos ativos.
2. Aumenta a liberação do oxigênio da mioglobina.
3. Reduz a energia de ativação entre as reações químicas metabólicas celulares vitais.
4. Reduz a viscosidade muscular, melhorando a potência e a eficiência mecânica.
5. Aumenta a velocidade dos impulsos nervosos e a sensibilidade dos receptores nervosos.
6. Aumenta o fluxo sanguíneo para os músculos.
7. Diminui o número de lesões nos músculos, tendões, ligamentos e outros tecidos conjuntivos.
8. Melhora a resposta cardiovascular ao exercício extenuante e repentino (especialmente o fluxo sanguíneo do músculo cardíaco).
9. Causa suor nos estágios iniciais, reduzindo os riscos de alta temperatura corporal durante o exercício.

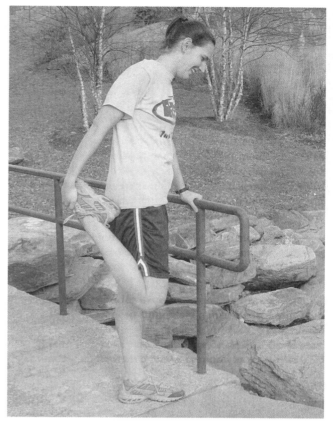

Figura 8.4 Os exercícios de flexibilidade são realizados de modo mais adequado quando o corpo está aquecido após uma atividade aeróbia.

que "exercícios de flexibilidade devem ser sempre precedidos por uma série de exercícios leves de aquecimento, pois o aumento da temperatura tecidual produzido pelo exercício de aquecimento tornará o alongamento mais seguro e produtivo".[23] O ACSM recomenda que "um aquecimento ativo preceda exercícios de alongamento vigorosos".[1]

Manter posições de *flexibilidade estática* antes de aquecer os músculos pode ser potencialmente prejudicial.[23] Um plano adequado para atletas é exercitar-se de forma moderada por 5 a 10 minutos, em seguida alongar-se, competir, resfriar o corpo e, então, alongar-se novamente. Ginastas de nível mundial há muito tempo se preparam para suas apresentações com corridas ou outros exercícios aeróbios leves para elevar a temperatura corporal, induzindo a uma ligeira perspiração e, em seguida, realizam exercícios de flexibilidade.[28]

Os benefícios fisiológicos do aquecimento são listados no Quadro 8.3.[23-26] De modo geral, um aquecimento completo (que tencione uma elevação da temperatura corporal) antes de um exercício aeróbio intenso aumenta a atividade das enzimas nos músculos ativos; reduz a viscosidade do músculo; melhora a potência e a eficiência mecânica dos músculos motores; facilita a velocidade de transmissão dos impulsos nervosos, aumentando a coordenação; reforça o fluxo sanguíneo muscular e, assim, melhora a entrega dos substratos combustíveis necessários; aumenta o nível de ácidos graxos livres no sangue; ajuda a evitar lesões nos músculos e nos diversos tecidos conjuntivos; e possibilita que o músculo cardíaco se prepare de forma adequada para o exercício aeróbio.

Por essas razões, os pesquisadores recomendam que o aquecimento consista em um exercício específico que será praticado durante a parte aeróbia do treinamento, porém, em uma intensidade moderada, permitindo um aumento progressivo da temperatura corporal.[23] Isso não apenas aquece o corpo, como também proporciona uma pequena simulação do que irá acontecer. Exercícios de flexibilidade não devem ser realizados antes que o corpo esteja aquecido. A elasticidade dos músculos, tendões e ligamentos depende da saturação sanguínea. Tecidos conjuntivos frios, que possuem baixa saturação sanguínea, podem ser mais suscetíveis a danos e não são alongados tão facilmente.

Para atletas, é recomendável alongar-se logo após o aquecimento e logo após o relaxamento. Pessoas que praticam exercícios com fins recreativos podem se concentrar nos exercícios de flexibilidade após o término da parte aeróbia. Alongar-se neste momento tem a vantagem especial de possibilitar o alongamento dos músculos aquecidos que tenham sido contraídos de maneira forçada durante o exercício aeróbio. É natural que os músculos que tenham sido continuamente contraídos e encurtados devam ser estendidos após o término da sessão. Isto oferece maior segurança, ajuda a minimizar os efeitos pós-exercício aeróbio e possibilita um maior alongamento, pois o músculo está aquecido.

Por exemplo, um corredor começaria sua sessão de exercícios caminhando por 1 ou 2 minutos, para então correr em um ritmo lento por mais 2 ou 4 minutos e, em seguida, finalmente acrescentar velocidade para elevar o pulso a uma intensidade de treinamento. Após o resfriamento, que é feito correndo ou andando por alguns minutos (para reverter o aquecimento), exercícios de flexibilidade podem ser realizados por ao menos

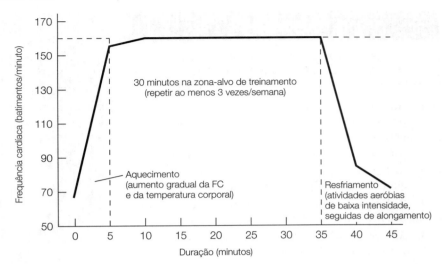

Figura 8.5 Sessão de exercícios aeróbios: frequência cardíaca e duração do exercício de um estudante universitário típico. A sessão aeróbia possui três fases: aquecimento, exercício na zona-alvo de treinamento e resfriamento.

cinco minutos, enfatizando a região posterior das pernas, a coluna vertebral e a parte superior do peitoral (músculos que são encurtados durante a corrida) (ver Fig. 8.4). O mesmo valeria para nadadores ou ciclistas, exceto pelo fato de que os exercícios de flexibilidade seriam voltados mais para as regiões dos ombros e das coxas, respectivamente.

Parte aeróbia

Para ser mais eficaz, uma prescrição de exercícios deve fornecer instruções escritas específicas sobre a frequência, a intensidade e o tempo (duração) do exercício (ver Fig. 8.5). Estas instruções são conhecidas como os critérios F.I.T. de treinamento de resistência cardiorrespiratória. O Quadro 8.2 apresenta as normas básicas para a prescrição de exercícios aeróbios e a Figura 8.5 as descreve graficamente. A melhora do $\dot{V}O_{2máx}$ está diretamente relacionada aos critérios F.I.T. seguidos no treinamento. Dependendo da quantidade e da qualidade do treinamento, a melhora do $\dot{V}O_{2máx}$ varia entre 5 e 30%.[1,2] Uma melhora ainda mais significativa pode ser observada em pessoas com um baixo nível de condicionamento decorrente de obesidade ou doença cardíaca. Diversos artigos foram escritos sobre a prescrição de exercícios.[6-8,12,16-19] A seguir, é apresentada uma discussão dos principais critérios.

Frequência

A *frequência* do exercício refere-se ao número de sessões por semana em um programa de treinamento. Para melhorar a resistência cardiorrespiratória e manter a gordura corporal em níveis ideais, a maioria dos examinadores concluiu que é necessário praticar exercícios pelo menos três vezes por semana com um intervalo de no máximo dois dias entre as sessões.[1,2,6] Alguns estudos demonstraram uma melhor condição cardiorrespiratória com uma frequência de exercício inferior a três dias por semana, mas tais melhorias são mínimas e de pouca significância, e resultam em pouca ou nenhuma perda de gordura corporal.

Quando uma pessoa está iniciando um programa de exercícios aeróbios, recomenda-se o condicionamento em dias alternados. Isto é especialmente válido para programas de corrida com indivíduos não condicionados e que antes eram sedentários. Para essas pessoas, o sistema musculoesquelético não é capaz de se adaptar rapidamente ao exercício diário intenso, o que ocasionará dores musculares, fadiga e lesões. Se aqueles que estão iniciando um programa de corridas desejarem se exercitar em uma frequência superior a três dias por semana, os dias de corrida devem ser alternados com dias de caminhada, ciclismo ou natação, atividades que oferecem menor dificuldade ao sistema musculoesquelético.

O ACSM postula que pacientes com baixa capacidade funcional (< 3 METs) podem ser beneficiados com múltiplas sessões de exercícios de curta duração (de aproximadamente 3 a 5 minutos cada) ao longo de todos os dias.[1] Quando o condicionamento é aprimorado para 3 a 5 METs, 1 ou 2 sessões diárias de curta duração são adequadas antes de progredir para sessões de maior duração com 20 a 30 minutos, de 3 a 5 dias por semana.

Na abordagem adaptada ao estilo de vida preconizada pelo CDC-ACSM, os indivíduos são incentivados a acumular no mínimo 30 minutos de atividades físicas de intensidade moderada na maior parte dos dias da semana ou, de preferência, todos os dias.[16] Essa recomendação enfatiza os benefícios da atividade física de intensidade moderada que pode ser acumulada em múltiplas sessões de curta duração. Segundo o CDC-ACSM, podem-se acumular 30 minutos de atividades utilizando mais as escadas do que o elevador, optando por andar em vez de usar o carro em distâncias curtas, fazendo exercícios calistênicos ou pedalando em uma bicicleta ergométrica enquanto assiste televisão.[16] Jardinar, realizar trabalhos domésticos, dançar e brincar com crianças de forma ativa também podem contribuir para o total de 30 minutos diários, argumenta o CDC-ACSM, desde que realizados em uma intensidade que corresponda a uma caminhada em ritmo rápido. Pesquisas demonstram que pessoas que se deslocam ao trabalho a pé ou de bicicleta obtêm ganhos substanciais de saúde e benefícios significativos ao condicionamento.[37-39] Infelizmente, uma pesquisa nos Estados Unidos demonstrou que menos de uma em cada 12 pessoas vai ao trabalho a pé ou de bicicleta.[39] Em média, as pessoas inativas dão de 2 mil a 4 mil passos por dia, as moderadamente ativas dão entre 5 mil e 7 mil e as ativas chegam a dar mais de 10 mil passos por dia.[40] É possível fazer uso de pedômetros para se ter mais certeza da quantidade de passos dados por dia. O Quadro 8.4

Quadro 8.4

Maneiras de aperfeiçoar a atividade física no estilo de vida

Se você não gosta de desperdiçar 20 a 60 minutos de sua agenda cheia de compromissos, de vestir roupas e sapatos projetados para exercício, de verificar sua frequência para saber se ela se encontra dentro da zona de treinamento, e tampouco de correr em círculos em uma pista, então, a abordagem adaptada ao estilo de vida é para você. Desde 1993, a maior parte das organizações de saúde e condicionamento, incluindo o Surgeon General, vem recomendado que todos devem tentar acumular 30 minutos ou mais de atividade física de intensidade moderada ao longo da maior parte dos dias, se não em todos. Essa é a quantidade mínima de atividade física para melhorar a qualidade de vida e diminuir o risco da maior parte das doenças crônicas. Outros benefícios para a saúde e para o condicionamento podem ser alcançados com atividades físicas de intensidade moderada por uma duração maior ou com atividades mais vigorosas.

Um estilo de vida ativo não requer um programa de exercícios vigorosos regimentado. Em vez disso, podem-se fazer pequenas alterações diárias para aumentar a atividade física ao longo do dia. Muitas pessoas acreditam que tenham de se envolver em exercícios vigorosos durante 20 a 60 minutos contínuos para obter benefícios à saúde. Isso não é verdade. O importante é mover as pernas e os braços em cada oportunidade, de modo a acumular um tempo de atividade que totalize pelo menos 30 minutos praticamente todos os dias. Em outras palavras, pode-se acumular atividade física da mesma maneira como se acumulam moedas. Alterne atividades aeróbias, como subir escadas ou caminhar em ritmo rápido, com exercícios leve ou trabalhos vigorosos de jardinagem para desenvolver tanto o condicionamento aeróbio como o muscular. Elabore uma maneira de exercitar-se que se oponha aos aparatos tecnológicos que o mantêm sentado por horas. Considere a seguinte lista de sugestões:

- Vá ao trabalho, à escola ou às compras a pé, de bicicleta, praticando *jogging* ou de patins
- Estacione o carro a uma distância maior de seu destino
- Pegue o ônibus alguns pontos depois ou desça dele alguns pontos antes
- Use as escadas; evite o elevador e as escadas rolantes
- Leve o cachorro para passear
- Pratique esportes com as crianças
- Faça intervalos para exercício em vez de intervalos de café
- Pratique atividades de jardinagem, paisagismo e pequenos consertos em casa
- Evite aparelhos que economizem trabalho, por mais práticos que eles sejam
- Faça uma caminhada após a janta em vez de assistir à TV
- Use um pedômetro e procure alcançar > 7 mil passos ao dia (um quilômetro = 3 mil a 4 mil passos)

Fonte: Adaptado de U.S. Department of Health and Human Sevices. *Promoting Physical Activity: a Guide for Community Action*. Champaign, IL: Human Kinetics, 1999.

---

fornece uma lista de sugestões para se aumentar a quantidade de atividade física no estilo de vida.

Vários estudos experimentais abordaram os efeitos da atividade contínua e da atividade intermitente sobre o condicionamento físico.[14,15,41-48] De modo geral, múltiplas sessões curtas são mais atraentes para a maioria das pessoas do que uma sessão longa de atividade, melhoram a saúde, reduzem os fatores de risco de doenças e aprimoram o condicionamento físico se a intensidade for de moderada a alta. A Figura 8.6 compara padrões diários de gasto energético em diferentes grupos de indivíduos.

Esforços relacionados ao esporte demandam frequência e intensidade de treinamento altas, conforme discutido no Capítulo 7.[49] Muitos atletas dedicam-se a treinos duplos diários durante vários anos para melhorar a potência aeróbia, o limiar anaeróbio e a economia de corrida (consultar a seção a respeito de sistemas de treinamento, mais adiante neste capítulo).

Intensidade

Como descrito anteriormente no Capítulo 4, a *frequência cardíaca máxima* ($FC_{máx}$) representa a maior frequência cardíaca atingível no ponto de exaustão a partir de um esforço total. Durante um teste de esforço progressivo em esteira, o gravador de frequência ECG mensura a frequência cardíaca máxima quando o indivíduo atinge a exaustão total. Se o consumo de oxigênio for mensurado neste mesmo ponto, o $\dot{V}O_{2máx}$ pode ser determinado ($mL \cdot kg^{-1} \cdot min^{-1}$) (ver Fig. 8.7).

Para adultos saudáveis que visam desenvolver e manter um condicionamento cardiorrespiratório e uma composição corporal adequados, o ACSM e outras instituições enfatizam que a *intensidade do exercício* deve estar entre 50 e 85% da *frequência cardíaca máxima de reserva*, que é aproximadamente a mesma que 50 a 85% do consumo máximo de oxigênio de reserva.[1,2] A frequência cardíaca de reserva (FCR) e o $\dot{V}O_2$ de reserva ($\dot{V}O_2R$) máximos são calculados a partir da diferença entre a frequência de repouso e a frequência máxima e do $\dot{V}O_2$ de repouso e o $\dot{V}O_2$ máximo, respectivamente. Para estimar a intensidade do treinamento, uma porcentagem desse valor é

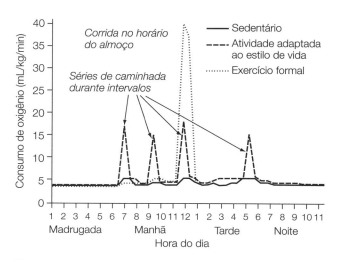

Figura 8.6 Padrões de atividade física em grupos utilizando abordagens distintas: atividade adaptada ao estilo de vida e exercício formal comparados a um estilo de vida sedentário.

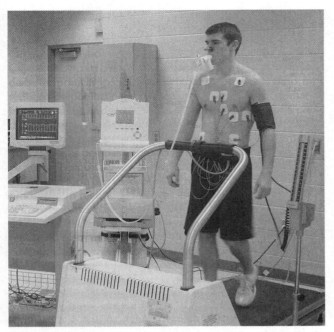

Figura 8.7 Embora isso não seja obrigatório, o processo de prescrição de exercícios é aprimorado quando se utilizam mensurações da frequência cardíaca máxima e do $\dot{V}O_{2máx}$ durante um teste de esforço progressivo.

somada à frequência cardíaca de repouso e/ou do $\dot{V}O_2R$ de repouso e é expressa como uma porcentagem da FCR ou do $\dot{V}O_2R$.[2] Conforme enfatizado anteriormente neste capítulo, quando as metas são melhorias à saúde e uma redução do riscos de doenças, a intensidade pode cair para 40%, ao passo que a duração e a frequência se tornam os padrões de maior importância.[1] Essas recomendações são baseadas em evidências substanciais de que níveis de atividade física de intensidade baixa a moderada podem reduzir o risco de doenças cardíacas e outras condições crônicas, muito embora não produzam alterações significativas no $\dot{V}O_{2máx}$, e que a adesão a longo prazo a programas de exercícios cai quando a intensidade é elevada a níveis acima de moderados.[11,16,41-48] No entanto, como mencionado nos relatórios do NIH[22] e do Surgeon General,[11] os maiores benefícios à saúde e ao condicionamento são obtidos por indivíduos capazes de manter uma intensidade de exercício alta e contínua regularmente.

Para atletas, as principais melhorias na potência aeróbia ocorrem com intensidades altas (90 a 100% do $\dot{V}O_2R$).[49] Quando a duração do exercício excede a marca de 30 a 45 minutos, a intensidade do treinamento poderá ser reduzida para 70 a 80% do $\dot{V}O_2R$ e os efeitos do treinamento serão semelhantes àqueles resultantes de treinos com intensidades mais altas e durações menores. Os atletas devem pesar esta informação com os resultados consistentes de que o exercício de alta intensidade aumenta o risco de lesões.

Calculando a intensidade do exercício A intensidade do exercício pode ser avaliada por meio dos resultados do teste de esforço progressivo. Com base no tempo em que o participante permanece na esteira, pode-se estimar o $\dot{V}O_{2máx}$ (ver Cap. 4). Esse $\dot{V}O_{2máx}$ pode ser expresso em METs (3,5 mL.kg^{-1}.min^{-1} = 1 MET). Caso o indivíduo queira exercitar-se em uma intensi-

dade igual a 70% do $\dot{V}O_{2máx}$, o valor do MET então é simplesmente multiplicado por 70%. Por exemplo, se o participante possui um $\dot{V}O_{2máx}$ de 10 METs, logo, 70% vezes 10 METs é igual a 7 METs. Consultar o Apêndice D para um compêndio completo dos valores em METs para atividades físicas.[50]

Entretanto, utilizar um nível MET pré-definido para o exercício pode apresentar algumas desvantagens. Diversos fatores ambientais, como vento, colinas, areia, neve, calor, frio, umidade, altitude, poluição e roupas pesadas que restrinjam o movimento, podem aumentar ou diminuir a quantidade de trabalho real obtida durante uma determinada atividade.[1] Além disso, à medida que o condicionamento de uma pessoa é aprimorado, diferentes níveis METs serão necessários para garantir um estímulo de treinamento adequado.

Por esses motivos, é muito comum que se opte pela frequência cardíaca de treinamento ou pela percepção subjetiva de esforço (PSE) como um indicador da intensidade do exercício. A frequência cardíaca e a PSE são indicadores da intensidade do exercício que se adaptam aos fatores ambientais e às melhoras no condicionamento.

Há vários métodos para se determinar a *frequência cardíaca de treinamento*. O primeiro método utilizado por pesquisadores é representar graficamente a inclinação da linha entre as frequências cardíacas do indivíduo e a carga do exercício em METs ou $\dot{V}O_2$ (ver Cap. 4).[1] A partir desta relação, pode-se obter a frequência cardíaca referente a um dado percentual de $\dot{V}O_{2máx}$.

Um segundo método para determinar a frequência cardíaca de exercício no treinamento é calcular uma determinada porcentagem da frequência cardíaca máxima (FCM).[1] Esse método, porém, não produz os mesmos resultados que a utilização da frequência cardíaca de reserva e resultará em uma subestimação da frequência cardíaca de treinamento a menos que se faça um ajuste para cima.[1] O ACSM preconiza que 65 a 90% da frequência cardíaca máxima proporciona frequências de treinamento que chegam a 50 a 85% da FCR ou do $\dot{V}O_2R$.[2]

A relação entre os percentuais de FC$_{máx}$, $\dot{V}O_2R$ e FCR é resumida na Tabela 8.2. Em exercícios leves a moderados, a diferença estimada entre o % de $\dot{V}O_2R$ (% de FCR) e o % da FC$_{máx}$ é de 17 a 30%.[1,2] Esta diferença é reduzida em intensidades de exercícios mais altas.

O terceiro método para determinar a frequência cardíaca de treinamento foi desenvolvido na Escandinávia.[51,52] A *fórmula de Karvonen* tem como objetivo calcular a frequência cardíaca de treinamento utilizando uma porcentagem da FCR, que é a diferença entre a frequência cardíaca máxima e a frequência cardíaca de repouso (ver Fig. 8.8).

Frequência cardíaca de treinamento
$$= [(FCM - FCR) \times 40 \text{ a } 85\%] + FCR$$

(FCM = frequência cardíaca máxima; FCR = frequência cardíaca de repouso.) O intervalo de intensidade entre 40 e 85% da frequência cardíaca de reserva equivale a aproximadamente 40 a 85% do $\dot{V}O_{2máx}$. Consultar os intervalos de intensidade recomendados com base em níveis iniciais de condicionamento aeróbio no Quadro 8.2.

Há um erro considerável na relação entre o percentual da FCR e o percentual do $\dot{V}O_{2máx}$ em intensidades baixas de exercício, sobretudo quando se trata de indivíduos relativamente descondicionados.[53,54] Em 1998, o ACSM passou a

TABELA 8.2 Classificação da intensidade da atividade física

	Intensidade relativa			
	Atividade de resistência			**Atividade de força**
Intensidade	% $\dot{V}O_2R$*, % FCR	% $FC_{máx}$†	RPE‡	% 1-RM§
Muito leve	< 20	< 50	< 10	< 30
Leve	20-39	60-63	10-11	30-49
Moderada	40-59	64-76	12-13	50-69
Intensa (vigorosa)	60-84	77-93	14-16	70-84
Muito intensa	≥ 85	≥ 94	17-19	> 85
Máxima	100	100	20	100

*% $\dot{V}O_2R$ = consumo de oxigênio de reserva; % FCR = percentual da frequência cardíaca de reserva.
†% $FC_{máx}$ = percentual da frequência cardíaca máxima.
‡ Escala de Borg de 6 a 20 da percepção subjetiva de esforço.
§% 1 RM = percentual de 1 repetição máxima, o maior preso que pode ser levantado de uma vez em boa forma.

Fontes: Adaptado de Howley ET. Type of activity: Resistance, aerobic and leisure versus occupational physical activity. *Med Sci Sports Exerc* 33 (6 suppl):S364-S369, 2001; ACSM. The recommended quantity and quality of exercise for developing and maintaining cardiorespiratory and muscular fitness, and flexibility in healthy adults. *Med Sci Sports Exerc* 30:975-991, 1998.

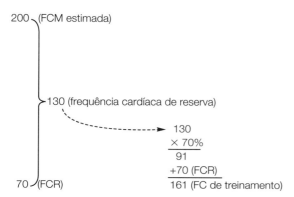

Figura 8.8 Uso da fórmula de Karvonen para um homem de 20 anos (condicionamento médio, FCR = 70 bpm). A fórmula de Karvonen calcula a frequência cardíaca de treinamento utilizando uma porcentagem da *frequência cardíaca de reserva* (FRC), que é a diferença entre as frequências máxima e de repouso.

relacionar a FCR ao $\dot{V}O_{2máx}R$, e não mais ao percentual de $\dot{V}O_{2máx}$.[2] O uso do $\dot{V}O_{2máx}R$ aumenta a precisão da relação, particularmente na extremidade inferior da escala de intensidade. É incorreto, segundo o ACSM, relacionar a FCR a um nível do $\dot{V}O_2$ iniciado a partir do zero, em vez de um nível de repouso.[2] O $\dot{V}O_2R$ é calculado subtraindo-se 1 MET (3,5 mL.kg^{-1}.min^{-1}) do $\dot{V}O_{2máx}$ do indivíduo. O % de $\dot{V}O_2R$ é uma porcentagem da diferença entre o $\dot{V}O_2$ e o $\dot{V}O_{2máx}$ de repouso e é calculado subtraindo-se 1 MET do consumo de oxigênio mensurado, dividindo o valor obtido pelo $\dot{V}O_2R$ do indivíduo e multiplicando o resultado por 100%. Por exemplo, um indivíduo com um $\dot{V}O_{2máx}$ de 35 mL.kg^{-1}.min^{-1} que esteja se exercitando em uma intensidade de 24 mL.kg^{-1}.min^{-1} estaria em 65% do $\dot{V}O_2R$ [(24 − 3,5)/(35 − 3,5) × 100%)]. O % de $\dot{V}O_2R$ corresponde à resposta da frequência cardíaca quando esta é expressa como uma porcentagem da FCR.[2,9]

Há dois métodos de se determinar a frequência cardíaca máxima. A maneira mais precisa é mensurar diretamente a frequência cardíaca máxima com um gravador de ECG durante um teste de esforço progressivo. A outra maneira é estimar a FCM utilizando-se a seguinte fórmula simples:[1]

$$FCM = 220 - idade$$

O problema em utilizar essa fórmula é que ela se baseia em médias populacionais e tem um desvio padrão de ± 12 bpm. Em outras palavras, há uma variabilidade grande. Por exemplo, um indivíduo de 20 anos teria sua FCM estimada em 200 bpm, mas dois terços das pessoas nesta faixa etária poderiam na verdade apresentar FCMs variando entre 188 e 212 bpm. Se forem utilizadas estimativas, a precisão da fórmula de Karnoven é reduzida. Quando a frequência cardíaca de treinamento é baseada na frequência máxima estimada, ela não deve ser usada como uma medida exata e, portanto, deve ser reajustada caso o participante se queixe de que o esforço percebido (utilizando a escala de Borg) esteja "muito intenso" ou ainda mais do que isso. Várias experiências foram feitas para aperfeiçoar a precisão da estimativa da FCM. Um grupo de pesquisadores da Universidade de Ball State avaliou 2.010 homens e mulheres e constatou que as seguintes equações apresentam um maior índice de precisão:[55]

Homens
$$FCM = 203,9 - (0,812 \times idade) + (0,276 \times FCR) - (0,084 \times kg) - (4,5 \times código\ de\ tabagismo)$$

Mulheres
$$FCM = 204,8 - (0,718 \times idade) + (0,162 \times FCR) - (0,105 \times kg) - (6,2 \times código\ de\ tabagismo)$$

(FCM = frequência cardíaca máxima; FCR = frequência cardíaca de repouso; kg = peso corporal em quilogramas; código de tabagismo: 1 = fumante, 0 = não fumante.) Essas equações justificam o fato de que pessoas com FCRs mais altas tendem a apresentar FCMs igualmente mais altas, ao passo que fumantes e obesos tendem a apresentar FCMs mais baixas. Além disso, constatou-se que a equação "220 −

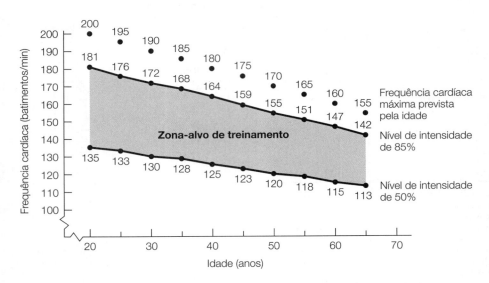

Figura 8.9 Zona-alvo de treinamento da frequência cardíaca utilizando a fórmula de Karvonen. Frequência cardíaca máxima e zona-alvo de treinamento de pessoas de idades variadas utilizando a fórmula de Karvonen. Assume-se uma frequência cardíaca de repouso de 70 bpm.

idade" subestima a FCM em muitas pessoas da terceira idade. Para os obesos (gordura corporal > 30%), foi demonstrado que a seguinte equação fornece uma estimativa bastante precisa da FCM: FCM = 200 − (0,5 × idade).[56]

Para determinar a frequência cardíaca de repouso, recomenda-se a aferição do pulso com o indivíduo sentado, logo após acordar. Isto deve ser feito em três manhãs consecutivas e, então, deve-se calcular uma média entre as três aferições. Após acordar, o indivíduo deve permitir que seu coração se acalme, o que significa permanecer sentado tranquilamente por alguns minutos ou esvaziar a bexiga.

Frequências cardíacas em repouso mensuradas antes do teste de esforço progressivo são muitas vezes elevadas graças à apreensão pré-teste. Em situações como essa, é recomendável estimar a frequência cardíaca em repouso com base no histórico de saúde e no condicionamento do indivíduo (consultar as normas de frequências cardíacas em repouso no Apêndice A, Tab. 21). Algumas pessoas têm o hábito de aferir suas FCRs de modo constante e periódico e, se validados por um questionário detalhado, os valores relatados por elas podem ser utilizados.

Com base nos resultados do teste de esforço progressivo, no histórico de exercícios e nos objetivos do indivíduo em questão, o percentil de intensidade usado na fórmula de Karnoven pode variar conforme as informações resumidas no Quadro 8.2.

Em suma, a frequência cardíaca de treinamento de um jovem de 20 anos com condicionamento cardiorrespiratório mediano e uma frequência cardíaca em repouso de 70 bpm seria calculada conforme a fórmula a seguir (ver Fig. 8.8):

(FCM − FCR) × porcentagem de intensidade + FCR
= frequência cardíaca de treinamento
(200 − 70) × 70% + 70 = 161 bpm

Portanto, este indivíduo de 20 anos com um nível de condicionamento mediano precisaria exercitar-se em uma intensidade de 161 bpm, durante 20 a 30 minutos, de 3 a 5 dias por semana, para desenvolver e manter um nível saudável de condicionamento cardiorrespiratório e uma composição corporal adequada. A Figura 8.9 apresenta um resumo das zonas de treinamento para pessoas de diferentes idades.

Avaliação da frequência cardíaca de treinamento A frequência cardíaca, ou intensidade, de treinamento pode ser estimada de quatro maneiras:

1. Método metabólico (uso de METs ou Calorias por minuto) (Apêndice D).
2. Mensuração do pulso durante dez segundos.
3. Uso da escala de Borg de avaliação do esforço percebido.[1]
4. Uso do *talk test* [teste que avalia a capacidade de falar durante o exercício].

Para mensurar a frequência cardíaca durante o teste, o participante deve interromper o exercício a cada cinco minutos aproximadamente durante os primeiros dias do programa de treinamento e fazer a contagem do pulso, que deverá ser localizado de maneira rápida, em no máximo 1 ou 2 segundos.

O método de aferimento mais adequado é o do pulso carotídeo, que, quando corretamente utilizado, apresenta grande precisão e segurança.[24,25] Ao realizar a palpação do pulso carotídeo, dois dedos de uma mão devem ser posicionados levemente em um lado do pescoço de modo adjacente à área da laringe (ver Fig. 8.10).

Iniciantes devem comparar as frequências cardíacas em repouso aferidas por palpação carotídea com as aferidas por palpação radial (a qual é realizada no lado do polegar da parte inferior do punho). Se a frequência do pulso carotídeo

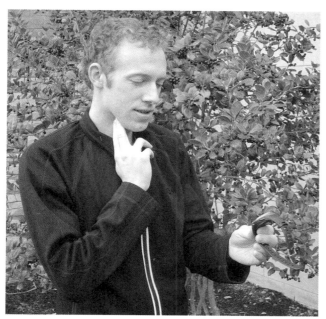

Figura 8.10 Para mensurar a frequência cardíaca durante o exercício, o participante deve fazer interrupções periódicas e realizar a contagem do pulso, utilizando a artéria carotídea.

TABELA 8.3 Valores para a contagem do pulso de dez segundos para várias faixas etárias, com base na fórmula de Karvonen para o estado de condicionamento físico e em uma FCR de 70 bpm

Faixa etária	Contagem do pulso de 10 segundos
20-24	27
25-29	26
30-34	25-26
35-39	25
40-44	25
45-49	24-25
50-54	24
55-59	23-24
60-64	23
65-69	22-23

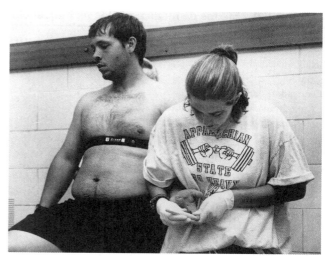

Figura 8.11 A frequência cardíaca pode ser monitorada de maneira precisa com o uso de transmissores *wireless* presos ao peito que enviam a frequência cardíaca a um monitor no punho.

estiver invariavelmente inferior à contagem radial, é recomendável utilizar esta última, pois a frequência cardíaca de algumas pessoas é desacelerada quando o pulso carotídeo é palpado, sobretudo quando se aplica uma pressão excessiva. No entanto, durante o exercício, a aferição do pulso radial torna-se mais difícil, uma vez que ele se localiza em uma área menor e entre os tendões da mão e dos flexores dos dedos. Por isso, caso seja viável, é recomendado que se aprenda a aferir o pulso carotídeo corretamente (da forma mais suave possível).[24,25]

Para estimar o pulso durante uma sessão de exercícios, faça a contagem durante dez segundos e, em seguida, multiplique o valor obtido por 6. A Tabela 8.3 fornece valores para contagens de pulso de dez segundos para diversas faixas etárias. Esses valores de frequência cardíaca de treinamento foram estimados utilizando-se a fórmula de Karnoven, e presumindo-se um nível de condicionamento físico mediano e frequências cardíacas em repouso de 70 bpm.

Vários monitores cardíacos foram desenvolvidos para auxiliar o praticante de exercícios a contar o pulso. Os melhores utilizam transmissores sem fios presos ao peito por uma faixa, os quais enviam a frequência cardíaca a um monitor no punho. Foi constatado que estes tipos de monitores de frequência cardíaca coincidem em uma margem de um ou dois batimentos cardíacos por minuto com registros de ECG (ver Fig. 8.11).

Embora o uso de monitores cardíacos e da contagem do pulso de dez segundos tenha se popularizado e, em geral, venha tendo resultados satisfatórios, erros podem ocorrer, seja em virtude de deslizes de contagem, dificuldade na localização do local de palpação, demora na aferição (e, em consequência, mensuração de uma frequência alterada) ou deslizamento da faixa transmissora peitoral. Diversos medicamentos também podem afetar a frequência cardíaca de exercício (ver Tab. 8.4). Além do alto preço dos monitores, alguns participantes não se preocupam em aferir suas frequências cardíacas ou consideram isso desnecessário.

Para confrontar esses problemas, Gunnar Borg, um professor de psicologia na Suécia, desenvolveu uma escala de percepção subjetiva de esforço (PSE) na década de 1960.[57] Dois tipos de escalas de PSE são mais comumente utilizados (ver Tab. 8.5). A escala de PSE é muito fácil de usar. Após algumas orientações básicas sobre o significado dos números e a importância de ser sincero, é perguntado às pessoas que estão praticando o exercício: "O que você acha da dificuldade do exercício?". Em seguida, os praticantes dão um número da escala de PSE para indicar a sensação do esforço que eles realizam naquele momento. Na escala de PSE original, os números iam de 6 a 20 e, a grosso modo, correspondiam a uma frequência cardíaca entre 60 e 200 bpm.

A escala de Borg de PSE original era conveniente para realizar um acompanhamento indireto da frequência cardíaca e do consumo de oxigênio, que aumentam de forma

TABELA 8.4 Efeitos de medicamentos na frequência cardíaca e na pressão arterial de exercício

Medicamento	Frequência cardíaca de exercício	Pressão arterial de exercício
Betabloqueadores	↓	↓
Nitratos	↑ ou ↔	↓ ou ↔
Bloqueadores do canal de cálcio		
Amlodipina felodipina, isradipina, nicardipina, nifedipina,	↑ ou ↔	↓
Diltiazem, verapamil	↓	↓
Digitalis	↓ ou ↔	↔
Diuréticos	↔	↓ ou ↔
Vasodilatadores		
Não adrenérgicos	↑ ou ↔	↓
Inibidores da ECA [enzima conversora da angiotensina]	↔	↓
Bloqueadores alfa-adrenérgicos	↔	↓
Agentes antiarrítmicos		
Quinidina, disopiramida, procainamida, fenitoína	↑ ou ↔	↔
Broncodilatadores		
Agentes anticolinérgicos	↑ ou ↔	↔
Derivados da antina	↑ ou ↔	↔
Agentes simpatomiméticos	↑ ou ↔	↔ ↓ ↑
Cromolina sódica, esteroide/anti-inflamatórios	↔	↔
Agentes antilepêmicos		
Clofibrato, acido nicotínico, probucol, outros	↔	↔
Medicamentos psicotrópicos		
Antidepressivos, principais tranquilizantes	↑ ou ↔	↓ ou ↔
Lítio	↔	↔
Anti-histamínicos	↔	↔
Medicamentos para a gripe	↑ ou ↔	↔ ↓ ↑
Medicamentos para a tireoide	↑	↑
Insulina, agentes hipoglicêmicos orais	↔	↔
Anticoagulantes	↔	↔
Medicamentos antigota	↔	↔
Medicamentos antiplaquetários	↔	↔

Fonte: American College of Sports Medicine. *ACSM's Guidelines for Exercise Testing and Prescription.* Baltimore: Williams & Wilkins, 1995, 2000.

linear ao aumento da carga de trabalho. Essa escala não levava em conta algumas variáveis, como o ácido lático e a ventilação em excesso, que aumentam de maneira não linear. Por isso, foi desenvolvida uma escala de categorias com propriedades de razões.[58] A escala de razão utiliza expressões verbais, que são de fácil compreensão e descrevem de maneira mais precisa sensações como dores agudas e crônicas. Ambas as escalas são utilizadas para avaliar os sinais de esforço do corpo inteiro durante o exercício.[58-65]

Há um consenso bastante generalizado de que a percepção do esforço durante o exercício aeróbio é determinada por uma combinação de informações sensoriais provenientes de fatores locais (sensações de tensão ou desconforto nos músculos e articulações que estão sendo exercitados) e fatores centrais (sensações relacionadas a uma aceleração da frequência de batimentos cardíacos e da respiração). A escala de PSE é normalmente utilizada durante o teste de esforço progressivo para indicar o esforço percebido (ver Fig. 8.12). Várias novas escalas de PSE foram desenvolvidas para crianças e adultos utilizando um intervalo numérico de 0 a 10 com exemplos específicos à modalidade.[65] As escalas "OMNI" de PSE foram criadas para atividades como caminhada/corrida, ciclismo, subir escadas, levantamento de pesos e outras modalidades.[65]

Evidências disponíveis sugerem que a PSE, de forma independente ou combinada com a frequência do pulso, pode ser utilizada de maneira eficaz para a prescrição da intensidade do exercício.[58-65] De fato, uma PSE indicando um esforço "relativamente intenso ou intenso" pode ser mais eficiente para algumas pessoas do que a frequência cardíaca para estimar o percentual de $\dot{V}O_{2máx}$ necessário para produzir efeito no treinamento.

Constatou-se que homens e mulheres, treinados ou não, apresentam uma percepção da intensidade do exercício no limiar de lactato (intensidade na qual o lactato começa a se acumular no sangue) como "relativamente intensa ou intensa" (13 a 14 na escala de Borg de PSE original, 4 na escala de razão por categorias, 10 na escala de pontos).[59] Em outras palavras, independentemente do sexo ou do condicionamento cardiorrespiratório, o nível "um pouco intenso" correlaciona-se com a prática do exercício no limiar de lactato, ponto este recomendado como a intensidade ideal para o exercício.

Durante o exercício em um nível "relativamente intenso", é possível raciocinar, conversar com um colega, ainda que com interrupções, olhar ao redor e admirar a paisagem e praticar uma atividade de resistência prolongada. Ao exercitar-se no nível "muito intenso", há grande elevação

TABELA 8.5 Escalas de categoria de percepção do esforço

Escala de PSE de 15 categorias		Escala de PSE de razão por categorias	
Intensidade leve			
6	Nenhum esforço	0	Nenhum esforço
7	Extremamente leve	0,5	Extremamente leve (quase imperceptível)
8			
9	Muito leve	1	Muito leve
10		2	Leve (fraco)
11	Leve	3	Moderado
Intensidade moderada			
12		4	Relativamente intenso
13	Relativamente intenso	5	Intenso (difícil)
14		6	
Intensidade vigorosa			
15	Intenso (difícil)	7	Muito intenso
16		8	
17	Muito intenso	9	
18		10	Extremamente intenso
19	Extremamente intenso		
20	Esforço máximo	•	Máximo

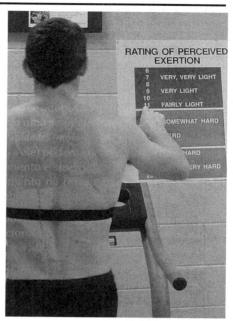

Fontes: Noble BJ, Borg GAV, Jacobs I, Ceci R, Kaiser P. A category-ratio perceived exertion scale: Relationship to blood and muscle lactates and heart rate. *Med Sci Sports Exerc* 15:523–528, 1983; Borg G. *An Introduction to Borg's RPE-Scale*. Ithaca, Nova York: Movement Publications, 1985.

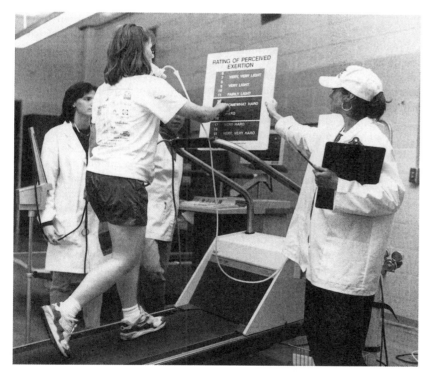

Figura 8.12 A escala de PSE é muito utilizada durante o teste de esforço progressivo para indicar o progresso até o esforço máximo.

do pulso, o que torna difícil falar ou realizar o exercício por períodos prolongados. Em um nível inferior ao "relativamente intenso", o estímulo ao exercício não é suficiente para desenvolver uma resistência cardiorrespiratória. O *talk test*, que avalia a capacidade de falar sem dificuldade durante o exercício, é um método simples, porém eficaz, de determinar se a intensidade do exercício está dentro do aceitável e abaixo do limiar ventilatório.[60] O nível de intensidade do treinamento que pode ser tolerado depende de diversos fatores, como, por exemplo, idade, experiência, estado de condicionamento, saúde e motivação.[1] Corredores de longas distâncias são capazes de correr maratonas de 42,2 quilômetros em uma intensidade de 80% do $\dot{V}O_{2máx}$, ao passo que a maior parte dos iniciantes não consegue suportar esse nível

248 Parte III Preparação do Condicionamento Físico

por mais de 5 a 15 minutos. Por essa razão, os iniciantes devem optar por um nível de intensidade mais baixo, próximo de 40 a 60% da reserva da frequência cardíaca. O percentual de intensidade pode ser gradualmente aumentado durante as semanas seguintes de treinamento.

Em resumo, a PSE possui diversas vantagens:[57-59,61-65]

- É simples de usar, leva apenas alguns segundos e custa pouco.
- Possui uma boa correlação com as mensurações do lactato sanguíneo e do consumo de oxigênio.
- Para pessoas que estão tomando determinados tipos de medicamentos, é melhor do que a frequência cardíaca para determinar a zona adequada de treinamento com exercício.
- Ensina as pessoas a "ouvir" seus corpos durante o exercício.

No entanto, há alguns problemas no uso do método da PSE:[57-59,61-65]

- A escala de PSE pode não fornecer uma indicação precisa da intensidade do exercício em crianças, idosos e obesos.
- Pessoas em estado de depressão, neurose ou ansiedade tendem a apontar números altos de PSE, ao passo que pessoas extrovertidas tendem a fornecer números baixos. Desse modo, fatores psicológicos e o estado de espírito podem afetar as resposta da PSE.
- A PSE é menos confiável com cargas de trabalho baixas do que com cargas de trabalho altas.
- Sensações nas pernas e no peito influenciam a PSE, porém, dependendo da intensidade e da modalidade do exercício, a sensação mais forte é a que determina qual o número na PSE é fornecido. Portanto, diferentes tipos de exercícios (p. ex., corrida e ciclismo) podem resultar em diferentes respostas à PSE, ainda que com níveis semelhantes de percentual de $\dot{V}O_{2máx}$.
- No calor, as pessoas tendem a dar números de PSE excessivamente altos para o esforço realizado.
- Em laboratório, indicações de PSE tendem a divergir daquelas em um mesmo nível de esforço realizadas em ambientes mais agradáveis.
- Durante longas sessões de exercícios (p. ex., com mais de uma hora), a PSE tende a aumentar mesmo que não haja alterações no percentual de $\dot{V}O_{2máx}$.

Como há vantagens e desvantagens tanto no método de frequência cardíaca como no de PSE, a maior parte das autoridades no assunto recomenda que os praticantes utilizem os dois métodos. Borg explica que:

> As dores e a tensão que sentimos podem ser indicadores muito importantes do real grau de tensão, considerando-se todos os fatores psicológicos e fisiológicos em conjunto. Não é recomendável se ater a uma determinada frequência cardíaca de forma rígida, como, por exemplo, 130 ou 150 batimentos/minuto. Em uma ocasião, esse pode ser um nível de intensidade adequado. Em outra, quando o indivíduo estiver com uma infecção leve, vier exercendo uma atividade intensa por vários dias ou vier passando por um estresse físico e emo-

cional muito grande, a prática do exercício em uma intensidade de 150 batimentos/minuto pode parecer muito difícil e penosa. A tensão adicional que o indivíduo sente nesse caso, comparada à sensação habitual, é provavelmente um sintoma importante e um bom motivo para que a intensidade seja reduzida.[62]

Tempo

O *tempo de exercício* refere-se ao período em minutos durante o qual deve ser mantida uma intensidade adequada para que se desenvolva o $\dot{V}O_{2máx}$. Os iniciantes devem começar com 10 a 20 minutos de atividade aeróbia, aqueles com condicionamento mediano devem optar por 20 a 30 minutos e pessoas com um alto grau de condicionamento podem praticar exercícios por 30 a 60 minutos.[1,2]

Em 1998, o ACSM defendeu que:

> a duração depende da intensidade da atividade; portanto, uma atividade de menor intensidade deve ser realizada ao longo de um período mais longo de tempo (30 minutos ou mais) e, no caso oposto, atividades em níveis mais elevados de intensidade devem ser realizadas por cerca de 20 minutos. Como o condicionamento total é muito importante e é mais facilmente alcançado com sessões de exercícios de maior duração e como há vários riscos e problemas de adesão potenciais associados às atividades de alta intensidade, são recomendadas atividades de intensidade moderada e maior duração para adultos que não estejam treinando para uma competição esportiva.[2]

Para se obter benefícios à saúde, o ACSM recomenda que sejam acumulados 30 minutos ou mais de atividades físicas em intensidade moderada na maior parte dos dias.[16] Como discutido anteriormente, essa recomendação é baseada na crescente evidência de que, mesmo quando a meta é o condicionamento, dividir a sessão de exercícios em vários períodos diferentes do dia é quase tão benéfico quanto realizá-la de uma única vez.[11,14-16,41-48] Dois estudos feitos na Finlândia, por exemplo, demonstraram que o ato de subir escadas várias vezes ao longo do dia melhora o condicionamento da mesma forma que regimes mais convencionais de treinamento.[66,67]

Um importante fator na melhora da resistência cardiorrespiratória é o gasto de 200 a 400 Calorias (ou 4 Calorias/kg do peso corporal) por dia em uma intensidade de 40 a 60% ou mais da FCR várias vezes na semana.[1,2] Ainda que este seja um limiar mínimo para ganhos de condicionamento e saúde, para o atleta, o treinamento constante e por longos períodos é fundamental para se obter um desempenho bem-sucedido em níveis competitivos (Cap. 7).

Aparentemente, a saúde e o condicionamento corporais respondem de maneira produtiva ao exercício aeróbio realizado de 4 a 5 dias por semana, com sessões de 20 a 30 minutos cada. A maior parte dos benefícios psicológicos, cardiorrespiratórios e relativos às doenças cardíacas originados pela atividade física parecem ser positivamente afetados em um regime de exercícios como esse.

O equilíbrio adequado entre os riscos e os benefícios do exercício é bastante discutido e debatido no Capítulo 16. Atletas, na tentativa de aprimorar ao máximo o desempenho, continuam desafiando o delicado equilíbrio entre o treinamento e o sobretreinamento (em inglês, *overtraining*). O Capítulo 16 aborda os dois termos a seguir de maneira mais detalhada:[68]

1. *Excesso de treino* (*overreaching*). Um acúmulo de estresse, relacionado ou não ao treinamento, que resulta em um decréscimo temporário na capacidade de desempenho, com ou sem sinais e sintomas fisiológicos e psicológicos de sobretreinamento, em que o restabelecimento da capacidade de desempenho pode levar vários dias ou semanas.

2. *Sobretreinamento*. Um acúmulo de estresse, relacionado ou não ao treinamento, que resulta em um decréscimo de longa duração na capacidade de desempenho, com ou sem sinais e sintomas fisiológicos e psicológicos de sobretreinamento, em que o restabelecimento da capacidade de desempenho pode levar várias semanas ou meses.

Tipo de exercício

Se frequência, intensidade e duração do treinamento são semelhantes, e um mínimo de 150 a 400 Calorias são gastas durante cada sessão, o resultado do treinamento parece não depender do *tipo* da atividade aeróbia.[1,2] As atividades, portanto, devem ser escolhidas com base na capacidade funcional, nos interesses, na disponibilidade de tempo, nos equipamento e instalações e nas metas e objetivos pessoais de cada indivíduo. Os praticantes podem optar por qualquer atividade que utilize grandes grupos musculares, possa ser mantida de maneira contínua e seja, por natureza, cardiorrespiratória e rítmica. Exemplos comuns incluem corrida/*jogging*, caminhada/*hiking*, natação, patinação, ciclismo, remo, esqui *cross-country*, pular corda e diversos esportes de resistência (ver Figs. 8.13 e 8.14).

Uma das tendências desde o final da década de 1980 é a ênfase na prática do *treinamento concorrente* com uma grande variedade de atividades aeróbias em vez do foco intenso em um único esporte. O treinamento concorrente apresenta diversos benefícios, incluindo diminuição do risco de lesão por uso excessivo, redução do tédio causado pela prática de uma única atividade, aumento da participação e melhora no condicionamento geral.[69]

Avaliação dos exercícios cardiorrespiratórios Como acentuado no Capítulo 2, o "condicionamento total" equivale ao desenvolvimento de cada um dos principais componentes do exercício (condicionamento cardiorrespiratório e muscular) por meio de um programa de exercícios abrangente. Algumas pessoas treinam com pesos para desenvolver força e resistência musculares, mas dão pouca atenção ao exercício aeróbio, que visa o sistema cardiorrespiratório. Alguns corredores possuem altos níveis de condicionamento cardíaco e pulmonar, porém, baixos índices de força na parte superior do corpo. Algumas modalidades chegam a ser bastante completas; remo, esqui *cross-country*, natação e dança aeróbia, por exemplo, trabalham a musculatura das partes inferior e superior do corpo ao mesmo tempo em que proporcionam um ótimo exercício para os sistemas pulmonar e cardíaco (ver Fig. 8.13). A Tabela 8.6 avalia diversas atividades de acordo com o potencial geral para o desenvolvimento de um condicionamento completo.

O relatório do Surgeon General de 1996 sobre atividade física e saúde dava ênfase à abordagem adaptada ao estilo de vida, recomendando que as pessoas acumulassem pelo menos 30 minutos de atividades físicas em uma frequência quase diária.[11] Segundo esse relatório, "as pessoas podem escolher atividades que lhe agradem e se adaptem a sua rotina. Como a quantidade de atividade é uma função da du-

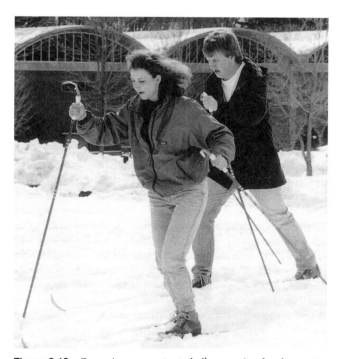

Figura 8.13 O esqui *cross-country* trabalha os músculos das partes superior e inferior do corpo e propicia um efeito de condicionamento total, além de um alto índice de $\dot{V}O_{2máx}$.

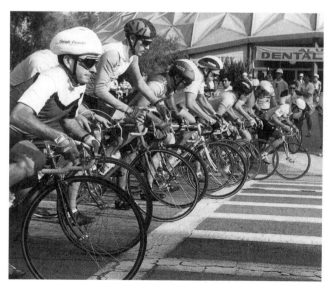

Figura 8.14 O ciclismo possui um efeito traumático sobre os músculos e articulações menor do que a corrida, mas são necessárias altas velocidades para se atingir um efeito de treinamento. Por isso, a segurança é uma preocupação, ainda mais se não existirem pistas apropriadas e não forem utilizados capacetes.

250 Parte III Preparação do Condicionamento Físico

TABELA 8.6 Potencial de diversas atividades para o desenvolvimento do condicionamento total

A tabela demonstra como cada atividade desenvolve a saúde cardiovascular, queima gorduras e desenvolve a força muscular (1 = nada, 2 = um pouco, 3 = moderadamente, 4 = intensamente, 5 = muito intensamente). Para a força muscular, a atividade obtém uma classificação alta se os músculos tanto da parte inferior como da parte superior do corpo forem fortalecidos.

Atividade	Calorias por hora (pessoa de 68 kg)	Desenvolvimento de saúde cardio-vascular e queima de gorduras	Desenvolvimento de força muscular
Aparelho de esqui *cross-country*	645	5	4
Basquete (competitivo)	545	4	2
Caminhada (ritmo lento, 3 km/h)	170	2	2
Caminhada (ritmo rápido, 6 km/h)	270	3	2
Canoagem ou remo (ritmo rápido)	815	5	4
Ciclismo (estacionário moderado)	475	4	3
Ciclismo (ritmo de passeio)	375	3	2
Ciclismo (ritmo rápido)	680	5	3
Corrida (ritmo moderado, 10 km/h)	680	5	2
Corrida (ritmo rápido, 13 km/h)	920	5	2
Cortar a grama (com cortador)	305	3	3
Cortar madeira	410	4	4
Dança	305	3	2
Dança aeróbia (vigorosa)	474	4	4
Esqui (*cross-country*, velocidade rápida)	610	5	4
Esqui (*downhill* [descida livre])	340	3	3
Futebol (casual)	475	4	3
Golfe (caminhando e carregando a sacola)	375	3	3
Handebol (casual)	475	4	3
Ioga	170	1	2
Jardinagem	340	3	3
Musculação	205	2	5
Natação (em piscina, intensidade vigorosa)	680	5	4
Natação (intensidade moderada)	545	4	3
Patinação (*in-line* ou no gelo)	475	4	3
Pular corda (moderado a forte)	680	5	3
Raquetebol ou *squash* (casual)	475	4	3
Remover lixo com uma pá ou cavar	580	4	4
Serviços domésticos (vigorosos)	270	3	3
Subir escadas	610	5	3
Tênis (competitivo)	475	4	3

ração, da intensidade e da frequência, a mesma quantidade de atividade pode ser obtida em sessões de maior duração em uma intensidade moderada (como caminhada em ritmo rápido) ou em sessões de menor duração de atividades mais extenuantes (como a corrida)". A Figura 8.15 apresenta um resumo de diferentes maneiras pelas quais as pessoas podem praticar uma atividade física, queimando um mínimo de 150 Calorias por dia, ou 1.000 Calorias por semana, conforme recomendação do relatório do Surgeon General.[11]

Caminhada em ritmo rápido Como acentuado no relatório do Surgeon General,[11] atividades de intensidade moderada e maior duração são mais aceitáveis pela população, o que aumenta a probabilidade de uma mudança definitiva no estilo de vida. Além disso, o risco musculoesquelético é menor e, segundo estudos demonstraram, os benefícios à saúde são mantidos, especialmente quando o gasto energético total atinge uma média de 1.000 calorias por semana.[70-77]

A caminhada é uma modalidade popular de atividade, de modo que quase 40% dos adultos relatam praticá-la como forma de exercício.[71] Do ponto de vista da saúde pública, a caminhada em ritmo rápido é provavelmente o melhor exercício geral para a maioria dos adultos.[70-72] Constatou-se que a caminhada apresenta um índice de adesão maior do que o de outras atividades porque é facilmente incorporada à uma agenda agitada, não requer habilidades, equipamentos ou instalações especiais, é sociável e muito menos propensa a causar lesões. O acúmulo de 10 mil passos por dia é comparável à realização de 30 minutos de atividade física diária, o que atende às normas mínimas de atividades do ACSM e do CDC.[71]

Diversos estudos demonstram que a caminhada em ritmo rápido pode ser utilizada para melhorar a capacidade aeróbia.[70-77] Na maioria desses estudos, foi constatado que um ritmo de caminhada equivalente a 60% do $\dot{V}O_{2máx}$ causou um aumento do $\dot{V}O_{2máx}$ dos adultos previamente sedentários de 10 a 20% dentro de 5 a 20 semanas. Em um estudo realizado com pessoas entre 30 e 69 anos de idade, mais

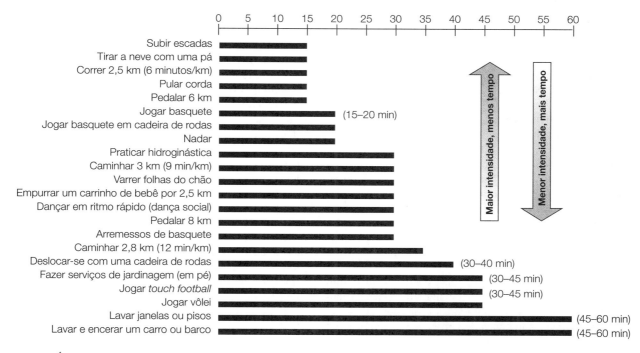

Figura 8.15 É possível atingir a quantidade de atividade física recomendada com a prática de várias atividades de intensidade moderada a intensa. Quanto menos intensa for a atividade, mais tempo será necessário para queimar a quantidade recomendada de calorias. Quanto maior a intensidade, menor será o tempo necessário para queimar a mesma quantidade de calorias. Fonte: U.S. Department of Health and Human Services. *Physical Activity and Health: A Report of the Surgeon General*. Atlanta, GA: U.S. Department of Health and Human Services, Centers for Disease Control and Prevention, National Center for Chronic Disease Prevention and Health Promotion, 1996.

de 90% das mulheres e de 67% dos homens conseguiram atingir uma zona-alvo de treinamento com a caminhada.[72] Com o *feedback* visual de monitores cardíacos, todos os participantes com valores altos de $\dot{V}O_{2máx}$ foram capazes de manter frequências cardíacas de treinamento adequadas quando o ritmo da caminhada era adequadamente ajustado.[72] Os pesquisadores concluíram que caminhar rapidamente propicia um estímulo apropriado ao treinamento para a grande maioria dos adultos. O $\dot{V}O_{2máx}$ de competidores de marcha atlética gira em torno de 63 mL.kg^{-1}.min^{-1}, que representa um excelente nível de condicionamento cardiorrespiratório.[24] Em um estudo, constatou-se que a maioria dos praticantes de caminhada espontaneamente optavam por um ritmo entre 40 e 65% do $\dot{V}O_{2máx}$, o que demonstra que grande parte deles se encontrava em um índice que atende às normas do ACSM.[77]

Ainda que a caminhada queime menos calorias do que a corrida, o gasto energético envolvido pode ser aumentado carregando-se pesos ou utilizando-se *walking poles* [espécie de assessório semelhante a um *stick* de esqui]. Vários estudos constataram que pesos nas mãos ou nos punhos aumentam o gasto energético da caminhada de maneira significativamente maior do que pesos nos tornozelos.[72-82] O uso de pesos de 1,4 kg nas mãos ou nos punhos ao caminhar aumenta o gasto de oxigênio em 1 MET e a frequência cardíaca em 7 a 13 bpm.[76,79] Os pesos para mãos/punhos também tendem a melhorar a resistência muscular da parte superior do corpo.

Dança aeróbia As origens da dança aeróbia remetem a Jacki Sorenson, esposa de um piloto naval, que começou a ministrar aulas de ginástica na base naval norte-americana em Porto Rico em 1969.[83] Os primeiros programas de dança aeróbia consistiam em uma combinação eclética de tipos de dança, que incluíam balé, jazz contemporâneo, disco e *folk*, bem como exercícios calistênicos.

Inovações mais recentes incluem hidroginástica (realizada em uma piscina), exercícios aeróbios de baixo ou nenhum impacto (em que é mantido sempre um pé no chão), danças aeróbias específicas, *step* e exercícios aeróbios "assistidos" com cargas nas mãos e nos punhos.

Diversos estudos demonstraram que, quando praticada segundos os critérios de FIT, a dança aeróbia produz as mesmas melhorias no sistema cardiorrespiratório que outras atividades aeróbias.[83-91] Além disso, ela também desenvolve a resistência muscular da região superior do corpo, melhorando o condicionamento musculoesquelético.

Um motivo de preocupação para os praticantes da dança aeróbia é o número alarmante de lesões relatadas.[83] As lesões são abordadas em maiores detalhes no Capítulo 16. A *aeróbia de baixo impacto* ajuda a reduzir o número de lesões,[90] pois pelo menos um dos pés se mantém em contato com o chão durante toda a parte aeróbia. Os movimentos não são balísticos, mas focados na parte superior do corpo e combinados com chutes e exercícios com *steps* e agachamentos de alta potência. No entanto, para se atingir a intensidade adequada, a aeróbia de baixo impacto deve ser realizada em uma frequência alta. Pesos nas mãos ou nos punhos e *steps* são bastante utilizados para aumentar a intensidade do exercício.

A hidroginástica, ou dança aeróbia na água, utiliza vários dos mesmos movimentos para a região superior do corpo praticados na pista de dança, porém, sem o estresse associado nas pernas e nos pés.[91] Esses programas de exer-

252 Parte III Preparação do Condicionamento Físico

cícios aquáticos são particularmente benéficos aos obesos, idosos e pessoas com incapacidades físicas como artrite.

Esportes de raquete Muitas pessoas não gostam da estrutura ou da monotonia de exercícios aeróbios contínuos, como corrida, natação e ciclismo, e consideram mais atraentes os *esportes de raquete*, como raquetebol, *squash* e tênis. Os aspectos sociais e competitivos destes esportes os tornam agradáveis para muitos e ajudam a promover uma adesão duradoura.

Quando praticados em níveis de intensidade apropriados, os esportes de raquete propiciam um estímulo cardiorrespiratório adequado.[92-97] Praticantes de raquetebol de nível intermediário gastam uma média de 600 Calorias por hora, jogando em uma intensidade de 50% do $\dot{V}O_{2máx}$.[94] Jogadores de tênis de nível intermediário apresentam médias de 60% de suas frequências cardíacas de reserva em partidas simples, porém, apenas 33% em jogos de duplas.[92,95]

Outros tipos de atividades Algumas pessoas consideram mais satisfatórias as atividades de trabalho vigoroso. O Apêndice D mostra que diversas atividades profissionais (p. ex., cortar lenha, serviços intensos de jardinagem e remoção de terra com pás, uso de aparelhos manuais para cortar grama ou serrar madeira) podem levar a um gasto energético de aproximadamente 300 Calorias em 30 minutos (a quantidade recomendada). Além disso, um ótimo exercício é proporcionado à parte superior do corpo, ao coração e aos pulmões (ao mesmo tempo em que é realizado um trabalho direto e propositado).

Algumas pessoas se perguntam se a resistência cardiorrespiratória é desenvolvida com os *programas de treinamento em circuito*, que envolvem de 8 a 10 repetições em vários aparelhos com carga em 7 a 14 estações e se deslocando rapidamente de uma estação à outra. A maioria dos estudos concluiu que, em trabalhos como esse, há pouca ou nenhuma melhora cardiorrespiratória (um aumento de no máximo 6% do $\dot{V}O_{2máx}$).[24,98-101] Todavia, o treinamento em circuito com levantamento de pesos tende a elevar a frequência cardíaca de maneira substancial, tendo sido relatada uma média de 150 bpm (80% da frequência cardíaca máxima).[100] No entanto, o consumo real de oxigênio é relativamente baixo – cerca de 40% do $\dot{V}O_{2máx}$. O esforço muscular intenso aumenta a frequência cardíaca por meio de estímulos ao sistema nervoso simpático, porém, como a massa muscular envolvida é pequena, o fluxo sanguíneo e o consumo de oxigênio são baixos. O gasto calórico também é modesto, com uma média de 8 Calorias a cada cerca de 450 kg levantados na sala de musculação.[102]

Tais circuitos com cargas, porém, não devem ser confundidos com sistemas de treinamento em circuito como o *parcourse*, que enfatiza a corrida entre estações, cada uma exigindo a execução de calistênicos variados ou movimentos de levantamento de peso. Constatou-se que sistemas de treinamento em circuito ao ar livre deste tipo queimam 400 Calorias em 30 minutos e contribuem para uma grande melhora da resistência cardiorrespiratória.[103]

Uma técnica de treinamento chamada *exercícios de cardiorresistência* intercala séries-padrão de exercícios resistidos com 2½ minutos de bicicleta ergométrica, remo seco ou esteira.[104] A sala é preparada com estações de treinamento de musculação no centro, cercadas por aparelhos para exercícios aeróbios. Os participantes executam o exercício durante

2½ minutos, em seguida uma série de exercício de musculação e, então, repetem esse ciclo de 10 a 15 vezes.

Para algumas pessoas, a conveniência de praticar exercícios aeróbios em equipamentos de uso *indoor* é algo importante, por isso, há uma grande variedade desses aparelhos disponíveis hoje em dia. Entretanto, um bom trabalho aeróbio não requer um equipamento caro. Modalidades de exercícios *indoor* realizadas em casa, como pular corda, corrida estacionária ou dança aeróbia com *steps*, são todas comprovadamente benéficas ao sistema cardiorrespiratório.[105-107]

Há certamente bons motivos que justificam uma preferência pelos exercícios realizados em casa aos realizados ao ar livre, que incluem temperaturas desfavoráveis, poluição ambiental, escuridão e preocupações com a segurança. Os aparelhos domésticos podem ajudar a tornar o exercício conveniente. A preocupação é que tais aparelhos rapidamente causem uma perda de interesse em virtude da falta de motivação e do tédio. Além disso, é preciso ter cuidado com promessas fraudulentas relativas aos equipamentos de exercícios (ver Quadro 8.5).[108]

Entre os equipamentos mais populares, estão bicicletas estacionárias, máquinas de remo, esteiras motorizadas e aparelhos que simulam a subida de escadas e o esqui *cross-country*. Todos eles foram extensivamente estudados e comprovaram ser responsáveis por gerar ótimas respostas ao treinamento.[109-114] Equipamentos de remo e esqui *cross-country* são particularmente úteis, pois proporcionam um trabalho completo para a musculatura do corpo e para o sistema cardiorrespiratório.[110,111] Diversos estudos demonstram que as pessoas tendem a gastar mais energia em esteiras do que em outros aparelhos.[113,114]

Taxa de progressão

Uma progressão adequada em um programa de exercícios depende de vários fatores, como o estado de condicionamento e saúde, a idade, as necessidades ou metas e o apoio da família do indivíduo (ver dois estudos de caso nos Quadros 8.6 e 8.7). O ACSM define três estágios de progressão para a fase aeróbia da prescrição de exercícios para pessoas aparentemente saudáveis:[1]

- *Estágio inicial de condicionamento*. Este estágio normalmente tem uma duração de quatro semanas, porém, depende da adaptação do participante ao programa. O ACSM sugere que a intensidade do exercício esteja entre 40 e 60% do $\dot{V}O_{2máx}$ para ajudar a evitar dores musculares, lesões, desconforto e perda de estímulo. É recomendável preservar-se no início de um programa de exercícios e progredir de forma gradual. Os participantes podem começar com 15 minutos e lentamente chegar a até 30 minutos de exercícios neste estágio. O ACSM recomenda que indivíduos que estejam iniciando um programa de condicionamento exercitem-se de 3 a 4 vezes por semana.[1]

- *Estágio de melhoria do condicionamento*. Este estágio geralmente dura 4 a 5 meses e apresenta uma taxa mais rápida de progressão. A intensidade do exercício é aumentada para 50 a 85% da FC de reserva e a duração do exercício pode ser aumentada a cada 2 ou 3 semanas até que os participantes sejam capazes de se exercitar ininterruptamente por 20 a 30 minutos. O grau e a

Quadro 8.5

Orientações para selecionar equipamentos para exercício em casa

1. *Determine seus objetivos pessoais*. Selecione os equipamentos com base em seu objetivo: melhorar a força, a flexibilidade ou o condicionamento cardiovascular. Lembre-se que um único equipamento dificilmente irá aprimorar todas as três áreas.

2. *Teste o equipamento antes de adquiri-lo*. Visite a loja de aparelhos de condicionamento e teste o produto.

3. *Fique atento a propagandas sensacionalistas*. Um treino que seja "fácil" ou "não exija esforço" tem pouca probabilidade de fornecer um benefício real. Treinos que parecem bons demais pra ser verdade provavelmente são de fato mentirosos. Também se deve ficar atento ao fato de que não é possível reduzir a gordura de uma área específica do corpo, o que geralmente é chamado de "redução da gordura localizada".

4. *Tenha cautela com "evidências científicas"*. Resultados de pesquisas podem estar baseados em uma população específica, e não na população geral. Se possível, consiga os resultados dos testes e os analise de maneira cuidadosa. Considere a robustez do programa de pesquisa, o tipo de indivíduos estudados, as mensurações utilizadas e se os resultados são consistentes com a maioria dos outros estudos a ponto de poderem ser replicados por outras equipes de pesquisa.

5. *Leia as "letrinhas"*. Com frequência, a publicidade admite que os resultados só são possíveis a partir da combinação com uma dieta apropriada ou exercício suplementar.

6. *Conhecimentos gerais*. Exercitar-se em uma frequência cardíaca específica queimará um número de calorias similar independentemente do aparelho utilizado (partindo-se do pressuposto que a duração seja a mesma). Alegações de que um aparelho queima mais calorias que outro provavelmente devem-se à incorporação de grupos musculares maiores, resultando em uma frequência cardíaca mais elevada.

7. *Seja um consumidor informado*. Contacte a Federal Trade Comission's Consumer Response Center (www.ftc.gov) ou o American Council on Exercise (ACE) (www.acefitness.org) para obter informações sobre aparelhos de exercício.

Fonte: Adaptado de Jung AP, Nieman DC. An evaluation of home exercise equipment claims: Too good to be true. ACSM's Health & Fitness Journal 4(5);14-16,30,31, 2000.

frequência da progressão durante esse estágio dependem em grande parte da idade e da capacidade do participante de se adaptar ao programa de exercícios.

- *Estágio de manutenção do condicionamento*. Uma vez atingido o nível desejado de condicionamento, a pessoa adentra no estágio de manutenção do programa de exercícios. Esta fase normalmente começa 5 a 6 meses após o início do treinamento e continua em uma frequência regular e duradoura (compromisso por toda a vida). É importante escolher exercícios aeróbios que sejam agradáveis e que estabeleçam metas de longo prazo.

Sistemas de treinamento cardiorrespiratório

Há vários sistemas de treinamento cardiorrespiratório:[24-26]

- *Treinamento contínuo*. Envolve a prática contínua de exercícios como corrida, natação, caminhada ou ciclismo em uma intensidade moderada a intensa, sem intervalos de descanso. A intensidade do exercício prescrita é mantida de forma constante por toda a sessão.

- *Treinamento intervalado*. Envolve séries repetidas de exercícios intercaladas com períodos de descanso. Intensidades mais altas podem ser utilizadas durante o exercício para sobrecarregar o sistema cardiorrespiratório, já que o exercício não é contínuo. Um corredor de 1 milha [1,6 km] treinando para uma competição, por exemplo, poderia utilizar um sistema de intervalos em que uma volta (400 metros, ¼ de milha) é executada em um ritmo ligeiramente mais rápido do que o objetivado para a corrida, seguida por um minuto de descanso ou caminhada; este ciclo deve ser repetido de 5 a 20 vezes. Com o tempo, a intensidade do intervalo de "descanso" com caminhada pode ser gradativamente aumentada, até que o corredor seja capaz de manter um desempenho em alta intensidade por quatro voltas completas.

  O treinamento intervalado é necessário para atletas que desejam competir.[49] Uma boa base de resistência (pelo menos 1 a 2 meses de treinamento aeróbio regular) e um aquecimento de dez minutos são pré-requisitos ao treinamento intervalado. Além disso, as primeiras sessões devem ser moderadas, com transições graduais para os níveis de maior intensidade. Sessões intervaladas não devem chegar a mais do que 1 ou 2 por semana. Acima de tudo, exercícios aeróbios intensos não devem ser realizados em dias consecutivos.

- *Treinamento Fartlek*. É semelhante ao treinamento intervalado, porém, em um formato livre, feito em trilhas ou estradas. Aqueles que não gostam de correr em pistas podem realizar o treinamento Fartlek em estradas, campos de golfe ou trilhas. O ciclo de exercício-descanso não é mensurado ou cronometrado de maneira precisa e sistemática, mas baseado na percepção do participante.

- *Treinamento em circuito*. Como mencionado anteriormente, este treinamento envolve de 10 a 20 estações de diversos exercícios calistênicos e com peso intercalados com corrida. O *parcourse* é um bom exemplo.

A questão da supervisão

- *Programas de exercícios não supervisionados*. Indivíduos que apresentam baixo risco normalmente podem se exercitar de maneira segura em um programa de condicionamento

Quadro 8.6

Histórico de caso de uma típica mulher de meia-idade norte-americana

Dados do questionário médico e de saúde

Idade: 45 anos; *altura*: 1,62 m; *peso*: 69,3 kg; *peso desejado*: 58,5 kg

Estado de tabagismo: parou de fumar há 5 anos

Hábitos de exercícios: sedentária tanto no trabalho como em seu tempo livre por toda a vida adulta

Histórico familiar de doenças: pai morreu em decorrência de doença cardíaca coronariana aos 52 anos de idade

Histórico pessoal de doenças: negativo

Sinais ou sintomas sugestivos de doença metabólica ou cardiorrespiratória: negativo

Hábitos alimentares: frutas/verduras, 2 porções/dia (baixo); cereais/grãos, 5/dia (baixo e refinado)

Metas pessoais: perder peso, melhorar a aparência e o tônus muscular, diminuir o risco de doenças cardíacas

Modalidades preferidas de exercício aeróbio: caminhada em ritmo rápido, bicicleta estacionária

Dados da sessão de triagem de condicionamento físico (consultório médico e academia)

Frequência cardíaca em repouso: 79 bpm (inadequada)

Pressão arterial em repouso: 142/93 mmHg (leve hipertensão) (a partir de duas mensurações em dois dias)

Colesterol sérico: 247 mg/dL (alto risco)

Colesterol HDL: 33 mg/dL (baixo)

Razão colesterol-para-colesterol HDL: 7,5 (alto risco)

Percentual de gordura corporal: 35% (obesa)

$\dot{V}O_{2máx}$: estimado a partir do teste de esteira de Bruce com ECG – 23 mL.kg^{-1}.min^{-1} (baixo); ECG, negativo

Teste de flexibilidade de sentar e alcançar: –5 centímetros a partir da linha do pé (razoável)

Dinamômetro de preensão manual (soma das mãos esquerda e direita): 55 kg (abaixo da média)

Comentários

Utilizando o questionário médico e de saúde e dados laboratoriais obtidos em triagem recente, essa cliente foi classificada como em "risco moderado", com base nos critérios do ACSM. Tal classificação foi dada porque ela possui dois ou mais fatores de risco coronarianos significativos (histórico familiar, hipertensão, hipercolesterolemia, estilo de vida sedentário). Considerando-se a quantidade de fatores de risco, em especial o histórico familiar de doenças coronarianas, e o desejo da cliente de iniciar a prática de exercícios de intensidade moderada a vigorosa, foram reco-

mendados um exame médico e um teste diagnóstico de exercícios. O teste de ECG em esteira apresentou resultado negativo (não houve evidência de isquemia ou arritmias), portanto, uma liberação médica foi dada à cliente para começar um programa de exercícios moderados com progressão gradual. Foram realizados testes adicionais de condicionamento físico em uma academia para determinar a composição corporal e o condicionamento musculoesquelético.

Programa de exercícios recomendado

Foi recomendado um programa domiciliar, com caminhadas rápidas e bicicleta estacionária *indoor* em conjunto com calistênicos para a tonificação geral dos músculos. Durante o primeiro mês, a cliente deve realizar um aquecimento com calistênicos que utilizem toda a amplitude de movimento e uma caminhada de 5 a 10 minutos, seguida de 15 minutos de caminhada rápida ou bicicleta estacionária em uma intensidade de 50 a 60% da frequência cardíaca de reserva, durante 3 dias por semana. Após o relaxamento, a cliente deverá realizar atividades de alongamento estático por 5 a 10 minutos, seguidas de calistênicos para a tonificação por 5 a 10 minutos.

Após o fim do primeiro mês, a duração da caminhada ou do ciclismo pode ser gradativamente aumentada para 30 a 45 minutos por sessão e a frequência para 5 a 6 dias por semana. A intensidade do exercício também pode sofrer acréscimos gradativos para 70% da frequência cardíaca de reserva. Esse progresso, aliado a um minucioso controle dos hábitos alimentares, ajudará a assegurar uma perda de peso estável de cerca de 0,45 kg por semana. Como a cliente deseja perder 11 quilogramas de gordura corporal, o peso ideal deve ser alcançado entre 24 e 30 semanas de treinamento. Esse grau de perda de peso, combinado às melhoras no condicionamento físico, deverá auxiliar a manter sob controle a hipertensão e a hipercolesterolemia se for aliado a melhoras na qualidade da alimentação (i. e., menos sódio, álcool, colesterol e gordura saturada, e mais frutas, verduras e grãos integrais). A cliente apresenta alto risco de doença arterial coronariana, o que torna imprescindível que os fatores de risco sejam controlados por meio de perda de peso e mudanças alimentares e de exercícios. Ela deve procurar os serviços de um nutricionista para assegurar a adesão a uma dieta antiaterogênica.

Repetir a avaliação a cada 3 meses para ajudar a garantir a motivação e a obtenção de metas. Um comprometimento duradouro pode ser aprimorado incentivando o apoio familiar, projetando metas, combatendo obstáculos relacionados ao tempo e definindo um acordo para atingir o objetivo final em que sejam estabelecidas recompensas a cada meta alcançada.

não supervisionado.[1] A segurança e a adesão do participante podem ser aprimoradas por meio de uma prescrição individualizada de exercícios e uma orientação a respeito dos sinais de esforço excessivo, dos

efeitos do calor e da umidade, e assim por diante. Algumas pessoas consideram mais agradável praticar exercícios sozinhas em casa, outros preferem o apoio de um grupo em uma aula coletiva.

Quadro 8.7

Histórico de caso de um homem de 30 anos de idade

Dados do questionário médico e de saúde

Idade: 30 anos; *altura*: 1,78 m; *peso*: 72,5 kg; *peso desejado*: 79,5 kg

Estado de tabagismo: nunca fumou

Hábitos de exercícios: joga golfe nos finais de semana, mas não pratica outros exercícios formais; trabalho de escritório

Histórico familiar de doenças: negativo

Histórico pessoal de doenças: negativo

Sinais ou sintomas indicativos de doença metabólica ou cardiopulmonar: negativo

Hábitos alimentares: possui uma dieta saudável e procura seguir as normas da pirâmide alimentar

Metas pessoais: aumentar a massa muscular com um programa de treinamento com pesos, melhorar o condicionamento aeróbio de forma moderada

Modalidades preferidas de exercício aeróbio: equipamento *indoor*, especialmente aparelhos de remo seco e bicicleta estacionária

Dados da sessão de triagem de condicionamento físico (academia)

Frequência cardíaca em repouso: 67 bpm (mediano)

Pressão arterial em repouso: 123/82 mmHg (normal) (a partir de duas mensurações em dois dias)

Colesterol sérico: 195 mg/dL (dentro da faixa aceitável)

Colesterol HDL: 46 mg/dL (mediano)

Razão colesterol-para-colesterol-HDL: 4,2 (mediano, mas acima da razão ideal de 3,5)

Percentual de gordura corporal: 14% (desejável)

$\dot{V}O_{2máx}$: estimado a partir do teste de esteira de Bruce com ECG – 43 mL.kg^{-1}.min^{-1} (mediano)

Teste de flexibilidade de sentar e alcançar: +5 centímetros a partir da linha do pé (mediano)

Dinamômetro de preensão manual (soma das mãos esquerda e direita): 110 kg (mediano)

Teste de 1 RM no supino: 95% do peso corporal (mediano)

Elevações na barra: 7 (razoável)

Flexões de braço no solo: 25 (acima da média)

Teste cronometrado (1 minuto) de abdominais com o joelho flexionado: 32 (acima da média)

Comentários

Esse cliente não apresenta grandes fatores de risco e, portanto, é classificado como de "baixo risco" com base nas normas do ACSM. Segundo essa instituição, não é necessária a realização de um exame médico ou um teste diagnóstico de exercícios antes de iniciar um programa de exercícios vigorosos para esse tipo de cliente. Embora ele apresente um percentual regular de gordura corporal, seu peso, está um pouco baixo para sua altura e ele deseja ganhar 7 quilogramas por meio de um programa de treinamento com pesos, ao mesmo tempo em que aprimora seu condicionamento aeróbio. Ele tem particular interesse em ganhar massa muscular para melhorar seu desempenho no golfe, que é sua paixão aos finais de semana.

Programa de exercícios recomendado

O cliente deseja um programa de treinamento intensivo com pesos em uma academia 3 dias por semana, com um programa moderado de atividades aeróbias 2 dias por semana. Como o cliente nunca praticou musculação de maneira regrada, um programa de progressão gradual deve ser definido. Durante o primeiro mês, um programa com uma série de dez repetições máximas (RM) de dez exercícios diferentes irá possibilitar ao cliente uma adaptação ao programa de treinamento com pesos sem fadiga ou dores indevidas (que prejudicariam seus jogos de golfe nos fins de semana). Ao longo dos 2 ou 3 meses seguintes, as séries devem ser aumentadas gradativamente até chegarem a três e as RMs devem ser reduzidas para 6 a 8.

Duas vezes por semana, após cinco minutos de aquecimento, o cliente pode usar o aparelho de remo ou a bicicleta por 20 a 30 minutos em uma intensidade de 60 a 75% da frequência cardíaca de reserva. Nos dias de treinamento com pesos, recomenda-se que ele faça um aquecimento de dez minutos no aparelho de remo ou na bicicleta antes do trabalho com pesos. Isto possibilitará um treinamento aeróbio adicional e ajudará a aquecer os músculos e articulações a fim de permitir que o levantamento de pesos seja feito de maneira segura e eficiente.

Devem-se estabelecer metas de levantamentos de 1 RM para cada um dos dez exercícios e fazer uma nova avaliação a cada 3 meses. Também se deve reavaliar o condicionamento aeróbio e a composição corporal a cada trimestre. Para facilitar um ganho saudável de peso, o cliente deve consultar um nutricionista para uma análise energética e nutritiva da dieta a cada 3 meses. O nutricionista também pode dar recomendações para melhorar a densidade energética da dieta.

• *Programas de exercícios supervisionados*. O exercício deve ser supervisionado em casos de pacientes com doenças sintomáticas e cardiorrespiratórias considerados clinicamente estáveis e em casos de pessoas que desejam orientações sobre a técnica adequada do exercício. O ACSM recomenda que pessoas com dois ou mais fatores de risco de doenças arteriais coronarianas, com doenças cardíacas conhecidas ou com uma capacidade funcional inferior a 8 METs pratiquem exercícios sob supervisão.[1] Esses programas devem ser realizados sob a orientação conjunta de um profissional credenciado pelo ACSM e de um médico (ver Cap. 3). A supervisão direta de cada sessão por um médico, no entanto, não é necessária.

256 Parte III Preparação do Condicionamento Físico

Relaxamento (resfriamento)

O objetivo do *relaxamento* (resfriamento) é diminuir de forma gradual a frequência dos batimentos cardíacos e baixar a temperatura do corpo, ambas as quais foram elevadas durante a fase aeróbia. Isso é obtido de modo eficaz e seguro mantendo-se os pés e as pernas em movimento, como, por exemplo, caminhando, praticando um *jogging* leve, nadando ou pedalando lentamente. Em outras palavras, o relaxamento é o inverso do aquecimento.

Há pelo menos três importantes razões fisiológicas que o justificam:[24-26,115-117]

1. Ao movimentar-se durante a recuperação por cerca de 5 a 10 minutos (mais ou menos, dependendo do estado de condicionamento e fadiga e de fatores ambientais), o acido lático no sangue e nos músculos é reduzido mais rapidamente do que se o praticante descansasse por completo. Em outras palavras, a movimentação durante o relaxamento promove uma recuperação mais rápida da fadiga.

2. Atividades leves depois de um trabalho aeróbio intenso mantêm a circulação nos músculos da perna e, assim, evita que o sangue fique estagnado nessa região. Os músculos da perna facilitam o retorno venoso por meio de uma ação de "sucção" do ciclo de contração e relaxamento. Evitar a estagnação do sangue reduz a possibilidade de uma rigidez muscular tardia, além de minimizar qualquer tendência relacionada a desmaios ou tonturas.

3. Após um exercício aeróbio vigoroso, há um aumento das catecolaminas no sangue. Entre pessoas do grupo de alto risco, isto pode ter um efeito adverso no coração, ocasionando irregularidades cardíacas. A maioria das irregularidades cardíacas graves que podem apresentar perigo aparentemente ocorre após, e não durante, o exercício. Embora estas irregularidades do coração relacionadas ao exercício sejam relativamente raras, recomenda-se que indivíduos com alto risco façam um relaxamento cuidadoso.

CONDICIONAMENTO MUSCULOESQUELÉTICO

O condicionamento musculoesquelético inclui exercícios de flexibilidade e exercícios para a força e a resistência musculares.

Exercícios de flexibilidade

Vem de longa data a busca por exercícios para desenvolver a flexibilidade, aprimorar o desempenho, o condicionamento e a paz interior. Os atletas da Grécia antiga utilizavam o treinamento de flexibilidade para se tornar capazes de dançar, realizar manobras acrobáticas e lutar com maior facilidade. Posições de alongamento fazem parte de tradições ocidentais e orientais milenares e são praticadas atualmente por milhões de pessoas em aulas de ioga com o objetivo de desenvolver o equilíbrio do corpo, da mente e do espírito. Há tempos, o alongamento é um componente vital de artes marciais (p. ex., karatê e *tae-kwon-do* moderno), ginástica olímpica e balé.

Nos EUA, o alongamento tornou-se reconhecido como parte importante de um programa completo de condicionamento após a publicação do livro *Stretching*, de Bob Anderson, em 1975.[118] Desde então, o livro vendeu mais de 2 milhões de cópias nos EUA e foi publicado em 22 idiomas para distribuição mundial. Em 1998, o ACSM incluiu recomendações sobre exercícios de flexibilidade pela primeira vez em sua declaração de posicionamento "com base na evidência crescente de seus múltiplos benefícios".[2]

A palavra "flexibilidade" vem de um termo em latim cujo significado é "dobrar-se". No Capítulo 2, a flexibilidade foi definida como a capacidade específica de cada articulação do corpo de realizar um movimento em uma amplitude máxima. Algumas pessoas possuem articulações do ombro flexíveis, por exemplo, mas articulações do quadril rígidas. Por questões de segurança e eficiência, um aquecimento aeróbio ativo deve preceder sessões de alongamento vigoroso.

O principal objetivo de executar exercícios de flexibilidade depois da fase aeróbia é alongar com maior segurança e eficácia as articulações e os grupos musculares aquecidos que foram utilizados no exercício aeróbio.[23,29,32] O Apêndice B contém imagens e descrições de oito exercícios típicos de flexibilidade. Consultar o Quadro 8.8 para um programa de exercícios voltado para o desenvolvimento de flexibilidade. O *ACSM Fitness Book* descreve 22 exercícios de flexibilidade para todas as principais articulações do corpo.[119]

Um *programa de flexibilidade* é definido como um programa tradicional de exercícios planejado e deliberado de modo a gradativamente aumentar a amplitude de movimento de uma articulação ou de um conjunto de articulações ao longo de um período de tempo.[23] Como dito anteriormente, em 1998, o ACSM incluiu pela primeira vez recomendações para exercícios de flexibilidade em sua declaração de posicionamento com base na evidência crescente de que a flexibilidade pode aperfeiçoar a amplitude de movimento e o funcionamento das articulações, bem como melhorar o desempenho muscular.[2] O ACSM recomenda que um programa básico de alongamento seja seguido pelo menos 2 ou 3 dias — ou, de forma ideal, de 5 a 7 dias – por semana e envolva de 2 a 4 repetições de vários exercícios de alongamento estático mantidos por 15 a 30 segundos em uma posição de tensão ao final da amplitude de movimento, mas sem causar dor.[1,2] O ACSM também recomenda que seja dada uma maior ênfase sobre as regiões da coluna lombar e da coxa, bem como sobre todos os outros principais grupos musculares/tendíneos.[2]

Há três tipos básicos de flexibilidade:

* *Flexibilidade estática.* Capacidade de manter uma posição alongada (p. ex., tocar o chão com os dedos mantendo as pernas retas ou executar um espacate).

* *Flexibilidade dinâmica.* Capacidade de executar movimentos lentos e ritmados ao longo de toda a amplitude de movimento articular (p. ex., a capacidade de uma bailarina de levantar e manter sua perna acima da cabeça).

* *Flexibilidade balística.* Capacidade de inclinar, balançar, saltar e executar movimentos rítmicos (p. ex., tocar os dedos do pé inclinando-se para cima e para baixo rapidamente). Esse tipo de movimento geralmente não é recomendado em

Quadro 8.8

Um programa de exercícios para desenvolver a flexibilidade

Passo 1. Faça um aquecimento aeróbio

Nunca se alongue antes de aquecer os músculos e as articulações com 5 a 15 minutos de atividade aeróbia moderada.

Passo 2. Siga as seguintes normas mínimas do programa de flexibilidade

A. Frequência

Realize alongamentos de 2 a 3 dias por semana ou após cada atividade aeróbia.

B. Duração

Mantenha cada uma das posições sem atingir o limiar de dor por 10 a 30 segundos e repita esse processo quatro vezes (tempo total, aproximadamente 15 minutos). Relaxe por completo, soltando seus músculos aos poucos enquanto a tensão no músculo alongado diminui lentamente. Certifique-se de que o alongamento não seja feito até o ponto de dor para evitar lesões e uma retração de enrijecimento do músculo.

C. Posições de alongamento

Aumente a flexibilidade em diversas regiões do corpo com oito exercícios específicos de alongamento. Siga a sequência relacionada abaixo e utilize as figuras do Apêndice B. Para realizar cada um dos exercícios de alongamento, siga as explicações no Apêndice B. Não se preocupe se você aparentar estar mais "duro" do que outras pessoas ao praticar estes alongamentos. A flexibilidade é uma questão individual.

Costas/quadris/isquiotibiais/pernas/suras

1. Alongamento dos músculos lombares e posteriores da coxa com corda
2. Alongamento da sura com corda
3. Alongamento da virilha
4. Alongamento do quadríceps
5. Torção espinal
6. Cachorro olhando para baixo [posição de ioga]

Ombros/braços/parte superior do corpo

7. Alongamento da parte superior do corpo com corda
8. Alongamento lateral em pé

---

razão do seu potencial de lesões, exceto quando incluído como parte integrante de um esforço esportivo (p. ex., determinados movimentos de dança e ginástica olímpica).

Fatores que influenciam a flexibilidade

Por que algumas pessoas são mais flexíveis do que outras? Cada articulação é revestida por ligamentos, tendões e músculos, tecidos conjuntivos que determinam se a articula-ção está rígida ou relaxada.[23] Os ligamentos são tecidos especiais que unem os ossos uns aos outros; os tendões ligam os músculos aos ossos; e ambos, somados a outros tecidos, formam os tecidos conjuntivos estruturais. Uma tensão anormal sobre a articulação pode causar a extensão dos ligamentos, provocando um relaxamento da articulação, que a torna, assim, altamente suscetível a lesões. Os exercícios de alongamento ajudam a estender os músculos e os tendões, aumentando a amplitude de movimento articular de maneira saudável. Ginastas e bailarinas, por exemplo, são capazes de feitos surpreendentes de flexibilidade em razão do longo período dedicado à execução de alongamentos.

Com a idade, a flexibilidade diminui, embora isto seja considerado mais associado à inatividade do que ao processo de envelhecimento em si.[23,120] Há uma série de exemplos de pessoas idosas fisicamente ativas que mantiveram um alto grau de flexibilidade e, segundo estudos demonstraram, indivíduos da terceira idade podem se beneficiar com o treinamento de flexibilidade. Em outras palavras, nunca é tarde demais para realizar exercícios de alongamento. Entretanto, a tendência habitual é de que os indivíduos se tornem menos resistentes e mais rígidos com o passar dos anos. O sexo também desempenha um papel: de modo geral, os homens apresentam uma flexibilidade menor do que as mulheres.

Indivíduos fisicamente inativos tendem a ser menos flexíveis do que indivíduos ativos.[23] Os tecidos conjuntivos tendem a enrijecer ao redor dos ligamentos quando os músculos não são utilizados com frequência. O aquecimento da articulação (seja com água quente ou com exercício aeróbio) produz um aumento significativo da amplitude de movimento articular. Portanto, um aquecimento adequado deve preceder rotinas de alongamento.[23]

Benefícios da flexibilidade

O conceito por trás do alongamento é simples: quando um músculo é alongado um pouco além de sua extensão normal (logo antes do começo da dor), ele gradualmente se adapta a essa posição e desenvolve uma maior amplitude de movimento. Este aumento da amplitude é responsável pela maior parte dos benefícios do alongamento.

Diversas alegações foram feitas sobre os benefícios da flexibilidade para o desempenho, o condicionamento e a saúde. Entre eles, estão:[23,121-125]

- Movimentos corporais mais graciosos
- Melhora no desempenho de habilidades esportivas
- Relaxamento da tensão e do estresse psicológico
- Relaxamento muscular e alívio de dores e cãibras musculares
- Melhora do condicionamento, da postura, da simetria corporal e da autoestima
- Redução do risco de dores lombares e de outras dores na coluna
- Prevenção de lesões
- Reabilitação/tratamento de dores e lesões

Muito se discute sobre a possibilidade de uma maior flexibilidade estar relacionada à prevenção de lesões. Quando

258 Parte III Preparação do Condicionamento Físico

questionados, a maioria dos especialistas em medicina esportiva defende o uso do treinamento de flexibilidade na prevenção de lesões, ainda que prontamente admita que existem poucas evidências científicas sobre o assunto.[126] Alguns estudos fornecem provas convincentes de que o treinamento de flexibilidade previne lesões,[23,120,127] ao passo que outros demonstram o oposto.[128-131] Pesquisadores chegaram a publicar resultados indicando que uma maior flexibilidade prenuncia, na verdade, uma maior quantidade de lesões.[132,133] Parte desse problema é que a flexibilidade é uma característica complexa e altamente específica à modalidade esportiva investigada.[23,134] A maioria dos esforços relacionados ao esporte envolve a flexibilidade dinâmica, ou a capacidade de utilizar uma amplitude de movimento articular durante a execução de uma atividade física em uma velocidade normal ou rápida. A flexibilidade é extremante específica ao tipo e à velocidade do movimento, bem como à articulação envolvida.[23] Alguns esportes demandam tipos específicos de flexibilidade, como é o caso do levantamento olímpico de pesos, do balé, da ginástica, da natação e da luta greco-romana. Portanto, o treinamento de flexibilidade é adaptado pelos treinadores de acordo com as necessidades especiais do atleta ou indivíduo não atleta. Na tentativa de estudar a relação entre flexibilidade e lesão, os especialistas muitas vezes utilizam mensurações estáticas de amplitude de movimento que não traduzem as demandas específicas de flexibilidade dinâmica do esporte.

Quatro tipos de técnicas de alongamento foram desenvolvidos por atletas, dançarinos e fisioterapeutas.[23,118,125,135-141] *Métodos balísticos*, comumente chamados de alongamentos vigorosos, utilizam a impulsão do segmento corporal em movimento para gerar força. *Movimentos lentos*, muitas vezes usados por dançarinos, são um segundo método, no qual o alongamento do músculo ocorre conforme o movimento avança, gradualmente, de uma posição para outra, retornando em seguida, de maneira suave, à posição inicial. No entanto, as duas outras técnicas – alongamento estático e facilitação neuromuscular proprioceptiva –, discutidas a seguir, são consideradas ideais para o desenvolvimento da flexibilidade.

Alongamento estático

O *alongamento estático* envolve a aplicação lenta de um alongamento no músculo em determinada posição estendida, que deve ser mantida por um período de 10 a 30 segundos.[23,118,125] Durante este alongamento facilmente mantido, o indivíduo relaxa, concentrando-se nos músculos que estão sendo alongados. A sensação de ligeira tensão no músculo alongado deve diminuir aos poucos. Na sequência, o indivíduo deve alongar um pouco mais até sentir novamente uma tensão moderada (nunca qualquer tipo de dor) e manter esta posição por 30 a 60 segundos. Outra vez, a tensão deve diminuir gradualmente. O indivíduo deve respirar com calma e sentir-se relaxado.

Todos os principais grupos musculares e articulares devem ser alongados. O Apêndice B contém figuras de oito exercícios típicos de alongamento.

Facilitação neuromuscular proprioceptiva

Estudos demonstraram que as técnicas de flexibilidade de *facilitação neuromuscular proprioceptiva* (PNF, do inglês, *proprio-ceptive neuromuscular facilitation*) são mais eficazes do que os métodos convencionais de alongamento para aumentar a amplitude de movimento articular.[23,125] O relaxamento muscular utilizando PNF é induzido inicialmente por uma contração do músculo a ser alongado, seguida de um alongamento estático do mesmo grupo muscular. Há dois modos de realizar a PNF:

1. *Contrair-relaxar*. Uma contração isométrica do grupo muscular precede o alongamento (relaxamento) lento e estático do mesmo grupo. A teoria pressupõe que a contração isométrica dos músculos que serão alongados induz o relaxamento reflexo.

2. *Contrair-relaxar com contração do agonista*. Esta é a mesma técnica de contrair-relaxar, exceto pelo fato de que, ao mesmo tempo em que o músculo é alongado, o grupo muscular oposto é contraído de maneira submáxima. A intenção é facilitar um relaxamento ainda maior dos músculos alongados.

A PNF é normalmente realizada com um parceiro e, para a sua execução, são recomendados os seguintes passos:

1. Alongue o grupo muscular levando a articulação até o fim de sua amplitude de movimento.

2. Peça ao parceiro que ofereça resistência enquanto o mesmo grupo muscular é contraído estaticamente (p. ex., em um alongamento de sentar e alcançar, após você ter completado o movimento para a frente, o parceiro empurrará suas costas enquanto você faz força com o corpo para trás).

3. Peça ao parceiro que aplique pressão para auxiliá-lo a executar um alongamento lento e estático de um grupo muscular. Enquanto estiver se alongando, contraia o grupo muscular oposto (p. ex., no alongamento de sentar e alcançar, o parceiro empurra suas costas para baixo enquanto você tenta relaxar os isquiotibiais e contrair o quadríceps).

Ao que tudo indica, a PNF é a técnica que produz os maiores ganhos em flexibilidade.[23] No entanto, ela está associada a mais dores e mais rigidez muscular, requer um parceiro e leva mais tempo. Por essas razões, o método de alongamento estático é geralmente o mais prático, já que apresenta um risco de dor e lesões mais baixo e requer menos tempo e assistência.

Exercícios de força e resistência musculares

Como descrito anteriormente, o condicionamento muscular inclui uma ênfase na flexibilidade e na força e resistência dos músculos. Pode-se adicionar atividades de condicionamento aeróbio e muscular na rotina diária de exercícios ou alternar dias em que é enfatizada a parte aeróbia com dias em que é enfatizado o condicionamento muscular. Uma rotina de exercícios adequada de "condicionamento total" que levaria aproximadamente 1 a 1,5 hora para ser realizada poderia ser organizada da seguinte maneira:

- *Aquecimento*. 5 a 10 minutos de atividade aeróbia de moderada a vigorosa

- *Exercício aeróbio*. 20 a 30 minutos de atividade aeróbia vigorosa

- *Relaxamento.* 5 a 10 minutos de atividade aeróbia de leve a moderada
- *Alongamento.* 5 a 15 minutos de alongamento estático, enfatizando todos os grupos musculares e articulares
- *Levantamento de peso.* 20 a 30 minutos de musculação, uma série de 8 a 12 repetições de 8 a 10 exercícios diferentes trabalhando todos os principais grupos musculares

Essa rotina também poderia ser dividida em dois dias, com as primeiras quatro etapas realizadas durante o primeiro dia e o trabalho com pesos no dia seguinte (com um aquecimento apropriado).

Há uma grande variedade de programas de treinamento disponíveis para as diferentes metas e preferências de cada indivíduo. As Tabelas 8.7 e 8.8 e o Quadro 8.9 apresentam um resumo de alguns deles.[1,2,142-146] O ACSM e o relatório do Surgeon General recomendam que, em um mínimo de 2 a 3 dias não consecutivos por semana, as pessoas realizem ao menos uma série de 3 a 20 repetições até a fadiga voluntária de 8 a 10 exercícios diferentes que condicionem todos os principais grupos musculares (ver Quadro 8.10).[2,11] Essa

TABELA 8.7 Recomendações para melhorar a força e a resistência musculares da população adulta em geral*

	Número de séries	Número de repetições[†]	Sessões/semana	Número de exercícios	Objetivo geral
ACSM[1,2]	1	3-20	2-3	8-10[‡]	Desenvolvimento básico e manutenção da massa livre de gordura
Surgeon General[11]	1-2	8-12	2	8-10	Força e resistência musculares básicas
Cooper Institute for Aerobics Research[146]					
Mínimo	1	8-12	2	10	Manutenção da força
Recomendado	2	8-12	2	10	Melhora da força
Ideal	3	8-12	2	10	Ganhos perceptíveis de força

*As recomendações para pacientes cardíacos e pessoas com mais de 50 anos de idade são semelhantes, exceto pelo fato de que, para essas populações, são recomendadas cargas mais leves, mais repetições (10 a 15) e uma intensidade reduzida (PSE de 12 a 13).[114,147-149]
[†]Em todos os exemplos listados, as repetições representam a carga máxima levantada até a fadiga.
[‡]Mínimo de um exercício para cada grande grupo muscular (p. ex., supino, extensão do ombro, extensão do tríceps, rosca bíceps, puxadas, extensão lombar, abdominais, extensão do quadríceps, flexão da perna, elevação da sura).

TABELA 8.8 Modelos de progressão* de treinamento de musculação para adultos

Força	Carga	Volume	Frequência
Iniciante	60-70% de 1 RM	1-3 séries, 8-12 repetições	2-3x/semana
Intermediário	70-80% de 1 RM	Séries múltiplas, 6-12 repetições	2-4x/semana
Avançado	1 RM periodizado	Séries múltiplas, 1-12 repetições, periodizado	4-6x/semana
Resistência			
Iniciante	50-70% de 1 RM	1-3 séries, 10-15 repetições ou mais	2-3x/semana
Intermediário	50-70% de 1 RM	Séries múltiplas, 10-15 repetições ou mais	2-4x/semana
Avançado	30-80% de 1 RM periodizado	Séries múltiplas, 10-25 repetições ou mais, periodizado	4-6x/semana
Hipertrofia			
Iniciante	60-70% de 1 RM	1-3 séries, 8-12 repetições	2-3x/semana
Intermediário	70-80% de 1 RM	Séries múltiplas, 6-12 repetições	2-4x/semana
Avançado	70-100% de 1 RM periodizado	Séries múltiplas, 1-12 repetições, periodizado	4-6x/semana

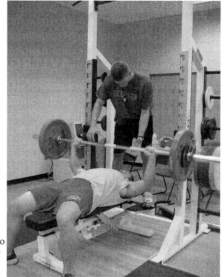

*Para estimular uma maior adaptação a uma meta específica de treinamento, é necessária uma progressão no tipo de protocolo de musculação utilizado. Um programa ideal de musculação inclui um trabalho muscular concêntrico e excêntrico e a execução de exercícios tanto uniarticulares como multiarticulares. Exercícios específicos devem ser realizados em uma sequência que otimize o estímulo do treinamento (exercícios para grandes grupos musculares antes dos para grupos musculares menores, exercícios multiarticulares antes dos uniarticulares e exercícios de alta intensidade antes dos de baixa intensidade). Ao treinar com uma carga específica de RM, deve-se aplicar um acréscimo de 2 a 10% na carga assim que o indivíduo conseguir executar o movimento com a carga de trabalho atual por 2 ou 3 repetições além da quantidade almejada.

1 RM = 1 repetição máxima; *periodizado* refere-se à variação planejada no volume e na intensidade do treinamento.
Fonte: American College of Sports Medicine. Position stand on progression models in resistance training for healthy adults. *Med Sci Sports Exerc* 34:364-380, 2002.

> ## Quadro 8.9
>
> ### Sistemas de treinamento de musculação
>
> 1. *Sistema de série única.* Cada exercício é realizado em uma série de 8 a 12 RMs. Embora a melhora não seja tão visível quanto em um sistema de séries múltiplas, este sistema pode ser adequado para aqueles que dispõem de pouco tempo para dedicar ao treinamento com pesos.
> 2. *Sistema de séries múltiplas.* É realizado um mínimo de três séries de 4 a 6 RMs.
> 3. *Sistema leve-pesado.* Como o nome já diz, o sistema leve-pesado envolve a progressão de resistências leves para resistências pesadas. Uma série de 3 a 5 repetições é executada com uma carga relativamente leve. Em seguida, 2,25 kg são adicionados à barra e outra série, de 3 a 5 repetições, é realizada. Este processo continua até que seja executada uma única repetição.
> 4. *Sistema pesado-leve.* Trata-se do inverso do sistema leve-pesado. Pesquisas sugerem que esse sistema produz ganhos de força maiores do que o método leve-pesado.
> 5. *Programa piramidal.* Consiste na execução do sistema leve-pesado seguida imediatamente pela execução do sistema pesado-leve. É utilizado por muitos levantadores de peso.
> 6. *Sistema de supersérie.* É utilizado por muitos fisiculturistas. São dois os tipos empregados: no primeiro, são executadas séries múltiplas de dois exercícios para a mesmo região do corpo, porém, para grupos musculares opostos (p. ex., bíceps e tríceps); o segundo modelo desse sistema utiliza uma série de vários exercícios em rápida sucessão para um mesmo grupo muscular ou região do corpo. Ambos os tipos envolvem diversas séries de 8 a 10 repetições, com pouco ou nenhum intervalo entre os exercícios.
> 7. *Programa em circuito.* Programas em circuito consistem em uma série de exercícios de musculação executados um após o outro, com descanso mínimo (15 a 30 segundos) entre os exercícios. Aproximadamente 10 a 15 repetições de cada exercício são realizadas por circuito, com uma resistência de 40 a 60% de 1 RM. A resistência cardiorrespiratória pode aumentar cerca de 5% com tais programas.
> 8. *Sistema de rotina dividida.* Muitos fisiculturistas utilizam o sistema de rotina dividida. Eles gostam de executar várias séries e diversos tipos de exercícios para cada região do corpo a fim de provocar a hipertrofia. Este é um processo que consome tempo e no qual nem todas as partes do corpo podem ser exercitadas em uma única sessão. Um típico sistema de rotina dividida pode envolver um trabalho de braços, pernas e abdome nas segundas, quartas e sextas, e de peito, ombros e costas nas terças, quintas e domingos.
>
>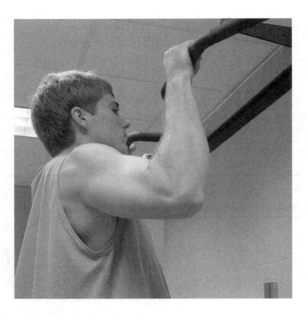
>
> *Fonte:* Fleck SJ, Kraemer WJ. *Designing Resistance Training Programs.* Champaign, Illinois: Human Kinetics, 1997.

diretriz para o treinamento de força também é recomendada para idosos e pacientes cardíacos, com a diferença de que, para esssas populações, são recomendadas cargas mais leves e mais repetições.[144,147-149]

O ACSM considera que esse é um programa mínimo e básico para o qual a maior parte das pessoas encontrará tempo disponível.[1,2] Além disso, a maioria dos ganhos de força parecem ser obtidos durante a primeira série.[147,150] Isso causou um debate considerável, mas o ACSM foi cauteloso ao descrever tais normas como padrões mínimos. Em 2002, o ACSM publicou uma declaração de posicionamento resumindo normas para programas de musculação que podem ser aplicadas ao treinamento de alunos iniciantes, intermediários e avançados.[142] Estas normas são resumidas na Tabela 8.8. O Institute for Aerobics Research optou por fornecer três programas distintos, que diferem na quantidade de séries.[146]

O Quadro 8.9 e a Tabela 8.8 demonstram que os atletas ultrapassam as recomendações dadas à população geral, com variações nos sistemas segundo a modalidade praticada.[143,145]

Princípios do treinamento com pesos

Uma vez seguidos os princípios adequados para o treinamento com pesos, o índice médio de melhora na força durante os seis primeiros meses do treinamento é de 25 a 30%.[143,145] No entanto, o efeito do treinamento de exercícios é muito específico à área do corpo e aos métodos de treinamento utilizados, além de ser bastante dependente da sobrecarga sobre os grupos musculares.[143-160] Ainda que grande parte dos ganhos iniciais de força sejam decorrentes de adaptações neurais, pode ser mensurada uma hipertrofia significativa das células musculares dentro de dois meses.[142-145]

Quadro 8.10

Normas do ACSM para o treinamento de musculação em adultos aparentemente saudáveis

O ACSM preconiza as seguintes normas para a prática do treinamento de musculação em adultos aparentemente saudáveis:

- Execute um mínimo de 8 a 10 exercícios distintos que trabalhem os principais grupos musculares. A meta principal do programa deve ser o desenvolvimento de força do corpo inteiro de maneira relativamente eficiente. Programas com duração superior a uma hora por sessão são associados a índices elevados de evasão.
- Execute uma série de 8 a 12 repetições de cada um desses exercícios até o ponto de fadiga voluntária. Para pessoas mais idosas e mais frágeis (a partir de 50 anos de idade), 10 a 15 repetições podem ser apropriadas.
- Execute esses exercícios pelo menos 2 a 3 dias por semana. Embora uma frequência de treinamento maior, um número maior de séries e combinações de séries e repetições provoquem ganhos de força mais significativos, a melhoria adicional é relativamente pequena.
- Siga da forma mais fiel possível as técnicas específicas para a realização de um determinado exercício.
- Execute todos os exercícios em uma amplitude de movimento completa.
- Execute tanto a fase de subida (concêntrica) como a de descida (excêntrica) dos exercícios resistidos de maneira controlada.
- Mantenha um padrão respiratório normal, pois prender a respiração pode induzir a um aumento excessivo da pressão arterial.
- Se possível, treine com um parceiro que possa lhe oferecer *feedback*, assistência e motivação.

Fonte: American College of Sports Medicine. The recommended quantity and quality of exercise for developing and maintaining cardiorespiratory and muscular fitness, and flexibility in healthy adults. *Med Sci Sports Exerc* 30:975–991, 1998.

Os princípios fundamentais do treinamento com pesos são:[143-160]

1. *Princípio da sobrecarga.* O desenvolvimento de força e resistência baseia-se no que é conhecido como o *princípio da sobrecarga*, que determina que a força, a resistência e o tamanho de um músculo aumentam apenas quando ele é exercitado durante um determinado período em sua capacidade máxima de força e resistência (contra cargas superiores àquelas encontradas normalmente). A força e a resistência musculares são aprimoradas de forma mais adequada quando os grupos musculares são levados a um estado de fadiga.

2. *Princípio da resistência progressiva.* A resistência (quilos de peso) contra a qual o músculo trabalha deve ser aumentada periodicamente à medida que os ganhos de força e resistência são obtidos, até que se alcance o nível desejado.

3. *Princípio da especificidade.* O desenvolvimento do condicionamento muscular é específico aos grupos musculares exercitados, ao tipo de contração realizada e à intensidade do treinamento. Em outras palavras, o treinamento de musculação parece ser específico à habilidade motora. Desse modo, os programas de treinamento com pesos devem exercitar os grupos musculares que de fato são utilizados no esporte ou na atividade para a qual o indivíduo está treinando e devem simular da maneira mais fiel possível os padrões de movimento envolvidos nessa atividade (ver Fig. 8.16).

Pesquisas também demonstraram que a progressão do treinamento deve ser feita de maneira rápida, pois os ganhos de força e resistência são específicos à velocidade do treinamento, de modo que os ganhos máximos se dão em atividades cuja velocidade de progressão é equivalente ou inferior à velocidade do treinamento.

Sistemas de treinamento de força e resistência musculares

O levantamento de pesos (treinamento de musculação) gira em torno de cinco variáveis diferentes, que podem ser manipuladas de acordo com objetivos específicos.[142,143,145] Ver Tabela 8.8.

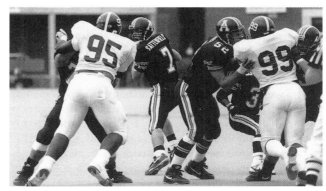

Figura 8.16 Ganhos de força e resistência musculares são específicos ao tipo, à velocidade e à intensidade dos exercícios de levantamento de pesos utilizados no treinamento. Nas salas de musculação, deve-se estimular um padrão de movimento o mais próximo possível ao envolvido na habilidade esportiva.

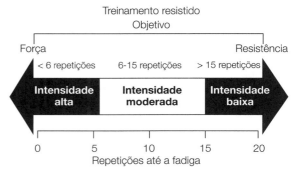

Figura 8.17 Com um baixo número de repetições (< 6); há um maior desenvolvimento de força; com um alto número (> 15), há uma ênfase na resistência.

1. *Repetições até a fadiga.* Com um baixo número de repetições (3 a 5), há um maior desenvolvimento de força; com um alto número (15 a 25), há uma maior ênfase na resistência (ver Fig. 8.17).
2. *Séries.* Uma única série é adequada para os iniciantes, porém, a quantidade ideal para ganhos de força e volume musculares é de 3 a 5 séries.
3. *Descanso entre as séries.* O intervalo de descanso que os fisiculturistas fazem é rápido (1 minuto), o habitual gira em torno de 1 a 2 minutos, ao passo que levantadores olímpicos e de potência praticam um intervalo maior que 2 minutos.
4. *Sequência de exercícios.* Alguns praticantes de musculação exercitam primeiro os grandes grupos musculares, enquanto outros iniciam com grupos menores. Os fisiculturistas, por sua vez, enfatizam o trabalho das partes posterior e anterior dos braços e pernas.
5. *Tipo de exercício.* O levantamento pode envolver uma única articulação (p. ex., rosca de braço) ou múltiplas articulações (p. ex., agachamento). Os que envolvem múltiplas articulações, que trabalham grande massa muscular, queimam mais calorias.

Existem três classificações de contrações musculares: isométrica, isotônica (concêntrica) e isotônica (excêntrica).[24-26]

Isométrica Nas *contrações isométricas*, o grupo muscular contrai-se contra uma resistência fixa e imóvel. Por exemplo, o indivíduo pode posicionar suas mãos sob uma mesa quando sentado em uma cadeira com os braços em ângulo de 90°. Em seguida, ele contrai os bíceps enquanto tenta empurrar a pesada mesa para cima com as mãos, mas sem causar movimento.

Ao que tudo indica, os ganhos máximos de força são provenientes de 5 a 10 contrações isométricas de seis segundos cada, com 100% da força máxima, repetidas em três pontos distintos da amplitude total de movimento. Os exercícios isométricos são de fácil execução, podem ser feitos em praticamente qualquer lugar e demandam pouco tempo e custo. É importante realizar cada exercício em vários ângulos diferentes para cada articulação, pois o ganho de força é específico ao ângulo no qual o exercício isométrico é executado.

Isotônica Tradicionalmente, o *treinamento isotônico* envolve o uso de pesos, na forma de barras, halteres e polias, ou calistênicos de alta intensidade, como flexões de braço, abdominais, agachamentos, etc. O Apêndice B resume os calistênicos mais comuns utilizados para o desenvolvimento de força e resistência musculares.

As contrações musculares isotônicas assumem duas formas: *concêntricas*, contrações musculares com encurtamento, e *excêntricas*, contrações musculares com alongamento. Por exemplo, ao se levar para baixo uma grande carga, ocorre uma contração muscular excêntrica em resistência ao movimento da carga para baixo. Uma corrida ladeira abaixo também envolve uma contração muscular excêntrica.

Um músculo no seu máximo pode gerar 40% mais tensão de forma excêntrica do que concêntrica. No entanto, o treinamento com contrações excêntricas não produz aumentos de força significativamente maiores do que os programas isotônicos. Na verdade, em um mesmo nível de potência relativa, pessoas que realizam um trabalho concêntrico sofrem maiores aumentos de força e tamanho musculares do que aquelas que realizam um treinamento com contrações excêntricas.[161] Entretanto, os ganhos de força após um treinamento concêntrico ou excêntrico dependem da ação muscular utilizada e devem ser voltados a objetivos específicos.[161,162] O problema principal da contração excêntrica é sua relação com as dores musculares (ver Fig. 8.18; esse assunto é abordado com mais detalhes no Cap. 16).

Como já enfatizado, o movimento muscular isotônico normalmente se concentra em torno de séries e repetições. Uma *repetição* é definida como um movimento calistênico ou de levantamento de pesos específico, ao passo que uma *série* é definida como um determinado número de repetições. *Uma repetição máxima* (1 RM) é definida como a carga máxima que um músculo ou grupo muscular é capaz de levantar uma única vez. Seis repetições máximas (6 RM), por exemplo, é a quantidade máxima de peso que pode ser levantada seis vezes. O Quadro 8.9 apresenta um resumo de um grande número de diferentes combinações possíveis.

O programa de treinamento isotônico de musculação deve ser conduzido de acordo com as metas do indivíduo, com cuidados para evitar o sobretreinamento.[153] A fadiga crônica pode se desenvolver a partir do treinamento diário. Alguns atletas concentram-se na parte superior do corpo em um dia e, no dia seguinte, na parte inferior, permitindo um intervalo de recuperação de 48 horas dos grupos musculares exercitados.

O *fisiculturismo* é uma atividade diferenciada na qual os competidores trabalham para desenvolver a massa, a definição e a simetria dos músculos em vez da força, da habilidade ou da resistência requeridas para modalidades esportivas

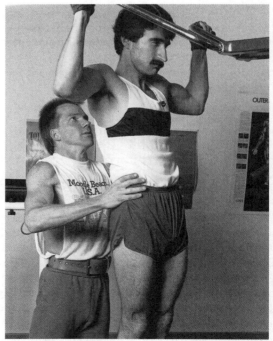

Figura 8.18 *Contrações musculares excêntricas* envolvem a extensão do músculo conforme ele gera tensão. Por exemplo, ao executar uma elevação na barra, se um parceiro puxá-lo para baixo, ao tentar resistir a essa ação, ocorre uma contração muscular excêntrica. Esse tipo de contração muscular é associado a dores musculares.

tradicionais.[155,158] Em um estudo com 31 competidores de fisiculturismo (15 mulheres e 16 homens) que não tinham feito uso de esteroides, os indivíduos apresentaram em média 4 a 6 treinos de musculação de 90 minutos cada por semana. De modo geral, grupos musculares específicos eram exercitados duas vezes por semana utilizando-se diferentes exercícios para cada um deles. Cada exercício era executado até o ponto de exaustão do músculo com uma resistência que atingisse esse efeito em 8 a 15 repetições. Os exercícios eram repetidos por 5 a 8 séries.[155]

Quadro 8.11

Programa de exercícios para desenvolver força e resistência musculares

Passo 1. Faça um aquecimento aeróbio

Nunca treine força antes de aquecer os músculos e as articulações com 5 a 15 minutos de atividade aeróbia moderada.

Passo 2. Siga estas normas mínimas do programa de treinamento de força

A. Frequência

Pratique um treinamento de força pelo menos 2 a 3 dias por semana.

B. Séries e repetições

Execute ao menos uma série de 8 a 12 repetições até o ponto de fadiga voluntária para cada exercício.

C. Exercícios de força

Execute um mínimo de 8 a 10 exercícios diferentes que condicionem todos os principais grupos musculares. Experimente a rotina descrita abaixo. Faça cada exercício por toda a amplitude de movimento. Realize tanto a parte de subida como a de descida do movimento de modo controlado. Mantenha um padrão normal de respiração, pois prendê-la pode induzir a aumentos excessivos na pressão arterial. Se possível, faça os exercícios com um companheiro de treinamento que possa lhe dar *feedback*, assistência e motivação.

1. Flexão lateral   *Região do corpo beneficiada.* Lateral das costas (latíssimo) e ombros   *Equipamento.* Aparelho com polia

Descrição. Ajoelhe-se abaixo da barra e, mantendo os braços estendidos, segure-a com as mãos. Faça força para trazê-la para trás da sua cabeça. Deixe a barra elevar-se de modo lento e controlado até a posição inicial e repita o exercício.

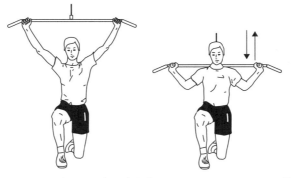

2. *Leg press*   *Região do corpo beneficiada.* Região anterior das coxas e nádegas   *Equipamento.* Aparelho de *leg press*

Descrição. Sentado, com os pés sobre os pedais e as mãos segurando as manoplas no assento, empurre os pedais para a frente. Mantenha as nádegas no assento e, em seguida, traga os pedais de volta de modo lento e controlado até a posição inicial e repita o exercício.

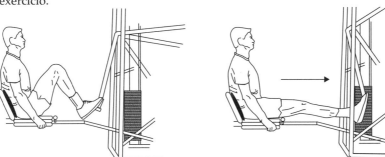

(continua)

Quadro 8.11

Programa de exercícios para desenvolver força e resistência musculares (continuação)

3. Supino *Região do corpo beneficiada.* Região anterior do peito e posterior dos braços (tríceps) *Equipamento.* Barra, banco com suporte

Descrição. Deite-se no banco com os joelhos flexionados e os pés apoiados no chão. Segure a barra, avise o ajudante e tire a barra do suporte. Posicione-a sobre seu peito, mantendo os cotovelos totalmente estendidos. Baixe a barra de modo lento e controlado até encostá-la em seu peito e, em seguida, empurre-a para cima até que seus cotovelos estejam totalmente estendidos; então, repita o exercício.

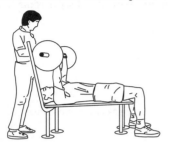 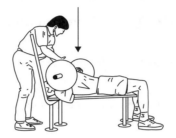 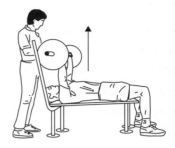

4. Abdominal *Região do corpo beneficiada.* Abdome *Equipamento.* Banco acolchoado e colchonete

Descrição. Deite-se no colchonete com os joelhos ancorados no banco e os braços cruzados sobre o peito. Encoste o queixo no peito e flexione a parte superior do corpo em direção às coxas até que a parte superior de suas costas esteja fora do colchonete. Baixe seus ombros de modo lento e controlado e repita o exercício.

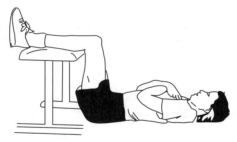 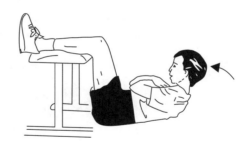

5. Extensão do ombro *Região do corpo beneficiada.* Ombros e região posterior dos braços (tríceps) *Equipamento.* Aparelho de extensão de ombro

Descrição. Sentado de frente para o aparelho, empurre as manoplas para cima até que seus braços estejam totalmente estendidos. Baixe-as de modo lento e controlado até a altura dos ombros e repita o exercício.

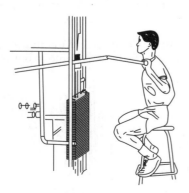 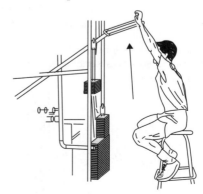

(continua)

Quadro 8.11

Programa de exercícios para desenvolver força e resistência musculares *(continuação)*

6. Remo sentado   *Região do corpo beneficiada*. Região cervical, ombros e região anterior dos braços (bíceps)   *Equipamento*. Aparelho com polia

Descrição. Sente-se de frente para o aparelho e apoie os pés no suporte. Com seus joelhos levemente flexionados e o corpo ereto, puxe as manoplas em direção às suas costelas e, em seguida, empurre-as de volta de modo lento e controlado, então, repita o exercício.

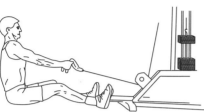
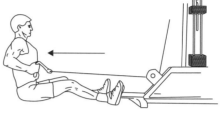

7. Extensão da perna   *Região do corpo beneficiada*. Região anterior da coxa (quadríceps)   *Equipamento*. Cadeira extensora

Descrição. Sente-se na cadeira mantendo os pés presos sob o apoio acolchoado. Com as duas mãos segurando as manoplas do assento, estenda as pernas na altura dos joelhos até deixá-las em uma posição horizontal e, em seguida, abaixe-as de modo lento e controlado até a posição inicial e repita o exercício.

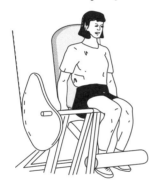
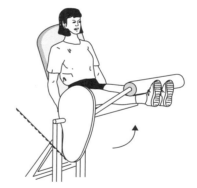

8. Flexão de perna   *Região do corpo beneficiada*. Nádegas e região posterior das pernas (isquiotibiais)   *Equipamento*. Cama flexora

Descrição. Deite-se no banco mantendo os calcanhares presos sob o apoio acolchoado e as mãos segurando as manoplas. Mantenha os quadris no banco enquanto flexiona as pernas na altura dos joelhos e traga seus calcanhares o mais próximo que puder das nádegas. Baixe o apoio de modo lento e controlado até a posição inicial e repita o exercício.

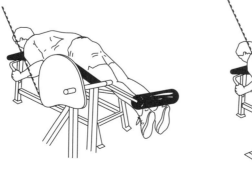
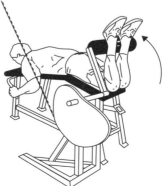

(continua)

Quadro 8.11

Programa de exercícios para desenvolver força e resistência musculares *(continuação)*

9. Rosca bíceps   *Região do corpo beneficiada.* Região anterior do braço (bíceps)   *Equipamento.* Barra

Descrição. Segurando a barra com as palmas das mãos voltadas para a frente, eleve-a em um movimento em forma de arco flexionando os membros superiores na altura dos cotovelos. Mantenha os braços e os cotovelos fixos e o corpo em uma posição ereta. Após trazer a barra até seus ombros, baixe-a lentamente até a posição inicial e repita o exercício.

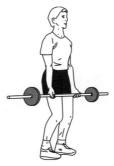 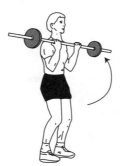

10. Extensão do cotovelo para baixo   *Região do corpo beneficiada.* Região posterior dos braços (tríceps)   *Equipamento.* Aparelho com polia

Descrição. Segure a barra com os cotovelos flexionados e as palmas das mãos voltadas para baixo. Empurre a barra para baixo até atingir a extensão total dos cotovelos, mantendo-os próximos ao corpo. Deixe a barra subir lentamente até a posição inicial e repita o exercício.

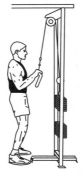 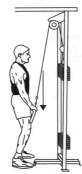

11. Elevação do calcanhar em pé   *Região do corpo beneficiada.* Região posterior das pernas (panturrilhas)   *Equipamento.* Barra, suporte de segurança e plataforma de 5 centímetros

Descrição. Execute este exercício dentro de um suporte para agachamento com dois ajudantes. Posicione a barra sobre os ombros na base do pescoço. Posicione a planta dos pés sobre a plataforma, com os calcanhares para baixo. Projete-se para cima o mais alto que puder usando os dedos dos pés de maneira lenta e controlada enquanto mantém as pernas estendidas. Retorne calmamente à posição original e repita o exercício.

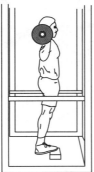 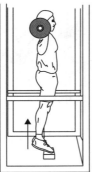

O Quadro 8.11 resume alguns dos exercícios de levantamento mais tradicionais, com uma descrição da técnica, dos benefícios gerais e dos grupos musculares aprimorados. Consultar o Apêndice C para a identificação dos músculos envolvidos.

Isocinética Este tipo de treinamento muscular é relativamente novo. No movimento articular, há pontos em que os músculos que o controlam possuem uma força maior e pontos em que sua força é menor. Por exemplo, a maior tensão, ou força, dos flexores do cotovelo (bíceps, braquial) encontra-se em um ângulo de 120°, ao passo que a menor tensão e a menor força são observadas em um ângulo de 30°. Durante um exercício isocinético constante, a resistência se adapta de modo a se tornar exatamente equivalente à força aplicada pelo músculo por toda a amplitude de movimento articular. Isso significa que o músculo é capaz de aplicar tensão máxima durante todo o levantamento, a qual é obtida controlando-se a velocidade do movimento (*iso* = mesmo, *cinético* = movimento) por meio de equipamentos especializados (ver Fig. 8.19).

A Figura 8.20 demonstra a utilização de um aparelho isocinético que possibilita o trabalho do membro em uma velocidade fixa com uma resistência variável totalmente ajustada ao indivíduo durante toda a amplitude de movimento.[154]

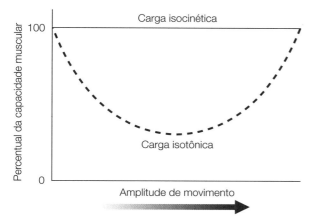

Figura 8.19 Exercícios isotônicos *vs.* exercícios isocinéticos. Durante a contração muscular isotônica, deve-se adaptar a quantidade de carga que pode ser utilizada ao ponto mais fraco do levantamento. Desse modo, o músculo não trabalha com 100% de sua capacidade durante todas as partes do exercício. No exercício isocinético, o equipamento especializado possibilita que o músculo se contraia de forma máxima por toda a amplitude de movimento.

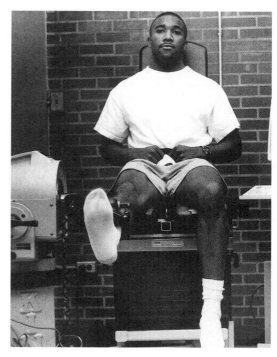

Figura 8.20 O Kincom possibilita o *exercício isocinético* mantendo todo o movimento em uma velocidade fixa enquanto a resistência é modificada regularmente para permitir um esforço máximo durante toda a amplitude do movimento.

COMPREENSÃO DA MEDICINA ESPORTIVA

Compreensão e promoção da atividade física

Apenas 15% dos adultos nos EUA praticam atividades físicas regularmente (ao menos 20 minutos por sessão, três vezes por semana) durante seu tempo livre.[11] Aproximadamente 25% dos adultos relatam não praticar nenhuma atividade física. Muitos iniciaram programas de exercícios e os abandonaram assim que diferentes barreiras surgiram (p. ex., falta de tempo, clima desfavorável, emergências familiares).[163,164]

O Capítulo 1 discutiu algumas das estratégias para a promoção da atividade física em nível populacional. A ênfase foi dedicada a quatro metas de mudança: (1) o indivíduo; (2) as organizações; (3) o ambiente; e (4) as políticas públicas. Esta Compreensão da Medicina Esportiva aborda modelos de mudanças comportamentais sistemáticas em indivíduos. Condutas no estilo de vida não ocorrem no vácuo, mas sim são afetadas por diversos fatores complexos, como crenças pessoais, atitudes, autoestima, instrução, etnia, renda, ambiente e cultura.

Como explicado no relatório do Surgeon General, "à medida que os benefícios da atividade física regular e moderada se tornaram mais vastamente reconhecidos, houve um aumento da necessidade de intervenções que pudessem promover essa conduta saudável".[11] Diversos modelos e teorias foram utilizados para ajudar as pessoas a melhorar seus padrões de atividade física e comportamentos relativos à saúde. Um resumo deles é apresentado na Tabela 8.9.[11]

O modelo transteórico, desenvolvido pelos psicólogos James O. Prochaska e Carlos C. DiClemente, é uma das abordagens mais eficazes para a mudança do com-

(continua)

Parte III · Preparação do Condicionamento Físico

COMPREENSÃO DA MEDICINA ESPORTIVA *(continuação)*
Compreensão e promoção da atividade física

portamento relativo à saúde e para o aprimoramento dos hábitos de atividade física.[165] Esse modelo foi adotado pela Canadian Society of Exercise Physiology em seu programa *Canadian Physical Activity, Fitness & Life-*style.[166] Embora originalmente desenvolvido para fumantes, o modelo vem sendo aplicado desde então a outros comportamentos relativos à saúde, incluindo a atividade física.

TABELA 8.9 Resumo de teorias e modelos utilizados na pesquisa da atividade física

Teoria/modelo	Nível	Principais conceitos
Teorias clássicas de aprendizagem	Individual	Reforço
		Sugestões
		Moldagem
Modelo de crenças em saúde	Individual	Suscetibilidade percebida
		Severidade percebida
		Benefícios percebidos
		Barreiras percebidas
		Sugestões de ação
		Autoeficácia
Modelo transteórico	Individual	Pré-contemplação
		Contemplação
		Preparação
		Ação
		Manutenção
Prevenção de recaída	Individual	Treinamento de habilidades
		Redefinição cognitiva
		Reequilíbrio no estilo de vida
Teoria social cognitiva	Interpessoal	Determinismo recíproco
		Capacidade comportamental
		Autoeficácia
		Expectativa de resultados
		Aprendizagem observacional
		Reforço
Teoria do comportamento planejado	Interpessoal	Atitude voltada ao comportamento
		Expectativa de resultados
		Valor da expectativa de resultados
		Norma subjetiva
		Crenças de terceiros
		Motivação para obedecer a terceiros
		Controle comportamental percebido
Apoio social	Interpessoal	Apoio instrumental
		Apoio informacional
		Apoio emocional
		Apoio avaliatório
Perspectiva ecológica	Ambiental	Múltiplos níveis de influência
		Intrapessoal
		Interpessoal
		Institucional
		Comunitário
		Política pública

Fonte: U.S. Department of Health and Human Services. A*ctivity and Health: A Report of the Surgeon General.* Atlanta, Georgia: U.S. Department of Health and Human Services, Centers for Disease Control and Prevention, National Center for Chronic Disease Prevention and Health Promotion, 1996.

(continua)

COMPREENSÃO DA MEDICINA ESPORTIVA *(continuação)*

Compreensão e promoção da atividade física

No modelo transteórico, a mudança comportamental é descrita como um processo de cinco estágios:

1. *Pré-contemplação.* Sem a intenção de realizar mudanças
2. *Contemplação.* Considerando uma mudança
3. *Preparação.* Realizando pequenas mudanças ou preparado para mudar em um futuro próximo
4. *Ação.* Ativamente engajado em um novo comportamento
5. *Manutenção.* Atendo-se à mudança comportamental

Durante os três primeiros estágios, o indivíduo experimenta diferentes processos de conscientização e valorização. Esses processos incluem o *aumento da consciência* (conscientizar-se melhor do problema para poder minimizar qualquer defesa psicológica contra o propósito de mudança), o *alívio drástico* (expressar uma forte reação emocional a qualquer fato associado à meta comportamental), a *liberação social* (estar consciente das condições capacitadoras no ambiente imediato que apoiem o comportamento almejado), a *autorreavaliação* (reavaliar as consequências pessoalmente relevantes associadas à mudança do comportamento almejado) e a *reavaliação ambiental* (considerar como o comportamento afetará o meio físico e social).

Durante os dois últimos estágios, o indivíduo atravessa determinados processos de mudança, que incluem a *autoliberação* (escolher a conduta almejada e comprometer-se com sua implementação), o *contracondicionamento* (selecionar um comportamento alternativo para substituir o comportamento problemático que interfere na mudança desejada), o *controle de estímulos* (evitar palpites e situações que desencadeiem a conduta problemática), a *gestão do reforço* (ser recompensado por si mesmo ou por terceiros pela mudança integral do comportamento almejado) e *relações de ajuda* (confiar, aceitar e utilizar o apoio das pessoas envolvidas no processo de estabelecimento do comportamento almejado).

O grau de confiança do indivíduo em sua capacidade de manter um programa regular de condicionamento (autoeficácia) está relacionado ao seu estágio atual. Pessoas em estágios iniciais demonstram menos confiança em sua capacidade do que aquelas em estágios mais avançados. O sucesso possui um poderoso efeito sobre a autoeficácia.

Muitos, no entanto, acabam por desviar-se desse caminho e têm de retornar aos estágios iniciais.

De acordo com o relatório do Surgeon General, as constantes influências sobre os padrões de atividade física entre adultos e jovens incluem:[11]

- Confiança na própria capacidade de praticar uma atividade física regularmente (autoeficácia)
- Prazer em praticar a atividade física
- Apoio de terceiros
- Opiniões positivas sobre os benefícios da atividade física
- Ausência de barreiras visíveis para se tornar fisicamente ativo

Ao se trabalhar com pessoas, o interesse, o entusiasmo e a adesão de longo prazo a um programa de exercícios podem ser incentivados por meio de diversas estratégias, incluindo:

- Incentivar a participação ou a prática de exercícios em grupo com um amigo.
- Enfatizar a variedade e o divertimento no programa de exercícios.
- Reduzir lesões musculoesqueléticas com uma intensidade de exercícios e uma taxa de progressão moderadas.
- Ajudar o cliente a definir metas atingíveis e destacá-las em um contrato assinado por ele.
- Solicitar o apoio do cônjuge do cliente ou de outras pessoas importantes para ele.
- Fornecer planilhas de progresso para documentar a obtenção das metas.
- Reconhecer conquistas por meio de um sistema de recompensas.
- Maximizar a conveniência em questões de tempo, viagens e problemas familiares.
- Complementar as atividades físicas com educação alimentar, controle do estresse e outras atividades para a promoção da saúde a fim de melhorar o bem-estar geral do cliente.

Ao comparar os diferentes sistemas, pode-se observar diversas vantagens e desvantagens em cada um deles.[154] A motivação é geralmente maior com exercícios isotônicos, pois eles são mais desafiadores por natureza. Do mesmo modo, se no treinamento isotônico forem utilizados exercícios calistênicos de alta intensidade em vez de levantamento de pesos, não há necessidade de nenhum equipamento especial (ver Apêndice B).

Exercícios isométricos também podem ser realizados sem aparelhos e em qualquer ambiente, porém, os ganhos de força são específicos ao ângulo articular (em até 20°) e deve-se ter cautela ao exercitar-se em diversos ângulos.

Quanto aos exercícios isocinéticos, estudos demonstram que o desenvolvimento de força e resistência musculares é relativamente maior com esses programas; entretanto, o equipamento caro e especializado torna esse tipo de treinamento inviável para a maioria das pessoas.

Deve-se ressaltar que equipamentos Nautilus e similares não são isocinéticos em essência (com velocidade fixa e resistência ajustável), mas sim equipamentos isotônicos que tentam, de maneira imperfeita, variar a resistência utilizando diversos mecanismos para evitar os pontos fracos de cada levantamento.

270 Parte III Preparação do Condicionamento Físico

RESUMO

Deve-se utilizar uma abordagem abrangente da prescrição de exercícios para propiciar todos os elementos do condicionamento físico:

Aquecimento. Execução lenta de uma atividade aeróbia durante vários minutos a fim de, gradualmente, elevar os batimentos cardíacos e a temperatura corporal para uma atividade aeróbia vigorosa. Isto prepara o corpo elevando a frequência cardíaca, aquecendo o corpo e aumentando o fluxo sanguíneo. Exercícios de flexibilidade não devem ser realizados antes de os músculos e articulações estarem aquecidos.

Frequência. Recomenda-se que o participante comece com uma frequência de três dias por semana e gradualmente aumente para cinco ou mais dias. Uma frequência inferior a três dias não desenvolve um condicionamento adequado e tampouco ajuda a manter a gordura corporal sob controle. Já uma frequência maior do que cinco dias por semana traz poucos benefícios, considerando-se o tempo e o esforço empregados.

Intensidade. Recomenda-se o exercício em uma intensidade de 40 a 85% da capacidade máxima, dependendo do estado de condicionamento do praticante. A fórmula de Karvonen é útil para determinar a frequência cardíaca de treinamento. Deve-se realizar a contagem da frequência cardíaca (contagem do pulso de dez segundos) de modo periódico durante o exercício.

Duração. A duração de uma série aeróbia deve ser de 20 a 60 minutos, dependendo da intensidade do exercício, do estado de condicionamento e da idade do praticante. A duração e a intensidade estão inter-relacionadas e podem ser adaptadas desde que o gasto calórico esteja entre 140 e 150

Calorias. Exercícios informais durante 30 a 60 minutos diários são recomendados como complemento de um programa formal de exercícios.

Tipo. Se a frequência, a intensidade e a duração do treinamento forem equivalentes e um mínimo de 4 Calorias/kg for gasto durante a sessão, o resultado do treinamento independe do tipo do exercício. Atividades aeróbias agradáveis devem ser utilizadas. Uma variedade de exercícios irá melhorar a adesão.

Relaxamento. Seu objetivo é lentamente diminuir a frequência cardíaca e a temperatura corporal, que foram elevadas durante a fase aeróbia, por meio da execução de exercícios aeróbios leves. Isso acelera a recuperação, reduzindo os níveis de ácido lático no sangue e nos músculos e promovendo o retorno venoso ao coração.

Flexibilidade. Recomenda-se a execução de exercícios de flexibilidade após a sessão aeróbia para alongar os grupos musculares aquecidos que, em particular, haviam se envolvido nas atividades aeróbias. O alongamento estático é recomendado, com cada posição mantida durante quatro séries de aproximadamente 10 a 30 segundos cada.

Exercícios de condicionamento para força e resistência musculares. A força, o tamanho e a resistência do tecido muscular aumentam quando o músculo é trabalhado durante um período de tempo em sua capacidade máxima de força e resistência contra cargas de trabalho superiores àquelas encontradas normalmente. A resistência deve ser aumentada de modo gradual até que se alcance o estado almejado. Sistemas de treinamento isométricos, isotônicos e isocinéticos foram criados.

Questões de revisão

1. *O primeiro passo de um aquecimento adequado é:*

   A. Alongamento
   B. Atividade aeróbia de baixa intensidade
   C. Treinamento de musculação
   D. Contrações isométricas

2. *Dependendo da quantidade e da qualidade do treinamento, a melhora no $\dot{V}O_2máx$ varia entre 5 e ___%, de modo que a maior melhora é observada em indivíduos com níveis iniciais de condicionamento extremamente baixos em função de obesidade ou doenças cardíacas.*

   A. 30   B. 50   C. 100   D. 200   E. 10

3. *Ao dar início a um programa de exercícios aeróbios, é recomendado condicionar-se _____.*

   A. Todos os dias   B. Todas as semanas
   C. Em dias alternados   D. Nos fins de semana

4. *Se um indivíduo de 30 anos de idade possui uma frequência cardíaca máxima de 185 e uma frequência cardíaca em repouso de 65, qual é a sua frequência cardíaca de reserva?*

   A. 135   B. 120   C. 250   D. 220

5. *Os batimentos cardíacos durante o exercício são contados de maneira mais adequada utilizando-se a artéria _____.*

   A. Radial   B. Carotídea
   C. Aorta   D. Femoral

6. *A prescrição de exercícios possui cinco componentes essenciais. Qual dos itens a seguir **não** é um deles?*

   A. Periodização   B. Progressão
   C. Duração   D. Frequência
   E. Intensidade

Capítulo 8 Prescrição de Exercícios **271**

7. *Qual das seguintes modalidades não melhora o condi-cionamento aeróbio a um nível significativo?*

   A. Levantamento de peso   **B.** Corrida
   C. Esqui *cross-country*   **D.** Ciclismo
   E. Natação

8. *Há três princípios fundamentais do treinamento com pesos. Qual dos itens listados a seguir* **não** *é um deles?*

   A. Especificidade
   B. Princípio da sobrecarga
   C. Manobra de Valsalva
   D. Princípio da resistência progressiva

9. *Nas contrações _____ , o grupo muscular se contrai contra uma resistência fixa e imóvel.*

   A. Isométricas
   B. Isotônicas concêntricas
   C. Isotônicas excêntricas

10. *Um homem de 55 anos com um condicionamento cardior-respiratório muito baixo deseja iniciar um programa de exercícios. Ele está com sobrepeso, possui pressão arte-rial e colesterol altos, uma frequência cardíaca em re-pouso de 75 bpm e nunca praticou exercícios aeróbios. Ele foi liberado por seu médico. Qual é sua zona-alvo de treinamento utilizando-se a fórmula de Karvonen e as normas de prescrição de exercícios do ACSM?*

    A. 124   **B.** 120   **C.** 137   **D.** 111   **E.** 161

11. *Qual é a taxa de esforço percebido (TEP) recomendada durante o treinamento de exercícios para uma pessoa comum?*

    A. Muito intenso   **B.** Extremamente intenso
    C. Um pouco intenso   **D.** Muito leve
    E. Leve

12. *Em 1998, o ACSM recomendou que, para desenvolver e manter o condicionamento cardiorrespiratório, as pes-soas deveriam exercitar-se em uma intensidade de 40/50 a 85% da frequência cardíaca de reserva durante _____ minutos, de 3 a 5 dias por semana.*

    A. 10 a 15   **B.** 30 a 75   **C.** 5 a 30
    D. 20 a 60   **E.** 40 a 80

13. *Qual é a frequência cardíaca máxima estimada de um homem de 39 anos de idade?*

    A. 145   **B.** 165   **C.** 181   **D.** 143

14. *Um indivíduo possui um $\dot{V}O_2máx$ de 40 $mL.kg^{-1}.min^{-1}$. Ele está se exercitando em uma bicicleta ergométrica em uma intensidade de 25 $mL.kg^{-1}.min^{-1}$. Em que intensi-dade ele está treinando utilizando-se o percentual de $\dot{V}O_2R$?*

    A. 59   **B.** 45   **C.** 64   **D.** 39   **E.** 73

15. *Durante exercícios de intensidade leve a moderada, a diferença estimada entre o % de $\dot{V}O_2R$ e o % da FCmáx é de _____%.*

    A. 3 a 7   **B.** 5 a 9   **C.** 8 a 12   **D.** 10 a 20   **E.** 17 a 30

16. *Se a frequência, a intensidade e a duração do treinamento forem mantidas e for gasto um mínimo de _____ Calorias durante a sessão, o resultado do treinamento parece não depender do tipo da atividade aeróbia.*

    A. 100 a 200   **B.** 150 a 400
    C. 300 a 500   **D.** 750 a 1.000
    E. 800 a 1.200

17. *Qual tipo de contração muscular é associado à dor tardia?*

    A. Isométrica
    B. Isotônica excêntrica
    C. Isotônica concêntrica

18. *Durante a fase de "descida" da flexão e extensão de braço no solo, qual é o tipo de contração ocorrida?*

    A. Isotônica excêntrica
    B. Isotônica concêntrica
    C. Isométrica

19. *O ACSM declarou que um programa mínimo de força e resistência muscular inclui de 3 a 20 repetições de 8 a 10 exercícios diferentes de musculação realizados pelo me-nos _____ dias não consecutivos na semana.*

    A. 4 a 5   **B.** 3 a 6   **C.** 2 a 3   **D.** 5 a 7   **E.** 1 a 2

20. *Se uma pessoa prende a respiração durante um esforço vigoroso envolvendo levantamento de pesos, o fluxo de sangue para o coração e o para o cérebro é reduzido, o que pode causar tontura e desmaios. Isso é denominado:*

    A. Princípio da sobrecarga   **B.** Manobra de Valsalva
    C. Princípio da especificidade   **D.** Princípio da resistência progressiva

21. *Três mulheres de 35 anos de idade treinam com uma fre-quência cardíaca de 150 bpm durante 30 minutos por sessão, cinco dias por semana. Uma pedala, a outra corre e a terceira utiliza um aparelho de remo seco. Qual delas irá desenvolver um melhor condicionamento aeróbio?*

    A. A mulher que pedala
    B. A mulher que corre
    C. A mulher que rema
    D. Todas vão desenvolver o mesmo nível de condicio-namento cardíaco e pulmonar
    E. Nenhuma delas irá melhorar o condicionamento, pois os seus programas de treinamento são muito fáceis

22. *Em 1993, o ACSM recomendou que, quando a saúde é a maior preocupação, a intensidade pode ser reduzida*

272 Parte III   Preparação do Condicionamento Físico

para 40% e que a população como um todo deve acumular _____ minutos ou mais de atividades físicas moderadas ao longo da maior parte dos dias da semana.

A. 10   B. 20   C. 30   D. 45   E. 60

23. *Qual dos itens a seguir* **não** *é considerado um benefício fisiológico do aquecimento antes de exercícios extenuantes?*

A. Diminui a velocidade dos impulsos nervosos
B. Aumenta a decomposição da oxihemoglobina
C. Aumenta a liberação do oxigênio da mioglobina
D. Reduz a viscosidade muscular
E. Aumenta o fluxo sanguíneo para os músculos

24. *Menos de um em cada _____ norte-americanos caminha ou pedala até o local de trabalho.*

A. 5   B. 7   C. 20   D. 3   E. 12

25. *Se o $\dot{V}O_{2máx}$ de um participante é de 10 METs, o seu programa com intensidade de 70% do $\dot{V}O_{2máx}$ deve ser realizado em uma intensidade de _____ METs.*

A. 1   B. 7   C. 10   D. 70

26. *No calor, as pessoas tendem a fornecer números de TEP mais _____ para o esforço realizado.*

A. Altos   B. Baixos

27. *O treinamento_____ é um formato livre de treinamento intervalado realizado em trilhas ou estradas.*

A. Contínuo   B. Em circuito
C. Fartlek   D. Supervisionado

28. *O ACSM preconiza que um programa básico de alongamento seja seguido pelo menos 2 a 3 dias por semana e inclua de 2 a 4 repetições de vários alongamentos estáticos mantidos por _____ segundos.*

A. 1 a 5   B. 15 a 30   C. 45 a 60   D. 60 a 120

29. *De modo geral, as técnicas de alongamento _____ são mais eficazes do que os métodos de alongamento convencionais para aumentar a amplitude de movimento articular.*

A. PNF   B. Balístico
C. Estático   D. Dinâmico

30. *Quando os princípios do treinamento com pesos são seguidos de modo adequado, a melhora média de força durante os primeiros seis meses de treinamento é de cerca de _____% para a maioria das pessoas.*

A. 25 a 30   B. 50 a 75
C. 75 a 100   D. 100 a 200

31. *O treinamento de musculação gira em torno de cinco diferentes variáveis. Qual dos itens a seguir* **não** *é uma delas?*

A. Repetições até a fadiga   B. Sequência dos exercícios
C. Tipo de exercício   D. Descanso entre as séries
E. Todas são variáveis

32. *Qual dos itens a seguir* **não** *é considerado uma vantagem do método de TEP?*

A. É fácil de usar, leva apenas alguns segundos e é de baixo custo
B. É confiável tanto com cargas baixas como com cargas altas
C. Apresenta uma boa correlação com as mensurações de lactato sanguíneo e consumo de oxigênio
D. É preferível para pessoas que estão tomando determinados medicamentos
E. Ensina as pessoas a "ouvir" seus corpos durante o exercício

33. *No modelo transteórico, a mudança comportamental é descrita como um processo de cinco estágios. Qual dos itens a seguir* **não** *é um deles?*

A. Pré-contemplação   B. Contemplação
C. Preparação   D. Mudança
E. Progressão

34. *Qual das drogas a seguir está associada a uma diminuição da frequência cardíaca de exercício?*

A. Betabloqueadores
B. Medicamentos para a gripe
C. Antidepressivos
D. Medicamentos para tireoide
E. Broncodilatadores

Respostas

1. B	**18.** A		
2. A	**19.** C		
3. C	**20.** B		
4. B	**21.** D		
5. B	**22.** C		
6. A	**23.** A		
7. A	**24.** E		
8. C	**25.** B		
9. A	**26.** A		
10. D	**27.** C		
11. C	**28.** B		
12. D	**29.** A		
13. C	**30.** A		
14. A	**31.** E		
15. E	**32.** B		
16. B	**33.** E		
17. B	**34.** A		

REFERÊNCIAS BIBLIOGRÁFICAS

1. American College of Sports Medicine. *ACSM's Guidelines for Graded Exercise Testing and Prescription* (7th ed.). Philadelphia: Lippincott Williams & Wilkins, 2006.

2. American College of Sports Medicine. The recommended quantity and quality of exercise for developing and maintaining cardiorespiratory and muscular fitness in healthy adults. *Med Sci Sports Exerc* 30:975–991, 1998.

3. American College of Sports Medicine. *ACSM's Exercise Management for Persons with Chronic Diseases and Disabilities.* Champaign, IL: Human Kinetics, 2002.

4. Corbin CB, Pangrazi RP. Physical activity pyramid rebuffs peak experience. *ACSM's Health & Fitness Journal* 2(1):12–17, 1998.

5. Kesaniemi YA, Danforth E, Jensen MD, Kopelman PG, Lefebvre P, Reeder BA. Dose-response issues concerning physical activity and health: An evidence-based symposium. *Med Sci Sports Exerc* 33(6 suppl):S351–S358, 2001.

6. Nieman DC. The exercise test as a component of the total fitness evaluation. *Prim Care* 28:119–135, 2001.

7. U.S. Department of Agriculture. *Dietary Guidelines for Americans.* www.heathierus.gov/dietaryguidelines, 2005.

8. Phillips WT, Pruitt LA, King AC. Lifestyle activity: Current recommendations. *Sports Med* 22:1–7, 1996.

9. Brooks GA, Butte NF, Rand WM, Flatt JP, Caballero B. Chronicle of the Institute of Medicine physical activity recommendation: How a physical activity recommendation came to be among dietary recommendations. *Am J Clin Nutr* 79:921S–930S, 2004.

10. Blair SN, LaMonte MJ, Nichaman MZ. The evolution of physical activity recommendations: How much is enough? *Am J Clin Nutr* 79(suppl):913S–920S, 2004.

11. U.S. Department of Health and Human Services. *Physical Activity and Health: A Report of the Surgeon General.* Atlanta, GA: U.S. Department of Health and Human Services, Centers for Disease Control and Prevention, National Center for Chronic Disease Prevention and Health Promotion, 1996.

12. American College of Sports Medicine. The recommended quantity and quality of exercise for developing and maintaining fitness in healthy adults. *Med Sci Sports Exerc* 10:vii–x, 1978.

13. American College of Sports Medicine. The recommended quantity and quality of exercise for developing and maintaining cardiorespiratory and muscular fitness in healthy adults. *Med Sci Sports Exerc* 22:265–274, 1990.

14. DeBusk RF, Stenestrand U, Sheehan M, et al. Training effects of long versus short bouts of exercise in healthy subjects. *Am J Cardiol* 65:1010–1013, 1990.

15. Ebisu T. Splitting the distance of endurance running: On cardiovascular endurance and blood lipids. *Jap J Phys Educ* 30:37–43, 1985.

16. Pate RR, Pratt M, Blair SN, et al. Physical activity and public health: A recommendation from the Centers for Disease Control and Prevention and the American College of Sports Medicine. *JAMA* 273:402–407, 1995.

17. Fletcher GF, Blair SN, Blumenthal J, et al. Benefits and recommendations for physical activity programs for all Americans. A statement for health professionals by the Committee on Exercise and Cardiac Rehabilitation of the Council on Clinical Cardiology, American Heart Association. *Circulation* 86:340–344, 1992.

18. Fletcher GF, Balady G, Blair SN, et al. Benefits and recommendations for physical activity programs for all Americans. A statement for health professionals by the Committee on Exercise and Cardiac Rehabilitation of the Council on Clinical Cardiology, American Heart Association. *Circulation* 94:857–862, 1996.

19. Sallis JF, Patrick K. Physical activity guidelines for adolescents: Consensus statement. *Pediatric Exerc Sci* 6:302–314, 1994.

20. American Cancer Society. *Cancer Facts & Figures—1996.* Atlanta: American Cancer Society, 1996.

21. U.S. Preventive Services Task Force. *Guide to Clinical Preventive Services* (2nd ed.). Alexandria, VA: International Medical Publishing, 1996.

22. NIH Consensus Development Panel on Physical Activity and Cardiovascular Health. Physical activity and cardiovascular health. *JAMA* 276:241–246, 1996.

23. Alter MJ. *Science of Flexibility* (3rd ed.). Champaign, IL: Human Kinetics, 2004.

24. McArdle WD, Katch FI, Katch VL. *Exercise Physiology: Energy, Nutrition, and Human Performance* (5th ed.). Philadelphia: Lippincott Williams & Wilkins, 2001.

25. Wilmore JH, Costill DL. *Physiology of Sports and Exercise.* Champaign, IL: Human Kinetics, 2004.

26. Brooks GA, Fahey TD, Baldwin KM. *Exercise Physiology: Human Bioenergetics and Its Applications.* St. Louis: McGraw-Hill, 2004.

27. Institute for Aerobics Research. *The Strength Connection.* Dallas: Institute for Aerobics Research, 1990.

28. Maddux GT. *Men's Gymnastics.* Pacific Palisades, CA: Goodyear Publishing Co., Inc., 1970.

29. Shellock FG. Physiological benefits of warm-up. *Phys Sportsmed* 11:134–139, 1983.

30. Kato Y, Ikata T, Takai H, Takata S, Sairyo K, Iwanaga K. Effects of specific warm-up at various intensities on energy metabolism during subsequent exercise. *J Sports Med Phys Fitness* 40:126–130, 2000.

31. Gray SC, DeVito G, Nimmo MA. Effect of active warm-up on metabolism prior to and during intense dynamic exercise. *Med Sci Sports Exerc* 34:2091–2096, 2002.

32. Shellock FG, Prentice WE. Warming-up and stretching for improved physical performance and prevention of sports-related injuries. *Sports Med* 2:267–278, 1985.

33. Strickler T, Malone T, Garrett WE. The effects of passive warming on muscle injury. *Am J Sports Med* 18:141–145, 1990.

34. Houmard JA, Johns RA, Smith LL, Wells JM, Kobe RW, McGoogan SA. The effect of warm-up on responses to intense exercise. *Int J Sports Med* 12:480–483, 1991.

35. Moneta-Chivalbinska J, Hänninen O. Effect of active warming-up on thermoregulatory, circulatory, and metabolic responses to incremental exercise in endurance-trained athletes. *Int J Sports Med* 10:25–29, 1989.

36. Bishop D, Bonetti D, Dawson B. The effect of three different warm-up intensities on kayak ergometer performance. *Med Sci Sports Exerc* 33:1026–1033, 2001.

37. Vuori IM, Oja P, Paronen O. Physically active community to work—testing its potential for exercise promotion. *Med Sci Sports Exerc* 26:844–850, 1994.

38. Hendriksen IJM, Zuiderveld B, Kemper HCG, Bezemer PD. Effect of commuter cycling on physical performance of male and female employees. *Med Sci Sports Exerc* 32:504–510, 2000.

39. Federal Highway Administration, U.S. Department of Transportation. *The National Bicycling and Walking Study: Transportation Choices for a Changing America.* Washington, D.C.: U.S. Government Printing Office, Publication No. FHWA-PD-94-023.

40. Welk GJ, Differding JA, Thompson RW, Blair SN, Dziura J, Hart P. The utility of the Digi-Walker step counter to assess daily physical activity patterns. *Med Sci Sports Exerc* 32(9 suppl):S481–S488, 2000.

41. Thompson DL, Rakow J, Perdue SM. Relationship between accumulated walking and body composition in middle-aged women. *Med Sci Sports Exerc* 36:911–914, 2004.

42. Weyer C, Linkeschowa R, Heise T, Giesen HT, Spraul M. Implications of the traditional and the new ACSM Physical Activity Recommendations on weight reduction in dietary treated obese subjects. *Int J Obesity* 22:1071–1078, 1998.

43. Donnelly JE, Jacobsen DJ, Heelan KS, Seip R, Smith S. The effects of 18 months of intermittent vs. continuous exercise on aerobic capacity, body weight and composition, and metabolic fitness in previously sedentary, moderately obese females. *Int J Obes Relat Metab Disord* 24:566–572, 2000.

44. Hardman AE. Issues of fractionization of exercise (short vs long bouts). *Med Sci Sports Exerc* 33(6 suppl):S421–S427, 2001.

45. Dunn AL, Marcus BH, Kampert JB, Garcia ME, Kohl HW, Blair SN. Comparison of lifestyle and structured interventions to increase physical activity and cardiorespiratory fitness. *JAMA* 281:327–334, 1999.

46. Dunn AL, Garcia ME, Marcus BH, Kampert JB, Kohl HW, Blair SN. Six-month physical activity and fitness changes in Project Active, a randomized trial. *Med Sci Sports Exerc* 30:1076–1083, 1998.

47. Murphy M, Nevill A, Nevill C, Biddle S, Hardman A. Accumulating brisk walking for fitness, cardiovascular risk, and psychological health. *Med Sci Sports Exerc* 9:1468–1474, 2002.

48. Jakicic JM, Winters C, Lang Wei, Wing RR. Effects of intermittent exercise and use of home exercise equipment on adherence, weight loss, and fitness in overweight women. *JAMA* 282:1554–1560, 1999.

49. Pate RR, Branch JD. Training for endurance sport. *Med Sci Sports Exerc* 24(suppl):S340–S343, 1992.

50. Ainsworth BE, Haskell WL, Whitt MC, Irwin ML, Swartz AM, Strath SJ, OBrien WL, Bassett DR, Schmitz KH, Emplaincourt PO, Jacobs DR, Leon AS. Compendium of physical activities: An update of activity codes and MET intensities. *Med Sci Sports Exerc* 32(9 suppl):S498–S516, 2000.

51. Karvonen M, Kentala E, Mustala O. The effects of training on heart rate. A longitudinal study. *Ann Med Exp Biol Fenn* 35:307–315, 1957.

52. Davis JA, Convertino VA. A comparison of heart rate methods for predicting endurance training intensity. *Med Sci Sports Exerc* 7:295–298, 1975.

53. Swain DP, Leutholtz BC. Heart rate reserve is equivalent to %$\dot{V}O_2$reserve, not to %$\dot{V}O_{2max}$. *Med Sci Sports Exerc* 29:410–414, 1997.

54. Swain DP, Leutholtz BC, King ME, Haas LA, Branch JD. Relationship between % heart rate reserve and % $\dot{V}O_2$reserve in treadmill exercise. *Med Sci Sports Exerc* 30:318–321, 1998.

55. Whaley MH, Kaminsky LA, Dwyer GB, Getchell LH, Norton JA. Predictors of over- and underachievement of age-predicted maximal heart rate. *Med Sci Sports Exerc* 24:1173–1179, 1992.

56. Miller WC, Wallace JP, Eggert KE. Predicting max HR and the HR-$\dot{V}O_2$ relationship for exercise prescription in obesity. *Med Sci Sports Exerc* 25:1077–1081, 1993.

57. Borg G. Perceived exertion as indicator of somatic stress. *Scand J Rehabil Med* 2:92–98, 1970.

58. Noble BJ, Borg GAV, Jacobs I, Ceci R, Kaiser P. A category-ratio perceived exertion scale: Relationship to blood and muscle lactates and heart rate. *Med Sci Sports Exerc* 15:523–528, 1983.

59. Robertson RJ, Noble BJ. Perception of physical exertion: Methods, mediators, and applications. *Exerc Sport Sci Rev* 25:407–452, 1997.

60. Persinger R, Foster C, Gibson M, Fater DC, Porcari JP. Consistency of the talk test for exercise prescription. *Med Sci Sports Exerc* 36:1632–1636, 2004.

61. Whaley MH, Woodall T, Kaminsky LA, Emmett JD. Reliability of perceived exertion during graded exercise testing in apparently healthy adults. *J Cardiopulm Rehabil* 17:37–42, 1997.

62. Borg G. *An Introduction to Borg's RPE-Scale.* Ithaca, NY: Movement Publications, 1985.

63. Mahon AD, Stolen KQ, Gay JA. Differentiated perceived exertion during submaximal exercise in children and adults. *Pediatr Exerc Sci* 13:145–153, 2001.

64. Garcin M, Vandewalle H, Monod H. A new rating scale of perceived exertion based on subjective estimation of exhaustion time: A preliminary study. *Int J Sports Med* 20:40–43, 1999.

65. Robertson RJ. *Perceived Exertion for Practitioners: Rating Effort with the OMNI Picture System.* Champaign, IL: Human Kinetics, 2004.

66. Ilmarinen J, Ilmarinen R, Koskela A, Korhonen O, et al. Training effects of stair-climbing during office hours on female employees. *Ergonomics* 22:507–516, 1979.

67. Ilmarinen J, Rutenfranz J, Knauth P, Ahrens M, et al. The effect of an on the job training program, stairclimbing, on the physical working capacity of employees. *Eur J Appl Physiol* 38:25–40, 1978.

68. Kuipers H. Training and overtraining: An introduction. *Med Sci Sports Exerc* 30:1137–1139, 1998.

69. Loy SF, Hoffmann JJ, Holland GJ. Benefits and practical use of cross-training in sports. *Sports Med* 19:1–8, 1996.

70. Porcari JP, Ebbeling CB, Ward A, Freedson PS, Rippe JM. Walking for exercise testing and training. *Sports Med* 8:189–200, 1989.

71. Hultquist CN, Albright C, Thompson DL. Comparison of walking recommendations in previously inactive women. *Med Sci Sports Exerc* 37:676–683, 2005.

72. Porcari J, McCarron R, Kline G, et al. Is fast walking an adequate aerobic training stimulus for 30- to 69-year-old men and women? *Phys Sportsmed* 15(2):119–129, 1987.

73. Davison RCR, Grant S. Is walking sufficient exercise for health? *Sports Med* 16:369–373, 1993.

74. Nieman DC, Custer WF, Butterworth DE, Utter AC, Henson DA. Psychological response to exercise training and/or energy restriction in obese women. *J Psychosom Res* 48:23–29, 2000.

75. Iwane M, Arita M, Tomimoto S, Satani O, Matsumoto M, Miyashita K, Nishio I. Walking 10,000 steps/day or more reduces blood pressure and sympathetic nerve activity in mild essential hypertension. *Hypertens Res* 23(6):573–580, 2000.

76. Lee IM, Rexrode KM, Cook NR, Manson JE, Buring JE. Physical activity and coronary heart disease in women: Is "no pain, no gain" passé? *JAMA* 285:1447–1454, 2001.

77. Spelman CC, Pate RR, Macera CA, Ward DS. Self-selected exercise intensity of habitual walkers. *Med Sci Sports Exerc* 25:1174–1179, 1993.

78. Graves JE, Pollock ML, Montain SJ, et al. The effect of hand-held weights on the physiological responses to walking exercise. *Med Sci Sports Exerc* 19:260–265, 1987.

79. Graves JE, Martin AD, Miltenberger LA, Pollock ML. Physiological responses to walking with hand weights, wrist weights, and ankle weights. *Med Sci Sports Exerc* 20:265–271, 1988.

80. Auble TE, Schwartz L. Physiological effects of exercising with handweights. *Sports Med* 11:244–256, 1991.

81. Porcari JP. Pump up your walk. *ACSM's Health & Fitness Journal* 3(1):25–29, 1999.

82. Claremont AD, Hall SJ. Effects of extremity loading upon energy expenditure and running mechanics. *Med Sci Sports Exerc* 20:167–171, 1988.

83. Garrick JG, Requa RK. Aerobic dance: A review. *Sports Med* 6:169–179, 1988.

84. Grant S, Davidson W, Aitchison T, Wilson J. A comparison of physiological responses and rating of perceived exertion be-

tween high-impact and low-impact aerobic dance sessions. *Eur J Appl Physiol* 78:324–332, 1998.

85. Milburn S, Butts NK. A comparison of the training responses to aerobic dance and jogging in college females. *Med Sci Sports Exerc* 15:510–513, 1983.

86. McMurray RG, Hackney AC, Guion WK, Katz VL. Metabolic and hormonal responses to low-impact aerobic dance during pregnancy. *Med Sci Sports Exerc* 28:41–46, 1996.

87. Noreau L, Moffet H, Drolet M, Parent E. Dance-based exercise program in rheumatoid arthritis. Feasibility in individuals with American College of Rheumatology functional class III disease. *Am J Phys Med Rehabil* 76:109–113, 1997.

88. Nelson DJ, Pels AE, Geenen DL, White TP. Cardiac frequency and caloric cost of aerobic dancing in young women. *Res Quart Exerc Sport* 59:229–233, 1988.

89. Williford HN, Blessing DL, Barksdale JM, Smith FH. The effects of aerobic dance training on serum lipids, lipoproteins and cardiopulmonary function. *J Sports Med* 28:151–157, 1988.

90. Tarrant K, McNaughton L. A comparison of the metabolic effects of high and low impact aerobic dance exercise. *Sports Med Training Rehab* 7:255–264, 1997.

91. Sanders ME, Maloney-Hills C. Aquatic exercise for better living on land. *ACSM's Health & Fitness Journal* 2(3):16–23, 1998.

92. Jétte M, Landry F, Tiemann B, Blüumchen G. Ambulatory blood pressure and holter monitoring during tennis play. *Can J Sport Sci* 16:40–44, 1991.

93. Bartoli WP, Slentz CA, Murdoch SD, Pate RR, Davis JM, Durstine JL. Effects of a 12-week racquetball program on maximal oxygen consumption, body composition and blood lipoproteins. *Sports Med Training Rehab* 5:157–164, 1994.

94. Montpetit RR, Beauchamp L, Léger L. Energy requirements of squash and racquetball. *Phys Sportsmed* 15(8):106–112, 1987.

95. Smekal G, Von Duvillard SP, Rihacek C, Pokan R, Hofmann P, Baron R, Tschan H, Bachl N. A physiological profile of tennis match play. *Med Sci Sports Exerc* 33:999–1005, 2001.

96. Locke S, Colquhoun D, Briner M, Ellis L, O'Brien M, Wollstein J, Allen G. Squash racquets. A review of physiology and medicine. *Sports Med* 23:130–138, 1997.

97. Loftin M, Anderson P, Lytton L, Pittman P, Warren B. Heart rate response during handball singles match-play and selected physical fitness components of experienced male handball players. *J Sports Med Phys Fitness* 36:95–99, 1996.

98. Hurley BF. Effects of high-intensity strength training on cardiovascular function. *Med Sci Sports Exerc* 16:483–488, 1984.

99. Gettman LR, Ayres JJ, Pollock ML, Jackson A. The effect of circuit weight training on strength, cardiorespiratory function, and body composition of adult men. *Med Sci Sports Exerc* 10:171–176, 1978.

100. Harris KA, Holly RG. Physiological response to circuit weight training in borderline hypertensive subjects. *Med Sci Sports Exerc* 19:246–252, 1987.

101. Dudley GA, Fleck SJ. Strength and endurance training: Are they mutually exclusive? *Sports Med* 4:79–85, 1987.

102. Kuehl K, Elliot DL, Goldberg L. Predicting caloric expenditure during multi-station resistance exercise. *J Appl Sport Sci Res* 4(5):63–66, 1990.

103. Sleamaker RH. Caloric cost of performing the Perrier Parcourse Fitness Circuit. *Med Sci Sports Exerc* 16:283–286, 1984.

104. Sforzo GA, Micale FG, Bonnani NA, Muir M, Wigglesworth J. A new training technique: Cardioresistance exercise. *ACSM's Health & Fitness Journal* 2(6):11–16, 1998.

105. Berry MJ, Cline CC, Berry CB, Davis M. A comparison between two forms of aerobic dance and treadmill running. *Med Sci Sports Exerc* 24:946–951, 1992.

106. Olson MS, Williford HN, Blessing DL, Greathouse R. The cardiovascular and metabolic effects of bench stepping exercise in females. *Med Sci Sports Exerc* 23:1311–1318, 1991.

107. Quirk JE, Sinning WE. Anaerobic and aerobic responses of males and females to rope skipping. *Med Sci Sports Exerc* 14:26–29, 1982.

108. Jung AP, Nieman DC. An evaluation of home exercise equipment claims: Too good to be true? *ACSM's Health & Fitness Journal* 4(5):14–16, 30,31, 2000.

109. Kuntzleman CT, Wilkerson R. A primer to recommending home aerobic equipment. *ACSM's Health & Fitness Journal* 1(6):24–32, 1997.

110. Hagerman FC, Lawrence RA, Mansfield MC. A comparison of energy expenditure during rowing and cycling ergometry. *Med Sci Sports Exerc* 20:479–488, 1988.

111. Secher NH. Physiological and biomechanical aspects of rowing: Implications for training. *Sports Med* 15:24–42, 1993.

112. Howley ET, Colacino DL, Swensen TC. Factors affecting the oxygen cost of stepping on an electronic stepping ergometer. *Med Sci Sports Exerc* 24:1055–1058, 1992.

113. Zeni AI, Hoffman MD, Clifford PS. Energy expenditure with indoor exercise machines. *JAMA* 275:1424–1427, 1996.

114. Kravitz L, Robergs RA, Heyward VH, Wagner DR, Powers K. Exercise mode and gender comparisons of energy expenditure at self-selected intensities. *Med Sci Sports Exerc* 29:1028–1035, 1997.

115. Carter R, Watenpaugh DE, Wasmund WL, Wasmund SL, Smith ML. Muscle pump and central command during recovery from exercise in humans. *J Appl Physiol* 87:1463–1469, 1999.

116. Ahmaidi S, Granier P, Taoutaou Z, Mercier J, Dubouchaud H, Prefaut C. Effects of active recovery on plasma lactate and anaerobic power following repeated intensive exercise. *Med Sci Sports Exerc* 28:450–456, 1996.

117. Koyama Y, Koike A, Yajima T, Kano H, Marumo F, Hiroe M. Effects of "cool-down" during exercise recovery on cardiopulmonary systems in patients with coronary artery disease. *Jpn Circ J* 64:191–196, 2000.

118. Anderson, B. *Stretching*. Bolinas, CA: Shelter Publications, 1980, 1999 (www.stretching.com).

119. American College of Sports Medicine. *ACSM Fitness Book* (2nd ed.). Champaign, IL: Human Kinetics, 1998.

120. Brown DA, Miller WC. Normative data for strength and flexibility of women throughout life. *Eur J Appl Physiol* 78:77–82, 1998.

121. Malliaropoulos N, Papalexandris S, Papalada A, Papacostas E. The role of stretching in rehabilitation of hamstring injuries: 80 athletes follow-up. *Med Sci Sports Exerc* 36:756–759, 2004.

122. Pope RP, Herbert RD, Kirwan JD, Graham BJ. A randomized trial of preexercise stretching for prevention of lower-limb injury. *Med Sci Sports Exerc* 32:271–277, 2000.

123. Rodenburg JB, Steenbeek D, Schiereck Bar PR. Warm-up, stretching and massage diminish harmful effects of eccentric exercise. *Int J Sport Med* 15:414–419, 1994.

124. Hartigan C, Miller L, Liewehr SC. Rehabilitation of acute and subacute low back and neck pain in the work-injured patient. *Orthop Clin North Am* 27:841–860, 1996.

125. Knudson DV, Magnusson P, McHugh M. Current issues in flexibility fitness. *President's Council on Physical Fitness and Sports, Research Digest* 3(10), June 2000.

126. Thacker SB, Gilchrist J, Stroup DF, Kimsey CD. The impact of stretching on sports injury risk: A systematic review of the literature. *Med Sci Sports Exerc* 36: 371–378, 2004.

127. Krivickas LS, Feinberg JH. Lower extremity injuries in college athletes: Relation between ligamentous laxity and lower extremity muscle tightness. *Arch Phys Med Rehabil* 77:1139–1143, 1996.

128. Jones BH, Knapik JJ. Physical training and exercise-related injuries. Surveillance, research and injury prevention in military populations. *Sports Med* 27:111–125, 1999.

129. Herbert RD, Gabriel M. Effects of stretching before and after exercising on muscle soreness and risk of injury: Systematic review. *BMJ* 325:468–472, 2002.

130. Shrier I. Stretching before exercise does not reduce the risk of local muscle injury: A critical review of the clinical and basic science literature. *Clin J Sport Med* 9:221–227, 1999.

131. Twellaar M, Verstappen FT, Huson A, van Mechelen W. Physical characteristics as risk factors for sports injuries: A four year prospective study. *Int J Sports Med* 18:66–71, 1997.

132. Kirby RL, Simms FC, Symingtom VJ, Garner JB. Flexibility and musculoskeletal symptomatology in female gymnasts and age-matched controls. *Am J Sports Med* 9:160–164, 1981.

133. Bennell KL, Crossley K. Musculoskeletal injuries in track and field: Incidence, distribution and risk factors. *Aust J Sci Med Sport* 28:69–75, 1996.

134. Craib MW, Mitchell VA, Fields KB, Cooper TR, Hopewell R, Morgan DW. The association between flexibility and running economy in sub-elite male distance runners. *Med Sci Sports Exerc* 28:737–743, 1996.

135. Goldberg BA, Scarlat MM, Harryman DT. Management of the stiff shoulder. *J Orthop Sci* 4:462–471, 1999.

136. Etnyre BR, Abraham LD. Antagonist muscle activity during stretching: A paradox re-assessed. *Med Sci Sports Exerc* 20:285–289, 1988.

137. Roberts JM, Wilson K. Effect of stretching duration on active and passive range of motion in the lower extremity. *Br J Sports Med* 33:259–263, 1999.

138. Hutton RS. Neuromuscular basis of stretching exercises. In Komi PV (ed.). *Strength and Power in Sport: The Encyclopaedia of Sports Medicine.* Oxford: Blackwell Scientific Publications, 1992.

139. Moore TM. A workplace stretching program. Physiologic and perception measurements before and after participation. *AAOHN J* 46:563–568, 1998.

140. Godges JJ, MacRae H, Longdon C, Tinberg C, MacRae P. The effects of two stretching procedures on hip range of motion and gait economy. *J Orthop Sports Phys Ther* 10:350–357, 1989.

141. American College of Sports Medicine. Position stand on progression models in resistance training for healthy adults. *Med Sci Sports Exerc* 34:364–380, 2002.

142. Osternig LR, Robertson RN, Troxel RK, Hansen P. Differential responses to proprioceptive neuromuscular facilitation (PNF) stretch techniques. *Med Sci Sports Exerc* 22:106–111, 1990.

143. Baechle TR, Earle RW. *Essentials of Strength Training and Conditioning* (2nd ed.). Champaign, IL: Human Kinetics, 2000.

144. Feigenbaum MS, Pollock ML. Prescription of resistance training for health and disease. *Med Sci Sports Exerc* 31:38–45, 1999.

145. Fleck SJ, Kraemer WJ. *Designing Resistance Training Programs.* Champaign, IL: Human Kinetics Publishers, 2003.

146. Institute for Aerobics Research. *The Strength Connection.* Dallas: Institute for Aerobics Research, 1990.

147. Evans WJ. Exercise training guidelines for the elderly. *Med Sci Sports Exerc* 31:12–17, 1999.

148. American Association of Cardiovascular and Pulmonary Rehabilitation. *Guidelines for Cardiac Rehabilitation Programs* (3rd ed.). Champaign, IL: Human Kinetics, 1998.

149. Hass CJ, Garzarella L, De Hoyos D, Pollock ML. Single versus multiple sets in long-term recreational weightlifters. *Med Sci Sports Exerc* 32:235–242, 2000.

150. Starkey DB, Pollock ML, Ishida Y, Welsch MA, Brechue WF, Graves JE, Feigenbaum MS. Effect of resistance training volume on strength and muscle thickness. *Med Sci Sports Exerc* 28:1311–1320, 1996.

151. Morrissey MC, Harman EA, Johnson MJ. Resistance training modes: Specificity and effectiveness. *Med Sci Sports Exerc* 27:648–660, 1995.

152. Kraemer WJ, Ratamess NA. Fundamentals of resistance training: Progression and exercise prescription. *Med Sci Sports Exerc* 36:674–688, 2004.

153. Fry AC, Kraemer WJ. Resistance exercise overtraining and overreaching: Neuroendocrine responses. *Sports Med* 23:106–129, 1997.

154. Davies GJ. *A Compendium of Isokinetics in Clinical Usage.* Onalaska, WI: S & S Publishers, 1992.

155. Elliot DL, Goldberg L, Kuehl KS, Catlin DH. Characteristics of anabolic- androgenic steroid-free competitive male and female bodybuilders. *Phys Sportsmed* 15(6):169–180, 1987.

156. Braith RW, Graves JE, Pollock ML, Leggett SL, Carpenter DM, Colvin AB. Comparison of 2 vs 3 days/week of variable resistance training during 10- and 18-week programs. *Int J Sports Med* 10:450–454, 1989.

157. Feigenbaum MS, Gentry RK. Prescription of resistance training for clinical populations. *Am J Med Sports* 3:146–158, 2001.

158. Tesch PA. Training for bodybuilding. In Komi PV (ed.). *Strength and Power in Sport: The Encyclopaedia of Sports Medicine.* Oxford: Blackwell Scientific Publications, 2002.

159. Sale DG. Neural adaptation to resistance training. *Med Sci Sports Exerc* 20(suppl):S135–S145, 1988.

160. Rhea MR, Alvar BA, Burkett LN, Ball SD. A meta-analysis to determine the dose response for strength development. *Med Sci Sports Exerc* 35:456–464, 2003.

161. Mayhew TP, Rothstein JM, Finucane SD, Lamb RL. Muscular adaptation to concentric and eccentric exercise at equal power levels. *Med Sci Sports Exerc* 27:868–873, 1995.

162. Higbie EJ, Cureton KJ, Warren GL, Prior BM. Effects of concentric and eccentric training on muscle strength, cross-sectional area, and neural activation. *J Appl Physiol* 81:2173–2181, 1996.

163. U.S. Department of Health and Human Services. *Promoting Physical Activity: A Guide for Community Action.* Champaign, IL: Human Kinetics, 1999.

164. Riebe D, Nigg C. Setting the stage for healthy living. *ACSM's Health & Fitness Journal* 2(3):11–15, 1998.

165. Prochaska JO, Norcross JC, DiClemente CC. *Changing for Good.* New York: William Morrow and Company, Inc., 1994

166. Canadian Society for Exercise Physiology. *The Canadian Physical Activity, Fitness & Lifestyle Appraisal.* Ottawa, Ontario: The Canadian Society for Exercise Physiology, 1996.

ATIVIDADE DE CONDICIONAMENTO FÍSICO 8.1

Pirâmide de atividades: qual é a sua classificação?

Este capítulo enfatizou uma abordagem completa do condicionamento físico, na qual três componentes principais – condicionamento aeróbio, condicionamento muscular e composição corporal – recebem atenção equivalente. Em outras palavras, para obter um condicionamento total, dê atenção a todos os músculos do seu corpo, tanto internos (coração) como externos (esqueléticos), e mantenha-se em forma equilibrando as calorias gastas com as calorias consumidas. Esta abordagem abrangente do condicionamento físico é resumida na pirâmide de atividades (Fig. 8.2).

Qual a abrangência de sua abordagem ao condicionamento físico? Preencha as alternativas abaixo, some seus pontos e compare com as normas para determinar se você está seguindo as recomendações da pirâmide de atividades. Conte 5 pontos para cada resposta "sim" e 0 para cada "não".

Sim (5 pontos)   **Não** (0 pontos)

❏ ❏ *Nível 1: Atividade física no estilo de vida.* Você acumula ao menos 30 minutos de atividades físicas quase todos os dias?

❏ ❏ *Nível 2: Exercícios para o condicionamento aeróbio.* Você pratica caminhadas rápidas, natação, ciclismo, corrida, esportes ativos ou outras atividades aeróbias por 20 a 60 minutos, de 3 a 5 dias por semana?

Nível 3: Exercícios para o condicionamento muscular.

❏ ❏ A. *Exercícios de força e resistência musculares.* Você levanta pesos, pratica calistênicos de força (flexões e extensões no solo, abdominais, elevações na barra, etc.) ou realiza trabalhos que requeiram força física (p. ex., cortar madeira, levantar objetos pesados, remover lixo com um pá) por aproximadamente 20 a 30 minutos, 2 a 3 vezes por semana?

❏ ❏ B. *Exercícios de flexibilidade.* Você realiza uma rotina regular de alongamentos que trabalhe os principais grupos musculares e articulações por aproximadamente 10 a 20 minutos, 2 a 3 vezes por semana?

❏ ❏ *Nível 4: Reduzir a inatividade.* Na maior parte dos dias, você faz um esforço consciente para reduzir o tempo gasto sentado assistindo TV, jogando videogame, navegando na internet, etc.?

Sua pontuação total: _____

Média	Pontos	Classificação
	25	Excelente
	15 ou 20	Bom
	10	Razoável
	0 ou 5	Ruim

ATIVIDADE DE CONDICIONAMENTO FÍSICO 8.2

Seu programa de exercícios aeróbios

Este capítulo enfatizou que o exercício aeróbio é a base de um programa de condicionamento físico abrangente. A parte aeróbia de um programa de condicionamento físico total consiste em três segmentos: o aquecimento, o exercício aeróbio (que se adapta às normas de frequência, intensidade e duração) e o resfriamento. Isto é resumido no Quadro 8.2.

Vá ao Quadro 8.2 e realize as seguintes tarefas:

1. *Nível de condicionamento.* No Capítulo 4, você avaliou seu nível de condicionamento aeróbio. Dentre as opções do passo 2, circule a coluna que melhor corresponda ao seu atual nível de condicionamento aeróbio: baixo, médio ou alto.

2. *Frequência cardíaca de treinamento.* Utilizando a amplitude de intensidade recomendada para o seu nível de condicionamento, vá para o passo 2B (intensidade) e calcule sua frequência cardíaca de treinamento pessoal. Utilize a frequência cardíaca máxima e a frequência cardíaca de repouso mensuradas no Capítulo 4.

3. *Tipo do exercício aeróbio.* No passo 2C (tipo do exercício aeróbio), escreva um tipo primário (o que você pratica com mais frequência), um secundário e outro opcional. Consulte a seção neste capítulo sobre modalidades de atividades físicas se você estiver iniciando um programa de exercícios e quiser orientações para fazer uma boa escolha.

4. *Programação diária.* Em pesquisas, a falta de tempo é o empecilho à prática de exercícios mencionado com mais frequência pelas pessoas. Com base em sua rotina atual, vá para o passo 2D (acrescente o exercício em sua rotina diária) e escreva os horários e os dias específicos em que você pode se exercitar.

ATIVIDADE DE CONDICIONAMENTO FÍSICO 8.3

Seu programa de exercícios de flexibilidade

Neste capítulo foram fornecidas diversas normas específicas para o desenvolvimento da flexibilidade.

Frequência. 2 a 3 dias por semana ou após cada treino.

Duração. Mantenha cada posição sem atingir o limiar de dor por 10 a 30 segundos e repita esse processo quatro vezes (tempo total: aproximadamente 15 minutos).

Posições de alongamento. Aprimore a flexibilidade em diversas regiões do corpo com oito exercícios específicos de alongamento.

No Quadro 8.8 são resumidas orientações para oito exercícios de flexibilidade. Com a ajuda de seu instrutor, execute cada um desses exercícios e faça comentários pessoais sobre como você se sente e sobre as regiões que precisam ser melhoradas.

Exercícios de flexibilidade	Qual foi sua sensação com esse exercício? (Anote seus comentários.)	Melhorias nessa região são necessárias? (Marque "sim" ou "não".)
1. Alongamento com corda para as regiões lombar e posterior da coxa		☐ Sim ☐ Não
2. Alongamento com corda para a sura		☐ Sim ☐ Não
3. Alongamento da virilha		☐ Sim ☐ Não
4. Alongamento do quadríceps		☐ Sim ☐ Não
5. Torção espinal		☐ Sim ☐ Não
6. Cachorro olhando para baixo		☐ Sim ☐ Não
7. Alongamento com corda para a parte superior do corpo		☐ Sim ☐ Não
8. Alongamento lateral em pé		☐ Sim ☐ Não

ATIVIDADE DE CONDICIONAMENTO FÍSICO 8.4

Seu programa de exercícios de força e resistência musculares

Neste capítulo, foram descritas normas para o desenvolvimento da força e da resistência musculares:

Passo 1. Faça um aquecimento aeróbio

Nunca treine força antes de aquecer os músculos e as articulações com 5 a 15 minutos de atividade aeróbia moderada.

Passo 2. Siga estas normas mínimas do programa de treinamento de força:

A. *Frequência*

Treine força pelo menos 2 a 3 vezes por semana.

B. *Séries e repetições*

Execute ao menos uma série de 8 a 12 repetições até o ponto de fadiga voluntária para cada exercício.

C. *Exercícios de força*

Execute um mínimo de 8 a 10 exercícios diferentes que condicionem todos os principais grupos musculares.

Com a ajuda do seu instrutor, experimente a rotina descrita no Quadro 8.11. Execute cada exercício por toda a amplitude de movimento. Realize tanto a parte de subida como a de descida do movimento do exercício de forma controlada. Mantenha um padrão normal de respiração, pois prendê-la pode induzir a aumentos excessivos na pressão arterial. Peça a um colega de classe que atue como ajudante. Execute cada um dos exercícios de força listados no Quadro 8.11 e faça comentários sobre como você se sentiu e sobre as regiões que precisam ser melhoradas.

Exercícios de força	Qual foi sua sensação com esse exercício de força? (Anote seus comentários.)	Melhorias nessa região são necessárias? (Marque "sim" ou "não".)
1. Flexão lateral		☐ Sim ☐ Não
2. *Leg press*		☐ Sim ☐ Não
3. Supino		☐ Sim ☐ Não
4. Abdominal		☐ Sim ☐ Não
5. Extensão do ombro		☐ Sim ☐ Não
6. Remo sentado		☐ Sim ☐ Não
7. Extensão da perna		☐ Sim ☐ Não
8. Flexão da perna		☐ Sim ☐ Não
9. Rosca direta		☐ Sim ☐ Não
10. Extensão de cotovelo para baixo		☐ Sim ☐ Não
11. Elevação do calcanhar em pé		☐ Sim ☐ Não

capítulo 9

Nutrição e Performance

Além dos limites impostos pela hereditariedade e das melhorias físicas associadas ao treinamento, nenhum fator desempenha um papel tão importante na performance esportiva quanto a nutrição.

— *David Costill*[1]

Entusiastas do *fitness* exercitam-se por 30 a 60 minutos, várias vezes na semana. Outros são membros de equipes esportivas, treinando em alta intensidade quase diariamente. A seguir, temos algumas das diversas questões levantadas por atletas e entusiastas do *fitness*:

- Além de uma dieta balanceada, quais adaptações devem ser seguidas por atletas e entusiastas do *fitness*?
- Mudanças no hábito alimentar podem melhorar o desempenho e o rendimento esportivos?
- Qual é a dieta ideal para atletas?
- Os estresses nutricionais impostos por um esforço intenso são maiores do que uma alimentação tradicional é capaz de atender? Suplementos vitamínicos e minerais são necessários?
- Pessoas que praticam musculação necessitam de suplementos para maximizar o tamanho e a potência musculares?
- Existem recursos que melhorem o desempenho (denominados recursos ergogênicos) que sejam seguros, benéficos e éticos?

Os entusiastas do *fitness* podem obter todas as suas necessidades nutricionais ao incorporarem as recomendações apresentadas no *Dietary Guidelines for Americans* [Orientações alimentares para norte-americanos] (ver a seção dedicada aos aspectos básicos da nutrição). O restante deste capítulo analisa dez princípios fundamentais da nutrição esportiva que são aplicáveis ao atleta:[2,3]

1. A base é formada por uma dieta balanceada.
2. Aumente o consumo total de energia.
3. Mantenha níveis altos de ingestão de carboidratos na dieta (55 a 70%) durante o treinamento.
4. Beba grandes quantidades de água durante o treinamento e a competição.
5. Fique atento a uma possível deficiência de ferro.
6. Suplementos vitamínicos e minerais não são necessários.
7. Suplementos proteicos não beneficiam o atleta.
8. Descanse e dê prioridade aos carboidratos antes de eventos de longa duração.
9. O uso de ergogênicos é antiético.
10. A sobrecarga de gordura não é recomendada para uma melhora da performance ou da saúde.

Quando o tempo dedicado ao exercício intenso (corrida, natação, ciclismo, musculação, etc.) excede uma hora por dia, são recomendáveis diversas alterações na dieta (que vão além das recomendações alimentares descritas na seção sobre questões básicas de nutrição). Como será acentuado neste capítulo, porém, as alterações são menos significativas do que muitos atletas podem imaginar:

- Aumento no consumo de energia (i. e., mais comida)
- Aumento na quantidade de gramas por quilograma de peso corporal originado de carboidratos
- Aumento no consumo de líquidos

De modo geral, os atletas não precisam de suplementos vitamínicos e minerais. Ao contrário da crença popular, nem mesmo os suplementos proteicos são necessários aos atletas de força se eles se submeterem a uma dieta balanceada que atenda a suas necessidades energéticas. Antes de examinar os dez princípios fundamentais da nutrição esportiva, serão analisados as recomendações e os aspectos

281

282 Parte III Preparação do Condicionamento Físico

básicos da nutrição apresentados pelo *Dietary Guidelines for Americans*.

FUNDAMENTOS DA NUTRIÇÃO

A dieta de um indivíduo, ou seja, a quantidade e o tipo de alimento consumido normalmente, é influenciada por diversos fatores, como o histórico cultural e as preferências alimentares pessoais (ver no Quadro 9.1 um glossário de termos utilizados na nutrição). Em média, os norte-americanos, por exemplo, tendem a comer uma quantidade excessiva de energia em forma de gordura, especialmente saturada, comumente encontrada em produtos de origem animal. A dieta ocidental como um todo é pobre em amido e fibras, componentes essenciais encontrados em alimentos de origem vegetal, como grãos integrais, frutas e verduras. Esses padrões alimentares justificam os altos índices de obesidade, doenças cardíacas, pressão alta, AVC, diabetes e determinados tipos de câncer em países como os Estados Unidos.[4-7]

A nutrição é a ciência que estuda como os alimentos que consumimos afetam o funcionamento e a saúde de nosso corpo. Embora pesquisas sobre a relação entre alimentação e saúde estejam em andamento, os cientistas já identificaram os nutrientes necessários para uma saúde adequada e os alimentos que os fornecem. Nesta seção, será dada ênfase aos princípios básicos da nutrição e às normas alimentares mais importantes para se comer bem e manter o bem-estar ao longo da vida.

Os alimentos contêm uma ampla variedade de compostos que fornecem energia, desenvolvem e mantêm órgãos e tecidos e regulam funções vitais do corpo humano. A energia contida no alimento é mensurada em quilocalorias: 1 quilocaloria representa a quantidade de calor necessária para elevar 1 quilograma de água de 14,5 para 15,5°C. Em geral, o termo Caloria é empregado no lugar de quilocaloria para representar a quantidade de energia no alimento, embora uma Caloria, na verdade, seja uma unidade muito menor de energia. Neste livro, o termo comum Caloria (com C maiúsculo) será utilizado para referir-se ao conteúdo energético dos alimentos. A maioria dos adultos norte-americanos, por exemplo, consome entre 1.600 e 2.500 Calorias/dia.

Nutrientes essenciais

Para se ter boa saúde, as pessoas precisam de quantidades adequadas de todos os nutrientes essenciais, nutrientes que o corpo não é capaz de produzir sozinho e que, portanto, devem ser obtidos dos alimentos.[3-6] Há mais de 40 nutrientes essenciais, classificados em seis grupos: carboidratos, gorduras, proteínas, vitaminas, minerais e água. Três grupos de nutrientes essenciais são responsáveis pelo fornecimento de energia:

Quadro 9.1

Glossário de termos utilizados na nutrição

ácido graxo monoinsaturado: Um ácido graxo com um ponto de insaturação em que não há hidrogênios. O azeite e o óleo de canola possuem alta concentração de gorduras monoinsaturadas.

ácido graxo poli-insaturado: Este ácido graxo possui dois ou mais pontos de insaturação. A maioria dos óleos vegetais, nozes e peixes com alto teor de gordura são boas fontes de gorduras poli-insaturadas.

ácidos graxos trans: Durante a hidrogenação, alguns ácidos graxos mudam de formato ao se tornarem saturados. Encontrados na maior parte das margarinas, gorduras vegetais, *fast-foods* e produtos assados. Os ácidos graxos trans tendem a elevar os níveis de colesterol no sangue.

açúcar: Tipo simples de carboidrato. Seis moléculas de açúcar são importantes na nutrição: três monossacarídeos ou açúcares simples (glicose, frutose e galactose) e três dissacarídeos ou açúcares duplos (lactose, ou açúcar do leite, maltose, ou açúcar do malte, e sacarose, ou açúcar de mesa).

alimentos de densidade nutricional: Alimentos com um valor nutritivo alto em relação à quantidade de calorias neles contidas.

antioxidante: Agente que inibe a oxidação, evitando assim o apodrecimento de óleos e gorduras e a deterioração de outros materiais por meio de processos oxidativos (p. ex., vitaminas A, C e E).

Caloria (quilocaloria): Uma unidade de calor ou energia. A quantidade de calor necessária para elevar 1 quilograma de água de 14,5 para 15,5°C. A unidade utilizada para mensurar a energia em alimentos é a quilocaloria (1.000 calorias). Neste livro, o termo Caloria (com C maiúsculo) será usado para indicar quilocaloria. Em diversas partes do mundo, o termo Caloria vem sendo substituído por joule, a unidade internacional equivalente a 0,239 Calorias.

carboidratos: Fonte ideal de energia para o corpo (4 Calorias/grama). Compostos formados por carboidratos, hidrogênio e oxigênio e divididos em açúcares simples (denominados monossacarídeos e dissacarídeos) e cadeias longas de açúcares (denominadas amido e glicogênio).

colesterol: Tipo de gordura encontrado apenas em produtos de origem animal. O colesterol é uma substância mole e cerosa que auxilia na formação de membranas celulares e hormônios, mas que também pode contribuir para o surgimento de doenças cardíacas.

dieta: Alimentos e bebidas em geral. Um guia programado da ingestão de alimentos e líquidos, no qual a quantidade e o tipo de comida, bem como os horários em que ela é consumida, são regulados com objetivos diversos (p. ex., perder peso).

dieta vegetariana: Guia de alimentação que exclui carne, frango e peixes. Há vários tipos de vegetarianos, incluindo os vegans, que evitam qualquer tipo de produto animal e consomem apenas produtos de origem vegetal, e os ovolactovegetarianos, que evitam as carnes, porém consomem ovos e laticínios.

(continua)

Quadro 9.1

Glossário de termos utilizados na nutrição *(continuação)*

Dietary Guidelines for Americans: Normas desenvolvidas e publicadas pelo Departamento de Agricultura dos EUA para melhorar a qualidade de vida e prevenir doenças.

fibra alimentar: Carboidratos complexos de origem vegetal e lignina resistentes à hidrólise pelas enzimas digestivas no corpo humano. A fibra alimentar pode ser solúvel ou insolúvel em água, e cada tipo possui efeitos específicos sobre a saúde.

fitoquímico: Componentes químicos de plantas, muitos dos quais têm efeitos benéficos à saúde.

gordura: Forma essencial de energia (9 Calorias/grama). As gorduras (principalmente os triglicerídeos, que são formados por três ácidos graxos e glicerol) são materiais graxos encontrados em tecidos animais e diversas plantas, que contribuem para a sensação de saciedade em uma refeição, melhoram o aroma e o sabor de um alimento, protegem órgãos vitais contra choques, transportam nutrientes lipossolúveis e auxiliam na formação de membranas celulares.

gordura insaturada: Em termos químicos, este tipo de gordura possui uma cadeia de carbono com uma ou mais ligações duplas (p. ex., um ácido graxo monoinsaturado com uma ligação dupla na molécula, e um ácido graxo poli-insaturado com duas). Ela é chamada de insaturada por ser capaz de absorver quantidades adicionais de hidrogênio. As gorduras monoinsaturadas (p. ex., azeite) e poli-insaturadas (p. ex., óleos vegetais, como de milho e de girassol) tendem a reduzir os níveis de colesterol sanguíneo quando substituídas por gordura saturada na dieta.

gordura saturada: Em termos químicos, este é um tipo de gordura que não possui ligações duplas na cadeia de carbonos e, assim, é denominada saturada, pois é incapaz de absorver mais hidrogênio. A maioria das gorduras saturadas vem de produtos de origem animal (p. ex., carne e laticínios) e óleos tropicais (p. ex., óleos de coco e palma). As gorduras saturadas tendem a elevar os níveis de colesterol no sangue e aumentar o risco de doenças cardíacas.

hidrogenação: Processo de adição de hidrogênio aos ácidos graxos insaturados para conservar a gordura por um período maior e torná-la mais sólida e com um sabor menos oleoso.

ingestão dietética de referência (IDR): Novos padrões de ingestão de nutrientes, desenvolvidos pelo Food and Nutrition Board, que consideram a prevenção de deficiências nutricionais e doenças crônicas.

minerais: Elementos químicos inorgânicos de ocorrência natural que representam uma parcela muito pequena, porém importante, do peso do corpo humano (cerca de 2,25 kg).

nutrição: Estudo das necessidades de alimentos e líquidos dos seres humanos para um funcionamento normal do corpo, incluindo energia, crescimento, atividade muscular, reprodução e lactação.

nutrientes essenciais: Nutrientes que o corpo não é capaz de produzir sozinho e precisa obter nos alimentos. Há mais de 40 nutrientes essenciais classificados em seis grupos: carboidratos, gorduras, proteínas, vitaminas, minerais e água.

pirâmide alimentar: Guia de grupos de alimentos desenvolvido pelo Departamento de Agricultura dos EUA para ajudar os consumidores a transformar as recomendações de ingestão de nutrientes em um plano para uma alimentação saudável.

produtos à base de grãos integrais: Produtos à base de grãos contendo todas as suas partes e fibras originais. Produtos de grãos integrais não apenas possuem mais fibras, como também mais nutrientes.

produtos à base de grãos refinados: Produtos à base de grãos processados cujas partes são removidas, reduzindo a quantidade de fibras e nutrientes.

proteínas: Grandes moléculas compostas de carbono, hidrogênio, oxigênio e nitrogênio e organizadas em cadeias de aminoácidos. A proteína representa três quartos do peso seco da maior parte da matéria celular e está envolvida em estruturas, hormônios, enzimas, contrações musculares, respostas imunológicas e funções vitais.

quantidades dietéticas recomendadas (QDRs): Padrões de ingestão de nutrientes desenvolvidos pelo Food and Nutrition Board da National Academy of Sciences.

radicais livres: Partículas de oxigênio reativas e instáveis que são formadas quando o oxigênio é consumido pelas células. Os radicais livres causam danos oxidativos nas membranas celulares e proteínas.

recursos ergogênicos: Substâncias ou métodos que tendem a aumentar a capacidade de desempenhar exercícios.

saturação: O nível de saturação depende da quantidade de hidrogênios na cadeia de aminoácidos. Se todos os carbonos da cadeia estiverem ligados a dois ou mais hidrogênios, o ácido graxo é saturado.

sobrecarga de carboidratos: Processo de ingestão de uma dieta com quantidades muito altas de carboidratos (>70% Calorias na forma de carboidrato), ao mesmo tempo em que o volume de exercícios é reduzido no período que antecede uma competição. Recomendado para atletas de resistência em competições de ciclismo, corrida, natação e eventos similares.

sódio: Mineral essencial que tem como função regular o equilíbrio da água, o tônus muscular, o equilíbrio acidobásico e a condução de impulsos nervosos. O corpo necessita de aproximadamente 500 mg/dia de sódio, mas uma quantidade de até 2.400 mg/dia é compatível com uma boa saúde.

triglicerídeos: Triglicerídeos, ou gordura, são moléculas compostas de glicerol e três unidades de ácidos graxos.

valores diários: Padrões de referência de nutrientes para o rótulo de alimentos que combina informações do QDR/IDR e das normas alimentares.

vitaminas: Grupo de substâncias orgânicas que estão presentes em pequenas quantidades nos alimentos e são essenciais para o metabolismo normal; quantidades insuficientes na dieta podem causar doenças de deficiência.

284 Parte III Preparação do Condicionamento Físico

- Os carboidratos são compostos formados por carbono, hidrogênio e oxigênio; eles são uma fonte essencial de energia para o corpo, fornecendo 4 Calorias/grama. Os carboidratos são normalmente classificados em dois grupos: (1) açúcares simples, constituídos de 1 ou 2 unidades básicas, e (2) carboidratos complexos, ou amidos, formados por longas cadeias de unidades de açúcar. Os carboidratos são encontrados em grãos, frutas, verduras e leite.

- As gorduras são os nutrientes mais ricos em energia, fornecendo 9 Calorias/grama. Além de fornecer energia, elas possuem outras funções, como melhorar o aroma e o sabor dos alimentos, contribuir para uma sensação de saciedade e transportar certas vitaminas. No corpo humano, as gorduras protegem os órgãos vitais e auxiliam na formação de membranas celulares. As gorduras são encontradas em tecidos animais e em alguns vegetais, como grãos, nozes e sementes.

- As proteínas são formadas por longas cadeias de aminoácidos, compostos que contêm carbono, hidrogênio, oxigênio e nitrogênio. As proteínas constituem partes importantes de todas as células e tecidos do corpo, incluindo pele, músculos, ossos e órgãos; na forma de enzimas, hormônios e células imunológicas, as proteínas ajudam a regular os processos do organismo e protegê-lo de infecções. As proteínas também podem fornecer energia; como os carboidratos, elas fornecem 4 Calorias/grama. As proteínas são encontradas em alimentos de origem animal, legumes, nozes e grãos.

O álcool, embora não seja um nutriente essencial, também fornece energia, de 7 Calorias/grama. Recomenda-se que a ingestão diária de energia seja dividida da seguinte maneira: 55% do total de calorias provenientes de carboidratos, 30% de gorduras e 15% de proteínas.[6] Essa divisão é indicada para pessoas em todos os níveis de atividades, incluindo sedentários, entusiastas do *fitness* e praticamente todos os atletas de competição.

As demais classes de nutrientes essenciais não fornecem energia, mas desempenham várias outras funções importantes no organismo:[4,8]

- As vitaminas são substâncias orgânicas (que contêm carbono) presentes em pequenas quantidades nos alimentos. Elas são essenciais ao organismo por promoverem reações químicas específicas nas células, reações estas envolvidas em processos fundamentais, como digestão, movimento muscular, desenvolvimento de tecidos, cicatrização de feridas e produção de energia. As vitaminas são classificadas como solúveis em água e solúveis em gordura, dependendo do meio em que se dissolvem; a solubilidade afeta a maneira como elas são transportadas e armazenadas no corpo humano. As vitaminas solúveis em gordura são as vitaminas A, D, E e K; as solúveis em água são as vitaminas C e do complexo B. A Tabela 9.1 fornece mais informações sobre as funções e fontes alimentares de vitaminas específicas.

- Os minerais são substâncias inorgânicas (que não contêm carbono) que representam uma parcela mínima, porém importante, do peso corporal (cerca de 2,25 kg). Os minerais fazem parte de diversas células e tecidos, incluindo ossos, dentes e unhas. Do mesmo modo como as vitaminas, os minerais também são capazes de promover reações químicas e regular processos do organismo. Os principais minerais, aqueles presentes no corpo em quantidades superiores a 5 gramas, incluem cálcio, fósforo, magnésio, sódio, cloreto e potássio. Os cerca de 12 oligominerais, presentes no organismo em quantidades inferiores a 5 gramas, incluem o ferro e o zinco (ver Tab. 9.1).

- A água constitui cerca de 60% do peso corporal e possui diversas funções importantes. Ela funciona como solvente e lubrificante, é um meio de transporte para componentes químicos essenciais, participa de reações químicas e auxilia no controle da temperatura corporal. O equilíbrio da água é fundamental para a saúde e o desempenho em exercícios. Pessoas levemente ativas necessitam de cerca de 8 copos de água ou outros líquidos todos os dias; as necessidades de líquidos de indivíduos fisicamente ativos serão descritas mais adiante neste capítulo. A água é encontrada em frutas, verduras e outros líquidos.

Normas para a ingestão de nutrientes: quantidade dietética recomendada (QDR) e ingestão dietética de referência (IDR)

Uma ingestão adequada de todos os nutrientes essenciais é necessária para o funcionamento apropriado do organismo. Mas o que é exatamente uma ingestão adequada? Há mais de 50 anos, o Food and Nutrition Board da National Academy of Sciences vem analisando pesquisas sobre nutrição e definindo os requisitos nutricionais para pessoas saudáveis. Até pouco tempo, um conjunto de níveis de ingestão de nutrientes reinava soberano: as quantidades dietéticas recomendadas (QDRs).[5] Quando as QDRs foram originalmente criadas, em 1941, tinham como objetivo principal prevenir doenças causadas por deficiências de vitaminas e minerais. Se houver carência de uma vitamina ou um mineral na dieta, desenvolvem-se sintomas característicos das deficiências de acordo com a função específica que a vitamina ou o mineral desempenha no organismo. Por exemplo, uma quantidade insuficiente de vitamina C pode causar escorbuto, um conjunto de sintomas que inclui sangramento excessivo, perda dos dentes e inflamação nas gengivas. Felizmente, hoje em dia as doenças causadas pela deficiência de vitaminas e minerais são raras, pelo menos em países desenvolvidos como os EUA.

Desde a criação das QDRs, os cientistas descobriram que determinadas vitaminas e minerais são importantes não apenas na prevenção de doenças de deficiência, mas também na prevenção de condições crônicas, como doenças cardíacas, câncer, pressão alta, diabetes e osteoporose. Como as QDRs não foram projetadas para considerar essas doenças crônicas comuns, a Food and Nutrition Board desenvolveu um ambicioso plano de reformular as antigas QDRs. Os novos padrões, conhecidos como ingestão dietética de referência (IDR), incluem ingestões para uma saúde ideal com base na prevenção tanto de doenças de deficiência como de doenças crônicas.[9-14] O novo foco sobre as doenças crônicas provocou um aumento na recomendação de ingestão de alguns nutrientes. Por exemplo, a ingestão recomendada de cálcio foi elevada para ambos

Capítulo 9 Nutrição e Performance **285**

TABELA 9.1 QDR, VD e NM para vitaminas e minerais

Nutriente (outros nomes)	Quantidades dietéticas recomendadas (QDRs):	Valores diários (VD)	Boas fontes	Nível máximo (NM)	Efeitos adversos selecionados
Vitaminas					
Vitamina A (retinol)	Mulheres: 700 μg Homens: 900 μg	5.000 IU* (1.500 μg)	Fígado, peixes ricos em gordura, alimento fortificados (leite, cereais matinais, etc.)	10.000 IU (3.000 μg)	*Hepatotoxicidade, defeitos de nascença* Inconclusivo: perda óssea
Carotenoides (alfacaroteno, betacaroteno, betacriptoxantina, luteína, licopeno, zeaxantina	Nenhuma (a NAS recomenda um maior consumo de frutas e verduras ricas em carotenoides)	Nenhum	Verduras e suco de frutas (alfa e betacaroteno), vegetais de folhas verdes (betacaroteno e luteína), tomate (licopeno)	Nenhum. O grupo recomenda não ingerir betacaroteno, exceto para obter a QDR de vitamina A	Fumantes que consumiram altas doses de suplementos de beta-caroteno (33.000-50.000 IU por dia) apresentaram maior risco de câncer de pulmão
Tiamina (vitamina B_1)	Mulheres: 1,1 mg Homens: 1,2 mg	1,5 mg	Pães, cereais, massas e alimentos produzidos ou "enriquecidos" com farinha integral; carne de porco	Nenhum	Nenhum relatado
Riboflavina (vitamina B_2)	Mulheres: 1,1 mg Homens: 1,3 mg	1,7 mg	Leite, iogurte, alimentos produzidos ou "enriquecidos" com farinha integral	Nenhum	Nenhum relatado
Niacina (vitamina B_3)	Mulheres: 14 mg Homens: 16 mg	20 mg	Carne, frango, frutos do mar, alimentos produzidos ou "enriquecidos" com farinha integral	35 mg[†]	*Ruborização (queimação, formigamento, coceira, vermelhidão),* dano hepático
Vitamina B_6 (piridoxina)	Idade 19-50: 1,3 mg Mulheres +50: 1,5 mg Homens +50: 1,7 mg	2 mg	Carne, frango, frutos do mar, alimentos fortificados (cereais, etc.), fígado	100 mg	*Danos reversíveis no sistema nervoso (queimação, pontadas, formigamento, dores, perda de sensibilidade, etc.)*
Vitamina B_{12} (cobalamina)	2,4 μg	6 μg	Carne, frango, frutos do mar, laticínios, alimentos fortificados (cereais, etc.)	Nenhum	Nenhum relatado
Folato (ácido fólico, folacina)	400 μg	400 μg (0,4 mg)	Suco de laranja, feijão, frutas, verduras, cereais fortificados, alimentos produzidos ou "enriquecidos" com farinha integral	1.000 mg[†] (1 mg)	*Pode mascarar ou precipitar uma deficiência de B12,* a qual pode causar danos irreversíveis ao sistema nervoso
Vitamina C (ácido ascórbico)	Mulheres: 75 mg Homens: 90 mg (Fumantes: acrescentar 35 mg)	60 mg	Frutas (cítricas, sobretudo), verduras, alimentos fortificados (cereais, etc.)	2.000 mg	Diarreia

(continua)

286 Parte III Preparação do Condicionamento Físico

TABELA 9.1 QDR, VD e NM para vitaminas e minerais *(continuação)*

Nutriente (outros nomes)	Quantidades dietéticas recomendadas (QDRs):	Valores diários (VD)	Boas fontes	Nível máximo (NM)	Efeitos adversos selecionados
Vitamina D	Idade 19-50: 200 IU[‡] Idade 51-70: 400 IU[‡] Acima de 70: 600 IU[‡]	400 IU	Luz do sol, peixes ricos em gordura, alimentos fortificados (leite, cereais matinais, etc.)	2.000 IU	*Alta quantidade de cálcio no sangue, podendo causar danos ao coração e aos rins*
Vitamina E (alfatocoferol)	15 mg (33 IU – sintética) (22 IU – natural)	30 IU (sintética)	Óleos, grãos integrais, nozes	1.000 mg[†] (1.100 IU – sintética) (1.500 IU – natural)	*Hemorragia*
Vitamina K (filoquinona)	Mulheres: 90 μg[‡] Homens: 120 μg[‡]	80 μg	Vegetais de folhas verdes, óleos	Nenhum	Interfere na ação da coumadina e de outros medicamentos anticoagulantes
Cálcio	Idade 19-50: 1.000 mg^3 Acima de 50: 1.200 mg^3	1.000 mg	Laticínios, alimentos fortificados, vegetais de folhas verdes, peixe enlatado (consumido com espinhos)	2.500 mg	*Alta quantidade de cálcio no sangue, o* que pode ocasionar danos e pedras nos rins
Cromo	Mulheres: 25 μg^3 Homens: 35 μg^3	120 μg	Grãos integrais, farelo de cereais, carne, frango, frutos do mar	Nenhum	Inconclusivo: danos musculares e renais
Cobre	900 μg	2 mg (2.000 μg)	Fígado, frutos do mar, nozes, sementes, farelo de trigo, grãos integrais, chocolate	10 mg (10.000 μg)	*Dano renal*
Ferro	Mulheres 19-50: 18 mg Mulheres +50: 8 mg Homens: 8 mg	18 mg	Carne vermelha, frango, frutos do mar, alimentos produzidos ou "enriquecidos" com farinha integral	45 mg	*Efeitos gastrintestinais (constipação intestinal, náusea, diarreia)*
Magnésio	Mulheres: 320 mg Homens: 420 mg	400 mg	Vegetais de folhas verdes, pães integrais, cereais, etc.; nozes	350 mg[†]	*Diarreia*
Fósforo	700 mg	1.000 mg	Laticínios, carne, frango, frutos do mar, alimentos produzidos com aditivos de fosfato (queijo processado, refrigerantes de cola, etc.)	Idade 19-70: 4.000 mg Acima de 70 3.000 mg	*Alta quantidade de fósforo no sangue, o* que pode ocasionar danos renais e ósseos
Selênio	55 μg	70 μg	Frutos do mar, carne, frango, grãos (dependendo dos níveis encontrados no solo)	400 μg	Perda ou enfraquecimento do cabelo e das unhas
Zinco	Mulheres: 8 mg Homens: 11 mg	15 mg	Carne vermelha, frutos do mar, grãos integrais, alimentos fortificados (cereais, etc.)	40 mg	*Baixos níveis de cobre,* colesterol HDL ("bom") *e resposta imunológica*

Observação: Quantidade dietética recomendada (QDR). QDR apenas para adultos.
Valor diário (VD). Estes níveis são apresentados nos rótulos de alimentos e suplementos. Diferentemente da QDR, há um único valor diário para todas as pessoas acima de 4 anos de idade.
Nível de ingestão máxima tolerável (NM). Estes níveis são limites máximos diários para um consumo seguro. NMs apenas para adultos.
Efeitos adversos selecionados. O que ocorre no caso de uma ingestão excessiva. *O NM é baseado nos efeitos adversos relacionados em itálico.* Efeitos adversos "inconclusivos" são baseados em evidências inconsistentes ou incompletas.

Outros níveis de ingestão máxima toleráveis:

Boro: 20 mg	Manganês: 11 mg
Colina: 3,5 g	Molibdênio: 2.000 μg (2 mg)
Flúor: 10 mg	Níquel: 1 mg
Iodo: 1.100 μg	Vanádio: 1,8 mg

*A vitamina A pode ser obtida do retinol e de carotenoides, mas esse número assume que toda a vitamina A seja proveniente do retinol.
[†]Proveniente apenas de suplementos e alimentos fortificados.
[‡]Ingestão adequada (IA). A National Academy of Sciences (NAS) não possui dados suficientes para definir uma QDR.
Fonte: Food and Nutrition Information Center, www.nal.usda.gov/fnic.

os sexos a fim de refletir as novas pesquisas que relacionavam o consumo de cálcio a um risco reduzido de osteoporose.

De modo geral, a maioria das pessoas não necessita de suplementos de vitaminas e minerais para ter boa saúde, uma vez que pílulas e cápsulas não substituem hábitos alimentares saudáveis. Como resumido na Tabela 9.2, a ingestão de boa parte das vitaminas e minerais por adultos está próxima dos níveis recomendados e, quando o consumo parece baixo, os especialistas alertam que isso pode estar relacionado a questões como a dificuldade da tarefa de mensurar a ingestão de nutrientes.[5,15] Suplementos de alguns nutrientes, se consumidos regularmente em grandes quantidades, podem ser prejudiciais. Alguns nutrientes são diretamente tóxicos se consumidos em excesso e grandes doses de nutrientes também podem causar problemas por interferirem na absorção de outras vitaminas e minerais. Em parte por causa da preocupação quanto ao consumo de altas doses de suplementos, a IDR inclui também padrões de limites máximos de ingestão, o nível mais alto de ingestão diária de nutrientes que provavelmente não apresenta risco de efeitos adversos à saúde da maior parte dos indivíduos (ver Tab. 9.1) (o uso de suplementos e auxílios ao desempenho por atletas e entusiastas do *fitness* será abordado mais adiante neste capítulo).

O primeiro grupo de IDR foi lançado em 1997 e os relatórios adicionais foram concluídos em 2004.[9-14] Para obter mais informações sobre a IDR, visite o site da Food and Nutrition Board (ver Quadro 9.2 para este e outros sites úteis relacionados à nutrição).

NORMAS DE ALIMENTAÇÃO PARA SAÚDE E PREVENÇÃO DE DOENÇAS

Todos os indivíduos, sejam eles sedentários ou muito ativos, devem ter uma dieta balanceada para melhorar a qualidade de vida e prevenir doenças.[16,17] Neste livro, uma dieta balanceada é definida como aquela que está de acordo com as recomendações fornecidas no *Dietary Guidelines for Americans*, desenvolvido pelo Departamento de Agricultura dos EUA (USDA).[7]

A intenção do *2005 Dietary Guidelines* é resumir e sintetizar o conhecimento relativo aos nutrientes individuais e aos componentes alimentares em forma de recomendações para a obtenção de um padrão alimentar que possa ser adotado pelo público.[7] As principais recomendações são agrupadas em nove áreas-foco inter-relacionadas e são baseadas nas evidências científicas disponíveis para a redução do risco de doenças crônicas e a promoção da saúde. As áreas-foco são integradas e, seguidas em sua totalidade, incentivam as pessoas a consumirem menos calorias, serem mais ativas e tomarem decisões mais sábias em sua alimentação. Aqui estão as nove áreas-foco (as principais recomendações serão listadas nas seções de cada uma das áreas a seguir):

1. Controle de peso
2. Atividade física
3. Grupos alimentares incentivados

TABELA 9.2 Adultos norte-americanos com idade entre 20 e 39 anos: ingestão dietética comparada aos níveis recomendados (1999-2000)

	Homens	Mulheres	Recomendação
Energia (Calorias)	2.825	2.028	Varia*
Carboidratos (% total de energia)	50,0	52,6	45-65
Gordura (% total de energia)	32,1	32,3	20-35
Gordura saturada (% total de energia)	10,8	10,9	< 10
Proteína (% total de energia)	14,9	14,6	10-35
Álcool (% total de energia)	2,6	1,4	Não definido
Fibra alimentar (g/dia)	18,6	13,9	H: 38; M: 25
Colesterol (mg/dia)	350	241	< 300
Sódio (mg/dia)	4.329	3.161	< 2.300
Antioxidantes			
Vitamina A (μg/dia EAR)	878	961	H: 900; M: 700
Vitamina C (mg/dia)	102	85	H: 90; M: 75
Vitamina E (mg/dia $\alpha - T$)	10,4	8,2	15
Vitamina B6 (mg/dia)	2,2	1,6	1,3; +50 anos, H 1,7, M 1,5
Folato (μg/dia EFD)	435	327	400
Cálcio (mg/dia)	1.025	797	1.000; + 50 anos, 1.200
Ferro (mg/dia)	17,9	13,7	H: 8; M: 18, +50 anos, 8
Zinco (mg/dia)	14,8	10,1	H: 11; M: 8

*As necessidades de energia variam de acordo com a estrutura corporal e a atividade física; a média da QDR, porém, é definida em 2.900 Calorias para homens e 2.200 para mulheres. Há evidências de que o consumo energético é subestimado em pesquisas. Todavia, a prevalência de obesidade vem aumentando, o que significa que as pessoas tendem a consumir mais energia do que gastam.
EAR = equivalentes de atividade de retinol, EFD = equivalentes de folato dietético.
Fonte: Wright JD, Wang CY, Kennedy-Stephenson J, Ervin RB. Dietary Intake of tem key nutrients for public health. EUA: 1999-2000. *Advance Data from Vital and Health Statistics*, no 334. Hyasttsville, Maryland: National Center for Health Statistics. Visite também: http://www.barc.usda.gov/bhnrc/foodsurvey/home.htm.

288 Parte III Preparação do Condicionamento Físico

Quadro 9.2

Fontes na internet para informações seguras sobre nutrição [em inglês]

- Tufts University Nutrition Navigator
http://navigator.tufts.edu
Fornece uma classificação da precisão do conteúdo e da usabilidade de sites sobre nutrição

- Mayo Health Oasis
www.mayohealth.org
Oferece aos consumidores informações adequadas sobre nutrição em um formato divertido e de fácil utilização

- Consumer Information Center
www.pueblo.gsa.gov
Dá acesso a centenas de materiais educativos

- FDA Center for Food Safety and Applied Nutrition
vm.cfsan.fda.gov/list.html
Fornece atualizações governamentais sobre questões relativas à nutrição e aos alimentos e sobre orientações nutricionais básicas

- Meals for You (My Menus)
www.mealsforyou.com
Fornece milhares de receitas com planos de cardápios, listas de compras e análises nutricionais

- USDA Food and Nutrition Information Center
www.nal.usda.gov/fnic
Conecta seus leitores a uma vasta gama de fontes relacionadas à nutrição da National Agricultural Library

- Healthfinder
www.healthfinder.gov
Organiza as informações sobre saúde e nutrição das agências estaduais e federais norte-americanas

- Vegetarian Resource Group
www.vrg.org
Fornece informações sobre alimentação e receitas para aqueles interessados na dieta vegetariana

- American Dietetic Association
www.eatright.org
Um link para obter informações nutricionais indicadas tanto para consumidores como para nutricionistas

- International Food Information Council
www.ific.org
Fornece orientações sobre nutrição e segurança alimentar para consumidores e profissionais

- Cyberdiet
www.cyberdiet.com
Fornece informações sobre alimentos, receitas, vitaminas, minerais e planejamento alimentar

---

4. Carboidratos
5. Segurança alimentar
6. Gorduras
7. Nutrientes adequados dentro das necessidades calóricas
8. Sódio e Potássio
9. Bebidas alcoólicas

Controle de peso; atividade física

Principais recomendações[7]

- Para manter um peso corporal saudável, equilibre as calorias dos alimentos e bebidas com as calorias gastas.

- Para evitar o aumento gradual de peso ao longo do tempo, faça pequenas reduções nas calorias de alimentos e bebidas e aumente a atividade física.

- Pratique atividades físicas regularmente e reduza as atividades sedentárias para promover a saúde, o bem-estar e um peso corporal saudável.

- Para reduzir o risco de doenças crônicas na idade adulta, pratique pelo menos 30 minutos de atividades físicas de intensidade moderada, além da atividade habitual, no trabalho ou em casa, na maioria dos dias da semana.

- Para a maioria das pessoas, maiores benefícios à saúde podem ser obtidos com a prática de atividades físicas de intensidade mais vigorosa ou de maior duração.

- Para ajudar a controlar o peso corporal e evitar um ganho de peso gradual e pouco saudável na idade adulta, pratique aproximadamente 60 minutos de atividades de intensidade moderada a forte na maioria dos dias da semana e não exceda a ingestão das necessidades calóricas.

- Para manter a perda de peso na idade adulta, pratique pelo menos 60 a 90 minutos diários de atividades físicas de intensidade moderada e não exceda a ingestão das necessidades calóricas. Algumas pessoas podem precisar consultar um profissional de saúde antes de exercitar-se neste nível de atividade.

- Alcance um condicionamento físico incluindo exercícios de condicionamento cardiovascular, exercícios de alongamentos para flexibilidade e exercícios de musculação e calistênicos para a força e a resistência musculares.

- *Crianças e adolescentes*. Praticar pelo menos 60 minutos de atividade física na maioria dos dias da semana ou, preferencialmente, todos os dias.

- *Gestantes*. Na ausência de complicações médicas ou obstétricas, incorporar 30 minutos ou mais de atividade física de intensidade moderada na maioria dos dias da semana, se não em todos os dias. Evitar atividades com alto risco de queda ou trauma abdominal.

- *Lactantes*. Estar ciente de que nem o exercício agudo nem o exercício regular prejudicam a capacidade materna de amamentação.

- *Idosos*. Praticar atividades físicas regularmente para reduzir declínios funcionais causados pelo envelhecimento e para alcançar os outros benefícios da atividade física identificados para todos os adultos.

Entre 1971 e 2000, a prevalência de obesidade nos EUA mais que dobrou, de 14,5% passou para 30,9%,[18] e a porcentagem de crianças e adolescentes com sobrepeso também aumentou substancialmente. A alta prevalência de obesidade e sobrepeso é motivo de grande preocupação para a saúde pública, pois o excesso de gordura corporal causa maior risco de morte prematura, diabetes tipo 2, hipertensão, dislipidemia, doença cardiovascular, AVC, doença vesicular, disfunção respiratória, gota, osteoartrite e certos tipos de câncer (ver Cap. 13).

O ideal é que a meta dos adultos seja atingir e manter um peso corporal que otimize a saúde.[7] No entanto, para adultos obesos, mesmo uma perda modesta de peso (p. ex., 5 quilogramas) traz benefícios à saúde. Do mesmo modo, a prevenção de um novo ganho de peso é de extrema importância. Para crianças e adolescentes com sobrepeso, a meta é desacelerar a taxa de ganho de peso para atingir crescimento e desenvolvimento normais. Manter um peso saudável ao longo da infância pode reduzir o risco de tornar-se um adulto obeso ou com sobrepeso.

A ingestão de menos calorias aliada a um aumento da atividade física é a chave para se controlar o peso corporal. A ingestão calórica recomendada hoje é de cerca de 250 Calorias/dia maior do que a registrada em 1970.[15,19] (Ver na Tabela 9.2 um resumo dos níveis de ingestão alimentar entre os norte-americanos em 1999-2000 e ver a Atividade de Condicionamento Físico 9.2 para determinar seu consumo energético.)

As pessoas têm uma tendência natural a ser relativamente inativas. Um em cada quatro norte-americanos adultos, por exemplo, não pratica qualquer tipo de atividade física em seu tempo livre e 4 em cada 10 estudantes do ensino médio assistem televisão três ou mais horas por dia.[7] Para reduzir o risco de doenças crônicas, é recomendável que os adultos pratiquem pelo menos 30 minutos de atividade física em intensidade moderada na maioria dos dias da semana ou, preferencialmente, todos os dias. Para a maior parte das pessoas, maiores benefícios à saúde podem ser obtidos com a prática de atividades físicas de intensidade mais vigorosa ou de maior duração.

A atividade física regular também é um fator importante na obtenção e na manutenção de um peso corporal saudável para adultos e crianças. Para evitar o acúmulo gradual de peso excessivo na idade adulta, podem ser necessários cerca de 60 minutos de atividade física de intensidade moderada a intensa. Embora a atividade física de intensidade moderada possa alcançar o objetivo desejado, atividades de intensidade vigorosa geralmente propiciam mais benefícios. O controle da ingestão calórica também é recomendável. No entanto, para manter a perda de peso em pessoas que tiveram sobrepeso ou eram obesas, em torno de 60 a 90 minutos de atividade física de intensidade moderada são recomendados.

O empecilho geralmente alegado para não se tornar fisicamente ativo é a falta de tempo. Dedicar 30 a 60 minutos ininterruptos todos os dias ao exercício planejado é uma maneira de obter a atividade física, mas não a única. A atividade física pode incluir pequenas sessões (p. ex., dez minutos) de atividades de intensidade moderada. O total acumulado é o que importa – tanto para a saúde como para a queima de calorias. A atividade física pode ser acumulada ao longo de 3 a 6 sessões de dez minutos no decorrer de um dia. Elevar o nível de atividade física diária pode também propiciar benefícios nutricionais indiretos. Um estilo de vida sedentário limita a quantidade de calorias que pode ser consumida sem ganho de peso. Quanto mais alto o nível de atividade física de uma pessoa, maior será sua necessidade energética e mais fácil será planejar um padrão de ingestão diária de alimentos que atenda os requisitos de nutrientes recomendados.

Grupos alimentares incentivados

Principais recomendações[7]

- Consuma uma quantidade suficiente de frutas e verduras e mantenha-se dentro do nível de necessidades energéticas. Duas xícaras de frutas e 2½ xícaras de verduras por dia são recomendadas para uma ingestão de referência de 2.000 Calorias, com quantidades maiores ou menores dependendo do nível calórico.

- Escolha uma variedade de frutas e verduras todos os dias. Em particular, selecione-as a partir dos cinco subgrupos de vegetais (verde-escuros, amarelos, leguminosas, ricos em amido e outros produtos agrícolas) várias vezes por semana.

- Consuma 85 g ou mais de produtos à base de grãos integrais por dia e consuma o restante da recomendação diária de grãos na forma de produtos enriquecidos ou também à base de grãos integrais. Em geral, pelo menos metade dos grãos consumidos devem ser integrais.

- Consuma três xícaras por dia de leite desnatado ou semidesnatado ou, então, produtos lácteos equivalentes.

O relatório 2005 *Dietary Guidelines for Americans* é a base da política norte-americana de nutrição. A *pirâmide alimentar* fornece orientações sobre alimentos para ajudar na implementação das recomendações do relatório (ver Fig. 9.1).[20] A pirâmide é baseada nessas orientações e na ingestão dietética de referência da National Academy of Sciences[6,9-14] e leva em consideração os atuais padrões de consumo das pessoas. A pirâmide traduz as orientações em uma dieta completa que atende às necessidades nutritivas de fontes de alimentos e tem como objetivo moderar ou limitar os componentes alimentares muitas vezes consumidos em excesso. Uma importante ferramenta complementar é o rótulo de informações nutricionais nos produtos alimentícios.

A pirâmide alimentar fornece recomendações específicas para a escolha de alimentos a fim de melhorar a qualidade da dieta de uma pessoa comum. Estas recomendações são inter-relacionadas e devem ser utilizadas em conjunto. Seguidas de maneira adequada, elas resultarão nas seguintes alterações em uma dieta tradicional:

- Aumento da ingestão de vitaminas, minerais, fibras alimentares e outros nutrientes essenciais, especialmente aqueles que muitas vezes são consumidos em pequenas quantidades em dietas típicas.

- Redução da ingestão de gordura saturada, gordura trans e colesterol e aumento da ingestão de frutas, verduras e cereais integrais para diminuir o risco de algumas doenças crônicas.

- Consumo calórico equilibrado com as necessidades energéticas para evitar ganho de peso e/ou promover um peso saudável.

As recomendações da pirâmide alimentar se dividem em quatro temas abrangentes:

- *Variedade* – Escolher alimentos de todos os grupos e subgrupos alimentares.

- *Proporcionalidade* – Consumir alguns alimentos em maior quantidade (frutas, legumes, cereais integrais, produtos à

290 Parte III Preparação do Condicionamento Físico

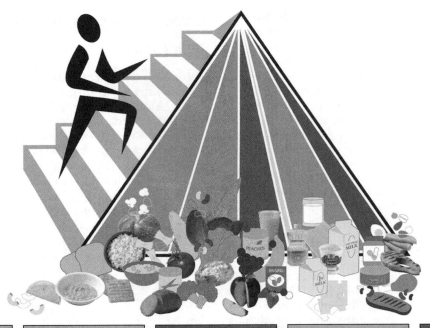

GRÃOS	VERDURAS	FRUTAS	LEITE	CARNE & SEMENTES
Metade de seus grãos devem ser integrais	Varie suas verduras	Concentre-se nas frutas	Consuma alimentos ricos em cálcio	Entre em forma com proteínas
Coma pelo menos 85 g de cereais, pães, biscoitos, arroz ou massas integrais todos os dias. 28 g equivalem a aproximadamente 1 fatia de pão, 1 xícara de cereais matinais ou ½ xícara de arroz cozido, cereais ou massas	Coma mais verduras verde-escuras, como brócolis e espinafre. Coma mais vegetais amarelos, como cenouras e batatas-doces. Coma mais feijão e ervilhas, como feijão roxo, feijão rajado, lentilhas, etc.	Consuma uma grande variedade de frutas. Opte por frutas frescas, congeladas, em conserva ou secas. Modere o consumo de sucos de frutas	Opte por produtos livres de gordura ou com baixo teor de gordura ao escolher leite, iogurte e outros laticínios. Se você não gosta ou não pode consumir leite, escolha produtos sem lactose ou outras fontes de cálcio, como bebidas e alimentos fortificados	Escolha carnes bovinas e de frango magras ou com baixo teor de gordura. Cozinhe, asse ou grelhe a carne. Varie sua rotina de proteínas: opte por peixe, feijão, ervilha, nozes e sementes com mais frequência

Para uma dieta de 2.000 Calorias, você precisa das seguintes quantidades de cada grupo de alimentos. Para encontrar os valores adequados para você, consulte o site mypyramid.com [em inglês].

| Consuma o equivalente a 170 g todos os dias | Consuma 2½ xícaras todos os dias | Consuma 2 xícaras todos os dias | Consuma 3 xícaras todos os dias. Para crianças entre 2 e 8 anos, 2 | Consuma 150 g todos os dias |

Encontre seu ponto de equilíbrio entre alimentação e atividade física
- Certifique-se de estar dentro de suas necessidades calóricas diárias.
- Seja fisicamente ativo durante pelo menos 30 minutos na maioria dos dias da semana.
- Podem ser necessários cerca de 60 minutos por dia de atividades físicas para evitar o ganho de peso.
- Para manter a perda de peso, podem ser necessários pelo menos 60 a 90 minutos diários de atividades físicas.
- Crianças e adolescentes devem ser fisicamente ativos durante 60 minutos todos os dias, ou na maioria dos dias.

Conheça os limites de gorduras, açúcares e sal (sódio)
- Obtenha a maioria de suas fontes de gordura de peixes, nozes e óleos vegetais.
- Limite o consumo de gorduras sólidas, como manteiga, margarina, gordura vegetal e banha de porco, bem como os alimentos que as contêm.
- Verifique as informações nutricionais no rótulo dos alimentos para manter um baixo consumo de gorduras saturadas, gorduras trans e sódio.
- Escolha alimentos e bebidas com um baixo teor de açúcares adicionados, pois eles representam mais calorias com poucos nutrientes, se não nenhum nutriente.

Figura 9.1 A pirâmide alimentar é uma abordagem personalizada para a alimentação saudável a atividade física. Fonte: Mypyramid.gov [em inglês].

base de leite desnatado ou semidesnatado) e outros em menor quantidade (alimentos ricos em gorduras saturadas ou trans, açúcares adicionados, colesterol, sal e álcool).

- *Moderação* – Escolher formas de alimentação que limitem a ingestão de gorduras saturadas ou trans, açúcares adicionados, colesterol, sal e álcool.
- *Atividade* – Ser fisicamente ativo todos os dias.

Capítulo 9 Nutrição e Performance **291**

Quadro 9.3

Padrões de ingestão de alimentos da pirâmide alimentar

Padrões de ingestão de alimentos representam as quantidades sugeridas de alimentos e óleos a serem consumidos dos grupos e subgrupos básicos, de modo a atender a ingestão recomendada de nutrientes em 12 níveis calóricos distintos. As contribuições nutricionais e energéticas de cada grupo são calculadas de acordo com seus alimentos mais densos em nutrientes (p. ex., carnes magras e leite desnatado). A tabela apresenta também as calorias discricionárias que podem ser contidas em cada nível calórico, além de quantidades sugeridas de alimentos.

Quantidade diária de alimentos de cada grupo

Nível calórico[1]	1.000	1.200	1.400	1.600	1.800	2.000	2.200	2.400	2.600	2.800	3.000	3.200
Frutas[2]	1 xícara	1 xícara	1,5 xícara	1,5 xícara	1,5 xícara	2 xícaras	2 xícaras	2 xícaras	2 xícaras	2,5 xícaras	2,5 xícaras	2,5 xícaras
Verduras[3]	1 xícara	1,5 xícara	1,5 xícara	2 xícaras	2,5 xícaras	2,5 xícaras	3 xícaras	3 xícaras	3,5 xícaras	3,5 xícaras	4 xícaras	4 xícaras
Grãos[4]	85 g	115 g	140 g	140 g	170 g	170 g	200 g	225 g	255 g	285 g	258 g	258 g
Carne e sementes[5]	56,5 g	85 g	115 g	140 g	140 g	156 g	170 g	186 g	186 g	200 g	200 g	200 g
Leite[6]	2 xícaras	2 xícaras	2 xícaras	3 xícaras	3 xícaras	3 xícaras	3 xícaras	3 xícaras	3 xícaras	3 xícaras	3 xícaras	3 xícaras
Óleos[7]	15 mL	20 mL	20 mL	25 mL	25 mL	30 mL	30 mL	35 mL	40 mL	40 mL	50 mL	55 mL
Quantidade de calorias discricionárias[8]	165	171	171	1323	195	267	290	362	410	426	512	648

[1]**Os níveis calóricos** são definidos com base em uma ampla gama de pessoas para englobar as necessidades de diferentes indivíduos. A tabela anexa "Necessidades calóricas diárias estimadas" pode ser usada para ajudar a classificar as pessoas de acordo com seu padrão de ingestão alimentar em um determinado nível calórico.

[2]**O grupo de frutas** inclui todos as frutas frescas, congeladas, em conserva e secas, bem como os sucos naturais. De modo geral, uma xícara de frutas ou de suco com 100% de fruta, ou ½ xícara de fruta seca podem ser consideradas como uma xícara do grupo de frutas.

[3]**O grupo de verduras** inclui todas as verduras frescas, congeladas, em conserva e secas, bem como sucos de verduras. De modo geral, uma xícara de verduras secas, cozidas ou em suco, ou 2 xícaras de folhas verdes cruas podem ser consideradas como uma xícara do grupo de verduras.

Quantidades do subgrupo de verduras semanais

Nível calórico	1.000	1.200	1.400	1.600	1.800	2.000	2.200	2.400	2.600	2.800	3.000	3.200
Verduras verde-escuras	1 x/s	1,5 x/s	1,5 x/s	2 x/s	3 x/s	3 x/s	3 x/s	3 x/s	3 x/s	3 x/s	3 x/s	3 x/s
Verduras amarelas	0,5 x/s	1 x/s	1 x/s	1,5 x/s	2 x/s	2 x/s	2 x/s	2 x/s	2,5 x/s	2,5 x/s	2,5 x/s	2,5 x/s
Legumes	0,5 x/s	1 x/s	1 x/s	2,5 x/s	3 x/s	3 x/s	3 x/s	3 x/s	3,5 x/s	3,5 x/s	3,5 x/s	3,5 x/s
Verduras ricas em amido	1,5 x/s	2,5 x/s	2,5 x/s	2,5 x/s	3 x/s	3 x/s	6 x/s	6 x/s	7 x/s	7 x/s	9 x/s	9 x/s
Outras	3,5 x/s	4,5 x/s	4,5 x/s	5,5 x/s	6,5 x/s	6,5 x/s	7 x/s	7 x/s	8,5 x/s	8,5 x/s	10 x/s	10 x/s

[4]**O grupos dos grãos** inclui todos os alimentos à base de trigo, arroz, aveia, milho e cevada, como pão, massas, farinha de aveia, cereais matinais e tortilhas. De modo geral, uma fatia de pão, uma xícara de cereais instantâneos ou ½ xícara de arroz, massa ou cereal cozido podem ser consideradas como equivalentes a 30 gramas do grupo dos grãos. Pelo menos metade de todos os grãos consumidos deve ser de grãos integrais.

[5]**No grupos de carnes e sementes**, de modo geral, 30 gramas de frango, peixe ou carne magra, um ovo, uma colher de sopa de manteiga de amendoim, ¼ xícara de grãos cozidos ou 15 gramas de nozes ou sementes podem ser considerados como equivalentes a 30 gramas do grupo de carnes e sementes.

[6]**O grupo do leite** inclui todos os alimentos e bebidas lácteas à base de leite e que retêm seu teor de cálcio, como iogurte e queijo. Os alimentos à base de leite que têm pouca ou nenhuma quantidade de cálcio, como *cream cheese*, creme de leite e manteiga, não fazem parte deste grupo. A maior parte das escolhas do grupo do leite deve ser livre de gordura ou com baixo teor de gordura. De modo geral, uma xícara de leite ou iogurte, 40 gramas de queijo natural ou 55 gramas de queijo processado podem ser considerados como uma xícara do grupo do leite.

[7]**Os óleos** incluem gorduras de diversos vegetais e peixes que são líquidas em temperatura ambiente, como, por exemplo, óleo de canola, milho, oliva, soja e girassol. Alguns alimentos contêm quantidades naturalmente altas de óleos, como castanhas, azeitonas, abacates e alguns peixes. Alimentos que contêm principalmente óleos incluem maionese, certos molhos para salada e margarinas vegetais.

[8]**Quantidade de calorias discricionárias** refere-se à quantidade remanescente de calorias em um padrão de ingestão alimentar após a contabilização das calorias necessárias de cada grupo alimentar – utilizando alimentos livres de gordura ou com baixo teor de gordura e sem adição de açúcares.

(continua)

Parte III Preparação do Condicionamento Físico

Quadro 9.3

Padrões de ingestão de alimentos da pirâmide alimentar *(continuação)*

Necessidades calóricas diárias estimadas

Para determinar qual padrão de consumo alimentar será utilizado para um indivíduo, o gráfico a seguir apresenta uma estimativa das necessidades calóricas individuais. A margem calórica para cada faixa etária e para cada sexo baseia-se no nível de atividade física, de sedentário a ativo.

	Margem calórica		
Crianças	**Sedentários**	⟶	**Ativos**
2-3 anos	1.000	⟶	1.400
Mulheres			
4-8 anos	1.200	⟶	1.800
9-13	1.600	⟶	2.200
14-18	1.800	⟶	2.400
19-30	2.000	⟶	2.400
31-50	1.800	⟶	2.200
51+	1.600	⟶	2.200
Homens			
4–8 anos	1.400	⟶	2.000
9–13	1.800	⟶	2.600
14-18	2.200	⟶	3.200
19-30	2.400	⟶	3.000
31-50	2.200	⟶	3.000
51+	2.000	⟶	2.800

Sedentário é um estilo de vida que inclui apenas atividades físicas leves associadas ao cotidiano.

Ativo é um estilo de vida que inclui atividade física equivalente a caminhar mais de 5 km por dia em uma velocidade de 5 a 6 km/h, além da atividade associada ao cotidiano.

Fonte: U.S. Departament of Agriculture Center for Nutrition Policy and Promotion, Abril de 2005.

O consumo de um número adequado de porções de cada grupo de alimentos é importante, uma vez que alimentos de grupos distintos tendem a fornecer diferentes nutrientes essenciais. Grãos e cereais devem formar a base de cada refeição, suplementados com porções abundantes de verduras, frutas, porções de carnes e laticínios com baixo teor de gordura. O Quadro 9.3 resume as quantidades sugeridas de alimentos e óleos a serem consumidos de cada grupo e subgrupo básico da pirâmide alimentar para atender a ingestão recomendada de nutrientes em 12 níveis calóricos diferentes.

Em cada um dos grupos, os alimentos variam em quantidade de nutrientes e calorias fornecidas. As escolhas diárias de alimentos devem enfatizar aqueles densos em nutrientes, que contenham alto teor nutritivo em relação à quantidade de Calorias contidas. No grupo alimentar dos pães e cereais, por exemplo, uma fatia de pão de trigo integral contém mais nutrientes e fibras e menos calorias do que um *croissant*.

Frutas, verduras, grãos integrais e laticínios são todos importantes para uma dieta saudável e podem ser boas fontes de nutrientes essenciais. Ao aumentar a ingestão desses alimentos, é importante que se reduza o consumo de alimentos menos densos em nutrientes para controlar a ingestão calórica.

Quais as diferenças entre a dieta de uma pessoa comum e as recomendações da pirâmide alimentar? Como resumido na Figura 9.2, as principais alterações alimentares necessárias são um aumento no consumo de frutas, leite desnatado, verduras verde-escuras e amarelas, legumes e grãos integrais.[7,15,21,22] E como está a sua dieta em relação às recomendações da pirâmide alimentar? Faça a Atividade de Condicionamento Físico 9.1 ao final deste capítulo para avaliar sua alimentação.

A dieta vegetariana exclui carne, frango e peixe.[23,24] O interesse nessa dieta continua a crescer bastante graças a preocupações quanto à saúde, ao meio ambiente e a questões éticas e, atualmente, ela é seguida por mais de 15 milhões de norte-americanos. Os vegetarianos evitam a carne animal, mas boa parte consome derivados de leite e ovos; são os chamados ovolactovegetarianos. Alguns, denominados vegans, evitam todo tipo de produtos de origem animal, incluindo ovos e laticínios. Todos os vegetarianos dão ênfase a frutas, verduras, nozes, sementes, cereais e grãos integrais em suas dietas.

Os vegetarianos têm diversos benefícios à saúde, como um menor risco de doenças cardíacas, diabetes, alguns tipos de câncer, obesidade e pressão arterial elevada. A maioria destes benefícios são decorrentes do alto consumo de frutas e verduras, que fornecem vários minerais, fibras e vitaminas importantes, e da baixa ingestão de gordura saturada e colesterol (encontrados em grandes quantidades em produtos de origem animal).[23,24]

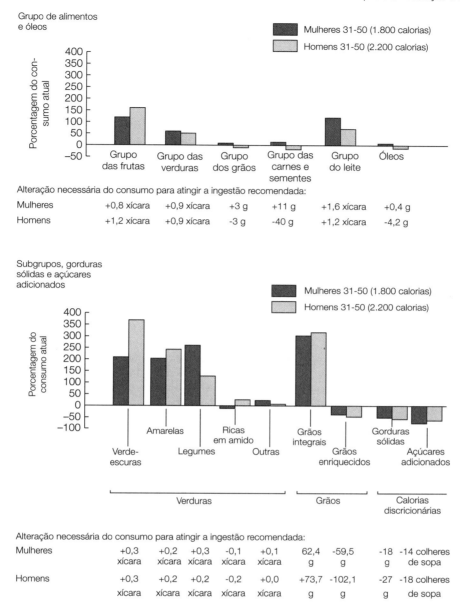

Figura 9.2 Percentual de aumento ou redução a partir do consumo atual (linha zero) para atingir a ingestão recomendada: uma descrição gráfica do grau de mudança na média do consumo diário de norte-americanos que seria necessária para satisfazer os padrões de alimentação defendidos pelo *Dietary Guidelines for Americans*. A linha zero representa a média dos níveis de consumo de cada grupo e subgrupo alimentar de homens mulheres entre 31 e 50 anos de idade. As colunas acima da linha zero representam os acréscimos recomendados no consumo do grupo alimentar, ao passo que as colunas abaixo da linha representam os decréscimos recomendados. Fonte: U.S. Department of Health and Human Services and U.S. department of Agriculture. *Dietary Guidelines for Americans* (6ª ed.) Washington, DC: U.S. Government Printing Office, 2005.

A dieta ovolactovegetariana proporciona quantidades mais que suficientes de proteínas, vitaminas e minerais para satisfazer as necessidades de saúde e condicionamento. Em vez de consumir carne como fonte de proteína, os vegetarianos podem consumir grãos secos, ovos e nozes. Em outras palavras, os ovolactovegetarianos podem enfatizar esses alimentos como substitutos da carne e seguir os demais itens da pirâmide alimentar do mesmo modo como os não vegetarianos.

A dieta vegan também pode ser nutritiva, porém é necessário um planejamento mais cuidadoso para assegurar a ingestão de diversos nutrientes essenciais, como vitamina B_{12}, vitamina D, cálcio, ferro e zinco. A vitamina B_{12} é encontrada apenas em alimentos de origem animal. Os vegans devem tomar um suplemento desse nutriente ou buscá-lo em alimentos fortificados, como cereais matinais. A vitamina D é produzida na pele quando exposta ao sol e também é acrescentada ao leite de soja e a alguns cereais matinais. Os vegans devem buscar alimentos ricos em cálcio, como nozes, sementes, verduras verde-escuras e leite de soja ou suco de laranja enriquecido com cálcio. O ferro em produtos de origem animal é mais facilmente absor-

Parte III Preparação do Condicionamento Físico

vido pelo organismo do que o proveniente de alimentos vegetais. Se um alimento rico em vitamina C é acrescentado a uma refeição vegetariana, a absorção do ferro é melhorada. O zinco é encontrado em grãos integrais, nozes, sementes e legumes.

Carboidratos

Principais recomendações[7]

- Opte por frutas, verduras e grãos integrais ricos em fibras com mais frequência.
- Escolha e prepare alimentos e bebidas com pouca adição de açúcar ou adoçantes calóricos, conforme as quantidades sugeridas pela pirâmide alimentar da USDA e o plano alimentar DASH (ver Cap. 10).
- Reduza a incidência de cáries dentárias praticando uma boa higiene oral e diminuindo o consumo de alimentos e bebidas que contenham açúcar e amido.

Os carboidratos fazem parte de uma dieta saudável. A ingestão recomendada de carboidratos é de 45 a 65% das calorias totais.[6] Para um indivíduo que consome 2.000 Calorias por dia, essa porcentagem representa de 900 a 1.300 Calorias, ou de 225 a 325 gramas de carboidratos (divida o número de calorias por 4 para obter a quantidade de gramas de carboidratos). Nos EUA, homens e mulheres adultos consomem, respectivamente, 50 e 53% das calorias a partir de carboidratos (Tab. 9.2), sendo a maior parte na forma de açúcar processado em lugar do amido vegetal, que é preferível.

É importante escolher os carboidratos de maneira inteligente.[25-27] Os carboidratos são disponíveis em duas formas: simples e complexos. Carboidratos simples são açúcares encontrados em diversos alimentos, como frutas, verduras e leite, e em forma concentrada, como açúcar processado e mel.[26,27] Os carboidratos complexos são amidos vegetais normalmente encontrados em alimentos como trigo, arroz, aveia e milho. Fibra alimentar é o tipo de carboidrato encontrado apenas em vegetais que não podem ser digeridos pelo trato intestinal humano. Os grãos e cereais são as principais fontes de amido e fibra. Produtos feitos com grãos integrais contêm toda a fibra original, ao passo que, nos produtos com grãos refinados, a fibra é removida por meio de processamento.[25]

Os alimentos do grupo básico que fornecem carboidratos (frutas, verduras, grãos e leite) são fontes importantes de diversos nutrientes. Optar por grandes quantidades destes alimentos, dentro de uma dieta com controle de calorias, pode promover a saúde e reduzir o risco de doenças crônicas. Entretanto, quanto maior a ingestão de alimentos que contêm grandes quantidades de açúcares adicionados, mais difícil será consumir nutrientes suficientes sem que haja um ganho de peso. O consumo de açúcares adicionados fornece Calorias, porém poucos, ou nenhum, dos nutrientes essenciais.

Como mapeado na pirâmide alimentar, as porções de grãos, seguidas pelas de frutas e verduras, devem ser consumidas em cada refeição em maior quantidade do que qualquer outro tipo de alimento.[19] Os grãos (p. ex., massas, arroz, trigo, cereais) devem formar a base da maioria das refeições. Ao optar por mais produtos à base de grãos integrais, frutas e verduras, o consumo total de carboidratos e fibras irá aumentar, ao passo que a ingestão de gorduras totais, gorduras saturadas e colesterol irá diminuir.[25]

As seguintes estratégias são recomendadas pela USDA para incorporar mais alimentos de fontes vegetais na dieta:[7]

- Acrescente produtos à base de grãos, frutas e verduras em todas as refeições.
- Dê preferência a frutas e verduras na hora do lanche.
- Dê preferência a sementes como alternativa à carne.
- Prefira grãos integrais a grãos processados (refinados).

Fibra alimentar Embora não forneça energia, a fibra alimentar possui diversas funções benéficas no organismo e reduz o risco de câncer de cólon, doenças cardíacas e diabetes.[27-29] Há dois tipos de fibra alimentar: a solúvel, que se dissolve em água, formando um gel, e a insolúvel, que não se dissolve em água. A fibra solúvel é encontrada em várias frutas, verduras e em alguns grãos, como a aveia. O resíduo pegajoso que fica na tigela depois de comer um mingau de aveia é a fibra solúvel do farelo da aveia. A fibra insolúvel é encontrada em diversas verduras e grãos integrais (p. ex., farelo de trigo).

A fibra solúvel controla a taxa de absorção da glicose sanguínea no intestino, reduz os níveis de colesterol e melhora a saúde do cólon. A fibra insolúvel aumenta a taxa em que os resíduos alimentares se movem pelo cólon, reduzindo o risco de câncer no local.[27-29]

A ingestão recomendada de fibras alimentares é de 14 gramas para cada 1.000 Calorias consumidas. Embora homens e mulheres em idade adulta devam consumir uma média de, respectivamente, 38 e 25 gramas de fibra alimentar todos os dias para estimular uma boa saúde e os movimentos intestinais, o consumo atual é de aproximadamente 14 gramas/dia para as mulheres e 19 gramas/dia para os homens (Tab. 9.2).[7]

A maior parte dos alimentos populares não contém um alto teor de fibras alimentares, as quais são encontradas exclusivamente em alimentos vegetais (não estando presentes em alimentos de origem animal, como carnes, ovos e laticínios) e são abundantes em legumes, nozes, sementes, grãos integrais, frutas frescas e secas e verduras (ver Tab. 9.3).

Rótulo dos alimentos Em 1990, nos EUA, o Food and Drug Administration (FDA) aprovou um novo procedimento de rotulagem nutricional de alimentos processados e de autorização de alegações de saúde apropriadas (ver Fig. 9.3).[4,5,7] Enquanto o antigo rótulo encontrado nos alimentos enfatizava o conteúdo mineral e vitamínico, o novo rótulo concentra-se nas reais deficiências nutritivas da população: gordura total, gordura saturada, colesterol, sódio, fibra alimentar e açúcares. O rótulo de informações nutricionais dos alimentos utiliza os valores diários para auxiliar os consumidores no planejamento de dietas saudáveis. Os valores diários funcionam como valores referenciais de nutrientes nos rótulos dos alimentos, combinando informações do QDR/IDR com o *Dietary Guidelines for Americans* (ver Tab. 9.1). Os valores diários têm como base uma dieta de 2.000 Calorias, próxima da média de consumo entre os norte-americanos. Um valor diário de 20% de gorduras significa que uma porção deste alimento em particular fornece 20% da gordura total recomendada para um adulto médio.

TABELA 9.3 Fontes e quantidades selecionadas de fibras alimentares

Alimento	Quantidade	Fibra solúvel, g	Fibras totais, g
Legumes (cozidos)			
Feijão preto	½ xícara	2,1	7,5
Feijão roxo	½ xícara	2,3	5,7
Feijão rajado	½ xícara	2,7	7,4
Verduras (cozidas)			
Ervilhas verdes	½ xícara	1,2	4,4
Abóbora	½ xícara	0,4	3,4
Couve-de-bruxelas	½ xícara	1,3	2,9
Brócolis	½ xícara	1,1	2,3
Abobrinha	½ xícara	0,3	2,3
Milho	½ xícara	0,1	2,2
Espinafre	½ xícara	0,6	2,2
Vagem	½ xícara	0,8	2,0
Batata	½ xícara	0,2	0,9
Frutas (cruas)			
Maçã	1 copo médio	1,4	3,7
Laranja	1 copo médio	2,1	3,1
Ameixa	¼ xícara	1,3	3,0
Banana	1 copo médio	1,0	2,8
Blueberries	½ xícara	0,6	2,0
Uvas-passas	¼ xícara	0,5	1,7
Morangos	½ xícara	0,6	1,7
Fatias de manga	½ xícara	0,9	1,5
Toranja	½ copo médio	0,8	1,3
Uvas	1 xícara	0,1	0,8
Grãos			
Farelo de aveia (seco)	$^1/_3$ xícara	2,0	4,4
Farelo de uvas-passas (seco)	½ xícara	0,5	3,6
Cereal de nozes e passas (seco)	$^1/_3$ xícara	2,0	3,6
Farinha de aveia (cozida)	½ xícara	1,2	2,0
Pão de trigo integral	1 fatia	0,4	1,9
Arroz integral (cozido)	½ xícara	0,2	1,8
Nozes e sementes			
Amêndoas torradas secas	30 g	0,4	3,9
Sementes de girassol torradas secas	30 g	1,0	3,1
Amendoins torrados secos	30 g	0,6	2,3

Observação: Em cada uma das categorias, os alimentos são listados em ordem decrescente do total de fibras.

Fonte: The Food Processor, v. 7.0. Salem, Oregon: ESHA Research.

Um dos objetivos principais do decreto do FDA para aperfeiçoar os rótulos dos alimentos era regular as alegações do conteúdo nutricional e de saúde. As alegações nutricionais descrevem a quantidade de nutrientes em alimentos, como "sem colesterol", "baixo teor de gordura", "light" ou "sem gordura". Essas alegações de conteúdo nutricional são atualmente baseadas em definições exatas e tamanhos de porções específicos para evitar que o consumidor se confunda ao comparar uma marca de alimentos à outra. Por exemplo, "baixo teor de gordura" significa 3 gramas ou menos de gordura por porção e "sem colesterol" indica uma quantidade inferior a 2 mg de colesterol por porção. As alegações de saúde que associam alimentos à prevenção de determinadas doenças devem ter embasamento científico. O FDA aprovou cerca de 12 alegações de saúde; entre elas, os benefícios das fibras contra doenças cardíacas e câncer, do baixo teor de gordura saturada e colesterol contra doenças cardíacas, de alimentos com baixo índice de sódio contra pressão arterial elevada, de frutas e vegetais contra câncer e de pouco açúcar contra cáries dentárias.

Antioxidantes e fitoquímicos Cada célula do corpo deve ter oxigênio para produzir energia. Como os seres humanos consomem oxigênio tanto durante o descanso como durante o exercício, algumas das partículas de oxigênio sofrem alterações e reagem com as membranas e proteínas celulares, danificando-as. Estas partículas reativas de oxigênio são altamente instáveis e são conhecidas como radicais livres. O dano oxidativo causado pelos radicais livres promove o câncer e as doenças cardíacas, além de acelerar o envelhecimento.

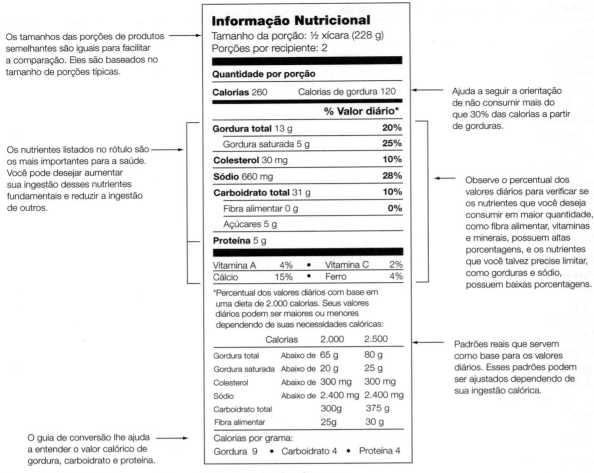

Figura 9.3 Orientações para a interpretação dos rótulos dos alimentos.

Os antioxidantes são compostos que protegem as células do organismo dessas partículas reativas de oxigênio. Existem diversos tipos de antioxidantes, como as enzimas contidas no organismo e certos tipos de nutrientes e componentes químicos proporcionados pela dieta. As vitaminas E e C e o betacaroteno, precursor da vitamina A, são potentes antioxidantes e são encontrados em frutas, verduras, grãos integrais, nozes e sementes.[30-33] Boas fontes de vitamina E incluem óleos vegetais, nozes, sementes, germe de trigo em produtos à base de grãos integrais e verduras verde-escuras. A vitamina C é encontrada na maioria das frutas e verduras. O betacaroteno é encontrado em frutas cítricas e verduras (p. ex., cenoura, damasco, melão-cantalupo, abobrinha, batata doce) e verduras verde-escuras (p. ex., espinafre, couve e brócolis).

Os fitoquímicos são componentes químicos contidos em plantas que não são nem vitaminas nem minerais, mas possuem efeitos de proteção à saúde.[30] Alguns fitoquímicos têm atividade antioxidante, embora também atuem de várias outras maneiras. Nozes, sementes, grãos integrais, frutas e verduras contêm doses abundantes de fitoquímicos que ajudam a prevenir doenças crônicas como o câncer. Entre os alimentos e ervas com a maior atividade anticâncer, estão alho, soja, repolho, gengibre, cenoura, aipo, coentro, salsinha e pastinaca. Outros alimentos com atividade anticâncer incluem cebola, frutas cítricas, brócolis, couve-de-bruxelas, couve-flor, tomate, pimenta, arroz integral e trigo integral.

Os suplementos antioxidantes são necessários para estimular a ação defensiva contra os radicais livres de oxigênio? Em geral, o melhor é seguir a pirâmide alimentar e consumir doses abundantes de frutas e verduras todos os dias.[34] Frutas e verduras são alimentos complexos que contêm mais de 100 vitaminas, minerais, fibras e outras substâncias benéficas e, até hoje, não foi inventada nenhuma pílula que capturasse seus efeitos protetores contra as doenças crônicas.

Segurança alimentar

Principais recomendações[7]

- Para evitar intoxicações alimentares microbianas:
  - Lave as mãos, as superfícies de contato dos alimentos, as frutas e as verduras. Carnes e frangos não devem ser lavados ou enxaguados.
  - Separe os alimentos crus, cozidos e instantâneos ao comprá-los, prepará-los e armazená-los.
  - Cozinhe os alimentos em uma temperatura segura para matar microrganismos.
  - Resfrie (refrigere) prontamente alimentos perecíveis e os descongele de maneira adequada.

- Evite leite cru (não pasteurizado), bem como quaisquer produtos fabricados com leite não pasteurizado, ovos crus ou parcialmente cozidos, alimentos à base de ovos crus, carnes e frangos crus ou cozidos por tempo insuficiente, sucos não pasteurizados e brotos crus.

Evitar alimentos que estejam contaminados com bactérias, vírus, parasitas, toxinas e contaminadores físicos e químicos nocivos é fundamental para uma alimentação saudável. Os sintomas e sinais de intoxicação alimentar vão desde sintomas gastrintestinais, como indisposição estomacal, diarreia, febre, vômitos, cãibras abdominais e desidratação, até doenças sistêmicas mais graves, como paralisia e meningite. A USDA calcula que, todos os anos, cerca de 76 milhões de pessoas nos EUA adoecem em decorrência de patógenos nos alimentos; destes, em torno de 5 mil morrem.[7] Os consumidores podem tomar medidas simples para reduzir o risco de intoxicações alimentares, especialmente dentro de casa.

A intoxicação alimentar é causada pela ingestão de alimentos que contêm bactérias, toxinas, parasitas, vírus ou contaminadores químicos nocivos. De acordo com a USDA, bactérias e vírus, em especial a *Campylobacter*, a *Salmonella* e vírus do tipo Norwalk, estão entre as causas mais comuns de intoxicação conhecidas atualmente.[7] Os sinais e sintomas após a ingestão de uma pequena porção de um alimento que apresenta riscos podem surgir em meia hora ou podem não se desenvolver por até três semanas. Gestantes, crianças pequenas, idosos e pessoas com baixa defesa imunológica ou certas doenças crônicas se encontram em alto risco de intoxicações alimentares.

Para manter a segurança alimentar, as pessoas responsáveis pelo preparo dos alimentos devem lavar as mãos, as superfícies de contato com os alimentos, as frutas e as verduras; separar os alimentos crus, cozidos e instantâneos; cozinhar os alimentos em uma temperatura interna segura; refrigerar prontamente os alimentos perecíveis; e descongelar os alimentos de maneira adequada. Para mais informações sobre como cozinhar, lavar, separar e refrigerar os alimentos, consulte www.fightbac.org [em inglês]. Sete passos fundamentais devem ser seguidos para manter a segurança alimentar:[4,7]

- Lave as mãos e superfícies com frequência, principalmente depois de manipular carne, aves, peixes, mariscos ou ovos crus.
- Separe os alimentos crus, cozidos e instantâneos ao comprá-los, prepará-los e armazená-los.
- Cozinhe alimentos em uma temperatura segura. Reaqueça molhos, sopas e marinadas até ferver, reaqueça sobras de alimentos completamente até uma temperatura de pelo menos 74°C e cozinhe frangos inteiros em uma temperatura de 82°C. A zona de risco para o desenvolvimento de bactérias é de 4 a 60°C.
- Coloque rapidamente alimentos perecíveis no refrigerador.
- Sirva com segurança, mantendo os alimentos quentes em altas temperaturas (a partir de 60°C) e os frios refrigerados (abaixo de 4°C).
- Verifique e siga as instruções de segurança dos rótulos.
- Em caso de dúvida, jogue o alimento fora.

Gorduras

Principais recomendações[7]

- Consuma uma quantidade inferior a 10% das calorias de fontes de ácidos graxos saturados e menos do que 300 mg/dia de colesterol, e mantenha o consumo de ácidos graxos trans em um nível tão baixo quanto possível.
- Mantenha a ingestão total de gordura entre 20 e 35% do total de calorias e se alimente de modo que a maior parte das gorduras seja proveniente de fontes de ácidos graxos monoinsaturados e poli-insaturados, como peixes, nozes e óleos vegetais.
- Ao escolher e preparar carne, frango, feijão, leite e laticínios, dê preferência aos produtos livres de gordura ou com baixo teor de gordura.
- Limite a ingestão de gorduras e óleos com alto teor de ácidos graxos trans e/ou saturados e dê preferência a produtos com pouco óleo e gordura.

A quantidade e a qualidade da gordura alimentar possuem um impacto significativo sobre o risco de doenças cardíacas, câncer, obesidade e outros problemas de saúde.[6,7,16,35] Dietas com baixo índice de colesterol e gorduras saturadas reduzem o risco de doenças cardíacas, ao passo que dietas com alto teor de gordura promovem certos tipos de câncer e obesidade.

A maior parte da gordura nos alimentos são triglicerídeos, uma molécula composta de três unidades conhecidas como ácidos graxos e uma unidade denominada glicerol. Os ácidos graxos diferem na extensão e no grau de saturação ou no número de hidrogênios na cadeia.

O ácido graxo saturado transporta a maior quantidade possível de átomos de hidrogênio sem apresentar pontos de saturação (ver Fig. 9.4). Uma gordura saturada é um triglicerídeo que contém três ácidos graxos saturados. As gorduras saturadas são encontradas em todos os tipos de gorduras alimentares, mas estão presentes em maior concentração em alimentos como carne vermelha, leite integral, manteiga e óleos tropicais (p. ex., óleo de dendê e óleo de coco). As gorduras saturadas aumentam os níveis de colesterol no sangue e o risco de doenças cardíacas.[16]

No ácido graxo monoinsaturado, há um ponto de insaturação em que não há hidrogênios (Fig. 9.4). Se houver dois ou mais pontos de insaturação, trata-se de um ácido graxo poli-insaturado. O azeite e o óleo de canola têm uma concentração particularmente alta de gorduras monoinsaturadas; a maior parte dos outros óleos vegetais, nozes e peixes com alto teor de gordura são ótimas fontes de gorduras poli-insaturadas. Os dois tipos de gorduras insaturadas reduzem o colesterol sanguíneo quando substituem as gorduras saturadas na dieta e, em consequência, diminuem o risco de doenças cardíacas.[16]

Para atingir a recomendação de 20 a 35% do total de calorias, a maior parte das gorduras alimentares deve ser de fontes de ácidos graxos poli-insaturados e monoinsaturados.[7] O limite máximo de gramas de gordura na dieta depende da ingestão calórica total. Por exemplo, em uma dieta de 2.000 calorias por dia, o limite máximo sugerido para a gordura total é de 700 calorias (2.000 × 0,35). Isto equivale a 78 gramas de gordura (700 ÷ 9, o número de calorias que cada grama de gordura fornece). No caso da gordura saturada, em uma dieta de 2.000 Calorias diárias não devem ser consumidas mais do que 200 Calorias, que são fornecidas por 22 gramas (200 ÷ 9).

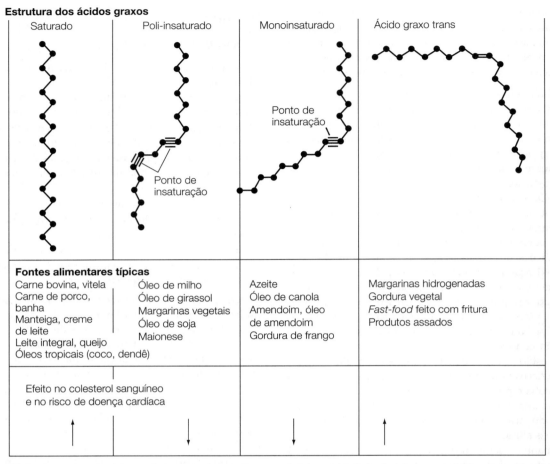

Figura 9.4 Estrutura dos ácidos graxos, fontes alimentares típicas e a influência sobre os níveis de colesterol sanguíneo e sobre as doenças cardíacas.

O ácido eicosapentaenoico (EPA) e o docosa-hexaenoico (DHA) são ácidos graxos ômega 3 encontrados em peixes e mariscos. Os peixes que naturalmente contêm uma maior quantidade de óleo (p. ex., salmão, truta e arenque) apresentam um teor mais alto de EPA e DHA do que os peixes magros (p. ex., bacalhau, hadoque e peixe-gato). Evidências limitadas sugerem uma relação entre o consumo de ácidos graxos encontrados em peixes e uma redução no risco da mortalidade causada por doenças cardiovasculares na população em geral.[6,7] Outras fontes de EPA e DHA podem fornecer benefícios similares; no entanto, mais pesquisas são necessárias.

Durante a fase de processamento dos alimentos, os fabricantes muitas vezes alteram os ácidos graxos no alimento por um processo denominado hidrogenação. A hidrogenação é o processo de adição de hidrogênio aos ácidos graxos insaturados para conservar a gordura por um período de tempo mais longo e para torná-la mais sólida e com um sabor menos gorduroso. Alguns dos ácidos graxos insaturados, em vez de se tornarem saturados durante o processo de hidrogenação, acabam se transformando em ácidos graxos trans (Fig. 9.4).[35] Os ácidos graxos trans elevam os níveis de colesterol no sangue e são encontrados na maioria das margarinas; gorduras vegetais; frituras, como batatas, frango e peixe; e produtos assados, como *muffins*, bolos, *donuts*, bolachas e tortas. Os níveis de gordura trans devem ser relacionados nos rótulos dos alimentos, o que pode induzir as empresas a oferecer produtos sem esse tipo de gordura.

Os adultos norte-americanos consomem em média 32% das calorias totais em forma de gordura (ver Tab. 9.2).[15] As fontes mais comuns de gordura incluem carne bovina, molhos para salada, margarina, maionese, óleos e laticínios. Em torno de 11% da ingestão calórica total é de gordura saturada e mais de um terço desta gordura consumida é proveniente de queijos, carnes bovinas e leite.

O colesterol é um tipo de gordura encontrada apenas em produtos de origem animal. Trata-se de uma substância mole e cerosa que também é produzida no organismo com finalidades diversas, incluindo a formação de membranas celulares e de alguns tipos de hormônios. O colesterol alimentar tende a elevar os níveis de colesterol do sangue, mas não de maneira tão significativa quanto a gordura saturada.[15,22] A ingestão de colesterol deve ser inferior a 300 mg/dia. A fonte de todo o colesterol alimentar são os produtos de origem animal, dos quais a gema do ovo é uma das mais ricas, contendo cada uma aproximadamente 220 mg de colesterol. Os ovos e a carne bovina representam cerca de metade de todo o colesterol consumido.

Limitando o consumo de gordura Para ter uma boa saúde, é recomendado restringir a ingestão de gordura total, gordura saturada e colesterol, e substituir as gorduras saturadas por insaturadas. As informações sobre o conteúdo de gorduras e colesterol dos alimentos embalados estão contidas no rótulo dos alimentos.[6,7,16]

Para limitar o consumo de alimentos com alto teor de gordura, especialmente aqueles que contêm um alto teor de gordura saturada, siga estas recomendações:

- Substitua alimentos ricos em gordura por frutas, vegetais, grãos e sementes.
- Consuma porções menores de carne e outros alimentos com alto teor de gordura.
- Prefira alimentos cozidos e grelhados a alimentos fritos.
- Escolha leite e produtos à base de leite desnatado ou semidesnatado.
- Ao consumir carne, escolha cortes magros.
- Dê preferência a sementes, frutos do mar e carnes de frango como alternativa à carne de vaca, porco e carneiro.

E quanto aos recentes substitutos de gordura? Os substitutos de gordura são compostos desenvolvidos por fabricantes de alimentos para simular o gosto e a sensação da gordura quando consumidos; alguns deles bloqueiam a absorção da gordura no intestino.[16] Em termos químicos, estes substitutos não são realmente gorduras e possuem menos calorias. Há diversas marcas e nomes diferentes de substitutos de gordura, que atualmente são encontrados em produtos assados, salgadinhos, molhos para salada, temperos, sobremesas congeladas, doces, laticínios, manteiga, queijos, patês e derivados da carne. A American Dietetic Association defende que, quando utilizados em uma dieta que se enquadra nos *Dietary Guidelines for Americans*, os substitutos de gordura são seguros e ajudam a reduzir a ingestão total de gorduras.[36]

Nutrientes adequados dentro das necessidades calóricas

Principais recomendações[7]

- Consuma uma grande variedade de alimentos e bebidas densos em nutrientes entre os grupos alimentares básicos, optando pelos que limitem a ingestão de gorduras saturadas e trans, colesterol, açúcares adicionados, sal e álcool.
- Mantenha a ingestão recomendada dentro das necessidades energéticas adotando um padrão de alimentação balanceada, como o Guia Alimentar do USDA ou o Plano Alimentar DASH.

Uma importante meta é optar por refeições e lanches que sejam de alto valor nutritivo, mas com um conteúdo energético de baixo a moderado. Ao mesmo tempo, deve-se limitar a quantidade de gorduras saturadas e trans, colesterol, açúcares adicionados e sal. Uma premissa adicional do *Dietary Guidelines* é que os nutrientes consumidos devem ser provenientes sobretudo dos alimentos.[7] Isso porque os alimentos contêm não apenas as vitaminas e minerais que são normalmente encontrados em suplementos, como também centenas de substâncias de ocorrência natural, como carotenoides, flavonoides e isoflavonas, além de inibidores de protease que são capazes de proteger contra doenças crônicas.

Dois exemplos de padrões alimentares que ilustram o *Dietary Guidelines* são o Plano Alimentar DASH e a pirâmide alimentar. Esses dois padrões semelhantes têm como objetivo integrar as recomendações alimentares em uma maneira saudável de se alimentar, e são utilizados no *Dietary Guidelines* para fornecer exemplos de como as recomendações com foco em nutrientes podem ser expressas nas escolhas dos alimentos. Tanto a pirâmide alimentar como o Plano Alimentar DASH diferem em aspectos importantes dos padrões habituais de consumo alimentar. De modo geral, essas diferenças incluem:

- Um consumo maior de verduras verde-escuras e amarelas, legumes, frutas, grãos integrais e leite e derivados de leite semidesnatado.
- Um consumo menor de grãos refinados, gorduras totais (especialmente colesterol e gorduras saturadas e trans), açúcares adicionados e calorias.

Como explicado anteriormente, os açúcares são definidos como carboidratos simples, ao passo que o amido é classificado como um carboidrato complexo. Durante a digestão, o organismo decompõe todos os carboidratos, com exceção das fibras, em açúcares. Os açúcares e os amidos ocorrem naturalmente em diversos alimentos, como leite, frutas, algumas verduras, pão, cereais e grãos. Estes alimentos fornecem também vários nutrientes importantes.

Por outro lado, os chamados açúcares adicionados – aqueles acrescentados durante o processamento ou à mesa – fornecem calorias, mas poucos nutrientes. Alimentos ricos em açúcares adicionados incluem refrigerantes, sobremesas, entre outros.[26,27]

As bebidas gaseificadas são as principais fontes de açúcares adicionados na dieta ocidental (aproximadamente 8 a 10 colheres de chá por lata), fornecendo um terço de todo o açúcar ingerido.[26] O consumo de refrigerantes gaseificados vem crescendo vertiginosamente e hoje representa mais de um quarto do consumo de bebidas entre os norte-americanos.

O açúcar está contido em diversos alimentos. Um copo de iogurte, por exemplo, possui sete colheres de chá de açúcar, uma xícara de milho enlatado tem uma colher de chá de açúcar e uma colher de catchup contém uma colher de chá de açúcar. As sobremesas normalmente possuem mais calorias do que se imagina: um *donut* recheado com glacê contém seis colheres de chá de açúcar, uma bomba de chocolate ou uma fatia de pão-de-ló contém sete colheres de chá, 60 gramas de um doce de chocolate contém oito colheres de chá, uma fatia de bolo de chocolate ou de torta de framboesa tem dez colheres de chá, e 110 gramas de balas doces contêm 20 colheres de chá. Para saber a quantidade de açúcares contidos, verifique a lista de ingredientes no rótulo dos alimentos; os açúcares estão listados sob vários nomes diferentes, incluindo açúcar mascavo, edulcorante, xarope de milho, frutose, suco de frutas concentrado, glicose ou dextrose, xarope de milho com alto teor de frutose, mel, lactose, maltose, melaço, açúcar não refinado, açúcar de mesa ou sucrose e xarope. Se um deles estiver no topo da lista, é provável que o alimento contenha alto teor de açúcares adicionados. O total de gramas por porção listado no painel de informações nutricionais inclui tanto os açúcares adicionados como os de ocorrência natural.

Um homem e uma mulher comuns normalmente ingerem açúcar em quantidades excessivas, em média cerca de 22 e 16 colheres de chá de açúcar adicionado todos os dias, respectivamente.[15] (Essa estatística não inclui os açúcares de ocorrência natural em alimentos como frutas e leite.) O USDA recomenda que as pessoas aprendam a escolher e preparar alimentos e bebidas com pouca quantidade de açúcares ou adoçantes calóricos adicionados. As calorias discricionárias totais (ver Quadro 9.3) não devem exceder o máximo permitido para cada nível calórico determinado. A quantidade permitida de calorias discricionárias engloba todas as calorias provenientes de açúcares adicionados, álcool e gordura adicional encontrada até mesmo em opções moderadamente gordurosas do grupo de leite e carne. O padrão de 2.000 Calorias, por exemplo, inclui apenas um número aproximado de 267 Calorias discricionárias. Se 29% das Calorias forem derivadas de gorduras totais (incluindo 18 g de gordura sólida) e se não houver consumo de álcool, apenas 8 colheres de chá (32 g) de açúcares adicionados poderão ser consumidos. Esse número é inferior à quantidade encontrada em uma lata tradicional de refrigerante de 350 g. Se a gordura for reduzida para 22% das Calorias, a quantidade permitida de açúcares adicionados passa a ser de 18 colheres de chá (72 g). Se a gordura é aumentada para 35% das Calorias, não são mais permitidos açúcares adicionados, mesmo sem o consumo de álcool.

Para pessoas muito ativas fisicamente, os açúcares contidos em bebidas esportivas podem ser uma fonte adicional de energia. No entanto, como é muito importante manter uma dieta nutritiva e um peso saudável, os açúcares devem ser usados com moderação pela maioria das pessoas saudáveis e de forma reduzida por pessoas com baixas necessidades calóricas.

Açúcar e saúde Açúcares e amidos podem ambos provocar cáries. Quanto maior a frequência do consumo de alimentos contendo açúcares e amidos, e quanto maior o tempo de permanência destes alimentos na boca antes da escovação dos dentes, maior o risco de cáries.

Apesar da preocupação constante, a ingestão de açúcar não foi associada a um aumento no risco de doenças cardíacas, câncer, diabetes ou comportamento anormal.[6,7] Em uma pequena parcela de pessoas, as dietas contendo grandes quantidades de açúcar podem aumentar os níveis de triglicerídeos plasmáticos, o que é negativo, pois causa doenças cardíacas. Entretanto, para a maioria das pessoas, o consumo de açúcar não influencia o colesterol sanguíneo nem os níveis de gordura.[37] Alguns pais acreditam que o açúcar afeta o comportamento de seus filhos, mas não há uma sustentação científica suficiente para a crença de que o açúcar cause hiperatividade, distúrbios mentais ou comportamentos anormais em crianças.[38]

Substitutos do açúcar Substitutos do açúcar como sorbitol, sacarina e aspartame são ingredientes de diversos alimentos, cuja segurança foi comprovada por várias equipes de pesquisa e organizações profissionais diferentes. A maior parte dos substitutos do açúcar não fornece quantidade significativa de calorias e pode ser útil na tentativa de perder peso. Alimentos contendo essas substâncias, porém, nem sempre têm menos calorias do que produtos similares que contenham açúcares.[27] Portanto, o rótulo alimentar deverá ser analisado com atenção.

Sódio e potássio
Principais recomendações[7]

- Consuma uma quantidade inferior a 2.300 mg (aproximadamente 1 colher de chá de sal) de sódio por dia.
- Escolha e prepare alimentos com pouco sal. Além disso, consuma alimentos ricos em potássio, como frutas e verduras.

- *Indivíduos com hipertensão, negros, de meia-idade e idosos* devem ter como meta não consumir mais de 1.500 mg de sódio por dia e atender à recomendação de potássio (4.700 mg/dia) com alimentos.

O sódio é um mineral essencial que participa da regulagem do equilíbrio da água, da normalização do tônus muscular, do equilíbrio acidobásico e da condução de impulsos nervosos.[4,6,7] O corpo humano necessita de cerca de 500 mg de sódio por dia, mas os norte-americanos, por exemplo, consomem uma quantidade bem maior, em torno de 4.000 a 6.000 mg por dia.[15] A ingestão de sódio é uma preocupação para a saúde, pois, para muitas pessoas, uma alta ingestão desse nutriente está associada à hipertensão, um tipo de doença cardiovascular que é um fator-chave no risco de ataques cardíacos e AVCs (ver Cap. 10).[6,16]

Os *Dietary Guidelines* recomendam que a ingestão de sódio não ultrapasse a quantidade de 2.300 mg por dia, o equivalente a pouco mais de uma colher de chá de sal.[7] O sal, ou cloreto de sódio (NaCl), possui 40% de sódio. Logo, uma colher de chá de sal (aproximadamente 5.000 mg) é equivalente a cerca de 2.000 mg de sódio.

Os rótulos alimentares listam o conteúdo de sódio em vez do conteúdo de sal. Ao ler as informações nutricionais em um produto alimentício, procure o conteúdo de sódio. Alimentos com baixo teor desse nutriente (menos de 140 mg ou 5% do Valor Diário [VD]) possuem baixa quantidade de sal. Em média, o conteúdo de sal natural dos alimentos representa apenas cerca de 10% da ingestão total, ao passo que o uso do sal discricionário (p. ex., o sal adicionado à mesa ou durante o preparo) fornece outros 5 a 10% da ingestão total. Em torno de 75% da ingestão total é derivada do sal adicionado pelos fabricantes. Por isso, é importante ler o rótulo alimentar e determinar o conteúdo de sódio do alimento.

As fontes mais ricas em sódio incluem temperos, molhos para saladas, queijos, carnes processadas, sopas e produtos à base de grãos de cereais. A Tabela 9.4 fornece os valores de sódio para diferentes tipos de alimentos. O USDA recomenda uma série de medidas para que a ingestão de sódio seja mantida em níveis saudáveis:[7]

- Aprenda a ler os rótulos alimentares e restrinja alimentos com alto teor de sódio. Procure rótulos que informem baixo teor de sódio, pois eles contêm 140 mg ou menos de sódio por porção.
- Opte por uma maior quantidade de frutas e verduras, que possuem baixíssimo teor de sódio.
- Opte com maior frequência por frango, carne, peixes e frutos do mar frescos ou congelados. Eles possuem menor quantidade de sal do que a maior parte dos alimentos enlatados e processados.
- Reduza o uso do sal ao cozinhar e, em vez dele, utilize ervas, pimentas e temperos com baixo teor de sódio.
- À mesa, evite utilizar o saleiro em alimentos preparados, e não abuse de condimentos como molho de soja, catchup, mostarda, picles e azeitona.
- Limite o uso de alimentos que contenham sal visível (batatas fritas, nozes salgadas, bolachas, etc.).

Outra medida alimentar para reduzir a pressão arterial é consumir uma dieta rica em potássio.[7] Uma alimentação rica em potássio também minimiza os efeitos negativos do sal sobre a pressão arterial, pode reduzir o risco do surgimento

Capítulo 9 Nutrição e Performance **301**

Tabela 9.4 Onde está o sal?

Grupo de alimentos	Sódio, mg
Pão, cereal, arroz e massas	
Cereal cozido, arroz e massas sem sal, ½ xícara	Mínimo
Cereal pronto, 30 g	100-360
Pão, 1 fatia	110-175
Verduras	
Verduras frescas ou congeladas cozidas sem sal, ½ xícara	Menos de 70
Verduras enlatadas ou congeladas, com molho, ½ xícara	140-460
Suco de tomate enlatado, ¾ xícara	660
Sopa de vegetais enlatada, 1 xícara	820
Fruta	
Frutas frescas, congeladas ou enlatadas, ½ xícara	Mínimo
Leite, iogurte e queijo	
Leite, 1 xícara	120
Iogurte, 225 g	160
Queijos naturais, 42,5 g	110-450
Queijos processados, 55 g	800
Carne, aves, peixe, vagens secas, ovos e nozes	
Carne fresca, aves, peixe, 85 g	Menos que 90
Atum enlatado, com água, 85 g	300
Mortadela Bologna, 56,5 g	580
Presunto magro assado, 85 g	1.020
Outros	
Molho para salada, 1 colher de chá	75-220
Catchup, mostarda, molho para carnes, 1 colher de chá	130-230
Molho de soja, 1 colher de chá	1.030
Sal, 1 colher de chá	2.000
Picles de endro, 1 médio	930
Batatas fritas com sal, 30 g	130
Salgadinhos de milho com sal, 30 g	235
Amendoim, assado em óleo, com sal, 30 g	120

Fonte: Departamento de Agricultura dos EUA.

de pedras no rim e talvez possa reduzir a perda óssea com o envelhecimento. A ingestão recomendada de potássio para adolescentes e adultos é de 4.700 mg/dia. A ingestão recomendada para crianças de 1 a 3 anos de idade é de 3.000 mg/dia, de 4 a 8 anos é de 3.800 mg/dia e de 9 a 13 anos é de 4.500 mg/dia. Frutas e verduras, que são ricas em potássio com seus precursores de bicarbonatos, afetam de maneira favorável o metabolismo acidobásico, o que pode reduzir o risco de pedras renais e perda óssea. Entre as frutas e verduras mais ricas em potássio estão os vegetais de folhas verdes, os frutos de vinhas e as hortaliças. Carne, leite e produtos à base de cereais também contêm potássio, mas podem não exercer o mesmo efeito sobre o metabolismo acidobásico.

Bebidas alcoólicas

Principais recomendações[7]

- Aqueles que optarem por consumir bebidas alcoólicas deverão fazê-lo de forma sensata e com moderação, o que pode ser definido como o consumo de até uma dose por dia para mulheres e até duas doses por dia para homens.

- As bebidas alcoólicas não devem ser consumidas por alguns indivíduos, incluindo aqueles que não são capazes de controlar a ingestão de álcool, mulheres em idade fértil com a intenção de engravidar, mulheres grávidas e lactantes, crianças e adolescentes, indivíduos tomando medicamentos que possam apresentar reação ao álcool e pessoas com condições médicas específicas.

- As bebidas alcoólicas devem ser evitadas por indivíduos envolvidos em atividades que exijam atenção, habilidade ou coordenação, como dirigir e operar maquinaria.

Em torno de 55% dos adultos norte-americanos consomem bebidas alcoólicas atualmente.[7] Os perigos do consumo excessivo de álcool são bastante conhecidos e incluem maior risco de cirrose hepática, hipertensão, câncer na área superior do trato gastrointestinal, lesões, violência e morte. As bebidas alcoólicas fornecem calorias, mas pouca ou nenhuma quantidade de nutrientes. O álcool pode ter efeitos benéficos quando consumido com moderação. As taxas de mortalidade mais baixas em decorrência de doenças coronarianas ocorrem com a ingestão de uma a duas doses por dia. Ainda que isso seja verdade, a este fato devem ser contrapostos todos os riscos à saúde causados pelo álcool.

Parte III   Preparação do Condicionamento Físico

Tabela 9.5   Sintomas do nível de álcool no sangue (NAS)

Nível de álcool no sangue [g/100 mL de sangue ou g/(210 L) de sopro]*	Sintomas
0,01-0,05	Comportamento normal
0,03-0,12	Leve euforia; maior confiança; leve diminuição da atenção, do bom senso e do autocontrole
0,09-0,25	Sensação de agitação; instabilidade emocional; perda do discernimento crítico; diminuição da capacidade perceptiva, da memória e da compreensão; tempo de reação mais lento; visão periférica reduzida; redução na capacidade de equilíbrio; sonolência
0,18-0,30	Confusão, desorientação, tontura, perturbação da visão, fala inarticulada, falta de coordenação na caminhada, apatia, letargia
0,25-0,40	Estupor, descoordenação acentuada, incapacidade de parar em pé ou andar, vômito, sono, incapacidade de controlar a urina
0,35-0,50	Coma, falta de reflexos, baixa temperatura corporal, redução nos batimentos cardíacos e na respiração
0,45+	Morte por incapacidade de respirar

*Faixas sobrepostas em virtude da variação nas respostas de um indivíduo para outro.
Fonte: Intoximeters Inc., em http://intox.com [em inglês].

Indivíduos em algumas situações devem evitar a ingestão de bebidas alcoólicas, como aqueles que planejam dirigir, operar maquinaria ou participar de outras atividades que exijam atenção, habilidade ou coordenação. Algumas pessoas, incluindo crianças, adolescentes, mulheres em idade fértil com a intenção de engravidar, mulheres grávidas, lactantes, pessoas que não conseguem restringir a ingestão de álcool, indivíduos tomando medicamentos que possam apresentar reação ao álcool e pessoas com determinadas condições médicas não devem beber em hipótese alguma. Mesmo a ingestão moderada de bebidas durante a gravidez pode ter consequências no comportamento e no desenvolvimento do bebê. Beber em excesso durante a gravidez pode gerar uma gama de problemas comportamentais e psicossociais, malformação e retardo mental no bebê.

Se o indivíduo optar por ingerir bebidas alcoólicas, elas devem ser consumidas em quantidades moderadas, o que pode ser definido como, no máximo, duas doses por dia para homens e uma dose para as mulheres. Uma dose de álcool, comumente chamada de drinque, fornece 15 gramas de álcool puro e é encontrada em:

335 g de cerveja tradicional (150 calorias)

140 gramas de vinho (100 calorias)

40 gramas de licores destilados com graduação alcoólica de 80° (100 calorias)

280 gramas de vinho espumante (140 calorias)

A quantidade de álcool em drinques mistos varia muito. Enquanto um whisky sour ou highball possui em torno de 14 a 16 gramas de etanol, um dry martini contém cerca de 28 de gramas e um manhattan, 32 gramas.

Uma vez ingerido, o álcool passa do estômago ao intestino delgado, onde é rapidamente absorvido no sangue e distribuído ao longo do corpo.[4,6,7] Níveis máximos de álcool no sangue são atingidos em indivíduos em jejum em um período de 30 minutos a duas horas. Como regra geral, uma bebida alcoólica tradicional consumida em um intervalo de uma hora irá gerar um nível, ou conteúdo, de álcool no sangue (denominado NAS ou CAS) de 0,02 em um homem de 68 kg, mas isso varia de acordo com a estrutura corporal, o sexo, os alimentos consumidos com o álcool e a tolerância (i. e., menor responsividade ao álcool causada pelo uso prolongado). Cinco cervejas ingeridas dentro de uma hora farão com que o NAS aumente em média até 0,10, o que viola as leis de álcool e direção. O sistema de enzima do fígado leva três horas, em média, para limpar o organismo do álcool ingerido em 2 ou 3 doses. A Tabela 9.5 apresenta um resumo da relação entre o NAS e sintomas clínicos.

PRINCÍPIO 1: A BASE É UMA DIETA EQUILIBRADA

Para todas as pessoas, sejam elas fisicamente ativas ou não, recomenda-se uma "dieta equilibrada" para a saúde geral e a prevenção de doenças.[6,7] Em outras palavras, a dieta se aplica a entusiastas de *fitness* (pessoas que se exercitam de 3 a 5 dias por semana, de 20 a 30 minutos por sessão) e praticamente todos os atletas, incluindo os de esportes individuais, em duplas e em grupo, e de atividades de potência (levantamento de peso, atletismo). Para o atleta de resistência e competição (que treina por um período maior que 90 minutos diários em esportes como corrida, natação e ciclismo), diversas adaptações além da dieta equilibrada são benéficas, incluindo um consumo maior de energia e carboidratos, menor de gordura e maior de água; para aqueles em grupos de risco, também é importante uma atenção minuciosa ao nível de ferro.

Práticas alimentares de atletas

Vários estudos mediram a ingestão dietética e os comportamentos alimentares de uma grande variedade de atletas.[39-81] A Tabela 9.6 resume alguns dos estudos transversais que avaliaram as ingestões dietéticas de atletas.

Um exame da Tabela 9.6 revela que há uma grande variação na ingestão energética entre atletas. Em geral, porém, eles tendem a apresentar um alto consumo energético, de modo que a estrutura do participante e suas necessidades energéticas têm uma forte relação com a quantidade de calorias consumidas. Atletas de grande porte treinando de maneira intensa durante

Capítulo 9 Nutrição e Performance **303**

TABELA 9.6 Ingestões alimentares de atletas (relatadas em diversos estudos)

Modalidade	Calorias diárias	Gramas de proteína/%	Gramas de gordura/%	Gramas de carboidrato/%
Aeróbio				
Homens				
Corrida	2.500-4.000	120/16	107/32	390/52
Esqui *cross-country*	3.500-5.500	150/13	215/38	600/49
Triatlo	3.600-6.400	130/13	125/28	560/59
Mulheres				
Corrida	1.700-3.000	80/16	70/32	260/52
Esqui *cross-country*	2.400-4.000	115/14	145/41	330/42
Natação	2.030-4.000	100/15	110/38	310/47
Triatlo	1.500-3.500	80/13	85/31	350/56
Aeróbio-anaeróbio				
Homens				
Futebol	3.000-5.000	140/14	133/30	530/53
Futebol americano	2.000-11.000	200/16	215/40	540/44
Basquete	2.000-9.000	180/15	215/41	500/44
Luta livre	1.100-6.700	95/14	100/34	400/52
Mulheres				
Basquete	1.900-3.900	110/14	145/40	380/46
Vôlei	1.100-3.200	100/16	95/34	315/50
Potência				
Homens				
Atletismo	3.500-4.700	175/17	330/36	470/47
Fisiculturismo	2.000-5.000	200/23	157/40	320/37
Mulheres				
Atletismo	1.500-2.800	95/17	95/38	260/45
Fisiculturismo	1.000-4.000	100/20	70/30	250/50
Habilidade				
Homens				
Ginástica	600-4.300	80/15	90/40	230/45
Balé	1.740-4.100	122/17	140/42	300/38
Mulheres				
Ginástica	1.350-1.900	70/15	75/37	225/48
Balé	900-2.900	70/15	69/34	230/50

Fontes: Dados extraídos das referências 39-81.

várias horas por dia (p. ex., jogadores de futebol americano no início da temporada) possuem os mais altos níveis de necessidades calóricas. Atletas de menor estrutura que deslocam suas massas corporais por longas distâncias regularmente (p. ex., esquiadores *cross-country* e corredores de longa distância) também possuem níveis altos de necessidades calóricas. Em alguns estudos, o consumo energético de atletas ficou abaixo dos níveis esperados, o que pode estar relacionado a uma distorção no relato do atleta durante o processo de registro da alimentação.[43,45,47-51]

Atletas que intencionalmente mantêm seus pesos corporais abaixo do peso ideal por motivos de competição (p. ex., lutadores, ginastas, fisiculturistas, corredores e bailarinos) tendem a relatar ingestões calóricas aparentemente muito abaixo do gasto energético calculado. Diversos pesquisadores relataram que atletas em esportes que enfatizam baixos níveis de gordura corporal são extremamente preocupados com o peso, tendem a utilizar métodos prejudiciais à saúde para controlá-lo, são propensos a apresentar distúrbios alimentares e demonstram hábitos alimentares inadequados.[43,45,52,68-82]

O desejo de lutadores altamente competitivos de modificar seu peso corporal sem supervisão médica causa grande preocupação entre os profissionais de medicina esportiva. Uma alta porcentagem destes atletas induz a desidratação, utilizando banhos de sauna, restrição de líquidos e roupas de borracha ou plástico. Alguns também recorrem a laxantes, diuréticos e vômitos. Essas práticas podem colocar em risco a saúde, afetar o desempenho de maneira negativa e afetar o potencial de crescimento de um indivíduo jovem (ver Quadro 9,4).[79-82]

Como pode ser observado na Tabela 9.6, a proteína na alimentação dos atletas representa, em média, cerca de 13 a 17% do consumo de energia, porém as proporções entre os diferentes atletas pode variar de 10 a 36%. A ingestão de proteínas tende a ser mais baixa entre atletas de resistência e mais alta entre alguns grupos de atletas de força e potência, que podem consumir mais de 20% de sua energia na forma de proteínas.[53,54,57,74] Em relação ao peso corporal, a ingestão de proteína normalmente ultrapassa 1,5 g/kg por dia e

Quadro 9.4

Recomendações do American College of Sports Medicine sobre a perda de peso de lutadores*

1. Treinadores e lutadores devem ser instruídos quanto às consequências adversas da desidratação e do jejum prolongado sobre a saúde e o desempenho físico. Entre essas consequências, estão:
   a. Aparente influência negativa nas reservas de energia do lutador e no equilíbrio de eletrólitos e líquidos, o que pode afetar o desempenho
   b. Possível alteração do nível hormonal
   c. Diminuição do nível nutricional de proteína
   d. Potencial impedimento do crescimento e do desenvolvimento normais
   e. Eventual alteração no estado psicológico
   f. Possível diminuição da capacidade de desempenho escolar
   g. Eventuais consequências graves à saúde, como embolia pulmonar, pancreatite e redução da função imunológica
2. O uso de roupas de borracha, banhos de vapor, isolantes térmicos, saunas, laxantes e diuréticos para se manter no peso deve ser evitado.
3. Deve-se adotar uma regulação nacional que programe pesagens imediatamente antes da competição.
4. As pesagens devem ser programadas diariamente antes e depois de cada treino para controlar a perda de peso e a desidratação. O peso perdido durante os treinos deve ser recuperado com uma alimentação e uma ingestão de líquidos adequadas.
5. A composição corporal de cada lutador deve ser avaliada antes da temporada utilizando-se técnicas válidas. Homens com menos de 16 anos de idade e uma gordura corporal inferior a 7% e aqueles com mais de 16 anos e uma gordura corporal inferior a 5% devem obter liberação médica antes de serem considerados aptos a competir. As lutadoras mulheres devem ter uma gordura corporal mínima de 12 a 14%.
6. A necessidade de ingestão calórica diária obtida a partir de uma dieta equilibrada com alto teor de carboidratos (> 55% de Calorias), baixo teor de gorduras (< 30%) e com proteína adequada (1,0 a 1,5 gramas/kg de peso corporal) deve ser enfatizada e determinada com base nas diretrizes das QDRs e nos níveis de atividade física. A ingestão mínima de calorias para lutadores em idade escolar e universitária deve variar de 1.700 a 2.500 Calorias/dia, e um treinamento rigoroso pode aumentar essa necessidade em até 1.000 Calorias/dia adicionais. Os lutadores devem ser convencidos por treinadores, pais, professores e médicos a não consumir quantidades inferiores às suas necessidades diárias mínimas.

Fonte: Dados do American College of Sports Medicine. Weight loss in wrestlers. *Med Sci Sports Exerc* 28:ix-xii, 1996.

*Em 1998, o National Collegiate Athletic Association (NCAA) instituiu várias alterações permanentes nas regras de todas as suas três divisões com o intuito de tornar a luta livre um esporte mais seguro. O peso mínimo exigido de cada atleta para a luta passou a ser baseado na composição corporal, no peso corporal e na gravidade específica da urina, e a maioria das técnicas inseguras para a perda de peso que visavam a adequação em uma determinada categoria foram banidas.

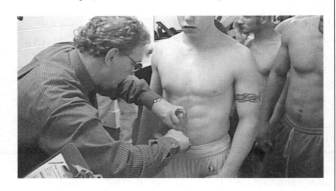

ingestões acima de 2,0 g/kg por dia são comuns. Embora a quantidade dietética recomendada (QDR) seja de apenas 0,8 g/kg por dia, os atletas não parecem diferir muito da população de não atletas, que tende a consumir uma quantidade quase duas vezes maior que a QDR.

A Tabela 9.6 demonstra também que a gordura representa cerca de 36% da ingestão de energia dos atletas. Este número é superior aos 32% relatados em pesquisas alimentares nacionais.[15] Uma vez mais, as proporções para atletas variam entre cerca de 20% e acima de 50%. Atletas de força e potência tendem a apresentar índices mais altos de consumo energético do que os de resistência, o que normalmente está associado a uma maior ingestão de proteínas.

O carboidrato fornece em torno de 46% da energia consumida pelos atletas, número ligeiramente inferior à porcentagem de uma pessoa comum. O intervalo das porcentagens é amplo, sendo relatadas ingestões de 22 a 72%. Os triatletas são um caso à parte, pois apresentam ingestões de carboidratos maiores que os demais atletas.[58,63] Diversos estudos demonstraram que, nos dias imediatamente antes, durante e após as atividades de resistência prolongadas, a ingestão de carboidratos aumenta drasticamente conforme o atleta procura fazer a "sobrecarga de carboidratos".[46,47]

Na maioria dos estudos, as dietas dos atletas contêm quantidades de vitaminas e minerais que ultrapassam a QDR, em partes porque eles consomem mais alimentos do que pessoas inativas.[46,52,55,57,67,78] No entanto, apesar da adequação de vitaminas e minerais em suas dietas, os atletas fazem amplo uso de suplementos alimentares (esse assunto é abordado em mais detalhes na seção sobre vitaminas e minerais deste capítulo). Diversos grandes estudos concluíram que o treinamento esportivo não possui um efeito negativo sobre o estado nutricional dos atletas (conforme mensurado por métodos tanto alimentares como bioquímicos) e que o uso de suplementos é, de modo geral, desnecessário para a grande maioria.[52,55,61,67,78]

Constatou-se, no entanto, que atletas envolvidos em esportes que enfatizam um baixo percentual de gordura consomem quantidades insuficientes de vitaminas e minerais, sobretudo por causa de uma ingestão alimentar total inadequada. Quase a metade de todos os ginastas, lutadores e bailarinos, por exemplo, relataram consumir menos de dois terços das QDRs de vários minerais e vitaminas essenciais.[68-76]

Em geral, a qualidade das dietas da maioria dos atletas é relativamente semelhante à da população geral, embora alguns atletas de resistência esforcem-se para aumentar sua ingestão de carboidratos. Alguns atletas consomem mais ou menos calorias, dependendo da modalidade praticada, mas geralmente a ingestão de energia aumenta conforme as demandas do programa de treinamento. Como regra geral, os atletas consomem mais calorias por quilograma de peso corporal do que a população em geral. Muito embora a composição alimentar possa ser semelhante à de pessoas que se exercitam pouco, a ingestão de vitaminas e minerais é normalmente suficiente para atletas, pois eles comem mais.

PRINCÍPIO 2: AUMENTAR A INGESTÃO TOTAL DE ENERGIA

Se o peso corporal de um atleta for normal, o consumo de energia deverá ser mais alto do que o de um indivíduo sedentário médio para que seu peso corporal seja mantido (ver Tab. 9.7). Muitos atletas têm um alto consumo energético porque têm capacidades de trabalho elevadas e a habilidade de se exercitar em altas intensidades por longos períodos. A estrutura corporal também é um fator importante no gasto calórico: jogadores de futebol americano, por exemplo, têm um gasto consideravelmente maior do que ginastas. Ao planejar um consumo adicional de alimentos, as normas da dieta equilibrada irão garantir um equilíbrio adequado entre os nutrientes que fornecem energia.

Atletas gastam grandes quantidades de energia

A quantidade e a intensidade do treinamento, bem como a estrutura corporal, são os principais determinantes das necessidades energéticas do atleta (Tab. 9.6).[2]

Com o aumento da atividade física, as Calorias gastas por quilograma de peso corporal aumentam de maneira regular. Os atletas são capazes de obter níveis incrivelmente altos de produção de energia. Um estudo feito na Grã-Bretanha relatou que, durante um teste de 24 horas de ciclismo em um laboratório de desempenho humano, um atleta pedalou 692 quilômetros, gastando 20.166 Calorias. Ele perdeu 1,19 kg de peso corporal, pois apenas 54% das necessidades energéticas foram atendidas por meio de líquidos e alimentos.

Atletas gastam grandes quantidades de energia por duas razões principais:[2,84]

1. *Capacidades de trabalho elevadas.* Como discutido no Capítulo 7, um dos melhores indicadores de condicionamento físico é a quantidade máxima de oxigênio que pode ser consumida durante o esforço máximo ($\dot{V}O_{2máx}$). Atletas do sexo masculino comumente apresentam um consumo máximo de oxigênio acima de 4,5 $L.min^{-1}$, e alguns são capazes de alcançar índices superiores a 6,0 $L.min^{-1}$. Atletas do sexo feminino, em virtude de sua estrutura corporal menor, possuem valores de $\dot{V}O_{2máx}$ em torno de 30% mais baixos. Para cada litro de oxigênio consumido, cerca de 5 Calorias são gastas (ver Fig. 9.5).

2. *Capacidade de trabalhar em uma alta porcentagem da capacidade máxima.* Durante treinos e competições, é comum os atletas se exercitarem em níveis que vão de 70 a 90% do $\dot{V}O_{2máx}$.

Durante períodos de maior quantidade de exercícios ou de esforço de intensidade acima do comum, os atletas demonstram uma tendência a aumentar o consumo calórico para equilibrar o gasto energético, ainda que o descanso periódico melhore o equilíbrio calórico total. Em alguns estudos, foi relatado que os atletas se alimentavam de maneira bem inferior às demandas de Calorias de seus programas de treinamento, mas isso parece ter sido causado por relatos incorretos por parte dos atletas quanto à ingestão calórica.[2] A mensuração da ingestão de nutrientes é imprecisa e difícil. Para isso, é preciso

TABELA 9.7 **Energia e qualidade da dieta recomendada para pessoas que praticam exercícios comparadas à ingestão média**

	Calorias*		% do total de energia		
	Homens	Mulheres	Carboidrato	Gordura	Proteína
Ingestão real de uma pessoa comum	2.800	2.000	51	32	15
Entusiastas do *fitness*	2.900	2.000	55	30	15
Atletas de resistência	2.500-7.500	2.000-4.000	60-70[†]	15-25	15[‡]
Atletas de potência/esportes coletivos	3.000-10.000	2.000-4.000	55	30	15[§]

[*]A ingestão de energia pode variar muito dependendo da estrutura corporal e da quantidade de exercício.
[†]6-10 gramas diárias de carboidrato por quilograma de peso corporal; a quantidade necessária depende do gasto diário total de energia do atleta.
[‡]1,2-1,4 gramas diárias de proteína por quilograma de peso corporal.
[§]Pode chegar a até 1,6-1,7 gramas diárias de proteína por quilograma de peso corporal.

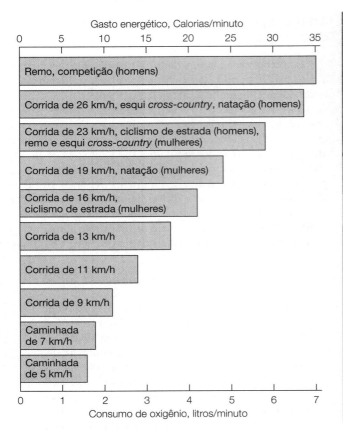
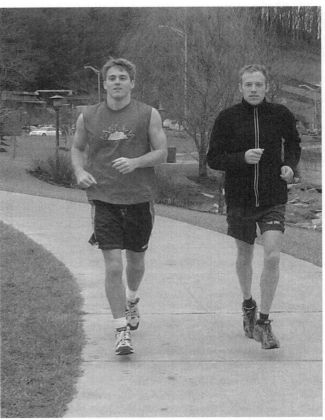

Figura 9.5 Quadro de energia-potência. Alguns dos melhores atletas de reistência no mundo são capazes de taxas de gasto energético extremamente altas. Fonte: Dados de Hagerman FC. Energy metabolism and fuel utilization. *Med Sci Sports Exerc* 24:S309-S314, 1992.

que os atletas registrem de maneira correta a ingestão regular de alimentos durante períodos prolongados, um processo que muitos indivíduos consideram árduo, ocasionando tanto relatos inadequados como mudanças na alimentação.[5]

Atletas não apenas gastam grandes quantidades, como também possuem um padrão diferenciado de utilização de energia, o que acarreta implicações importantes na elaboração das dietas esportivas. Embora atletas de resistência apresentem uma tendência de dispender quantidades de energia comparáveis às gastas por trabalhadores envolvidos em atividades de trabalho intenso, eles gastam uma grande quantidade de calorias – até 40% do total diário – em menos de duas horas. Este fato possui consequências nutricionais importantes para o atleta, em virtude de:

- Elevada utilização de glicogênio (maior necessidade de carboidrato)
- Elevada taxa de suor (maior necessidade de líquidos)
- Trauma musculoesquelético (capaz de afetar a necessidade de proteínas e ferro)
- Distúrbios gastrintestinais (capazes de afetar o equilíbrio de ferro)

Energia e produção de ATP

A energia derivada dos alimentos é transferida para as moléculas de armazenamento chamadas de *trifosfato de adenosina* (ATP). A contração muscular em qualquer esporte ou atividade física é produzida pelo movimento no músculo, gerado pela energia liberada pela separação das ligações de fosfato de alta energia do ATP (ver Cap. 7).[85]

Embora o ATP seja a fonte de energia imediata para a contração muscular, a quantidade dessas moléculas presente em um músculo é tão pequena (cerca de apenas 85 gramas) que deve ser reabastecida constantemente ou, caso contrário, será esgotada após alguns segundos de exercício de alta intensidade. O ATP é restabelecido por dois sistemas distintos, o sistema anaeróbio (que produz o ATP na ausência de oxigênio a partir de pequenas reservas de ATP-fosfocreatina [CP] e do sistema de lactato) e o aeróbio, ou sistema de oxigênio (ver Figs. 9.6 e 9.7).

As três fontes a partir das quais o ATP é fornecido são:

1. *Reservas ATP-CP.* O organismo armazena uma pequena quantidade de ATP e CP. Os músculos podem depender destas reservas por até dez segundos (p. ex., corridas de curta distância e levantamento de pesos) até elas serem esgotadas.

2. *Caminho de lactato.* O ATP é produzido em grande quantidade a partir das reservas de carboidrato (glicogênio) dentro do músculo (ver Cap. 7) durante um processo denominado *glicólise*. Por esse processo, também é produzido o ácido lático, que causa fadiga muscular. Em função disso, a produção de ATP a partir do sistema de lactato pode possibilitar o exercício intenso por apenas 1 a

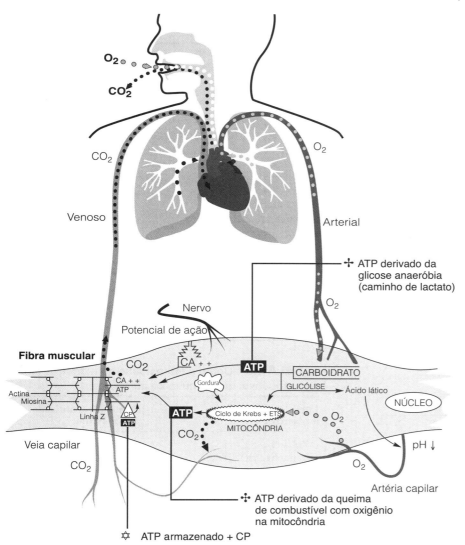

Figura 9.6 O ATP é fornecido por meio de três vias: (1) ATP e CP armazenados, (2) caminho de lactato e (3) sistema de oxigênio mitocondrial.

3 minutos (para modalidades esportivas como corridas de 400 a 800 metros, provas de natação de 100 metros e boxe).

3. *Sistema de oxigênio*. Este sistema, capaz de utilizar tanto ácidos graxos como carboidratos, produz ATP em uma escala mais lenta do que os outros dois sistemas energéticos. Ele representa uma enorme fonte potencial de energia: o fornecimento de gorduras e carboidratos do organismo para o exercício é mais do que suficiente para cinco dias contínuos de exercícios. O oxigênio, porém, é exigido, o que explica porque a capacidade de utilização de oxigênio do atleta torna-se algo de fundamental importância. O sistema de oxigênio é o principal fornecedor de ATP em atividades com duração superior a três minutos e, em competições como a maratona de 42 quilômetros, este sistema se torna indubitavelmente o principal fornecedor de ATP.

Os sistemas aeróbio e anaeróbio atuam em conjunto. Quando a frequência de exercício é levada além da capacidade do sistema ventilatório-circulatório para fornecer oxigênio em quantidades suficientes, as células musculares passam a depender cada vez mais do sistema de lactato para fornecer

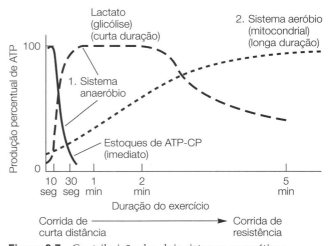

Figura 9.7 Contribuição dos dois sistemas energéticos durante os exercícios, em ordem crescente de duração. O sistema de energia anaeróbia fornece ATP para os miofilamentos ativos das reservas de ATP-CP e dos caminhos de lactato e glicólise. O sistema aeróbio fornece ATP a partir da mitocôndria, que necessita de oxigênio para queimar carboidratos e gorduras.

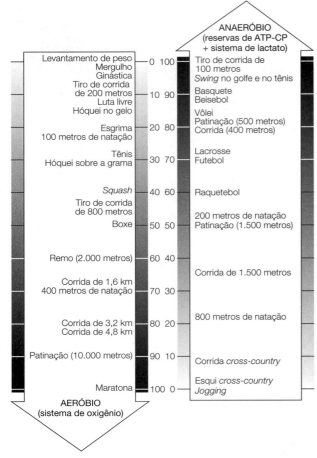

Figura 9.8 O *continuum* anaeróbio-aeróbio. Ainda que o tiro de 100 metros seja considerado uma atividade puramente anaeróbia e a maratona, puramente aeróbia, a maior parte das demais atividades utiliza ATP dos dois sistemas. Os atletas devem treinar ambos de acordo com as demandas da modalidade.

ATP. Quando essa dependência se torna excessiva, o acúmulo de ácido lático pode causar uma fadiga debilitante.

A Figura 9.8 apresenta um resumo do *continuum* anaeróbio-aeróbio. Em modalidades nas quais os dois sistemas são utilizados (p. ex., no boxe), o cronograma de treinamento deve ser elaborado de modo a desenvolver a capacidade de ambos os sistemas (ver Cap. 8).

A gordura e o carboidrato são os principais combustíveis para o exercício de resistência. Como pode ser observado na Tabela 9.8, o corpo possui reservas relativamente limitadas de carboidrato (1.880 Calorias). Estas geralmente estão distribuídas nas formas de glicose sanguínea (80 Calorias) e hepática (350 Calorias) e glicogênio muscular (1.450 Calorias). Por outro lado, as reservas de gordura totalizam mais de 140.000 Calorias.[85]

Três fatores determinam qual será o principal combustível (gordura ou carboidrato) a ser utilizado para a produção de ATP:[85]

1. *Intensidade e duração do exercício*. Atividades de alta intensidade e baixa duração (p. ex., corrida de 200 metros) dependem sobretudo da produção de carboidrato pelo sistema anaeróbio. O carboidrato é o único combustível que pode ser utilizado de maneira anaeróbia.

TABELA 9.8 Reservas de substratos de um "homem normal"

Combustível	Peso (kg)	Energia (Cal)
Combustíveis em circulação		
Glicose	0,0200	80
Ácidos graxos livres	0,0004	4
Triglicerídeos	0,0040	40
Total		124
Reservas teciduais		
Gordura		
Adiposa	15,0	140.000
Intramuscular	0,3	2.800
Proteína (músculo)	10,0	41.000
Glicogênio		
Hepático	0,085	350
Muscular	0,350	1.450
Total		185.600

Fonte: Gollnick PD. Metabolism of substrates: Energy substrate metabolism during exercise and as modified by training. *Federation Proceedings* 44:353–357, 1985.

TABELA 9.9 Como a intensidade do exercício afeta o combustível que o músculo utiliza

Intensidade do exercício	Combustível utilizado pelo músculo
< 30% $\dot{V}O_{2máx}$ (caminhada leve)	Principalmente reservas de gordura muscular
40-60% do $\dot{V}O_{2máx}$ (*jogging*, caminhada rápida)	Gorduras e carboidratos utilizados em igual proporção
75% do $\dot{V}O_{2máx}$ (corrida)	Principalmente carboidrato
≥ 80% do $\dot{V}O_{2máx}$ (corrida intensa)	Quase 100% de carboidrato

Fonte: Dados de McCardle WD, Katch FI, Katch VL. Exercise Physiology: Energy, Nutrition, and Human Performance (5ª ed.), Philadelphia: Lippincott Williams & Wilkins, 2001.

Com intensidades reduzidas e maior duração (p. ex., caminhada), a gordura torna-se a fonte de combustível preferida. O carboidrato continua sendo utilizado, especialmente na parte inicial do exercício. A Tabela 9.9 traz um resumo da utilização dos combustíveis metabólicos pelos músculos em diferentes intensidades de exercício.[85]

Durante o exercício prolongado, o uso do carboidrato é inicialmente alto. Com a continuidade do exercício, cada vez mais gordura é utilizada a fim de fornecer ATP para o músculo ativo (ver Figs. 9.9 e 9.10).[85-87]

2. *Nível de condicionamento*. Com a melhora do nível de condicionamento aeróbio, há um aumento na utilização de gordura para produzir ATP em qualquer que seja a carga de trabalho, preservando assim as reservas limitadas de carboidrato e reduzindo os níveis de lactato (ver Fig. 9.11).[1] Essa maior utilização das reservas de gordura (que são relativamente ilimitadas)

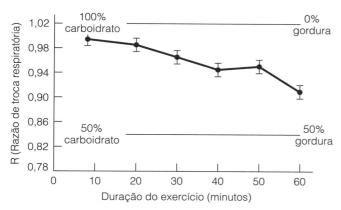

Figura 9.9 Alteração no uso do combustível pela mitocôndria muscular durante uma corrida de uma hora com uma intensidade de 70% do $\dot{V}O_{2máx}$. Durante uma corrida dessa duração e intensidade, os músculos utilizam cada vez mais gordura para produzir ATP. Fonte: Dados de Nieman DC, Carlson KA, Brandstater ME, Naegele RT, Blankenship JW. Running exhaustion in 27-h fasted humans. *J Appl Physiol* 63:2502-2509, 1987.

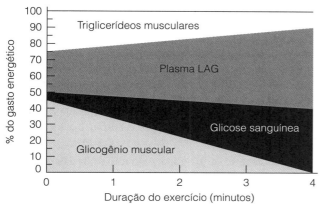

Figura 9.10 Porcentagem de energia derivada dos quatro principais substratos durante o exercício prolongado em uma intensidade de 65 a 75% do consumo máximo de oxigênio. Inicialmente, cerca de metade da energia é derivada do carboidrato e da gordura. Com a queda na concentração de glicogênio, a gordura e a glicose sanguínea se tornam uma fonte cada vez mais importante de energia para o músculo. Após duas horas de exercício, a ingestão de carboidratos é necessária para manter a concentração de glicose no sangue e a oxidação dos carboidratos. Fonte: Coyle EF. Substrate utilization during exercise in active people. *Am J Clin Nutr* 61 (suppl):968S-979S, 1995. © American Journal of Clinical Nutrition. American Society for Clinical Nutrition.

possibilita ao atleta um desempenho mais duradouro antes que as reservas de glicogênio se esgotem.

3. *Alimentação prévia*. Durante a década de 1960, constatou-se que, quando a alimentação anterior à atividade continha alto teor de carboidrato, uma quantidade relativamente maior desse nutriente era armazenada e disponibilizada para a produção de ATP em qualquer que fosse a carga de trabalho, o que capacitava os atletas a se exercitarem por períodos bem maiores (Fig. 9.12).[1,88] Com uma alimentação com alto teor de gorduras, uma quantidade relativamente maior de gordura era utilizada, reduzindo a duração do exercício até a fadiga.

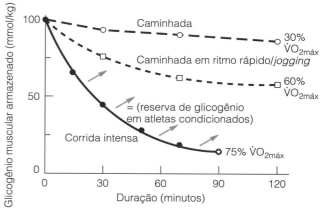

Figura 9.11 Relação entre intensidade do exercício, nível de condicionamento e uso de glicogênio durante o exercício. Com o aumento da intensidade do exercício, uma quantidade cada vez maior de glicogênio é utilizada pelo músculo. Como demonstrado pelas setas, com o treinamento aeróbio, atletas condicionados tendem a utilizar menos glicogênio durante qualquer carga de trabalho dada, preservando-o. Fonte: Dados de Costill DL. Carbohydrates for exercise: Dietary demands for optimal performance. *Int J Sports Med* 9:1-18, 1988.

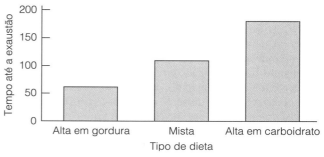

Figura 9.12 Efeito da alimentação na duração do exercício de resistência. Dietas com alto teor de carboidratos possibilitam aos atletas executar exercícios de resistência por períodos mais longos. Fonte: Dados de Bergstrom J, Hermansen L, Hultman E, et al. Diet, muscle glycogen and physical performance. *Acta Physiol Scand* 71:140-150, 1967.

A influência da alimentação é discutida de modo mais completo na próxima seção.

PRINCÍPIO 3: MANTER UMA ALTA INGESTÃO DE CARBOIDRATOS NA ALIMENTAÇÃO (55 A 70%) DURANTE O TREINAMENTO

Uma dieta com alto teor de carboidratos é provavelmente o princípio mais importante tanto para os entusiastas do *fitness* como para os atletas de resistência. As reservas de carboidrato (glicogênio) no corpo são fundamentais, pois são as principais fontes de combustível dos músculos ativos. Quando os níveis de glicogênio muscular caem a níveis excessivamente baixos, ocorre um declínio da capacidade de exercício, acompanhado de uma maior sensação de apatia e cansaço, bem como de uma maior propensão a lesões. Atletas em treinamento intenso podem precisar de 6 a 10 gramas diárias de carboidrato por quilograma de peso corporal em suas dietas.

Importância do carboidrato durante o treinamento intenso

O histórico dos carboidratos (CHO) nos esportes de resistência começou em 1939, quando pesquisadores escandinavos demonstraram os efeitos da intensidade do exercício sobre o combustível utilizado pelo músculo durante o exercício.[1,89,90] Eles constataram que, quanto maior a intensidade do exercício, maior era a contribuição relativa do CHO como combustível muscular.

A criação das agulhas para biópsia em 1962 permitiu que os pesquisadores ampliassem essas descobertas por meio da mensuração das reais quantidades de glicogênio no músculo (ver Fig. 9.13).[91] Uma série de experimentos realizados por outros pesquisadores escandinavos na segunda metade da década de 1960 demonstrou que a capacidade de exercitar-se em altas intensidades estava relacionada ao nível de glicogênio no músculo antes do exercício.[1,88,92]

Diversos princípios básicos estão atualmente esclarecidos no que diz respeito à relação entre o exercício, os carboidratos na alimentação e o glicogênio muscular:[93-122]

- As reservas de glicogênio corporal possuem um importante papel durante o exercício intenso (70 a 85% do $\dot{V}O_{2máx}$), seja ele de natureza prolongada e contínua (p. ex., corrida, natação, ciclismo) ou de natureza intermitente, mesclando aspectos aeróbios e anaeróbios (p. ex., futebol, basquete, hóquei no gelo, tiros de corrida intervalados). Quanto maior a intensidade do exercício, mais dependente do glicogênio será o músculo ativo (ver Fig. 9.11 e Tab. 9.9). Por exemplo, duas horas de ciclismo em uma intensidade de 30% do $\dot{V}O_{2máx}$ irá reduzir o glicogênio muscular em apenas cerca de 20%, ao passo que pedalar em uma intensidade de 75% do $\dot{V}O_{2máx}$ resulta em um esgotamento quase total do glicogênio muscular.[1]
- Quando as reservas de CHO no organismo estão limitadas, o corpo se adapta de várias maneiras para maximizar a sua utilização. O treinamento de resistência provoca um aumento nos níveis de armazenamento de glicogênio muscular até quase o dobro daqueles encontrados em pessoas não treinadas.[85] Além disso, o treinamento de resistência também causa um aumento na utilização de gordura para qualquer carga de trabalho dada, poupando o glicogênio.[96,123] Em outras palavras, pessoas aerobiamente condicionadas consomem uma quantidade de gordura maior em qualquer carga de trabalho dada, preservando o glicogênio (ver Fig. 9.11). Por exemplo, quando pessoas condicionadas e não condicionadas correm juntas em um determinado ritmo (p. ex., 0,3 segundos/metro), a pessoa condicionada utilizará mais gordura e menos carboidrato por metro do que a não condicionada. Isso é vantajoso, pois o glicogênio muscular é poupado, possibilitando que a pessoa condicionada se exercite por um período maior.
- A exaustão durante exercícios prolongados e de difícil execução está atrelada a níveis de glicogênio muscular baixos. As reservas de CHO são, portanto, o fator limitante em sessões de exercício com duração superior a 60 a 90 minutos (ver Fig. 9.14).[1,112-120] Baixos níveis de glicogênio também são fatores limitantes em diversos esportes coletivos que envolvem muita corrida. No futebol, por exemplo, constatou-se que jogadores com baixos níveis de glicogênio correm menos e andam mais do que aqueles com níveis ideais.[121] Nesse esporte, os jogadores correm uma média de 10 quilômetros, boa parte dos quais em alta velocidade. A fadiga em atividades de menor duração se deve a outros fatores, especialmente ao acúmulo de efeitos metabólicos colaterais, como, por exemplo, o ácido lático e os íons de hidrogênio nas células musculares.
- Quando as reservas de glicogênio muscular e hepático estão baixas, não é possível manter um alto nível de desempenho. Os maratonistas usam o termo "atingir a parede" para descrever a dor e a fadiga associadas ao momento em que baixos níveis de glicogênio são atingidos. Há uma quantidade aparentemente obrigatória de quebra do glicogênio muscular e hepático durante o exercício intenso. A quebra da gordura não é capaz de manter os índices metabólicos durante exercícios em intensidades muito superiores a 50 a 65% do $\dot{V}O_{2máx}$. Em outras palavras, quando o nível de glicogênio muscular está baixo, o praticante não conseguirá realizar o exercício em intensidades acima de 50 a 65% do $\dot{V}O_{2máx}$, o que para muitos corredores significa uma caminhada a passos lentos e penosos.

Foi demonstrado que, em ciclistas de resistência, baixos níveis iniciais de glicogênio reduzem o rendimento de potência durante o final da prova.[122]

- Durante a primeira hora de exercício intenso, a maior parte do CHO e da gordura (triglicerídeos) é proveniente dos músculos, que são grandes depósitos de combustível (ver Figs. 9.10 e 9.15).[116] Ao ultrapassar a marca de uma hora, o exercício passa a requerer quantidades cada vez maiores de fontes de combustível e glicose sanguínea dos tecidos de gordura adiposa, uma vez que a depleção dos níveis de glicogênio muscular foi iniciada. Quanto maior for a duração do exercício, maior é a quantidade de glicose hepática necessária para atender às crescentes demandas dos músculos ativos com processo de depleção

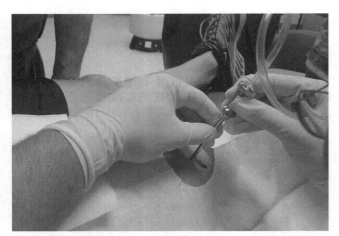

Figura 9.13 A biópsia por agulhas possibilita aos pesquisadores obter uma pequena amostra de tecido muscular a fim de mensurar a quantidade de glicogênio. Uma pequena incisão é feita no músculo (após anestesiar a área), a agulha para biópsia é inserida, aplica-se uma pressão de sucção e corta-se um pequeno pedaço do músculo com um mecanismo de lâmina deslizante na agulha.

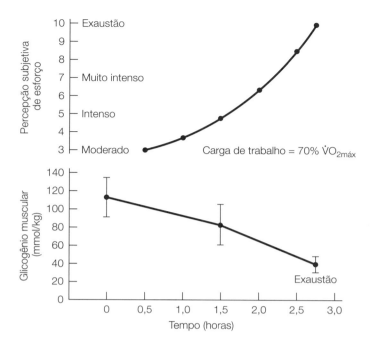
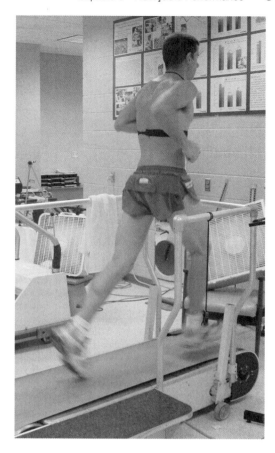

Figura 9.14 Nove maratonistas experientes correram por quase três horas em uma esteira ergométrica a uma intensidade de 70% do $\dot{V}O_{2máx}$. Conforme os níveis de glicogênio muscular eram reduzidos, a percepção subjetiva de esforço apresentava uma forte elevação. A exaustão foi associada aos baixos níveis de glicogênio nos músculos dos corredores. Fonte: Dados de Nieman DC, Carlson KA, Brandstater ME, Naegele RT, Blankenship JW. Running exhaustion in 27-h fasted humans. *J Appl Physiol* 63:2502-2509, 1987.

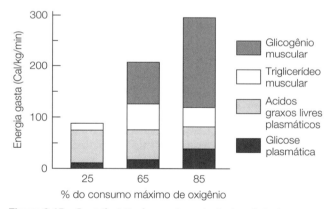

Figura 9.15 Contribuição dos quatro principais substratos ao gasto energético após 30 minutos de exercício em intensidades de 25, 65 e 85% do consumo máximo de oxigênio quando em jejum. Fontes: Coyle EF. Substrate utilization during exercise in active people. *Am J Clin Nutr* 61(suppl):968S-979S, 1995; Coyle EF. *Perspectives in Exercise Science and Sports Medicine, Recent Advances in the Science and Medicine of Sport*, Vol. 10. Reimpresso com permissão do autor.

do glicogênio.[1,112,114,116] Do mesmo modo como ocorre com o glicogênio muscular, indivíduos treinados utilizam menos glicose plasmática do que os não treinados, preservando o glicogênio hepático, minimizando a possibilidade de hipoglicemia e melhorando a performance de exercícios por longos períodos.[114]

- Durante o exercício extenuante, as reservas de glicogênio muscular sofrem uma ligeira flutuação dia a dia.[1,101]

Pessoas sedentárias sob dietas mistas regulares possuem reservas de glicogênio de apenas 70 a 110 mmol por quilograma de músculo úmido. Atletas sob dietas mistas, após 24 horas de descanso, possuem níveis de glicogênio de 130 a 135 mmol/kg de músculo úmido e, após 48 horas de descanso acompanhado de uma alimentação com alto teor de carboidratos, possuem 140 a 230 mmol/kg.[1]

Como demonstrado na Figura 9.16, o nível de glicogênio de atletas pode sofrer uma redução de 50% após uma sessão de exercícios de duas horas.[124,125] Se o conteúdo de carboidratos da alimentação for baixo (cerca de 40% das Calorias totais), uma quantidade mínima de glicogênio muscular é armazenada durante o dia e com uma outra sessão de duas horas no dia seguinte o atleta não será capaz de se exercitar com a mesma intensidade ou sentirá mais dificuldade do que o normal.[1,113,118,124] Isto foi demonstrado em remadores, nadadores e corredores, o que leva a maioria dos especialistas em nutrição esportiva a recomendar que atletas de resistência adotem dietas com um alto teor de carboidratos (ver Fig. 9.17).[113,115,120,126-128]

- Atletas de resistência competem ou treinam repetidas vezes no mesmo dia ou em dias consecutivos; portanto, é essencial que haja uma rápida restauração do glicogênio muscular. Ainda que estudos mais antigos sugerissem que eram necessárias 48 horas ou mais para repor as reservas de glicogênio muscular após o exercício de resistência prolongado, pesquisas mais recentes constataram que, quando 9 a 16 gramas de CHO por quilograma de peso

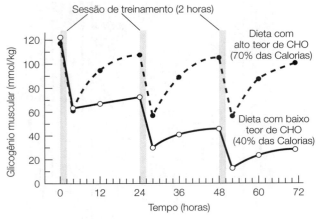

Figura 9.16 A importância de uma dieta com alto teor de carboidratos durante o treinamento intenso. Em uma frequência diária, sessões de exercícios de duas horas causam uma depleção das reservas de glicogênio muscular de aproximadamente 50%. Uma dieta com baixo teor de carboidratos (40% das Calorias) não repõe de maneira adequada o glicogênio perdido, o que causará uma redução progressiva do glicogênio muscular com a continuidade dos treinos diários. Uma dieta com alto teor de carboidratos (70% das Calorias) ajuda a manter as reservas de glicogênio muscular próximas aos níveis normais mesmo com o treinamento intenso, possibilitando ao atleta treinar de maneira mais intensa com menos esforço. Fonte: Dados de Costill DL, Miller JM. Nutrition for endurance sports: Carbohydrate and fluid balance. *Int J Sports Med* 1:2-14, 1980.

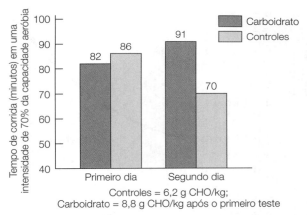

Figura 9.17 Ingestão de carboidratos e recuperação do exercício prolongado. Neste estudo, corredores foram capazes de correr por mais tempo no segundo dia, quando consumiram aproximadamente 9 gramas de CHO/kg após uma sessão de corrida intensa no dia anterior. Fonte: Dados de Fallowfield JL, Williams C. Carbohydrate intake and recovery from prolonged exercise. *Int J Sport Nutr* 3:150-164, 1993.

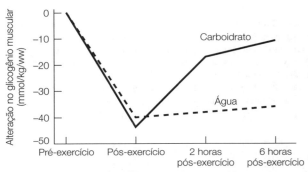

Figura 9.18 Ressíntese de glicogênio após o exercício de resistência: 9 séries de 6 repetições; cadeira extensora, 70% de 1 RM, até a fadiga. O carboidrato pós-exercício é importante para os praticantes de musculação para repor o glicogênio muscular gasto durante o exercício. Fonte: Dados de Pascoe DD, Costill DL, Fink WJ, Robergs RA, Zachwieja JJ. Glycogen resynthesis in skeletal muscle following resistive exercise. *Med Sci Sports Exerc* 25:349-354, 1993.

corporal são consumidos logo após o exercício, as reservas de glicogênio podem ser normalizadas em menos de um dia, especialmente em indivíduos altamente treinados.[105,129-134] Alimentos e bebidas ricos em CHO devem ser ingeridos logo após o exercício prolongado, até que sejam consumidas pelo menos 8 a 10 gramas de CHO por quilograma de peso corporal (500 a 800 gramas ou 2.000 a 3.200 Calorias de CHO, dependendo da estrutura do corpo).[119,129-134] Existem algumas evidências de que alimentos com alto índice glicêmico aumentem a taxa de armazenamento de glicogênio (ver Quadro 9.5). Esse é também um ótimo conselho para os praticantes de musculação.[104] Em um estudo, séries múltiplas de extensões da perna reduziram o glicogênio muscular em cerca de 30%.[130] Entre os indivíduos que ingeriram carboidratos imediatamente após a sessão, a maior parte do glicogênio muscular foi restabelecida em um intervalo de seis horas, ao passo que, entre aqueles que beberam apenas água, não houve alteração significativa (ver Fig. 9.18).

Implicações práticas para atletas

De modo geral, a síntese de glicogênio aumenta de maneira proporcional à quantidade de CHO consumida. Em média, são necessários 6 a 10 gramas de CHO por quilograma de peso corporal (cerca de 500 a 800 gramas totais) diariamente para o atleta de resistência que esteja treinando por mais de 60 a 90 minutos.[1,2] Atletas sob treinamento intenso devem consumir uma dieta de aproximadamente 70% de CHO (525 gramas por 3.000 Calorias), que irá restaurar o glicogênio muscular em menos de 24 horas, possibilitando que o atleta continue o treinamento intenso. Isso é de especial importância após provas de corrida e sessões de treinamento intensas e prolongadas.

Essa quantidade de carboidrato é maior do que a maioria dos atletas normalmente optaria por consumir, no entanto, eles devem ser instruídos para incluir na dieta essa grande quantidade. É comum que os atletas subestimem suas necessidades de carboidrato e, em consequência, fiquem suscetíveis a uma sensação de "apatia" decorrente da depleção do glicogênio.

A Tabela 9.10 é uma lista de exemplos de alimentos com alto teor de carboidrato, em ordem decrescente da quantidade de carboidratos que eles contêm (em gramas por xícara). É possível notar que os alimentos com alta concentração de açúcares simples lideram a lista, seguidos por frutas secas, cereais, batatas, arroz, legumes e sucos de frutas. Ainda que alimentos com alto teor de açúcar, como mel, geleias e xaropes forneçam grandes

Capítulo 9 Nutrição e Performance **313**

Quadro 9.5

Os atletas devem se preocupar com o índice glicêmico?

Embora muitos atletas saibam que devem consumir grandes quantidades de carboidrato antes, durante e depois do exercício prolongado, poucos são aqueles que se preocupam com a escolha dos tipos de alimentos com esse nutrientes. O índice glicêmico (IG) foi proposto como um importante recurso na seleção das fontes alimentares ideais de carboidrato para otimizar as taxas de armazenamento do glicogênio.

O IG classifica os alimentos que contêm carboidratos de acordo com a resposta glicêmica a que eles induzem. Alimentos com alto IG geram respostas glicêmicas mais altas, ao passo que alimentos com baixo IG produzem uma resposta relativamente baixa. Esse índice foi originalmente criado para que diabéticos pudessem controlar melhor seus níveis de glicose no sangue. O IG é um valor percentual baseado na extensão da resposta glicêmica de 50 gramas de carboidrato em um alimento de referência (geralmente, o pão branco) multiplicado por 100:

IG = (área glicêmica do alimento teste)
÷ (área glicêmica do alimento de referência) × 100

Essa abordagem, porém, tem sido criticada, pois alguns alimentos foram classificados como bons ou ruins simplesmente em função de seus IGs. O IG não foi de modo algum concebido para ser utilizado de maneira isolada. Ao contrário, o usuário deve comparar as informações do IG com outras mensurações da qualidade da dieta, incluindo o conteúdo de fibras alimentares, vitaminas e minerais e a quantidade de sal, colesterol e gordura saturada.

Pesquisadores da Universidade da Columbia Britânica, em Vancouver, Canadá, fizeram as seguintes recomendações com relação ao exercício e ao IG:[135]

1. Atletas que querem consumir carboidratos de 30 a 60 minutos antes do exercício devem ser incentivados a ingerir alimentos com baixo IG. Isso diminuirá a probabilidade do surgimento de hiperglicemia e hiperinsulinemia no início do exercício, além de fornecer carboidratos exógenos durante toda a etapa inicial do exercício. Ao consultar a lista a seguir, pode-se notar que, entre os alimentos de baixo IG, estão espaguete, leite, frutose, alguns sucos e frutas e a maioria dos legumes.

2. Alimentos com alto IG devem ser consumidos durante o exercício para garantir digestão e absorção rápidas e níveis elevados de glicose no sangue. Ao consultar a lista a seguir, pode-se notar que alimentos de alto IG incluem arroz instantâneo, glicose, batatas e outras raízes, sacarose, roscas e diversos tipos de cereais matinais. A maioria das bebidas esportivas é uma combinação de glicose (IG alto) e frutose (IG baixo), por isso, essa proporção deve ser verificada com cuidado, dando ênfase às bebidas esportivas com alto teor de glicose.

3. As refeições pós-exercício devem ser compostas por carboidratos de alto IG para acentuar a ressíntese de glicogênio.

Os alimentos podem ser classificados da seguinte maneira de acordo com seu IG (sendo o pão branco considerado como o IG padrão de 100):

Alto (IG > 100)	IG	Moderado (IG = 60–100)	IG	Baixo (IG < 60)	IG
Cenoura	101	Muffin	88	Espaguete	59
Roscas	103	Farinha de aveia	87	Suco de maçã	58
Mel	104	Sorvete	87	Sopa de tomate	54
Donuts	108	Arroz (branco e integral)	80	Maçã	52
Waffles	109	Biscoitos de aveia	79	Iogurte desnatado	47
Sacarose	117	Milho	78	Damasco seco	44
Cereal Corn Chex®	118	Banana	76	Feijão roxo	42
Cereal Cornflakes®	119	Suco de laranja	74	Pêssego fresco	40
Batata assada	121	Chocolate	70	Leite integral	39
Cereal Crispix®	124	Lactose	65	Lentilha vermelha	36
Cereal Rice Chex®	127	Laranja	62	Frutose	32
Arroz instantâneo	128	Uva	62	Soja	25
Glicose	138	Cereal All-bran®	60	Amendoins	21

Fontes: Walton P, Rhodes EC. Glycemic index and optimal performance. Sports Med 23:164–172, 1997; Foster-Powell K, Miller JB. International tables of glycemic index. Am J Clin Nutr 62:871S–893S, 1995.

Parte III   Preparação do Condicionamento Físico

TABELA 9.10   Alimentos com alto teor de carboidratos – porções de 1 xícara

Alimento	Gramas de carboidrato	Calorias por xícara	% de calorias de carboidrato
Mel	272	1040	100
Xarope para panqueca	238	960	100
Geleias/conservas	224	880	100
Melados	176	720	100
Tâmaras (picadas)	131	489	100
Uvas passas	115	434	100
Ameixas secas	101	385	100
Cereal matinal com nozes e passas	94	407	92
Farinha de trigo integral	85	400	85
Damasco seco (não cozidos)	80	310	100
Batata doce (cozida, purê)	80	344	93
Maçã do amor	51	194	100
Arroz integral	50	232	86
Suco de ameixa	45	181	100
Feijão roxo	42	230	73
Flocos de trigo (cozidos)	41	180	91
Macarrão (cozido)	39	190	82
Lentilhas (cozidas)	39	210	74
Suco de uva	38	155	98

Fonte: USDA.

quantidades de carboidrato, o excesso de açúcar simples na alimentação provoca a escassez de vitaminas e minerais necessários. Mesmo que alimentos com alto teor glicêmico promovam uma ressíntese de glicogênio mais rápida, os atletas devem escolher alimentos que também promovam sua saúde nutricional.

A Tabela 9.11 descreve um exemplo de dieta para um atleta que realiza um treinamento aeróbio com duração superior a 60 a 90 minutos diários. É possível notar que as frutas e os produtos à base de grãos integrais são predominantes nessa dieta de alto teor de carboidratos. O consumo de carnes gordurosas, laticínios, nozes, azeitonas e óleos deve ser limitado para garantir que seja consumida uma quantidade suficiente de carboidratos a fim de restabelecer as reservas de glicogênio muscular. As dietas com alto teor de carboidratos são saudáveis, fornecem uma quantidade superior a 100% das QDRs para todos os nutrientes, ajudam a prevenir doenças crônicas e podem, portanto, ser recomendadas em uma frequência diária. O método de "sobrecarga de carboidratos" antes de eventos importantes é abordado no Princípio 8.

PRINCÍPIO 4: BEBER GRANDES QUANTIDADES DE LÍQUIDOS DURANTE TREINOS E COMPETIÇÕES

O segundo princípio alimentar mais importante para aqueles que praticam exercícios é consumir grandes quantidades de líquidos. Mesmo uma queda de 2% no peso corporal causada pela perda de líquidos (decorrente sobretudo do suor) pode reduzir a capacidade de executar um exercício. Em outras palavras, se um atleta pesa 68 quilogramas e perde 1 quilograma durante uma sessão de exercícios, a capacidade de desempenho é reduzida. Um ótimo hábito é mensurar o peso corporal antes e após cada sessão de exercícios; cada quilograma perdido deverá ser recuperado com 1 litro (quatro copos) de líquidos.[136,137]

A sede fica em segundo plano em relação às demais necessidades do corpo. Por isso, antes, durante e após a sessão de exercícios, deve-se beber uma grande quantidade de líquidos, além das demandas da sede. Um método recomendado por alguns especialistas em medicina esportiva é beber dois copos de água imediatamente antes da sessão de exercícios, um copo a cada 15 minutos durante a sessão e, por fim, mais dois copos ao final dela. Quando a duração do exercício for superior a uma hora, devem ser ingeridos carboidratos (30 a 60 gramas/hora) e sódio (0,5 a 0,7 gramas/L de água) para retardar a fadiga e promover a retenção de líquidos.[136,137]

Importância da água na regulação da temperatura durante o exercício

Conforme a gordura e o carboidrato são utilizados pelo músculo ativo na produção de energia para o movimento, em torno de 70 a 80% dessa energia é transformada em calor (de maneira muito parecida com o motor de um carro).[138-142] Se essa porcentagem fosse retida pelo organismo, o calor corporal poderia aumentar em até 1°C a cada cinco minutos, resultando em uma grave lesão por calor (hipertermia) em até 20 a 30 minutos.[138,143]

Durante o exercício estável em uma intensidade de 75% do $\dot{V}O_2$máx., a perda média de calor do corpo pode variar de 900 a 1.500 Calorias/hora. A isso podem ser somadas até 100 a 150 Calorias/hora decorrentes do sol. O calor corporal é transferido do músculo aquecido para o sangue e, em seguida, para a pele, onde é dissipado para o ar por evapora-

TABELA 9.11 Exemplo de cardápio – 3.500 Calorias, com alto teor de carboidratos (79% das Calorias totais)

Os alimentos relacionados a seguir representam uma amostra de um dia do tipo de dieta recomendado para o corredor típico do sexo masculino treinando para provas de longa duração. Este tipo de dieta é também recomendado para uma "sobrecarga de carboidrato" durante o período de três dias que antecede uma prova longa de resistência. Este exemplo atende às QDRs de todos os nutrientes e segue as orientações de uma "dieta equilibrada".

Porção	Alimento	Calorias
Café da manhã		
1 xícara	Cereal com nozes e passas	404
2 xícaras	Leite semidesnatado (2%)	242
1 inteira	Banana	105
½ xícara	Uvas passas sem caroço	247
2 copos	Suco de laranja	224
1 fatia	Pão de trigo integral	84
2 colheres de chá	Mel	43
Almoço		
1 metade	Tomate fresco	12
½ xícara	Folhas de alface	5
55 gramas	Frango cozido	108
2 fatias	Pão integral	168
1 colher de chá	Temperos de baixa caloria	35
2 xícaras	Suco de abacaxi enlatado	278
Jantar		
2 fatias	Pão de trigo integral	168
1 colher de chá	Manteiga de amendoim	96
2 inteiras	Maçã	162
2 xícaras	Arroz integral cozido	464
2 xícaras	Verduras mistas	105
1 colher de chá	Condimentos	5
1 xícara	Iogurte semidesnatado	231
2 inteiras	Roscas	330

Refeição	Calorias	Gramas de CHO totais	% de CHO
Café da manhã	1.349	290	86
Almoço	606	108	71
Jantar	1.561	292	75
Total	3.516	690	79

Nutrientes	Proteína	Ferro	Zinco	Cálcio	Vit C	Vit A	Vit B_1
Total diário	116 g	25 mg	18 mg	1.578 mg	425 mg	15.009 IU	4,2 mg
% QDR	207	250	120	197	708	300	280

ção, radiação ou convecção.[138,140] Em repouso em um dia quente e seco, 55% da perda de calor se dá por radiação e convecção, e 45% por evaporação do suor. Durante o exercício, a evaporação do suor torna-se de longe a principal via de perda de calor, sendo responsável por mais de 80% desse processo. Para cada litro de suor evaporado na pele, aproximadamente 600 Calorias são emitidas para fora do corpo, evitando assim um aumento da temperatura corporal de até 10°C. O corpo possui de 2 a 4 milhões de glândulas sudoríparas e, em um dia quente e seco, é capaz de secretar suor em quantidade suficiente para dissipar todo o calor produzido pelo exercício.[141] Por exemplo, se um atleta suar 1,8 L/hora, 1.000 Calorias de calor são removidas do corpo. A Figura 9.19 demonstra as vias de perda de calor do corpo humano em exercício.

As glândulas sudoríparas recolhem líquidos entre as células do corpo e dentro delas, e, em seguida, do volume plasmático de sangue na pele (ver Fig. 9.20).[137,144] Entretanto, a eficácia da evaporação do suor é bastante afetada pela umidade, particularmente quando a umidade relativa do ar é superior a 70%.[136,137,145] Se a umidade estiver alta a ponto de o suor ser produzido pela pele sem que ocorra evaporação, pouca quantidade de calor será emitida para fora do corpo e a temperatura corporal será elevada. Isso pode resultar em lesões por calor, incluindo exaustão e colapso (ver Cap. 16). No colapso por calor, o cérebro fecha as glândulas sudoríparas a fim de proteger os níveis de líquido no sangue, resultando em uma pele quente, seca e avermelhada e em um aumento letal da temperatura do corpo.

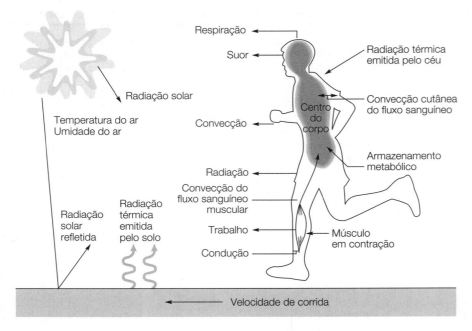

Figura 9.19 Conforme os músculos se contraem durante o exercício, é produzido calor, causando um aumento na temperatura do centro do corpo. Uma pequena quantidade de calor do ambiente também é absorvida pelo corpo. A principal via para dissipação desse calor é a evaporação do suor. Outras vias incluem convecção, radiação, condução e respiração.   Fonte: Gisolfi CV, Wenger CB. Temperature regulation during exercise: Old concept, new ideas. In Terjung RL (ed.), *Exercise and Sports Sciences Reviews*, Lexington: Collamore Press, 1984.

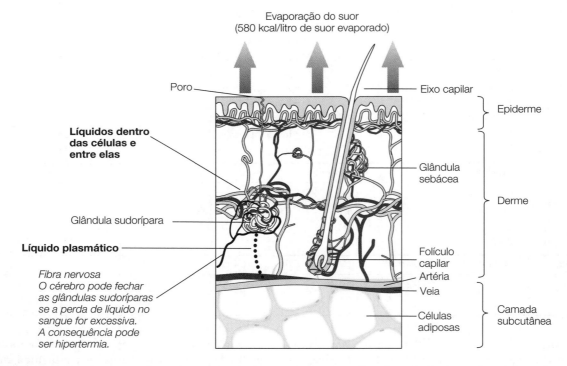

Figura 9.20 Fontes de líquido para produção de suor. As glândulas sudoríparas recolhem líquidos de dentro das células do corpo e do espaço entre elas para produzir suor durante o exercício. Se o volume sanguíneo for reduzido a níveis excessivamente baixos, o cérebro interrompe a atividade das glândulas sudoríparas. A continuidade do exercício poderá então causar uma hipertermia.

A prática de exercícios em uma temperatura quente e úmida pode ser perigosa. Durante a maratona de Pittsburgh de 1986, por exemplo, a temperatura atingiu 31°C e a umidade chegou a 60%; como resultado, metade dos 2.879 corredores receberam tratamento para lesões por calor (o American College of Sports Medicine estabeleceu normas a serem seguidas pelos organizadores de provas de corrida a fim de evitar esse tipo de desastre; ver Cap. 16).[46]

A Figura 9.21 apresenta os efeitos do ritmo da corrida e das condições climáticas na taxa de suor, a qual se torna extremamente alta durante uma corrida em ritmo rápido em dias quentes e úmidos.

Sudoreses de 0,5 a 1,5 L/hora são comuns em esportes de resistência.[136,137] Sob condições de calor extremo, as taxas de suor (de participantes fisicamente condicionados) foram mensuradas em valores acima de 2,5 L/hora. Durante os Jogos Olímpicos de Los Angeles de 1984, o corredor norte-

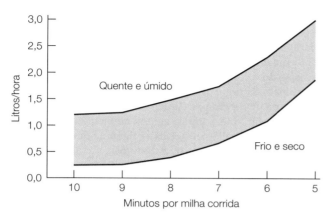

Figura 9.21 Taxas de suor em corredores. As taxas de suor são afetadas pelo ritmo da corrida e pelas condições climáticas. Aspectos específicos sobre a mensuração do estresse por calor, incluindo a relação entre calor e umidade, são descritos no Capítulo 16. Fonte: Dados de Sawka MN. Physiological consequences of hypohydration: Exercise performance and thermoregulation. *Med Sci Sports Exerc* 24:657-670, 1992.

americano Alberto Salazar perdeu 5,5 kg (8,1% do peso corporal) durante a maratona, mesmo tendo bebido quase 2 litros de água durante a prova. A taxa de suor de Alberto foi de 3,7 L/hora, uma das maiores já mensuradas.[147] As taxas de suor são influenciadas por fatores como nível de condicionamento, temperatura, umidade, intensidade do exercício, aclimatação ao calor, estado de hidratação, velocidade do ar e tipo de roupa usada.[144] A taxa de suor pode ser calculada utilizando-se a seguinte fórmula:

(Perda no peso corporal)
+ (líquidos ingeridos durante o exercício)
− (urina excretada durante o exercício) = sudorese

Por exemplo, se um atleta corre intensamente durante uma hora, perde 0,5 quilograma de peso corporal, ingere 500 mL de líquidos e urina 100 mL, a taxa de suor = 1.100 g + 500 − 100 = 1.500 mL/hora.

Um indivíduo médio de 70 kg possui 42 litros de água no corpo (60% do peso corporal). A água corporal é dividida em três componentes:[138]

1. Líquido intracelular (67%)
2. Líquido intersticial (entre células) (27%)
3. Volume plasmático (6%)

A perda de água do corpo causada pelo suor que ultrapasse 2% do peso corporal pode prejudicar muito a capacidade de resistência, pois eleva a temperatura corporal e reduz o débito cardíaco. Quando a produção de suor é maior que a quantidade de líquidos ingerida, tanto os níveis de água intracelular e extracelular como o volume plasmático são reduzidos, ocasionando aumento da temperatura corporal, redução da capacidade do coração de bombear sangue e redução do desempenho de resistência. A desidratação, mesmo que em pequena proporção, causa consequências fisiológicas. Por exemplo, cada litro de água perdido ocasiona um aumento da frequência cardíaca em cerca de 8 batimentos por minuto, uma queda do débito cardíaco de 1 L/minuto e uma elevação da temperatura corporal de 0,3°C quando um indivíduo pratica exercícios prolongados no calor.[137,138,141,148-153]

A Tabela 9.12 descreve os efeitos adversos da desidratação. Os mais vulneráveis à desidratação durante o exercício são os indivíduos obesos, não condicionados, não aclimatizados e com excesso de roupas, exercitando-se em dias ensolarados, quentes e úmidos. Entre os primeiros sinais de perigo estão cambaleios, perda da coordenação, suor excessivo, cessação do suor, dor de cabeça, náusea e vertigem.[136]

As pessoas acostumadas a exercitar-se no calor passam por alterações psicológicas que recebem o nome de *processo de aclimatização*.[151-153] A aclimatização (por uma progressão gradual que acontece por questão de segurança) pode ocorrer em um curto período de 5 a 10 dias de treinamento no calor. A pessoa aclimatada apresenta um volume plasmático maior (aumento de 400 a 700 mL) e glândulas sudoríparas capazes de produzir uma maior quantidade de suor no início da sessão de exercícios, com menos perda de sódio. Durante o exercício, a temperatura do corpo e a frequência cardíaca de uma pessoa aclimatada não são elevadas tão drasticamente quanto aquelas de indivíduos não aclimatados.

TABELA 9.12 Efeitos adversos da desidratação*

% de perda de peso corporal	Sintomas
1,0	Limiar de sede
2,0	Sede mais pronunciada, leve desconforto, perda de apetite
3,0	Aumento da hemoconcentração, boca seca, redução da urina
4,0	Diminuição de 20 a 30% da capacidade de exercício
5,0	Dificuldade de concentração, dor de cabeça, impaciência
6,0	Grave distúrbio na regulação da temperatura de exercício, aumento da respiração, dormência e formigamento nas extremidades
7,0	Provável colapso se combinado com calor e exercício

Respostas fisiológicas à desidratação

↑Incidências de dor gastrintestinal	↓Taxa de esvaziamento gástrico
↑Osmolalidade plasmática	↓Fluxo sanguíneo renal e esplâncnico
↑Viscosidade sanguínea	↓Volume plasmático
↑Frequência cardíaca	↓Volume sanguíneo central
↑Temperatura do centro do corpo na qual o fluxo de sangue na pele aumenta	↓Pressão de enchimento cardíaco
	↓Volume sistólico e débito cardíaco
	↓Taxa de suor a uma certa temperatura do centro do corpo
↑Temperatura do centro do corpo a uma dada intensidade de exercício	↓Taxa máxima de suor
	↓Fluxo sanguíneo cutâneo máximo
	↓Desempenho

*1% do peso corporal para uma pessoa pesando 68 kg equivaleria a 3 copos de água (1 copo = 225 g).

Fontes: Dados de Greenleaf JE, Harrison MH. Water and electrolytes. In Layman DK (ed.), *Nutrition and Aerobic Exercise*. Washington, DC: American Chemical Society, 1986; Murray R. Fluid needs in hot and cold environments. *Int J Sport Nutr* 5:S62-S73, 1995.

A reposição de líquidos durante o exercício reduz os efeitos adversos da desidratação por meio de processos como desaceleração do aumento da temperatura corporal, manutenção do volume plasmático e do débito cardíaco, melhora da resistência e redução dos riscos de lesão por calor.[136,137,154-156]

Durante o exercício prolongado, à medida que o corpo perde água principalmente em função do suor, tende a ocorrer uma redução gradual do volume de bombeamento cardíaco e um aumento correspondente da frequência cardíaca, fazendo que o exercício pareça mais difícil do que o normal. Beber em torno de 1 litro de líquido por hora ajuda a evitar este "desvio cardiovascular", facilitando a continuidade do exercício.[150]

A Figura 9.22 apresenta os resultados de um estudo em que os indivíduos pedalaram durante seis horas em uma intensidade de 55% do $\dot{V}O_{2máx}$, enquanto evitavam líquidos ou os ingeriam em quantidade suficiente para repor a perda total de água no corpo (um pouco acima de 1 L/hora em uma sala climatizada com temperatura definida em 30°C e umidade relativa de 50%).[154] Quando a ingestão de líquidos foi limitada, os indivíduos perderam em média 6,4% do peso corporal (4,5 kg), sofreram um aumento da alta temperatura retal e da frequência cardíaca e consideraram que o exercício estava muito difícil de ser completado, parando 1,5 hora antes dos indivíduos que ingeriram líquido suficiente para manter a água corporal. Esses resultados demonstram os efeitos deletérios da desidratação sobre a execução do exercício.

Qual quantidade de água deve ser ingerida para evitar a desidratação? A Figura 9.23 apresenta um resumo das necessidades de equilíbrio de água de pessoas sedentárias e fisicamente ativas. O Institute of Medicine recomenda que os homens ingiram 3,7 L de água todos os dias (3 litros de água e outras bebidas e 0,7 L de água proveniente de alimentos) e que as mulheres ingiram 2,7 L por dia (2,2 L de bebidas e 0,5 L de água de alimentos).[14] De modo geral, a maioria das pessoas sua de 0,5 a 1,5 L por hora de exercício e necessita repor isto bebendo mais líquidos.[136,137] É comum atletas perderem de 2 a 4% do peso corporal durante treinos vigorosos. Maratonistas podem perder de 6 a 8% de seus pesos corporais na forma de água durante uma prova de 42,2 km, com uma redução do volume plasmático de 13 a 18%.[157] Uma queda de 4% no peso corporal de uma pessoa que pesa 68 quilogramas representa uma perda de 2,7 kg, ou cerca de três quartos da água corporal. Não é atípico em um ambiente quente perder 800 gramas por quilômetro após a primeira hora. Isto somaria um copo de água a cada 6 ou 8 minutos.

Para a maioria dos atletas, é difícil beber tamanha quantidade de água, principalmente porque ela ultrapassa as demandas da sede, que tende a ser abrandada pelo exercício. Portanto, deve-se seguir um plano sistemático para o consumo de líquidos durante o exercício. Em outras palavras, durante a prática de exercícios, a sede fornece um índice insuficiente das necessidades do corpo, causando o que alguns pesquisadores chamam de "desidratação involuntária".[136,137] A maioria dos atletas reluta em ingerir líquidos durante o exercício e não bebe a quantidade suficiente para compensar as perdas do corpo. Os corredores, por exemplo, em geral bebem apenas 300 a 350 mL de líquidos por hora de exercício.[136,137] Por essa razão, a ingestão de líquidos deve ser "forçada" durante o exercício.

O Quadro 9.6 resume as informações do relatório *Position Stand on Exercise and Fluid Replacement* do ACSM. A seguir, estão listados alguns dos pontos fundamentais sobre o consumo de líquidos:

• Acentue a ingestão de líquidos antes do exercício consumindo quantidades adequadas durante o dia que antecede a prova, além disso, beba cerca de 500 mL de líquidos duas horas antes do exercício.

Indivíduos que praticam exercícios intensos devem fazer um esforço consciente para ingerir volumes adequados de líquidos durante todo o dia. Com frequência, a quantidade de líquidos vai além da desejada. Por exemplo, em estudo com jogadores de futebol em Porto Rico, os atletas foram aleatoriamente designados a ficar uma semana em hidratação voluntária (2,7 L/dia de líquidos) ou uma semana de hiper-hidratação (4,6 L/dia).[158] Houve um aumento no total de água corporal entre os atletas que forçaram a ingestão adicional de líquidos, aumento esse associado a uma melhora no desempenho esportivo. O ACSM recomenda que líquidos estejam prontamente disponíveis ao se consumir uma refeição, pois a maioria das pessoas se reidrata durante e após as refeições. Para evitar ou retardar a desidratação durante o exercício, o ACSM recomenda que seja ingerido ½ litro de água duas horas antes do exercício. Esse limite de tempo possibilita que os rins se adaptem às reservas de água total no corpo em níveis ideais pré-exercício. Recomenda-se que os indivíduos fiquem atentos à cor, ao volume e ao odor de suas urinas.[136,137,159] Uma pessoa bem hidratada excreta um volume considerável de urina de coloração amarelada (i. e., uma urina de cor mais semelhante a uma limonada do que a um suco de maçã, produzida por uma pessoa desidratada) e sem um odor forte.[137]

• Os atletas devem começar a ingerir líquidos no início do exercício e em intervalos regulares durante ele para repor quase toda a água perdida pelo suor.

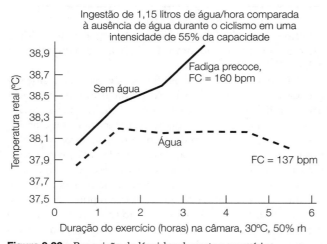

Figura 9.22 Reposição de líquidos durante o exercício prolongado: 1,15 litros de água/hora comparado a ausência de água pedalando em uma intensidade de 55% da capacidade. A ingestão de aproximadamente 1,2 litros de água a cada hora durante o exercício prolongado em um ambiente moderadamente quente evitou a desidratação, possibilitando aos indivíduos exercitar-se por seis horas. Fonte: Dados de Barr DI, Costill DL, Fink WJ. Fluid replacement during prolonged exercise: Effects of water, saline, or no fluid. *Med Sci Sports Exerc* 23:811-817, 1991.

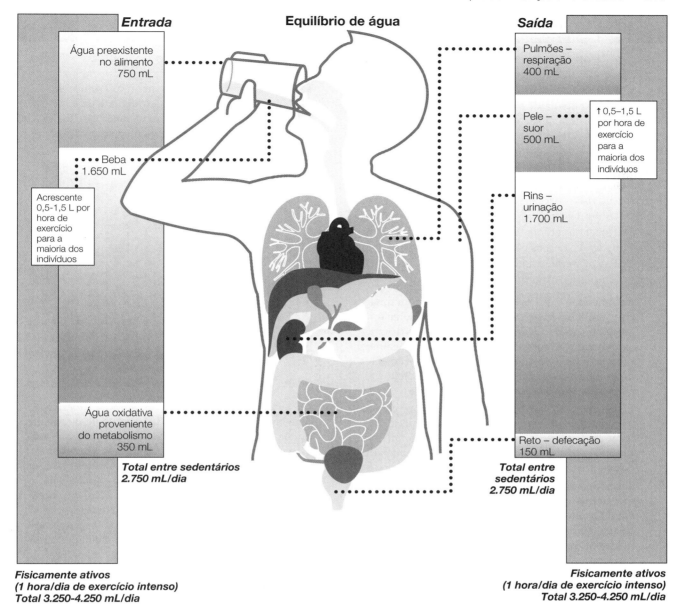

Figura 9.23 Equilíbrio de água em um homem sedentário. Pessoas fisicamente ativas devem aumentar a ingestão de líquidos para torná-la compatível às taxas de suor, que tipicamente estão entre 0,5 e 1,5 L/hora de esforço. Fonte: Institute of Medicine. *Dietary Reference Intakes for Water, Potassium, Sodium, Chloride, and Sulfate*. Food and Nutrition Board. Washington, DC: The National Academies Press, 2004.

Evitar a desidratação durante o exercício é de fundamental importância. Sem a reposição adequada de líquidos durante o exercício prolongado, a temperatura retal e a frequência cardíaca se elevam a níveis além do normal, prejudicando o desempenho, e, se esses níveis forem mantidos por muito tempo, podem ocasionar lesões por calor de potencial risco à saúde.[136,137] A ingestão de líquidos deve sobrepor a percepção da sede e compensar a redução do peso em líquidos (1 litro de líquido por quilograma de peso perdido). Para a maioria dos indivíduos, essa compensação da sudorese por meio de ingestão de líquidos pode ser obtida bebendo-se de 0,5 a 1 copo de água a cada 10 a 15 minutos de exercício. Para taxas de suor acima de 1,5 L/minuto, devem ser ingeridos de 1 a 2 copos de água a cada dez minutos.[137]

A taxa de líquido que sai do estômago para ser absorvido pelo intestino depende de diversos fatores, como a intensidade do exercício e a temperatura, o volume e a composição do líquido ingerido. O fator de maior influência no esvaziamento gástrico é o volume de líquido no estômago.[136] Quando o volume gástrico é mantido em 600 mL ou mais, a maior parte dos indivíduos é capaz de esvaziar uma quantidade superior a 1.000 mL por hora, mesmo que os líquidos contenham uma concentração de carboidratos de 4 a 8%. É de grande vantagem manter o maior volume de líquido possível de ser tolerado no estômago durante o exercício (p. ex., 400 a 600 mL).[160] O exercício leve a moderado parece exercer pouco ou nenhum efeito sobre o esvaziamento gástrico, ao passo que a prática de exercícios com intensidade

Quadro 9.6

Posicionamento do ACSM sobre a relação entre exercício e reposição de líquidos

O posicionamento do ACSM é que uma reposição adequada de líquidos ajuda a manter a hidratação e, portanto, promove a saúde, a segurança e um desempenho físico ideal para indivíduos que praticam atividades físicas regulares. Esse posicionamento é baseado em uma revisão e uma interpretação detalhadas da literatura científica sobre a influência da reposição de líquidos na execução de exercícios e no risco de lesão térmica associado à desidratação e à hipertermia. Com base nas evidências disponíveis, o ACSM faz as seguintes recomendações gerais sobre a quantidade e a composição de líquidos que devem ser ingeridos na preparação antes, durante e depois do exercício ou da competição esportiva:

1. Recomenda-se que os indivíduos consumam uma dieta equilibrada do ponto de vista nutricional e bebam quantidades adequadas de líquidos durante as 24 horas que antecedem uma prova, especialmente durante o período que inclui a última refeição antes do exercício, a fim de promover a hidratação adequada antes do exercício ou competição.

2. Recomenda-se que os indivíduos bebam aproximadamente 500 mL (cerca de 480 gramas) de líquidos em torno de duas horas antes de exercitar-se, a fim de promover a hidratação adequada e dar tempo para que o excesso de água ingerido seja excretado.

3. Durante o exercício, os atletas devem começar a ingerir líquidos no começo e em intervalos regulares em uma tentativa de consumir líquidos em uma frequência suficiente para repor toda a água perdida pelo suor (p. ex., perda de peso corporal) ou consumir a maior quantidade que possa ser tolerada.

4. Recomenda-se que os líquidos ingeridos estejam em uma temperatura inferior à temperatura ambiente (entre 15 e 22°C) e tenham um sabor que melhore a palatabilidade a fim de promover a reposição de líquidos. Os líquidos devem estar prontamente disponíveis e servidos em recipientes que permitam que sejam ingeridos em quantidades adequadas com facilidade e com mínima interrupção do exercício.

5. A adição de quantidades apropriadas de carboidratos e/ou eletrólitos a uma solução para reposição de líquidos é recomendada para modalidades de exercício com duração superior a uma hora, uma vez que isso não prejudica significativamente o fornecimento de água ao organismo e pode melhorar o desempenho. Durante exercícios com duração inferior a uma hora, há poucas evidências de diferenças de desempenho físico ou fisiológico entre o consumo de água pura ou de uma bebida contendo carboidratos e eletrólitos.

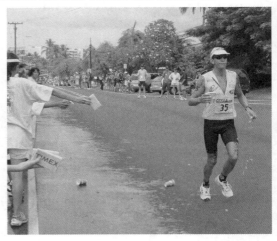

6. Durante exercícios intensos com duração superior a uma hora, recomenda-se que a ingestão de carboidratos seja feita em uma taxa de 30 a 60 gramas/hora para manter a oxidação de carboidratos e retardar a fadiga. Esta taxa de ingestão de carboidratos pode ser alcançada sem que o fornecimento de líquidos seja comprometido, ingerindo-se de 600 a 1.200 mL/hora de soluções contendo 4 a 8% de carboidratos (4 a 8 g/100 mL). Os carboidratos podem ser açúcares (glicose ou sacarose) ou amido (p. ex., maltodextrina).

7. Recomenda-se a inclusão de sódio (0,5 a 0,7 gramas por litro de água) na solução de reidratação ingerida durante exercícios com duração superior a uma hora, pois ela pode ser vantajosa aumentando a palatabilidade, promovendo a retenção de líquidos e, possivelmente, prevenindo a hiponatremia em alguns indivíduos que bebem quantidades excessivas de líquidos. Há poucos fundamentos fisiológicos para a presença de sódio em uma solução oral de reidratação com o objetivo de aumentar a absorção intestinal de água, ao menos enquanto o sódio proveniente da última refeição estiver suficientemente disponível no organismo.

Fonte: Dados do American College of Sports Medicine. Position stand on exercise and fluid replacement. *Med Sci Sports Exerc* 28:i–vii, 1996.

---

acima de 80% da capacidade máxima pode desacelerar o esvaziamento gástrico.

- Os líquidos ingeridos devem estar em uma temperatura inferior à temperatura ambiente e com sabores que melhorem a palatabilidade de modo a favorecer a reposição de líquidos.

O ACSM recomenda que as bebidas para reposição de líquidos sejam adoçadas, tenham um sabor agradável e sejam refrigeradas em uma temperatura entre 15 e 21°C para estimular a sua ingestão.[136,161] Garrafas com bebidas devem estar sempre prontamente disponíveis. De modo geral, entre as diversas recomendações práticas para incentivar a ingestão de líquidos, estão:[137]

- Faça o que for necessário para facilitar a ingestão de líquidos durante a atividade física (esconda garrafas ao longo do percurso da corrida, peça a um amigo que o acompanhe com uma bicicleta e lhe passe bebidas durante uma corrida longa, fure a tampa da garrafa formando um pequeno esguicho para facilitar a ingestão durante o exercício, leve sempre dinheiro para comprar líquidos, use um cinto para garrafas para carregá-los, saiba onde encontrar bebedouros ou lojas de conveniência, pratique o hábito beber sem interromper o exercício).
- Inicie a pré-hidratação no dia anterior a uma corrida ou uma sessão de treinamento longa.
- Certifique-se de que a urina possui uma coloração clara antes de exercitar-se.
- Beba de 200 a 400 gramas de líquidos (1 a 2 copos) nas 2 horas que antecedem o exercício.
- Tenha uma quantidade abundante de líquidos à mão durantes as refeições.
- Em parte, manter-se bem hidratado durante o exercício significa reduzir a sudorese. Limite a intensidade e a duração dos exercícios de aquecimento, vista roupas claras e leves e evite o sol quando possível.
- Durante uma corrida, reserve um tempo para ingerir líquidos.
- Acelere o esvaziamento gástrico bebendo líquidos com frequência a fim de manter seu estômago confortavelmente cheio.

É possível controlar a temperatura do corpo e evitar a desidratação molhando a cabeça e a pele durante o exercício? Embora isso possa ser agradável do ponto de vista psicológico, pesquisadores constataram que o umedecimento da pele não reduz as taxas de suor, tampouco a temperatura corporal.[137,162] É muito melhor beber água.

Eletrólitos e carboidratos devem ser utilizados durante o exercício?

Existe disponível uma grande variedade de bebidas esportivas que contêm níveis variados de eletrólitos e carboidratos (ver Tab. 9.13). Há três razões que justificam o uso dessas bebidas:[136,137,163-172]

1. Evitar a desidratação

2. Compensar a perda de eletrólitos

3. Compensar a perda das reservas de carboidrato do corpo

Os eletrólitos (sódio, potássio e cloreto) devem ser adicionados às bebidas esportivas? O conteúdo eletrolítico do suor é relativamente muito baixo. Um litro de suor possui de 400 a 1.000 mg de sódio, 500 a 1.500 mg de cloreto e 120 a 225 mg de potássio.[172] Embora sódio, cloreto, potássio, magnésio, cálcio, zinco e algumas vitaminas sejam excretados com o suor, a maioria dos estudos demonstrou que essas perdas raramente são significativas para pessoas adequadamente alimentadas e aclimatadas. Os eletrólitos são facilmente obtidos na alimentação: uma colher de chá de sal possui 2.000 mg de sódio e 3.000 mg de cloro, e um copo de suco de laranja possui 500 mg de potássio. Há uma probabilidade muito pequena de que os atletas, em particular, desenvolvam uma deficiência de cloreto de sódio, mesmo com altas taxas de suor, pois o treinamento gera um mecanismo adaptativo que conserva o sal.

Há exceções a essa regra em provas de extrema resistência. Baixos níveis de sódio (hiponatremia) foram mensurados em ultramaratonistas e atletas de Ironman.[136,173] Se grandes quantidades de água pura forem consumidas durante exercícios que ultrapassem a duração de 4 a 6 horas, níveis baixos de sódio no sangue (< 135 mEq/L) passam a ser preocupantes. Os sintomas incluem confusão, perda de coordenação, dor muscular extrema e, em casos graves, convulsões e coma. Portanto, recomenda-se que os atletas que estejam envolvidos em provas com duração superior a 4 horas bebam líquidos que contenham eletrólitos e evitem a ingestão excessiva de água pura.

A adição de pequenas quantidades de sódio em uma bebida esportiva a torna mais saborosa, o que ajuda os indivíduos a consumir mais líquidos durante e após o exercício. Além disso, os líquidos que contêm sódio causam uma menor eliminação urinária do que a água pura e atenuam a redução do volume plasmático durante o exercício.[136,167,174] A maior parte das bebidas esportivas inclui uma pequena quantia de eletrólitos por esses motivos (ver Tab. 9.13). O sódio, porém, não aumenta a absorção de líquidos intestinais nem melhora o desempenho de resistência. O ACSM recomenda que seja adicionada de 0,5 a 0,7 grama de sódio a cada litro de bebida esportiva (ver Quadro 9.6).[136]

Embora os resultados de estudos mais antigos sugerissem que soluções com quantidades de glicose superior a 2,5% desacelerassem a taxa de transferência de líquidos pelo estômago, estudos recentes sobre o esvaziamento gástrico

TABELA 9.13 Comparação entre as principais bebidas esportivas (por copo ou 225 gramas de líquido)

Bebida esportiva	Tipo de carboidrato	Concentração de carboidratos	Sódio (mg)	Potássio (mg)	Calorias
All Sport®	Xarope de milho com alto teor de frutose	8	55	55	70
Gatorade®	Sacarose/glicose/frutose	6	110	30	50
Powerade®	Xarope de milho com alto teor de frutose/polímeros de glicose	8	55	30	70
Suco de laranja	Frutose/glicose/sacarose	10	6	436	104
Coca-cola®	Xarope de milho com alto teor de frutose/sacarose	11	6	0	103

realizados durante 2 a 4 horas de exercício mostraram que soluções com 4 a 8% de CHO de qualquer tipo podem ser esvaziadas do estômago em taxas similares à água.[136,137,164] De modo geral, o trato gastrintestinal parece ser capaz de fornecer até 1,2 litros de líquido e 72 gramas de CHO a cada hora de exercício, quantidade suficiente para atender às necessidades de grande parte dos atletas.[165]

Bebidas contendo açúcares simples ou polímeros de glicose (4 a 6 unidades de glicose) com pequenas quantias de eletrólitos minimizam distúrbios na regulação da temperatura e na função cardiovascular tão bem quanto a água comum e são mais eficientes do que ela na manutenção dos níveis de glicose no sangue e na melhora do desempenho esportivo. Os carboidratos aumentam o desempenho em atividades de resistência de alta intensidade com duração superior a uma hora e protegem o funcionamento do sistema nervoso central.[175-178] O consumo de bebidas esportivas que contêm de 4 a 8% de CHO em glicose, sacarose ou polímeros de glicose em volumes de 200 a 400 mL a cada 15 ou 20 minutos é preferível à ingestão de água pura.[169] Um total de 30 a 60 gramas de CHO (120 a 240 Calorias) durante cada hora de exercício parece ser a quantidade ideal e é encontrada em 1 litro da maioria das bebidas esportivas.[136] Algumas pesquisas sugerem que a frutose pode causar distúrbios gastrointestinais e pode comprometer o desempenho, portanto, esse tipo de açúcar deve ser evitado. A frutose demora mais do que os demais açúcares para ser absorvida pelo intestino e, por esse motivo, precisa ser convertida em glicose pelo fígado, limitando a quantidade que pode ser absorvida e metabolizada.[171,179] Evidências recentes, no entanto, sugerem que, quando a frutose é combinada com a glicose e a sacarose, a oxidação de CHO é mais alta do que quando a bebida esportiva contém apenas glicose.[179]

A Figura 9.24 apresenta um resumo dessas informações. A importância do CHO na solução contida na bebida está em sua capacidade de elevar os níveis de glicose no sangue. Diversos estudos demonstraram que, mesmo quando os níveis de glicogênio estão baixos, a ingestão de soluções de CHO durante o exercício de resistência de longa duração pode compensar a queda nos níveis de glicose no sangue e prolongar a duração do exercício em até 20 a 30%.[175-178,180,181] Os níveis elevados de glicose no sangue provenientes da ingestão de CHO durante o exercício podem sustentar sua execução em intensidades de até 60 a 75% do $\dot{V}O_{2máx}$.

A maioria dos atletas prefere ingerir bebidas esportivas ao longo de toda a prova, o que é comprovadamente eficaz na melhora do desempenho, pois mantém os níveis de glicose no sangue e poupa o glicogênio muscular.[181] Barras e géis energéticos também são fontes populares de CHO. A Figura 9.25 apresenta os resultados de um estudo com ciclistas no qual o CHO foi consumido a cada 20 minutos de exercício, prolongando sua execução em uma hora.[182] Os corredores também são beneficiados, como demonstrado na Figura 9.26. Nesse estudo, os corredores reduziram em três minutos seu tempo de corrida de 30 km ingerindo uma solução de 5% de CHO antes e durante a prova.[180]

Em resumo, quando o exercício ultrapassa uma hora, as necessidades de líquidos, eletrólitos e CHO do praticante

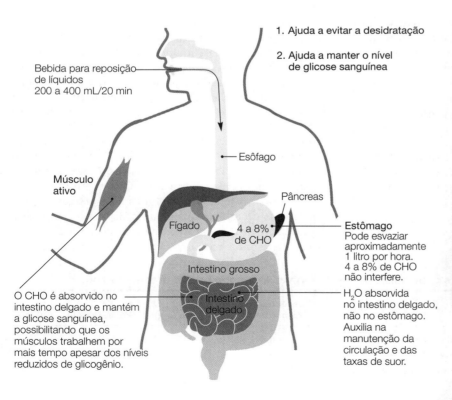
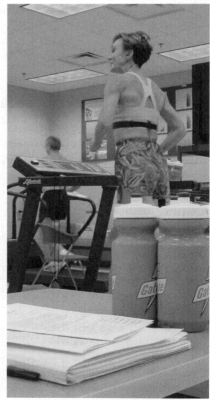

Figura 9.24 Duas finalidades das bebidas para reposição de líquidos durante o exercício. Há duas finalidades básicas para a reposição de líquidos durante o exercício: (1) evitar a desidratação e (2) auxiliar na manutenção dos níveis de glicose no sangue.

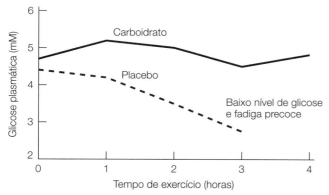

Figura 9.25 As bebidas esportivas melhoram a resistência em provas de longa duração. Ciclistas foram capazes de prolongar seus tempos de exercício em uma hora ingerindo líquidos com açúcar a cada 20 minutos durante a prova. Fonte: Dados de Coyle EF, Coggan AR, Hemmert MK, Ivy JL. Muscle glycogen utilization during prolonged strenous exercise when fed carbohydrate. *J Appl Physiol* 61:165-172, 1986.

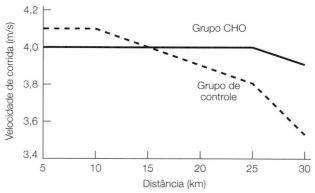

Figura 9.26 A ingestão de carboidrato melhora o tempo de corrida de 30 km: 250 mL com 5% de CHO antes da prova, 150 mL/5 km. Tempo total da prova: grupo CHO = 128 ± 19,9 min; grupo de controle = 131,2 ± 18,7 min. Os corredores conseguiram manter seus ritmos por mais tempo durante uma corrida de 30 km ingerindo uma bebida esportiva. Fonte: Dados de Tsintzas K, Liu R, Williams C, Campbell I, Gaitanos G. The effect of carbohydrate ingestion on performance during a 30-km race. *Int J Sport Nutr* 3:127-139, 1993

podem ser atendidas simultaneamente se ele ingerir de 600 a 1.200 mL por hora de uma solução contendo de 4 a 8% de CHO e 0,5 a 0,7 g/L de sódio (ver Quadro 9.6).[136]

PRINCÍPIO 5: FICAR ATENTO A UMA POSSÍVEL DEFICIÊNCIA DE FERRO

Vários atletas, especialmente mulheres atletas de elite de resistência, apresentam resultado positivo para uma leve deficiência de ferro, mais adequadamente mensurada avaliando-se os níveis séricos de ferritina. Por outro lado, pouquíssimos atletas atingem um estado de anemia, que é mensurado quando a hemoglobina cai a níveis abaixo de 12 mg/dL nas mulheres e 13 mg/dL nos homens. De modo geral, entretanto, os entusiastas de *fitness* normalmente não precisam se preocupar com a deficiência de ferro, pois quantidades moderadas de exercício não foram associadas a este problema.

Problema da deficiência de ferro

Os atletas de resistência, especialmente do sexo feminino, podem estar propensos à deficiência de ferro.[183-190]

No corpo humano, o ferro está presente em todas as células e possui diversas funções vitais. Quantidades muito pequenas de ferro podem interferir nessas suas funções e causar enfermidades e até morte. As funções do ferro são:[183]

- Transportar o oxigênio do pulmão para os tecidos na forma de hemoglobina
- Facilitar a utilização e o armazenamento de oxigênio nos músculos na forma de mioglobina
- Agir como meio de transporte para os elétrons no interior das células na forma de citocromos
- Ser parte integral das reações enzimáticas em vários tecidos

A deficiência de ferro é a mais conhecida forma de deficiência nutricional. Sua prevalência é mais alta entre crianças e mulheres em idade fértil (particularmente mulheres grávidas).

O ferro é o oligoelemento mais abundante no metabolismo celular de todas as espécies vivas e é indispensável para o crescimento. A quantidade total de ferro no corpo é em média de aproximadamente 3,8 gramas nos homens e 2,3 gramas nas mulheres, o que equivale a 50 mg por quilograma de peso corporal para um homem de 75 kg e 42 mg por quilograma de peso corporal para uma mulher de 55 kg.[183] Em adultos saudáveis, a maior parte do ferro (>70%) é classificada como ferro funcional e o restante é classificado como ferro de armazenamento ou de transporte. Mais de 80% do ferro funcional no organismo é encontrado em células sanguíneas vermelhas na forma de hemoglobinas, e o restante é encontrado nas enzimas respiratórias intracelulares e na forma de mioglobina. O ferro é armazenado no corpo na forma de ferritina e hemossiderina no fígado, na medula óssea, no baço e no músculo esquelético, e pode ser utilizado na formação de hemoglobina e mioglobina quando necessário. Em pessoas saudáveis, a maior parte do ferro é armazenada como ferritina. Pequenas quantidades de ferritina circulam no plasma e se correlacionam com as reservas de ferro da ferritina. O ferro é distribuído no interior do organismo pela transferrina no plasma. A regulação do equilíbrio de ferro ocorre principalmente no trato gastrintestinal por meio de absorção. A perda normal de ferro do corpo é de 1 a 2 mg/dia, sendo equilibrada com a absorção desse nutriente a partir da alimentação (que pode variar de <1% a >50%, dependendo da necessidade).

Utilizando-se como critério os níveis de ferritina sérica (menos de 12 μg/L), entre 10 e 80% das atletas mulheres, dependendo do estudo, foram descritas como portadoras de uma leve deficiência de ferro. Em uma revisão, a prevalência de baixas concentrações de ferritina sérica apresentou média de 37% em mulheres atletas, ao passo que, em grupos de controle de mulheres não treinadas, girava em torno de 23%.[184]

Em quase todos os estudos, porém, é extremamente raro constatar uma baixa taxa de hemoglobina (uma indicação de anemia). Alguns atletas de elite tendem a apresentar níveis de hemoglobina relativamente baixos, mas esse fato aparentemente é causado pela expansão dos seus volumes plasmáticos e não por uma depleção das reservas de ferro no corpo.[191,192] Além disso, a deficiência de ferro nunca apresentou problemas para entusiastas de *fitness* que praticam exercícios de forma moderada (20 a 40 minutos por sessão, de 3 a 5 vezes por semana).[193,194]

A deficiência de ferro é comumente dividida em três estágios que formam um *continuum*, no qual cada um deles gradativamente se confunde com o outro (ver Tab. 9.14 e Fig. 9.27).[183,195-197] O primeiro estágio consiste em uma leve depleção de ferro, caracterizada por uma redução ou uma ausência das reservas desse nutriente mensurada por meio de uma queda na ferritina plasmática. Neste estágio, os demais índices de deficiência de ferro estão normais. Níveis de ferritina sérica inferiores a 12 μg/L são associados a reservas de ferro extremamente baixas.

O estágio 2 resulta da exaustão das reservas de ferro e caracteriza-se pela diminuição do fornecimento desse nutriente para os eritrócitos em desenvolvimento. A eritropoiese (formação de eritrócitos) deficiente em ferro ocorre e é mensurada por um aumento na capacidade total de ligação do ferro e uma redução do ferro sérico e da saturação percentual (< 16% é anormal). A protoporfirina de eritrócitos (um derivado da hemoglobina, que possui um átomo de ferro excluído) é elevada além do normal.[197]

O estágio 3 é uma anemia por deficiência de ferro, caracterizada por uma queda na hemoglobina. Níveis de hemoglobina inferiores a 12 mg/dL em mulheres e 13 mg/dL em homens são considerados anêmicos. O níveis normais de hemoglobina variam entre 13 e 16 mg/dL para homens e 12 e 16 mg/dL para mulheres. Durante esse estágio, a medula óssea produz um número cada vez maior de eritrócitos menores e de coloração menos brilhante. Isso é mensurado quando o volume corpuscular médio (VCM) se encontra em níveis abaixo de 80 fL.

A anemia é geralmente reconhecida como a deficiência alimentar mais comum tanto em países desenvolvidos como em países em desenvolvimento. Nos EUA, por exemplo, de 3 a 5% das mulheres jovens e adolescentes e menos de 1% dos homens são anêmicos.[197] Em um estudo com 85 maratonistas do sexo feminino, apenas 2% eram anêmicas.[198] Outro estudo com 111 corredoras e 65 mulheres sedentárias constatou que 3% em cada grupo eram anêmicas (nível de hemoglobina inferior a 12 mg/dL).[186] Esses estudos de-

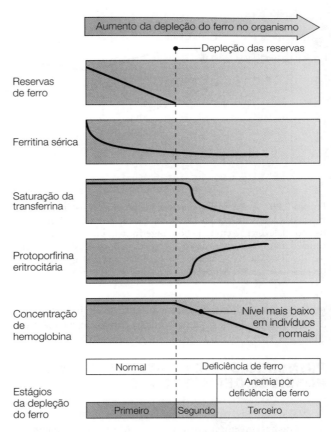

Figura 9.27 Alterações nos componentes de ferro no corpo e avaliações laboratoriais do nível desse nutriente durante seus estágios de depleção. Fonte: From Life Sciences Research Office, Federation of Americans Societies for Experimental *Biology. Nutrition Monitoring in the United States: An Update Report on Nutrition Monitoring.* Wahington, DC: U.S. Government Printing Office, 1989.

monstram que a anemia é extremamente rara entre atletas (ver Fig. 9.28).

O ferro é um componente essencial de hemoglobina, mioglobina e diversas enzimas respiratórias, e possui um papel vital na produção de energia. Reduções relativamente pequenas de hemoglobina (1 a 2 g/dL) foram constatadas como responsáveis por prejudicar o desempenho físico.[199,200] Há uma relação muito próxima entre o conteúdo de hemoglobina no sangue e o $\dot{V}O_{2máx}$.

TABELA 9.14 Estágios da deficiência de ferro

	Índices sanguíneos* (valores indicativos de deficiência)						
Estágio	FS < 12 μg/L	FE H < 80 μg/dL M < 60 μg/dL	TIBC Estágio II > 390 μg/dL Estágio III > 410 μg/dL	ST < 16%	HGB H < 13 μg/dL M < 12 μg/dL	E	Reservas de ferro	Absorção de ferro
I. Deficiência de ferro – moderada	R	N	N	N	N	N	0	A
II. Eritropoiese deficiente em ferro	R	R	A	R	N	N	0	A
III. Anemia por deficiência de ferro	R	R	A	R	R	R†	0	A

*N = normal; R = redução; A = aumento; 0 = nada acontece; FS = ferritina sérica; FE = ferro sérico; TIBC = capacidade de ligação do ferro total; ST = saturação da transferrina; HGB = hemoglobina; E = eritrócitos.
†Na anemia por deficiência de ferro, o tamanho dos eritrócitos é reduzido (microcítica) e sua cor se torna menos avermelhada (hipocrômica). A protoporfirina eritrocitária, uma derivação da hemoglobina com um átomo de ferro excluído, é elevada (> 1,24 μmol/L E).
Fontes: Herbert V. Recommended dietary intakes (RDI) of iron in humans. *Am J Clin Nutr* 45:679-686, 1987; Expert Scientific Working Group. Summary of a report on assessment of the iron nutritional status of the United States population. *Am J Clin Nutr* 42:1318-1330, 1985.

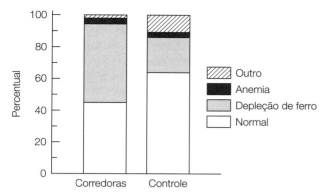

Figura 9.28 Nível de ferro em mulheres corredoras e em um grupo de controle. Embora as corredoras geralmente apresentem uma prevalência maior de deficiência de ferro do que os grupos de controle inativos, a anemia é rara. Fonte: Dados de Pate RR, Miller BJ, Davis JM, Slentz CA, Klingshirn LA. Iron status of female runners. *Int J Sports Nutr* 3:222-231, 1993

Ainda que a anemia possa prejudicar o desempenho físico, pesquisadores discordam sobre o fato de a deficiência de ferro ser um obstáculo quando não acompanhada de anemia. Há um crescente consenso, no entanto, de que, embora uma parcela significativa de atletas possua deficiência de ferro, ela tenha pouco ou nenhum impacto significativo sobre a saúde ou o desempenho.[191,192,201-203] Em diversos estudos, por exemplo, quando indivíduos com deficiência de ferro são submetidos a uma terapia com esse nutriente, as concentrações de ferritina no plasma são elevadas, mas o desempenho nos exercícios não é afetado.[204-208] Outros estudos, porém, sugerem que a deficiência de ferro mesmo quando não acompanhada por anemia prejudica a capacidade de resistência e a habilidade de adaptar-se de forma favorável ao exercício aeróbio.[188,209] A alta prevalência da deficiência de ferro entre atletas do sexo feminino gerou um grande número de investigações buscando determinar as causas.[184,209-217] Três fatores principais foram pesquisados:

1. *Ingestão alimentar inadequada de ferro.* A dieta ocidental típica fornece cerca de 7 a 8 mg de ferro por 1.000 Calorias (ver Tab. 9.2). Diversos estudos que mensuraram as dietas de mulheres atletas demonstraram que uma parcela significativa consome menos do que a QDR, que é de 18 mg.[184] Além disso, algumas atletas se preocupam bastante com o peso e, por isso, consomem uma quantidade insuficiente de Calorias ou evitam carnes vermelhas (uma fonte rica em ferro), o que as coloca em risco de apresentar deficiência de ferro.[184,191] As perdas de sangue durante a menstruação e a baixa ingestão de ferro são os principais motivos para uma alta prevalência de deficiência de ferro entre atletas do sexo feminino.[189]

2. *Aumento da hemólise.* Diversos estudos sugerem que o exercício cause uma destruição acelerada de eritrócitos.[210,211,215] A decomposição dessas células no interior dos capilares sanguíneos (mensurada por uma redução da haptoglobina no sangue) aliada à excreção renal da hemoglobina pode contribuir para os baixos índices de ferro relatados entre atletas. Alguns pesquisadores atribuíram esse fenômeno ao trauma mecânico imposto aos capilares sanguíneos dos pés causado pela corrida.[211] Outros fatores podem incluir temperaturas corporais elevadas, aumento do fluxo sanguíneo, acidose e efeitos das catecolaminas. Entretanto, apenas quantidades mínimas de ferro podem ser perdidas por essa via e, portanto, ela não pode ser considerada um fator significativo da deficiência de ferro.[191]

3. *Aumento da perda de ferro no suor e nas fezes.* Uma certa quantidade de ferro é perdida no suor, mas essa quantia é muito pequena e é improvável que ela cause deficiência desse nutriente.[184,212] Foi constatado que correr (especialmente durante competições) pode induzir a sangramento gastrointestinal, que pode ser mensurado nas fezes.[184,213,214] Ao longo de uma grande corrida, esse sangramento pode vir a causar uma deficiência de ferro.[213] Uma análise minuciosa do trato gastrointestinal, especialmente do cólon, é a prática padrão e pode ser recomendada para atletas com anemia inexplicada.[216]

Implicações práticas para atletas

Para a maioria dos atletas, a chamada anemia esportiva é uma falsa anemia, já que a expansão de seu volume plasmático dilui o sangue, diminuindo a concentração de hemoglobina. Uma porcentagem muito pequena de atletas desenvolve uma real anemia quando a perda do ferro é superior a sua ingestão e absorção. Além disso, uma parcela significativa possui deficiência de ferro sem apresentar anemia, o que provavelmente exerce pouca influência sobre o desempenho, mas ainda assim deve ser tratada a fim de melhorar as reservas de ferro.

O Comitê Olímpico Norte-Americano, por exemplo, acredita que todas as atletas de elite devem ter seus níveis de hemoglobina verificados pelo menos uma vez por ano.[218] Se eles estiverem fora do normal, são recomendados de 3 a 6 meses de terapia com ferro para as atletas em fase de menstruação. Se a terapia não obtiver êxito, recomenda-se uma avaliação médica detalhada, incluindo uma pesquisa de sangue oculto nas fezes para detectar sangramento gastrintestinal e testes laboratoriais de níveis de ferro (ferritina sérica, capacidade de ligação do ferro, protoporfirina eritrocitária).[219]

É muito difícil ajudar uma pessoa a se recuperar da deficiência de ferro apenas com a alimentação.[195] Com frequência, deve ser considerada a terapia de ingestão oral de ferro, que consiste em suplementos de carne e de sulfato ferroso.[184] Além disso, o ácido ascórbico pode ajudar a intensificar a absorção.[220] Entretanto, para alguns atletas, uma terapia eficaz envolve também reduzir as perdas de ferro diminuindo a quantidade de exercício para níveis mais moderados.

Apesar da grande ocorrência de deficiência de ferro entre os corredores, os suplementos de ferro não devem ser dados regularmente aos atletas sem supervisão médica. Além da possibilidade de induzir a deficiências de outros oligominerais, como o cobre ou o zinco, uma alta ingestão de ferro pode gerar uma sobrecarga em algumas pessoas.[183] Em um estudo com ciclistas profissionais de estrada, níveis elevados de ferritina sérica foram mensurados em virtude da

TABELA 9.15 Ferro em porções de uma xícara de alimento

Alimento	Ferro por porções de alimento (mg)
Sementes de abóbora	20,7
Cereal Raisin Bran®	16,4
Germe de trigo	10,3
Sementes de girassol	9,8
Caju	8,2
Cereal Wheat Chex®	7,3
Damasco seco	6,1
Cereal com nozes e passas	4,9
Feijão-branco (cozido)	4,9
Soja (cozida)	4,9
Amêndoa	4,8
Manteiga de amendoim	4,6
Feijão-vermelho (cozido)	4,6
Lentilhas (cozidas)	4,2
Ameixa seca	4,0
Feijão-fradinho (cozido)	3,6
Feijão-de-lima (cozido)	3,5
Uva-passa	3,0
Robalo tostado	2,9
Peru	2,5
Presunto extramagro	2,1
Lagosta	1,9
Atum	1,5

Observação: Embora as carnes tenham uma menor concentração de ferro, a quantidade presente (ferro heme) é mais facilmente absorvida do que o ferro proveniente de alimentos vegetais (ferro não heme). A vitamina C, no entanto, aumenta de maneira significativa a disponibilidade do ferro de alimentos vegetais.

Fonte: USDA.

suplementação regular e excessiva de ferro.[221] Reservas de ferro em níveis elevados no corpo são associadas a complicações à saúde, como doenças cardíacas. Por esse motivo, os atletas devem ser incentivados a aumentar a ingestão de ferro por meio do consumo de alimentos com alto teor desse nutriente, como cereais matinais fortificados, frutas secas, legumes, melaços, carnes magras e nozes (ver Tab. 9.15).

O tecido animal possui uma média de 40% de ferro heme e 60% de ferro não heme, ao passo que produtos de origem vegetal são compostos de 100% de ferro não heme. A absorção de ferro não heme é elevada com o consumo de vitamina C durante as refeições e com o consumo simultâneo de carne. Atletas vegetarianos, que podem apresentar um risco ainda maior de deficiência de ferro, devem obrigatoriamente incluir alimentos com vitamina C em todas as refeições.[222]

PRINCÍPIO 6: SUPLEMENTOS VITAMÍNICOS E MINERAIS NÃO SÃO NECESSÁRIOS

A maioria dos estudos demonstra que a ingestão das principais vitaminas e minerais de pessoas que se exercitam ultrapassa os níveis recomendados. Pessoas que praticam exercícios estão em vantagem, pois tendem a comer mais do que as pessoas sedentárias, fornecendo assim uma maior quantidade de vitaminas e minerais para seu corpo, que ultrapassa as demandas adicionais do exercício. O American College of Sports Medicine, a American Dietetic Association e o Dietitians of Canada fizeram a seguinte declaração em conjunto:

> De modo geral, vitaminas e suplementos minerais não devem ser necessários se um atleta consome uma variedade de alimentos que fornecem a energia adequada para manter seu peso corporal. Se um atleta estiver de dieta, estiver eliminando alimentos ou grupos de alimentos, estiver doente, recuperando-se de alguma lesão ou possuir uma deficiência de micronutrientes específicos, um suplemento multivitamínico/mineral pode ser apropriado. Nenhum suplemento nutricional deve ser utilizado sem motivos médicos ou nutricionais específicos (p. ex., suplementos de ferro para reverter uma anemia por deficiência desse nutriente).[2]

Ainda que uma deficiência de ferro possa prejudicar o desempenho físico e causar diversos efeitos nocivos, não há evidências conclusivas que comprovem uma melhora no desempenho com a ingestão além dos níveis recomendados.

Há uma dose considerável de desinformação e exagero no que se refere à relação entre a ingestão de vitaminas e minerais e o exercício.[2,184,223-228] Revistas voltadas para treinadores, famosas publicações sobre *fitness* e tabelas com práticas de treinamento de estrelas do esporte propagam a ideia de que níveis elevados de vitaminas e minerais são necessários para aumentar a energia, maximizar o desempenho, compensar dietas abaixo do ideal, atender às demandas nutricionais extraordinárias induzidas pelo exercício intenso e ajudar a aliviar o estresse da competição. Aqueles que defendem a suplementação exageraram as necessidades para todas as 14 vitaminas reconhecidas e chegaram até a criar novas, como o ácido pangâmico e a vitamina B_{15}.

A relação entre vitaminas/minerais e exercício pode ser analisada de duas formas:[223]

1. Os suplementos vitamínicos e minerais melhoram o desempenho?

2. O exercício impõe necessidades de vitaminas e minerais além das quantidades que podem ser obtidas pela alimentação? (Ver Fig. 9.29.)

A maioria dos estudos que examinaram o conteúdo vitamínico e mineral de dietas esportivas constatou que os atletas consomem mais de 167% das QDRs de todas as vitaminas e minerais mensurados, com exceção do ferro em algumas mulheres. A Figura 9.30 mostra que maratonistas de Los Angeles de ambos os sexos atenderam ou ultrapassaram 100% das QDRs de todos os principais nutrientes, com exceção da vitamina B_6 e do ferro em mulheres.[78]

Embora aparentemente a alimentação dos atletas seja adequada (especialmente pela alta ingestão calórica), muitos deles sentem a necessidade de suplementar suas dietas com vitaminas e minerais. Evidências obtidas em pesquisas demonstram que esses suplementos são utilizados regularmente por 50 a 90% dos atletas de elite[225,229,230] e por 40 a

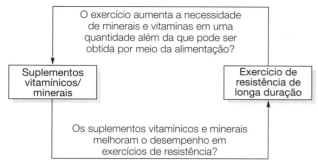

Figura 9.29 Relação entre vitaminas/minerais e exercício. Essa relação pode ser analisada de duas formas.

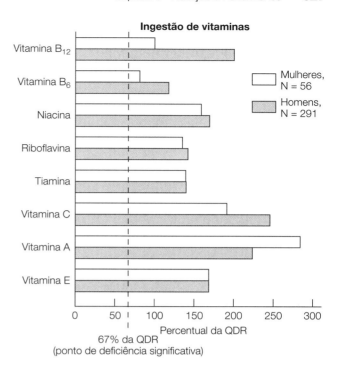

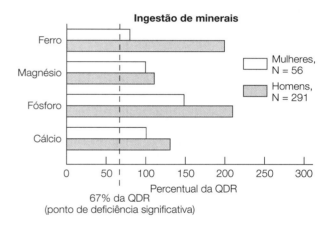

Figura 9.30 Neste estudo com maratonistas de Los Angeles, dos quais 291 eram homens e 56 mulheres, registros alimentares de três dias revelaram que a ingestão de vitaminas (acima) e minerais (abaixo) foi adequada, exceto por uma leve deficiência de vitamina B_6 e ferro entre as mulheres. Fonte: Dados de Ervin RB, Wright JD, Reed-Billette D. Prevalence of leading types of dietary supplements used in the Third National Health and Nutrition Examination Survey, 1988-94. *Advance Data from Vital and Health Statistics*, 349. Hyattsville, Maryland: National Center for Health Statistics, 2004.

47% da população comum, segundo determinado por pesquisas recentes do governo norte-americano.[231,231]

A American Medical Association, a American Dietetic Association, o American Institute of Nutrition, o Food and Nutrition Board e o National Council Against Health Fraud publicaram declarações formais que afirmavam que não há benefícios comprovados da autossuplementação além das quantidades dietéticas recomendadas exceto em casos especiais.[7,232-234] De acordo com a American Dietetic Association, "a melhor estratégia nutricional para promover a saúde ideal e reduzir os riscos de doenças crônicas é escolher, de forma inteligente, uma ampla variedade de alimentos".[232]

Há várias razões para advertir os atletas contra o uso de suplementos vitamínicos e minerais. Em primeiro lugar, as pesquisas não corroboram o valor da suplementação de vitaminas e minerais. Em segundo, a alta ingestão de suplementos pode ser problemática.

Falta de evidências sobre os benefícios

Revisões abrangentes da literatura especializada não conseguiram detectar qualquer base convincente para o papel da suplementação na melhora do desempenho, na aceleração da recuperação ou na redução da taxa de lesões em jovens saudáveis e bem alimentados sob treinamento esportivo.[62,223-227] Após mais de 50 anos de pesquisa, não há evidências conclusivas que sugiram que a suplementação vitamínica melhore o desempenho de pessoas com uma alimentação adequada.[184,235-242] Por exemplo, em um estudo (duplo-cego de placebo controlado) com 82 atletas de quatro modalidades distintas (basquete, ginástica, remo e natação), de 7 a 8 meses de suplementação diária com tabletes com elevada dose de vitaminas e minerais não afetou a força muscular ou o condicionamento aeróbio e anaeróbio de modo mais evidente do que no grupo de controle.[238]

Embora o exercício de resistência intenso esteja associado a um aumento da necessidade de vários nutrientes, incluindo ferro, zinco, cobre, magnésio, cromo, vitamina B_6, riboflavina e ácido ascórbico, em geral essas demandas são atendidas quando o atleta compensa o gasto energético com um aumento no consumo de alimentos convencionais.[184,223-228,242-248]

De modo geral, ao comparar o nível biomecânico de vitaminas e minerais de atletas e controles sedentários, pesquisadores concluíram que o treinamento esportivo não exerce efeito negativo e que, na maioria dos casos, a suplementação se mostra injustificável.[55,59,247,248]

Essa abordagem tem como base um artigo científico da American Dietetic Association (ADA).[2] A ADA declarou sua posição de que a atividade física prolongada pode aumentar os requisitos de vitaminas e minerais, mas que esse aumento pode ser facilmente atendido consumindo-se uma dieta equilibrada proporcional à demanda calórica adicional. Outras revisões da literatura sobre nutrição esportiva também concluíram de maneira sistemática que, exceto em casos especiais (p. ex., suplementação de ferro para atletas anêmicos), a suplementação de vitaminas e minerais por atletas é desnecessária.[184,185,223-227]

A capacidade de praticar exercícios é prejudicada por deficiências vitamínicas e o desempenho retoma sua condição normal quando essa deficiência é corrigida.[223-227,249] No entanto, deficiências de vitaminas e minerais são raras entre atletas.[184]

Recentemente, tem havido um crescente interesse pelo exercício, pela geração de espécies reativas de oxigênio ou radicais livres e pelos nutrientes antioxidantes (principalmente as vitaminas E, C e A e o selênio mineral).[250-258] Durante o exercício, o consumo de oxigênio pode aumentar em até 10 a 20 vezes a partir do consumo em repouso. Por vários meios (que ainda estão sendo pesquisados, p. ex., aumento das catecolaminas, ácido lático, hipertermia e hipóxia intermitente), o aumento do consumo de oxigênio resulta em um "estresse oxidativo", que ocasiona a geração de espécies reativas de oxigênio, como, por exemplo, o radical superóxido, o peróxido de hidrogênio e o radical hidroxila.[250,251] Estas espécies reativas de oxigênio são definidas como moléculas ou íons contendo um elétron desemparelhado, que causam lesões celulares e teciduais. As espécies reativas de oxigênio têm sido relacionadas a certas doenças e ao processo de envelhecimento.[250-253]

O corpo humano é equipado com um sofisticado sistema de defesa para vasculhar espécies reativas de oxigênio. As enzimas antioxidantes (p. ex., glutationa peroxidase, superóxido dismutase, catalase) fornecem uma primeira linha de defesa, ao passo que os nutrientes antioxidantes são responsáveis pela segunda.[250] Como o exercício extenuante e prolongado promove a produção de espécies reativas de oxigênio, os especialistas levantam uma preocupação especial quanto à habilidade do organismo de lidar com o aumento do estresse oxidativo.[253]

A maioria dos estudos demonstra que o treinamento físico crônico aumenta as defesas antioxidantes fisiológicas em diversos tecidos do corpo.[250,256,258] A atividade de várias enzimas antioxidantes é intensificada pelo treinamento físico, o que ajuda a contrabalancear o aumento das espécies reativas de oxigênio causado pelo exercício. De modo geral, não foi comprovado de forma sistemática que a suplementação de antioxidantes seja necessária ou capaz de melhorar o desempenho, de minimizar o estresse oxidativo, a imunossupressão e os danos celulares ao músculo induzidos pelo exercício ou mesmo de maximizar a recuperação.[256,257] No entanto, até que se saiba mais sobre o assunto, pessoas que praticam exercícios intensos regularmente são incentivadas a ingerir alimentos ricos em antioxidantes (frutas, verduras, nozes, sementes e grãos integrais) a fim de melhorar o sistema de defesa do organismo contra espécies reativas de oxigênio.[257]

Evidências de possíveis problemas ligados à alta ingestão

Existem problemas associados a ingestões muito altas de vitaminas e minerais. Evidências consideráveis sugerem que o consumo excessivo de um nutriente pode ter um efeito prejudicial sobre outro.[7,232,259-261] A alta ingestão de nutrientes específicos, em especial as vitaminas solúveis em gordura, como A, D, E e K, pode ser tóxica por si própria e indiretamente perigosa por bloquear a ação de outros nutrientes. Consulte na Tabela 9.1 os padrões de nível máximo (NM) definidos pela National Academy of Sciences. A ingestão excessiva de vitaminas solúveis em água também pode causar problemas. Uma quantidade excessiva de niacina pode, com o tempo, ocasionar toxicidade hepática, a vitamina C em excesso pode causar hemólise de eritrócitos e prejudicar a atividade de leucócitos, e a vitamina B_6 em demasia pode causar toxicidade do sistema nervoso periférico e fraqueza muscular.

A deficiência de um nutriente pode ser causada pela ingestão excessiva de outro.[232] Por exemplo, a suplementação de zinco pode reduzir os níveis de cobre; a vitamina C em excesso pode reduzir a absorção de cobre; níveis elevados de ácido fólico podem reduzir a absorção de zinco e ocultar sintomas de deficiência de vitamina B_{12}; frutose em excesso pode reduzir a absorção de cobre; grandes quantidades de cálcio, fitatos e fibras na dieta podem causar a formação de complexos insolúveis de cobre, zinco ou ferro, tornando esses minerais indisponíveis para a absorção; doses elevadas de vitamina E podem interferir na ação da vitamina K; e manganês em excesso pode reduzir a absorção de ferro.

Evidências cada vez maiores indicam que os suplementos antioxidantes não apenas são ineficazes na prevenção de condições crônicas, como câncer e doenças cardíacas, como também parecem elevar as taxas gerais de mortalidade.[261] Em outras palavras, tudo que é em excesso faz mal. A água e a luz do sol são ambas essenciais à vida, mas o excesso de qualquer uma delas pode matar. Obviamente, o mais recomendado é consumir uma dieta variada, pois ela fornece todos os nutrientes nas quantidades apropriadas.

Alguns técnicos e outros líderes ainda acreditam que o uso de suplementos é algo benéfico, mesmo que não haja um benefício fisiológico comprovado, pois o atleta acha que o suplemento irá ajudá-lo, melhorando, assim, sua performance (efeito placebo). Seria melhor ajudar o atleta a crer em algo que realmente seja eficaz, como uma alimentação variada e nutritiva, com alto teor de carboidrato e líquidos, que forneça apoio tanto fisiológico como psicológico.

Para o atleta que esteja se alimentando mal (geralmente, para manter-se em uma determinada faixa de peso), a melhor solução é uma educação alimentar que estabeleça uma dieta mais adequada. Os suplementos podem reforçar hábitos alimentares não saudáveis. Os desequilíbrios nutricionais podem se agravar nesses casos. Por isso, todo esforço deve ser feito para convencer os atletas de que a melhor fonte alimentar para um desempenho ideal é ter hábitos alimentares adequados (ver Princípio 1 em "dieta equilibrada"). Como já explicado anteriormente, se um atleta estiver de dieta, estiver eliminando alimentos ou grupos de alimentos, estiver doente, recuperando-se de alguma lesão ou possuir uma deficiência de micronutrientes específicos, um suplemento multivitamínico/mineral pode ser apropriado.[2] Nenhum suplemento nutricional deve ser utilizado sem motivos médicos ou nutricionais específicos.

PRINCÍPIO 7: SUPLEMENTOS PROTEICOS NÃO BENEFICIAM O ATLETA

Muitas pessoas que se exercitam, em especial os praticantes de musculação, creem que o consumo de alimentos com alto teor de proteínas e suplementos proteicos seja necessário para desenvolver massa muscular. Um indivíduo sedentário típico deve consumir 0,8 gramas de proteína alimentar por quilograma de peso corporal. Pessoas muito ativas podem precisar de uma quantidade de 50 a 125% acima desse valor, pois de 5 a 15% da energia demandada para o exercício de resistência prolongado ou para o levantamento de pesos é derivado da proteína e uma dose extra é necessária para a síntese de proteína muscular. Por isso, será necessário que os atletas utilizem suplementos proteicos ou se concentrem em alimentos com alto teor de proteínas em suas dietas? Segundo a maioria dos especialistas, não, pois o suprimento alimentar tradicional fornece todas as proteínas necessárias, mesmo para atletas em fase de desenvolvimento muscular ativo.

Mudanças no metabolismo proteico durante o exercício

O interesse pela influência da ingestão de proteínas alimentares sobre o desempenho esportivo é evidenciado desde os tempos da Antiguidade greco-romana. Os atletas consumiam dietas ricas em carne, acreditando que assim alcançariam a força do animal consumido.

A importância da proteína nos esportes vem sendo debatida desde meados do século XIX. Em 1842, o famoso químico e fisiologista alemão Justus Von Liebig relatou que o principal combustível para a contração muscular era derivado da proteína muscular, e sugeriu que grandes quantidades de carne fossem ingeridas para repor a energia gasta.[262,263] Entretanto, uma série de estudos, feitos durante a segunda metade do século XIX, que mensuravam a excreção urinária de ureia, não obtiveram êxito em confirmar seus resultados, estabelecendo o conceito de que mudanças no metabolismo proteico durante o exercício eram inexistentes ou, na melhor das hipóteses, ínfimo.[262]

Entretanto, estudos utilizando tecnologias modernas e técnicas aprimoradas concluíram que a proteína é uma fonte de combustível muito mais importante do que se acreditava anteriormente.

A Figura 9.31 apresenta um resumo do metabolismo de proteínas e aminoácidos.[262-277] Os aminoácidos provenientes da alimentação, da proteína do corpo ou dos carbonos do carboidrato, da gordura e da amônia entram nas porções de sangue livres do corpo. Os nitrogênios do aminoácido são liberados das porções de sangue para formar a proteína do corpo ou saem do organismo na forma de urina, suor e fezes. Os carbonos do aminoácido podem ser liberados das porções de sangue para formar o carboidrato ou a gordura corporal, ou podem sair do organismo na forma de dióxido de carbono.

O exercício exerce grandes efeitos no metabolismo de proteínas e aminoácidos,[262-277] dos quais se destacam quatro mudanças básicas (ver Fig. 9.32):

1. *Redução seguida de aumento da síntese proteica.* Durante o exercício de resistência ou de levantamento de cargas pesadas, a síntese proteica regular sofre uma redução de 17 a 70%, dependendo da intensidade e da duração do exercício. Essa redução disponibiliza os aminoácidos na forma de combustível para o músculo ativo. Mais tarde, durante a recuperação, a síntese proteica muscular é elevada, aumentando a incorporação de aminoácidos na proteína muscular (hipertrofia).[262,263,265,274,276]

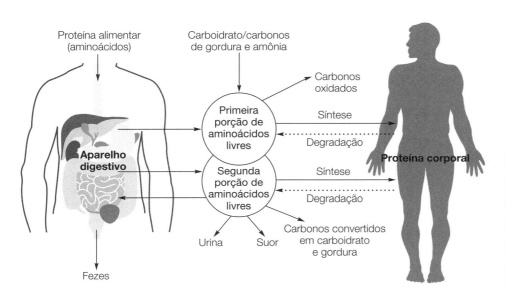

Figura 9.31 Metabolismo de proteínas/aminoácidos. O metabolismo de proteínas/aminoácidos é um processo complexo, em que os aminoácidos entram e saem das porções livre de sangue do corpo por diversos caminhos diferentes. Fonte: Dados de Lemon PWR. Protein and amino acid needs of the strength athlete. *Int J Sport Nutr* 1:127-145, 1991; ver também *Int J Sport Nutr* 5:S39-S61, 1995.

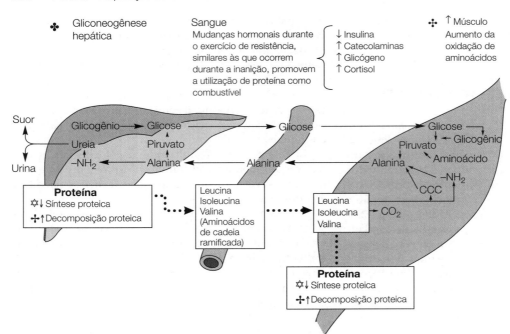

Figura 9.32 Utilização da proteína como combustível durante o exercício de resistência prolongado. Esta figura resume os vários caminhos pelos quais a proteína pode ser utilizada como combustível pelos músculos ativos (ver a explicação no texto).

Um homem comum que pese 70 kg possui 12 kg de proteína em seu corpo, dos quais quase metade está nos miofilamentos de actina e miosina encontrados no músculo. O depósito de proteínas do corpo é altamente volúvel, com cerca de 200 a 500 gramas (50 gramas de nitrogênio) de novas proteínas sendo sintetizados todos os dias e apenas 10 gramas/dia de nitrogênio sendo excretados. Desse modo, ao longo da vida de uma pessoa, são sintetizadas cerca de 5 toneladas de proteína, ao passo que a ingestão total de proteína alimentar é de apenas 1 tonelada, o que indica uma extensiva reutilização dos aminoácidos do corpo. Para jovens adultos, o músculo representa 25 a 30% da rotação proteica total.

O fato de o exercício interromper temporariamente a rotação e a síntese proteica é muito importante, pois disponibiliza de imediato o uso de aminoácidos como combustível (Figs. 9.31 e 9.32). Após o exercício, a síntese proteica sofre uma aceleração. Desse modo, o exercício induz a uma elevação na síntese e na proteólise proteica muscular (i. e., na rotação proteica) que serve como base metabólica para a restauração e a manutenção das células em músculos tanto de jovens como de idosos.[276]

2. *Aumento da proteólise muscular*. A maioria dos estudos sustenta o conceito de que o exercício causa a decomposição das proteínas musculares.[266,268,269] O exercício intenso aparentemente resulta em um dano significativo às células musculares, que pode ser mensurado quando as enzimas do músculo se infiltram no plasma. Além disso, foi constatado que o treinamento de resistência a longo prazo aumenta a excreção de 3-metil-histidina, que serve como um marcador da proteólise miofibrilar.[262]

Com a combinação da redução da síntese proteica muscular com o aumento da decomposição da proteína do músculo, um maior número de aminoácidos é disponibilizado no corpo para atuar como combustível durante o exercício e para a restauração e o acúmulo das células musculares após o exercício.

3. *Aumento da oxidação de aminoácidos*. Durante o repouso, 10 a 20% da regeneração de ATP é proveniente da proteína. O exercício eleva a taxa de oxidação dos aminoácidos.[264,266,275] Durante o exercício de bicicleta, por exemplo, há um aumento de 240% na oxidação de leucina e uma redução de 21% na síntese desse aminoácido. Alguns indícios sugerem que a oxidação da leucina pode ocorrer em uma taxa mais alta em atletas de resistência do sexo masculino do que em atletas do sexo feminino.[262,263]

4. *Aumento da gliconeogênese*. Dezesseis dos aminoácidos presentes no corpo humano podem ser transformados em glicose pelo fígado. Esse processo gliconeogênico é extremamente importante durante o exercício, pois contribui no fornecimento de glicose a fim de evitar a hipoglicemia durante o exercício de resistência de longa duração. Durante o exercício, há um fluxo estável de alanina sendo transportada do músculo para o fígado, onde é convertida em glicose e, em seguida, entra no sangue e alimenta o músculo ativo (ver Fig. 9.32).[262,263] Esse processo parece ter maior importância durante o exercício prolongado. Após três horas de exercício, cerca de 60% da glicose utilizada pelo músculo ativo provém do fígado, que produz glicose a partir de alanina, lactato, glicerol e outros produtos metabólicos. Os ácidos graxos também são um importante combustível sob estas condições.

O aumento da gliconeogênese hepática durante o exercício de resistência prolongado e a utilização da proteína como combustível provavelmente são controlados por meio de hormônios.[262,263] O exercício provoca diversas alterações nos níveis de hormônio no sangue, incluindo uma redução da insulina e um aumento de catecolaminas (epinefrina e norepinefrina), glucagon e cortisol. Essas mudanças hormonais são semelhantes às que ocorrem durante a inanição (que tende a aumentar o uso da proteína como combustível). O exercício de resistência e o levantamento de cargas altas provocam um aumento transitório na utilização de proteína, que é de certa forma análogo às mudanças causadas pela inanição.

Implicações práticas para atletas

A recomendação prática considerando essas informações é ainda conjectural. A contribuição da proteína como fonte de energia durante o treinamento de resistência é de 3 a 10% (em vez de quase nula, como se acreditava anteriormente). A real quantidade de proteína utilizada durante tais exercícios depende da intensidade, da duração e do nível de condicionamento físico, de modo que é o exercício árduo e prolongado realizado por atletas treinados o responsável pela maior utilização desse nutriente.[262,263]

A atual QDR de proteínas é insuficiente tanto para atletas de força como para atletas de resistência.[262,263] A American Dietetic Association recomendou uma dose diária de 1,2 a 1,4 g/kg de peso corporal para atletas de resistência e 1,6 a 1,7 g/kg de peso corporal para atletas de força. No caso de alguns atletas que restringem calorias (p. ex., lutadores, ginastas, corredoras), as demandas proteicas podem ser maiores, já que a proteína será utilizada para atender às necessidades de energia.[262,263] A adequação da ingestão de energia é primordial ao se determinar a necessidade proteica absoluta (ver Tab. 9.16).

A maioria dos atletas de resistência já obtém essa quantidade suficiente de proteínas e não precisa suplementar suas dietas com proteína em pó ou se preocupar em consumir alimentos com alto teor de proteínas. A Tabela 9.11 demonstra que, mesmo em uma dieta de alto teor de carboidratos com relativamente pouca carne e poucos laticí-

nios, a ingestão de proteínas é de 116 gramas ou 13% da ingestão calórica total. Consultar na Tabela 9.17 uma lista do conteúdo proteico dos alimentos mais comuns. A população sedentária consome mais de 1 grama de proteína por quilograma diariamente, aproximadamente 16% da ingestão calórica total.[17] Por isso, a população geral deve se preocupar mais com o aumento da quantidade de exercícios do que com a suplementação de proteínas.

Diversos estudos mensuraram de maneira minuciosa a quantidade de proteína alimentar necessária para manter fisiculturistas e levantadores de peso em um equilíbrio de nitrogênio positivo.[262,270,271,273] A proteína é necessária para desenvolver um peso corporal com predominância de massa magra, porém, uma quantidade mais que suficiente é fornecida por uma dieta normal. A maior parte dos atletas de força e potência pode aprimorar o desenvolvimento muscular com uma ingestão de proteína alimentar entre 1,4 e 1,7 g/kg.[262] Não há evidências conclusivas de que ingestões proteicas muito elevadas (> 2 g/kg por dia) sejam necessárias ou mesmo benéficas.[262,263]

Há poucas evidências científicas de que a suplementação de aminoácidos melhore as respostas fisiológicas ao treinamento de força quando uma alimentação adequada é consumida. Evidências recentes, porém, indicam que a ingestão de pequenas quantidades de carboidratos e aminoácidos essenciais exerce um efeito pequeno, mas significativo, na estimulação da síntese proteica no sistema muscular.[272,275] Portanto, ingerir proteínas imediatamente após o exercício é uma estratégia eficaz para ajudar a aumentar o tamanho dos músculos.

Como acentuado pela American Dietetic Association, a ingestão recomendada de proteínas normalmente pode ser obtida apenas pela alimentação, sem fazer uso de suplementos de proteína ou de aminoácidos, se a ingestão de energia for adequada para manter o peso corporal. Os atletas devem ser conscientizados que é improvável que a ingestão de proteínas além dos níveis recomendados cause um aumento adicional do tecido magro, pois há um limite na taxa em que os tecidos proteicos podem ser acumulados.[2] O Quadro 9.7 analisa as recomendações para o atleta vegetariano.

TABELA 9.16   **Necessidades estimadas de proteína segundo os hábitos de exercício**

	Calorias* (peso corporal em quilogramas)		Necessidades estimadas de proteína*		
	Homens	Mulheres	g/kg de peso corporal por dia	Homens, g/dia	Mulheres, g/dia
Adulto típico	2.800 (80 kg)	2.000 (65 kg)	0,8	64	52
Entusiastas do *fitness*	2.900 (75 kg)	2.000 (65 kg)	1,0	75	60
Atletas de resistência	3.500 (70 kg)	2.600 (58 kg)	1,2	84	70
Atletas/equipes de potência	4.500 (100 kg)	3.500 (80 kg)	1,6	160	128

*Todos os requisitos proteicos estão dentro dos 15% da ingestão calórica total.

332 Parte III Preparação do Condicionamento Físico

Tabela 9.17 Escolhendo as melhores fontes de proteínas*

	Tamanho da porção	Proteína, g	Proteína, % do valor diário[†]	Calorias	Gordura total	Gordura saturada
Alimentos de origem animal						
Carnes, peixes e frutos do mar						
Peito de frango sem pele	85 g	26,4	53	140	3,1	0,9
Atum light, enlatado em água	85 g	21,7	43	99	0,7	0,2
Peixe-espada	85 g	21,6	43	132	4,4	1,2
Salmão do Atlântico	85 g	21,6	43	155	6,9	1,1
Camarão	85 g	17,8	36	84	0,9	0,2
Ovos e laticínios						
Queijo cottage, sem gordura	½ xícara	15,0	30	80	0,0	0,0
Iogurte semidesnatado, puro	1 xícara	12,9	26	155	3,8	2,5
Leite desnatado	1 xícara	8,4	17	86	0,4	0,3
Queijo *cheddar*	28 g	7,1	14	114	9,4	6,0
Ovo cozido	1	6,3	13	78	5,3	1,6
Alimentos de origem vegetal						
Legumes, nozes e sementes						
Carne de soja	85 g	16,1	32	169	6,6	0,9
Amendoim	⅓ xícara	12,5	25	276	23,4	3,3
Noz de soja	⅓ xícara	10,3	21	126	6,7	0,9
Tofu	½ xícara	10,0	20	94	5,9	0,9
Lentilhas	½ xícara	9,0	18	115	0,4	0,1
Manteiga de amendoim sem sal	2 colheres de chá	8,7	17	191	16,8	3,1
Semente de girassol	¼ xícara	8,2	16	205	17,9	1,9
Feijão-preto	½ xícara	7,7	15	112	0,4	0,1
Feijão-carioca	½ xícara	7,1	14	177	0,4	0,1
Caju	⅓ xícara	7,0	14	247	20,7	4,1
Grãos						
Pão integral	2 fatias	6,8	14	172	2,9	0,6
Flocos de aveia	½ xícara	6,4	13	154	2,5	0,4
Milho-miúdo	½ xícara	4,2	8	143	1,2	0,2
Cevada	½ xícara	3,7	7	135	1,1	0,2
Arroz branco	½ xícara	2,8	6	134	0,3	0,1
Arroz integral	½ xícara	2,5	5	108	0,9	0,2

*Frutas e verduras contêm menos de 3 g de proteína por porção.
[†]O valor diário do Food and Drug Administration baseia-se em 50 g de proteína em uma dieta de 2.000 calorias.
Fonte: USDA.

Capítulo 9 Nutrição e Performance **333**

Quadro 9.7

Pontos específicos para atletas vegetarianos

Há uma certa preocupação de que atletas vegetarianos estejam sob risco de apresentar deficiências de proteínas e minerais em função da ausência de carne em suas dietas. Em uma conferência internacional sobre nutrição vegetariana, em 1997 (Loma Linda University, Loma Linda, Califórnia, EUA), estas e outras questões foram abordadas. Foram obtidas as seguintes conclusões:

1. *Desempenho*. A dieta vegetariana em si não está associada a um melhor desempenho de resistência aeróbia; no entanto, outros benefícios tornam este regime alimentar digno de consideração por atletas sérios.

2. *Ingestão de carboidratos*. Uma dieta com base em produtos vegetais facilita uma alta ingestão de carboidratos, que é essencial para o exercício prolongado.

3. *Potencial ingestão de níveis abaixo do ideal de ferro, zinco e outros minerais*. Uma dieta vegetariana bem planejada pode fornecer aos atletas quantidades adequadas de todos os nutrientes conhecidos, embora exista uma potencial ingestão de níveis abaixo do ideal de ferro, zinco e oligominerais se a dieta for excessivamente restritiva. No entanto, essa preocupação abarca todos os atletas, vegetarianos ou não, que possuem hábitos alimentares inadequados.

4. *Ingestão de proteína*. Embora haja certa preocupação quanto à ingestão de proteína por atletas vegetarianos, os dados indicam que todos os aminoácidos essenciais e não essenciais podem ser fornecidos apenas por fontes de alimentos vegetais, desde que haja uma variedade de alimentos consumidos e a ingestão de energia seja adequada para atender às necessidades do organismo.

5. *Nutrientes antioxidantes*. Os atletas que consomem dietas ricas em frutas, verduras e grãos integrais recebem quantidades altas de nutrientes antioxidantes, que ajudam a reduzir o estresse oxidativo associado ao esforço intenso.

6. *Irregularidade menstrual*. Há uma certa preocupação de que atletas vegetarianas encontrem-se em maior risco de apresentar oligomenorreia, porém, evidências sugerem que a principal causa seja uma baixa ingestão de energia, e não a qualidade da alimentação.

7. *Benefícios à saúde*. Embora os atletas geralmente estejam mais preocupados com o desempenho, benefícios à saúde a longo prazo e uma redução do risco de doenças crônicas foram associados à dieta vegetariana. Os estudos sugerem que uma combinação de atividade física regular e práticas alimentares vegetarianas proporcionam taxas mais baixas de mortalidade do que a dieta vegetariana ou o exercício sozinhos.

A dieta vegetariana em si não está relacionada ao desempenho aeróbio de resistência. Embora algumas questões tenham sido levantadas sobre o nível nutritivo da dieta vegetariana para atletas, quando variada e bem planejada é compatível com o esforço esportivo bem-sucedido.

Fonte: Nieman DC. Physical fitness and vegetarian diets: Is there a relation? *Am J Clin Nutr* 70(suppl): 570s–575s, 1999.

PRINCÍPIO 8: DESCANSE E DÊ PRIORIDADE AOS CARBOIDRATOS ANTES DE COMPETIÇÕES DE RESISTÊNCIA DE LONGA DURAÇÃO

A preparação durante os dias e as horas que antecedem uma prova de resistência pode representar a diferença entre o sucesso e o fracasso. Nesta seção, é analisado o conceito da "sobrecarga de carboidrato" (ou "sobrecarga de glicogênio"). O melhor método para atletas de resistência que estejam se preparando para qualquer situação de esforço físico com duração superior a 60 a 90 minutos é reduzir gradativamente o esforço durante a semana que antecede a prova e consumir de 8 a 10 g/kg de carboidrato durante os três dias anteriores ao evento. Caso a duração da prova seja inferior a 60 minutos, a sobrecarga de carboidrato é desnecessária.

A "refeição pré-prova" é outra consideração importante. A refeição feita de 3 a 5 horas antes da prova deve ser leve e conter de 500 a 800 Calorias de amido com baixo teor de fibras. Há diversas vantagens e desvantagens no uso de diferentes soluções de açúcar.

Como fazer a sobrecarga de carboidrato antes da grande competição

Como discutido anteriormente, o corpo humano possui estoques apenas limitados de CHO. O treinamento de exercícios em intensidades de 60 a 80% do $\dot{V}O_{2máx}$ provoca a depleção do glicogênio muscular após 100 a 120 minutos.[1] O exercício em uma intensidade de 80 a 95% pode causar a depleção do glicogênio muscular ainda mais rapidamente.

Por esses motivos, vários pesquisadores tentaram manipular as reservas de glicogênio muscular utilizando uma combinação de dieta com alto teor de CHO e níveis variados de exercício e descanso para elevar o glicogênio a níveis acima do normal, acreditando que o tempo de exercício até a exaustão poderia ser prolongado.

Os primeiros pesquisadores escandinavos estabeleceram um método que hoje é conhecido como o método "clássico" de "supercompensação do glicogênio muscular". De acordo com esse sistema, os atletas primeiro esgotavam o glicogênio de seus músculos, ingerindo uma dieta com baixo teor de carboidrato por três dias consecutivos, enquanto participavam de sessões intensas e prolongadas de exercício em pelo menos dois desses dias. Em seguida, eles fariam a "supercompensação" de glicogênio nos músculos, descansando durante três dias antes da competição e consumindo uma dieta com altíssimo teor de carboidratos (90%).

Foi constatado que esse método gera níveis de glicogênio muscular de até 220 mmol/kg de músculo úmido (com reservas de CHO total superiores a 1.000 gramas).[1,278] Infelizmente, esse programa causa uma série de efeitos colaterais indesejáveis durante a fase de depleção, incluindo destacada fadiga física e psicológica, elevação de produtos colaterais metabólicos no sangue (citose), baixos níveis de açúcar sanguíneo (hipoglicemia), danos às células musculares, anormalidades eletrocardiográficas, depressão e irritabilidade.[1,279] Além disso, durante a fase de alta ingestão de carboidratos, o atleta muitas vezes sentia suas pernas pesadas e sem mobilidade.

Em virtude desses efeitos colaterais, os pesquisadores modificaram a fase de depleção.[1,280,281] Em vez de três dias de dieta com baixo teor de carboidrato e exercício intenso, o sistema passou a utilizar uma redução gradual da intensidade do exercício durante um período de seis dias, sem realizar qualquer exercício intensivo no dia que antecedesse a competição. Durante a semana, a alimentação deveria fornecer uma quantidade superior a 8 g de CHO/kg (aproximadamente 70% de CHO) (ver na Tab. 9.11 um exemplo de cardápio).[1,282] Constatou-se que esse sistema modificado podia gerar níveis de glicogênio muscular de aproximadamente 200 mmol/kg, quase o mesmo valor obtido pelo método clássico, sem apresentar efeitos colaterais (ver Fig. 9.33).[1]

Com os músculos "sobrecarregados" ou "supercompensados" com glicogênio, os atletas de resistência são capazes de manter seu ritmo de corrida por um período maior. O tempo geral da corrida é menor, mesmo sem uma melhora no ritmo por quilômetro. Em outras palavras, os atletas conseguem manter a velocidade por mais tempo e, assim, reduzir o tempo total.[1,282-286] Em testes de 30 km, por exemplo, corredores com sobrecarga de carboidratos são capazes de correr de 4 a 5 minutos mais rápido do que quando sob uma dieta com baixo teor de carboidratos.[283,284]

Refeição pré-competição

A refeição que antecede a competição pode fazer a diferença tanto em termos fisiológicos como psicológicos. A maioria dos especialistas em nutrição esportiva recomenda de 1 a 2 copos de água, seguidos em um intervalo de 20 a 30 minutos por uma refeição leve (de 500 a 800 Calorias) que contenha amido de rápida digestão e baixo teor de fibras (p. ex., mingau de aveia, pão de forma, roscas, massas, cereais refinados).[2,3] O alimento deve ser consumido de 3 a 5 horas antes da prova, para que o estômago esteja vazio no momento da competição a fim de evitar sensações desagradáveis de excesso de saciedade ou cãibras. O consumo de proteínas, gorduras, alimentos caracterizados por gerar gases, alimentos com alto teor de fibras e alimentos laxativos não é recomendado.[1]

Alguns atletas acreditam que a ingestão de bebidas esportivas com açúcar 30 a 60 minutos antes de um esforço físico intenso melhora o desempenho. Estudos mais antigos que examinaram as ingestões de glicose ou sacarose nos 30 a 60 minutos que antecedem o exercício relataram um aumento agudo da glicose sanguínea, causando uma maior

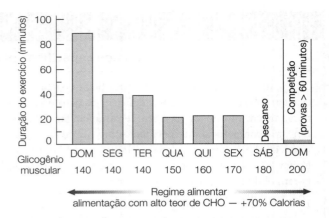

Figura 9.33 Sobrecarga de carboidrato com redução gradual do exercício. O melhor método de se aumentar as reservas de glicogênio muscular antes de uma competição de resistência é consumir uma dieta com alto teor de carboidratos e reduzir gradativamente a intensidade do exercício até o descanso total. Fonte: Dados de Sherman WM, Costill DL, Fink WJ, et al. The effect of exercise diet manipulation on muscle glycogen and its subsequent utilization during performance. *Int J Sports Med* 2:114-118, 1981.

concentração de insulina no sangue, o que, por conseguinte, estimulava os músculos a utilizar a glicose sanguínea. Entretanto, esse método resulta em um efeito rebote caracterizado por baixos níveis de açúcar no sangue e, em seguida, uma aceleração na depleção do glicogênio muscular.[287,289]

Estudos mais recentes, porém, não foram capazes de confirmar esses resultados anteriores.[289-296] O uso de soluções contendo 80 g de glicose (cerca de 280 a 320 Calorias) 30 a 60 minutos antes de uma prova de resistência não foi associado a níveis anormalmente baixos de glicose no sangue, aumento da depleção de glicogênio ou redução de desempenho. Na verdade, alguns pesquisadores relatam que uma refeição contendo carboidratos 30 a 60 minutos antes do exercício aumenta a quantidade de glicose disponível para o músculo ativo, melhorando assim o desempenho de resistência.[289,290]

Em um estudo com dez ciclistas treinados, os pesquisadores constataram que a melhor programação possível para uma alimentação pré-competição era uma refeição contendo 200 gramas de carboidrato (800 Calorias) quatro horas antes da prova e um lanche com 45 gramas de carboidratos imediatamente antes do exercício de resistência de alta intensidade.[297] A Figura 9.34 apresenta os resultados de um interessante estudo que comparou uma abundante refeição de carboidratos pré-prova de 1.300 Calorias, o consumo de 700 Calorias de carboidrato durante o exercício e os dois métodos usados de maneira combinada.[298] Os ciclistas foram capazes de se exercitar durante um período 44% maior quando os carboidratos foram utilizados tanto três horas antes do exercício como durante ele.

Alguns atletas acreditam que o jejum antes de um exercício de resistência prolongado os fará se sentirem mais leves e com mais energia.[299] Em um estudo, o jejum de um dia praticado por maratonistas do sexo masculino causou uma redução de 45% no desempenho de resistência.[86] O jejum também provocou aumentos significativos no consumo de oxigênio, na frequência cardíaca, na percepção subjetiva de esforço, na ventilação e na fadiga psicológica. De modo geral, os dados metabólicos pareciam sugerir que as respostas iniciais para os corredores que jejuaram eram similares às obtidas pelos cor-

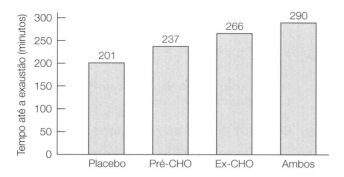

Figura 9.34 Ingestão de carboidrato e desempenho no ciclismo. Três horas antes do exercício, os indivíduos ingeriram 1.300 Calorias na forma de carboidrato e, durante o exercício, 700 Calorias na mesma forma. A presença de carboidrato na refeição pré-prova e durante o exercício aumenta significativamente o tempo de resistência até a exaustão. Fonte: Dados de Wright DA, Sherman WM, Dernbach AR. Carbohydrate feedings before, during, or in combination improve cycling endurance performance. *J Appl Physiol* 71:1082-1088, 1991.

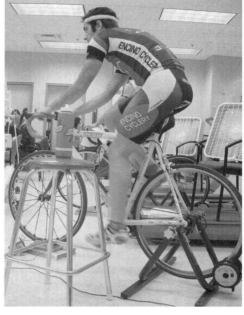

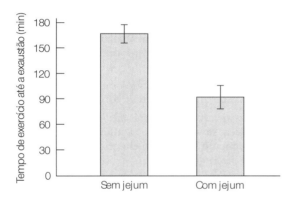

Figura 9.35 Os efeitos do jejum de um dia na resistência de corrida. O jejum de um dia antecedendo uma longa corrida de resistência levou a uma redução de 45% no tempo do exercício até a exaustão. Fonte: Dados de Nieman DC, Carlson KA, Brandstater ME, Naegle RT, Blankenship JW. Running exhaustion in 27-h fasted humans. *J Appl Physiol* 63:2502-2509, 1987.

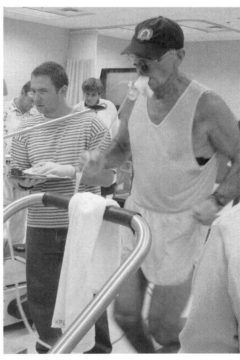

redores que haviam ingerido alimentos após 90 minutos de exercício (ver Fig. 9.35). A maior parte dos demais estudos também demonstrou que o jejum provoca a fadiga precoce e reduz a capacidade de exercitar-se.[299]

PRINCÍPIO 9: O USO DE RECURSOS ERGOGÊNICOS É ANTIÉTICO

Recursos ergogênicos são definidos como substâncias que aumentam a capacidade de exercitar-se de forma mais intensa. Embora existam vários ergogênicos que não possuem valor algum (p. ex., pólen de abelha, B_{15} ou ácido pangâmico, álcool, óleo de germe de trigo, lecitina, algas, levedura de cerveja, fosfatos, L-carnitina e picolinato de cromo), outros propiciam benefícios impressionantes (cafeína, bicarbonato de sódio, *doping* sanguíneo, esteroides, etc.). Tais ergogênicos podem melhorar o desempenho, porém, questões éticas relacionadas à igualdade de competição e ao jogo justo reivindicam uma prioridade mais alta.[300-307]

Por milhares de anos, guerreiros e atletas fizeram uso de uma grande variedade de substâncias na tentativa de melhorar o desempenho físico.[308] Os atletas da Grécia Antiga tinham como certa a importância da carne e também consumiam ervas e cogumelos especiais; os guerreiros muçulmanos da Antiguidade utilizavam haxixe; durante a Segunda Guerra Mun-

336 Parte III Preparação do Condicionamento Físico

dial, alguns soldados alemães fizeram experimentos com hormônios esteroides anabólico-androgênicos para aumentar a agressividade durante o combate; soldados norte-americanos recebiam um estimulante anfetamina para aumentar a resistência e a atenção; as anfetaminas se tornaram populares entre os ciclistas de competição nos anos 1960, causando diversas mortes; a estricnina foi utilizadas por alguns dos primeiros boxeadores profissionais; e muitos atletas atualmente utilizam desde esteroides anabólico-androgênicos e cafeína até doses de sangue para melhorar o desempenho de resistência.[308]

Por que o uso de drogas e recursos ergogênicos é tão disseminado hoje em dia? A melhor resposta para essa pergunta foi dada em uma declaração feita em 1972 pela Comissão Médica do Comitê Olímpico Internacional:[309]

> O rigor implacável dos modernos esportes de competição, especialmente em nível internacional, a glória da vitória e as crescentes recompensas sociais e econômicas do sucesso esportivo (de modo algum ainda relacionado à realidade) cada vez mais obriga os atletas a melhorar seu desempenho por qualquer meio disponível.

À medida que os desafios esportivos foram se tornando mais competitivos e lucrativos, muitos atletas recorreram aos produtos químicos que visam melhorar o desempenho, como hormônio de crescimento humano, esteroides anabolizantes, creatina, beta-hidroximetilbutirato (HMB), anfetaminas, efedrina e androstenediona.[306] Até mesmo atletas do ensino médio e universitários recorrem aos esteroides anabolizantes para obter vantagens. Há uma preocupação crescente quanto ao uso cada vez maior dos esteroides sintéticos, como a tetra-hidrogestrinona (THG), pois esses esteroides quimicamente modificados não são detectados nos protocolos de teste existentes.[306] O hormônio de crescimento humano é amplamente utilizado, apesar das limitadas evidências de que ele melhore a força, a potência ou o desempenho esportivo. As anfetaminas são as drogas mais comumente abusadas no beisebol profissional.[306] Ciclistas profissionais e outros atletas de resistência utilizam a eritropoietina (EPO). A indústria de suplementos, liderada por fabricantes de creatina e androstenediona (andro), tornou-se um mercado altamente rentável. Parte do problema é que a regulação desses recursos ergogênicos é uma tarefa muito difícil. A análise de substâncias proibidas requer técnicas caras e minuciosas, e são necessários recursos legais para defender os resultados de testes em batalhas no tribunal que resultem na suspensão de um atleta.

Categorias de recursos ergogênicos

O termo *ergogênico* significa "que visa aumentar o trabalho". Logo, recursos ergogênicos são quaisquer substâncias ou métodos que apresentem uma tendência a aprimorar a capacidade de desempenho.[300-307] Tais recursos são distribuídos em cinco categorias:

1. *Recursos nutricionais*: carboidratos, proteínas, vitaminas, minerais, ferro, água, eletrólitos e substâncias variadas (p. ex., pólen de abelha, B_{15})

2. *Recursos farmacológicos*: anfetaminas, cafeína, esteroides anabolizantes, álcool, $NaHCO_3$, eritropoietina recombinante (r-EPO)

3. *Recursos fisiológicos*: oxigênio, *doping* sanguíneo

4. *Recursos psicológicos*: hipnose, estratégias de treino secreto, controle do estresse

5. *Recursos mecânicos*: auxílios biomecânicos, aquecimento físico

Esta seção analisa alguns dos auxílios nutricionais e farmacológicos mais comuns.

Recursos nutricionais variados

Os atletas estão constantemente em busca de uma melhora no desempenho por meio da utilização de suplementos alimentares, de modo que alguns deles consomem grandes quantidades de compostos de nutrientes, muito além dos níveis recomendados.[310,311] A maioria dos estudos demonstra que mais da metade dos atletas faz uso de suplementos, e os atletas de elite os utilizam mais do que os atletas universitários e do ensino médio.[311]

Uma série de substâncias nutricionais é recomendada para intensificar a performance. Entre elas, estão diversas vitaminas e minerais, além de extratos de vários alimentos (ver o Princípio 6 sobre suplementos vitamínicos e minerais).

Os suplementos nutricionais podem ser divididos em oito classes distintas:[301]

- *Pró-hormônios*. Compostos como androstenediona, androstenediol e deidroepiandrosterenediona, que supostamente aumentam a testosterona, aceleram a recuperação e desenvolvem massa muscular.

- *Compostos de creatina*. Suplementos contendo monohidrato de creatina e comercializados sob a alegação de aumentar a potência de performance e desenvolver massa muscular.

- *Proteínas e aminoácidos*. Entre os efeitos alegados estão o aumento de massa muscular, força e resistência.

- *Produtos naturais e de plantas medicinais*. Ginseng, equinácea, saw palmetto, tribulus e kava-kava, que, supostamente, melhoram energia, força, resistência e função imunológica.

- *Diuréticos*. Plantas medicinais diuréticas e urtiga, que supostamente evitam retenção de líquidos, inchaço, gota e pressão alta.

- *Energéticos*. Vitaminas e antioxidantes: sulfato de vanádio, taurina e vitaminas, que, supostamente, intensificam a recuperação, auxiliam na reidratação e na reposição de glicogênio e fornecem energia adicional.

- *Energéticos de efeito psicológico*. Extratos de plantas, aminoácidos, alcaloides (efedrina e cafeína), minerais e vitaminas que supostamente regulam o humor, aceleram o metabolismo, aumentam a produção de adrenalina e fornecem energia e potência.

- *Queimadores de gordura*. L-carnitina, inositol e colina que, segundo se declara, aumentam a massa muscular magra e queimam gordura.

A Tabela 9.18 resume as alegações ergogênicas feitas por uma variedade de produtos naturais e auxílios nutricionais disponíveis atualmente.[309-337] Em geral, a maioria das alegações relacionadas ao desempenho não são corroboradas pelas pesquisas atuais ou os resultados das pesquisas foram extrapolados para aplicações inadequadas. Com frequência, as funções biológicas de alguns compostos usados pelo organismo (p. ex., inosina,

Tabela 9.18 Produtos naturais e recursos nutricionais variados comercializados com fins ergogênicos

Produto	Alegações	Fato
Ácido pangâmico/vitamina B15	Aumenta o desempenho de resistência	Os melhores estudos não demonstram efeitos
Álcool	Aumenta a resistência; modifica os índices de fadiga; fonte de energia	Não aumenta a resistência; pode ser ergolítico [causar queda no desempenho]
Aminoácidos arginina/ornitina	Promove a liberação de hormônio do crescimento e insulina	Os estudos são inconclusivos
Aminoácidos de cadeia ramificada	Evita a fadiga durante eventos de longa duração	A maioria dos estudos não corrobora as alegações
Boro	Aumenta a testosterona; fortalece os músculos	Os melhores estudos não demonstram efeitos
Carnitina	Agente de perda de gordura ("redutor"); promove o uso de gordura como energia	Dados insuficientes para corroborar tais alegações
Citrato de sódio	Aumenta a capacidade de armazenamento do corpo, melhorando a capacidade anaeróbia	Os melhores estudos não demonstram efeitos
Coenzima Q10	Melhora o desempenho aeróbio	Os melhores estudos não demonstram melhoras
Colina	Aumenta a força e reduz a gordura corporal, retarda a fadiga	Não há estudos adequadamente conduzidos para corroborar as alegações
Compostos de smilax	Aumenta a testosterona e a massa muscular	Não há dados que corroborem as alegações
Creatina	Aumenta a potência anaeróbia; estimula o crescimento muscular	Estudos adequadamente conduzidos tanto corroboram as alegações como demonstram não haver resultados
Dibencozida	Potente agente anabólico; aumenta o transporte de oxigênio	Sustentação insuficiente para tais alegações
Fitoesteroides	Agente anabólico; aumenta o hormônio de crescimento	Não há dados que corroborem as alegações
Gamaorizanol/ácido ferúlico	Extraído do óleo do farelo de arroz; visa a ativação metabólica; agente anabólico	Dados insuficientes para corroborar alegações
Ginseng	Perda de peso; energético; melhora o vigor físico e mental	Dados limitados para corroborar alegações, melhores estudos demonstram não haver resultado
HMB (beta-hidroximetilbutirato)	Desenvolve o tamanho e a força musculares	Dados limitados são inconclusivos
Inosina	Energético; melhora a força e a resistência; perda de peso	Dados insuficientes para corroborar alegações; pode ser ergolítico
Intermediários do ciclo do ácido tricarboxílico	Melhora o desempenho de resistência e a recuperação	Os melhores estudos não demonstram efeitos
Ioimbina	Aumento da testosterona	Não há dados que corroborem as alegações
Ma-huang	Perda de peso; energético; melhora a força e a resistência	Não há dados que corroborem os ganhos de performance
Picolinato de cromo	Aumenta a atividade de insulina, aumenta a absorção de aminoácidos pelas células musculares, reduz a gordura corporal	Dados insuficientes para corroborar alegações
Piruvato	Aumenta o desempenho de resistência, prolongando o tempo até a fadiga	Não há dados que corroborem as alegações
Pólen de abelha	Melhora o metabolismo e o desempenho de resistência	Os melhores estudos não demonstram efeitos
Ribose	Aumenta o desempenho em exercícios de alta intensidade	Os melhores estudos não demonstram efeitos
Sais de fosfato	Aumenta o desempenho de resistência	Os estudos são equivocados
Sulfato de vanádio	Desenvolve o tecido muscular	Os melhores estudos não demonstram efeitos
Suplemento de lactato	A ingestão regular promove a liberação de lactato durante o exercício	Estudos não corroboram a alegação
Tabletes e cápsulas de aminoácidos	Aumenta os ganhos de massa muscular, resistência e força	A maioria dos estudos não demonstra benefícios em especial
Testículos de boi	Potente agente anabólico que aumenta a testosterona	Não há dados para corroborar as alegações
Tribulus	Aumenta a testosterona no sangue, promovendo a hipertrofia muscular	Não há dados que corroborem as alegações
Triptofano	Aumenta a serotonina cerebral; retarda a fadiga, resistente à dor	Os melhores estudos não demonstram efeitos

Fontes: Baseado nas referências 309 a 337.

338 Parte III Preparação do Condicionamento Físico

carnitina e boro) foram ampliadas como alegações de desempenho quando utilizados em suplementos de grandes doses.

Fisiculturistas e atletas de força são o público-alvo de diversas empresas que vendem uma série de substâncias como agentes anabólicos capazes de aumentar "naturalmente" os níveis de hormônio corporal, tamanho e força musculares.[338] Em um estudo com 309 fisiculturistas de ambos os sexos, 94% consumiram algum tipo de suplemento e 60% gastaram de U$ 25 a U$ 100 todos os meses com essa finalidade.[339] Em uma revisão de 250 suplementos, apenas dois (HMB e creatina) possuíam dados científicos publicados que corroboravam sua utilização para aumentar a massa magra e os ganhos de força por meio de treinamento de musculação.[304] O FDA está tomando medidas enérgicas contra as empresas norte-americanas que comercializam esses produtos, o que deve diminuir as alegações enganosas e propagandas falsas.[183] Espera-se que a maioria desses recursos ergogênicos seja testada utilizando-se métodos científicos apropriados (duplo-cego, placebo controlado) de maneira a separar a verdade do erro. O Centers for Disease Control (CDC), em sua revisão de recursos ergogênicos comercializados entre fisiculturistas, enfatizou que, em razão de falsas alegações, uso disseminado e ausência de informações adequadas nos rótulos, podem ocorrer "efeitos inesperados".[338] O CDC recomendou aos médicos que relatassem os efeitos adversos de produtos de suplementos às autoridades de saúde pública apropriadas.

Apesar dessas evidências, muitos atletas estão convencidos de que diversas substâncias nutricionais realmente causem uma melhora no desempenho. Se estas substâncias não têm valor, por que os atletas continuam a utilizá-las e a acreditar em seus efeitos? (Consultar as normas no Quadro 9.8 para distinguir o que é propaganda enganosa do que é verdade.)

A FDA concluiu que, "com frequência, as pessoas são beneficiadas não pelo alimento ou medicamento ingerido, mas sim pela profunda convicção de que aquilo irá lhe beneficiar".[340] Em outras palavras, o efeito placebo é forte o bastante para de fato produzir um benefício.[341,342] Uma revisão da literatura mostra que uma média de 35% dos membros de qualquer grupo irá responder favoravelmente aos placebos (com uma variação de 0 a 100%).[341]

O desafio dos profissionais de saúde que trabalham com atletas é utilizar esse efeito placebo para sua vantagem, instilando uma "profunda convicção" em substâncias alimentares que possuam efeitos comprovados (p. ex., carboidratos, água e alimentos nutritivos).

Quadro 9.8

Ferramentas para avaliar as pesquisas de suplementos alimentares

As questões a seguir representam alguns dos pontos importantes que podem ser utilizados para distinguir a propaganda da verdade ao avaliar as pesquisas sobre suplementos alimentares.

1. Existe um fundamento lógico válido para o suplemento alimentar? Teoricamente, o suplemento deve ser capaz de influenciar processos fisiológicos envolvidos no exercício ou melhorar a composição corporal.

2. Os estudos foram realizados com as pessoas adequadas? Se a alegação é de que o suplemento aumenta o desempenho em certos tipos de exercício, devem ser selecionados indivíduos que estejam atualmente envolvidos em tais atividades específicas.

3. Como foram avaliados o desempenho no exercício e a composição corporal? O teste de exercício ou composição corporal para se avaliar os efeitos do suplemento devem ser válidos e confiáveis.

4. Foi utilizado um placebo? O suplemento deve ser fornecido em quantidades e períodos apropriados ao grupo experimental de indivíduos, mas um placebo deve ser usado em um outro grupo de controle. Um suplemento alimentar pode dar resultados em alguns indivíduos não por causa de qualquer efeito genuinamente fisiológico, mas sim porque um efeito psicológico do placebo pode modificar comportamentos pessoais, que são conducentes a modificar o desempenho no exercício ou a massa corporal.

5. Os indivíduos foram aleatoriamente submetidos aos tratamentos? Os indivíduos devem ser distribuídos de maneira aleatória em grupos de suplemento ou placebo. Se o estudo for do tipo transversal, em que todos os indivíduos são submetidos a ambos tratamentos, a ordem de distribuição do suplemento deve ser equilibrada; ou seja, metade dos indivíduos deve tomar primeiro os suplementos e a outra metade, primeiro o placebo. Na segunda fase do estudo, os indivíduos trocam os tratamentos.

6. O estudo era duplo-cego? Nem os indivíduos nem os investigadores interagindo com eles devem saber qual grupo recebeu o suplemento alimentar ou qual recebeu o placebo. Isto é conhecido como um protocolo duplo-cego.

7. Fatores externos foram controlados? Os investigadores devem tentar controlar outros fatores, alheios ao tratamento, que possam influenciar o desempenho e a composição corporal. Alimentação, exercício e atividades físicas diárias precisam ser controlados.

8. Os dados foram analisados de maneira adequada? Técnicas estatísticas apropriadas devem ser utilizadas para reduzir a possibilidade de erro.

Estudos adequadamente elaborados submetidos a uma revisão por pares (analisados por vários especialistas) e publicados em revistas científicas servem como base para determinar a eficiência dos suplementos alimentares. No entanto, um único estudo não é capaz de fornecer evidências conclusivas de que um suplemento alimentar seja eficaz ou ineficaz em seu objetivo declarado. A eficácia dos suplementos alimentares deve ser avaliada por uma série de estudos de pesquisas adequadamente elaborados.

Fonte: Adaptado de Williams M. The gospel truth about dietary supplements. *ACSM's Health & Fitness Journal* 1(1)24-28, 1997.

A American Dietetic Association (em parceria com o ACSM) alertou aos profissionais de saúde que o Dietary Supplement Health and Education permite aos fabricantes de suplementos fazer alegações sobre os efeitos dos produtos na estrutura e no funcionamento do corpo, desde que tais alegações não envolvam diagnosticar, mitigar, tratar, curar ou evitar uma doença específica.[2] Em outras palavras, desde que o rótulo de um suplemento específico possua a indicação de seus ingredientes ativos e a lista completa de ingredientes seja fornecida, as alegações de melhora da performance – sejam elas válidas ou não – podem ser feitas. Segundo a American Dietetic Association, os recursos ergogênicos podem ser classificados em uma de quatro categorias:

- Aqueles que produzem os efeitos alegados.
- Aqueles capazes de produzir os efeitos alegados, mas sobre cuja eficácia existem provas insuficientes no momento.
- Aqueles que não produzem os efeitos alegados.
- Aqueles que são perigosos, proibidos ou ilegais e, consequentemente, não devem ser utilizados,

A Tabela 9.18 fornece um resumo da especificidade pela qual os recursos ergogênicos podem ser classificados atualmente. No site www.wada-ama.org [em inglês], pode ser acessada uma lista de substâncias e métodos proibidos pelo Comitê Olímpico Internacional. A American Dietetic Association e o ACSM assumiram uma posição de que "os atletas devem ser orientados sobre o uso de recursos ergogênicos, os quais devem ser utilizados com cautela e somente após uma avaliação minuciosa da segurança, da eficácia, da potência e da legalidade do produto".[2]

Uso da cafeína para melhorar o desempenho em competições de resistência de longa duração

Apesar do uso disseminado de bebidas cafeinadas, um número cada vez maior de estudos vêm oferecendo evidências de que esta droga não é tão benigna como antes se imaginava.[343-345] A ingestão diária de cafeína tem sido associada à osteoporose, defeitos de nascença e interferências no sono, além de exibir as características de uma típica substância psicoativa que leva à dependência. A ingestão média de cafeína entre adultos gira em torno de 106 a 170 mg/dia (o 90º percentil é de 227 a 382 mg/dia). A cafeína é um alcaloide presente em mais de 60 espécies de plantas. Os níveis de pico no plasma ocorrem entre 15 e 45 minutos após a ingestão, com uma meia-vida de 2,5 a 7,5 horas. A metabolização pelo fígado, o armazenamento e a taxa de eliminação da cafeína podem variar muito entre usuários agudos e crônicos. A Tabela 9.19 resume o conteúdo de cafeína de diversas bebidas, chocolates e medicamentos.

Há um número cada vez maior de evidências de que a ingestão de cafeína (3 a 9 mg/kg de peso corporal) antes do exercício aumente o desempenho durante exercícios de resistência de longa duração e exercícios de intensidade de

TABELA 9.19 Fontes de cafeína*

Conteúdo de cafeína em bebidas em garrafa (mg/garrafa)	
Red Bull	116
Full Throttle	100
Java Water	90
Jolt Cola	72
Krank	71
Sun Drop	69
Pepsi One	55
Mountain Dew	55
Mello Yellow	51
Nehi Wild Red	50
Tab	47
Sunkist	41
Pepsi	38
Nestea	39
Coca-Cola Diet	36
Coca-Cola	34
Snapple Peach	32

Conteúdo de cafeína em cafés e chás	
Café coado (200 g)	140
Café de filtro (200 g)	115-175
Café espresso (42,5-56,5 g)	100
Café de cafeteira (200 g)	80-135
Café instantâneo (200 g)	65-100
Café descafeinado de cafeteira (170 g)	5
Chá gelado (340 g)	70
Chá preto (170 g)	70
Chá verde (170 g)	35

Conteúdo de cafeína em alimentos	
Chocolate ao leite (28 g)	1-15
Chocolate meio amargo (28 g)	5-35
Chocolate Bakers (28 g)	26
Iogurte sabor café (225 g)	45
Xarope sabor chocolate	4

Conteúdo de cafeína em pílulas de café (mg por tablete)	
Vivarin	200
No-Doz, Maximum Strength	200
Dexatrim	200
Caffedrine	200
Awake, Maximum Strength	200
Stay Awake	200

Conteúdo de cafeína em medicamentos (mg por tablete)	
Anacin	32
Arthriten	65
Cafergot	100
Darvon	32
Dristan	30
Excedrin	65
Midol Max Strength	60
PC - CAP	32
Vanquish	33
Wigraine	100
XS Hangover Reliever	50

*N.E.: Nem todos esses produtos são comercializados sob essas marcas no Brasil.
Fontes: The American Beverage Association, Center for Science and the Public Interest, Erowid, International Food Information e National Soft Drink Association.

duração curta, de aproximadamente cinco minutos.[346-353] A cafeína consumida uma hora antes do exercício melhora a performance de resistência em 10 a 30%, embora as respostas individuais possam apresentar ampla variação.[346]

A cafeína tende a elevar a quantidade de catecolaminas e ácidos graxos livres no sangue. Quando músculos exercendo esforço são submetidos a níveis elevados de ácidos graxos livres no início do exercício, eles aumentam a utilização de gordura, poupando o glicogênio muscular, o que resulta em uma melhora do desempenho. Além disso, a cafeína aparentemente possui um efeito "neural", diminuindo a percepção de esforço.[347,348]

O ACSM não recomenda o uso de cafeína como meio de melhorar o desempenho. O Comitê Olímpico Internacional baniu a presença de cafeína na urina em níveis acima de 12 $\mu g/mL$ de urina. São necessárias seis xícaras de café coado (com 100 mg de cafeína por xícara) durante um período de 2 a 3 horas para atingir esse nível, que também seria atingido pela ingestão de três tabletes de Vivarin® ou seis de NoDoz® (ver Tab. 9.19). Os efeitos ergogênicos da cafeína estão presentes em níveis urinários abaixo do limite de 12 $\mu g/mL$, levantando sérias questões éticas sobre o uso dessa substância por atletas.[346,349]

Sobrecarga de sódio no exercício anaeróbio

Durante o exercício de alta intensidade, a demanda de oxigênio vai além da capacidade do sistema aeróbio, aumentando a glicólise e, consequentemente, os níveis de ácido lático. O acúmulo desse ácido, por sua vez, inibe as reações químicas que fornecem energia, causando a fadiga. O exercício com 1 a 4 minutos de duração é limitado, portanto, pelo acúmulo de ácido láctico.

Diversos estudos recentes demonstraram que o bicarbonato de sódio (como encontrado no sal de frutas) aumenta a reserva alcalina do organismo, combate o acúmulo de ácido lático e melhora o desempenho no exercício anaeróbio.[354-358] O uso de bicarbonato de sódio em doses de 300 mg/kg (consumidas de uma só vez ou ingeridas com água ao longo de um período de 1 a 3 horas) foi constatado como capaz de melhorar tempos de corridas de 400 metros em uma média de 1,5 segundos e de corridas de 800 metros em 2,9 segundos.[354,355] Em geral, tais doses aumentam a performance durante qualquer sessão de exercícios com um alto componente anaeróbio.[356,357] Uma revisão da literatura concluiu que o desempenho no exercício anaeróbio é aumentado em 27% quando o tempo até a exaustão é utilizado como critério.[356] Para distâncias de 800 metros, 2,9 segundos significam uma vantagem de 19 metros, muitas vezes a diferença entre o primeiro e o último colocado.

As implicações práticas são de que o desempenho pode ser aumentado em qualquer evento que demande esforço intenso por um período de 1 a 4 minutos, pois o fator limitante usual, o ácido lático, é parcialmente controlado e reservado.

Assim como ocorre com todos os recursos ergogênicos, porém, existem alguns efeitos adversos. Aproximadamente metade das pessoas que utilizam sódio pode sofrer de "diarreia urgente" uma hora após a sobrecarga de sódio ter sido realizada. Os efeitos da ingestão contínua são desconhecidos, por isso, recomenda-se cautela.

O uso do sódio, do mesmo modo como o uso da cafeína, traz à tona a questão ética da igualdade competitiva e do jogo limpo. A sobrecarga de sódio deve ser proibida em razão da injusta vantagem proporcionada. O bicarbonato de sódio apresenta um aumento agudo na urina após ter sido utilizado e pode ser mensurado a fim de detectar aqueles que adotam esta prática.

Doping *sanguíneo para resistência*

De modo muito parecido à maneira como os gladiadores romanos bebiam o sangue de seus inimigos para obter força, os atletas olímpicos dos dias atuais vêm infundindo o sangue de amigos, bem como o seu próprio, a fim de obter resistência. O aumento no desempenho após a transfusão de sangue foi demonstrado pela primeira vez no final da década de 1930, mas a técnica não recebeu atenção até o início da década de 1970, quando foi batizada pela imprensa de *"doping* sanguíneo". Este termo, porém, também é utilizado para descrever o processo de injetamento de eritroproteína recombinante humana, com o intuito de induzir a formação de células vermelhas no sangue. Embora os estudos anteriores sobre *doping* sanguíneo indiquem resultados variados, estudos recentes demonstraram que esta prática possui grande valor ergogênico.[359-365]

O *doping* sanguíneo envolve a retirada de 900 mL de sangue (cerca de duas unidades) de um doador compatível (homólogo) ou do próprio sangue (autólogo). No *doping* sanguíneo autólogo, o sangue é armazenado a -80°C por 8 a 12 semanas e, então, reinjetado no atleta 1 a 4 dias antes da competição (ver Fig. 9.36). Isto eleva a hemoglobina em aproximadamente 10%, causando um aumento de 4 a 11% do $\dot{V}O_{2máx}$.[364]

O treinamento realizado com uma menor quantidade de sangue e eritrócitos gera uma resposta fisiológica semelhante à que ocorre quando os corredores treinam em grandes altitudes. De modo geral, o desempenho de um corredor sofrerá uma redução de 10 a 20% imediatamente após a reti-

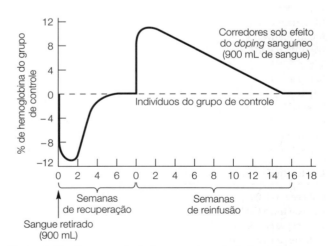

Figura 9.36 Esquema do *doping* sanguíneo. O *doping* sanguíneo normalmente envolve a retirada de 900 mL do próprio sangue, que é armazenado por 6 a 8 semanas enquanto o corpo recompõe seu volume sanguíneo até atingir sua quantidade normal. Então, pouco antes da prova, o atleta injeta os 900 mL de sangue a fim de aumentar o volume sanguíneo e a hemoglobina a níveis acima dos normais. Fonte: Gledhill N. The ergogenic effect of blood doping. *Phys Sportsmed* 11:87-90, 1983.

rada dos 900 mL de sangue, mas irá retornar gradativamente ao normal ao longo das 6 a 8 semanas seguintes.

Há uma melhora no desempenho da resistência cardiorrespiratória após a reinfusão causada pelo aumento da capacidade do sangue de transportar oxigênio, pelo aumento do débito cardíaco, pela redução dos níveis de lactato e pela melhora das respostas de suor.[359-365] O tempo na esteira ergométrica até a exaustão também sofre um aumento: tempos de 10 quilômetros (6,2 milhas) são reduzidos em média 69 segundos, o desempenho em 8 quilômetros (5 milhas) é reduzido em uma média de 49 segundos (10 segundos mais rápido a cada milha) e os tempos de corrida de 4,8 km (3 milhas) são reduzidos em uma média de 23,7 segundos.[364]

Após o *doping* sanguíneo, os níveis de hemoglobina são elevados cerca de 10% (p. ex., até 15 a 16,5 g/dL). Como o intervalo normal de hemoglobina vai de 14 a 18 g/dL, a detecção do *doping* sanguíneo provou ser de grande dificuldade. O *doping* sanguíneo foi proibido pelo Comitê Olímpico Internacional após as Olimpíadas de 1984, apesar de não haver métodos criados para uma detecção sem margem de erros. O ACSM declarou sua posição de que "qualquer procedimento de *doping* sanguíneo utilizado com o intento de melhorar o desempenho esportivo é antiético, injusto e expõe a saúde do atleta a riscos injustificáveis e potencialmente graves".[364]

A FDA aprovou uma nova droga, a eritropoietina (EPO), durante o final da década de 1980. A EPO é um hormônio produzido pelo rim que estimula a produção de eritrócitos pela medula óssea. Uma forma sintética, a EPO recombinante (r-EPO), é utilizada para tratamento de doenças renais, e é considerada pelos atletas uma forma mais fácil de dopagem sanguínea.[366-370] Ela aumenta a porcentagem de eritrócitos (hematócrito), elevando a capacidade de transporte de oxigênio. A administração da EPO lentamente aumenta o número de células vermelhas do sangue ao longo de várias semanas, mas este aumento só será mantido enquanto o tratamento com EPO continuar.[367]

Um típico método é a administração de 5.000 unidades de r-EPO três vezes por semana durante quatro semanas. Os valores hematócritos normalmente serão elevados de 40 a 43% para 50 a 53%, aumentando o $\dot{V}O_{2máx}$ em 8 a 10%.[368] Uma vez interrompida a administração da r-EPO, a massa de eritrócitos gradativamente volta ao seu tamanho original, o que pode, porém, levar semanas. Como resultado, há uma brecha onde não há evidências do uso inadequado da r-EPO, mas onde o desempenho é aumentado. Embora o uso da r-EPO seja proibido pelo Comitê Olímpico Internacional desde 1990, métodos analíticos para detectar seu uso inadequado foram criados apenas recentemente e ainda carecem de maior especificidade.[366-369] A r-EPO no sangue e na urina é indistinguível da EPO endógena e níveis de EPO são detectáveis somente vários dias após sua administração. Parâmetros indiretos foram introduzidos (p. ex., hematócrito, receptor solúvel da transferrina, níveis de ferritina e outros marcadores de deficiência funcional de ferro), mas estes também carecem de maior especificidade. Infelizmente, é provável que o uso indiscriminado da r-EPO por atletas continue até que um teste válido e de baixo custo seja desenvolvido para que possa ser administrado de modo regular e aleatório durante todo o ano para todos os atletas (o que é muito improvável).

O *doping* sanguíneo e o uso da EPO podem muito em breve ceder espaço a um novo método de dopagem sanguínea com substitutos do sangue.[370] Os substitutos do sangue baseados em hemoglobina e os carregadores de oxigênio à base de hemoglobina (HBOCs) são agentes terapêuticos transportadores de oxigênio criados para o uso em operações e emergências em substituição ao sangue doado. Dada a propensão de atletas em experimentar novidades ergogênicas, é muito provável que os HBOCs já estejam em uso.

Esteroides e compostos semelhantes

Esteroides anabólico-androgênicos são drogas prescritas que possuem utilização médica legalizada, incluindo o tratamento de anemias, angioedemas hereditários, certas condições ginecológicas e anabolismo de proteínas.[371-376]

As estimativas atuais indicam que, só nos EUA, aproximadamente 3 milhões de pessoas utilizem esteroides anabólico-androgênicos.[375] Dois terços dos usuários são fisiculturistas amadores ou não atletas que fazem uso destas drogas por razões estéticas. Estima-se que 10% destes sejam adolescentes.[375,377,378] O uso de esteroides aumenta para 15 a 30% entre praticantes de musculação que frequentam academias e centros esportivos. Entre os adolescentes, os usuários de esteroides apresentam uma chance maior do que os não usuários de consumir outras drogas ilícitas e de praticar modalidades como futebol americano, luta livre, levantamento de peso e fisiculturismo.[377,378]

Os problemas relativos aos esteroides anabólico-androgênicos podem ser considerados sob três perspectivas distintas: farmacológica – a possibilidade de que estas substâncias possam trazer algum resultado fisiológico real para os atletas; psicológica – a importância de vencer e o efeito placebo das drogas; e ética – o conceito de violação do jogo limpo.[372-391]

Os *esteroides anabólicos* são derivados sintéticos da testosterona, um hormônio sexual masculino, porém, apresentam uma maior atividade anabólica (desenvolvimento do corpo) relativa à atividade androgênica (masculinização) do que a testosterona. A *testosterona* é o principal androgênico circulante nos seres humanos, com uma concentração 20 vezes maior em homens do que em mulheres, além de ser um potente agente no aumento da massa muscular e na redução da gordura corporal.[379,387] Em um estudo, por exemplo, os indivíduos receberam injeções semanais de testosterona durante 12 semanas. A média de ganho de massa magra entre os indivíduos foi de 7,5 kg, com uma perda de 3,4 kg de gordura, tudo sem que fossem alterados os padrões normais de exercício e alimentação.[379] Um homem típico naturalmente produz de 2,5 a 11,0 miligramas de testosterona por dia. Os indivíduos que abusam de esteroides, por sua vez, geralmente ingerem de 250 a 3.200 gramas por semana por meio de "bomba" ou da combinação de diferentes marcas de esteroides.[375]

Os esteroides esterificados são geralmente aplicados de forma intramuscular, ao passo que os esteroides alquilados são ingeridos oralmente. O efeito dos esteroides depende do tipo utilizado, do tamanho e da frequência das doses, da duração total do tratamento e das vias de administração. A maioria dos usuários relata o uso de formulações injetáveis de esteroides anabólico-androgênicos durante 4 a 12 semanas acompanhadas por outras drogas auxiliares, como efedrina, anfetaminas, tiroxina, hormônio do crescimento, insulina, diuréticos, GHB, androstenediona, creatina e deidroepiandrostenediona.[375]

342 Parte III Preparação do Condicionamento Físico

Uma nova e alarmante tendência é o uso dos chamados esteroides sintéticos para se obter os efeitos de melhora do desempenho dos esteroides.[375,392] Tais esteroides "alternativos" são procurados com o intuito de evitar as rígidas punições atualmente em vigor contra usuários dessas drogas. Um exemplo recente é a tetra-hidrogestrinona (THG), um esteroide quimicamente modificado que não podia ser detectado pelos protocolos existentes na época de sua criação.[306]

Os esteroides anabólicos têm sido usados por atletas há décadas, sob a crença de que aumentam a massa e o tecido musculares, a força e a agressividade. Mais recentemente, a testosterona passou a ser utilizada por ser mais difícil de ser detectada em programas de triagem de drogas. Embora os estudos apresentem uma mescla de resultados, um programa intensivo de exercícios aliado a uma dieta com alto teor de proteína e esteroides anabólicos irá causar um aumento da força e do tamanho musculares para a maioria das pessoas.[373,378] Um dos problemas em se obter dados de pesquisas é que as doses e combinações de drogas usadas pelos atletas não são replicadas pelos pesquisadores em seus estudos, geralmente por razões éticas.

Entre os motivos alegados pelos atletas para fazer uso de esteroides, estão redução da gordura corporal, aumento da força e da massa musculares, melhora da aparência, aumento da contagem de eritrócitos e maior tolerância ao treinamento (maior intensidade, melhor recuperação).[378] É comum os atletas ingerirem doses de 10 a 1.000 vezes maiores do que as doses terapêuticas médicas.

Os efeitos colaterais são inúmeros (ver Quadro 9.9). [375,378,381-391] O uso dessas substâncias pode afetar o sistema reprodutivo, causando infertilidade temporária. Entre os homens, tal prática pode resultar em atrofia dos testículos, redução da produção de esperma e diminuição dos níveis de diversos hormônios reprodutivos. Os esteroides também provocam anormalidades hepáticas, reduzem o colesterol HDL, elevam o colesterol LDL e aumentam a incidência de acne. Entre as mulheres, os hormônios androgênicos geram efeitos de masculinização (p. ex., hipertrofia do clitóris e aumento no crescimento de pelos).

Ainda que a maior parte dos efeitos colaterais decorrentes do uso de esteroides entre adultos possa ser reversível, vários estudos sugerem que eles podem ter consequências biofísicas mais graves para os adolescentes, particularmente com relação à maturação esquelética prematura, à espermatogênese e a um risco elevado de lesões. No entanto, há uma relativa falta de estudos quanto aos efeitos à longo prazo dos esteroides anabólicos sobre a saúde.[375,378]

O uso de esteroides também pode expor o atleta a um risco de lesão nos ligamentos e tendões cuja recuperação pode ser mais lenta. Há também algumas evidências de associação dos esteroides anabólicos com câncer, morte, edema, dano fetal, doença cardíaca, hipertrofia da próstata, esterilidade, inchaço dos pés ou das pernas e amarelamento dos olhos ou da pele.

Há anos é de conhecimento geral que os esteroides anabólicos aumentam a agressividade. Atletas que utilizam esteroides exibiram maiores níveis de raiva, hostilidade e distúrbios gerais do humor. Estudos mostram também que, além de irritabilidade e hostilidade, os esteroides causam um aumento da confusão e da desatenção, dificilmente uma característica mental que os treinadores desejam em seus atletas.[386,391]

Os pró-hormônios são uma classe de esteroides androgênicos que são convertidos diretamente em testosterona ou imitam esse hormônio, formando derivados androgênicos

---

Quadro 9.9

Efeitos colaterais dos esteroides

Os efeitos colaterais da ingestão de esteroides são inúmeros. Entre eles, incluem-se tanto efeitos já comprovados como outros menos certos.

Efeitos comprovados

Baixo colesterol HDL

Pressão arterial elevada

Acne

Retenção de líquidos nos tecidos

Hipertrofia da próstata

Amarelamento dos olhos e da pele

Oleosidade e engrossamento da pele

Limitação do crescimento (quando consumido antes da puberdade)

Dano fetal (quando consumido durante a gravidez)

Hipertrofia do músculo cardíaco

Arritmias cardíacas

Doenças na artéria coronarina

Esterilidade, redução da contagem de espermas em homens, atrofia testicular

Alterações de humor, agressividade, manias, depressão

Doenças e tumores hepáticos

Morte

Efeitos adicionais em mulheres: calvície de padrão masculino, aumento de pelos corporais, engrossamento da voz, redução do tamanho dos seios, irregularidades menstruais, hipertrofia do clitóris

Outros efeitos possíveis

Dores abdominais, urticária, resfriado, diarreia, fadiga, febre, cãibras musculares, dor de cabeça, náusea, hematemese, dores ósseas, ginecomastia, problemas de urinação, cálculo biliar, doenças renais

Fontes: Ver referências 374, 375, 381-391.

---

semelhantes (p. ex., nandrolona).[371,376,378,380,393] O uso dos pró-hormônios foi popularizado pelo famoso jogador de beisebol Mark McGwire e pelos atletas olímpicos da Alemanha Ocidental. Como demonstrado na Figura 9.37, a testosterona é formada a partir do colesterol por meio de duas vias distintas que incluem um número de compostos imediatos cuja estrutura química difere levemente da testosterona propriamente. Entre esses compostos, estão: deidroepiandrostenediona (DHEA), androstenediona, 5-androstenediol, 4-androstenediol, todos eles vendidos atualmente como pró-hormônios no mercado. A maioria dos institutos governamentais ligados ao esporte proibiu o uso desses agentes, que, no entanto, estão abundantemente disponíveis a atletas amadores nos locais de venda.

A maior parte dos estudos indica que alguns suplementos androgênicos em doses suficientes podem ser convertidos em novos componentes ativos, como a testosterona.[376,378,380,393-397]

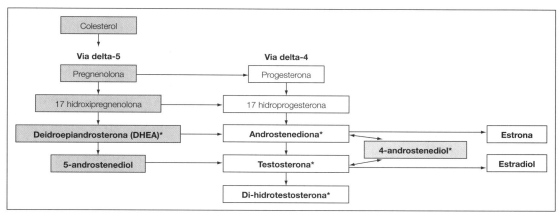

Figura 9.37 Vias metabólicas para a biossíntese de andrógenos. *Disponíveis atualmente no mercado.

Ao mesmo tempo, porém, aumentos nas subfrações de estrógeno podem ser mensurados (como demonstrado na Fig. 9.37). O saldo final é uma ausência de aumento na síntese proteica, na massa muscular e na força. Assim, o atleta que faz uso de suplementos de pró-hormônios poderá acusar positivo para agentes anabólicos proibidos, além de não obter benefícios para o desempenho.[393]

A dopagem com o hormônio do crescimento tornou-se um problema cada vez maior durante as últimas duas décadas.[398-400] Esse hormônio a reputação de ser eficaz no desenvolvimento de massa esquelética, na redução da massa de gordura e na melhora da resistência aeróbia máxima e submáxima entre atletas.[398] A descoberta do hormônio de crescimento recombinante (rGH) em poder de nadadores chineses rumo ao Mundial de Natação de 1998 e problemas similares na prova de ciclismo do Tour de France do mesmo ano demonstra o abuso do hormônio de crescimento entre atletas de elite. O uso de hormônios de crescimento por atletas com o objetivo de aumentar o desempenho é proibido pelo Comitê Olímpico Internacional e pelas principais organizações esportivas, mas não existem atualmente formas aprovadas de detecção.

O hormônio do crescimento é fundamental para o metabolismo energético e para o anabolismo do corpo, além de possuir múltiplos benefícios quando administrado em adultos com deficiência desse hormônio.[398-400] O fator de crescimento insulina-símile I (IGF-I) atua como intermediador dos principais efeitos do hormônio do crescimento. Atualmente, os efeitos do rGH e do IGF-I na melhora do desempenho esportivo, da força muscular e da recuperação após esforço intenso não estão comprovados. Os poucos estudos controlados que foram feitos com doses suprafisiológicas de hormônio de crescimento em atletas apresentaram efeitos inconsistentes no desempenho.[398-400]

Suplementação de creatina

A suplementação de creatina tornou-se um recurso ergogênico comum para atletas que praticam sessões repetidas de exercícios de curta duração e alta intensidade.[401-408] A creatina é encontrada em abundância no músculo esquelético e forma uma quantidade significativa de fosfato, proporcionando uma fonte imediata de energia nas células musculares (ATP). A justificativa para a ingestão suplementar de creatina é a de aumentar seu conteúdo no músculo esquelético na expectativa de que parte dessa creatina adicional forme fosfato, causando um aumento no conteúdo de fosfocreatina no músculo. Durante sessões repetidas de exercícios de alta intensidade (p. ex., cinco séries de 30 segundos correndo intensamente ou pedalando, com intervalos de 1 a 4 minutos de descanso), a maior disponibilidade da fosfocreatina pode melhorar as taxas de ressíntese e degradação, causando um aumento no *turnover* anaeróbio de ATP e no desempenho de exercícios de alta potência.

Os requisitos diários estimados de creatina são de aproximadamente 2 gramas. Pessoas não vegetarianas geralmente obtêm 1 grama de creatina por dia a partir das diversas carnes consumidas e o organismo sintetiza mais 1 grama no fígado, no rim e no pâncreas, utilizando os aminoácidos arginina e glicina como precursores. Os vegetarianos possuem uma porção reduzida de creatina no organismo, o que sugere que a falta de creatina alimentar devida à não ingestão de carne não é compensada de forma adequada pelo aumento da produção de creatina endógena.

O consumo de cerca de 20 a 25 gramas de creatina por dia durante 5 a 6 dias consecutivos aumenta a creatina muscular na maioria das pessoas, particularmente naquelas com baixos níveis iniciais, como os vegetarianos, por exemplo. De 4 a 5 doses diárias de 5 gramas cada são normalmente consumidas dissolvendo-se a creatina em 250 mL de um líquido ingerido ao longo do dia. Cada dose de 5 gramas de creatina equivale a 1,1 kg de bife fresco e não cozido. Aparentemente, não há quaisquer efeitos adversos associados à ingestão oral de creatina suplementar.

Há um grande volume de literatura publicada sobre o valor ergogênico da suplementação de creatina.[401-408] Apesar da atenção sem precedentes dispensada pelos meios de comunicação e por atletas amadores e profissionais a esse assunto, os resultados das pesquisas são incertos e confusos. O ACSM publicou uma declaração de consenso sobre os efeitos fisiológicos e à saúde da suplementação oral de creatina, em 2000, que continha as seguintes conclusões:[403]

- A suplementação de creatina pode aumentar o conteúdo de fosfocreatina no músculo, mas não em todos os indivíduos.

- O desempenho de exercícios envolvendo curtos períodos de atividade extremamente vigorosa pode ser aumentado com a suplementação de creatina (p. ex., 5 a 7 dias de 20 gramas/dia), especialmente durante séries de atividade repetida. A suplementação de creatina não aumenta a força isométrica máxima, a taxa de produção de força máxima, nem o desempenho de exercícios aeróbios.

344 Parte III Preparação do Condicionamento Físico

- A suplementação de creatina provoca um ganho de peso logo nos primeiros dias, provavelmente em razão da retenção de líquidos relacionada à captação desse hormônio no músculo.

- Não há nenhuma evidência definitiva de que a suplementação de creatina cause complicações gastrointestinais, renais e/ou cãibras musculares.

- Embora a suplementação de creatina demonstre pequenas – porém significativas – alterações fisiológicas e de desempenho, as melhoras no desempenho são percebidas durante condições de exercício muito específicas. Isto sugere que as expectativas altas quanto à melhora do desempenho são exageradas.

PRINCÍPIO 10: A SOBRECARGA DE GORDURA NÃO É RECOMENDADA PARA MELHORAR O DESEMPENHO OU A SAÚDE

Pesquisas demonstram que os atletas não têm qualquer garantia de proteção contra doenças cardíacas a não ser que mantenham hábitos saudáveis de exercício e alimentação após o término de suas carreiras profissionais (ver Cap. 10). Mesmo durante o treinamento intenso, uma dieta com alto teor de gorduras saturadas pode fazer com que o colesterol sérico atinja níveis elevados. A prática regular de exercícios de resistência não neutraliza totalmente maus hábitos alimentares. Os entusiastas de *fitness* e atletas de resistência são aconselhados a considerar não apenas o desempenho como também a saúde geral ao fazer escolhas alimentares.

Recentemente, foram propostos suplementos nutricionais e dietas especiais para o desempenho de resistência que alegam fornecer uma maior quantidade de gordura e menos carboidratos.[409] Sabe-se bem que atletas de resistência são capazes de poupar as reservas de carboidrato no organismo por meio de uma maior oxidação de gordura durante o exercício.[410] Tal efeito induzido pelo exercício originou a premissa de que uma maior disponibilidade de gordura durante o exercício, por meio de suplementação ou mudanças alimentares (p. ex., "sobrecarga de gordura"), possa melhorar o desempenho poupando uma maior quantidade de glicogênio muscular.[411]

No treinamento de resistência, os músculos tornam-se mais eficazes quando utilizam gordura como energia, poupando as reservas de glicogênio, o que permite ao atleta suportar o esforço por mais tempo até que essas reservas se esgotem. Uma hipótese levantada é que a maior utilização de gordura pelo atleta de resistência a uma dada taxa de trabalho cause um aumento na concentração intracelular de citrato, inibindo a fosfofrutoquinase (PFK).[411] A inibição da PFK, por sua vez, desaceleraria a taxa de glicólise e glicogenólise. Em virtude da capacidade do músculo de se adaptar ao treinamento aeróbio aumentando a oxidação de gordura e do fato comprovado de que a fadiga está relacionada a níveis baixos de glicogênio muscular, especulou-se que aumentar de forma aguda a disponibilidade de ácidos graxos para oxidação por meio de métodos farmacológicos e alimentares poderia aumentar a oxidação de gordura, poupando o glicogênio muscular e, consequentemente, melhorando o desempenho de resistência de longa duração. Antes de analisarmos se essa hipótese é verdadeira, abordemos o papel da gordura como combustível para o metabolismo de exercícios.

Dos dois principais combustíveis armazenados no organismo e utilizados para o exercício muscular, a gordura possui diversas características que a tornam um substrato desejável.[412] Há mais energia armazenada em um grama de gordura (9 Calorias/grama) do que em peso equivalente de carboidrato (4 Calorias/grama). Normalmente, cerca de 50.000 a 60.000 Calorias de energia são armazenadas na forma de triglicerídeos no corpo de um indivíduo condicionado que esteja no peso ideal.[413] Essa grande quantidade de energia é armazenada em uma quantia relativamente pequena de tecido adiposo (aproximadamente 6 a 8 quilogramas), propiciando um excelente depósito portátil de combustível para quando as pessoas deslocam-se de um local a outro. Se toda essa energia fosse armazenada na forma de glicogênio, em vez de gordura, seriam necessários mais de 45 quilogramas de peso armazenado, em razão da ligação das pesadas moléculas da água.

O triglicerídeo também é armazenado na forma de gotas diretamente no interior das fibras musculares, próximo ao ponto de oxidação na mitocôndria muscular. O triglicerídeo intramuscular representa 2.000 a 3.000 Calorias de energia armazenada, tornando-se uma fonte potencial de energia maior do que o glicogênio muscular, que pode contribuir com apenas 1.500 Calorias.[413]

Durante o exercício de resistência, a lipólise dos triglicerídeos tanto no tecido adiposo como nos músculos sofre um aumento após 15 a 20 minutos causado pelo estímulo da epinefrina da lipase hormônio-sensível, liberando ácidos graxos livres,[411] os quais entram na célula muscular por um processo de difusão mediada por transportadores. Uma vez dentro da célula, o ácido graxo é convertido em acil-CoA graxo e, em seguida, transportado para a membrana mitocondrial por um processo dependente de ATP pela ação do complexo carnitina-palmitil transferase. Na mitocôndria, o acil-CoA entra no ciclo da betaoxidação e, por fim, no ciclo de Krebs, resultando na produção de ATP.

Se o músculo pudesse oxidar ácidos graxos em uma taxa suficientemente alta durante o exercício intenso, haveria um rendimento em ATP por molécula de carbono 1,3 vezes maior do que é possível com a dependência dos carboidratos. Infelizmente, o corpo humano só é capaz de converter as reservas de gordura corporal em energia durante o exercício (menos de um terço da taxa atribuída ao glicogênio muscular).[413] Para oxidar os ácidos graxos por completo, por exemplo, é preciso uma quantidade de oxigênio cerca de 75% superior à necessária para oxidar a glicose, o que resulta em um estresse significativamente maior ao sistema cardiorrespiratório.[1,411] Em repouso e em exercícios de baixa intensidade, a gordura é o substrato preferido e dominante.[413] No entanto, com o aumento da intensidade do exercício, uma proporção cada vez maior da energia é fornecida pelos carboidratos. Se o exercício de alta intensidade for mantido por várias horas, as reservas de glicogênio muscular são lentamente esgotadas, obrigando as células musculares a utilizar mais ácidos graxos, o que aumenta assim a sensação de tensão e esforço ao sistema cardiorrespiratório e, consequentemente, causa uma redução no ritmo.[1] A principal fonte de ácidos graxos livres durante o exercício parece ser de origem intramuscular, e não das reservas de triglicerídeos do tecido adiposo, especialmente em indivíduos treinados (ver Fig. 9.38).[413]

Métodos alimentares e farmacológicos vêm sendo utilizados para aumentar a disponibilidade e a oxidação de ácidos graxos em uma tentativa de poupar o glicogênio muscular e, assim, aumentar o desempenho de resistência de longa

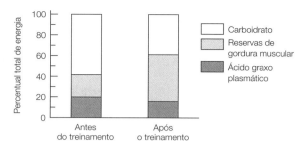

Figura 9.38 Porcentagem do total de energia de carboidratos e proteínas durante 90 a 120 minutos de pedalada em uma intensidade de 63% do $\dot{V}O_2$máx antes e depois do treinamento de exercícios. O treinamento de exercícios resulta em uma maior proporção de energia proveniente da gordura, especialmente da gordura armazenada no músculo. Fonte: Martin WH, Dalsky GP, Hurly BF, et al. Effect of endurance training on plasma free fatty acid turnover and oxidation during exercise. *Am J Physiol* 265:E708-E714, 1993.

duração. Diversos estudos com ratos demonstraram que essa hipótese pode ser verdadeira, porém, os dados em humanos são, no mínimo, questionáveis.[414]

Não é possível ingerir ácidos graxos livres, pois eles são ácidos demais e precisam de um transportador de proteína para serem absorvidos pelo intestino. Por isso, a única maneira prática de elevar significativamente os níveis de gordura no sangue é por meio da ingestão de triglicerídeos. Os típicos triglicerídeos alimentares de cadeia longa entram no sangue 3 a 4 horas após a ingestão e estão ligados aos quilomícrons. A taxa de absorção de triglicerídeos pelos músculos durante o exercício parece ser relativamente baixa. Embora os triglicerídeos de cadeia média sejam diretamente absorvidos no sangue e no fígado e, então, rapidamente decompostos em ácidos graxos e glicerol, apenas uma pequena quantia (cerca de 30 gramas) pode ser ingerida sem que se apresente desconforto gastrointestinal ou diarreia.[415] De modo geral, a maioria dos estudos com triglicerídeos de cadeia média não conseguiu demonstrar o armazenamento de glicogênio muscular ou a melhora do desempenho.[416]

Uma técnica utilizada em alguns estudos de pesquisa para elevar os níveis plasmáticos de ácidos graxos livres é a infusão intravenosa de uma emulsão de triglicerídeos (p. ex., Intralipid®), seguida de heparina. Até o momento, esse método tem demonstrado exercer efeitos mínimos, ou nulos, sobre a utilização do glicogênio muscular ou sobre o desempenho.[417] Pesquisas com típicos triglicerídeos alimentares de cadeia longa são focadas nas seguintes manipulações:[411]

- Dietas com alto teor de gordura durante 1 a 5 dias antes do exercício de resistência
- Dietas com alto teor de gordura durante 2 a 4 semanas antes do exercício de resistência
- Dietas com alto teor de gordura imediatamente antes e/ou durante o exercício de resistência (após uma dieta normal)

Quase todos os estudos demonstraram que dietas com alto teor de gorduras (cerca de 70% da energia total) durante vários dias que antecedem o exercício de resistência diminuem significativamente as reservas de carboidrato do corpo, causando uma redução drástica no tempo de resistência.[1] Embora a contribuição relativa da gordura aumente, o desempenho de resistência é prejudicado pelos baixos níveis de glicogênio muscular. Em um estudo, os indivíduos consumiram uma dieta com alto teor de gordura (76% da energia) ou alto teor de carboidrato (76% da energia) durante quatro dias.[418] Em seguida, correram até a exaustão em uma esteira ergométrica em uma intensidade de 70% da potência aeróbia máxima. O tempo até a exaustão após a dieta de alto teor de gordura foi reduzido em 40%, e todos os indivíduos exibiram sintomas neurológicos de baixo nível de açúcar no sangue.

Alguns pesquisadores estudaram o efeito de 2 a 4 semanas de uma dieta com alto teor de gordura sobre o desempenho de resistência.[419-422] Eles mediram o efeito de uma dieta com alto teor de gordura com duração de 28 dias (com apenas 20 gramas de carboidrato por dia) sobre o desempenho de resistência de cinco ciclistas treinados.[422] O glicogênio muscular foi reduzido para quase metade após a dieta com alto teor de gordura, porém, os ciclistas foram capazes de executar o exercício na mesma intensidade moderada (60 a 65% do $\dot{V}O_{2máx}$) obtida antes do início da dieta. Entretanto, deve ser ressaltado que os resultados poderiam ter sido muito diferentes se a intensidade tivesse sido mais alta.

Pesquisadores examinaram o impacto de uma dieta gordurosa 1 a 5 horas antes do exercício após vários dias de uma dieta comum rica em carboidratos, bem como o uso de suplementos de gordura durante o exercício.[423-425] Em potencial, os suplementos de óleo imediatamente antes ou durante o exercício de resistência prolongado poderiam fazer os músculos utilizarem uma maior quantidade de ácidos graxos livres como combustível, poupando o glicogênio muscular acumulado por meio de uma dieta rica em carboidratos. Estudos até o momento, no entanto, não conseguiram demonstrar uma melhora no desempenho.

Analisados conjuntamente, estes estudos não corroboram o uso da sobrecarga de gordura para aumentar o desempenho de resistência.[411,420] Deve-se salientar que os poucos estudos que exploraram essa questão possuem várias falhas metodológicas. Ainda assim, em termos fisiológicos, o uso de ácidos graxos livres como principal substrato de combustível para o exercício de alta intensidade parece não ser provável e, mesmo que dietas com alto teor de gordura consumidas por um longo tempo causem algum tipo de adaptação que possibilite a prática de exercícios prolongados de intensidade moderada sem problemas, as considerações de saúde coibiriam um endossamento entusiástico.

Há dados que demonstram que, mesmo em atletas sob treinamento intensivo, mudanças na composição alimentar podem alterar de maneira substancial os níveis de lipoproteína do sangue.[426-429] Dietas com alto teor de gordura também foram associadas a um maior depósito de gordura corporal, aumentando a dificuldade de se manter um peso ideal para a competição. Embora tenha havido certa preocupação que dietas com níveis extremamente altos de gordura possam reduzir o colesterol HDL em atletas sob treinamento intenso, é incerto que isso imponha qualquer empecilho real à saúde em longo prazo, já que os níveis permanecem com valores superiores àqueles tradicionalmente apresentados por indivíduos sedentários.[426,427] Atletas sob treinamento intenso devem compreender, no entanto, que, desde que a ingestão de carboidratos seja adequada (8 a 10 g/kg por dia), a adição de gordura e proteína na alimentação para atender as necessidades de energia não altera o armazenamento de glicogênio ou o desempenho.[430] Há pouca necessidade de um atleta de resistência desenvolver uma aversão à gordura, especialmente porque diversos estudos demonstraram que a oxidação total de gordura ao longo do período pós-prandial é aumentada pelo exercício de longa duração.[431]

COMPREENSÃO DA MEDICINA ESPORTIVA
Esquema alimentar útil para uma maratona

Para o atleta de resistência sob grande atividade, maximizar as reservas de glicogênio muscular para a "grande prova" é fundamental. Esta Compreensão da Medicina Esportiva aborda a preparação necessária e as atividades no dia da prova para um evento do tipo maratona (com uma duração superior a duas horas).

1. Treine bastante e de forma intensa para auxiliar na adaptação dos músculos. Durante os meses de preparação para uma prova do tipo maratona, treine em um ritmo intenso durante pelo menos 90 a 120 minutos várias vezes por mês a fim de preparar os músculos tanto para armazenar mais glicogênio como para utilizar a gordura de maneira mais eficiente (poupando as reservas de glicogênio). Lembre-se de que a alimentação não é tão importante quanto o talento e a preparação. A quantidade mínima de treino para uma maratona (cuja a duração é de 42,2 km) é de 80 quilômetros por semana durante os três meses que antecedem a prova. Os melhores atletas do mundo desenvolvem um cronograma de 130 a 190 quilômetros por semana, mas isto leva vários meses de progresso gradual de treinamento.

2. Durante os meses de preparação, dê ênfase a uma dieta com alto teor de carboidratos e a uma grande quantidade de repouso e água. A recuperação adequada de um treinamento intenso significa uma dieta com alto teor de carboidratos (pelo menos 60 a 70% das Calorias totais). O carboidrato deve ser preferencialmente na forma de amido, e não de açúcar, a fim de assegurar uma ingestão adequada de vitaminas e minerais. Uma grande variedade de alimentos saudáveis deve ser utilizada para se obter todos os nutrientes sem suplementação. Deve-se fazer um esforço consciente para ingerir mais água do que o desejado.

3. Durante a semana que antecede a prova, descanse e consuma principalmente alimentos ricos em carboidratos. O exercício deve ser reduzido gradativamente até o descanso total no dia anterior à prova. Durante os três dias imediatamente antes da prova, consuma uma dieta com altíssimo teor de carboidratos (em torno de 70 a 80% das Calorias totais).

4. Nas 3 a 4 horas que antecedem a prova, faça uma refeição com alto teor de carboidratos. Cerca de 20 a 30 minutos antes da refeição, beba de 2 a 4 copos de água para certificar-se que seu corpo esteja adequadamente hidratado a fim de fornecer sucos digestivos para a refeição. A refeição deve ser consumida de 3 a 4 horas antes da prova, para dar tempo ao estômago de esvaziar todo o seu conteúdo. Se a prova for logo no início do dia, levante cedo. A refeição deve ser leve (500 a 800 Calorias) e conter um alto teor de carboidratos e baixas quantidades de fibra alimentar. Cereais refinados, sucos de frutas, roscas, pão branco com geleia, arroz branco e massas (sem qualquer adição de gordura) são boas opções. Cerca de cinco minutos antes da prova, o consumo de 150 a 200 Calorias de uma solução diluída de CHO pode ajudar a manter os níveis de glicose do sangue.

5. Durante a prova, beba aproximadamente 1 litro/por hora de uma bebida esportiva gelada (experimente diversas bebidas esportivas durante o treino até encontrar uma do seu agrado).

6. Após a prova, consuma uma dieta com alto teor de carboidrato para restabelecer as reservas de glicogênio muscular. A recuperação após uma prova do tipo maratona é acelerada consumindo-se uma dieta rica em carboidratos logo após a corrida.

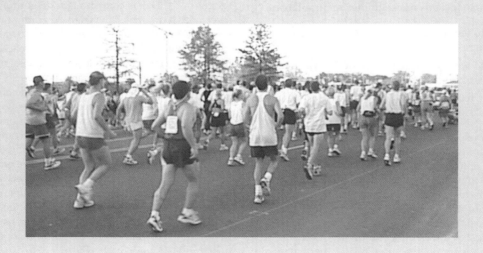

RESUMO

- Princípio 1: A base é uma dieta equilibrada. A mesma dieta que melhora a saúde (a dieta equilibrada) é aquela que também maximiza o desempenho para a maioria dos atletas. Entretanto, para alguns atletas sob treinamento intenso (definido como um período superior a 90 minutos por dia de atividades aeróbias ou anaeróbio-aeróbias contínuas), diversas adaptações além da dieta equilibrada são benéficas. O treinamento intenso impõe estresses alimentares específicos em razão da alta intensidade de esforço em um período de tempo relativamente curto, demandando quantidades adicionais de energia, carboidrato e água.

- Princípio 2: Aumente a ingestão total de energia. Os atletas são grandes consumidores de energia por causa de suas altas capacidades de trabalho e altas intensidades de treinamento. Muitos atletas necessitam de mais de 50 Calorias por quilograma do peso corporal. A maior parte dessa energia adicional deve ser consumida na forma de carboidratos provenientes de grãos, frutas secas, pães e massas.

- Princípio 3: Mantenha uma alta ingestão alimentar de carboidratos (55 a 70%) durante o treinamento. Uma dieta com alto teor de carboidratos é provavelmente o fator nutricional mais importante para os atletas. As reservas de carboidrato do corpo (glicogênio) são extremamente instáveis por serem a principal fonte de combustível para o músculo ativo durante o exercício de alta intensidade. Níveis de glicogênio muscular excessivamente baixos prejudicam a execução do exercício e causam no atleta uma sensação de apatia e cansaço, além de uma maior propensão a lesões. Atletas em treinamento intenso necessitam de 8 a 10 gramas diárias de CHO/kg em suas dietas (quase 70% do total de Calorias na forma de carboidrato). Este alto nível de carboidrato geralmente é uma quantidade além da que os atletas desejam e, por isso, eles devem ser instruídos a ingerir dietas assim.

- Princípio 4: Beba bastante líquido durante os treinos e competições. Provavelmente, o segundo princípio alimentar mais importante para atletas é a ingestão de uma grande quantidade de líquidos. Mesmo uma queda de 2% no peso corporal por perda de líquidos é associada a uma redução no desempenho de exercícios. Os atletas tendem a produzir suor em maior quantidade e menor tempo do que os não-atletas e, por isso, apresentam uma maior perda de líquido corporal durante o exercício. A sede que um atleta sente é menor do que as reais necessidades do seu corpo e, por isso, ele deve ser incentivado a forçar a ingestão de líquidos em quantidades maiores que a desejada. Com exceção das provas de ultramaratona, na maioria das competições os eletrólitos não são necessários, pois são facilmente obtidos com refeições regulares após a competição. O carboidrato adicionado à bebida consumida durante o exercício pode ajudar a manter os níveis de glicose no sangue.

- Princípio 5: Fique atento a uma possível deficiência de ferro. Um grande número de atletas, especialmente corredores, apresenta uma deficiência de ferro de estágio 1, mais adequadamente mensurada por meio da avaliação dos níveis séricos de ferritina. Todos os atletas de elite são incentivados a checar anualmente seus níveis de ferro. Para ajudar a evitar a deficiência desse nutriente, os corredores (especialmente mulheres em fase menstrual) devem consumir alimentos com alto teor de ferro. Sob supervisão médica, alguns corredores podem beneficiar-se da suplementação moderada de ferro.

- Princípio 6: Suplementos vitamínicos e minerais não são necessários. A maioria dos estudos demonstra que os atletas encontram-se acima dos níveis de QDR de todos os nutrientes (exceto o ferro para mulheres). Os atletas estão em vantagem, pois sua alta ingestão calórica fornece quantias mais que suficientes de vitaminas e minerais. As pessoas sedentárias são as que mais apresentam risco em razão da baixa quantidade de calorias ingeridas. Os atletas não devem fazer uso de vitaminas em quantidades acima das QDRs, uma vez que estudos vêm demonstrando a possibilidade de desequilíbrio de nutrientes no organismo.

- Princípio 7: Suplementos proteicos não beneficiam o atleta. Embora 3 a 10% da energia demandada em exercícios de resistência de longa duração ou no levantamento de pesos seja proveniente da proteína, os atletas obtêm esse nutriente em quantidades mais que suficientes em suas dietas regulares, de modo que não há necessidade de suplementos proteicos.

- Princípio 8: Descanse e dê prioridade aos carboidratos antes de eventos de longa duração. O melhor método para se preparar para qualquer competição esportiva com duração superior a 60 a 90 minutos é a redução gradativa do exercício somada ao consumo de mais de 70% de carboidratos durante os sete dias anteriores à prova (a depleção do glicogênio muscular na fase inicial da "sobrecarga de glicogênio" não é mais recomendada). A "refeição pré-prova" deve conter de 500 a 800 Calorias de amido leve, com baixo teor de fibras, e ser feita de 3 a 5 horas antes da prova.

- Princípio 9: O uso de recursos ergogênicos é antiético. Embora vários deles não possuam qualquer valor (p. ex., pólen de abelha, B_{15}, álcool), há muitos outros que propiciam benefícios impressionantes (cafeína, bicarbonato de sódio, fósforo, *doping* sanguíneo). Tais ergogênicos melhoram o desempenho, mas as questões éticas relacionadas à igualdade competitiva e ao jogo limpo reivindicam uma prioridade mais alta.

- Princípio 10: A sobrecarga de gordura não é recomendada para melhorar o desempenho ou a saúde. Pesquisas avaliaram os efeitos da gordura na dieta antes e depois do exercício, e comprovaram que não ocorre uma melhora no desempenho. Alguns estudos constataram que adaptar-se a uma dieta com alto teor de gordura durante um mês ajuda a melhorar a resistência, mas tal adaptação pode ser prejudicial à saúde em longo prazo. Atletas não possuem qualquer garantia de proteção contra doenças cardíacas a não ser que mantenham um equilíbrio em seus níveis de exercícios e alimentação após o término de suas carreiras profissionais. Mesmo durante o treinamento intenso, uma dieta com alto teor de gorduras saturadas pode elevar o colesterol sérico, afinal, a prática regular de exercícios não tem poder suficiente para neutralizar totalmente maus hábitos alimentares. Os atletas podem maximizar tanto seus desempenhos como a sua saúde por meio de escolhas alimentares sensatas.

348 Parte III Preparação do Condicionamento Físico

Questões de revisão

1. *Considerando-se a saúde geral, recomenda-se que __% da ingestão diária de energia seja de carboidratos.*

A. 15 a 30   **C.** 45 a 65   **E.** 75 a 100
B. 30 a 45   **D.** 65 a 75

2. *Dez batatas fritas contêm 158 Calorias e possuem 2,0 gramas de proteína, 19,8 gramas de carboidrato e 8,3 gramas de gordura. Qual percentual de Calorias totais é de carboidratos e qual é de gordura?*

A. 50/47   **B.** 37/50   **C.** 40/60   **D.** 27/70

3. *Qual condição promoveria um maior uso de gordura durante o exercício?*

A. Nível de condicionamento esportivo comparado ao nível de condicionamento médio
B. Curta duração comparada à longa duração
C. Intensidade alta comparada à baixa intensidade

4. *Se você corresse o máximo que pudesse durante dez segundos, a fonte principal de ATP para os músculos ativos seria(m) ____.*

A. As reservas ATP-CP
B. O sistema de lactato
C. O sistema de oxigênio

5. *Um dos principais fatores limitantes da capacidade de executar exercícios de resistência de longa duração é:*

A. Reservas de gordura corporal
B. Níveis de glicogênio muscular
C. Reservas de proteína muscular
D. Quantidade de gordura no sangue

6. *Se você se pesar antes e depois do exercício e notar que perdeu 1,4 kg, qual é a quantidade de água que deverá ingerir para repor o que foi perdido?*

A. 1 copo   **C.** 3 copos   **E.** 6 copos
B. 2 copos   **D.** 4 copos

7. *Durante o exercício, o estômago é capaz de esvaziar aproximadamente ____ litros de líquido por hora.*

A. 0,5   **B.** 1   **C.** 1,5   **D.** 2   **E.** 3

8. *Que tipo de alimento deve ser consumido em maior quantidade diariamente?*

A. Verduras   **D.** Laticínios
B. Frutas   **E.** Carnes
C. Pães, cereais, arroz, massas

9. *Se você consumir 2.000 Calorias, qual é a quantidade máxima de gramas de gordura que deverá incluir nesta dieta?*

A. 50   **B.** 78   **C.** 100   **D.** 400

10. *Qual nutriente comprovadamente melhora o desempenho quando suplementado à dieta?*

A. Vitamina C   **D.** Vitamina A
B. Zinco   **E.** Nenhum dos anteriores
C. Magnésio

11. *Qual recurso ergogênico relacionado abaixo melhora o desempenho em uma corrida de 400 a 800 metros?*

A. *Doping* sanguíneo   **D.** Bicarbonato de sódio
B. Óleo de germe de trigo   **E.** Esteroides
C. Ginseng

12. *Qual das declarações abaixo não está de acordo com o USDA Dietary Guidelines for Americans de 2005?*

A. Consuma cinco porções ou mais por dia de alimentos com alto teor proteico
B. Dê preferência a uma dieta com baixo teor em gorduras saturadas e colesterol e moderado em gorduras totais
C. Escolha e prepare alimentos com menos sal
D. Procure manter um peso saudável
E. Escolha bebidas e alimentos de forma a moderar sua ingestão de açúcares

13. *No gráfico de energia-potência (Fig. 9.5), qual atividade possui a melhor classificação?*

A. Corrida   **C.** Remo
B. Ciclismo de estrada   **D.** Caminhada

14. *Qual reserva de substrato está presente em maior quantidade em uma pessoa comum?*

A. Proteína   **B.** Gordura   **C.** Carboidrato

15. *Quando a intensidade do exercício é < 30% do $\dot{V}O_{2máx}$ o principal combustível do músculo ativo é:*

A. Proteína   **B.** Gordura   **C.** Carboidrato

16. *Para atletas de resistência de elite, aproximadamente ____ gramas de carboidratos por quilograma de peso corporal são necessários todos os dias.*

A. 1 a 2   **C.** 4 a 6
B. 3 a 4   **D.** 6 a 10

17. *Durante o exercício, a principal via de perda de calor é:*

A. Radiação   **C.** Evaporação do suor
B. Condução   **D.** Convecção

18. *Para cada litro de suor evaporado na pele, aproximadamente ____ Calorias são emitidas, evitando assim um aumento da temperatura corporal de um total de 10ºC.*

A. 600   **B.** 800   **C.** 1.000   **D.** 2.000   **E.** 3.000

19. **Perdas de suor de ____ litros por hora são comuns em esportes de resistência.**

    A. 1,5   **B.** 3   **C.** 5   **D.** 6   **E.** 7

20. **A perda de água corporal por suor maior que um limite de ___% do peso corporal irá prejudicar significativamente a capacidade de resistência.**

    A. 1   **B.** 2   **C.** 4   **D.** 6   **E.** 8

21. **Bebidas esportivas contendo ____% de carboidratos em volumes de 200 a 400 mL consumidas a cada 15 ou 20 minutos são preferíveis à água pura.**

    A. 1 a 2   **B.** 3 a 4   **C.** 4 a 10   **D.** 10 a 20

22. **Nas mulheres, a anemia é definida como um nível de hemoglobina abaixo do limite de ____ mg/dL.**

    A. 5   **B.** 7   **C.** 12   **D.** 15   **E.** 20

23. **____ é um indicador de deficiência de ferro moderada ou no primeiro estágio.**

    A. Ferro sérico   **D.** Saturação da transferrina
    B. Hemoglobina   **E.** Ferritina sérica
    C. Contagem de eritrócitos

24. **Várias alterações no metabolismo de proteínas ocorrem durante o exercício intenso. Qual dos itens a seguir não é uma delas?**

    A. Aumento da síntese proteica
    B. Aumento da decomposição da proteína muscular
    C. Aumento da oxidação de aminoácidos
    D. Aumento da gliconeogênese

25. **O norte-americano sedentário típico necessita de 0,8 gramas de proteína por quilograma de peso corporal. Atletas de força podem precisar de até ____ g/kg/dia durante o treinamento intensivo.**

    A. 1,0 a 1,2   **C.** 2,5 a 3,0   **E.** 4,5 a 5,0
    B. 1,6 a 1,7   **D.** 3,3 a 3,6

26. **Qual recurso ergogênico faz alegações (falsas, ao que tudo indica) de causar um aumento na atividade de insulina e na absorção de aminoácidos das células musculares?**

    A. Ginseng   **D.** Triptofano
    B. Inosina   **E.** Picolinato de cromo
    C. Carnitina/colina

27. **São necessárias aproximadamente ____ xícaras de café coado para exceder o limite de cafeína na urina estipulado pelo Comitê Olímpico Internacional.**

    A. 2   **D.** 8
    B. 4   **E.** 10
    C. 6

28. **Esteroides anabólicos são derivados sintéticos de:**

    A. Testosterona   **C.** Insulina   **E.** Cortisol
    B. Estrógeno   **D.** Glucagon

29. **Qual dos alimentos relacionados abaixo não contém fibra alimentar em sua composição?**

    A. Fruta
    B. Carne
    C. Nozes
    D. Grãos integrais
    E. Verduras

30. **A ingestão de açúcar tem sido associada a:**

    A. Doenças cardíacas
    B. Comportamento anormal
    C. Câncer
    D. Diabetes
    E. Nenhum dos anteriores

31. **Um tablete de sal contém ____ % de sódio.**

    A. 10   **B.** 25   **C.** 40   **D.** 66   **E.** 90

32. **Uma dose tradicional de bebida alcoólica contém ____ gramas de álcool puro.**

    A. 14   **B.** 28,5   **C.** 42,5   **D.** 56,5   **E.** 22,5

33. **De modo geral, o trato gastrointestinal parece ser capaz de fornecer até ____ gramas de carboidrato a cada hora de exercício, quantidade suficiente para atender às necessidades de grande parte dos atletas.**

    A. 25   **C.** 100   **E.** 45
    B. 72   **D.** 200

34. **Qual dos alimentos relacionados abaixo possui o índice glicêmico mais alto?**

    A. Amendoim   **D.** Rosca do tipo *bagel*
    B. Maçã   **E.** Lentilhas
    C. Sorvete

35. **Durante a desidratação, ocorre:**

    A. Redução do volume sistólico e do débito cardíaco
    B. Redução da osmolalidade plasmática
    C. Redução da frequência cardíaca
    D. Aumento do volume plasmático
    E. Aumento da taxa de esvaziamento gástrico

36. **Qual dos seguintes recursos ergogênicos tem sido sistematicamente associado a um aumento da força?**

    A. Boro
    B. Suplementos de aminoácidos
    C. Iohimbina
    D. Ma-huang
    E. Nenhuma das respostas anteriores

350 Parte III Preparação do Condicionamento Físico

37. *Segundo o Dietary American Guidelines for Americans da USDA, são recomendados _____ minutos de atividade física diária para manter a perda de peso.*

A. 15 a 20

B. 30 a 45

C. 50 a 75

D. 60 a 90

E. Nenhuma das respostas anteriores

38. *Qual das opções a seguir não é um efeito colateral do uso regular de esteroides?*

A. Alta contagem de espermatozoides

B. Acne

C. Redução do colesterol HDL

D. Doença hepática

E. Amarelamento da pele

39. *Durante a primeira hora do exercício, a maior parte do carboidrato e da gordura metabolizada para formar energia é proveniente do:*

A. Fígado   D. Cólon

B. Sangue   E. Músculo

C. Cérebro

40. *A perda diária normal de ferro pelo organismo é de ___ mg.*

A. 1 a 2   B. 3 a 4   C. 5 a 6   D. 7 a 8   E. 9 a 10

41. *Qual fator explica grande parte da deficiência de ferro em atletas?*

A. Hemólise resultante do impacto dos pés

B. Perda de ferro no suor

C. Ingestão alimentar de ferro inadequada

D. Sangramento gastrointestinal

42. *Qual hormônio produzido pelos rins estimula a produção de eritrócitos pela medula óssea?*

A. Eritropoietina   D. Epinefrina

B. Insulina   E. Cortisol

C. Hormônio do crescimento

43 *O IGF-1 atua como intermediador dos principais efeitos de qual hormônio?*

A. Eritropoietina   D. Epinefrina

B. Insulina   E. Cortisol

C. Hormônio do crescimento

44. *De acordo com o ACSM, a suplementação de creatina pode aumentar o desempenho durante qual situação específica de exercício?*

A. Força isométrica máxima

B. Produção de força máxima

C. Exercício aeróbio

D. Sessões curtas e repetidas de atividade vigorosa

45. *Os padrões de referência de nutrientes para os rótulos dos alimentos são chamados:*

A. IDR   B. VD   C. QDR   D. UL   E. TFA

Respostas

1. C	8. C	15. B	22. C	29. B	36. E	43. C
2. A	9. B	16. D	23. E	30. E	37. D	44. D
3. A	10. E	17. C	24. A	31. C	38. A	45. B
4. A	11. D	18. A	25. B	32. A	39. E	
5. B	12. A	19. A	26. E	33. B	40. A	
6. E	13. C	20. B	27. C	34. D	41. C	
7. B	14. B	21. C	28. A	35. A	42. A	

REFERÊNCIAS BIBLIOGRÁFICAS

1. Costill DL. Carbohydrates for exercise: Dietary demands for optimal performance. *Int J Sports Med* 9:1–18, 1988.

2. American College of Sports Medicine, American Dietetic Association, and Dietitians of Canada. Joint position statement. Nutrition and athletic performance. *Med Sci Sports Exerc* 32:2130–2145, 2000; *J Am Diet Assoc* 12:1543–1556, 2000.

3. American Dietetic Association. *Sports Nutrition: A Guide for the Professional Working with Active People.* Chicago: The American Dietetic Association, 2000.

4. Williams MH. *Nutrition for Health, Fitness and Sport.* St. Louis: McGraw-Hill, 2004.

5. Lee RD, Nieman DC. *Nutritional Assessment* (4th ed.). St. Louis: McGraw-Hill, 2006.

6. Institute of Medicine. *Dietary Reference Intakes for Energy, Carbohydrate, Fiber, Fat, Fatty Acids, Cholesterol, Protein, and Amino Acids.* Washington, DC: The National Academies Press, 2002.

7. U.S. Department of Health and Human Services and U.S. Department of Agriculture. *Dietary Guidelines for Americans* 6th ed.). Washington, DC: U.S. Government Printing Office, 2005.

8. CSPI. Vitamins & minerals: How much is too much? *Nutrition Action Healthletter*, June, 2001, pp. 8–11.

9. Institute of Medicine. *Dietary Reference Intakes for Vitamin A, Vitamin K, Arsenic, Boron, Chromium, Copper, Iodine, Iron, Manganese, Molybdenum, Nickel, Silicon, Vanadium and Zinc.* Food and Nutrition Board. Washington, DC: National Academy Press, 2002.

10. Institute of Medicine. *Dietary Reference Intakes for Calcium, Phosphorus, Magnesium, Vitamin D, and Fluoride.* Food and Nutrition Board. Washington, DC: National Academy Press, 1997.

11. Institute of Medicine. *Dietary Reference Intakes for Thiamin, Riboflavin, Niacin, Vitamin B6, Folate, Vitamin B12, Pantothenic Acid, Biotin, and Choline.* Food and Nutrition Board. Washington, DC: National Academy Press, 1998.

12. Institute of Medicine. *Dietary Reference Intakes for Vitamin C, Vitamin E, Selenium, and Carotenoids.* Food and Nutrition Board. Washington, DC: National Academy Press, 2000.

13. Institute of Medicine. *Dietary Reference Intakes: Use in Dietary Assessment.* Food and Nutrition Board. Washington, DC: National Academy Press, 2000.

14. Institute of Medicine. *Dietary Reference Intakes for Water, Potassium, Sodium, Chloride, and Sulfate*. Food and Nutrition Board. Washington, DC: The National Academies Press, 2004.

15. Wright JD, Wang CY, Kennedy-Stephenson J, Ervin RB. Dietary intake of ten key nutrients for public health, United States: 1999–2000. *Advance Data from Vital and Health Statistics*, no. 334. Hyattsville, MD: National Center for Health Statistics. Also: http://www.barc.usda.gov/bhnrc/foodsurvey/home.htm.

16. Eyre H, Kahn R, Robertson RM. Preventing cancer, cardiovascular disease, and diabetes. A common agenda for the American Cancer Society, the American Diabetes Association, and the American Heart Association. *Diabetes Care* 27:1812–1824, 2004.

17. Byers T, Nestle M, McTiernan A, Doyle C, Currie-Williams A, Gansler T, Thun M. American Cancer Society guidelines on nutrition and physical activity for cancer prevention: Reducing the risk of cancer with healthy food choices and physical activity. *CA Cancer J Clin* 52:92–119, 2002.

18. Flegal KM, Carroll MD, Ogden CL, Johnson CL. Prevalence and trends in obesity among US adults, 1999–2000. *JAMA* 288:1723–1727, 2002.

19. Wright JD, Kennedy-Stephenson J, Wang CY, McDowell MA, Johnson CL. Trends in intake of energy and macronutrients—United States, 1971–2000. *MMWR* 53:80–82, 2004.

20. United States Department of Agriculture. MyPyramid. Available at http://www.mypyramid.gov, 2005.

21. Haines PS, Siega-Riz AM, Popkin BM. The Diet Quality Index revised: A measurement instrument for populations. *J Am Diet Assoc* 99:697–704, 1999.

22. Subar AF, Krebs-Smith SM, Cook A, Kahle LL. Dietary sources of nutrients among US adults, 1989 to 1991. *Am J Diet Assoc* 98:537–547, 1998.

23. Messina M, Messina V. *The Dietitian's Guide to Vegetarian Diets. Issues and Applications*. Gaithersburg, MD: Aspen Publishers, Inc., 1996.

24. Sabaté J. Vegetarian Nutrition. Boca Raton, FL: CRC Press, 2001.

25. Slavin JL, Jacobs D, Marquart L, Wiemer K. The role of whole grains in disease prevention. *J Am Diet Assoc* 101:780–785, 2002.

26. Guthrie JF, Morton JF. Food sources of added sweeteners in the diets of Americans. *J Am Diet Assoc* 100:43–48, 51, 2000.

27. American Dietetic Association. Position of the American Dietetic Association: Use of nutritive and nonnutritive sweeteners. *J Am Diet Assoc* 98:580–587, 1998.

28. American Dietetic Association. Position of the American Dietetic Association: Health implications of dietary fiber. *J Am Diet Assoc* 97:1157–1159, 1997.

29. Van Horn L. Fiber, lipids, and coronary heart disease. A statement for healthcare professionals from the Nutrition Committee, American Heart Association. *Circulation* 95:2701–2704, 1997.

30. Manach C, Williamson G, Morand C, Scalbert A, Remesy C. Bioavailability and bioefficacy of polyphenols in humans. I. Review of 97 bioavailability studies. *Am J Clin Nutr* 81(1 Suppl):230S–242S, 2005.

31. Moskaug JO, Carlsen H, Myhrstad MC, Blomhoff R. Polyphenols and glutathione synthesis regulation. *Am J Clin Nutr* 81(1 Suppl):277S–283S, 2005.

32. Kris-Etherton PM, Lichtenstein AH, Howard BV, Steinberg D, Witztum JL. Nutrition Committee of the American Heart Association Council on Nutrition, Physical Activity, and Metabolism. Antioxidant vitamin supplements and cardiovascular disease. *Circulation* 110:637–641, 2004.

33. Van Duyn MAS, Pivonka E. Overview of the health benefits of fruit and vegetable consumption for the dietetics professional: Selected literature. *J Am Diet Assoc* 100:1511–1521, 2000.

34. American Dietetic Association. Position of the American Dietetic Association: Food fortification and dietary supplements. *J Am Diet Assoc* 101:115–125, 2001.

35. Wijendran V, Hayes KC. Dietary n-6 and n-3 fatty acid balance and cardiovascular health. *Annu Rev Nutr* 24:597–615, 2004.

36. American Dietetic Association. Position of the American Dietetic Association: Fat replacers. *J Am Diet Assoc* 98:463–467, 1998.

37. Frayn KN, Kingman SM. Dietary sugars and lipid metabolism in humans. *Am J Clin Nutr* 62(suppl):250S–263S, 1995.

38. Wolraich ML, Wilson DB, White W. The effect of sugar on behavior or cognition in children. A meta-analysis. *JAMA* 274:1617–1621, 1995.

39. Rico-Sanz J. Body composition and nutritional assessments in soccer. *Int J Sport Nutr* 8:113–123, 1998.

40. Rico-Sanz J, Frontera WR, Molé PA, Rivera MA, Rivera-Brown A, Meredith CN. Dietary and performance assessment of elite soccer players during a period of intense training. *Int J Sport Nutr* 8:230–240, 1998.

41. Sugiura K, Suzuki I, Kobayashi K. Nutritional intake of elite Japanese track-and-field athletes. *Int J Sport Nutr* 9:202–212, 1999.

42. Krumbach CJ, Ellis DR, Driskell JA. A report of vitamin and mineral supplement use among university athletes in a division I institution. *Int J Sport Nutr* 9:416–425, 1999.

43. Jonnalagadda SS, Benardot D, Dill MN. Assessment of underreporting of energy intake by elite female gymnasts. *Int J Sport Nutr Exerc Metab* 10:315–325, 2000.

44. García-Rovés PM, Terrados N, Fernández S, Patterson AM. Comparison of dietary intake and eating behavior of professional road cyclists during training and competition. *Int J Sport Nutr Exerc Metab* 10:82–98, 2000.

45. Deutz RC, Benardot D, Martin DE, Cody MM. Relationship between energy deficits and body composition in elite female gymnasts and runners. *Med Sci Sports Exerc* 32:659–668, 2000.

46. Peters EM, Goetzsche JM. Dietary practices of South African ultradistance runners. *Int J Sport Nutr* 7:80–103, 1997.

47. Onywera VO, Kiplamai FK, Boit MK, Pitsiladis YP. Food and macronutrient intake of elite Kenyan distance runners. *Int J Sport Nutr Exerc Metab* 14:709–719, 2004.

48. Sjodin AM, Andersson AB, Hogberg JM, Westerterp KR. Energy balance in cross-country skiers: A study using doubly labeled water. *Med Sci Sports Exerc* 26:720–724, 1994.

49. Thompson JL, Manore MM, Skinner JS, Ravussin E, Spraul M. Daily energy expenditure in male endurance athletes with differing energy intakes. *Med Sci Sports Exerc* 27:347–354, 1995.

50. Beidleman BA, Puhl JL, De Souza MJ. Energy balance in female distance runners. *Am J Clin Nutr* 61:303–311, 1995.

51. Horton TJ, Drougas HJ, Sharp TA, Martinez LR, Reed GW, Hill JO. Energy balance in endurance-trained female cyclists and untrained controls. *J Appl Physiol* 76:1937–1945, 1994.

52. Jonnalagadda SS, Benardot D, Nelson M. Energy and nutrient intake of the United States national women's artistic gymnastics team. *Int J Sport Nutr* 8:331–344, 1998.

53. Keith RE, Stone MH, Carson RE, Lefavi RG, Fleck SJ. Nutritional status and lipid profiles of trained steroid-using bodybuilders. *Int J Sport Nutr* 6:247–254, 1996.

54. Nelson Steen S, Mayer K, Brownell KD, Wadden TA. Dietary intake of female collegiate heavyweight rowers. *Int J Sport Nutr* 5:225–231, 1995.

55. Fogelholm GM, Himberg JJ, Alopaeus K, et al. Dietary and biochemical indices of nutritional status in male athletes and controls. *J Am Coll Nutr* 11:181–191, 1992.

56. Butterworth DE, Nieman DC, Butler JV, Herring JL. Feeding patterns of marathon runners. *Int J Sport Nutr* 4:1–7, 1994.

352 Parte III Preparação do Condicionamento Físico

57. Faber M, Spinnler Benadé AJ. Mineral and vitamin intake in field athletes (discus-, hammer-, javelin-throwers and shotputters). *Int J Sport Med* 12:324–327, 1991.

58. Burke LM, Gollan RA, Read RSD. Dietary intakes and food use of groups of elite Australian male athletes. *Int J Sport Nutr* 1:378–394, 1991.

59. Fogelholm GM, Rehunen S, Gref CG, et al. Dietary intake and thiamin, iron, and zinc status in elite nordic skiers during different training periods. *Int J Sport Nutr* 2:351–365, 1992.

60. Van Erp-Baart AMJ, Saris WHM, Binkhorst RA, et al. Nationwide survey on nutritional habits in elite athletes. Part I. Energy, carbohydrate, protein, and fat intake. *Int J Sports Med* 10(suppl 1):S3–S10, 1989.

61. Van Erp-Baart AMJ, Saris WHM, Binkhorst RA, et al. Nationwide survey on nutritional habits in elite athletes. Part II. Mineral and vitamin intake. *Int J Sports Med* 10(suppl 1):S11–S16, 1989.

62. Brotherhood JR. Nutrition and sports performance. *Sports Med* 1:350–389, 1984.

63. Burke LM, Diet GD, Read RSD. Diet patterns of elite Australian male triathletes. *Physician Sportsmed* 15(2):140–155, 1987.

64. Ellsworth NM, Hewitt BF, Haskell WL. Nutrient intake of elite male and female nordic skiers. *Physician Sportsmed* 13(2):78–92, 1985.

65. Hickson JF, Duke MA, Risser WL, et al. Nutritional intake from food sources of high school football athletes. *J Am Diet Assoc* 87:1656–1659, 1988.

66. Nowak RK, Knudsen KS, Schultz LO. Body composition and nutrient intakes of college men and women basketball players. *J Am Diet Assoc* 88:575–578, 1988.

67. Singh A, Evans P, Gallagher KL, Deuster PA. Dietary intakes and biochemical profiles of nutritional status of ultramarathoners. *Med Sci Sports Exerc* 25:328–334, 1993.

68. Sundgot-Borgen J. Risk and trigger factors for the development of eating disorders in female elite athletes. *Med Sci Sports Exerc* 26:414–419, 1994.

69. Petrie HJ, Stover EA, Horswill CA. Nutritional concerns for the child and adolescent competitor. *Nutrition* 20:620–631, 2004.

70. Kirchner EM, Lewis RD, O'Connor PJ. Bone mineral density and dietary intake of female college gymnasts. *Med Sci Sports Exerc* 27:543–549, 1995.

71. O'Connor PJ, Lewis RD, Kirchner EM, Cook DB. Eating disorder symptoms in former female college gymnasts: Relations with body composition. *Am J Clin Nutr* 64:840–843, 1996.

72. Walberg-Rankin J, Edmonds CE, Gwazdauskas FC. Diet and weight changes in female bodybuilders before and after competition. *Int J Sport Nutr* 3:87–102, 1993.

73. Thompson J, Manore MM, Skinner JS. Resting metabolic rate and thermic effect of a meal in low- and adequate-energy intake male endurance athletes. *Int J Sport Nutr* 3:194–206, 1993.

74. Faber M, Benadé AJS, van Eck M. Dietary intake, anthropometric measurements, and blood lipid values in weight training athletes (body builders). *Int J Sports Med* 7:342–346, 1986.

75. Koutedakis Y, Jamurtas A. The dancer as a performing athlete: Physiological considerations. *Sports Med* 34:651–661, 2004.

76. Rosen LW, Hough DO. Pathogenic weight-control behaviors of female college gymnasts. *Physician Sportsmed* 16(9):141–146, 1988.

77. Edwards JE, Lindeman AK, Mikesky AE, Stager JM. Energy balance in highly trained female endurance runners. *Med Sci Sports Exerc* 25:1398–1404, 1993.

78. Nieman DC, Butler JV, Pollett LM, Dietrich SJ, Lutz RD. Nutrient intake of marathon runners. *J Am Diet Assoc* 89:1273–1278, 1989.

79. Horswill CA. Weight loss and weight cycling in amateur wrestlers: Implications for performance and resting metabolic rate. *Int J Sport Nutr* 3:245–260, 1993.

80. Kiningham RB, Gorenflo DW. Weight loss methods of high school wrestlers. *Med Sci Sports Exerc* 33:810–813, 2001.

81. Walberg-Rankin J, Ocel JV, Craft LL. Effect of weight loss and refeeding diet composition on anaerobic performance in wrestlers. *Med Sci Sports Exerc* 28:1292–1299, 1996.

82. American College of Sports Medicine. Weight loss in wrestlers. *Med Sci Sports Exerc* 28:ix–xii, 1996.

83. White JA. Ergogenic demands of a 24-hour cycling event. *Br J Sports Med* 18:165, 1984.

84. Hagerman FC. Energy metabolism and fuel utilization. *Med Sci Sports Exerc* 24:S309–S314, 1992.

85. McArdle WD, Katch FI, Katch VL. *Exercise Physiology: Energy, Nutrition, and Human Performance* (5th ed.). Philadelphia: Lippincott Williams & Wilkins, 2001.

86. Nieman DC, Carlson KA, Brandstater ME, Naegele RT, Blankenship JW. Running exhaustion in 27-h fasted humans. *J Appl Physiol* 63:2502–2509, 1987.

87. Coyle EF, Coggan AR, Hemmert MK, Ivy JL. Muscle glycogen utilization during prolonged strenuous exercise when fed carbohydrate. *J Appl Physiol* 61:165–172, 1986.

88. Bergstrom J, Hermansen L, Hultman E, et al. Diet, muscle glycogen and physical performance. *Acta Physiol Scand* 71:140–150, 1967.

89. Christensen EH, Hansen O. Hypoglykamie, arbeitsfahigkeit and ermudung. *Scand Arch Physiol* 81:172–179, 1939.

90. Christensen EH, Hansen O. Respiratorischer quotient und O2 aufnahme. *Scand Arch Physiol* 81:180–189, 1939.

91. Fink WJ, Costill DL. Skeletal muscle structure and function. In Maud PJ, Foster C (eds.), *Physiological Assessment of Human Fitness*. Champaign, IL: Human Kinetics, 1995.

92. Bergstrom J, Hultman E. A study of the glycogen metabolism during exercise in man. *Scan J Clin Lab Invest* 19:218–228, 1967.

93. Febbraio MA, Chiu A, Angus DJ, Arkinstall MJ, Hawley JA. Effects of carbohydrate ingestion before and during exercise on glucose kinetics and performance. *J Appl Physiol* 89:2220–2226, 2000.

94. Angus DJ, Hargreaves M, Dancey J, Febbraio MA. Effect of carbohydrate or carbohydrate plus medium-chain triglyceride ingestion on cycling time trial performance. *J Appl Physiol* 88:113–119, 2000.

95. Carrithers JA, Williamson DL, Gallagher PM, Godard MP, Schulze KE, Trappe SW. Effects of postexercise carbohydrate-protein feedings on muscle glycogen restoration. *J Appl Physiol* 88:1976–1982, 2000.

96. Coggan AR, Raguso CA, Gastaldelli A, Sidossis LS, Yeckel CW. Fat metabolism during high-intensity exercise in endurance-trained and untrained men. *Metabolism* 49:122–128, 2000.

97. Rick-Sanz J, Zehnder M, Buchli R, Dambach M, Boutellier U. Muscle glycogen degradation during simulation of a fatiguing soccer match in elite soccer players examined noninvasively by 13C-MRS. *Med Sci Sports Exerc* 31:1587–1593, 1999.

98. Balsom PD, Wood K, Olsson P, Ekblom B. Carbohydrate intake and multiple sprint sports: With special reference to football (soccer). *Int J Sports Med* 20:48–52, 1999.

99. Greiwe JS, Hickner RC, Hansen PA, Racette SB, Chen MM, Holloszy JO. Effects of endurance exercise training on muscle glycogen accumulation in humans. *J Appl Physiol* 87:222–226, 1999.

100. Jacobs KA, Sherman WM. The efficacy of carbohydrate supplementation and chronic high-carbohydrate diets for improving endurance performance. *Int J Sport Nutr* 9:92–115, 1999.

101. Tsintzas K, Williams C. Human muscle glycogen metabolism during exercise. Effect of carbohydrate supplementation. *Sports Med* 25:7–23, 1998.

Capítulo 9 Nutrição e Performance

102. Sugiura K, Kobayashi K. Effect of carbohydrate ingestion on sprint performance following continuous and intermittent exercise. *Med Sci Sports Exerc* 30:1624–1630, 1998.

103. Chryssanthopoulos C, Williams C, Nowitz A, Kotsiopoulou C, Vleck V. The effect of a high carbohydrate meal on endurance running capacity. *Int J Sports Nutr Exerc Metab* 12:157–171, 2002.

104. Roy BD, Tarnopolsky MA. Influence of differing macronutrient intakes on muscle glycogen resynthesis after resistance exercise. *J Apply Physiol* 84:890–896, 1998.

105. Nicholas CW, Green PA, Hawkins RD, Williams C. Carbohydrate intake and recovery of intermittent running capacity. *Int J Sport Nutr* 7:251–260, 1997.

106. Wu CL, Nicholas C, WIlliams C, Took A, Hardy L. The influence of high-carbohydrate meals with different glycemic indices on substrate utilization during subsequent exercise. *Br J Nutr* 90:1049–1056, 2003.

107. Stannard SR, Thompson MW, Miller JCB. The effect of glycemic index on plasma glucose and lactate levels during incremental exercise. *Int J Sport Nutr Exerc Metab* 10:51–61, 2000.

108. Wee SL, Williams C, Gray S, Horabin J. Influence of high and low glycemic index meals on endurance running capacity. *Med Sci Sports Exerc* 31:393–399, 1999.

109. DeMarco HM, Sucher KP, Cisar CJ, Butterfield GE. Pre-exercise carbohydrate meals: Application of glycemic index. *Med Sci Sports Exerc* 31:164–170, 1999.

110. Sparks MJ, Selig SS, Febbraio MA. Pre-exercise carbohydrate ingestion: Effect of the glycemic index on endurance exercise performance. *Med Sci Sports Exerc* 30:844–849, 1998.

111. Kirwan JP, O'Gorman D, Evans WJ. A moderate glycemic meal before endurance exercise can enhance performance. *J Appl Physiol* 84:53–59, 1998.

112. Hargreaves M. Interactions between muscle glycogen and blood glucose during exercise. *Exerc Sport Sci Rev* 25:21–39, 1997.

113. Coyle EF. Substrate utilization during exercise in active people. *Am J Clin Nutr* 61(suppl):968S–979S, 1995.

114. Coggan AR. Plasma glucose metabolism during exercise: Effect of endurance training in humans. *Med Sci Sports Exerc* 29:620–627, 1997.

115. Burke LM, Kiens B, Ivy JL. Carbohydrates and fat for training and recovery. *J Sports Sci* 22:15–30, 2004.

116. Arkinstall MJ, Bruce CR, Clark SA, Rickards CA, Burke LM, Hawley JA. Regulation of fuel metabolism by preexercise muscle glycogen content and exercise intensity. *J Appl Physiol* 97:2275–2283, 2004.

117. O'Brien MJ, Viguie CA, Mazzeo RS, Brooks GA. Carbohydrate dependence during marathon running. *Med Sci Sports Exerc* 25:1009–1017, 1993.

118. Sherman WM, Wimer GS. Insufficient dietary carbohydrate during training: Does it impair athletic performance? *Int J Sport Nutr* 1:28–44, 1991.

119. Ivy JL. Muscle glycogen synthesis before and after exercise. *Sport Med* 11:6–19, 1991.

120. Simonsen JC, Sherman WM, Lamb DR, et al. Dietary carbohydrate, muscle glycogen, and power output during rowing training. *J Appl Physiol* 70:1500–1505, 1991.

121. Kirkendall DT. Effects of nutrition on performance in soccer. *Med Sci Sports Exerc* 26:1370–1374, 1993.

122. Widrick JJ, Costill DL, Fink WJ, et al. Carbohydrate feedings and exercise performance: Effect of initial muscle glycogen concentration. *J Appl Physiol* 74:2998–3005, 1993.

123. Saltin B, Astrand PO. Free fatty acids and exercise. *Am J Clin Nutr* 57 (suppl):752S–758S, 1993.

124. Costill DL, Miller JM. Nutrition for endurance sports: Carbohydrate and fluid balance. *Int J Sports Med* 1:2–14, 1980.

125. Costill DL, Bowers R, Branam G, Sparks K. Muscle glycogen utilization during prolonged exercise on successive days. *J Appl Physiol* 63:2388–2395, 1971.

126. Costill DL, Flynn MG, Kirwan JP, et al. Effects of repeated days of intensified training on muscle glycogen and swimming performance. *Med Sci Sports Exerc* 20:249–254, 1988.

127. Kirwan JP, Costill DL, Mitchell JB, et al. Carbohydrate balance in competitive runners during successive days of intense training. *J Appl Physiol* 65:2601–2606, 1988.

128. Fallowfield JL, Williams C. Carbohydrate intake and recovery from prolonged exercise. *Int J Sport Nutr* 3:150–164, 1993.

129. Sherman WM. Recovery from endurance exercise. *Med Sci Sports Exerc* 24 (suppl):S336–S339, 1992.

130. Pascoe DD, Costill DL, Fink WJ, Robergs RA, Zachwieja JJ. Glycogen resynthesis in skeletal muscle following resistive exercise. *Med Sci Sports Exerc* 25:349–354, 1993.

131. Parkin JA, Carey MF, Martin IK, Stojanovska L, Febbraio MA. Muscle glycogen storage following prolonged exercise: Effect of timing of ingestion of high glycemic index food. *Med Sci Sports Exerc* 29:220–224, 1997.

132. Burke LM, Collier GR, Davis PG, Fricker PA, Sanigorski AJ, Hargreaves M. Muscle glycogen storage after prolonged exercise: Effect of the frequency of carbohydrate feedings. *Am J Clin Nutr* 64:115–119, 1996.

133. Hickner RC, Fisher JS, Hansen PA, Racette SB, Mier CM, Turner MJ, Holloszy JO. Muscle glycogen accumulation after endurance exercise in trained and untrained individuals. *J Appl Physiol* 83:897–903, 1997.

134. Van Den Bergh AJ, Houtman S, Heerschap A, et al. Muscle glycogen recovery after exercise during glucose and fructose intake monitored by 13C-NMR. *J Appl Physiol* 81:1495–1500, 1996.

135. Walton P, Rhodes ED. Glycemic index and optimal performance. *Sports Med* 23:164–172, 1997.

136. American College of Sports Medicine. Position stand on exercise and fluid replacement. Med Sci Sports Exerc 28:i–vii, 1996.

137. Coyle EF. Fluid and fuel intake during exercise. *J Sports Sci* 22:39–55, 2004.

138. Sawka MN, Coyle EF. Influence of body water and blood volume on thermoregulation and exercise performance in the heat. *Exerc Sport Sci Rev* 27:167–218, 1999.

139. Sparling PB. Expected environmental conditions for the 1996 Summer Olympic Games in Atlanta. *Clin J Sport Med* 5:220–222, 1995.

140. Kenney WL. Heat flux and storage in hot environments. *Int J Sports Med* 19:S92–S95, 1998.

141. Murray R. Nutrition for the marathon and other endurance sports: Environmental stress and dehydration. *Med Sci Sports Exerc* 24(suppl):S319–S323, 1992.

142. Gleeson M. Temperature regulation during exercise. *Int J Sports Med* 19:S96–S99, 1998.

143. Kenney WL, Johnson JM. Control of skin blood flow during exercise. *Med Sci Sports Exerc* 24:303–312, 1992.

144. Armstrong LE, Maresh CM. Effects of training, environment, and host factors on the sweating response to exercise. *Int J Sports Med* 19:S103–S105, 1998.

145. Gisolfi CV, Wenger CB. Temperature regulation during exercise: Old concepts, new ideas. In Terjung RL (ed.), *Exercise and Sport Sciences Reviews*. Lexington: Collamore Press, 1984.

146. Perlmutter EM. The Pittsburgh Marathon: "Playing weather roulette." *Physician Sportsmed* 14(8):132–138, 1986.

147. Armstrong LE, Hubbard RW, Jones BH, Daniels JT. Preparing Alberto Salazar for the heat of the 1984 Olympic Marathon. *Physician Sportsmed* 14(3)73–81, 1986.

148. Gonzalez-Alonso J, Mora-Rodriguez R, Below PR, Coyle EF. Dehydration reduces cardiac output and increases systemic and cutaneous vascular resistance during exercise. *J Appl Physiol* 79:1487–1496, 1995.

149. Horswill CA. Effective fluid replacement. *Int J Sport Nutr* 8:175–185, 1998.

150. Coyle EF. Cardiovascular drift during prolonged exercise and the effects of dehydration. *Int J Sports Med* 19:S121–S124, 1998.

151. Nielsen B. Heat acclimation—mechanisms of adaptation to exercise in the heat. *Int J Sports Med* 19:S154–S156, 1998.

152. Aoyagi Y, McLellan TM, Shephard RJ. Interactions of physical training and heat acclimation. The thermophysiology of exercising in a hot climate. *Sports Med* 23:173–210, 1997.

153. Pandolf KB. Time course of heat acclimation and its decay. *Int J Sports Med* 19:S157–S160, 1998.

154. Barr SI, Costill DL, Fink WJ. Fluid replacement during prolonged exercise: Effects of water, saline, or no fluid. *Med Sci Sports Exerc* 23:811–817, 1991.

155. Epstein Y, Armstrong LE. Fluid-electrolyte balance during labor and exercise: Concepts and misconceptions. *Int J Sport Nutr* 9:1–12, 1999.

156. Maresh CM, Gabaree-Boulant CL, Armstrong LE, Judelson DA, Hoffman JR, Castellani JW, Kenefick RW, Bergeron MF, Casa DJ. Effect of hydration status on thirst, drinking, and related hormonal responses during low-intensity exercise in the heat. *J Appl Physiol* 97:39–44, 2004.

157. Holtzhausen LM, Noakes TD. The prevalence and significance of post-exercise (postural) hypotension in ultramarathon runners. *Med Sci Sports Exerc* 27:1595–1601, 1995.

158. Rico-Sanz J, Frontera WR, Rivera MA, Rivera-Brown A, Mole PA, Meredith CN. Effects of hyperhydration on total body water, temperature regulation and performance of elite young soccer players in a warm climate. *Int J Sports Med* 17:85–91, 1996.

159. Armstrong LE, Soto JAH, Hacker FT, Casa DJ, Kavouras SA, Maresh CM. Urinary indices during dehydration, exercise, and rehydration. *Int J Sport Nutr* 8:345–355, 1998.

160. Brouns F. Gastric emptying as a regulatory factor in fluid uptake. *Int J Sports Med* 19:S125–S128, 1998.

161. Minehan MR, Riley MD, Burke LM. Effect of flavor and awareness of kilojoule content of drinks on preference and fluid balance in team sports. *Int J Sport Nutr Exerc Metab* 12:81–92, 2002.

162. Bassett DR, Nagle FJ, Mookerjee S, et al. Thermoregulatory responses to skin wetting during prolonged treadmill running. *Med Sci Sports Exerc* 19:28–32, 1987.

163. Burke LM, Hawley JA. Fluid balance in team sports. Guidelines for optimal practices. *Sports Med* 24:38–54, 1997.

164. Jeukendrup AE, Jentjens R. Oxidation of carbohydrate feedings during prolonged exercise: Current thoughts, guidelines and directions for future research. *Sports Med* 29:407–424, 2000.

165. Duchman SM, Ryan AJ, Schedl HP, Summers RW, Bleiler TL, Gisolfi CV. Upper limit for intestinal absorption of a dilute glucose solution in men at rest. *Med Sci Sports Exerc* 29:482–488, 1997.

166. Cunningham JJ. Is potassium needed in sports drinks for fluid replacement during exercise? *Int J Sports Nutr* 7:154–159, 1997.

167. Gisolfi CV, Summers RD, Schedl HP, Bleiler TL. Effect of sodium concentration in a carbohydrate-electrolyte solution on intestinal absorption. *Med Sci Sports Exerc* 10:1414–1420, 1995.

168. Shirreffs SM, Maughan RJ. Rehydration and recovery of fluid balance after exercise. *Exerc Sport Sci Rev* 28:27–32, 2000.

169. Coggan AR, Coyle EF. Carbohydrate ingestion during prolonged exercise: Effects on metabolism and performance. *Exerc Sport Sci Rev* 19:1–40, 1991.

170. Maughan RJ, Merson SJ, Broad NP, Shirreffs SM. Fluid electrolyte intake and loss in elite soccer players during training. Int *J Sport Nutr Exerc Metab* 14:333–346, 2004.

171. Coggan AR, Swanson SC. Nutritional manipulations before and during endurance exercise: Effects on performance. *Med Sci Sports Exerc* 24(suppl):24:S331–S335, 1992.

172. Brouns F, Saris W, Schneider H. Rationale for upper limits of electrolyte replacement during exercise. *Int J Sport Nutr* 2:229–238, 1992.

173. Montain SJ, Sawka MN, Wenger CB. Hyponatremia associated with exercise: Risk factors and pathogenesis. *Exerc Sport Sci Rev* 29:113–117, 2001.

174. Shirreffs SM, Taylor AJ, Leiper JB, Maughan RJ. Post-exercise rehydration in man: Effects of volume consumed and drink sodium content. *Med Sci Sports Exerc* 28:1260–1271, 1996.

175. Jeukendrup A, Brouns F, Wagenmakers AJM, Saris WHM. Carbohydrate-electrolyte feedings improve 1h time trial cycling performance. *Int J Sports Med* 18:125–129, 1997.

176. Tsintzas OK, Williams C, Singh R, Wilson W, Burrin J. Influence of carbohydrate-electrolyte drinks on marathon running performance. *Eur J Appl Physiol* 70:154–160, 1995.

177. Tsintzas OK, Williams C, Boobis L, Greenhaff P. Carbohydrate ingestion and single muscle fiber glycogen metabolism during prolonged running in men. *J Appl Physiol* 81:801–809, 1996.

178. Winnick JJ, Davis JM, Welsh RS, Carmichael MD, Murphy EA, Blackmon JA. Carbohydrate feedings during team sport exercise preserve physical and CNS function. *Med Sci Sports Exerc* 37:306–315, 2005.

179. Jentjens RLPG, Achten J, Jeukendrup AE. High oxidation rates from combined carbohydrates ingested during exercise. *Med Sci Sports Exerc* 36:1551–1558, 2004.

180. Tsintzas K, Liu R, Williams C, Campbell I, Gaitanos G. The effect of carbohydrate ingestion on performance during a 30-km race. *Int J Sport Nutr* 3:127–139, 1993.

181. Yaspelkis BB, Patterson JG, Anderla PA, Ding Z, Ivy JL. Carbohydrate supplementation spares muscle glycogen during variable-intensity exercise. *J Appl Physiol* 75:1477–1485, 1993.

182. Coyle EF, Coggan AR, Hemmert MK, Ivy JL. Muscle glycogen utilization during prolonged strenuous exercise when fed carbohydrate. *J Appl Physiol* 61:165–172, 1986.

183. Centers for Disease Control and Prevention. Recommendations to prevent and control iron deficiency in the United States. *MMWR 47*(No. RR-3):1–29, 1998.

184. Fogelholm M. Indicators of vitamin and mineral status in athletes' blood: A review. *Int J Sport Nutr* 5:267–284, 1995.

185. Shaskey DJ, Green GA. Sports hematology. *Sports Med* 29:27–38, 2000.

186. Pate RR, Miller BJ, Davis JM, Slentz CA, Klingshirn LA. Iron status of female runners. *Int J Sport Nutr* 3:222–231, 1993.

187. Nielsen P, Nachtigall D. Iron supplementation in athletes. Current recommendations. *Sports Med* 26:207–216, 1998.

188. Hinton PS, Giordano C, Brownlie T, Haas JD. Iron supplementation improves endurance after training in iron-depleted, nonanemic women. *J Appl Physiol* 88:1103–1111, 2000.

189. Malczewska J, Raczynski G, Stupnicki R. Iron status in female endurance athletes and in non-athletes. *Int J Sport Nutr Exerc Metab* 10:260–276, 2000.

190. Beard J, Tobin B. Iron status and exercise. *Am J Clin Nutr* 72(2 suppl):594S–597S, 2000.

191. Eichner ER. Anemia and blood boosting. *Sports Science Exchange* 14(2):1–4, 2001.

192. Chatard JC, Mujika I, Guy C, Lacour JR. Anemia and iron deficiency in athletes. Practical recommendations for treatment. *Sports Med* 27:229–240, 1999.

193. Blum SM, Sherman AR, Boileau RA. The effects of fitness-type exercise on iron status in adult women. *Am J Clin Nutr* 43:456–463, 1986.

194. Bourque SP, Pate RR, Branch D. Twelve weeks of endurance exercise training does not affect iron status measures in women. *J Am Diet Assoc* 97:1116–1121, 1997.

195. Herbert V. Recommended Dietary Intakes (RDI) of iron in humans. *Am J Clin Nutr* 45:679–686, 1987.

196. Expert Scientific Working Group. Summary of a report on assessment of the iron nutritional status of the United States population. Am J Clin Nutr 42:1318–1330, 1985.

197. Looker AC, Dallman PR, Carroll MD, Gunter EW, Johnson CL. Prevalence of iron deficiency in the United States. *JAMA* 277:973–976, 1997.

198. Matter M, Stittfall T, Graves J, et al. The effect of iron and folate therapy on maximal exercise performance in female marathon runners with iron and folate deficiency. *Clin Sci* 72:415–422, 1987.

199. Perkkio MV. Work performance in iron deficiency of increasing severity. *J Appl Physiol* 58:1477–1480, 1985.

200. Li R, Chen X, Yan H, Deurenberg P, Garby L, Hautvast JGAJ. Functional consequences of iron supplementation in iron-deficient female cotton mill workers in Beijing, China. *Am J Clin Nutr* 59:908–913, 1994.

201. Moore RJ, Friedl KE, Tulley RT, Askew EW. Maintenance of iron status in healthy men during an extended period of stress and physical activity. *Am J Clin Nutr* 58:923–927, 1993.

202. Ashenden MJ, Martin DT, Dobson GP, Mackintosh C, Hahn AG. Serum ferritin and anemia in trained female athletes. *Int J Sport Nutr* 8:223–229, 1998.

203. Zhu YI, Haas JD. Iron depletion without anemia and physical performance in young women. *Am J Clin Nutr* 66:334–341, 1997.

204. Lamanca JJ, Haymes EM. Effects of low ferritin concentration on endurance performance. *Int J Sport Nutr* 2:376–385, 1992.

205. Klingshirn LA, Pate RR, Bourque SP, Davis JM, Sargent RG. Effect of iron supplementation on endurance capacity in iron-depleted female runners. *Med Sci Sports Exerc* 24:819–824, 1992.

206. Powell PD, Tucker A. Iron supplementation and running performance in female cross-country runners. *Int J Sports Med* 12:462–467, 1991.

207. Telford RD, Bunney CJ, Catchpole EA, et al. Plasma ferritin concentration and physical work capacity in athletes. *Int J Sport Nutr* 2:335–342, 1992.

208. Lamanca JJ, Haymes EM. Effects of iron repletion on $\dot{V}O_{2max}$, endurance, and blood lactate in women. *Med Sci Sports Exerc* 25:1386–1392, 1993.

209. Brownlie T, Utermohlen V, Hinton PS, Haas JD. Tissue iron deficiency without anemia impairs adaptation in endurance capacity after aerobic training in previously untrained women. *Am J Clin Nutr* 79:437–443, 2004.

210. O'Toole ML, Hiller WDB, Roalstad MS, Douglas PS. Hemolysis during triathlon races: Its relation to race distance. *Med Sci Sports Exerc* 20:272–275, 1988.

211. Miller BJ, Pate RR, Burgess W. Foot impact force and intravascular hemolysis during distance running. *Int J Sports Med* 9:56–60, 1988.

212. Waller MF, Haymes EM. The effects of heat and exercise on sweat iron loss. *Med Sci Sports Exerc* 28:197–203, 1996.

213. Peters HP, De Vries WR, Vanberge-Henegouwen GP, Akkermans LM. Potential benefits and hazards of physical activity and exercise on the gastrointestinal tract. *Gut* 48:435–439, 2001.

214. McMahon LF. Occult gastrointestinal blood loss in marathon runners. *Ann Intern Med* 100:846–847, 1984.

215. Weight LM, Byrne MJ, Jacobs P. Hemolytic effects of exercise. *Clin Sci* 81:147–152, 1991.

216. Rockey DC, Cello JP. Evaluation of the gastrointestinal tract in patients with iron-deficiency anemia. *N Engl J Med* 329:1691–1695, 1993.

217. Ehn L, Carlmark B, Hoglund S. Iron status in athletes involved in intense physical activity. *Med Sci Sports Exerc* 12:61–64, 1980.

218. International Center for Sport Nutrition, United States Olympic Committee. *Iron and Physical Performance*. Omaha, NE: Author, 1990.

219. Zoller H, Vogel W. Iron supplementation in athletes—first do no harm. *Nutrition* 20:615–619, 2004.

220. Schmid A, Jakob E, Berg A, et al. Effect of physical exercise and vitamin C on absorption of ferric sodium citrate. *Med Sci Sports Exerc* 28:1470–1473, 1996.

221. Zotter H, Robinson N, Zorzoli M, Schattenberg L, Saugy M, Mangin P. Abnormally high serum ferritin levels among professional road cyclists. *Br J Sports Med* 38:704–708, 2004.

222. Nieman DC. Physical fitness and vegetarian diets: Is there a relation? *Am J Clin Nutr* 70(suppl):570S–575S, 1999.

223. Belko AZ. Vitamins and exercise—an update. *Med Sci Sports Exerc* 19:S191–S196, 1987.

224. Clarkson PM, Thompson HS. Antioxidants: What role do they play in physical activity and health? *Am J Clin Nutr* 72(2 suppl):637S–646S, 2000.

225. Herbold NH, Visconti BK, Frates S, Bandini L. Traditional and nontraditional supplements used by collegiate female varsity athletes. *Int J Sport Nutr Exerc Metab* 14:586–593, 2004.

226. Lukaski HC. Magnesium, zinc, and chromium nutriture and physical activity. *Am J Clin Nutr* 72:(2 suppl):585S–593S, 2000.

227. Clarkson PM, Haymes EM. Trace mineral requirements for athletes. *In J Sport Nutr* 4:104–119, 1994.

228. Manore MM. Effect of physical activity on thiamine, riboflavin, and vitamin B6 requirements. *Am J Clin Nutr* 72(2 suppl): 598S–606S, 2000.

229. Froiland K, Koszewski W, Hingst J, Kopecky L. Nutritional supplement use among college athletes and their sources of information. *Int J Sport Nutr Exerc Metab* 14:104–120, 2004.

230. Nieman DC, Gates JR, Butler JV, Pollett LM, Dietrich SJ, and Lutz RD. Supplementation patterns in marathon runners. *J Am Diet Assoc* 89:1615–1619, 1989.

231. Ervin RB, Wright JD, Reed-Billette D. Prevalence of leading types of dietary supplements used in the Third National Health and Nutrition Examination Survey, 1988–94. *Advance Data from Vital and Health Statistics*, 349. Hyattsville, MD: National Center for Health Statistics, 2004.

232. American Dietetic Association. Position of The American Dietetic Association: Food fortification and dietary supplements. *J Am Diet Assoc* 101:115–125, 2001.

233. Council on Scientific Affairs. Vitamin preparations as dietary supplements and as therapeutic agents. *JAMA* 257: 1929–1936, 1987.

234. Callaway CW, McNutt K, Rivlin RS. Statement on vitamin and mineral supplements. *Am J Clin Nutr* 46:1075, 1987.

235. Barnett DW, Conlee RK. The effects of a commercial dietary supplement on human performance. *Am J Clin Nutr* 40:586–590, 1984.

236. Keys A. Vitamin supplementation of U.S. Army rations in relation to fatigue and the ability to do muscular work. *J Nutr* 23:259–269, 1942. See also: *Am J Physiol* 144:5, 1945.

237. Singh A, Papanicolaou DA, Lawrence LL, Howell EA, Chrousos GP, Deuster PA. Neuroendocrine responses to running in women after zinc and vitamin E supplementation. *Med Sci Sports Exerc* 31:536–542, 1999.

356 Parte III Preparação do Condicionamento Físico

238. Telford RD, Catchpole EA, Deakin V, Hahn AG, Plank AW. The effect of 7 to 8 months of vitamin/mineral supplementation on athletic performance. *Int J Sport Nutr* 2:135–153, 1992.

239. Singh A, Moses FM, Deuster PA. Chronic multivitamin-mineral supplementation does not enhance performance. *Med Sci Sports Exerc* 24:726–732, 1992.

240. Nielsen AN, Mizuno M, Ratkevicius A, Mohr T, Rohde M, Mortensen SA, Quistorff B. No effect of antioxidant supplementation in triathletes on maximal oxygen uptake, 31P-NMRS detected muscle energy metabolism and muscle fatigue. *Int J Sports Med* 20:154–158, 1999.

241. Finstad EW, Newhouse IJ, Lukaski HC, McAuliffe JE, Stewart CR. The effects of magnesium supplementation on exercise performance. *Med Sci Sports Exerc* 33:493–498, 2001.

242. Rokitzki L, Sagredos AN, Feub F, Buchner M, Keul J. Acute changes in vitamin B6 status in endurance athletes before and after a marathon. *Int J Sport Nutr* 4:154–165, 1994.

243. Soares MJ, Satvanaravana K, Famii MS, Jacob CM, Ramana YV, Rao SS. The effect of exercise on the riboflavin status of adult men. *Br J Nutr* 69:541–551, 1993.

244. Manore MM, Helleksen JM, Merkel MS, Skinner JS. Longitudinal changes in zinc status in untrained men: Effects of two different 12-week exercise training programs and zinc supplementation. *J Am Diet Assoc* 93:1165–1168, 1993.

245. Webster MJ. Physiological and performance responses to supplementation with thiamin and pantothenic acid derivatives. *Eur J Appl Physiol* 77:486–491, 1998.

246. Virk RS, Dunton NJ, Young JC, Leklem JE. Effect of vitamin B6 supplementation on fuels, catecholamines, and amino acids during exercise in men. *Med Sci Sports Exerc* 31:400–408, 1999.

247. Lukaski HC, Hoverson BS, Gallagher SK, Bolonchuk WW. Physical training and copper, iron, and zinc status of swimmers. *Am J Clin Nutr* 51:1093–1099, 1990.

248. Fogelholm M. Micronutrient status in females during a 24-week fitness-type exercise program. *Ann Nutr Metab* 36:209–218, 1992.

249. Van der Beck EJ, van Dokkum W. Schrijver J, et al. Thiamin, riboflavin, and vitamins B6 and C: Impact of combined restricted intake on functional performance in man. *Am J Clin Nutr* 48:1451–1462, 1989.

250. Ji LL. Exercise, oxidative stress, and antioxidants. *Am J Sports Med* 24:S20–S24, 1996.

251. Powers SK, Ji LL, Leeuwenburgh C. Exercise training-induced alterations in skeletal muscle antioxidant capacity: A brief review. *Med Sci Sports Exerc* 31:987–997, 1999.

252. Jenkins RR. Exercise and oxidative stress methodology: A critique. *Am J Clin Nutr* 72(2 suppl):670S–674S, 2000.

253. Evans WJ. Vitamin E, vitamin C, and exercise. *Am J Clin Nutr* 72(2 suppl):647S–652S, 2000.

254. Viitala P, Newhouse IJ. Vitamin E supplementation, exercise and lipid peroxidation in human participants. *Eur J Appl Physiol* 93:108–115, 2004.

255. Nieman DC, Henson DA, McAnulty SR, McAnulty LS, Morrow JD, Ahmed A, Heward CB. Vitamin E and immunity after the Kona Triathlon World Championship. *Med Sci Sports Exerc* 36:1328–1335, 2004.

256. Nieman DC, Henson DA, McAnulty SR, McAnulty L, Swick NS, Utter AC, Vinci DM, Opiela SJ, Morrow JD. Influence of vitamin C supplementation on oxidative and immune changes following an ultramarathon. *J Appl Physiol* 92:1970–1977, 2002.

257. Urso ML, Clarkson PM. Oxidative stress, exercise, and antioxidant supplementation. *Toxicology* 189:41–54, 2003.

258. Tessier F, Margaritis I, Richard MJ, Moynot C, Marconnet P. Selenium and training effects on the glutathione system and aerobic performance. *Med Sci Sports Exerc* 27:390–396, 1995.

259. Wood RJ, Zheng JJ. High dietary calcium intakes reduce zinc absorption and balance in humans. *Am J Clin Nutr* 65:1803–1809, 1997.

260. Yadrick MK, Kenney MA, Winterfeldt EA. Iron, copper, and zinc status: Response to supplementation with zinc or zinc and iron in adult females. *Am J Clin Nutr* 49:145–150, 1989.

261. Bjelakovic G, Nikolova D, Simonetti RG, Gluud C. Antioxidant supplements for prevention of gastrointestinal cancers: A systematic review and meta-analysis. *Lancet* 364(9441):1219–1228, 2004.

262. Lemon PWR. Effects of exercise on dietary protein requirements. *Int J Sport Nutr* 8:426–447, 1998.

263. Lemon PWR. Protein and amino acid needs of the strength athlete. *Int J Sport Nutr* 1:127–145, 1991; see also *Int J Sport Nutr* 5:S39–S61, 1995.

264. LaMont LS, McCullough AJ, Kalhan SC. Comparison of leucine kinetics in endurance-trained and sedentary humans. *J Appl Physiol* 86:320–325, 1999.

265. Gibala MJ. Regulation of skeletal muscle amino acid metabolism during exercise. *Int J Sport Nutr Exerc Metab* 11:87–108, 2001.

266. Poortmans JR, Dellalieux O. Do regular high protein diets have potential health risks on kidney function in athletes? *Int J Sport Nutr Exerc Metab* 10:28–38, 2000.

267. Bowtell JL, Leese GP, Smith K, Watt PW, Nevill A, Rooyackers O, Wagenmakers AJM, Rennie MJ. Modulation of whole body protein metabolism during and after exercise, by variation of dietary protein. *J Appl Physiol* 86:1744–1752, 1998.

268. Roy BD, Fowlers JR, Hill R, Tarnopolsky MA. Macronutrient intake and whole body protein metabolism following resistance exercise. *Med Sci Sports Exerc* 32:1412–1418, 2000.

269. Dohm GL, Tapscott EB, Kasperek GJ. Protein degradation during endurance exercise and recovery. *Med Sci Sports Exerc* 19:S166–S171, 1987.

270. Tarnopolsky MA, Atkinson SA, MacDougall JD, et al. Evaluation of protein requirements for trained strength athletes. *J Appl Physiol* 73:1986–1995, 1992.

271. Lemon PWR, Tarnopolsky MA, MacDougall JD, Atkinson SA. Protein requirements and muscle mass/strength changes during intensive training in novice bodybuilders. *J Appl Physiol* 73:767–775, 1992.

272. Tipton KD, Elliott TA, Cree MG, Wolf SE, Sanford AP, Wolfe RR. Ingestion of casein and whey proteins result in muscle anabolism after resistance exercise. *Med Sci Sports Exerc* 36:2073–2081, 2004.

273. Tarnopolsky MA, MacDougall JD, Atkinson SA. Influence of protein intake and training status on nitrogen balance and lean body mass. *J Appl Physiol* 64:187–193, 1988.

274. Tipton KD, Ferrando AA, Williams BD, Wolfe RR. Muscle protein metabolism in female swimmers after a combination of resistance and endurance exercise. *J Appl Physiol* 81:2034–2038, 1996.

275. Borsheim E, Aarsland A, Wolfe RR. Effect of an amino acid, protein, and carbohydrate mixture on net muscle protein balance after resistance exercise. *Int J Sport Nutr Exerc Metab* 14:255–271, 2004.

276. Sheffield-Moore M, Yeckel CW, Volpi E, Wolf SE, Morio B, Chinkes DL, Paddon-Jones D, Wolfe RR. Postexercise protein metabolism in older and younger men following moderate-intensity aerobic exercise. *Am J Physiol Endocrinol Metab* 287:E513–E522, 2004.

277. Wagenmakers AJM. Muscle amino acid metabolism at rest and during exercise: Role in human physiology and metabolism. *Exerc Sport Sci Rev* 26:287–314, 1998.

278. Acheson KJ, Schutz Y, Bessard T, et al. Glycogen storage capacity and de novo lipogenesis during massive carbohydrate overfeeding in man. *Am J Clin Nutr* 48:240–247, 1988.

279. Goss FL, Karam C. The effects of glycogen supercompensation on the electrocardiographic response during exercise. *Res Quart Exerc Sport* 58:68–71, 1987.

280. Sherman WM, Costill DL, Fink WJ, et al. The effect of exercise diet manipulation on muscle glycogen and its subsequent utilization during performance. *Int J Sports Med* 2:114–118, 1981.

281. Blom PCS, Costill DL, Vollestad NK. Exhaustive running: Inappropriate as a stimulus of muscle glycogen supercompensation. *Med Sci Sports Exerc* 19:398–403, 1987.

282. Hawley JA, Schabort EJ, Noakes TD, Dennis SC. Carbohydrate-loading and exercise performance: An update. *Sports Med* 24:73–81, 1997.

283. Williams C, Brewer J, Walker M. The effect of a high carbohydrate diet on running performance during a 30-km treadmill time trial. *Eur J Appl Physiol* 65:18–24, 1992.

284. Karlsson J, Saltin B. Diet, muscle glycogen, and endurance performance. *J Appl Physiol* 31:203–206, 1971.

285. Rauch LHG, Rodger I, Wilson GR, Belonje JD, Dennis SC, Noakes TD, Hawley JA. The effects of carbohydrate loading on muscle glycogen content and cycling performance. *Int J Sport Nutr* 5:25–36, 1995.

286. Maughan RJ, Greenhaff PL, Leiper JB, Ball D, Lambert CP, Gleeson M. Diet composition and the performance of high-intensity exercise. *J Sports Sci* 15:265–275, 1997.

287. Foster C, Costill DL, Fink WJ. Effects of preexercise feedings on endurance performance. *Med Sci Sports Exerc* 11:1–5, 1979.

288. Keller K, Schwarzkopf R. Preexercise snacks may decrease exercise performance. *Physician Sportsmed* 12:89–91, 1984.

289. Gleeson M, Maugham RJ, Greenhaff PL. Comparison of the effects of pre-exercise feeding of glucose, glycerol, and placebo on endurance and fuel homeostasis in man. *Eur J Appl Physiol* 55:645–653, 1986.

290. Sherman WM, Peden MC, Wright DA. Carbohydrate feedings 1 h before exercise improves cycling performance. *Am J Clin Nutr* 54:866–870, 1991.

291. Hargreaves M, Costill DL, Fink WJ, et al. Effect of pre-exercise carbohydrate feedings on endurance cycling performance. *Med Sci Sports Exerc* 19:33–36, 1987.

292. Burelle Y, Peronnet F, Massicotte D, Brisson GR, Hillaire-Marcel C. Oxidation of 13C-glucose and 13C-fructose ingested as a preexercise meal: Effect of carbohydrate ingestion during exercise. *Int J Sport Nutr* 7:117–127, 1997.

293. Short KR, Sheffield-Moore M, Costill DL. Glycemic and insulinemic responses to multiple preexercise carbohydrate feedings. *Int J Sport Nutr* 7:128–137, 1997.

294. Hendelman DL, Ornstein K, Debold EP, Volpe SL, Freedson PS. Preexercise feeding in untrained adolescent boys does not affect responses to endurance exercise or performance. *Int J Sport Nutr* 7:207–218, 1997.

295. Febbraio MA, Stewart KL. Carbohydrate feeding before prolonged exercise: Effect of glycemic index on muscle glycogenolysis and exercise performance. *J Appl Physiol* 81:1115–1120, 1996.

296. Van Zant RS, Lemon PW. Preexercise sugar feeding does not alter prolonged exercise muscle glycogen or protein catabolism. *Can J Appl Physiol* 22:268–279, 1997.

297. Neufer PD, Costill DL, Flynn MG, et al. Improvements in exercise performance: Effects of carbohydrate feedings and diet. *J Appl Physiol* 62:983–988, 1987.

298. Wright DA, Sherman WM, Dernback AR. Carbohydrate feedings before, during, or in combination improve cycling endurance performance. *J Appl Physiol* 71:1082–1088, 1991.

299. Aragon-Vargas LF. Effects of fasting on endurance exercise. *Sports Med* 16:255–265, 1993.

300. Williams MH. Ergogenic aids: A means to citius, altius, fortius, and Olympic gold? *Res Q Exerc Sport* 67(suppl):58–64, 1996.

301. Kamber M, Baume N, Saugy M, Rivier L. Nutritional supplements as a source for positive doping cases? *Int J Sport Nutr Exerc Metab* 11:258–263, 2001.

302. Williams MH. The gospel truth about dietary supplements. *ACSM's Health & Fitness Journal* 1(1):24–29, 1997.

303. Catlin DH, Murray TH. Performance-enhancing drugs, fair competition, and Olympic sport. *JAMA* 276:231–237, 1996.

304. Nissen SL, Sharp RL. Effect of dietary supplements on lean mass and strength gains with resistance exercise: A meta-analysis. *J Appl Physiol* 94:651–659, 2003.

305. Juhn M. Popular sports supplements and ergogenic aids. *Sports Med* 33:921–939, 2003.

306. Tokish JM, Kocher MS, Hawkins RJ. Ergogenic aids: A review of basic science, performance, side effects, and status in sports. *Am J Sports Med* 32:1543–1553, 2004.

307. Bucci LR. Selected herbals and human exercise performance. *Am J Clin Nutr* 72(2 suppl):624S–636S, 2000.

308. Strauss RH. *Drugs and Performance in Sports*. Philadelphia: W.B. Saunders Company, 1987.

309. Percy EC. Ergogenic aids in athletics. *Med Sci Sports Exerc* 10:298–303, 1978.

310. Consumer Reports. Sports-supplement dangers. *Consumer Reports*, June 2001, pp. 40–42.

311. Sobal J, Marquart LF. Vitamin/mineral supplement use among athletes: A review of the literature. *Int J Sport Nutr* 4:320–334, 1994.

312. Brass EP. Supplemental carnitine and exercise. *Am J Clin Nutr* 72(2 suppl):618S–623S, 2000.

313. Bahrke MS, Morgan WR. Evaluation of the ergogenic properties of ginseng: An update. *Sports Med* 29:113–133, 2000.

314. Villani RG, Gannon J, Self M, Rich PA. L-carnitine supplementation combined with aerobic training does not promote weight loss in moderately obese women. *Int J Sport Nutr Exerc Metab* 10:199–207, 2000.

315. Van Someren K, Fulcher K, McCarthy J, Moore J, Horgan G, Langford R. An investigation into the effects of sodium citrate ingestion on high-intensity exercise performance. *Int J Sport Nutr* 8:356–363, 2000.

316. Brouns F, Fogelholm M, van Hall G, Wagenmakers A, Saris WHM. Chronic oral lactate supplementation does not affect lactate disappearance from blood after exercise. *Int J Sport Nutr* 5:117–124, 1995.

317. Antonio J, Uelmen J, Rodriguez R, Earnest C. The effects of Tribulus Terrestris on body composition and exercise performance in resistance-trained males. *Int J Sport Nutr Exerc Metab* 10:208–215, 2000.

318. Campbell WW, Joseph LJO, Davey SL, Cyr-Cambell D, Anderson RA, Evans WJ. Effects of resistance training and chromium picolinate on body composition and skeletal muscle in older men. *J Appl Physiol* 86:29–39, 1999.

319. Fawcett JP, Farquhar SJ, Walker RH, Thou T, Lowe G, Goulding A. The effect of oral vanadyl sulfate on body composition and performance in weight-training athletes. *Int J Sport Nutr* 6:382–390, 1996.

320. Weston SB, Zhou S, Weatherby RP, Robson SJ. Does exogenous coenzyme Q10 affect aerobic capacity in endurance athletes? *Int J Sport Nutr* 7:197–206, 1997.

321. Warber JP, Patton JF, Tharion WJ, Zeisel SH, Mello RP, Kemnitz CP, Lieberman HR. The effects of choline supplementation on

physical performance. *Int J Sport Nutr Exerc Metab* 10:170–181, 2000.

322. McNaughton L, Dalton B, Tarr J. Inosine supplementation has no effect on aerobic or anaerobic cycling performance. *Int J Sport Nutr* 9:333–344, 1999.

323. Walker LS, Bemben MG, Bemben DA, Knehans AW. Chromium picolinate effects on body composition and muscular performance in wrestlers. *Med Sci Sports Exerc* 30:1730–1737, 1998.

324. Eschbach LC, Webster MJ, Boyd JC, McArthur PD, Evetovich TK. The effect of Siberian Ginseng (Eleutherococcus Senticosus) on substrate utilization and performance during prolonged cycling. *Int J Sport Nutr Exerc Metab* 10:444–451, 2000.

325. Svensson M, Malm C, Tonkonogi M, Ekblom B, Sjödin B, Sahlin K. Effect of Q10 supplementation on tissue Q10 levels and adenine nucleotide catabolism during high-intensity exercise. *Int J Sport Nutr* 9:166–180, 1999.

326. Brown AC, MacRae HSH, Turner NS. Tricarboxylic-acid-cycle intermediates and cycle endurance capacity. *Int J Sport Nutr Exerc Metab* 14:720–729, 2004.

327. O'Brien CP, Lyons F. Alcohol and the athlete. *Sports Med* 29:295–300, 2000.

328. Mottram DR. Banned drugs in sport. Does the International Olympic Committee (IOC) list need updating? *Sports Med* 27:1–10, 1999.

329. Sukala WR. Pyruvate: Beyond the marketing hype. *Int J Sport Nutr* 8:241–249, 1998.

330. Stensrund T, Ingjer F, Holm H, Stromme SB. L-tryptophan supplementation does not improve running performance. *Int J Sports Med* 6:481–485, 1992.

331. Wheeler KB, Garleb KA. Gamma oryzanol-plant sterol supplementation: Metabolic, endocrine, and physiologic effects. *Int J Sport Nutr* 1:170–177, 1991.

332. Gallagher PM, Carrithers JA, Godard MP, Schulze KE, Trappe SW. b-hydroxy-b-methylbutyrate ingestion, part I: Effects on strength and fat free mass. *Med Sci Sports Exerc* 32:2109–2115, 2000.

333. Sen CK, Packer L. Thiol homeostasis and supplements in physical exercise. *Am J Clin Nutr* 72(2 suppl):653S–669S, 2000.

334. Ferrando AA, Green NR. The effect of boron supplementation on lean body mass, plasma testosterone levels, and strength in male bodybuilders. *Int J Sport Nutr* 3:140–149, 1993.

335. Davis JM, Welsh RS, Aldersen NA. Effects of carbohydrate and chromium ingestion during intermittent high-intensity exercise to fatigue. *Int J Sport Nutr Exerc Metab* 10:476–485, 2000.

336. Ivy JL. Effect of pyruvate and dihydroxyacetone on metabolism and aerobic endurance capacity. *Med Sci Sports Exerc* 30:837–843, 1998.

337. Kreider RB, Melton C, Greenwood M, Rasmussen C, Lundberg J, Earnest C, Almada A. Effects of oral D-ribose supplementation on anaerobic capacity and selected metabolic markers in health males. *Int J Sport Nutr Exerc Metab* 13:76–86, 2003.

338. Philen RM, Ortiz DI, Auerbach SB, Falk H. Survey of advertising for nutritional supplements in health and bodybuilding magazines. *JAMA* 268:1008–1011, 1992.

339. Brill JB, Keane MW. Supplementation patterns of competitive male and female bodybuilders. *Int J Sport Nutr* 4:398–412, 1994.

340. Larkin T. Bee pollen as a health food. *FDA Consumer*, April, 1984, p. 21.

341. Fennema O. The placebo effect of foods. *Food Technology*, December 1984, pp. 57–67.

342. Turner JA, Deyo RA, Loeser JD, Von Korff M, Fordyce WE. The importance of placebo effects in pain treatment and research. *JAMA* 271:1609–1614, 1994.

343. Knight CA, Knight I, Mitchell DC, Zepp JE. Beverage caffeine intake in US consumers and subpopulations of interest: Estimates from the Share of Intake Panel Survey. *Food Chem Toxicol* 42:1923–1930, 2004.

344. Sinclair CJ, Geiger JD. Caffeine use in sports. A pharmacological review. *J Sports Med Phys Fitness* 40:71–79, 2000.

345. James JE. Critical review of dietary caffeine and blood pressure: A relationship that should be taken more seriously. *Psychosom Med* 66:63–71, 2004.

346. Doherty M, Smith PM. Effects of caffeine ingestion on exercise testing: A meta-analysis. *Int J Sport Nutr Exerc Metab* 14:626–646, 2004.

347. Bell DG, Jacobs I, Ellerington K. Effect of caffeine and ephedrine ingestion on anaerobic exercise performance. *Med Sci Sports Exerc* 33:1399–1403, 2001.

348. Paluska SA. Caffeine and exercise. *Curr Sports Med Rep* 2:213–219, 2003.

349. Magkos F, Kavouras SA. Caffeine and ephedrine: Physiological, metabolic and performance-enhancing effects. *Sports Med* 34:871–889, 2004.

350. Van Baak MA, Saris WHM. The effect of caffeine on endurance performance after nonselective b-adrenergic blockade. *Med Sci Sports Exerc* 32:499–503, 2000.

351. Van Soeren MH, Graham TE. Effect of caffeine on metabolism, exercise endurance, and catecholamine responses after withdrawal. *J Appl Physiol* 85:1493–1501, 1998.

352. Bruce CR, Anderson ME, Fraser SF, Stepto NK, Klein R, Hopkins WG, Hawley JA. Enhancement of 2000-m rowing performance after caffeine ingestion. *Med Sci Sports Exerc* 32:1958–1963, 2000.

353. Kovacs EMR, Stegen JHCH, Brouns F. Effect of caffeinated drinks on substrate metabolism, caffeine excretion, and performance. *J Appl Physiol* 85:709–715, 1998.

354. Wilkes D, Gledhill N, Smyth R. Effect of acute induced metabolic alkalosis on 800-m racing time. *Med Sci Sports Exerc* 15:277–280, 1983.

355. Goldfinch J, Naughton LM, Davies P. Induced metabolic alkalosis and its effects on 400-m racing time. *Eur J Appl Physiol* 57:45–48, 1988.

356. Matson LG, Tran ZV. Effects of sodium bicarbonate ingestion on anaerobic performance: A meta-analytic review. *Int J Sport Nutr* 3:2–28, 1993.

357. Montfoort MCE, Van Dieren L, Hopkins WG, Shearman JP. Effects of ingestion of bicarbonate, citrate, lactate, and chloride on sprint running. *Med Sci Sports Exerc* 36:1239–1243, 2004.

358. McNaughton L, Dalton B, Palmer G. Sodium bicarbonate can be used as an ergogenic aid in high-intensity, competitive cycle ergometry of 1 h duration. *Eur J Appl Physiol* 80:65–69, 1999.

359. Leigh-Smith S. Blood boosting. *Br J Sports Med* 38:99–101, 2004.

360. Shaskey DJ, Green GA. Sports hematology. *Sports Med* 29:27–38, 2000.

361. Ekblom BT. Blood boosting and sport. *Baillieres Best Pract Res Clin Endocrinol Metab* 14:89–98, 2000.

362. Sawka MN, Young AJ. Acute polycythemia and human performance during exercise and exposure to extreme environments. *Ex Sport Sci Rev* 17:265–293, 1989.

363. Jones M, Pedoe DST. Blood doping—a literature review. *Br J Sport Med* 23:84–88, 1989.

364. American College of Sports Medicine: Position stand on the use of blood doping as an ergogenic aid. *Med Sci Sports Exerc* 28:i–vii, 1996.

365. Young AJ, Sawka MN, Muza SR, Boushel R, Lyons T, Rock PB, Freund BJ, Waters R, Cymerman A, Pandolf KB, Valeri CR. Effects of erythrocyte infusion on ˙VO2max at high altitude. *J Appl Physiol* 81:252–259, 1996.

366. Abellan R, Ventura R, Pichini S, Remacha AF, Pascual JA, Pacifici R, Di Giovannandrea R, Zuccaro P, Segura J. Evaluation of immunoassays for the measurement of erythropoietin (EPO) as an indirect biomarker of recombinant human EPO misuse in sport. *J Pharm Biomed Anal* 35:1169–1177, 2004.

367. Nissen-Lie G, Birkeland K, Hemmersbach P, Skibeli V. Serum sTfR levels may indicate charge profiling of urinary r-hEPO in doping control. *Med Sci Sports Exerc* 36:588–593, 2004.

368. Birkeland KI, Stray Gundersen J, Hemmersbach P, Hallen J, Haug E, Bahr R. Effect of rhEPO administration on serum levels of sTfR and cycling performance. *Med Sci Sports Exerc* 32:1238–1243, 2000.

369. Lippi G, Guidi G. Laboratory screening for erythropoietin abuse in sports: An emerging challenge. *Clin Chem Lab Med* 38:13–19, 2000.

370. Goebel C, Alma C, Howe C, Kazlauskas R, Trout G. Methodologies for detection of hemoglobin-based oxygen carriers. *J Chromatogr Sci* 43:39–46, 2005.

371. Foster ZJ, Housner JA. Anabolic-androgenic steroids and testosterone precursors: Ergogenic aids and sport. *Curr Sports Med Rep* 3:234–241, 2004.

372. Yesalis CE, Kennedy NJ, Kopstein AN, Bahrke MS. Anabolic–androgenic steroid use in the United States. *JAMA* 270:1217–1221, 1993.

373. American College of Sports Medicine. Position statement on the use of anabolic–androgenic steroids in sports. *Med Sci Sports Exerc* 19:534–539, 1987.

374. Hartgens F, Kuipers H. Effects of androgenic–anabolic steroids in athletes. *Sports Med* 34:513–554, 2004.

375. Evans NA. Current concepts in anabolic–androgenic steroids. *Am J Sports Med* 32:534–542, 2004.

376. Bahrke MS, Yesalis CE. Abuse of anabolic androgenic steroids and related substances in sport and exercise. *Curr Opinion Pharmacol* 4:614–620, 2004.

377. Bahrke MS, Yesalis CE, Kopstein AN, Stephens JA. Risk factors associated with anabolic–androgenic steroid use among adolescents. *Sports Med* 29:397–405, 2000.

378. Ziegenfuss TN, Berardi JM, Lowery LM. Effects of prohormone supplementation in humans: A review. *Can J Appl Physiol* 27:628–646, 2002.

379. Forbes GB, Porta CR, Herr BE, Griggs RC. Sequence of changes in body composition induced by testosterone and reversal of changes after drug is stopped. *JAMA* 267:397–399, 1992.

380. Leder BZ, LeBlanc KM, Longcope C, Lee H, Catlin DH, Finkelstein JS. Effects of oral androstenedione administration on serum testosterone and estradiol levels in postmenopausal women. *J Clin Endocrinol Metab* 87:5449–5454, 2002.

381. Mottram DR, George AJ. Anabolic steroids. *Baillieres Best Pract Res Clin Endocrinol Metab* 14:55–69, 2000.

382. Glazer G. Atherogenic effects of anabolic steroids on serum lipid levels: A literature review. *Arch Intern Med* 151:1925–1933, 1991.

383. Blue JG, Lombardo JA. Steroids and steroid-like compounds. *Clin Sports Med* 18:667–689, 1999.

384. Pope HG, Katz DL. Affective and psychotic symptoms associated with anabolic steroid use. *Am J Psychiatry* 145:487–490, 1988.

385. Su T-P, Pagliaro M, Schmidt PJ, et al. Neuropsychiatric effects of anabolic steroids in male normal volunteers. *JAMA* 269:2760–2764, 1993.

386. Bricout V, Wright F. Update on nandrolone and norsteroids: How endogenous or xenobiotic are these substances? *Eur J Appl Physiol* 92:1–12, 2004.

387. Bhasin S, Storer TW, Berman N, et al. The effects of supraphysiologic doses of testosterone on muscle size and strength in normal men. *N Engl J Med* 335:1–7, 1996.

388. Bronson FH, Matherne CM. Exposure to anabolic-androgenic steroids shortens life span of male mice. *Med Sci Sports Exerc* 29:615–619, 1997.

389. Melchert RB, Welder AA. Cardiovascular effects of androgenic– anabolic steroids. *Med Sci Sports Exerc* 27:1252–1262, 1995.

390. Cohen LI, Hartford CG, Rogers GG. Lipoprotein(a) and cholesterol in bodybuilders using anabolic androgenic steroids. *Med Sci Sports Exerc* 28:176–179, 1996.

391. Bahrke MS, Yesalis CE, Wright JE. Psychological and behavioral effects of endogenous testosterone and anabolic– androgenic steroids. *An update. Sports Med* 22:367–390, 1996.

392. Dodd SL, Powers SK, Vrabas IS, Criswell D, Stetson S, Hussain R. Effects of clenbuterol on contractile and biochemical properties of skeletal muscle. *Med Sci Sports Exerc* 28:669–676, 1996.

393. Earnest CP. Dietary androgen "supplements." Separating substance from hype. *Physician Sportsmed* 29(5):63–79, 2001.

394. Brown GA, Vukovich MD, Reifenrath TA, Uhl NL, Parsons KA, Sharp RL, King DS. Effects of anabolic precursors on serum testosterone concentrations and adaptations to resistance training in young men. *Int J Sport Nutr Exerc Metab* 10:340–359, 2000.

395. Leder BZ, Longcope C, Catlin DH, Ahrens B, Schoenfeld DA, Finkelstein JS. Oral androstenedione administration and serum testosterone concentrations in young men. *JAMA* 283:779–782, 2000.

396. Ballantyne CS, Phillips SM, MacDonald JR, Tarnopolsky MA, MacDougall JD. The acute effects of androstenedione supplementation in healthy young males. *Can J Appl Physiol* 25:68–78, 2000.

397. Broeder CE, Quindry J, Brittingham K, Panton L, Thomson J, Appakondu S, Breuel K, Byrd R, Douglas J, Earnest C, Mitchell C, Olson M, Roy T, Yarlagadda C. The Andro project: Physiological and hormonal influences of androstenedione supplementation in men 35 to 65 years old participating in a high-intensity resistance training program. *Arch Intern Med* 160: 3093–3104, 2000.

398. Stacy JJ, Terrell TR, Armsey TD. Ergogenic aids: Human growth hormone. *Curr Sports Med Rep* 3:229–233, 2004.

399. DePalo EF, Gatti R, Lancerin F, Cappellin E, Spinella P. Correlations of growth hormone (GH) and insulin-like growth factor I (IGF-I): Effects of exercise and abuse by athletes. *Clin Chim Acta* 305:1–17, 2001.

400. Healy ML, Gibney J, Russell-Jones DL, Pentecost C, Croos P, Sönksen PH, Umpleby AM. High dose growth hormone exerts an anabolic effect at rest and during exercise in endurance-trained athletes. *J Clin Endocrinol Metab* 88:5221–5226, 2003.

401. Mujika I, Padilla S. Creatine supplementation as an ergogenic aid for sports performance in highly trained athletes: A critical review. *Int J Sports Med* 18:491–496, 1997.

402. Juhn MS. Oral creatine supplementation. Separating fact from hype. *Physician Sportsmed* 27(5):47–61, 1999.

403. ACSM Roundtable. The physiological and health effects of oral creatine supplementation. *Med Sci Sports Exerc* 32:706–717, 2000.

404. Casey A, Greenhaff PL. Does dietary creatine supplementation play a role in skeletal muscle metabolism and performance? *Am J Clin Nutr* 72(2 suppl):607S–617S, 2000.

405. Branch JD. Effect of creatine supplementation on body composition and performance: A meta-analysis. *Int J Sport Nutr Exerc Metab* 13:198–226, 2003.

406. Jacobs I. Dietary creatine monohydrate supplementation. *Can J Appl Physiol* 24:503–514, 1999.

407. Volek JS, Rawson ES. Scientific basis and practical aspects of creatine supplementation for athletes. *Nutrition* 20:609–614, 2004.

408. Greenhaff PL. Creatine and its applications as an ergogenic aid. *Int J Sport Nutr* 5:S100–S110, 1995.

409. Pendergast DR, Horvath PJ, Leddy JJ, Venkatraman JT. The role of dietary fat on performance, metabolism, and health. *Am J Sports Med* 24:S53–S58, 1996.

410. Ranallo RF, Rhodes EC. Lipid metabolism during exercise. *Sports Med* 26:29–42, 1998.

411. Sherman WM, Leenders N. Fat loading: The next magic bullet. *Int J Sport Nutr* 5:S1–S12, 1995.

412. Saltin B, Åstrand P-O. Free fatty acids and exercise. *Am J Clin Nutr* 57(suppl):752S–758S, 1993.

413. Coyle EF. Substrate utilization during exercise in active people. *Am J Clin Nutr* 61(suppl):968S–979S, 1995.

414. LaPachet RAB, Miller WC, Arnall DA. Body fat and exercise endurance in trained rats adapted to a high-fat and/or high-carbohydrate diet. *J Appl Physiol* 80:1173–1179, 1996.

415. Jeukendrup AE, Thielen JJHC, Wagenmakers AJM, Brouns F, Saris WHM. Effect of medium-chain triacylglycerol and carbohydrate ingestion during exercise on substrate utilization and subsequent cycling performance. *Am J Clin Nutr* 67:397–404, 1998.

416. Goedecke JH, Clark VR, Noakes TD, Lambert EV. The effects of medium-chain triacylglycerol and carbohydrate ingestion on ultra-endurance exercise performance. *Int J Sport Nutr Exerc Metab* 14:15–27, 2005.

417. Vukovich MD, Costill DL, Hickey MS, Trappe SW, Cole EJ, Fink WJ. Effect of fat emulsion infusion and fat feeding on muscle glycogen utilization during cycle exercise. *J Appl Physiol* 75:1513–1518, 1993.

418. Johannessen A, Hagen C, Galbo H. Prolactin, growth hormone, thyrotropin, 3,5,3-triiodothyronine, and thyroxine responses to exercise after fat- and carbohydrate-enriched diet. *J Clin Endocrine Metab* 52:56–61, 1981.

419. Helge JW, Wulff B, Kiens B. Impact of a fat-rich diet on endurance in man: Role of the dietary periods. *Med Sci Sports Exerc* 30:456–461, 1998.

420. Hawley JA. Effect of increased fat availability on metabolism and exercise capacity. *Med Sci Sports Exerc* 34:1485–1491, 2002.

421. Lambert EV, Speechly DP, Dennis SC, Noakes TD. Enhanced endurance in trained cyclists during moderate intensity exercise following 2 weeks adaptation to a high fat diet. *Eur J Appl Physiol* 69:287–293, 1994.

422. Phinney SD, Bistrian BR, Evans WJ, Gervina E, Blackburn GL. The human metabolic response to chronic ketosis without caloric restriction: Preservation of submaximal exercise capability with reduced carbohydrate oxidation. *Metabolism* 32:769–776, 1983.

423. Okano G, Sato Y, Murata Y. Effect of elevated blood FFA levels on endurance performance after a single fat meal ingestion. *Med Sci Sports Exerc* 30:763–768, 1998.

424. Costill DL, Coyle EF, Dalsky G, Evans W, Fink W, Hoopes D. Effects of elevated plasma free fatty acids and insulin on muscle glycogen usage during exercise. *J Appl Physiol* 43:695–699, 1977.

425. Satabin P, Portero P, Defer G. Metabolic and hormonal responses to lipid and carbohydrate diets during exercise in man. *Med Sci Sports Exerc* 19:218–223, 1987.

426. Leddy J, Horvath P, Rowland J, Pendergast D. Effect of a high or a low fat diet on cardiovascular risk factors in male and female runners. *Med Sci Sports Exerc* 29:17–25, 1997.

427. Lukaski HC, Bolonchuk WW, Klevay LM, Mahalko JR, Milne DB, Sandstead HH. Influence of type and amount of dietary lipid on plasma lipid concentrations in endurance athletes. *Am J Clin Nutr* 39:35–44, 1984.

428. Thompson PD, Cullinane EM, Eshleman R, Kantor MA, Herbert PN. The effects of high-carbohydrate and high-fat diets on the serum lipid and lipoprotein concentrations of endurance athletes. *Metabolism* 33:1003–1010, 1984.

429. Brown RC, Cox CM. Effects of high fat versus high carbohydrate diets on plasma lipids and lipoproteins in endurance athletes. *Med Sci Sports Exerc* 30:1677–1683, 1998.

430. Burke LM, Collier GR, Beasley SK, Davis PG, Fricker PA, Heeley P, Walder K, Hargreaves M. Effects of coingestion of fat and protein with carbohydrate feedings on muscle glycogen storage. *J Appl Physiol* 78:2187–2192, 1995.

431. Tsetsonis N, Hardman AE, Mastana SS. Acute effects of exercise on postprandial lipemia: A comparative study in trained and untrained middle-aged women. *Am J Clin Nutr* 65:525–533, 1997.

ATIVIDADE DE CONDICIONAMENTO FÍSICO 9.1

Classificação de sua dieta de acordo com a pirâmide alimentar

A pirâmide alimentar apresentada no início deste capítulo é um excelente guia para ajudá-lo a comer de maneira saudável, obtendo todas as vitaminas e minerais de que se tem conhecimento. A sua dieta está próxima das recomendações da pirâmide alimentar?

Passo 1 Anote a seguir tudo (todos os líquidos e alimentos) que você consumiu ontem. Seja minucioso!

Alimento ou bebida	Em que quantidade (xícaras, colheres de sopa, fatias, etc.)?

Passo 2 Preencha todos os campos na Tabela 9.20. Para mais informações, acesse www.mypyramid.gov [em inglês]. Observação: A planilha na Tabela 9.20 tem como base uma dieta de 2.800 calorias. No site, utilize o programa interativo para determinar as suas necessidades calóricas. Em seguida, use o Quadro 9.3 para definir a quantidade de alimentos de que você necessita de cada grupo alimentar e adapte a Tabela 9.20.

Planilha da pirâmide alimentar – Padrão de ingestão alimentar de 2.800 Calorias

Verifique como você se alimentou hoje para definir objetivos para amanhã

Anote suas opções de hoje	Grupo alimentar	Dica	Objetivo	Relacione cada opção de alimento em seu respectivo grupo*	Calcule o total
	Grãos	Metade de seus grãos deve ser integral	**O equivalentes a 115 gramas** (cada 30 g equivalem a, aproximadamente, 1 fatia de pão, 1 xícara de cereais secos ou 1/2 xícara de arroz ou massa)		equivalente em gramas
	Verduras e legumes	Procure consumir verduras e legumes de diversos subgrupos todos os dias	**4 xícaras** Subgrupos: verde-escuras, amarelas, ricas em amido, vagens secas e ervilhas, e outras		xícaras
	Frutas	Prefira frutas a sucos	**2 ½ xícaras**		xícaras
	Leite	Dê preferência ao leite desnatado ou semidesnatado	**3 xícaras** (1 xícara de leite = 42,5 g de queijo)		xícaras
	Carne e sementes	Escolha carnes magras e brancas. Varie as opções: mais peixe, feijões, ervilhas, nozes e sementes	**O equivalente a 200 gramas** (cada 30 gramas equivalem a, aproximadamente, 30 gramas de carne, frango ou peixe, 1 colher de chá de manteiga de amendoim, 15 gramas de nozes, 1/4 de xícara de feijões secos ou ervilhas		equivalente em gramas
	Atividade física	Incorpore mais atividades físicas em sua rotina diária em casa ou no trabalho	Pelo menos 30 minutos de atividade de moderada a intensa todos os dias, 10 minutos ou mais por vez	*Alguns alimentos não se encaixam em nenhum dos grupos. Entre eles, estão principalmente gordura e açúcar; restrinja sua ingestão destes alimentos	minutos

Como você se avalia hoje? ☐ Ótimo ☐ Mais ou menos ☐ Não muito bom

Minha meta alimentar para amanhã é: _____

Minha meta de atividade para amanhã é: _____

ATIVIDADE DE CONDICIONAMENTO FÍSICO 9.2

Análise de sua ingestão de energia e nutrientes

Instruções: A partir da lista de alimentos da Atividade de Condicionamento Físico 9.1 (em que você relacionou todos os alimentos e suas quantidades ingeridas durante o dia anterior), submeta esses dados a um dos programas *on-line* de análise de dietas [em inglês]. Siga as instruções simples fornecidas no site. Relacione sua ingestão de Calorias e nutrientes na tabela apresentada e compare-os aos níveis recomendados. Quais áreas necessitam de atenção especial?

MyPyramid Tracker

http://www.mypyramidtracker.gov

O MyPyramid Tracker é uma ferramenta de avaliação alimentar e de atividade física *on-line* que fornece informações sobre qualidade da alimentação, nível de atividade física, mensagens nutricionais relacionadas e *links* para dados sobre nutrientes e atividade física. A ferramenta Food Calories/Energy Balance automaticamente calcula seu equilíbrio energético subtraindo a energia que você gasta por meio da atividade física da sua ingestão alimentar de Calorias/energia. O uso dessa ferramenta ajuda a entender melhor o nível de seu equilíbrio energético e realça o elo entre uma alimentação adequada e a atividade física regular. O MyPyramid Tracker traduz os princípios dos *Dietary Guidelines for Americans* de 2005 e outros padrões nutricionais desenvolvidos pelo Departamento de Agricultura e pela Secretaria de Saúde e Serviços Humanos dos EUA.

A avaliação alimentar *on-line* fornece informações sobre a qualidade da alimentação, mensagens nutricionais relacionadas e *links* para informações nutricionais. Após fornecer informações equivalentes a um dia da sua dieta, você receberá uma avaliação total comparando as quantidades de alimentos que consumiu à orientação nutricional atual. Para ter uma compreensão mais aprofundada de sua alimentação ao longo do tempo, você pode avaliar o que come durante até um ano.

A avaliação de atividade física analisa seu nível de condicionamento físico e fornece informações e mensagens instrucionais relacionadas ao gasto energético. Após fornecer informações equivalentes a um dia da sua dieta, você receberá uma "pontuação" total para suas atividades físicas, a qual avalia o tipo e a duração de cada atividade física realizada e, então, poderá comparar essa pontuação às recomendações de atividade física para a saúde. Uma pontuação ao longo de vários dias ou até de um ano fornece um quadro mais adequado de seu estilo de vida de atividade física ao longo do tempo.

Nutrition Analysis Tool (NAT)

http://www.nat.uiuc.edu/

O NAT é apresentado como um serviço público virtual do Food Science and Human Nutrition Department da University of Illinois. A base de dados usada pelo NAT é composta pelo USDA Handbook 8 e pelas informações de companhias de alimentos. O relatório tabular compara o registro da ingestão de alimentos em um dia com a QDR de 19 nutrientes. O NAT fornece uma poderosa ferramenta de ajuda e possibilita que os usuários salvem os dados de ingestão alimentar em um CD.

Agricultural Research Service Nutrient Data Laboratory

www.nal.usda.gov/fnic/foodcomp/Data

Esta página fornece acesso ao USDA National Nutrient Database for Standard Reference, Versão 18. É possível visualizar os dados ou baixar os arquivos de dados e documentação para o seu computador em vários formatos diferentes para uso posterior. Uma ferramenta de busca também é fornecida, o que permite procurar o conteúdo nutricional (mais de 28 nutrientes e uma análise completa de ácidos graxos e aminoácidos) de mais de 7.146 alimentos diferentes diretamente na página inicial. Os usuários podem ver o conteúdo nutricional de um alimento de cada vez, mas não é possível submeter o registro alimentar de um dia para análise.

Relacione sua ingestão de nutrientes na tabela abaixo e, em seguida, comente em quais áreas você precisa melhorar.

	Sua ingestão	Recomendada
Energia (Calorias)	—	Varia*
Carboidratos (% da energia total)	—	45-65
Gordura (% da energia total)	—	20-35
Gordura saturada (% da energia total)	—	< 10
Proteína (% da energia total)	—	10-35
Fibra alimentar (g)	—	H: 38; M: 25
Colesterol (mg)	—	< 300
Sódio (mg)	—	< 2.300
Vitamina C (mg)	—	H: 90; M:75
Cálcio (mg)	—	1.000; +50 anos, 1.200
Ferro (mg)	—	H: 8; M:18, +50 anos, 8

*As necessidades de energia variam de acordo com a estrutura corporal e a atividade física. A QDR média definida é em 2.900 calorias para os homens e 2.200 calorias para mulheres.

Comente em quais áreas há necessidade de melhora (consulte o capítulo como parâmetro):

_____

_____

_____

_____

_____

_____

_____

ATIVIDADE DE CONDICIONAMENTO FÍSICO 9.3

Estudo de caso: entusiasta do *fitness* do sexo feminino, vegetariana e com anemia

Analise os dados resumidos abaixo sobre uma mulher vegetariana que se exercita todos os dias sem falta há mais de 10 anos. Responda as questões a seguir com base nas informações apresentadas neste capítulo. Em seguida, discuta suas respostas com seu instrutor.

Dados demográficos

Idade	47 anos
Peso	59 quilos
$\dot{V}O_{2máx}$	43,5 mL.kg^{-1}.min^{-1} ("bom")
Hábitos de exercício	Caminhadas diárias em ritmo rápido, 30 a 45 minutos, há mais de 10 anos
Altura	1,68 m
Percentual de gordura corporal	16% ("magra")

Registro da ingestão de nutrientes alimentares

Ingestão energética	2.602 Calorias/dia
Proteína	37 g (6%)
Colesterol	30,1 mg (< 300)
Ferro	17,9 mg (119% da QDR)
Cobre	2,3 mg (dentro da QDR)
Vitamina B$_6$	2,62 mg (164%)
Vitamina A	1.328 µg RE (166%)
Vitamina E	4,82 mg α-TE (60%)
Carboidrato	560 g (86%)
Gorduras	23 g (8%)
Fibra alimentar	29,4 g (20-35)
Zinco	12,2 mg (102%)
Cálcio	499 mg (62%)
Vitamina B$_{12}$	1,2 µg (60%)
Vitamina C	137 mg (228%)

Substituições de alimentos (porções diárias)

Carne	1,4 (de legumes)
Pão	6,6
Verduras	2,7
Leite	0
Fruta	12

Lipídio sanguíneo e nível de ferro

Colesterol sérico	178 mg/dL
Colesterol HDL	51 mg/dL (razão 3:4)
Hematócrito	31,4% (37-47)
Ferro sérico	32 µg/dL (60-180)
Hemoglobina	10,2 g/dL (12-16)

1. Qual recomendação você daria a esta mulher vegetariana para melhorar seu nível de ferro?
_____
_____

2. Que mudanças em sua alimentação você recomendaria? (Considere o ferro, a proteína e questões relacionadas ao vegetarianismo.)
_____
_____

parte

IV

Atividade Física e Doença

capítulo 10

Doença Cardíaca

A atividade física regular e o condicionamento cardiorrespiratório diminuem o risco de mortalidade por doença cardíaca em geral e de doença cardíaca coronariana em particular. O nível de redução de risco de doença cardíaca coronariana atribuível à atividade física regular é similar àquele de outros fatores do estilo de vida, como a abstinência do fumo.
— Physical Activity and Health, Relatório do Ministério da Saúde Norte-Americano, 1996

O sistema circulatório consiste em coração, pulmões, artérias e veias. O coração normal é uma bomba muscular robusta, um pouco maior que um punho humano; dentro do período de vida normal, irá imperecivelmente bater perto de 3 bilhões de vezes, bombeando 42 milhões de galões de sangue (ver Fig. 10.1). Infelizmente, muitos corações têm a sua taxa de trabalho diminuída por diversas doenças relacionadas a estilos de vida pouco saudáveis.[1,2]

A doença cardíaca é a principal causa de morte entre os habitantes de países desenvolvidos em todo o mundo (ver Fig. 10.2).[3] Neste capítulo, são revisados cada um dos principais fatores de risco para doença cardíaca, com especial atenção dada à prevenção.

DOENÇA CARDÍACA

Doença cardíaca, ou doença cardiovascular (DCV), compreende doenças do coração e de seus vasos sanguíneos. A DCV não é um único distúrbio, mas um nome geral para mais de 20 doenças diferentes do coração e de seus vasos. (ver Quadro 10.1 para um glossário de termos). A American Heart Association lembra que, embora tenhamos conseguido um enorme progresso no combate à DCV, desde 1900 ela tem sido a principal causa de morte entre norte-americanos em todos os anos, exceto um (1918).[1] A cada 34 segundos, um norte-americano morre de DCV, que é a causa subjacente de pouco menos de 1 milhão de óbitos anuais. Nos Estados Unidos, 4 em cada 10 mortes são causadas por DCV (ver Tab. 10.1).[1] Cerca de um terço das mortes por DCV ocorre prematuramente (antes dos 75 anos).

As mortes, porém, não contam a história toda, visto que, dos 300 milhões de norte-americanos atualmente vivos, cerca de 1 em 4 convivem com alguma forma de DCV. Além disso, 64% dos adultos naquele país têm um ou mais fatores de risco para DCV.[1] Em outras palavras, um número alarmante de norte-americanos padece de DCV ou está a caminho de contrair essa doença.

De acordo com a maioria das pesquisas, o câncer é a doença mais temida pelas pessoas. Mas a DCV merece mais atenção, alerta o National Center for Health Statistics. De acordo com suas mais recentes computações, se todas as principais formas de DCV fossem eliminadas, a expectativa de vida total se elevaria em perto de sete anos. Se todas as formas de câncer fossem abolidas, o ganho seria de apenas três anos.[1]

Aterosclerose, que é o acúmulo de material gorduroso (placa) na camada interna dos vasos sanguíneos, é o fator subjacente em 85% dos casos de DCV.[4-7] Quando a placa aterosclerótica bloqueia um ou mais dos vasos sanguíneos coronarianos, o diagnóstico firmado é de doença arterial coronariana (DAC), a principal forma de DCV (ver Fig. 10.3).

É comum a formação de um coágulo sanguíneo na artéria coronariana estenosada, bloqueando o fluxo sanguíneo para a parte do músculo cardíaco irrigada por essa artéria. Isso provoca um ataque cardíaco, ou o que os médicos chamam de infarto do miocárdio (IM). A cada ano, até 1.200.000 norte-americanos sofrem um ataque cardíaco, dos quais cerca de 4 em cada 10 morrem em sua decorrência.[1,2]

A aterosclerose também pode bloquear vasos sanguíneos no cérebro (causando um AVC) ou nas pernas (definida como doença arterial periférica).[1] Os AVCs matam mais de 160 mil pessoas só nos EUA a cada ano, sendo a terceira principal causa de morte. A doença arterial periférica afeta

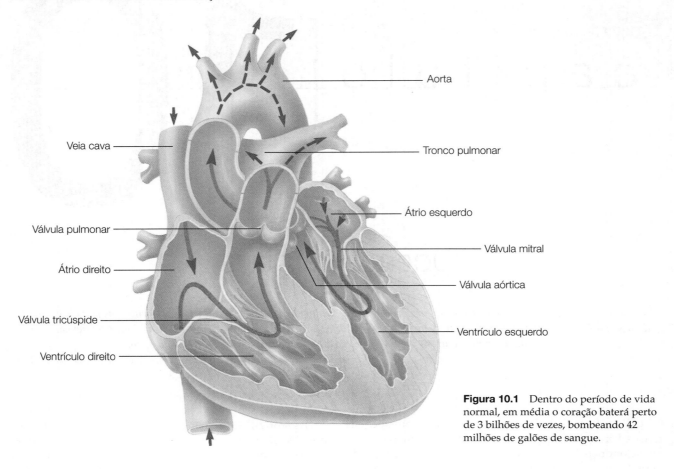

Figura 10.1 Dentro do período de vida normal, em média o coração baterá perto de 3 bilhões de vezes, bombeando 42 milhões de galões de sangue.

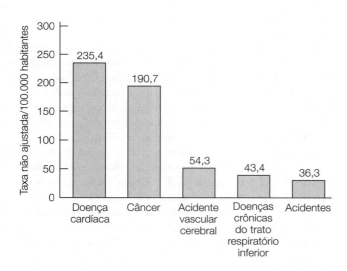

Figura 10.2 Comparação atual de taxas de mortalidade. Taxas de mortalidade para as cinco principais causas de morte nos EUA. Fonte: Dados de Hoyert DL, Kung HC, Smith BL. Deaths: Preliminay data for 2003. *National Vital Statistics Reports* 53(15). Hyattsville, Maryland: National Center for Health Statistics, 2005.

até 20% das pessoas idosas, causando dor nas pernas, provocada quando a pessoa anda (claudicação intermitente). Pacientes com doença arterial periférica são capazes de andar apenas curtas distâncias antes de se verem obrigados a descansar para aliviar a dor nas pernas, causada pela má circulação decorrente da aterosclerose. As placas ateroscleróticas variam desde pequenas estrias amarelas até lesões avançadas com ulcerações, *trombose* (formação ou existência de um coágulo sanguíneo no interior do sistema vascular), hemorragia e calcificação.[4-7]

São vários os estágios no desenvolvimento da aterosclerose (ver Fig. 10.4).[4-7] Primeiro, a parede arterial é lesionada

Capítulo 10 Doença Cardíaca **371**

Quadro 10.1

Glossário de termos utilizados na doença cardíaca

A seguir, uma lista de termos relacionados à doença cardíaca.

acidente vascular cerebral (AVC): Também chamado "acidente cerebrovascular", "apoplexia" ou "derrame", consiste no impedimento da irrigação sanguínea para alguma parte do cérebro, resultando em lesão ao tecido cerebral.

aneurisma: Formação de um "balão" na parede de uma veia, artéria ou do coração, causada pelo enfraquecimento da parede por doença, lesão ou anormalidade presente no nascimento.

angina de peito: Termo médico para a dor no peito causada pela doença arterial coronariana; condição em que o músculo cardíaco não recebe sangue suficiente, resultando em dor peitoral.

angiocardiografia: Exame radiográfico dos vasos sanguíneos ou das câmaras do coração mediante o rastreamento do curso de um fluido especial (chamado meio de contraste ou corante) visível por raios x, que é injetado na corrente sanguínea. As imagens feitas por raio x são chamadas "angiogramas".

angioplastia: Procedimento algumas vezes utilizado para dilatar (abrir) artérias estenosadas. Um cateter com um balão deflacionado em sua ponta é introduzido no segmento arterial estreitado; em seguida, o balão é inflado e o segmento estreitado se alarga.

arritmia (ou disritmia): Ritmo anormal do coração.

artéria carótida: Artéria importante no pescoço.

artérias coronárias: Duas artérias com origem na aorta, que formam um arco sobre a parte superior do coração e, em seguida, ramificam-se e irrigam com sangue o músculo cardíaco.

arteriosclerose: Comumente chamada "endurecimento das artérias", consiste em uma série de condições que provocam espessamento e perda da elasticidade das paredes arteriais.

ataque cardíaco: Morte ou lesão de parte do músculo cardíaco em decorrência de uma irrigação sanguínea insuficiente.

ataque isquêmico transitório (TIA): Evento temporário similar a um AVC que dura apenas um breve período e é causado por um vaso sanguíneo temporariamente bloqueado.

aterosclerose: Uma forma de arteriosclerose em que as camadas internas das paredes arteriais ficam espessadas e irregulares por causa de depósitos de gordura, colesterol e outras substâncias; esse acúmulo também é conhecido como "placa". À medida que o interior das paredes arteriais vai ficando revestido com camadas desses depósitos, as artérias ficam estenosadas, ocorrendo redução do fluxo sanguíneo através delas.

bradicardia: Retardo do batimento cardíaco.

capilares: Vasos sanguíneos microscopicamente pequenos situados entre artérias e veias, os quais distribuem o sangue oxigenado para os tecidos do corpo.

cardiovascular: Diz respeito ao coração e aos vasos sanguíneos ("cardio" significa coração e "vascular", vasos sanguíneos). O sistema circulatório dessas duas estruturas é o sistema cardiovascular.

cateterização: Processo de exame do coração mediante a introdução de um tubo delgado (cateter) em uma veia ou artéria direcionando-o até o coração.

circulação colateral: Sistema de artérias menores que ficam fechadas em circunstâncias normais e que podem se abrir e começar a transportar sangue para uma parte do coração quando uma artéria coronária se encontra bloqueada; pode funcionar como via alternativa para a irrigação sanguínea.

cirurgia de revascularização do miocárdio: Cirurgia para melhorar a irrigação sanguínea do músculo cardíaco; efetuada mais com mais frequência quando artérias coronárias estenosadas reduzem o fluxo de sangue contendo oxigênio para o próprio coração.

coágulo sanguíneo: Massa gelatinosa de tecido sanguíneo formada por fatores da coagulação no sangue que pode interromper o fluxo sanguíneo causado por alguma lesão. Coágulos sanguíneos também podem se formar no interior de uma artéria com paredes lesionadas pelo acúmulo aterosclerótico, podendo causar ataque cardíaco ou AVC.

colesterol: Substância de aspecto gorduroso encontrada nos tecidos animais e presente apenas em alimentos de origem animal, como laticínios à base de leite integral, carne, peixes, aves, gorduras animais e gema de ovo.

derrame: Também chamado de "apoplexia", "acidente cerebrovascular" ou "acidente vascular cerebral"; consiste na perda da função muscular, da visão, da sensibilidade ou da fala resultante de lesão às células cerebrais causada por irrigação sanguínea insuficiente para parte do cérebro.

doença arterial coronariana: Doença do coração causada pela estenose aterosclerótica das artérias coronárias, podendo causar angina de peito ou ataque cardíaco; uma denominação geral. Este termo é utilizado intercambiavelmente com doença da artéria coronária.

doença cardíaca isquêmica: Também chamada de "doença arterial coronariana" e "doença cardíaca coronariana"; denominação aplicada a problemas cardíacos causados pela estenose das artérias coronárias e, portanto, caracterizada por redução do suprimento sanguíneo ao coração.

doença da artéria coronária: Condições que causam estenose das artérias coronárias, a ponto de ocorrer redução no fluxo sanguíneo para o músculo cardíaco.

ecocardiografia: Método diagnóstico em que são transmitidos pelo corpo pulsos de som, cujos ecos que retornam das superfícies do coração e de outras estruturas são eletronicamente capturados em um gráfico e gravados, gerando uma "imagem" do tamanho, da forma e dos movimentos do coração.

(continua)

Quadro 10.1

Glossário de termos utilizados na doença cardíaca *(continuação)*

eletrocardiograma (ECG ou EKG): Registro gráfico de impulsos elétricos produzidos pelo coração.

embolia cerebral: Coágulo sanguíneo formado em uma parte do corpo e, em seguida, transportado pela corrente sanguínea até o cérebro, onde bloqueia uma artéria.

êmbolo: Coágulo sanguíneo que se forma em um vaso sanguíneo em uma parte do corpo e que, em seguida, é transportado para outra parte do corpo.

endarterectomia: Remoção cirúrgica de depósitos de placa ou coágulos sanguíneos em uma artéria.

endotélio: Revestimento interno liso de muitas estruturas do corpo, incluindo coração (endocárdio) e vasos sanguíneos.

fator de risco: Elemento ou condição envolvendo certo risco ou perigo. Quando em referência ao coração e aos vasos sanguíneos, um fator de risco está associado ao aumento da probabilidade de ocorrência de doença cardiovascular, inclusive AVC.

fibrilação ventricular: Condição em que os ventrículos se contraem de maneira rápida, não sincronizada e descoordenada, de modo que não ocorre bombeamento do sangue partindo do coração.

hemorragia cerebral: Sangramento no interior do cérebro, resultante da ruptura de um aneurisma ou de uma lesão craniana.

hemorragia subaracnoidea: Sangramento de um vaso sanguíneo na superfície cerebral para o interior do espaço situado entre o cérebro e o crânio.

infarto do miocárdio: Lesão ou morte de uma área do músculo cardíaco ("miocárdio") resultante do bloqueio da irrigação sanguínea para a área em questão.

isquemia: Diminuição do fluxo sanguíneo para um órgão, normalmente por causa de constrição ou obstrução de uma artéria.

lipoproteína: A combinação de lipídio circundado por uma proteína, o que permite a solubilização no sangue.

lúmen: Abertura em um tubo como um vaso sanguíneo.

miocárdio: Parede muscular do coração que se contrai para bombear o sangue para fora desse orgão e, em seguida, relaxa enquanto o coração volta a encher com o sangue que retorna.

nitroglicerina: Medicamento que provoca a dilatação dos vasos sanguíneos e é muito utilizado no tratamento da angina de peito.

oclusão coronariana: Obstrução de uma das artérias coronárias, o que compromete o fluxo sanguíneo para alguma parte do músculo cardíaco.

parada cardíaca: Interrupção do batimento cardíaco, normalmente por causa da interferência com o sinal elétrico (em geral associada com doença arterial coronariana).

placa: Também chamada "ateroma"; depósito de substâncias gordurosas (e de outras substâncias) no revestimento interno da parede arterial; característica da aterosclerose.

pressão arterial: A força ou pressão exercida pelo coração no bombeamento do sangue; a pressão do sangue nas artérias.

ressuscitação cardiopulmonar (RCP): Técnica que combina compressão do tórax e respiração boca a boca, utilizada durante a parada cardíaca para manter o sangue oxigenado fluindo para o músculo cardíaco e o cérebro, até que possa ser iniciado o suporte vital cardíaco ou até que seja reiniciado um batimento cardíaco adequado.

sistema circulatório: Diz respeito ao coração, aos vasos sanguíneos e à circulação do sangue.

trombo: Coágulo sanguíneo que se forma no interior de um vaso sanguíneo ou de uma cavidade do coração.

trombose cerebral: Formação de um coágulo sanguíneo em uma artéria que irriga parte do cérebro.

trombose coronariana: Formação de um coágulo sanguíneo em uma das artérias que conduzem sangue para o músculo cardíaco; também chamada oclusão coronariana.

Fonte: American Heart Association. *Heart Disease and Stroke Statistics - 2005 Update.* Dallas, Texas: American Heart Association, 2005.

TABELA 10.1 Estatísticas sobre doença cardiovascular nos EUA

Prevalência	70.100.000	Doença cardiovascular
	65.000.000	Hipertensão (adultos)
	13.000.000	Doença arterial coronariana
	5.400.000	Acidente vascular cerebral
Mortes por doença cardiovascular	927.448	38% de todas as mortes; 32% ocorrem antes dos 75 anos de idade
Mortes por ataque cardíaco	494.382	Causa número 1 de morte
	1.200.000	Ataques cardíacos projetados, dos quais 41% são fatais
Mortes por acidente vascular cerebral	162.672	5.400.000 vítimas vivas atualmente; terceira causa de morte
Cirurgia de revascularização do miocárdio (CRM)	515.000	Operações de revascularização do miocárdio (custo médio, US$ 60.853)
Procedimentos ACTP	1.204.000	Angioplastia com balão (custo médio, US$ 28.558)

Fonte: American Heart Association. *Heart Disease and Stroke Statistics—2005 Update.* Dallas, Texas: American Heart Association, 2005.

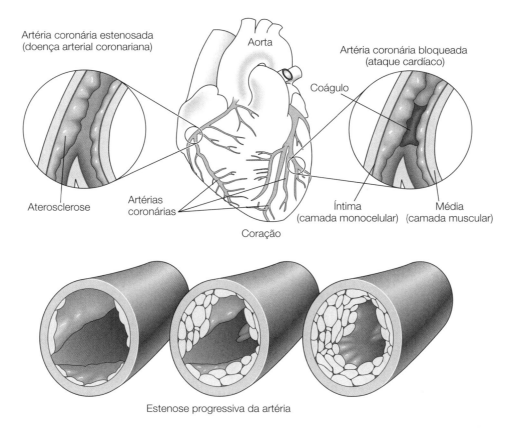

Figura 10.3 A aterosclerose pode se formar nas artérias coronárias, resultando em estenose progressiva do lúmen (passagem arterial). Se ocorrer a formação de um coágulo, o fluxo sanguíneo ao longo da artéria coronária pode ficar bloqueado, resultando em um ataque cardíaco.

por diversos fatores, inclusive pressão arterial elevada (*hipertensão*), níveis sanguíneos elevados de colesterol (*hipercolesterolemia*), lipoproteínas de baixa densidade (LDL) oxidadas, tabagismo, toxinas, agentes virais e turbulência do fluxo sanguíneo.

Essas lesões induzem a uma mudança ou a um comprometimento na função normal do *endotélio* (células de revestimento) e a uma resposta inflamatória crônica.[4,6] Vêm se acumulando as evidências de que a inflamação e os mecanismos imunológicos desempenham um papel importante na formação da aterosclerose.[6,7] Em resposta à lesão, monócitos e linfócitos T (ambos tipos especiais de células imunes) penetram através do endotélio até a *íntima* subjacente (camada interna da parede arterial).[5,6] Em seguida, os monócitos são convertidos em *macrófagos*, células de limpeza que ingerem LDL oxidado e outras substâncias. A chave para todo o processo é a interação das partículas de LDL, especialmente na forma oxidada, com o endotélio e os monócitos.[5] Conforme revisado no Capítulo 9, uma alta ingestão de gorduras saturadas e colesterol, combinada a uma baixa ingestão de frutas e verduras, implica na formação de LDL oxidada. Mediante o acúmulo de grandes quantidades de colesterol proveniente da LDL oxidada, os macrófagos se transformam em células espumosas. Além disso, a LDL oxidada causa maior lesão ao endotélio, atacando ainda mais monócitos e induzindo a um ciclo vicioso que acarreta a formação de uma estria gordurosa, que é precursora da placa.[5]

As células endoteliais afetadas e comprometidas atraem plaquetas e começam a liberar fatores de crescimento que estimulam a migração de células musculares lisas das camadas externas da parede arterial até a íntima, onde proliferam anormalmente. Os macrófagos e as células musculares lisas começam a liberar colágeno e outras proteínas, que formam o componente fibroso da aterosclerose. Então, as células espumosas ingurgitadas morrem e liberam fragmentos de colesterol na parede arterial.[2]

A placa madura é composta por uma mistura complexa de células espumosas, células musculares lisas, fragmentos de colesterol e proteínas fibrosas. Com o passar do tempo, a placa pode ficar endurecida ou calcificada e, por conseguinte, formar rachaduras e úlceras, o que implicará na formação de coágulos sanguíneos que podem subitamente ocluir o lúmen arterial estreitado, causando um ataque cardíaco.[1,4-7] Mais adiante, neste capítulo, serão discutidos tópicos importantes, como o tratamento e a reversão da aterosclerose.

São cada vez maiores as evidências de que a aterosclerose tem início na infância, avançando desde as estrias gordurosas até lesões elevadas na adolescência e no início da vida adulta (ver Fig. 10.5).[8-10] Em um estudo de autópsia de

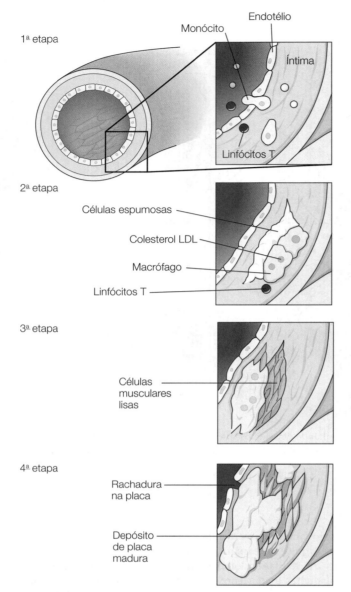

Figura 10.4 Desenvolvimento da aterosclerose. *1ª etapa* – Lesão ao revestimento interno da íntima. Monócitos e linfócitos T penetram na íntima. *2ª etapa* – Monócitos são convertidos em macrófagos e "limpam" a LDL oxidada, transformando-se em células espumosas. *3ª etapa* – Células musculares lisas migram até a íntima e começam a se dividir. Macrófagos e células musculares lisas liberam colágeno e outras proteínas. *4ª etapa* – A placa madura é uma coleção complexa de células espumosas, proteínas, células musculares lisas e fragmentos de colesterol. A placa pode endurecer, rachar e, em seguida, provocar a formação de coágulos sanguíneos. Fonte: *The Johns Hopkins White Papers*. Baltimore, Maryland: Johns Hopkins Medical Institutions, 1996.

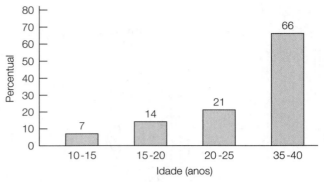

Figura 10.5 Prevalência de aterosclerose em vasos sanguíneos coronarianos, de acordo com a idade. Evidências de aterosclerose são perceptíveis entre crianças e constituem um problema coletivo entre indivíduos de meia-idade nas sociedades ocidentais.
Fonte: Dados de Stary HC. The sequence of cell and matrix changes in atherosclerotic lesions of coronary arteries in the first 40 years of life. *Eur Heart J* 11(suppl):3–19, 1990.

1.079 homens e 364 mulheres que haviam morrido por causas externas entre as idades de 15 e 34 anos, os pesquisadores observaram diferenças acentuadas na gravidade da aterosclerose, dependendo dos níveis sanguíneos de colesterol LDL e do estilo de vida, como tabagismo e dietas ricas em gordura.[9] Homens e mulheres que fumavam e/ou tinham colesterol LDL elevado exibiam um maior grau de aterosclerose. Os pesquisadores alertaram que adolescentes e adultos jovens estão em um maior risco de ataque cardíaco prematuro se não tiverem praticado bons hábitos de vida desde a infância.

DOENÇA ARTERIAL CORONARIANA

A *doença arterial coronariana* (DAC) (também conhecida como *doença da artéria coronária*) é a principal forma de doença cardíaca.[1] Nos EUA, praticamente 1 em cada 5 mortes é resultante de DAC, o que, naquele país, faz dela a principal causa isolada de morte. A cada 26 segundos, aproximadamente, um norte-americano sofre um ataque cardíaco e, a cada minuto, um norte-americano morre por essa causa.[1]

O músculo cardíaco, como qualquer outro órgão do corpo, precisa de sua própria irrigação sanguínea. O coração não é nutrido pelo sangue bombeado para os pulmões e para o corpo (Fig. 10.1). Em vez disso, o sangue para o coração é fornecido através das *artérias coronárias* (três ramos principais) (Fig. 10.3). O estreitamento, o endurecimento e o bloqueio dessas artérias pela aterosclerose acarretam DAC. Pode ocorrer formação de um coágulo sanguíneo em uma artéria coronária estenosada, bloqueando o fluxo de sangue para a parte do músculo cardíaco irrigada pela artéria. Isso é chamado de *infarto do miocárdio* ou *ataque cardíaco*.

Quando uma parte do músculo cardíaco não recebe sangue (oxigênio e nutrientes) o bastante, ela começa a morrer. A DAC pode causar dor no peito, chamada de *angina de peito*, que pode ocorrer durante excitação emocional ou esforço físico (o eletrocardiograma de esforço [teste ergométrico] para vítimas de angina de peito pode causar depressão no segmento ST. Ver Cap. 4). Só nos EUA, mais de 6 milhões de pessoas sofrem dessa dor.[1]

A primeira indicação de um ataque cardíaco pode ser qualquer um dos vários sinais de aviso, dentre os quais, os listados no Quadro 10.2. Infelizmente, em metade dos homens e em dois terços das mulheres que morreram de maneira repentina por DAC nos EUA, não havia sintomas prévios dessa doença.[1]

Quadro 10.2

Sinais de alerta de um ataque cardíaco

Se qualquer um dos sinais a seguir estiver presente, procure ajuda imediatamente ou vá o mais rápido possível a uma sala de emergência. A cada ano, 335 mil norte-americanos morrem de ataque cardíaco antes de chegar ao hospital. Estudos indicam que metade de todas as vítimas de ataque cardíaco espera por mais de duas horas antes de sair em busca de ajuda. Isso é tempo demais. Fique atento a estes sinais:

- Uma pressão desconfortável, sensação de repleção, aperto ou dor no centro do peito que dura mais do que poucos minutos ou que desaparece e retorna
- Dor que se propaga para os ombros, pescoço ou braços
- Desconforto torácico com desfalecimento, desmaio, suores, náusea ou falta de ar

Fonte: American Heart Association. *Heart Disease and Stroke Stastics – 2005 Update.* Dallas, Texas: American Heart Association, 2005.

ACIDENTE VASCULAR CEREBRAL

O *acidente vascular cerebral* (AVC), popularmente conhecido como derrame, é uma forma de doença cardiovascular que afeta os vasos sanguíneos que suprem oxigênio e nutrientes para o cérebro (ver Fig. 10.6).[1]

Quase todos os AVCs ocorrem porque as artérias do cérebro ficam estenosadas em decorrência do acúmulo de material formador de placa, ou aterosclerose. A aterosclerose é o fator que está por trás tanto dos ataques cardíacos como dos AVCs (chamados às vezes de "ataques cerebrais"). Nela, coágulos podem bloquear totalmente o fluxo sanguíneo, causando o AVC. Esses coágulos são de dois tipos: aquele que se forma na área do vaso sanguíneo cerebral estenosado é denominado trombo; e aquele que se desloca de outra área é um êmbolo. Cerca de 9 em 10 AVCs são causados por esses coágulos que entopem as artérias cerebrais estenosadas (ver Fig. 10.7).[1,11]

Outros AVCs ocorrem quando um vaso sanguíneo no cérebro ou em sua superfície se rompe e causa hemorragia (AVC hemorrágico). Ocorre hemorragia subaracnóidea quando um vaso sanguíneo defeituoso na superfície cerebral se rompe e sangra para o espaço situado entre o cérebro e o crânio (mas não para o interior do próprio cérebro).

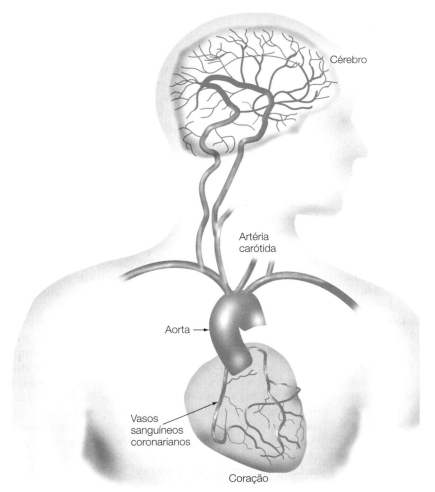

Figura 10.6 O acidente vascular cerebral (AVC), ou "derrame cerebral, é uma forma de doença cardiovascular que afeta as artérias do sistema nervoso central. Um AVC ocorre quando um vaso sanguíneo transportando oxigênio e nutrientes para o cérebro se rompe ou é obstruído por um coágulo sanguíneo ou por outra partícula qualquer. Privadas de oxigênio, as células nervosas cerebrais não podem funcionar, morrendo dentro de minutos.

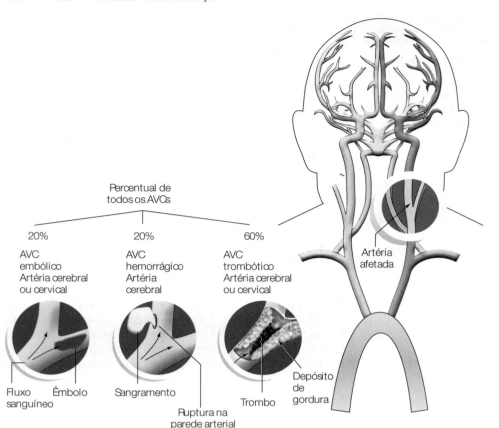

Figura 10.7 Os três tipos de acidente vascular cerebral (AVC): embólico, hemorrágico e trombótico.

Outro tipo de AVC hemorrágico – hemorragia cerebral – se dá quando ocorre ruptura de uma artéria defeituosa no cérebro, inundando o tecido circunjacente com sangue.[1] Muitas vezes, a hemorragia ocorre quando um ponto em uma artéria cerebral ficou enfraquecido em decorrência de aterosclerose ou de pressão arterial elevada. Os AVCs hemorrágicos são menos comuns do que os causados por coágulos, mas são muito mais letais.

Cerca de 700 mil pessoas só nos EUA padecem de um AVC novo ou recorrente a cada ano.[1] Cerca de 1 em 4 pessoas que sofreram AVC morre dentro de um ano, aumentando para 5 em 10 dentro de oito anos. Todos os anos, os AVCs matam mais de 160 mil pessoas nos EUA, sendo responsável por 1 de cada 15 mortes naquele país. É a terceira maior causa de morte, classificada atrás de doenças cardíacas e câncer. Entre aqueles que sobrevivem, de 15 a 30% padecem de incapacitações duradouras.

A boa notícia sobre os AVCs é que as taxas de mortalidade caíram drasticamente durante a última metade do século XX. Desde 1950, os percentuais de mortes por AVC caíram mais de 70% (ver Fig. 10.8).[1,11] A American Heart Association recomenda que a melhor maneira de evitar a ocorrência de um AVC é reduzir os fatores de risco para essa doença (ver Quadro 10.3). Em torno de 70% de todos os AVCs ocorrem em pessoas com pressão arterial elevada, o que a torna o fator de risco mais importante para essa doença, a ponto de o risco de AVC variar diretamente com o nível da pressão arterial. Outros fatores de risco que podem ser tratados incluem: tabagismo, obesidade, consumo excessivo de bebidas alcoólicas, níveis sanguíneos elevados de colesterol, diabetes melito, má nutrição, abuso de substâncias e inatividade física.[1,11] Existem diversos outros fatores de risco para AVC categorizados pela American Heart Association como não passíveis de mudança, como, por exemplo, idade avançada, sexo masculino, afro-descendência, AVC prévio e hereditariedade. Diversos fatores de risco emergentes, como alta coagulabilidade sanguínea e fatores inflamatórios, requerem mais pesquisas.[11,12] Nos EUA, por exemplo, os AVCs são mais comuns no sudeste, o chamado "cinturão do AVC", do que em outras áreas daquele país. A incidência de AVC está intimamente ligada ao envelhecimento, de modo que os maiores percentuais de morte ocorrem entre pessoas a partir de 85 anos de idade. Afro-descendentes têm um risco 60% superior de morte e incapacitação por AVC do que descendentes de europeus. Os maiores percentuais de morte por AVC ocorrem entre afro-descendentes do sexo masculino.[1,11,12]

Os sinais de alerta para o AVC incluem tontura sem explicação; súbito enfraquecimento ou dormência temporária em um dos lados do rosto, braço, perna ou corpo; perda temporária da fala; temporário obscurecimento ou perda da visão em um olho; ou dores de cabeça súbitas, intensas e sem explicação (ver Fig. 10.9).[1] Cerca de 10% dos AVCs são precedidos por "pequenos AVCs", denominados *ataques isquêmicos transitórios* (TIAs, do inglês, *transient ischemic attacks*). Daqueles indivíduos que sofreram TIAs, cerca de 36% terão mais tarde um AVC. Desse modo, esses ataques são sinais de alerta extremamente importantes para AVC.[1,11] Ver Atividade de Condicionamento Físico 10.3 para avaliar seu risco de AVC.

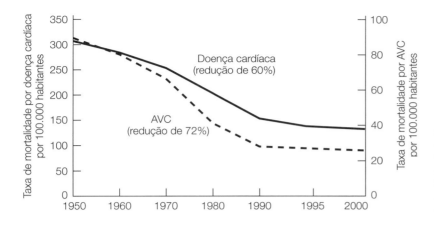

Figura 10.8 Tendências nas taxas de mortalidade ajustadas para a idade: doença cardíaca e acidente vascular cerebral (AVC). As taxas de mortalidade por doença cardíaca e AVC caíram de maneira acentuada desde 1950. Fonte: National Center for Health Statistics. *Health, United States, 2005.* Hyattsville, Maryland: 2005. Disponível no site www.cdc.gov/nchs [em inglês].

Quadro 10.3

Fatores de risco para AVC

Fatores de risco não modificáveis

1. *Idade*. O risco de AVC dobra em cada década sucessiva depois dos 55 anos de idade.
2. *Sexo*. O AVC é mais prevalente em homens do que em mulheres.
3. *Raça/etnia*. Afro-descendentes e alguns hispânicos têm elevadas taxas de mortalidade para AVC em comparação com pessoas de descendência europeia.
4. *História familiar*. História paterna/materna de AVC associada com risco de AVC.

Fatores de risco modificáveis bem documentados

1. *Hipertensão*. Importante fator de risco para AVC, com um risco relativo 2 a 4 vezes maior para indivíduos com idade entre 50 e 70 anos.
2. *Tabagismo*. Há muito tempo identificado como fator de risco expressivo para AVC (aumento do risco relativo de 1,8).
3. *Diabetes*. O risco relativo para AVC aumenta de 2 a 6 vezes em diabéticos.
4. *Doença da artéria carótida*. As artérias carótidas (no pescoço), quando lesionadas por aterosclerose, podem ficar bloqueadas com coágulo, resultando em um AVC.
5. *Doença cardíaca*. Pessoas com problemas cardíacos (p. ex., doença arterial coronariana, fibrilação atrial) apresentam um alto risco de AVC.
6. *Anemia falciforme*. Distúrbio genético que aumenta o risco de AVC.
7. *Hiperlipidemia*. Anormalidades nos lipídios e lipoproteínas do sangue aumentam o risco de AVC.

Fatores de risco menos bem documentados ou potencialmente modificáveis

1. *Obesidade*. Aumenta o risco de AVC, especialmente se for obesidade abdominal.
2. *Inatividade física*. Vêm crescendo as evidências de que exista uma associação inversa entre nível de atividade física e incidência de AVC.
3. *Dieta e nutrição deficientes*. Uma dieta saudável contendo pelo menos cinco porções diárias de frutas e vegetais pode diminuir o risco de AVC.
4. *Abuso de bebidas alcoólicas*. O consumo excessivo de bebidas e sua utilização desregrada podem elevar a pressão arterial e aumentar o risco de AVC, especialmente do AVC hemorrágico.
5. *Hiperomocisteinemia*. Vêm crescendo as evidências de que níveis sanguíneos elevados de homocisteína aumentam o risco de AVC.
6. *Abuso de substâncias*. O abuso de drogas intravenosas aumenta o risco de AVC por êmbolos cerebrais; o uso de cocaína está intimamente relacionado ao aumento do risco de AVC.
7. *Hipercoagulabilidade*. Diversos fatores sanguíneos podem aumentar a probabilidade de formação de coágulos, aumentando o risco de AVC.
8. *Processos inflamatórios*. Diversos marcadores da inflamação (p. ex., proteína C reativa, citocinas, linfócitos T e macrófagos ativados) foram ligados a um aumento no risco de AVC.

Fonte: Goldstein LB, Adams R, Becker K, et al. AHA Scientific Statement. Primary prevention of ischemic stroke. A statement for healthcare professionals from the Stroke Council of the American Heart Association. *Circulation* 103:163–182, 2001.

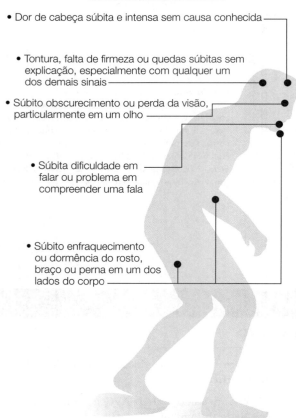

Figura 10.9 Os sinais de alerta do acidente vascular cerebral (AVC) devem levar à imediata solicitação de ajuda médica.

TENDÊNCIAS NA DOENÇA CARDIOVASCULAR

De 1920 a 1950, ocorreu uma elevação acentuada no número de mortes por doença cardíaca, principalmente por infarto agudo do miocárdio entre homens. As causas são desconhecidas, mas provavelmente envolvem o fato de que, durante esse período, as pessoas estavam se mobilizando das fazendas para as cidades, começando a dirigir automóveis e aumentando o consumo de gorduras saturadas e cigarros. Em 1953, aumentou a tomada de consciência da crescente epidemia com a publicação de um estudo de soldados norte-americanos mortos na Coreia.[13] Das 300 autópsias em soldados, cuja média de idade era de 22 anos, 77,3% dos corações exibiam algumas evidências grosseiras de arteriosclerose coronariana. De todos os casos, 12,3% tinham placas causando estenose da luz do vaso superior a 50%.

Desde a década de 1950, a tendência sofreu uma reversão: a elevação abrupta anterior foi seguida por uma queda igualmente acentuada nas mortes por doença cardíaca.[14-17] Desde 1950, os percentuais de morte por DCV caíram em 60%, o que representa um dos maiores êxitos da saúde pública do século XX (ver Fig. 10.8).[14] Homens e mulheres de todas as raças compartilharam essa encorajadora tendência de queda na mortalidade. Apesar da pronunciada redução geral na mortalidade por doença cardíaca nos EUA, os norte-americanos ainda vivenciam percentuais mais altos de morte do que os habitantes de muitas outras nações industrializadas.[1]

O percentual de mortalidade atribuível ao AVC vem decaindo desde o início do século XX.[14] O maior controle da hipertensão (por meio de ajustes e modificações no estilo de vida) é provavelmente a principal causa dessa redução. Cerca de 72% das pessoas com pressão arterial elevada informam empreender certas ações para que esse fator fique sob controle e 18% relatam ter obtido sucesso.[2]

Muito já foi escrito sobre as causas dessa enorme reviravolta.[1,2,15-18] Embora as estimativas variem, cerca de metade da redução nos percentuais de mortalidade por DCV tem relação com a diminuição nos fatores de risco e a outra metade, com progressos no tratamento de DCV.

O público geral parece estar prestando atenção ao enorme corpo de informações de saúde que tratam da redução dos fatores de risco para doença cardíaca.[1,14,17,18] Desde o início dos anos 1970, as pessoas vêm tomando uma consciência crescente da importância da medicina preventiva e compreendendo essa área cada vez mais. Apesar dessas esperançosas tendências com relação à DCV e à DAC, ainda resta muito a fazer. O risco de desenvolvimento de DAC ao longo da vida é muito alto: 1 em cada 2 homens e 1 em cada 3 mulheres com até 40 anos de idade sofrerão DAC em algum momento de suas vidas.[1] A Figura 10.10 resume os objetivos do projeto *Healthy People 2010* para fatores de risco de doença cardíaca.[2]

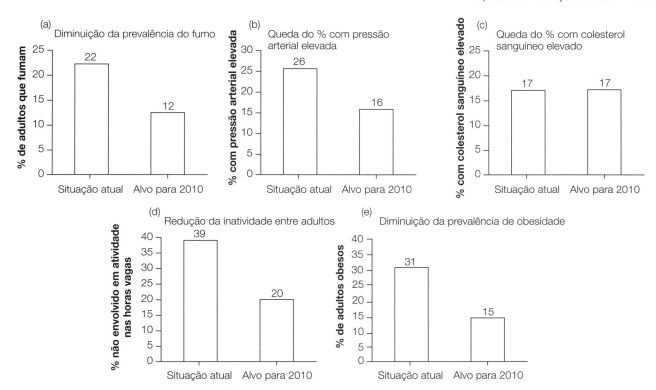

Figura 10.10 Objetivos-alvo do projeto Healthy People 2010 para cinco fatores de risco importantes para doença cardíaca.
Fonte: Departamento de Saúde e Serviços Humanos dos EUA.

FATORES DE RISCO DE DOENÇA CARDÍACA

Fatores de risco são definidos como hábitos pessoais ou características que, segundo demonstrado por pesquisas médicas, estão associados a um maior risco de doença cardíaca. Até 1992, a American Heart Association não incluía a inatividade física em sua lista de "principais fatores de risco que podem ser mudados", que, na época, incluía tabagismo, pressão arterial alta e colesterol sanguíneo elevado. A inatividade estava listada ao lado de obesidade, estresse e diabetes como "fatores contributivos".[1,19] Em 1998, a obesidade e o diabetes foram promovidos de fatores de risco "contributivos" para fatores de risco "principais".

Hereditariedade, sexo (masculino) e idade avançada já pertencem há muitos anos à lista de "fatores de risco que não podem ser mudados". A Tabela 10.2 resume a atual lista de fatores de risco para doença cardíaca observados pela American Heart Association, ao lado da prevalência de cada fator. É importante notar que, entre os fatores de risco listados, inatividade física é, de longe, o mais prevalente.

Por que a American Heart Association esperou tanto tempo para incluir a inatividade física como fator de risco importante para doença cardíaca? A principal razão foi porque, até recentemente, inexistiam bons dados de pesquisa que apoiassem essa relação. Quase todos os estudos mais antigos demonstravam que pessoas fisicamente ativas tinham menor risco de doença cardíaca do que pessoas inativas, mas os críticos argumentam que tais achados não controlavam outros fatores importantes. A importância da inatividade física como fator de risco para DCV será revisada mais adiante neste capítulo.

Os fatores de risco listados na Tabela 10.2 explicam a maioria dos casos de DAC. A maioria dos estudos demonstra que 90% dos pacientes com DAC estiveram expostos a pelo menos um desses fatores de risco principais.[20] A Tabela

TABELA 10.2 Fatores de risco para doença cardíaca, de acordo com a American Heart Association

Fatores de risco	% de adultos nos EUA com o fator de risco
Principais fatores de risco que podem ser mudados	
1. Tabagismo	22%
2. Pressão arterial elevada	26% (≥ 140/90 mmHg)
3. Colesterol sanguíneo elevado	17% (≥ 240 mg/dL)
4. Inatividade física	39%
5. Obesidade	31% (índice de massa corporal ≥ 30 kg/m²)
6. Diabetes	6,7%
Principais fatores de risco que não podem ser mudados	
1. Hereditariedade	
2. Sexo masculino	
3. Envelhecimento	13% (com mais de 65 anos)
Fator contributivo	
1. Resposta individual ao estresse	

Fonte: American Heart Association. *Heart Disease and Stroke Statistics— 2005 Update*. Dallas, Texas: American Heart Association, 2005.

TABELA 10.3 Fatores de risco do National Cholesterol Education Program [Programa Nacional de Educação para Colesterol] (Adult Treatment Panel III [III Panel de Tratamento de Adultos])*

	Descrição
Fatores de risco principais (excluindo-se o colesterol LDL[†])	
Tabagismo	
Hipertensão	PA ≥ 140/90 mmHg ou sob medicação anti-hipertensiva
Baixo colesterol HDL[‡]	< 40 mg/dL
História familiar de DAC prematura	DAC em parente de primeiro grau do sexo masculino de idade < 55 anos ou em parente de primeiro grau do sexo feminino de idade < 65 anos
Idade	Homens ≥ 45 anos; mulheres ≥ 55 anos
Fatores de risco de estilo de vida	
Obesidade	IMC ≥ 30
Inatividade física	
Dieta aterogênica	Dieta rica em gordura saturada e colesterol
Fatores de risco emergentes	
Lipoproteína	Um distinto complexo lipoproteico que promove aterogênese e formação de coágulo
Homocisteína	Níveis plasmáticos em jejum ≥ 16 μmol/L aumentam o risco de DCV e estão relacionados a um baixo consumo de folato de frutas e vegetais
Fatores pró-trombóticos	Fatores que promovem formação de coágulo (p. ex., fibrinogênio, protrombina, fator V de Leiden, deficiência de proteína C)
Fatores pró-inflamatórios	Fatores que refletem inflamação crônica, como interleucina-6, proteína C reativa, linfócitos T e macrófagos ativados, reagentes de fase aguda
Glicose em jejum alterada	Níveis de glicose em jejum de 110 a 125 mg/dL (acima dos níveis plasmáticos normais < 110 mg/dL)
Aterosclerose subclínica	Aterosclerose abaixo dos níveis de detecção clínica e que não gera sintomas em pacientes

*No ATP III, os riscos para diabetes são considerados como equivalentes aos para DAC (risco para principais ocorrências coronarianas igual ao risco em casos de DAC estabelecida).
[†]Colesterol LDL ≥ 160 mg/dL é considerado como alto risco. O ATP III determina a contagem de fatores de risco separadamente do colesterol LDL e, em seguida, recomenda mudanças terapêuticas com base no colesterol LDL.
[‡]Colesterol HDL ≥ 60 mg/dL é computado como fator de risco "negativo"; sua presença remove um fator de risco da contagem total.
Fonte: Third Report of the National Cholesterol Education Program (NCEP) Expert Panel on Detection, Evaluation, and Treatment of High Blood Cholesterol in Adults (Adult Treatment Panel III), 2001. www.nhlbi.nih.gov.

10.3 resume os fatores de risco mais significativos, relacionados ao estilo de vida e emergentes, de acordo com o National Cholesterol Education Program.[21] Pode-se observar que muitos dos fatores de risco de DAC considerados como "emergentes" também estão listados como fatores de risco potenciais para AVC (Quadro 10.3).

Outros fatores de risco potenciais incluem baixa estatura, calvície, baixa estrutura social, níveis elevados de ácido úrico, hiperinsulinemia, estresse emocional, personalidade hostil, baixos níveis sanguíneos de antioxidantes e um enorme número de outros fatores.[22-32]

Pessoas com histórico familiar de DAC prematura têm um risco 2 a 5 vezes maior do que aquele de pessoas sem história familiar de DAC, particularmente se estiverem envolvidos parentes de primeiro grau. Entretanto, é difícil avaliar com precisão o papel dos fatores genéticos em casos de aterosclerose, visto que diversos fatores de risco coronarianos tendem a se agrupar também dentro das famílias.[1,33,34]

O perigo de ataque cardíaco aumenta com o número de fatores de risco (ver Fig. 10.11). É comum pessoas que sofrem doença cardíaca terem vários fatores de risco, cada qual sendo apenas marginalmente anormal.

A Escola Médica de Harvard fez um resumo da redução que pode ser esperada no risco de doença cardíaca quando

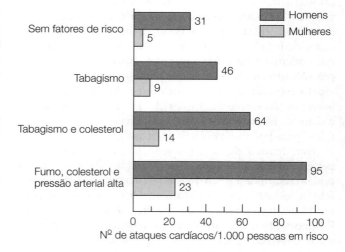

Figura 10.11 Probabilidade de ataque cardíaco dentro de oito anos por fatores de risco presentes. Este gráfico mostra que uma combinação de três fatores de risco pode aumentar a probabilidade de ataque cardíaco. Ele utiliza um nível de pressão arterial anormal de 150 mmHg (sistólica) e um nível de colesterol de 260 mg/dL em homens e mulheres com 55 anos de idade. Fonte: American Heart Association. *Heart Disease and Stroke Statistics—2005 Update*. Dallas, Texas: American Heart Association, 2005.

- **Parar de fumar**
  50 a 70% de redução dentro de 5 anos

- **Diminuir o colesterol sanguíneo**
  2 a 3% de decréscimo para cada 1% de queda no colesterol (entre pessoas com nível elevado)

- **Baixar a pressão arterial alta**
  2 a 3% de decréscimo para cada 1 mmHg de queda na pressão diastólica

- **Tornar-se fisicamente ativo**
  45% de decréscimo para aqueles que mantêm um estilo de vida ativo

- **Manter o peso corporal ideal**
  35 a 55% de decréscimo para manutenção do peso ideal *vs.* obesidade (obesidade definida como mais de 20% acima do peso desejável)

Figura 10.12 Estilo de vida e diminuição do risco de doença cardíaca: reduções possíveis (contribuição independente de cada fator de risco). A melhora do estilo de vida e a alteração dos fatores de risco exercem um impacto poderoso na redução do risco de doença cardíaca. Fonte: Dados de Manson JE, Tosteson H, Ridker PM, et al. The primary prevention of myocardial infarction. *N Engl J Med* 326:1406–1413, 1992.

as pessoas param de fumar, diminuem seu colesterol sanguíneo ou sua pressão arterial, tornam-se ativas ou mantêm o peso ideal.[35] Esses dados, que se encontram na Figura 10.12, demonstram que a prevenção primária de DCV é uma estratégia efetiva que deve ser integrada por toda a sociedade (ver Tab. 10.4).[19,36] Ver Atividade de Condicionamento Físico 10.1 e 10.2 para avaliação da doença cardíaca.[37]

TRATAMENTO DA DOENÇA CARDÍACA

Quando o músculo cardíaco de uma pessoa não recebe a quantidade de sangue que necessita em virtude de algum bloqueio dos vasos sanguíneos coronarianos (o que é chamado isquemia miocárdica), a pessoa pode sentir dor no peito, chamada de angina de peito. A angina de peito pode ser tratada com medicamentos que afetam a irrigação sanguínea para o músculo cardíaco ou a demanda de oxigênio pelo coração.[1] A nitroglicerina é o agente de uso mais frequente, por relaxar as veias e artérias coronárias. Outros medicamentos podem ser utilizados para reduzir a pressão arterial e, assim, diminuir a carga de trabalho do coração e sua necessidade de oxigênio.

Também podem ser utilizadas técnicas invasivas, que melhoram a irrigação sanguínea para o coração. Em 1959, os cardiologistas começaram a inserir tubos delgados (cateteres) nas artérias coronárias de pacientes com angina, para injeção de um agente de contraste líquido, com o objetivo de detectar placas ateroscleróticas.[1] Esse procedimento é chamado de *angiografia coronariana*.

Ao longo das duas décadas seguintes, quando esse procedimento detectava estenose grave das artérias coronárias, habitualmente havia apenas um recurso: a cirurgia de revascularização cardíaca (ou cirurgia de enxerto por *bypass* de artéria coronária [CEBAC]). Nessa cirurgia, o cirurgião retira um vaso sanguíneo de outra parte do corpo (normalmente da perna ou do interior da parede torácica) e constrói um desvio em torno da parte bloqueada de uma das artérias

TABELA 10.4 Estratégias para prevenção primária da doença cardíaca e do AVC

Fator de risco	Estratégias*
Pressão arterial elevada (≥ 140/90 mmHg)	Redução do peso, promoção da atividade física, redução do consumo de sal e álcool
Tabagismo	Programas de cessação do fumo, orientação médica, adesivos de nicotina, legislação
Colesterol sérico elevado (≥ 240 mg/dL)	Redução da ingestão de gorduras saturadas, redução do peso, atividade física (para aumentar o colesterol HDL)
Obesidade (> 20% do peso desejável)	Dieta com baixo teor de gordura e energia, promoção de atividade física permanente, mudança no comportamento
Inatividade física e hábitos de exercício irregulares	Programas de condicionamento físico no local de trabalho, instalações de condicionamento físico na comunidade, orientação médica
Diabetes e deficiência na tolerância à glicose	Redução do peso, promoção da atividade física, melhora da dieta
Estrógenos	Considerar a terapia de reposição de estrógeno em mulheres pós-menopáusicas, especialmente naquelas com vários fatores de risco para DAC[†]

*O primeiro objetivo da prevenção é prevenir a ocorrência de fatores de risco. Os indivíduos e familiares devem ser instruídos sobre a adoção de estilos de vida saudáveis para prevenir a DCV. O ideal é que a prevenção dos fatores de risco tenha início na infância.

[†] N.R.C.: A terapia de reposição hormonal não é indicada com finalidade exclusiva de prevenção de DCV em mulheres em período de transição menopáusica ou na pós-menopausa [Classe III, nível de evidência A]. É ainda assunto que carece de outros estudos. Essa é a posição da Sociedade de Cardiologia.

Fonte: Dados de Bronner LL, Kanter DS, Manson JE. Primary prevention of stroke. *N Engl J Med* 333:1392–1400, 1995.

coronárias (ver Fig. 10.13). Uma das extremidades do vaso é suturada acima do bloqueio e a outra, à artéria coronária imediatamente além da área bloqueada, restaurando a irrigação sanguínea do músculo cardíaco.[38]

Em 1977, um cardiologista suíço revolucionou a cardiologia ao desenvolver uma técnica para abertura de artérias coronárias com cateteres especiais contendo um balão inflável na ponta (o que foi chamado de angioplastia coronariana transluminal percutânea [ACTP]).[39] Na ACTP, o balão é colocado utilizando-se um cateter e um fio metálico em uma posição adjacente à placa aterosclerótica e, em seguida, é inflado. Isso esmaga e faz rachar a placa, alargando a artéria coronária estenosada (ver Fig. 10.13).

Embora as técnicas ACTP e CEBAC sejam comuns e razoavelmente bem-sucedidas pelo menos com o objetivo de aliviar os sintomas de dor, diversos problemas e limitações levaram muitos pesquisadores a investigar novas técnicas. Um problema com a ACTP é que em 25 a 50% dos pacientes, a artéria coronária reestenosa, habitualmente dentro dos primeiros seis meses. Além disso, em cerca de 5% dos casos, os médicos não podem abrir o vaso usando ACTP. Por outro lado, a CEBAC é um procedimento caro, e estudos a longo prazo não foram capazes de determinar se ela prolonga significativamente a vida do paciente.[2,38]

Angioplastia coronariana transluminal percutânea (ACTP)
Um cateter é inserido em uma artéria da virilha e passado até a artéria coronária bloqueada. Em seguida, o balão é inflado várias vezes, comprimindo a placa contra a parede arterial.

Cirurgia de revascularização cardíaca
É utilizado como enxerto um segmento de vaso sanguíneo de outra parte do corpo (veia safena na perna ou, preferencialmente, a artéria mamária interna no tórax). Faz-se um enxerto venoso com a sutura de uma extremidade da veia na aorta e a outra extremidade na artéria bloqueada, em um ponto além do bloqueio. Uma outra opção é redirecionar uma artéria mamária interna para um ponto além da artéria coronária obstruída. Assim, o sangue é transportado em torno do ponto de obstrução, "contornando" efetivamente o bloqueio. Em caso de necessidade, podem ser contornados diversos bloqueios de artéria coronária em uma mesma operação.

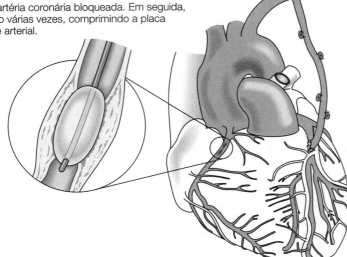

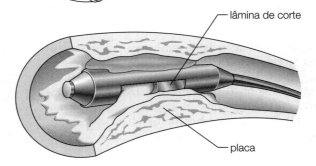

Aterectomia utiliza um instrumento mecânico – uma lâmina giratória ou uma broca – para raspar a placa, separando-a da parede. Os pequenos pedaços dos fragmentos da placa são então movidos ou succionados para um pequeno compartimento do instrumento e extraídos com a retirada do cateter.

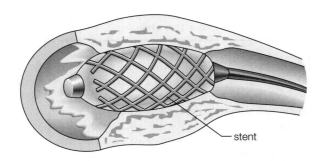

Stents coronarianos – tubos flexíveis de aço inoxidável que ficam permanentemente implantados em uma artéria coronária, para manter o vaso adequadamente aberto – são utilizados em conjunto com a angioplastia de balão. Inicialmente, o stent fica colabado em torno de um balão deflacionado e é passado até o local do bloqueio. Quando o balão é inflado, o stent expande e "trava" em posição.

Ablação a laser, na verdade, não utiliza um feixe de laser para vaporizar a placa. Em vez disso, a luz do laser, emitida pela ponta do cateter, é utilizada para aquecer uma sonda que queima a placa, eliminando-a da parede arterial, camada por camada.

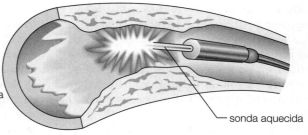

Figura 10.13 Tratamento de doença da artéria coronária. Fonte: *The Johns Hopkins White Papers*. Baltimore, Maryland: Johns Hopkins Medical Institutions, 1996.

Três novas técnicas são angioplastia (ou ablação) a laser, aterectomia coronariana direcional (ACD) e stent coronariano (ver Fig. 10.13). Na *angioplastia a laser,* são utilizados luz, calor e outras estratégias para retirar a placa por calcinamento. Na *ACD,* um instrumento de corte especial com um balão é posicionado através do material da placa aterosclerótica. A abertura existente no cilindro é rotacionada na direção da placa e o balão é inflado para forçá-la em direção ao interior da janela do cilindro. Um motor externo gira a lâmina de corte em, aproximadamente, 1.800 rotações por minuto, triturando o material da placa que, em seguida, é sugado para o interior do cateter por um aparelho de pressão a vácuo. O *stent coronariano* é um tubo metálico que é implantado no local de uma artéria coronária estenosada para que o vaso permaneça aberto. Atualmente, os stents são utilizados na maioria dos procedimentos de ACTP, reduzindo o risco agudo de complicações graves e de reestenose.[39] Cada uma dessas técnicas tem suas próprias vantagens e limitações, e as pesquisas prosseguem com o objetivo de determinar as circunstâncias nas quais cada uma delas pode ter melhor aplicação.

É POSSÍVEL REVERTER A ATEROSCLEROSE SEM CIRURGIA?

Obviamente, o objetivo mais importante e inicial para todas as pessoas que dão valor à sua saúde é prevenir a formação de aterosclerose. Entretanto, será que, se uma pessoa sofreu um ataque cardíaco ou estiver em alto risco para tal por causa de maus hábitos do seu estilo de vida, o acúmulo da placa aterosclerótica pode ser revertido por meio de uma dieta mais adequada, da prática de exercício, da perda de peso, da cessação do tabagismo, do controle do estresse e da implementação de uma terapia farmacológica?[40-50] (Essa estratégia é chamada de "prevenção secundária".[49])

Desde o início do século XX, foi demonstrada regressão da aterosclerose em muitos tipos diferentes de animais, inclusive coelhos, galos, porcos e macacos.[40] No experimento típico com animais, a aterosclerose é promovida por dietas ricas em gordura e colesterol, seguidas por uma dieta de "regressão" vegetariana, que leva a uma redução no tamanho da placa dentro de 20 a 40 meses (os primeiros estudos em seres humanos ocorreram com prisioneiros da Segunda Guerra Mundial que tinham sido submetidos a dietas de semi-inanição em campos de prisioneiros; nas autópsias, foi constatado que tinham muito menos aterosclerose do que pessoas bem nutridas).[41]

Desde meados dos anos 1970, estudos controlados demonstraram de maneira convincente que a terapia farmacológica e dietética intensiva com o objetivo de baixar o colesterol LDL e aumentar o colesterol HDL retarda a progressão da aterosclerose coronariana, promove a regressão e, consequentemente, diminui a incidência de eventos coronarianos.[40-50] De modo geral, a prevenção secundária estabiliza a progressão da aterosclerose em cerca de metade dos pacientes e induz à regressão em cerca de um quarto.[49] Em pacientes com DAC, quando a pressão arterial e os lipídios sanguíneos são levados a níveis abaixo dos recomendados por meio de uma vigorosa terapia farmacológica e dietética, ocorrem estabilização e regressão da aterosclerose em 75% dos casos.[50]

Em diversos estudos, foi investigado o efeito das intervenções no estilo de vida sem terapia farmacológica.[44,45,47-50] Em pacientes combinando exercício com dieta pobre em gordura, a doença da artéria coronária evolui em um ritmo mais lento do que em um grupo de controle com tratamento-padrão. O desafio é fazer com que os pacientes mantenham o melhor estilo de vida durante longos períodos.

Obviamente, a prevenção da aterosclerose como meta inicial é a melhor estratégia a ser seguida e, na maioria dos casos, pode ser concretizada mediante supressão do fumo, consumo de uma dieta pobre em gordura saturada e colesterol, manutenção do peso ideal, prática regular de exercício, controle do estresse e manutenção da pressão arterial e do colesterol sob controle. Esse estilo de vida saudável previne 80 a 90% dos casos de doença da artéria coronária.[51] O restante deste capítulo irá tratar da prevenção da doença cardíaca, enfatizando o controle dos principais fatores de risco.

TABAGISMO

O tabagismo é isoladamente a principal causa de morte prematura passível de prevenção.[52] O Surgeon General vem exercendo vigilância, alertando aos cidadão sobre as consequências negativas do tabagismo. Em 11 de janeiro de 1964, o departamento publicou o primeiro relatório sobre fumo e saúde, concluindo que "o tabagismo está causalmente relacionado ao câncer de pulmão". Esse relatório histórico foi amplamente divulgado pela mídia e recebeu protestos imediatos da indústria do tabaco, que continua firme até hoje.

Causa principal de morte

O Departamento de Saúde e Serviços Humanos dos EUA classificou o tabaco como a principal causa de morte naquele país, seguido por dieta, inatividade e álcool (ver Fig. 10.14).[53] Praticamente 1 em cada 5 mortes é decorrente do tabagismo. Cerca de 435.000 pessoas morrem só nos EUA, a cada ano, de doenças causadas pelo fumo e (como mostra a Fig. 10.15) o fumo mata mais por doença cardiovascular do que por câncer.[54] Além disso, o tabagismo faz com que mais 9 milhões de norte-americanos tenham taxas mais elevadas de diversas doenças debilitantes e crônicas, inclusive bronquite, enfisema e arteriosclerose.[54] Caso fosse possível viver em uma sociedade completamente livre do tabaco, isso acrescentaria 15 anos de vida a cada um dos milhares de indivíduos que viriam a sofrer mortes ligadas a esse hábito.

O fumo é fator de risco forte e independente para todas as formas de DCV, inclusive DAC, AVC e doença arterial periférica.[55-58] Cerca de 30% de todas as mortes por DAC são atribuíveis ao tabagismo. O fumo também dobra o risco de AVC isquêmico.[56] Utilizando dados do estudo intervencional de múltiplos fatores de risco (MRFIT), foi demonstrado que o número de mortes por DAC é cerca de três vezes maior entre fumantes inveterados (mais de 25 cigarros/dia) do que

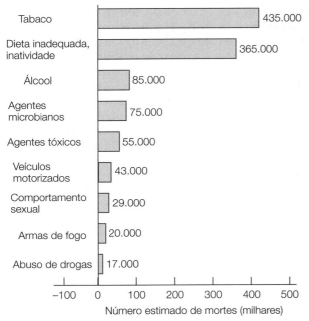

Figura 10.14 Causas reais de morte nos EUA. O Departamento de Saúde e Serviços Humanos dos EUA classificou o tabaco como causa principal de morte naquele país. Fonte: Dados de Mokdad AH, Marks JS, Stroup DF, Gerberding JL. Actual causes of death in the United States, 2000. *JAMA* 291:1238–1245, 2004.

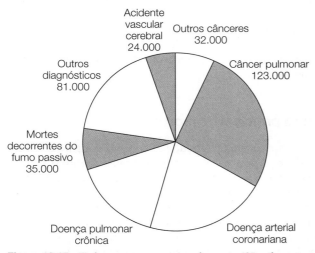

Figura 10.15 Todos os anos, aproximadamente 435 mil mortes só nos EUA são atribuídas ao tabagismo. Fontes: Dados de Mokdad AH, Marks JS, Stroup DF, Gerberding JL. Actual causes of death in the United States, 2000. *JAMA* 291:1238–1245, 2004; CDC. Cigarette smoking-attributable mortality and years of potential life lost—United States. *MMWR* 46(20):444–451, 1997; CDC. Cigarette smoking-atributable morbidity—United States, 2000. *MMWR* 52:842–843, 2003.

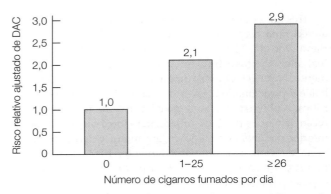

Figura 10.16 Tabagismo e doença arterial coronariana. Em fumantes inveterados, o risco de doença arterial coronariana é cerca de três vezes maior. Fonte: Dados de Neaton JD, Wentworth D. Serum cholesterol, blood pressure, cigarette smoking, and death from coronary heart disease. *Arch Intern Med* 152:56–64, 1992.

entre não fumantes (ver Fig. 10.16).[55] Dados do estudo MRFIT também demonstraram que, em todos os níveis de colesterol sérico ou de pressão arterial, o fumo dobra ou triplica a taxa de mortalidade por DAC.[55] Esses três fatores de risco funcionam intimamente em conjunto, resultando no fato de que fumantes com pressões arteriais e níveis sanguíneos de colesterol elevados têm taxas de mortalidade por DAC aproximadamente 20 vezes superiores àquelas observadas entre não fumantes com baixo nível de colesterol e com pressão arterial baixa.

Foram propostos muitos mecanismos subjacentes que conduziriam aos efeitos prejudiciais do fumo na saúde cardiovascular. A exposição à fumaça do tabaco causa anormalidades na função das células endoteliais, promove a formação de coágulos sanguíneos, diminui os níveis de colesterol HDL e aumenta o enrijecimento das artérias musculares e elásticas.[56-58]

O tabagismo causa vários tipos de câncer (pulmão, laringe, esôfago, faringe, boca e bexiga) e contribui para o câncer de pâncreas, rim e cérvix (ver Cap. 11).[2,52] Fumar durante a gravidez causa abortos espontâneos, baixo peso da criança ao nascer e síndrome da morte súbita. Outras formas de tabaco não são alternativas seguras ao cigarro. O uso de tabaco de mascar causa diversos problemas graves para a saúde oral, inclusive câncer de boca e gengiva, periodontite e queda de dentes. O uso do charuto causa câncer da laringe, boca, esôfago e pulmão.[2] Nos últimos anos, artigos publicados demonstraram um aumento na popularidade dos *bidis*. Os bidis são pequenos cigarros marrons, muitas vezes aromatizados, consistindo em tabaco manualmente enrolado em folha de tendu ou temburni e preso em uma das extremidades por um barbante. Pesquisas demonstraram que bidis constituem um risco significativo para a saúde dos usuários, aumentando o risco de DAC e câncer de boca, faringe, laringe, pulmão, esôfago, estômago e fígado.[2]

Tendências recentes

Como mostra a Figura 10.17, o percentual de adultos fumantes caiu desde os anos 1960, de modo que atualmente apenas 22% ainda têm o hábito.[14,59] Infelizmente, a prevalência do fumo não diminuiu de maneira considerável na última década, sendo improvável que a meta para o ano de 2010 de 16% tenha sido alcançada.[2] A Tabela 10.5 mostra que o tabagismo é ainda um problema considerável entre alguns seg-

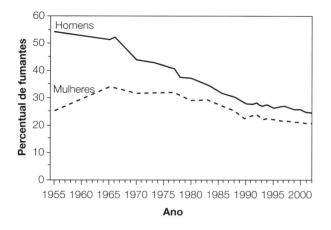

Figura 10.17 Prevalência do fumo entre adultos desde 1955. Fonte: National Center for Health Statistics. *Health, United States, 2005.* Hyattsville, Maryland: 2005. www.cdc.gov/nchs [em inglês].

TABELA 10.5 Percentual de fumantes ≥ 18 anos,* por características selecionadas – National Health Interview Survey, EUA, 2002

Característica	Homens (n = 13.332) %	(IC de 95%[†])	Mulheres (n = 17.374) %	(IC de 95%)	Total (n = 30.706) %	(IC de 95%)
Raça/etnia[§]						
Branca, não hispânica	25,5	(± 1,1)	21,8	(± 1,0)	23,6	(± 0,8)
Negra, não hispânica	27,1	(± 2,4)	18,7	(± 1,8)	22,4	(± 1,6)
Hispânica	22,7	(± 2,2)	10,8	(± 1,3)	16,7	(± 1,2)
Indígena[¶]	40,5	(± 13,9)	40,9	(± 12,8)	40,8	(± 9,8)
Asiática**	19,0	(± 4,0)	6,5	(± 2,2)	13,3	(± 2,4)
Educação[††]						
0-12 anos (sem diploma)	32,0	(± 2,2)	23,8	(± 1,8)	27,6	(± 1,4)
< 8 anos	25,4	(± 3,2)	13,5	(± 2,2)	19,3	(± 2,0)
9-11 anos	38,1	(± 3,7)	30,9	(± 2,9)	34,1	(± 2,1)
12 anos (sem diploma)	32,3	(± 6,8)	29,7	(± 6,1)	31,0	(± 4,4)
Supletivo[§§]	47,4	(± 5,6)	37,2	(± 5,0)	42,3	(± 3,7)
12 anos (diploma)	29,8	(± 2,0)	22,1	(± 1,5)	25,6	(± 1,3)
Diploma de curso de curta duração	24,1	(± 2,9)	19,6	(± 2,2)	21,5	(± 1,7)
Frequentou universidade (sem diploma)	24,8	(± 2,2)	21,6	(± 1,6)	23,1	(± 1,4)
Universitário ainda não formado	13,6	(± 1,7)	10,5	(± 1,4)	12,1	(± 1,1)
Diploma universitário	7,8	(± 1,6)	6,4	(± 1,5)	7,2	(± 1,1)
Faixa etária (anos)						
18-24	32,4	(± 2,8)	24,6	(± 2,5)	28,5	(± 2,0)
25-44	28,7	(± 1,4)	22,8	(± 1,3)	25,7	(± 1,0)
45-64	24,5	(± 1,4)	21,1	(± 1,2)	22,7	(± 0,9)
≥ 65	10,1	(± 1,4)	8,6	(± 1,1)	9,3	(± 0,8)
Nível de pobreza[¶¶]						
No nível, ou acima	24,8	(± 1,1)	19,7	(± 0,9)	22,2	(± 0,7)
Abaixo	36,9	(± 3,3)	30,1	(± 2,8)	32,9	(± 2,3)
Desconhecido	23,0	(± 1,8)	16,9	(± 1,3)	19,7	(± 1,1)
Total	**25,2**	**(± 0,9)**	**20,0**	**(± 0,8)**	**22,5**	**(± 0,6)**

*Pessoas que informaram ter fumado ≥ 100 cigarros ao longo de suas vidas e que, na época da entrevista, fumavam todos os dias ou em alguns dias. Exclusão de 338 respondentes cuja situação de tabagismo era desconhecida.
[†]Intervalo de confiança.
[§]Exclusão de 343 respondentes de categoria racial/étnica desconhecida, múltipla ou de outras que não as listadas.
[¶]Amplas variâncias entre estimativas refletem os pequenos tamanhos das amostras.
**Não inclusos havaianos nativos ou outros ilhéus do Pacífico.
[††]Pessoas com ≥ 25 anos. Exclusão de 369 pessoas com número desconhecido de anos de educação.
[§§]General Educational Development.
[¶¶]Nesses cálculos foram utilizados os limites de pobreza para 2000 do U.S. Bureau of the Census.
Fonte: CDC. Cigarette smoking among adults—United States, 2002. *MMWR* 53(20):427–431, 2004.

mentos da sociedade, particularmente entre aqueles com baixos níveis de renda e educação, e em várias minorias.

O tabagismo quase sempre tem início na adolescência. Entre adultos norte-americanos que já fumaram alguma vez diariamente, 82% experimentaram seu primeiro cigarro antes dos 18 anos.[2] Aproximadamente 6 mil jovens experimentam um cigarro a cada dia, dos quais metade se transforma em fumantes diários.[2] Em outras palavras, mais de 1 milhão de jovens começam a fumar a cada ano, acrescentando cerca de 10 bilhões de dólares durante suas vidas às despesas dos serviços de saúde nos EUA. A prevalência do uso do tabaco entre adolescentes aumentou durante a década de 1990, mas desde então caiu para os 22% dos anos 2000, apenas 6% acima do objetivo de 16% para 2010 (ver Fig. 10.18).[60] Os fatores que podem ter contribuído para o declínio no uso de cigarros entre adolescentes são (1) o aumento de 90% no preço dos cigarros no varejo entre dezembro de 1997 e maio de 2003, (2) o aumento nos esforços de prevenção do uso de tabaco nas escolas e (3) o aumento no percentual de jovens que foram expostos a campanhas de prevenção do fumo.[60] O tabagismo entre adolescentes também está ligado a outros problemas, como, por exemplo, uso de maconha, consumo desregrado de bebidas alcoólicas e brigas.[61]

O número médio de cigarros fumados diariamente por fumante é 20, ou seja, um maço por dia. O consumo *per capita* de cigarros atingiu seu ápice na década de 1960, mais ou menos na época do primeiro relatório do Surgeon General e, desde então, vem caindo de maneira acentuada, particularmente durante os anos 1980 e 1990 (ver Fig. 10.19).[52,59,62] Influências sociais e a legislação tiveram um forte impacto na ocorrência do tabagismo. As atitudes do público com relação ao fumo mudaram, em grande parte por causa da atual evidência de que muitos efeitos adversos para a saúde estão ligados ao tabagismo passivo (respirar a fumaça do cigarro de outra pessoa).

O National Cancer Institute concluiu que "não existe mais nenhuma dúvida de que a exposição à fumaça do tabaco no ambiente (FTA) é causa de morte e doença entre não fumantes".[63] Um painel de especialistas científicos também informou à Agência de Proteção Ambiental (EPA), em outu-

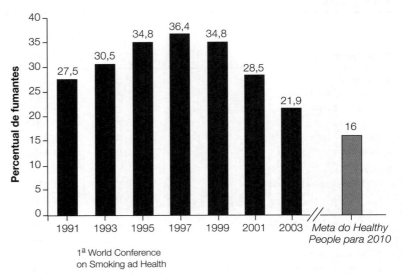

Figura 10.18 Prevalência do tabagismo entre estudantes colegiais. Estudantes do ensino médio que relataram fumar um ou mais cigarros nos últimos 30 dias Fonte: National Center for Health Statistics. *Health, United States, 2005*. Hyattsville, Maryland: 2005. www.cdc.gov/nchs.

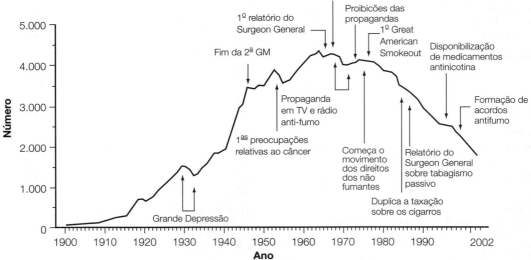

Figura 10.19 Tendências do fumo per capita. Tabagismo per capita e principais eventos relacionados ao fumo e à saúde.   Fonte: *MMWR* 49(39): 881-884, 2000.

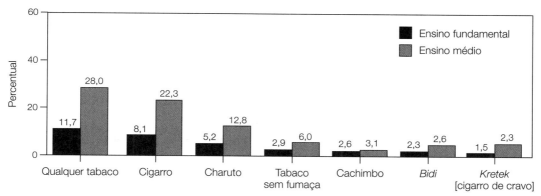

Figura 10.20 Uso do tabaco entre estudantes. Fontes: CDC. Cigarette use among high school students—United States, 1991–2003. *MMWR* 53(23):499–502, 2004; CDC. Tobacco use, access, and exposure to tobacco in media among middle and high school students—United States, 2004. *MMWR* 54(12):297–301, 2005.

bro de 1992, que havia evidência suficiente para classificar o tabagismo passivo como causa de câncer em seres humanos e de graves problemas respiratórios para bebês e crianças pequenas. Em janeiro de 1993, depois de dois anos de revisões e de acirrado debate, a EPA outorgou seu selo de aprovação nesse histórico relatório.[64]

O relatório estimava que, a cada ano, 3.000 mortes por câncer de pulmão podiam ser atribuídas à FTA e que o tabagismo paterno causasse até 300.000 infecções pulmonares, inclusive bronquite e pneumonia, entre crianças anualmente. De igual importância, a EPA avalia que a FTA esteja causalmente ligada a um aumento no número de episódios e na gravidade da asma preexistente entre crianças e que, a cada ano, exacerba os sintomas de aproximadamente 20% dos estimados 2 a 5 milhões de crianças asmáticas. Vêm aumentando cada vez mais as evidências de que a FTA aumente o risco de DAC.[65,66] O National Institute for Occupational Safety and Health (NIOSH) [Instituto Nacional para Segurança e Saúde Ocupacionais] recomenda a eliminação do fumo em todos os locais de trabalho.[67] A única alternativa, segundo o NIOSH, é a restrição do tabagismo a espaços completamente isolados para fumantes, com sistemas de ventilação independentes fazendo a exaustão da "fumaça de segunda-mão" para o exterior.

Tabaco sem fumaça

Dois tipos de *tabaco sem fumaça* – rapé e fumo de mascar – estão atualmente em uso.[68] *Rapé* é o tabaco finamente moído e curado, que pode ser utilizado por via nasal ou, mais comumente hoje em dia, colocado em pequenas quantidades entre a bochecha e a gengiva. O *fumo de mascar* é comercializado em diversas formas, incluindo folhas soltas, nacos de fumo e fumo de rolo, todas as quais podem ser mascadas diretamente e, em seguida, cuspidas.

O consumo do rapé úmido, atualmente a forma mais popular (e perigosa) de tabaco sem fumaça, triplicou entre as décadas de 1970 e de 1990.[69] Estima-se que 5% dos adultos homens nos EUA sejam usuários de tabaco sem fumaça, com maior prevalência entre aqueles com idade entre 18 e 24 anos.[2] Cerca de 6% dos estudantes de escolas secundárias usam tabaco sem fumaça (ver Fig. 10.20).[2,60,69]

A ressurgência da popularidade do tabaco sem fumaça pode estar ligada às campanhas de propaganda, pelas companhias de tabaco, para promover seus usuários como "machos". Rapazes adolescentes e homens adultos jovens são o alvo das estratégias de comercialização pelas companhias de tabaco, que ligam o uso do produto com o desempenho esportivo e a virilidade. O uso do rapé oral está disseminado entre jogadores de beisebol profissional (cerca de 4 em 10), o que incentiva esse comportamento entre rapazes adolescentes e jovens adultos.[70]

O rapé e o fumo de mascar estão associados a uma série de efeitos adversos, especialmente câncer oral.[68] A permanência do tabaco na boca faz com que vários agentes químicos carcinogênicos entrem em contato com o revestimento oral. Isso pode levar à formação de manchas brancas, denominadas leucoplaquia (presentes em 46% dos jogadores de beisebol profissional usuários de tabaco sem fumaça); algumas dessas manchas fazem então a transformação final para câncer. O tabaco sem fumaça também pode afetar a reprodução, a longevidade, o sistema cardiovascular e a saúde oral (mau hálito, abrasão dos dentes, recessão das gengivas, destruição de tecido ósseo periodontal e queda de dentes), além de ser altamente viciante.[68]

Cessação do fumo

A nicotina do tabaco é uma substância altamente viciante, o que faz da cessação do fumo um dos comportamentos que afetam a saúde mais difíceis de se mudar.[71] Em 2000, foram publicadas pelo Serviço de Saúde Pública do Departamento de Serviços Humanos e Saúde dos EUA normas para a prática clínica pertinentes ao tratamento do uso do tabaco e de sua dependência.[72] Essas normas contêm estratégias e recomendações planejadas para ajudar clínicos, especialistas em cessação do fumo e profissionais de atividades afins no oferecimento e na manutenção de tratamentos efetivos para uso e dependência do tabaco. No mesmo ano, o Surgeon General publicou orientações para a redução do uso do tabaco.[73] A seguir, resumimos as recomendações essenciais coligidas desses dois relatórios:

- A dependência do tabaco é uma condição crônica que, com frequência, exige repetidas intervenções. No entanto, existem tratamentos eficazes que podem promover a abstinência prolongada ou mesmo permanente.
- É provável que abordagens com a maior abrangência de impacto (econômica, regulatória e inclusiva) venham a exercer a longo prazo a maior influência na população.

- Estratégias educacionais implementadas em conjunto com atividades ligadas à comunidade e à mídia podem adiar ou prevenir o início do tabagismo em 20 a 40% dos adolescentes.
- É essencial que clínicos e sistemas fornecedores de serviços de saúde (incluindo administradores, seguradores e adquirentes) institucionalizem a identificação, a documentação e o tratamento consistentes de todos os usuários de tabaco examinados nos serviços de saúde.
- Um breve tratamento de dependência do tabaco é uma medida efetiva e consiste no mínimo que deveria ser oferecido a todos os pacientes fumantes.
- O tratamento farmacológico do vício da nicotina, em combinação com ajuda comportamental, permite que 20 a 25% dos usuários permaneçam em abstinência durante um ano no pós-tratamento.
- Atualmente, existem numerosas farmacoterapias efetivas para a cessação do fumo. Exceto se houver contraindicação, essas farmacoterapias deverão ser utilizadas em todos os pacientes que estejam tentando parar com o vício do fumo. Cinco farmacoterapias de primeira linha aumentam as taxas de abstinência prolongada: cloridrato de bupropiona, gomas de mascar, inalantes, *sprays* nasais e adesivos de nicotina. As farmacoterapias de segunda linha serão eficazes, se os métodos de primeira linha não se revelarem efetivos: clonidina e nortriptilina.
- Um nível ideal de taxação por imposto nos produtos derivados do tabaco reduz a prevalência do fumo, o consumo de tabaco e as consequências à saúde em longo prazo decorrentes do uso desses produtos

Exercício e tabaco

Fumo e esportes não se misturam e, hoje em dia, é bastante raro encontrar um atleta de elite que fume. Quando Michael Jordan, que não fuma, alcançou seu primeiro título da Associação Nacional de Basquetebol (NBA), a revista *Sports Illustrated* fez dele capa com um cigarro em sua boca, prontificando muitos leitores a criticarem a revista por ter retratado seu ídolo em tal pose enganosa.

A prevalência do fumo entre pessoas que se exercitam é muito mais baixa do que na população geral. Estudos demonstram uma redução na probabilidade de incidência de fumo entre adolescentes envolvidos em atividade física vigorosa e em esportes interescolares em comparação àqueles que pouco se exercitam.[74] Outros estudos demonstraram que jovens que fumam se exercitam menos do que aqueles abstinentes, além de demonstrarem tendências para outros comportamentos de alto risco, como beber, usar drogas, portar armas, não usar cintos de segurança e se envolver em combates corpo a corpo.[75]

Muitos estudos confirmaram que fumantes têm um condicionamento menor e tendem a se exercitar menos do que não fumantes.[76-81] Entre os militares, foi constatado que a quantidade de atividade física é inversamente proporcional ao número de cigarros fumados.[79,80] Entre os 3.300 indivíduos analisados no estudo Framingham, níveis maiores de atividade física foram associados a um menor número de cigarros fumados por dia.[81] Como ilustra a Figura 10.21, as probabilidades de ser fisicamente inativo são maiores entre aqueles que fumam mais de dez cigarros por dia.[76]

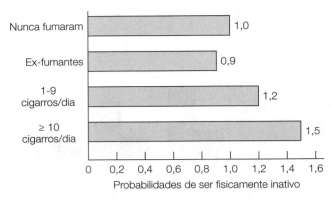

Figura 10.21 Probabilidades de uma pessoa ser fisicamente inativa pelo nível de tabagismo: estudo com 30 mil norte-americanos pelo Centers for Disease Control and Prevention. As probabilidades de ser fisicamente inativo aumentam de acordo com o uso crescente de cigarros. Fonte: Dados de Simoes EJ, Byers T, Coates RJ, Serdula MK, Mokdad AH, Heath GW. The association between leisure-time physical activity and dietary fat in American adults. *Am J Public Health* 85:240–244, 1995.

Fumantes podem ter uma probabilidade menor do que não fumantes de praticar exercícios regularmente como parte de suas vidas, porque o exercício é mais difícil para eles. O fumo está associado a um decréscimo na capacidade de praticar exercícios vigorosos, por causa da redução da função pulmonar, de níveis sanguíneos de carboxiemoglobina mais altos, de uma resposta menos intensa da frequência cardíaca ao exercício e de uma redução do consumo máximo de oxigênio.[79,80,82-94]

Em repouso e, em menor extensão, durante o exercício, a nicotina proveniente dos cigarros aumenta a frequência cardíaca e a pressão arterial, diminui o débito cardíaco e aumenta as demandas por oxigênio do músculo cardíaco.[83,84] A nicotina também aumenta os níveis de lactato no sangue durante o exercício, o que pode fazer com que as pessoas se sintam fatigadas ou desejem desistir do exercício quando o lactato atinge níveis suficientemente altos.[86,90] Quando fumantes se abstêm de cigarros durante uma semana, ocorre uma melhora no desempenho físico.[94]

A resistência ao fluxo de ar depois de fumar fica aumentada nas vias aéreas pulmonares, o que dificulta o transporte do ar e do oxigênio para os pulmões durante a prática de exercício intenso.[82,83,85,88,89,92] Em algumas pessoas, a fumaça do cigarro pode dar início a sintomas de asma, tornando praticamente impossível a prática do exercício até que os sintomas tenham desaparecido.[88]

Em um estudo com 1.000 jovens recrutas na Força Aérea dos EUA, a distância que cada um deles era capaz de correr em 12 minutos estava diretamente ligada à quantidade de cigarros fumados; aqueles que fumavam mais de 30 cigarros por dia, por exemplo, estavam em pior forma.[93] Na Suíça, foram estudados aproximadamente 7.000 recrutas militares com 19 anos de idade, tendo sido constatado que o desempenho na corrida de 12 minutos era inversamente proporcional tanto ao número de cigarros fumados como ao número de anos com o hábito (ver Fig. 10.22).[80]

Um estudo com duração de sete anos com 1.400 noruegueses demonstrou que o condicionamento físico e a função pulmonar decaíram em uma velocidade significativamente mais rápida naqueles que fumavam do que entre os não fumantes.[82] Em outras palavras, por causa do tabagismo, os fumantes demonstram menos condicionamento físico para começar a se

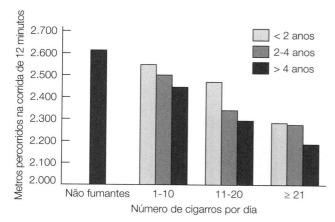

Figura 10.22 Desempenho na corrida de 12 minutos, de acordo com a condição de tabagismo de 6.592 recrutas militares suíços com 19 anos de idade. O número de metros percorridos na corrida de 12 minutos foi menor nos recrutas que fumavam mais de um maço por dia há mais de quatro anos. Fonte: Dados de Marti B, Abelin T, Minder CE, Vader JP. Smoking, alcohol consumption, and endurance capacity: An analysis of 6,500 19-year-old conscripts and 4,100 joggers. *Prev Med* 17:79–92, 1988.

exercitar e, posteriormente, perdem mais em condicionamento e função pulmonar à medida que o tempo vai passando.

É possível implementar um programa de exercícios para melhorar o percentual de sucesso na cessação do fumo? Ken Cooper, do Cooper Institute for Aerobics Research, em Dallas, no Texas, escreveu que "fumantes que se envolvem em exercício aeróbio passam a perceber com maior clareza como o tabagismo diminuiu sua capacidade de processar o oxigênio. Em suma, essas pessoas percebem que perdem o fôlego mais facilmente do que seus colegas que não fumam. Isso ajuda a criar um desejo de parar com o vício".[95]

Mas foi difícil comprovar essa suposição. Um estudo transversal realizado pelo Centers for Disease Control and Prevention dos EUA informou que 81% dos homens e 75% das mulheres corredoras que fumavam abandonaram o vício depois de terem começado a corrida como atividade recreativa.[96] Outro estudo com 347 maratonistas, dos quais 38% eram ex-fumantes, demonstrou que cerca de dois terços deles declararam que a prática da corrida os havia ajudado a parar de fumar.[97] Dois estudo prospectivos, no entanto, falharam em confirmar esses achados.[98,99] O Aerobics Research Center não foi capaz de demonstrar que indivíduos que aumentaram voluntariamente seu nível de condicionamento físico tinham maior probabilidade do que os sedentários de reduzir o fumo.[98] De maneira análoga, um estudo randomizado e controlado de treinamento com exercício durante um ano, envolvendo 160 mulheres e 197 homens, não conseguiu demonstrar qualquer efeito do exercício na cessação do fumo.[99]

Contudo, um estudo randomizado e controlado com 281 mulheres fumantes demonstrou que o exercício vigoroso facilita uma cessação do fumo a curto ou longo prazo, melhora o condicionamento aeróbio e retarda o ganho de peso.[100] Em outro estudo com 2.086 fumantes vivendo em New England, EUA, aqueles participantes que foram bem-sucedidos em desistir do fumo tinham maior probabilidade do que os que não desistiram do hábito de relatar esforços para aumentar a carga de exercício.[101]

Não existe ainda evidência conclusiva de que o exercício ajude as pessoas a pararem de fumar, mas a maioria dos programas de cessação do fumo o inclui como um componente vital. Diversos estudos publicados indicam que 5 a 20 minutos de exercício moderado a vigoroso estão ligados a uma redução a curto prazo no desejo de fumar e nos sintomas da abstinência do tabaco.[102] Assim, períodos breves de exercício serão úteis em suprimir os fortes desejos de fumar, podendo ser introduzidos em regimes de cessação do fumo como método para obtenção do sucesso.

Embora praticamente todos os fumantes admitam que seu hábito aumente o risco de morte prematura por câncer e doença cardíaca, muitos ainda se mostram pouco desejosos em deixar de fumar, muitas vezes citando seu medo de ganhar peso.[103-108] O uso do fumo como estratégia de controle do peso, por mais perigosa que possa ser, parece ser uma forte motivação para a continuação do tabagismo entre um grande percentual de fumantes.

Há muito tempo, os cigarros vêm sendo associados à magreza. Já em 1925, a empresa Lucky Strike lançou sua campanha "Fume um Lucky, em vez de comer um doce", usando testemunhos de mulheres famosas como Amelia Earhart e Jean Harlow.[103,107] Essa campanha continua. As propagandas direcionadas a mulheres ainda enfatizam a ultramagreza, a sofisticação, a beleza, o luxo e a popularidade com os homens.

Infelizmente, há um elemento de verdade nessas propagandas: o fumo de fato promove a perda de peso. Estudos constataram que o fumante médio pesa cerca de 3 quilogramas a menos que um não fumante comparável.[105] Pessoas que começam a fumar perdem peso, ao passo que aquelas que deixam o hábito ganham; as mulheres engordam em média 3,5 kg e os homens, 2,5 kg. Um estudo com duração de dez anos envolvendo 9 mil norte-americanos, realizado pelo Centers for Disease Control e Prevention, confirmou que se pode esperar um ganho de peso significativo (mais de 13 quilogramas) para 10% dos homens e 13% das mulheres que deixam de fumar (ver Fig. 10.23).[104] O risco relativo de ganho substancial de peso naqueles indivíduos que deixaram de fumar (em comparação com aqueles que continuaram com o hábito) foi de 8:1 em homens e 8:5 em mulheres. Dois terços de todos os fumantes que pararam ganharam peso, com as probabilidades aumentando para aqueles que fumavam mais de 15 cigarros por dia. Os pesquisadores concluíram que um ganho de peso substancial está fortemente relacionado à cessação do fumo, mas que o ganho médio é bastante pequeno e tem pouca probabilidade de anular os benefícios à saúde advindos da cessação do fumo.

Os fumantes não apenas tendem a pesar menos do que os não fumantes, como também, segundo alguns estudos chegam a sugerir, têm menos gordura corporal, mesmo que ingiram uma quantidade igual de alimento e se exercitem menos.[109] Ao que tudo indica, o fumo eleva a taxa metabólica em 6 a 10% e, quando as pessoas param de fumar, essa taxa retorna a seu nível original.[110-113] Então, se ocorrer aumento do apetite e da ingestão de alimentos, como é comumente observado por aqueles que deixam de fumar, será inevitável o ganho de peso.

Conforme revisado pelo Surgeon General,[107] quase todos os estudos demonstram que a ingestão de alimentos, especialmente de doces, aumenta depois que a pessoa para de fumar, resultando em 200 a 250 Calorias extras por dia. Cerca de um terço do ganho de peso é imputado à queda da taxa metabólica, um terço ao aumento do consumo de calorias e o terço final a fatores ainda não determinados.[111]

Então, por diversas razões, a prática regular de exercício é especialmente recomendada para pessoas que estão dei-

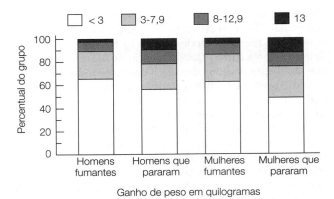

Figura 10.23 Ganho de peso ao longo de um período de dez anos por nível de tabagismo: o ganho de peso ajustado médio para os que pararam de fumar foi de 2,8 kg em homens e 3,8 kg em mulheres. Nesse estudo com duração de dez anos envolvendo 9 mil norte-americanos, ocorreu um ganho de peso substancial (mais de 13 quilogramas) em 9,8% dos homens e em 13,4% das mulheres que pararam de fumar. Fonte: Dados de Williamson DF, Madans J, Anda RF, et al. Smoking cessation and severity of weight gain in a national cohort. *N Engl J Med* 324:739–745, 1991.

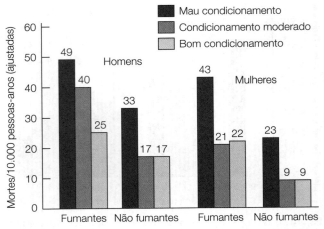

Figura 10.24 Taxas de mortalidade de acordo com o estado de condicionamento físico e o nível de tabagismo. Fumantes com bom condicionamento têm taxas de mortalidade mais baixas do que não fumantes sem bom condicionamento. Fonte: Dados de Blair SN, Kampert JB, Kohl HW, et al. Influences of cardiorespiratory fitness and other precursors on cardiovascular disease and all-cause mortality in men and women. *JAMA* 276:205–210, 1996.

xando de fumar.[107] Em primeiro lugar, os fumantes costumam exibir graus insatisfatórios de condicionamento físico, e a implementação de exercícios praticados com regularidade pode melhorar seu condicionamento e ajudar a desenvolver sua saúde geral. Em segundo lugar, considerando que é comum a ocorrência de ganho de peso, o fato de queimar calorias extras por meio do exercício pode ajudar a melhorar o equilíbrio calórico do corpo. Por exemplo, dados do Nurses' Health Study demonstraram que o ganho de peso depois da cessação do fumo foi cortado pela metade quando os participantes simultaneamente aumentaram seu nível de atividade física.[114] A prática regular do exercício pode diminuir os níveis de diversos fatores de risco, além de reduzir o risco de doença cardíaca e de alguns cânceres, ajudando a equilibrar algumas das consequências negativas do tabagismo com relação às doenças.[107] Também há alguma evidência de que o exercício reforce a manutenção a longo prazo da cessação do fumo.[115]

Finalmente, muitos indivíduos utilizam o fumo como método para lidar com o estresse, achando o hábito relaxante. Dentro de duas horas depois de parar de fumar, as sensações típicas de supressão da nicotina são irritabilidade, frustração, raiva, dificuldade de concentração, inquietude, depressão, impaciência, interrupções no sono e comprometimento da capacidade de trabalhar.[107] Esses achados atingem seu ápice dentro das primeiras 24 horas; em seguida, declinam de maneira gradual e, normalmente, desaparecem por completo dentro de um mês.

Como será enfatizado no Capítulo 14, o exercício é um excelente substituto para o fumo, por melhorar o estado de humor psicológico e aliviar a ansiedade e a depressão, o que ajuda a pessoa que parou de fumar a enfrentar alguns dos estados de ânimo negativos imediatos.[116] Conforme Ken Cooper relatou, "recebi centenas de cartas de fumantes me contando como nunca conseguiam desistir do hábito, até que começaram a praticar exercícios".[95]

Para fumantes que não querem ou não conseguem abandonar o vício, ainda assim deve-se incentivar a prática do exercício a fim de reduzir o risco de doença cardíaca e de morte prematura. Dados do Cooper Institute for Aerobics Research demonstraram que fumantes que mantêm um nível elevado de condicionamento físico têm menores taxas de mortalidade por todas as causas do que não fumantes com baixo nível de condicionamento.[117] Ainda assim, as menores taxas de mortalidade são observadas entre homens e mulheres que evitam o fumo ao mesmo tempo em que mantêm níveis moderados a intensos de condicionamento físico (ver Fig. 10.24).

HIPERTENSÃO

Como descrito no Capítulo 4, a *pressão arterial* é a força do sangue impulsionando a parede das artérias. O coração bate cerca de 60 a 75 vezes por minuto e a pressão arterial está em seu máximo quando esse orgão se contrai, bombeando sangue para o interior das artérias. Isso é o que é chamado de *pressão arterial sistólica*. Agora, quando o coração está repousando brevemente entre batimentos, ocorre queda na pressão arterial, o que é chamado de *pressão arterial diastólica*. De acordo com o National High Blood Pressure Education Program [Programa Nacional de Educação para Pressão Arterial Elevada], a *hipertensão* é definida quando a média de medidas diastólicas em pelo menos duas ocasiões distintas é ≥ 90 mmHg e/ou as medidas sistólicas são ≥ 140 mmHg (ver Tab. 4.1).[118]

Na maior parte das sociedades ocidentais, a grande maioria dos habitantes vivencia uma elevação progressiva, ligada ao envelhecimento, na pressão arterial (ver Fig. 4.2). Como resultado, a incidência e a prevalência da hipertensão aumentam de maneira contínua a cada década de vida adicional. Dois milhões de novos hipertensos são acrescentados a cada ano ao grupo de pacientes nos EUA; de modo que, ao ficarem idosos, cerca de dois terços da população padecerá dessa doença (ver Fig. 10.25).[119] Nos EUA, indivíduos normotensos com 55 anos de idade têm um risco de 90% de, em algum momento de suas vidas, sofrerem de hipertensão.[118]

É importante enfatizar que, em sociedades não aculturadas, são incomuns as elevações na pressão arterial relacionadas à idade. Portanto, aparentemente a hipertensão não é

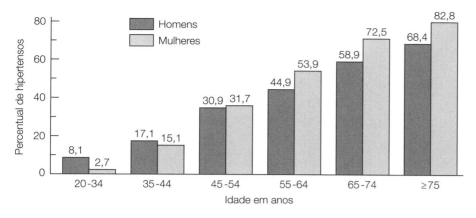

Figura 10.25 Prevalência de hipertensão por idade e sexo. Fonte: National Center for Health Statistics. *Health, United States, 2005.* Hyattsville, Maryland: 2005. www.cdc.gov/nchs [em inglês].

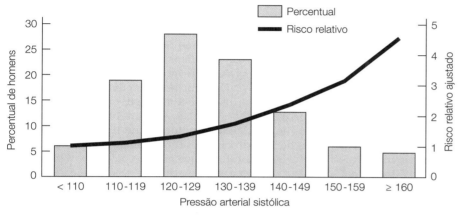

Figura 10.26 Pressão arterial sistólica e mortalidade cardiovascular: estudo com 347.978 homens com duração de 12,5 anos (MRFIT) – prevalência e risco. Dados do estudo MRFIT demonstram que o risco de mortalidade cardiovascular aumenta de maneira acentuada com o aumento na pressão arterial sistólica. Fonte: Dados de Stamler J, Stamler R, Neaton JD. Blood pressure, systolic and diastolic, and cardiovascular risks: US population data. *Arch Intern Med* 153:598–615, 1993.

uma consequência inevitável do envelhecimento. Em sociedades nas quais sejam elevados os níveis de consumo de bebidas alcoólicas e de sal, a ingestão de potássio seja baixa e a inatividade física e a obesidade sejam regra, será elevada a incidência de hipertensão.[119-121]

As atuais estimativas indicam que aproximadamente 65 milhões, ou 26%, de todos os adultos nos EUA têm pressão arterial alta, ao passo que outros 31% têm pré-hipertensão.[4,119,122] A meta para o ano de 2010 para prevalência de hipertensão é de 16% (ver Fig. 10.10). Apenas 34% dos adultos com pressão arterial elevada a mantêm sob controle; contudo, 70% estão exercendo alguma ação para controlá-la.[2,118]

A pressão arterial vem aumentado ao longo da última década entre crianças e adolescentes, o que em parte se deve ao aumento na prevalência de sobrepeso.[123]

Problemas de saúde

Quase sempre, a pressão arterial alta não dá nenhum sinal de alerta precoce; por isso, ela é conhecida como "assassina silenciosa". Só nos EUA, ela mata mais de 37 mil pessoas por ano e contribui para as mortes de mais de 700 mil, segundo informa o National Center for Health Statistics.[124] A pressão arterial alta aumenta o risco de doença da artéria coronária e de outras formas de doença cardíaca, AVC e insuficiência renal.[124-127]

De acordo com o U.S. National Heart, Lung, and Blood Institute, quando a pressão arterial não é detectada e tratada, ela pode:[124]

- Aumentar o tamanho do coração, o que poderá levar à insuficiência cardíaca

- Formar pequenas bolhas (aneurismas) nos vasos sanguíneos do cérebro, o que pode causar um AVC[126]
- Estenosar os vasos sanguíneos renais, o que pode causar insuficiência renal
- Endurecer mais rapidamente as artérias de todo o corpo, em especial aquelas no coração, cérebro e rins, o que pode causar ataque cardíaco, AVC ou insuficiência renal[125,127]

A pressão arterial elevada também afeta o cérebro. Pessoas de meia-idade com pressão arterial alta têm maior probabilidade de sofrer, depois de mais 25 anos, de perda das capacidades cognitivas (memória, capacidade de solução de problemas, concentração e raciocínio).[128] Essa perda se traduzirá em uma redução da capacidade de funcionamento independente na terceira idade.

Utilizando dados do estudo de grande porte MRFIT, pesquisadores documentaram que a mortalidade cardiovascular e por AVC aumenta progressivamente diante de aumentos incrementais na pressão arterial a partir do nível ideal de menos que 120/80 mmHg (ver Figs. 10.26 e 10.27).[119,120] O risco de DCV, que se inicia em 155/75 mmHg, dobra a cada incremento de 20/10 mmHg.[118]

Tratamento da hipertensão

O objetivo do tratamento de indivíduos com pressão arterial elevada é reduzir as doenças cardiovasculares e renais.[118] Estudos publicados demonstram com clareza que várias classes de agentes farmacológicos (ver Tab. 10.6) são altamente efetivas tanto no tratamento da pressão arterial alta como na prevenção das complicações clínicas.[118,119,129-131] A adoção de

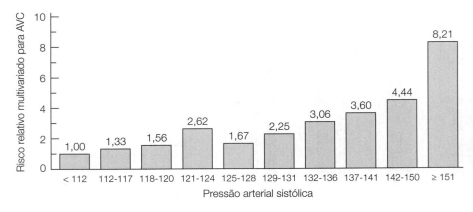

Figura 10.27 Pressão arterial sistólica e mortalidade por acidente vascular cerebral (AVC): estudo com 347.978 homens com duração de 12,5 anos (MRFIT) – prevalência e risco. Dados do estudo MRFIT demonstram que o risco de mortalidade por AVC aumenta de maneira acentuada com o aumento na pressão arterial sistólica. Fonte: Dados de Stamler J, Stamler R, Neaton JD. Blood pressure, systolic and diastolic, and cardiovascular risks: US population data. *Arch Intern Med* 153:598–615, 1993.

um estilo de vida saudável é ainda mais essencial para a prevenção e para o tratamento da hipertensão.[118,119,132-134] A Figura 10.28 ilustra o valor relativo do tratamento efetuado exclusivamente por mudança no estilo de vida comparado ao tratamento combinado de mudança no estilo de vida e terapia farmacológica.[136,137]

O National High Blood Pressure Education Program do U.S. National Heart, Lung, and Blood Institute apoia as modificações no estilo de vida como parte indispensável do tratamento da hipertensão.[118] Como resumido na Tabela 10.7, as modificações no estilo de vida devem ser incentivadas a todas as pessoas para a prevenção da pressão arterial alta e como estratégia primária de tratamento de indivíduos com pré-hipertensão. Indivíduos com hipertensão em estágios 1 e 2 devem combinar modificações no estilo de vida com a terapia farmacológica apropriada, que deve ser ajustada para indivíduos que apresentem ou não indicações de força maior, como insuficiência cardíaca, pós-ataque cardíaco, alto risco de DAC, diabetes, doença renal crônica e prevenção de AVC recorrente. Devem-se utilizar diuréticos tiazídicos no tratamento farmacológico da maioria dos pacientes com hipertensão descomplicada, seja isoladamente ou em combinação com fármacos de outras classes. Quase todos os pacientes com hipertensão necessitarão de modificações no estilo de vida e duas ou mais medicações anti-hipertensivas para que seja obtida a pressão arterial objetivada (definida como < 140/90 mmHg ou, para pacientes diabéticos ou com doença renal crônica, < 130/80 mmHg).

Modificações no estilo de vida para baixar a pressão arterial

O Quadro 10.4 resume as modificações no estilo de vida para a prevenção e o tratamento da hipertensão, conforme recomendações do Joint National Committee on Detection, Evaluation, and Treatment of High Blood Pressure [Comissão Conjunta Nacional para Detecção, Avaliação e Tratamento da Pressão Arterial Elevada].[118]

Controle do peso

Estudos identificaram uma forte relação entre peso corporal e pressão arterial (ver discussão no Capítulo 13).[118,119,134-143] O sobrepeso resulta em um aumento de 2 a 6 vezes no risco de ocorrência de hipertensão, risco esse que aumenta gradualmente com o aumento do peso corporal.

Estudos clínicos com indivíduos hipertensos e mesmo normotensos documentaram que a perda do peso em excesso reduz tanto a pressão arterial sistólica como a pressão arterial diastólica; esse fator foi identificado como a mais efetiva das estratégias de modificação no estilo de vida já testadas.[119,140,143] De modo geral, a redução média das pressões arteriais sistólica e diastólica por quilograma de perda de peso é de 1,6/1,1 mmHg. A Figura 10.29 mostra os resultados de um estudo com duração de 18 meses envolvendo mais de 500 participantes com pressão arterial normal a alta.[138] Foi demonstrado que a redução do peso é uma intervenção efetiva no estilo de vida: as maiores quedas na pressão arterial tiveram correlação com aqueles que perderam mais peso. Embora o objetivo para os indivíduos randomizados no grupo de perda de peso tenha sido alcançar uma redução mínima de 4,5 kg por meio de modificações na alimentação e no exercício, apenas 45% dos homens e 26% das mulheres conseguiram atingir tal valor. Como discutido no Capítulo 13, perder peso é uma tarefa difícil para a maioria das pessoas, exigindo disciplina e motivação incomuns.

Redução da ingestão de cloreto de sódio

Quase todas as pessoas nas sociedades ocidentais consomem uma dieta que contém entre 2.500 e 5.000 mg de sódio (cerca de 6 a 12 g de sal, ou cloreto de sódio) por pessoa por dia. Como discutido no Capítulo 9, a ingestão diária média de sódio proveniente exclusivamente do alimento excede 4.000 mg para cada homem e 3.000 mg para cada mulher. Esses valores não incluem o sódio proveniente do sal adicionado aos alimentos na mesa. Eles são extremamente excessivos se comparados às necessidades fisiológicas de sal e parecem ser substancialmente maiores do que as quantidades ingeridas por nossos ancestrais ou por pessoas que vivem em sociedades isoladas. Quando a alta ingestão de sal se prolonga por toda a vida de uma população, a maioria terminará sofrendo elevação na pressão arterial.[119]

O *sódio* é essencial para uma vasta gama de funções no corpo humano. Embora as necessidades variem de uma pessoa para outra, um mínimo de 500 mg de sódio por dia é considerado como necessário para a manutenção do equilíbrio fisiológico em adultos, ainda que o valor considerado seguro e adequado seja de até 2.000 a 3.000 mg por dia. Conforme está revisado no Capítulo 9, uma colher de chá de sal (5 g) contém 2.000 mg de sódio. Nos EUA, o Joint National Committee on Detection, Evaluation, and Treatment of High Blood Pressure recomenda menos de 2.400 mg por dia para evitar a hipertensão.[118]

TABELA 10.6 Agentes anti-hipertensivos orais[*]

Classe	Agente farmacológico (nome comercial)	Classe	Agente farmacológico (nome comercial)
Diuréticos de tiazida	clorotiazida (Diuril[®‡]) clortalidona (genérico) hidroclorotiazida (Diurix[®], Drenol[®†]) politiazida (Renese[®‡]) indapamida (Natmilix SR, Indapen[®]) metolazona (Mykrox[®‡]) metolazona (Zaroxolyn[®‡])	Antagonistas da angiotensina II	candesartana (Atacand[®]) eprosartana (Tevetan[®‡]) irbesartana (Aprovel[®]) losartana (Cozaar[®]) olmesartana (Benicar[®]) telmisartana (Micardis[®]) valsartana (Diovan[®])
Diuréticos de alça	bumetanida (Burimax[®†]) furosemida (Lasix[®†]) torsemida (Demadex[®‡])	Bloqueadores do canal de cálcio – não di-hidropiridinas	diltiazem, liberação estendida (Cardizem CD, Dilacor XR, Tiazac[†]) diltiazem, liberação estendida (Cardizem SR) verapamil, liberação imediata (Calan, Isoptin[®†‡]) verapamil, ação prolongada (Calan SR, Isoptin SR[®†‡]) verapamil - Coer (Dilacoron[®])
Diuréticos poupadores de potássio	amilorida (Midamor[®§]) Triantereno (Dyrenium[®§])		
Bloqueadores dos receptores da aldosterona	eplerenona (Inspra[®‡]) espironolactona (Aldactone[®†])		
Betabloqueadores	atenolol (Atenol[®†], Ablok[®†], Angipress[®†]) betaxolol (Kerlone[®†]) bisoprolol (Zebeta[®†]) metoprolol (Lopressor[®†]) metoprolol, liberação estendida (Toprol XL[®‡]) nadolol (Corgard[®†]) propranolol (Inderal[®†]) propranolol, ação prolongada (Inderal LA[®†]) timolol (Blocadren[®†])	Bloqueadores do canal de cálcio – di-hidropiridinas	amlodipina (Norvasc[®]) felodipino (Splendil[®]) isradipina (Lomir CR[®]) nicardipina, liberação contínua (Cardene SR[®‡]) nifedipino, ação prolongada (Adalat Retard[®]) nisoldipina (Sular[®])
Betabloqueadores com atividade simpaticomimética intrínseca	acebutolol (Sectra[®‡]) pembutolol (Levatol[®‡]) pindolol (genérico)	Alfa$_1$-bloqueadores	doxazosina (Carduran[®]) prazosina (Minipress[®†]) terazosina (Hytrin[®‡])
Alfa e betabloqueadores combinados	carvedilol (Coreg[®]) labetalol (Normodyne[®‡], Trandate[®†])	Agonistas centrais alfa$_2$ e outros agentes de ação central	clonidina (Atensina[®†]) clonidina, emplastro (Catapres-TTS[®‡]) metildopa (Aldomet[®†]) reserpina (genérico[‡]) guanfacina (genérico)
Inibidores da ECA	benazepril (Lotensin[®†]) captopril (Capoten[®†]) enalapril (Renitec[®], Eupressin[®†]) fosinopril (Monopril[®]) lisinopril (Zestril[®†]) moexipril (Univasc[®]) perindopril (Conversyl[®]) quinapril (Accupril[®]) ramipril (Triatec[®], Naprix[®]) trandolapril (Mavik[®])	Vasodilatadores	hidralazina (Apresolina[®†]) minoxidil (Lonitena[®†])

[*]Essas dosagens podem variar em confronto com aquelas listadas no "Physicians' Desk Reference".

[†]Já estão ou estarão em breve disponibilizadas como preparações genéricas.

[‡]N.R.C.: Não comercializados no Brasil.

[§]N.R.C.: No Brasil, só existem em associação.

Fonte: National High Blood Pressure Education Program. *The Seventh Report of the Joint National Committee on Detection, Evaluation, and Treatment of High Blood Pressure*. National Heart, Lung, and Blood Institute, National Institutes of Health, NIH Publication No. 03-5233. Bethesda, Maryland: National Institutes of Health, 2003.

TABELA 10.7 Classificação e tratamento da pressão arterial de adultos*

Classificação da PA	PAS* mmHg	PAD* mmHg	Modificação no estilo de vida	Terapia farmacológica inicial Sem indicação premente	Terapia farmacológica inicial Com indicações prementes (ver Tab. 10.8)
Normal	< 120	e < 80	Incentive		
Pré-hipertensão	120-139	ou 80-89	Sim	Sem indicação de agente anti-hipertensivo	Agente(s) para indicações prementes[‡]
Hipertensão estágio 1	140-159	ou 90-99	Sim	Diuréticos tiazídicos para a maioria. Podem-se considerar IECA, BRA, BB, BCC ou combinações	Agente(s) para as indicações prementes.[‡] Outros agentes anti-hipertensivos (diuréticos, IECA, BRA, BB, BCC) conforme a necessidade
Hipertensão estágio 2	≥ 160	ou ≥ 100	Sim	Combinação de dois agentes para a maioria[†] (habitualmente, diurético tiazídico e IECA ou BRA ou BB ou BCC)	

PAD, pressão arterial diastólica; PAS, pressão arterial sistólica.
Abreviaturas dos agentes farmacológicos: IECA, inibidor da enzima conversora de angiotensina; BRA, bloqueador do receptor de angiotensina; BB, betabloqueador; BCC, bloqueador do canal de cálcio.
*Tratamento determinado pela categoria de PA mais elevada.
[†]A terapia combinada inicial deve ser implementada com cuidado naqueles pacientes em risco de hipotensão ortostática.
[‡]Trate os pacientes com doença renal crônica ou diabetes para uma meta de PA < 130/80 mmHg.
Fonte: National High Blood Pressure Education Program. *The Seventh Report of the Joint National Committee on Detection, Evaluation, and Treatment of High Blood Pressure*. National Heart, Lung, and Blood Institute, National Institutes of Health, NIH Publication No. 03-5233. Bethesda, Maryland: National Institutes of Health, 2003.

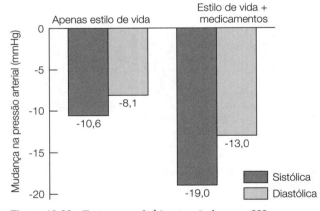

Figura 10.28 Tratamento de hipertensão leve em 900 pessoas durante um ano: terapia farmacológica e alterações no estilo de vida (perda de peso, diminuição do sódio e atividade física). Foi comprovado que as modificações no estilo de vida consistem em um tratamento efetivo de primeira etapa para pessoas com hipertensão leve. Fonte: Dados de Treatment of MildHypertension Research Group. The Treatment of Mild Hypertension Study: A randomized, placebo-controlled trial of a nutritional hygienic regimen along with various drug monotherapies. *Arch Intern Med* 151:1413–1423, 1991.

No Intersalt, um estudo epidemiológico internacional de grande porte envolvendo 10 mil pessoas que viviam em 32 países distintos, a diferença de uma colher de chá no consumo de sal foi associada a uma diferença de 2,2 mmHg na pressão arterial sistólica.[144,145] O mesmo estudo demonstrou que consumir uma colher de chá de sal a menos por dia era associado a uma atenuação de 9 mmHg na elevação da pressão arterial sistólica entre os 25 e os 55 anos de idade.[144,145] Em outro estudo com 47 mil indivíduos, uma colher de chá de sal foi associada a diferenças na pressão arterial sistólica que variaram de 5 mmHg por volta dos 15 aos 19 anos de idade, até 10 mmHg nos 60 a 69 anos, com uma diferença ainda maior para aqueles participantes com pressões arteriais mais elevadas.[146] Em geral, o risco de hipertensão é menor quando o consumo de sal é menor.[147]

Em estudos clínicos com pacientes hipertensos, a redução do consumo de sal em ½ colher de chá por dia reduziu a pressão arterial sistólica em cerca de 5 mmHg e a pressão arterial diastólica em 2,5 mmHg.[118] Com orientação apropriada, é possível a adaptação a uma redução prolongada do sal. Embora o paladar para o sal seja inato, essa situação pode ser alterada, resultando na diminuição do consumo entre 30 e 50%.

Aproximadamente 75% do sal da alimentação é adicionado ao alimento durante seu processamento e manufatura. Apenas 10% do sal na alimentação provém do seu conteúdo natural. Assim, um consumo elevado de sal na alimentação está associado a dietas nas quais grande parte das calorias diárias consiste em alimentos processados (ver www.nhlbi.nih.gov [em inglês]). Molhos em geral, molhos para salada, carnes processadas, queijos, sopas e alguns cereais matinais são especialmente ricos em sódio. Especialistas em nutrição recomendam as seguintes medidas para manter a ingestão de sódio abaixo dos níveis recomendados:[124]

- Aprenda a ler os rótulos/embalagens dos alimentos e evite alimentos ricos em sódio.
- Escolha mais frutas e vegetais frescos.
- Reduza o uso de sal durante o cozimento dos alimentos e use ervas, temperos e condimentos com baixo teor de sódio.
- À mesa, evite o uso do saleiro em alimentos preparados.
- Limite o uso de alimentos com sal visível em sua superfície (batatas fritas, amendoins salgados, biscoitos do tipo *cream cracker*, etc.).

Quadro 10.4

Modificações no estilo de vida para tratamento da hipertensão*†

Modificação	Recomendações	Redução aproximada da PAS (faixa)
Redução do peso	Manter o peso corporal normal (índice de massa corporal de 18,5 a 24,9 kg/m²).	5-20 mmHg/10 kg de perda de peso
Adoção do plano de alimentação DASH	Consumir uma dieta rica em frutas, verduras e produtos à base de leite desnatado, e com teor reduzido de gorduras saturadas e totais.	8-14 mmHg
Redução do sódio alimentar	Reduzir a ingestão diária de sódio para não mais de 100 mmol/dia (2,4 g de sódio ou 6 g de cloreto de sódio).	2-8 mmHg
Atividade física	Envolver-se em uma atividade física aeróbia regular, como caminhadas rápidas (pelo menos 30 min por dia, em quase todos os dias da semana).	4-9 mmHg
Moderação do consumo de bebidas alcoólicas	Limitar o consumo a não mais de 2 drinques (28 g, ou 30 mL de etanol; p. ex., 794 g de cerveja, 283 g de vinho, ou 85 g de uísque de 80° de teor alcoólico) por dia para a maioria dos homens e não mais de um drinque por dia para as mulheres e para homens com menos peso.	2-4 mmHg

DASH, Dietary Approaches to Stop Hypertension [Abordagens Dietéticas para Vencer a Hipertensão].
*Para a redução geral do risco cardiovascular, pare de fumar.
†Os efeitos da implementação dessas modificações dependem da dose e do tempo, podendo ser mais expressivos em alguns indivíduos.
Fonte: National High Blood Pressure Education Program. *The Seventh Report of the Joint National Committee on Detection, Evaluation, and Treatment of High Blood Paciente Pressure.* National Heart, Lung, and Blood Institute, National Institutes of Health, NIH Publication No. 03-5233. Bethesda, Maryland: National Institutes of Health, 2003.

O potássio ajuda a reduzir a pressão arterial por aumentar a quantidade de sódio excretado na urina e promover outras mudanças fisiológicas favoráveis.[119,148] Para o potássio, a recomendação é de 4.700 mg por dia. O *índice sódio/potássio* (Na:K) é um indicador útil do risco de hipertensão. No estudo Intersalt, a alteração do Na:K de 3 para 1 resultou em uma queda de 3,4 mmHg na pressão arterial sistólica.[144] Nos EUA, o índice Na:K médio é de 1,2 a 1,3, porém, o nível recomendado é de 0,50 (que significa o consumo de mais potássio do que sódio na dieta). Esse valor pode ser alcançado com o consumo de dietas que tenham elevada proporção de frutas, verduras e legumes.

Embora alguns estudos tenham indicado que um baixo consumo de cálcio e magnésio possa estar associado a uma maior prevalência de hipertensão, os dados são inconsistentes e parece não haver justificativa para o uso de suplementos além do que já é obtido com uma dieta variada e balanceada.[118,119,147]

Em 1997, o U.S. National Heart, Lung, and Blood Institute do National Institutes of Health publicou um plano de alimentação que, segundo estudos clínicos com hipertensos, baixava a pressão arterial sistólica em 11 mmHg e a pressão arterial diastólica em 6 mmHg.[149,150] Reduções na pressão arterial podem ser medidas dentro de duas semanas após o início do plano de alimentação e são vivenciadas indistintamente por homens, mulheres, brancos e negros. Esse plano alimentar, chamado de Dietary Approaches to Stop Hypertension (DASH) [Abordagens Dietéticas para Vencer a Hipertensão], está resumido no Quadro 10.5. O plano alimentar

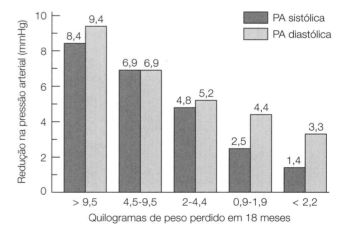

Figura 10.29 Perda de peso e efeito na pressão arterial: estudo com duração de 18 meses e mais de 500 participantes com pressão arterial normal-alta. Entre os participantes com pressão arterial normal-alta (pressão arterial diastólica entre 80 e 89 mmHg), aqueles que perderam mais peso tiveram a maior redução na pressão arterial. Fonte: Dados de Stevens VJ, Corrigan SA, Obarzanek E, et al. Weight loss intervention in phase I of the trials of hypertension prevention. *Arch Intern Med* 153:849–858, 1993.

DASH é rico em grãos integrais, frutas, verduras e produtos à base de leite semidesnatado, resultando em uma ingestão de nutrientes rica em potássio, cálcio, magnésio e fibra, e com baixos níveis de gordura saturada, colesterol e sódio.

396 Parte IV Atividade Física e Doença

Quadro 10.5

Seguindo a dieta DASH

O plano de alimentação DASH descrito neste quadro se baseia em 2.000 Calorias por dia. O número de porções diárias em um grupo alimentar pode ser diferente das quantidades listadas, dependendo das necessidades calóricas individuais. Use este gráfico para ajudá-lo a planejar seus cardápios ou leve-o consigo em suas idas ao supermercado.

Grupo de alimentos	Porções diárias (exceto onde estiver assinalado)	Tamanho das porções	Exemplos e notas	Significado de cada grupo de alimentos para o plano de alimentação DASH
Cereais e produtos derivados	7-8	1 fatia de pão 1 xícara de cereal seco[*] ½ xícara de arroz, massa ou cereal cozido	Pão de trigo integral, *muffin* inglês, pão pita (árabe), rosca, cereais, flocos de aveia, farinha de aveia, biscoitos *crackers*, *pretzels* e pipoca sem sal	Principais fontes de energia e fibra
Verduras	4-5	1 xícara de vegetal folhoso cru ½ xícara de vegetal cozido 170 g de suco de vegetais	Tomates, batatas, cenouras, ervilhas verdes, abóbora, brócolis, ramas de nabo, couve de folhas, couve galega, espinafre, alcachofras, vagem, feijão-de-lima, batatas-doces	Fontes ricas de potássio, magnésio e fibra
Frutas	4-5	170 g de suco de frutas 1 fruta média ¼ de xícara de frutas secas ½ xícara de fruta fresca, 1 congelada ou enlatada	Damascos, bananas, tâmaras, uvas, laranjas, suco de laranja, toranja, suco de toranja, mangas, melões, pêssegos, abacaxis, ameixas secas, passas, morangos, tangerinas	Fontes importantes de potássio, magnésio e fibra
Laticínios com baixo ou nenhum teor de gordura	2-3	227 g de leite 1 xícara de iogurte 42,5 g de queijo	Leite desnatado ou com baixo teor de gordura (1%), *buttermilk* desnatado ou semidesnatado, *frozen yogurt* comum desnatado ou semidesnatado, queijo desnatado ou com baixo teor de gordura	Fontes importantes de cálcio e proteína
Carnes, aves e peixes	2 ou menos	85 g de carne, ave, ou peixe cozido	Selecione apenas carnes magras; descarte gorduras visíveis; grelhe, asse ou cozinhe, em vez de fritar; remova a pele das aves	Fontes ricas de proteína e magnésio
Sementes, nozes e feijões secos	4-5 por semana	$\frac{1}{3}$ de xícara ou 42,5 g de nozes 2 col. chá ou 14 g de semente ½ xícara de feijões secos cozidos	Amêndoas, avelãs, sementes mistas, amendoins, nozes, sementes de girassol, feijão comum, lentilhas e grão-de-bico	Fontes ricas de energia, magnésio, potássio, proteína e fibra
Gorduras e óleos[†]	2-3	1 col. chá de margarina cremosa 1 col. sopa de maionese com baixo teor de gordura 2 col. sopa de molho light para salada 1 col. chá de óleo vegetal	Margarina cremosa, maionese com baixo teor de gordura, molhos light para salada, óleo vegetal (p. ex., oliva, milho, canola, ou cártamo)	Além das gorduras adicionadas aos alimentos, lembre-se de escolher alimentos que contenham menos gordura
Doces	5 por semana	1 col. sopa de açúcar 1 col. sopa de gelatina ou geleia 14 g de balas jujuba 227 g de limonada	Xarope de bordo, açúcar, gelatina, geleia, gelatina com sabor de frutas, balas jujuba, balas confeitadas, ponche de frutas, sorvetes de frutas (com água), sorvetes em geral	Doces devem conter um baixo teor de gordura

[*]Os tamanhos das porções variam entre ½ e 1¼ xícara. Verifique as informações nutricionais no rótulo do produto.

[†]O conteúdo de gordura muda as contagens de porções para gorduras e óleos; por exemplo, 1 col. sopa de molho comum para salada equivale a uma porção; 1 col. de sopa de molho com baixo teor de gordura equivale a ½ porção; 1 col. sopa de molho isento de gordura equivale a 0 porção.

Fonte: www.nhlbi.nih.gov [em inglês].

Moderação do consumo de bebidas alcoólicas

Estudos identificaram uma associação inegável entre a ingestão de álcool de 40 gramas de etanol por dia (três drinques ou mais) e um aumento da pressão arterial.[118,119] A prevalência de pressão arterial alta é quatro vezes maior em bebedores inveterados do que entre pessoas abstêmias. Do mesmo modo, quando homens hipertensos que sejam bebedores inveterados descontinuam o consumo do álcool, sua pressão arterial cai. Por essas razões, pacientes hipertensos do sexo masculino usuários de bebidas alcoólicas devem ser orientados a limitar sua ingestão a 30 gramas de etanol por dia; para as mulheres, 15 gramas por dia.[118] Conforme revisado no Capítulo 9, um drinque comum contém 15 gramas de etanol (p. ex., uma lata de 340 gramas de cerveja, uma taça de 140 gramas de vinho, 55 gramas de bebida alcoólica 100°, ou 40 gramas de bebida alcoólica destilada 80°).

O *alcoolismo* foi definido como:[151]

> uma doença crônica primária com fatores genéticos, psicossociais e ambientais influenciando seu desenvolvimento e suas manifestações. Com frequência, a doença é progressiva e fatal. O alcoolismo se caracteriza pelo controle deficiente do consumo da bebida, preocupação com a droga álcool, uso do álcool apesar das consequências adversas e distorções no raciocínio, mais notavelmente a negação. Cada um desses sintomas pode ser contínuo ou periódico.

Foram desenvolvidos diversos questionários para ajudar as pessoas a determinar se têm tendências alcoólicas (ver Atividade de Condicionamento Físico 10.4 ao final deste capítulo).[152] Aproximadamente 50 a 60% do risco para ocorrência do alcoolismo tem fundo genético.[153]

O U.S. National Institute on Alcohol Abuse and Alcoholism [Instituto Nacional de Abuso do Álcool e Alcoolismo] informa que 14 milhões (7,4%) de indivíduos só nos EUA são alcoólatras ou abusam de bebidas alcoólicas.[153] Como resumido na Figura 10.30, atualmente 70% dos homens e 57% das mulheres são usuários de bebidas alcoólicas.[14] Dentre essas pessoas, 8,5% dos homens e 7,6% das mulheres são bebedores inveterados. Considerando-se o consumo *per capita*, porém, o uso do álcool vem gradualmente decrescendo desde um pico ocorrido ao final dos anos 1970.[153]

O álcool afeta praticamente todos os sistemas de órgãos do corpo, seja direta ou indiretamente.[153] O fígado (o principal local de metabolismo do álcool) é o órgão mais sensível. O álcool altera a regulação imune no fígado, causando boa parte dos danos nesse órgão. Os efeitos dessa substância no fígado são inflamação (hepatite alcoólica) e cirrose (formação progressiva de cicatrizes no fígado). No trato gastrintestinal, o consumo regular de álcool pode precipitar inflamação do esôfago e do pâncreas, exacerbar úlceras pépticas existentes e causar alguns cânceres (p. ex., câncer de mama nas mulheres, cânceres da cabeça e pescoço e cânceres do trato digestivo). Quando o álcool é responsável por um elevado percentual de ingestão calórica, ele pode acarretar deficiências nutricionais significativas. O álcool afeta as funções imune, endócrina e reprodutiva, além de ser uma causa bem documentada de problemas neurológicos, incluindo demência, blecautes, convulsões, alucinações e neuropatia periférica.

Nos EUA, o álcool é a terceira causa principal de morte, provocando mais de 100 mil óbitos anuais em decorrência de lesões, certos tipos de câncer e doença hepática, estando ainda relacionado a um grande percentual de violência. Praticamente metade dos leitos dos serviços traumatológicos nos EUA são ocupados por pacientes que sofreram lesão quando estavam sob a influência do álcool.[154] A cada ano, colisões de veículos motorizados ligadas a alcoolismo resultam em mais de 16 mil mortes, um terço das quais envolvem pessoas com menos de 25 anos de idade.[153,155]

Como regra geral, um drinque comum consumido dentro de uma hora produz um nível de álcool no sangue (NAS; também CAS, para concentração de álcool no sangue) de 0,02 em um homem que pese 68 quilogramas. Cinco cervejas consumidas no período de uma hora elevarão o NAS subcutâneo para 0,10, o que viola as leis reguladoras de bebidas alcoólicas e de direção de automóveis (ver Tab. 10.8 para um resumo da relação entre nível de álcool no sangue e sintomas

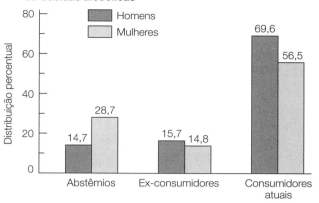

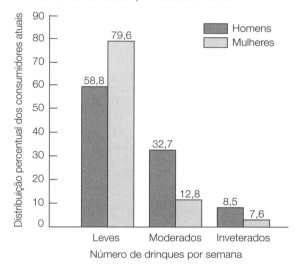

Figura 10.30 Situação e consumo atual de bebidas alcoólicas. Fonte: National Center for Health Statistics. *Health, United States, 2005*. Hyattsville, Maryland: 2005. www.cdc.gov/nchs [em inglês].

398 Parte IV Atividade Física e Doença

TABELA 10.8 Resumo da relação entre nível de álcool no sangue (NAS) e sintomas clínicos

NAS (g/100 mL de sangue ou g/210 L de sopro)	Estágio	Sintomas clínicos
0,01-0,05	Subclínico	Comportamento quase normal, pela observação casual
0,03-0,12	Euforia	Leve euforia, sociabilidade, loquacidade
		Aumento da autoconfiança; diminuição das inibições
		Diminuição da atenção, do discernimento e do controle
		Início do comprometimento sensório-motor
		Perda da eficiência em testes de desempenho mais fino
0,09-0,25	Excitamento	Instabilidade emocional; perda do julgamento crítico
		Comprometimento da percepção, da memória e da compreensão
		Diminuição da resposta sensória; aumento do tempo de reação
		Redução da acuidade visual, da visão periférica e da recuperação de ofuscação
		Incoordenação sensório-motora, comprometimento do equilíbrio
		Sonolência
0,18-0,30	Confusão	Desorientação, confusão mental; tontura
		Estágios emocionais exagerados
		Distúrbios da visão e da percepção de cores, formas, movimento e dimensões
		Aumento do limiar da dor
		Aumento da incoordenação motora; ambulação cambaleante; fala enrolada
		Apatia, letargia
0,25-0,40	Estupor	Inércia geral; aproxima-se da perda das funções motoras
		Resposta a estímulos significativamente diminuída
		Significativa incoordenação motora; incapacidade de ficar em pé ou andar
		Vômitos; incontinência
		Comprometimento da consciência; sono ou estupor
0,35-0,50	Coma	Inconsciência completa
		Reflexos deprimidos ou abolidos
		Temperatura corporal subnormal
		Incontinência
		Comprometimento da circulação e da respiração
		Possível morte
> 0,45	Morte	Morte por parada respiratória

Fonte: Intoximeters Inc.: http://www.intox.com/ [em inglês].

clínicos). Cerca de 40% de todos os norte-americanos estarão envolvidos em uma colisão relacionada ao consumo de álcool ao longo de suas vidas.[155]

Contrastando com esses efeitos negativos, o uso de álcool foi consistentemente correlacionado a uma redução do risco de doença arterial coronariana, tanto para homens como para mulheres, na ordem média de 20 a 50%.[156-163]

Já foram publicados mais de 60 estudos prospectivos sugerindo uma relação inversa entre consumo moderado de bebidas alcoólicas e doença arterial coronariana.[153,156] Ocorre um consistente efeito protetor das coronárias com o consumo de 1 a 2 drinques alcoólicos por dia. Embora o consumo diário de uma quantidade de álcool maior que essa também esteja ligado à redução da doença arterial coronariana, ele aumenta a mortalidade por todas as causas, anulando qualquer efeito protetor contra doença cardíaca.[153,156] Assim, os efeitos cardioprotetores do consumo moderado de álcool devem ser sopesados contra os riscos de doença e o quadro inteiro de custos e consequências sociais. Esse quadro está resumido na Figura 10.31. De acordo com o U.S. National Institute on Alcohol Abuse and Alcoholism, "entre adolescentes e jovens adultos em particular, os riscos do uso de álcool superam quaisquer benefícios que possam advir mais tarde na vida, pois o abuso e a dependência do álcool, assim como o com-

portamento e as lesões relacionados a essa droga, são muito comuns entre os jovens e não são previstos com facilidade. Para determinar o provável resultado final do consumo de álcool, devem ser cuidadosamente pesados os riscos e os benefícios prováveis para cada consumidor dessa droga".[153]

Pesquisadores de Harvard informaram que o consumo de álcool reduz o risco de doença arterial coronariana tanto para homens como para mulheres, mas também escreveram que "a sociedade está tão carente de controles sociais efetivos contra o abuso de bebidas alcoólicas e paga um preço tão alto por sua resposta inadequada que (...) o pensamento de uma política pública de promoção do consumo de álcool pode ter um efeito fortemente contrário, ainda que boa parte dele pudesse beneficiar alguns".[160] Em outras palavras, são tantos os problemas associados com o consumo de bebidas alcoólicas em nossa sociedade que se torna proibitivo recomendar essa abordagem para a redução das doenças cardíacas. A cura seria muito pior do que a doença.

Evidências epidemiológicas sugerem que todas as bebidas alcoólicas são similarmente protetoras e que não existe efeito especial do vinho tinto, em comparação com a cerveja ou as bebidas destiladas.[158,160,161] Ao que parece, o efeito cardioprotetor do álcool se deve à sua capacidade de elevação do colesterol HDL em 10 a 15% e de redução da formação de coágulos.[153,156] Entretanto, os alcoólatras estão em um maior risco de morte por causa das alterações ultraestruturais no tecido cardíaco resultantes da exposição crônica ao etanol.[153] Isso pode levar à morte súbita em decorrência de arritmias cardíacas. O consumo pesado de bebidas alcoólicas durante longos períodos também aumenta o risco de AVC, especialmente do tipo hemorrágico.[153]

Atividade física

Como explicado no Capítulo 4, quando uma pessoa pratica exercícios aeróbios, a pressão arterial sistólica e a frequência cardíaca aumentam, ao passo que a pressão arterial diastólica pouco muda. Imediatamente após a prática do exercício, a pressão arterial sistólica cai para valores abaixo daqueles de pré-exercício durante cerca de 22 horas, sendo os maiores efeitos observados naqueles com pressão arterial basal mais elevada (ver Fig. 10.32).[164-166] Existem muitos mecanismos possíveis para esse "efeito hipotensivo pós-exercício", inclusive relaxamento e vasodilatação dos vasos sanguíneos nas pernas e nas áreas de órgãos viscerais.[164] Os vasos sanguíneos podem relaxar depois de cada sessão de exercício por causa dos efeitos de aquecimento do corpo, produção local de certos agentes químicos (p. ex., ácido lático e óxido nítrico), reduções na atividade nervosa e mudanças em certos hormônios e em seus receptores.[164-167] Com o passar do tempo e com as repetições do exercício, há evidência crescente de que será possível uma redução duradoura na pressão arterial em repouso, o que, em parte, pode dever-se à queda aguda na pressão arterial que ocorre depois de cada sessão.[165]

Curiosamente, se a pressão arterial aumenta de maneira muito abrupta (i. e., bem acima dos 200 mmHg) durante um teste de exercício padronizado, o risco de futura hipertensão é elevado, mesmo em indivíduos com pressão arterial em repouso normal (ver Fig. 10.33).[168,169] Entretanto, o American College of Sports Medicine (ACSM) recomendou enfati-

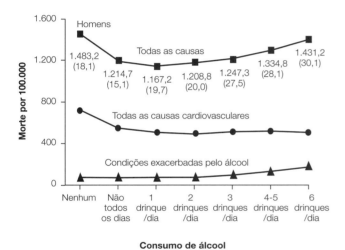

Figura 10.31 Taxas de morte por todas as causas, todas as doenças cardiovasculares e consumo de bebidas alcoólicas. Fonte: Dados do National Institute on Alcohol Abuse and Alcoholism. *Tenth Special Report to the U.S. Congress on Alcohol and Health.* U.S. Department of Health and Human Services, 2000. www.niaaa.nih.gov/ [em inglês].

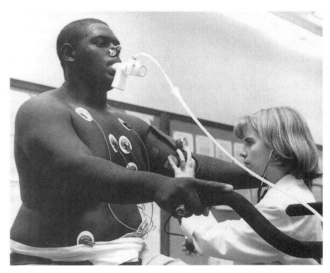

Figura 10.33 Pessoas com pressão arterial em repouso normal que vivenciam respostas de elevação na pressão arterial durante o teste de esforço progressivo têm um maior risco de sofrer futura hipertensão em repouso.

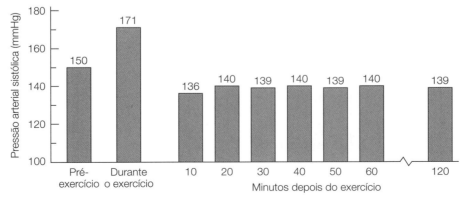

Figura 10.32 Resposta da pressão arterial sistólica em 45 minutos de caminhada em esteira ergométrica, em uma intensidade de 70% de reserva de frequência cardíaca – estudo com 18 homens com pressão arterial elevada. Neste estudo com homens com pressão arterial elevada, 45 minutos de caminhada rápida na esteira ergométrica reduziu a pressão arterial abaixo dos níveis em repouso durante pelo menos duas horas. Essa redução estava relacionada com o alargamento e o relaxamento dos vasos sanguíneos. Fonte: Dados de Rueckert PA, Slane PR, Lillis DL, Hanson P. Hemodynamic patterns and duration of post-dynamic exercise hypotension in hypertensive humans. *Med Sci Sports Exerc* 28:24-32, 1996.

camente a realização de mais pesquisas e declarou que os atuais estudos não justificam o uso do teste de exercício para a previsão de futura hipertensão.[170]

O exercício tem um forte efeito no tratamento da pressão arterial elevada. O ACSM e outros revisores concluíram que pessoas com hipertensão leve podem esperar que suas pressões arteriais sistólica e diastólica caiam, em média, 5 a 7 mmHg em resposta ao exercício aeróbio regular.[170-174] Esse benefício independe de mudanças no peso corporal ou na dieta (que poderão resultar em maiores reduções). Mesmo para pessoas com pressão arterial em repouso normal, pode-se esperar que o treinamento com exercício baixe as pressões arteriais sistólica e diastólica em torno de 4 e 3 mmHg, respectivamente.[171]

A Figura 10.34 mostra os resultados de um estudo norte-americano com homens afro-descendentes com hipertensão grave.[173] Os voluntários se exercitaram durante vários meses na bicicleta ergométrica, três vezes por semana, 20 a 60 minutos por sessão, em uma intensidade de 60 a 80% da frequência cardíaca máxima. Como medida de precaução, antes de iniciado o treinamento com exercício, a pressão arterial diastólica foi reduzida em pelo menos 10 mmHg com medicação. Como mostra a Figura 10.34, os voluntários que se exercitaram tiveram fortes reduções na pressão arterial depois de 16 semanas. O treinamento com exercício teve continuidade por mais 16 semanas e as doses da medicação foram reduzidas em 71% dos participantes que se exercitaram, mas em nenhum dos participantes do grupo de controle. Os resultados sugerem que a hipertensão grave pode ser tratada de maneira eficaz com uma combinação de farmacoterapia e prática regular de exercícios moderadamente intensos. Mais importante ainda, as medicações necessárias para o controle da pressão arterial sem exercício podem ser reduzidas substancialmente à medida que os pacientes continuam a se exercitar.

A maior parte dos estudos demonstra que o treinamento com exercício tem rápida ação para melhorar a pressão arterial entre hipertensos, sobretudo dentro das primeiras semanas. Poderão ocorrer novas reduções na pressão arterial se o treinamento com exercício for mantido durante mais de três meses. A Figura 10.35 resume os resultados de um estudo em que hipertensos se exercitaram anaerobiamente três vezes por semana durante dez semanas enquanto tomavam um diurético, um betabloqueador ou um placebo.[174] A prática exclusiva do exercício sem medicação resultou em uma impressionante queda de 8 mmHg na pressão arterial diastólica dentro do primeiro mês, ao passo que o exercício com a farmacoterapia adicionou um pequeno ganho extra. Curiosamente, a maior parte da melhora na pressão arterial ocorreu durante a primeira semana, havendo algum progresso adicional medido ao longo da continuação do treinamento.

O programa de exercício aeróbio não precisa ser tão exigente para que ocorra uma melhora na pressão arterial em repouso. O critério mais importante relacionado ao exercício é a frequência, de modo que uma atividade de intensidade moderada, frequência quase diária e duração de 30 minutos ou mais já ajuda o corpo a vivenciar os benéficos efeitos de redução da pressão arterial oferecidos pela prática regular de exercício.[170]

O ACSM recomenda treinamento com pesos como complemento do treinamento aeróbio para hipertensos.[170] O treinamento com pesos tem um modesto efeito na redução da pressão arterial e é um meio excelente para aumentar a força muscular

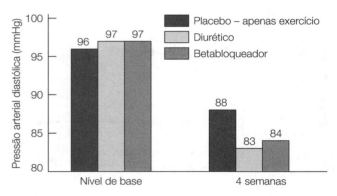

Figura 10.35 Comparação entre exercício e farmacoterapia no tratamento da hipertensão: todos os indivíduos se exercitaram três vezes por semana e foram randomicamente designados para um grupo de placebo ou de farmacoterapia. O treinamento com exercício teve um forte efeito na redução da pressão arterial, e a farmacoterapia teve apenas um pequeno efeito adicional. Fonte: Dados de Kelemen MH, Effron MB, Valenti SA, Stewart KJ. Exercise training combined with antihypertensive drug therapy: Effects on lipids, blood pressure, and left ventricular mass. *JAMA* 263:2766–2771, 1990.

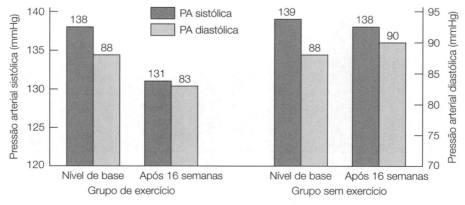

Figura 10.34 Efeitos do exercício em afro-descendentes do sexo masculino com hipertensão grave: 16 semanas de bicicleta ergométrica, três sessões por semana, 20 a 60 minutos por sessão, em uma intensidade de 60 a 80% da frequência cardíaca máxima. O treinamento com exercício moderado foi eficaz na redução da pressão arterial em afro-descendentes com hipertensão grave. Todos os participantes estavam sendo medicados. Fonte: Dados de Kokkinos PF, Narayan P, Colleran JA, et al. Effects of regular exercise on blood pressure and left ventricular hypertrophy in African-American men with severe hypertension. *N Engl J Med* 333:1462–1467, 1995.

e o condicionamento físico em geral.[170,175] Todavia, os especialistas recomendam que pessoas hipertensas evitem levantamentos de peso máximos; em vez disso, devem enfatizar levantamentos que lhes permitam fazer de 10 a 15 repetições.[170]

O treinamento regular com exercício pode prevenir a ocorrência de hipertensão? Diversos estudos epidemiológicos de grande porte apoiam essa ideia.[176-178] Em geral, indivíduos normotensos sedentários e descondicionados têm um risco de 20 a 50% maior de sofrer hipertensão durante o acompanhamento em comparação com suas contrapartes mais ativas e condicionadas (ver Fig. 10.36).[170] Em um estudo com duração de 6 a 10 anos envolvendo 15.000 ex-alunos do sexo masculino em Harvard, por exemplo, aqueles que não se envolviam com atividades físicas e esportes vigorosos tinham um risco de hipertensão 35% maior do que aqueles que os praticavam, uma relação que era válida para todas as idades, dos 35 aos 74 anos.[176] Em um estudo com duração de quatro anos em Dallas, no Texas, EUA, foi observado que indivíduos descondicionados tinham uma probabilidade 52% maior de sofrer hipertensão do que aqueles que estavam condicionados.[177]

Estudos envolvendo tanto adultos como crianças vêm demonstrando consistentemente que a atividade física e o condicionamento estão ligados a um nível mais favorável de pressão arterial em comparação com um estilo de vida inativo.[170,179-181] Em um estudo envolvendo 8.283 homens que corriam recreativamente, aqueles que corriam mais de 80 quilômetros por semana, em comparação com os que corriam menos de 16 quilômetros no mesmo período, demonstraram uma redução de 50% na prevalência de hipertensão e 50% no uso de medicações para baixar a pressão arterial.[179] Um estudo com quase 5 mil mulheres holandesas demonstrou que a pressão arterial era mais baixa naquelas que passavam mais tempo se exercitando em diversos esportes.[180]

Foi demonstrado que pessoas com pressão arterial elevada são cerca de 30% menos condicionadas do que aquelas com pressão arterial normal.[182] Portanto, o exercício aeróbio praticado regularmente é fundamental para pacientes hipertensos, tanto a fim de melhorar seu condicionamento físico e sua qualidade de vida como para diminuir o risco de doença cardíaca. Dados do Cooper Institute for Aerobics Research demonstraram que as taxas de mortalidade são mais baixas em pessoas com excelente condicionamento, mesmo quando a pressão arterial é elevada, em comparação com pessoas com baixo condicionamento aeróbio e pressão arterial normal.[117]

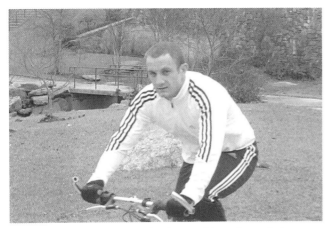

Figura 10.36 A prática regular de exercício está associada a um menor risco de desenvolver pressão arterial elevada.

COLESTEROL SANGUÍNEO ELEVADO

Conforme revisado anteriormente neste capítulo, o colesterol sanguíneo elevado é um fator de risco proeminente para doença cardíaca.[21,183-186] A Figura 10.37 mostra que o risco de DAC se eleva de maneira acentuada com o aumento dos níveis de colesterol no sangue.[55]

O corpo fabrica seu próprio colesterol e também absorve essa substância de certos tipos de alimentos, especificamente de todos os produtos animais (i. e., carnes, laticínios e ovos). O colesterol é essencial para a formação dos ácidos biliares (utilizados na digestão das gorduras) e de alguns hormônios, além de ser um componente das membranas celulares e dos tecidos cerebrais e nervosos.[185]

Portanto, há necessidade de uma determinada quantidade de colesterol para manter o corpo funcionando normalmente. Entretanto, quando os níveis sanguíneos de colesterol estão altos demais, parte do excesso (especialmente a forma oxidada de colesterol LDL) é depositada na parede das artérias, aumentando o risco de doença cardíaca.[4-10,183] Em contraste, de acordo com diversos estudos, quando os níveis de colesterol no sangue são baixados por meio de mudanças no estilo de vida e pelo uso de medicamentos, o risco de doença cardíaca coronariana diminui.[40-46] Para cada redução de 1% no colesterol sanguíneo, ocorre uma redução de 2 a 3% na ocorrência de doença arterial coronariana.[35,37]

Prevalência de níveis sanguíneos de colesterol elevados

Especialistas recomendam que todos conheçam seu nível de colesterol e que façam uma checagem pelo menos uma vez a cada cinco anos (ou anualmente, se for elevado o risco de doença cardíaca).[21,187] Uma das populações mais "conscientes do colesterol" são os norte-americanos, dos quais 67% já tiveram seu colesterol checado nos últimos cinco anos.[2] A Figura 10.38 resume os níveis sanguíneos de colesterol daquela população. É possível observar a acentuada elevação nos níveis séricos de colesterol com o envelhecimento.[14,188,189]

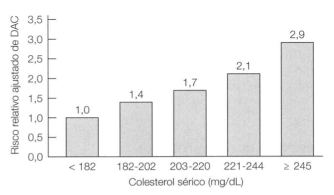

Figura 10.37 Colesterol sérico e doença arterial coronariana (DAC): estudo MRFIT com 316.099 homens brancos, com acompanhamento de 12 anos, incluindo 6.327 mortes por DAC. Nesse estudo, o risco de DAC aumentou de maneira acentuada com o aumento do colesterol sérico. Fonte: Dados de Neaton JD, Wentworth D. Serum cholesterol, blood pressure, cigarette smoking, and death from coronary heart disease. *Arch Intern Med* 152:56–64, 1992.

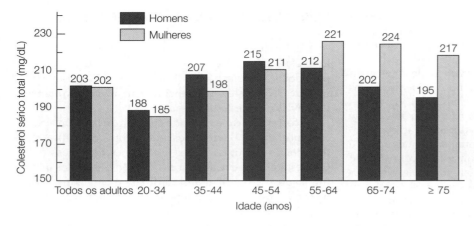

Figura 10.38 Níveis séricos totais médios de colesterol entre adultos nos EUA. Fonte: National Center for Health Statistics. *Health, United States, 2005.* Hyattsville, Maryland: 2005. www.cdc.gov/nchs [em inglês].

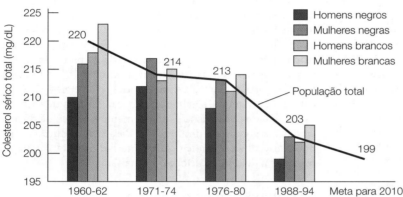

Figura 10.39 Diminuição dos níveis séricos totais de colesterol entre adultos dos EUA. Fonte: National Center for Health Statistics. *Health, United States, 2005.* Hyattsville, Maryland: 2005. www.cdc.gov/nchs [em inglês].

De acordo com o National Cholesterol Education Program, os níveis séricos de colesterol podem ser categorizados conforme resumido na Tabela 10.9.[21] Apesar da impressionante queda a partir da década de 1960, 17% dos norte-americanos ainda exibem níveis elevados de colesterol sanguíneo e 30% têm níveis limítrofes-altos (ver Figs. 10.39 e 10.40).[14] A média norte-americana para colesterol sérico é de 203 mg/dL e, se as atuais tendências tiverem continuidade, provavelmente será alcançada a meta do *Healthy People 2010,* de 199 mg/dL.[2,14] Algumas populações em certas partes do mundo com baixíssimo risco de doença cardíaca têm níveis de colesterol sanguíneo abaixo de 160 mg/dL, um nível atualmente considerado por alguns especialistas como dentro da zona "ideal".[184] No Framingham Heart Study, por exemplo, um estudo iniciado durante os anos 1950, a doença cardíaca era extremamente rara entre pessoas com níveis de colesterol no sangue dentro da zona ideal.[190]

Descrição das lipoproteínas

Para transportar o colesterol e os triglicerídeos, o corpo utiliza diversos "pacotes" proteicos, chamados lipoproteínas. Em jejum, existem três lipoproteínas importantes no sangue: *lipoproteína de alta densidade* (HDL), *lipoproteína de baixa densidade* (LDL) e *lipoproteína de muito baixa densidade* (VLDL). Cada lipoproteína é composta por diversos subtipos. A Figura 10.41 faz um resumo da composição proteica e lipídica de cada lipoproteína. A HDL é a menor e mais densa, sendo praticamente

TABELA 10.9 Classificação dos colesteróis LDL, total e HDL e dos triglicerídeos*

	Alvo primário da terapia
Colesterol LDL	
< 100	Ideal
100-129	Próximo/acima do ideal
130-159	Limítrofe-alto
160-189	Alto
≥ 190	Muito alto
Colesterol total	
< 200	Desejável
200-239	Limítrofe-alto
≥ 240	Alto
Colesterol HDL	
< 40	Baixo
≥ 60	Alto
Triglicerídeos	
< 150	Normal
150-199	Limítrofe-alto
200-499	Alto
≥ 500	Muito alto

*Os valores numéricos são fornecidos em miligramas por decilitro. Obtenha um perfil lipoproteico completo depois de um jejum de 9 a 12 horas.
Fonte: *Third Report of the National Cholesterol Education Program (NCEP) Expert Panel on Detection, Evaluation, and Treatment of High Blood Cholesterol in Adults* (Adult Treatment Panel III), 2001. www.nhlbi.nih.gov [em inglês].

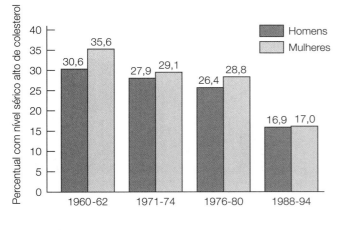

Figura 10.40 Percentual da população com nível sérico alto de colesterol (≥ 240 mg/dL). Fonte: National Center for Health Statistics. *Health, United States, 2005.* Hyattsville, Maryland: 2005. www.cdc.gov/nchs [em inglês].

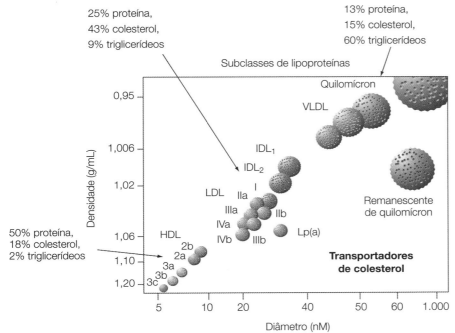

Figura 10.41 Existem três tipos principais de lipoproteínas no sangue em jejum, cada qual tem vários subtipos.

metade de uma proteína. A LDL transporta a maior parte do colesterol (60 a 70% de todo o colesterol sérico). A VLDL é principalmente constituída por triglicerídeos.[185,191,192]

A parte proteica da lipoproteína é chamada *apoproteína*. As apoproteínas são importantes na ativação ou inibição de certas enzimas envolvidas no metabolismo das gorduras. Elas são identificadas por letras. A HDL, por exemplo, tem várias apoproteínas diferentes, das quais as importantes são Apo A-I e Apo A-II. A LDL é rica em Apo B.

A partícula HDL parece atuar como um tipo de lançadeira, pois absorve o colesterol do sangue e das células do corpo e transfere essa substância para o fígado, onde ela será utilizada na formação dos ácidos biliares.[159,186,193-195] Os ácidos biliares estão envolvidos no processo de digestão, de modo que alguns deles são eliminados com as fezes. Com isso, essas substâncias proporcionam ao corpo uma via importante de excreção de colesterol. Por essa razão, as HDLs são chamadas de os "caminhões de lixo" do sistema sanguíneo, uma vez que coletam o colesterol e o descarregam no fígado.

Por outro lado, a LDL é formada depois que a VLDL transfere seus triglicerídeos para as células do corpo. As LDLs são ricas em colesterol e levam essa substância para várias células do corpo, onde ela é depositada para fazer parte das funções celulares. Quando o colesterol LDL está muito elevado e se oxida, ele passa a contribuir para a construção da aterosclerose (ver Fig. 10.42).[21,191]

Os níveis de colesterol LDL (LDL-C) são classificados pelo National Cholesterol Education Program (NCEP) do National Heart, Lung, and Blood Institute, National Institutes of Health dos EUA (ver Tab. 10.9).[21]

Os níveis de LDL-C devem ser os mais baixos possíveis, sendo os níveis ideais menores que 100 mg/dL. Em indivíduos com risco muito alto de DCV, uma meta de LDL-C < 70 mg/dL é uma opção terapêutica.[191]

A concentração de colesterol HDL (HDL-C) vem surgindo como medida importante do risco de doença cardíaca, por isso, o National Institutes for Health sugeriu que determinações de HDL-C acompanhassem as medidas de colesterol total quando o risco de doença arterial coronariana de indivíduos saudáveis estiver sendo avaliado.[21,193] Diversos estudos demonstraram que uma elevação de 1% no HDL-C reduz em 2 a 3% o risco de doença arterial coronariana e que

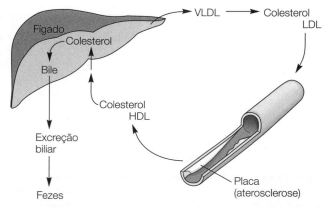

Figura 10.42 Funções das lipoproteínas. LDL e HDL têm funções opostas. A HDL transporta o colesterol até o fígado, onde ele é transformado em bile, terminando por ser excretado nas fezes. Esse é o principal método do corpo para reduzir suas reservas de colesterol.

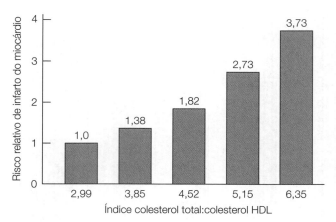

Figura 10.43 Índice de colesterol total: colesterol HDL e infarto do miocárdio: estudo da saúde de médicos, Escola Médica de Harvard; 246 pares de caso-controle. Nesse estudo de caso-controle de vítimas de ataque cardíaco, o risco subiu de maneira acentuada diante da elevação do índice colesterol total: colesterol HDL. Fonte: Dados de Stampfer MJ, Sacks FM, Salvini S, Willett WC, Hennekens CH. A prospective study of cholesterol, apolipoproteins, and the risk of myocardial infarction. *N Engl J Med* 325:373–381, 1991.

pessoas com os mais altos níveis de HDL-C têm taxas de mortalidade de 2 a 3 vezes menores do que pessoas com níveis mais baixos de HDL-C.[194,196,197]

Os níveis médios de HDL-C são mais elevados entre mulheres (56 mg/dL) do que entre homens (46 mg/dL) e mudam pouco com o processo de envelhecimento. O HDL-C também é mais elevado entre negros do que entre brancos.[188] O National Cholesterol Education Program considera como um influente fator de risco níveis de HDL-C abaixo de 40 mg/dL e, como valores ideais, os que se elevam acima de 60 mg/dL (ver Tab. 10.9).[21]

Por causa da importância do HDL-C, diversos índices têm sido utilizados para melhorar a previsão do risco de doença cardíaca. O HDL-C pode ser expresso como um percentual do colesterol total ou, mais comumente, como:[195,198,199]

$$\frac{\text{colesterol total}}{\text{HDL-C}}$$

Essa relação tem sido extremamente útil na estimativa do risco de doença cardíaca, como mostra a Figura 10.43. Nesse estudo com 246 homens que haviam sofrido um ataque cardíaco comparados a 246 controles, o risco de ataque cardíaco subiu abruptamente com o aumento desse índice.[199] Um índice abaixo de 3,0 é ideal, ao passo que acima de 5,0 é considerado como de alto risco. Para cada unidade de redução no índice (p. ex., de 5,0 para 4,0), o risco de doença arterial coronariana diminui 53%.[199] O homem adulto médio tem um índice de 4,6 e a mulher média, 4,0.[195] Idosos, obesos e fumantes têm índices mais altos, ao passo que mulheres, usuários de bebidas alcoólicas, negros e pessoas ativas têm índices mais baixos.[195]

Está menos clara a situação dos níveis séricos de triglicerídeos como fator de risco para doença cardíaca. A Tabela 10.9 resume as orientações do NCEP para a classificação de níveis séricos de triglicerídeos.[21] Em estudos publicados, constatou-se que um nível elevado de triglicerídeos é preditor de doença cardíaca; porém, quando ajustado a outros fatores de risco, sua utilidade como preditor independente se perde.[193,200,201] No entanto, em casos de pessoas com baixos níveis de HDL-C, diabetes, obesidade (especialmente central) e hipertensão ou de adultos jovens com vários fatores de risco, o risco de doença cardíaca aumenta com a elevação do nível de triglicerídeos.[193] A Figura 10.44 mostra os níveis séricos médios de triglicerídeos para norte-americanos de ambos os sexos.[188] Os valores de triglicerídeos ideais ficam abaixo de 110 mg/dL e os níveis de atletas são normalmente inferiores a 80 mg/dL.[192] Os triglicerídeos podem ser baixados com a perda de peso, com a prática de exercícios aeróbios e com a redução do consumo de bebidas alcoólicas. Dietas ricas em açúcar podem aumentar os níveis de triglicerídeos em algumas pessoas.

Em sua maioria, os laboratórios clínicos não medem o LDL-C; em vez disso, calculam esse indicador com base nas determinações do colesterol total, do HDL-C e dos triglicerídeos. Como mostra a Figura 10.41, todas as três lipoproteínas transportam colesterol. O colesterol total equivale ao presente em LDL, HDL e VLDL. No procedimento indireto, é feita uma estimativa do VLDL-C multiplicando-se os triglicerídeos por 20%. A equação é como se segue:[202]

LDL-C
= colesterol total − [HDL-C + (0,20 × triglicerídeos)]

Exemplificando, se o colesterol total corresponde a 200 mg/dL, o HDL-C a 50 mg/dL e os triglicerídeos a 100 mg/dL:

LDL-C = 200 − [50 + (0,20 × 100)] = 130 mg/dL

Tratamento da hipercolesterolemia

Em 2001, o National Cholesterol Education Program (NCEP) publicou seu terceiro relatório sobre detecção, avaliação e tratamento do colesterol sanguíneo elevado (Painel de Tratamento de Adultos III [ATP III]).[21,191] Trata-se de orientações clínicas para médicos, com suporte oferecido por outros profissionais da saúde. O NCEP recomenda a seguinte abordagem em nove etapas para testes e controle do colesterol:

- *Etapa 1.* Determine o perfil completo de lipoproteínas depois de 9 a 12 horas de jejum. Utilize a Tabela 10.9 para a classificação.

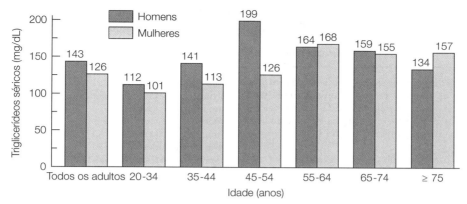

Figura 10.44 Níveis séricos médios de triglicerídeos entre adultos norte-americanos. Fonte: Johnson CL, Rifkind BM, Sempos CT, et al. Declining serum total cholesterol levels among US adults. The National Health and Nutrition Examination Surveys. *JAMA* 269:3002-3008, 1993.

- *Etapa 2.* Revise o histórico clínico para determinar se há a presença de doença arterial coronariana, diabetes, doença arterial periférica, doença da artéria carótida ou aneurisma aórtico abdominal.
- *Etapa 3.* Determine a presença de fatores de risco importantes (além de LDL-C) com base nos principais fatores de risco do NCEP expostos na Tabela 10.3.
- *Etapa 4.* Se estiverem presentes dois ou mais fatores de risco sem diabetes ou doença cardíaca, avalie o risco de DAC em dez anos utilizando o teste de risco de Framingham esquematizado no Quadro 10.6.
- *Etapa 5.* Determine a categoria de risco sumarizada no Quadro 10.6 (baixo a moderado, moderadamente alto, alto ou muito alto). A partir dessa categoria, estabeleça a meta da terapia, de LDL-C determine a necessidade de mudanças terapêuticas no estilo de vida (MTEV) e o nível para consideração de uso de medicamentos (resumo no Quadro 10.6). Por exemplo, um indivíduo com dois ou mais fatores de risco coronarianos importantes (NCEP) e um risco de ataque cardíaco em dez anos inferior a 10% (grupo de risco em alto) deve dar início às modificações do estilo de vida se seu nível de LDL-C estiver ≥ 130 mg/dL, devendo ser considerado o uso de farmacoterapia se o LDL-C estiver ≥ 160 mg/dL e se as mudanças no estilo de vida não reduzirem o LDL-C para menos de 130 mg/dL depois de transcorridos três meses.
- *Etapa 6.* Inicie as MTEV se o LDL-C estiver acima da meta. Os aspectos das MTEV estão resumidos no Quadro 10.7. Note que o NCEP recomenda mudanças vigorosas na dieta combinadas com a redução do peso e o aumento da atividade física. O LDL-C deve ser novamente determinado várias vezes, para que sejam avaliados o progresso e a necessidade de intensificação dos esforços das MTEV durante um período de 4 a 6 meses.
- *Etapa 7.* Se o LDL-C ainda estiver acima dos níveis-alvo depois de três meses, considere a adição da farmacoterapia, utilizando as orientações fornecidas no Quadro 10.6. Ver Tabela 10.10 para um sumário de medicamentos que afetam o metabolismo das lipoproteínas.
- *Etapa 8.* Verifique se está presente síndrome metabólica. Em caso positivo, trate-a depois de três meses de MTEV. A síndrome metabólica é resumida na Tabela 10.11 e é identificada por diversos fatores de risco, incluindo obesidade abdominal, triglicerídeos altos, HDL-C baixo, pressão arterial elevada e glicose em jejum alterada. As causas por trás da síndrome metabólica são obesidade e inatividade física.
- *Etapa 9.* Trate triglicerídeos elevados (ver Tab. 10.9 para uma classificação). Triglicerídeos elevados são tratados mais adequadamente com o aumento da atividade física e a redução do peso. Se os triglicerídeos estiverem acima de 200 mg/dL depois de ter sido atingida a meta para LDL, considere a adição de farmacoterapia.

Dieta e outras medidas de estilo de vida

Diversas organizações publicaram recomendações dietéticas tanto para a prevenção como para o tratamento da hipercolesterolemia.[21,185,203] As orientações da AHA estão resumidas no Quadro 10.8. De modo geral, as diretrizes recomendam que as pessoas consumam menos gordura animal saturada e colesterol, e incluam mais carboidratos e fibras, ao mesmo tempo em que moderem o consumo de sódio, energia e álcool (ver Atividade de Condicionamento Físico 10.5).[203] Essas orientações tomaram por base uma extensa literatura.[203-216]

A Tabela 10.12 apresenta um cardápio para três dias que atende às orientações nutricionais da AHA e a todas as recomendações para consumo de vitaminas e minerais. Pode-se observar a rica variedade de frutas e vegetais que fornecem vitaminas "antioxidantes", atualmente tidas como cruciais para a redução do LDL oxidado.

Para se ter um índice colesterol total:HDL-C favorável, o colesterol total e o LDL-C devem ser reduzidos ao passo que o HDL-C é aumentado, ambas alterações mediante a aplicação de fatores nutricionais e de estilo de vida. Exercício aeróbio, redução do peso, cessação do fumo e moderação no consumo de bebidas alcoólicas – todas intervenções favoráveis – afetam o HDL-C, enquanto as mudanças na dieta e a redução do peso baixam o LDL-C.[204] Como será enfatizado na próxima seção, o exercício aeróbio tem pouco efeito independente nos níveis de LDL-C e de colesterol total.

406 Parte IV Atividade Física e Doença

Quadro 10.6

Encontre seu plano de colesterol

O seguinte programa em duas etapas irá orientá-lo com base nas novas orientações terapêuticas do National Cholesterol Education Program. A primeira etapa irá ajudá-lo a estabelecer seu risco coronariano geral; a segunda utiliza essa informação para determinar suas metas terapêuticas para LDL e como alcançá-las.

Você deverá ter conhecimento de sua pressão arterial, dos seus níveis de colesterol total, colesterol LDL, colesterol HDL, triglicerídeos e de glicose em jejum. Se você não estiver certo acerca desses números, peça-os a seu médico e, se necessário, marque um exame para sua obtenção (todos as pessoas devem fazer um perfil lipídico completo a cada cinco anos a partir dos 20 anos de idade).

Etapa 1: Faça o teste de risco de ataque cardíaco

Este teste identificará sua probabilidade de sofrer um ataque cardíaco ou de morrer por doença coronariana nos próximos dez anos (pessoas com doença coronariana, diabetes, aneurisma aórtico, ou doença arterial periférica ou carotídea sintomática já enfrentam um risco superior a 20%, podendo saltar este teste e ir diretamente para a etapa 2). O teste utiliza dados do estudo Framingham-Heart, mundialmente considerado como o mais longo estudo para fatores de risco cardiovascular. O teste se limita aos principais fatores estabelecidos que são de fácil determinação.

Faça um círculo em torno do valor dos pontos para cada um dos fatores de risco ilustrados nas tabelas.

① Idade

Anos	Mulheres	Homens
20-34	-7	-9
35-39	-3	-4
40-44	0	0
45-49	3	3
50-54	6	6
55-59	8	8
60-64	10	10
65-69	12	11
70-74	14	12
75-79	16	13

② Colesterol total

mg/dL	Idade, 20-39 Mulheres	Homens	Idade, 40-49 Mulheres	Homens	Idade, 50-59 Mulheres	Homens	Idade, 60-69 Mulheres	Homens	Idade, 70-79 Mulheres	Homens
< 160	0	0	0	0	0	0	0	0	0	0
160-199	4	4	3	3	2	2	1	1	1	0
200-239	8	7	6	5	4	3	2	1	1	0
240-279	11	9	8	6	5	4	3	2	2	1
≥ 280	13	11	10	8	7	5	4	3	2	1

③ Colesterol HDL

mg/dL	Mulheres e homens
≥ 60	-1
50-59	0
40-49	1
< 40	2

④ Pressão arterial sistólica (o número mais alto)

mm/Hg	Não tratados Mulheres	Homens	Tratados Mulheres	Homens
< 120	0	0	0	0
120-129	1	0	3	1
130-139	2	1	4	2
140-159	3	1	5	2
> 159	4	2	6	3

⑤ Fumo

Idade, 20-39 Mulheres	Homens	Idade, 40-49 Mulheres	Homens	Idade, 50-59 Mulheres	Homens	Idade, 60-69 Mulheres	Homens	Idade, 70-79 Mulheres	Homens
9	8	7	5	4	3	2	1	1	1

Totalize seus pontos: _____

Agora, localize sua pontuação total na coluna referente ao seu sexo na tabela à direita e, em seguida, localize seu risco em dez anos na coluna situada na extrema direita.

Pontuação para mulheres	Pontuação para homens	Seu risco em 10 anos
Menos de 20	Menos de 12	Menos de 10%
20-22	12-15	10-20%
Mais de 22	Mais de 15	Mais de 20%

(continua)

Capítulo 10 Doença Cardíaca **407**

Quadro 10.6

Encontre seu plano de colesterol *(continuação)*

Etapa 2: Encontre seu plano de tratamento para a LDL

Consulte a tabela a seguir para saber como o seu risco coronariano geral determina se você precisa baixar seu nível de colesterol LDL e, em caso afirmativo, em quanto. Primeiro, localize seu risco coronariano na coluna à esquerda, que se baseia no risco de ataque cardíaco em dez anos que você acabou de calcular, bem como nos fatores de risco coronarianos e em qualquer doença com ameaça cardíaca de que você possa estar padecendo. Em seguida, verifique na mesma linha se você deve fazer mudanças no seu estilo de vida e se deve tomar medicação para baixar o colesterol, com base em seu atual nível de LDL.

Grupo de risco coronariano	Comece mudanças no estilo de vida se seu nível de LDL estiver...* (ver Quadro 10.7)	Adicione medicamentos se seu nível de LDL estiver... (ver Tab. 10.10)
Muito alto		
1. Risco de ataque cardíaco em dez anos de 20% ou mais, ou 2. Doença arterial, doença da artéria coronária ou aneurisma aórtico	≥ 100 mg/dL (meta para LDL < 100) Teste novamente depois de 3 meses	≥ 130 (medicamentos serão opcionais se seu LDL estiver entre 100 e 130)
Alto		
1. Risco de ataque cardíaco em dez anos de 10 a 20% e 2. Dois ou mais fatores de risco coronarianos[†]	≥ 130 (meta para LDL < 130) Teste novamente depois de 3 meses	≥ 130 e mudanças no estilo de vida não permitirem alcançar sua meta para LDL em 3 meses
Moderadamente alto		
1. Risco de ataque cardíaco em 10 anos abaixo dos 10% e 2. Dois ou mais fatores de risco coronarianos[†]	O mesmo que para alto risco	≥ 160 e mudanças no estilo de vida não permitirem alcançar sua meta para LDL em 3 meses[‡]
Baixo a moderado		
1. Um ou nenhum fator de risco coronariano importante[†,§]	≥ 160 (meta para LDL < 160) Teste novamente depois de 3 meses	≥ 190 e mudanças no estilo de vida não permitirem alcançar sua meta para LDL em 3 meses (medicamentos serão opcionais se seu LDL estiver entre 160 e 189)

*Pessoas com síndrome metabólica devem fazer mudanças no estilo de vida, mesmo se, isoladamente, seu nível de LDL não justificar tal medida. A síndrome metabólica se caracteriza pela presença de três ou mais dos seguintes fatores de risco: HDL < 40 em homens e < 50 em mulheres; pressão arterial sistólica ≥ 130 ou pressão arterial diastólica ≥ 85; nível de glicose em jejum de 110 a 125; nível de triglicerídeos ≥ 150; e circunferência abdominal > 102 cm em homens e > 88 cm em mulheres (ver Tab. 10.11). Pessoas com a síndrome devem limitar seu consumo de carboidratos, obter até 30 a 35% de suas Calorias da gordura total (mais do que o habitualmente recomendado) e fazer as demais modificações no estilo de vida, incluindo a restrição de gorduras saturadas.

[†]Os principais fatores de risco coronarianos são tabagismo; doença da artéria coronária no pai ou em um irmão antes dos 55 anos e na mãe ou em uma irmã antes dos 65 anos; pressão arterial sistólica ≥ 140, pressão arterial diastólica ≥ 90 ou estar em medicação para hipertensão; e nível de HDL < 40. Se o HDL estiver ≥ 60, subtraia um fator de risco (LDL alto é certamente um dos principais fatores, mas já figurou na tabela).

[‡]Embora a meta seja baixar a LDL para menos de 130, de modo geral, o uso de medicamentos nessas pessoas não é vantajoso, mesmo se as etapas de modificações no estilo de vida não tenham conseguido alcançar essa meta.

[§]Pessoas neste grupo costumam ter menos de 10% de risco em 10 anos. Aqueles indivíduos com risco maior devem perguntar a seu médico se precisam de um tratamento mais agressivo que o ilustrado neste quadro.

Fonte: Third Report of the National Cholesterol Education Program (NCEP) Expert Panel on Detection, Evaluation, and Treatment of High Blood Cholesterol in Adults (Adult Treatment Panel III), 2001. www.nhlbi.nih.gov.

Em resumo, para baixar o LDL-C, as modificações no estilo de vida mais influentes são, em ordem de importância:[203-218]

- Redução das gorduras saturadas na alimentação (especialmente gorduras de carne vermelha e de laticínios) e ácidos graxos trans (principalmente de gorduras hidrogenadas)
- Redução do peso corporal (ou manutenção do peso corporal normal)
- Redução no consumo de colesterol dietético (encontrado em todos os alimentos de origem animal)
- Aumento nos ácidos graxos poli-insaturados, ômega-3 e monoinsaturados na alimentação (encontrados em alimentos vegetais, peixes e azeitonas)
- Aumento nos carboidratos de cereais integrais e nas fibras hidrossolúveis (especialmente frutas, vegetais, feijões e produtos à base de aveia)

Quadro 10.7

Modificações terapêuticas no estilo de vida no tratamento para baixar a LDL

O ATP III recomenda uma abordagem multifacetada ao estilo de vida para reduzir o risco de DAC. Essa abordagem foi denominada *mudanças terapêuticas no estilo de vida* (MTEV). Suas características essenciais são:

- Redução no consumo de gorduras saturadas (< 7% das Calorias totais) e colesterol (< 200 mg/dia) (ver na tabela à direita a composição geral da dieta MTEV)
- Opções terapêuticas para melhorar a redução de LDL, como fitoestanóis/fitoesteróis vegetais (2 gramas/dia) e aumento da fibra viscosa (solúvel) (10 a 25 gramas/dia)
- Redução do peso
- Aumento da atividade física

Fonte: Third Report of the National Cholesterol Education Program (NCEP) Expert Panel on Detection, Evaluation, and Treatment of High Blood Cholesterol in Adults (Adult Treatment Panel III), 2001. http://www.nhlbi.nih.gov [em inglês].

Composição de nutrientes da dieta MTEV

Nutriente	Ingestão recomendada
Gordura saturada*	Menos que 7% das Calorias totais
Gordura poli-insaturada	Até 10% das Calorias totais
Gordura monoinsaturada	Até 20% das Calorias totais
Gordura total	25-35% das Calorias totais
Carboidrato†	50-60% das Calorias totais
Fibra	20-30 gramas/dia
Proteína	Cerca de 15% do total das Calorias
Colesterol	Menos que 200 mg/dia
Calorias totais (energia)‡	Equilíbrio entre o consumo e o gasto de energia para manter o peso corporal desejado e evitar o ganho de peso

*Ácidos graxos trans são outro tipo de gordura geradora de LDL que deve ser mantido em baixo nível de ingestão.
†O carboidrato deve ser derivado predominantemente de alimentos ricos em carboidratos complexos, como, por exemplo, grãos, especialmente cereais integrais, frutas e vegetais.
‡A queima diária de energia deve incluir atividade física pelo menos moderada (contribuindo com aproximadamente 200 Calorias/dia).

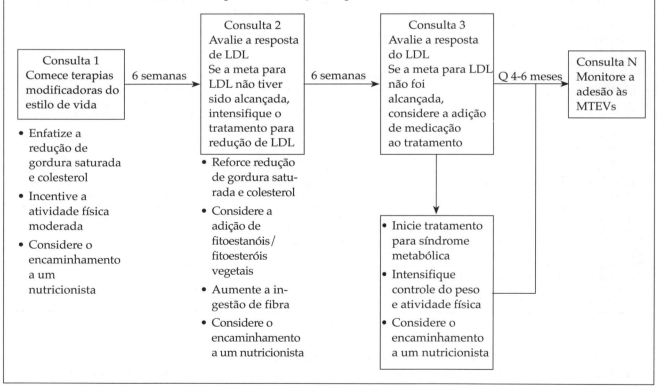

Modelo de etapas em mudanças terapêuticas no estilo de vida (MTEV)

Para aumentar o HDL-C, as modificações no estilo de vida mais influentes, em ordem de importância, são:[203-218]

- Exercício aeróbio, pelo menos 90 minutos por semana
- Redução do peso e manutenção do peso ideal
- Cessação do fumo
- Moderação no consumo de bebidas alcoólicas

Dietas que utilizam gorduras insaturadas não hidrogenadas como forma predominante de gordura na alimentação, cereais integrais como principal forma de carboidratos e um abundante consumo de frutas, verduras e ácidos graxos ômega-3 prove-

Capítulo 10 Doença Cardíaca **409**

TABELA 10.10 Medicamentos que afetam o metabolismo das lipoproteínas

Classe farmacológica	Agentes e doses diárias	Efeitos nos lipídios/lipoproteínas		Efeitos colaterais	Contraindicações
HMG CoA inibidores da redutase (estatinas)	Lovastatina (20-80 mg), pravastatina (20-40 mg), sinvastatina (20-80 mg), fluvastatina (20-80 mg), atorvastatina (10-80 mg), cerivastatina[‡] (0,4-0,8 mg)	LDL-C HDL-C TG	↓ 18-55% ↑ 5-15% ↓ 7-30%	Miopatia Aumento das enzimas hepáticas	Absolutas: • Doença hepática ativa ou crônica Relativas: • Uso simultâneo de certos medicamentos*
Sequestradores dos ácidos biliares	Colestiramina (4-16 g), colestipol (5-20 g); colesevelam[§] (2,6–3,8 g)	LDL-C HDL-C TG	↓ 15-30% ↑ 3-5% Sem alteração ↓ 5-25%	Desarranjo gastrintestinal Constipação intestinal Diminuição da absorção de outros medicamentos	Absolutas: • Disbetalipoproteinemia • TG > 400 mg/dL
Ácido nicotínico	Ácido nicotínico de liberação imediata (Metri®) (1,5-3 g), ácido nicotínico de liberação estendida (Niaspan®§) (1-2 g), ácido nicotínico de liberação contínua (1-2 g)	LDL-C HDL-C TG	↑ 15-35% ↓ 20-50%	Rubor Hiperglicemia Hiperuricemia (ou gota) Desarranjo GI superior Hepatotoxicidade	Relativas: • TG > 200 mg/dL Absolutas: • Doença hepática crônica • Gota grave Relativas: • Diabetes • Hiperuricemia • Úlcera péptica
Fibratos	Gemfibrogel ou Gemfibrozila (600 mg BID),[†] fenofibrato (200 mg), clofibrato (1.000 mg BID)	LDL-C (pode estar aumentado em pacientes com TG elevado) HDL-C TG	↓ 5-20% ↑ 10-20% ↓ 20-50%	Dispepsia Cálculos biliares Miopatia	Absolutas: • Doença renal grave • Doença hepática grave

*Ciclosporina, antibióticos macrolídeos, vários agentes antifúngicos e inibidores de citocromo P-450 (fibratos e niacina devem ser utilizados com a devida cautela).
[†]BID = duas vezes por dia.
[‡]N.R.C.: Retirado do mercado por efeitos colaterais graves.
[§]N.R.C.: Não comercializado no Brasil.

TABELA 10.11 Identificação clínica da síndrome metabólica*

Fator de risco	Nível definidor
Obesidade abdominal[†]	Circunferência abdominal[‡]
Homens	> 102 cm (> 40″)
Mulheres	> 88 cm (> 35″)
Triglicerídeos	≥ 150 mg/dL
Colesterol HDL	
Homens	< 40 mg/dL
Mulheres	< 50 mg/dL
Pressão arterial	≥ 130/≥ 85 mmHg
Glicose em jejum	≥ 110 mg/dL

*Determina-se que o paciente tem a síndrome metabólica se estiverem presentes pelo menos três dos fatores de risco.
[†]Sobrepeso e obesidade estão associados com resistência à insulina e com síndrome metabólica. Entretanto, a presença de obesidade abdominal tem uma correlação mais forte com os fatores de risco metabólicos do que um índice de massa corporal (IMC) elevado. Portanto, recomenda-se a simples medida da circunferência abdominal para identificar o componente de peso corporal da síndrome metabólica.
[‡]Alguns pacientes do sexo masculino podem exibir vários fatores de risco metabólicos quando a circunferência abdominal está apenas marginalmente aumentada, p. ex., 94 a 102 cm (37 a 39″). Esses pacientes podem ter forte contribuição genética para a resistência à insulina. Portanto, devem ser beneficiados com mudanças no estilo de vida similarmente aos homens com aumentos categóricos na circunferência abdominal.
Tratamento da síndrome metabólica:
• Trate as causas subjacentes (sobrepeso/obesidade e inatividade física):
  – Intensifique o controle do peso
  – Aumente a atividade física
• Trate fatores de risco lipídicos e não lipídicos se persistirem apesar destas terapias de modificação no estilo de vida:
  – Trate hipertensão
  – Use aspirina para pacientes com DAC para a redução do estado pró-trombótico
  – Trate triglicerídeos elevados e/ou HDL baixo

Fonte: Third Report of the National Cholesterol Education Program (NCEP) Expert Panel on Detection, Evaluation, and Treatment of High Blood Cholesterol in Adults (Adult Treatment Panel III), 2001. www.nhlbi.nih.gov.

Quadro 10.8

Orientações da American Heart Association para reduzir o risco de doença cardiovascular por meio de práticas dietéticas e outras modificações no estilo de vida

Estas orientações foram planejadas para ajudar as pessoas a alcançar e manter:

1. Um padrão alimentar saudável, com inclusão de alimentos de todos os principais grupos alimentares
   A. Consuma frutas e vegetais variados; escolha cinco ou mais porções por dia.
   B. Consuma produtos de grãos/cereais variados, inclusive cereais integrais; escolha seis ou mais porções por dia.

2. Um peso corporal saudável
   A. Equilibre o consumo de energia total (Calorias) com as necessidades gerais de energia.
   B. Obtenha um nível de atividade física que equilibre (para manter o peso) ou exceda (para perder peso) a ingestão de energia. Caminhe ou faça outras atividades durante pelo menos 30 minutos na maioria dos dias da semana.

3. Um perfil de colesterol e lipoproteínas sanguíneos desejável
   A. Limite o consumo de alimentos com elevado teor de ácidos graxos geradores de colesterol.
   - Mantenha o consumo de gordura saturada em menos de 10% da energia ($< 7\%$ para pessoas com LDL-C elevado). Inclua derivados de leite desnatado ou semidesnatado, peixes, legumes (feijões), aves sem pele e carnes vermelhas magras. Escolha gorduras com 2 gramas ou menos de gordura saturada por porção, p. ex., margarinas líquidas e sólidas, óleo de canola e azeite de oliva. Limite o consumo de derivados de leite integral, carnes gordas e óleos tropicais.
   - Limite o consumo de ácidos graxos trans, do qual o principal componente é a gordura hidrogenada.
   B. Limite o consumo de alimentos ricos em colesterol.
   - Limite o consumo de colesterol na alimentação para menos de 300 mg/dia, em média (< 200 mg/dia para indivíduos com LDL-C elevado, diabetes e/ou doença cardiovascular).
   C. Substitua grãos e ácidos graxos insaturados por peixes, vegetais, legumes e sementes.

4. Uma pressão arterial desejável
   A. Limite o consumo de sal (cloreto de sódio) a 6 gramas/dia (100 mmol ou 2.400 mg de sódio).
   B. Mantenha um peso corporal saudável.
   C. Limite o consumo de bebidas alcoólicas (não mais de dois drinques por dia para homens e um drinque por dia para mulheres).

D. Mantenha um padrão alimentar que enfatize frutas, verduras e derivados de leite desnatado, e que seja reduzido em seu conteúdo de gordura.

Aspectos que merecem aprofundamento das pesquisas

- *Antioxidantes.* É recomendável um grande consumo de antioxidantes dietéticos provenientes de alimentos vegetais; evidência insuficiente em apoio ao uso de suplementos antioxidantes.
- *Vitaminas do complexo B e redução da homocisteína.* O metabolismo normal da homocisteína depende de um fornecimento adequado de folato, vitamina B_6, vitamina B_{12} e riboflavina. Níveis plasmáticos elevados de homocisteína foram ligados a um maior risco coronariano na maioria dos estudos, ainda que não em todos.
- *Proteína de soja e isoflavonas.* O consumo de proteína de soja em lugar de proteína animal tende a reduzir os níveis sanguíneos de colesterol total, LDL-C e triglicerídeos sem afetar o HDL-C (o que pode depender da presença de isoflavonas de soja, que são removidas de alguns produtos à base de soja comercializados).
- *Suplementos de ácidos graxos ômega-3.* O consumo de uma refeição de peixe gordo por dia (ou, opcionalmente, um suplemento de óleo de peixe) pode resultar em uma ingestão de ácidos graxos *ômega*-3 de cerca de 900 mg/dia – uma quantidade que, conforme ficou demonstrado, afeta de maneira benéfica as taxas de mortalidade em pacientes com doença arterial coronariana.
- *Alimentos contendo fitoestanóis/ésteres de fitoesteróis.* Foi demonstrado que alimentos contendo fitoestanóis/ésteres de fitoesteróis (fitoesteróis vegetais) diminuem os níveis de colesterol no sangue. Fitoesteróis vegetais (atualmente isolados da soja e de óleos de polpa de madeira, esterificados e, em seguida, incorporados nos produtos alimentícios) diminuem o colesterol total e o LDL-C por meio da redução da absorção intestinal do colesterol proveniente dos alimentos.
- *Substitutos da gordura.* Substitutos da gordura mimetizam um ou mais dos papéis da gordura em um alimento, e tendem a reduzir o consumo de gordura e energia.

Fonte: American Heart Association. AHA Scientific Statement. AHA dietary guidelines. Revision 2000: A statement for healthcare professionals from the Nutrition Committee of the American Heart Association. *Circulation* 102:2284–2299, 2000.

Capítulo 10   Doença Cardíaca   **411**

TABELA 10.12   Resumo de um cardápio de três dias para a saúde do coração

Todas as vitaminas e minerais excedem os níveis de ingestão recomendados.

Informação nutricional

Calorias	2.000 por dia		Colesterol	140 miligramas		
Proteína	86 gramas	(17% das Calorias)	Gordura saturada	13 gramas	(6% das Calorias)	
Gordura	55 gramas	(25% das Calorias)	Fibra alimentar	30 gramas		
Carboidrato	290 gramas	(58% das Calorias)	Cafeína	170 miligramas		
Sódio	2.800 miligramas					

Dia 1, café da manhã

½	Toranja: casca, parte branca, todas as partes
4	Panquecas: simples e de *buttermilk*, feita com ovos e leite, 10 centímetros de diâmetro
2 col. chá	Margarina: cremosa, óleos não especificados, com sal
1 xícara	Molho de maçã: enlatado, sem adoçante, sem ácido ascórbico
¼ col. chá	Canela em pó
½ xícara	Leite de vaca, semidesnatado, 1% de gordura
237 mL	Café preparado por infusão com água potável

Dia 1, almoço

57 g	Peixes/frutos do mar; atum, sólidos drenados e enlatados, carne light, enlatada em água
2 fatias	Pão: de trigo integral
1 pedaço	Alface: embalada inteira, crua, folhas
2 col. chá	Molho para salada: maionese, óleo de soja, com sal
1	Cenoura crua
1	Maçã crua, com casca
1 xícara	Sopa: arroz e tomate, com água
6	Biscoitos *crackers*: saltines
¾ xícara	Suco de uva: enlatado/engarrafado, sem adição de açúcar

Dia 1, jantar

85 g	Carne bovina: composto de cortes aparados no varejo, todas as classificações, magra separada, cozida, 0 de gordura
1	Batata: cozida, sem casca, sem sal
1 xícara	Brócolis: congelado, picado, cozido, drenado, sem sal
1 espiga	Milho: doce, amarelo, cozido, drenado, sem sal
3 col. chá	Margarina: cremosa, óleos não especificados, com sal
2	Pêssegos, *in natura*
1 xícara	Leite: de vaca, semidesnatado, 1% de gordura

Dia 2, café da manhã

1 xícara	Iogurte: com frutas, baixo teor de gordura
1	*Muffin* inglês, simples
1	Laranja, *in natura*, todas as variedades
2 col. chá	Margarina: cremosa, óleos não especificados, com sal
237 mL	Café preparado por infusão com água potável

Dia 2, almoço

¾ xícara	Molho: enlatado para espaguete
1 xícara	Espaguete: enriquecido, cozido sem sal
1½ xícara	Alface: embalada inteira, crua
½	Tomate: vermelho, maduro, *in natura*
¼ de xícara	Cenouras: *in natura*, em tiras
¼ de xícara	Pepino: não descascado, *in natura*, fatiado
2 col. chá	Molho para salada: italiano, diet, com sal
1 col. chá	Sementes: polpas secas de sementes de girassol
1 fatia	Pão: baguete ou pão de Viena, enriquecido
1 col. chá	Margarina: cremosa, óleos não especificados, com sal
⅛ de col. chá	Alho em pó
1 porção	Uvas: tipo europeu (casca aderente)
1 xícara	Chá: preparado por infusão

Dia 2, jantar

85 g	Frango: peito, apenas carne, assado
¾ de xícara	Arroz: integral, longo, cozido, sem sal
1 xícara	Cenouras: cozidas, drenadas, sem sal
1	Pão doce: assar até dourar e servir, enriquecido
2 col. chá	Margarina: cremosa, óleos não especificados, com sal
1 xícara	Leite: de vaca, semidesnatado, 1% de gordura
1 xícara	Morangos: *in natura*
1 fatia	Bolo: bolo de anjo, preparado com mistura para bolo e assado, enriquecido, feito com água e aromatizantes

Dia 3, café da manhã

2	Cereal: de trigo moído, biscoitos grandes
2 col. chá	Açúcar: mascavo, prensado
2 fatias	Pão: trigo integral, torrada
1	Banana
4 col. chá	Sementes: manteiga de amendoim, com sal
1 xícara	Leite: de vaca, semidesnatado, 1% de gordura
236 mL	Café: preparado por infusão com água potável

Dia 3, almoço

57 g	Peru: light, sem pele, assado
28 g	Queijo, natural, mozarela, parte desnatado
2 fatias	Pão: de trigo integral
2 col. chá	Molho para salada: maionese, óleo de soja, com sal
½ xícara	Brócolis: *in natura*, picado
½ xícara	Couve-flor: in natura, pedaços de 2,5 cm
2 col. chá	Molho para salada: marca de baixa caloria, com sal
1	Pêra, *in natura*
3	Biscoitinhos: de farinha de aveia com passas
1½ xícara	Bebidas carbonatadas de baixo teor calórico, tipo cola, com aspartame

Dia 3, jantar

85 g	Carne de porco: curada, presunto, integral, separar apenas a parte magra, assada
1	Batata-doce: cozida, sem casca
1 xícara	Vagem: de rápida preparação, verdes, cozidas com sal
2 col. chá	Margarina: cremosa, óleos não especificados, com sal
1 xícara	Suco de maçã: enlatado/engarrafado, sem adoçante, sem ácido ascórbico
1 xícara	Melão: cantalupo, *in natura*, em cubos
½ xícara	Sorvete: de baunilha, leite gelificado, massa

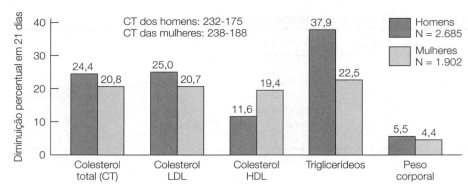

Figura 10.45 Efeitos das modificações no estilo de vida nos lipídios séricos: Programa Pritikin – 21 dias, dieta com < 10% de gordura, rica em fibras e carboidrato, 1 a 2 h de exercício por dia. Fonte: Dados de Barnard RJ. Effects of lifestyle modification on serum lipids. *Arch Intern Med* 151:1389-1394, 1991.

nientes de peixes oferecem uma proteção significativa contra a DAC. Essas dietas, aliadas à atividade física regular, à descontinuação do fumo e à manutenção de um peso corporal saudável, impedem a maioria das DCVs nas populações ocidentais.[205]

Melhoras no estilo de vida podem ter efeitos intensos e relativamente rápidos no colesterol total, no HDL-C e no LDL-C, dependendo dos níveis iniciais e do grau de mudança.[215,216] O programa Pritikin é um programa residencial com duração de 21 dias, em que indivíduos de alto risco são introduzidos em uma dieta basicamente vegetariana, com teores extremamente baixos de gordura (< 10% das Calorias) e altos de fibras e carboidratos, aliada a 1 a 2 horas diárias de exercício moderado.[215]

Como ilustrado na Figura 10.45, são notadas melhoras significativas no colesterol total, no LDL-C e nos triglicerídeos, sobretudo dentro das primeiras duas semanas. É possível observar que o HDL-C sofre uma queda de 12 a 19%, o que é comum durante períodos em que estão sendo efetuadas grandes mudanças na dieta. Com o passar do tempo, à medida que o peso corporal vai se estabilizando e o exercício tem continuidade, o HDL-C tende a aumentar um pouco. Embora a dieta Pritikin seja considerada radical pela maioria das pessoas e provavelmente não possa ser seguida por períodos prolongados, ela de fato demonstra suas possibilidades quando utilizada de maneira terapêutica durante algumas semanas.

Papel do exercício

Nos anos 1970, diversos estudos publicados demonstraram que baixos níveis de HDL-C estavam relacionados à doença arterial coronariana.[192] Mais ou menos na mesma época, foram publicados os primeiros artigos informando que o exercício pode estar ligado a melhores níveis de HDL-C.[192,217] Em um antigo estudo da Universidade Stanford envolvendo corredores de fundo e controles sedentários de ambos os sexos, constatou-se que o HDL-C era substancialmente mais alto nos corredores (ver Fig. 10.46).[217,218] Também foi observado que o colesterol total, o LDL-C e os triglicerídeos estavam bem mais baixos nos corredores. No entanto, em virtude da natureza transversal do modelo de pesquisa, as disparidades entre grupos nos níveis de gorduras e lipoproteínas no sangue talvez tenham sido decorrentes de fatores estranhos ao exercício, como, por exemplo, dieta, gordura corporal e patrimônio genético.[219-221]

Em dois estudos mais recentes de maior porte envolvendo corredores de ambos os sexos, foi relatada uma relação de dose-resposta entre quilômetros corridos por semana e o HDL-C (ver Fig 10.47).[179,222] Nesses dois estudos, os corredores que treinavam mais tiveram os níveis mais elevados de HDL-C, não tendo sido observada evidência de um nível de estabiliza-

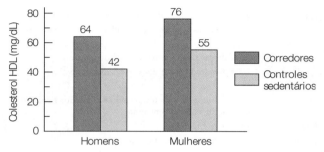

Figura 10.46 Colesterol de lipoproteína de alta densidade em corredores e em controles sedentários de ambos os sexos. Fonte: Dados de Wood PD, Haskell WL, Stern MP, Lewis S, Perry C. Serum lipoproteins distributions in male and female runners. *Ann NY Acad Sci* 301:748-763, 1977.

ção ou de um efeito platô. Em outras palavras, quantidades moderadas de corrida foram mais proveitosas que pouca ou nenhuma corrida, enquanto uma maior quantidade de corrida foi relacionada a níveis mais elevados de HDL-C.[223] Para os corredores homens, mas não para as corredoras mulheres, os níveis de LDL-C e triglicerídeos caíram de maneira acentuada com o aumento da distância percorrida. Também nesse caso, porém, não foi possível esclarecer completamente se o melhor perfil sanguíneo para as lipoproteínas entre os corredores mais empenhados foi decorrente do patrimônio genético ou de uma dieta e uma composição corporal superiores.

A perda de peso, por si mesma, exerce um potente efeito nas gorduras e lipoproteínas do sangue. Com ela, ocorre um grande decréscimo no colesterol total, no LDL-C e nos triglicerídeos, bem como um aumento no HDL-C (mas apenas nos casos em que a perda de peso foi mantida e estabilizada) (ver Cap. 13).[224-226] Alguns pesquisadores estimaram que o colesterol total cai cerca de 1 mg/dL para cada 450 gramas de peso perdido (os decréscimos são maiores para aqueles com níveis mais altos de colesterol no sangue).[227] Em outras palavras, se uma pessoa emagrece de 83 para 72 quilogramas, pode-se esperar, em média, que seu colesterol sanguíneo diminua 20 mg/dL (p. ex., de 205 para 185 mg/dL).

Como discutido na seção anterior, melhoras nos hábitos alimentares também exercem um efeito favorável nos lipídios e lipoproteínas do sangue.[225-227] A passagem da dieta típica para a dieta recomendada pela American Heart Association pode causar uma redução no colesterol total de 5 a 15% (dependendo do nível inicial). A mudança para dietas mais radicais, como a do programa Pritikin de 21 dias (< 10% de gordura total), pode exercer potentes efeitos no colesterol total, no LDL-C (reduções de 20 a 25%) e nos triglicerídeos (reduções de 20 a 40%) (Fig. 10.45).[215]

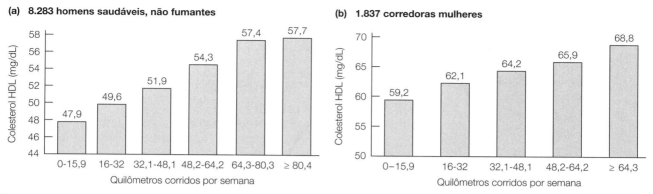

Figura 10.47 Quilômetros corridos por semana e colesterol HDL. Tanto para homens como para mulheres, os níveis de colesterol HDL são elevados com o aumento dos quilômetros corridos. Fontes: Dados de Williams PT. Relationship of distance run per week to coronary heart disease risk factors in 8283 male runners. *The National Runners' Health Study. Arch Intern Med* 157:191-198, 1997; Williams PT. High-density lipoprotein cholesterol and other risk factors for coronary heart disease in female runners. *N Engl J Med* 334:1298-1303, 1996.

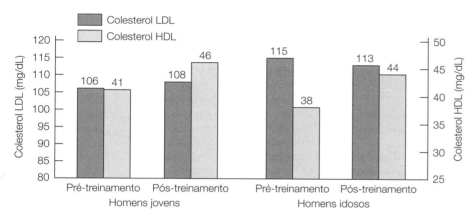

Figura 10.48 Exercício e lipoproteínas em homens jovens e idosos, sem mudança no peso ou na dieta; 6 meses de exercício, 5 dias/semana, 45 minutos/sessão, alta intensidade. Fonte: Dados de Schwartz RS, Cain KC, Shuman WP, et al. Effect of intensive endurance training on lipoprotein profiles in young and older men. *Metabolism* 41:649-654, 1992.

Esses estudos demonstram que a perda de peso e as mudanças na alimentação podem ter efeitos de grande impacto nos lipídios e nas lipoproteínas do sangue. Muitas vezes, quando pessoas começam programas de exercício, ocorrem melhoras nos hábitos alimentares e na composição corporal. Estudos que utilizaram modelos randomizados e controlados demonstraram de maneira cuidadosa que mudanças no colesterol e nas gorduras do sangue causadas pelo treinamento com exercício são bastante influenciadas por mudanças paralelas no peso corporal e na dieta.[224-229]

Um consenso cada vez mais consistente entre os pesquisadores é que, quando mudanças no peso corporal e nos hábitos alimentares são controladas, pode-se esperar que a prática exclusiva de treinamento com exercício aumente o HDL-C e diminua os níveis de triglicerídeos, com pouco ou nenhum efeito no LDL-C.[217-237] A Figura 10.48 resume os resultados de um estudo em que mudanças no peso corporal e na dieta, tanto em homens jovens como idosos, foram minimizadas e controladas.[229] Depois de seis meses de treinamento intenso, cinco dias por semana e 45 minutos por sessão, o condicionamento aeróbio nos voluntários jovens e idosos melhorou 18 e 22%, respectivamente. O LDL-C não apresentou mudanças significativas (porque dieta e peso corporal foram mantidos próximos aos níveis pré-estudo), ao passo que o HDL-C aumentou de 14 a 15%. Os triglicerídeos estavam baixos nos voluntários jovens antes do início do estudo, de modo que o treinamento com exercício não teve qualquer efeito adicional. No caso dos voluntários idosos, porém, os triglicerídeos caíram de maneira acentuada.

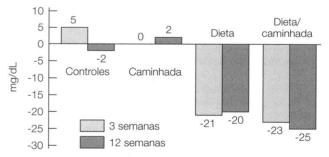

Figura 10.49 Mudanças de colesterol em resposta à alimentação e ao exercício (12 semanas) em 90 mulheres com sobrepeso, randomizadas para 1 de 4 grupos. Fonte: Dados de Nieman DC, Brock DW, Butterworth D, Utter AC, Nieman CN. Reducing diet and/or exercise training decreases the lipid and lipoprotein risk factors of moderately obese women. *J Am College Nutr* 21:344–350, 2002.

A Figura 10.49 ilustra os resultados de um estudo com duração de 12 semanas envolvendo 90 mulheres com sobrepeso, randomizadas para 1 de 4 grupos: controles, apenas caminhadas (cinco sessões de 45 minutos por semana, 60 a 75% da frequência cardíaca máxima), apenas dieta (1.200 a 1.300 Calorias por dia) e dieta com caminhadas.[237] As voluntárias nos dois grupos com dieta perderam, em média, 7,7 kg em 12 semanas, ao passo que os grupos de controle e de apenas caminhadas ficaram dentro de 900 gramas em relação a seu peso inicial. É possível observar que o colesterol sérico não mudou nos grupos de controle e de apenas cami-

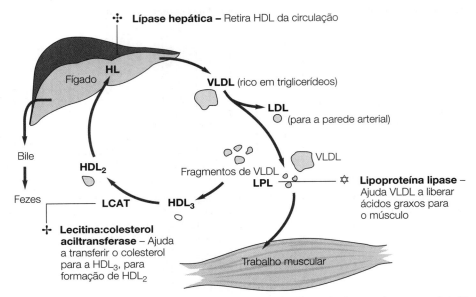

Figura 10.50 Formação e eliminação de HDL. A HDL é formada no sangue pela ação de duas enzimas essenciais (lipoproteína lípase [LPL] e lecitina:colesterol aciltransferase [LCAT]) e, em seguida, retirada da circulação pela lípase hepática (HL). Pessoas ativas tendem a ter níveis de atividade enzimática mais elevados de LPL e LCAT e mais baixos para HL.

nhadas, mas diminuiu 20 a 25% nos dois grupos que fizeram dieta. A maior parte da melhora no colesterol sérico ocorreu dentro das primeiras três semanas.

Quanto exercício será necessário para melhorar o perfil lipídico? Quase todos os pesquisadores concordam que é necessário um programa de exercício equivalente a um *jogging* moderado ou uma caminhada rápida durante pelo menos 30 minutos por sessão, 3 a 5 vezes por semana, para que possam ser mensuradas melhoras no HDL-C.[217,231,232,238] Em termos de consumo de energia, é necessário queimar cerca de 1.000 Calorias por semana com um exercício do tipo aeróbio e praticado com intensidade moderada a alta para que sejam obtidas mudanças favoráveis nas gorduras e lipoproteínas do sangue.

Nesse nível de exercício mínimo básico, em alguns casos as mudanças nos níveis de HDL-C e triglicerídeos são pequenas e variáveis, dependendo do indivíduo. Programas de exercício com alta duração (p. ex., 45 minutos ou mais), intensidade e frequência (i. e., quase diária) promovem os efeitos mais significativos em HDL-C e triglicerídeos. O colesterol total e o LDL-C, no entanto, parecem ser pouco afetados pelo treinamento com exercício, mesmo se intenso, a menos que este seja acompanhado por uma redução do peso corporal ou por uma diminuição das gorduras saturadas da alimentação.

Muitos estudos testando o efeito de quantidades moderadas de caminhadas sobre o HDL-C em mulheres não conseguiram demonstrar mudanças significativas.[221,230,231,237] No entanto, quando os pesquisadores aumentam o volume e a intensidade globais do exercício, ocorre uma melhora real do HDL-C.[222,231,234] Em outras palavras, as mulheres precisam de maiores volumes de exercício do que os homens para melhorar seu HDL-C, por causa de seus níveis inicialmente mais elevados.[239]

Embora haja mais evidências de que o exercício aeróbio regular aumente os níveis sanguíneos de HDL-C e baixe os triglicerídeos, ainda está sendo determinado o mecanismo exato que explique essas mudanças positivas. Atualmente, muitos pesquisadores vêm concentrando seus esforços na interação de enzimas importantes que regulam a degradação

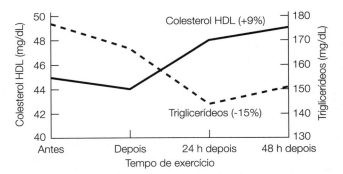

Figura 10.51 Mudanças nos níveis de colesterol HDL e triglicerídeos depois do exercício em 39 homens de meia-idade com colesterol alto, 30 a 60 minutos de bicicleta ergométrica, queimando 350 Calorias. Fonte: Dados de Crouse SF, O'Brien BC, Rohack JJ, et al. Changes in serum lipids and apolipoproteins after exercise in men with high cholesterol: Influence of intensity. *J Appl Physiol* 79:279–286, 1995.

e a formação de HDL-C e triglicerídeos.[239-244] O exercício regular altera de maneira favorável a atividade das enzimas reguladoras. O resultado final é que indivíduos aerobiamente condicionados, em comparação com pessoas não condicionadas, parecem eliminar os triglicerídeos do sangue com maior rapidez, produzir mais HDL-C e manter essa substância em circulação por mais tempo (ver Fig. 10.50).

Estudos demonstraram que sessões isoladas de exercício aeróbio, especialmente quando prolongadas e intensas, resultam em aumentos imediatos e significativos de HDL-C (Fig. 10.51).[245-251] Essa elevação aguda do HDL-C foi ligada à degradação de triglicerídeos durante o exercício.[249] Certas enzimas (especialmente lipoproteína lipase na parede dos capilares) degradam os triglicerídeos durante o exercício, permitindo que os músculos absorvam gordura para usá-la como combustível e produção de energia.

Com a manutenção regular do programa de exercício, as mudanças agudas no HDL-C e nos triglicerídeos, que persis-

TABELA 10.13 Influência do exercício de resistência nos lipídios e lipoproteínas do sangue

Componente	Mudança aguda (em curto prazo)	Mudança crônica (em longo prazo)
Colesterol total	Sem mudança	Sem mudança
Lipoproteína de baixa densidade	Sem mudança	Sem mudança, ligeira diminuição
Lipoproteína de alta densidade	Sem mudança, aumento	Aumento
Triglicerídeos	Diminuição	Diminuição

tem durante pelo menos 24 a 48 horas, resultam em uma melhora crônica. Em outras palavras, os perfis lipídicos favoráveis de indivíduos treinados podem, na verdade, estar ligados às mudanças de curta duração ocorridas durante ou imediatamente após uma sessão isolada de exercício, que, com o passar do tempo, resultam em níveis mais altos de HDL-C e mais baixos de triglicerídeos (ver resumo na Tab. 10.13).

O maior aumento agudo no HDL-C ocorre depois de um esforço excepcionalmente intenso.[246,250,251] Depois de uma corrida de maratona, por exemplo, o HDL-C pode aumentar de 15 a 25%.[250,251] Ao mesmo tempo, os triglicerídeos decrescem de maneira acentuada, pois os músculos utilizam gorduras como combustível. Em um artigo sobre 29 triatletas que, em 1994, terminaram o Campeonato Mundial Ironman no Havaí, foi relatado que os níveis sanguíneos de triglicerídeos caíram, em média, 39%.[246]

EXERCÍCIO E PREVENÇÃO DA DOENÇA ARTERIAL CORONARIANA

Até 1992, a American Heart Association não incluía a inatividade física em sua lista de "principais fatores de risco que podem ser mudados", que, na época, incluía tabagismo, pressão arterial alta e colesterol sanguíneo elevado (ver Tab. 10.2).[252,253] Anteriormente, a inatividade era listada ao lado de obesidade, estresse e diabetes como "fatores contributivos". Até recentemente, não havia bons dados de pesquisa para corroborar a relação entre DAC e inatividade. Quase todos os estudos publicados demonstravam que pessoas fisicamente ativas, em comparação com pessoas inativas, tinham um risco mais baixo de DAC, mas os críticos argumentavam que não eram controlados outros fatores importantes (p. ex., dieta e histórico familiar).

Em um dos mais antigos estudos publicados (1953), por exemplo, constatou-se que motoristas de ônibus em Londres que ficavam sentados dirigindo apresentavam um maior risco de DAC do que os trocadores, que se deslocavam pelos ônibus de dois andares coletando as passagens.[254] No entanto, os críticos afirmavam que os motoristas já podiam apresentar um maior risco de DAC antes e, por isso, haviam escolhido um tipo de trabalho mais fácil, no qual ficavam sentados.

Ralph Paffenbarger, da Stanford University, fez mais do que qualquer outro pesquisador para silenciar as críticas e avançar na causa do exercício como medida preventiva importante. Em 1970, Paffenbarger publicou dados demonstrando que estivadores do porto de São Francisco que se envolviam em pouco esforço físico no seu trabalho tinham um risco 60% maior de morte por DAC do que colegas que tinham um trabalho fisicamente mais exigente.[255]

Em 1978, foi publicado o primeiro de diversos artigos sobre ex-alunos universitários, que demonstrava que ex-alunos ativos apresentavam um menor risco de DAC do que suas contrapartes inativas.[256] Nesses estudos, Paffenbarger fez um cuidadoso controle sobre outros fatores de risco de DAC, demonstrando que o estilo de vida sedentário estava decididamente relacionado à ocorrência de DAC.[255-259]

É difícil avaliar os hábitos de atividade física, pois, em grande parte, tal avaliação se baseia em informações fornecidas pelos próprios indivíduos. O condicionamento cardiorrespiratório, porém é uma medida objetiva e pode ser avaliado com bastante facilidade. Steven Blair, do Cooper Institute for Aerobics Research, esteve na liderança da avaliação da relação entre condicionamento e doença arterial coronariana e doenças cardiovasculares.[117,260] Esse pesquisador utilizou testes máximos em esteira ergométrica para medir o condicionamento cardiorrespiratório em um grande grupo de homens e mulheres desde 1970. Blair descobriu que um baixo nível de condicionamento é um fator de risco de peso para DCV, tanto em homens como em mulheres (ver Fig. 10.52).[260]

Embora sejam necessárias mais pesquisas envolvendo mulheres, diversos estudos sugerem que a inatividade física afeta o risco de DAC no mesmo grau em homens e mulheres. Em um estudo com mulheres idosas na área de Seattle, nos EUA, o risco de DAC diminuiu 50% naquelas que praticaram quantidades moderadas de exercício.[261] Um grande estudo com 73.743 mulheres na pós-menopausa demonstrou que tanto caminhadas como exercícios vigorosos estavam ligados a reduções substanciais na incidência de eventos cardiovasculares.[262] Como ilustra a Figura 10.53, os resultados de um estudo com duração de sete anos que envolveu mais de 40.000 mulheres do estado de Iowa, EUA, demonstrou que o aumento da frequência da atividade física (tanto moderada como vigorosa) estava associado à redução do risco de morte por doença cardiovascular.[263]

Em 1987, um artigo histórico de revisão foi publicado por pesquisadores do Centers for Disease Control and Prevention (CDC).[264] Foram revisados 43 estudos, dos quais nenhum informou maior risco de DAC entre participantes ativos. Dois terços dos estudos apoiaram o achado de que pessoas fisicamente ativas têm menos DAC do que pessoas inativas, e os estudos realizados dentro dos melhores moldes de pesquisa foram aqueles que tendiam a apoiar essa relação.

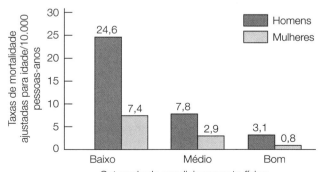

Figura 10.52 Condicionamento físico e mortalidade cardiovascular: estudo com duração de oito anos envolvendo 10.224 homens e 3.120 mulheres. Fonte: Dados de Blair SN, Kohl HW, Paffenbarger RS, Clark DG, Cooper KH, Gibbons LW. Physical fitness and all-cause mortality: A prospective study of healthy men and women. *JAMA* 262:2395–2401, 1989.

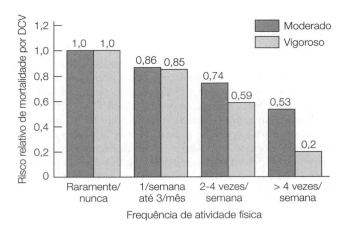

Figura 10.53 Atividade física e mortalidade por DCV em mulheres na pós-menopausa. Fonte: Dados de Kushi LH, Fee RM, Folsom AR, Mink PJ, Anderson KE, Sellers TA. Physical activity and mortality in postmenopausal women. *JAMA* 277:1287-1292, 1997.

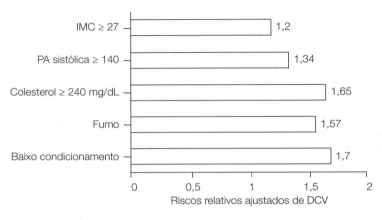

Figura 10.54 Riscos relativos ajustados para doença cardiovascular em 25.341 pacientes do sexo masculino testados na Cooper Clinic em Dallas, Texas, EUA. Fonte: Dados de Farrell SW, Kampert JB, Kohl HW, Barlow CE, Macera CA, Paffenbarger RS, Gibbons LW, Blair SN. Influences of cardiorespiratory fitness levels and other predictors on cardiovascular disease mortality in men. *Med Sci Sports Exerc* 30:899-905, 1998.

De modo geral, o risco para DAC entre pessoas fisicamente inativas é o dobro do encontrado entre indivíduos relativamente ativos.[254-284] Esse risco é similar àquele informado para pressão arterial alta, colesterol sanguíneo elevado e tabagismo (ver Fig. 10.54). De acordo com o CDC, a atividade física regular deve ser tão vigorosamente promovida para a prevenção de DAC quanto o controle da pressão arterial, a melhora da dieta para baixar o colesterol sérico e controlar o peso, e a cessação do fumo.[264] O CDC acredita que, diante do grande percentual de pessoas que não se exercitam em níveis apropriados (perto de 60%), é significativa a incidência de DAC que de fato pode ser atribuída à falta de atividade física regular.

Uma das razões mais importantes pelas quais pessoas ativas têm menos DAC é que, normalmente, elas têm sob controle outros fatores de risco (ver Fig. 10.55).[285-288] Exemplificando, é relativamente pequeno o número de pessoas ativas que fumam, são obesas ou diabéticas, têm colesterol sanguíneo elevado ou sofrem pressão arterial alta. Pessoas ativas têm triglicerídeos sanguíneos mais baixos, HDL-C mais elevado e, em geral, apresentam menos ansiedade e depressão. Embora haja alguma controvérsia acerca do responsável pela redução desses fatores de risco – se o exercício ou a autosseleção –, os especialistas acreditam que o exercício realmente tem efeito direto em manter sob controle muitos fatores de risco para DAC.[287]

Existem outras razões importantes pelas quais a prática regular do exercício é identificada com menor risco de DAC. Artérias coronárias de indivíduos treinados para resistência podem expandir-se mais, são menos rígidas na terceira idade e são mais calibrosas do que as artérias de indivíduos não condicionados.[289,290] Mesmo se estiver presente algum mate-

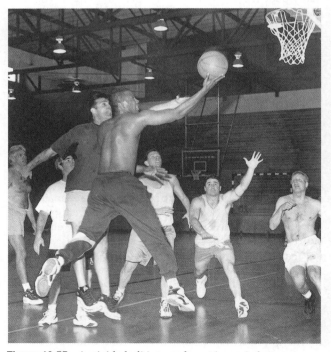

Figura 10.55 A atividade física regular está associada à prevalência mais baixa da maioria dos principais fatores de risco de doença arterial coronariana.

rial de placa, as artérias coronárias de pessoas condicionadas são calibrosas o suficiente para diminuir o risco de oclusão total, que é conducente a ataque cardíaco. Embora esse tópico ainda não esteja completamente esclarecido, há alguma evidência de que o exercício possa diminuir a probabilidade de formação de coágulos.[291-293] Em outras palavras, em virtude de artérias coronárias mais calibrosas e complacentes e da menor probabilidade de formação de coágulos, o indivíduo ativo tem um menor risco para ataque cardíaco. O próprio músculo cardíaco fica maior e mais forte com o exercício regular. Embora seja assunto ainda em estudo, há alguma indicação de que o coração condicionado forme vasos sanguíneos extras, melhorando o transporte do sangue e a liberação do oxigênio.[294]

É preciso que o exercício seja praticado regularmente para que o risco de DAC seja diminuído. Em estudos envolvendo ex-alunos universitários, Paffenbarger observou que os hábitos correntes de atividade física eram muito mais importantes, ao se considerar o risco de DAC, do que os hábitos praticados no início da vida adulta.[259] Ex-atletas universitários que abandonaram a prática esportiva tiveram, depois disso, percentuais de mortalidade mais elevados do que seus colegas de equipe que continuaram a se exercitar de maneira moderadamente vigorosa ao longo da meia-idade ou durante a velhice.[257] Em contraste, estudantes universitários que se furtavam a práticas esportivas na universidade mas que, posteriormente, assumiram um estilo de vida mais ativo exibiram o mesmo baixo risco de mortalidade que os ex-alunos que vinham ao longo do tempo se exercitando de maneira moderadamente vigorosa.

Resultados mais recentes dos estudos envolvendo ex-alunos universitários também corroboram esse conceito. O risco de morte prematura por DAC aumentava se houvesse redução na atividade física abaixo dos níveis favoráveis e diminuía caso houvesse aumento.[295] Foi constatado que a adoção de um programa de exercícios regulares era tão benéfica na diminuição do risco de DAC quanto deixar de fumar e evitar a obesidade e a hipertensão.

Esses resultados são similares aos de Blair, que demonstraram que indivíduos que mantiveram o condicionamento ao longo de um período de cinco anos tiveram menor probabilidade de morrer de DCV do que aqueles que ficaram descondicionados.[296] Homens participantes do Aerobics Center Longitudinal Study e que melhoraram seu condicionamento durante o mesmo período tiveram uma redução de 64% no risco de morte, superior à redução causada por qualquer um dos demais fatores de risco.

Tem havido alguma discussão sobre quais são o volume e a intensidade de exercício essenciais para baixar o risco de DAC. Alguns estudos indicam a necessidade da prática de exercício regular e vigoroso, ao passo que outros sugerem que a prática de exercício com duração e intensidade moderadas é suficiente para reduzir o risco de DAC.[297] Vem crescendo o consenso de que, embora o exercício moderado seja um limiar suficiente para baixar esse risco, as pessoas obtêm ganhos adicionais se quiserem se exercitar mais vigorosamente durante períodos mais longos.[297,298] Entretanto, essa relação parece não ser linear. O maior benefício na redução do risco de DAC ocorre quando pessoas sedentárias adotam hábitos de atividade física moderada. Quando, a partir disso, as pessoas aumentam a duração e a intensidade do exercício para um nível superior, apenas uma pequena proteção adicional é adquirida (ver Fig. 10.56).

Blair acentuou que mesmo uma pequena quantidade de 3 quilômetros de caminhada rápida quase todos os dias da semana resultaria no nível moderado de condicionamento considerado como protetor pelo Aerobics Center Longitudinal Study.[260] Outros estudos, porém, sugerem um nível de atividade apenas um pouco mais elevado, o equivalente a 3 a 5 quilômetros de caminhada rápida todos os dias da semana.[259,277,281,283]

Um painel de especialistas convocado pelo National Institutes of Health concluiu que a atividade que reduz os fatores de risco para DCV dispensa um programa de exercício estruturado ou vigoroso.[298] Quase todos os benefícios advindos da atividade física podem ser obtidos pela realização de atividades de intensidade moderada. O NIH recomenda que todas as crianças e adultos estabeleçam uma meta a longo prazo para acumulação de pelo menos 30 minutos ou mais de atividade física de intensidade moderada, praticada na maioria dos dias da semana ou, de preferência, em todos os dias.

Alguns pesquisadores, porém, recomendam que as pessoas não sejam enganosamente levadas a acreditar que uma abordagem casual ao condicionamento é suficiente. Em um estudo

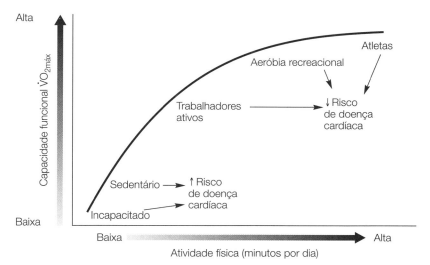

Figura 10.56 Espectro da atividade física e do condicionamento cardiovascular. Não há necessidade de valores muito elevados de $\dot{V}O_{2máx}$ para reduzir o risco de DAC. Entretanto, é importante pelo menos uma atividade física moderada, que em geral é associada a valores de $\dot{V}O_{2máx}$ mais elevados que a média.

finlandês, foram acompanhados durante cinco anos 1.453 homens de meia-idade que inicialmente não padeciam de DAC; esses indivíduos foram classificados de acordo com a frequência e a intensidade da atividade física praticada em seu tempo de lazer.[281] Os homens que estavam envolvidos em atividades moderadas a intensas durante pelo menos 2,2 horas por semana tinham um risco de ataque cardíaco abaixo da metade do risco dos homens menos ativos. Foi demonstrado que apenas atividades aeróbias de intensidade moderada a intensa, como caminhar rapidamente, praticar *jogging*, pedalar ou praticar esqui *cross-country*, conferiam proteção. Atividades não condicionantes, como caminhar lentamente, pescar, trabalhos leves de jardinagem, caçar ou colher frutas não baixaram o risco de DAC.

EXERCÍCIO E PREVENÇÃO DE ACIDENTE VASCULAR CEREBRAL

A inatividade física ainda não é reconhecida pela American Heart Association como fator de risco primário para AVC.[1] Em vez disso, é classificada como "fator de risco menos bem documentado ou potencialmente modificável".[11]

Um número crescente de pesquisas constatou uma ligação entre atividade física e redução no AVC, embora essa relação não tenha sido tão firmemente determinada como a ligação com a DAC.[36] Estudos recentemente publicados utilizando os melhores modelos de pesquisa informaram um potente efeito protetor do exercício regular, tanto para homens como para mulheres.[299] Embora alguns estudos mais antigos não tenham informado esse efeito protetor, nenhum estudo verificou que o exercício regular *aumentasse* o risco de AVC.

Faz sentido que, se a atividade física praticada com regularidade *baixa* o risco de DAC (uma relação atualmente bem estabelecida), o risco de AVC também deva baixar, considerando que a causa subjacente é a mesma, aterosclerose. O primeiro estudo de pesquisa a fornecer evidência de que a atividade física pode estar ligada à redução do risco de AVC foi publicado por Paffenbarger em 1967.[300] Entre 50.000 ex-alunos universitários, os homens que não tinham sido atletas na universidade durante seus anos de estudo tinham um risco de morte por AVC duas vezes maior do que aqueles que praticaram esportes.

Em um acompanhamento estendido de 17.000 ex-alunos universitários, Paffenbarger classificou os homens de acordo com sua atividade física no tempo de lazer. Os homens na categoria mais baixa de atividade física (aqueles que queimavam menos de 500 Calorias por semana) morreram de AVC em um percentual que foi 1,7 vezes superior ao daqueles que eram mais ativos (mais de 2.000 Calorias por semana).[257] Outro estudo, que envolvia pacientes holandeses com AVC e controles, também estabeleceu que homens e mulheres que mais se exercitavam durante suas horas de lazer exibiam o mais baixo risco de AVC (73%) quando comparados àqueles que eram sedentários.[301] Contudo, mesmo os indivíduos que informaram praticar atividades leves com regularidade durante suas horas de lazer (andar ou pedalar toda semana) tiveram uma redução de 51% no risco de AVC.

Estudos publicados desde 1990 forneceram a melhor evidência de que homens e mulheres fisicamente ativos padecem menos de AVC.[302-309] Em um estudo com 105 pacientes que sofreram AVC e 161 controles, foi vivenciada uma maior proteção contra essa doença por aqueles que haviam praticado mais exercício quando eram mais jovens.[302] O risco de AVC caiu 56% naqueles que se envolveram na prática de exercício regular e vigoroso dos 15 aos 25 anos, com alguma proteção adicional para aqueles que continuaram se exercitando durante toda a vida adulta.

Em um estudo com duração de 22 anos envolvendo 7.530 homens de descendência japonesa que viviam no Havaí, foi observado que a inatividade física era um forte fator de risco para AVC causado por coágulos entre homens de meia-idade não fumantes (risco relativo de 2,8) e para AVC hemorrágico em homens idosos com idades entre 55 e 68 anos (risco relativo de 3,7) (ver Fig. 10.57).[303]

Embora as evidências estejam longe de serem conclusivas, dados de diversos estudos sugerem que a atividade física moderada é suficiente para baixar o risco de AVC e que as pessoas serão mais beneficiadas com o aumento da quantidade e da intensidade de exercício.[304,307,308] Por exemplo, em um estudo com duração de 9,5 anos envolvendo 7.735 homens ingleses de meia-idade, aqueles que eram moderadamente ativos obtiveram um decréscimo de 40% no risco de AVC, ao passo que os participantes que eram vigorosamente ativos tiveram um decréscimo ainda maior (70%) (ver Fig. 10.58).[304] Em um estudo com 72.488 enfermeiras, o risco de AVC foi mais baixo nas mulheres fisicamente ativas.[307] Caminhadas rápidas não casuais foram ligadas a um risco mais baixo de AVC nessas mulheres.

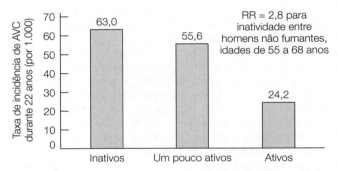

Figura 10.57 Risco de acidente vascular cerebral (AVC) e atividade física em homens japoneses vivendo no Havaí. As taxas de incidência para AVC entre 7.530 homens japoneses vivendo no Havaí foram muito mais elevadas naqueles fisicamente inativos do que nos participantes ativos. Fonte: Dados de Abbott RD, Rodriguez BL, Burchfiel CM, Curb JD. Physical activity in older middle-aged men and reduced risk of stroke: The Honolulu Heart Program. *Am J Epidemiol* 139:881-893, 1994.

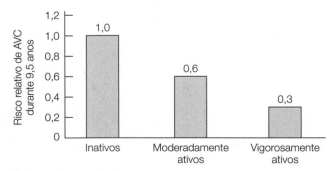

Figura 10.58 Atividade física e risco de acidente vascular cerebral (AVC) em homens ingleses. O risco de AVC foi mais baixo em homens ingleses que se exercitavam vigorosamente. Fonte: Dados de Wannamethee G, Shaper AG. Physical activity and stroke in British middle aged men. *BMJ* 304:597-601, 1992.

COMPREENSÃO DA MEDICINA ESPORTIVA
Reabilitação cardíaca

Conforme abordado anteriormente neste capítulo, todos os anos, cerca de 1,5 milhões de norte-americanos sofrem um ataque cardíaco.[1] Embora um terço dessas pessoas venha a morrer logo em seguida, os restantes viverão para enfrentar um futuro incerto. Pessoas que sobrevivem ao estágio agudo do ataque cardíaco têm uma probabilidade de doença e morte 2 a 9 vezes mais alta do que a população geral. Durante o primeiro ano depois de ter sofrido um ataque cardíaco, 27% dos homens e 44% das mulheres morrerão. Mais de 12 milhões de pessoas só nos EUA atualmente têm um histórico de ataque cardíaco, angina (dor) no peito, ou ambos.

Operações e procedimentos cardiovasculares para tratamento das doenças cardíacas fazem parte de uma indústria crescente. Atualmente, o total de cirurgias vasculares e cardíacas alcança mais de 4,4 milhões anuais, incluindo cateterizações cardíacas diagnósticas, cirurgia de revascularização do coração, angioplastia coronariana transluminal percutânea, cirurgia de coração aberto, transplantes de coração e inserções de marca-passos.[1]

Os programas de reabilitação cardíaca começaram a surgir nos anos 1950, em resposta à crescente epidemia de doenças cardíacas.[310-312] Participam desses programas pessoas com DAC, indivíduos que tenham sofrido ataque cardíaco e pacientes cirúrgicos. Muitos programas aceitam pessoas com vários fatores de risco para DAC mas que não foram ainda diagnosticadas com DCV. O objetivo é preparar esses pacientes para seu retorno à vida produtiva, ativa e satisfatória com um risco reduzido de problemas de saúde recorrentes (ver Quadro 10.9).

Nos programas de reabilitação cardíaca, a ênfase geralmente recai nas mudanças no estilo de vida, na otimização da terapia farmacológica, na orientação vocacional e nas terapias de grupo e familiar. Com relação às mudanças no estilo de vida, o exercício é considerado como a pedra angular, mas o controle de peso, a cessação do fumo e o tratamento dietético também são essenciais.[310,311] Durante os primórdios da reabilitação cardíaca, era prática comum manter o paciente após um ataque cardíaco na cama durante um mínimo de 2 a 3 semanas. À medida que as pesquisas começaram a demonstrar a importância da atividade física precoce e progressiva, foi formulado um plano de quatro fases, que atualmente é rotina na maioria dos programas (ver Fig. 10.59).

Espera-se que pacientes sem complicações progridam da fase I até a fase III dentro de um ano após um evento cardíaco agudo. A fase IV é designada para participação em exercícios durante o resto da vida. A fase I envolve caminhadas fáceis e exercícios na cama durante os primeiros 5 a 14 dias, enquanto o paciente ainda está na unidade de terapia coronariana do hospital. A fase II é um programa ambulatorial que dura de 1 a 3 meses, em que o paciente faz exercícios aeróbios no hospital ou na clínica, sob uma cuidadosa supervisão. A fase III se prolonga por 6 a 12 meses e consiste em um programa de exercícios aeróbios supervisionados em algum local apropriado da comunidade.

Os programas de exercícios para pacientes cardíacos devem ser altamente individualizados e devem envolver, a princípio, uma progressão lenta e gradual da duração e da intensidade do exercício. As atividades aeróbias de-

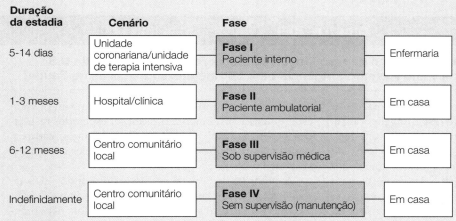

Figura 10.59 Resumo de um moderno programa de reabilitação cardíaca. São quatro as fases desse tipo de programa. Os participantes incluem pessoas com doença arterial coronariana (DAC), pessoas que sofreram infarto do miocárdio (IM), pessoas com DAC que não tiveram IM e pacientes cirúrgicos. Espera-se que pacientes sem complicações progridam da fase I até a fase III dentro de um ano após um evento cardíaco agudo. A fase IV objetiva uma participação durante o resto da vida do paciente. Programas de reabilitação cardíaca existem em muitos locais diferentes, como hospitais, universidades, centros comunitários e clínicas médicas.
Fonte: Adaptado de Wilson PK. Cardiac rehabilitation: Then and now. *Phys Sportsmed* 16(9):75-84, 1988.

(continua)

420 Parte IV Atividade Física e Doença

COMPREENSÃO DA MEDICINA ESPORTIVA *(continuação)*
Reabilitação cardíaca

vem ser enfatizadas, com uma frequência mínima de três dias por semana, 20 a 40 minutos por sessão, em uma intensidade moderada e confortável. Alguns exercícios de musculação são recomendados para ajudar a desenvolver os músculos enfraquecidos.[313]

Infelizmente, apenas 15% dos pacientes cardíacos elegíveis (> 2 milhões) participam efetivamente em programas de reabilitação cardíaca.[310] Por uma série de razões, esses programas não são exequíveis ou desejáveis pela vasta maioria dos pacientes. Um problema é que as fases II e III envolvem supervisão médica em um local designado (hospital, clínica ou centro de *fitness*). Isso representa obstáculos de tempo e transporte para muitos pacientes. Programas em casa são uma alternativa atraente e proporcionam um cenário acessível que também pode envolver o apoio de membros da família.

Foram levantadas diversas dúvidas pertinentes com relação aos programas de reabilitação cardíaca. Esses programas aumentam o condicionamento aeróbio de pacientes cardíacos? Prolongam a vida e baixam o risco de novos eventos cardíacos? São seguros?

Muitos estudos demonstraram com clareza que pacientes cardíacos que se exercitam regularmente melhoram seu condicionamento aeróbio.[310,312] De acordo com a maioria desses estudos, o $VO_{2máx}$ aumenta, em média, 20% e, com frequência, os sintomas anginais desaparecem ou levam mais tempo para se desenvolver durante determinada carga de exercício.

Os pesquisadores têm se revelado incapazes de oferecer um quadro nítido com relação a questões como se o exercício praticado por pacientes cardíacos de fato resulta em uma vida mais longa ou em menos ataques cardíacos subsequentes.[314,315] Dois artigos de revisão mostraram que, quando todos os estudos são reunidos, as mortalidades total e por DCV de pacientes em programas de reabilitação cardíaca é de 20 a 25% menor que a de não participantes.[310,312,314,315] No entanto, os programas envolviam mais do que apenas treinamento com exercício, o que torna difícil quantificar o papel do exercício isoladamente.

Programas de reabilitação cardíaca abrangentes que incluem exercício, dieta e outras mudanças no comportamento do paciente com relação à saúde realmente ajudam os participantes a manter seus fatores de risco para DAC sob um controle mais rígido.[310] Talvez ainda mais importante, estudos demonstraram que pacientes inseridos em programas de reabilitação cardíaca relatam uma melhor qualidade de vida.

Os programas de reabilitação cardíaca são seguros.[310,312,316] A incidência estimada de ataque cardíaco em programas de reabilitação cardíaca supervisionados é de apenas 1/50.000 a 1/120.000 pacientes-horas, e de morte, 1 em 784.000 pacientes-horas.[310] Mais de 80% dos pacientes com informação de terem sofrido parada cardíaca foram ressuscitados com sucesso pela imediata desfibrilação.

Quadro 10.9

Orientações para tratamento clínico na reabilitação cardíaca: resumo executivo da U.S. Agency for Health Care Policy and Research [Agência para Estratégias e Pesquisas de Saúde]

Nos EUA, a doença cardiovascular é a principal causa de morbidade e mortalidade, sendo responsável por mais de 50% de todas as mortes. A doença arterial coronariana (DAC), com suas manifestações clínicas de angina de peito estável, angina instável, infarto agudo do miocárdio e morte cardíaca súbita, afeta 13,5 milhões de norte-americanos. Os quase 1 milhão de sobreviventes de infarto do miocárdio e os 7 milhões de pacientes com angina de peito estável são candidatos para reabilitação cardíaca, do mesmo modo como os 309 mil pacientes que foram submetidos à cirurgia de revascularização do coração (CRC) e os 362 mil pacientes submetidos à angioplastia coronariana transluminal percutânea (ACTP) e a outros procedimentos transcateter a cada ano. Estima-se que 4,7 milhões

de pacientes com insuficiência cardíaca também possam estar qualificados. Embora possam ser esperados resultados benéficos com os serviços de reabilitação cardíaca para a maioria desses pacientes, poucos deles participam atualmente desses programas.

A definição do Serviço de Saúde Pública dos EUA de *reabilitação cardíaca,* utilizada pelo painel, declara que "serviços de reabilitação cardíaca são programas longos e abrangentes, envolvendo avaliação clínica, prescrição de exercícios, modificações dos fatores de risco cardíaco, educação e orientação. Esses programas são formulados de modo a limitar os efeitos fisiológicos e psicológicos da enfermidade cardíaca, reduzir o risco de morte súbita ou reinfarto, controlar os sintomas cardíacos, estabilizar ou reverter o

(continua)

Quadro 10.9

Orientações para tratamento clínico na reabilitação cardíaca: resumo executivo da U.S. Agency for Health Care Policy and Research [Agência para Estratégias e Pesquisas de Saúde] *(continuação)*

processo aterosclerótico e melhorar o quadro psicossocial e vocacional de determinados pacientes". Esse conjunto de orientações proporciona recomendações para serviços de reabilitação cardíaca para pacientes com DAC e com insuficiência cardíaca, incluindo aqueles aguardando um transplante de coração e aqueles que acabaram de passar por um.

Essas orientações são formuladas para o uso por profissionais da saúde que proporcionem atendimento a pacientes com doença cardiovascular. Entre esses especialistas, estão médicos (de terapia primária, cardiologistas e cirurgiões cardiovasculares), enfermeiros, fisiologistas do exercício, nutricionistas, especialistas em medicina comportamental, psicólogos, fisioterapeutas e terapeutas ocupacionais. As informações podem orientar a tomada de decisão clínica com relação a encaminhamento e acompanhamento de pacientes para serviços de reabilitação cardíaca, bem como as decisões administrativas relativas à disponibilidade e à acessibilidade de serviços de reabilitação cardíaca.

Essas orientações detalham os resultados decorrentes do uso de serviços de reabilitação cardíaca. As intervenções examinadas envolvem duas aplicações paralelas: (1) treinamento com exercício e (2) educação, orientação e intervenções comportamentais. O painel enfatiza a maior eficácia dos serviços multifatoriais de reabilitação cardíaca integrados em uma abordagem abrangente.

Resultados dos serviços de reabilitação cardíaca

Os resultados dos serviços de reabilitação cardíaca, com base em relatos na literatura científica, estão resumidos nestas orientações. Os benefícios mais substanciais são:

- Melhora na tolerância ao exercício
- Melhora nos sintomas
- Melhora nos níveis de lipídios no sangue
- Redução no tabagismo
- Melhora no bem-estar psicossocial e redução do estresse
- Redução na mortalidade

Melhora na tolerância ao exercício

O treinamento com exercício para reabilitação cardíaca melhora as determinações objetivas da tolerância ao exercício, tanto em homens como em mulheres, pacientes idosos, com DAC e com insuficiência cardíaca. Essa melhora funcional ocorre sem complicações cardiovasculares significativas ou outros resultados adversos. Um treinamento com exercícios prescrito e conduzido de maneira adequada deve fazer parte integrante dos serviços de reabilitação cardíaca e beneficia em particular pacientes com reduzida tolerância ao exercício. É necessário que o treinamento seja mantido para que seja contínua a melhora na tolerância ao exercício.

Melhora nos sintomas

O treinamento com exercícios para reabilitação cardíaca diminui os sintomas de angina de peito em pacientes com DAC e os sintomas de insuficiência cardíaca em pacientes com disfunção sistólica no ventrículo esquerdo. Em seguida à reabilitação com o exercício, a melhora nas determinações clínicas de isquemia do miocárdio, segundo identificado por técnicas eletrocardiográficas (ECG) e de cardiologia nuclear, proporciona um embasamento objetivo para a melhora sintomática comunicada. O treinamento com exercícios em pacientes com disfunção sistólica no ventrículo esquerdo proporciona uma melhora sintomática ainda mais expressiva do que a obtida com o tratamento farmacológico apropriado.

Melhora nos níveis de lipídios no sangue

A reabilitação cardíaca multifatorial em pacientes com DAC, envolvendo treinamento com exercícios e instrução, resulta em melhores níveis de lipídios e lipoproteínas. Como intervenção exclusiva, o treinamento com exercícios não tem efetuado uma melhora consistente nos perfis lipídicos. Um controle ideal dos lipídios exige tratamento dietético especificamente orientado e, quando houver indicação médica, tratamento farmacológico como componente da reabilitação cardíaca multifatorial.

Redução no tabagismo

A reabilitação cardíaca multifatorial, com componentes educacionais e comportamentais bem planejados, reduz o tabagismo. Pode-se esperar que entre 16 e 20% dos pacientes parem de fumar. Esses percentuais de cessação do fumo aumentam ainda mais os elevados percentuais de cessação espontânea na maioria das populações que acabaram de sofrer um evento coronariano. Evidências científicas, relatórios de consenso e revisões científicas no cenário da não reabilitação, incluindo mensagens do Surgeon General desde 1965, emprestam forte sustentação à ideia de que a educação, a orientação e intervenções comportamentais são benéficas para a cessação do tabagismo.

Melhora no bem-estar psicossocial e redução do estresse

O treinamento com exercício melhora as medidas de funcionamento psicossocial e social, particularmente como componente da reabilitação cardíaca multifatorial. Essas melhoras, dentre as quais estão medidas de estresse emo-

(continua)

422 Parte IV Atividade Física e Doença

Quadro 10.9

Orientações para tratamento clínico na reabilitação cardíaca: resumo executivo da U.S. Agency for Health Care Policy and Research [Agência para Estratégias e Pesquisas de Saúde] *(continuação)*

cional e redução do padrão de comportamento tipo A, são consistentes com a melhora nos resultados psicossociais ocorrente em cenários de não reabilitação.

Redução na mortalidade

Com base em dados científicos, foram sugeridos alguns benefícios em termos de sobrevida para pacientes participantes de treinamento com exercício de reabilitação cardíaca, mas tal ganho não pode ser exclusivamente atribuído ao treinamento com exercício, porque muitos estudos envolviam intervenções multifatoriais. A metanálise dos estudos randomizados e controlados de reabilitação com exercício em pacientes pós-infarto do miocárdio constata uma redução na mortalidade de aproximadamente 25% em um acompanhamento de três anos. Essa redução na mortalidade chega perto daquela resultante do tratamento farmacológico de pacientes pós-infarto do miocárdio com medicamentos betabloqueadores ou pacientes com disfunção sistólica ventricular esquerda com tratamento com inibidores da enzima conversora de angiotensina (ECA). A redução na mortalidade cardiovascular foi de 26% em estudos randomizados multifatoriais de reabilitação cardíaca e de 15% em estudos que envolviam apenas uma intervenção de exercício. O painel conclui que serviços de reabilitação cardíaca multifatorial

podem reduzir a mortalidade em pacientes pós-infarto do miocárdio.

Segurança

A segurança do treinamento com exercício para reabilitação cardíaca é inferida da análise agregada da experiência clínica. Nenhum dos mais de 36 estudos randomizados e controlados de treinamento com exercício para reabilitação cardíaca em portadores de DAC, envolvendo mais de 4.500 pacientes, descreveu aumento na morbidade ou na mortalidade em reabilitação em comparação com grupos de pacientes controles. Uma pesquisa de 142 programas de reabilitação cardíaca nos EUA, envolvendo pacientes participantes de reabilitação com exercício de 1980 até 1984, informou, com base em dados agregados, uma baixa taxa de infarto do miocárdio não fatal, de 1 por 294 mil pacientes-horas, e uma taxa de mortalidade cardíaca de 1 por 784 mil pacientes-horas. No total, ocorreram 21 episódios de parada cardíaca, com ressuscitação bem-sucedida em 17 pacientes. Assim, fica comprovada a segurança da reabilitação com exercício pelas taxas muito baixas de ocorrência de infarto do miocárdio e de complicações cardiovasculares durante o treinamento.

Fonte: Agency for Health Care Policy and Research. O texto integral pode ser baixado do site http://www.ahrg.gov/ [em inglês].

RESUMO

1. Morte por doença cardíaca (também chamada de doença cardiovascular [DCV]) é a principal causa de mortalidade entre pessoas nos países desenvolvidos ao redor do mundo.

2. A aterosclerose é o fator por trás de 85% das mortes por DCV. A doença arterial coronariana (DAC) é a principal forma de doença arterial, sendo causada pela aterosclerose e por coágulos nas artérias coronárias.

3. Estima-se que 65 milhões de norte-americanos sofram de hipertensão (PA sistólica $\geq$ 140 mmHg e/ou PA diastólica $\geq$ 90 mmHg), o que faz dela a forma mais prevalente de DCV.

4. Perto de 1 milhão de norte-americanos morrem a cada ano de DCV, representando 38% de todas as mortes naquele país. Perto de meio milhão morrem de ataques cardíacos a cada ano.

5. Desde os anos 1950, as mortes por DAC caíram em 60% e as mortes por AVC, em 72%. Metade do declínio ocorrido em casos de DAC está ligada a mudanças no estilo de vida.

6. Os fatores de risco para doença cardíaca incluem sexo masculino, histórico familiar, tabagismo, hipertensão, inatividade, colesterol sérico alto, HDL-C baixo, história de AVC ou de doença vascular periférica, e obesidade

mórbida. O perigo de ataque cardíaco aumenta com o número de fatores de risco.

7. O tabagismo é o mais influente dos fatores de risco de DAC modificáveis de que se tem conhecimento.

8. A relação entre exercício e tabagismo é complexa. Muitos estudos demonstraram que fumar antes do exercício afeta adversamente o desempenho. São pouquíssimas as pessoas ativas que fumam. Mais estudos são necessários para determinar o papel da atividade física na redução da vontade de fumar. O ganho de peso é um resultado provável da cessação do fumo e está relacionado ao efeito do cigarro no consumo de energia.

9. Nos EUA, a Joint National Committe on Detection, Evaluation, and Treatment of High Blood Pressure, de 2003, organizou um esquema de tratamento enfatizando abordagens não farmacológicas (especialmente redução do peso, restrição do sal, exercício e moderação no consumo de bebidas alcoólicas), bem como a aplicação de diversos medicamentos para tratamento da hipertensão.

10. O forte consumo de bebidas alcoólicas foi consistentemente associado a um maior risco de morte por doença

cardíaca. O uso do etanol altera o metabolismo das lipoproteínas e os perfis lipídicos sanguíneos, aumentando o HDL-C e o VLDL-C. Há boas evidências de que o consumo moderado de bebidas alcoólicas tem efeito protetor contra doença arterial coronariana, mas as recomendações para o aumento do consumo do álcool são desaconselháveis, em virtude de outras preocupações maiores com a saúde.

11. Em seguida a uma sessão de exercício aeróbio, a pressão arterial cai durante 22 horas. Estudos demonstram que tanto o condicionamento físico como a atividade aeróbia habitual estão associados com o menor risco de hipertensão. O treinamento com exercício está associado à pressão arterial mais baixa entre pessoas hipertensas.

12. Nos EUA, 17% dos habitantes têm níveis de colesterol sanguíneo acima de 240 mg/dL. As taxas de mortalidade por DAC se elevam continuamente à medida que aumentam os níveis séricos de colesterol.

13. São três as principais lipoproteínas no sangue em jejum: HDL, LDL e VLDL. A LDL e a HDL têm funções opostas. A HDL transporta o colesterol até o fígado, onde é transformado em bile e termina por ser excretado nas fezes. A LDL leva o colesterol até a parede arterial. O nível de HDL-C e o índice entre colesterol total e HDL-C são determinações importantes do risco de doença cardíaca.

14. Foram revisadas as orientações do National Cholesterol Education Program (NCEP) para classificação e tratamento da hipercolesterolemia. As recomendações nutricionais da AHA se baseiam na redução da gordura saturada e do colesterol na alimentação, com aumento na ingestão de alimentos contendo carboidratos complexos.

15. Os fatores ligados ao estilo de vida que aumentam o HDL-C incluem exercício aeróbio, controle do peso, cessação do fumo e moderação do consumo de bebidas alcoólicas. Os fatores ligados ao estilo de vida que diminuem o LDL-C giram em torno do baixo consumo de gordura saturada e colesterol e da redução do peso.

16. Um achado consistente é que, com a perda do peso, o colesterol total, o LDL-C e os níveis de triglicerídeos diminuem, ao passo que os níveis de HDL-C aumentam. No entanto, o efeito independente do exercício aeróbio durante a perda de peso se limita em melhorar a magnitude da mudança nos triglicerídeos e no HDL-C, mas não do colesterol total e do LDL-C.

17. A HDL se forma no sangue pela ação de duas enzimas essenciais, LPL e LCAT, e, em seguida, é retirada da circulação pela lípase hepática. Pessoas ativas tendem a ter níveis de atividade enzimática mais altos de LPL e LCAT e mais baixos de HL.

18. Estudos epidemiológicos deixaram pouca margem de dúvida quanto à existência de uma forte relação inversa entre exercício físico e risco de DAC. Essas observações sugerem que, em programas de prevenção de DAC, a atividade física regular deve ser promovida de maneira tão enfática quanto o controle da pressão arterial, a modificação da dieta para baixar o colesterol sérico e a cessação do fumo.

19. O efeito favorável da atividade física na diminuição de DCV provavelmente se deve a diversos fatores, dentre os quais o fato de que a atividade física regular está associada a uma redução dos principais fatores de risco de doença cardíaca.

20. A reabilitação cardíaca foi organizada para ajudar na restauração de pacientes de revascularização do miocárdio e de outros pacientes de doenças cardíacas para uma vida produtiva. A ênfase da reabilitação cardíaca normalmente recai em modificações no estilo de vida, bem como na otimização da terapia farmacológica. O exercício é considerado a pedra angular da reabilitação cardíaca, mas o controle de peso, a cessação do tabagismo, a terapia em grupo, a orientação familiar, a orientação vocacional, uma dieta pouco calórica e com baixo teor de gorduras, exames de acompanhamento sistemáticos e uma cuidadosa farmacoterapia também são ações importantes. São quatro as fases dos programas modernos de reabilitação cardíaca.

Questões de revisão

1. *Que subgrupo listado tem a mais alta prevalência de tabagismo?*

   A. Pessoas com educação universitária
   B. Indígenas
   C. Negros
   D. Idosos
   E. Asiáticos

2. *A terceira "causa real" principal de morte nos EUA é:*

   A. Álcool
   B. Dieta carencial, inatividade
   C. Tabaco
   D. Comportamento sexual
   E. Abuso de drogas

3. *O cigarro mata anualmente mais de 430.000 norte-americanos. Qual é a segunda causa principal de morte entre fumantes?*

   A. Câncer de pulmão
   B. Doença pulmonar crônica
   C. Doença arterial coronariana
   D. AVC

4. *A meta do* **Healthy People 2010** *para prevalência do fumo entre adultos é ____%.*

   A. 25
   B. 33
   C. 5
   D. 18
   E. 12

424 Parte IV Atividade Física e Doença

5. *Dor no peito que se irradia para pescoço e braços causada por DAC é chamada de:*

   A. AVC
   B. Infarto do miocárdio
   C. Angina de peito
   D. Trombo
   E. Endarterectomia

6. *Qual destes fatores de risco é considerado pela American Heart Association como fator contributivo (mas não principal) para DAC que pode ser mudado?*

   A. Estresse
   B. Tabagismo
   C. Inatividade física
   D. Pressão arterial elevada
   E. Colesterol sanguíneo elevado

7. *O NCEP ATP III lista cinco fatores de risco principais afora o colesterol LDL. Qual dos fatores a seguir não está incluído nessa lista?*

   A. Tabagismo
   B. Baixo colesterol HDL, ≤ 45 mg/dL
   C. Histórico familiar de DAC prematura
   D. Idade, homens ≥ 45 anos e mulheres ≥ 55 anos
   E. Hipertensão

8. *Que tipo de AVC é o menos comum, mas ainda assim é uma potente causa de incapacitação e morte?*

   A. Aneurisma cerebral
   B. Trombose cerebral
   C. Endotelial
   D. Hemorragia cerebral
   E. Íntima

9. *Qual destes fatores de risco não é utilizado pela American Heart Association (AHA)?*

   A. Obesidade
   B. Pressão arterial elevada
   C. Homocisteína alta
   D. Estresse
   E. Colesterol sérico total elevado

10. *Diversos fatores estão incluídos na "síndrome metabólica". Qual dos fatores listados não está incluído?*

    A. Obesidade abdominal
    B. Pressão arterial elevada
    C. Resistência à insulina
    D. Grandes partículas de LDL e colesterol HDL elevado
    E. Estado pró-trombótico

11. *____ é definido(a) como a formação de um coágulo em uma das artérias que conduzem o sangue até o músculo cardíaco.*

    A. Trombose coronariana
    B. AVC
    C. Embolia cerebral
    D. Insuficiência cardíaca congestiva
    E. Bradicardia

12. *O consumo excessivo de álcool tende a aumentar o risco de que tipo de AVC?*

    A. Hemorragia cerebral
    B. Trombose cerebral
    C. Embolia cerebral
    D. TIA
    E. DAC

13. *Que percentual de norte-americanos adultos sofre hipertensão ou pré-hipertensão?*

    A. 57%   **B.** 26%   **C.** 39%   **D.** 65%

14. *A pressão arterial sistólica superior a um limite de ___ mmHg é indicação de pressão arterial elevada (com base em duas ou mais leituras).*

    A. 160   **B.** 170   **C.** 80   **D.** 140   **E.** 90

15. *Em média, a mulher que deixa de fumar ganha ___ quilograma(s).*

    A. 3,5   **B.** 7   **C.** 1,5   **D.** 9   **E.** 0,5

16. *O ataque cardíaco é também chamado de:*

    A. AVC
    B. Infarto do miocárdio
    C. Angina de peito
    D. Trombo cerebral

17. *A debilitação temporária súbita ou a dormência em um dos lados da face são sinais de:*

    A. Ataque cardíaco
    B. Infarto do miocárdio
    C. AVC
    D. Angina de peito

18. *É aconselhável que todas as pessoas consumam menos de ___ gramas de sódio por dia para evitar a hipertensão.*

    A. 1   **B.** 1,5   **C.** 2,4   **D.** 3,5   **E.** 4

19. *O consumo acima do limite de ___ drinques alcoólicos por dia pode causar pressão arterial elevada.*

    A. 1   **C.** 3   **B.** 2   **D.** 5

20. *A ____ é a menor e mais densa lipoproteína carreadora de colesterol.*

    A. LDL
    B. HDL
    C. VLDL

21. *Um índice de colesterol total: HDL-C abaixo do limite de ___ é considerado ideal.*

    A. 1   **B.** 2   **C.** 3   **D.** 5   **E.** 10

22. **Se o nível sanguíneo de colesterol cair 25%, o risco de DAC cairá ___, de acordo com a maioria dos estudos.**

A. 10 a 20%
B. 25 a 30%
C. 35 a 45%
D. 50 a 75%

23. **Exercício aeróbio, redução do peso e ___ ajudam a aumentar o HDL-C.**

A. Cessação do fumo
B. Dieta com baixo teor de gordura
C. Dieta com baixo teor de colesterol
D. Dieta rica em fibra

24. **Em uma pessoa pesando 68 quilogramas, cinco drinques alcoólicos em 1 a 2 horas elevarão o nível de álcool no sangue para ___.**

A. 0,5 B. 0,1 C. 1,0 D. 0,2 E. 3,0

25. **A medida de mudança do estilo de vida que, isoladamente, é a mais importante para a redução da pressão arterial elevada é:**

A. Cessação do tabagismo
B. Redução do peso
C. Controle de níveis sanguíneos elevados de colesterol
D. Restrição de sódio
E. Restrição de álcool

26. **A redução aproximada da pressão arterial sistólica com a adoção do plano de dieta DASH é:**

A. 2 a 4 mmHg
B. 8 a 14 mmHg
C. 4 a 9 mmHg
D. 2 a 8 mmHg

27. **Um nível ideal de LDL-C (de acordo com o NCEP) é inferior a um limite de ___ mg/dL.**

A. 100
B. 130
C. 160
D. 200

28. **Qual fator listado tem o melhor efeito global, tanto em termos de aumento do HDL-C como de redução do LDL-C?**

A. Redução do peso e emagrecimento
B. Cessação do fumo
C. Diminuição no consumo de gordura saturada na alimentação
D. Exercício aeróbio
E. Diminuição no consumo de colesterol na alimentação

29. **Se o peso corporal e a qualidade da dieta forem mantidos constantes, pode-se esperar que a prática exclusiva do exercício aeróbio cause:**

A. Um aumento do HDL-C
B. Uma redução do LDL-C
C. Uma redução no colesterol total
D. Uma redução nos triglicerídeos
E. A e D estão corretas

30. **Que fator listado é mais importante para redução de LDL-C e do colesterol sérico total?**

A. Controle do estresse
B. Diminuição no consumo de café
C. Diminuição na ingestão de colesterol na alimentação
D. Diminuição no consumo de gordura saturada na alimentação
E. Aumento no consumo de fibra hidrossolúvel

31. **Triglicerídeos divididos por ___ equivalem ao VLDL-C.**

A. **10** B. 5 C. 2 D. 14 E. 22

32. **O nível de HDL-C é considerado "baixo demais" pelo NCEP quando está situado abaixo do limite de ___ mg/dL.**

A. 25 B. 40 C. 45 D. 65 E. 55

33. **Se uma pessoa tem um nível de colesterol total de 280 mg/dL, de HDL-C de 55 mg/dL e de triglicerídeos de 120 mg/dL, qual será o seu nível de LDL-C?**

A. 256 B. 190 C. 201 D. 178 E. 226

34. **O National Cholesterol Education Program estabeleceu que níveis séricos de colesterol total de ___ mg/dL indicam níveis "limítrofes-altos".**

A. 180 a 200
B. 200 a 239
C. 220 a 279
D. 240 a 299
E. 130 a 160

35. **Que lipoproteína tem o mais elevado percentual de peso como colesterol?**

A. LDL
B. HDL
C. VLDL
D. Colesterol total
E. Colesterol total:HDL-C

36. **Existem várias terapias não farmacológicas importantes recomendadas para o controle da hipertensão. Qual das seguintes opções não é uma dessas terapias?**

A. Restrição de álcool
B. Aumento do consumo de vitamina C
C. Restrição de sódio
D. Redução do peso
E. Exercício

37. **Nos EUA, normotensos com 55 anos de idade têm um risco para toda a vida de ___ de sofrer hipertensão.**

A. 30% B. 4% C. 50% D. 75% E. 90%

38. **Outro nome para acidente vascular cerebral é:**

A. Trombose coronariana
B. Derrame cerebral
C. Embolia cerebral
D. Insuficiência cardíaca congestiva
E. Arteriosclerose

Parte IV Atividade Física e Doença

39. *A meta do* **Healthy People 2010** *para o nível sérico médio de colesterol entre adultos é de não ultrapassar o limite de _____ mg/dL.*

A. 160 **B.** 184 **C.** 199 **D.** 222 **E.** 240

40. *Qual das opções a seguir* **não** *é um fator de risco "modificável bem documentado" para AVC (de acordo com a AHA)?*

A. Diabetes
B. Anemia falciforme
C. Tabagismo
D. Doença da artéria carótida
E. Contagem elevada de leucócitos

41. *Qual das afirmativas a seguir, relativa ao consumo de álcool, é verdadeira?*

A. Está inversamente relacionado à doença arterial coronariana.
B. Diminui o risco para vários cânceres.
C. Diminui o risco de hipertensão.
D. Um drinque eleva o nível de álcool no sangue para 0,10.
E. Diminui o nível de HDL-C.

42. *Qual das opções a seguir* **não** *é considerada eficaz para baixar o LDL-C e o colesterol total?*

A. Reduzir a ingestão alimentar de colesterol
B. Aumentar o consumo de fibra solúvel
C. Reduzir a ingestão de gordura saturada
D. Aumentar a ingestão de gordura poli-insaturada
E. Aumentar o exercício aeróbio

43. *O exercício aeróbio praticado com regularidade por indivíduos com pressão arterial elevada reduz a pressão arterial sistólica em cerca de _____ mmHg.*

A. 15 a 20 **B.** 5 a 7 **C.** 20 a 30 **D.** 1 a 2 **E.** 3 a 6

44. *Qual dos seguintes fatores do estilo de vida* **não** *foi relacionado a níveis mais baixos de triglicerídeos?*

A. Exercício aeróbio
B. Perda de peso corporal
C. Redução do consumo de sódio
D. Redução do consumo de álcool

45. *Sessões isoladas de exercício de resistência prolongado causam _____ agudo(a) no HDL-C.*

A. Aumento **B.** Redução
C. Nenhuma alteração

46. *Como regra geral, o risco de DAC entre pessoas fisicamente inativas é _____ do risco para pessoas relativamente ativas.*

A. O dobro **B.** O triplo
C. Metade **D.** Um terço

47. *Qual das opções a seguir* **não** *é considerada como mecanismo para redução do risco de DAC entre pessoas ativas?*

A. As artérias coronárias se expandem mais e ficam menos rígidas em pessoas idosas.
B. As artérias coronárias são mais calibrosas.
C. Outros fatores de risco ficam sob melhor controle.
D. Aumenta a capacidade para formação de coágulo.
E. O músculo cardíaco fica maior e mais forte.

48. *Níveis de triglicerídeos abaixo de _____ mg/dL são considerados normais pelo NCEP.*

A. 100 **D.** 1.000
B. 150 **E.** 80
C. 400

49. *De acordo com o NCEP, há vários fatores de risco para doença cardíaca sendo descobertos. Qual dos seguintes* **não** *está incluído entre tais fatores?*

A. Obesidade
B. Fatores pró-trombóticos
C. Glicose em repouso deficiente
D. Homocisteína
E. Lipoproteína

50. *Que medicação listada é utilizada para a redução do colesterol LDL?*

A. Betabloqueador
B. Bloqueador de canal de cálcio
C. Sequestrador de ácido biliar
D. Inibidor da ECA
E. Diurético

51. *A síndrome metabólica é identificada por vários fatores, incluindo:*

A. Triglicerídeos ≥ 150 mg/dL
B. Pressão arterial $\geq 125/83$ mmHg
C. Glicose em jejum ≥ 100 mg/dL
D. Circunferência abdominal em homens > 89 centímetros
E. Colesterol HDL em homens < 50 mg/dL

52. *Mudanças no estilo de vida são recomendadas para pessoas em todos os grupos de risco coronariano, dependendo de seu nível de colesterol LDL. O NCEP ATP III recomenda uma abordagem multifacetada ao estilo de vida para reduzir o risco de DAC. Qual das seguintes opções* **não** *está incluída?*

A. Redução do consumo de gorduras saturadas, $< 7\%$ das Calorias totais
B. Redução do peso
C. Controle do estresse
D. Redução do consumo de colesterol, < 200 mg/dia
E. Opções terapêuticas, como fitoestenóis/fitoesteróis vegetais (2 gramas/dia) e fibra viscosa (solúvel) (10 a 25 gramas/dia)

53. Em 2000, a American Heart Association revisou as orientações nutricionais e de estilo de vida para redução do risco de doença cardiovascular. Qual das seguintes opções está listada na seção "Tópicos que merecem mais pesquisa"?

A. Limitar o consumo de ácidos graxos trans.

B. Manter o consumo de gordura saturada em menos de 10% de energia.

C. Caminhar ou praticar outras atividades durante pelo menos 30 minutos na maior parte dos dias.

D. Consumir uma refeição de peixe gordo por dia.

E. Limitar a ingestão de sal para 6 gramas/dia.

Respostas

1. B	6. A	11. A	16. B	21. C	26. B	31. B	36. B	41. A	46. A	51. A
2. A	7. B	12. A	17. C	22. D	27. A	32. B	37. E	42. E	47. D	52. C
3. C	8. D	13. A	18. C	23. A	28. A	33. C	38. B	43. B	48. B	53. D
4. E	9. C	14. D	19. C	24. B	29. E	34. B	39. C	44. C	49. A	
5. C	10. D	15. A	20. B	25. B	30. D	35. A	40. E	45. A	50. C	

REFERÊNCIAS BIBLIOGRÁFICAS

1. American Heart Association. *Heart Disease and Stroke Statistics — 2005* Update. Dallas, TX: American Heart Association, 2005.

2. U.S. Department of Health and Human Services. *Healthy People 2010.* Washington DC: January, 2000. http://www.health.gov/healthypeople/.

3. Hoyert DL, Kung HC, Smith BL. Deaths: Preliminary data for 2003. *National Vital Statistics Reports* 53(15). Hyattsville, MD: National Center for Health Statistics, 2005.

4. McGill HC, McMahan CA, Herderick EE, Malcom GT, Tracy RE, Strong JP. Origin of atherosclerosis in childhood and adolescence. *Am J Clin Nutr* 72(5 suppl):1307S–1315S, 2000.

5. Van Oostrom AJ, van Wijk J, Cabezas MC. Lipemia, inflammation and atherosclerosis: Novel opportunities in the understanding and treatment of atherosclerosis. *Drugs* 64(Suppl 2):19–41,2004.

6. Kullo IJ, Ballantyne CM. Conditional risk factors for atherosclerosis. *Mayo Clin Proc* 80:219–230, 2005.

7. Zhu J, Nieto FJ, Horne BD, Anderson JL, Muhlestein JB, Epstein SE. Prospective study of pathogen burden and risk of myocardial infarction or death. *Circulation* 103:45–50, 2001.

8. Stary HC. The sequence of cell and matrix changes in atherosclerotic lesions of coronary arteries in the first 40 years of life. *Eur Heart J* 11(suppl):3–19, 1990.

9. McGill HC, McMahan CA, Malcom GT, Oalmann MC, Strong JP. Effects of serum lipoproteins and smoking on atherosclerosis in young men and women. The PDAY Research Group. Pathobiological determinants of atherosclerosis in youth. *Arterioscler Thromb Vasc Biol* 17:95–106, 1997.

10. Kavey REW, Daniels SR, Lauer RM, Atkins DL, Hayman LL, Taubert K. American Heart Association guidelines for primary prevention of atherosclerotic cardiovascular disease beginning in childhood. *Circulation* 107:1562–1566, 2003.

11. Goldstein LB, Adams R, Becker K, et al. AHA Scientific Statement. Primary prevention of ischemic stroke. A statement for healthcare professionals from the Stroke Council of the American Heart Association. *Circulation* 103:163–182, 2001.

12. Gorelick PB, Sacco RL, Smith DB, et al. Prevention of first stroke. A review of guidelines and a multidisciplinary consensus statement from the National Stroke Association. *JAMA* 281:1112–1120, 1999.

13. Enos WF, Holmes RH, Beyer J. Coronary disease among United States soldiers killed in action in Korea. *JAMA* 152:1090–1093, 1953.

14. National Center for Health Statistics. *Health, United States, 2005.* Hyattsville, MD: 2005. www.cdc.gov/nchs.

15. Hunink MGM, Goldman L, Tosteson ANA, et al. The recent decline in mortality from coronary heart disease, 1980–1990. The effect of secular trends in risk factors and treatment. *JAMA* 277:535–542, 1997.

16. Cooper R, Cutler J, Desvigne-Nickens P, et al. Trends and disparities in coronary heart disease, stroke, and other cardiovascular diseases in the United States. *Circulation* 102:3137–3147, 2000.

17. National Center for Chronic Disease Prevention and Health Promotion, CDC. Decline in deaths from heart disease and stroke— United States, 1900–1999. *MMWR* 48(30):649–656, 1999.

18. Capewell S, Beaglehole R, Seddon M, McMurray J. Explanation for the decline in coronary heart disease mortality rates in Auckland, New Zealand, between 1982 and 1993. *Circulation* 102:1511–1516, 2000.

19. Grundy SM, Balady GJ, Criqui MH, et al. Guide to primary prevention of cardiovascular diseases. A statement for healthcare professionals from the task force on risk reduction. *Circulation* 95:2329–2331, 1997.

20. Greenland P, Knoll MD, Stamler J, Neaton JD, Dyer AR, Garside DB, Wilson PW. Major risk factors as antecedents of fatal and nonfatal coronary heart disease events. *JAMA* 290:891–897, 2003.

21. *Third Report of the National Cholesterol Education Program (NCEP) Expert Panel on Detection, Evaluation, and Treatment of High Blood Cholesterol in Adults* (Adult Treatment Panel III), 2001. http://www.nhlbi.nih.gov/.

22. Smith SC, Greenland P, Grundy SM. Prevention Conference V. Beyond secondary prevention: Identifying the high-risk patient for primary prevention. Executive summary. *Circulation* 101:111–116, 2000.

23. Langlois M, Duprez D, Delanghe J, De Buyzere M, Clement DL. Serum vitamin C concentration is low in peripheral arterial disease and is associated with inflammation and severity of atherosclerosis. *Circulation* 103:1863–1870, 2001.

24. Anderson JL, Muhlestein JB, Horne BD, Carlquist JF, Bair TL, Madsen TE, Pearson RR. Plasma homocysteine predicts mortality independently of traditional risk factors and C-reactive protein in patients with angiographically defined coronary artery disease. *Circulation* 102:1227–1233, 2000.

25. Stec JJ, Silbershatz H, Tofler GH, Matheney TH, Sutherland P, Lipinska I, Massaro JM, Wilson PFW, Muller JE, D'Agostino RB. Association of fibrinogen with cardiovascular risk factors and

428 Parte IV Atividade Física e Doença

cardiovascular disease in the Framingham offspring population. *Circulation* 102:1634–1640, 2000.

26. Hebert PR, Rich-Edwards JW, Manson JE, et al. Height and incidence of cardiovascular disease in male physicians. *Circulation* 88:1437–1443, 1993.

27. Fang J, Alderman MH. Serum uric acid and cardiovascular mortality. The NHANES I epidemiologic follow-up study, 1971–1992. National Health and Nutrition Examination Survey. *JAMA* 283:2404–2410, 2000.

28. Lotufo PA, Chae CU, Ajani UA, Hennekens CH, Manson JE. Male pattern baldness and coronary heart disease: The Physicians' Health Study. *Arch Intern Med* 160:165–171, 2000.

29. Danesh J, Collins R, Peto R. Lipoprotein(a) and coronary heart disease. Meta-analysis of prospective studies. *Circulation* 102: 1082–1089, 2000.

30. Volpato S, Guralnik JM, Ferrucci L, Balfour J, Chaves P, Fried LP, Harris TB. Cardiovascular disease, interleukin-6, and risk of mortality in older women. The Women's Health and Aging Study. *Circulation* 103:947–952, 2001.

31. Myers GL, Rifai N, Tracy RP, et al. CDC/AHA workshop on markers of inflammation and cardiovascular disease. Application to clinical and public health practice. Report from the Laboratory Science Discussion Group. *Circulation* 110:e545–e549, 2004.

32. Deary IJ, Fowkes FGR, Donnan PT, Housley E. Hostile personality and risks of peripheral arterial disease in the general population. *Psychosomatic Med* 56:197–202, 1994.

33. Sorensen TIA, Nielsen GG, Andersen PK, Teasdale TW. Genetic and environmental influences on premature death in adult adoptees. *N Engl J Med* 318:727–732, 1988.

34. Marenberg ME, Risch N, Berkman LF, Floderus B, De Faire U. Genetic susceptibility to death from coronary heart disease in a study of twins. *N Engl J Med* 330:1041–1046, 1994.

35. Manson JE, Tosteson H, Ridker PM, et al. The primary prevention of myocardial infarction. *N Engl J Med* 326:1406–1413, 1992.

36. Bronner LL, Kanter DS, Manson JE. Primary prevention of stroke. *N Engl J Med* 333:1392–1400, 1995.

37. Grundy SM, Pasternak R, Greenland P, Smith S, Fuster V. Assessment of cardiovascular risk by use of multiple-risk-factor assessment equations. A statement of healthcare professionals from the American Heart Association and the American College of Cardiology. *Circulation* 100:1481–1492, 1999.

38. American College of Cardiology and American Heart Association. ACC/AHA 2004 guideline update for coronary artery bypass graft surgery. www.americanheart.org.

39. American College of Cardiology and American Heart Association. ACC/AHA guidelines for percutaneous coronary intervention (revision of the 1993 PTCA guidelines)—Executive summary. *Circulation* 103:3019–3041, 2001.

40. Loscalzo J. Regression of coronary atherosclerosis. *N Engl J Med* 323:1337–1339, 1990.

41. Brown BG, Zhao XQ, Sacco DE, Albers JJ. Lipid lowering and plaque regression: New insights into prevention of plaque disruption and clinical events in coronary disease. *Circulation* 87:1781–1789, 1993.

42. Nissen SE, Tuzcu EM, Schoenhagen P, Brown BG, Ganz P, Vogel RA, Crowe T, Howard G, Cooper CJ, Brodie B, Grines CL, DeMaria AN; REVERSAL Investigators. Effect of intensive compared with moderate lipid-lowering therapy on progression of coronary atherosclerosis: A randomized controlled trial. *JAMA* 291:1071–1080, 2004.

43. Sever PS, Dahlof B, Poulter NR, Wedel H, Beevers G, Caulfield M, Collins R, Kjeldsen SE, Kristinsson A, McInnes GT, Mehlsen J, Nieminen M, O'Brien E, Ostergren J; ASCOT Investigators. Prevention of coronary and stroke events with atorvastatin in hypertensive patients who have average or lower-than-aver-

age cholesterol concentrations, in the Anglo-Scandinavian Cardiac Outcomes Trial—Lipid Lowering Arm (ASCOT_LLA): A multicenter randomized controlled trial. *Drugs* 64(suppl 2): 43–60, 2004.

44. Ornish D, Scherwitz LW, Billings JH, Brown SE, Gould KL, Merritt TA, Sparler S, Armstrong WT, Ports TA, Kirkeeide RL, Hogeboom C, Brand RJ. Intensive lifestyle changes for reversal of coronary heart disease. *JAMA* 280:2001–2007, 1998.

45. Ornish D, Brown SE, Scherwitz LW, et al. Can lifestyle changes reverse coronary artery heart disease? *Lancet* 336:129–133, 1990.

46. Watts GF, Lewis B, Brunt JNH, et al. Effects on coronary artery disease of lipid-lowering diet, or diet plus cholestyramine, in the St Thomas' Atherosclerosis Regression Study (STARS). *Lancet* 339:563–569, 1992.

47. Hambrecht R, Niebauer J, Marburger C, et al. Various intensities of leisure time physical activity in patients with coronary artery disease: Effects on cardiorespiratory fitness and progression of coronary atherosclerotic lesions. *J Am Coll Cardiol* 22:468–477, 1993.

48. Schuler G, Hambrecht R, Schlierf G, et al. Regular physical exercise and low-fat diet: Effects on progression of coronary artery disease. *Circulation* 86:1–11, 1992.

49. Merz CN, Rozanski A, Forrester JS. The secondary prevention of coronary artery disease. *Am J Med* 102:572–581, 1997.

50. Feeman WE, Niebauer J. Prediction of angiographic stabilization/regression of coronary atherosclerosis by a risk factor graph. *J Cardiovasc Risk* 7:415–423, 2000.

51. Stampfer MJ, Hu FB, Manson JE, Rimm EB, Willett WC. Primary prevention of coronary heart disease in women through diet and lifestyle. *N Engl J Med* 343:16–22, 2000.

52. U.S. Department of Health and Human Services. *The Health Consequences of Smoking: A Report of the Surgeon General.* U.S. Department of Health and Human Services, Centers for Disease Control and Prevention, National Center for Chronic Disease Prevention and Health Promotion, Office on Smoking and Health, 2004.

53. Mokdad AH, Marks JS, Stroup DF, Gerberding JL. Actual causes of death in the United States, 2000. *JAMA* 291:1238–1245, 2004.

54. CDC. Cigarette smoking-attributable mortality and years of potential life lost—United States. MMWR 46(20):444–451, 1997. See also: CDC. Cigarette smoking-attributable morbidity—United States, 2000. *MMWR* 52:842–843, 2003.

55. Neaton JD, Wentworth D. Serum cholesterol, blood pressure, cigarette smoking, and death from coronary heart disease. *Arch Intern Med* 152:56–64, 1992.

56. Ockene IS, Miller NH. Cigarette smoking, cardiovascular disease, and stroke. A statement for healthcare professionals from the American Heart Association. *Circulation* 96:3243–3247, 1997.

57. Howard G, Wagenknecht LE, Burke GL, Diez-Rioux A, Evans GW, McGovern P, Nieto J, Tell GS. Cigarette smoking and progression of atherosclerosis. The Atherosclerosis Risk in Communities (ARIC) study. *JAMA* 279:119–124, 1998.

58. Kaufmann PA, Gnecchi-Riscone T, Di Terlizzi M, Schafers KP, Luscher TF, Camici PG. Coronary heart disease in smokers. Vitamin C restores coronary microcirculatory function. *Circulation* 102:1233–1239, 2000.

59. CDC. Cigarette smoking among adults—United States, 2002. *MMWR* 53(20):427–431, 2004.

60. CDC. Cigarette use among high school students—United States, 1991–2003. MMWR 53(23):499–502, 2004. See also: CDC. Tobacco use, access, and exposure to tobacco in media among middle and high school students—United States, 2004. *MMWR* 54(12):297–301, 2005.

61. Escobedo LG, Reddy M, DuRant RH. Relationship between cigarette smoking and health risk and problem behaviors among US adolescents. *Arch Pediatr Adolesc Med* 151:66–71, 1997.

62. U.S. Department of Health and Human Services. *Strategies to Control Tobacco Use in the United States: A Blueprint for Public Health Action in the 1990's*. USDHHS, Public Health Service, National Institutes of Health, National Cancer Institute. NIH Publication No. 92–3316, 1991.

63. U.S. Department of Health and Human Services. *Major Local Tobacco Control Ordinances in the United States*. USDHHS, Public Health Service, National Institutes of Health, National Cancer Institute. NIH Publication No. 93–3532, 1993.

64. U.S. Environmental Protection Agency. *Respiratory Health Effects of Passive Smoking: Lung Cancer and Other Disorders*. U.S. Environmental Protection Agency, Office of Research and Development. Washington, DC: U.S. EPA, 1992.

65. Steenland K, Thun M, Lally C, Heath C. Environmental tobacco smoke and coronary heart disease in the American Cancer Society CPS-II cohort. *Circulation* 94:622–628, 1996.

66. National Cancer Institute. *Health Effects of Exposure to Environmental Tobacco Smoke: The Report of the California Environmental Protection Agency. Smoking and Tobacco Control Monograph no. 10.* Bethesda, MD. U.S. Department of Health and Human Services, National Institutes of Health, National Cancer Institute, NIH Pub. No. 99–4645, 1999.

67. National Institute for Occupational Safety and Health. *Current Intelligence Bulletin 54: Environmental Tobacco Smoke in the Workplace: Lung Cancer and Other Health Effects*. U.S. Department of Health and Human Services, Centers for Disease Control, National Institute for Occupational Safety and Health, June 1991. DHHS Publication No. (NIOSH) 91–108.

68. U.S. Department of Health and Human Services. *Smokeless Tobacco and Health: An International Perspective*. USDHHS, Public Health Service, National Institutes of Health, National Cancer Institute. NIH Publication No. 93–3461,1992.

69. CDC. Use of smokeless tobacco among adults—United States, 1991. MMWR 42(14):263–266, 1993. See also: *MMWR* 45(20):413–418, 1996; *MMWR* 49(SS-10):1–50, 2000.

70. Ernster VL, Grady DG, Greene JC, et al. Smokeless tobacco use and health effects among baseball players. *JAMA* 264:218–224, 1990.

71. Report of the Surgeon General. *The Health Consequences of Smoking: Nicotine Addiction*. Washington, DC: U.S. Department of Health and Human Services, Publication No. CDC 88–8406, 1988.

72. Fiore MC, Bailey WC, Cohen SJ, et al. *Treating tobacco use and dependence*. Clinical practice guidelines. Summary. Rockville, MD: U.S. Department of Health and Human Services. Public Health Service. June 2000. (Reprinted, Respiratory Care 45(10):1196–1262, 2000).

73. U.S. Department of Health and Human Services. *Reducing Tobacco Use: A Report of the Surgeon General—Executive Summary*. Atlanta, GA: U.S. Department of Health and Human Services, Centers for Disease Control and Prevention, National Center for Chronic Disease Prevention and Health Promotion, Office on Smoking and Health, 2000.

74. Audrain-McGovern J, Rodriguez D, Moss HB. Smoking progression and physical activity. *Cancer Epidemiol Biomarkers* Prev 12:1121–1129, 2003.

75. Williard JC, Schoenborn CA. Relationship between cigarette smoking and other unhealthy behaviors among our nation's youth: United States, 1992. *Advance Data from Vital and Health Statistics*, no 263. Hyattsville, MD: National Center for Health Statistics, 1995.

76. Simoes EJ, Byers T, Coates RJ, Serdula MK, Mokdad AH, Heath GW. The association between leisure-time physical activity and dietary fat in American adults. *Am J Public Health* 85:240–244, 1995.

77. Bernaards CM, Twisk JWR, Van Mechelen W, Snel J, Kemper HCG. A longitudinal study on smoking in relationship to fitness and heart rate response. *Med Sci Sports Exerc* 35:793–800, 2003.

78. Lazarus NB, Kaplan GA, Cohen RD, Leu D-J. Smoking and body mass in the natural history of physical activity: Prospective evidence from the Alameda County Study, 1965–1974. *Am J Prev Med* 5:127–135, 1989.

79. Huerta M, Grotto I, Shemla S, Ashkenazi I, Shpilberg O, Kark JD. Cycle ergometry estimation of physical fitness among Israeli soldiers. *Mil Med* 169:217–220, 2004.

80. Marti B, Abelin T, Minder CE, Vader JP. Smoking, alcohol consumption, and endurance capacity: An analysis of 6,500 19-year-old conscripts and 4,100 joggers. *Prev Med* 17:79–92, 1988.

81. Dannenberg AL, Keller JB, Wilson WF, Castelli WP. Leisure time physical activity in the Framingham offspring study. *Am J Epidemiol* 129:76–88, 1989.

82. Erikssen SL, Thaulow E. Smoking habits and long-term decline in physical fitness and lung function in men. *Br Med J* 311:715–718, 1995.

83. Huie MJ. The effects of smoking on exercise performance. *Sports Med* 22:355–359, 1996.

84. Symons JD, Stebbins CL. Hemodynamic and regional blood flow responses to nicotine at rest and during exercise. *Med Sci Sports Exerc* 28:457–467, 1996.

85. Gold DR, Wang X, Wypij D, Speizer FE, Ware JH, Dockery DW. Effects of cigarette smoking on lung function in adolescent boys and girls. *N Engl J Med* 335:931–937, 1996.

86. Colberg SR, Casazza GA, Horning MA, Brooks GA. Metabolite and hormonal response in smokers during rest and sustained exercise. *Med Sci Sports Exerc* 27:1527–1534, 1995.

87. McDonough P, Moffatt RJ. Smoking-induced elevations in blood carboxyhemoglobin levels. Effect on maximal oxygen uptake. *Sports Med* 27:275–283, 1999.

88. Agudo A, Bardagi S, Romero PV, Gonzalez CA. Exercise-induced airways narrowing and exposure to environmental tobacco smoke in schoolchildren. *Am J Epidemiol* 140:409–417, 1994.

89. Frette C, Barrett-Connor E, Clausen JL. Effect of active and passive smoking on ventilatory function in elderly men and women. *Am J Epidemiol* 143:757–765, 1996.

90. Huie MJ, Casazza GA, Horning MA, Brooks GA. Smoking increases conversion of lactate to glucose during submaximal exercise. *J Appl Physiol* 80:1554–1559, 1996.

91. Kobayashi Y, Takeuchi T, Hosoi T, Loeppky JA. Effects of habitual smoking on cardiorespiratory responses to submaximal exercise. *J Physiol Anthropol Appl Human Sci* 23:163–169, 2004.

92. Higgins MW, Enright PL, Kronmal RA, et al. Smoking and lung function in elderly men and women: The cardiovascular health study. *JAMA* 269:2741–2748, 1993.

93. Cooper KH, Gey GO, Bottenberg RA. Effects of cigarette smoking on endurance performance. *JAMA* 203(3):123–126, 1968.

94. Hashizume K, Yamaji K, Kusaka Y, Kawahara K. Effects of abstinence from cigarette smoking on the cardiorespiratory capacity. *Med Sci Sports Exerc* 32:386–391, 2000.

95. Cooper KH. *Aerobics*. New York: Bantam Books, 1968. *The New Aerobics*. New York: Bantam Books, 1970.

96. Koplan JP, Powell KE, et al. An epidemiologic study of the benefits and risks of running. *JAMA* 248:3118–3121, 1982.

97. Nieman DC, Butler JV, Pollett LM, Dietrich SJ, Lutz RD. Nutrient intake of marathon runners. *J Am Diet Assoc* 89:1273–1278, 1989.

98. Blair SN, Goodyear NN, Wynne KL, Saunders RP. Comparison of dietary and smoking habit changes in physical fitness improvers and nonimprovers. *Prev Med* 13:411–420, 1984.

99. King AC, Haskell WL, Taylor CB, Kraemer HC, DeBusk RF. Group- versus home-based exercise training in healthy older men and women. *JAMA* 266:1535–1542, 1991.

100. Marcus BH, Albrecht AE, King TK, Parisi AF, Pinto BM, Roberts M, Niaura RS, Abrams DB. The efficacy of exercise as an aid for smoking cessation in women: A randomized controlled trial. *Arch Intern Med* 159:1229–1234, 1999.

101. Derby CA, Lasater TM, Vass K, Gonzalez S, Carleton RA. Characteristics of smokers who attempt to quit and of those who recently succeeded. *Am J Prev Med* 10:327–334, 1994.

102. Daniel J, Cropley M, Ussher M, West R. Acute effects of a short bout of moderate versus light intensity exercise versus inactivity on tobacco withdrawal symptoms in sedentary smokers. *Psychopharmacology (Berl)* 174:320–326, 2004.

103. Gritz ER, Klesges RC, Meyers AW. The smoking and body weight relationship: Implications for intervention and postcessation weight control. *Ann Beh Med* 11(4):144–153, 1989.

104. Williamson DF, Madans J, Anda RF, et al. Smoking cessation and severity of weight gain in a national cohort. *N Engl J Med* 324:739–745, 1991.

105. Klesges RC, Meyers AW, Winders SE, French SN. Determining the reasons for weight gain following smoking cessation: Current findings, methodological issues, and future directions for research. *Ann Beh Med* 11(4):134–143, 1989.

106. O'Hara P, Connett JE, Lee WW, Nides M, Murray R, Wise R. Early and late weight gain following smoking cessation in the Lung Health Study. *Am J Epidemiol* 148:821–830, 1998.

107. U.S. Department of Health and Human Services. *The Health Benefits of Smoking Cessation*. U.S. Department of Health and Human Services, Public Health Service, Centers for Disease Control, Center for Chronic Disease Prevention and Health Promotion, Office on Smoking and Health. DHHS Publication No. (CDC) 90–8416. Washington, DC: Superintendent of Documents, 1990.

108. Filozof C, Fernandez-Pinilla MC, Fernandez-Cruz A. Smoking cessation and weight gain. *Obes Rev* 5:95–103, 2004.

109. Klesges RC, Eck LH, Isbell TR, Fulliton W, Hanson CL. Smoking status: Effects on the dietary intake, physical activity, and body fat of adult men. *Am J Clin Nutr* 51:784–789, 1990.

110. Perkins KA, Epstein LH, Stiller RL, et al. Metabolic effects of nicotine after consumption of a meal in smokers and nonsmokers. *Am J Clin Nutr* 52:228–233, 1990.

111. Moffatt RJ, Owens SG. Cessation from cigarette smoking: Changes in body weight, body composition, resting metabolism, and energy consumption. *Metabolism* 40:465–470, 1991.

112. Collins LC, Cornelius MF, Vogel RL, Walker JF, Stamford BA. Effect of caffeine and/or cigarette smoking on resting energy expenditure. *Int J Obes Relat Metab Disord* 18:551–556, 1994.

113. Hofstetter A, Schutz Y, Jequier E, Wahren J. Increased 24–hour energy expenditure in cigarette smokers. *N Eng J Med* 314: 79–82, 1986.

114. Kawachi I, Troisi RJ, Rotnitzky AG, Coakley EH, Colditz GA. Can physical activity minimize weight gain in women after smoking cessation? *Am J Public Health* 86:999–1004, 1996.

115. Marcus B, Albrecht AE, Niaura RS, et al. Exercise enhances the maintenance of smoking cessation in women. *Addict Behav* 20:87–92, 1995.

116. Brown DR, Croft JB, Anda RF, Barrett DH, Escobedo LG. Evaluation of smoking on the physical activity and depressive symptoms relationship. *Med Sci Sports Exerc* 28:233–240, 1996.

117. Blair SN, Kampert JB, Kohl HW, et al. Influences of cardiorespiratory fitness and other precursors on cardiovascular disease and all-cause mortality in men and women. *JAMA* 276:205–210, 1996.

118. National High Blood Pressure Education Program. *The Seventh Report of the Joint National Committee on Detection, Evaluation, and Treatment of High Blood Pressure*. National Heart, Lung, and Blood Institute, National Institutes of Health, NIH Publication No. 03-5233. Bethesda, MD: National Institutes of Health, 2003.

119. National High Blood Pressure Education Program. Working Group Report on Primary Prevention of Hypertension. National Heart, Lung, and Blood Institute. Hyattsville, MD: National Institutes of Health, 1992.

120. Stamler J, Stamler R, Neaton JD. Blood pressure, systolic and diastolic, and cardiovascular risks: US population data. *Arch Intern Med* 153:598–615, 1993.

121. Cooper R, Rotimi C, Ataman S, et al. The prevalence of hypertension in seven populations of West African Origin. *Am J Public Health* 87:160–168, 1997.

122. Wang Y, Wang QJ. The prevalence of prehypertension and hypertension among US adults according to the new Joint National Committee guidelines. *Arch Intern Med* 164:2126–2134, 2004.

123. Muntner P, He J, Cutler JA, Wildman RP, Whelton PK. Trends in blood pressure among children and adolescents. *JAMA* 291:2107–2113, 2004.

124. National Heart, Lung, and Blood Institute. *High Blood Pressure: Treat It for Life. Washington*, DC: U.S. Government Printing Office, 1994.

125. Kannel WB. Blood pressure as a cardiovascular risk factor: Prevention and treatment. *JAMA* 275:1571–1576, 1996.

126. Psaty BM, Furberg CD, Kuller LH, Cushman M, Savage PJ, Levine D, O'Leary DH, Bryan N, Anderson M, Lumley T. Association between blood pressure level and the risk of myocardial infarction, stroke, and total mortality. The Cardiovascular Health Study. *Arch Intern Med* 161:1183–11922, 2001.

127. Agmon Y, Khandheria BK, Meissner I, Schwartz GL, Petterson TM, O'Fallon WM, Gentile F, Whisnant JP, Wiebers DO, Seward JB. Independent association of high blood pressure and aortic atherosclerosis: A population-based study. *Circulation* 102:2087–2093, 2000.

128. Launer LJ, Masaki K, Petrovitch H, Foley D, Havlik RJ. The association between midlife blood pressure levels and late-life cognitive function. The Honolulu-Asia Aging Study. *JAMA* 274:1846–1851, 1995.

129. Taylor AA. Combination drug treatment of hypertension: Have we come full circle? *Curr Cardiol Rep* 6:421–426, 2004.

130. Gress TW, Nieto FJ, Shahar E, Wofford MR, Brancati FL. Hypertension and antihypertensive therapy as risk factors for type 2 diabetes mellitus. Atherosclerosis Risk in Communities Study. *N Engl J Med* 342:905–912, 2000.

131. Pontremoli R, Leoncini G, Parodi A. Use of nifedipine in the treatment of hypertension. *Expert Rev Cardiovasc Ther* 3:43–50, 2005.

132. Weir MR, Maibach EW, Bakris GL, Black HR, Chawla P, Messerli FH, Neutel JM, Weber MA. Implications of a health lifestyle and medication analysis for improving hypertension control. *Arch Intern Med* 160:481–490, 2000.

133. Wofford MR, Hall JE. Pathophysiology and treatment of obesity hypertension. *Curr Pharm Des* 10:3621–3637, 2004.

134. Nowson CA, Worsley A, Margerison C, Jorna MK, Godfrey SJ, Booth A. Blood pressure change with weight loss is affected by diet type in men. *Am J Clin Nutr* 81:983–989, 2005.

135. Appel LJ, Champagne CM, Harsha DW, Cooper LS, Obarzanek E, Elmer PJ, Stevens VJ, Vollmer WM, Lin PH, Svetky LP, Stedman SW, Young DR; Writing Group of the PREMIER Collaborative Research Group. Effects of comprehensive lifestyle modification on blood pressure control: Main results of the PREMIER clinical trial. *JAMA* 289:2083–2093, 2003.

136. Neaton JD, Grimm RH, Prineas RJ, et al. Treatment of mild hypertension study: Final results. *JAMA* 270:713–724, 1993.

137. Treatment of Mild Hypertension Research Group. The Treatment of Mild Hypertension Study: A randomized, placebo-controlled trial of a nutritional-hygienic regimen along with various drug monotherapies. *Arch Intern Med* 151:1413–1423, 1991.

138. Stevens VJ, Corrigan SA, Obarzanek E, et al. Weight loss intervention in phase I of the trials of hypertension prevention. *Arch Intern Med* 153:849–858, 1993.

139. Davis BR, Blaufox MD, Oberman A, et al. Reduction in long-term antihypertensive medication requirements: Effects of weight reduction by dietary intervention in overweight persons with mild hypertension. *Arch Intern Med* 153:1773–1782, 1993.

140. The Trials of Hypertension Prevention Collaborative Research Group. The effects of nonpharmacologic interventions on blood pressure of persons with high normal levels. *JAMA* 267:1213–1220, 1992.

141. Wilsgaard T, Schirmer H, Arnesen E. Impact of body weight on blood pressure with a focus on sex differences: The Tromso Study, 1986–1995. *Arch Intern Med* 160:2847–2853, 2000.

142. Curhan GC, Chertow GM, Willett WC, et al. Birth weight and adult hypertension and obesity in women. *Circulation* 94:1310–1315, 1996.

143. The Trials of Hypertension Prevention Collaborative Research Group. Effects of weight loss and sodium reduction intervention on blood pressure and hypertension incidence in overweight people with high-normal blood pressure. *Arch Intern Med* 157:657–667, 1997.

144. Stamler J. The INTERSALT Study: Background, methods, findings, and implications. *Am J Clin Nutr* 65(suppl):626S–642S, 1997.

145. Stamler J, Rose G, Stamler R, Elliott P, Dyer A, Marmot M. INTERSALT study findings: Public health and medical care implications. *Hypertension* 14:570–577, 1989.

146. Law MR, Frost CD, Wald NJ. By how much does dietary salt reduction lower blood pressure? Analysis of observational data among populations. *Br J Med* 302:811–815, 1991.

147. He FJ, MacGregor GA. Effect of longer-term modest salt reduction on blood pressure. *Cochrane Database Syst Rev* 3:CD004937, 2004.

148. Tobian L. Dietary sodium chloride and potassium have effects on the pathophysiology of hypertension in humans and animals. *Am J Clin Nutr* 65(suppl):606S–611S, 1997.

149. Karanja NM, Obarzanek E, Lin PH, McCullough ML, Phillips KM, Swain JF, Champagne CM, Hoben KP. Descriptive characteristics of the dietary patterns used in the Dietary Approaches to Stop Hypertension trial. *J Am Diet Assoc* 99(suppl):S19–S27, 1999.

150. Sacks FM, Svetkey LP, Vollmer WM, Appel LJ, Bray GA, Harsha D, Obarzanek E, Conlin PR, Miller ER, Simons-Morton DG, Karanja N, Lin PH. DASH-Sodium Collaborative Research Group. Effects on blood pressure of reduced dietary sodium and the Dietary Approaches to Stop Hypertension (DASH) diet. *N Engl J Med* 344:3–10, 2001.

151. Morse RM, Flavin DK. The definition of alcoholism. *JAMA* 268:1012–1014, 1992.

152. Kitchens JM. Does this patient have an alcohol problem? *JAMA* 272:1782–1787, 1994.

153. National Institute on Alcohol Abuse and Alcoholism. *Tenth Special Report to the U.S. Congress on Alcohol and Health*. U.S. Department of Health and Human Services, 2000. www.niaaa.nih.gov/.

154. Gentilello LM, Donovan DM, Dunn CW, Rivara FP. Alcohol interventions in trauma centers. Current practice and future directions. *JAMA* 274:1043–1048, 1995.

155. Liu S, Siegel PZ, Brewer RD, Mokdad AH, Sleet DA, Serdula M. Prevalence of alcohol-impaired driving. Results from a national self-reported survey of health behaviors. *JAMA* 277:122–125, 1997.

156. Goldberg IJ, Mosca L, Piano MR, Fisher EA. Wine and your heart. A science advisory for healthcare professionals from the Nutrition Committee, Council on Epidemiology and Prevention, and Council on Cardiovascular Nursing of the American Heart Association. *Circulation* 103:472–475, 2001.

157. Gronbaek M, Becker U, Johansen D, Gottschau A, Schnohr P, Hein HO, Jensen G, Sorensen TIA. Type of alcohol consumed and mortality from all causes, coronary heart disease, and cancer. *Ann Int Med* 133:411–419, 2000.

158. Mukamal KJ, Conigrave KM, Mittleman MA, Camargo CA, Stampfer MJ, Willett WC, Rimm EB. Roles of drinking pattern and type of alcohol consumed in coronary heart disease in men. *N Engl J Med* 348:109–118, 2003.

159. Berger K, Ajani UA, Kase CS, Gaziano JM, Buring JE, Glynn RJ, Hennekens CH. Light-to-moderate alcohol consumption and risk of stroke among U.S. male physicians. *N Engl J Med* 341:1557–1564, 1999.

160. Stampfer MJ, Rimm EB, Walsh DC. Commentary: Alcohol, the heart, and public policy. *Am J Public Health* 83:801–804, 1993.

161. Wannamethee SG, Shaper AG. Type of alcoholic drink and risk of major coronary heart disease events and all-cause mortality. *Am J Public Health* 89:685–690, 1999.

162. Camargo CA, Hennekens CH, Gaziano JM, Glynn RJ, Manson JE, Stampfer MJ. Prospective study of moderate alcohol consumption and mortality in US male physicians. *Arch Intern Med* 157:79–85, 1997.

163. Fuchs CS, Stampfer MJ, Colditz GA, et al. Alcohol consumption and mortality among women. *N Engl J Med* 332:1245–1250, 1995.

164. Halliwill JR. Mechanisms and clinical implications of post-exercise hypotension in humans. *Exerc Sports Sci Rev* 29:65–70, 2001.

165. MacDonald JR, Hogben CD, Tarnopolsky MA, MacDougall JD. Post exercise hypotension is sustained during subsequent bouts of mild exercise and simulated activities of daily living. *J Hum Hypertens* 15:567–571, 2001.

166. Rueckert PA, Slane PR, Lillis DL, Hanson P. Hemodynamic patterns and duration of post-dynamic exercise hypotension in hypertensive humans. *Med Sci Sports Exerc* 28:24–32, 1996.

167. Krieger EM, Da Silva GJ, Negrao CE. Effects of exercise training on baroreflex control of the cardiovascular system. *Ann N Y Acad Sci* 940:338–347, 2001.

168. Sharabi Y, Ben-Cnaan R, Hanin A, Martonovitch G, Grossman E. The significance of hypertensive response to exercise as a predictor of hypertension and cardiovascular disease. *J Hum Hypertens* 15:353–356, 2001.

169. Mundal R, Kjeldsen SE, Sandvik L, Erikssen G, Thaulow E, Erikssen J. Exercise pressure predicts mortality from myocardial infarction. *Hypertension* 27:324–329, 1996.

170. ACSM Position Stand. Exercise and hypertension. *Med Sci Sports Exerc* 36:1–21, 2004.

432 Parte IV Atividade Física e Doença

171. Kelley G, Tran ZV. Aerobic exercise and normotensive adults: A meta-analysis. *Med Sci Sports Exerc* 27:1371–1377, 1995.

172. Fagard RH. Exercise characteristics and the blood pressure response to dynamic physical training. *Med Sci Sports Exerc* 33(No. 6, suppl):S484–S492, 2001.

173. Kokkinos PF, Narayan P, Colleran JA, et al. Effects of regular exercise on blood pressure and left ventricular hypertrophy in African-American men with severe hypertension. *N Engl J Med* 333:1462–1467, 1995.

174. Kelemen MH, Effron MB, Valenti SA, Stewart KJ. Exercise training combined with antihypertensive drug therapy: Effects on lipids, blood pressure, and left ventricular mass. *JAMA* 263:2766–2771, 1990.

175. Kelley G. Dynamic resistance exercise and resting blood pressure in adults: A meta-analysis. *J Appl Physiol* 82:1559–1565, 1997.

176. Paffenbarger RS, Wing AL, Hyde RT, Jung DL. Physical activity and incidence of hypertension in college alumni. *Am J Epidemiol* 117:245–256, 1983.

177. Blair SN, Goodyear NN, Gibbons LW, et al. Physical fitness and incidence of hypertension in healthy normotensive men and women. *JAMA* 252:487–490, 1984.

178. Paffenbarger RS, Jung DL, Leung RW, Hyde RT. Physical activity and hypertension: An epidemiological view. *Ann Med* 23:319–327, 1991.

179. Williams PT. Relationship of distance run per week to coronary heart disease risk factors in 8283 male runners. The National Runners' Health Study. *Arch Intern Med* 157:191–198, 1997.

180. Pols MA, Peeters PHM, Twisk JWR, Kemper HCG, Grobbee DE. Physical activity and cardiovascular disease risk profile in women. *Am J Epidemiol* 146:322–328, 1997.

181. Dwyer T, Gibbons LE. The Australian schools health and fitness survey. Physical fitness related to blood pressure but not lipoproteins. *Circulation* 89:1539–1544, 1994.

182. Lim PO, MacFadyen RJ, Clarkson PBM, MacDonald TM. Impaired exercise tolerance in hypertensive patients. *Ann Intern Med* 124:41–55, 1996.

183. Grundy SM. Cholesterol and coronary heart disease. The 21st century. *Arch Intern Med* 157:1177–1184, 1997.

184. Verschuren WMM, Jacobs DR, Bloemberg BPM, et al. Serum total cholesterol and long-term coronary heart disease mortality in different cultures. Twenty-five year follow-up of the seven countries study. *JAMA* 274:131–136, 1995.

185. National Research Council. *Diet and Health: Implications for Reducing Chronic Disease Risk.* Washington, DC: National Academy Press, 1989.

186. Stamler J, Daviglus ML, Garside DB, Dyer AR, Greenland P, Neaton JD. Relationship of baseline serum cholesterol levels in 3 large cohorts of younger men to long-term coronary, cardiovascular, and all-cause mortality and to longevity. *JAMA* 284:311–318, 2000.

187. Task Force on Risk Reduction, American Heart Association. Cholesterol screening in asymptomatic adults: No cause to change. *Circulation* 93:1067–1068, 1996.

188. Johnson CL, Rifkind BM, Sempos CT, et al. Declining serum total cholesterol levels among US adults. The National Health and Nutrition Examination Surveys. *JAMA* 269:3002–3008, 1993.

189. Sempos CT, Cleeman JI, Carroll MD, et al. Prevalence of high blood cholesterol among US adults. *JAMA* 269:3009–3014, 1993.

190. Castelli WP, Garrison RJ, Wilson PWF, et al. Incidence of coronary heart disease and lipoprotein cholesterol levels: The Framingham Study. *JAMA* 256:2835–2838, 1986.

191. Grundy SM, Cleeman JI, Merz CNB, et al. Implications of recent clinical trials for the National Cholesterol Education Program Adult Treatment Panel III Guidelines. *Circulation* 110:227–239, 2004.

192. Haskell WL. The influence of exercise on the concentrations of triglyceride and cholesterol in human plasma. *Exerc Sport Sci Rev* 12:205–244, 1984.

193. NIH Consensus Development Panel on Triglyceride, High-Density Lipoprotein, and Coronary Heart Disease. Triglyceride, high-density lipoprotein, and coronary heart disease. *JAMA* 269:505–510, 1993.

194. Kwiterovich PO. The antiatherogenic role of high-density lipoprotein cholesterol. *Am J Cardiol* 82(9A):13Q–21Q, 1998.

195. Linn S, Fulwood R, Carroll M, et al. Serum total cholesterol:HDL cholesterol ratios in US white and black adults by selected demographic and socioeconomic variables (NHANES II). *Am J Public Health* 81:1038–1043, 1991.

196. Whitney EJ, Krasuski RA, Personius BE, Michalek JE, Maranian AM, Kolasa MW, Monick E, Brown BG, Gotto AM Jr. A randomized trial of a strategy for increasing high-density lipoprotein cholesterol levels: Effects on progression of coronary heart disease and clinical events. *Ann Intern Med* 142:95–104, 2005.

197. Jacobs DR, Mebane IL, Bangdiwala SI, et al. High density lipoprotein cholesterol as a predictor of cardiovascular disease mortality in men and women: The follow-up study of the Lipid Research Clinics Prevalence Study. *Am J Epidemiol* 131:32–47, 1990.

198. Grover SA, Coupal L, Hu XP. Identifying adults at increased risk of coronary disease. How well do the current cholesterol guidelines work? *JAMA* 274:801–806, 1995.

199. Stampfer MJ, Sacks FM, Salvini S, Willett WC, Hennekens CH. A prospective study of cholesterol, apolipoproteins, and the risk of myocardial infarction. *N Engl J Med* 325:373–381, 1991.

200. LaRosa JC. Triglycerides and coronary risk in women and the elderly. Arch Intern Med 157:961–968, 1997.

201. Criqui MH, Heiss G, Cohn R, et al. Plasma triglyceride level and mortality from coronary heart disease. *N Engl J Med* 328:1220–1225, 1993.

202. DeLong DM, Delong ER, Wood PD, et al. A comparison of methods for the estimation of plasma low- and very low-density lipoprotein cholesterol. *JAMA* 256:2372–2377, 1986.

203. American Heart Association. AHA Scientific Statement. AHA dietary guidelines. Revision 2000: A statement for healthcare professionals from the Nutrition Committee of the American Heart Association. *Circulation* 102:2284–2299, 2000.

204. Yu-Poth S, Zhao G, Etherton T, Naglak M, Jonnalagadda S, Kris-Etherton PM. Effects of the National Cholesterol Education Program's Step I and Step II dietary intervention programs on cardiovascular disease risk factors: A meta-analysis. *Am J Clin Nutr* 69:632–646, 1999.

205. Hu FB, Willett WC. Optimal diets for prevention of coronary heart disease. JAMA 288:2569–2578, 2002.

206. Jensen MK, Koh-Banerjee P, Hu FB, Franz M, Sampson L, Grønbaek M, Rimm EB. Intakes of whole grains, bran, and germ and the risk of coronary heart disease in men. *Am J Clin Nutr* 80:1492–1499, 2004.

207. Joshipura KJ, Hu FB, Manson JE, Stampfer MJ, Rimm EB, Speizer FE, Colditz G, Ascherio A, Rosner B, Spiegelman D, Willett WC. The effect of fruit and vegetable intake on risk for coronary heart disease. *Ann Intern Med* 134:1106–1114, 2001.

208. Kris-Etherton P, Eckel RH, Howard BV, St. Jeor S, Bazzarre TL. AHA Science Advisory. Lyon Diet Heart Study. Benefits of a Mediterranean-Style, National Cholesterol Education Pro-

gram/American Heart Association Step I dietary pattern on cardiovascular disease. *Circulation* 103:1823–1825, 2001.

209. Hegsted DM, Ausman LM, Johnson JA, Dallal GE. Dietary fat and serum lipids: An evaluation of the experimental data. *Am J Clin Nutr* 57:875–883, 1993.

210. Esposito K, Marfella R, Ciotola M, Di Palo C, Giugliano F, Giugliano G, D'Armiento M, D'Andrea F, Giugliano D. Effect of a Mediterranean-style diet on endothelial dysfunction and markers of vascular inflammation in the metabolic syndrome: A randomized trial. *JAMA* 292:1440–1446, 2004.

211. Erdman JW. AHA Science Advisory. Soy protein and cardiovascular disease. A statement for healthcare professionals from the Nutrition Committee of the AHA. *Circulation* 102:2555–2559, 2000.

212. Howell WH, McNamara DJ, Tosca MA, Smith BT, Gaines JA. Plasma lipid and lipoprotein responses to dietary fat and cholesterol: A meta-analysis. *Am J Clin Nutr* 65:1747–1764, 1997.

213. Van Horn L. Fiber, lipids, and coronary heart disease. A Statement for Healthcare Professionals From the Nutrition Committee, American Heart Association. *Circulation* 95:2701–2704, 1997.

214. Lichtenstein AH. Trans fatty acids, plasma lipid levels, and risk of developing cardiovascular disease. A statement for healthcare professionals from the Nutrition Committee, American Heart Association. *Circulation* 95:2588–2590, 1997.

215. Barnard RJ. Effects of life-style modification on serum lipids. *Arch Intern Med* 151:1389–1394, 1991.

216. Walford RL, Harris SB, Gunion MW. The calorically restricted low-fat nutrient-dense diet in biosphere 2 significantly lowers blood glucose, total leukocyte count, cholesterol, and blood pressure in humans. *Proc Natl Acad Sci* 89:11533–11537, 1992.

217. Wood PD. Physical activity, diet, and health: Independent and interactive effects. *Med Sci Sports Exerc* 26:838–843, 1994.

218. Wood PD, Haskell WL, Stern MP, Lewis S, Perry C. Serum lipoproteins distributions in male and female runners. *Ann NY Acad Sci* 301:748–763, 1977.

219. Carroll S, Cooke CB, Butterly RJ. Metabolic clustering, physical activity and fitness in nonsmoking, middle-aged men. *Med Sci Sports Exerc* 32:2079–2086, 2000.

220. Whaley MH, Kampert JB, Kohl HW, Blair SN. Physical fitness and clustering of risk factors associated with the metabolic syndrome. *Med Sci Sports Exerc* 31:287–293, 1999.

221. Nieman DC, Warren BJ, O'Donnell KA, Dotson RG, Butterworth DE, Henson DA. Physical activity and serum lipids and lipoproteins in elderly women. *J Am Geriatr Assoc* 41:1339–1344, 1993.

222. Williams PT. High-density lipoprotein cholesterol and other risk factors for coronary heart disease in female runners. *N Engl J Med* 334:1298–1303, 1996.

223. Kokkinos PF, Holland JC, Narayan P, Colleran JA, Dotson CO, Papademetriou V. Miles run per week and high-density lipoprotein cholesterol levels in healthy, middle-aged men: A dose-response relationship. *Arch Intern Med* 155:415–420, 1995.

224. Katzel LI, Bleecker ER, Colman EG, Rogus EM, Sorkin JD, Goldberg AP. Effects of weight loss vs aerobic exercise training on risk factors for coronary disease in healthy, obese, middle-aged and older men. *JAMA* 274:1915–1921, 1995.

225. Patalay M, Lofgren IE, Freake HC, Koo SI, Fernandez ML. The lowering of plasma lipids following a weight reduction program is related to increased expression of the LDL receptor and lipoprotein lipase. *J Nutr* 135:735–739, 2005.

226. Andersen RE, Wadden TA, Bartlett SJ, Vogt RA, Weinstock RS. Relation of weight loss to changes in serum lipids and lipoproteins in obese women. *Am J Clin Nutr* 62:350–357, 1995.

227. Nieman DC, Haig JL, Fairchild KS, De Guia ED, Dizon GP, Register UD. Reducing diet and exercise training effects on serum lipids and lipoproteins in mildly obese women. *Am J Clin Nutr* 52:640–645, 1990.

228. Schwartz RS. The independent effects of dietary weight loss and aerobic training on high density lipoproteins and apolipoprotein A-1 concentrations in obese men. *Metabolism* 36:165–171, 1987.

229. Schwartz RS, Cain KC, Shuman WP, et al. Effect of intensive endurance training on lipoprotein profiles in young and older men. *Metabolism* 41:649–654, 1992.

230. Hinkleman L, Nieman DC. The effects of moderate exercise training on body composition and serum lipids and lipoproteins in mildly obese women. *J Sports Med Phys Fit* 33:49–58, 1993.

231. Kelley GA, Kelly KS, Tran ZV. Aerobic exercise and lipids and lipoproteins in women: A meta-analysis of randomized controlled trials. *J Womens Health (Larchmt)* 13:1148–1164, 2004.

232. Tran ZV, Weltman A. Differential effects of exercise on serum lipid and lipoprotein levels seen with changes in body weight. *JAMA* 254:919–924, 1985.

233. Wood PD, Stefanick MI, Williams PT, Haskell WL. The effects on plasma lipoproteins of a prudent weight-reducing diet, with or without exercise, in overweight men and women. *N Engl J Med* 325:461–466, 1991.

234. Varady KA, Ebine N, Vanstone CA, Parsons WE, Jones PJ. Plant sterols and endurance training combine to favorably alter plasma lipid profiles in previously sedentary hypercholesterolemic adults after 8 wk. *Am J Clin Nutr* 80:1159–1166, 2004.

235. King AC, Haskell WL, Young DR, Oka RK, Stefanick ML. Long-term effects of varying intensities and formats of physical activity on participation rates, fitness, and lipoproteins in men and women aged 50 to 65 years. *Circulation* 91:2596–2604, 1995.

236. Leon AS, Sanchez OA. Response of blood lipids to exercise training alone or combined with dietary intervention. *Med Sci Sports Exerc* 33(suppl):S502–S515, 2001.

237. Nieman DC, Brock DW, Butterworth D, Utter AC, Nieman CN. Reducing diet and/or exercise training decreases the lipid and lipoprotein risk factors of moderately obese women. *J Am College Nutr* 21:344–350, 2002.

238. Kraus WE, Houmard JA, Duscha BD, Knetzger KJ, Wharton MB, McCartney JS, Bales CW, Henes S, Samsa GP, Otvos JD, Kulkarni KR, Slentz CA. Effects of the amount and intensity of exercise on plasma lipoproteins. *N Engl J Med* 347:1483–1492, 2002.

239. Wilmore JH. Dose-response: Variation with age, sex, and health status. *Med Sci Sports Exerc* 33(suppl):S622–S634, 2001.

240. Tsetsonis NV, Hardman AE, Mastana SS. Acute effects of exercise on postprandial lipemia: A comparative study in trained and untrained middle-aged women. *Am J Clin Nutr* 65:525–533, 1997.

241. Ziogas GG, Thomas TR, Harris WS. Exercise training, postprandial hypertriglyceridemia, and LDL subfraction distribution. *Med Sci Sports Exerc* 29:986–991, 1997.

242. Ferguson MA, Alderson NL, Trost SG, Essig DA, Burke JR, Durstine JL. Effects of four different single exercise sessions on lipids, lipoproteins, and lipoprotein lipase. *J Appl Physiol* 85:1169–1174, 1998.

243. Thompson PD, Crouse SF, Goodpaster B, Kelley D, Moyna N, Pescatello L. The acute versus the chronic response to exercise. *Med Sci Sports Exerc* 33(suppl):S438–S445, 2001.

434 Parte IV Atividade Física e Doença

244. Seip RL, Semenkovich CF. Skeletal muscle lipoprotein lipase: Molecular regulation and physiological effects in relation to exercise. *Exerc Sport Sci Rev* 26:191–218, 1998.

245. Crouse SF, O'Brien BC, Rohack JJ, et al. Changes in serum lipids and apolipoproteins after exercise in men with high cholesterol: Influence of intensity. *J Appl Physiol* 79:279–286, 1995.

246. Ginsburg GS, Agil A, O'Toole M, Rimm E, Douglas PS, Rifai N. Effects of a single bout of ultraendurance exercise on lipid levels and susceptibility of lipids to peroxidation in triathletes. *JAMA* 276:221–225, 1996.

247. Gordon PM, Fowler S, Warty V, Danduran M, Visich P, Keteyian S. Effects of acute exercise on high density lipoprotein cholesterol and high density lipoprotein subfractions in moderately trained females. *Br J Sports Med* 32:63–67, 1998.

248. Lee R, Nieman DC, Raval R, Blankenship J, Lee J. The effects of acute moderate exercise on serum lipids and lipoproteins in mildly obese women. *Int J Sports Med* 12:537–542, 1991.

249. Borsheim E, Knardahl S, Hostmark AT. Short-term effects of exercise on plasma very low density lipoproteins (VLDL) and fatty acids. *Med Sci Sports Exerc* 31:522–530, 1999.

250. Skinner ER, Watt C, Maughan RJ. The acute effect of marathon running on plasma lipoproteins in female subjects. *Eur J Appl Physiol* 56:451–456, 1987.

251. Goodyear LJ, van Houten DR, Fronsoe MS, et al. Immediate and delayed effects of marathon running on lipids and lipoproteins in women. *Med Sci Sports Exerc* 22:588–592, 1990.

252. American Heart Association. Statement on exercise: Benefits and recommendations for physical activity programs for all Americans. *Circulation* 86:340–343, 1992.

253. Fletcher GF, Balady G, Blair SN, et al. Statement on exercise. Benefits and recommendations for physical activity programs for all Americans. *Circulation* 94:857–862, 1996.

254. Morris JN, Heady JA, Raffle PAB, Parks JW. Coronary heart disease and physical activity of work. *Lancet* 2:1053–1057, 1953.

255. Paffenbarger RS, Laughlin ME, Gima AS, et al. Work activity of longshoremen as related to death from coronary heart disease and stroke. *N Engl J Med* 282:1109–1114, 1970.

256. Paffenbarger RS, Wing AL, Hyde RT. Physical activity as an index of heart attack risk in college alumni. *Am J Epidemiol* 108:161–175, 1978.

257. Paffenbarger RS, Hyde RT, Wing AL, Steinmetz CH. A natural history of athleticism and cardiovascular health. *JAMA* 252:491–495, 1984.

258. Paffenbarger RS, Hyde RT, Wing AL, Lee I-M, Jung DL, Kampert JB. The association of changes in physical-activity level and other lifestyle characteristics with mortality among men. *N Engl J Med* 328:538–545, 1993.

259. Paffenbarger RS, Kampert JB, Lee IM. Physical activity and health of college men: Longitudinal observations. *Int J Sports Med* 18(suppl 3):S200–S203, 1997.

260. Blair SN, Kohl HW, Paffenbarger RS, Clark DG, Cooper KH, Gibbons LW. Physical fitness and all-cause mortality: A prospective study of healthy men and women. *JAMA* 262:2395–2401, 1989.

261. Lemaitre RN, Heckbert SR, Psaty BM, Siscovick DS. Leisure-time physical activity and the risk of nonfatal myocardial infarction in postmenopausal women. *Arch Intern Med* 155:2302–2308, 1995.

262. Manson JE, Greenland P, LaCroix AZ, Stefanick ML, Mouton CP, Oberman A, Perri MG, Sheps DS, Pettinger MB, Siscovick DS. Walking compared with vigorous exercise for the prevention of cardiovascular events in women. *N Engl J Med* 347:716–725, 2002.

263. Kushi LH, Fee RM, Folsom AR, Mink PJ, Anderson KE, Sellers TA. Physical activity and mortality in postmenopausal women. *JAMA* 277:1287–1292, 1997.

264. Powell KE, Thompson PD, Caspersen CJ, Kendrick JS. Physical activity and the incidence of coronary heart disease. *Ann Rev Public Health* 8:253–287, 1987.

265. Berlin JA, Colditz GA. A meta-analysis of physical activity in the prevention of coronary heart disease. *Am J Epidemiol* 132:612–628, 1990.

266. Wei M, Kampert JB, Barlow CE, Nichaman MZ, Gibbons LW, Paffenbarger RS, Blair SN. Relationship between low cardiorespiratory fitness and mortality in normal-weight, overweight, and obese men. *JAMA* 282:1547–1453, 1999.

267. Lee IM, Rexrode KM, Cook NR, Manson JE, Buring JE. Physical activity and coronary heart disease in women: Is "no pain, no gain" passé? *JAMA* 285:1447–1454, 2001.

268. Laukkanen JA, Lakka TA, Rauramaa R, Kuhanen R, Venaiainen JM, Salonen R, Salonen JT. Cardiovascular fitness as a predictor of mortality in men. *Arch Intern Med* 161:825–831, 2001.

269. Hu FB, Stampfer MJ, Solomon C, Liu S, Colditz GA, Speizer FE, Willett WC, Manson JE. Physical activity and risk for cardiovascular events in diabetic women. *Ann Intern Med* 134:96–105, 2001.

270. Manson JE, Hu FB, Rich-Edwards JW, Colditz GA, Stampfer MJ, Willett WC, Speizer FE, Hennekens CH. A prospective study of walking as compared with vigorous exercise in the prevention of coronary heart disease in women. *N Engl J Med* 341:650–658, 1999.

271. Blair SN, Cheng Y, Holder JS. Is physical activity or physical fitness more important in defining health benefits. *Med Sci Sports Exerc* 33(suppl):S379–S399, 2001.

272. Tanasescu M, Leitzmann MF, Rimm EG, Willett WC, Stampfer MJ, Hu FB. Exercise type and intensity in relation to coronary heart disease in men. *JAMA* 288:1994–2000, 2002.

273. Kohl HW. Physical activity and cardiovascular disease: Evidence for a dose response. *Med Sci Sports Exerc* 33(suppl): S472–S483, 2001.

274. Morris JN, Clayton DG, Everitt MG, Semmence AM, Burgess EH. Exercise in leisure time: Coronary attack and death rates. *Br Heart J* 63:325–334, 1990.

275. Sesso HD, Paffenbarger RS, Lee IM. Physical activity and coronary heart disease in men. The Harvard Alumni Health Study. *Circulation* 102:975–980, 2000.

276. Lee IM, Sesso HD, Paffenbarger RS. Physical activity and coronary heart disease risk in men. Does the duration of exercise episodes predict risk? *Circulation* 102:981–986, 2000.

277. Richardson CR, Kriska AM, Lantz PM, Hayward RA. Physical activity and mortality across cardiovascular disease risk groups. *Med Sci Sports Exerc* 36:1923–1929, 2004.

278. Folsom AR, Arnett DK, Hutchinson RG, Liao F, Clegg LX, Cooper LS. Physical activity and incidence of coronary heart disease in middle-aged women and men. *Med Sci Sports Exerc* 29:901–909, 1997.

279. Goldberg RJ, Burchfiel CM, Benfante R, Chiu D, Reed DM, Yano K. Lifestyle and biologic factors associated with atherosclerotic disease in middle-aged men. 20–year findings from the Honolulu Heart Program. *Arch Intern Med* 155:686–694, 1995.

280. Leon AS, Myers MJ, Connett J. Leisure time physical activity and the 16–year risks of mortality from coronary heart disease and all-causes in the Multiple Risk Factor Intervention Trial (MRFIT). *Int J Sports Med* 18(suppl 3):S208–S215, 1997.

281. Lakka TA, Venalainen JM, Rauramaa R, Salonen R, Tuomilehto J, Salonen JT. Relation of leisure-time physical activity

and cardiorespiratory fitness to the risk of acute myocardial infarction in men. *N Engl J Med* 330:1549–1554, 1994.

282. Kaplan GA, Strawbridge WJ, Cohen RD, Hungerford LR. Natural history of leisure-time physical activity and its correlates: Associations with mortality from all causes and cardiovascular disease over 28 years. *Am J Epidemiol* 144:793–797, 1996.

283. Haapanen N, Miilunpalo S, Vuori I, Oja P, Pasanen M. Characteristics of leisure time physical activity associated with decrease risk of premature all-cause and cardiovascular disease mortality in middle-aged men. *Am J Epidemiol* 143:870–880, 1996.

284. Farrell SW, Kampert JB, Kohl HW, Barlow CE, Macera CA, Paffenbarger RS, Gibbons LW, Blair SN. Influences of cardiorespiratory fitness levels and other predictors on cardiovascular disease mortality in men. *Med Sci Sports Exerc* 30:899–905, 1998.

285. O'Donovan G, Owen A, Bird SR, Kearney EM, Nevill AM, Jones DW, Woolf-May K. Changes in cardiorespiratory fitness and coronary heart disease risk factors following 24 wk of moderate- or high-intensity exercise of equal energy cost. *J Appl Physiol* 98:1619–1625, 2005.

286. Thompson PD, Buchner D, Pina IL, et al. Exercise and physical activity in the prevention and treatment of atherosclerotic cardiovascular disease. *Circulation* 107:3109–3116, 2003.

287. Williams PT. Health effects resulting from exercise versus those from body fat loss. *Med Sci Sports Exerc* 33(suppl): S611–S621, 2001.

288. LaMonte MJ, Eisenman PA, Adams TD, Shultz BB, Ainsworth BE, Yanowitz FG. Cardiorespiratory fitness and coronary heart disease risk factors. The LDS Hospital Fitness Institute Cohort. *Circulation* 102:1623–1628, 2000.

289. Haskell WL, Sims C, Myll J, Bortz WM, Goar FG, Alderman EL. Coronary artery size and dilating capacity in ultradistance runners. *Circulation* 87:1076–1082, 1993.

290. Tanaka H, Dinenno FA, Monahan KD, Clevenger CM, DeSouza CA, Seals DR. Aging, habitual exercise, and dynamic arterial compliance. *Circulation* 102:1270–1275, 2000.

291. Koenig W, Ernst E. Exercise and thrombosis. *Coron Artery Dis* 11:123–127, 2000.

292. Koenig W, Sund M, Doring A, Ernst E. Leisure-time physical activity but not work-related physical activity is associated with decreased plasma viscosity. *Circulation* 95:335–341, 1997.

293. Rauramaa R, Li G, Vaisanen SB. Dose-response and coagulation and hemostatic factors. *Med Sci Sports Exerc* 33(suppl): S516–S520, 2001.

294. Laughlin MH, Oltman CL, Bowles DK. Exercise training-induced adaptations in the coronary circulation. *Med Sci Sports Exerc* 30:352–360, 1998.

295. Paffenbarger RS, Kampert JB, Lee I-M, Hyde RT, Leung RW, Wing AL. Changes in physical activity and other lifeway patterns influencing longevity. *Med Sci Sports Exerc* 26: 857–865, 1994.

296. Blair SN, Kohl HW, Barlow CE, Paffenbarger RS, Gibbons LW, Macera CA. Changes in physical fitness and all-cause mortality: A prospective study of healthy and unhealthy men. *JAMA* 273:1093–1098, 1995.

297. U.S. Department of Health and Human Services. *Physical Activity and Health: A Report of the Surgeon General*. Atlanta, GA: U.S. Department of Health and Human Services, Centers for

Disease Control and Prevention, National Center for Chronic Disease Prevention and Health Promotion, 1996.

298. NIH Consensus Development Panel on Physical Activity and Cardiovascular Health. Physical activity and cardiovascular health. *JAMA* 276:241–246, 1996.

299. Wendel-Vos GC, Schuit AJ, Feskens EJ, Boshuizen HC, Verschuren WM, Saris WH, Kromhout D. Physical activity and stroke. A meta-analysis of observational data. *Int J Epidemiol* 33:787–798, 2004.

300. Paffenbarger RS, Williams JL. Chronic disease in former college students XII: Early precursors of fatal stroke. *Am J Public Health* 57:1290–1299, 1967.

301. Herman B, Schmitz B, Leyten ACM, et al. Multivariate logistic analysis of risk factors for stroke in Tilburg, the Netherlands. *Am J Epidemiol* 118:514–525, 1983.

302. Shinton R, Sagar G. Lifelong exercise and stroke. *BMJ* 307:231–234, 1993.

303. Abbott RD, Rodriquez BL, Burchfiel CM, Curb JD. Physical activity in older middle-aged men and reduced risk of stroke: The Honolulu Heart Program. *Am J Epidemiol* 139:881–893, 1994.

304. Wannamethee G, Shaper AG. Physical activity and stroke in British middle aged men. *BMJ* 304:597–601, 1992.

305. Oguma Y, Shinoda-Tagawa T. Physical activity decreases cardiovascular disease risk in women: Review and meta-analysis. *Am J Prev Med* 26:407–418, 2004.

306. Gillum RF, Mussolino ME, Ingram DD. Physical activity and stroke incidence in women and men. The NHANES I Epidemiologic Follow-up Study. *Am J Epidemiol* 143:860–869, 1996.

307. Hu FB, Stampfer MJ, Colditz GA, Ascherio A, Rexrode KM, Willett WC, Manson JE. Physical activity and risk of stroke in women. *JAMA* 283:2961–2967, 2000.

308. Lee IM, Paffenbarger RS. Physical activity and stroke incidence: The Harvard Alumni Health Study. *Stroke* 29:2049–2054, 1998.

309. Ellekjaer H, Holmen J, Ellekjaer E, Vatten L. Physical activity and stroke mortality in women. Ten-year follow-up of the Nord-Trondelag health survey, 1984–1986. *Stroke* 31: 14–18, 2000.

310. Leon AS, Franklin BA, Costa F, Balady GJ, Berra KA, Stewart KJ, Thompson PD, Williams MA, Lauer MS. Cardiac rehabilitation and secondary prevention of coronary heart disease. *Circulation* 111:369–376, 2005.

311. Leon AS. Exercise following myocardial infarction. Current recommendations. *Sports Med* 29:301–311, 2000.

312. Haskell WL. The efficacy and safety of exercise programs in cardiac rehabilitation. Med Sci Sports Exerc 26:815–823, 1994.

313. Perk J, Veress G. Cardiac rehabilitation: Applying exercise physiology in clinical practice. *Eur J Appl Physiol* 83:457–462, 2000.

314. O'Conner GT, Buring JE, Yusaf S, et al. An overview of randomized trials of rehabilitation with exercise after myocardial infarction. *Circulation* 80:234, 1989.

315. Jolliffe JA, Rees K, Taylor RS, Thompson D, Oldridge N, Ebrahim S. Exercise-based rehabilitation for coronary heart disease (Cochrane Review). *Cochrane Database Syst Rev 1*: CD001800, 2001.

316. Van Camp SP, Peterson RA. Cardiovascular complications of outpatient cardiac rehabilitation programs. *JAMA* 256:1160–1163, 1986.

ATIVIDADE DE CONDICIONAMENTO FÍSICO 10.1

Risco de doença cardíaca

Cálculo das probabilidades – Qual é sua pontuação de risco para doença cardíaca?

A doença cardíaca continua sendo a causa do maior número de mortes entre adultos norte-americanos. Utilizando este formulário simples, você pode calcular sua pontuação de risco de doença cardíaca. Seguindo cada fator de risco, circule o número que se aplica a seu caso. Totalize seus pontos e compare-os com a tabela de normas. Para fazer esse teste, você precisa das medidas da sua pressão arterial sistólica (a pressão mais alta quando o coração bate) e do seu colesterol sanguíneo. Se ainda não foram determinados, recomendamos enfaticamente que marque uma consulta com seu médico ou vá até o departamento de saúde pública local o mais breve possível.

Fator de risco 1 – Hereditariedade

Seu pai ou algum irmão já teve doença cardíaca antes dos 55 anos de idade, ou sua mãe ou alguma irmã antes dos 65 anos?

Não	0
Sim, mas apenas 1 pessoa na família	3
Sim, mais de 1 pessoa na família	4

Fator de risco 2 – Idade/sexo

Você é um homem com mais de 45 anos ou uma mulher com mais de 55 anos de idade?

Não	0
Sim	4

Fator de risco 3 – Tabagismo

Jamais fumou, ou deixou de fumar há mais de 15 anos	0
Já fumou e parou há menos de 15 anos	1
Fuma de 1 a 20 cigarros/dia	2
Fuma de 21 a 40 cigarros/dia	3
Fuma 41 ou mais cigarros/dia	4

Fator de risco 4 – Pressão arterial elevada

Sua pressão arterial sistólica é:

≤ 120 mmHg	0
121 a 129 mmHg	1
130 a 139 mmHg	2
140 a 149 mmHg	3
≥ 150 mmHg	4

Fator de risco 5 – Colesterol sanguíneo elevado

Seu colesterol sérico é:

< 200 mg/dL	0
200 a 219 mg/dL	1
220 a 239 mg/dL	2
240 a 259 mg/dL	3
≥ 260 mg/dL	4

Fator de risco 6 – Inatividade

Com que frequência você normalmente pratica exercícios físicos que o façam suar e aumentem de maneira moderada a intensa suas frequências respiratória e cardíaca, durante pelo menos 30 minutos por dia (p. ex., caminhar com rapidez, andar de bicicleta ou bicicleta ergométrica, nadar, praticar *jogging* ou fazer algum trabalho manual)?

5 ou mais vezes por semana	0
3 ou 4 vezes por semana	1
2 vezes por semana	2
1 vez por semana	3
Nunca	4

Fator de risco 7 – Obesidade

Como você classificaria seu peso corporal?

Perto do ideal	0
Cerca de 4,5 a 9 kg de sobrepeso	1
Cerca de 9,5 a 22,5 kg de sobrepeso	2
Cerca de 23 a 45,5 kg de sobrepeso	3
Mais de 45,5 kg de sobrepeso	4

Fator de risco 8 – Estresse

Como você descreve o estresse que vivencia?

Níveis baixos a moderados de estresse	0
Estresse intenso, mas sou capaz de lidar com ele	1
Estresse intenso, e frequentemente me sinto incapaz de lidar com ele	2
Estresse muito intenso, mas tentando lidar com ele	3
Estresse muito intenso, e incapaz de lidar com ele	4

Fator de risco 9 – Diabetes

Você já recebeu um diagnóstico de diabetes do médico?

Não	0
Sim	4

Pontuação de risco de doença cardíaca

Classificação	Pontos totais
Risco muito baixo	Abaixo de 5
Risco baixo	6 a 10
Risco moderadamente alto	11 a 15
Risco alto	16 a 20
Risco muito alto	Acima de 20

Fontes: Baseado em informações do Framingham Heart Study (*Circulation* 83:356–362, 1991) e do projeto de pesquisas MRFIT (*Arch Intern Med* 152:56–64, 1992).

ATIVIDADE DE CONDICIONAMENTO FÍSICO 10.2

Risco de doença arterial coronariana

Estimativa de risco em dez anos para homens e mulheres

A doença arterial coronariana é a principal causa de morte nos EUA, apesar da notável redução nos índices de mortalidade nas últimas décadas. A avaliação para determinar o risco de ocorrência de DAC dentro de dez anos é realizada utilizando-se a pontuação de risco de Framingham (tabelas separadas para homens e mulheres). Os fatores de risco incluídos nesse cálculo são idade, colesterol total, colesterol HDL, pressão arterial sistólica, tratamento para hipertensão e tabagismo. A primeira etapa consiste em calcular o número de pontos para cada fator de risco. Para o colesterol total e o colesterol HDL, deve ser obtida a média de pelo menos duas medidas. Para que seja obtida uma mensuração acurada, deve ser obtida a média de várias determinações da pressão arterial. A designação "fumante" significa qualquer cigarro fumado no último mês. A pontuação total é a somatória dos pontos para cada fator de risco. O risco de DAC dentro dos próximos dez anos é estimado com base nos pontos totais. Essa estimativa também pode ser calculada na internet, no site www.nhlbi.nih.gov [em inglês].

Estimativa de risco nos próximos dez anos para homens

Idade	Pontos
20-34	-9
35-39	-4
40-44	0
45-49	3
50-54	6
55-59	8
60-64	10
65-69	11
70-74	12
75-79	13

Total de pontos	Risco dentro de dez anos (%)
< 0	< 1
0	1
1	1
2	1
3	1
4	1
5	2
6	2
7	3
8	4
9	5
10	6
11	8
12	10
13	12
14	16
15	20
16	25
≥ 17	≥ 30

Colesterol total	Pontos aos 20-39 anos	Pontos aos 40-49 anos	Pontos ao 50-59 anos	Pontos aos 60-69 anos	Pontos aos 70-79 anos
< 160	0	0	0	0	0
160-199	4	3	2	1	0
200-239	7	5	3	1	0
240-279	9	6	4	2	1
≥ 280	11	8	5	3	1
	Pontos aos 20-39 anos	Pontos aos 40-49 anos	Pontos aos 50-59 anos	Pontos aos 60-69 anos	Pontos aos 70-79 anos
Não fumante	0	0	0	0	0
Fumante	8	5	3	1	1

HDL	Pontos
≥ 60	-1
50-59	0
40-49	1
< 40	2

PA sistólica	Se não tratado	Se tratado
< 120	0	0
120-129	0	1
130-139	1	2
140-159	1	2
≥ 160	2	3

Fonte: Third Report of the National Cholesterol Education Program (NCEP) Expert Panel on Detection, Evaluation, and Treatment of High Blood Cholesterol in Adults (Adult Treatment Panel III), 2001.

Estimativa de risco nos próximos dez anos para mulheres

Idade	Pontos
20-34	-7
35-39	-3
40-44	0
45-49	3
50-54	6
55-59	8
60-64	10
65-69	12
70-74	14
75-79	16

Colesterol total	Pontos aos 20-39 anos	Pontos aos 40-49 anos	Pontos aos 50-59 anos	Pontos aos 60-69 anos	Pontos aos 70-79 anos
< 160	0	0	0	0	0
160-199	4	3	2	1	1
200-239	8	6	4	2	1
240-279	11	8	5	3	2
≥ 280	13	10	7	4	2
	Pontos aos 20-39 anos	Pontos aos 40-49 anos	Pontos aos 50-59 anos	Pontos aos 60-69 anos	Pontos aos 70-79 anos
Não fumante	0	0	0	0	0
Fumante	9	7	4	2	1

HDL	Pontos
≥ 60	-1
50-59	0
40-49	1
< 40	2

PA sistólica	Se não tratada	Se tratada
< 120	0	0
120-129	1	3
130-139	2	4
140-159	3	5
≥ 160	4	6

Total de pontos	Risco nos próximos dez anos (%)
< 9	< 1
9	1
10	1
11	1
12	1
13	2
14	2
15	3
16	4
17	5
18	6
19	8
20	11
21	14
22	17
23	22
24	27
≥ 25	≥ 30

ATIVIDADE DE CONDICIONAMENTO FÍSICO 10.3

Risco de AVC

O AVC é a terceira maior causa de morte nos EUA desde 1938. Utilizando este formulário simples, é possível calcular o seu risco de AVC para os próximos dez anos. Faça um círculo em torno dos pontos associados com sua informação sobre fator de risco pessoal. Para estimar o risco de AVC, você precisa saber sua pressão arterial sistólica e seu histórico médico.

AVC

Mulheres

Etapa 1

Encontre os pontos para sua idade.

Idade	Mulheres
54-56	0
57-59	1
60-62	2
63-65	3
66-68	4
69-71	5
72-74	6
75-77	7
78-80	8
81-83	9
84-86	10

Etapa 2

Encontre os pontos para seus demais fatores de risco.

PAS	Pontos
95-104	0
105-114	1
115-124	2
125-134	3
135-144	4
145-154	5
155-164	6
165-174	7
175-184	8
185-194	9
195-204	10

RX HIP
Não = 0
Em caso afirmativo, adicione esses pontos, dependendo de seu nível de PAS:

PAS	Pontos
95-104	6
105-124	5
125-134	4
135-154	3
155-164	2
165-184	1

Diabetes
Não = 0 Sim = 3

Fumante
Não = 0 Sim = 3

DCV
Não = 0 Sim = 2

FA
Não = 0 Sim = 6

HVE
Não = 0 Sim = 4

Homens

Etapa 1

Encontre os pontos para sua idade.

Idade	Homens
54-56	0
57-59	1
60-62	2
63-65	3
66-68	4
69-71	5
72-74	6
75-77	7
78-80	8
81-83	9
84-86	10

Etapa 2

Encontre os pontos para seus demais fatores de risco.

PAS	Pontos
95-105	0
106-116	1
117-126	2
127-137	3
138-148	4
149-159	5
160-170	6
171-181	7
182-191	8
192-202	9
203-213	10

RX HIP
Não = 0
Sim = 2

Diabetes
Não = 0
Sim = 2

Fumante
Não = 0
Sim = 3

DCV
Não = 0
Sim = 3

FA
Não = 0
Sim = 4

HVE
Não = 0
Sim = 6

442 Parte IV Atividade Física e Doença

Etapa 3

Total de pontos para todos os seus fatores de risco.

Idade	+_____
PAS	+_____
RX HIP	+_____
Diabetes	+_____
Fumante	+_____
DCV	+_____
FA	+_____
HVE	+_____
Pontos totais	_____

Compare seu risco

Compare seu risco de AVC com o risco de uma pessoa média de sua idade.

Idade	Homens	Mulheres
55-59	3%	6%
60-64	5%	8%
65-69	7%	11%
70-74	11%	14%
75-79	16%	18%
80-84	24%	22%

Qual é seu risco

Aqui está seu risco de sofrer um AVC dentro dos próximos 10 anos.

Pontos	Homens	Mulheres
1	3%	1%
2	3%	1%
3	4%	2%
4	4%	2%
5	5%	2%
6	5%	3%
7	6%	4%
8	7%	4%
9	8%	5%
10	10%	6%
11	11%	8%
12	13%	9%
13	15%	11%
14	17%	13%
15	20%	16%
16	22%	19%
17	26%	23%
18	29%	27%
19	33%	32%
20	37%	37%
21	42%	43%
22	47%	50%
23	52%	57%
24	57%	64%
25	63%	71%
26	68%	78%
27	74%	84%
28	79%	
29	84%	
30	88%	

Notas:

FA – Algum médico já lhe disse que você tem fibrilação atrial (batimentos cardíacos irregulares nas câmaras superiores de seu coração)?

DCV – Você já sofreu qualquer dessas cinco condições?

1. Ataque cardíaco

2. Angina (dor no peito durante atividade física)

3. Angina instável ou insuficiência coronariana (os sintomas de um ataque cardíaco, mas sem aumento nas enzimas que sinalizam lesão no músculo cardíaco)

4. Claudicação intermitente (intensa dor nas pernas, normalmente depois de um exercício, que resulta de irrigação sanguínea inadequada)

5. Insuficiência cardíaca congestiva (sintomas como falta de ar e tornozelos intensamente inchados, causados pela incapacidade do coração em bombear sangue e oxigênio suficientes)

RX HIP – Você toma medicamentos para baixar a pressão arterial?

HVE – Alguma vez um eletrocardiograma demonstrou que você tem hipertrofia do ventrículo esquerdo (um músculo cardíaco aumentado)?

PAS – Sua pressão arterial sistólica (o maior entre os seus dois números de definição da pressão arterial)

Fonte: Dados do Framingham Heart Study. *Circulation* 97:1837, 1998.

ATIVIDADE DE CONDICIONAMENTO FÍSICO 10.4

Teste de alcoolismo: The Alcohol use Disordes Identification Test [Teste de Identificação de Distúrbios do Uso do Álcool] da Organização Mundial da Saúde

Perguntas	0	1	2	3	4	Seu cálculo
1. Com que frequência você bebe um drinque contendo álcool?	Nunca	Mensalmente ou menos	2 a 3 vezes por mês	2 a 3 vezes por semana	4 ou mais vezes por semana	_____
2. Quantos drinques você toma em um dia típico quando está bebendo?	Nenhum	1 a 2	3 a 4	5 a 6	7 a 9*	_____
3. Com que frequência você bebe mais de 3 drinques (mulheres) ou 5 drinques (homens) em determinada ocasião?	Nunca	Menos que mensalmente	Mensalmente	Semanalmente	Diariamente, ou quase	_____
4. Com que frequência no último ano você percebeu ser incapaz de parar de beber depois de ter começado?	Nunca	Menos que mensalmente	Mensalmente	Semanalmente	Diariamente, ou quase	_____
5. Com que frequência no último ano você deixou de fazer o que normalmente era esperado por causa da bebida?	Nunca	Menos que mensalmente	Mensalmente	Semanalmente	Diariamente, ou quase	_____
6. Com que frequência durante o último ano você precisou de um primeiro drinque pela manhã para se animar depois de uma noite de muita bebida?	Nunca	Menos que mensalmente	Mensalmente	Semanalmente	Diariamente, ou quase	_____
7. Com que frequência durante o último ano você teve um sentimento de culpa ou remorso depois de ter bebido?	Nunca	Menos que mensalmente	Mensalmente	Semanalmente	Diariamente, ou quase	_____
8. Com que frequência durante o último ano você foi incapaz de lembrar o que aconteceu na noite anterior por ter bebido?	Nunca	Menos que mensalmente	Mensalmente	Semanalmente	Diariamente, ou quase	_____
9. Você já se machucou ou machucou alguma outra pessoa como resultado de ter bebido?	Nunca	Sim, mas não no ano passado (2 pontos)		Sim, durante o último ano (4 pontos)		_____
10. Algum parente, médico, ou outro profissional da saúde já demonstrou preocupação por você beber ou sugeriu que você parasse?	Nunca	Sim, mas não no ano passado (2 pontos)		Sim, durante o último ano (4 pontos)		_____

Pontuação: Uma pontuação de 8 pontos ou mais indica possível problema com a bebida e necessidade de uma avaliação completa.

Total = _____

*Marque 5 pontos se sua resposta for 10 ou mais drinques em um dia típico.
Fonte: U.S. Preventive Services Task Force. *Guide to Clinical Preventive Services* (2ª ed.). Baltimore: Williams & Wilkins, 1996.

ATIVIDADE DE CONDICIONAMENTO FÍSICO 10.5

A sua dieta é saudável para o seu coração?

Conforme foi discutido neste capítulo, todas as pessoas são alertadas pelo National Cholesterol Education Program para adotarem dietas saudáveis para o coração. O seguinte questionário "MEDFICTS" foi desenvolvido pelo National Heart, Lung, and Blood Institute com o objetivo de ajudar as pessoas a verificar em que grau estão aderindo a essas recomendações nutricionais.

MEDFICTS: Questionário de avaliação da dieta

Em cada categoria de alimentos, tanto para aqueles do grupo 1 como do grupo 2, faça um × no quadrado da coluna "Consumo semanal" (número de porções consumidas por semana) e, em seguida, marque um quadrado da coluna "Tamanho da porção". Se você marcar Raramente/nunca, não marque o quadrado de "Tamanho de porção". Veja a pontuação no final do questionário.

Categoria de alimentos	Consumo semanal			Tamanho da porção			Pontuação
Carnes ■ • Quantidade recomendada por dia: ≤ 170 g (equivalente, em tamanho, a dois maços de baralho). • Baseie sua estimativa no alimento que você consome com maior frequência. • Cortes de carne bovina e ovina devem ter a gordura cortada até $1/8$ de espessura.	Raramente/ nunca	3 ou menos	4 ou mais	Pequeno < 170 g/dia 1 pt	Médio 170 g/dia 2 pts	Grande > 170 g/ dia 3 pts	
1. 10 g ou mais de gordura total na parte cozida pesando 85 g							
Carne bovina. Carne moída, costeletas, bife (*T-bone*, carne magra [flanco], filé grosso, lombo), paleta assada, carne de peito, bolo de carne (com carne moída), carne enlatada **Carnes processadas.** 115 g de hambúrguer ou sanduíche grande, bacon, *lunch meat*, linguiça/salsicha, cachorro-quente, presunto (parte magra), peru moído **Outras carnes, aves, frutos do mar.** Costeletas de porco (centro do lombo), carne de porco assada, paleta, corte Boston, lombo), entrecortes de porco, carne de porco moída, bifes de cordeiro, costeleta de cordeiro), miúdos,* galinha com pele, enguia, peixes (cavala, palombeto)	☐	☐ 3 pts	☐ 7 pts	× 1 pt	☐ 2 pts	☐ 3 pts	_____
2. Menos de 10 g de gordura total em uma porção cozida com 85 g							
Carne bovina magra. Um bife redondo (centro, parte superior), lombo de vaca,† ponta e fundo do bife redondo,† nacos de pá ensopados,† lombinho† **Carnes processadas com baixo teor de gordura.** *Lunch meat* com baixo teor de gordura, bacon canadense, sanduíche *fast-food* "magro", presunto desossado **Outras carnes, aves, frutos do mar.** Frango, peru (com ou sem pele)§, perna de carneiro, lombo de porco, ponta do lombo, cortes de vitela, lombo comum, pá, carne de vitela moída, carne de veado (costeletas, postas),† cordeiro (perna inteira, lombo, parte da ponta da perna, lombinho)†	☐	☐	☐	×	☐	☐‡ 6 pts	_____

Capítulo 10 Doença Cardíaca **445**

					Verifique o número de ovos consumidos a cada vez			
Ovos ■ Consumo semanal é o número de vezes que você come ovos a cada semana								
1. Ovos inteiros, gemas	☐	☐ 3 pts	☐ 7 pts	×	≤ 1 ☐ 1 pt	2 ☐ 2 pts	≥ 3 ☐ 3 pts	_____
2. Claras do ovo, substitutos do ovo (½ xíc)	☐	☐	☐	×	☐	☐	☐	_____
Laticínios ■								
Leite. Porção média, 1 xícara 1. Leite integral, leite com 2%, *buttermilk* com 2%, iogurte (de leite integral)	☐	☐ 3 pts	☐ 7 pts	×	☐ 1 pt	☐ 2 pts	☐ 3 pts	_____
2. Leite desnatado, leite com 1%, *buttermilk* desnatado, iogurte (sem gordura, *light* [1%])	☐	☐	☐	×	☐	☐	☐	_____
Queijos. Porção média, 28 g 1. *Cream cheese, cheddar,* Monterey Jack, *colby,* suíço, amarelo, queijo azul, queijo *cottage* comum (1/2 xíc) e ricota (1/4 xíc)	☐	☐ 3 pts	☐ 7 pts	×	☐ 1 pt	☐ 2 pts	☐ 3 pts	_____
2. Queijos com baixo teor de gordura e sem gordura, mozzarela de leite desnatado, *string cheese,* queijo *cottage* com baixo teor de gordura, de leite desnatado ou sem gordura (1/2 xíc) e ricota (1/4 xíc)	☐	☐	☐	×	☐	☐	☐	_____
Sobremesas geladas ■ Porção média, ½ xíc 1. Sorvete, milk-shake	☐	1 ☐ 3 pts	☐ 7 pts	×	☐ 1 pt	☐ 2 pts	☐ 3 pts	_____
2. Leite gelificado, *frozen yogurt*	☐	☐	☐		☐	☐	☐	_____
Alimentos fritos ■ Porções médias: ver abaixo. Essa seção se refere ao método de preparação de vegetais e carnes.								
1. Batatas fritas, vegetais fritos (1/2 xíc), carne bovina, de frango ou de peixe frita (85 g)	☐	☐ 3 pts	☐ 7 pts	×	☐ 1 pt	☐ 2 pts	☐ 3 pts	_____
2. Vegetais não muito fritos (1/2 xíc), carne bovina, aves ou peixes preparados cozidos, grelhados, escaldados, assados ou ensopados (85 g)	☐	☐	☐	×	☐	☐	☐	_____
Alimentos ao forno ■ 1 porção média								
1. *Donuts,* biscoitos, amanteigados, *muffins,* croissants, rocamboles, bolos dinamarqueses, bolos em geral, tortas, bolos de café, *cookies*	☐	☐ 3 pts	☐ 7 pts	×	☐ 1 pt	☐ 2 pts	☐ 3 pts	_____
2. Barras de frutas, biscoitinhos/bolos/massas, bolo de anjo, confeitos caseiros com óleos vegetais, cães, *bagels* com baixo teor de gordura	☐	☐	☐	×	☐	☐	☐	_____
Alimentos de conveniência ■								
1. Refeições enlatadas, embaladas ou congeladas: p. ex., pizza (1 fatia), macarrão com queijo (1 xíc), pastelão (1), sopas cremosas (1 xíc), pratos com batata, arroz e massas com molhos de queijo cremoso (1/2 xíc)	☐	☐ 3 pts	☐ 7 pts	×	☐ 1 pt	☐ 2 pts	☐ 3 pts	_____
2. Refeições diet com redução de calorias ou de gordura (1), pratos com batata, arroz e massas sem molhos de queijo cremoso (1/2 xíc)	☐	☐	☐	×	☐	☐	☐	_____
Gorduras de mesa ■ Porção média: 1 col. sopa								
1. Manteiga, margarina, molhos comuns para salada, maionese, *sour cream* (2 col. sopa)	☐	☐ 3 pts	☐ 7 pts	×	☐ 1 pt	☐ 2 pts	☐ 3 pts	_____
2. Margarina diet e líquida, molhos para salada e maionese lights e sem gordura	☐	☐	☐	×	☐	☐	☐	_____

446 Parte IV Atividade Física e Doença

Lanches ■								
1. *Chips* (batata, milho, taco), pão de queijo, *snack mix*, nozes (85 g), biscoito fino comum (85 g), balas e bombons (de chocolate ao leite, caramelo, coco) (cerca de 42,5 g), pipoca comum (3 xíc)	☐	☐ 3 pts	☐ 7 pts	×	☐ 1 pt	☐ 2 pts	☐ 3 pts	_____
2. *Pretzels*, *chips* sem gordura (28 g), *crackers* com baixo teor de gordura (14 g), frutas, enrolados de frutas e alcaçuz, doces duros (1 pedaço médio), pães finos (*grissini*) (1-2 pct), pipoca aerada ou com baixo teor de gordura (3 xíc)	☐	☐	☐	×	☐	☐	☐	_____

*Miúdos de carne, camarão, abalone e lula são pobres em gordura, mas ricos em colesterol.
†Apenas cortes magros, com toda a gordura visível retirada. Se a gordura visível não foi toda aparada, marque como se estivesse no grupo 1.
‡Marque 6 pts se esse quadrado tiver sido checado.
§Todas as partes não listadas no grupo 1 têm < 10 g de gordura total.
Para pontuar: Para cada categoria de alimento, multiplique os pontos no quadrado de consumo semanal por pontos no quadrado de tamanho da porção e anote o total na coluna de pontos. Se foram checados alimentos do grupo 2, não serão marcados pontos (exceto para carnes do grupo 2, porção grande = 6 pts).

Total da página 1 _____
Total da página 2 _____
Pontuação final _____

Exemplo:

☐	☐	✔	x☐	☐	☑	21
	3 pts	7 pts	1 pt	2 pts	3 pts	

Some os pontos na página 1 e na página 2 para obter a pontuação final.

Escala de avaliação:
≥ 70 Deve fazer algumas mudanças na dieta
40-70 Muito bom
< 40 Excelente

Fonte: Kris-Etherton P. Eissenstat B, Jaax S, Srinath U, Scott L, Rader J, Pearson T. Validation for MEDFICTS, a dietary assessment instrument for evaluating adherence to total and saturated fat recommendations of the National Cholesterol Education Program Step 1 and Step 2 diets. *J Am Diet Assoc* 101:81–86, 2001.

capítulo 11

Câncer

Para a maioria das pessoas que não fumam, melhorar a dieta,
aumentar a atividade física e manter um peso saudável são as abordagens
mais importantes para redução do risco de câncer.

– American Cancer Society, 2005

São muitos os tipos de câncer, mas todos podem ser caracterizados pelo crescimento e alastramento descontrolados de células anormais.[1,2] Se essa disseminação não for controlada, poderá resultar em morte, pois vias vitais serão bloqueadas e os suprimentos de oxigênio e nutrientes para o organismo serão desviados para sustentar o câncer em rápido crescimento (ver Fig. 11.1).

Câncer é uma denominação geral utilizada para indicar qualquer um dos mais de 100 tipos de neoplasias ou tumores malignos.[1,2] *Neoplasia* é definida como um tecido anormal que cresce por proliferação celular de maneira mais rápida que o normal, e que continua a crescer depois de terem cessado os estímulos que iniciaram o novo crescimento. As neoplasias exibem uma ausência de organização estrutural e de coordenação com o tecido normal circunjacente e, em geral, formam uma massa distinta de tecido, que pode ser benigna (tumor não canceroso) ou maligna (câncer). Um *câncer maligno* é aquele que invade os tecidos circunjacentes e normalmente é capaz de produzir *metástases* (o alastramento das células cancerosas de uma parte do corpo para outra). Muitas vezes, o câncer maligno pode recidivar depois de uma tentativa de remoção e pode causar morte se não for tratado de maneira adequada por radiação, quimioterapia e cirurgia.

Duas classificações de tumores são carcinoma e sarcoma. *Carcinoma* é qualquer das várias neoplasias malignas derivadas de tecido epitelial (as células de revestimento ou cobertura dos tecidos). Os carcinomas ocorrem com maior frequência na pele, no intestino grosso, no pulmão, na próstata (em homens) e na mama (em mulheres). *Sarcoma* é uma neoplasia de tecido conjuntivo, geralmente de alta malignidade. Ver no Quadro 11.1 uma descrição do estadiamento (processo de descrição da extensão e da disseminação) do câncer.

Os seres humanos são compostos de aproximadamente 60 trilhões de células. Cada célula contém *DNA*, a cópia para a síntese de enzimas promotoras de reações químicas específicas. Pesquisadores estimaram que o DNA de cada célula receba uma "colisão" a cada 10 segundos, proveniente de moléculas danificadas.[3] A maioria das lesões ao DNA provém de uma classe de agentes químicos conhecidos como *oxidantes*, subprodutos do processo normal pelo qual as células transformam o alimento em energia. Embora grande parte dos danos seja reparada, ao longo da vida, ocorre um acúmulo de danos não reparados. Tanto o envelhecimento como os cânceres podem ser atribuídos em grande parte ao acúmulo de danos ao DNA. A alteração do DNA afeta mais do que a célula onde ela ocorreu, pois, quando a célula afetada se divide, a cópia defeituosa é transferida para todas as suas descendentes.

Normalmente, as células que compõem o corpo se reproduzem e se dividem de maneira ordenada, de modo que células envelhecidas sejam substituídas e as lesões celulares, reparadas. Certos fatores ambientais (p. ex., oxidantes e outros agentes químicos, radiação, vírus) e internos (p. ex., hormônios, condições imunológicas, mutações herdadas) contribuem para o processo pelo qual algumas células sofrem alterações anormais e começam a se transformar em células cancerosas.[1] Essas células anormais podem crescer e formar tumores, alguns dos quais são cancerosos, mas outros benignos. A formação do câncer (*carcinogênese*) é um processo demorado (que muitas vezes leva mais de dez anos) e passa por três estágios: iniciação, promoção e progressão (ver Quadro 11.1). O resultado final é a perda de controle sobre a proliferação celular.

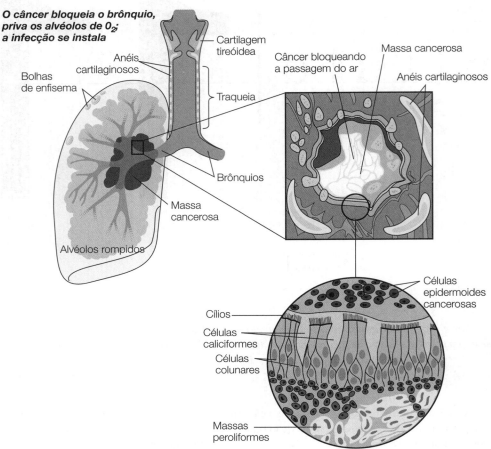

Figura 11.1 Câncer de pulmão. Células pavimentosas cancerosas revestem completamente a parede brônquica. Numerosas massas duras em forma de pérolas e compostas de queratina foram depositadas no tecido canceroso. Com o câncer descontrolado e incontido, a conquista é praticamente completa. Ao bloquear o brônquio, o câncer também priva os alvéolos de oxigênio, tornando-os prontos para a infecção por bactérias, que florescem no tecido indefeso.

ESTATÍSTICAS DO CÂNCER

Embora as doenças cardíacas sejam a principal causa de morte nos Estados Unidos desde os anos 1950, o câncer provavelmente ocupará o lugar dessas doenças como o principal assassino em um período muito próximo (ver Tab. 11.1 e Fig. 11.2).[4-7] Desde a década de 1950, os índices de mortalidade por doença cardíaca vêm caindo de maneira acentuada (60%). Enquanto isso, a guerra contra o câncer tem sido em grande parte malsucedida.[5] Entre 1950 e 1990, as taxas de mortalidade ajustadas para idade relativas ao câncer subiram 7,7%, principalmente por causa da elevação aguda no câncer pulmonar.[1,6,7] Conforme ilustrado na Figura 11.3, as taxas de mortalidade para muitos outros dos principais locais de câncer se estabilizaram ou decaíram desde os anos 1930. Durante a década de 1990, o total de mortes por câncer caiu cerca de 7%, assinalando o primeiro declínio desde a primeira vez em que foram publicadas estatísticas dessa doença nos anos

---

Quadro 11.1

Crescimento e estadiamento do câncer

Como tem início um câncer?

Este quadro fornece uma explicação simplificada dos estágios que ocorrem antes que o câncer se torne evidente.

O primeiro estágio, chamado iniciação, ocorre quando uma célula normal é exposta a um carcinógeno, como certos agentes químicos, vírus, radiação ou fatores alimentares específicos. Em princípio, qualquer fator que cause lesão à membrana celular ou ao material do DNA intracelular pode ser classificado como carcinógeno. Habitualmente, os mecanismos de reparo do DNA podem restaurar a célula a seu estado normal. No entanto, se a célula não for capaz de autorreparar-se, ocorrerá mutação. Uma célula mutante, ou iniciada, transmite sua mutação ao se replicar e, com isso, avança do estado de iniciação para o de promoção.

No estágio de promoção, a célula pode vivenciar uma remissão espontânea de volta ao estágio de iniciação, ou pode ser exposta a inibidores ou antipromotores do crescimento, como antioxidantes ou fitoquímicos, que permitirão a regressão para aquele estágio. Todavia, a célula mutante poderá acabar perdendo sua integridade, evoluindo para uma lesão pré-maligna, como displasia, carcinoma *in situ* ou pólipos.

(continua)

Quadro 11.1

Crescimento e estadiamento do câncer *(continuação)*

À medida que a célula continua a perder o controle sobre seu funcionamento e sua integridade estrutural, ocorrerá a progressão para o estágio clínico de câncer, com deterioração das funções normais do corpo. O processo inteiro, desde a exposição a um carcinógeno até o desenvolvimento do câncer, costuma levar anos.

Estadiamento do câncer

Estadiamento é o processo de descrever a extensão ou a disseminação do câncer desde seu local de origem (ver, p. ex., Estágios do Câncer de Próstata).

- **Sistema TNM**

  T = tumor primário

  N = ausência ou presença de envolvimento de linfonodo regional

  M = ausência ou presença de metástases distantes

- Tão logo seja determinado o TNM, passa a ser designado um estágio de I, II, III ou IV:

  I = estágio inicial

  IV = estágio avançado

- **Resumo do estadiamento**

  In situ (células cancerosas presentes apenas em camadas de células onde ocorreu o surgimento)

  Local

  Regional

  Distante

Estágios do câncer de próstata

O antigo sistema ABCD de estadiamento dos tumores de próstata foi em grande parte substituído pelo sistema TNM (tumor, nodos, metástases), que estima, em função do estágio clínico, a gravidade do câncer em uma escala gradativamente crescente.

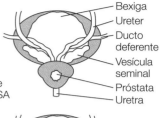

A) Estágio T1
O tumor é microscópico e está confinado à próstata, mas não é detectável pelo exame retal digital (ERD) ou por ultrassom. Habitualmente descoberto por testes PSA ou biópsias.

B) Estágio T2
O tumor está confinado à próstata e pode ser detectado por ERD ou ultrassom.

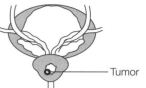

C) Estágio T3 ou T4
No estágio T3, o câncer se alastrou até tecidos adjacentes à próstata ou até as vesículas seminais. Tumores no estágio T4 se alastraram até órgãos próximos à próstata, como a bexiga.

D) Estágio N+ ou M+
O câncer se alastrou até os linfonodos pélvicos (N+) ou até linfonodos, órgãos ou ossos distantes da próstata (M+).

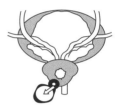

Fontes: American Cancer Society. *Cancer Facts & Figures, 2005*. Atlanta, Geórgia: American Cancer Society, 2005 e IFIC Foundation, Washington, DC: 2005.

Tabela 11.1 Dez principais causas de morte nos EUA, 2003

Classificação	Causa de morte	Taxa de mortalidade ajustada para idade por 100.000 habitantes	Percentual de mortes totais
1	Doenças cardíacas	232,1	27,9
2	Câncer	189,3	22,8
3	Doenças cerebrovasculares	53,6	6,4
4	Doenças crônicas do trato respiratório inferior	43,2	5,2
5	Acidentes	36,1	4,3
6	Diabetes melito	25,2	3,0
7	Pneumonia e gripe	21,9	2,6
8	Doença de Alzheimer	21,4	2,6
9	Doença renal	14,5	1,7
10	Septicemia	11,7	1,4

Fonte: Monthly Vital Statistics Report, 53(15). Hyattsville, Maryland: National Center for Health Statistics, 2005.

1930.[1,4,6,7] Espera-se que essa diminuição tenha continuidade na base de cerca de 2% por ano. Esse declínio é atribuído à redução do tabagismo (e a uma consequente diminuição das taxas de mortalidade por câncer pulmonar em homens) e a melhores procedimentos de triagem e de tratamento.[2,6,7]

A American Cancer Society (ACS) estimou que o risco para toda a vida de desenvolver câncer chega a estarrecedores 46% para homens e 38% para mulheres (ver Fig. 11.4).[1] Só nos EUA, cerca de 1,4 milhão de pessoas são diagnosticadas com câncer a cada ano (não incluindo os mais de 1 milhão de casos de câncer de pele) (ver Tab. 11.2).[1,2] Anualmente, mais de 500 mil norte-americanos morrem de câncer, cerca de 1.500 por dia. Pouco menos de 1 em cada 4 mortes anuais nos EUA é causada por câncer. Essa doença pode atacar em qualquer idade e, conforme ilustrado na Figura 11.5, representa a

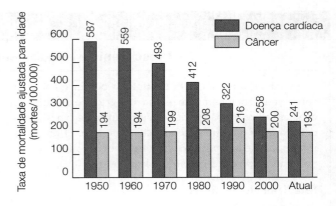

Figura 11.2 Mudanças nas taxas de mortalidade por doença cardíaca e câncer ajustadas para idade. As taxas de mortalidade por doença cardíaca caíram de maneira acentuada desde 1950, ao passo que as taxas de mortalidade por câncer permaneceram praticamente as mesmas. Fonte: National Center for Health Statistics. *Health, United States, 2004*, Hyattsville, Maryland: 2004.

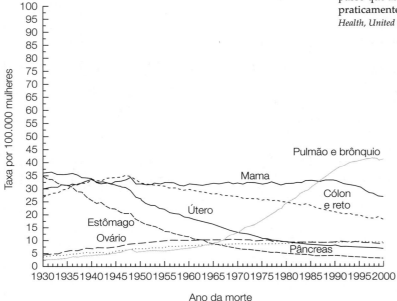

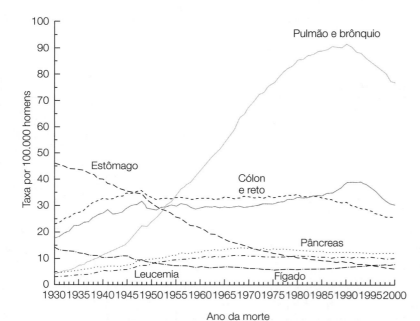

Figura 11.3 Taxas de mortalidade por câncer ajustadas para idade, 1930 a 2000. Fontes: Jemal A, Tiwari RC, Murray T, Ghafoor A, Samuels A, Ward E, Feuer EJ, Thun MJ. Cancer statistics, 2004. *CA Cancer J Clin* 54:8–29, 2004; National Center for Health Statistics. *Health, United States, 2004*. Hyattsville, Maryland: 2004.

causa número um de potenciais anos de vida perdidos antes dos 75 anos de idade.[4] O câncer que mais causa mortes, tanto em homens como em mulheres, é o pulmonar, seguido pelo câncer de próstata ou de mama e pelo câncer colorretal (ver Figs. 11.6 e 11.7).[1,2]

Surgiram enorme interesse e aceitação em torno de terapias alternativas e complementares para o câncer (ver Quadro 11.2 por causa do risco para toda a vida dessa doença, da ausência de ganhos significativos no tratamento para os principais cânceres (apesar de décadas de pesquisa e bilhões gastos desde o início da guerra contra essa doença), dos dolorosos efeitos colaterais do tratamento clínico tradicional e da ampla descrença e insatisfação do público com a medicina estabelecida. Infelizmente, quase todas as terapias alternativas não têm valor comprovado, podem adiar o tratamento convencional, muitas vezes custam caro, podem ser diretamente tóxicas e criam falsas esperanças.

No início do século XX, poucos pacientes com câncer tinham muitas esperanças de uma sobrevida longa. Nos anos 1930, menos de 1 em cada 5 pacientes sobrevivia cinco anos depois do tratamento. Atualmente, 64% dos pacientes acometidos de câncer vivem cinco anos ou mais após o diagnóstico.[1,2] Com triagens e autoexames regulares, frequentemente o câncer pode ser detectado de maneira precoce, o que melhora em muito o sucesso do tratamento.

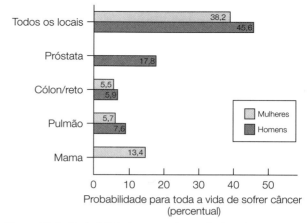

Figura 11.4 Probabilidade para toda a vida de sofrer câncer, excluindo-se câncer de pele. Fonte: American Cancer Society. *Cancer Facts & Figures—2005.* Atlanta, Geórgia: Author, 2005.

TABELA 11.2 Fatos e números básicos sobre o câncer nos EUA

Novos casos de câncer por ano	1.373.000 (+ 1.000.000 de cânceres de pele)
Mortes anuais por câncer	570.000 (1.500 por dia)
Classificação como causa de morte	Segundo (atrás de doenças cardíacas)
Percentual de mortes totais nos EUA	23,0%
Tendências para morte por câncer	Ligeira elevação contínua de 1950 até 1990; pequena redução desde 1990
Risco para toda a vida de desenvolver câncer	45,6% para homens, 38,2% para mulheres
Percentual de sobrevida para todos os cânceres, 5 anos	64%
Norte-americanos vivos com histórico de câncer	9,8 milhões
Custo do câncer	190 bilhões de dólares/ano em todos os EUA
Causas de câncer	33% por má nutrição
	30% por tabagismo

Fonte: American Cancer Society. *Cancer Facts & Figures—2005.* Atlanta, Geórgia: Autor, 2005.

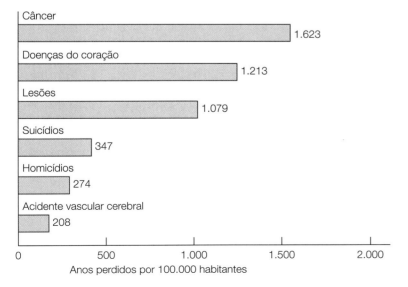

Figura 11.5 O câncer tem a classificação mais alta como causa de perda de anos de vida potenciais antes dos 75 anos de idade nos EUA. Fonte: National Center for Health Statistics. *Health, United States, 2004.* Hyattsville, Maryland: 2004.

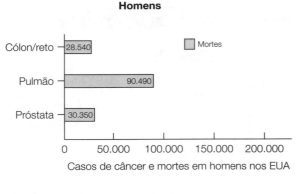
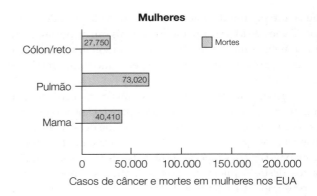

Figura 11.6 Mortes e novos casos dos principais cânceres em homens. Fonte: American Cancer Society. *Cancer Facts & Figures*—2005. Atlanta, Geórgia: Autor, 2005.

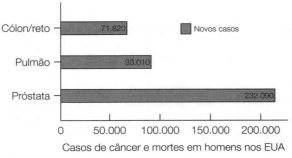
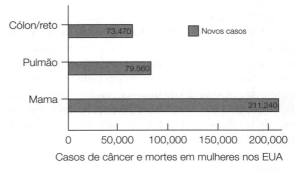

Figura 11.7 Mortes e novos casos dos principais cânceres em mulheres. Fonte: American Cancer Society. *Cancer Facts & Figures*—2005. Atlanta, Geórgia: Autor, 2005.

Quadro 11.2

Perguntas e respostas sobre medicina complementar e alternativa no tratamento de câncer do National Cancer Institute

O que é medicina complementar e alternativa?

Medicina complementar e alternativa (MCA) – também conhecida como medicina integrativa – abrange uma ampla gama de filosofias, abordagens e terapias para a cura. Uma terapia é geralmente chamada de complementar quando é utilizada em acréscimo aos tratamentos convencionais; e é normalmente chamada de alternativa quando é utilizada em lugar do tratamento convencional (sendo os tratamentos convencionais aqueles amplamente aceitos e praticados pela maior parte da comunidade médica). Dependendo de como são utilizadas, algumas terapias podem ser consideradas complementares ou alternativas.

Terapias complementares e alternativas são utilizadas em um esforço de evitar enfermidades, reduzir o estresse, prevenir ou reduzir efeitos colaterais e sintomas, ou controlar e curar doenças. Alguns métodos de uso comum da terapia complementar ou alternativa são as intervenções de controle da mente e do corpo, como visualização ou relaxamento; cura manual, incluindo acupressão e massagem; homeopatia, vitaminas ou produtos fitoterápicos; e acupuntura.

Terapias complementares e alternativas são amplamente utilizadas?

O uso da MCA entre o público geral aumentou de 34% em 1990 para 62% em 2002.

Diversas pesquisas envolvendo o uso de MCA por pequenos números de pacientes de câncer foram publicadas. Um estudo publicado no número de fevereiro de 2000 da revista científica *Cancer* relatou que 37% de 46 pacientes com câncer de próstata utilizaram uma ou mais terapias de MCA como parte de seu tratamento. Essas terapias incluíam remédios fitoterápicos, remédios tradicionais ("dos velhos tempos"), vitaminas e dietas especiais. Um estudo de maior porte sobre o uso de MCA em pacientes com diferentes tipos de câncer foi publicado na edição de julho de 2000 do *Journal of Clinical Oncology*. Esse estudo verificou que 83% de 453 pacientes com câncer tinham recorrido a pelo menos uma terapia de MCA como parte de seu tratamento. O estudo listou terapias de MCA como dietas especiais, psicoterapia, práticas espirituais e suplementos vitamínicos. Depois de excluídas a psicoterapia e as práticas espirituais, 69% dos pacientes tinham utilizado pelo menos uma terapia de MCA em seu tratamento contra o câncer.

(continua)

Quadro 11.2

Perguntas e respostas sobre medicina complementar e alternativa no tratamento do câncer do National Cancer Institute *(continuação)*

Como são avaliadas as abordagens complementares e alternativas?

É importante que a mesma avaliação científica usada nas abordagens convencionais seja utilizada nas terapias complementares e alternativas. Inúmeros centros médicos vêm avaliando terapias complementares e alternativas mediante a realização de estudos clínicos (estudos de pesquisa envolvendo pessoas) para testá-las.

De maneira geral, as abordagens convencionais ao tratamento do câncer têm sido estudadas em seus aspectos de segurança e eficácia por meio de um processo científico rigoroso, envolvendo estudos clínicos com grandes quantidades de pacientes. Amiúde, pouco se sabe acerca da segurança e da eficácia dos métodos complementares e alternativos. Algumas dessas terapias não passaram por uma avaliação rigorosa. Outras, por sua vez, outrora consideradas pouco ortodoxas, estão encontrando seu lugar no tratamento do câncer – não como curas, mas como terapias complementares que podem ajudar os pacientes a se sentir melhor e a se recuperar com mais rapidez. Um exemplo é a acupuntura. De acordo com um painel de especialistas em uma conferência de consenso do U.S. National Institutes of Health (NIH), realizada em novembro de 1997, a acupuntura foi considerada como efetiva no tratamento da náusea e do vômito associados à quimioterapia e no controle da dor associada à cirurgia. Algumas abordagens, como o laetrile, foram estudadas e consideradas ineficazes ou potencialmente nocivas.

O que os pacientes devem fazer ao considerar as terapias complementares e alternativas?

Os pacientes com câncer que estejam pensando em recorrer a terapias complementares e alternativas devem discutir essa decisão com o seu médico ou enfermeiro, do mesmo modo como o fariam no caso de qualquer outra abordagem terapêutica, porque algumas dessas terapias podem interferir no seu tratamento de rotina, bem como podem ser nocivas quando utilizadas concomitantemente ao tratamento convencional.

Ao considerar terapias complementares e alternativas, quais perguntas devem ser feitas pelo paciente a seu profissional de saúde responsável?

- Quais benefícios podem ser esperados com essa terapia?
- Quais são os riscos associados a essa terapia?
- Os benefícios conhecidos suplantam os riscos?
- Quais efeitos colaterais podem ser esperados?
- A terapia interferirá no tratamento convencional?
- Essa terapia faz parte de algum estudo clínico? Em caso afirmativo, quem está patrocinando o estudo?
- A terapia terá cobertura do seguro médico?

Como o paciente e o profissional de saúde responsável por ele podem aprender mais acerca de terapias complementares e alternativas?

O paciente e seu médico ou enfermeiro podem aprender sobre terapias complementares e alternativas nas seguintes agências governamentais norte-americanas:

- O National Center for Complementary and Alternative Medicine (NCCAM) do NIH (site: http://nccam.nih.gov [em inglês]) facilita a pesquisa e a avaliação de práticas complementares e alternativas, e fornece informações acerca de diversas abordagens para profissionais da saúde e para o público em geral.
- O Office of Cancer Complementary and Alternative Medicine (OCCAM) do NCI coordena as atividades dessa instituição na área de medicina complementar e alternativa. O OCCAM dá suporte a pesquisas sobre câncer e MCA e fornece informações sobre MCA ligada ao câncer para profissionais da saúde e para o público em geral (site: www.cancer.gov/occam/ [em inglês]).

Fontes: Eisenberg DM, Davis RB, Ettner SL, et al. Trends in alternative medicine use in the United States, 1990–1997. *JAMA* 280(18):1569–1675, 2000; Kao GD, Devine P. Use of complementary health practices by prostate carcinoma patients undergoing radiation therapy. *Cancer* 88(3):615–619, 2000; Richardson MA, Sanders T, Palmer JL, Greisinger A, Singletary SE. Complementary/alternative medicine use in a comprehensive cancer center and the implications for oncology. *J Clin Oncology* 18:2505–2514, 2000; NCHS. *Advance Data from Vital and Health Statistics,* nº 343. Hyattsville, Maryland, 2004.

A Tabela 11.3 resume as recomendações da American Cancer Society para a detecção precoce do câncer na população geral.[1] A Tabela 11.4 resume os sinais e sintomas para cinco cânceres de relevo. Exames de triagem, realizados com regularidade por profissionais da saúde, podem resultar na detecção de cânceres em estágios mais iniciais, quando há maior probabilidade de sucesso no tratamento. Mais da metade de todos os novos casos de câncer ocorrem em nove locais acessíveis para triagem (mama, cólon, reto, próstata, língua, boca, cérvix, testículo e pele). O percentual de sobrevida relativa para esses cânceres é de 80%, mas poderia chegar a 95% se todos os indivíduos participassem de triagens regulares para detecção de câncer.[1] Como mostra a Figura 11.8, os percentuais de sobrevida relativa em cinco anos de câncer melhoram muito quando a doença é diagnosticada antes de seu alastramento regional e para partes distantes no corpo.[1,2]

454 Parte IV Atividade Física e Doença

Tabela 11.3 Resumo das recomendações da American Cancer Society para detecção precoce do câncer em pessoas assintomáticas

Local	Recomendações
Mama	• É recomendável fazer mamogramas anuais a partir dos 40 anos de idade. A idade na qual a triagem pode ser interrompida deve ser individualizada, considerando-se os riscos e os benefícios potenciais da triagem no contexto do estado geral da saúde e da longevidade.
	• O exame clínico das mamas deve fazer parte de um exame de saúde periódico, a cada 3 anos, mais ou menos, para mulheres na 2ª e na 3ª décadas de vida e a cada ano para mulheres com 40 anos ou mais.
	• As mulheres devem ter conhecimento de como seus seios são normalmente percebidos e informar imediatamente qualquer alteração mamária a seu médico. O autoexame das mamas é uma opção para as mulheres a partir da 2ª década de vida.
	• Mulheres em maior risco (p. ex., histórico familiar, tendência genética, câncer de mama passado) devem conversar com seu médico acerca dos benefícios e das limitações de um início mais precoce das triagens com mamografia, de fazer exames adicionais (i. e., ultrassom e imagem de ressonância magnética das mamas) ou de fazer exames com maior frequência.
Cólon e reto	A partir dos 50 anos de idade, homens e mulheres devem começar a triagem com um dos esquemas de exames a seguir:
	• Um teste de sangue oculto fecal (TSOF) ou teste imunoquímico fecal (TIF) realizado anualmente
	• Sigmoidoscopia flexível (SIGF) a cada 5 anos
	• TSOF ou TIF anual e sigmoidoscopia flexível a cada 5 anos*
	• Enema de bário com duplo contraste a cada 5 anos
	• Colonoscopia a cada 10 anos
	A combinação de testes é preferível à realização anual de TSOF ou TIF, ou à SIGF a cada 5 anos isoladamente. Pessoas com risco moderado a alto de câncer colorretal devem conversar com seu médico sobre um esquema de exames diferente.
Próstata	O teste de antígeno prostático específico (PSA) e o exame retal digital devem ser oferecidos anualmente para homens a partir dos 50 anos de idade com expectativa de vida de no mínimo 10 anos. Homens em alto risco (afro-descendentes ou com significativa história familiar de 1 ou mais parentes de primeiro grau diagnosticados com câncer de próstata em uma idade prematura) devem começar com os testes aos 45 anos de idade. Tanto para homens de risco moderado como de alto risco, devem ser oferecidas informações sobre o que se sabe e o que não se tem certeza acerca de benefícios e limitações da detecção e do tratamento precoces do câncer de próstata, para que possam tomar uma decisão bem informada acerca dos exames.
Útero	**Cérvix:** A triagem deve ter início aproximadamente 3 anos depois que a mulher começou a ter intercurso vaginal ou a partir dos 21 anos de idade. A triagem deve ser realizada com testes de Papanicolaou regulares anualmente ou com o uso de testes com base líquida de 2 em 2 anos. A partir dos 30 anos de idade, mulheres que tiveram três resultados de testes normais seguidos poderão fazer triagem a cada 2 ou 3 anos. Outra opção é a triagem para câncer cervical com testes de HPV DNA e com citologia convencional ou com base líquida, que pode ser realizada a cada 3 anos. O médico pode, porém, sugerir que determinada paciente passe por triagem com mais frequência se ela apresentar certos fatores de risco, como infecção por HIV ou um sistema imunológico debilitado. Mulheres com 70 anos ou mais que tenham obtido três ou mais exames de Papanicolaou consecutivos normais poderão optar pela interrupção da triagem para câncer cervical. Não há necessidade de triagem depois de uma histerectomia total (com remoção da cérvix), a menos que a cirurgia tenha sido realizada como tratamento para câncer cervical.
	Endométrio: A American Cancer Society recomenda que, na ocasião da menopausa, todas as mulheres sejam informadas acerca dos riscos e sintomas de câncer endometrial e enfaticamente incentivadas a relatar a seus médicos qualquer sangramento ou mancha de sangue inesperada. Deve ser oferecida triagem anual para câncer endometrial com biópsia do endométrio a mulheres com mais de 35 anos de idade com câncer de cólon não polipose hereditário (CCNPH) ou com risco para essa doença.
Check-up ligado ao câncer	Para pessoas que fazem exames de saúde periódicos, o *check-up* ligado ao câncer deve consistir em orientação para a saúde e, dependendo da idade e do sexo do indivíduo, poderá incluir exames para cânceres de tireoide, cavidade oral, pele, linfonodos, testículos/ovários, bem como para algumas doenças não malignas.

Fontes: American Cancer Society. *Cancer Facts & Figures—2005*. Atlanta, Geórgia: American Cancer Society, 2005; American Cancer Society. *Cancer Prevention and Early Detection Facts and Figures 2005*. Atlanta, Geórgia: American Cancer Society, 2005.

Tabela 11.4 Principais fatores de risco, sinais e sintomas para os cânceres mais frequentes

Câncer de pulmão

Fatores de risco

Tabagismo (causa 87% de todos os cânceres de pulmão)	Poluição do ar
Exposição a certas substâncias industriais (p. ex., arsênico, amianto)	Tuberculose
Exposição à radiação	Exposição à fumaça de tabaco ambiental por não fumantes
Exposição a radônio residencial	

Sinais e sintomas

Tosse persistente	Dor no peito
Escarro com estrias de sangue	Pneumonia ou bronquite recorrente

Capítulo 11 Câncer **455**

Tabela 11.4 *(continuação)*

Câncer colorretal

Fatores de risco

Idade

Consumo de álcool

Tabagismo

Histórico pessoal/familiar
de câncer ou pólipos colorretais

Doença intestinal inflamatória

Inatividade física

Dieta rica em gordura e/ou pobre em fibra

Consumo inadequado de frutas e vegetais

Obesidade

Sinais e sintomas

Sangramento retal ou sangue nas fezes

Alteração dos hábitos intestinais

Cólica na parte baixa do abdome

Câncer de mama

Fatores de risco

Uso recente de anticoncepcionais orais ou
de estrógenos e progestinas na pós-menopausa

Idade avançada

Nuliparidade

Primeiro parto depois dos 30 anos

Maior nível de educação

Consumo de álcool (≥ 1 dose/dia)

Inatividade física

Obesidade depois da menopausa

Histórico pessoal ou familiar de câncer de mama

Algumas formas de doença mamária benigna

Mutações dos genes BRCA1 e BRCA2

História menstrual longa

Melhor situação socioeconômica

Grande consumo de gordura na alimentação (contraste internacional)

Hiperplasia atípica confirmada por biópsia

Sinais e sintomas

Alta densidade de tecido mamário

Anormalidade que se revela em um mamograma, antes que possa ser percebida

Alterações mamárias persistentes (calombo, espessamento, inchaço, depressão, irritação da pele, distorção, retração, descamação, dor,
sensibilidade dos mamilos)

Câncer de próstata

Fatores de risco

Idade (mais de 70% são diagnosticados depois
dos 65 anos)

Afro-descendência

Alto consumo de gordura na alimentação
(contraste internacional)

Histórico familiar

Morar na América do Norte ou no noroeste da Europa

Obesidade

Sinais e sintomas

Fluxo urinário fraco ou interrompido

Incapacidade de urinar, ou dificuldade em começar
ou parar o fluxo urinário

Necessidade de urinar frequentemente,
sobretudo à noite

Sangue na urina

Dor ou queimação durante a micturição

Dor contínua na região lombar, na pelve e/ou na parte superior
das coxas

Câncer de pele

Fatores de risco

Exposição excessiva à radiação ultravioleta;
histórico de queimaduras solares

Tez clara

Exposição ocupacional a alcatrão de hulha,
piche, creosoto, arsênico, rádio

Histórico familiar

Nevos (manchas cutâneas pigmentadas malformadas)
numerosos ou atípicos

Exposição a cabines de bronzeamento

Sensibilidade à radiação solar (queima-se facilmente, dificuldade em se
bronzear, cabelos naturalmente louros ou ruivos)

Sinais e sintomas

Qualquer alteração na pele, especialmente tamanho
ou cor de um nevo ou mancha escura

Descamação, transudação, sangramento ou
mudança no aspecto de um calombo ou nódulo

Disseminação da pigmentação além das bordas

Mudanças na sensibilidade, coceira, hipersensibilidade ou dor

Ferida que não cicatriza

Fonte: American Cancer Society. *Cancer Facts & Figures, 2005.* Atlanta, Geórgia: American Cancer Society, 2005.

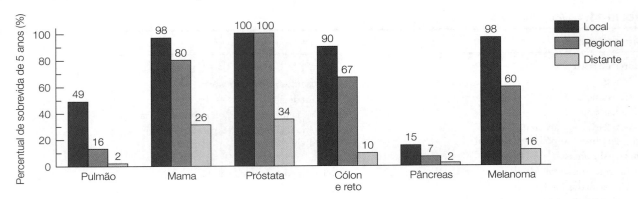

Figura 11.8 Percentuais de sobrevida relativa de 5 anos para câncer, por estágio no diagnóstico. Os percentuais de sobrevida para câncer são muito mais elevados quando a doença é detectada precocemente. Fonte: American Cancer Society. *Cancer Facts & Figures—2005*. Atlanta, Geórgia: Autor, 2005.

PREVENÇÃO DO CÂNCER

As taxas de mortalidade por câncer variam de maneira extraordinária ao redor do mundo.[2] O câncer colorretal, por exemplo, é raro no sudoeste da Ásia e na África equatorial, mas comum por todo o noroeste da Europa, EUA e Canadá. As taxas de câncer de mama são de 4 a 7 vezes mais altas nos EUA do que na Ásia, uma diferença não explicada pela genética. O câncer de próstata é mais comum na América do Norte e no noroeste da Europa, sendo relativamente raro no Oriente Próximo, na África, na América Central e na América do Sul. Por razões ainda não compreendidas, afro-americanos têm as maiores taxas mundiais de câncer de próstata. Os percentuais desse câncer na China e no Japão, por exemplo, são equivalentes a um décimo dos percentuais para negros nos EUA.

Pesquisadores relataram que, quando imigrantes se mudam para um país com elevadas taxas de mortalidade por câncer, sua mortalidade para certos tipos de cânceres, sobretudo cólon, mama e próstata, aumenta.[8,9] A taxa de mortalidade por câncer colorretal em imigrantes japoneses nos EUA é de 3 a 4 vezes superior do que a taxa de mortalidade para japoneses residentes no Japão. Porto-riquenhos na cidade de Nova York sofrem mais de câncer de cólon do que seus compatriotas que permaneceram em Porto Rico. Quando mulheres migram de regiões geográficas com baixo risco de câncer de mama para países como Austrália, Canadá e EUA, seu risco para câncer de mama sobe de maneira acentuada, mesmo considerando apenas o período de vida da imigrante. Entre mulheres nipo-americanas idosas da primeira geração de imigrantes, por exemplo, a incidência de câncer de mama é praticamente sete vezes superior à das japonesas idosas que vivem no Japão. Sino-americanos e nipo-americanos têm percentuais de câncer de próstata superiores àqueles de seus compatriotas na Ásia. É forte a crença de que fatores ambientais, particularmente os padrões alimentares, sejam responsáveis pela maioria dessas significativas variações nos percentuais de câncer de cólon, mama e próstata.[9]

O Quadro 11.3 e a Tabela 11.4 listam os fatores de risco primordiais para os principais locais de ocorrência do câncer.[1,10] Deve ser notada a relevância dos fatores alimentares (33% de todos os cânceres) e do uso de tabaco (30% de todos os cânceres). Outros fatores de risco consideráveis incluem o uso de álcool, fatores reprodutivos (especialmente para câncer de mama), sexo sem segurança, fatores ambientais (p. ex., radiação, exposição ao radônio e poluição atmosférica), histórico familiar, inatividade física e obesidade. Ver no Quadro 11.4 mais informações sobre câncer e obesidade. A Figura 11.9 mostra que 80% de todos os cânceres ocorrem a partir dos 55 anos de idade.[1,4,7,10]

O câncer mais comum em mulheres é o de mama, cujo risco aumenta com a idade. De 40 a 50% dos cânceres de mama podem ser explicados por quatro fatores de risco bem estabelecidos: nuliparidade, idade avançada no primeiro parto com vida, nível educacional e socioeconômico elevado e histórico familiar de câncer de mama.[1,7,10] Menarca precoce, meno-

---

Quadro 11.3

Fatores de risco para câncer

Cerca de 75% dos cânceres podem ser prevenidos, pois estão ligados ao estilo de vida. A seguir, estão os principais fatores de risco para câncer:

- Fatores alimentares (33% de todos os cânceres)
- Tabagismo (30% de todos os cânceres)
- Uso de álcool (3 a 4% de todos os cânceres)
- Fatores reprodutivos (principalmente para câncer de mama)
- Sexo sem segurança (exposição a certos tipos de vírus promotores de câncer)
- Fatores ambientais (especialmente radiação solar, radiação e exposição a radônio e poluição atmosférica)
- Histórico familiar
- Inatividade física e obesidade

Fonte: American Cancer Society. *Cancer Facts & Figures—2005*. Atlanta: American Cancer Society, 2005; American Cancer Society. *Cancer Prevention and Early Detection Facts and Figures 2005*. Atlanta: American Cancer Society, 2005

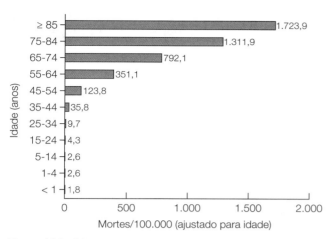

Figura 11.9 Mortes por câncer por grupos etários, EUA.
Fonte: National Center for Health Statistics. *Health, United States, 2004.* Hyattsville, Maryland: 2004.

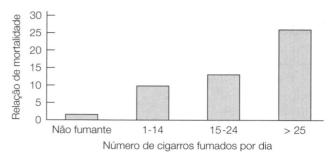

Figura 11.10 Tabagismo e câncer pulmonar. Existe uma forte relação de dose-resposta entre percentuais de morte por câncer pulmonar e cigarros fumados por dia. Fonte: Carbone D. Smoking and cancer. *Am J Med* 93(1A):13S–17S, 1992.

Quadro 11.4

Obesidade e câncer

- A obesidade está relacionada aos seguintes cânceres:
    Homens. Cólon, próstata, fígado, pâncreas.
    Mulheres. Mama (na pós-menopausa), endométrio, cérvix uterina, ovário, vesícula biliar, pâncreas.
- O risco relativo de câncer de mama em mulheres na pós-menopausa é 50% mais alto para as obesas.
- O risco relativo de câncer de colo em homens é 40% mais alto para os obesos.
- A obesidade está ligada a 1 em cada 7 mortes por câncer em homens e 1 em 5 em mulheres.

Fontes: American Cancer Society. *Cancer Facts & Figures—2005.* Atlanta, Geórgia: American Cancer Society, 2005; American Cancer Society. *Cancer Prevention and Early Detection Facts and Figures 2005.* Atlanta, Geórgia: American Cancer Society, 2005.

Tabela 11.5 Hábitos de estilo de vida e câncer

	Pulmão	Cólon	Mama	Próstata
Fumar	*	†	‡	‡
Baixo consumo de frutas e vegetais	*	*	‡	†
Inatividade	‡	*	*	†
Gordura e carne vermelha na dieta	—	*	†	†
Obesidade	—	*	*	†
Álcool	—	†	*	‡

*Sólida evidência científica.
†Muitos estudos sugerem ligação.
‡Poucos estudos sustentam uma ligação.

Fonte: American Cancer Society guidelines on nutrition and physical activity for cancer prevention: Reducing the risk of cancer with healthy food choices and physical activity. *CA Cancer J Clin* 52:92-119, 2002.

---

pausa tardia e obesidade também são fatores de risco significativos. Certos tipos de câncer de mama estão intimamente ligados à genética. Estudos com gêmeas idênticas demonstraram que, se uma das gêmeas tiver câncer de mama, o risco para sua irmã de desenvolver esse tumor é seis vezes maior do que o normal, sobretudo na mesma mama (direita ou esquerda).[1,2] O desenvolvimento do câncer de mama está ligado aos hormônios femininos, visto que ocorre com muito mais frequência em mulheres do que em homens e pode ser prevenido pela remoção dos ovários em um período precoce da vida. Qualquer fator que reduza a exposição da mulher aos hormônios reprodutivos (p. ex., menarca tardia ou menopausa prematura) reduz o risco desse câncer.

O câncer de próstata é o tumor maligno mais comum em homens. A próstata é uma glândula do tamanho de uma noz, localizada sob a bexiga e adjacente ao reto. Essa glândula fornece cerca de um terço do líquido que impele os espermatozoides durante o sexo. Os percentuais de câncer de próstata são cerca de um terço mais altos em negros do que em brancos. Mais de 70% de todos os cânceres de próstata ocorrem em homens com mais de 65 anos de idade. Estudos demonstram que o risco dessa patologia é 11 vezes maior entre aqueles que têm um irmão ou pai com câncer de próstata.

O câncer de pulmão é a causa mais comum de morte por câncer para ambos os sexos. Como resumido no Quadro 11.2 e nas Tabelas 11.4 e 11.5, o uso do tabaco está ligado ao câncer pulmonar e a muitos outros tipos de tumores malignos, sendo responsável por cerca de três em cada dez mortes por câncer.[1,2,11-18] A Figura 11.10 mostra a existência de uma forte relação dose-resposta entre os índices de mortes por câncer pulmonar e o número de cigarros fumados por dia.[11] O fumo é responsável por 87% de todos os cânceres de pulmão.[1,10] O uso prolongado de tabaco sem fumaça tem uma forte relação com o risco de câncer oral.[1] A cada ano, cerca de 3 mil adultos não fumantes morrem de câncer pulmonar por terem respirado a fumaça dos cigarros de outras pessoas.[15] Novas evidências ligaram o tabagismo aos cânceres de próstata, mama e pâncreas, demonstrando assim que o uso de tabaco está associado a todos os cinco principais cânceres causadores de mortes.[13-18]

A American Cancer Society recomendou enfaticamente que, para reduzir o risco de câncer, as pessoas devem evitar qualquer uso de tabaco; consumir uma dieta pobre em gordura e rica em fibra, contendo grandes quantidades de cereais

Quadro 11.5

Orientações da American Cancer Society para prevenção do câncer

Um terço das mortes por câncer nos EUA são decorrentes de fatores nutricionais e de atividade física, incluindo sobrepeso.

A. Recomendações para escolhas individuais

1. *Consumir alimentos saudáveis variados, com ênfase naqueles de origem vegetal.*
   a. Comer cicnco ou mais porções de vegetais e frutas por dia.
   b. Optar por cereais integrais, em vez de açúcares e cereais processados (refinados).
   c. Limitar o consumo de carnes vermelhas, especialmente carnes ricas em gordura e processadas.
   d. Optar por alimentos que ajudem a manter um peso saudável.

2. *Adotar um estilo de vida fisicamente ativo.*
   a. Adultos: Praticar pelo menos atividade moderada durante 30 minutos ou mais em 5 ou mais dias da semana; 45 minutos ou mais de atividade moderada a vigorosa durante 5 ou mais dias por semana pode promover uma redução no risco de câncer de mama e de cólon.
   b. Crianças e adolescentes: Praticar pelo menos 60 minutos por dia de atividade física moderada a vigorosa.

3. *Manter um peso saudável durante toda a vida.*
   a. Equilibrar a ingestão de calorias com atividade física.
   b. Perder peso, se estiver atualmente com sobrepeso ou obesidade.

4. *Se consome bebidas alcoólicas, limite o consumo.*
   a. Pessoas que bebem álcool devem limitar seu consumo a não mais de 2 drinques por dia (para homens) e 1 drinque por dia (para mulheres).

B. Recomendações para uma ação comunitária

1. *Aumentar o acesso a alimentos saudáveis em escolas, locais de trabalho e comunidades.*
2. *Proporcionar ambientes seguros, agradáveis e acessíveis para atividade física em escolas, e para transporte e recreação nas comunidades.*

Tabagismo

A. Consequências do fumo para a saúde

1. *O fumo é responsável por cerca de 30% de todas as mortes por câncer e 87% das mortes por câncer pulmonar.*
2. *O fumo está associado a um maior risco de, pelo menos, 15 tipos de câncer.*

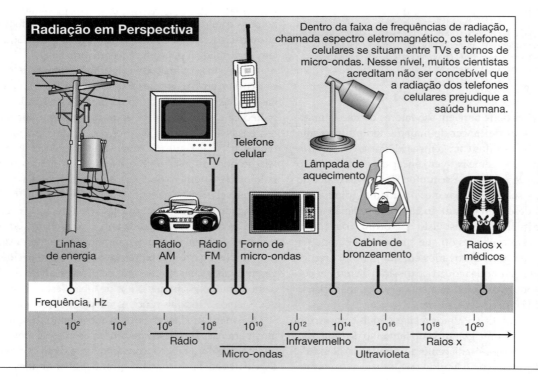

(continua)

Quadro 11.5

Orientações da American Cancer Society para prevenção do câncer (continuação)

B. Redução do uso e da exposição ao tabaco

1. *Evitar que os jovens comecem a usar tabaco, promover a cessação do fumo para jovens e adultos, limitar a exposição de não fumantes à fumaça "de segunda mão" e identificar e eliminar as disparidades relacionadas ao uso do tabaco e seus efeitos entre diferentes grupos da população.*

C. Tabaco sem fumaça

1. *O uso do tabaco sem fumaça não é um substituto seguro para o fumo, pois esses produtos causam diversos tipos de câncer e problemas orais não cancerosos, além de poder levar ao vício da nicotina.*

D. Tabagismo passivo

1. *A "fumaça de segunda mão" ou fumaça de tabaco no ambiente (FTA), contém inúmeros carcinógenos humanos, para os quais não existem níveis de exposição seguros. Todos os anos, cerca de 3 adultos não fumantes morrem de câncer pulmonar como resultado de FTA.*

Evitar riscos ambientais de câncer

1. *Agentes químicos.* Alguns agentes químicos exibem evidências irrefutáveis de carcinogenicidade humana (p. ex., benzeno, amianto, cloreto de vinila, arsênico, aflatoxina).

2. *Radiação.* Apenas a radiação de alta frequência, radiação ionizante (p. ex., radônio e raios x) e radiação ultravioleta comprovadamente causam câncer humano (ver a figura neste quadro).

3. *Riscos não comprovados.* Pesticidas, radiação não ionizante (p. ex., ondas de rádio, micro-ondas, radar e campos elétricos e magnéticos associados com correntes elétricas), resíduos tóxicos e usinas de energia nuclear.

Fontes: American Cancer Society. *Cancer Facts & Figures—2005.* Atlanta, Geórgia: American Cancer Society, 2005; American Cancer Society. *Cancer Prevention and Early Detection Facts and Figures 2005.* Atlanta, Geórgia: American Cancer Society, 2005; American Cancer Society guidelines on nutrition and physical activity for cancer prevention: Reducing the risk of cancer with healthy food choices and physical activity. *CA Cancer J Clin* 52:92–119, 2002.

---

integrais, frutas e verduras; ser fisicamente ativas; manter um peso saudável; limitar o consumo de bebidas alcoólicas; e evitar expor-se à radiação ultravioleta (ver Quadro 11.5) (visite o site da American Cancer Society, www.cancer.org [em inglês]).[1,10]

Muitos indivíduos fisicamente ativos passam boa parte do seu tempo ao ar livre, expostos à radiação ultravioleta. A cada ano, são diagnosticados mais de 1 milhão de casos de câncer de pele, dos quais a maior parte são cânceres de células basais ou epidermoides altamente curáveis.[1] A forma mais letal desse tumor é o melanoma, diagnosticado em cerca de 60 mil pessoas por ano. Como resumido na Tabela 11.4 e no Quadro 11.6, os principais fatores de risco para câncer de pele incluem exposição excessiva à radiação ultravioleta, pele clara, histórico familiar e nevos (manchas cutâneas malformadas e pigmentadas) numerosos ou atípicos (ver Atividades de Condicionamento Físico 11.1 e 11.3 ao final deste capítulo).

De todos os fatores ambientais e de estilo de vida, os hábitos alimentares são os mais intimamente ligados ao câncer (ver Tabs. 11.4 e 11.5 e Quadro 11.5).[10] Numerosos estudos demonstraram que o consumo diário de frutas e verduras está associado à redução do risco de ocorrência de câncer de pulmão, cólon, pâncreas, cavidade oral, faringe, esôfago, endométrio e estômago.[19-29] Os tipos de vegetais que com mais frequência parecem ter ação protetora contra o câncer são vegetais crus, vegetais contendo alicina (p. ex., cebola, alho, pimenta vermelha), cenoura, vegetais verdes, crucíferos (p. ex., brócolis, repolho, couve-de-bruxelas) e tomate.[19] Verduras e frutas contêm mais de 100 substâncias benéficas, dentre as quais, vitaminas (em particular, as vitaminas antioxidantes A, C, E e a pró-vitamina betacaroteno), minerais (cálcio, selênio), fibra e constituintes não nutritivos (p. ex.,

ditioltionas, isotiocianatos, isoflavonas, inibidores da protease, saponinas, fitosteróis, luteína, licopeno e compostos contendo alicina).[19,20] Essas substâncias alimentares, isoladamente ou em conjunto, podem ser responsáveis pela redução do risco de câncer. Certas substâncias presentes em frutas e verduras interrompem o processo canceroso em várias fases diferentes.[19]

É recomendável o consumo de uma grande variedade de frutas e verduras; contudo, pesquisas indicam que menos de 1 em cada 4 pessoas come cinco ou mais porções desses alimentos por dia.[10,19] A American Cancer Society não recomenda o uso de suplementos alimentares, porque "os poucos estudos com populações humanas que tentaram determinar se suplementos podem reduzir o risco de câncer tiveram resultados decepcionantes".[10] Embora haja alguma preocupação sobre resíduos de pesticidas nos alimentos de origem vegetal, especialistas em câncer concluíram não haver boas evidências de que um consumo elevado de frutas e vegetais aumente o consumo de pesticidas em um grau suficiente para aumentar o risco dessa doença.[30]

As vitaminas antioxidantes presentes nas frutas e verduras parecem melhorar a função imunológica e limpar o organismo de radicais livres e partículas de oxigênio singleto (substâncias que podem danificar as membranas celulares), além de desempenharem papéis em numerosos sistemas biológicos e na síntese de hormônios, neurotransmissores, colágeno e muitas outras substâncias.[19-24] Quando as células utilizam oxigênio para "queimar" seu combustível, alguns dos subprodutos são os *radicais livres*, os quais contêm um ou mais elétrons não pareados e podem ser nocivos, uma vez que atacam os componentes vitais da célula. O betacaroteno tem a capacidade de impedir que radicais livres sejam produzidos pelo oxigênio singleto mediante a transformação

Quadro 11.6

Luz solar e câncer de pele

- Mais de 1 milhão de casos de cânceres de células basais ou epidermoides altamente curáveis ocorrem anualmente.
- A forma mais grave de câncer de pele é o melanoma, com aproximadamente 60 mil novos casos e 10.600 mortes a cada ano.
- *Sinais e sintomas.* Os sintomas de melanoma podem incluir qualquer mudança na pele, como uma nova mancha ou uma mancha que muda de tamanho, forma ou cor. Outros sinais importantes de melanoma são as mudanças em tamanho, forma ou cor de um nevo. Muitas vezes, os carcinomas de célula basal ficam evidenciados como áreas planas, firmes e pálidas ou como áreas pequenas, elevadas, rosadas ou vermelhas, translúcidas, brilhosas e cerosas que podem sangrar em seguida a qualquer lesão de menor intensidade. O câncer epidermoide pode surgir na forma de calombos que crescem, geralmente com superfície irregular, ou como manchas planas e avermelhadas que crescem de maneira lenta. Outro sintoma dos cânceres de pele (tanto de célula basal como epidermoides) é uma ferida que não cicatriza.
- *Fatores de risco.* No caso do melanoma, os principais fatores de risco são melanoma prévio, um ou mais membros da família com esse câncer e nevos (especialmente se forem numerosos, se tiverem aspecto incomum ou forem de grandes dimensões). Outros fatores de risco para todos os tipos de câncer de pele são sensibilidade à radiação solar (queimar-se facilmente, dificuldade em se bronzear, cabelos naturalmente louros ou ruivos), histórico de excessiva exposição ao sol com queimaduras solares, exposição a cabines de bronzeamento e a doenças imunossupressoras, histórico prévio de câncer de pele (tanto de célula basal como epidermoide) e exposição ocupacional ao alcatrão de hulha, piche, creosoto, compostos arsenicais ou rádio.
- *Prevenção.* Limite ou evite exposição à luz solar durante o período que vai das 10 até as 16 horas. Quando estiver ao ar livre, use um chapéu que faça sombra no rosto, no pescoço e nas orelhas, uma camisa com mangas compridas e calças longas. Use óculos de sol para a proteção da pele em torno dos olhos. Use filtro solar com fator de proteção solar (FPS) ≥ 15. Considerando que queimaduras solares em crianças futuramente poderão aumentar o risco de melanoma, elas devem ficar protegidas do sol.
- *Detecção precoce.* O médico deve avaliar todas as lesões cutâneas suspeitas. Deve ser utilizada a regra do ABCD para melanoma: A, para assimetria: uma das metades dos nevos não reflete a outra metade; B, para bordas irregulares: as margens são serrilhadas, apresentam entalhes ou são indistintas; C, para cor: a pigmentação não é uniforme, exibindo graus variáveis de tonalidades (bronzeada, castanha e negra); D, para diâmetro: acima de 6 milímetros (aproximadamente do tamanho de uma borracha de lápis).

---

deste em uma espécie estável de oxigênio, a qual não dispõe da energia suficiente para se envolver em reações deletérias para as células.[22,23] Foi calculado que uma molécula de betacaroteno pode eliminar até mil moléculas de oxigênio singleto. Outros carotenoides (existem mais de 600 na natureza) também podem participar nesse processo.[22] A vitamina C é igualmente um importante agente redutor e "limpador" de radicais livres, além de impedir ou reduzir a formação de certos agentes químicos cancerígenos, como as nitrosaminas.[19-21] A vitamina E é um antioxidante potente, tendo sido relacionada à inibição de tumores.[19,20]

A vitamina C é encontrada na maioria das frutas e verduras. O betacaroteno, que é parcialmente convertido em vitamina A no corpo, é abundante em cenouras, verduras de folhas verdes, batata-doce, abóbora-menina, melão-cantalupo e tomate. Os carotenoides são um grupo de pigmentos que contribuem para a coloração amarela, laranja ou vermelha das frutas e verduras. O betacaroteno é o carotenoide mais abundante nos alimentos consumidos pelos seres humanos. A vitamina E existe em grãos de cereais, diversos óleos vegetais, sementes de girassol, nozes, castanhas e couve-galega.

Fibra alimentar é uma denominação que abrange vários tipos de componentes dos alimentos (p. ex., celulose, pectinas, hemicelulose, ligninas, gomas) que não são digeridos no trato intestinal humano. Essas substâncias, abundantes em grãos integrais, frutas e verduras, consistem em grande parte de carboidratos complexos de composições químicas variadas (ver Cap. 9). Um grande número de estudos publicados indica que o câncer de cólon tem baixa incidência em populações humanas que vivem à base de alimentos em grande parte não refinados e ricos em fibra alimentar.[10,31,32] Pesquisadores estimaram que, se as pessoas aumentassem sua ingestão de fibra em 13 gramas por dia, isso resultaria em uma redução de 31% no risco de ocorrência de câncer colorretal.[31] Nos EUA, por exemplo, atualmente homens e mulheres consomem cerca de metade da quantidade recomendada de fibra alimentar (ver Cap. 9).

Existem vários mecanismos pelos quais as fibras podem conferir proteção contra o câncer de cólon.[10,31,32] Elas têm a propriedade de se ligar aos ácidos biliares, que são liberados pelo fígado no intestino para auxiliar na digestão de gorduras. Dietas ricas em gordura aumentam a produção de ácido biliar, o que, em última análise, aumenta a exposição do intestino a ácidos biliares secundários, que são produzidos quando as bactérias colônicas degradam os ácidos biliares primários produzidos pelo fígado. A fibra, porém, liga os ácidos biliares, aumenta o volume fecal, dilui a concentração dos ácidos biliares secundários e de outros agentes químicos cancerígenos e acelera o trânsito da massa fecal através do cólon. Além disso, algumas das fibras hidrossolúveis (de frutas e vegetais) são fermentadas pelas bactérias colônicas e se transformam em ácidos graxos livres voláteis, que podem ser diretamente anticarcinogênicos.

Não se tem certeza, entretanto, se a fibra alimentar reduz o risco de outros cânceres. Foi proposta a hipótese de que a fibra alimentar pudesse reduzir o risco de câncer de mama uma vez que diminui a reabsorção intestinal de estrógenos excretados com os ácidos biliares pelo fígado.[31,32] Embora alguns estudos em animais tenham sugerido que a fibra alimentar realmente reduza o risco de câncer de mama, as evidências em seres humanos são inconclusivas. A obesidade, porém, está fortemente ligada tanto ao câncer de cólon como ao câncer de mama.[33]

A American Cancer Society recomenda a redução do consumo total de gordura alimentar, principalmente pela diminuição do uso de produtos animais.[10] Um corpo substancial de evidências sugere que a ingestão excessiva de gordura aumente o risco de formação de cânceres do cólon, reto, próstata e endométrio.[10,34-38] Diversos estudos publicados demonstraram a existência de uma relação entre o consumo de carne, especialmente carnes vermelhas, e cânceres em diversos locais, mais notavelmente cólon e próstata.[35-37]

Entretanto, ainda há controvérsias quanto à relação entre gordura nos alimentos e câncer de mama.[39-42] Há mais de 60 anos, pesquisadores demonstraram que dietas ricas em gordura aumentavam o risco de tumores de mama em roedores.[33] Em todo o mundo, as taxas do consumo de gordura *per capita*, especialmente de gordura animal, tem alta correlação com os índices de mortalidade por câncer de mama.[42] Os percentuais de incidência desse câncer aumentaram substancialmente nos EUA durante o século XX, do mesmo modo como o consumo de gordura *per capita*. Contudo, dentre diversos estudos de coorte, em que mulheres foram acompanhadas durante 3 a 20 anos, poucos constataram que o consumo elevado de gordura aumentasse o risco de ocorrência de câncer de mama.[39] Estudos randomizados de redução de gordura foram propostos como uma forma de resolver a incerteza acerca da associação entre gordura alimentar e câncer de mama.[41]

Para o câncer de cólon, a associação com a gordura alimentar é muito mais nítida.[10,25,26,28,31,32,36-38] Em países desenvolvidos do Ocidente, os percentuais de câncer de cólon chegam a ser até dez vezes superiores aos observados em muitos países do Extremo Oriente e em nações em desenvolvimento.[1] Ocorrem rápidas elevações nos percentuais de câncer de cólon na prole de migrantes que saem de regiões de baixo risco para regiões de alto risco.[9] O consumo *per capita* de carne ou de gordura animal (mas não de gordura vegetal) tem grande correlação com os índices nacionais de câncer de cólon em todo o mundo.[9,36-38] Conforme discutido anteriormente, dietas ricas em gordura aumentam a excreção de ácidos biliares, que, então, podem funcionar como promotores tumorais no cólon. Em um estudo envolvendo 88.751 enfermeiras, o consumo de gordura animal e de carne vermelha foi positivamente associado com o risco de câncer de cólon; relatou-se um risco 89% maior com o consumo de gordura animal e 77% maior para o consumo de carne vermelha nas mulheres que ingeriam as maiores quantidades (ver Fig. 11.11).[36]

Foi relatada também uma forte correlação entre as taxas de consumo de gordura e os índices de mortalidade por câncer de próstata nos EUA.[9,35] Como resumido na Figura 11.12, um grande consumo de gordura animal, especialmente de gordura de carne vermelha, foi associado a um aumento no risco de câncer de próstata avançado.[35] Esses achados reforçam as recomendações da American Cancer Society para redução do consumo de gordura animal e de carne vermelha a fim de diminuir o risco de câncer.[10]

Consumidores de grandes quantidades de bebidas alcoólicas, em especial aqueles que também são fumantes, apresentam um risco excepcionalmente alto para cânceres de cavidade oral, laringe e esôfago.[10] O risco de câncer aumenta com a quantidade de álcool consumido a partir de apenas dois drinques por dia. Certas evidências também sugerem que o

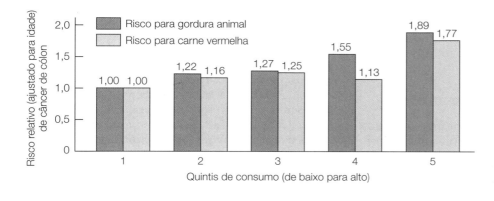

Figura 11.11 Relação entre carne e gordura animal com risco de câncer de cólon, estudo prospectivo com mulheres, com duração de seis anos. O risco de câncer de cólon aumenta diante de um maior consumo de gordura animal e carne vermelha. Fonte: Willett WC, Stampfer MJ, Colditz GA, et al. Relation of meat, fat, and fiber intake to the risk of colon cancer in a prospective study among women. *N Engl J Med* 323:1664–1672, 1990.

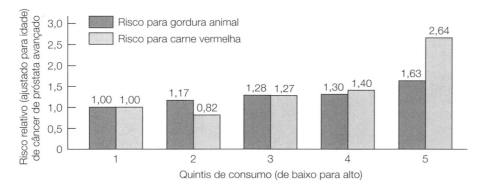

Figura 11.12 Gordura animal e risco de câncer de próstata, estudo com 47.855 profissionais da saúde. O risco de câncer de próstata eleva-se com o aumento no consumo de gordura animal e carne vermelha. Fonte: Chao A, Thun MJ, Connell CJ, McCullough ML, Jacobs EJ, Flanders WD, Rodriguez C, Sinha R, Calle EE. Meat consumption and risk of colorectal cancer. *JAMA* 293:172–182, 2005.

consumo habitual de bebidas alcoólicas aumente o risco de câncer de mama em mulheres, talvez por aumentar os níveis de estrógeno no corpo.[43,44] O elevado consumo de álcool pode resultar em cirrose hepática, que pode estar associada ao câncer de fígado.[10] Há evidências limitadas de que um elevado consumo de bebidas alcoólicas também aumente o risco de cânceres de cólon e próstata.[45,46] A American Cancer Society alerta que as pessoas devem "moderar o consumo de bebidas alcoólicas, caso tenham esse hábito".[10]

ATIVIDADE FÍSICA E CÂNCER

Em 1996, a prática regular da atividade física foi finalmente acrescentada à lista de medidas para a prevenção do câncer defendidas pela American Cancer Society (ver Fig. 11.13 e Quadro 11.5).[1,10] A American Heart Association também demorou muito (até o início dos anos 1990) para adicionar a inatividade física como fator de risco para doença cardíaca (ver Cap. 10). É difícil estabelecer uma ligação entre doença crônica e inatividade, porque essa relação é complexa e afetada por muitos outros fatores do estilo de vida difíceis de se mensurar.

Vêm se acumulando evidências de que a inatividade realmente contribua para a ocorrência de câncer.[47-50] Em 1997, um painel internacional de especialistas em câncer concluiu que até 30 a 40% de todos os casos de câncer em todo o mundo poderiam ser evitados se as pessoas se alimentassem com uma dieta saudável, evitassem a obesidade e praticassem exercícios suficientes.[51] O painel propôs uma rigorosa meta para a prática de exercícios: caminhar em um ritmo rápido durante cerca de uma hora por dia (ou o equivalente) e se exercitar vigorosamente em um total de pelo menos uma hora a cada semana, caso tenha-se um trabalho sedentário.

Embora a epidemia de doenças cardíacas durante a metade do século XX tenha desviado a atenção dos pesquisadores, o fato de que as mortes por câncer praticamente se igualam às causadas por doenças cardíacas revitalizou a determinação dos especialistas em travar uma guerra contra o câncer.

Inatividade como fator de risco para câncer

A suposição de que o aumento do exercício físico pudesse representar um benefício na prevenção do câncer não é absolutamente nova.[48] Há mais de 80 anos, pesquisadores australianos observaram que as tribos primitivas que trabalhavam continuamente para a obtenção de seus alimentos tinham índices de câncer mais baixos do que pessoas de sociedades mais civilizadas.[52] Outros cientistas e médicos observaram, no início do século XX, que quase todos os pacientes com câncer levavam vidas relativamente sedentárias e que homens que tinham trabalhado com grande esforço físico ao longo de suas vidas tinham menos câncer do que aqueles que tendiam a ficar sentados durante seu dia de trabalho.[53]

Esses achados permaneceram latentes até meados dos anos 1970, quando pesquisadores de todo o mundo reavivaram essa questão. Desde então, muitos estudos vieram a engrossar as evidências de uma conexão entre exercício e câncer. Animais ativos, ex-atletas, pessoas envolvidas em ocupações ativas e pessoas que se exercitam durante seu tempo livre foram comparados com seus correlatos sedentários. De modo geral, dependendo do local do câncer investigado, constatou-se que indivíduos ativos tinham um risco mais baixo de contrair câncer.[47-50] Nos EUA, o Institute for Aerobics Research, em Dallas, no Texas, demonstrou, por exemplo, que, ao longo de um período de oito anos, homens fisicamente descondicionados tinham um percentual de morte por câncer quatro vezes maior do que o de homens com melhor condicionamento físico; entre mulheres, a diferença encontrada foi ainda maior (ver Fig. 11.14).[54]

Alguns pesquisadores injetaram em animais certos tipos de agentes químicos cancerígenos, dividiram-nos em grupos de exercício e de não-exercício e, posteriormente, mediram o número e o momento de aparição do câncer. Os resultados revelaram que o exercício tende a retardar o crescimento do câncer em vários locais diferentes.[55-60] A atividade de certas células do sistema imunológico – especialmente células NK, linfócitos T citotóxicos e macrófagos – parece ficar reforçada com o exercício, dando origem a uma maior proficiência no combate ao câncer.[55,60]

Grandes grupos de pessoas foram acompanhados durante longos períodos com o objetivo de verificar se aqueles indivíduos que se exercitavam regularmente tinham menos câncer do que os que seguiam um estilo de vida inativo. Os resultados mais notáveis demonstraram um efeito protetor do exercício contra três cânceres mortais de comum ocorrência: cólon, mama e próstata.[47-50] Embora sejam necessárias mais pesquisas, muitos especialistas acreditam ser improvável que a atividade física tenha uma forte influência em cânceres que atacam outros locais do corpo, como pulmão, pâncreas, bexiga, estômago ou cavidade oral.[48,61]

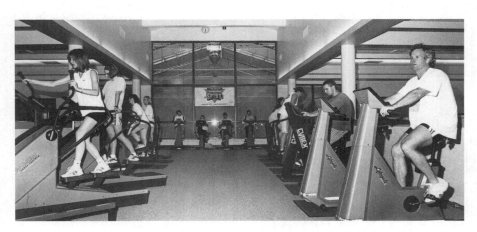

Figura 11.13 Em 1996, a atividade física regular foi finalmente acrescentada à lista de medidas que previnem o câncer preconizadas pela American Cancer Society.

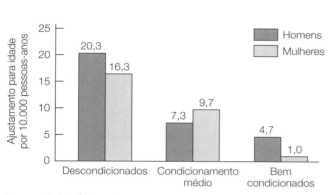
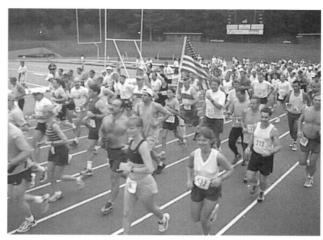

Figura 11.14 Índices de mortalidade por câncer de acordo com o nível de condicionamento físico. Os índices de mortalidade por câncer foram substancialmente mais elevados em indivíduos relativamente descondicionados, em comparação com aqueles com níveis moderados a altos de condicionamento. Fonte: Blair SN, Kohl HW, Paffenbarger RS, et al. Physical fitness and all-cause mortality: A prospective study of healthy men and women. *JAMA* 262:2395–2401, 1989.

Quadro 11.7

Cânceres de cólon e reto

Fatores de risco
- Histórico pessoal ou familiar de pólipos ou câncer colorretal
- Doença intestinal inflamatória
- Tabagismo
- Inatividade física
- Dieta rica em gordura e/ou pobre em fibras
- Consumo de bebidas alcoólicas
- Consumo insuficiente de frutas e vegetais

Atividade física
- É convincente a evidência epidemiológica de uma ligação entre atividade e menor risco de câncer de cólon.
- Dos estudos publicados, cerca de 3 em 4 revelam decréscimo de 20 a 70% no risco de câncer de cólon entre mulheres e homens mais fisicamente ativos (média, 50%).

Mecanismos potenciais mediadores da associação com atividade física
- O exercício tem um efeito parecido com a fibra, uma vez que diminui o tempo de trânsito fecal, reduzindo a exposição das células do cólon a carcinógenos (p. ex., ácidos biliares secundários).
- Melhora da função imunológica.
- Diminuição na insulina.
- Reforço das defesas contra o estresse oxidativo.

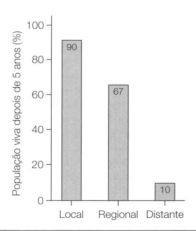

Atividade física e câncer de cólon

O câncer de cólon é prevenido pelos benefícios do exercício de maneira mais eficaz em comparação com cânceres em outros locais.[62] Muitos estudos foram publicados com interesse na relação entre a atividade física, tanto ocupacional como nas horas de lazer, e o risco de câncer de cólon.[47,48,63-80] Três quartos desses estudos demonstraram que pessoas fisicamente ativas têm uma redução no risco de câncer de 40 a 50% em comparação com pessoas inativas; destas investigações, as mais bem planejadas demonstraram uma forte relação.[47,48,50,62] O efeito protetor da atividade física contra o câncer de cólon foi observado em vários países, incluindo China, Suécia, Japão e EUA. Ver no Quadro 11.7 um apanhado geral dos fatores de risco para cânceres de cólon e reto e o papel da atividade física.

Um achado frequente tem sido o de que pessoas que tendem a ficar sentadas na maior parte de seu dia de trabalho ou que permanecem inativas em suas horas de lazer apresentam um maior risco de contrair câncer de cólon.[63-80] Pesquisadores da Universidade da Califórnia do Sul, por exemplo, estudaram aproximadamente 3 mil homens com câncer de cólon e os compararam com o restante da população masculina do condado de Los Angeles.[77] Os homens que trabalhavam em funções sedentárias apresentaram um risco 60% superior para câncer de cólon.

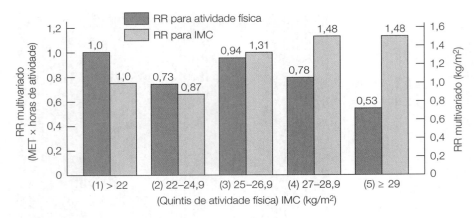

Figura 11.15 Atividade física e risco de câncer de cólon, 47.723 profissionais da saúde, 40 a 75 anos de idade, 1986 a 1992, com baixo nível de atividade e índice de massa corporal (IMC) elevado; risco relativo (RR) = 4,9 (tercis extremos). Os homens mais ativos e mais magros tiveram o risco mais baixo para câncer de cólon.
Fonte: Giovannucci E, Ascherio A, Rimm EB, Colditz GA, Stampfer MJ, Willett WC. Physical activity, obesity, and risk for colon cancer and adenoma in men. *Ann Intern Med* 122:327–334, 1995.

Em um estudo com 163 pacientes com câncer de cólon e 703 controles, duas horas ou mais por semana de atividade física vigorosa nas horas de lazer (p. ex., corrida, ciclismo, natação, esportes com raquete, calistenia e remo) baixaram o risco de câncer de cólon em 40%.[65] Pesquisadores da Universidade de Harvard estudaram 48 mil profissionais da saúde do sexo masculino e demonstraram que o risco para câncer de cólon diminuiu em 50% nos homens mais ativos fisicamente, em comparação com seus colegas sedentários (ver Fig. 11.15).[64] O efeito protetor ficou mais evidenciado em homens que se exercitavam em média cerca de 1 a 2 horas por dia. Homens que estavam fisicamente inativos e obesos tiveram um risco para câncer de cólon aproximadamente cinco vezes superior ao de seus colegas ativos e magros. Um estudo com duração de 12 anos envolvendo perto de 90.000 enfermeiras confirmou que o efeito protetor da atividade física regular contra o câncer de cólon também ocorre em mulheres (ver Fig. 11.16).[63]

Uma teoria que explica a relação inversa entre atividade física e risco de câncer de cólon é a de que cada série de exercícios estimula o movimento muscular (peristaltismo) do intestino grosso.[81-83] Em um estudo, os voluntários que correram ou pedalaram durante uma hora por dia durante uma semana vivenciaram tempos médios de trânsito intestinal significativamente menores (ver Fig. 11.17).[81] Esse efeito abrevia o tempo em que os diversos agentes químicos carcinógenos na matéria fecal (p. ex., ácidos biliares secundários) ficam em contato com as células de revestimento do cólon. Em outras palavras, o exercício tem um efeito no cólon parecido com o da fibra alimentar. É bem sabido que pessoas que se exercitam padecem menos frequentemente de constipação intestinal do que indivíduos sedentários. Em uma grande pesquisa realizada nos EUA, foi perguntado às pessoas: "Você tem problemas com seus intestinos que resultam em constipação intestinal?". Entre adultos de meia-idade, o número de problemas de constipação entre os entrevistados que informaram "pouco exercício" foi duas vezes maior que o de pessoas altamente ativas.[84]

Foram propostas outras teorias. Uma delas liga exercício, ingestão calórica e obesidade com o câncer de cólon. Em estudos com animais, quando a ingestão calórica ficava ligeiramente abaixo das necessidades do corpo, ocorria uma diminuição no risco de câncer.[85] Na verdade, essa é uma das mais fortes variáveis de controle da incidência de câncer em animais. A prática regular de exercício parece ajudar algumas pessoas a controlar seu consumo de alimentos. Como resultado, pessoas ativas tendem a ser menos obesas, o que é importante, pois a obesidade por si só promove vários tipos diferentes de câncer, incluindo câncer de cólon (ver Figs.

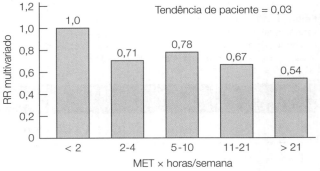

Figura 11.16 Atividade física e risco de câncer de cólon em mulheres, estudo com duração de 12 anos com 89.448 enfermeiras (Nurses Health Study). O risco de câncer de cólon cai praticamente pela metade em mulheres mais ativas. Fonte: Martinez ME, Giovannucci E, Spiegelman D, Hunter DJ, Willett WC, Colditz GA. Leisure-time physical activity, body size, and colon cancer in women. *J Natl Cancer Inst* 89:948–955, 1997.

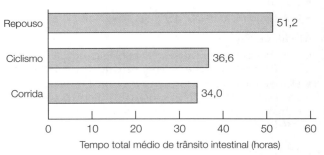

Figura 11.17 Efeito do exercício moderado no total de tempo de trânsito intestinal. Os voluntários correram, pedalaram ou repousaram durante 1 hora todos os dias de uma semana. Intensidade do exercício = 50% do $\dot{V}O_{2máx}$; o consumo de fibra alimentar foi o mesmo durante todas as fases. Fonte: Oettlé GJ. Effect of moderate exercise on bowel habit. *Gut* 32:941–944, 1991.

11.15 e 11.18).[63,64,66,86] O equilíbrio energético geral parece ser um fator importante ligado ao câncer de cólon. Em um estudo com 2.073 pacientes com esse câncer e 2.466 controles, aqueles em maior risco de câncer de cólon tinham o equilíbrio energético menos favorável por estarem fisicamente inativos, por apresentarem um maior consumo de energia e por serem obesos.[69] Tanto a obesidade como a inatividade física promovem níveis sanguíneos mais altos de insulina, um hormônio que aumenta a velocidade de crescimento das células de revestimento do cólon e, portanto, sua probabilidade de se transformarem em células cancerosas.[33]

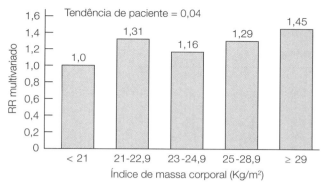

FIGURA 11.18 Índice de massa corporal (IMC) e risco de câncer de cólon em mulheres, estudo com duração de 12 anos com 89.448 enfermeiras (Nurses Health Study). A obesidade aumenta o risco de câncer de cólon. Fonte: Martinez ME, Giovannucci E, Spiegelman D, Hunter DJ, Willett WC, Colditz GA. Leisure-time physical activity, body size, and colon cancer in women. *J Natl Cancer Inst* 89:948–955, 1997.

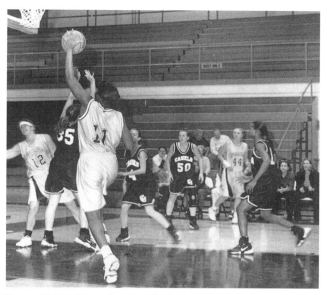

Figura 11.19 São cada vez maiores as evidências de que mulheres que se envolvem em exercício vigoroso desde cedo na vida podem adquirir proteção contra o câncer de mama.

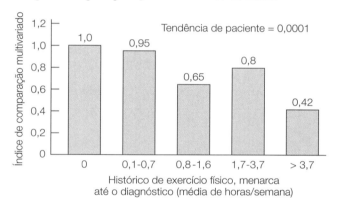

Figura 11.20 Exercício físico e redução do risco de câncer de mama; comparação entre 545 casos (diagnosticados em mulheres com menos de 40 anos) e 545 controles. O risco de câncer de mama foi reduzido em mais da metade em mulheres que se exercitavam mais do que 3,7 horas por semana desde cedo em suas vidas. Fonte: Bernstein L, Henderson BE, Hanisch R, Sullivan-Halley J, Ross RK. Physical exercise and reduced risk of breast cancer in young women. *J Natl Cancer Inst* 86:1403–1408, 1994.

Pessoas ativas também podem comer mais fibra alimentar, o que aumenta sua proteção contra o câncer de cólon. Por exemplo, no estudo da Universidade de Harvard revisado anteriormente, homens muito ativos comiam 29 gramas de fibra alimentar por dia, mais do que o dobro do consumo dos homens inativos (12 gramas).[64] Deve-se ter em mente, porém, que, mesmo depois do controle do consumo de fibra alimentar, a própria atividade física também baixou o risco de câncer de cólon.

Outros mecanismos biológicos incluem melhora da função imunológica e melhora das defesas contra o estresse oxidativo.[49,68]

Atividade física e câncer de mama

Vêm-se acumulando as evidências de que mulheres envolvidas em exercícios vigorosos desde cedo em suas vidas adquirem proteção contra o câncer de mama (ver Fig. 11.19).[48,87–96] Cerca de 3 a cada 4 estudos em seres humanos falam em favor de um efeito protetor da atividade física contra o câncer de mama da ordem de 30 a 40%. Ver o Quadro 11.8 para um apanhado dos fatores de risco de câncer de mama e o papel da atividade física. Em estudos com animais, a atividade física vigorosa foi associada à inibição do câncer de mama quimicamente induzido.[55,97,98] Em seres humanos, o risco desse câncer é mais baixo em mulheres magras e intensamente ativas que se exercitam de maneira constante durante toda a vida.[94,99,100]

Uma revisão dos registros de óbitos de cerca de 25.000 mulheres no estado de Washington, por exemplo, revelou que aquelas que tinham ocupações de trabalho exigentes em termos de esforço físico tiveram baixo risco para câncer de mama.[78] Outro estudo com 6.888 mulheres com câncer de mama e 9.539 controles demonstrou que as mulheres que se exercitavam vigorosamente em uma frequência quase diária entre os 14 e os 22 anos de idade tiveram uma redução de 50% no risco de câncer de mama.[95]

A taxa de ocorrência de câncer de mama durante toda a vida em mulheres foi estudada em 2.622 ex-atletas universitárias e em 2.776 não atletas.[92] As não atletas tiveram um risco de câncer de mama 86% mais elevado do que as ex-atletas ao longo de toda a vida. Vale notar que as atletas eram mais magras, tiveram uma menarca mais tardia e uma menopausa mais precoce que as não atletas.

A relação entre câncer de mama e atividade física foi estudada em 545 mulheres na pré-menopausa com câncer de mama e 545 controles.[88] Como mostra a Figura 11.20, o risco de câncer de mama foi reduzido em mais da metade em mulheres que se exercitavam por mais de 3,7 horas por semana desde cedo na vida. Em um estudo com duração de 14 anos envolvendo mais de 25.000 mulheres norueguesas, a prática de exercício regular foi associada a uma redução de 37% no risco de câncer de mama.[89] Se as mulheres fossem magras e regularmente ativas, o risco ficava reduzido em 72% (Fig. 11.21). Em um estudo de caso-controle realizado na Austrália, observou-se uma diminuição no risco de câncer de mama diante de níveis maiores de atividade física, que ficou mais evidenciada em mulheres envolvidas em exercício vigoroso.[96]

O exercício pode reduzir o risco de câncer de mama por diversos mecanismos.[99-103] Como discutido anteriormente, a exposição cumulativa a hormônios ovarianos é um fator cau-

Quadro 11.8

Câncer de mama

Fatores de risco

- Idade
- Histórico pessoal ou familiar
- Hiperplasia atípica confirmada por biópsia
- História menstrual prolongada (com início precoce e término tardio ao longo da vida)
- Uso recente de anticoncepcionais orais ou estrógenos e progestinas na pós-menopausa
- Nuliparidade, ou primeiro filho depois dos 30 anos
- Consumo de bebidas alcoólicas
- Educação e situação socioeconômica superiores
- Obesidade depois da menopausa
- Fatores nutricionais incertos; crescente evidência de inatividade física

Atividade física

- A evidência epidemiológica de uma ligação entre atividade e câncer de mama fala em favor de uma relação protetora, mas não tão forte como no caso do câncer de cólon.
- Dos estudos publicados, cerca de 3 em 4 falam em favor de uma relação inversamente proporcional entre atividade e câncer de mama.
- A redução do risco varia de 10 a 70% (média de 30 a 40%).

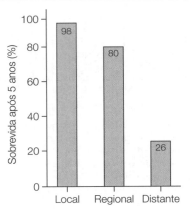

Mecanismos potenciais mediadores da associação com atividade física

- Reduções na exposição a esteroides endógenos
- Alterações nos padrões do ciclo menstrual
- Atraso na idade por ocasião da menarca
- Aumento no consumo de energia e redução no peso corporal
- Mudanças no fator insulina-símile e em outros fatores do crescimento
- Reforço dos mecanismos imunológicos naturais

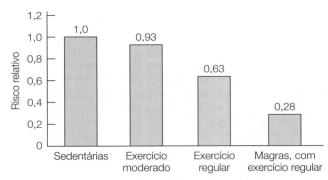

Figura 11.21 Exercício físico nas horas de lazer e redução do risco de câncer de mama, estudo com duração de 14 anos com 25.624 mulheres norueguesas. O risco de câncer de mama foi mais baixo em mulheres magras e regularmente ativas. Fonte: Thune I, Brenn T, Lund E, Gaard M. Physical activity and the risk of breast cancer. *N Engl J Med* 336:1269–1275, 1997.

sal considerável para câncer de mama.[100,102] Mulheres que praticam exercícios vigorosos desde a infância tendem a ter uma menarca mais tardia, podem ter perda de alguns ciclos menstruais e geralmente são mais magras, fatores esses que diminuem a exposição do tecido mamário ao estrógeno. Contudo, é necessário que o exercício seja muito intenso para que ocorra uma redução no número de ciclos ovulatórios.[103]

A obesidade, especialmente do tipo ginoide, no qual a gordura se concentra em torno da cintura, aumenta o risco de câncer de mama.[33,99,103] As reservas de gordura fornecem o substrato para a conversão de andrógenos em estrógenos, aumentando a concentração deste hormônio no corpo.[103] Por essa razão, alguns especialistas acreditam que a redução da gordura corporal pela prática regular de exercício possa ser um dos principais mecanismos de proteção contra o câncer de mama. A obesidade também está associada a níveis sanguíneos mais elevados de insulina, que promovem o crescimento de células cancerosas na mama. Assim, mulheres atléticas e ativas podem ficar protegidas do câncer de mama por causa dos efeitos indiretos do exercício na redução da exposição a seus próprios hormônios.[103]

O papel essencial que o hormônio feminino, o estrógeno, desempenha no risco de câncer também ficou demonstrado para o câncer uterino.[1] Esse hormônio estimula a divisão celular no revestimento do útero, aumentando o risco de desenvolvimento de células cancerosas. Do mesmo modo como o câncer de mama, o risco de câncer uterino é maior em mulheres obesas, com menopausa tardia ou que tenham passado por terapia estrogênica prolongada. O risco de câncer ovariano é maior em mulheres que jamais tiveram filho ou com histórico familiar desse câncer. Embora sejam necessárias mais pesquisas, há evidências derivadas de diversos estudos com seres humanos que mulheres sedentárias se encontrem em risco substancialmente maior para ocorrência de cânceres do trato reprodutivo do que mulheres que tenham atividade física moderada ou intensa.[104-106] Em um estudo, a participação nos esportes universitários foi ligada à redução do risco para toda a vida de câncer uterino e ovariano.[92] Não atletas tiveram um risco de cânceres do trato reprodutivo mais de 2,5 vezes maior que ex-atletas universitárias. Estudos realizados na Europa e nos EUA demonstraram que a inatividade física aumenta o risco de câncer uterino.[104-106] Pesquisadores do

National Cancer Institute demonstraram que mulheres fisicamente inativas podem estar em maior risco de câncer endometrial em virtude de sua tendência à obesidade.[106]

Atividade física e câncer de próstata

O câncer de próstata é o tumor maligno mais frequentemente diagnosticado em homens. A atividade física tem sido estudada por causa de seu efeito na incidência e na mortalidade decorrente desse câncer.[107-112] Cerca de metade dos estudos constatou que a inatividade é um fator de risco significativo.[48,110,111] Ver no Quadro 11.9 um resumo dos fatores de risco para câncer de próstata e o papel da atividade física.

De maneira geral, estudos recentemente publicados, que utilizaram os melhores modelos de pesquisa, falaram em favor de uma relação inversa entre atividade física e câncer de próstata.[76,79,107-112] Pesquisadores da Noruega acompanharam 53.242 homens durante aproximadamente 16 anos e constataram que o risco de câncer de próstata ficava reduzido em mais da metade naqueles que caminhavam durante suas horas de trabalho e que também praticavam exercício regularmente em suas horas de lazer.[109] Esse efeito protetor, no entanto, foi notado apenas entre homens com mais de 60 anos. Esses resultados são parecidos com aqueles de um estudo bem planejado com 17.719 ex-alunos universitários, no qual, entre homens a partir de 70 anos de idade, o risco de câncer de próstata ficou reduzido em 47% naqueles que eram altamente ativos em comparação aos sedentários.[107]

Na Clínica Cooper, em Dallas, no Texas, EUA, cerca de 13 mil homens foram estudados durante as décadas de 1970 a 1990.[108] Todos os homens foram submetidos a testes de exercício máximo na esteira ergométrica, divididos em vários grupos de condicionamento e, em seguida, acompanhados durante longos períodos para verificar a ocorrência de câncer de próstata. Como ilustra a Figura 11.22, o risco de ocorrência de câncer de próstata em homens no grupo de maior condicionamento teve uma redução de 74% em comparação ao risco do grupo de menor condicionamento. Os homens também foram divididos em diferentes grupos de atividade física, dentre os quais, aqueles que queimavam mais de 1.000 Calorias por semana tiveram menos da metade do risco de câncer de próstata que seus colegas mais sedentários.

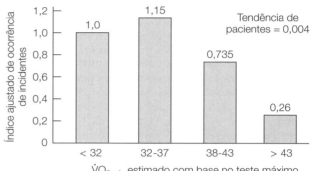

Figura 11.22 Condicionamento cardiorrespiratório e câncer de próstata, 12.975 homens estudados de 1970 a 1990. Maior condicionamento aeróbio foi relacionado ao mais baixo risco de câncer de próstata. Fonte: Oliveria SA, Kohl HW, Trichopoulos D, Blair SN. The association between cardiorespiratory fitness and prostate cancer. *Med Sci Sports Exerc* 28:97–104, 1996.

Quadro 11.9

Câncer de próstata

Fatores de risco
- Idade (mais de 70% diagnosticados em homens com idade ≥ 65 anos)
- Afro-descendência
- Elevado consumo de gordura dietética
- Histórico familiar
- Morar nos EUA ou noroeste da Europa (raro na Ásia, África, América do Sul)
- Nova evidência: inatividade e obesidade

Atividade física
- A evidência epidemiológica sugere apenas uma possível relação entre atividade física e câncer de próstata.
- Dos estudos publicados, cerca de metade demonstra redução no risco (redução média: 10 a 30%).

Mecanismos potenciais mediadores da associação com atividade física
- Com frequência, a terapia antitestosterona pode controlar o câncer de próstata durante longos períodos, reduzindo o tamanho do tumor; com isso, ocorre alívio da dor e de outros sintomas.

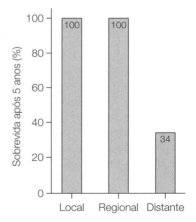

- Depois de uma longa série de exercícios (> 90 minutos), os níveis de testosterona caem em atletas homens. Atualmente, são desconhecidos os efeitos a longo prazo, bem como o limiar de exercício ligado a esse decréscimo agudo.
- Melhora da imunidade natural e da defesa contra o estresse oxidativo.

Do mesmo modo como no câncer de mama, existe uma explicação atrativa para a possível redução do risco de câncer de próstata com a atividade física regular.[111] Pesquisas sugerem que níveis mais elevados do hormônio masculino testosterona podem contribuir para a ocorrência deste câncer.[1] Estudos com animais demonstraram que o câncer de próstata pode ser provocado pela injeção de testosterona. Como explicado anteriormente, afro-americanos têm os maiores índices de incidência desse tumor no mundo, o que é quase inteiramente atribuído a seus níveis mais altos de testosterona (15% mais elevados do que os níveis de outros homens norte-americanos).[1] Por esse mesmo motivo, a terapia antitestosterona é o tratamento de escolha para o câncer de próstata avançado.

Em sua maioria, os estudos demonstraram que as concentrações de testosterona são reduzidas em atletas treinados.[113] Em outras palavras, a prática repetida do exercício pode baixar os níveis sanguíneos de testosterona. O efeito final é que homens intensamente ativos podem expor sua próstata a menos testosterona, reduzindo com isso o risco de câncer nesse local. A obesidade promove o risco de câncer de próstata, conforme ilustra a Figura 11.23.[114,115] Portanto, o exercício vigoroso regular pode baixar o risco desse câncer por evitar a obesidade. Outros mecanismos potenciais ligados à atividade são melhora da imunidade e melhora das defesas contra o estresse oxidativo.[110]

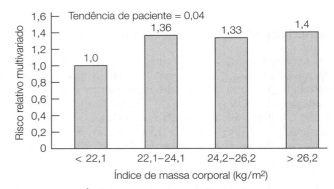

Figura 11.23 Índice de massa corporal (IMC) e risco para morte por câncer de próstata, estudo com duração de 18 anos envolvendo 135 mil operários da construção (homens) na Suécia. A obesidade foi ligada a um maior risco de câncer de próstata nesse estudo de grande porte. Fonte: Andersson SO, Wolk A, Bergstrom R, Adami HO, Engholm G, Englun A, Nyren O. Body size and prostate cancer: A 20-year follow-up study among 135,006 Swedish construction workers. *J Natl Cancer Inst* 89: 385–389, 1997.

COMPREENSÃO DA MEDICINA ESPORTIVA
Exercício e reabilitação pós-câncer

Conforme visto anteriormente neste capítulo, só nos EUA, surgem a cada ano 1,37 milhão de novos casos de câncer. Desses indivíduos, 64% sobrevivem por cinco anos ou mais. Cerca de 10 milhões de norte-americanos têm histórico dessa doença. Destinada a eles, a reabilitação pós-câncer é uma área crescente do atendimento preventivo terciário. Vêm-se acumulando evidências em favor do papel essencial da atividade física como meio de auxiliar os pacientes a lidarem melhor com o tratamento para o câncer.[116-127]

O câncer e seus tratamentos tipicamente causam um decréscimo significativo na qualidade de vida, caracterizado por depressão, ansiedade, estresse, preocupações com a imagem corporal, dificuldade para dormir, diminuição da autoestima e perda do senso de controle.[117,118] A experiência do câncer também está associada a muitos sintomas e alterações físicas, incluindo fraqueza e debilitação, menor controle dos movimentos musculares, perda de peso e depleção muscular, redução do condicionamento aeróbio, fadiga profunda, náusea, vômito e dor. A fadiga ocorre em 40 a 100% dos pacientes com câncer durante o tratamento e é o sintoma mais significativo dos que afetam a qualidade de vida.[118] Embora esses efeitos colaterais cheguem a seus pontos máximos durante o tratamento, muitas vezes, eles persistem meses ou mesmo anos depois do tratamento.

Pacientes com câncer precisam de um tratamento abrangente para que sejam aliviados os sintomas de dor, fadiga e debilitação.[121] A reabilitação pós-câncer envolve muitas intervenções, como terapias cognitivo-comportamentais, estratégias educacionais, psicoterapia individual e em grupo e outros tratamentos alternativos. Até pouco tempo, o exercício físico não era considerado uma intervenção apropriada para pacientes com câncer ou sobreviventes dessa doença, em virtude de preocupações com relação a decréscimos na função imunológica induzidos pela prática do exercício, a possibilidade de fraturas ósseas, exacerbação de problemas cardíacos relacionados à quimioterapia e à radioterapia, fadiga induzida pelo exercício e falta de motivação dos pacientes com câncer para tolerar o exercício físico por causa da fraqueza.[117,118] Pesquisas recentes, porém, dissiparam muitas dessas preocupações relacionadas à segurança, à eficácia e à praticabilidade do exercício como intervenção após um diagnóstico de câncer.[117-127]

Um número crescente de estudos vem demonstrando de forma consistente que o exercício tem efeitos benéficos em uma grande variedade de aspectos de qualidade de vida, condicionamento aeróbio e muscular, autoconceito, estados de humor e fadiga.[126] Em sua maioria, os estudos envolvendo pacientes com câncer e sobreviventes dessa doença demonstram que o treinamento com exercício físico está associado a menos fadiga durante e após o tratamento, bem como a uma melhora do condicionamento físico.[118,120] Segundo constatou-se, o exercício físico é uma intervenção segura, eficaz e praticável para a maioria dos pacientes e sobreviventes de câncer. Atualmente, porém,

(continua)

Capítulo 11 Câncer **469**

COMPREENSÃO DA MEDICINA ESPORTIVA *(continuação)*

Exercício e reabilitação pós-câncer

não há evidências de que o treinamento com exercício influencie o crescimento tumoral, a progressão e a recorrência da doença ou a sobrevida em pacientes com câncer.[123] Portanto, a prática de exercício após um diagnóstico de câncer deve ser promovida por sua influência no condicionamento e na qualidade de vida, e não como um meio de combater o câncer ou de melhorar a sobrevida.

TESTES COM EXERCÍCIO PARA PACIENTES COM CÂNCER

Testes com exercício são recomendados para todos os pacientes com câncer, antes e periodicamente ao longo do processo de reabilitação. Os testes com exercício após um diagnóstico de câncer podem ser utilizados para:[117,118]

- Medir e quantificar os efeitos funcionais da doença e de seus tratamentos.
- Identificar condições comórbidas que possam influenciar o tipo de prescrição de exercício ou vetar a sua prática (p. ex., doença cardiovascular avançada).
- Formular uma prescrição de exercício apropriada para ajudar os pacientes de câncer a lidar com o processo da doença e de seus tratamentos e/ou a se recuperar desse processo.
- Determinar os benefícios funcionais do programa de exercício prescrito.

Testes com exercício em pacientes e sobreviventes de câncer implicam em considerações especiais além daquelas recomendadas para adultos de meia-idade e idosos saudáveis. Essas considerações têm origem na fadiga, no enfraquecimento e na debilitação significativos vivenciados por pacientes de câncer durante e após o tratamento.

Antes dos testes com exercício, é importante que os pacientes e sobreviventes de câncer preencham um questionário sobre o histórico da doença, além de outros questionários sobre exercícios e histórico clínico que possam ser pertinentes (ver Cap. 3). O questionário do histórico de câncer deve avaliar informações sobre variáveis diagnósticas e terapêuticas importantes, como tempo transcorrido desde o diagnóstico, tipo e estágio da doença, tipo da cirurgia e da terapia adjuvante e efeitos colaterais conhecidos ou suspeitados do tratamento (p. ex., movimentos vacilantes, complicações cardíacas e pulmonares, problemas ortopédicos). A equipe de oncologia responsável pelo paciente deve ser consultada para o fornecimento de informações completas e precisas.

Caracteristicamente, o tratamento do câncer diminui o condicionamento aeróbio e muscular, a flexibilidade e o equilíbrio dos pacientes. Por isso, é recomendável a realização de um teste de condicionamento abrangente, que esteja adaptado a cada paciente com câncer. Em sua maioria, sobreviventes e pacientes com tumores em estágio inicial com bom prognóstico podem realizar testes máximos limitados pela sintomatologia.[117,118]

A bateria de testes de exercício selecionada dependerá das limitações específicas impostas pelo câncer e por seus tratamentos. Por exemplo, pacientes de câncer que tenham recentemente passado por cirurgia retal ou da próstata talvez prefiram um teste de esteira ergométrica para avaliar o condicionamento aeróbio em vez de um teste na bicicleta ergométrica. Pacientes com câncer com limitações na amplitude de movimento nas extremidades superiores decorrentes de cirurgia ou radioterapia (p. ex., na mama, na cabeça e no pescoço), muitas vezes não serão capazes de realizar testes envolvendo movimentos dessas extremidades (p. ex., testes de ergometria para os braços, supino). Pacientes com complicações neurológicas que afetem a coordenação ou o equilíbrio necessitarão de testes estáveis (p. ex., bicicleta ergométrica) em vez de testes menos estáveis (p. ex., teste de esteira ergométrica ou de *step*). Alguns pacientes de câncer sentirão enjoo e fadiga intensos em certos períodos da quimioterapia e/ou radioterapia, a ponto de não tolerar testes máximos. Para esses pacientes, devem ser escolhidos testes submáximos.

ORIENTAÇÕES PARA A PRESCRIÇÃO DE EXERCÍCIO EM SEGUIDA AO DIAGNÓSTICO DE CÂNCER

Em sua maioria, as publicações que tratam de exercício e reabilitação pós-câncer têm se detido em pacientes com a doença em estágios iniciais e bons prognósticos. São limitados os dados disponíveis sobre pacientes com câncer com doença disseminada.[117,118] Apesar disso, podem-se extrair algumas orientações gerais da literatura sobre exercício e câncer. Muitos dos estudos sobre pacientes de câncer e sobreviventes utilizaram caminhadas ou bicicleta ergométrica. De maneira geral, os pacientes têm uma preferência pela caminhada, que melhor se relaciona com as atividades do cotidiano. Quase todos os estudos utilizando bicicleta ergométrica são realizados em laboratório e são recomendados para pacientes com problemas de coordenação, equilíbrio e adequação dos movimentos da parte superior do corpo. O tipo de atividade deve levar em conta os déficits físicos agudos ou crônicos resultantes do tratamento clínico. A natação, por exemplo, deve ser evitada por pacientes com tubos de nefrostomia, cateteres de acesso venoso central no coração e cateteres na bexiga.[118] Exercícios de alto impacto ou esportes de contato, por sua vez, devem ser evitados por pacientes com câncer ósseo primário ou metastático. Outras contraindicações para o exercício físico após um diagnóstico de câncer incluem:[117,118]

- Baixos níveis de hemoglobina ($< 8,0$ g/dL), contagem de neutrófilos ($\leq 0,5 \times 10^9$/L) ou contagem de plaquetas ($< 50 \times 10^9$/L) (evitar exercício aeróbio de alta intensidade)

(continua)

470 Parte IV Atividade Física e Doença

COMPREENSÃO DA MEDICINA ESPORTIVA *(continuação)*
Exercício e reabilitação pós-câncer

- Febre alta (> 37,8°C) (evitar exercícios muito intensos)
- Falta de coordenação, tontura ou neuropatia sensitiva periférica (evitar atividades que dependam de equilíbrio, como exercícios na esteira ergométrica)
- Perda significativa de peso e depleção muscular (fazer apenas exercícios leves)
- Dificuldade de respiração (investigar a causa e se exercitar até o ponto em que tolerar)
- Dores ósseas (evitar atividades como esportes de contato e exercícios de alto impacto)
- Náusea intensa (exercitar-se até a tolerância e investigar a causa)
- Fadiga extrema e astenia muscular (exercitar-se até a tolerância)

O programa de reabilitação ideal combina atividades de condicionamento aeróbio e muscular. A frequência, a intensidade e a duração do exercício aeróbio devem estar de acordo com as orientações do American College of Sports Medicine (ACSM): exercício com intensidade moderada realizado de 3 a 5 dias por semana durante 20 a 30 minutos por sessão. Deve-se evitar a prática de exercícios de alta intensidade durante o tratamento do câncer, por causa dos possíveis efeitos imunossupressivos, mas essa prática não é contraindicada a sobreviventes do câncer. São poucos os estudos publicados que tratem de treinamento para condicionamento muscular em pacientes com câncer, mas recomendam-se as orientações básicas do ACSM até que se saiba mais sobre esse assunto.[117,118] No caso do condicionamento muscular, o ACSM recomenda que os indivíduos façam um mínimo de 8 a 10 exercícios distintos que treinem os principais grupos musculares, realizem uma série de 8 a 12 repetições de cada um desses exercícios até o ponto de fadiga e pratiquem pelo menos 2 a 3 dias por semana. Para melhorar a flexibilidade, os pacientes devem fazer alongamentos no mínimo 2 a 3 dias por semana, envolvendo pelo menos quatro repetições de diversos alongamentos com duração de 10 a 30 segundos em uma posição de leve desconforto.

A prescrição de exercícios do ACSM parece ser apropriada para a maioria dos pacientes e sobreviventes de câncer, mas talvez tenha de ser modificada, dependendo dos tratamentos clínicos, das condições comórbidas e dos níveis de condicionamento. Com frequência, os pacientes com câncer não se sentem dispostos para a prática de exercícios em certos períodos de seus ciclos de quimioterapia; assim, o programa de atividades deverá ser modificado

levando esse aspecto em consideração. Inicialmente, alguns pacientes com câncer não serão capazes de tolerar 30 minutos de exercício contínuo, sobretudo se anteriormente tenham levado uma vida sedentária. Recomenda-se uma atividade intermitente (i. e., alternação entre séries curtas de exercício e repouso até que sejam completados pelo menos 30 minutos) para pacientes durante a quimioterapia ou imediatamente após um transplante de medula óssea. Para que uma adesão duradoura seja assegurada, é preciso que o paciente se dedique a uma atividade física agradável e social, crie confiança, desenvolva novas habilidades e pratique em um ambiente que envolva mente e espírito. Pesquisas afirmam que, a partir de uma prescrição adequada, a prática do exercício é segura e possível para a maioria dos pacientes e sobreviventes de câncer.

Resumindo, podem ser empregadas as seguintes orientações para a prescrição de exercícios aeróbios em pacientes e sobreviventes de câncer:[118]

- *Modalidade*. Praticamente todos os exercícios que envolvem grandes grupos musculares são apropriados, mas andar e pedalar são especialmente recomendados, por serem seguros e toleráveis pelos pacientes. Os exercícios serão modificados com base nos efeitos agudos ou crônicos do tratamento (cirurgia, quimioterapia e / ou radioterapia).
- *Frequência*. Pelo menos 3 a 5 sessões por semana, mas a prática quase diária do exercício pode ser preferível para pacientes descondicionados que façam exercícios de menor intensidade ou duração.
- *Intensidade*. Moderada, dependendo do atual nível de condicionamento e dos tratamentos clínicos. As orientações do ACSM recomendam uma intensidade de 60 a 80% da frequência cardíaca máxima em uma percepção subjetiva de esforço (PSE) de 11 a 14.
- *Duração*. Pelo menos 20 a 30 minutos de exercício contínuo; mas, para pacientes descondicionados ou que estejam sofrendo efeitos colaterais graves do tratamento, pode ser necessário combinar séries de exercícios curtas (p. ex., 3 a 5 minutos) com intervalos para repouso.
- *Progressão*. Os pacientes devem cumprir as metas de frequência e duração antes que seja aumentada a intensidade dos exercícios. A progressão deve ser mais lenta e mais gradual para pacientes descondicionados e para aqueles que estejam sofrendo efeitos colaterais graves do tratamento.

RESUMO

1. *Câncer* é definido como o crescimento e o alastramento descontrolados de células anormais, podendo resultar em morte, pois vias vitais ficam bloqueadas, de maneira que há desvio do oxigênio e dos suprimentos nutricionais do corpo.

2. O câncer vem logo a seguir da doença cardíaca como principal causa de morte nos EUA. Desde 1991, as taxas de mortalidade por câncer vêm caindo ligeiramente, em parte por causa da redução do tabagismo e pelos melhores procedimentos de triagem e tratamento.

Capítulo 11 Câncer **471**

3. Fatores nutricionais são responsáveis por cerca de um terço de todos os cânceres, e o tabagismo, por cerca de 30%. A American Cancer Society recomenda de maneira veemente que, para reduzir o risco dessa doença, as pessoas devem: evitar todo e qualquer tipo de tabaco; consumir uma alimentação com baixo teor de gordura e rica em fibra, contendo grandes porções de grãos integrais, frutas e verduras; ser fisicamente ativas e manter um peso saudável; restringir o consumo de bebidas alcoólicas; e limitar a exposição à radiação ultravioleta.

4. Em 1996, a atividade física regular foi finalmente acrescentada à lista de medidas para prevenção do câncer preconizadas pela American Cancer Society. Os resultados mais notáveis de pesquisas demonstraram um efeito protetor do exercício contra três cânceres comuns e mortais: de cólon, de mama e de próstata.

5. A prática de exercício é muito benéfica na prevenção do câncer de cólon em comparação com outros locais de ocorrência de câncer. Os mecanismos propostos incluem o movimento mais rápido do material fecal através do intestino grosso, a diminuição das reservas de gordura do corpo e o melhor equilíbrio energético geral.

6. Vêm-se acumulando evidências de que mulheres que se envolvem na prática de exercício vigoroso desde cedo em suas vidas podem adquirir certa proteção contra o câncer de mama. Os mecanismos propostos são menor exposição ao estrogênio, redução das reservas de gordura do corpo e diminuição dos níveis sanguíneos de insulina.

7. De maneira geral, os estudos recentemente publicados, utilizando os melhores modelos de pesquisa, falam em favor de uma relação entre atividade física e câncer de próstata. Os mecanismos propostos são baixos níveis de testosterona no sangue e redução das reservas de gordura do corpo.

8. Aparentemente, a prática do exercício não melhora o processo de tratamento com câncer. Ainda assim, o exercício para pacientes com câncer é recomendável para melhorar o condicionamento, a qualidade de vida e a disposição de ânimo.

Questões de revisão

1. **Qual das seguintes opções não é considerada um fator de risco para câncer de pele?**

   A. Etnia hispânica
   B. Cabelos louros ou ruivos
   C. Duas ou mais queimaduras solares com formação de bolhas quando criança
   D. Olhos azuis, cinzas ou verdes
   E. Muitos nevos e sardas

2. **Todos os homens devem fazer um exame de sangue em busca de antígeno específico de próstata para triagem de câncer a partir dos ___ anos de idade.**

   A. 30   B. 40   C. 50   D. 65   E. 70

3. **Para uma detecção precoce do câncer de mama, a ACS recomenda que as mulheres devem começar a fazer exames de triagem de mamografia aos ___ anos.**

   A. 25   B. 30   C. 40   D. 50   E. 60

4. **____ é o local com maiores índices de incidência de câncer entre as mulheres.**

   A. Pulmão   C. Mama   E. Bexiga
   B. Cólon e reto   D. Próstata

5. **Câncer é o crescimento anormal e descontrolado de células de determinado tecido, que pode levar à morte se não for tratado. Cerca de ___ das mulheres norte-americanas atualmente vivas acabarão por ter câncer.**

   A. Um quinto   D. Metade
   B. Quatro em 10   E. Três quartos
   C. Um terço

6. **O terceiro câncer mais mortal entre homens é o câncer de ___.**

   A. Pulmão   D. Próstata
   B. Cólon e reto   E. Bexiga
   C. Mama

7. **Qual local de câncer listado a seguir tem o pior percentual de sobrevida em cinco anos?**

   A. Mama   D. Pâncreas
   B. Próstata   E. Pulmão
   C. Cólon e reto

8. **Diversos fatores são responsáveis pelos elevados índices de mortalidade por câncer nos países ocidentais. Qual dos fatores a seguir é a causa mais importante de câncer?**

   A. Álcool
   B. Fatores ambientais
   C. Comportamento reprodutivo e sexual
   D. Dieta
   E. Tabaco

9. **Estadiamento é o processo de descrever a extensão ou o alastramento do câncer a partir de seu local de origem. No sistema TNM, "N" representa:**

   A. Tumor primário
   B. Ausência ou presença de envolvimento de linfonodo regional
   C. Ausência ou presença de disseminação distante de células
   D. Estágio avançado
   E. Câncer presente apenas na camada de células onde surgiu

472 Parte IV Atividade Física e Doença

10. *Cerca de ___% dos cânceres podem ser prevenidos com um estilo de vida prudente.*

   A. 10   **B.** 25   **C.** 33   **D.** 50   **E.** 75

11. *Qual é o tipo de câncer que tem sua origem em células epiteliais (as células de revestimento de tubos, dutos, etc.)?*

   A. Carcinoma   **C.** Linfoma
   B. Sarcoma   **D.** Leucemia

12. *Por qual tipo de câncer listado a seguir a taxa de mortalidade vem demonstrando forte decréscimo desde 1930 (até agora)?*

   A. Pulmão   **D.** Cólon e reto
   B. Mama   **E.** Próstata
   C. Estômago

13. *São vários os fatores de risco para câncer de mama. Qual das opções a seguir não é um deles?*

   A. Nuliparidade
   B. Obesidade
   C. Histórico familiar de câncer de mama
   D. Idade tardia na menarca
   E. Idade tardia na menopausa

14. *Existem várias orientações para prevenção do câncer resumidas pela ACS com o objetivo de reduzir o risco dessa doença. Qual das opções a seguir não está incluída?*

   A. Faça dos vegetais a principal fonte dos alimentos que você consome
   B. Limite o consumo de alimentos ricos em gordura, particularmente de origem animal
   C. Limite o consumo de bebidas alcoólicas, caso você beba
   D. Pratique atividades físicas, atinja e mantenha um peso saudável
   E. Reduza o consumo de sódio para menos de 2.400 mg/dia

15. *Qual das opções a seguir não é considerada um fator de risco significativo para câncer de próstata?*

   A. Etnia afro-americana
   B. Grande consumo de gordura nos alimentos
   C. Idade avançada
   D. Início precoce da vida sexual
   E. Histórico familiar

16. *Qual das seguintes opções é considerada pela ACS um fator de risco para câncer colorretal?*

   A. Tabagismo
   B. Dieta rica em gordura e pobre em fibra
   C. Úlceras gástricas
   D. Elevada ingestão de sódio
   E. Sexo masculino

17. *Qual das seguintes opções não é verdadeira com relação aos mecanismos potenciais que explicam o efeito protetor da fibra contra o câncer de cólon?*

   A. A fibra liga os ácidos biliares e dilui a concentração dos ácidos biliares secundários e de outros agentes químicos cancerígenos
   B. A fibra aumenta o volume fecal
   C. A fibra atrasa o trânsito da massa fecal através do cólon
   D. Fibras hidrossolúveis fermentam e produzem ácidos graxos livres voláteis

18. *Fibra alimentar é uma denominação utilizada para definir vários tipos de componentes alimentares que ___ digeridos no trato intestinal humano.*

   A. São   **B.** Não são

19. *Qual das seguintes opções não é um fator de risco para câncer de pulmão?*

   A. Exposição à radiação
   B. Exposição a radônio residencial
   C. Tabagismo
   D. Tabagismo passivo
   E. Obesidade

20. *Pessoas com trabalhos sedentários estão em maior risco de adquirir câncer de ___.*

   A. Pulmão   **C.** Cérebro   **E.** Ovário
   B. Cólon   **D.** Pâncreas

21. *Mulheres esportivas e ativas podem ser protegidas do câncer de mama por causa dos efeitos indiretos do exercício na redução da exposição a ___.*

   A. Estrogênio   **D.** Cortisol
   B. Testosterona   **E.** Adrenalina
   C. Hormônio do crescimento

22. *Há alguma evidência de que o exercício possa baixar o risco de câncer em vários locais. Qual dos seguintes não está incluído nessa lista?*

   A. Pâncreas   **C.** Mama   **E.** Endométrio
   B. Cólon   **D.** Próstata

23. *Muitos estudos demonstraram que concentrações de ___ diminuem em atletas treinados, explicando porque homens altamente ativos podem ter redução no risco de câncer de próstata (em alguns estudos).*

   A. Estrogênio   **C.** Insulina   **E.** Cortisol
   B. Glucagon   **D.** Testosterona

24. *O quarto câncer mais mortal entre homens é o câncer de ___.*

   A. Pulmão   **D.** Próstata
   B. Cólon e reto   **E.** Bexiga
   C. Pâncreas

Capítulo 11 Câncer **473**

25. *O índice de mortalidade por câncer de ___ demonstrou a maior queda desde 1930 (até agora) em mulheres.*

   A. Pulmão   **C.** Útero   **E.** Pâncreas
   B. Mama   **D.** Cólon e reto

26. *____ em 10 pacientes que desenvolvem câncer vivem cinco anos ou mais depois do diagnóstico.*

   A. 1   **B.** 2   **C.** 3   **D.** 4   **E.** 6

27. *Qual local de ocorrência de câncer tem sido mais intimamente ligado aos efeitos benéficos da atividade física regular?*

   A. Pulmão   **C.** Cólon   **E.** Útero
   B. Pâncreas   **D.** Cérebro

28. *Qual das teorias a seguir **não** está ligada à atividade física e ao risco de câncer de cólon?*

   A. A atividade reduz os níveis de gordura no corpo
   B. O exercício reduz o risco de constipação intestinal
   C. Pessoas ativas podem comer maior quantidade de fibra alimentar
   D. Pessoas ativas têm níveis mais baixos de testosterona e estrogênio

29. *____ é (são) a principal causa de anos de vida potenciais perdidos antes dos 75 anos.*

   A. Câncer   **D.** Suicídio
   B. Doença cardíaca   **E.** Infecção por HIV
   C. Lesões

30. *O câncer de ___ está ligado à obesidade em homens.*

   A. Pulmão
   B. Cérebro
   C. Fígado
   D. Pâncreas
   E. Cólon

Respostas

1. A	**7.** D	**13.** D	**19.** E	**25.** C
2. C	**8.** D	**14.** E	**20.** B	**26.** E
3. C	**9.** B	**15.** D	**21.** A	**27.** C
4. C	**10.** E	**16.** B	**22.** A	**28.** D
5. B	**11.** A	**17.** C	**23.** D	**29.** A
6. B	**12.** C	**18.** B	**24.** C	**30.** E

REFERÊNCIAS BIBLIOGRÁFICAS

1. American Cancer Society. *Cancer Facts & Figures — 2005*. Atlanta: Author, 2005.

2. Jemal A, Tiwari RC, Murray T, Ghafoor A, Samuels A, Ward E, Feuer EJ, Thun MJ. Cancer statistics, 2004. *CA Cancer J Clin* 54:8–29, 2004.

3. Ames BN, Shigenaga MK, Hagen TM. Oxidants, antioxidants, and the degenerative diseases of aging. *Proc Nat Acad Sci* 90:7915–7922, 1993.

4. National Center for Health Statistics. *Health, United States, 2004*. Hyattsville, MD: 2004.

5. Bailar JC, Gornik HL. Cancer undefeated. *N Engl J Med* 336:1569–1574, 1997.

6. Becker N, Muscat JE, Wynder EL. Cancer mortality in the United States and Germany. *J Cancer Res Clin Oncol* 127:293–300, 2001.

7. American Cancer Society. *Cancer Prevention and Early Detection Facts and Figures 2005*. Atlanta: American Cancer Society, 2005.

8. Doll R, Peto R. The causes of cancer: Quantitative estimates of avoidable risks of cancer in the United States today. *J Natl Cancer Inst* 66:1191–1308, 1981.

9. National Research Council. *Diet and Health. Implications for Reducing Chronic Disease Risk*. Washington, DC: National Academy Press, 1989.

10. American Cancer Society guidelines on nutrition and physical activity for cancer prevention: Reducing the risk of cancer with healthy food choices and physical activity. *CA Cancer J Clin* 52:92–119, 2002.

11. Carbone D. Smoking and cancer. *Am J Med* 93(1A):13S–17S, 1992.

12. Colditz GA, Atwood KA, Emmons K, Monson RR, Willett WC, Trichop HDJ. Harvard report on cancer prevention volume 4: Harvard Cancer Risk Index. Risk Index Working Group, Harvard Center for Cancer Prevention. *Cancer Causes Control* 11:477–488, 2000.

13. Rodriquez C, Tatham LM, Thun MJ, Calle EE, Heath CW. Smoking and fatal prostate cancer in a large cohort of adult men. *Am J Epidemiol* 145:466–475, 1997.

14. Couch FJ, Cerhan JR, Vierkant RA, Grabrick DM, Therneau TM, Pankratz VS, Hartmann LC, Olson JE, Vachon CM, Sellers TA. Cigarette smoking increases risk for breast cancer in high-risk breast cancer families. *Cancer Epidemiol Biomarkers Prev* 10:327–332, 2001.

15. U.S. Environmental Protection Agency. *Respiratory Health Effects of Passive Smoking: Lung Cancer and Other Disorders*. U.S. Environmental Protection Agency, Office of Research and Development. Washington, DC: U.S. EPA, 1992.

16. Morabia A, Bernstein M, Heritier S, Khatchatrian N. Relation of breast cancer with passive and active exposure to tobacco smoke. *Am J Epidemiol* 143:918–928, 1996.

17. Fuchs CS, Coldtiz GA, Stampfer MJ, et al. A prospective study of cigarette smoking and the risk of pancreatic cancer. *Arch Intern Med* 156:2255–2260, 1996.

18. Coughlin SS, Neaton JD, Sengupta A. Cigarette smoking as a predictor of death from prostate cancer in 348,874 men screened for the Multiple Risk Factor Intervention Trial. *Am J Epidemiol* 143:1002–1006, 1996.

19. Steinmetz KA, Potter, JD. Vegetables, fruit, and cancer prevention: A review. *J Am Diet Assoc* 96:1027–1039, 1996.

474 Parte IV Atividade Física e Doença

20. Block G, Patterson B, Subar A. Fruit, vegetable, and cancer prevention: A review of the epidemiological evidence. *Nutr Cancer* 18:1–29, 1992.

21. Block G. Epidemiologic evidence regarding vitamin C and cancer. *Am J Clin Nutr* 54:1310S–1314S, 1991.

22. Bendich A. Clinical importance of beta carotene. *Perspect Appl Nutr* 1(1):14–22, 1993.

23. Pool-Zobel BL, Bub A, Muller H, Wollowski I, Rechkemmer G. Consumption of vegetables reduces genetic damage in humans: First results of a human intervention trial with carotenoid-rich foods. *Carcinogenesis* 18:1847–1850, 1997.

24. Ji LL, Peterson DM. Aging, exercise, and phytochemicals: Promises and pitfalls. *Ann NY Acad Sci* 1019:453–461, 2004.

25. Michaud DS, Augustsson K, Rimm EB, Stampfer MJ, Willett WC, Giovannucci E. A prospective study on intake of animal products and risk of prostate cancer. *Cancer Causes Control* 12:557–567, 2001.

26. Sandhu MS, White IR, McPherson K. Systematic review of the prospective cohort studies on meat consumption and colorectal cancer risk: A meta-analytical approach. *Cancer Epidemiol Biomarkers Prev* 10:439–446, 2001.

27. Key TJ, Schatzkin A, Willett WC, Allen NE, Spencer EA, Travis RC. Diet, nutrition and the prevention of cancer. *Public Health Nutr* 7:187–200, 2004.

28. Voorrips LE, Goldbohm RA, Verhoeven DT, van Poppel GA, Sturmans Hermus RJ, van den Brandt PA. Vegetable and fruit consumption and lung cancer risk in the Netherlands Cohort Study on diet and cancer. *Cancer Causes Control* 11:101–115, 2000.

29. Ocke MC, Bueno-de-Mesquita HB, Feskens EJM, van Staveren WA, Kromhout D. Repeated measurements of vegetables, fruits, beta-carotene, and vitamins C and E in relation to lung cancer. *Am J Epidemiol* 145:358–365, 1997.

30. Ritter L. Report of a panel on the relationship between public exposure to pesticides and cancer. *Cancer* 80:2019–2033, 1997.

31. Howe GR, Benito E, Castelleto R, et al. Dietary intake of fiber and decreased risk of cancers of the colon and rectum: Evidence from the combined analysis of 13 case-control studies. *J Natl Cancer Inst* 84:1887–1896, 1992.

32. Potter JD. Reconciling the epidemiology, physiology, and molecular biology of colon cancer. *JAMA* 268:1573–1577, 1992.

33. Calle EE, Rodriguez C, Walker-Thurmond K, Thun MJ. Overweight, obesity, and mortality from cancer in a prospectively studied cohort of U.S. adults. *N Engl J Med* 348:1625–1638, 2003.

34. Kuller LH. Dietary fat and chronic diseases: Epidemiologic overview. *J Am Diet Assoc* 97(suppl):S9–S15, 1997.

35. Giovannucci E, Rimm EB, Colditz GA, Stampfer MJ, Chute CC, Willett WC. A prospective study of dietary fat and risk of prostate cancer. *J Natl Cancer Inst* 85:1571–1579, 1993.

36. Willett WC, Stampfer MJ, Colditz GA, et al. Relation of meat, fat, and fiber intake to the risk of colon cancer in a prospective study among women. *N Engl J Med* 323:1664–1672, 1990.

37. Chao A, Thun MJ, Connell CJ, McCullough ML, Jacobs EJ, Flanders WD, Rodriguez C, Sinha R, Calle EE. Meat consumption and risk of colorectal cancer. *JAMA* 293:172–182, 2005.

38. Martinez ME. Primary prevention of colorectal cancer: Lifestyle, nutrition, exercise. Recent Results Cancer Res 166:177–211, 2005.

39. Hunter DJ, Spiegelman D, Adami HO, et al. Cohort studies of fat intake and the risk of breast cancer—a pooled analysis. *N Engl J Med* 334:356–361, 1996.

40. van Gils CH, Peeters PH, Bueno-de-Mesquita HB, et al. Consumption of vegetables and fruits and risk of breast cancer. *JAMA* 293:183–193, 2005.

41. Greenwald P, Sherwood K, McDonald SS. Fat, caloric intake, and obesity: Lifestyle risk factors for breast cancer. *J Am Diet Assoc* 97(suppl):S24–S30, 1997.

42. Sasaki S, Horacsek M, Kesteloot H. An ecological study of the relationship between dietary fat intake and breast cancer mortality. *Prev Med* 22:187–202, 1993.

43. Smith-Warner SA, Spiegelman D, Yaun SS, et al. Alcohol and breast cancer in women. A pooled analysis of cohort studies. *JAMA* 279:535–540, 1998.

44. Longnecker MP, Newcomb PA, Mittendorf R, et al. Risk of breast cancer in relation to lifetime alcohol consumption. *J Natl Cancer Inst* 87:923–929, 1995.

45. Giovannucci E, Rimm EB, Ascherio A, Stampfer MJ, Coldtiz GA, Wsillett WC. Alcohol, low-methionine-low-folate diets, and risk of colon cancer in men. *J Natl Cancer Inst* 87:265–273, 1995.

46. Hayes RB, Brown LM, Schoenberg JB, et al. Alcohol use and prostate cancer risk in US blacks and whites. *Am J Epidemiol* 143:692–697, 1996.

47. Thune I, Furberg AS. Physical activity and cancer risk: Dose-response and cancer, all sites and site specific. *Med Sci Sports Exerc* 33(suppl):S530–S550, 2001.

48. Lee IM. Physical activity and cancer prevention—data from epidemiologic studies. *Med Sci Sports Exerc* 35:1823–1827, 2003.

49. Westerlind KC. Physical activity and cancer prevention—mechanisms. *Med Sci Sports Exerc* 35:1834–1840, 2003.

50. Friedenreich CM. Physical activity and cancer prevention: From observational to intervention research. *Cancer Epidemiol Biomarkers Prev* 10:287–301, 2001.

51. American Institute for Cancer Research. *Food, Nutrition and the Prevention of Cancer: A Global Perspective*. Washington, DC: Author, 1997.

52. Cherry T. A theory of cancer. *Med J Aust* 1:425–438, 1922.

53. Sivertsen I, Dahlstrom AW. The relation of muscular activity to carcinoma. A preliminary report. *J Cancer Res* 6:365–378, 1922.

54. Blair SN, Kohl HW, Paffenbarger RS, et al. Physical fitness and all-cause mortality: A prospective study of healthy men and women. *JAMA* 262:2395–2401, 1989.

55. Hoffman-Goetz L, Husted J. Exercise and breast cancer: Review and critical analysis of the literature. *Can J Appl Physiol* 19:237–252, 1994.

56. Roebuck BD, McCaffrey J, Baumgartner KJ. Protective effects of voluntary exercise during the postinitiation phase of pancreatic carcinogenesis in the rat. *Cancer Res* 50:6811–6816, 1990.

57. Woods JA, Davis JM, Smith JA, Nieman DC. Exercise and cellular innate immune function. *Med Sci Sports Exerc* 31:57–66, 1999.

58. MacNeil B, Hoffman-Goetz L. Chronic exercise enhances in vivo and in vitro cytotoxic mechanisms of natural immunity in mice. *J Appl Physiol* 74:388–395, 1993.

59. Cohen LA, Boylan E, Epstein M, Zang E. Voluntary exercise and experimental mammary cancer. *Adv Exp Med Biol* 322:41–59, 1992.

60. Woods JA, Davis JM. Exercise, monocyte/macrophage function, and cancer. *Med Sci Sports Exerc* 26:147–56, 1994.

61. Thune I, Lund E. The influence of physical activity on lung-cancer risk. A prospective study of 81,516 men and women. *Int J Cancer* 70:57–62, 1997.

62. U.S. Department of Health and Human Services. *Physical Activity and Health: A Report of the Surgeon General*. Atlanta, GA: U.S. Department of Health and Human Services, Centers for Disease Control and Prevention, National Center for Chronic Disease Prevention and Health Promotion, 1996.

63. Martinez ME, Giovannucci E, Spiegelman D, Hunter DJ, Willett WC, Colditz GA. Leisure-time physical activity, body size, and colon cancer in women. *J Natl Cancer Inst* 89:948–955, 1997.

64. Giovannucci E, Ascherio A, Rimm EB, Colditz GA, Stampfer MJ, Willett WC. Physical activity, obesity, and risk for colon cancer and adenoma in men. *Ann Intern Med* 122:327–334, 1995.

65. Longnecker MP, De Verdier MG, Frumkin H, Carpenter C. A case-control study of physical activity in relation to risk of cancer of the right colon and rectum in men. *Int J Epidemiol* 24:42–50, 1995.

66. Giovannucci E, Colditz GA, Stampfer MJ, Willett WC. Physical activity, obesity, and risk of colorectal adenoma in women (United States). *Cancer Causes Control* 7:253–263, 1996.

67. Lee I-M, Paffenbarger RS. Physical activity and its relation to cancer risk: A prospective study of college alumni. *Med Sci Sports Exerc* 26:831–837, 1994.

68. Slattery ML. Physical activity and colorectal cancer. *Sports Med* 34:239–252, 2004.

69. Slattery ML, Potter J, Caan B, Edwards S, Coates A, Ma KN, Berry TD. Energy balance and colon cancer—beyond physical activity. *Cancer Res* 57:75–80, 1997.

70. Marrett LD, Theis B, Ashbury FD. Workshop report: Physical activity and cancer prevention. *Chronic Dis Can* 21:143–149, 2000.

71. Wannamethee G, Shaper AG, Macfarlane PW. Heart rate, physical activity, and mortality from cancer and other noncardiovascular diseases. *Am J Epidemiol* 137:735–748, 1993.

72. Colbert LH, Hartman TJ, Malila N, Limburg PJ, Pietinen P, Virtamo J, Albanes D. Physical activity in relation to cancer of the colon and rectum in a cohort of male smokers. *Cancer Epidemiol Biomarkers Prev* 10:265–268, 2001.

73. Ballard-Barbash R, Schatzkin A, Albanes D, et al. Physical activity and risk of large bowel cancer in the Framingham study. *Cancer Res* 50:3610–3613, 1990.

74. Thun MJ, Calle EE, Namboordiri MM, et al. Risk factors for fatal colon cancer in a large prospective study. *J Natl Cancer Inst* 84:1491–1500, 1992.

75. Fraser G, Pearce N. Occupational physical activity and risk of cancer of the colon and rectum in New Zealand males. *Cancer Causes Control* 4:45–50, 1993.

76. Brownson RC, Zahm SH, Chang JC, Blair A. Occupational risk of colon cancer: An analysis by anatomic subsite. *Am J Epidemiol* 130:675–687, 1989.

77. Garabrant DH, Peters JM, Mack TM, et al. Job activity and colon cancer risk. *Am J Epidemiol* 119:1005–1014, 1984.

78. Vena JE, Graham S, Zielezny M, et al. Lifetime occupational exercise and colon cancer. *Am J Epidemiol* 122:357–365, 1985.

79. Vena JE, Graham S, Zielezny M, Brasure J, Swanson MK. Occupational exercise and risk of cancer. *Am J Clin Nutr* 45:318–327, 1987.

80. Gerhardsson M, Norell SE, Kiviranta H, et al. Sedentary job and colon cancer. *Am J Epidemiol* 123:775–780, 1986.

81. Oettlé GJ. Effect of moderate exercise on bowel habit. *Gut* 32:941–944, 1991.

82. Keeling WF, Martin BJ. Gastrointestinal transit during mild exercise. *J Appl Physiol* 63:978–981, 1987.

83. Peters HP, De Vries WR, Vanberge-Henegouwen GP, Akkermans LM. Potential benefits and hazards of physical activity and exercise on the gastrointestinal tract. *Gut* 48:435–439, 2001.

84. Sandler RS, Jordan MC, Shelton BJ. Demographic and dietary determinants of constipation in the US population. *Am J Public Health* 80:185–189, 1990.

85. Kritchevsky D. Caloric restriction and experimental carcinogenesis. *Toxicol Sci* 52(2 suppl):13–16, 1999.

86. Garfinkel LE. Overweight and cancer. *Ann Intern Med* 103:1034–1036, 1985.

87. McTiernan A, Kooperberg C, White E, Wilcox S, Coates R, Adams-Campbell LL, Woods N, Ockene J. Recreational physical activity and the risk of breast cancer in postmenopausal women: The Women's Health Initiative Cohort Study. *JAMA* 290:1331–1336, 2003.

88. Bernstein L, Henderson BE, Hanisch R, Sullivan-Halley J, Ross RK. Physical exercise and reduced risk of breast cancer in young women. *J Natl Cancer Inst* 86:1403–1408, 1994.

89. Thune I, Brenn T, Lund E, Gaard M. Physical activity and the risk of breast cancer. *N Engl J Med* 336:1269–1275, 1997.

90. Verloop J, Rookus MA, van der Kooy K, van Leeuwen FE. Physical activity and breast cancer risk in women aged 20–54 years. *J Natl Cancer Inst* 92:128–135, 2000.

91. Friedenreich CM, Bryant HE, Courneya KS. Case-control study of lifetime physical activity and breast cancer risk. *Am J Epidemiol* 154:336–347, 2001.

92. Frisch RE, Wyshak G, Albright NL, et al. Lower prevalence of breast cancer and cancers of the reproductive system among former college athletes compared to non-athletes. *Br J Cancer* 52:885–891, 1985.

93. Breslow RA, Ballard-Barbash R, Munoz K, Graubard BI. Long-term recreational physical activity and breast cancer in the National Health and Nutrition Examination Survey I epidemiology follow-up study. *Cancer Epidemiol Biomarkers Prev* 10:805–808, 2001.

94. Dorn J, Vena J, Brasure J, Freudenheim J, Graham S. Lifetime physical activity and breast cancer risk in pre- and postmenopausal women. *Med Sci Sports Exerc* 35:278–285, 2003.

95. Mittendorf R, Longnecker MP, Newcomb PA, et al. Strenuous physical activity in young adulthood and risk of breast cancer (United States). *Cancer Causes Control* 6:347–353, 1995.

96. Friedenreich CM, Rohan TE. Physical activity and risk of breast cancer. *Eur J Cancer Prev* 4:145–151, 1995.

97. Thompson HJ, Westerlind KC, Snedden JR, Briggs S, Singh M. Inhibition of mammary carcinogenesis by treadmill exercise. *J Natl Cancer Inst* 87:453–455, 1995.

98. Thompson HJ. Effect of exercise intensity and duration on the induction of mammary carcinogenesis. *Câncer Res* 54(7 suppl):1960S–1963S, 1994.

99. Friedenreich CM. Physical activity and breast cancer risk: The effect of menopausal status. *Exerc Sport Sci Rev* 32:180–184, 2004.

100. Lagerros YT, Hsieh SF, Hsieh CC. Physical activity in adolescence and young adulthood and breast cancer risk: A quantitative review. *Eur J Cancer Prev* 13:5–12, 2004.

101. Wolk A, Gridley G, Svensson M, Nyren O, McLaughlin JK, Fraumeni JF, Adam HO. A prospective study of obesity and cancer risk (Sweden). *Cancer Causes Control* 12:13–21, 2001.

102. Verkasalo PK, Thomas HV, Appleby PN, Davey GK, Key TJ. Circulating levels of sex hormones and their relation to risk factors for breast cancer: A cross-sectional study in 1092 pre- and postmenopausal women (United Kingdom). *Cancer Causes Control* 12:47–59, 2001.

103. McTiernan A. Exercise and breast cancer—time to get moving? *N Engl J Med* 336:1311–1312, 1997.

104. Moradi T, Weiderpass E, Signorello LB, Persson I, Nyren O, Adami HO. Physical activity and postmenopausal endometrial cancer risk (Sweden). *Cancer Causes Control* 11:829–837, 2000.

105. Levi F, La Vecchia C, Negri E, Franceschi S. Selected physical activities and the risk of endometrial cancer. *Br J Cancer* 67:846–851, 1993.

106. Sturgen SR, Brinton LA, Berman ML, et al. Past and present physical activity and endometrial cancer risk. *Br J Cancer* 68:584–589, 1993.

107. Lee IM, Paffenbarger RS, Hsieh CC. Physical activity and risk of prostatic cancer among college alumni. *Am J Epidemiol* 135:169–179, 1992.

108. Oliveria SA, Kohl HW, Trichopoulos D, Blair SN. The association between cardiorespriatory fitness and prostate cancer. *Med Sci Sports Exerc* 28:97–104, 1996.

109. Thune I, Lund E. Physical activity and the risk of prostate and testicular cancer: A Cohort study of 53,000 Norwegian men. *Cancer Causes Control* 5:549–556, 1994.

110. Torti DC, Matheson GO. Exercise and prostate cancer. *Sports Med* 34:363–369, 2004.

111. Oliveria SA, Lee IM. Is exercise beneficial in the prevention of prostate cancer? *Sports Med* 23:271–278, 1997.

112. Friedenreic CM, Thune I. A review of physical activity and prostate cancer risk. *Cancer Causes Control* 12:461–475, 2001.

113. Hackney AC. The male reproductive system and endurance exercise. *Med Sci Sports Exerc* 28:180–189, 1996.

114. Andersson SO, Wolk A, Bergstrom R, Adami HO, Engholm G, Englund A, Nyren O. Body size and prostate cancer: A 20-year follow-up study among 135,006 Swedish construction workers. *J Natl Cancer Inst* 89:385–389, 1997.

115. Giovannucci E, Rimm EB, Stampfer MJ, Colditz GA, Willett WC. Height, body weight, and risk of prostate cancer. *Cancer Epidemiol Biomarkers Prev* 6:557–673, 1997.

116. Brown JK, Byers T, Doyle C, et al. Nutrition and physical activity during and after cancer treatment: An American Cancer Society guide for informed choices. *CA Cancer J Clin* 53:268–291, 2003.

117. Courneya KS. Exercise interventions during cancer treatment: Biopsychosocial outcomes. *Exerc Sports Sci Rev* 29: 60–64, 2001.

118. Courneya KS, Mackey JR, Jones LW. Coping with cancer. Can exercise help? *Physician Sportsmed* 28(5), 2000.

119. Durak E. The use of exercise in the cancer recovery process. A health and sports medicine review. *ACSM's Health & Fitness Journal* 5(1):6–10, 2001.

120. Schwartz AL, Mori M, Gao R, Nail LM, King ME. Exercise reduces daily fatigue in women with breast cancer receiving chemotherapy. *Med Sci Sports Exerc* 33:718–723, 2001.

121. Gerber LH. Cancer rehabilitation into the future. *Cancer* 92(4 suppl):975–979, 2001.

122. Stevinson C, Lawlor DA, Fox KR. Exercise interventions for cancer patients: Systematic review of controlled trials. *Cancer Causes Control* 15:1035–1056, 2004.

123. Rohan TE, Fu W, Hiller JE. Physical activity and survival from breast cancer. *Eur J Cancer Prev* 4:419–424, 1995.

124. Galvao DA, Newton RU. Review of exercise intervention studies in cancer patients. *J Clin Oncol* 23:899–909, 2005.

125. Courneya KS, Keats MR, Turner AR. Physical exercise and quality of life in cancer patients following high dose chemotherapy and autologous bone marrow transplantation. *Psychooncology* 9:127–136, 2000.

126. Courneya KS, Friedenreich CM. Physical exercise and quality of life following cancer diagnosis: A literature review. *Ann Behav Med* 21:171–179, 1999.

127. Pinto BM, Maruyama NC. Exercise in the rehabilitation of breast cancer survivors. *Psychooncology* 8:191–206, 1999.

ATIVIDADE DE CONDICIONAMENTO FÍSICO 11.1

Teste seu risco à radiação UV

Seu risco de sofrer câncer de pele está ligado a seu tipo de pele e à quantidade de tempo exposto ao sol. Qual é seu grau de sensibilidade?

		Sim	Não
1.	Eu tenho cabelos louros ou ruivos.	❏	❏
2.	Eu tenho olhos claros (azuis, cinzas, verdes).	❏	❏
3.	Aparecem sardas facilmente na minha pele.	❏	❏
4.	Tenho muitos nevos.	❏	❏
5.	Tive duas ou mais queimaduras com bolhas quando criança.	❏	❏
6.	Passei muito tempo em um clima tropical quando criança.	❏	❏
7.	Tenho histórico familiar de câncer de pele.	❏	❏
8.	Trabalho ao ar livre.	❏	❏
9.	Gasto muito tempo em atividades ao ar livre.	❏	❏
10.	Gosto de passar o tempo que for possível no sol.	❏	❏

Nota: Marque 10 pontos para cada "Sim". Acrescente mais 10 pontos se você faz bronzeamento artificial ou se usa uma lâmpada solar.

Escore

80-110 *Zona de alto risco*
Limite o tempo passado ao sol, sempre use filtro solar quando estiver ao ar livre e use roupas protetoras e um chapéu.

40-70 *Risco maior*
Use regularmente filtro solar e chapéu. Evite exposição ao meio-dia quando o sol estiver mais intenso.

10-30 *Ainda em risco*
Use regularmente filtro solar.

Fonte: FDA Consumer, Julho/Agosto 1995.

ATIVIDADE DE CONDICIONAMENTO FÍSICO 11.2

Alimentação inteligente para a prevenção do câncer

Qual é a sua classificação?

A seguir, oferecemos um teste simples para avaliar a alimentação de pessoas em qualquer idade, investigando como sua dieta se situa diante das orientações da American Cancer Society. Abaixo de cada categoria de alimento, são fornecidos exemplos. Ao se classificar, pense em alimentos parecidos aos listados que façam parte de sua dieta. Circule os pontos para a resposta selecionada e, em seguida, totalize seus pontos. Compare seu escore com a análise ao final do teste. Lembre-se: um escore ruim não significa que você terá câncer, do mesmo modo como um escore alto não garante que você não terá a doença. Não obstante, seu escore irá servir como pista sobre como você está se alimentando atualmente e em que pontos você precisa melhorar para que os riscos de câncer sejam reduzidos.

Importante: Na verdade, este teste para avaliação da alimentação serve apenas para a autoinformação, não avaliando o consumo de vitaminas essenciais, minerais, proteínas ou calorias. Se sua dieta apresentar algum tipo de limitação (p. ex., se você for vegetariano ou tiver alguma alergia), talvez seja interessante obter aconselhamento profissional.

Categoria de alimento		Pontos
Óleos e gorduras		
(Manteiga, margarina, gordura vegetal, maionese, sour cream, banha de porco, óleo, molho para salada)	Sempre adiciono esses itens a alimentos durante o preparo e/ou na mesa.	0
	Ocasionalmente adiciono esses itens a alimentos durante o preparo e/ou na mesa.	1
	Raramente adiciono esses itens a alimentos durante o preparo e/ou na mesa	2
	Como frituras 3 ou mais vezes por semana.	0
	Como frituras 1 ou 2 vezes por semana.	1
	Raramente como frituras.	2
Laticínios		
	Bebo leite integral.	0
	Bebo leite com 1 ou 2% de gordura.	1
	Bebo leite desnatado.	2
	Tomo sorvete praticamente todos os dias.	0
	Em vez de sorvete, tomo leite gelificado, *frozen yogurt* light ou sorvete de frutas.	1
	Tomo apenas sorvetes de frutas, raramente como sobremesas congeladas contendo leite/derivados.	2
	Como principalmente queijos gordurosos (*jack*, cheddar, *colby*, suíço, *cream cheese*).	0
	Como tanto queijos com alto teor de gordura quanto com baixo teor de gordura.	1
	Como principalmente queijos com baixo teor de gordura (*pot*, *cottage* a 2%, mozzarella de leite desnatado).	2
Lanchinhos		
(Chips de batata/milho, pipoca amanteigada, barras confeitadas)	Como esses produtos diariamente.	0
	Como um pouco ocasionalmente.	1
	Raramente ou nunca como esse tipo de lanchinho.	2

Capítulo 11 Câncer **479**

Confeitaria

(Tortas, bolos, biscoitos, rocamboles, donuts)	Como esses alimentos 5 ou mais vezes por semana.	0
	Como esses alimentos 2 a 4 vezes por semana.	1
	Raramente como alimentos de confeitaria ou como apenas quando têm baixo teor de gordura.	2

Aves e peixes*

	Raramente como esses alimentos.	0
	Como esses alimentos 1 a 2 vezes por semana.	1
	Como esses alimentos 3 ou mais vezes por semana.	2

Carnes magras*

(Hambúrguer extramagro, bife sem gordura, lombo de porco assado, lombinho, fio do lombo assado)	Raramente como esses alimentos.	0
	Como esses alimentos ocasionalmente.	1
	Como principalmente carnes vermelhas limpas (sem gordura).	2

Carnes gordas*

(Frios, bacon, cachorro-quente, linguiça, bife, carne bovina moída comum e magra)	Como esses alimentos todos os dias.	0
	Como esses alimentos ocasionalmente.	1
	Raramente como esses alimentos.	2

Carnes e peixes curados e defumados*

(Frios, cachorro-quente, bacon, presunto e outras carnes e peixes defumados ou em conserva)	Como esses alimentos 4 ou mais vezes por semana.	0
	Como esses alimentos 1 a 3 vezes por semana.	1
	Raramente como esses alimentos.	2

Legumes

(Feijões e ervilhas secas: feijão-roxo, feijão-branco, feijão-de-lima, feijão-carioca, grão-de-bico, ervilha seca, lentilha)	Como legumes menos de uma vez por semana.	0
	Como esses alimentos 1 a 2 vezes por semana.	1
	Como esses alimentos 3 ou mais vezes por semana.	2

Grãos e cereais integrais

(Pães de cereais integrais, arroz integral, massas, cereais integrais)	Raramente como esses alimentos.	0
	Como esses alimentos 2 a 3 vezes por dia.	1
	Como esses alimentos 4 ou mais vezes por semana.	2

Frutas e verduras ricas em vitamina C

(Frutas cítricas e sucos, pimentas verdes, morangos, tomates)	Raramente como esses alimentos.	0
	Como esses alimentos 3 a 5 vezes por semana.	1
	Como esses alimentos 1 a 2 vezes por dia.	2

Vegetais e frutas de cor verde-escura e amarela[†]

(Brócolis, verduras, cenouras, pêssegos)	Raramente como esses alimentos.	0
	Como esses alimentos 1 a 2 vezes por semana.	1
	Como esses alimentos 3 a 4 vezes por semana.	2

Verduras da família do repolho

(Brócolis, repolho, couve-de-bruxelas, couve-flor)	Raramente como esses alimentos.	0
	Como esses alimentos 1 a 2 vezes por semana.	1
	Como esses alimentos 3 a 4 vezes por semana.	2

Álcool

	Bebo mais de 57 g diariamente.	0
	Bebo álcool toda semana, mas não diariamente.	1
	Ocasionalmente ou nunca bebo álcool.	2

Peso pessoal

	Estou mais 9 kg acima do meu peso ideal.	0
	Estou de 4,5 a 9 kg acima do meu peso ideal.	1
	Estou 4,5 kg em torno do meu peso ideal.	2

Escore total

[*]Se você não come carne vermelha, peixe ou carne de ave, acrescente 2 pontos para cada categoria de carne.

[†]Legumes e frutas amarelas e vegetais verde-escuros contêm betacaroteno, que o corpo pode transformar em vitamina A, a qual ajuda a proteger o organismo contra certos tipos de substâncias causadoras de câncer.

Pontuação

0-12 Sinal de alerta: sua dieta está com excesso de gordura e com muito poucos alimentos ricos em fibras. Seria aconselhável avaliar seus hábitos alimentares, para ver se é possível melhorá-los.

13-17 Nada mal! Você está chegando lá, mas ainda tem algum caminho a percorrer. Revise a pirâmide de orientação nutricional (ver Cap. 9). Isso irá ajudá-lo a determinar se pode fazer algumas melhoras.

18-36 Muito bem! Você está se alimentando de maneira inteligente. Deve se sentir muito bem consigo próprio. Tem tido cuidados em limitar sua ingestão de gorduras e consumir uma dieta variada. Mantenha os bons hábitos e continue a buscar meios de melhorar.

Fonte: The American Cancer Society.

ATIVIDADE DE CONDICIONAMENTO FÍSICO 11.3

Estimativa do risco pessoal de câncer

O Harvard Center for Cancer Prevention criou um programa na internet que estima o risco de câncer em diversos locais, incluindo mama, próstata, pulmão, cólon, bexiga, pele, útero, rim, pâncreas, ovário, estômago e cérvix. Esse programa se baseia em pesquisa sólida e, além de estimar o risco de câncer, oferece dicas personalizadas para prevenção.*
Visite o site e calcule seu risco de câncer de mama (mulheres), próstata (homens), pulmão, cólon e melanoma: *www.yourcancerrisk.harvard.edu* [em inglês]. Resuma sua estimativa de risco pessoal de câncer e as dicas para prevenção no espaço a seguir.

Mama (mulheres) _____

_____

Próstata (homens) _____

_____

Pulmão _____

_____

Cólon _____

_____

Melanoma _____

_____

*Colditz GA, Atwood KA, Emmons K, Monson RR, Willett WC, Trichop HDJ. Harvard report on cancer prevention. Vol. 4: Harvard Cancer Risk Index. Risk Index Working Group, Harvard Center for Cancer Prevention. *Cancer Causes Control* 11:477–488, 2000.

capítulo | 12

Diabetes

Existe uma forte ligação entre diabetes tipo 2 e vida sedentária. Os maiores benefícios parecem recair entre aqueles que incorporam certo nível de atividade física regular em seu cotidiano. A atividade física, conforme recomendação do Ministério da Saúde norte-americano, parece ser uma estratégia prudente para todas as pessoas, especialmente para aquelas que estejam em risco de sofrer diabetes tipo 2.

— *Andrea Kriska, Universidade de Pittsburgh, Graduate School of Public Health*

O nome "diabetes melito" tem origem na palavra do grego antigo para "sifão" (um tipo de tubo), porque os médicos antigos observaram que os diabéticos tendem a ter uma sede fora do comum e a urinar muito. A parte "melito" da denominação provém da versão latina da palavra do grego antigo para mel, utilizada porque os médicos, nos séculos passados, diagnosticavam a doença pela gustação adocicada da urina do paciente.

O diabetes compromete a capacidade do organismo de queimar o combustível ou a glicose fornecida pelos alimentos para obtenção de energia. A glicose é transportada até as células do corpo pelo sangue, as quais, porém, precisam de insulina, que é sintetizada no pâncreas, para permitir que a glicose passe para o seu interior. Sem insulina, a glicose se acumula no sangue e é, então, eliminada na urina pelos rins (ver Fig. 12.1).

Isso às vezes ocorre porque as células do pâncreas que sintetizam insulina, as células beta, são quase totalmente, ou totalmente, destruídas pelo próprio sistema imunológico do corpo. O paciente, então, precisa de injeções de insulina para sobreviver, sendo diagnosticado com diabetes tipo 1. No diabetes tipo 2, as células beta da pessoa sintetizam insulina, mas seus tecidos não são suficientemente sensíveis ao hormônio, utilizando-o de maneira ineficaz.

PREVALÊNCIA E INCIDÊNCIA DO DIABETES MELITO

Só nos Estados Unidos, aproximadamente 18,2 milhões de pessoas (6,3% da população total, 8,7% dos adultos com 20 anos ou mais) sofrem de diabetes.[1-5] Dessas pessoas, 13 milhões foram diagnosticadas e 5,2 milhões permanecem sem diagnóstico. Estima-se que 41 milhões de pessoas com idades entre 40 e 74 anos sejam pré-diabéticas (40% da população), o que as coloca em grande risco para a ocorrência dessa doença.[2,4] A cada ano, são diagnosticados 1,3 milhões de novos casos de diabetes. Quarenta por cento de todos os diabéticos têm 65 anos ou mais e, entre os idosos, praticamente 1 em 5 sofre de diabetes (ver Fig. 12.2). A prevalência do diabetes nos EUA subiu de 4,9% em 1990 para cerca de 6,3% no ano 2000, um aumento de 29%. O aumento mais expressivo ocorreu entre pessoas com idades entre 30 e 39 anos. Índios norte-americanos e nativos do Alasca têm probabilidade 2,8 vezes maior de sofrer diabetes do que brancos não hispânicos. Afro-descendentes têm uma probabilidade de morrer de diabetes duas vezes maior que os brancos. Ver Figura 12.3 para uma comparação entre os estados norte-americanos. Nos EUA, são aproximadamente 210 mil casos de diabetes em crianças e adolescentes. O diabetes tipo 1 representa 5 a 10% de todos os casos diagnosticados, e o diabetes tipo 2 é responsável por 90 a 95%.[2,4]

O diabetes melito tipo 2, outrora considerado uma doença exclusiva de adultos, agora vem sendo diagnosticado em um percentual alarmantemente crescente de crianças.[2,6] Os percentuais de incidência entre crianças são mais elevados em populações de minorias étnicas.[2] Além da etnia, os fatores de risco para diabetes melito tipo 2 entre jovens são sobrepeso e histórico familiar da doença.[6] A prevenção é uma medida essencial, de modo que os profissionais da saúde e os pais devem ser educados acerca do potencial de diabetes tipo 2 em crianças.

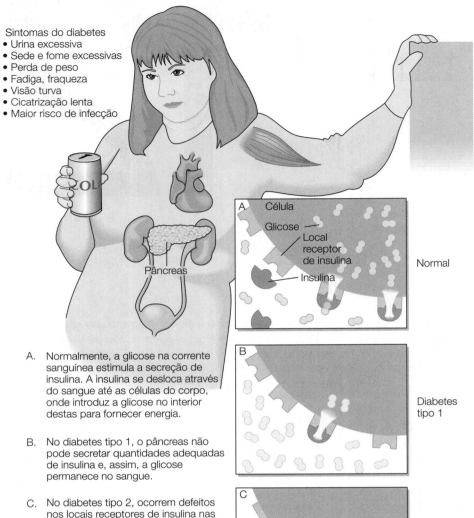

A. Normalmente, a glicose na corrente sanguínea estimula a secreção de insulina. A insulina se desloca através do sangue até as células do corpo, onde introduz a glicose no interior destas para fornecer energia.

B. No diabetes tipo 1, o pâncreas não pode secretar quantidades adequadas de insulina e, assim, a glicose permanece no sangue.

C. No diabetes tipo 2, ocorrem defeitos nos locais receptores de insulina nas células do corpo. A insulina não pode ajudar a glicose a ingressar na célula e, assim, o açúcar permanece na corrente sanguínea. Desse modo, o corpo não consegue utilizar adequadamente a insulina. Em alguns pacientes, o pâncreas produz alguma insulina, mas não em quantidade suficiente.

Figura 12.1 Sintomas e efeitos do diabetes. As células necessitam de insulina para que a glicose possa passar para seu interior. O diabetes melito é um grupo de doenças caracterizadas por níveis elevados de glicose no sangue resultantes de defeitos na secreção e/ou na ação da insulina.

DEFINIÇÃO E DESCRIÇÃO DO DIABETES MELITO

Diabetes melito é definido como um grupo de doenças metabólicas caracterizadas por elevados níveis sanguíneos de glicose (i. e., hiperglicemia) resultantes de defeitos na secreção e/ou na ação da insulina (ver Quadro 12.1).[2] A hiperglicemia crônica do diabetes está associada a lesão, disfunção e insuficiência a longo prazo de diversos órgãos, especialmente olhos, rins, nervos, coração e vasos sanguíneos.

Os sintomas de hiperglicemia são urina excessiva (*poliúria*); sede excessiva e prolongada (*polidipsia*); perda de peso, algumas vezes acompanhada de excessiva ingestão de alimentos (*polifagia*); e visão turva (ver Quadro 12.2).[1-4] Também podem ocorrer comprometimento do crescimento e suscetibilidade a certas infecções. Uma das consequências agudas do diabetes com risco para a vida do paciente é a hiperglicemia acompanhada por *cetoacidose* (acidose causada pela produção de corpos cetônicos no diabetes não controlado).

Complicações do diabetes

O diabetes melito está relacionado com muitos problemas de saúde, representando, nos EUA, por exemplo, um gasto anual de quase 132 bilhões de dólares em custos diretos e indiretos.[1,4] Ao longo da última década, o diabetes manteve seu posto como sexta ou sétima causa principal de morte nos EUA. Ver Quadro 12.3 para um resumo dos objetivos do *Healthy People 2010* para essa doença. Suas complicações a longo prazo são:[1-7]

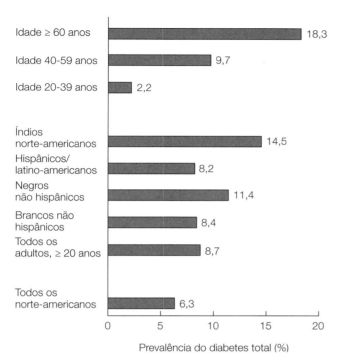

Figura 12.2 Prevalência do diabetes total (tanto diagnosticado como não diagnosticado) nos EUA. Fontes: Centers for Disease Control and Prevention. *National Diabetes Fact Sheet: General Information and National Estimates on Diabetes in the United States, 2002.* Atlanta, Geórgia: U.S. Department of Health and Human Services; Centers for Disease Control and Prevention, 2003. www.diabetes.org/. Ver também: CDC. Prevalence of diabetes and impaired fasting glucose in adults—United States, 1999–2000. *MMWR* 52:833–837, 2003.

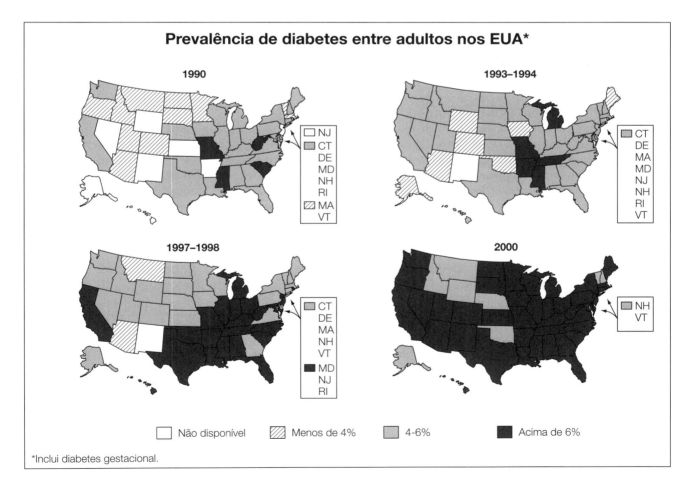

Figura 12.3 A prevalência do diabetes se elevou fortemente durante os anos 1990. Fonte: CDC, Behavioral Risk Factor Surveillance System.

484 Parte IV Atividade Física e Doença

Quadro 12.1

Glossário de termos utilizados no diabetes

acidose diabética: Grave condição do diabetes. Em virtude da falta de insulina, o corpo degrada o tecido adiposo, convertendo a gordura em ácidos muito fortes. Com maior frequência essa condição está associada a um nível muito elevado de glicose no sangue, ocorrendo na maioria das vezes em casos mal controlados ou recém-diagnosticados de diabetes tipo 1.

comorbidade: Presença de condições graves para a saúde além daquela examinada; por exemplo, pressão arterial elevada em pessoas com diabetes melito.

complicações: Microvasculares (anormalidades nos pequenos vasos dos olhos e rins), macrovasculares (anormalidades nos grandes vasos do coração, do cérebro e das pernas) e metabólicas (anormalidades nos nervos e durante a gestação).

custos diretos: Custos associados a uma enfermidade, que podem ser atribuídos a um serviço ou procedimento clínico, a uma medicação, etc. São exemplos pagamentos por radiografias; agentes farmacológicos, como insulina; cirurgias; ou consultas médicas.

determinação da microalbumina urinária: Procedimento laboratorial para detectar quantidades muito pequenas de proteína na urina, indicando lesão renal precoce.

diabetes melito (diabetes): Doença crônica causada por deficiência de insulina e/ou resistência à ação desse hormônio e associada com hiperglicemia (níveis elevados de glicose no sangue). Com o passar do tempo, sem tratamento preventivo apropriado, desenvolvem-se complicações em órgãos relacionadas ao desenvolvimento do diabetes, incluindo danos ao coração, nervos, pés, olhos e rins, além de problemas na gestação. O diabetes é classificado em quatro categorias principais:

    diabetes melito gestacional (DMG): Refere-se à ocorrência de hiperglicemia durante a gravidez em uma mulher sem diabetes previamente diagnosticado. Aproximadamente 3% de todas as gestações estão associadas com DMG, o qual identifica riscos para a saúde do feto e do neonato e para futuro diabetes na mãe e em seu filho.

    diabetes tipo 1: (Previamente chamado de diabetes melito dependente de insulina [DMDI] ou diabetes de surgimento juvenil [DMSJ].) Representa clinicamente cerca de 5% de todos os casos diagnosticados. Seu surgimento clínico ocorre normalmente em pessoas com menos de 30 anos de idade. Com maior frequência, esse tipo de diabetes representa uma doença autoimune destrutiva em células beta (produtoras de insulina) em indivíduos geneticamente suscetíveis. Sempre há a necessidade de insulinoterapia para manutenção da vida e do controle do diabetes.

    diabetes tipo 2: (Previamente chamado diabetes melito não dependente de insulina [DMNDI] ou diabetes de surgimento no adulto [DMSA].) A forma mais comum de diabetes no mundo, especialmente em certos grupos raciais e étnicos e em pessoas idosas. Nos EUA, aproximadamente 95% de todas as pessoas com diagnóstico de diabetes (10,5 milhões) e praticamente 100% de todos os diabéticos não diagnosticados (5,5 milhões) provavelmente sofrem de diabetes tipo 2.

    outros tipos: Envolvem anormalidades genéticas, doenças pancreáticas e uso de medicação.

educação formal sobre o diabetes: Treinamento para automedicação, que inclui um processo de avaliação individual inicial do paciente; instrução oferecida ou supervisionada por um profissional da saúde qualificado; avaliação da acumulação, pelo paciente diabético, de conhecimentos, habilidades e atitudes apropriados; e reavaliação e treinamento permanentes.

gene econômico: Uma ideia que sugere que um "gene econômico" esteja presente em pessoas com probabilidade de sofrer diabetes tipo 2. Especula-se que, há milhares de anos, pessoas com esse "gene econômico" podiam armazenar alimentos de maneira muito eficiente e, com isso, sobreviviam a longos períodos de fome. Atualmente, quando não é mais comum uma situação de fome, esse gene econômico tende a fazer as pessoas ficarem com sobrepeso e, consequentemente, com tendência ao diabetes.

Fonte: U.S. Department of Health and Human Services. *Healthy People 2010.* Washington DC: 2000. www.health.gov/healthypeople.

- *Doença cardíaca.* Doença cardíaca é a principal causa de morte ligada ao diabetes.[6] Adultos diabéticos têm percentuais de mortalidade por doença cardíaca cerca de 2 a 4 vezes maiores do que os percentuais de adultos não diabéticos (ver Fig. 12.4).

- *Acidente vascular cerebral (AVC).* O risco de AVC é 2 a 4 vezes mais alto em pessoas diabéticas (Fig. 12.4).[6]

- *Mortalidade geral.* Desde 1932, o diabetes vem se situando entre as dez causas principais de morte nos EUA, estando atualmente classificado em sexto (ver Tab. 11.1).[5] O diabetes é a causa de cerca de 70.000 mortes anuais, contribuindo

para pelo menos mais 213 mil mortes. Estudos constataram que os percentuais de mortalidade entre pessoas diabéticas de meia-idade são duas vezes maiores que aqueles em pessoas de meia-idade não diabéticas.

- *Pressão arterial alta.* Estima-se que 73% das pessoas diabéticas tenham pressão arterial acima ou igual a 130/80 mmHg ou utilizem medicamentos para controlá-la.[4,6]

- *Cegueira.* O diabetes é a causa principal de novos casos de cegueira em adultos com 20 a 74 anos. A retinopatia diabética causa 12 mil a 24 mil novos casos de cegueira a cada ano.

Quadro 12.2

Sintomas de diabetes

Os sintomas do diabetes tipo 1 diferem um pouco daqueles do diabetes tipo 2.

Tipo 1

- Urina frequente
- Sede incomum
- Fome extrema
- Perda de peso incomum
- Fadiga extrema
- Irritabilidade

Tipo 2

- Qualquer dos sintomas do diabetes tipo 1
- Infecções frequentes
- Visão turva
- Cortes ou contusões que demoram a cicatrizar
- Formigamento ou dormência nas mãos ou nos pés
- Infecções recorrentes de pele, gengiva ou bexiga

Quadro 12.3

Objetivos do *Healthy People 2010* para diabetes (selecionados)

Objetivo 5.1. Aumentar o percentual de pessoas diabéticas que recebem educação formal para essa doença. Meta: 60%. Percentual de base: 45%.

Objetivo 5.2. Prevenir o diabetes. Meta: 2,5 novos casos por mil habitantes por ano. Nível de base: 3,5 novos casos por mil habitantes (média de três anos).

Objetivo 5.3. Reduzir o índice geral de diabetes que é clinicamente diagnosticado. Meta: 25 casos absolutos por mil habitantes. Índice de base: 40 casos em geral de diabetes por mil habitantes.

Objetivo 5.4. Aumentar o percentual de adultos diabéticos cuja condição tenha sido diagnosticada. Meta: 80%. Percentual de base: 68%.

Objetivo 5.5. Reduzir a taxa de mortalidade por diabetes. Meta: 45 mortes por 100 mil habitantes. Taxa de base: 75 mortes por 100 mil habitantes.

Objetivo 5.7. Reduzir as mortes por doença cardiovascular em pessoas diabéticas. Meta: 309 mortes por 100 mil pessoas diabéticas. Taxa de base: 343 mortes por doença cardiovascular por 100 mil pessoas diabéticas.

Objetivo 5.12. Aumentar o percentual de adultos diabéticos que tenham uma determinação de hemoglobina glicosilada pelo menos uma vez ao ano. Meta: 50%. Percentual de base: 24%.

Objetivo 5.17. Aumentar o percentual de adultos diabéticos que fazem automonitoração da glicemia pelo menos uma vez ao dia. Meta: 60%. Percentual de base: 42%.

Fonte: U.S. Department of Health and Human Services. *Healthy People 2010.* Washington DC: 2000. www.health.gov/healthypeople.

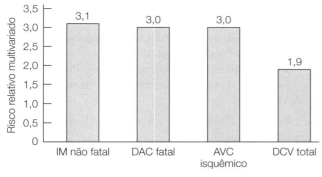

Figura 12.4 Diabetes e risco de doença cardiovascular (DCV) em mulheres: risco relativo depois do controle para outros fatores de risco conhecidos. O risco de acidente vascular cerebral (AVC) e doença arterial coronariana (DAC) não fatal e fatal para diabéticos triplicou nesse estudo de grande porte, com duração de oito anos, envolvendo enfermeiras dos EUA. Fonte: Dados de Manson JE, Colditz GA, Stampfer, MJ, et al. A prospective study of maturity-onset diabetes mellitus and risk of coronary heart disease and stroke in women. *Arch Intern Med* 151:1141–1147, 1991.

- *Doença renal.* O diabetes é a causa principal de doença renal em estágio final, sendo responsável por cerca de 43% dos novos casos. Cerca de 41 mil pessoas diabéticas sofrem de doença renal em estágio final a cada ano e cerca de 129 mil pacientes recebem diálise ou transplante de rim.
- *Doença do sistema nervoso.* Cerca de 60 a 70% dos diabéticos exibem formas leves a graves de lesão ao sistema nervoso (que frequentemente consiste em uma sensação de deficiência ou de dor nos pés ou nas mãos, lenta digestão dos alimentos no estômago, síndrome do túnel do carpo e outros problemas nervosos). As formas graves de doença nervosa diabética são uma significante causa contributiva de amputações nas extremidades inferiores.
- *Amputações.* Nos EUA, mais de 60% das amputações nos membros inferiores ocorrem entre pessoas diabéticas. Cerca de 82 mil amputações são realizadas a cada ano entre diabéticos.
- *Doença dental. Doença periodontal* (um tipo de doença das gengivas que pode levar à perda de dentes) ocorre de maneira mais frequente e mais grave entre pessoas diabéticas. Foi relatado que a doença periodontal ocorre em 30% das pessoas com mais de 19 anos de idade que apresentam diabetes tipo 1.

486 Parte IV Atividade Física e Doença

- *Complicações da gestação.* Diabetes mal controlado antes da concepção e durante o primeiro trimestre da gravidez pode causar defeitos gestacionais significativos em 5 a 10% das gestações e abortos espontâneos em 15 a 20%.

- *Outras complicações.* O diabetes pode ser a causa direta de intercorrências graves com risco para a vida, como cetoacidose diabética e coma não cetósico hiperosmolar. Pessoas diabéticas são mais suscetíveis a muitas outras enfermidades. Exemplificando, elas têm uma probabilidade maior de morrer de pneumonia ou de gripe maior do que as pessoas não diabéticas.

- *Disfunção psicossocial.* Problemas psicológicos, depressão e ansiedade são frequentes em pacientes e em suas famílias em virtude do impacto emocional e social do diabetes, além das exigências do tratamento.[7] Foi relatado que pessoas com diabetes tipo 2 se encontram em maior risco para ocorrência de demência, como, por exemplo, doença de Alzheimer.[8]

Classificação do diabetes melito

São quatro as categorias do diabetes melito:[2]

- Diabetes tipo 1
- Diabetes tipo 2
- Diabetes gestacional (que ocorre durante a gravidez, mas desaparece em seguida)
- Outros tipos específicos de diabetes (resultantes de síndromes genéticas específicas, cirurgia, medicamentos, desnutrição, infecções e outras enfermidades)

Desde 1997, os especialistas em diabetes recomendam a eliminação das antigas categorias de "diabetes melito dependente de insulina" (DMDI) e de "diabetes melito não dependente de insulina" (DMNDI), porque tais categorias se baseiam no tratamento, que pode variar consideravelmente, e não indicam o cerne do problema.[2] Além disso, ao serem discutidos os tipos de diabetes, é recomendável o uso de numerais arábicos (tipo 1 e tipo 2) e não romanos (tipo I e tipo II), para evitar confusão (p. ex., tipo II sendo lido como "tipo onze"). O Quadro 12.4 fornece uma lista de sites em que o leitor pode encontrar informações atualizadas sobre diabetes.

Diabetes melito tipo 1

Aproximadamente 700 mil norte-americanos sofrem de diabetes tipo 1, uma doença que se caracteriza pela destruição das células beta pancreáticas, que sintetizam insulina. Essa destruição costuma levar a uma deficiência absoluta desse hormônio, isto é, incapacidade total em produzir insulina.[1-4] Pessoas com diabetes tipo 1 demonstram tendência para cetoacidose (uma acidose do corpo causada pela produção de corpos cetônicos durante a degradação dos ácidos graxos; a cetoacidose põe em risco a vida da pessoa). Os fatores de risco para diabetes tipo 1 não estão tão bem definidos quanto os para diabetes tipo 2, mas há envolvimento de fatores autoimunes, genéticos e ambientais. Há duas formas principais de diabetes tipo 1:[2]

Quadro 12.4

Lista de organizações norte-americanas sobre diabetes

National Institute of Diabetes and Digestive and Kidney Diseases (NIDDK) (www.niddk.nih.gov) [em inglês]

O NIDDK é a principal organização governamental dos EUA para pesquisa sobre diabetes. Este instituto opera três instituições informativas de interesse potencial para pessoas que procuram esclarecimentos sobre diabetes; além disso, patrocina seis centros de pesquisa e treinamento para diabetes e oito centros de pesquisas endocrinológicas sobre essa doença.

National Diabetes Information Clearinghouse (NDIC) (http://diabetes.niddk.nih.gov) [em inglês]

Missão: Funcionar como fonte de informações, instrução e referência sobre o diabetes tanto para profissionais da saúde como para o público em geral. A NDIC é um serviço do NIDDK.

Centers for Disease Control and Prevention (CDC), National Center for Chronic Disease Prevention and Health Promotion, Division of Diabetes Translation (www.cdc.gov/diabetes) [em inglês]

Missão: Reduzir a incidência de diabetes nos EUA mediante o planejamento, a realização, a coordenação e a avaliação dos esforços federais para que os resultados promissores na pesquisa do diabetes se traduzam em uma abrangente prática clínica e de saúde pública.

American Association of Diabetes Educators (AADE) (www.aadenet.org) [em inglês]

Missão: Promover o papel do educador do diabetes e melhorar a qualidade da educação e do tratamento para os diabéticos.

American Diabetes Association (ADA) (www.diabetes.org) [em inglês]

Missão: Prevenir e curar o diabetes, e melhorar a vida de todos os que sejam afetados por essa doença.

Diabetes Exercise and Sports Association (DESA) (www.diabetes-exercise.org) [em inglês]

Missão: Melhorar a qualidade de vida dos diabéticos por meio do exercício.

Juvenile Diabetes Research Foundation International (JDRF) (www.jdf.org) [em inglês]

Missão: Apoiar e patrocinar pesquisas objetivando a cura do diabetes e de suas complicações. A JDRF é uma organização de saúde voluntária e sem fins lucrativos.

National Certification Board for Diabetes Educators (NCBDE) (www.ncbde.org) [em inglês]

Missão: Promover excelência no campo da educação para o diabetes por meio do desenvolvimento, da manutenção e da proteção da credencial para *Certified Diabetes Educator* (CDE) [Educador Diplomado para Diabetes] e do processo de certificação.

1. *Diabetes imunomediado.* Resulta de uma destruição autoimune das células beta; em geral, tem início em crianças ou adultos jovens magros, mas pode surgir em adultos de qualquer idade. Nessa forma de diabetes, a velocidade de destruição das células beta é bastante variável, sendo rápida em alguns indivíduos (sobretudo bebês e crianças) e lenta em outros (principalmente em adultos). O diabetes imunomediado costuma ocorrer na infância e na adolescência, mas pode surgir em qualquer idade, mesmo na 8ª e na 9ª décadas de vida. A destruição autoimune das células beta está relacionada a diversas predisposições genéticas e também a fatores ambientais que ainda não foram devidamente definidos.

2. *Diabetes idiopático.* Refere-se a formas raras da doença, sem causa conhecida. Essas formas de diabetes têm forte componente hereditário e não exibem evidência imunológica para a destruição das células beta.

Diabetes melito tipo 2

Normalmente, o diabetes tipo 2 ocorre por causa de resistência à insulina, uma condição na qual o corpo não consegue utilizar adequadamente esse hormônio, em combinação com uma deficiência de insulina relativa (em vez de absoluta).[2,9] Pessoas com diabetes tipo 2 podem variar desde um quadro com predomínio da resistência à insulina com deficiência relativa desse hormônio até uma situação de predomínio na deficiência de secreção de insulina com alguma resistência a esse hormônio. Só nos EUA, mais de 17 milhões de pessoas sofrem de diabetes tipo 2, o que faz desse o tipo mais comum.[4]

As principais características do diabetes tipo 2 incluem:[2]

- *O diabetes tipo 2 evolui gradualmente.* Durante um longo período antes de o diabetes tipo 2 ser detectado ou notado, os níveis sanguíneos de glicose muitas vezes estão altos, a ponto de causar alterações patológicas em diversos órgãos e tecidos, sem sintomatologia clínica.[9]

- *A maioria das pessoas afetadas não precisa de insulina.* Pelo menos no início ou, com frequência, durante toda a vida, diabéticos tipo 2 não precisam de insulinoterapia para sobreviver.

- *Os pacientes não demonstram tendência para cetose.* Raramente, ocorre cetoacidose espontânea em diabéticos tipo 2.

- *Há vários fatores de risco.* A ocorrência de diabetes tipo 2 é comum em pessoas com mais de 45 anos de idade, com sobrepeso, sedentárias e com histórico familiar de diabetes. Em sua maioria, os pacientes com esse tipo de diabetes apresentam obesidade, que, por si mesma, causa um certo grau de resistência à insulina. O diabetes tipo 2 ocorre com mais frequência em mulheres que já sofreram anteriormente diabetes melito gestacional, e em indivíduos com pressão arterial elevada e níveis elevados de colesterol LDL e de triglicerídeos no sangue. Afro-descendentes, hispânicos/latinos, indígenas e alguns descendentes de asiáticos se encontram em risco particularmente alto de diabetes tipo 2 (ver Atividade de Condicionamento Físico 12.1 ao final deste capítulo).[1-4,10] Muitos diabéticos tipo 2 têm síndrome metabólica, que consiste em obesidade, pressão arterial elevada, níveis elevados de insulina no sangue e dislipidemia. Essa síndrome está fortemente associada com altas taxas de morbidade e mortalidade (ver Cap. 10).[10]

- *Há ligação genética.* O diabetes tipo 2 está frequentemente associado com forte predisposição genética, mas os aspectos genéticos dessa forma de diabetes são complexos e ainda não foram devidamente definidos.

Exames e diagnóstico

Em 1997, um comitê internacional de especialistas recomendou a redução do número para diagnóstico no exame de uso mais comum para diabetes e instou que se desse atenção a uma triagem e à realização de testes em ampla escala, a fim de que o diabetes fosse detectado em um estágio mais inicial e também para ajudar na prevenção ou protelação do surgimento de complicações graves e dispendiosas.[2] O comitê de especialistas foi reunido sob os auspícios da American Diabetes Association. O trabalho desse comitê é a atualização de um processo semelhante realizado em 1979 pelo National Diabetes Data Group [Grupo Nacional de Dados sobre Diabetes], e suas recomendações se baseiam em uma revisão (com duração de dois anos) de mais de 15 anos de pesquisa. Revisões adicionais foram publicadas em 2003.[2]

As novas recomendações se fundamentam em dados de pesquisas baseadas em populações, demonstrando que as complicações graves do diabetes começam mais cedo do que se pensava previamente.

O diabetes pode ser diagnosticado por qualquer um dos três procedimentos a seguir e confirmado em um dia diferente, também por qualquer um dos três métodos:[2,11]

- Uma *glicose plasmática em jejum* igual ou superior a 126 mg/dL (depois de jejum de calorias durante pelo menos oito horas).

- Uma *glicose plasmática casual* (coletada em qualquer hora do dia, não importando a hora da última refeição) igual ou superior a 200 mg/dL, com os clássicos sintomas do diabetes de maior urina, mais sede e perda de peso inexplicada.

- Um valor no *teste de tolerância à glicose oral* (TTGO) igual ou superior a 200 mg/dL na amostra de duas horas (no TTGO, a carga de glicose deve conter 75 gramas de glicose anidra dissolvida em água).

O exame de glicose plasmática em jejum é o preferido, sendo recomendado para teste e diagnóstico por causa de sua facilidade de administração, conveniência, aceitabilidade pelos pacientes e mais baixo custo (em comparação com TTGO).[2] As categorias dos valores de glicose plasmática em jejum são:

- < 100 mg/dL = glicose em jejum normal
- 100 a 125 mg/dL = glicose em jejum deficiente, ou "pré-diabética"
- ≥ 126 mg/dL = diagnóstico de diabetes (depois da confirmação em um dia diferente)

Também se deve ter em mente que o teste da picada no dedo, utilizado pelas pessoas para monitorar seus níveis de glicose no sangue, às vezes utilizado em exposições de produtos médicos e em avaliações de risco de diabetes entre o público em geral, não é considerado um procedimento diagnóstico.[2]

Deficiência de glicose em jejum ou pré-diabetes

Um nível plasmático de glicose < 100 mg/dL é o limite máximo da glicose sanguínea normal. Há duas categorias de comprometimento do metabolismo da glicose (ou deficiência na homeostase desse hormônio) que são consideradas como fatores de risco para futura ocorrência de diabetes e de doença cardiovascular:[2]

1. *Deficiência de glicose em jejum (DGJ).* Uma nova categoria, quando a glicose plasmática em jejum fica entre 100 e 125 mg/dL; estima-se que cerca de 41 milhões de pessoas entre os 40 e os 74 anos de idade tenham deficiência de glicose em jejum.
2. *Deficiência de tolerância à glicose (DTG).* Quando os resultados do teste de tolerância à glicose oral são ≥ 140 mas < 200 mg/dL (na amostra de duas horas).

Um valor para glicose plasmática de 60 a 99 mg/dL é considerado normal. Muitas pessoas acreditam que estão acometidas por hipoglicemia ou baixo nível sanguíneo de açúcar, uma condição popularizada em vários livros direcionados a esse tópico. Contudo, a real hipoglicemia é uma condição rara, observada em menos de 1% da população geral.[12] Hipoglicemia é diagnosticada quando o nível plasmático de glicose cai para menos de 50 mg/dL dentro de algumas horas após a ingestão de uma refeição comum, enquanto o paciente vivencia sintomas como fraqueza, fadiga, estresse, cefaleia, tremores, etc. Se os sintomas e o baixo nível plasmático de glicose forem observados juntos depois da refeição e se forem aliviados logo depois da mesma, pode-se diagnosticar hipoglicemia. Na realidade, a hipoglicemia é mais comum entre diabéticos que usam doses muito altas de insulina ou que usam essa medicação na hora errada com relação a seus hábitos alimentares e de exercícios.

Fatores de risco e triagem do diabetes

Com frequência, o diabetes tipo 2 não é diagnosticado até que surjam complicações, o que faz que em torno de um terço dos diabéticos não sejam diagnosticados.[1,2] A American Diabetes Association recomenda que indivíduos em alto risco sejam submetidos à triagem para diabetes e pré-diabetes (ver Fig. 12.5).[1] Conforme resumido no Quadro 12.5, deve-se considerar a realização de testes de diabetes em todos os indivíduos com 45 anos ou mais, especialmente naqueles com IMC a partir de 25 kg/m². Se o resultado do teste for normal, a triagem para diabetes deverá ser repetida em intervalos de três anos. Deve-se considerar a realização dos testes em pessoas mais jovens ou sua realização mais frequente em indivíduos que estejam com sobrepeso e tenham fatores de risco adicionais, como os listados no Quadro 12.5. A triagem deve ser realizada em um centro de saúde.[1,2] O teste de glicose plasmática em jejum é recomendado para a triagem de diabetes.

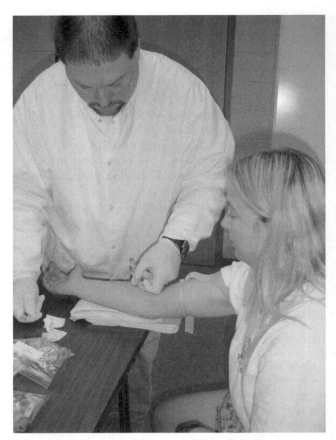

Figura 12.5 Adultos em alto risco de diabetes devem ser submetidos à triagem antes dos 45 anos de idade.

A incidência de diabetes tipo 2 em crianças e adolescentes aumentou significativamente na última década.[1,6] A American Diabetes Association recomenda que jovens passem por uma triagem se estiverem com sobrepeso e tenham dois ou mais dos fatores de risco listados no Quadro 12.5.

Recomendações especiais para mulheres grávidas

O diabetes melito gestacional (DMG) é uma forma de intolerância à glicose diagnosticada em algumas mulheres durante a gravidez.[1] O DMG ocorre com maior frequência entre afro-descendentes, descendentes de hispânicos/latinos, indígenas, mulheres obesas e/ou com histórico familiar de diabetes.[2] Durante a gestação, pacientes com

Quadro 12.5

Triagem e fatores de risco de diabetes em adultos e crianças

1. *Critérios para realização de testes para diabetes em adultos assintomáticos:*

   A realização de testes para diabetes deve ser levada em consideração para todos os indivíduos a partir de 45 anos de idade, especialmente naqueles com IMC $\geq$ 25 kg/m². Se o teste tiver resultado normal, a triagem para diabetes deverá ser repetida em intervalos de três anos. Deve-se considerar a realização de testes em indivíduos mais jovens ou em uma maior frequência em pessoas com sobrepeso (IMC $\geq$ 25 kg/m²) e que tenham fatores de risco adicionais, como os listados a seguir:

   a. Em geral, são fisicamente inativos

   b. Têm um parente de primeiro grau diabético

   c. São membros de uma população étnica de alto risco (p. ex., afro-descendentes, latinos, indígenas, descendentes de asiáticos ou de habitantes das Ilhas do Pacífico)

   d. Mulheres que tiveram um bebê pesando mais de 4 quilogramas ou que tiveram diagnóstico de diabetes melito gestacional

   e. Hipertensos ($\geq$ 140/90 mmHg)

   f. Nível de colesterol HDL < 35 mg/dL e/ou nível de triglicerídeos > 250 mg/dL

   g. Síndrome dos ovários policísticos

   h. Em um teste prévio, teve DGJ ou DTG (pré-diabetes)

   i. Padece de outros problemas clínicos associados com resistência à insulina (acantose nigricante)

   j. Com histórico de doença vascular

2. *Critérios para realização de testes para diabetes tipo 2 em crianças:*

   Apenas crianças e jovens em maior risco para presença ou ocorrência de diabetes tipo 2 devem ser testados (por volta dos 10 anos de idade e, então, a cada dois anos), utilizando-se estes critérios:

   a. Sobrepeso (IMC > 85° percentil para idade e sexo), *mais dois quaisquer* dos seguintes fatores de risco:

   b. Histórico familiar de diabetes tipo 2 em parente em primeiro ou segundo grau

   c. Raça/etnia (afro-descendente, latinos, indígenas, de descendência asiática ou de habitantes das Ilhas do Pacífico)

   d. Sinais de resistência à insulina ou problemas associados com resistência à insulina (acantose nigricante, hipertensão, dislipidemia ou síndrome dos ovários policísticos)

Fontes: American Diabetes Association. Standards of medical care in diabetes. *Diabetes Care* 28(suppl 1):S4–S36, 2005; The Expert Committee on the Diagnosis and Classification of Diabetes Mellitus. Follow-up report on the diagnosis of diabetes mellitus. *Diabetes Care* 20:1183–1197, 1997; 26:3150–3167, 2003.

DMG necessitam de tratamento para a normalização dos níveis sanguíneos de glicose da gestante para que sejam evitadas complicações no bebê. Depois da gestação, foi verificado que 5 a 10% das mulheres com DMG apresentam diabetes tipo 2 e o risco de ocorrência dessa doença durante os 5 a 10 anos seguintes é 20 a 50% mais elevado do que o normal.[1,2]

A avaliação do risco para DMG deve ser efetuada na primeira consulta pré-natal.[1] Mulheres em alto risco de DMG (obesidade significativa, histórico pessoal de DMG, glicose na urina ou forte histórico familiar de diabetes) devem passar por um teste de glicose (glicose plasmática em jejum $\geq$ 126 mg/dL indica diabetes). Mulheres de risco médio e alto sem constatação de DMG na triagem inicial deverão ser testadas entre 24 e 28 semanas de gestação utilizando um teste de tolerância à glicose oral (TTGO) de 100 gramas. O TTGO deverá ser efetuado na manhã seguinte a um jejum de 8 a 14 horas realizado durante a noite. Os critérios diagnosticados para TTGO de 100 gramas estão descritos a seguir; considera-se um diagnóstico positivo quando dois ou mais desses valores forem alcançados ou excedidos:

- $\geq$ 95 mg/dL em jejum
- $\geq$ 180 mg/dL em 1 hora
- $\geq$ 155 mg/dL em 2 horas
- $\geq$ 140 mg/dL em 3 horas

Um quadro de baixo risco dispensa o teste de glicose, mas essa categoria está limitada àquelas mulheres que atendem a todas as características a seguir:[1]

- Menos de 25 anos de idade
- Peso normal antes da gestação
- Membro de um grupo étnico com baixa prevalência de DMG
- Sem parentes de primeiro grau diabéticos
- Sem história de tolerância anormal à glicose
- Sem história de mau resultado obstétrico

Mulheres com DMG devem ser submetidas à triagem para diabetes seis semanas depois do parto, devendo ser acompanhadas com triagem subsequente para um possível aparecimento de diabetes ou pré-diabetes.

ESTILO DE VIDA E RISCO DE DIABETES TIPO 2

Os percentuais de diabetes tipo 2 se elevam de maneira assustadora à medida que o estilo de vida modernizado é adotado por pessoas das sociedades em desenvolvimento. Na China, por exemplo, a prevalência de diabetes triplicou durante um recente período de 10 anos, com as mudanças de um estilo de vida tradicional para outro, modernizado.[13] Entre homens nipo-americanos, aqueles que preservaram um estilo de vida japonês mais tradicional apresentaram uma prevalência de diabetes reduzida.[14] Vêm-se acumulando evidências de que 90% dos casos de diabetes tipo 2 possam ser atribuídos a estilos de vida insatisfatórios, em particular, obesidade, inatividade física, dieta pouco saudável e tabagismo.[15-25]

Nos EUA, aproximadamente 85% dos pacientes com diabetes tipo 2 estão obesos na ocasião do diagnóstico. Cerca de 70% do risco de diabetes tipo 2 nos EUA são atribuíveis à obesidade. Como ilustram as Figuras 12.6 e 12.7, o risco para ocorrência de diabetes tipo 2 aumenta em proporção direta ao grau de obesidade, tanto para homens como para mulheres.[15-17] Em um estudo com duração de cinco anos envolvendo mais de 20 mil médicos norte-americanos do sexo masculino, o risco de diabetes tipo 2 triplicou quando o índice de massa corporal se elevava acima dos 26,4 kg/m² (ver Fig. 12.6).[16] Em um estudo com duração de 14 anos e com mais de 114 mil enfermeiras, depois do ajuste para idade, o índice de massa corporal foi o fator prognóstico dominante de risco para diabetes tipo 2 (ver Fig. 12.7).[17] Mulheres que ganharam peso durante o estudo aumentaram seu risco de diabetes tipo 2, ao passo que aquelas que perderam peso tiveram seu risco diminuído. Esses dados indicam que as mulheres podem minimizar o risco de diabetes se tiverem uma compleição magra na vida adulta jovem, evitando mesmo modestos ganhos de peso ao longo da vida. Outro estudo demonstrou que, tanto para homens como para mulheres, o ganho de até 4,5 kg, somente, aumenta em 25% o risco de ocorrência de diabetes.[18]

Em populações muito obesas, como os índios Pima e os nauruanos, a prevalência de diabetes tipo 2 é a mais elevada do mundo.[19] Obesidade, especialmente da parte superior do corpo ou abdominal, está associada com resistência à insulina (capacidade reduzida de resposta do corpo à ação da insulina e número reduzido de receptores desse hormônio). Um número crescente de estudos demonstrou que o risco de diabetes tipo 2 aumenta em proporção direta com o aumento da circunferência abdominal ou com a relação quadril/cintura (i. e., quando a circunferência abdominal se aproxima ou excede a circunferência dos quadris).[19-21] Como ilustra a Figura 12.8, uma diferença de 25 centímetros na circunferência da cintura (p. ex., 71 a 96 centímetros) aumenta em seis vezes o risco de ocorrência de diabetes tipo 2.[21] Diversos outros estudos publicados demonstraram que, quando ocorre perda de peso corporal, especialmente da gordura abdominal, a resistência à insulina diminui e os níveis sanguíneos de glicose melhoram ou, muitas vezes, retornam ao normal.[18-21]

A redução estimada no risco de diabetes tipo 2 associada à manutenção de um peso corporal desejável, em comparação com o estado de obesidade, é de 50 a 75%, consideravelmente maior do que a redução de 30 a 50% no risco associado à prática regular de exercício, com intensidade moderada a vigorosa, comparada a um estilo de vida sedentário.[19] Assim, evitar ganho de peso à medida que a idade aumenta é a mais importante medida preventiva contra diabetes tipo 2. O importante papel da atividade física na prevenção do diabetes será revisado mais adiante neste capítulo.[15-23]

São poucos os estudos publicados sobre o papel da dieta na ocorrência de diabetes tipo 2. Em um estudo com duração de seis anos envolvendo mais de 65 mil enfermeiras, pesquisadores da Escola de Saúde Pública da Universidade de Harvard demonstraram que o risco de ocorrência de diabetes foi 2,5 vezes maior naquelas participantes que utilizavam

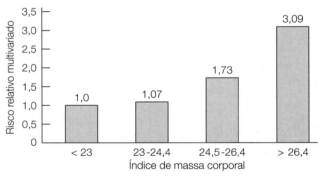

Figura 12.6 Índice de massa corporal como prognóstico de diabetes: risco relativo de diabetes tipo 2. Fonte: Manson JE, Nathan DM, Krolewski AS, et al. A prospective study of exercise and incidence of diabetes among U.S. male physicians. *JAMA* 268:63–67, 1992.

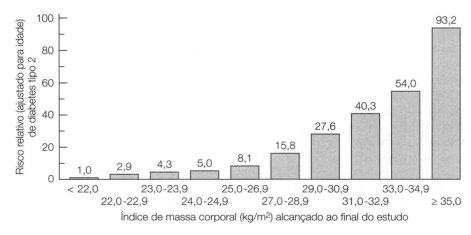

Figura 12.7 Índice de massa corporal atingido e risco de diabetes em 114.834 mulheres norte-americanas com idades entre 30 e 55 anos, em 1976, acompanhadas durante 14 anos. Fonte: Colditz GA, Willett WC, Rotnitzky A, Manson JE. Weight gain as a risk factor for clinical diabetes mellitus in women. *Ann Intern Med* 122:481–486, 1995.

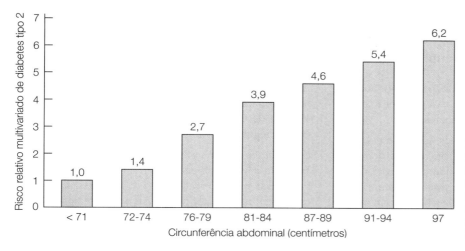

Figura 12.8 Circunferência abdominal e risco de diabetes tipo 2, estudo com duração de oito anos envolvendo 43.581 enfermeiras. Fonte: Carey VJ, Walters EE, Colditz GA, et al. Body fat distribution and risk of non–insulin dependent diabetes mellitus in women. The Nurses' Health Study. *Am J Epidemiol* 145:614–619, 1997.

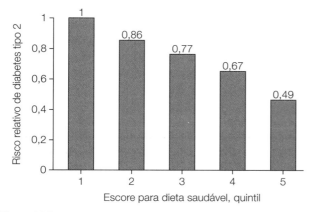

Figura 12.9 Risco de ocorrência de diabetes durante um período de 16 anos em 85 mil mulheres, de acordo com a dieta. Escore para dieta baseado em baixa carga glicêmica e de gorduras trans, alto teor de fibra de cereais e relação elevada de gordura poli-insaturada/saturada. Fonte: Hu FB, Manson JE, Stampfer MJ, Colditz G, Liu S, Solomon CG, Willett WC. Diet, lifestyle, and the risk of diabetes mellitus tipo 2 in women. *N Engl J Med* 345:790–797, 2001.

em carboidrato e fibra e pobre em gordura no tratamento do diabetes tipo 2 (ver Compreensão da Medicina Esportiva ao final deste capítulo). O Quadro 9.5, no Capítulo 9, fornece maiores informações sobre o índice glicêmico.

TRATAMENTO DE DIABETES TIPO 1 E TIPO 2

O tratamento para qualquer um dos tipos de diabetes procura fazer o que o corpo humano normalmente faz de maneira natural: manter um equilíbrio apropriado entre a glicose e a insulina. Os alimentos aumentam o nível de glicemia, ao passo que exercícios e insulina o reduzem. O desafio é controlar esses três fatores para que a glicemia seja mantida dentro de uma faixa estreita e para evitar complicações ligadas ao diabetes (ver Quadro 12.6). O treinamento em autoterapia é parte integrante do tratamento do diabetes, o qual deve ser individualizado e levar em consideração os aspectos clínicos, psicossociais e de estilo de vida.[26-28]

produtos à base de grãos refinados e processados (pobres em fibra alimentar), em comparação com aquelas que consumiam grãos em uma forma minimamente refinada (ricos em fibra).[24] Esses mesmos resultados foram confirmados em uma coorte de 42.759 homens.[25] Em um estudo com duração de 16 anos envolvendo 85 mil enfermeiras, o risco de ocorrência de diabetes foi 51% mais baixo naquelas participantes que se alimentavam com uma dieta mais saudável (ver Fig. 12.9).[15] A classificação da dieta se baseou em um baixo consumo de gordura trans, baixa carga glicêmica, alto teor de fibra de cereais e elevada relação entre gordura poli-insaturada e saturada. Quando esse escore para a dieta foi combinado com um baixo índice de massa corporal, 30 ou mais minutos de exercício diário e abstenção de tabaco, o risco de ocorrência de diabetes foi praticamente 90% mais baixo que no grupo situado no pior quintil. Esses estudos sugerem que grãos devem ser consumidos em uma forma minimamente refinada para reduzir o risco de diabetes tipo 2. Deve-se ter em mente que, embora se conte com poucos dados sobre hábitos alimentares e risco de ocorrência de diabetes tipo 2, existem evidências substanciais em apoio a uma dieta rica

A não produção de insulina pelo pâncreas torna o controle do diabetes tipo 1 particularmente difícil. Tendo em vista que não há cura para esse tipo de diabetes, o tratamento deve ser para toda a vida. No indivíduo com diabetes tipo 1, para que a glicemia seja mantida dentro de limites estreitos e sejam evitadas as complicações clínicas, deve ser seguido um estilo de vida regular e consistente.[1,10,11] Horas de comer, quantidades e tipos de alimentos e atividade física devem ser consistentes no dia a dia. A glicemia deve ser medida várias vezes por dia, havendo necessidade de várias injeções de insulina ou de tratamento com uma bomba desse hormônio. Ver na Tabela 12.1 uma lista de tipos de insulina. É importante que seja periodicamente determinada a hemoglobina glicosilada (A1C) para a monitoração contínua do controle glicêmico (ver Quadro 12.7).[10,29]

Resultados de um importante estudo multicêntrico realizado pelo Diabetes Control and Complications Trial (DCCT) Research Group [Grupo de Pesquisa do Estudo de Controle e Complicações do Diabetes] demonstraram que, quando pacientes com diabetes tipo 1 mantêm seus níveis de glicose no sangue sob rígido controle por meio de cuidados intensivos, ocorrem menos complicações clínicas.[30,31] O estudo de-

492 Parte IV Atividade Física e Doença

Quadro 12.6

Muitas complicações do diabetes podem ser evitadas

Detecção precoce, melhor atendimento e melhor auto-tratamento são estratégias essenciais para prevenção das seguintes complicações ligadas ao diabetes:

Doença ocular e cegueira. Todos os anos, estima-se que 12 mil a 24 mil pessoas fiquem cegas por causa de doença ocular diabética. A triagem e os cuidados apropriados poderiam evitar 50 a 60% desses casos de cegueira. No entanto, apenas 60% das pessoas diabéticas fazem exames anuais com dilatação de pupila.

Doença renal. Todos os anos, cerca de 41 mil pessoas diabéticas sofrem de insuficiência renal e mais de 129 mil são tratadas por causa desse problema. O tratamento para melhor controle da pressão arterial e dos níveis de glicose no sangue poderia reduzir em 30 a 70% a insuficiência renal ligada ao diabetes.

Amputações. Cerca de 82 mil pessoas sofrem amputações nas extremidades inferiores todos os anos. Em torno de 45 a 85% dessas amputações poderiam ser evitadas com exames regulares e educação do paciente.

Complicações da gravidez. Mulheres com diabetes pré-existente dão à luz mais de 18 mil bebês anualmente. Para essas mães, o tratamento do diabetes antes da concepção pode evitar problemas de saúde ligados ao diabetes tanto para elas como para seus bebês.

Morte ligada à gripe e à pneumonia. Todos os anos, de 10 mil a 30 mil diabéticos morrem de gripe e pneumonia. Essa população tem uma probabilidade de morte por essas complicações cerca de três vezes maior do que pessoas não diabéticas; contudo, apenas 54% dos diabéticos fazem vacinação anual contra a gripe.

Fonte: Centers for Disease Control and Prevention. www.cdc.gov/diabetes.

TABELA 12.1 Tipos de insulina

Tipo de insulina	Exemplos	Início da ação	Pico de ação	Duração da ação
De ação rápida	Humalog® (lispro) Eli Lilly®	15 minutos	30 a 90 minutos	3 a 5 horas
	NovoLog® (aspart) Novo Nordisk®	15 minutos	40 a 50 minutos	3 a 5 horas
De ação breve (regular)	Humulin R® Eli Lilly® Novolin R® Novo Nordisk®	30 a 60 minutos	50 a 120 minutos	5 a 8 horas
De ação intermediária (NPH)	Humulin N® Eli Lilly® Novolin N® Novo Nordisk®	1 a 3 horas	8 horas	20 horas
	Humulin L® Eli Lilly® Novolin L® Novo Nordisk®	1 a 2,5 horas	7 a 15 horas	18 a 24 horas
Misturas de ação intermediária e breve	Humulin® 50/50 Humulin® 70/30 Humalog Mix® 75/25 Humalog Mix® 50/50 Eli Lilly® Novolin® 70/30 Novolog Mix® 70/30 Novo Nordisk®	O início, o pico e a duração da ação dessas misturas refletem uma combinação dos componentes de ação intermediária e de ação breve ou rápida, com um pico de ação.		
De longa ação	Ultralente® Eli Lilly®	4 a 8 horas	8 a 12 horas	36 horas
	Lantus® (glargina) Aventis®	1 hora	nenhum	24 horas

Fonte: Lewis C. Diabetes: A growing public health concern. *FDA Consumer* Jan/Feb 2002, pp. 26–33.

Capítulo 12 Diabetes **493**

Quadro 12.7

Etapas para controle contínuo do diabetes

Etapa 1: Avaliação e tratamento clínico completos

- Deve ser realizada uma avaliação clínica inicial completa para que seja detectada presença ou ausência de complicações do diabetes.
- Diabéticos devem receber cuidados clínicos de uma equipe coordenada por um médico. Eles devem assumir um papel ativo em seu tratamento, aprendendo tudo o que puderem sobre o tratamento da doença.
- Consultar a equipe médica pelo menos duas vezes por ano para que problemas sejam detectados e tratados precocemente.
- Em cada consulta, obtenha determinações de pressão arterial e peso e exames dos pés.
- Pelo menos duas vezes por ano, verifique A1C (obtenha determinações com maior frequência se o nível estiver acima de 7%) e faça exames bucais.
- Uma vez por ano determine o colesterol e faça um exame com dilatação das pupilas, um exame completo dos pés, exames de urina e sangue para problemas renais e tome vacina antigripal.
- Pelo menos uma vez por ano, tome vacina contra pneumonia.

Etapa 2: Conheça o ABC do tratamento do diabetes

- Diabéticos devem controlar seu **A**1C, sua pressão arterial (*Blood pressure*) e seu **C**olesterol. Esses procedimentos ajudarão a baixar o risco de ataque cardíaco, acidente vascular cerebral ou problemas decorrentes do diabetes. São chamados de o ABC do diabetes.
- **A** representa o teste para A1C (hemoglobina glicosilada, definida como uma das quatro frações A da hemoglobina, à qual a glicose se liga). A1C revela o grau de eficácia no controle da glicemia ao longo dos últimos três meses, devendo ser verificada pelo menos duas vezes por ano. Para a maioria das pessoas, a meta é menos de 7,0% (em sua maioria, os indivíduos não diabéticos têm A1C entre 4,0 e 6,0%). Os níveis plasmáticos capilares de glicose antes das refeições

devem ficar entre 90 e 130 mg/dL, com um pico abaixo dos 180 mg/dL depois das refeições. A automonitoração da glicemia deverá ser realizada três ou mais vezes por dia, especialmente em pacientes que estejam tomando várias injeções de insulina.

- **B** representa pressão arterial (do inglês, *blood pressure*). A meta para a maioria das pessoas é < 130/80 mmHg.
- **C** representa colesterol. Para a maioria das pessoas, a meta para o colesterol LDL é menos de 100 mg/dL. Tente também manter o colesterol HDL acima de 40 mg/dL e os triglicerídeos abaixo de 150 mg/dL.

Etapa 3: Tratamento do diabetes

- Muitos diabéticos evitam problemas a longo prazo com a doença cuidando bem de si próprios e aplicando o ABC do diabetes.
- *Seja fiel ao plano alimentar para diabéticos* (ver Compreensão da Medicina Esportiva ao final deste capítulo).
- *Coma as porções corretas de alimentos saudáveis.*
- *Coma alimentos com menos sal e gordura.*
- *Pratique 30 a 60 minutos de atividade física na maioria dos dias da semana.*
- *Mantenha um peso saudável, sendo ativo e controlando o consumo de alimentos.*
- *Pare de fumar e busque ajuda para isso.*
- *Tome os remédios prescritos pelo médico.*
- *Examine seus pés todos os dias em busca de cortes, bolhas, manchas vermelhas e inchaços.*
- *Escove seus dentes e passe fio dental todos os dias, para que sejam evitados problemas com a boca, os dentes e as gengivas.*
- *Verifique a glicemia de acordo com as orientações da equipe médica.*

Fontes: American Diabetes Association. Standards of medical care in diabetes. *Diabetes Care* 28(suppl 1):S4–S36, 2005; American Diabetes Association, National Institute of Diabetes and Digestive and Kidney Diseases. Prevention or delay of type 2 diabetes. *Diabetes Care* 27(suppl 1):S47–S54, 2004; www.ndep.nih.gov.

---

monstrou que a manutenção dos níveis sanguíneos de glicose o mais próximo possível da normalidade retardou o surgimento e a progressão de doenças oculares, renais e nervosas causadas pelo diabetes. Na verdade, o estudo demonstrou que *qualquer* redução continuada da glicemia é útil, mesmo se a pessoa tiver um histórico de controle deficiente. A seguir, os elementos de terapia intensiva citados no DCCT:[30]

- Verificação dos níveis de glicose no sangue quatro ou mais vezes por dia

- Quatro injeções diárias de insulina ou uso de uma bomba de insulina
- Ajuste das doses de insulina de acordo com o consumo de alimentos e exercício
- Dieta e plano de exercícios
- Consultas regulares a uma equipe clínica composta por médico, enfermeira-educadora, nutricionista e terapeuta comportamental

O Quadro 12.7 resume os princípios do tratamento de diabéticos em conformidade com as orientações do National Diabetes Education Program e da American Diabetes Association.[1] Um problema do tratamento intensivo é a pouca colaboração e aceitação escassa por parte do paciente. No estudo DCCT, o efeito colateral mais significativo do tratamento intensivo foi o aumento no risco de ocorrência de episódios de baixa glicemia graves o suficiente para necessitarem de assistência de outra pessoa (hipoglicemia severa). Assim, é fundamental uma cooperação meticulosa com a equipe clínica. Os pesquisadores do DCCT estimaram que o tratamento intensivo duplicou o custo de tratamento do diabetes. Esse custo, porém, parece ser compensado pela redução ocorrente nas despesas médicas relacionadas às complicações a longo prazo e pela melhor qualidade de vida das pessoas com diabetes tipo 1.

As bombas de insulina programáveis e implantáveis vêm tendo crescente aceitação por muitos especialistas.[32,33] Embora originalmente consideradas sobretudo para pacientes com diabetes tipo 1, dados de pesquisa sugerem que diabéticos tipo 2 que necessitam de insulinoterapia também possam ser beneficiados.[33] O aparelho pesa cerca de 225 gramas e é cirurgicamente implantado no abdome, em um local imediatamente subcutâneo. Um cateter transporta a insulina para a cavidade abdominal. O reabastecimento da insulina é realizado por via transcutânea, com uma seringa, a cada 4 a 12 semanas. Estudos de longa duração demonstram que ocorre melhora no controle glicêmico com a terapia com bomba.[32,33] Hipoglicemia severa e ganho de peso são ocorrências relativamente raras e os pacientes relatam alto grau de satisfação e melhor qualidade de vida.

PREVENÇÃO, ADIAMENTO E TRATAMENTO DO DIABETES TIPO 2

Em geral, o tratamento do diabetes tipo 2 envolve controle da dieta, exercícios, exames domiciliares da glicemia e, em alguns casos, medicação oral e/ou insulina.[1,26-28] Em sua maioria, os especialistas recomendam uma abordagem em estágios ao tratamento dos pacientes com diabetes tipo 2.[10,26,27] Tendo em mente que a vasta maioria desses paciente é constituída por pessoas obesas, a primeira recomendação é a perda de peso por meio de uma dieta saudável (i. e., com baixo teor de gordura e ênfase em carboidratos e fibras) e exercícios. Se a dieta, os exercícios e a perda de peso não conseguirem baixar os níveis de glicose no sangue (mais frequentemente por causa da não cooperação do paciente com as mudanças de estilo de vida recomendadas), o médico responsável poderá decidir pela adição de um agente para o diabetes e/ou insulina. A Tabela 12.2 apresenta uma lista dos medicamentos utilizados no tratamento do diabetes tipo 2. Insulina é a escolha habitual para casos avançados desse tipo de diabetes. Estudos de longa duração demonstraram que a maioria dos diabéticos tipo 2 necessita de várias alterações no estilo de vida e de terapia farmacológica para que as metas glicêmicas sejam alcançadas.[34]

O diabetes tipo 2 é considerado uma doença altamente passível de prevenção e tratamento por meio da melhora nos hábitos e no estilo de vida.[19] O objetivo que isoladamente é considerado mais importante para o indivíduo obeso com diabetes tipo 2 é alcançar e manter um peso corporal

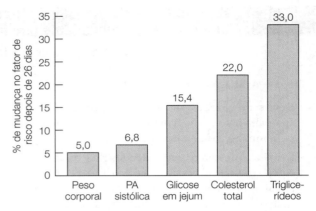

Figura 12.10 Efeitos da dieta e do exercício nos fatores de risco para DAC em 652 pacientes com diabetes tipo 2; mudança percentual depois do Programa Pritikin (dieta com < 10% de gordura, rica em fibra e carboidratos, 1 a 2 horas de caminhada/dia) de 26 dias, em que 71% dos participantes medicados com agentes hipoglicemiantes e 39% dos que estavam tomando insulina descontinuaram sua medicação. Fonte: Barnard RJ, Jung T, Inkeles SB. Diet and exercise in the treatment of NIDDM. *Diabetes Care* 17:1469–1472, 1994.

desejável.[19,35-39] A redução do peso reduz a glicose sérica e melhora a sensibilidade à insulina, ao mesmo tempo em que influencia favoravelmente diversos fatores de risco para doença cardíaca. Diabéticos em alto risco para morte por doença cardíaca e que se veem diante de um futuro repleto de complicações clínicas em decorrência dos elevados níveis de glicose no sangue têm muito a ganhar com a perda de peso. Infelizmente, diversos estudos informam que indivíduos com diabetes tipo 2 têm um histórico negativo de alcançar e, em seguida, de manter um peso corporal desejável, apesar da motivação da presença do diabetes e da observação de melhoras no controle glicêmico com a perda de peso.[36,38]

A Figura 12.10 resume o grau de rapidez com que a perda de peso (com uma dieta saudável e um programa de exercícios) pode influenciar o diabetes tipo 2 e os fatores de risco para doença cardíaca.[35] Nesse estudo, 652 pacientes com diabetes tipo 2 cumpriram o programa residencial de 26 dias do Pritikin Longevity Center [Centro Pritikin de Longevidade]. O grupo incluía 212 pacientes tomando insulina e 197 tomando agentes hipoglicemiantes orais. Os 243 indivíduos restantes não estavam tomando medicação antidiabética, mas tinham nível de glicose em jejum acima de 140 mg/dL. Durante o programa de 26 dias, os pacientes com diabetes tipo 2 praticaram exercícios aeróbios diariamente, sobretudo caminhadas (chegando até a duas caminhadas de uma hora cada, todos os dias). Os pacientes também foram colocados em uma dieta rica em carboidratos e fibra e pobre em gordura, colesterol e sal. Das calorias originárias da dieta, menos de 10% foram obtidas de gordura. A dieta continha 35 a 40 gramas de fibra alimentar por 1.000 calorias – uma quantidade muito alta em comparação com a maioria dos padrões. Durante o programa, o paciente médio perdeu cerca de 4,5 kg e obteve reduções na pressão arterial e nos níveis sanguíneos de glicose em jejum, colesterol total e triglicerídeos. Dos pacientes medicados com insulina, 39% foram capazes de descontinuar o tratamento, e 71% dos pacientes medicados com agentes orais também tiveram sua medicação descontinuada.

Tabela 12.2   Medicações para diabetes*

			Medicações antidiabéticas orais*			
Categoria	Ação	Nome genérico	Nome comercial[†]	Fabricante	Data de aprovação	Comentários
Sulfonilureia	Estimula as células beta a liberar mais insulina	Clorpropamida	Diabinese®	Pfizer	10/1958	Geralmente tomado 1 a 2 vezes ao dia, antes das refeições; pode interagir com outros fármacos; sulfonilureia de primeira geração (fármaco mais antigo)
		Glipizida	Glucotrol®	Pfizer	5/1984	Sulfonilureia de segunda geração, utilizado em doses menores que fármacos de primeira geração
		Gliburida	DiaBeta®/ Micronase®/Glynase®	Aventis, Pharmacia e Upjohn	5/1984	
		Glimepirida	Amaryl®	Aventis	11/1995	
Meglitinida	Ação similar à das sulfonilureias	Repaglinida	Prandin®	Novo Nordisk	12/1997	Tomado antes de cada uma das três refeições
Nateglinida	Ação similar à das sulfonilureias	Nateglinida	Starlix®	Novartis	12/2000	Tomado antes de cada uma das três refeições
Biguanida	Sensibiliza o corpo à insulina já presente	Metformina	Glucophage®	Bristol Myers Squibb	3/1995	Tomado duas vezes ao dia, com alimentos para melhores resultados
		Metformina (de longa duração)	Glucophage XR®	Bristol Myers Squibb	10/2000	
		Metformina com gliburida	Glucovance®	Bristol Myers Squibb	7/2000	
Tiazolidinediona (Glitazona)	Ajuda a insulina a funcionar melhor nos músculos e na gordura; baixa a resistência à insulina	Rosiglitazona	Avandia®	SmithKline Beecham (agora, GlaxoSmithKline)	5/1999	Tomado 1 ou 2 vezes ao dia com alimento; efeito colateral muito raro, mas grave ao fígado
		Pioglitazona	Actos®	Takeda Pharmaceuticals	7/1999	
Inibidor da alfaglicose	Retarda ou bloqueia a degradação de amidos e de certos açúcares; a ação retarda a elevação nos níveis sanguíneos de açúcar após uma refeição	Acarbose	Precose®	Bayer	9/1995	Deve ser tomado com a primeira porção da refeição
		Miglitol	Glyset®	Pharmacia e Upjohn	12/1996	

*Pílulas para tratamento do diabetes – agentes antidiabéticos – são utilizadas apenas no tratamento do diabetes tipo 2.

[†]N.E.: Os nomes das marcas correspondem às presentes no mercado norte-americano. Nem todas são comercializadas sob a mesma bandeira no Brasil.

Fonte: Lewis C. Diabetes: A growing public health concern. *FDA Consumer* January–February 2002, pp. 26–33.

Por causa do modelo utilizado nesse estudo, não é possível definir qual fator do estilo de vida – exercício, perda de peso ou melhora da dieta – foi mais responsável pelos notáveis resultados.[35] Embora a dieta Pritikin tenha sido criticada como sendo excepcionalmente restritiva (e difícil de continuar depois de interrompido o programa), os resultados desse estudo falam em favor de uma forte ênfase na modificação do estilo de vida – tanto na dieta como no exercício – para tratamento de pessoas com diabetes tipo 2.

Desde os anos 1950, vem ocorrendo um considerável debate relativo à dieta mais apropriada para o diabético. Como é revisado no quadro Compreensão da Medicina Esportiva ao final deste capítulo, vem ocorrendo uma progressão na direção de dietas com teores de gordura cada vez mais baixos e de carboidratos cada vez mais altos. Atualmente, a ênfase recai na individualização da dieta.[38] As metas principais da dieta antidiabética para pacientes com diabetes tipo 2 são baixar a glicemia, os lipídios no sangue, a pressão arterial e o peso corporal (quando houver necessidade). Por essas razões, pacientes com diabetes tipo 2 devem fazer uma dieta saudável e variada, com ênfase no controle das gorduras saturadas.

Prevenção e adiamento do diabetes tipo 2

Diversos estudos randomizados e controlados testaram se a progressão do pré-diabetes para o diabetes pode ser adiada ou prevenida por modificações intensivas do estilo de vida (perda de peso, mudança na dieta e atividade física) ou pelo uso de medicações hipoglicemiantes comercializadas, como metformina ou acarbose.[1,10,20,26,36,39,40] Todas essas intervenções se revelaram eficazes em graus variáveis. Nos estudos de modificação do estilo de vida, é digno de nota que esses resultados foram obtidos por uma modesta redução no peso corporal e pela prática de exercícios moderados, como caminhar. Conforme resumido na Figura 12.11, o risco de ocorrência de diabetes tipo 2 foi reduzido em 31, 46 e 42% em indivíduos randomizados para intervenções apenas na dieta, apenas no exercício e na dieta *e* no exercício, respectivamente.[40]

No Diabetes Prevention Program (DPP) [Programa de Prevenção do Diabetes], participantes pré-diabéticos foram randomizados para 1 entre 3 grupos de intervenção: grupo de orientação intensiva para nutrição e exercício, grupo de biguanida metformina ou grupo de placebo.[39] Após cerca de três anos, uma redução de 58% na progressão para diabetes foi observada no grupo de estilo de vida, ao passo que, no grupo de metformina, notou-se uma redução de 31%. Cerca de 50% do grupo de estilo de vida atingiu a meta de 7% ou mais de redução do peso e 74% manteve pelo menos 150 minutos por semana de exercício com intensidade moderada. O maior benefício da perda de peso e da atividade física sugere enfaticamente que modificações no estilo de vida devem constituir a primeira escolha para prevenção ou adiamento do diabetes.[1] Intervenções no estilo de vida também trazem diversos outros benefícios para a saúde. Quando todos os fatores são levados em consideração, tornam-se insuficientes as evidências em apoio ao uso da farmacoterapia como substituto ou aliado rotineiro às modificações no estilo de vida para prevenir diabetes.

Com base nos resultados desses estudos, a American Diabetes Association publicou as recomendações a seguir relativas à prevenção e ao adiamento do diabetes tipo 2:[1]

- Indivíduos com alto risco para sofrer diabetes devem conscientizar-se dos benefícios de uma modesta perda de peso (meta de 5 a 10%) e da participação em atividade física regular (meta de 30 minutos ou mais por dia).
- A farmacoterapia não deve ser utilizada rotineiramente para a prevenção do diabetes até que se tenham mais informações acerca de seu custo-benefício.

EXERCÍCIO E DIABETES

Pesquisadores estabeleceram que diabetes tipo 2 é menos comum em sociedades fisicamente ativas do que em sociedades sedentárias.[15,19,21,23,40-50] Também foi constatado que, à medida que as populações se tornam mais sedentárias, observa-se um aumento na incidência de diabetes tipo 2 (ver Fig. 12.12).[13,14,42]

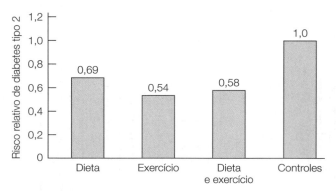

Figura 12.11 Efeitos da dieta e do exercício na prevenção do diabetes tipo 2 em pessoas com deficiência da glicose em jejum. Estudo com duração de seis anos envolvendo 530 homens e mulheres na China. Fonte: Pan XR, Li GW, Hu YH, et al. Effects of diet and exercise in preventing NIDDM in people with impaired glucose tolerance. The Da Qing IGT and Diabetes Study. *Diabetes Care* 20:537–544, 1997.

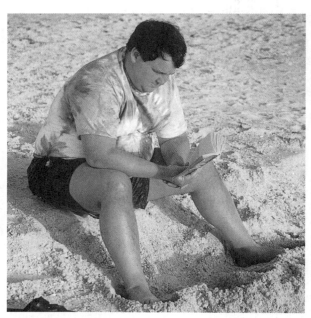

Figura 12.12 O risco de diabetes tipo 2 é elevado nas sociedades sedentárias (© Myrleen Ferguson/PhotoEdit).

Esse tipo de diabetes é excepcionalmente comum, por exemplo, entre alguns povos do Pacífico Sul e indígenas que adotaram os hábitos sedentários do mundo ocidental.[19,42] Entretanto, os especialistas alertam que é provável que estejam envolvidos outros fatores ambientais e de estilo de vida, incluindo mudanças no peso corporal e nos hábitos alimentares.[19]

Atividade física e risco de desenvolver diabetes

Diversos estudos importantes acompanharam grandes grupos de homens e mulheres durante longos períodos, medindo a influência da atividade e da inatividade física no risco de ocorrência de diabetes tipo 2.[15,23,41-50] Os estudos forneceram um apoio convincente para o papel da atividade física regular na prevenção desse tipo de diabetes.

Foram publicados, em 1991, dados de um estudo com duração de 14 anos envolvendo aproximadamente 6 mil ex-alunos do sexo masculino da Universidade da Pensilvânia.[45,51] A atividade física nas horas de lazer foi medida e expressada em Calorias consumidas por semana para as atividades de andar, subir escadas e praticar esportes. Ocorreu diabetes tipo 2 em 202 homens e o achado importante foi que, para cada aumento de 500 Calorias por semana no gasto com atividades, o risco desse tipo de diabetes foi reduzido em 6%. Para homens obesos e inativos, a probabilidade de ocorrência de diabetes tipo 2 foi quatro vezes superior do que para homens magros e ativos. O efeito protetor da atividade física foi especialmente forte para homens no mais alto risco de diabetes tipo 2, conforme mostra a Figura 12.13. Em outras palavras, a atividade física regular é um componente importante de um estilo de vida saudável para todos os adultos, mas pode ser particularmente importante para aqueles com maior risco de doenças crônicas.

Esses resultados são muito parecidos com os de um estudo com duração de cinco anos envolvendo 21.271 médicos homens (ver Fig. 12.14).[16] Os participantes que se exercitavam regularmente apresentaram uma redução de 36% no risco de diabetes tipo 2, de modo que o risco era mais baixo entre aqueles que se exercitavam com maior frequência. Os benefícios do exercício foram mais pronunciados entre os médicos obesos ou naqueles em maior risco de ocorrência de diabetes tipo 2.

Na Finlândia, homens com maior risco para diabetes tipo 2 que se exercitavam em um nível moderadamente intenso durante mais de 40 minutos por semana reduziram seu risco de ocorrência dessa doença em 64% em comparação com homens que não se exercitavam.[41] No Havaí, um estudo de seis anos envolvendo 6.815 homens nipo-americanos chegou a uma conclusão parecida.[44] Como mostra a Figura 12.15, o percentual de ocorrência de diabetes tipo 2 foi mais baixo entre os homens mais ativos, mesmo depois do ajuste para idade, obesidade, histórico familiar e outros fatores que sabidamente influenciam o risco de diabetes. Um estudo com duração de 10 anos envolvendo aproximadamente 3 mil homens e mulheres, também na Finlândia, demonstrou que o risco de ocorrência de diabetes tipo 2 foi maior entre aqueles que se exercitavam menos (ver Fig. 12.16).[46]

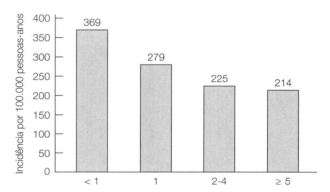

Figura 12.14 Incidência de diabetes tipo 2 entre médicos homens nos EUA, percentuais de incidência ajustados para idade. O percentual de incidência ajustado para idade de diabetes tipo 2 foi mais baixo em participantes que se exercitavam de maneira mais vigorosa ("o suficiente para suar") e com maior frequência nesse estudo com duração de cinco anos envolvendo médicos norte-americanos.   Fonte: Manson JE, Nathan DM, Krolewski AS, et al. A prospective study of exercise and incidence of diabetes among U.S. male physicians. *JAMA* 268:63–67, 1992.

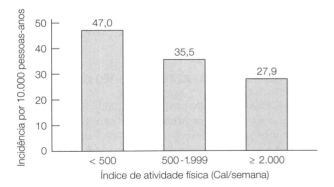

Figura 12.13 Incidência de diabetes entre homens de alto risco, percentuais de incidência (ajustados para idade) de diabetes tipo 2. Os percentuais de incidência (ajustados para idade) para essa doença foram mais baixos entre os homens de "alto risco" (i. e., com obesidade, hipertensão ou histórico familiar) mais ativos.
Fonte: Helmrich SP, Rogland DR, Leung RW, Paffenbarger RS. Physical activity and reduced occurrence of noninsulin-dependent diabetes mellitus. *N Engl J Med* 325:147–152, 1991.

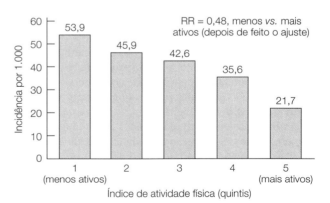

Figura 12.15 Incidência de diabetes entre homens nipo-americanos, risco relativo (RR) = 0,48, comparação entre menos e mais ativos (depois de feito o ajuste).   Fonte: Burchfiel CM, Sharp DS, Curb JD, Rodriguez BL, Hwang L-J, Marcus EB, Yano K. Physical activity and incidence of diabetes: The Honolulu Heart Program. *Am J Epidemiol* 141:360–368, 1995.

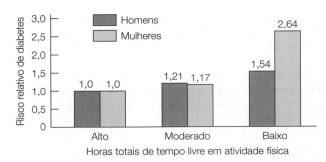

Figura 12.16 Atividade física e risco de diabetes tipo 2, estudo com duração de dez anos envolvendo 1.340 homens e 1.500 mulheres na Finlândia. Fonte: Haapanen N, Miilunpalo S, Vuori I, Oja P, Pasanen M. Association of leisure time physical activity with the risk of coronary heart disease, hypertension and diabetes in middle-aged men and women. *Int J Epidemiol* 26:739–747, 1997.

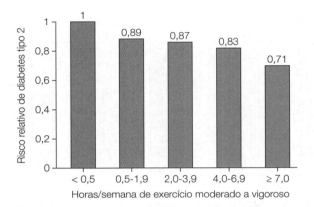

Figura 12.17 Nesse estudo envolvendo 85 mil mulheres, o risco de ocorrência de diabetes foi mais baixo nas participantes mais ativas. Fonte: Hu FB, Manson JE, Stampfer MJ, Colditz G, Liu S, Solomon CG, Willett WC. Diet, lifestyle, and the risk of diabetes mellitus type 2 in women. *N Engl J Med* 345:790–797, 2001.

Esses estudos epidemiológicos indicam que a atividade física está ligada à redução do risco de diabetes tipo 2 em homens. Um corpo crescente de evidências indica que a atividade física praticada com regularidade também funciona como preditora de risco mais baixo desse tipo de diabetes em mulheres. Diversos relatos do Nurses' Health Study, um estudo prospectivo de coorte envolvendo mais de 120 mil mulheres, demonstrou que o risco de ocorrência de diabetes tipo 2 é 40 a 50% mais baixo entre aquelas mais envolvidas em atividade física (ver Fig. 12.17).[15,47,48] Esses estudos demonstraram que mais atividade física durante as horas de lazer, em termos de duração e também de intensidade, estava ligada à redução no risco de diabetes tipo 2 em uma relação de dose-resposta.

É mais fácil medir o condicionamento físico do que a atividade física. Em um grande estudo de coorte realizado pelo Cooper Institute for Aerobics Research, o risco de ocorrência de diabetes foi 3,7 vezes maior entre homens no grupo de baixo condicionamento (os 20% menos condicionados na coorte), em comparação com o grupo de alto condicionamento (os 40% mais condicionados na coorte).[49]

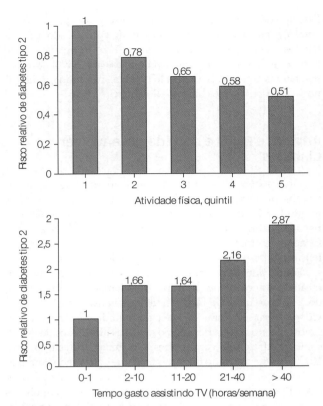

Figura 12.18 Atividade física e hábito de assistir televisão, em relação ao risco para diabetes tipo 2, em 38 mil homens durante um período de dez anos. Fonte: Hu FB, Leitzmann MF, Stampfer MJ, Colditz GA, Willett WC, Rimm EG. Physical activity and television watching in relation to risk for diabetes mellitus type 2 in men. *Arch Intern Med* 161:1542–1548, 2001.

Assistir televisão, um dos principais comportamentos sedentários no mundo ocidental, foi associado com obesidade e baixo condicionamento físico. Em uma coorte de 38 mil homens, o risco de ocorrência de diabetes tipo 2 foi significativamente mais alto entre aqueles que passavam mais horas assistindo televisão e mais baixo entre os que se exercitavam mais (ver Fig. 12.18).[50] Em geral, baixo condicionamento físico, pouca atividade física e mais tempo assistindo televisão são preditores de um maior risco de ocorrência de diabetes tipo 2.

Papel do exercício no tratamento do diabetes

Não é novo o conceito de que a atividade física é benéfica para o diabético. Ela foi promovida como adjunto valioso para o controle do diabetes no ano 600 d.C. por Chao Yuan-Fang, um importante médico chinês da dinastia Sui.[52] Mesmo depois do isolamento da insulina em 1922, o exercício era considerado uma das três pedras angulares do tratamento de pessoas com diabetes tipo 1, junto à dieta e à administração daquele hormônio. Embora o conceito do benefício da atividade física para diabéticos tenha séculos de idade, ainda é considerável a controvérsia no que diz respeito a seu valor.

O pâncreas produz dois hormônios, insulina e glucagon, para ajudar na manutenção dos níveis de glicose no sangue (ver Fig. 12.19).[53,54] Durante o repouso, quando os níveis de

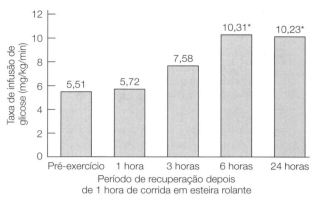

Figura 12.20 Sensibilidade à insulina depois de uma hora de corrida. Aumentos na sensibilidade à insulina ocorrem dentro de seis horas do exercício, prolongando-se por pelo menos um dia. Fonte: Oshida Y, Kamanouchi K, Hayamiru S, et al. Effect of training and training cessation on insulin action. *Int J Sports Med* 12:484–486, 1991.

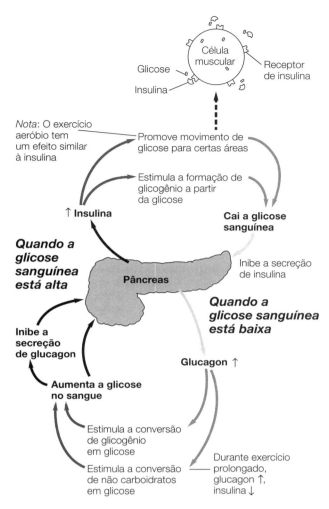

Figura 12.19 Ações do pâncreas normal. O pâncreas produz dois hormônios, insulina e glucagon, para controlar os níveis sanguíneos de glicose. Durante o exercício, o glucagon aumenta, ao passo que a insulina cai para contrabalançar o efeito similar à insulina da contração muscular e as grandes necessidades de glicose do músculo que está trabalhando.

glicose no sangue sobem depois de uma refeição, ocorre secreção de insulina para ajudar no transporte da glicose para o interior das células do corpo. Receptores nas células corporais dependem da presença de insulina para que a glicose possa ingressar. Por outro lado, ao caírem os níveis de glicose no sangue, ocorre secreção de glucagon para reaumentá-los mediante a estimulação da degradação do glicogênio hepático.

Durante o exercício, ocorre queda nos níveis de insulina e aumento nos níveis de glucagon no sangue. Essas mudanças ocorrem para contrabalançar o efeito similar à insulina da contração muscular.[53] Enquanto os músculos se contraem durante o exercício, não necessitam de tanta insulina para o transporte de glicose até o interior das células que estão trabalhando. O músculo exercitado pode aumentar em 7 a 20 vezes a absorção de glicose nos primeiros 30 a 40 minutos do exercício, dependendo de sua intensidade. Além disso, os receptores de insulina ficam mais sensíveis à quantidade menor de insulina presente durante o exercício.[53-57] Esse aumento na sensibilidade dos receptores à insulina pode prolongar-se por muitas horas depois de terminada a sessão de exercícios, mesmo por até dois dias se o exercício houver tido longa duração e grande intensidade (ver Fig. 12.20).

Diabetes tipo 1 e exercício

Há quase 50 anos os pesquisadores já sabem que o exercício regular reduz em cerca de 30 a 50% as necessidades de insulina de pacientes com diabetes tipo 1 bem controlado. Cada sessão de exercício conduz a um aumento da sensibilidade à insulina que se prolonga por 1 ou 2 dias antes do retorno aos níveis pré-exercício. Para manter essa maior sensibilidade, os músculos precisam se exercitar regularmente. Estudos envolvendo repouso na cama e destreinamento demonstraram que a resistência à insulina e a deficiência de tolerância à glicose se desenvolvem rapidamente, indicando a necessidade da prática regular de atividade física para uma ação normal da insulina.[53,54]

Há uma determinada quantidade de insulina em seguida ao exercício que é mais eficaz na absorção da glicose pelas células.[58] O paciente com diabetes tipo 1 que se exercita regularmente necessitará de doses desse hormônio menores que o normal ou terá de aumentar o consumo de alimentos. Embora a prática de exercício regular leve à diminuição das necessidades de insulina para indivíduos com diabetes tipo 1, não foi possível demonstrar se ocorre melhora no controle da glicose a longo prazo.[59] Pessoas com diabetes tipo 1 ainda têm muito a ganhar com a prática regular de exercício, por causa do potencial para melhora do condicionamento cardiovascular e do bem-estar psicológico, bem como pela interação e pela recreação social.

Precauções com o exercício para indivíduos com diabetes tipo 1

A participação segura em todas as formas de exercício, de maneira compatível com o estilo de vida do indivíduo, deve ser meta primária para pessoas com diabetes tipo 1.[59] Contudo, o exercício físico não está isento de riscos para esse tipo

Quadro 12.8

Orientações gerais do American College of Sports Medicine e da American Diabetes Association para avaliação clínica antes do exercício

Antes de dar início a um programa de exercício, o indivíduo com diabetes melito deve passar por uma avaliação clínica detalhada acompanhada por estudos diagnósticos apropriados. Esse exame deve fazer uma cuidadosa triagem para presença de complicações macro e microvasculares que possam se tornar mais graves em função do programa de exercício. A cuidadosa história clínica e o exame físico detalhado devem concentrar-se nos sinais e sintomas de doença que afetem o coração, os vasos sanguíneos, os olhos, os rins e o sistema nervoso.

Poderá ser útil um teste de esforço progressivo se o diabético estiver prestes a ingressar em um programa de exercício de intensidade moderada a elevada e se estiver em risco de doença cardiovascular subjacente, com base em um dos seguintes critérios:

- Idade > 35 anos
- Diabetes tipo 2 com duração > 10 anos
- Diabetes tipo 1 com duração > 15 anos
- Presença de qualquer fator de risco adicional para doença arterial coronariana
- Presença de doença microvascular (retinopatia ou nefropatia, inclusive microalbuminúria)
- Doença vascular periférica
- Neuropatia autonômica

Fonte: American Diabetes Association. Clinical practice recommendations, 2000: Diabetes mellitus and exercise. *Diabetes Care* 23(suppl 1):S50–S54, 2000

Quadro 12.9

Orientações gerais do American College of Sports Medicine e da American Diabetes Association para prática de exercício e diabetes tipo 1

Controle metabólico antes do exercício

- Evite exercitar-se se os níveis de glicose em jejum estiverem > 250 mg/dL e se estiver ocorrendo cetose; tenha cautela se os níveis de glicose estiverem > 300 mg/dL e não houver cetose presente.
- Coma mais carboidratos se os níveis glicêmicos estiverem < 100 mg/dL.

Monitoração da glicemia antes e depois do exercício

- Identifique quando houver necessidade de mudanças na insulina ou na alimentação.
- Aprenda a resposta glicêmica para diferentes condições de exercício.

Consumo de alimentos

- Consuma mais carboidratos, conforme for necessário, para evitar hipoglicemia.
- Alimentos à base de carboidratos devem estar prontamente disponíveis durante e depois do exercício.

Fonte: American Diabetes Association. Clinical practice recommendations, 2000: Diabetes mellitus and exercise. *Diabetes Care* 23(suppl 1):S50–S54, 2000.

Quadro 12.10

Recomendações de exercício para diabetes tipo 1 com base nos níveis sanguíneos de glicose pré-exercício

Nível de glicose	Corpos cetônicos	É aconselhável fazer exercício?
< 100 mg/dL	—	Sim, mas talvez haja necessidade, primeiro, de um lanche à base de carboidratos (dá espaço para a variação individual na resposta)
100-250 mg/dL	—	Sim
> 250 mg/dL	Não	Sim (a pessoa talvez prefira injetar uma pequena dose de insulina de ação curta antes do exercício intensivo)
> 250 mg/dL	Sim	Não
> 300 mg/dL	Não	Tenha cautela (a pessoa talvez prefira injetar uma pequena dose de insulina de ação curta antes do exercício intensivo)
> 300 mg/dL	Sim	Não

Fonte: Coberg S. Use of clinical practice recommendations for exercise by individuals with type 1 diabetes. *Diabetes Educator* 26:265–271, 2000.

de diabético. Antes de dar início a um programa de exercício, o diabético deve passar por uma detalhada avaliação clínica de acordo com as orientações listadas no Quadro 12.8.[59] Embora indivíduos não diabéticos habitualmente demonstrem pouca mudança nos níveis de glicose no sangue durante o exercício, pacientes com diabetes tipo 1 podem vivenciar um aumento (i. e., hiperglicemia) ou uma diminuição (hipoglicemia), dependendo dos níveis iniciais.[60] Pacientes com diabetes tipo 1 exibindo níveis sanguíneos de glicose muito elevados (acima de 250 mg/dL) e corpos cetônicos em sua urina podem vivenciar uma rápida elevação na glicemia ao iniciarem o exercício, além de poderem ser acometidos por cetose. Por essa razão, indivíduos com diabetes tipo 1 devem adiar o exercício, até que tenham sua glicemia sob controle por meio de uma dieta apropriada e de insulinoterapia (ver Quadros 12.9 e 12.10).[59]

Para a maioria dos pacientes com diabetes tipo 1 que começam a se exercitar, o risco principal é a hipoglicemia.[59-61] Muitas variáveis, como condicionamento, duração e intensidade do exercício, e hora do exercício com relação à administração de insulina e às refeições, afetarão a resposta metabólica ao exercício.[59] É mais provável que ocorra hipoglicemia quando o exercício é prolongado ou intenso e quando a glicemia precedente ao exercício estava perto do normal.

Para evitar hipoglicemia durante ou depois do exercício, deve ser adotado um padrão regular de exercício e de alimentação, com frequentes determinações dos níveis de glicose no sangue para testar a resposta do corpo (ver Quadros 12.9 e 12.10).[59,60] Cada indivíduo com diabetes tipo 1 é singular e terá de descobrir por si próprio o melhor esquema a ser seguido para manter a glicemia sob rígido controle.[61] O exercício deve ser realizado na mesma hora que for conveniente todos os dias, aproximadamente com a mesma intensidade e durante o mesmo tempo.

O exercício não deve ser realizado no momento do efeito de pico da insulina (i. e., dentro de uma hora depois de uma injeção de insulina de ação breve).[60] Como o exercício possui um efeito "parecido" com o da insulina, a pessoa com diabetes tipo 1 que estiver começando um programa de exercícios terá de reduzir a dose desse hormônio (em cerca de um terço) e/ou aumentar o consumo de alimentos.[59,60] As injeções de insulina não devem ser aplicadas em locais do corpo que serão exercitados logo em seguida (p. ex., nas coxas, utilizadas para correr ou pedalar).

Durante uma atividade física prolongada, recomenda-se a ingestão de 60 a 120 Calorias de carboidratos (i. e., a quantidade existente em 1 a 2 copos da maioria das bebidas esportivas) para cada 30 minutos de atividade.[60] É recomendável uma refeição 1 a 3 horas antes do exercício, e devem ser tomados líquidos durante e depois de sua prática para evitar desidratação. Um lanche rico em carboidrato é recomendável logo em seguida a um exercício particularmente intenso.

Há não muito tempo, as palavras "diabético" e "atleta" pareciam ser mutuamente exclusivas. Hoje em dia, em parte graças ao advento da automonitoração da glicemia e do reconhecimento de que o exercício traz vários benefícios, muitos diabéticos vêm ingressando na arena esportiva com a aprovação e o apoio de seus médicos.[59-63] São atletas diabéticos de renome nacional nos EUA: Ty Cobb, Jackie Robinson, Catfish Hunter, Bobby Clarke, Scott Verplank e Wade Wilson. Muitos especialistas acreditam que, se os atletas diabéticos compreenderem as interações entre alimentação, esforço e insulina e tiverem ciência de suas reações particulares ao exercício, poderão envolver-se com segurança em praticamente qualquer esporte ou atividade.[61-63] A participação nos esportes durante a infância pode melhorar a autoimagem, proporcionar um senso de realização e levar a interações sociais conducentes a um desenvolvimento emocional satisfatório. O exercício também pode funcionar como um incentivo para que crianças e adolescentes obtenham um controle mais preciso de sua glicemia.[61-63]

Não existem dois diabéticos que respondam ao exercício exatamente da mesma maneira. Com a orientação de um médico, atletas com diabetes tipo 1, por meio de um processo de tentativa e erro, podem descobrir quais os ajustes em carboidratos, na dose de insulina ou em ambos resultarão em maior ganho. Esse processo depende de monitoração e correção frequentes da glicemia.[60] Os exercícios mais apropriados para diabéticos envolvem níveis previsíveis de dispêndio físico. Ciclistas competitivos, corredores de maratona, praticantes de esqui *cross-country* e triatletas podem, sem exceção, manter seu controle glicêmico mediante frequentes autotestes e ajustes antes, durante e depois das sessões de treinamento e das competições. Esses esportes são compatíveis com um bom controle do diabetes porque envolvem distância, duração e intensidade de competição predeterminadas, bem como uma frequência previsível. Portanto, essas atividades permitem que o atleta antecipe suas necessidades físicas.

Várias das complicações a longo prazo do diabetes podem piorar com o exercício (ver Quadro 12.11).[59,60,64,65] O exercício intenso pode precipitar um ataque cardíaco quando a pessoa sofre de doença arterial coronariana subjacente, um problema clínico comum em diabéticos. Pacientes com diabetes tipo 1 com mais de 40 anos de idade, indivíduos que sejam diabéticos há mais de 10 anos e aqueles com complicações constatadas devem, antes de tudo, passar por um exame clínico completo que inclua um teste de esforço com exercício graduado (ver Quadro 12.8). Para a maioria dos diabéticos tipo 1, porém, o exercício é uma prática segura e melhora sua qualidade de vida. Em geral, os fatores de risco para doença em diabéticos tipo 1 fisicamente ativos ficam sob melhor controle em comparação com diabéticos inativos.[66] Uma pesquisa envolvendo 2.800 adultos norte-americanos diabéticos demonstrou que a prática de exercício regular foi o único comportamento de autocontrole a proporcionar melhora na qualidade de vida.[67]

Há alguma preocupação de que uma elevação significativa e contínua na pressão arterial durante um esforço intenso possa acelerar a ocorrência de problemas oculares ou renais em pacientes com diabetes tipo 1.[65] Até que se saiba mais sobre esse assunto, diabéticos com essas complicações são alertados a evitar a prática continuada de exercícios intensos, como, por exemplo, levantamento de peso vigoroso ou atividade aeróbia intensiva e prolongada. Diabéticos com lesões nervosas e vasculares em seus pés e pernas devem ser particularmente cautelosos no esforço de evitarem cortes, bolhas e exercícios impactantes das extremidades inferiores (p. ex., corrida e dança aeróbia de alto impacto).[59,60] É necessário contar com calçado esportivo de boa qualidade, uma higiene cuidadosa dos pés e inspeções regulares (ver Quadro 12.11).

Diabetes tipo 2 e exercício

A principal meta do tratamento de pacientes com diabetes tipo 2 é melhorar a sensibilidade à insulina por meio de consumo alimentar adequado, exercício e redução do peso. Contrastando com os resultados obtidos em pacientes com diabetes tipo 1, o exercício regular praticado por pessoas com diabetes tipo 2 realmente leva a um melhor controle da doença a longo prazo.[59,68-77] Uma metanálise de estudos clínicos controlados concluiu que o treinamento com exercício, especialmente em intensidades mais elevadas, reduz o H1C em um nível significativo, o suficiente para diminuir o risco de complicações do diabetes.[75] Para pacientes obesos com diabetes tipo 2 em tratamento com insulina, uma combinação de exercício e redução do peso pode diminuir a necessidade dessa medicação em até 100%. Foi demonstrado que a glicose fica mais bem controlada em diabéticos tipo 2 de meia-idade e idosos que se exercitam regularmente; em parte, isso ocorre por causa da frequente redução do nível de glicose no sangue e do aumento da sensibilidade à insulina a cada sessão de exercício.[70,74] Outrora, os estudiosos acreditavam que a resistência à insulina era parte inevitável do processo de envelhecimento, mas atualmente há evidência de que a diminuição na atividade física e as mudanças na composição corporal (ambas ligadas ao processo de envelhecimento) são em grande parte os responsáveis por esse efeito.[54,70,74]

502 Parte IV Atividade Física e Doença

Quadro 12.11

Benefícios e riscos do exercício para diabéticos

Os diabéticos devem ter cautela acerca dos possíveis riscos do exercício, mas também há benefícios potenciais.

Benefícios potenciais

1. Melhor controle da glicemia
2. Aumento da sensibilidade à insulina
3. Melhora do perfil sanguíneo das lipoproteínas e queda na pressão arterial
4. Melhor condicionamento aeróbio e muscular
5. Útil como adjunto à alimentação para redução do peso
6. Maior sensação de bem-estar e melhora da qualidade de vida
7. Diminuição do risco de doença cardíaca e de acidente vascular cerebral

Riscos potenciais e precauções

1. Hipoglicemia durante ou depois do exercício
2. Aumento dos valores glicêmicos entre pacientes com controle deficiente
3. Complicações da doença cardiovascular aterosclerótica
4. Doença articular degenerativa
5. Piora das complicações do diabetes
   a. *Retinopatia.* Evite atividades muito ativas e de grande intensidade que envolvam prender a respiração (p. ex., levantamento de peso e atividades isométricas). Evite atividades que baixem a cabeça (p. ex., ioga, ginástica) ou que tenham risco de causar abalo nessa parte do corpo.
   b. *Hipertensão.* Evite levantar muito peso ou prender a respiração. Pratique sobretudo exercícios

dinâmicos que utilizem grandes grupos musculares, como, por exemplo, caminhar e pedalar, em intensidade moderada.
   c. *Neuropatia autonômica.* Há a possibilidade de hipoglicemia e hipertensão, do mesmo modo que ocorrem reduções da frequência cardíaca em repouso e da frequência cardíaca máxima. É recomendado o uso da PSE. Tende à desidratação e à hipoglicemia.
   d. *Neuropatia periférica.* Evite exercício que possa causar trauma nos pés (p. ex., caminhadas prolongadas, *jogging* ou caminhadas em superfícies irregulares). São mais adequadas as atividades sem sustentação do peso (p. ex., pedalar e nadar). Se estiver com úlceras, não é aconselhável a prática da natação. É recomendável uma avaliação periódica dos pés, que devem ser mantidos limpos e secos. Escolha calçados confortáveis. Devem ser evitadas as atividades que exijam muito equilíbrio.
   e. *Nefropatia.* Evite exercícios que aumentem a pressão arterial, como levantamento de peso, exercícios aeróbios de alta intensidade e atividades que envolvam prender a respiração.
   f. *Todos os pacientes.* Tenha consigo um cartão de identificação com informações sobre diabetes. Reidrate-se cuidadosamente (beba líquidos antes, durante e depois do exercício). Evite exercitar-se no calor do dia e com luz solar direta, pois isso tende a causar desidratação. Nos exercícios ao ar livre, use um boné e filtro solar.

Fonte: Campaigne BN. Exercise and type 1 diabetes. *ACSM's Health & Fitness Journal* 2(4):35–42, 1998.

Segundo a ADA, os pacientes com maior probabilidade de responder de maneira favorável são aqueles com tolerância à glicose leve a moderadamente comprometida e com hiperinsulinemia.[59] Ainda conforme a ADA, os benefícios do exercício tipicamente superam seus riscos, desde que se tenha o cuidado de minimizar suas complicações potenciais. Todos os indivíduos com diabetes tipo 2 prestes a começar um programa de exercício devem passar por um exame clínico completo para que sejam descobertas eventuais complicações não diagnosticadas decorrentes do diabetes.

Para a maioria dos indivíduos com diabetes tipo 2 que obtiveram liberação médica para começar a se exercitar, é recomendável a atividade física quase diária durante 20 a 45 minutos, em um nível de intensidade moderado a relativamente intenso.[60] Ver Quadro 12.12 para um resumo de orientações sobre exercício para pessoas com diabetes tipo 2.[76] É essencial que a atividade seja praticada em alta frequência, porque os efeitos residuais de uma sessão de exercício intensa na tolerância à glicose se prolongam por apenas 1 ou 2 dias. Além disso, para o indivíduo obeso com diabetes tipo 2, a atividade quase cotidiana ajudará a garantir o con-

sumo de uma quantidade adequada de calorias, facilitando a perda de peso.

Sessões de exercício com menos de 20 minutos de duração parecem proporcionar poucos benefícios para o controle do diabetes, ao passo que sessões com duração superior a 45 minutos aumentam o risco de hipoglicemia.[59,60] Em diabéticos, o exercício pouco intenso (50% do $\dot{V}O_{2máx}$) é tão eficaz quanto o exercício de alta intensidade (75% do $\dot{V}O_{2máx}$) em termos de aumento da sensibilidade à insulina, desde que o gasto calórico seja equilibrado com o aumento da duração das séries de exercício de baixa intensidade.[56]

Tendo em vista que pessoas com diabetes tipo 2 geralmente têm um baixo condicionamento, é aconselhável que comecem o programa de exercícios em um nível leve, com progressão gradual.[60,76] São recomendáveis atividades aeróbias de resistência envolvendo grandes grupos musculares, como ciclismo, caminhada em ritmo rápido e natação. Exercícios de treinamento com pesos, planejados para melhorar a resistência muscular por meio de um grande número de repetições com pesos moderados, ajudarão a evitar respostas de alta pressão arterial. Cada sessão de exercício deverá

Quadro 12.12

Posição do American College of Sports Medicine sobre exercício e diabetes tipo 2

O American College of Sports Medicine concluiu que a atividade física representa benefícios agudos e crônicos significativos para diabéticos tipo 2. Lamentavelmente, a atividade física é subutilizada no tratamento dessa doença. As orientações para exercícios incluem:

- A atividade física, envolvendo treinamento apropriado de resistência e de musculação, é uma importante modalidade terapêutica para diabetes tipo 2.

- Habitualmente, as mudanças favoráveis na tolerância à glicose e na sensibilidade à insulina desaparecem dentro de 72 horas a contar da última sessão de exercícios; por isso, é imperativa a prática regular da atividade física para que sejam mantidos os efeitos hipoglicemiantes e de aumento da sensibilidade à insulina.

- Indivíduos com diabetes tipo 2 devem se esforçar para alcançar um total cumulativo mínimo de 1.000 Calorias por semana com as atividades físicas.

- Em geral, pessoas com diabetes tipo 2 têm um nível mais baixo de condicionamento aeróbio do que indivíduos não diabéticos; assim, a intensidade do exercício deve situar-se em um nível confortável

(PSE de 10 a 12) nos períodos iniciais do treinamento, devendo progredir cuidadosamente à medida que for melhorando a tolerância à atividade.

- O treinamento de musculação tem o potencial de melhorar a força e a resistência musculares, aumentar a flexibilidade e melhorar a composição corporal, diminuir os fatores de risco para doença cardiovascular e resultar em melhor tolerância à glicose e menor resistência à insulina.

- Pode haver necessidade de modificar o tipo e/ou a intensidade do exercício para aqueles pacientes que tenham complicações do diabetes. Indivíduos com diabetes tipo 2 podem sofrer neuropatia autonômica, que afeta a resposta da frequência cardíaca ao exercício (assim, deve-se usar a PSE). Embora a caminhada seja o modo de baixo impacto mais conveniente, algumas pessoas, por causa da neuropatia periférica e/ou de problemas com os pés, talvez tenham de praticar atividades que não envolvam sustentação do peso.

Fonte: Albright A, Franz M, Hornsby G, Kriska A, Marrero D, Ullrich I, Verity L. American College of Sports Medicine position stand. Exercise and type 2 diabetes. *Med Sci Sports Exerc* 32:1345–1360, 2000.

---

começar com um aquecimento apropriado e terminar com um relaxamento adequado.[76]

Diversos estudos publicados demonstraram que o treinamento de musculação é praticável e benéfico para diabéticos tipo 2.[54,71] Dados sugerem que tanto o aumento na gordura abdominal como a perda de massa muscular têm grande correlação com a resistência à insulina nesses diabéticos.[54] O treinamento de musculação pode ajudar a evitar a atrofia muscular, além de estimular o desenvolvimento dos músculos, melhorando o controle glicêmico. Exemplificando, em um estudo com duração de três meses envolvendo diabéticos tipo 2, um programa progressivo de treinamento de musculação (intensidade moderada, grande volume) duas vezes por semana melhorou o volume e a resistência dos músculos ao mesmo tempo em que baixou os níveis de hemoglobina glicosilada.[71]

Infelizmente, estudos demonstraram que, em sua maioria, os diabéticos não se exercitam com regularidade e tendem a se exercitar menos do que pessoas não diabéticas. De acordo com uma pesquisa realizada em todos os EUA, apenas cerca de 1 em 3 diabéticos relataram estar se exercitando com regularidade, e menos de 1 em 5 queimavam 2.000 Calorias ou mais por semana com a prática de exercício.[78]

Com a prática regular do exercício, pessoas com diabetes tipo 2 respondem a uma carga de 100 gramas de glicose oral com níveis de glicemia e insulina significativamente mais baixos.[54] Foram propostos vários mecanismos para o papel benéfico da atividade física no tratamento da resistência à insulina, da deficiência da tolerância à glicose e do diabetes tipo 2:[54]

- O treinamento com exercício resulta em uma perda preferencial de gordura nas regiões centrais do corpo. Isso é importante porque o acúmulo de gordura abdominal tem forte relação com a resistência à insulina.

- A musculatura esquelética é a maior massa de tecido sensível à insulina no corpo. Portanto, uma redução na massa muscular pode diminuir a eficácia da insulina em "limpar" a glicose no sangue. O treinamento com exercícios pode evitar a atrofia e desenvolver a massa muscular, ajudando a reduzir a resistência à insulina.

- Com o descondicionamento, a insulina perde sua capacidade de vasodilatar a musculatura esquelética e de aumentar o fluxo sanguíneo nos músculos. Com o exercício regular, esse problema é contornado, melhorando o controle da insulina sobre a glicemia.

- Foi relatada redução do número de receptores de insulina em indivíduos obesos e naqueles com diabetes tipo 2. Ao que tudo indica, o treinamento com exercícios aumenta o número de receptores de insulina.

- Com o exercício regular, ocorre uma melhora na ação da insulina na musculatura esquelética; essa melhora está associada a um aumento nos transportadores de glicose reguláveis pela insulina, no GLUT4 (um tipo de transportador de glicose localizado no interior das células) e nas enzimas responsáveis pela fosforilação, pelo armazenamento e pela oxidação da glicose.

- Músculos condicionados possuem uma maior densidade de fibras oxidativas e capilares, favorecendo uma maior tolerância à glicose.

504 Parte IV Atividade Física e Doença

COMPREENSÃO DA MEDICINA ESPORTIVA

Princípios nutricionais para tratamento e prevenção do diabetes

Atividade física e boa nutrição são componentes essenciais do tratamento do diabetes. Contudo, existem muitas concepções equivocadas em relação à nutrição e ao diabetes. A American Diabetes Association publicou princípios e recomendações (baseados em evidências) para terapia nutricional clínica dessa doença.[38]

Em virtude da complexidade desses aspectos da nutrição, a American Diabetes Association recomenda que um nutricionista diplomado, com conhecimento e especialização em implementação de terapia nutricional no controle do diabetes, seja o membro da equipe a proporcionar terapia nutricional clínica. Contudo, todos os membros da equipe, inclusive fisiologistas clínicos especializados em exercícios e fisioterapeutas, devem estar cientes dos aspectos da terapia nutricional, oferecendo ajuda ao diabético em processo de mudanças no estilo de vida.

METAS DA TERAPIA NUTRICIONAL CLÍNICA PARA O DIABETES

São quatro as metas principais da terapia nutricional clínica aplicáveis a todos os diabéticos:[38]

1. Alcançar e manter resultados metabólicos satisfatórios, como:
   - Níveis glicêmicos na faixa normal ou o mais próximo possível do normal, para prevenir ou reduzir de maneira segura o risco de complicações do diabetes.
   - Um perfil lipídico e lipoproteico que reduza o risco de doença macrovascular.
   - Níveis de pressão arterial que diminuam o risco de doença vascular.
2. Prevenir e tratar as complicações crônicas do diabetes. Modificar o consumo de nutrientes e o estilo de vida conforme for apropriado para a prevenção e o tratamento de obesidade, dislipidemia, doença cardiovascular, pressão arterial elevada e doença renal.
3. Melhorar a saúde com escolhas de alimentos saudáveis e com a prática de atividades físicas.
4. Atender às necessidades nutricionais do paciente, levando em consideração preferências pessoais, culturais e o estilo de vida, e respeitando seus desejos e sua vontade de mudar.

RECOMENDAÇÕES NUTRICIONAIS PARA DIABÉTICOS

As recomendações para a terapia nutricional clínica para diabetes tipo 1 e tipo 2 são classificadas pela Ameri-

can Diabetes Association de acordo com o peso das evidências: níveis A, B e C, em que "A" indica forte apoio científico, "B", apoio científico moderado e "C", apoio científico fraco. Esses níveis de evidência não estão disponíveis para todos os componentes nutricionais.

As recomendações da American Diabetes Association para ingestão de carboidratos são classificadas da seguinte forma:

1. Evidência de nível A
   - Alimentos contendo carboidratos derivados de grãos integrais, frutas, verduras e leite semidesnatado devem fazer parte de uma dieta saudável.
   - Com relação ao efeito glicêmico dos carboidratos (Tab. 9.5 no Cap. 9), a quantidade total desse nutriente em refeições ou lanches é mais importante do que sua fonte ou seu tipo.
   - A sacarose não aumenta a glicemia em maior extensão do que uma quantidade igual de amido. Assim, sacarose e alimentos contendo esse açúcar não precisam ser restringidos por diabéticos; porém, devem ser substituídos por outras fontes de carboidratos ou, se adicionados, devem ser compensados com insulina ou outra medicação hipoglicemiante.
   - Adoçantes não nutritivos (p. ex., aspartame e sacarina em adoçantes industrializados) são seguros quando consumidos dentro dos níveis de consumo diário aceitáveis estabelecidos pela Food and Drug Administration.
2. Evidência de nível B
   - Indivíduos em insulinoterapia intensiva devem ajustar suas doses de insulina pré-refeição com base no conteúdo de carboidratos das refeições.
   - Embora o consumo de alimentos com baixo índice glicêmico possa reduzir a resposta glicêmica depois das refeições, não existe evidência suficiente de benefício duradouro para que seja recomendado o consumo de dietas com baixo índice glicêmico como estratégia principal no planejamento dos alimentos ou refeições.
   - Como ocorre com o público em geral, deve ser incentivado o consumo de fibra alimentar; mas não há razão para recomendar que pessoas diabéticas consumam uma maior quantidade de fibra que outras pessoas.

(continua)

Capítulo 12 Diabetes **505**

COMPREENSÃO DA MEDICINA ESPORTIVA *(continuação)*

Princípios nutricionais para tratamento e prevenção do diabetes

3. Evidência de nível C
   - Indivíduos medicados com doses fixas diárias de insulina devem tentar ser consistentes no consumo de carboidratos no dia a dia.

A American Diabetes Association recomenda que carboidratos e gordura monoinsaturada proporcionem 60 a 70% da ingestão de energia para diabéticos. Contudo, devem ser levados em consideração o perfil metabólico (p. ex., níveis de glicose e lipídios no sangue) e a necessidade de perda de peso ao se determinar o conteúdo de gordura monoinsaturada da dieta. Sacarose e alimentos contendo esse açúcar devem ser consumidos dentro do contexto de uma dieta saudável.

As recomendações para consumo de proteína por diabéticos são classificadas como se segue pela American Diabetes Association:

1. Evidência de nível B
   - Em indivíduos com diabetes tipo 2, a proteína ingerida não aumenta as concentrações plasmáticas de glicose. A proteína aumenta a secreção de insulina em grau similar ao do carboidrato.
   - Para diabéticos, especialmente aqueles sem um bom controle glicêmico, a necessidade de proteína pode ser maior do que a proposta pela Recommended Dietary Allowance (RDA) [Ingestão Diária Recomendada], mas não superior ao consumo habitual.

De modo geral, a American Diabetes Association conclui que não há evidência sugerindo que o consumo habitual de proteína (15 a 20% do total de energia diária) deva ser modificado se a função renal estiver normal. São desconhecidos os efeitos em longo prazo de dietas ricas em proteína e pobres em carboidrato. Essas dietas podem, em curto prazo, causar perda de peso e melhorar os níveis de glicose no sangue. Há a preocupação, contudo, de que essas dietas possam não resultar em uma perda de peso a longo prazo, e que talvez influenciem negativamente os níveis de colesterol LDL.

As recomendações para gordura nos alimentos consumidos por diabéticos são:

1. Evidência de nível A
   - Menos de 10% do consumo de energia deve ser derivado de gorduras saturadas. Alguns indivíduos com níveis de colesterol LDL ≥ 100 mg/dL podem ser beneficiados com a redução do consumo de gordura saturada para menos de 7% da ingestão de energia.
   - A ingestão de colesterol nos alimentos deve ser inferior a 300 mg/dia. Alguns indivíduos com

níveis de colesterol LDL ≥ 100 mg/dL podem ser beneficiados com a redução do colesterol dos alimentos para menos de 200 mg/dia.

2. Evidência de nível B
   - Para baixar o colesterol LDL, a energia derivada da gordura saturada poderá ser reduzida se for desejável a perda de peso; caso contrário, a gordura saturada poderá ser substituída por carboidrato ou gordura monoinsaturada.
   - A ingestão de ácidos graxos transinsaturados deve ser minimizada.
   - Dietas com redução de gordura, quando mantidas por longos períodos, contribuem com modesta perda de peso e melhora na dislipidemia.

3. Evidência de nível C
   - O consumo de gordura poli-insaturada deve representar cerca de 10% da ingestão de energia.

As recomendações da American Diabetes Association com relação ao equilíbrio energético e obesidade incluem:

1. Evidência de nível A
   - Em indivíduos com resistência à insulina, a redução da ingestão de energia e uma modesta perda de peso melhoram esse problema e o controle glicêmico em curto prazo.
   - Programas estruturados que enfatizam mudanças no estilo de vida, incluindo educação, redução do consumo de gordura e energia, atividade física constante e contato regular com os participantes, podem promover uma perda de peso a longo prazo da ordem de 5 a 7% do peso inicial.
   - Exercício e modificações no comportamento são extremamente úteis como auxiliares a outras estratégias para perda de peso. Além disso, o exercício tem utilidade na manutenção da perda de peso.
   - É improvável que dietas comuns para redução do peso, quando praticadas isoladamente, venham a promover perda de peso prolongada. Há necessidade de programas estruturados e intensivos para modificações no estilo de vida.

As recomendações relativas à ingestão de micronutrientes por diabéticos incluem:

1. Evidência de nível B
   - Não existe evidência nítida de obtenção de benefício com a suplementação de vitaminas

(continua)

506 Parte IV Atividade Física e Doença

COMPREENSÃO DA MEDICINA ESPORTIVA *(continuação)*
Princípios nutricionais para tratamento e prevenção do diabetes

ou minerais em diabéticos que não tenham deficiências subjacentes. As exceções são folato para prevenção de defeitos do nascimento e cálcio para prevenção de doenças ósseas.

- Não é aconselhável a suplementação de rotina da dieta com antioxidantes, por causa das incertezas relacionadas à eficácia e à segurança em longo prazo.

As recomendações para consumo de álcool e diabetes são:

1. Evidência de nível B
   - Se a pessoa optar pelo consumo de bebidas alcoólicas, o consumo diário deverá se limitar a um drinque para mulheres adultas e dois drinques para homens adultos. Um drinque é definido como 350 ml de cerveja, 150 ml de vinho, ou 40 ml de bebida destilada 80°.

- Para reduzir o risco de hipoglicemia, o álcool deve ser consumido com alimento.

Em geral, a terapia nutricional clínica para diabéticos deve ser individualizada; há ainda, porém, a necessidade de um volume muito maior de pesquisa até que possam ser propostas recomendações em todas as áreas nutricionais.[38] Em outras palavras, deve-se levar em consideração os hábitos alimentares e os alimentos comumente consumidos por cada indivíduo, seu perfil metabólico, suas metas terapêuticas e os resultados desejados. Devem ser monitorados os parâmetros metabólicos e de qualidade de vida para que seja avaliada a necessidade de mudanças no tratamento e também para que fiquem assegurados resultados bem-sucedidos. Entre tais mensurações, devem-se obter: glicose, HbA_{1c}, lipídios, pressão arterial, peso corporal e função renal.

RESUMO

1. *Diabetes melito* é definido como um grupo de doenças metabólicas caracterizadas por elevado nível de glicose no sangue, resultante de defeitos na secreção e/ou na ação da insulina. A longo prazo, a hiperglicemia crônica do diabetes está associada a lesões, disfunções e insuficiência de vários órgãos, especialmente olhos, rins, nervos, coração e vasos sanguíneos.

2. Dos 18,2 milhões de casos de diabetes nos EUA, o tipo 1 representa 5 a 10% e o tipo 2, 90 a 95%.

3. São quatro as categorias de diabetes melito: tipo 1, tipo 2, diabetes gestacional e outros tipos específicos. Diabetes tipo 1 se caracteriza pela destruição das células beta do pâncreas produtoras de insulina, habitualmente acarretando deficiência absoluta desse hormônio. Diabetes tipo 2 costuma se instalar por causa da resistência à insulina, em que o corpo não consegue utilizar esse hormônio de maneira adequada, em combinação com uma deficiência relativa de insulina. O diabetes tipo 2 tem vários fatores de risco, incluindo idade, obesidade, inatividade física, histórico familiar, etnia, diabetes gestacional prévio, deficiência de glicose em jejum, hipertensão e dislipidemia.

4. O diabetes pode ser diagnosticado por qualquer uma de três formas e precisa ser confirmado em um dia diferente. O método mais utilizado é uma glicose plasmática em jejum ≥ 126 mg/dL.

5. Aproximadamente 85% dos pacientes com diabetes tipo 2 estão obesos na ocasião do diagnóstico. O risco de ocorrência desse tipo de diabetes aumenta em relação direta com o grau de obesidade.

6. O tratamento para qualquer dos tipos de diabetes busca fazer o que o corpo humano normalmente faz: manter um equilíbrio apropriado entre a glicose e a insulina. O alimento acarreta uma elevação da glicose sanguínea, ao passo que a insulina e o exercício causam o seu declínio. O desafio está em controlar esses três fatores para que a glicemia fique mantida em uma faixa limitada. O treinamento em autoterapia é essencial para o tratamento do diabetes, o qual deve ser individualizado e levar em consideração aspectos clínicos, psicossociais e do estilo de vida do paciente.

7. O diabetes tipo 2 é menos comum em sociedades fisicamente ativas em comparação com grupos inativos. Vários estudos prospectivos demonstraram que a atividade física protege contra diabetes tipo 2.

8. A prática de exercício tem utilidade no tratamento do diabetes – tanto do tipo 1 como do tipo 2. Embora a prática regular do exercício leve à redução das necessidades de insulina para indivíduos com diabetes tipo 1, não foi publicado ainda algum estudo demonstrando melhora no controle da glicose a longo prazo. O exercício regular praticado por pessoas com diabetes tipo 2 realmente promove melhor controle da doença a longo prazo. Diversos mecanismos foram revisados para explicar o papel benéfico da atividade física no tratamento da resistência à insulina, da deficiência de tolerância à glicose e do diabetes tipo 2.

9. O exercício físico não está isento de riscos em indivíduos com diabetes tipo 1.

Questões de revisão

1. **Qual das opções a seguir não é sintoma de surgimento do diabetes tipo 1?**

   A. Poliúria
   B. Hipoglicemia
   C. Polidipsia
   D. Polifagia
   E. Fadiga, fraqueza

2. **O diabetes tipo 1:**

   A. É responsável por 33% de todos os casos de diabetes nos EUA
   B. É comum entre adultos idosos e obesos
   C. É um problema de deficiência dos receptores da insulina
   D. Pode ocorrer em qualquer idade, mas especialmente em jovens durante a puberdade
   E. Apresenta um surgimento gradual dos sintomas

3. **Com relação às orientações para a dieta do diabético, a ênfase recai em que:**

   A. Fibra alimentar deve representar mais de 50 gramas por dia
   B. A dieta deve ser individualizada
   C. A gordura alimentar deve representar menos de 15% das Calorias
   D. Deve-se evitar todo tipo de açúcar
   E. O conteúdo de carboidratos deve ser superior a 75% das Calorias

4. **Qual é o percentual de norte-americanos adultos diabéticos?**

   A. 2,7
   B. 6,3
   C. 21,2
   D. 27,8
   E. 31,3

5. **Qual das opções a seguir não é uma complicação importante do diabetes?**

   A. Doença renal em estágio final
   B. Cegueira
   C. Câncer
   D. Doença cardíaca e AVC
   E. Amputações das extremidades inferiores

6. **Qual das opções a seguir não é verdadeira com relação ao diabetes tipo 2?**

   A. Diagnosticado principalmente em adultos obesos
   B. Os sintomas surgem abruptamente
   C. Forma mais comum de diabetes
   D. Tipicamente assintomático durante muitos anos
   E. Sem tendência para cetose

7. **Nos EUA, que subgrupo não está em maior risco de diabetes tipo 2?**

   A. Caucasianos
   B. Afro-americanos
   C. Americanos de origem asiática
   D. Indígenas
   E. Latinos/hispânicos

8. **A meta para o controle do diabetes em pacientes é a redução de HbA1c para menos de ____%.**

   A. 2   **B.** 7,0   **C.** 8,7   **D.** 10,0   **E.** 15,0

9. **A prevalência do diabetes é mais comum entre:**

   A. Idosos *vs.* jovens
   B. Brancos *vs.* negros
   C. Homens *vs.* mulheres

10. **Se a glicose plasmática em jejum estiver ≥ ___ mg/dL em duas ocasiões, pode-se diagnosticar diabetes.**

    A. 25   **B.** 50   **C.** 75   **D.** 115   **E.** 126

11. **Para a maioria dos pacientes com diabetes tipo 1 que se exercitam, o principal risco é ____.**

    A. Hiperglicemia
    B. Hipoglicemia
    C. Lesão musculosquelética
    D. Ataque cardíaco

12. **Se um diabético tipo 1 estiver com bom equilíbrio/controle metabólico e iniciar um programa de exercícios sem mudar sua dose de insulina ou o consumo de alimentos, que alteração na glicemia poderá ser esperada?**

    A. Poderá ocorrer hipoglicemia.
    B. Poderá ocorrer hiperglicemia.
    C. Não se deve esperar mudança nos níveis de glicose no sangue.

13. **A American Diabetes Association publicou uma lista de recomendações nutricionais para diabéticos. Que afirmativa não está em concordância com as recomendações da ADA?**

    A. Açúcares refinados não são aceitáveis para a maioria dos diabéticos.
    B. Gordura saturada deve representar menos de 10% das calorias.
    C. A distribuição de energia proveniente da gordura e do carboidrato pode variar, devendo ser individualizada.
    D. Fibra alimentar deve ser ingerida na base de 20 a 35 gramas por dia, provenientes de uma ampla variedade de alimentos (como ocorre na população em geral).
    E. Bebidas alcoólicas podem ser consumidas em quantidades moderadas, da mesma forma que para não diabéticos.

14. **Qual das opções a seguir não é fator de risco para diabetes tipo 2?**

    A. Nascimento de um bebê pesando mais de 3,4 kg
    B. Histórico familiar
    C. Sobrepeso
    D. Nível elevado de triglicerídeos e/ou baixo colesterol HDL
    E. Deficiência de tolerância à glicose ou de glicose em jejum previamente identificada

508 Parte IV Atividade Física e Doença

15. Com relação a exercício, diabetes e controle da glicose:

A. Quando a glicose cai, ocorre secreção de insulina para aumentar a glicemia.

B. A contração muscular tem um efeito parecido com o da insulina.

C. A sensibilidade à insulina diminui depois de cada série de exercícios.

D. O controle metabólico a longo prazo é melhorado em indivíduos com diabetes tipo 1 que praticam exercício.

16. Entre idosos, 1 em ____ é diabético.

A. 2   B. 3   C. 4   D. 5   E. 6

17. A principal causa de morte ligada ao diabetes é:

A. Doença cardíaca

B. AVC

C. Doença renal

D. Retinopatia

E. DPOC

18. Qual das opções a seguir não é um método para diagnóstico de diabetes?

A. Glicose plasmática em jejum ≥ 126 mg/dL (depois de > 8 horas de jejum)

B. Glicose plasmática casual > 200 mg/dL acompanhada dos sintomas clássicos

C. Valor de TTGO ≥ 200 mg/dL na amostra de duas horas

D. Valor de hemoglobina glicosilada ≥ 7%

19. Deficiência de glicose em jejum é diagnosticada quando a glicose plasmática em jejum equivale a:

A. 110 a 125 mg/dL   C. < 90 mg/dL

B. > 140 mg/dL   D. 115 a 140 mg/dL

20. Hipoglicemia é diagnosticada quando o nível plasmático de glicose cai para menos de ____ mg/dL dentro de algumas horas depois do consumo de uma refeição comum, com o paciente exibindo sintomatologia.

A. 20   B. 50   C. 100   D. 75   E. 140

21. O "A" no ABC do tratamento do diabetes representa:

A. A1C

B. Exercício agudo

C. Obesidade em forma de maçã

D. Glicose média

E. Exercício aeróbio

22. Nos EUA, o diabetes está classificado como ____ causa de morte.

A. Primeira   D. Quinta

B. Segunda   E. Sexta

C. Terceira

23. Cerca de ____% dos casos de diabetes tipo 2 podem ser atribuídos a estilos de vida inadequados, em particular, obesidade, inatividade física, dieta inadequada e tabagismo.

A. 90

B. 75

C. 67

D. 50

E. 25

24. Que hábito do estilo de vida explica a maior parte dos casos de diabetes tipo 2 nos EUA?

A. Obesidade

B. Inatividade física

C. Dieta rica em gordura saturada e trans, pobre em fibra

D. Tabagismo

E. Consumo elevado de bebidas alcoólicas

25. Em sua maioria, os diabéticos são do tipo ____.

A. 1   B. 2   C. 3   D. 4   E. 5

Respostas

1. B	6. B	11. B	16. D	21. A
2. D	7. A	12. A	17. A	22. E
3. B	8. B	13. A	18. D	23. A
4. B	9. A	14. A	19. A	24. A
5. C	10. E	15. B	20. B	25. B

REFERÊNCIAS BIBLIOGRÁFICAS

1. American Diabetes Association. Standards of medical care in diabetes. *Diabetes Care* 28(suppl 1):S4–S36, 2005.

2. The Expert Committee on the Diagnosis and Classification of Diabetes Mellitus. Follow-up report on the diagnosis of diabetes mellitus. *Diabetes Care* 20:1183–1197, 1997; 26:3150–3167, 2003.

3. Mokdad AH, Bowman BA, Ford ES, Vinicor F, Marks JS, Koplan JP. The continuing epidemics of obesity and diabetes in the United States. *JAMA* 286:1195–1200, 2001.

4. Centers for Disease Control and Prevention. *National Diabetes Fact Sheet: General Information and National Estimates on Diabetes in the United States, 2002.* Atlanta, GA: U.S. Department of Health and Human Services, Centers for Disease Control and Prevention, 2003. www.diabetes.org/. See also: CDC. Prevalence of diabetes and impaired fasting glucose in adults—United States, 1999–2000. *MMWR* 52:833–837, 2003.

5. National Center for Health Statistics. *Health, United States, 2004.* Hyattsville, MD: 2004.

6. Gaylor AS, Condren ME. Type 2 diabetes in the pediatric population. *Pharmacotherapy* 24:871–878, 2004.

7. Peyrot M, Rubin RR. Levels and risks of depression and anxiety symptomatology among diabetic adults. *Diabetes Care* 20:585–590, 1997.

Capítulo 12 Diabetes **509**

8. Leibson CL, Rocca WA, Hanson VA, et al. Risk of dementia among persons with diabetes mellitus: A population-based cohort study. *Am J Epidemiol* 145:301–308, 1997.

9. Stumvoll M, Goldstein BJ, van Haeften TW. Type 2 diabetes: Principles of pathogenesis and therapy. *Lancet* 365:1333–1346, 2005.

10. American Diabetes Association, National Institute of Diabetes and Digestive and Kidney Diseases. Prevention or delay of type 2 diabetes. *Diabetes Care* 27(suppl 1):S47–S54, 2004.

11. CDC Diabetes Cost-Effectiveness Study Group. The cost-effectiveness of screening for type 2 diabetes. *JAMA* 280:1757–1763, 1998.

12. Dagogo-Jack S. Hypoglycemia in type 1 diabetes mellitus: Pathophysiology and prevention. *Treat Endocrinol* 3:91–103, 2004.

13. Pan XR, Yang WY, Li GW, Liu J. Prevalence of diabetes and its risk factors in China, 1994. *Diabetes Care* 20:1664–1670, 1997.

14. Huang B, Rodriguez BL, Burchfiel CM, Chyou PH, Curb JD, Yano K. Acculturation and prevalence of diabetes among Japanese-American men in Hawaii. *Am J Epidemiol* 144:674–681, 1996.

15. Hu FB, Manson JE, Stampfer MJ, Colditz G, Liu S, Solomon CG, Willett WC. Diet, lifestyle, and the risk of type 2 diabetes mellitus in women. *N Engl J Med* 345:790–797, 2001.

16. Manson JE, Nathan DM, Krolewski AS, et al. A prospective study of exercise and incidence of diabetes among U.S. male physicians. *JAMA* 268:63–67, 1992.

17. Colditz GA, Willett WC, Rotnitzky A, Manson JE. Weight gain as a risk factor for clinical diabetes mellitus in women. *Ann Intern Med* 122:481–486, 1995.

18. Ford ES, Williamson DF, Liu S. Weight change and diabetes incidence: Findings from a national cohort of US adults. *Am J Epidemiol* 146:214–222, 1997.

19. Manson JE, Spelsberg A. Primary prevention of non–insulin-dependent diabetes mellitus. *Am J Prev Med* 10:172–184, 1994.

20. Tuomilehto J, Lindstrom J, Eriksson JG, et al. Prevention of type 2 diabetes mellitus by changes in lifestyle among subjects with impaired glucose tolerance. *N Engl J Med* 344:1343–1350, 2001.

21. Carey VJ, Walters EE, Colditz GA, et al. Body fat distribution and risk of non–insulin-dependent diabetes mellitus in women. The Nurses' Health Study. *Am J Epidemiol* 145:614–619, 1997.

22. Torjensen PA, Birkeland KI, Anderssen SA, Hjermann I, Holme I, Urdal P. Lifestyle changes may reverse development of the insulin resistance syndrome. The Oslo Diet and Exercise Study: A randomized trial. *Diabetes Care* 20:26–31, 1997.

23. The Diabetes Prevention Program. Design and methods for a clinical trial in the prevention of type 2 diabetes. *Diabetes Care* 22:623–634, 1999.

24. Salmerón J, Manson JE, Stampfer MJ, Colditz GA, Wing AL, Willett WC. Dietary fiber, glycemic load, and risk of non–insulin-dependent diabetes mellitus in women. *JAMA* 277:472–477, 1997.

25. Salmerón J, Ascherio A, Rimm EB, et al. Dietary fiber, glycemic load, and risk of NIDDM in men. *Diabetes Care* 20:545–551, 1997.

26. Eyre H, Kahn R, Robertson RM. Preventing cancer, cardiovascular disease, and diabetes. A common agenda for the American Cancer Society, the American Diabetes Association, and the American Heart Association. *Diabetes Care* 27:1812–1824, 2004.

27. Warren RE. The stepwise approach to the management of type 2 diabetes. *Diabetes Res Clin Pract* 65(suppl 1):S3–S8, 2004.

28. Knight K, Badamgarav E, Henning JM, Hasselblad V, Gano AD Jr, Ofman JJ, Weingarten SR. A systematic review of diabetes disease management programs. *Am J Manag Care* 11:242–250, 2005.

29. Palta M, Shen G, Allen C, Klein R, D'Alessio D. Longitudinal patterns of glycemic control and diabetes care from diagnosis in a population-based cohort with type 1 diabetes. *Am J Epidemiol* 144:954–961, 1996.

30. The Diabetes Control and Complications Trial Research Group. The effect of intensive treatment of diabetes on the development and progression of long-term complications of insulin-dependent diabetes mellitus. *N Engl J Med* 329:977–986, 1993. See also: Diabetes 12:1555–1558, 1993.

31. The Diabetes Control and Complications Trial Research Group. Lifetime benefits and costs of intensive therapy as practiced in the Diabetes Control and Complications Trial. *JAMA* 276:1409–1415, 1996.

32. Dunn FL, Nathan DM, Scavini M, Selam JL, Wingrove TG. Long-term therapy of IDDM with an implantable insulin pump. *Diabetes Care* 20:59–64, 1997.

33. Davidson JA. Treatment of the patient with diabetes: Importance of maintaining target HbA(1c) levels. *Curr Med Res Opin* 20:1919–1927, 2004.

34. Turner RC, Cull CA, Frighi V, Holman RR. Glycemic control with diet, sulfonylurea, metformin, or insulin in patients with type 2 diabetes mellitus. *JAMA* 281:2005–2012, 1999.

35. Barnard RJ, Jung T, Inkeles SB. Diet and exercise in the treatment of NIDDM. *Diabetes Care* 17:1469–1472, 1994.

36. Kriska AM, Delahanty LM, Pettee KK. Lifestyle intervention for the prevention of type 2 diabetes: Translation and future recommendations. *Curr Diab Rep* 4:113–118, 2004.

37. Davis T, Edelman SV. Insulin therapy in type 2 diabetes. *Med Clin North Am* 88:865–895, 2004.

38. American Diabetes Association. Nutrition principles and recommendations in diabetes. *Diabetes Care* 27(suppl 1):S36–S46, 2004.

39. Knowler WC, Barrett-Connor E, Fowler SE, Hamman RF, Lachin JM, Walker EA, Nathan DM. Reduction in the incidence of type 2 diabetes with lifestyle intervention or metformin. *N Engl J Med* 346:393–403, 2002.

40. Pan XR, Li GW, Hu YH, et al. Effects of diet and exercise in preventing NIDDM in people with impaired glucose tolerance. The Da Qing IGT and Diabetes Study. *Diabetes Care* 20:537–544, 1997.

41. Lynch J, Helmrich SP, Lakka TA, Kaplan GA, Cohen RD, Salonen R, Salonen JT. Moderately intense physical activities and high levels of cardiorespiratory fitness reduce the risk of non–insulin-dependent diabetes mellitus in middle-aged men. *Arch Intern Med* 156:1307–1314, 1996.

42. Monterrosa AE, Haffner SM, Stern MP, Hazuda HP. Sex difference in lifestyle factors predictive of diabetes in Mexican-Americans. *Diabetes Care* 18:448–456, 1995.

43. Kelley DE, Goodpaster BH. Effects of exercise on glucose homeostasis in type 2 diabetes mellitus. *Med Sci Sports Exerc* 33(suppl):S495–S501, 2001.

44. Burchfiel CM, Sharp DS, Curb JD, Rodriguez BL, Hwang L-J, Marcus EB, Yano K. Physical activity and incidence of diabetes: The Honolulu Heart Program. *Am J Epidemiol* 141:360–368, 1995.

45. Helmrich SP, Rogland DR, Leung RW, Paffenbarger RS. Physical activity and reduced occurrence of noninsulin-dependent diabetes mellitus. *N Engl J Med* 325:147–152, 1991.

46. Haapanen N, Miilunpalo S, Vuori I, Oja P, Pasanen M. Association of leisure time physical activity with the risk of coronary heart disease, hypertension and diabetes in middle-aged men and women. *Int J Epidemiol* 26:739–747, 1997.

47. Hu FB, Sigal RJ, Rich-Edwards JW, Colditz GA, Solomon CG, Willett WC, Speizer FE, Manson JE. Walking compared with vigorous physical activity and risk of type 2 diabetes in women. *JAMA* 282:1433–1439, 1999.

48. Hu FB, Stampfer MJ, Solomon C, Liu S, Colditz GA, Speizer FE, Willett WC, Manson JE. Physical activity and risk for cardiovascular events in diabetic women. *Ann Intern Med* 134:96–105, 2001.

49. Wei M, Gibbons LW, Mitchell TL, Kampert JB, Lee CD, Blair SN. The association between cardiorespiratory fitness and impaired fasting glucose and type 2 diabetes mellitus in men. *Ann Intern Med* 130:89–96, 1999. Also see: Church TS, Cheng YJ, Earnest CP, Barlow CE, Gibbons LW, Priest EL, Blair SN. Exercise capacity and body composition as predictors of mortality among men with diabetes. *Diabetes Care* 27:83–88, 2004.

50. Hu FB, Leitzmann MF, Stampfer MJ, Colditz GA, Willett WC, Rimm EG. Physical activity and television watching in relation to risk for type 2 diabetes mellitus in men. *Arch Intern Med* 161:1542–1548, 2001.

51. Helmrich SP, Ragland DR, Paffenbarger RS. Prevention of non–insulin-dependent diabetes mellitus with physical activity. *Med Sci Sports Exerc* 26:824–830, 1994.

52. Cantu RC. *Diabetes and Exercise*. Ithaca, New York: Movement Publications, 1982.

53. Ivy JL, Zderic TW, Fogt DL. Prevention and treatment of non–insulin-dependent diabetes mellitus. *Exerc Sport Sci Rev* 27:1–35, 1999.

54. Ivy JL. Muscle insulin resistance amended with exercise training: Role of GLUT4 expression. *Med Sci Sports Exerc* 36:1207–1211, 2004. See also: Ivy JL. Role of exercise training in the prevention and treatment of insulin resistance and non–insulin-dependent diabetes mellitus. *Sports Med* 24:321–336, 1997.

55. Oshida Y, Kamanouchi K, Hayamiru S, et al. Effect of training and training cessation on insulin action. *Int J Sports Med* 12:484–486, 1991.

56. Bruce CR, Hawley JA. Improvements in insulin resistance with aerobic exercise training: A lipocentric approach. *Med Sci Sports Exerc* 36:1196–1201, 2004.

57. Brown MD, Korytkowski MT, Zmuda JM, McCole SD, Moore GE, Hagberg JM. Insulin sensitivity in postmenopausal women: Independent and combined associations with hormone replacement, cardiovascular fitness, and body composition. *Diabetes Care* 23:1731–1736, 2000.

58. Araujo-Vilar D, Osifo E, Kirk M, Garcia-Estevez DA, Cabezas-Cerrato J, Hockaday TD. Influence of moderate physical exercise on insulin-mediated and non–insulin-mediated glucose uptake in healthy individuals. *Metabolism* 46:203–209, 1997.

59. Sigal RJ, Kenny GP, Wasserman DH, Castaneda-Sceppa C. Physical activity/exercise and type 2 diabetes. Diabetes Care 27:2518–2539, 2004. See also: American Diabetes Association. Clinical practice recommendations, 2000: Diabetes mellitus and exercise. *Diabetes Care* 23(suppl 1):S50–S54, 2000.

60. Campaigne BN. Exercise and type 1 diabetes. *ACSM's Health & Fitness Journal* 2(4):35–42, 1998.

61. Colberg S. Use of clinical practice recommendations for exercise by individuals with type 1 diabetes. *Diabetes Educator* 26:265–271, 2000.

62. Colberg S. *The Diabetic Athlete*. Champaign, IL: Human Kinetics, 2001.

63. Campaigne BN, Lampman RL. *Exercise in the Clinical Management of Diabetes Mellitus*. Champaign, IL: Human Kinetics, 1994.

64. Colberg SR. Exercise: A diabetes "cure" for many? *ACSM's Health & Fitness Journal* 5(2):20–26, 2001.

65. Albert SG, Bernbaum M. Exercise for patients with diabetic retinopathy. *Diabetes Care* 18:130–132, 1995.

66. Lehmann R, Kaplan V, Bingisser R, Bloch KE, Spinas GA. Impact of physical activity on cardiovascular risk factors in IDDM. *Diabetes Care* 20:1603–1611, 1997.

67. Glasgow RE, Ruggiero L, Eakin EG, Dryfoos, J, Chobanian L. Quality of life and associated characteristics in a large national sample of adults with diabetes. *Diabetes Care* 20:562–569, 1997.

68. Carroll S, Dudfield M. What is the relationship between exercise and metabolic abnormalities? A review of the metabolic syndrome. *Sports Med* 34:371–418, 2004.

69. Agurs-Collins TD, Kumanyika SK, Have TR, Adams-Campbell LL. A randomized controlled trial of weight reduction and exercise for diabetes management in older African-American subjects. *Diabetes Care* 20:1503–1511, 1997.

70. Yamanouchi K, Shinozaki T, Chikada K, et al. Daily walking combined with diet therapy is a useful means for obese NIDDM patients not only to reduce body weight but also to improve insulin sensitivity. *Diabetes Care* 18:775–778, 1995.

71. Eriksson J, Taimela S, Eriksson K, Parvianinen S, Peltonen J, Kujala U. Resistance training in the treatment of non–insulin-dependent diabetes mellitus. *Int J Sports Med* 18:242–246, 1997.

72. Hawley JA. Exercise as a therapeutic intervention for the prevention and treatment of insulin resistance. *Diabetes Metab Res Rev* 20:383–393, 2004.

73. Young JC. Exercise for client with type 2 diabetes. *ACSM's Health & Fitness Journal* 2(3):24–29, 1998.

74. Yamanouchi K, Nakajima H, Shinozaki T, et al. Effects of daily physical activity on insulin action in the elderly. *J Appl Physiol* 73:2241–2245, 1992.

75. Boule NG, Haddad E, Kenny GP, Wells GA, Sigal RJ. Effects of exercise on glycemic control and body mass in type 2 diabetes mellitus. A meta-analysis of controlled clinical trials. *JAMA* 286:1218–1227, 2001. See also: Boule NG, Kenny GP, Haddad E, Wells GA, Sigal RJ. Meta-analysis of the effect of structured exercise training on cardiorespiratory fitness in type 2 diabetes mellitus. *Diabetologia* 46:1071–1081, 2003.

76. Albright A, Franz M, Hornsby G, Kriska A, Marrero D, Ullrich I, Verity L. American College of Sports Medicine position stand. Exercise and type 2 diabetes. *Med Sci Sports Exerc* 32:1345–1360, 2000.

77. Wallberg-Henriksson H, Rincon J, Zierath JR. Exercise in the management of non–insulin-dependent diabetes mellitus. *Sports Med* 25:25–35, 1998.

78. Ford ES, Herman WH. Leisure-time physical activity patterns in the U.S. diabetic population. *Diabetes Care* 18:27–33, 1995.

79. The American Dietetic Association. *Exchange Lists for Meal Planning*. Chicago: Author, 1995.

ATIVIDADE DE CONDICIONAMENTO FÍSICO 12.1

Avaliação do seu escore de risco para diabetes*

Diabetes. Você pode estar em risco!

Faça o teste – fique sabendo qual é seu escore!

Diabetes significa que seu açúcar (glicose) no sangue está excessivamente alto. Como ficar sabendo disso? Você vive com sede, fome ou cansaço? Urina com frequência? Tem feridas que cicatrizam com lentidão, formigamento nos pés ou visão turva? Mesmo sem esses sinais, você ainda pode ser diabético. Diabetes é uma doença séria, que pode causar ataque cardíaco, AVC, cegueira, insuficiência renal, ou amputação dos pés ou pernas. No entanto, o diabetes pode ser controlado. É possível reduzir ou evitar esses problemas de saúde. Dê o primeiro passo! Verifique se você está em grande risco.

Conheça agora seu risco de ter diabetes. Responda a essas perguntas rápidas. Para cada resposta Sim, adicione o número de pontos listado. Todas as respostas Não equivalem a 0 pontos.

Pergunta	Sim	Não
Você é mulher com um filho que pesou mais de 4 quilogramas ao nascer?	1	0
Tem irmã ou irmão diabético?	1	0
Tem parente diabético?	1	0
Procure sua altura na tabela. Você pesa mais ou menos do que o peso listado para sua altura? (*Consultar a tabela a seguir.*)	5	0
Tem menos de 65 anos e faz pouco ou nenhum exercício em um dia típico?	5	0
Tem entre 45 e 64 anos?	5	0
Tem 65 anos ou mais?	9	0
Faça a soma de seu escore		

Tabela de peso em risco

Altura (m)	Peso (quilogramas)	Altura	Peso (quilogramas)
1,47	59	1,73	80
1,50	60	1,74	83
1,53	63	1,78	85
1,55	65	1,80	88
1,57	67	1,83	90
1,60	69	1,85	93
1,63	71	1,88	95
1,65	73	1,91	98
1,68	76	1,93	100
1,70	78		

Saiba seu escore

10 ou mais pontos	Risco alto para diabetes. **Leve imediatamente esse formulário para seu médico.** Se não tiver seguro-saúde e não puder pagar uma consulta, entre em contato com o departamento de saúde local.
3 a 9 pontos	Risco provavelmente baixo para diabetes. Mantenha baixo seu risco. Se você estiver com sobrepeso, perca-o. Faça alguma atividade quase todos os dias e não fume. Coma refeições pobres em gorduras, com frutas, vegetais e alimentos à base de grãos integrais. Se estiver com colesterol alto ou com pressão arterial elevada, converse com seu médico acerca do risco de diabetes.

*Ver também o Teste de Risco de Diabetes no site www.diabetes.org [em inglês].
Fonte: Essas perguntas são do "Diabetes Risk Test" [Teste de Risco de Diabetes] da American Diabetes Association; ver on-line (http://www.diabetes.org/info/risk/risktest.jsp) [em inglês].

capítulo 13

Obesidade

Se uma empresa farmacêutica lançasse um remédio que ajudasse a queimar gordura, permitisse comer mais sem ganhar peso e não produzisse efeitos colaterais expressivos, provavelmente todos fariam um estoque desse medicamento em casa. Não obstante, já se tem tudo isso na atividade física.

—James Hill

Na maioria das sociedades ocidentais modernas, a superabundância de alimentos ricos em gordura e a falta de atividade física criaram um ambiente socioeconômico conducente à obesidade em uma parcela significativa da população tanto masculina quanto feminina.[1-3] Como revisado em capítulos precedentes, a prevalência de alguns fatores de risco para doenças crônicas (p. ex., colesterol sanguíneo elevado) vem diminuindo ultimamente. Por outro lado, têm-se todas as indicações de que a prevalência de obesidade tenha aumentado continuamente ao longo da maior parte do século XX.[2-12]

Conforme definido no Capítulo 5, obesidade é uma condição em que ocorre excesso de gordura no corpo (ver Fig. 13.1). Não é fácil medir isso ao serem realizados estudos em nível nacional; assim, o Centro Nacional de Estatística para a Saúde dos Estados Unidos utiliza diversas medidas de altura e peso. Esses estudos com norte-americanos desde o final dos anos 1940 demonstraram que muitos dos habitantes daquele país estão com sobrepeso ou obesos. A obesidade afeta cerca de 3 em 10 adultos e seus maiores índices são observados entre as classes menos favorecidas e os grupos minoritários.[4-8]

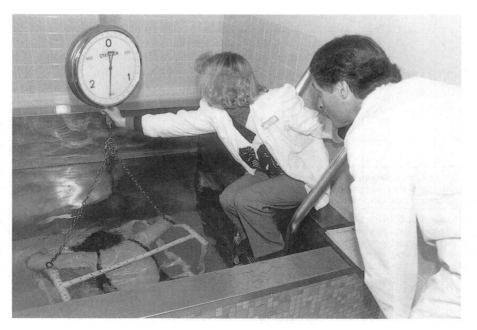

Figura 13.1 A obesidade é definida como uma condição em que ocorre excesso de gordura corporal, medido de maneira mais adequada utilizando-se técnicas de pesagem submersas, conforme descrito no Capítulo 5.

Tanto para homens como para mulheres, 65% são considerados como tendo sobrepeso (definido na maioria dos estudos norte-americanos como um índice de massa corporal ≥ 25 kg/m^2).[4-8,12] A meta do governo federal dos EUA é reduzir a prevalência de obesidade na população adulta para não mais de 15%, mas as tendências estão se encaminhando para a direção oposta.[12] A Figura 13.2 resume as atuais estimativas de pessoas obesas entre diversos grupos. Comparações desses achados com dados coletados nos anos 1960 demonstram aumentos significativos na prevalência do sobrepeso para todos os segmentos da sociedade norte-americana (ver Fig. 13.3).[4-7] A Figura 13.4 ilustra o acentuado aumento na prevalência de obesidade em cada estado dos EUA. Em comparação com 1960, atualmente o adulto médio pesa 11 quilogramas a mais e o adolescente médio, 7 quilogramas a mais.[6] Isso vem ocorrendo apesar dos ideais de aspecto físico que favorecem a magreza para homens e mulheres – um afastamento notável dos antigos padrões, que tinham em alto conceito a obesidade.[13] Embora as causas do aumento na prevalência de sobrepeso sejam calorosamente debatidas, quase todos os especialistas acreditam que os norte-americanos estejam ingerindo mais Calorias do que nas décadas precedentes.[1,12]

Atualmente, o homem adulto médio pesa 86 quilogramas e tem uma altura de 1,75 m (IMC = 28), e a mulher adulta média, 74 quilogramas com 1,63 m (IMC = 28).[6]

Pesquisas em nível nacional também revelam que um percentual crescente de crianças e adolescentes norte-americanos estão com sobrepeso.[5,9,14-16] Conforme ilustrado na Figura 13.5, a prevalência de sobrepeso nessa faixa etária mais do que triplicou desde os anos 1960. É difícil definir obesidade ou sobrepeso para crianças e adolescentes, mas os especialistas recomendam um ponto de mudança (i. e., *cutoff*) para o IMC igual ou acima do 95º percentil para idade e sexo constante nas tabelas de crescimento do CDC.[4,9,17] Utilizando esse método conservador, aproximadamente 16% das crianças e 16% dos adolescentes estão com sobrepeso.[4]

O número cada vez maior de crianças e jovens obesos levou os formuladores de estratégias a classificar essa tendência como ameaça crítica para a saúde pública.[14-16] De acordo com o Instituto de Medicina dos EUA, a obesidade

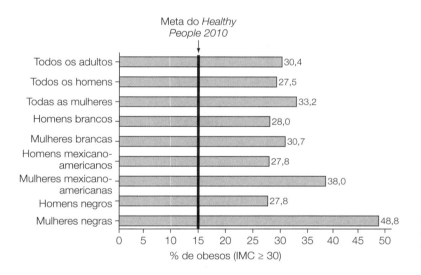

Figura 13.2 Prevalência de obesidade entre adultos norte-americanos com idade igual ou superior a 20 anos. A meta para o *Healthy People 2010* é 15%. Fonte: National Center for Health Statistics. *Health, United States, 2004.* Hyattsville, Maryland: 2004.

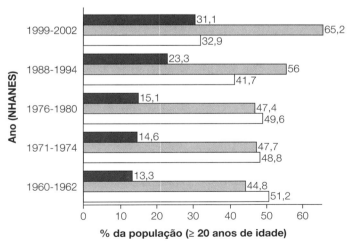

Figura 13.3 Tendências na prevalência para adultos norte-americanos de peso saudável, com sobrepeso ou obesos, e obesos. A prevalência na obesidade mais do que dobrou desde 1960. Idades, 20 a 74 anos. Fonte: National Center for Health Statistics. *Health, United States, 2004.* Hyattsville, Maryland: 2004.

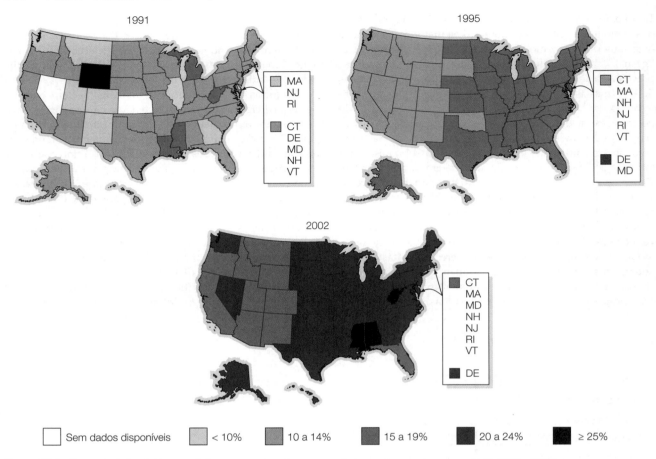

Figura 13.4 Percentual de adultos que informaram estar obesos em estados norte-americanos em 1991, 1995 e 2002. Fonte: CDC. www.cdc.gov [em inglês].

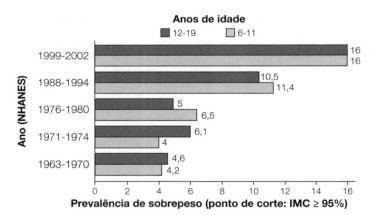

Figura 13.5 Tendências na prevalência de sobrepeso em crianças e adolescentes nos EUA. Fonte: National Center for Health Statistics. *Health, United States, 2004*. Hyattsville, Maryland: 2004

infantil envolve riscos significativos à saúde física e emocional.[15] Cerca de 6 em 10 crianças obesas com idade entre 5 e 10 anos têm pelo menos um fator de risco de doença cardíaca; além disso, o diabetes tipo 2 vem rapidamente se tornando uma doença comum entre crianças e adolescentes.[15] O aumento na obesidade infantil se deve a interações sociais, ambientais e políticas complexas que levaram ao consumo excessivo com relação às demandas de atividade física e de energia para o crescimento. O Instituto de Medicina dos EUA, a American Academy of Pediatrics e a American Heart Association estão clamando por amplas mudanças na sociedade que apoiem os esforços individuais da juventude para prevenção da obesidade infantil.[14–16] São passos importantes na confrontação dessa epidemia:[15]

- O governo federal deve formular padrões de nutrição para alimentos e bebidas vendidos nas escolas e criar orientações concernentes à sua propaganda e à sua comercialização para crianças e jovens.

- A indústria e a mídia devem desenvolver inovações nas embalagens dos produtos alimentares e bebidas, e expandir as informações nutricionais para o consumidor.

- Governos estaduais e locais devem expandir e promover oportunidades para atividade física e acesso a alimentos saudáveis nas comunidades.
- Profissionais da saúde devem acompanhar rotineiramente o IMC de crianças e jovens, oferecendo aconselhamento e orientação apropriados.
- As escolas devem melhorar a qualidade nutricional dos alimentos e bebidas servidos e vendidos e aumentar as oportunidades para atividade física frequente, mais intensiva e atraente durante e depois da permanência na escola.
- Pais e familiares devem se envolver e promover um consumo alimentar mais saudável e estilos de vida mais ativos.

RISCOS DA OBESIDADE PARA A SAÚDE

Há muito tempo se suspeita que obesidade está associada com muitos riscos para a saúde, inclusive morte prematura.[18,19] William Shakespeare escreveu talvez a mais famosa descrição:

> Deixe de lado a corpulência, cuide mais de sua graça;
> Não se empanturre; saiba que o túmulo se abre
> Para, entre os homens, aqueles mais gordos.
> *Rei Henrique IV, Parte II*

Todavia, não foi senão em 1985 que os riscos para a saúde decorrentes da obesidade foram oficialmente reconhecidos pela primeira vez pelo National Institutes of Health.[19] Atualmente, acredita-se que a obesidade constitua um dos problemas clínicos e de saúde pública mais importantes de nossa época.

O National Institutes of Health e vários outros órgãos revisores resumiram o grande número de problemas de saúde associados com a obesidade:[18-24]

- *Pressão psicológica.* Em virtude das fortes pressões da sociedade em favor da magreza, pessoas obesas frequentemente padecem de sentimentos de culpa, depressão, ansiedade e baixa autoestima. Em termos de sofrimento, esses podem ser a maior opressão causada pela obesidade, especialmente entre adolescentes. Pessoas muito obesas estão frequentemente sujeitas a preconceito e discriminação.[25] Em inglês, o termo *fattism* é utilizado para representar esse problema. Entre as consequências sociais e econômicas da obesidade, podem ser citadas a redução do salário e percentuais mais elevados de pobreza, diminuição da probabilidade de casamento e desempenho e progresso acadêmicos menos satisfatórios.[26]

- *Aumento da pressão arterial.* Pressão arterial elevada é comum entre obesos.[27,28] Conforme mostra a Figura 13.16, o risco de ocorrência de hipertensão aumenta de maneira significativa com o aumento no índice de massa corporal.[27] Mesmo entre crianças em idade escolar, aumentos na obesidade estão associados com aumentos correspondentes na pressão arterial.[29] Conforme revisão no Capítulo 10, redução do peso é, isoladamente, a abordagem não farmacológica mais eficaz no controle da pressão arterial.[28]

- *Níveis mais elevados de colesterol e outros lipídios no sangue.* Os obesos, inclusive crianças, têm uma maior probabilidade de terem níveis sanguíneos mais elevados de colesterol, triglicerídeos e LDL-C e níveis sanguíneos mais baixos de HDL-C.[29-33] A Figura 13.7 mostra que a relação entre colesterol total e HDL-C se eleva com o aumento do índice de massa corporal.[31] Conforme revisão no Capítulo 10, uma relação elevada é forte preditor de doença cardíaca. A redução do peso leva a uma correção do perfil sanguíneo negativo de lipídios, em que o colesterol total cai 1 mg/dL para cada libra [450 g] perdida.[30]

- *Maior risco de cálculos biliares.* A obesidade é um fator de risco bem conhecido para formação de cálculos biliares, uma doença que afeta cerca de 10 a 20% da população norte-americana.[34,35] A Figura 13.8 mostra que o risco para cálculos biliares sintomáticos sofre um aumento acentuado com o aumento no índice de massa corporal.[34]

- *Aumento da osteoartrite.* A artrite e outros problemas reumáticos se encontram entre as doenças mais prevalentes nos EUA (ver Cap. 15).[36,37] Pessoas com

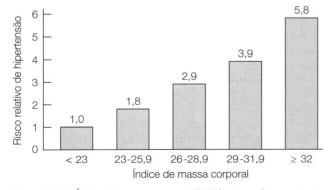

Figura 13.6 Índice de massa corporal (IMC) e risco de ocorrência de hipertensão; estudo com duração de oito anos envolvendo mais de 115 mil enfermeiras. O risco de ocorrência de hipertensão aumenta com a elevação do IMC. Fonte: Witteman JCM, Willett WC, Stampfer MJ, et al. A prospective study of nutritional factors and hypertension among US women. *Circulation* 80:1320–1327, 1989.

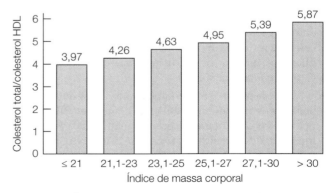

Figura 13.7 Índice de colesterol total:HDL-C por índice de massa corporal (IMC), homens brancos adultos, 20 a 44 anos de idade, NHANES II. O índice de colesterol total/colesterol HDL aumenta com o aumento do IMC. Fonte: Denke MA, Sempos CT, Grundy SM. Excess body weight: An underrecognized contributor to high blood cholesterol levels in white American men. *Arch Intern Med* 153:1093–1103, 1993.

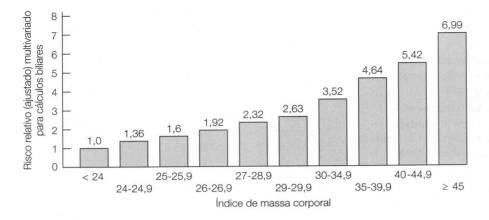

Figura 13.8 Risco de cálculos biliares sintomáticos de acordo com a situação de obesidade, estudo com duração de oito anos envolvendo 90.302 enfermeiras. O risco de cálculos biliares aumenta de maneira pronunciada com aumentos no índice de massa corporal. Fonte: Stampfer MJ, Maclure KM, Colditz GA, Manson JE, Willett WC. Risk of symptomatic gallstones in women with severe obesity. *Am J Clin Nutr* 55:652–658, 1992

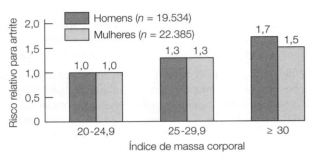

Figura 13.9 Índice de massa corporal e probabilidade de outros problemas reumáticos. Pesquisa: National Health Interview Survey, 1989–1991. Fonte: CDC. Factors associated with prevalent self-reported arthritis and other rheumatic conditions—United States, 1989–1991. *MMWR* 45:487–491, 1996.

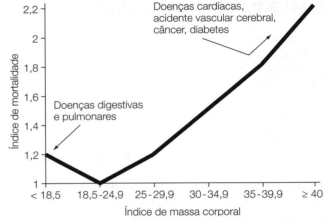

Figura 13.10 Índices de mortalidade por todas as causas em homens (n = 57.073) e mulheres (n = 240.158) brancos por categorias de índice de massa corporal. Fonte: Stevens J, Cai J, Juhaeri J, Thun MJ, Wood JL. Evaluation of WHO and NHANES II standards for overweight using mortality rates. *J Am Diet Assoc* 100:825–827, 2000.

sobrepeso estão em alto risco de osteoartrite nos joelhos e no quadril. O sobrepeso se encontra entre os fatores de risco conhecidos mais potentes para osteoartrite dos joelhos, de modo que indivíduos nos 20% superiores de peso têm 7 a 10 vezes o risco da doença daqueles nos 20% de peso mais baixos.[37] Na pesquisa National Health Interview Survey, as probabilidades de artrite e outros problemas reumáticos comunicados pelos entrevistados subiram com o aumento no índice de massa corporal (ver Fig. 13.9).[36]

- *Aumento do diabetes.* A prevalência de diabetes é elevada entre obesos.[38,39] A redução do peso por diabéticos tipo 2 costuma resultar em uma melhora acentuada em sua glicemia e em seus níveis de insulina no sangue (ver Cap. 12 e Figs. 12.6 a 12.8).

- *Aumento do câncer.* Um estudo da American Cancer Society envolvendo um milhão de homens e mulheres demonstrou que homens obesos tinham índice de mortalidade mais alto por câncer de cólon, reto, próstata, pâncreas, fígado e rim.[40] Mulheres obesas tiveram um índice de mortalidade mais alto para câncer de vesícula biliar, mama, útero, ovários, cólon, reto, pâncreas, fígado e rim (ver Cap. 11 e Figs. 11.16, 11.19 e 11.24).[19,40,41]

- *Aumento da morte prematura.* Hipócrates, o médico da Grécia Antiga, observou em certa ocasião que a "morte súbita é mais comum naqueles que são naturalmente gordos do que nos magros". Vários estudos modernos confirmaram a sabedoria de Hipócrates. Conforme ilustrado na Figura 13.10, à medida que aumenta a massa corporal, aumenta a mortalidade por câncer, doença cardíaca e diabetes.[19,23,40,42] A parte inferior da curva, em que a mortalidade está aumentada entre pessoas magras, tem causado uma discussão acirrada. Ao que parece, esse aumento se deve principalmente ao fato de que fumantes e pessoas com doenças do trato digestivo são magros e morrem prematuramente. A Figura 13.11a exibe os resultados de um interessante estudo com duração de 26 anos envolvendo cerca de 9 mil homens que não bebiam nem fumavam.[43] Nesse estudo, não havia curva J evidente, sugerindo que, quanto mais baixo o índice de massa corporal (dentro de limites razoáveis), melhor. Essa suposição foi confirmada em um estudo com duração de 16 anos envolvendo 115.195 mulheres (ver Fig. 13.11b).[44] A mortalidade mínima foi associada a um peso corporal 10 a 20% abaixo da média para norte-americanos, depois do devido ajuste para tabagismo.[44,45] Se a população norte-americana perdesse o excesso de massa corporal, a mortalidade seria reduzida em 15%, correspondendo a mais três anos de expectativa de vida. Em geral, os índices de mortalidade mais baixos de todas

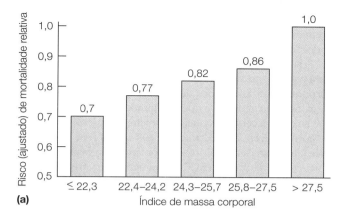

Figura 13.11 (a) Risco de mortalidade de acordo com o índice de massa corporal; estudo com duração de 26 anos envolvendo 8.282 homens não fumantes e abstêmios. (b) Risco de mortalidade de acordo com o índice de massa corporal; estudo com duração de 16 anos envolvendo 115.195 mulheres não fumantes e com peso corporal estável; IMC < 19,0 vs. ≥ 32,0; risco de doença cardiovascular, 4,1 e câncer, 2,1. Fontes: (a) Lindsted K, Tonstad S, Kuzma J. Body mass index and patterns of mortality among Seventh-Day Adventist men. *Int J Obesity* 15:397–406, 1991; (b) Hu FB, Willett WC, Li T, Stampfer MJ, Colditz GA, Manson JE. Adiposity as compared with physical activity in predicting mortality among women. *N Engl J Med* 351:2694–2703, 2004.

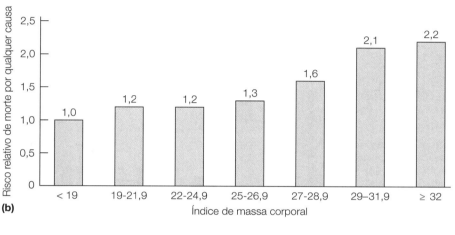

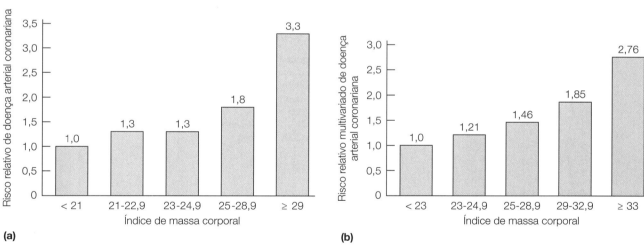

Figura 13.12 (a) Índice de massa corporal (IMC) e risco de doença cardíaca em mulheres; estudo com duração de oito anos envolvendo mais de 115 mil enfermeiras. Em mulheres, o risco de doença arterial coronariana se eleva de maneira acentuada quando o IMC sobe para mais de 29. (b) IMC e risco de doença arterial coronariana em homens; estudo com duração de três anos envolvendo 29.122 profissionais da saúde norte-americanos. O risco de doença cardíaca sobe com o aumento do IMC em homens. Fontes: (a) Manson JE, Colditz GA, Stampfer MJ, et al. A prospective study of obesity and risk of coronary heart disease in women. *N Engl J Med* 322:882–889, 1990; (b) Rimm EB, Stampfer MJ, Giovannucci E, Ascherio A, Spiegelman D, Colditz GA, Willett WC. Body size and fat distribution as predictors of coronary heart disease among middle-aged and older US men. *Am J Epidemiol* 141:1117–1127, 1995.

as doenças combinadas são observados entre pessoas magras. A manutenção da magreza desde o início da vida até o envelhecimento é uma meta fundamental.

- *Aumento das doenças cardíacas.* Pessoas obesas exibem mais fatores de risco típicos para doença cardíaca (pressão arterial e níveis séricos de colesterol elevados) e, como resultado, exibem maior incidência de mortes por tais causas.[42-50] Como mostra a Figura 13.12a, em um grande estudo com duração de oito anos envolvendo enfermeiras, o risco de doença arterial coronariana mais do que triplicou naquelas participantes com índice de massa corporal acima de 29, comparadas àquelas com índice inferior a 21.[48] Essa descoberta foi confirmada em um estudo com profissionais da saúde norte-americanos do sexo masculino (ver Fig. 13.12b).[50] O risco de acidente vascular cerebral (AVC) também aumenta com a elevação do índice de massa corporal (ver Fig. 13.13).[51]

Informações recentemente publicadas demonstram que, com relação às complicações clínicas, faz diferença o local onde a gordura em excesso se deposita.[47,50,52-55] As pessoas obesas mais vulneráveis a níveis elevados de colesterol no sangue, pressão arterial elevada, diabetes, cânceres e morte prematura tendem a ter maior deposição da gordura em áreas abdominais em vez das áreas dos quadris e das coxas.

Em outras palavras, os riscos para a saúde são maiores para aqueles indivíduos que exibem a maior parte da gordura corporal na parte superior do corpo, especialmente nas áreas do tronco e do abdome, o que é chamado de *obesidade androide*, que se opõe à *obesidade ginoide* (caracterizada pela deposição de gordura corporal no quadril e nas coxas) (ver Fig. 13.14). Esse fator pode ser medido com a obtenção da razão circunferência cintura/quadril (RCCQ), ou simplesmente com a circunferência abdominal (da cintura) (ver Cap. 5). Uma RCCQ ou uma circunferência abdominal elevadas são preditores de mais complicações decorrentes da obesidade. A Figura 13.15 mostra os resultados de um estudo com duração de cinco anos envolvendo mulheres, em que ocorreu um aumento do risco de doença cardíaca e câncer com a elevação da RCCQ.[53] A Figura 13.16 mostra que o risco de AVC é elevado com o au-

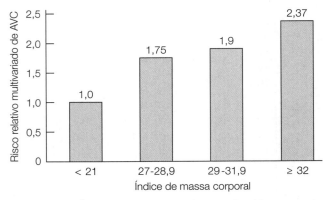

Figura 13.13 Índice de massa corporal e risco de acidente vascular cerebral (AVC) isquêmico em mulheres; estudo com duração de 16 anos envolvendo 116.759 mulheres. O risco de AVC isquêmico aumenta com a elevação do índice de massa corporal. Fonte: Rexrode KM, Hennekens CH, Willett WC, Colditz GA, Stampfer MJ, Rich-Edwards JW, Speizer FE, Manson JE. A prospective study of body mass index, weight change, and risk of stroke in women. *JAMA* 277:1539–1545, 1997.

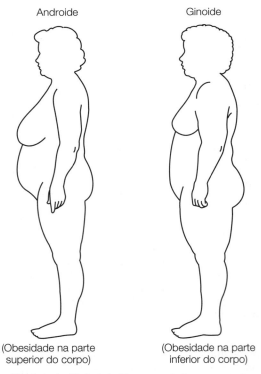

Figura 13.14 A *obesidade androide* se caracteriza por grande quantidade de gordura corporal nas áreas do tronco e do abdome, e está associada a um maior número de complicações clínicas. A *obesidade ginoide*, por sua vez, caracteriza-se por elevada quantidade de gordura corporal nas áreas do quadril e das coxas.

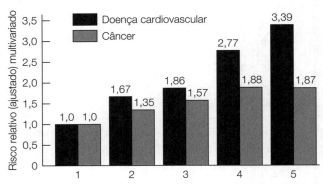

Figura 13.15 Razão circunferência cintura/quadril (RCCQ) e risco de doença; estudo com duração de cinco anos envolvendo 41.837 mulheres do estado de Iowa, EUA. Com o aumento da RCCQ, aumenta o risco de morte por doença cardíaca e câncer. Fonte: Folsom AR, Kaye SA, Sellers TA, et al. Body fat distribution and 5-year risk of death in older women. *JAMA* 269:483–487, 1993. Ver também: *Arch Intern Med* 160:2117–2128, 2000.

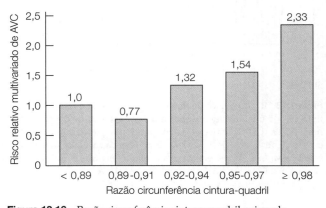

Figura 13.16 Razão circunferência cintura-quadril e risco de acidente vascular cerebral (AVC); estudo com duração de cinco anos envolvendo 28.643 profissionais da saúde norte-americanos do sexo masculino. Em homens, o risco de AVC aumenta com o aumento da razão circunferência cintura-quadril. Fonte: Walker SP, Rimm EB, Ascherio A, Kawachi I, Stampfer MJ, Willett WC. Body size and fat distribution as predictors of stroke among US men. *Am J Epidemiol* 144:1143–1150, 1996.

mento da RCCQ (ver também a Fig. 12.8, que ilustra a relação entre circunferência abdominal e risco de diabetes tipo 2).[52]

Células adiposas na área abdominal tendem a ser mais ativas (liberando e absorvendo moléculas de gordura) do que as existentes nas áreas glútea e femoral.[55] Quando o suprimento de gordura abdominal é excessivo, as células liberam sua gordura nos vasos sanguíneos que se encaminham para o fígado; a gordura que é transportada até esse órgão pode estar ligada a consequências negativas para a saúde. Diversos pesquisadores constataram que a imagem de ressonância magnética ou a tomografia computadorizada podem mostrar o depósito de gordura abdominal (especialmente o depósito visceral) com bastante precisão, melhorando o prognóstico dos riscos para a saúde de maneira muito mais apropriada do que a RCCQ (ver Cap. 5).

Aparentemente, os hábitos ligados ao estilo de vida têm muito a ver com a gordura abdominal.[56,57] Exemplificando, o tabagismo, o uso de bebidas alcoólicas e a flutuação do peso parecem aumentar preferencialmente as reservas de gordura abdominal, ao passo que o exercício as diminui. Foi demonstrado que a flutuação do peso (i. e., oscilação entre ganho e perda de peso corporal) aumenta o risco de doença cardíaca e morte em comparação com a manutenção de um peso relativamente estável.[58-60] Em geral, a permanência do indivíduo em um estado de magreza ao longo da vida é o curso mais seguro a ser seguido para evitar os riscos à saúde associados à obesidade abdominal, à flutuação do peso e a um índice de massa corporal elevado.[54] No caso de indivíduos com sobrepeso, a perda de peso intencional, ao contrário da não intencional, foi associada a um aumento na longevidade e a uma melhor qualidade de vida.[61]

TEORIAS DA OBESIDADE

A explicação do porquê tantas pessoas pesam mais do que deveriam tem sido origem de grande confusão para pesquisadores e também para o público em geral. Atualmente, quase todas as teorias da obesidade recaem em três categorias: influências genéticas e parentais, elevada ingestão de energia e baixo consumo de energia (ver Figura 13.17).[62,63]

Embora se saiba que o desenvolvimento da obesidade deva envolver um período prolongado no qual a ingestão de energia exceda o seu dispêndio, ainda permanece controversa a importância do consumo excessivo de alimentos, do consumo de energia anormalmente baixo ou da influência da hereditariedade para qualquer indivíduo em particular.[62]

Influências genéticas e parentais

Fatores genéticos e parentais são importantes para explicar porque alguns indivíduos encontram dificuldades em evitar a obesidade.[62-65] Jean Mayer comunicou em 1965 que 80% dos filhos de dois genitores obesos acabam tornando-se obesos, em comparação com 40% quando um dos genitores é obeso e 14% quando nenhum deles o é.[66] Pesquisas subsequentes confirmaram a importância da obesidade parental na previsão da obesidade em sua prole, especialmente quando presente durante os primeiros dez anos de vida (ver Fig. 13.18).

Esses resultados, porém, davam pouca indicação sobre a importância relativa da genética comparada aos efeitos dos padrões de estilo de vida familiar. Pesquisadores acreditam ter maior utilidade o estudo de gêmeos idênticos e fraternos.[67] Quando gêmeos monozigotos foram criados separadamente, seus índices de massa corporal foram quase tão parecidos quanto aqueles de gêmeos monozigotos criados juntos.[69]

Um estudo com adultos que foram adotados antes de 1 ano de vida revelou que, apesar de terem sido criados pelos pais adotivos, seus pesos corporais eram ainda bastante parecidos com os de seus pais biológicos.[68] Esses estudos sugerem que o compartilhamento de genes é importante na obesidade.[71] A herdabilidade do índice de massa corporal é de aproximadamente 25 a 40%.[70] Estudos em animais apoiam essa conclusão. Quando animais com formas hereditárias de obesidade são pareados com irmãos de ninhadas magros e alimentados exatamente da mesma maneira, ganham mais peso e gordura.[67]

Outros fatores relacionados à obesidade podem ter um componente genético, incluindo taxa metabólica em repouso, custo energético do exercício, nível de atividade física habitual, tendência para acumular gordura na área abdominal, resposta à superalimentação e índice relativo de oxidação de carboidratos/lipídios.[64,70,73-75] Em um experimento de superalimentação, 12 pares de gêmeos monozigotos foram alimentados com 1.000 Calorias extras por dia durante 84 dias.[74] Alguns dos participantes ganharam apenas 4 quilogramas, enquanto outros acumularam até 13 quilogramas (a média foi de 8 quilogramas). Quanto ao ganho de peso, interessa saber que os pesquisadores observaram uma variância pelo menos três vezes maior na resposta entre dois pares do que dentro de cada par, demonstrando que a quantidade de ganho de peso tem alguma base genética.

Em um projeto de pesquisa, foram estudados 1.698 membros de 409 famílias, inclusive cônjuges, pais-filhos adotivos, irmãos adotivos, primos em primeiro grau, tios/tias-sobrinhos/sobrinhas, pais-filhos biológicos, irmãos consanguíneos, gêmeos dizigotos e gêmeos monozigotos.[73] Foi constatado que a herança biológica era responsável por 25% da variância na massa de gordura (ver Fig. 13.19). Demonstrou-se uma maior importância de influências não genéticas, como estilo de vida e fatores ambientais e culturais. Uma pesquisa subsequente confirmou que 25 a 40% da variabilidade na obesidade humana tem base genética.[62,76]

Esses estudos demonstram que algumas pessoas têm maior tendência para a obesidade do que outras, por causa de

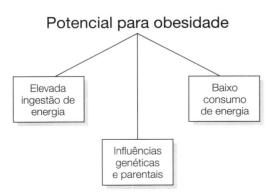

Figura 13.17 As teorias da obesidade recaem em três categorias.

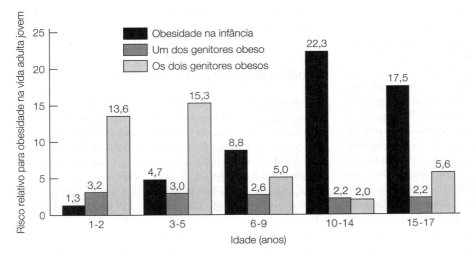

Figura 13.18 Probabilidades de obesidade na vida adulta jovem: situação de obesidade em pais e filhos; estudo retrospectivo com 854 homens e mulheres norte-americanos. As probabilidades de obesidade na vida adulta jovem são influenciadas pela obesidade dos pais (antes dos 10 anos de idade) e pela obesidade na infância e na adolescência (especialmente depois dos 10 anos). Fonte: Whitaker RC, Wright JA, Pepe MS, Seidel KD, Dietz WH. Predicting obesity in young adulthood from childhood and parental obesity. *N Engl J Med* 337:869–873, 1997.

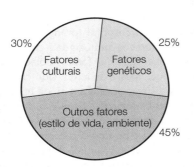

Figura 13.19 Influência genética da variação na gordura corporal em humanos. As influências genéticas na obesidade são consideradas menos importantes que as influências não genéticas, como os fatores culturais, ambientais e de estilo de vida.
Fonte: Bouchard C, Pérusse L, Leblanc C, et al. Inheritance of the amount and distribution of human body fat. *Int J Obesity* 12:205–215, 1988.

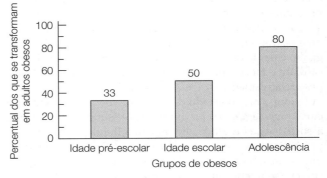

Figura 13.20 Crianças e jovens obesos: percentual daqueles que se tornam adultos obesos. O risco de obesidade adulta é maior para crianças e jovens que são mais obesos em idades mais avançadas. Fonte: Serdula MK, Ivery D, Coates RJ, Freedman DS, Williamson DF, Byers T. Do obese children become obese adults? A review of the literature. *Prev Med* 22:167–177, 1993.

fatores genéticos. Essas pessoas precisam ser excepcionalmente cuidadosas com seus hábitos alimentares e de exercícios para contrabalançar essas tendências hereditárias, tendo talvez de aceitar uma forma e uma compleição corporal diferentes do ideal retratado na mídia. Vem crescendo o consenso de que numerosos genes interagem entre si e com o ambiente para a expressão do fenótipo da obesidade.[62-64,76] É provável que haja envolvimento de genes que afetam tanto a ingestão como o dispêndio de energia. Os genes estão envolvidos na regulação do peso corporal, que é uma operação complexa envolvendo muitos sinais químicos diferentes, alguns dos quais têm sua origem nas reservas de tecido adiposo e, em seguida, atuam no sistema nervoso central.[62] A leptina, por exemplo, é produzida pelo tecido adiposo e atua no sistema nervoso central por intermédio de um receptor específico e de várias vias neuropeptídicas (sob controle genético) para reduzir o apetite e aumentar o consumo de energia.[62,77]

Quase todos os especialistas em obesidade acreditam que esse problema seja decorrente tanto da predisposição genética como de circunstâncias ambientais.[62,67,76,78] Em outras palavras, uma certa composição genética pode dar ao indivíduo uma predisposição para a obesidade, a qual pode ser expressa pela ação de um ambiente apropriado. Por exemplo, antigamente, os índios Pima no Arizona, EUA, tinham peso normal, vivendo como fazendeiros nas proximidades do rio Gila.[62] Seus estilos de vida favoreciam a atividade física e uma dieta rica em carboidratos complexos e pobre em gordura. Atualmente, esses índios têm elevados índices de prevalência de obesidade e diabetes melito, apresentam um estilo de vida sedentário e consomem uma dieta rica em gordura e álcool. Embora os modernos índios Pima tenham a mesma composição genética de seus antepassados, seu ambiente foi enormemente alterado e sua disposição biológica para a obesidade atualmente está com grande expressão.

Embora tenha ampla aceitação a ideia de que crianças gordas se tornarão obesas quando forem adultas, apenas um terço das crianças obesas na pré-escola se tornam obesas na vida adulta.[65,79,80] No entanto, cerca de metade das crianças obesas em idade escolar se tornarão adultos obesos e mais de 80% dos adolescentes obesos permanecerão obesos na vida adulta.[79] O risco de obesidade adulta é maior para as crianças e jovens mais gordos e para aqueles com pais e avós obesos (ver Figs. 13.18 e 13.20).[65,79,80]

Grande ingestão de energia

Pessoas obesas comem mais? Esse é um assunto controverso, sendo encontrados pesquisadores nos dois lados da discussão.[81-85] Em estudos indicando que pessoas obesas não

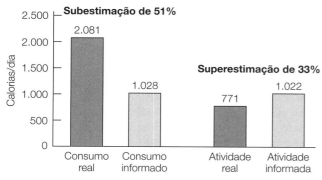

Figura 13.21 Ingestão e consumo de energia reais *vs.* informados; estudo com duração de 14 dias envolvendo indivíduos "resistentes à dieta". Nesse estudo, foi constatado que os participantes que afirmaram comer pouco e ter dificuldade em perder peso subestimavam a ingestão de Calorias e superestimavam o consumo de energia. Fonte: Lichtman SW, Pisarska K, Berman ER, et al. Discrepancy between self-reported and actual caloric intake and exercise in obese subjects. *N Engl J Med* 327:1893–1898, 1992.

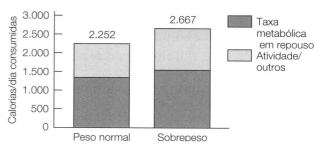

Figura 13.22 Consumo de energia em mulheres com peso normal e com sobrepeso; estudo com duração de duas semanas utilizando água duplamente marcada; peso corporal, 59 (26% de gordura) *vs.* 85 (41%) quilogramas. Pessoas obesas gastam mais energia que pessoas com peso normal e, portanto, precisam comer mais para manter seu excesso de peso. Fonte: Welle S, Forbes GB, Statt M, Barnard RR, Amatruda JM. Energy expenditure under free-living conditions in normal-weight and overweight women. *Am J Clin Nutr* 55:14–21, 1992.

comem mais do que pessoas com peso normal, os participantes foram solicitados a registrar a ingestão de alimentos durante 1 a 14 dias utilizando diários alimentares ou métodos de recordação. Atualmente, há evidência de que esses métodos não resultam em dados válidos porque as pessoas obesas tendem a subinformar a ingestão de alimentos em até 20 a 50%.[82,84] A Figura 13.21 ilustra o resultado de um estudo com indivíduos "resistentes à dieta" que afirmavam comer muito pouco, diziam exercitar-se apropriadamente e, ainda assim, eram obesos.[84] Quando cuidadosamente examinados por pesquisadores da Universidade de Colúmbia durante um período de duas semanas, foi constatado que esses indivíduos subestimavam a ingestão de alimentos em cerca de 50% e superestimavam a atividade física em 33%.

Diversos pesquisadores mediram o consumo de energia utilizando câmaras respiratórias ou técnicas de água duplamente marcada em obesos e em indivíduos com peso normal. Nesses estudos, os obesos tendiam a queimar e, portanto, ingerir cerca de 400 a 500 Calorias diárias a mais em média.[82,86] A Figura 13.22 fornece os resultados de um estudo com duração de duas semanas envolvendo mulheres obesas e com peso normal utilizando água duplamente marcada, o que permitiu às participantes seguir com seus deveres normais.[86] O dispêndio diário de energia do grupo das mulheres obesas ficou acima de 400 Calorias, metade do qual foi decorrente de suas taxas metabólicas em repouso mais aceleradas. Os pesquisadores concluíram que, em sua maioria, "as participantes com sobrepeso devem consumir mais energia que as participantes magras para manter seu excesso de peso".[86] Esse resultado também foi estabelecido em estudos com animais. Exemplificando, foi constatado que ratos gordos consomem uma quantidade significativamente maior de Calorias do que ratos magros da mesma linhagem genética.[87]

Há uma boa razão para acreditar que a abundância de alimentos saborosos e ricos em Calorias, especialmente aqueles ricos em gordura, seja um fator importante na alta prevalência da obesidade nas sociedades ocidentais.[88] Um achado consistente entre muitos estudos recentemente publicados é que, quando a ingestão de gordura alimentar é alta, quase todos os adultos e crianças tendem a ganhar peso com bastante facilidade e rapidez. No entanto, quando o consumo de gordura alimentar é baixo e a ingestão de carboidrato e fibra é elevada, a pessoa alcança um peso corporal desejável mais rapidamente.[88-98] Estudos interculturais demonstram que a obesidade tende a ser mais prevalente em sociedades que consomem uma maior proporção de energia da gordura alimentar.[90] Nos EUA, estudos demonstram que os tamanhos das porções e a ingestão de energia aumentaram significativamente desde os anos 1970, especialmente para alimentos consumidos em lanchonetes e *fast-foods*.[89]

Há indicações de que pessoas obesas tendem a escolher alimentos com alto teor de gordura e ricos em energia com uma frequência maior no cotidiano do que pessoas magras, além de terem hábitos alimentares diferentes.[88-90] Foi constatado que crianças de famílias com pais obesos demonstram maior preferência por alimentos gordurosos, gostam menos de vegetais e exibem maior tendência para comer demais.[97] Quando o comportamento alimentar de 23 crianças com peso normal foi comparado com o de 20 crianças obesas, constatou-se que estas últimas comiam mais rapidamente e não reduziam sua velocidade de consumo dos alimentos quando próximas do final da refeição.[98] Adolescentes com sobrepeso, em comparação com adolescentes magros, tendem a consumir quantidades excessivas de *fast-food* e demonstram menor probabilidade de compensar isso mediante o ajustamento do consumo de alimentos ao longo do dia.[92] Ver Quadro 13.1 para sugestões práticas para baixar a gordura saturada. De um quarto a metade dos pacientes obesos que procuram tratamento para perder peso sofrem de problemas com episódios de compulsão alimentar (ver discussão de episódios de compulsão alimentar na seção Compreensão da Medicina Esportiva).[83]

Há várias razões pelas quais dietas ricas em gordura promovem obesidade com maior frequência do que dietas ricas em carboidratos.[99-108] Dietas com teores mais altos de gordura são frequentemente percebidas como mais palatáveis, levando a uma ingestão de Calorias muito maior. Exemplificando, quando se alimentam com base em uma gama de alimentos ricos em gordura ou em carboidratos, foi verificado que pessoas obesas consomem voluntariamente o dobro de energia dos artigos de gordura.[96,101] Esse achado levou à teoria de que o sistema de controle do apetite pode emitir apenas sinais inibitórios fracos para a prevenção do consumo excessivo de gordura alimentar. Pesquisadores acreditam que, embora as reservas de glicogênio e proteína no corpo estejam rigidamente controladas, as reservas de gordura não estão, o que permite um elevado grau de

522 Parte IV Atividade Física e Doença

Quadro 13.1

Como diminuir a gordura saturada e a ingestão de calorias

Pessoas com sobrepeso têm um risco elevado de doença cardíaca; ainda assim, tendem a escolher alimentos com elevado conteúdo de gordura saturada. A tabela a seguir exibe alguns exemplos práticos das diferenças no conteúdo de gordura saturada de diferentes formas de alimentos comumente consumidos. As comparações são feitas entre alimentos do mesmo grupo nutricional (p. ex., queijo *cheddar* comum e queijo *cheddar* com baixo teor de gordura), ilustrando que podem ser feitas escolhas de alimentos com teores mais baixos de gordura saturada dentro de um mesmo grupo.

Categoria de alimento	Porção	Conteúdo de gordura saturada (gramas)	Calorias
Queijo			
☐ Queijo *cheddar* comum	28 g	6,0	114
☐ Queijo *cheddar* com baixo teor de gordura	28 g	1,2	49
Carne bovina moída			
☐ Carne moída comum (25% de gordura)	85 g (cozida)	6,1	236
☐ Carne moída extramagra (5% de gordura)	85 g (cozida)	2,6	148
Leite			
☐ Leite integral (3,24%)	1 copo	4,6	146
☐ Leite desnatado (1%)	1 copo	1,5	102
Pães			
☐ Croissant (médio)	1 médio	6,6	231
☐ Rosca, de farinha de aveia (10 cm)	1 média	0,2	227
Sobremesas congeladas			
☐ Sorvete comum	½ taça	4,9	145
☐ *Frozen yogurt*, com baixo teor de gordura	½ taça	2,0	110
Manteiga e margarina			
☐ Manteiga	1 col. de chá	2,4	34
☐ Margarina com zero de gorduras trans	1 col. de chá	0,7	25
Frango			
☐ Frango frito (coxa com pele)	85 g (cozido)	3,3	212
☐ Frango assado (peito sem pele)	85 g (cozido)	0,9	140
Peixe			
☐ Peixe frito	85 g	2,8	195
☐ Peixe cozido ou assado	85 g	1,5	129

Fonte: Dietary Guidelines for Americans 2005. ARS Nutrient Database for Standard Reference, Release 17. http://www.healthierus.gov/dietaryguidelines/ [em inglês].

expansão.[100,101] Isso pode ter tido uma finalidade útil há milênios, mas, atualmente, significa que a obesidade pode ser evitada apenas se o consumo de gordura for baixo.

A gordura alimentar também tem um efeito termogênico menor que o carboidrato ou a proteína e pode, assim, ser armazenada na forma de tecido adiposo com bastante facilidade (ver Fig. 13.23). Por outro lado, o carboidrato alimentar não é facilmente convertido em gordura corporal, mesmo durante períodos de grande consumo.[100,102,104-108] Em um estudo, homens obesos e magros ingeriram 50% a mais de energia do que o normal durante duas semanas.[99] Em uma ordem randômica, a energia adicional foi administrada totalmente como gordura ou totalmente como carboidrato. Um calorímetro de sala inteira determinou que a superalimentação com carboidratos aumentava a oxidação dessas substâncias e o consumo total de energia, resultando em um armazenamento de 75 a 85% da energia em excesso. A superalimentação com gordura, porém, teve mínimos efeitos na oxigenação das gorduras e no consumo total de energia, levando a um armazenamento de 90 a 95% da energia em excesso. Em outras palavras, a gordura em excesso na alimentação leva a um maior acúmulo dessa substância no corpo do que uma igual quantidade calórica proveniente de carboidrato alimentar.

Um estudo cruzado e randomizado com duração de 11 semanas envolvendo 16 mulheres, realizado por pesquisadores da Universidade Cornell, ilustra a importância de manter baixa a ingestão de gordura nos alimentos (ver Fig. 13.24).[93] As voluntárias foram randomicamente designadas para uma dieta pobre em gordura (22% das Calorias em forma de gordura) ou para uma dieta de controle (37% de gordura) durante 11 semanas; essas condições foram invertidas durante as 11 semanas seguintes. Durante o estudo, as voluntárias ti-

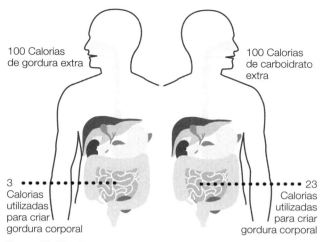

Figura 13.23 Comparação entre carboidrato e gordura dos alimentos na formação da gordura do corpo. O corpo converte a gordura dos alimentos em gordura corporal com maior eficiência do que o faz com o carboidrato. Fonte: Acheson KJ, Schutz Y, Bessard T, Flatt JP, Jequier E. Carbohydrate metabolism and de novo lipogenesis in human obesity. *Am J Clin Nutr* 45:78–85, 1987.

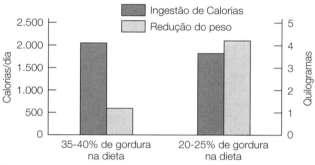

Figura 13.24 Redução do peso em uma dieta com baixo teor de gordura (livre); randomização para dietas com baixo ou alto teor de gordura durante 11 semanas, utilizando-se os mesmos 41 itens do cardápio. Dietas com baixo teor de gordura promovem maior redução do peso que dietas ricas em gordura. Fonte: Kendall A, Levitsky DA, Strupp BJ, Lissner L. Weight loss on a low-fat diet: Consequence of the imprecision of the control of food intake in humans. *Am J Clin Nutr* 53:1124–1129, 1991.

nham permissão de ingerir tanta comida quanto quisessem, mas podiam consumir apenas alimentos fornecidos pelos pesquisadores. Os mesmos 41 itens do cardápio foram oferecidos às voluntárias nos dois grupos, mas os pesquisadores reduziram as quantidades de óleo, margarina, creme de leite, etc., utilizadas na preparação dos itens do cardápio para as voluntárias no grupo com dieta de baixo teor de gordura.

Enquanto estavam se alimentando com a dieta com baixo teor de gordura, as voluntárias tendiam a comer menos (237 Calorias a menos por dia) do que quando na dieta de controle, e perderam mais peso (2,5 kg). Os resultados desse estudo demonstram com nitidez que, quando o conteúdo de gordura da dieta sofre redução de 37 para 22% das Calorias totais, as pessoas tendem a ingerir uma menor quantidade de Calorias. Também parece possível obter um certo grau de redução do peso simplesmente baixando a quantidade de gordura utilizada durante a preparação dos alimentos, sem a necessidade de fazer dieta ou de limitar voluntariamente a quantidade de alimento consumido.

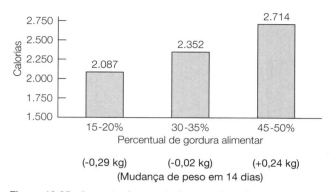

Figura 13.25 Ingestão de energia durante dieta de 14 dias; os tratamentos variaram em termos de conteúdo de gordura. A redução da gordura alimentar está associada com menor ingestão de Calorias e maior redução do peso. Fonte: Lissner L, Levitsky DA, Strupp BJ, et al. Dietary fat and the regulation of energy intake in human subjects. *Am J Clin Nutr* 46:886–892, 1987.

Em outro estudo, 24 mulheres consumiram uma sequência de três tratamentos dietéticos com duração de duas semanas cada, em que 15 a 20%, 30 a 35% e 45 a 50% das Calorias totais eram derivadas de gordura.[95] As dietas consistiam em alimentos semelhantes em termos de aspecto e sabor, mas diferiam na quantidade dos ingredientes ricos em gordura utilizados. As voluntárias consumiram espontaneamente 27% menos Calorias quando estavam na dieta de baixo teor de gordura do que quando estavam na dieta rica em gordura, o que resultou em mudanças significativas no peso corporal (ver Fig. 13.25). Também nesse caso, os pesquisadores consideraram que a redução da ingestão de gordura habitual era um elemento-chave, tanto para a prevenção como para o tratamento da obesidade, "uma vez que tal prática não impõe limitações rígidas na quantidade de alimento consumido, mas, em vez disso, enfatiza a seleção de alimentos com baixo teor de gordura".[95]

De todas as atuais teorias que tentam explicar a epidemia de obesidade na maioria das sociedades ocidentais, a hipótese do "elevado consumo de gordura alimentar" é a de mais ampla aceitação pelos especialistas. Conforme foi enfatizado na revista médica *Lancet* por uma equipe de especialistas em obesidade:

> As Calorias da gordura representam o único candidato para um desequilíbrio energético crônico suficiente para causar obesidade, implicando que, além de um aumento no exercício e de restrição das Calorias totais, (...) a simples redução na ingestão de gordura levará à redução do peso. Essa abordagem (...) pode servir como estratégia central para prevenção e tratamento da obesidade nos níveis individual e populacional (...). Incentivar a indústria alimentícia no sentido de produzir e promover produtos com baixos teores de gordura e educar o consumidor para escolhê-los são provavelmente as melhores opções para mudanças nutricionais no âmbito populacional.[107]

Baixo dispêndio de energia

Até agora, vimos que algumas pessoas têm uma maior propensão para a obesidade por causa de tendências genéticas e pelo consumo habitual de dietas ricas em gordura. Também será possível a ocorrência de obesidade porque o dispêndio total de energia é menor que o normal? Existe

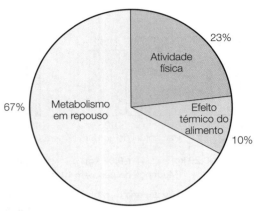

Figura 13.26 Categorias de dispêndio de energia em seres humanos. Aproximadamente 67% do dispêndio de energia humana provém da taxa metabólica em repouso. Pessoas sedentárias despendem cerca de 23% de sua energia em atividades físicas variadas e outros 10% metabolizando e digerindo os alimentos.
Fonte: Ravussin E, Bogardus C. A brief overview of human energy metabolism and its relationship to essential obesity. *Am J Clin Nutr* 55:242S–245S, 1992.

algum tipo de defeito metabólico que prognostique aumento da obesidade porque o corpo está queimando menos Calorias do que deveria? Pessoas obesas queimam menos Calorias na prática da atividade física?

Todos os seres humanos despendem energia por três modos: pela taxa metabólica em repouso, pela atividade física e pela digestão e metabolização dos alimentos (efeito térmico dos alimentos) (ver Fig. 13.26 e Atividade de Condicionamento Físico 13.1).[109,110]

Taxa metabólica em repouso

A maior quantidade de Calorias despendidas pela maioria das pessoas (exceto atletas que treinam várias horas por dia) decorre da *taxa metabólica em repouso* (TMR).[109–115] A taxa metabólica basal (TMB) é a velocidade de dispêndio de energia quando o indivíduo está repousando confortavelmente (mas desperto) em decúbito dorsal, depois de não ter ingerido alimento ou bebida durante a noite, por cerca de 12 a 14 horas.[113] A TMB inclui o dispêndio da energia necessária para a manutenção das atividades metabólicas de células e tecidos, mais a energia para a manutenção da circulação sanguínea, da respiração e dos processamentos gastrintestinal e renal (i. e., o custo basal da vida). A TMB também inclui a energia necessária para que a pessoa fique desperta, refletindo o fato que a taxa metabólica durante o sono é cerca de 5 a 10% mais baixa do que a TMB durante as horas matinais.

A TMR é o dispêndio de energia em condições de repouso, quando o indivíduo está sentado e entre as 4 e 5 horas pósprandiais, tendendo a ser aproximadamente 10% maior do que a TMB. Quase todos os laboratórios fazem testes para TMR em vez de TMB, por causa de aspectos práticos ligados à facilidade de realização da técnica, tanto para o paciente como para o laboratório. Tipicamente, a TMR é ligeiramente menor que 1 Caloria por minuto em mulheres (ou 1.200 a 1.500 Calorias por dia) e um pouco mais do que 1 Caloria por minuto em homens (ou 1.600 a 1.900 Calorias por dia). Uma Caloria por minuto equivale ao calor liberado por uma vela acesa ou por uma lâmpada incandescente de 75 watts. Essa é uma quantidade de energia considerável e tipicamente representa (exceto em atletas) 60 a 75% do dispêndio total diário de energia. A TMR varia em até 20 a 30% entre pessoas de mesma idade, sexo e peso corporal, mas cerca de 70 a 80% dessa variação se deve a diferenças na composição corporal, de maneira que a TMR é mais elevada naquelas pessoas com maior massa livre de gordura (músculos, ossos, água, etc.).[109-112] A TMR cai cerca de 1 a 2% por década de vida adulta, mesmo depois do ajuste feito para massa livre de gordura.

A TMR é medida de maneira mais eficiente pela coleta e pela análise do ar expirado (*calorimetria indireta*) algumas horas depois de uma refeição. Ela também pode ser estimada por meio de equações. A Tabela 13.1 resume algumas das equações de uso mais comum para jovens e adultos.[109,111-115] Por causa da estreita relação entre TMR e massa livre de gordura, a estimativa da primeira melhora especialmente para aqueles indivíduos obesos com o uso das equações 5 e 6 da Tabela 13.1 (ver Ativi-

---

TABELA 13.1   Equações para estimativa da taxa metabólica em repouso e do consumo total de energia

1. Equações do Instituto de Medicina dos EUA[113]

Instituto de Medicina, Consumo de energia em repouso (CER)*[113]

Homens adultos (+19 anos)*
  CER = 293 - (3,8 × idade) + (456,4 × altura) + (10,12 × peso)

Meninos com peso normal (IMC ≤ 85%, idades 3-18)*
  CER = 68 - (43,3 × idade) + (712 × altura) + (19,2 × peso)

Meninos com sobrepeso/obesos (IMC > 85%, idades 3-18)*
  CER = 419,9 - (33,5 × idade) + (418,9 × altura) + (16,7 × peso)

Mulheres adultas (+19 anos)*
  CER = 247 - (2,67 × idade) + (401,5 × altura) + (8,6 × peso)

Meninas com peso normal (IMC ≤ 85%, idades 3-18)*
  CER = 189 - (17,6 × idade) + (625 × altura) + (7,9 × peso)

Meninas com sobrepeso/obesas (IMC > 85%, idades 3-18)*
  CER = 515,8 - (26,8 × idade) + (347 × altura) + (12,4 × peso)

Instituto de Medicina, Consumo total de energia (CTE)†[113]

Homens, +19 anos:
  CTE = 662 - 9,53 × idade + CAF × (15,91 × peso + 539,6 × altura)

CAF = 1 para sedentarismo

CAF = 1,11 para baixa atividade física (equivalente a 2,5-5 quilômetros/dia de caminhada)

CAF = 1,25 para atividade física moderada (equivalente a 5-16 quilômetros/dia de caminhada)

CAF = 1,48 para atividade intensa (equivalente a 16-48 quilômetros/dia de caminhada)

Meninos, 9-18 anos:
  CTE = 88,5 - 61,9 × idade + CAF × (26,7 × peso + 903 × altura) + 25

CAF = 1 para sedentarismo

CAF = 1,13 para baixa atividade física (equivalente a 2,5-5 quilômetros/dia de caminhada)

CAF = 1,26 para atividade física moderada (equivalente a 5-16 quilômetros/dia de caminhada)

CAF = 1,42 para atividade intensa (equivalente a 16-48 quilômetros/dia de caminhada)

(continua)

TABELA 13.1 (continuação)

Mulheres, +19 anos:

CTE = 354 - 6,91 × idade + CAF × (9,36 × peso + 726 × altura)

CAF = 1 para sedentarismo

CAF = 1,12 para baixa atividade física (equivalente a 2,5-5 quilômetros/dia de caminhada)

CAF = 1,27 para atividade física moderada (equivalente a 5-16 quilômetros/dia de caminhada)

CAF = 1,45 para atividade intensa (equivalente a 16-48 quilômetros/dia de caminhada)

Meninas, 9-18 anos:

CTE = 135,3 - 30,8 × idade + CAF × (10,0 × peso + 934 × altura) + 25

CAF = 1 para sedentarismo

CAF = 1,16 para baixa atividade física (equivalente a 2,5-5 quilômetros/dia de caminhada)

CAF = 1,31 para atividade física moderada (equivalente a 5-16 quilômetros/dia de caminhada)

CAF = 1,56 para atividade intensa (equivalente a 16-48 quilômetros/dia de caminhada)

2. Equações de Harris-Benedict[109]

Homens

Taxa metabólica em repouso (Calorias/dia) = 66,473 + (13,7516 × kg) + (5,0033 × h) - (6,755 × idade)

Mulheres

Taxa metabólica em repouso (Calorias/dia) = 655,0955 + (9,5634 × kg) + (1,8496 × h) - (4,6756 × idade)

3. Equações de Harris-Benedict revisadas[114]

Homens

Taxa metabólica em repouso (Calorias/dia) = 88,362 + (4,799 × h) + (13,397 × kg) - (5,677 × idade)

Mulheres

Taxa metabólica em repouso (Calorias/dia) = 447,593 + (3,098 × h) + (9,247 × kg) - (4,330 × idade)

4. Equações da Organização Mundial de Saúde[115]

Faixa etária (anos)	Equação para Calorias Taxa metabólica em repouso	Desvio padrão (real *vs.* previsto)
Homens		
18-30	15,3 (kg) + 679	151
30-60	11,6 (kg) + 879	164
> 60	13,5 (kg) + 487	148
Mulheres		
18-30	14,7 (kg) + 496	121
30-60	8,7 (kg) + 829	108
> 60	10,5 (kg) + 596	108

5. National Institutes of Health, Phoenix, Arizona, EUA, Lab[111]

Taxa metabólica em repouso (Calorias/dia) = 638 + 15,9 (MIG)

6. Universidade de Vermont[112]

Taxa metabólica em repouso (Calorias/dia) = 418 + 20,3 (MIG)

*Altura em metros, peso em quilogramas, idade em anos.

†CAF é o coeficiente de atividade física: em uma velocidade de 5 a 6 km/h ou no consumo equivalente de energia em outras atividades, além daquelas que fazem parte de uma vida independente.

Nota: kg = peso corporal em quilogramas; h = altura em centímetros; MLG = massa livre de gordura em quilogramas.

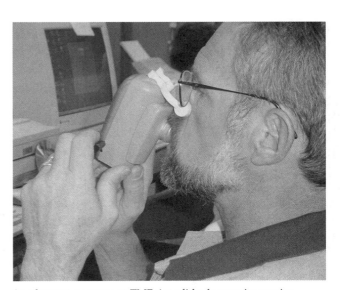

A TMR pode ser medida com a ajuda de uma capela ventilada e um carrinho metabólico.

Atualmente, o teste para TMR é medido de maneira precisa utilizando-se o analisador manual BodyGem/MedGem, da empresa HealtheTech (www.healthetech.org [em inglês]).

dade de Condicionamento Físico 13.2).[111,112] A Tabela 13.1 também mostra as equações de consumo total de energia (CTE) desenvolvidas pelo Instituto de Medicina dos EUA com base em idade, sexo, peso, altura e nível de atividade física.[113]

Como seria de se esperar com o uso dessas equações, na verdade uma pessoa obesa tem TMR e CTE mais altos do que uma pessoa com peso normal.[111] Pessoas obesas, em razão do peso extra que carregam, possuem maior quantidade de massa livre de gordura, o que resulta em uma TMR mais elevada.

Embora indivíduos obesos tenham TMRs elevadas, tais níveis retornarão ao normal depois que for atingido o peso ideal.[116,117] O peso em excesso em pessoas com obesidade leve a moderada é de aproximadamente 25% de tecido corporal magro e 75% de gordura. A cada quilograma de redução do peso corporal, a TMR cai entre 10 e 20 Calorias/dia. Uma perda de 20 quilogramas reduzirá a TMR em aproximadamente 200 a 400 Calorias/dia. Conforme resumido na Figura 13.27, o dispêndio de energia pelo corpo diminui ou aumenta de acordo com as mudanças no peso corporal.[116]

Embora a TMR esteja intimamente ligada ao peso corporal magro, a taxa metabólica em repouso ainda pode variar substancialmente entre pessoas de composição corporal, idade, sexo e peso parecidos.[110,111] A hereditariedade pode ser responsável por até 40% dessa variação, talvez por afetar a atividade do sistema nervoso simpático, que está relacionado aos três principais componentes do dispêndio de energia pelo corpo.[118] Assim, é recomendável a medição direta da TMR; atualmente, existem no comércio especializado aparelhos precisos e baratos (p. ex., MedGem da Healthetech; www.healthetech.com [em inglês]). Alguns pesquisadores determinaram que uma baixa TMR é um fator de risco para futura obesidade.[118,119] Entretanto, outros estudiosos discordam, não tendo sido capazes de associar baixa TMR com futuros ganhos de peso.[120,121] Faz sentido, porém, que, se para determinados peso corporal e massa livre de gordura, a TMR é mais baixa do que a observada em outras pessoas, esse indivíduo em particular terá de fazer alguma compensação, por exemplo, exercitando-se mais ou comendo menos, a fim de evitar a obesidade.

Atividade física

Toda atividade física e todo movimento muscular consomem energia. Habitualmente, a pessoa sedentária média consome apenas 300 a 800 Calorias/dia em atividade física, a maior parte da qual com tipos informais e não planejados de movimento. Por outro lado, atletas de elite comumente igualam seu consumo de energia para TMR fazendo exercícios "puxados" e intensos. Para ter uma saúde ideal, quase todos os especialistas em condicionamento físico recomendam que sejam queimadas pelo menos 200 a 400 Calorias/dia com a prática de exercício planejado (ver Cap. 8).

É crença comum da maioria dos especialistas em obesidade que a epidemia de obesidade na era moderna se deve em parte às transformações tecnológicas que fizeram com que o consumo de energia humana se tornasse praticamente obsoleto, tanto durante o trabalho como durante as atividades de lazer.[122-130] Mesmo quando a pessoa se exercita durante seu tempo livre, o dispêndio total diário de energia ainda fica bem distante do que era típico durante o século XIX.[123]

Há alguma indicação de que a atividade física prolongada esteja ligada a um risco mais baixo de ganhar peso.[124-130] Pesquisadores do American Cancer Institute acompanharam mais de 79 mil pessoas durante dez anos e constataram que aquelas envolvidas em exercício vigoroso de 1 a 3 horas por semana ou que caminhavam durante mais de 4 horas por semana estavam mais capacitadas para afastar o perigo do ganho de peso do que os participantes mais sedentários.[128] Quando um grupo de mais de 9 mil homens e mulheres foram acompanhados durante dez anos, ganhos de peso importantes entre aquelas pessoas com baixos níveis de atividade física foram muito mais prováveis do que em participantes

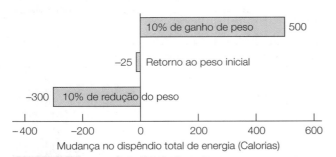

Figura 13.27 Ajustes no dispêndio de energia pelo corpo depois de ganho ou perda de peso; 41 mulheres e homens obesos e não obesos. O consumo de energia pelo corpo acompanha as mudanças no peso corporal. Fonte: Leibel RL, Rosenbaum M, Hirsch J. Changes in energy expenditure resulting from altered body weight. *Engl J Med* 332:621–628, 1995.

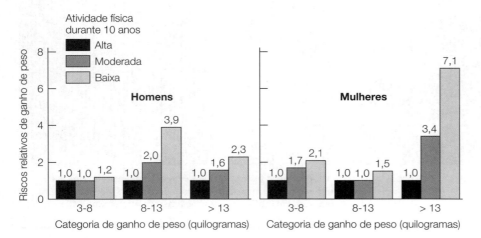

Figura 13.28 Atividade física recreativa e mudança no peso em dez anos: estudo NHANES I de acompanhamento epidemiológico com 3.515 homens e 5.810 mulheres. Tanto para homens como para mulheres que realizaram baixas quantidades de atividade física, a ocorrência de ganho de peso ao longo de um período de dez anos foi muito mais provável do que entre aqueles que se envolveram em níveis elevados de atividade física. Fonte: Williamson DF, Madans J, Anda RF, et al. Recreational physical activity and ten-year weight change in a US national cohort. *Int J Obesity* 17:279–286, 1993.

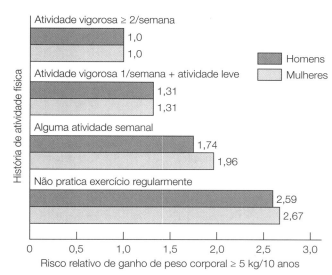

Figura 13.29 Probabilidades para ganho de peso ao longo de dez anos de acordo com a atividade física; estudo com duração de dez anos envolvendo 5.259 mulheres e homens finlandeses. A probabilidade de ganho de peso significativo é maior em homens e mulheres que informaram não ter praticado exercício com regularidade durante um período de dez anos. Fonte: Haapanen N, Miilunpalo S, Pasanen M, Oja P, Vuori I. Association between leisure time physical activity and 10-year body mass change among working-aged men and women. *Int J Obesity* 21:288–296, 1997.

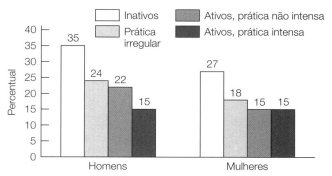

Figura 13.30 Prevalência de sobrepeso por padrão de atividade física. CDC BRFSS, 6.125 homens, 12.557 mulheres. Em estudos transversais, foi consistentemente observado que a prevalência de obesidade era mais alta naqueles participantes que informaram não praticar atividade física com regularidade. Fonte: DiPietro L, Williamson DF, Caspersen CJ, Eaker E. The descriptive epidemiology of selected physical activities and body weight among adults trying to lose weight. The Behavioral Risk Factor Surveillance System Survey, 1989. *Int J Obesity* 17:69–76, 1993.

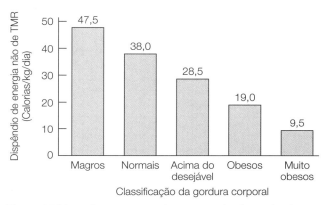

Figura 13.31 Relação entre gordura corporal e dispêndio de energia não com TMR; 300 mulheres e homens obesos e não obesos, mensurados com o método da água duplamente marcada. O dispêndio de energia (não TMR) é mais baixo (com ajuste para o peso) nos indivíduos muito obesos. Fonte: Schulz LO, Schoeller DA. A compilation of total daily energy expenditures and body weights in healthy adults. *Am J Clin Nutr* 60:676–681, 1994.

que se exercitavam intensamente (ver Fig. 13.28).[125] Entre homens profissionais da saúde, apenas 30 minutos por dia de atividade física moderada foram suficientes para diminuir o risco de sobrepeso durante um período de dois anos.[127] Em um estudo com duração de dez anos envolvendo mais de 5 mil mulheres e homens finlandeses, a probabilidade de ganho de peso significativo naqueles participantes que informaram não praticar exercício com regularidade foi 2,6 vezes maior que nos participantes envolvidos na prática regular de exercício vigoroso (ver Fig. 13.29).[124] Estudos prospectivos com crianças demonstraram que os participantes com baixos níveis de atividade física ganham mais gordura corporal do que aqueles com altos níveis.[129,130] Juntos, esses estudos indicam que a atividade física regular está associada, a longo prazo, à redução do risco de ganho de peso corporal.

Pessoas obesas se exercitam menos ou mais que pessoas com peso normal? Embora a medição da atividade física seja uma tarefa extremamente difícil que atrasou o conhecimento sobre esse tópico, quase todos os estudos demonstram que tanto crianças como adultos obesos são menos ativos que pessoas com peso normal.[129–144] Constatou-se que meninas com sobrepeso são menos ativas que meninas magras na prática de atividades esportivas.[131] Ao nadar, por exemplo, adolescentes obesas gastam menos tempo de fato movimentando seus braços e pernas e mais tempo em pé e boiando que meninas com peso normal. Em uma partida de tênis, meninas obesas ficam inativas 77% do tempo, em comparação com 56% do tempo para meninas com peso normal. De modo geral, crianças obesas gastam até 40% menos tempo em atividade física do que crianças magras.[131]

Homens obesos andam informalmente uma média de 6 quilômetros por dia, ao passo que homens de peso normal caminham 9,5 km por dia; mulheres obesas andam 3,2 km por dia, em comparação com 7,8 km por dia para mulheres de peso normal.[133] Os obesos ficam na cama por mais tempo e gastam 17% menos tempo em pé do que pessoas de peso normal.[134] Ao ter a escolha entre uma escada rolante e uma escada normal, a probabilidade de um obeso escolher a escada rolante é maior do que a de um indivíduo magro.

Em geral, são bons os dados indicativos de que a atividade física diminui com o aumento no grau de obesidade em uma relação direta.[135,139,140] Em estudos transversais, a prevalência da obesidade é consistentemente mais alta naqueles que informaram a menor quantidade de atividade física (ver Fig. 13.30).[140] Como mostra a Figura 13.31, a energia consumida em atividade (Calorias/kg/dia) cai em relação direta com o aumento no grau de obesidade.[139] É difícil saber, porém, se a inatividade física leva à obesidade ou se é a obesidade que leva à inatividade física.[126] Alguns pesquisadores acreditam que, como os níveis de condicionamento aeróbio são mais baixos em indivíduos obesos, a prática do exercício seja mais difícil para eles e que, portanto, a inatividade seja um resultado do aumento nas reservas de gordura corporal.[137,138]

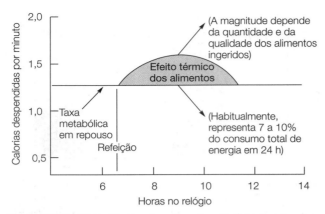

Figura 13.32 Efeito térmico dos alimentos. O efeito térmico dos alimentos (ETA) é a energia despendida para digestão, absorção, transporte, metabolismo e armazenamento dos alimentos.
Fonte: Reed GW, Hill JO. Measuring the thermic effect of food. *Am J Clin Nutr* 63:164-169, 1996.

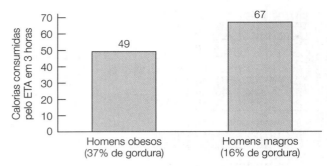

Figura 13.33 Efeito térmico de uma refeição com 720 calorias em homens magros e obesos; efeito térmico dos alimentos (ETA) = taxa metabólica em repouso (TMR) pós-prandial − TMR pós-absortiva. O efeito térmico dos alimentos de homens obesos é ligeiramente menor que o de homens magros. Fonte: Segal KR, Edano A, Tomas MB. Thermic effect of a meal over 3 and 6 hours in lean and obese men. *Metabolism* 39:985-992, 1990.

TABELA 13.2 Dispêndio de energia em 177 pessoas (obesas e não obesas) estudadas em uma câmara respiratória

Variável	Média (Calorias/dia)	Faixa (Calorias/dia)	Obesos *vs.* magros
Consumo de energia em 24 horas	2.292	1.371-3.615	Aumentou*
Todos os tipos de atividade física	348	138-685	Diminuíram
Taxa metabólica em repouso	1.813	1.102-2.935	Aumentou*
Efeito térmico dos alimentos	165	50-476	Pouca diferença

Nota: Peso médio = 97 kg; amplitude = 47 a 178 kg.
*Aumentou em uma pessoa obesa, em comparação com uma pessoa magra.
Fonte: Ravussin E, Lillioja S, Anderson TE, Christin L, Bogardus C. Determinants of 24-hour energy expenditure in man. *J Clin Invest* 78:1568-1578, 1986. Ver também: Ravussin E, Gautier JF. Metabolic predictors of weight gain. *Int J Obesity* 23(suppl 1):37-41, 1999.

Efeito térmico dos alimentos

O *efeito térmico dos alimentos* (ETA) é o aumento no dispêndio de energia acima da TMR que pode ser medido algumas horas depois de uma refeição (ver Fig. 13.32).[145-150] A energia é despendida durante os processos de digestão, absorção, transporte, metabolismo e armazenamento dos alimentos ingeridos. O ETA de uma pessoa média equivale a cerca de 10% das Calorias totais ingeridas, ou seja, cerca de 200 a 250 Calorias/dia para mulheres e cerca de 250 a 300 Calorias/dia para homens.[145,146] Depois de uma refeição contendo 800 Calorias, por exemplo, o corpo utiliza cerca de 80 Calorias apenas para o processamento da refeição.

Constatou-se que o ETA é mais intenso para refeições mais abundantes.[147] No caso de pessoas com peso normal, o ETA eleva o consumo de energia do corpo em 40 a 45% acima da TMR cerca de uma hora depois de uma refeição de 1.500 Calorias; depois de uma refeição de 1.000 Calorias, ocorre um aumento de 25% da TMR. Como ilustrado na Figura 13.32, o ETA chega a seu pico cerca de 60 a 120 minutos após a refeição, prolongando-se por até 4 a 6 horas.

Obesos despendem menos Calorias na digestão e na metabolização de sua comida do que pessoas com peso normal? Quase todos os pesquisadores concluíram que crianças e adultos obesos têm um ETA ligeiramente mais baixo, especialmente se forem diabéticos (ver Fig. 13.33).[145-150] No entanto, a diferença é demasiadamente pequena, em termos das próprias Calorias, para ter grande influência. Além disso, quase todas as pessoas obesas têm TMRs mais altas, em virtude de sua maior massa livre de gordura, o que mais do que compensa a pequena redução no ETA.[146]

A Tabela 13.2 resume as informações sobre dispêndio de energia, comparando pessoas obesas com não obesas. As 177 pessoas nesse estudo variavam amplamente em termos de peso e grau de obesidade. Em geral, foi constatado que pessoas obesas despendiam mais energia a cada dia do que pessoas não obesas, apesar dos níveis mais baixos de atividade física. Isso se deveu principalmente às TMRs mais altas.[119]

TRATAMENTO DA OBESIDADE

Conforme discutido até agora neste Capítulo, cerca de dois terços dos adultos nos EUA são classificados como obesos ou com sobrepeso. A prevalência de sobrepeso aumentou durante o século XX, sendo desproporcionalmente alta em muitas subpopulações, incluindo classes menos favorecidas e membros de certos grupos étnicos.[7,11,12,151] O estado de sobrepeso pode afetar seriamente a saúde e a longevidade, e é um fator contributivo para as duas causas principais de morte nos EUA: doença cardíaca e câncer. Embora os especialistas ainda discutam suas causas subjacentes, todos concordam que o mecanismo básico é um desequilíbrio entre a ingestão de Calorias e o dispêndio de energia. Evidências sugerem que a obesidade tem origem multifatorial, refletindo condições genéticas, de estilo de vida, culturais, socioeconômicas e psicológicas.

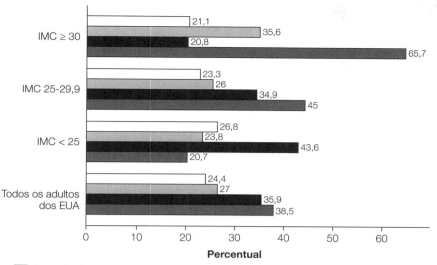

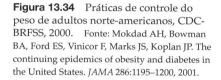

Figura 13.34 Práticas de controle do peso de adultos norte-americanos, CDC-BRFSS, 2000. Fonte: Mokdad AH, Bowman BA, Ford ES, Vinicor F, Marks JS, Koplan JP. The continuing epidemics of obesity and diabetes in the United States. *JAMA* 286:1195–1200, 2001.

As pessoas estão preocupadas com planos e aspirações para perder peso.[6,151-154] Como ilustra a Figura 13.34, aproximadamente 4 em 10 adultos nos EUA estão tentando perder peso em determinada ocasião, e essa proporção se eleva para 66% entre os obesos.[154] Entre os adultos tentando perder ou manter peso, apenas 18% seguem as duas recomendações essenciais: ingerir menos Calorias e aumentar a atividade física.[154] Apenas 43% dos adultos obesos já foram aconselhados por seus médicos, em algum determinado ano, a perder peso.[154]

Desafios do tratamento

O tratamento da obesidade tem-se comprovado um dos maiores desafios enfrentados pelos profissionais da saúde. Daqueles que o fazem, a maioria não conseguirá chegar ao peso corporal ideal e, dos que perdem peso, a maioria irá recuperá-lo. Para a maioria dos métodos de emagrecimento, existem poucos estudos científicos avaliando sua eficácia e sua segurança.[151] Os estudos disponíveis indicam que as pessoas podem perder peso a curto prazo, mas, depois de completado o programa ou o esquema de redução do peso, elas tendem a readquiri-lo com o passar do tempo.

Por exemplo, em um estudo com duração de quatro anos envolvendo 152 homens e mulheres que haviam participado de um programa de redução do peso com orientação comportamental durante 15 semanas, o qual consistia em dieta, exercício e modificação do comportamento, menos de 3% dos participantes foram capazes de manter o peso pós-tratamento ao longo dos quatro anos de observação no acompanhamento.[155] A Figura 13.35 mostra os dados de um estudo com duração de cinco anos envolvendo 76 mulheres obesas (peso médio, 106 quilogramas).[156] No início do estudo, as participantes foram designadas randomicamente para um de três programas para redução do peso:

1. Dieta de Calorias muito baixas (DCMB), de 400 a 500 Calorias/dia durante dois meses, seguida por uma dieta com 1.000 a 1.200 Calorias/dia durante mais dois meses (denominada "apenas DCMB" na Fig. 13.35).

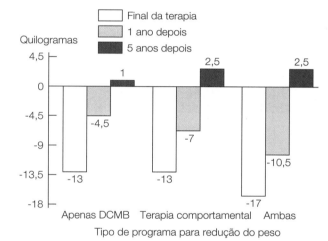

Figura 13.35 Manutenção da redução do peso ao longo de um período de cinco anos; 76 mulheres obesas (peso médio de 106 kg) tratadas durante 4 a 6 meses e acompanhadas por cinco anos. Neste e em outros estudos, constatou-se ser limitado, a longo prazo, o sucesso na manutenção da redução do peso conseguida durante o tratamento de obesidade. Fonte: Wadden TA, Sternberg JA, Letizia KA, Stunkard AJ, Foster GD. Treatment of obesity by very low calorie diet, behavior therapy, and their combination: A five-year perspective. *Int J Obesity* 13(suppl 2):13:39–46, 1989.

2. Dieta com 1.200 Calorias/dia somada a treinamento de modificação do comportamento durante seis meses (terapia comportamental).

3. Igual ao grupo 1, mas o treinamento de modificação do comportamento foi incluído durante 6 meses ("Ambas" na figura).

Os dados na Figura 13.35 demonstram que, embora os valores ao final do tratamento e depois do primeiro ano sejam bastante significativos, cinco anos depois, praticamente todas as participantes de cada grupo haviam retornado a seus pesos pré-terapêuticos, quando, na verdade, as médias dos grupos estavam acima dos pesos corporais iniciais.

Em geral, apenas 5% das participantes mantiveram toda a redução do peso conseguida depois de transcorridos cinco anos e apenas 18% mantiveram uma perda superior a 5 quilogramas; 64% das participantes recuperaram todo o peso que haviam perdido, quando não ainda mais.

Manutenção da redução do peso

Esses e outros pesquisadores sugeriram enfaticamente que deveria ser feito um esforço mais vigoroso para ajudar os pacientes a manter a redução do peso conseguida.[156-162] Os estudiosos recomendam que os pacientes participem de pelo menos um programa de 6 a 12 meses de manutenção da redução do peso imediatamente depois de terem emagrecido (não importando por qual método), e que estejam preparados para retornar ao tratamento sempre que exibirem um ganho de 5 quilogramas ou mais que não possa ser perdido por esforços próprios. Durante o programa de manutenção, deve ser integrado ao esquema o aconselhamento em grupo e individual com profissionais da saúde (especialmente médicos, que parecem exercer a maior influência sobre pacientes obesos), com ênfase em uma dieta com baixo teor de gordura e na prática regular de exercícios. Depois do programa de redução do peso, deve ser mantido o tratamento comportamental, por intermédio do qual os pacientes tomam conhecimento de seus hábitos de estilo de vida atuais por meio de várias técnicas, como manutenção de um registro, solução de problemas, mudança nos processos de pensamento, suporte social e autorreforço.

Vários estudos tentaram medir os fatores preditivos da manutenção, a longo prazo, da perda de peso depois da participação em um processo ou programa de redução do peso.[162-165] Em um estudo envolvendo 509 indivíduos obesos, os preditores de sucesso depois de dois anos foram: sensação de controle dos hábitos alimentares, sucesso durante o tratamento em si, frequência da aferição do peso e aumento na atividade física.[164] Outro estudo com 118 pacientes obesos acompanhados por mais de três anos demonstrou que a redução do peso foi mantida de maneira mais eficiente naqueles participantes que relataram estar consumindo menos alimentos ricos em gordura, utilizando as técnicas comportamentais ensinadas no programa e se exercitando mais.[165] No estudo do National Weight Control Registry [Registro Nacional de Controle do Peso], uma dieta pobre em gordura, consistência na dieta ao longo dos dias e níveis elevados de atividade física foram relatados pela maioria dos participantes que obtiveram sucesso na manutenção a longo prazo da redução do peso (ver Quadro 13.2 para mais informações).[161,162]

Diversos outros estudos publicados constataram que o exercício é um dos melhores marcadores para o sucesso em longo prazo.[166-170] Em um estudo, 90% das mulheres que perderam peso e mantiveram sua perda por mais de dois anos relataram uma prática de exercício regular, ao passo que apenas 34% daquelas que tinham recuperado sua perda de peso se exercitavam.[169] A Figura 13.36 mostra que a ma-

Quadro 13.2

Hábitos daqueles que obtiveram sucesso na perda e no controle do peso

Pesquisadores da Universidade de Pittsburgh e da Universidade de Colorado fundaram um registro norte-americano de pessoas que perderam mais de 14 quilogramas de peso e mantiveram essa perda por mais de um ano. Atualmente, são várias centenas de pessoas inscritas nesse registro, a partir do qual foram obtidos achados interessantes:

- 94% das pessoas que obtiveram sucesso com a redução do peso aumentaram seu nível de atividade física para alcançar essa redução. A atividade física mais comumente relatada foi a caminhada.
- 92% relataram que continuaram a se exercitar para manter a redução do peso. Os mais bem-sucedidos em combater a reaquisição de peso se exercitam durante um mínimo de uma hora por dia, queimando pelo menos 400 Calorias diárias.
- 98% diminuíram de alguma forma a ingestão de alimentos.
- 57% receberam ajuda profissional de médicos, nutricionistas, vigilantes do peso, etc.

Em todos os EUA, cerca de 20% dos indivíduos com sobrepeso e obesos são capazes de perder 10% do peso inicial e manter essa perda durante pelo menos um ano. A manutenção da redução do peso se torna mais fácil com o passar do tempo. Se ela for mantida por 2 a 5 anos, aumentará em muito a probabilidade de sucesso a longo prazo.

Fonte: Wing RR, Hill JO. Successful weight loss maintenance. *Annu Rev Nutr* 21:323–341, 2001. www.nwcr.ws [em inglês].

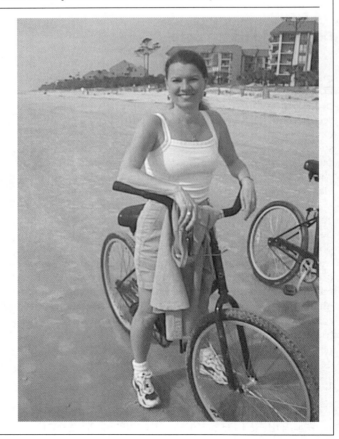

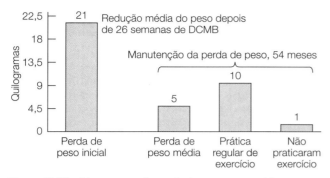

Figura 13.36 Manutenção da perda de peso em seguida a um programa de dieta de Calorias muito baixas (DCMB); 54 meses de acompanhamento. A prática regular de exercício ao longo de um período de 4,5 anos após um programa de DCMB de 26 semanas melhorou significativamente a manutenção da perda de peso. Fonte: Walsh MF, Flynn TJ. A 54-month evaluation of a popular very low calorie diet program. *J Fam Pract* 41:231–236, 1995.

nutenção da perda de peso em indivíduos que se exercitaram com regularidade por 4,5 anos depois de um programa DCMB foi significativamente melhor em comparação com pessoas que evitaram a prática de exercício.[166]

É provável que a reaquisição do peso esteja ligada a diversos fatores importantes, incluindo influências genéticas para retenção de grandes depósitos de gordura, uma propensão inata do corpo humano de defesa das reservas de gordura corporal e a não aplicação, por parte do indivíduo, de novas habilidades comportamentais (especialmente prática do exercício e adoção de uma dieta com baixo teor em gordura) por causa das barreiras impostas pela família e pelas forças da sociedade. Para que o indivíduo obtenha um sucesso razoável, é enorme a necessidade de apoio de diversas origens durante um longo período em seguida ao tratamento da obesidade.

São muitos os benefícios para a saúde associados à redução do peso.[151,171,172] A perda do peso diminui muitos dos riscos para a saúde ligados à obesidade, incluindo resistência à insulina, diabetes melito, hipertensão, dislipidemia (p. ex., colesterol alto, HDL baixo e triglicerídeos elevados), apneia do sono e osteoartrite. Entre indivíduos muito obesos, a redução do peso foi seguida por melhor situação funcional, redução do absenteísmo no trabalho, menos dor e maior interação social.[151] Entretanto, existem efeitos adversos da redução do peso conseguida de maneira excessivamente rápida (p. ex., com jejum ou com DCMB), incluindo um maior risco para formação de cálculos biliares e colecistite, perda excessiva da massa corporal magra, problemas hídricos e eletrolíticos, leve disfunção hepática e níveis elevados de ácido úrico.

Orientações para um tratamento conservador

Em geral, a obesidade tem sido tratada como se fosse uma enfermidade aguda, quando deveria ser considerada como um problema crônico, de forma muito parecida com doença cardíaca ou diabetes.[151,173] O tratamento da obesidade deve consistir em esforços não apenas individuais, mas também comunitários e nacionais. As intervenções comunitárias podem incluir programas educacionais e informações veiculadas na mídia com o objetivo de baixar o consumo de gordura nos alimentos e aumentar a atividade física. Políticas nacionais para melhorar as informações constantes nos rótulos e embalagens de alimentos, ou para proporcionar ajuda econômica para os esforços locais das comunidades, são exemplos do que poderia ser feito a fim de melhorar o apoio ambiental a indivíduos que estejam lutando para manter um peso ideal.

Considerando-se que a meta final de um programa de redução do peso é a perda de peso e manutenção dessa perda, o mais apropriado é uma dieta nutricionalmente equilibrada e pobre em Calorias, que seja aplicável ao estilo de vida do paciente.[7,11] É mais provável que um programa abrangente de redução do peso que incorpore dieta, exercício e modificação do comportamento leve ao controle do peso a longo prazo.[7,11,174-176]

1. *Dieta.* A ingestão de Calorias deve ser reduzida, de preferência mediante a redução do conteúdo de gordura da dieta, ao mesmo tempo em que devem ser aumentados os carboidratos complexos (ver Atividade de Condicionamento Físico 13.3). Em 1998, o National Heart, Lung, and Blood Institute (NHLBI) [Instituto Nacional do Coração, Pulmão e Sangue] anunciou que, para a maioria dos pacientes com sobrepeso ou obesos, uma redução de 300 a 1.000 Calorias/dia promove perdas de peso de 225 a 900 gramas por semana, equivalente a 10% em seis meses (a meta inicial) (ver Quadro 13.3 para mais informações).[7,11]

2. *Exercício.* O dispêndio de energia deve ser aumentado em pelo menos 200 a 400 Calorias/dia mediante o aumento de todas as formas de atividade física.

3. *Modificação do comportamento* (ver Quadro 13.4). Devem ser utilizadas diversas técnicas, incluindo:
   - *Automonitoração.* Por exemplo, manter um diário da dieta, enfatizando o registro das quantidades de alimento consumidas e as circunstâncias em torno do episódio de ingestão (ver Atividade de Condicionamento Físico 13.4)
   - *Controle dos eventos que precedem o consumo do alimento.* Identificação das circunstâncias que promovem a ingestão do alimento e a superalimentação
   - *Desenvolvimento de técnicas para controle do ato de comer.* Técnicas típicas de modificação do comportamento
   - *Reforço por meio do uso de recompensas.* Envolvimento de um sistema de recompensas formais que facilita o progresso

Embora os pacientes obesos, em sua maioria, sejam beneficiados com a aplicação dessas orientações, há alguns que carregam quantidades substanciais de gordura corporal, necessitando talvez de formas adicionais de tratamento para que sejam bem-sucedidos, inclusive farmacoterapia e/ou cirurgia de redução gástrica. O Quadro 13.5 resume o esquema terapêutico preconizado pelo NHLBI.[7,11] É preciso ter em mente que a cirurgia de redução gástrica deve ficar reservada para aqueles indivíduos mais morbidamente obesos, ao passo que a farmacoterapia fica recomendada como uma consideração para pacientes moderadamente obesos. Esses métodos levantaram discussão considerável; por isso, fazemos a seguir uma breve revisão.

Cirurgia de redução gástrica

A Obesity Education Initiative [Iniciativa de Educação em Obesidade] do NHLBI promove a cirurgia para perda de peso como opção para o emagrecimento em pacientes com

Parte IV Atividade Física e Doença

Quadro 13.3

Como perder peso: Iniciativa de Educação para Obesidade do NHLBI

Em 1998, as primeiras normas federais nos EUA para tratamento do sobrepeso e da obesidade em adultos foram publicadas pelo National Heart, Lung, and Blood Institute (NHLBI), como parte de sua Iniciativa de Educação para Obesidade em nível nacional. Diante de praticamente 100 milhões de norte-americanos com sobrepeso, o NHLBI fez da educação para sobrepeso e obesidade uma grande prioridade. A seguir, as recomendações nutricionais fundamentais constantes nessa iniciativa:

- A meta inicial do regime para perda de peso deve ser a redução do peso corporal em cerca de 10%. Com sucesso, poderá ser tentada mais perda de peso (se houver necessidade).

- A perda de peso deve ser de aproximadamente 450 a 900 gramas por semana durante um período de seis meses; planos subsequentes devem ter por base a quantidade de peso perdido. Busque criar um déficit de 500 a 1.000 Calorias/dia por meio de uma combinação de redução do consumo de Calorias e aumento da atividade física.

- A redução do consumo de gordura alimentar é um modo prático de reduzir Calorias. No entanto, apenas a redução da gordura alimentar, sem redução de Calorias, não é suficiente para que o indivíduo perca peso.

Cada quilograma de peso corporal representa cerca de 1.575 Calorias. Para seguir as orientações do NHLBI sobre perda de peso, devem-se despender de 500 a 1.000 Calorias a mais do que a quantidade ingerida na alimentação. Essa meta pode ser alcançada aumentando-se o dispêndio de energia em 200 a 400 Calorias/dia por meio da atividade física, e reduzindo-se a ingestão de gordura alimentar em 300 a 600 Calorias. Cada colher de sopa de gordura representa cerca de 100 Calorias; assim, enfatizar o consumo de derivados de leite desnatado e carnes magras e reduzir o consumo de gorduras visíveis (óleos, manteiga, margarinas, molhos para salada, *sour cream*, etc.) são a melhor forma de reduzir o consumo de Calorias sem reduzir o volume de alimentos ingeridos.

O NHLBI recomenda a seguinte dieta para perda de peso:

- Coma 500 a 1.000 Calorias/dia abaixo de seu consumo habitual.

- Mantenha a gordura alimentar total abaixo de 30% das Calorias, e o carboidrato em 55% ou mais das Calorias totais.

- Enfatize uma dieta saudável para o coração, mantendo as gorduras saturadas abaixo de 10% das Calorias totais, o colesterol abaixo de 300 mg/dia e o sódio abaixo de 2.400 mg/dia.

- Escolha alimentos ricos em fibra alimentar (20 a 30 gramas/dia).

Essa dieta começa no supermercado. Outro desafio é consumir alimentos saudáveis ao comer fora. Aprenda a pedir o molho para saladas à parte e deixe toda manteiga, molhos ou temperos oleosos fora do cardápio. Selecione alimentos que sejam cozidos no vapor, *in natura*, grelhados, ao forno, assados ou escaldados; quando fritos, prefira-os à maneira chinesa (colocados rapidamente em gordura bem quente).

Fonte: www.nhlbi.nih.gov/ [em inglês].

Quadro 13.4

Perdendo peso com a mudança de comportamento

Qualquer dieta ajudará a pessoa a perder peso, porém, para que seja obtido um controle de peso permanente, deve ser selecionado um programa que se concentre em comportamentos de consumo de alimentos e de prática de exercícios. Se os comportamentos problemáticos não forem enfrentados, provavelmente o peso retornará.

Os hábitos alimentares estão situados na quintessência de cada pessoa. Mudá-los é uma tarefa árdua e significa examinar todos os aspectos do estilo de vida, incluindo consumo de alimentos durante eventos sociais e culturais, padrões de nutrição da família, técnicas de compra e de preparação dos alimentos, e modo como o alimento é consumido quando a pessoa está estressada ou deprimida. São vários os princípios úteis para mudança de comportamento a serem seguidos:

- *Automonitore seus hábitos alimentares*. Mantenha um diário dos alimentos, anotando a quantidade consumida e as circunstâncias que cercaram cada episódio alimentar. Exemplificando, a pessoa pode constatar que tem comido lanchinhos altamente calóricos enquanto estuda ou que come demais ao jantar fora com os amigos. O registro dos alimentos é um instrumento valioso para que a pessoa passe a perceber mais seus próprios hábitos alimentares. Assim que tiverem sido identificadas as áreas-problema, busque ajuda de amigos, da família e de profissionais, para que sejam efetuadas mudanças positivas nessas áreas.

- *Controle os eventos que precedem o ato de comer*. Identifique e controle as circunstâncias que desencadeiam o comer e o comer em excesso (p. ex., evite ler ou assistir televisão enquanto estiver comendo, ou fique longe da comida quando estiver deprimido ou estressado); vá as compras de maneira criteriosa (faça uma lista e evite sair para compras quando estiver com fome); planeje as refeições (coma em horas marcadas e de acordo com um plano global); reduza as tentações (guarde os alimentos fora de vista, coma todos os alimentos no mesmo lugar, pare de comer fora da mesa e use pratos menores); e planeje festinhas (pratique modos educados de declinar ofertas de alimentos e faça um lanchinho de baixas calorias antes de ir para a festa).

- *Desenvolva técnicas de controle do ato de comer*. Retarde o processo de comer pousando o garfo entre garfadas; mantenha moderado o volume das garfadas e não retorne à comida durante alguns segundos; evite lanchinhos não previstos no esquema geral; mastigue bem antes de engolir.

- *Seja inteligente e pense positivamente*. Evite estabelecer metas extravagantes; pense no progresso, não nas dificuldades; evite imperativos como "sempre" e "nunca"; combata os pensamentos negativos com a razão.

- *Reforce o sucesso com recompensas*. Um sistema de recompensas formais facilita o progresso. Por exemplo, amigos íntimos ou membros da família podem providenciar um presente especial, uma viagem ou um prêmio para o cumprimento de metas estabelecidas.

Quadro 13.5

Identificação, avaliação e tratamento do sobrepeso e da obesidade em adultos. Guia prático do National Health, Lung, and Blood Institute, National Institutes of Health

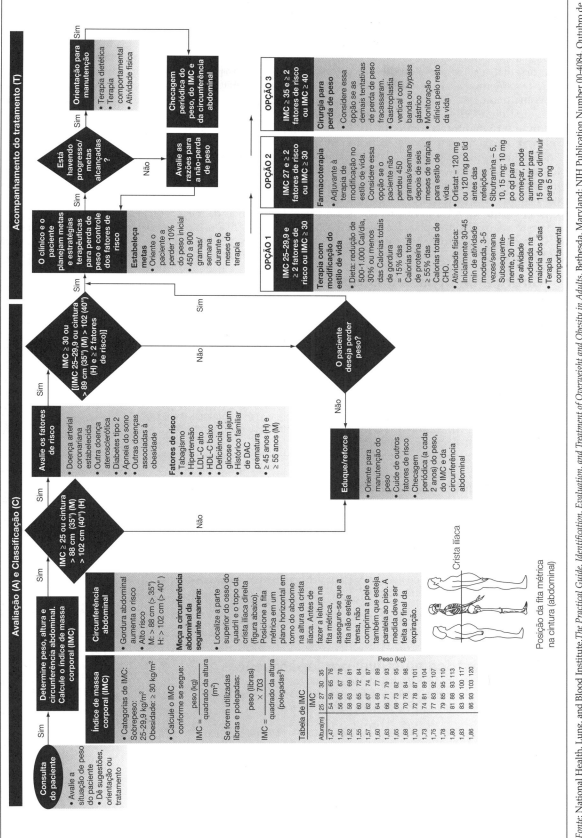

Fonte: National Health, Lung, and Blood Institute. *The Practical Guide. Identification, Evaluation, and Treatment of Overweight and Obesity in Adults.* Bethesda, Maryland: NIH Publication Number 00-4084, Outubro de 2000. www.nhlbi.nih.gov [em inglês].

obesidade clinicamente mórbida, definida como um IMC ≥ 40 ou um IMC ≥ 35 associado a problemas comórbidos (ver Quadro 13.5).[7,11] A cirurgia para perda de peso deve ficar reservada para pacientes com obesidade clinicamente mórbida nos quais tenham fracassado outros métodos terapêuticos.

Até recentemente, pessoas com obesidade mórbida raramente se mostravam capazes de perder peso, sem voltar ao peso original, utilizando métodos tradicionais. O advento de tratamentos cirúrgicos para obesidade nos anos 1940 revolucionou esse quadro. Pode ocorrer redução de grande quantidade de peso (de até 90 quilogramas), metade da qual será mantida a longo prazo.[177]

Um tipo de cirurgia envolve a redução radical do volume do estômago para menos de 50 mL, mediante a construção de uma bolsa com uma saída limitada ao longo da curvatura menor do estômago (chamada gastroplastia vertical com banda) (ver Fig. 13.37).[178] Outro tipo de cirurgia é o *bypass* gástrico, que envolve o fechamento de uma pequena parte do estômago com grampos e, em seguida, sua conexão ao intestino delgado, contornando o estômago, o duodeno e a primeira parte do jejuno. Um terceiro procedimento, recém-aprovado pelo Food and Drug Administration (FDA), envolve o uso de uma banda especial aplicada em torno da parte superior do estômago com o objetivo de criar uma pequena bolsa com uma estreita abertura (ver Fig. 13.37).

Esses procedimentos são operações importantes, e a decisão do recurso da cirurgia exige a avaliação do risco-benefício para cada paciente. Apenas algumas pessoas estão qualificadas para passar por esse tipo de cirurgia.[177,178] A fim de receber liberação para ela, o paciente deve demonstrar um histórico de repetidos insucessos em perder peso por métodos não cirúrgicos aceitáveis, deve apresentar alguma complicação clínica decorrente da obesidade e estar altamente motivado e bem informado acerca do procedimento. É preciso que haja empenho por parte do paciente, do cirurgião e do hospital para a realização de um acompanhamento ao longo de toda a vida.[7,11]

O processo de redução do peso é acentuado e prolongado. Cinco anos depois da cirurgia, metade dos pacientes perdeu mais da metade do peso em excesso, 30% perderam 25 a 50% e 20% não conseguiram perder quantidades significativas de peso.[178] Os pacientes passam por drásticas mudanças em seus hábitos alimentares. O estômago resultante da cirurgia, com

Cirurgia de *bypass* gástrico

Por cirurgia a céu aberto ou por laparoscopia, o estômago é dividido em dois compartimentos, cada qual fechado por várias camadas de grampos, criando na parte superior uma bolsa com as dimensões de um polegar. É criada uma pequena saída na parte menor do estômago, à qual se interliga o intestino delgado. O alimento, ao ingressar no pequeno estômago, causa uma sensação de saciedade; em seguida, ocorre um lento esvaziamento para o intestino através da pequena saída.

Riscos: Um em 200 pacientes morre em consequência da cirurgia. É possível que ocorra hérnia ou úlcera. Pode ocorrer fracasso cirúrgico (i. e., não ocorrência da redução do peso) se a linha de grampos se soltar ou se o paciente beliscar alimentos ricos em Calorias, como, por exemplo, batatas *chips*.

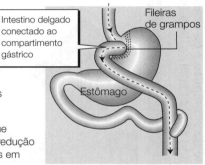

Gastroplastia vertical com banda

São aplicadas verticalmente quatro fileiras de grampos na parte superior do estômago. A saída na extremidade inferior da bolsa criada por esses grampos fica restrita por um anel que limita a passagem do alimento para o resto do estômago. A pessoa sente-se saciada depois de pequenas porções de alimento.

Riscos: Os riscos são similares àqueles decorrentes da cirurgia de *bypass* gástrico. Pode não ocorrer redução do peso se os pacientes comerem ou, especialmente, se beberem alimentos muito calóricos.

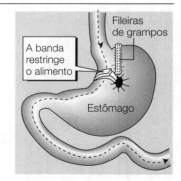

Banda gástrica ajustável por laparoscopia

O cirurgião aplica uma banda em torno da saída do estômago (na parte superior do órgão) com o objetivo de criar uma pequena bolsa (do tamanho de uma bola de golfe) com saída estreita.

Riscos: A banda pode escorregar ou sofrer erosão. Estudos indicam que a perda de peso é muito inferior à obtida com a cirurgia de *bypass* gástrico.

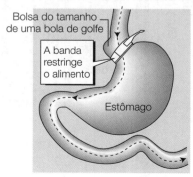

Figura 13.37 Descrição de três métodos aprovados pelo Food and Drug Administration para cirurgia de redução do peso.
Fonte: National Health, Lung, and Blood Institute. *The Practical Guide. Identification, Evaluation, and Treatment of Overweight and Obesity in Adults.* Bethesda, Maryland: NIH Publication Number 00-4084, Outubro de 2000. www.nhlbi.nih.gov [em inglês].

capacidade de 50 mL, implica na necessidade de comer menos durante cada refeição, comer mais frequentemente e não tomar nenhum tipo de líquido na hora das refeições.

A perda de peso e a melhora nos hábitos alimentares levam à melhora nos lipídios sanguíneos, no estado psicológico e na saúde em geral dos indivíduos mais morbidamente obesos que sofreram cirurgia de redução gástrica.[177-182] Contudo, um subgrupo de pacientes responde pouco à cirurgia em termos de ocorrência de perda substancial de peso, ocorrência de complicações clínicas moderadas até com risco à vida e trauma emocional.[183] Complicações ocorrem em 5 a 10% dos casos, mas a mortalidade é muito rara (0,1%). As complicações mais comuns são problemas respiratórios, vômito intenso, deficiências nutricionais e infecções de feridas; as complicações mais graves são trombose venosa profunda e vazamento gastrintestinal.[177,178]

Farmacoterapia

A Obesity Education Initiative do NHLBI promove medicações para perda de peso, aprovadas pelo FDA para uso prolongado, como meio adjuvante para a dieta e a atividade física para pacientes com IMC ≥ 30 e sem doenças ou fatores de risco concomitantes ligados à obesidade (ver Quadro 13.5).[7,11] A farmacoterapia também pode ter utilidade para pacientes com IMC ≥ 27 que tenham doenças ou fatores de risco concomitantes ligados à obesidade.

Medicamentos supressores do apetite (também chamados de medicações anoréticas ou anorexiantes) já foram disponibilizados para o público há décadas e, embora exista algum estigma em seu uso, estudos recentes vêm demonstrando que esses agentes podem ter certo papel no tratamento de alguns pacientes.[184-190] A maioria das medicações receitadas nos anos 1950 e 1960 eram anfetaminas, que então eram utilizadas de maneira ampla e indiscriminada. Entre 1970 e 1990, ocorreu uma diminuição no uso de medicamentos para tratamento da obesidade e nenhuma nova medicação foi aprovada pelo FDA até 1996.

No final dos anos 1980 e início da década seguinte, diversos artigos demonstrando perda de peso continuada com o uso de uma combinação de cloridrato de fenfluramina e resina de fentermina (conhecida como fen-fen) promoveu amplo interesse por parte dos pacientes, de profissionais da saúde e da mídia.[187] O número de receitas aviadas para fenfluramina aumentou de cerca de 60.000 em 1992 para mais de 1 milhão em 1995. Em 1996, o FDA aprovou dexfenfluramina (uma forma mais potente de fenfluramina, com o nome comercial de Redux®) para uso durante até um ano no tratamento da obesidade.

A explosão de interesse levou à instalação de clínicas devotadas à prescrição de medicamentos para perda de peso. Apesar do pouco treinamento ou especialização em obesidade, muitos médicos estabeleceram, de uma hora para outra, programas de tratamento com fen-fen com a promessa de cura prolongada. No final de 1997, toda essa estrutura veio abaixo quando a fenfluramina e a dexfenfluramina foram recolhidas do mercado por causa de elevada incidência de defeitos nas válvulas cardíacas diagnosticada em pacientes usuários dessas drogas.[189] O Redux® também foi ligado a um maior risco de hipertensão pulmonar primária, um distúrbio pulmonar raro mas potencialmente letal.[187] Por mais de três meses, nenhuma medicação aprovada pelo FDA permaneceu disponível até que, em novembro de 1997,

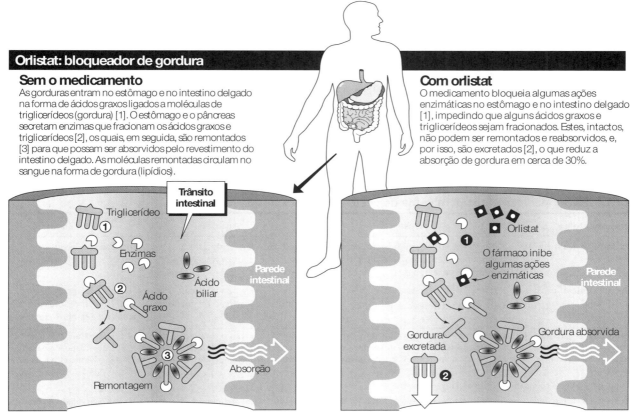

Figura 13.38 Descrição de como o orlistat diminui a absorção da gordura.

536 Parte IV Atividade Física e Doença

esse organismo aprovou a sibutramina para uso prolongado por pacientes obesos.[7,11] Em abril de 1999, o FDA aprovou o orlistat para uso prolongado (ver Fig. 13.38 e Tab. 13.3).

A sibutramina é um agente anoréxico, ou supressor do apetite, que afeta neurotransmissores do cérebro.[185,188,190] Esse agente inibe a recaptação de noradrenalina e serotonina na fenda neural sináptica, suprimindo o apetite. O orlistat não é um supressor do apetite e tem um mecanismo de ação diferente: ele inibe a lipase gastrintestinal, bloqueando um terço da absorção de gordura no intestino delgado (Fig. 13.38).[11,184]

Muitos dos novos agentes para uso por pessoas obesas estão em fase de desenvolvimento. Com base nos eventos que ocorreram nos anos 1990, foram formuladas diversas orientações para clínicos concernentes ao uso de medicações para a obesidade:[7,11,187]

- Agentes farmacológicos são auxiliares úteis, mas não substitutos, para as necessárias mudanças nos hábitos alimentares e de exercício.
- A farmacoterapia para tratamento da obesidade deve ficar reservada para pacientes com um índice de massa corporal superior a 30 kg/m², ou igual a 27 kg/m² em presença de comorbidades associadas (p. ex., hipertensão, diabetes tipo 2, dislipidemia, osteoartrite e doença cardiovascular).[7,11]
- Pacientes moderadamente obesos perdem cerca de 5 a 10% do seu peso corporal (cerca de 5 a 9 quilogramas) dentro de 4 a 6 meses de uso de medicamentos supressores do apetite, como sibutramina. A maior parte do peso perdido com a farmacoterapia ocorre dentro de seis meses. Em seguida, o peso tende a ser mantido ou a aumentar ligeiramente ao longo da duração do tratamento. Com a descontinuação das medicações para perda de peso, quase todos os pacientes tendem a recuperar o peso perdido e, alguns meses depois da descontinuação, geralmente não haverá diferença entre os grupos medicado e de placebo. Em outras palavras, esses fármacos causam uma modesta perda de peso, mas, para que o indivíduo consiga o peso corporal desejado, deverá ter um estilo de vida saudável que consista em hábitos alimentares e exercício apropriados.
- Agentes anoréxicos devem ser utilizados com cautela e cuidadosa monitoração em pacientes portadores de arritmias cardíacas, doença cardiovascular sintomática, diabetes, hipertensão, depressão, doença psiquiátrica e doença sistêmica grave, como, por exemplo, insuficiência hepática

ou renal. Tais agentes são contraindicados a pacientes que tomem inibidores da monoamina oxidase, pacientes com glaucoma e mulheres grávidas ou lactantes.

- Entre os efeitos adversos observados em pessoas tratadas com sibutramina, são citados aumentos na pressão arterial e no pulso.[185,188,190] Nos indivíduos usuários de orlistat, são efeitos colaterais um possível decréscimo na absorção de vitaminas lipossolúveis e fezes oleosas e moles; para as pessoas que tomam esse medicamento, é recomendável o uso de um suplemento polivitamínico (ver Tab. 13.3).[7,11,184]

Em geral, medicamentos devem ser utilizados apenas como parte de um programa abrangente que inclua terapia comportamental, dieta e atividade física.[7,11] Deverá ter continuidade uma monitoração apropriada para efeitos colaterais, enquanto medicamentos fizerem parte do regime. Considerando que a obesidade é uma doença crônica, não terá utilidade o uso de fármacos durante períodos breves. O profissional da saúde deverá receitar medicamentos apenas no contexto de uma estratégia terapêutica em longo prazo.[7,11]

Dietas de Calorias muito baixas

Dietas de redução se enquadram em 1 entre 4 categorias:

- *Dieta de déficit moderado* (nível recomendado pelo NHLBI).[7,11] De 1.000 a 1.200 Calorias/dia para mulheres e de 1.200 a 1.600 Calorias/dia para homens
- *Dieta com baixas calorias*. De 800 a 1.000 Calorias/dia para mulheres e de 800 a 1.200 Calorias/dia para homens
- *Dieta com calorias muito baixas* (DCMB). < 800 Calorias/dia
- *Jejum*. < 100 Calorias/dia

Antigamente chamada de "jejum modificado com a preservação de proteína", a DCMB fornece 400 a 800 Calorias/dia ou menos de 12 Calorias/dia por quilograma de peso corporal ideal.[165-170,191-202] A proteína é enfatizada para evitar perda de tecido muscular, com recomendação de ingestão de pelo menos 1 grama de proteína por quilograma de peso corporal. Os pacientes podem utilizar bebidas com formulação especial ou alimentos naturais como peixes, aves ou carne magra (acompanhados por suplementos minerais e vitamínicos). Todos os indivíduos devem tomar 1,5 litro de água por dia e suplementação de minerais, vitami-

TABELA 13.3 Medicamentos para perda de peso*

Medicamento	Dose	Ação	Efeitos adversos
Sibutramina (Meridia®)	5, 10, 15 mg; 10 mg po qd para começar; pode ser aumentada para 15 mg ou diminuída para 5 mg	Noradrenalina, dopamina e inibidor da recaptação de serotonina	Aumento na frequência cardíaca e na pressão arterial
Orlistat (Xenical®)	120 mg 120 mg po tid antes das refeições	Inibe a lipase pancreática, diminui a absorção de gordura	Redução na absorção de vitaminas lipossolúveis; fezes moles e vazamento anal

*Efedrina mais cafeína e fluoxetina também foram testadas para perda de peso, mas não são aprovadas para uso no tratamento da obesidade. Mazindol, dietilpropiona, fentermina, benzofetamina e fendimetrazina foram aprovados para uso apenas de curta duração no tratamento da obesidade. Preparações herbárias não são recomendáveis como parte do programa de redução do peso, pois elas contêm quantidades imprevisíveis de ingredientes ativos e causam efeitos inesperados e potencialmente nocivos.

po = oral, qd = 4 vezes ao dia, tid = 3 vezes ao dia.

Fonte: National Health, Lung, and Blood Institute. *The Practical Guide. Identification, Evaluation, and Treatment of Overweight and Obesity in Adults.* Bethesda, Maryland: NIH Publication No. 00-4084, outubro de 2000. www.nhlbi.nih.gov.

nas e micronutrientes, de acordo com a RDA. Carboidratos devem ser adicionados para diminuir a cetose.

Na década de 1970, algumas preparações comerciais com Calorias muito baixas eram manufaturadas em grande parte com colágeno, uma proteína de baixo valor biológico.[195,196] Relatos de mortes súbitas e de arritmias cardíacas fatais levaram a uma investigação formal pelo Public Health Service. Cinquenta e oito casos de morte súbita e inesperada foram atribuídos às baixas quantidade e qualidade da proteína existente nas preparações líquidas e a uma supervisão médica inadequada. Esse relato levou a um uso mais conservador e a tentativas de melhorar a qualidade e o balanceamento dos nutrientes. Atualmente, quase todas as DCMBs fornecem 45 a 100 gramas de proteína de alta qualidade, carboidratos, ácidos graxos essenciais, vitaminas, minerais e mais Calorias/dia do que o inicialmente utilizado (420 a 800 Calorias/dia por dia na maioria das preparações). A quantidade de peso perdido ao longo de 12 a 16 semanas com DCMBs que proporcionam 800 Calorias/dia é pouco diferente daquelas dietas que proporcionam 420 a 600, provavelmente como resultado da maior cooperação por parte do paciente.[195] Não é comum a ocorrência de complicações graves com o uso das modernas DCMBs.

O principal benefício das DCMBs é que elas podem causar grande perda de peso em um grande percentual de pacientes.[194,195] Os pacientes tendem a perder de 1 a 2 quilogramas por semana quando em DCMB, de modo que a perda total depois de 12 a 16 semanas fica em torno de 18 a 20 quilogramas. Diferentemente do jejum, para cada 9 quilogramas perdidos com a DCMB, 2 deles (~25%) são da massa corporal magra e 7 (~75%) são do tecido adiposo.[195] Visto que o excesso de peso corporal consiste em um quarto de massa corporal magra, essa perda pode ser esperada durante a DCMB. Durante os primeiros 3 a 4 dias, a perda de peso é rápida e devida principalmente à perda de água corporal e de glicogênio. Depois desse período, a perda de peso é mais lenta e mais relacionada a mudanças nas reservas de gordura, havendo também alguma perda de proteína.[198] A taxa metabólica em repouso cai 15 a 20% depois de apenas duas semanas de DCMB, em parte contradizendo a perda de peso esperada.[199] Depois da realimentação, comumente a taxa metabólica, quando ajustada para a perda de massa livre de gordura, é informada como sendo normal.

Como ocorre nos casos de obesidade mórbida, a perda de peso durante a DCMB para pacientes moderadamente obesos leva à melhora nos lipídios sanguíneos, na pressão arterial, no controle glicêmico em diabéticos e no estado de humor psicológico.[195] Os efeitos colaterais menores durante a DCMB incluem fadiga, fraqueza, tontura, constipação intestinal, queda de cabelos, pele seca, unhas quebradiças, náusea, diarreia, alterações na menstruação, edema e intolerância ao frio. São efeitos colaterais mais significativos gota e cálculos biliares. Os níveis séricos de ácido úrico podem aumentar durante DCMBs, levando a ataques da vesícula biliar, especialmente em pacientes com histórico de gota. O uso de uma dieta com rápida perda de peso parece aumentar o risco de formação de cálculos biliares. Complicações cardíacas são consideradas extremamente raras em DCMBs modernas, desde que sejam seguidos procedimentos apropriados de triagem e vigilância. Uma desvantagem desses programas, conforme são realizados atualmente, é seu alto custo (cerca de 3 mil dólares por programa).[195] Em longo prazo, foi estimado que os programas de DCMB custam 129 dólares por quilograma perdido e mantido.[166]

Infelizmente, cerca de metade dos pacientes não completa os programas de DCMB e, para aqueles que o completam, as perdas são insatisfatoriamente mantidas, a menos que seja despendido um esforço incomum por uma equipe de nutricionistas, psicólogos, fisiologistas do exercício e pessoal da área médica durante os anos subsequentes ao programa inicial (ver Figs. 13.35, 13.36, 13.39).[197] Em um estudo com 400 pacientes, metade dos participantes que iniciaram o programa não completaram o tratamento.[200] Os pacientes que o completaram perderam, em média, 84% de seu peso em excesso, mas readquiriram em torno de 59 a 82% de seu peso em excesso inicial por volta do 30º mês de acompanhamento. Em outro estudo com 4.026 pacientes obesos no programa de tratamento Optifast (420 Calorias/dia com suplemento proteico), 25% deles desistiram nas primeiras três semanas.[201] Dos pacientes que permaneceram no programa, 68% perderam peso, mas não alcançaram sua meta. Deste grupo, o percentual de recidivas foi extremamente elevado: apenas 5 a 10% mantiveram a perda de peso depois de 18 meses. Trinta e dois por cento dos pacientes tiveram êxito em alcançar sua meta de peso. Deste grupo, 30% das mulheres e 58% dos homens mantiveram a perda de peso dentro de 5 quilogramas (em comparação com o peso pós-tratamento) durante pelo menos 18 meses. A Figura 13.39 mostra que, três anos depois de um programa DCMB, o peso médio do grupo pouco diferia do peso inicial e que apenas 12% foram capazes de manter mais de três quartos da perda de peso.[170]

DCMBs não são apropriadas para qualquer pessoa.[192,195] Os critérios de seleção para candidatos à DCMB incluem: insucesso em abordagens mais conservadoras para perda de peso; índice de massa corporal superior a 30 kg/m² (ou índices de 27 a 30 kg/m² em indivíduos com problemas clínicos que possam responder a uma rápida perda de peso); não existência de problemas clínicos graves (ataque cardíaco recente, AVC, história de problemas da condução cardíaca, problemas renais ou hepáticos, câncer, diabetes tipo 1 ou problemas psiquiátricos significativos); grande motivação; e desejo de se devotar ao estabelecimento de novos comportamentos alimentares depois do

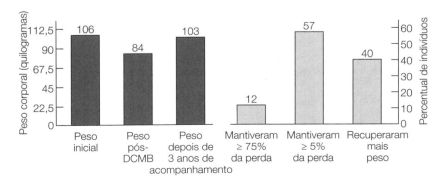

Figura 13.39 Acompanhamento durante três anos de 192 participantes em um programa de dieta de Calorias muito baixas (DCMB). Três anos depois de um programa de DCMB, o peso médio diferia pouco do peso inicial, e apenas 12% tinham sido capazes de manter mais do que três quartos da perda de peso. Fonte: Grodstein F, Levine R, Troy L, Spencer T, Colditz GA, Stampfer MJ. Three-year follow-up of participants in a commercial weight loss program. Can you keep it off? *Arch Intern Med* 156:1302–1306, 1996.

538   Parte IV   Atividade Física e Doença

tratamento. A DCMB deve ser precedida por 2 a 4 semanas de uma dieta bem balanceada com 1.200 Calorias, prolongar-se por 12 a 16 semanas e, em seguida, ser acompanhada por um período de realimentação gradual de 2 a 4 semanas, em que os alimentos serão gradualmente introduzidos. Durante a DCMB, são recomendáveis exames clínicos semanais, com verificação dos eletrólitos séricos a cada 2 semanas. Todos os pacientes em DCMB devem continuar com algum tipo de programa de manutenção, para que não ocorra recidiva. Durante e após a DCMB, devem-se incluir modificações do comportamento e exercícios aeróbios.[202]

Em 1998, o NHLBI recomendou que DCMBs não fossem utilizadas rotineiramente para terapia de perda de peso, por diversas razões:[7,11]

1. Os déficits de energia são demasiadamente grandes.
2. Ocorrerão inadequações nutricionais, a menos que sejam utilizados suplementos nutrientes.
3. Restrição moderada de energia é tão efetiva quanto a DCMB em termos de obtenção de perda de peso.
4. A rápida redução de peso não permite uma aquisição gradual das modificações no comportamento alimentar.
5. Pacientes em um programa de DCMB têm maior risco para cálculos biliares.
6. Os pacientes necessitam de monitoração especial.

Programas e métodos para perda de peso

Em suas tentativas de perder peso, as pessoas lançam mão de muitos métodos, incluindo alimentos e bebidas de baixo valor calórico, exercício, turmas de perda de peso, medicações, substituição de refeições e jejum autoimposto.[203,204] Embora muitas pessoas tentem perder peso por conta própria, um percentual significativo utiliza produtos disponíveis no mercado ou ingressa em programas comerciais de perda de peso.

É importante que pessoas que buscam ajuda em programas comerciais solicitem dados válidos e confiáveis que corroborem as declarações dos responsáveis, além de pedir mais informações sobre as características do programa. O Quadro 13.6 fornece uma lista de sites que oferecem boas informações e programas para o tratamento da obesidade.

São várias as características desejáveis para um programa de perda de peso para indivíduos obesos.[203-207] Essas características estão descritas no Quadro 13.7.

Conforme enfatizado até agora neste capítulo, um princípio fundamental da perda e do controle do peso é que, para praticamente todas as pessoas, será preciso que se dediquem pelo restante de sua vida a modificar o estilo de vida, as respostas comportamentais e as práticas alimentares.[7,11,151] No caso de pessoas com obesidade moderada, metas modestas e um curso mais lento maximizarão a probabilidade de perda de peso e de manutenção dessa perda.

O conceito integral de fazer dieta pode ser criticado em termos psicológicos, pois "entrar" em uma dieta implica em "sair" dela e retomar os velhos hábitos alimentares. Por essa razão, pode-se argumentar que a dieta mais efetiva não é absolutamente uma dieta, mas, em vez disso, uma mudança gradual nos padrões alimentares e uma troca para alimentos que a pessoa poderá continuar a comer indefinidamente. Isso significa aumentar a ingestão de carboidratos complexos, particularmente em frutas, verduras, legumes e cereais, e diminuir a ingestão de gorduras e açúcares refinados. É provável que esse curso de ação dê a melhor oportunidade de manutenção do peso perdido; além disso, trata-se de uma estratégia eminentemente segura. Não se deve perder peso, por qualquer que seja o método, sem levar em consideração a inclusão permanente em um estilo de vida saudável.

Em outras palavras, a dieta que está sendo recomendada para tratamento e prevenção de doença cardíaca, câncer e diabetes é a mesma dieta que deve ser utilizada na prevenção e no tratamento da obesidade. Essa dieta é rica em carboidratos, mas pobre em gorduras. Deve-se dar ênfase a carboidratos complexos – como os existentes em cereais integrais, vegetais e frutas – e utilizar apenas carnes e laticínios pobres em gordura. Ver Quadro 13.8 para uma revisão de dietas ricas em proteína.

Papel do exercício durante a perda de peso

Até agora, este capítulo enfatizou a demonstração de que o exercício regular é um indicador consistente da capacidade de manutenção da perda de peso a longo prazo em seguida a períodos de restrição calórica. Do mesmo modo,

---

Quadro 13.6

Sites sobre controle do peso [em inglês]

National Heart, Lung, and Blood Institute (NHLBI) (www.nhlbi.nih.gov)
Contém informações para o consumidor sobre controle de peso e orientações clínicas para profissionais sobre obesidade e sobrepeso.

Weight-Control Information Network (WIN) (www.niddk.nih.gov)
Fonte confiável de informações sobre controle do peso, obesidade e nutrição para consumidores e profissionais da saúde. Serviço do National Institute of Diabetes and Digestive and Kidney Diseases, do National Institutes of Health e do Departamento de Saúde e Serviços Humanos dos EUA.

Weightfocus.com (www.weightfocus.com)
Oferece ao usuário uma ampla variedade de programações por *webcast* apresentadas por especialistas em controle do peso, complementadas por artigos mais aprofundados sobre estratégias para perda de peso, mitos sobre dietas e aspectos da saúde.

Shape Up America! (www.shapeup.org)
Fornece informações sobre controle seguro do peso, hábitos alimentares saudáveis e condicionamento físico.

Diettalk (www.diettalk.com)
Fonte abrangente de informações sobre obesidade, nutrição, atividade física, dietas e transtornos alimentares.

Cyberdiet (www.cyberdiet.com)
Fonte completa de informações sobre dieta, nutrição, exercício, condicionamento, perda de peso, autoavaliação da distribuição da gordura corporal e risco de doença.

American Anorexia Bulimia Association, Inc. (www.aabainc.org)
Fornece informações completas sobre transtornos alimentares para pessoas com esses problemas, familiares, amigos e profissionais.

Quadro 13.7

Escolha de um programa de perda de peso seguro e bem-sucedido

Muitas pessoas com sobrepeso emagrecem sozinhas, sem terem ingressado em um programa de perda de peso. Outras necessitam do apoio social e profissional fornecido por esses programas. Praticamente todos os programas comerciais de perda de peso são capazes de produzir efeitos em curto prazo, mas podem não promover hábitos seguros e saudáveis que possam ser praticados a longo prazo.

Quais são os elementos de um programa de perda de peso que devem ser considerados na avaliação de seu potencial para um emagrecimento seguro e bem-sucedido. Busque as seguintes características:

- *Fornece ou incentiva o consumo de alimentos acima de 1.200 Calorias/dia para mulheres e 1.600 Calorias/dia para homens.* Dietas com menos que essas quantidades não são recomendáveis para a maioria dos indivíduos com sobrepeso e obesos, pois costumam ser pobres em vitaminas e minerais essenciais e podem levar a uma perda excessiva de tecido muscular e a uma redução do metabolismo.

- *A dieta é nutricionalmente segura.* A dieta deve incluir todas as vitaminas e minerais nos níveis de ingestão recomendados. Embora pobre em Calorias/dia, ela deve ser baseada na pirâmide de orientação alimentar, proporcionando porções de todos os grupos alimentares recomendados. Não são recomendáveis dietas ricas em proteína. Dietas para perda de peso devem promover a saúde, não prejudicá-la.

- *Promove uma perda de peso segura e realista de 450 a 900 gramas por semana.* Bons programas de controle do peso não prometem e nem implicam em perda de peso rápida e acentuada. Não procure "dar um jeito rápido" na sua situação, porque quanto mais rápida for a perda de peso, mais rápido será seu retorno. Embora não seja tão atraente, a perda de peso lenta e gradual é mais efetiva.

- *Não tenta fazer com que seja criada dependência por produtos especiais vendidos com fins lucrativos.* Os melhores programas enfatizam escolhas inteligentes do estoque tradicional de alimentos, apresentando idas a supermercados, restaurantes e escolas de culinária, para ensinar o modo correto de melhorar sua seleção e preparação dos alimentos. Aprenda como aprimorar seus hábitos alimentares dentro do contexto do seu próprio ambiente social, cultural e econômico.

- *Não promova ou venda produtos fraudulentos ou sem ação comprovada.* As empresas vendem uma grande variedade de produtos para perda de peso que têm pouco ou nenhum valor, como bloqueadores do amido, pílulas de toranja, faixas de sauna, enfaixe corporal, auriculopunção e liberadores de hormônios.

- *O programa deve ser orientado por um instrutor qualificado.* Profissionais especializados na promoção da saúde, nutricionistas formados e médicos especializados em controle do peso estão qualificados para dirigir esses programas. Verifique a experiência e as credenciais dos dirigentes do programa de controle do peso antes de assinar qualquer contrato de participação.

- *O programa deve incluir uma fase de manutenção.* É difícil mudar comportamentos que se formaram ao longo de muitos anos. Frequentemente ocorrem recidivas durante eventos estressantes na vida dos participantes. Os programas de controle do peso devem oferecer ajuda com regularidade durante pelo menos um ano depois que o participante tenha perdido peso.

- *O programa enfatiza uma abordagem de modificação do estilo de vida.* Bons programas incluem orientação sobre exercício, dieta e mudanças de comportamento que terão continuidade pelo resto da vida, não apenas enquanto durar o programa.

---

muitos estudos demonstraram que pessoas obesas tendem a se exercitar menos do que indivíduos de peso normal e que pessoas ativas são mais magras.

Embora frequentemente se aceite que a atividade física é um instrumento poderoso no tratamento da obesidade, os estudos de pesquisa mais bem planejados não conseguiram apoiar essa suposição. Na verdade, atualmente quase todos os pesquisadores nessa área consideram o exercício como uma arma relativamente fraca na batalha da perda de peso, e que o controle da ingestão de Calorias representa a real força subjacente a esses esforços.[208-214]

São várias as concepções equivocadas concernentes ao papel do exercício no tratamento da obesidade. Esses equívocos estão resumidos no Quadro 13.9. Cada um deles será explicado e, mais adiante neste capítulo, os benefícios reais serão revisados.

Concepção equivocada 1: o exercício aeróbio acelera significativamente a perda de peso quando combinado a uma dieta redutora

Algumas pessoas obesas são levadas a acreditar que, se começarem a andar a passos rápidos 3 a 5 quilômetros por dia, perderão rapidamente quantidades significativas de peso. Quase todas as pesquisas a respeito não apoiam essa ideia, mesmo quando o programa de exercício se prolonga por vários meses. Exemplificando, em um estudo randomizado e controlado com duração de um ano envolvendo 160 mulheres e 197 homens, 3 ou 5 sessões de exercício com duração de 30 a 40 minutos por semana não tiveram efeito significativo no peso corporal, apesar de uma melhora de 5 a 8% na resistência cardiorrespiratória.[215] Muitos outros estudos chegaram à mesma conclusão de que, quando pessoas jovens ou idosas se exercitam moderadamente em uma condição de liberdade (sem controle da dieta), esse nível de exercício termina sendo um estímulo insuficiente para afetar de maneira significativa o peso corporal.[208-214,216-220]

Argumenta-se que, quando as pessoas começam a se exercitar, podem começar a comer mais, o que invalida o maior dispêndio de energia decorrente do começo da prática regular de exercício. Em vez disso, talvez essas pessoas possam alterar outras áreas de seu estilo de vida (p. ex., repousar mais do que o normal durante o restante do dia após o exercício), diluindo o efeito do exercício adicionado. Por essas razões, pesquisadores testaram o efeito do exercício em

540 Parte IV Atividade Física e Doença

Quadro 13.8

Avaliação de dietas pobres em carboidratos e ricas em proteína

Estão de volta as dietas pobres em carboidratos e ricas em proteínas. Essas dietas têm estado presentes desde os anos 1930, mas foram popularizadas pela primeira vez na década de 1970, quando dietas proteicas líquidas e o primeiro livro do dr. Atkins sobre a dieta rica em proteína tomaram de assalto o mercado. As dietas proteicas líquidas eram elaboradas com proteína de baixa qualidade e forneciam apenas 300 a 500 Calorias/dia. Ao final dos anos 1970, 58 mortes foram ligadas à dieta proteica líquida. Dr. Atkins promoveu uma dieta pobre em carboidratos e rica em proteína como o melhor modo de perder peso com rapidez. Diversos estudos refutaram que este e outros planos semelhantes fossem úteis ou saudáveis, o que levou o público a se bandear para outros esquemas.

Bem, essas dietas estão de volta. Atualmente, quase todos os livros de dietas mais vendidos anunciam dietas pobres em carboidratos e ricas em proteína como o melhor método de perder peso. Essas dietas pobres em carboidratos (menos de 30% das Calorias/dia) são mais ricas em gordura (30 a 80% das Calorias/dia) e proteína (30 a 40% das Calorias/dia) do que o recomendável para a saúde.

Sem exceção, esses livros recomendam a elaboração do café da manhã, do almoço e do jantar na base de ovos, carne ou peixe. São restringidos alimentos ricos em carboidratos, como massas, pães, arroz, batatas, sobremesas ricas em açúcar e a maioria das frutas. Se a pessoa seguir essas regras, dizem os autores, poderão comer mais que o normal ao mesmo tempo em que perderão gordura corporal.

Apesar da falta de apoio de profissionais da saúde bem-conceituados, essas dietas são extremamente populares. Durante a última década, quase todos os livros de dietas mais vendidos enfatizavam a restrição de carboidratos, ou os polarizavam entre carboidratos "ruins" e "bons". Liderando essa onda, está o plano de dieta Atkins. A pirâmide de orientação de grupos alimentares de Atkins tem fontes de proteína, como carne bovina, suína e de aves na base, enquanto o restante do plano da pirâmide se devota a ajudar as pessoas a seguir um estilo de vida com restrição de carboidratos.

O que dizer a respeito dos estudos que demonstram que a dieta Atkins não só é efetiva para a perda de peso, como também ajuda a diminuir o colesterol sanguíneo e o nível de outros fatores de risco para doença cardíaca? A seguir, apresenta-se um resumo dos resultados desses estudos, que comparam dietas com baixo teor de carboidratos com dietas convencionais (pobres em gordura e com teores moderados a altos de carboidratos).[203-207]

- A perda de peso é parecida, especialmente quando os participantes são estudados durante um ano ou mais.
- Os dois tipos de dieta padecem de problemas de atrito e pouca cooperação.
- Também são similares as melhoras em termos de fatores de risco para doenças, o que fala em favor do adágio que diz que perda de peso por qualquer meio é uma coisa boa, mas apenas a curto prazo.
- Dietas pobres em carboidratos são ricas em colesterol e gorduras saturadas, e deficientes em fibra alimentar e alguns nutrientes, especialmente cálcio, ácido fólico, antioxidantes e fitoquímicos.

Quase todos os estudos epidemiológicos indicam que o padrão dietético de baixo teor de carboidratos e alto teor de gordura promove doença cardíaca, câncer de cólon e osteoporose. Populações usuárias de dietas ricas em carboidratos têm baixas taxas de mortalidade por doença cardíaca e câncer, além de longa expectativa de vida. São exemplos os japoneses, com suas dietas à base de arroz suplementadas com peixes e vegetais, e pessoas que vivem ao longo da bacia do Mediterrâneo, que consomem massas, frutas, vegetais, legumes, azeitonas, castanhas, nozes e azeite de oliva, evitando consistentemente o uso de carnes vermelhas.

A causa da epidemia de obesidade em países como os EUA, por exemplo, é simples: os norte-americanos estão comendo demais e se exercitando de menos. Dietas da moda, como a de Atkins, não são a solução, porque elas adiam a decisão mais importante, de manter sob controle a dieta e os hábitos de exercício. As pessoas não podem viver como usuárias da dieta Atkins pelo resto de sua vida por causa do elevado risco de doença cardíaca e câncer. Via de regra, indivíduos obesos não devem perder peso por qualquer método com o qual não possam conviver sadiamente pelo resto da vida.

---

condições de controle da dieta, em que todos os participantes foram alimentados com a mesma quantidade de alimento, enquanto alguns se exercitaram e outros permaneceram sedentários. Mesmo sob tais condições, foi constatado que a prática de exercício pouco acrescenta à perda de peso.[221-230]

As Figuras 13.40 e 13.41 ilustram os achados típicos de pesquisadores que testaram o efeito do exercício moderado na aceleração da perda de peso durante uma dieta redutora.[224,229] No estudo sumariado na Figura 13.40, com duração de 12 semanas, 91 mulheres obesas foram randomizadas para 1 de 4 grupos: controle (sem exercício ou dieta especial), caminhada (cinco sessões de caminhada por semana com duração de 45 minutos em uma frequência cardíaca de 75% da frequência cardíaca máxima), dieta (1.300 Calorias/dia), e dieta e caminhada.[224] Nesse estudo bem controlado, apenas as caminha-

das foram um estímulo insuficiente para diminuir o peso corporal, em comparação com o grupo de controle. Os participantes nos dois grupos com dieta perderam, em média, 8 quilogramas (em torno de 680 gramas de perda de peso por semana), e as caminhadas não proporcionaram benefício extra. Para os dois grupos de dieta, 80 a 90% da perda de peso foi de gordura corporal, proporção essa que não foi alterada pelas caminhadas.

Os resultados mostrados na Figura 13.41 são de um estudo com duração de 90 dias envolvendo 69 mulheres moderadamente obesas, cada uma submetida a uma DCMB de 520 Calorias/dia.[229] As participantes foram randomizadas para 1 de 4 grupos: apenas dieta, dieta mais treinamento aeróbio, dieta mais treinamento com pesos, e dieta mais treinamento aeróbio e com pesos. O treinamento aeróbio consistia em quatro sessões por semana, com a duração aumentando

Quadro 13.9

Concepções equivocadas relativas ao papel do exercício no tratamento da obesidade

Abaixo estão algumas das concepções equivocadas mais comuns acerca do papel do exercício na perda de peso:

1. Acelera a perda de peso significativamente quando combinado com uma dieta de redução
2. Faz com que a taxa metabólica em repouso permaneça elevada durante longos períodos depois da prática, queimando Calorias extras
3. Contrabalança a redução induzida pela dieta na taxa metabólica em repouso
4. Contrabalança a redução induzida pela dieta na massa livre de gordura

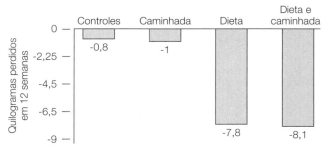

Figura 13.40 Mudanças no peso corporal em resposta à dieta e/ou ao exercício; estudo com duração de 12 semanas envolvendo 91 mulheres obesas; dieta = 1.300 Calorias/dia; exercício = cinco sessões de caminhada durante 45 minutos/semana a 75% da frequência cardíaca máxima. O exercício sozinho teve pouco efeito na perda de peso e não a acelerou significativamente além dos efeitos decorrentes da dieta redutora. Fonte: Utter AC, Nieman DC, Shannonhouse EM, Butterworth DE, Nieman CN. Influence of diet and/or exercise on body composition and cardiorespiratory fitness in obese women. *Int J Sport Nutr* 8:213–222, 1998.

de 20 para 60 minutos por sessão ao final do estudo, em uma intensidade de 70% da reserva de frequência cardíaca. As mulheres que treinaram com pesos se exercitaram quatro vezes por semana, praticando 2 a 3 séries, 6 a 8 repetições de diversos exercícios em uma intensidade de 70 a 80% de sua uma repetição máxima. Como mostra a Figura 13.41, o exercício não teve efeito significativo na perda de peso e cada grupo perdeu cerca de 21 quilogramas, três quartos dos quais foram referentes à massa de gordura e o outro quarto, ao peso corporal magro (PCM). O exercício também não teve efeito na queda da taxa metabólica em repouso (TMR), que ficou, na média, em torno de 10% para todos os grupos.

Esses e outros estudos demonstram que, em programas de tratamento da obesidade que se prolongam por 12 a 20 semanas, apenas alguns quilogramas extras, na melhor das hipóteses, serão perdidos quando quantidades moderadas de exercício aeróbio (2 a 7 horas por semana) são combinadas com uma dieta redutora.[208-234] A Figura 13.42 mostra um gráfico resumido de uma metanálise de 493 estudos realizados ao longo de 25 anos.[212] Durante um programa típico de 15 semanas, pode-se esperar que a combinação de dieta e exercício promova uma perda de peso de 11 quilogramas, pouco diferente da perda de 10,7 kg obtida apenas com a dieta. Ao que parece, para que o exercício aeróbio exerça um efeito maior na redução do peso corporal, as sessões diárias de exercício precisariam ter uma duração excepcionalmente longa (mais de uma hora) e de grande intensidade, algo que a maioria das pessoas obesas não consegue fazer.[228,234,235]

Há várias razões para o fraco efeito do exercício moderado na perda de peso; a principal delas é que o dispêndio líquido de energia dessas sessões é pequeno. De um ponto de vista quantitativo, o custo energético do exercício formal é muito menor do que a maioria das pessoas acredita.[210] O dispêndio líquido de energia promovido pelo exercício equivale às Calorias/dia despendidas durante a sessão menos as Calorias/dia despendidas para a taxa metabólica em repouso e outras atividades que o indivíduo estaria realizando se não estivesse se exercitando formalmente.[231]

Por exemplo, para uma mulher obesa que pese 70 quilogramas, o dispêndio líquido de energia de uma caminhada de 45 minutos em que foram percorridos 5 quilômetros é de apenas cerca de 130 a 140 Calorias/dia (215 Calorias totais por dia menos 50 Calorias/dia para TMR e 25 a 35 Calorias

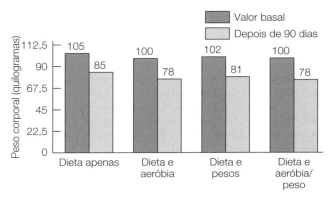

Figura 13.41 A prática de exercício moderado não melhora a perda de peso durante a dieta; estudo com duração de 90 dias envolvendo 69 mulheres obesas, todas em uma dieta de 520 Calorias/dias. O exercício não teve efeito na taxa metabólica em repouso (redução de 10%) ou no peso corporal magro (1/4 da perda de 21 quilogramas). Fonte: Donnelly JE, Pronk NP, Jacobsen DJ, Pronk SJ, Jakicic JM. Effects of a very-low-calorie diet and physical training regimens on body composition and resting metabolic rate in obese females. *Am J Clin Nutr* 54:56–61, 1991.

para atividades incidentais) (ver Fig. 13.43). No ser humano, 450 gramas de gordura contêm aproximadamente 3.500 Calorias, o que significa que, se tudo o mais permanecesse exatamente como está, haveria a necessidade de caminhar com vivacidade todos os dias (5 quilômetros a cada sessão), durante um mês, para que houvesse perda desses 450 gramas de peso. Muitas pessoas obesas acreditam que caminhar 3 a 5 quilômetros por dia é o máximo que podem fazer sem que ocorram lesões; contudo, há necessidade de muito mais para que se possa perder peso de maneira significativa.[234,235]

Conforme foi enfatizado pelos pesquisadores de obesidade na Universidade de Vermont, "os tipos e intensidades do exercício que representam um grande dispêndio de energia para uma série isolada ficam basicamente confinados aos atletas de elite ou às pessoas com excelente nível de condicionamento físico. Em termos clínicos, e em especial para o paciente obeso, seria pouco realista (e mesmo perigoso) esperar a prática de [tal] nível de desempenho de exercício".[210]

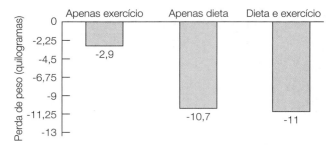

Figura 13.42 Perda de peso média durante intervenções de 15 semanas com dieta e/ou exercício, metanálise de 493 estudos ao longo de um período de 25 anos. A prática exclusiva do exercício tem efeito relativamente pequeno no emagrecimento e não acrescenta muito aos efeitos de redução do peso de uma dieta redutora.
Fonte: Miller WC, Koceja DM, Hamilton EJ. A meta-analysis of the past 25 years of weight loss research using diet, exercise or diet plus exercise intervention. *Int J Obes Relat Metab Disord* 21:941–947, 1997.

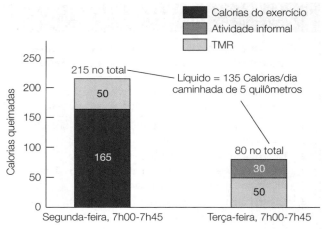

Os números são para uma caminhada de 5 quilômetros, em 45 minutos, por um indivíduo levemente obeso (70 kg)

Figura 13.43 Conceito de dispêndio líquido de energia: Dispêndio líquido de energia = energia bruta despendida – taxa metabólica em repouso (TMR) – Calorias do exercício informal. O dispêndio calórico líquido do exercício moderado é muito menor do que muitas pessoas imaginam – nesse exemplo, apenas 135 Calorias/dia.

Do mesmo modo, algumas pessoas podem fazer uma "autorrecompensa" com alimento extra (em condições de vida livre) ou podem repousar e se sentar durante mais tempo depois do exercício, tornando ineficaz o dispêndio de energia da série inteira. Uma equipe de pesquisadores da Universidade de Loughborough, na Inglaterra, fez com que mulheres caminhassem durante 2,5 horas por semana durante um ano inteiro, tendo sido incapaz de medir qualquer diminuição na gordura corporal, embora as mulheres não tivessem mudado suas dietas. Os pesquisadores concluíram que as mulheres podem ter repousado mais ao longo do dia depois da caminhada, consequentemente suprimindo os efeitos da sessão de caminhada.[220]

A orientação prática que pode ser extraída desses estudos é que o exercício sozinho não deve ser considerado como uma arma importante no tratamento da obesidade. Em vez disso, melhoras na qualidade e na quantidade da dieta devem assumir precedência, com o exercício sendo relegado a um importante papel auxiliar.

Em resposta às evidências que se vêm acumulando, o documento 2005 *Dietary Guidelines for Americans* [Orientações nutricionais para norte-americanos – 2005] recomenda o aumento do exercício para alguns adultos, com até uma hora e meia por dia, para que seja mantido um peso saudável.[226] A seguir, vêm as recomendações para atividade física. Deve-se observar que a quantidade de atividade física varia de acordo com o indivíduo e as metas pessoais, de modo que a maior duração fica reservada para adultos tentando manter a perda de peso:

- Para diminuir o risco de doenças crônicas na vida adulta, faça pelo menos 30 minutos de atividade física com intensidade moderada, além da atividade habitual, no trabalho ou em casa, na maioria dos dias da semana.
- Para a maioria das pessoas, poderão ser obtidos maiores benefícios com o envolvimento em uma atividade física de intensidade mais vigorosa ou de maior duração.
- Para ajudar no controle do peso e evitar um ganho de peso corporal gradual e pouco saudável na vida adulta, faça aproximadamente 60 minutos de atividade de intensidade moderada a vigorosa na maioria dos dias da semana e, ao mesmo tempo, não exceda as necessidades de ingestão de Calorias.
- Para manter a perda de peso na vida adulta, faça pelo menos 60 a 90 minutos de atividade de intensidade moderada diária e, ao mesmo tempo, não exceda as necessidades de ingestão de Calorias. Algumas pessoas talvez tenham de consultar um médico antes de participar de atividades nesse nível.

Concepção equivocada 2: o exercício mantém a taxa metabólica em repouso elevada durante muito tempo depois da prática, queimando Calorias extras

Outra concepção equivocada comum é a de que o exercício aeróbio mantém a taxa metabólica em repouso (TMR) elevada durante muito tempo depois da prática, queimando Calorias extras. Em geral, muitos pesquisadores verificaram que a energia queimada depois de um exercício aeróbio é pequena, a menos que esteja envolvida uma grande quantidade de exercício de alta intensidade.[236-241] Por exemplo, praticar *jogging* (19 minutos por quilômetro), caminhar ou pedalar em intensidades moderadas (40 a 60% da capacidade aeróbia) durante cerca de meia hora mantêm a TMR elevada durante 20 a 30 minutos, ocorrendo queima de 10 a 12 Calorias extras.[236,240] Quando a intensidade é aumentada para cerca de 75%, a TMR aumenta por aproximadamente 35 a 45 minutos, ocorrendo então queima de 15 a 30 Calorias extras. Obviamente, essa quantidade de dispêndio calórico depois do exercício é demasiadamente pequena para que tenha qualquer efeito significativo na perda de peso corporal. Mesmo quando a duração é bastante considerável (p. ex., 80 minutos), a quantidade de Calorias queimadas subsequentemente pela elevação da TMR será baixa, a menos que toda a sessão de exercício tenha sido praticada em um ritmo intenso (ver Figs. 13.44 e 13.45).[237-239] No caso do indivíduo obeso que faz uma caminhada de 20 a 30 minutos, no máximo serão queimadas cerca de 10 Calorias depois da prática, dificilmente suficientes para ter qualquer significado ao serem comparadas com outros fatores de dieta e de dispêndio de energia.[210,239]

Existe um efeito crônico do treinamento com exercício na TMR além do esperado com o aumento na massa livre de gordura? Potencialmente, qualquer efeito do exercício na TMR pode ser importante, por representar um grande percentual do

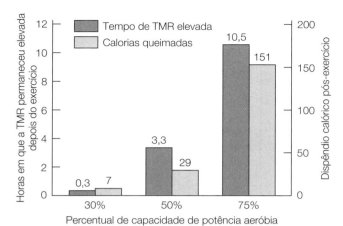

Figura 13.44 Calorias despendidas depois de 80 minutos de pedalada em diferentes intensidades; os voluntários repousaram na cama durante 14 horas após o exercício. Esse estudo demonstra a importância da intensidade para a elevação da taxa metabólica em repouso (TMR) pós-exercício. Os 18 minutos de ciclismo em alta intensidade resultaram em uma queima extra de 151 Calorias após o exercício. No entanto, quase todos os indivíduos obesos são incapazes de lidar com essa quantidade de exercício. Fonte: Bahr R, Sejersted OM. Effect of intensity of exercise on excess postexercise oxygen consumption. *Metabolism* 40:836–841, 1991.

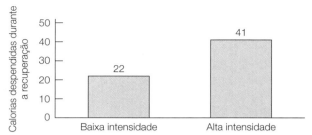

Figura 13.45 Dispêndio de energia pós-exercício em mulheres; bicicleta ergométrica, baixa intensidade (80 minutos, 50% do $\dot{V}O_{2máx}$) em comparação à alta intensidade (50 minutos, 70% do $\dot{V}O_{2máx}$). O exercício de alta intensidade praticado durante 50 minutos resulta em um dispêndio de energia pós-exercício maior que o exercício de baixa intensidade durante 80 minutos. Fonte: Phelain JF, Reinke E, Harris MA, Melby CL. Postexercise energy expenditure and substrate oxidation in young women resulting from exercise bouts of different intensity. *J Am College Nutr* 16:140–146, 1997.

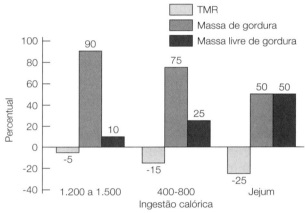

Figura 13.46 Restrição calórica, efeito na taxa metabólica em repouso (TMR), na massa de gordura e na massa livre de gordura. Tanto a TMR como a massa livre de gordura são reduzidas, acompanhando o grau de restrição calórica.

dispêndio total de energia.[210] Tem havido alguma discordância entre os pesquisadores com relação a esse tópico; alguns concluíram que indivíduos treinados (especialmente atletas de elite) têm uma TMR maior do que pessoas sedentárias (ao ser feito o ajuste para diferenças no peso corporal magro),[242-244] ao passo que outros não conseguiram estabelecer diferenças significativas.[245-247] Contudo, vem crescendo o consenso de que, quando foram observadas diferenças na TMR de indivíduos ativos e inativos, isso se deveu mais ao efeito agudo da série de exercícios do dia precedente (em atletas) do que a qualquer real adaptação crônica.[248-250] Quando atletas foram testados dois dias depois de um exercício intenso, não foi observada diferença entre as TMRs.[248,250] Esses pesquisadores sugeriram que, quando atletas não se exercitam, também não comem muito, o que significa que têm *turnover* calórico mais baixo e, portanto, uma TMR normal. Quando o treinamento é intenso e o consumo de alimento maior, o *turnover* calórico aumenta, bem como a TMR. Embora esses achados sejam interessantes para acadêmicos e pesquisadores, para indivíduos obesos não têm significado prático, porque a quantidade de exercício que podem fazer será muito pequena para que venha a exercer qualquer efeito crônico real na TMR além do obtido por sua maior massa livre de gordura.

Concepção equivocada 3: o exercício contrabalança a diminuição induzida pela dieta na taxa metabólica em repouso

Durante a restrição calórica, a taxa metabólica em repouso cai de maneira substancial relativamente à velocidade de perda de peso, ficando em média em 10 a 20% para DCMBs e em até 20 a 30% para um jejum prolongado (ver Fig. 13.46). O exercício praticado durante a restrição calórica pode contrabalançar essa redução induzida pela dieta na TMR?

Em sua maioria, os estudos pertinentes não apoiam essa ideia e, quando é observado um efeito protetor do treinamento com exercício na TMR, esse efeito é bastante reduzido.[210,211,226-] [229,251-255] Em um estudo, por exemplo, 12 mulheres moderadamente obesas foram introduzidas em dietas com 530 Calorias/dia durante 28 dias e em um programa de exercício (três sessões por semana, 30 a 45 minutos em uma intensidade de 60% do $\dot{V}O_{2máx}$). A TMR caiu 16%, apesar do programa de exercício.[252] Em outro estudo, metade dos 13 participantes moderadamente obesos, que seguiam uma DCMB de quatro semanas (720 Calorias/dia), exercitou-se durante um total de 27 horas em uma intensidade de 50% do $\dot{V}O_{2máx}$.[251] A TMR caiu mais no grupo que se exercitou do que no grupo sedentário (10% para os dois grupos na primeira semana, mas, em seguida, uma queda de mais 17% no grupo que se exercitou). Aparentemente, a sessão de exercícios promoveu conservação de energia nos voluntários obesos em dieta, diminuindo a TMR.[254] A Figura 13.47 sugere que, mesmo quando indivíduos obesos seguem uma dieta com leve déficit de energia (1.200 Calorias/dia), o treinamento aeróbio ou com pesos é um estímulo insuficiente para contrabalançar a queda na TMR.[253]

A Figura 13.48 mostra os resultados de um estudo anteriormente revisado na Figura 13.41.[213] Pode-se observar que nem o treinamento aeróbio nem o treinamento de musculação tiveram qualquer efeito na queda da TMR induzida pela

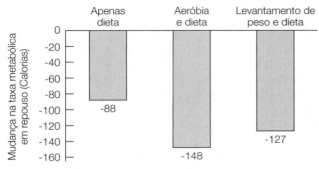

Figura 13.47 Mudança na taxa metabólica em repouso com dieta e/ou exercício, 65 indivíduos moderadamente obesos, intervenção durante oito semanas; todos alimentados com dieta formulada, 70% da taxa metabólica em repouso (TMR) (1.200 Calorias/dia), com exercício três vezes/semana; treinamento com pesos = três séries, seis repetições, oito estações; aeróbia = cicloergômetro para pernas e braços, 70% da frequência cardíaca máxima (FCM). Os treinamentos aeróbio e com pesos não foram suficientes para contrabalançar as reduções induzidas pela dieta na TMR. Fonte: Geliebter A, Maher MM, Gerace L, Gutin B, Heymsfield SB, Hashim SA. Effects of strength or aerobic training on body composition, resting metabolic rate, and peak oxygen consumption in obese dieting subjects. *Am J Clin Nutr* 66:557–563, 1997.

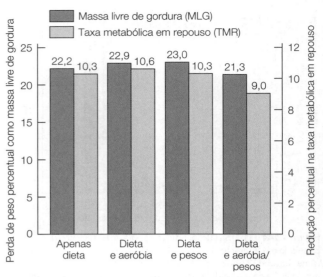

Figura 13.48 O exercício não se contrapõe às reduções (induzidas pela dieta) na TMR e na MLG; estudo com duração de 90 dias com 69 mulheres obesas, todas em uma dieta formulada de 520 Calorias/dia, exercício aeróbio = 4 dias/semana, 20 minutos, progredindo para 60 minutos/sessão; pesos = 4 dias/semana, 2 a 3 séries, 6 a 8 repetições. Fonte: Donnelly JE, Pronk NP, Jacobsen DJ, Pronk SJ, Jakicic JM. Effects of a very-low-calorie diet and physical training regimens on body composition and resting metabolic rate in obese females. *Am J Clin Nutr* 54:56–61, 1991.

dieta de 520 Calorias/dia. Isso pode ter acontecido porque a massa livre de gordura sofreu uma redução equivalente em todos os grupos, o que é importante, porque a TMR está intimamente ligada a esse fator.

Concepção equivocada 4: o exercício contrabalança a redução induzida pela dieta na massa livre de gordura

Durante a perda de peso, o percentual perdido na forma de massa livre de gordura (MLG) aumenta em proporção com a grandeza do déficit calórico. Em uma situação de jejum absoluto, a perda de peso corporal chega a cerca de 50% de gordura e 50% de MLG.[256] Durante uma DCMB (com consumo apropriado de proteína), os percentuais melhoram para 75% de gordura e 25% de MLG.[213,229] Nas pessoas seguindo uma dieta de 1.200 a 1.500 Calorias, os percentuais melhoram ainda mais, para 90% de gordura e 10% de massa livre de gordura (ver Fig. 13.46).[221] Assim, o grau de privação calórica parece ser o principal fator controlador na determinação da magnitude da perda de MLG. Conforme explicado anteriormente neste capítulo, o sobrepeso em indivíduos obesos é de cerca de 75% de gordura e 25% de MLG. Assim, durante a redução de peso, espera-se alguma queda da MLG, o que provavelmente é desejável.[257]

O exercício pode contrabalançar a redução induzida pela dieta na MLG (se esse for o desejo do paciente)? Em geral, foi constatado que tanto programas moderados de aeróbia como de treinamento de força têm pouco efeito (ver revisões[211,213,214,257]). Como ilustra a Figura 13.48, apesar da prática bastante rigorosa de programas aeróbios e de treinamento de musculação por mulheres moderadamente obesas, a MLG ainda representava cerca de 22% dos 21 quilogramas que foram perdidos por cada grupo.[213] Em outro estudo, com duração de 90 dias, a MLG representava um quarto da perda de peso em mulheres moderadamente obesas que estavam seguindo uma dieta de 800 Calorias, apesar de praticarem treinamento de força três vezes por semana e de terem demonstrado melhora significativa na força (ver Fig. 13.49).[258]

Em geral, parece que o déficit calórico predomina em seus efeitos na MLG, uma vez que quantidades moderadas de exercício representam um estímulo insuficiente para que a redução seja alterada.

Alguns indivíduos que tentam perder gordura corporal são levados a acreditar que o exercício ideal para queimar gordura é o de baixa intensidade (p. ex., andar moderadamente). A Figura 13.50 mostra que, quando os mesmos indivíduos se exercitam moderadamente (50% de $\dot{V}O_{2máx}$) ou muito intensamente (80% de $\dot{V}O_{2máx}$) durante 45 minutos, o percentual de Calorias queimadas é três vezes maior com o exercício moderado (49% vs. 16%).[259] No entanto, a prática do exercício moderado queima cerca de 40% menos de Calorias totais. Considerando-se que 1 quilograma de gordura corporal representa cerca de 1.600 Calorias e que qualquer tipo de Caloria alimentar pode ser transformado em gordura corporal (carboidrato, proteína ou gordura), o que realmente importa é o balanço energético, isto é, gastar mais energia do que a consumida.

Diversos estudos já confirmaram que o exercício vigoroso e intenso (em comparação com o moderado) está associado a uma maior redução na gordura corporal, especialmente da área abdominal.[260-264] Exemplificando, em um estudo de grande porte envolvendo mais de 2 mil homens e mulheres idosos e de meia-idade na Holanda, a atividade física intensa, como prática de esportes, foi negativamente associada à gordura abdominal.[262] Outro estudo envolvendo mais de 2.500 homens e mulheres no Canadá demonstrou que o exercício de grande intensidade foi associado a uma redução sobretudo na gordura abdominal.[263] Há alguma evidência de que a gordura na área abdominal, em comparação com a área glútea, responde mais à lipólise ou à degradação com adrenalina (que fica elevada durante o exercício vigoroso, mas

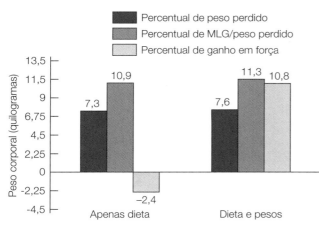

Figura 13.49 Efeito do treinamento de musculação durante a perda de peso, 14 mulheres obesas seguindo a dieta formulada DCMB-800 durante 90 dias, três sessões/semana, oito exercícios, 3 a 4 séries, 70 a 80% de 1 RM. Durante dietas de 800 Calorias, mulheres obesas que levantam peso aumentam a força, mas não são beneficiadas com maior perda de peso ou proteção da sua massa livre de gordura (MLG). Fonte: Donnelly JE, Sharp T, Houmard J, et al. Muscle hypertrophy with large-scale weight loss and resistance training. *Am J Clin Nutr* 58:561–565, 1993.

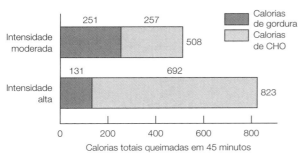

Figura 13.50 Calorias provenientes da gordura e dos carboidratos durante o exercício, 45 minutos de exercício de intensidade alta (80% de $\dot{V}O_{2máx}$) *vs.* moderada (50% de $\dot{V}O_{2máx}$). Embora o exercício moderado possa queimar mais Calorias da gordura do que o exercício de intensidade alta, é muito menor a quantidade de Calorias queimadas por unidade de tempo. Fonte: Nieman DC, Miller AR, Henson DA, Warren BJ, Gusewitch G, Johnson RL, David JM, Butterworth DE, Herring JL, Nehlsen-Cannarella SL. The effects of high versus moderate-intensity exercise on lymphocyte subpopulations and proliferative response. *Int J Sports Med* 15:199–206, 1994.

não durante o exercício moderado).[264] Assim, é recomendável a prática de atividade enérgica para indivíduos com sobrepeso – quando possível – porque o treinamento físico é considerado um instrumento não farmacológico importante no tratamento da obesidade abdominal e dos distúrbios metabólicos associados.[261] Todavia, indivíduos com obesidade moderada a intensa devem, em primeiro lugar, reduzir seu índice de massa corporal para menos de 30 kg/m² antes de se preocuparem com a intensidade do exercício, por causa da possibilidade de lesão (ver seção sobre precauções).

Benefícios do exercício para a perda de peso

Se o treinamento com exercício tem relativamente pouco efeito durante os programas de emagrecimento na aceleração

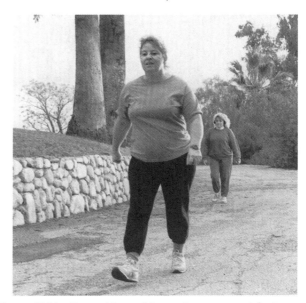

Figura 13.51 O exercício aeróbio regular, como caminhadas enérgicas, por exemplo, está associado a vários benefícios importantes para a saúde do obeso.

Quadro 13.10

Benefícios do exercício aeróbio moderado para o indivíduo obeso

A prática regular de exercício pelo indivíduo obeso está associada com:

1. Melhor $\dot{V}O_{2máx}$ da resistência cardiorrespiratória
2. Melhor perfil dos lipídios sanguíneos, em particular redução dos triglicerídeos e aumento de HDL-C – a perda de peso mais responsável por reduções no colesterol total e no LDL-C
3. Melhor estado psicológico, especialmente no bem-estar geral e no vigor, e redução na ansiedade e na depressão
4. Melhor apoio social de grupo, o que pode melhorar a manutenção da perda de peso em longo prazo
5. Diminuição do risco de doenças ligadas à obesidade (p. ex., diabetes, doença cardíaca, câncer, hipertensão)

da perda de peso ou na proteção de reduções induzidas por dieta na TMR e na MLG, por que os pacientes obesos deveriam exercitar-se? A principal razão é melhorar a saúde. A prática de exercício moderado pode ser uma arma fraca para a promoção de grande perda de peso, mas tem muito mais potencial como atividade para melhorar a saúde (ver Fig. 13.51). Conforme explicado no Quadro 13.10, são pelo menos cinco os benefícios do exercício relacionados à saúde para pacientes obesos.

Cada um desses benefícios está revisado em detalhes neste livro e são talvez mais importantes para indivíduos obesos. Foi verificado que a melhora no $\dot{V}O_{2máx}$ de indivíduos obesos depois de cumpridos programas moderados de

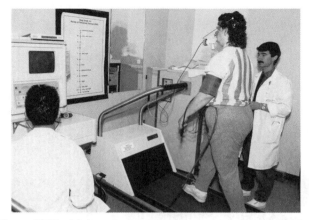

Figura 13.52 Muitos estudos demonstram que um programa de caminhadas enérgicas melhora o $\dot{V}O_{2máx}$ de indivíduos obesos.

exercício aeróbio varia de 10 a 25% depois de 5 a 15 semanas de exercício (ver Figs. 13.52 e 13.53).[224]

Conforme revisado no Capítulo 10, a perda de peso está associada a uma melhora acentuada no perfil dos lipídios sanguíneos. Um achado consistente é que, com a perda de peso, o colesterol total, o LDL-C e os triglicerídeos diminuem, ao passo o HDL-C aumenta.[265] O efeito independente do exercício aeróbio, porém, fica limitado à melhora da magnitude da mudança nos triglicerídeos e no HDL-C, mas não no colesterol total e no LDL-C.

Além dos benefícios fisiológicos, o exercício está associado a sensações de bem-estar, à redução na ansiedade e na depressão, a um autoconceito positivo e a um nível elevado de humor (ver Cap. 14). As convincentes evidências nessa área proporcionam maior base para a inclusão do exercício nos programas de perda de peso.[227,253] Durante a perda de peso, muitos indivíduos vivenciam sensações de depressão e irritabilidade, que o exercício pode ajudar a combater. A Figura 13.54 mostra que o exercício e a dieta melhoram os escores de depressão em maior grau do que a prática exclusiva da dieta.[253]

Na maioria dos estudos de obesidade, os voluntários se exercitam juntos. A interação social durante as semanas de exercício pode melhorar a manutenção da perda de peso em longo prazo. Conforme revisado anteriormente neste capítulo, a prática do exercício surgiu como um dos melhores preditores de manutenção da perda de peso (ver Quadro 13.11). O exercício também pode proporcionar benefícios auxiliares, como aumento da coesão grupal, comunicação e oportunidades para transmissão de informações, persistindo durante meses depois do término do programa.

Como discutido no início deste capítulo, a obesidade está associada a muitas complicações, como doença cardíaca, diabetes, pressão arterial elevada e níveis elevados de colesterol no sangue. Há forte evidência de que o exercício possa ajudar no combate a essas complicações (ver Caps. 10 a 15). Conforme revisado anteriormente, há alguma evidência de que pessoas que se exercitam regularmente acumulem menos gordura na área abdominal do que pessoas inativas, promovendo uma distribuição de gordura mais favorável.[266,267] Essa pode ser uma das razões pelas quais pessoas ativas tendem a ficar protegidas contra diversas doenças crônicas e a ter menos fatores de risco para essas doenças.

Em resumo, então, o exercício aeróbio moderado durante a redução do peso ajuda a melhorar o quadro de saúde do indivíduo, enquanto o real propulsor da perda de peso provém de

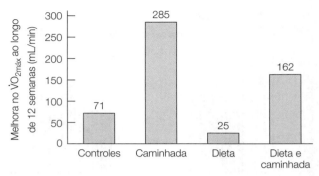

Figura 13.53 Mudanças no $\dot{V}O_{2máx}$ em resposta à dieta e/ou ao exercício; estudo com duração de 12 semanas envolvendo 91 mulheres obesas; dieta = 1.300 Calorias/dia; exercício = 5 sessões semanais de caminhadas de 45 minutos, 75% da frequência cardíaca máxima. Caminhadas enérgicas realizadas com certa frequência melhoram significativamente o $\dot{V}O_{2máx}$ em mulheres obesas, estejam ou não em dieta de redução do peso. Fonte: Utter AC, Nieman DC, Shannonhouse EM, Butterworth DE, Nieman CN. Influence of diet and/or exercise on body composition and cardiorespiratory fitness in obese women. *Int J Sport Nutr* 8:213–222, 1998.

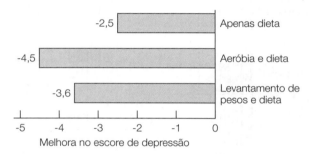

Figura 13.54 Melhora no escore de depressão com dieta e/ou exercício em 65 indivíduos moderadamente obesos; intervenção durante oito semanas; todos em dieta formulada, 70% da taxa metabólica em repouso (1.200 Calorias/dia), com exercício três vezes/dia; treinamento com pesos = três séries, seis repetições, oito estações; aeróbia = cicloergômetro para pernas e braços, 70% da frequência cardíaca máxima. Fonte: Geliebter A, Maher MM, Gerace L, Gutin B, Heymsfield SB, Hashim SA. Effects of strength or aerobic training on body composition, resting metabolic rate, and peak oxygen consumption in obese dieting subjects. *Am J Clin Nutr* 66:557–563, 1997.

uma redução na quantidade de Calorias consumidas (em particular, da gordura alimentar). Uma redução moderada nas Calorias (para cerca de 1.200 a 1.500/dia para indivíduos moderadamente obesos) promove uma perda de peso de gordura, ao mesmo tempo em que preserva o peso corporal magro. Por outro lado, o exercício aeróbio melhora o condicionamento e o estado de saúde do indivíduo em dieta. Conforme resumido no Quadro 13.11, a atividade física exerce efeitos mais poderosos na prevenção do ganho de peso e na manutenção da perda de peso do que no tratamento da obesidade.

Prescrição de exercício e precauções para os obesos

De acordo com a Obesity Education Initiative do NHLBI, a atividade física deve ser parte integrante da terapia para perda e manutenção do peso. Inicialmente, devem ser incentivados níveis moderados de atividade física durante 30 a 45 minutos, de 3 a 5 dias por semana.[7,11]

Quadro 13.11

Papel da atividade física no controle do peso

A atividade física é uma estratégia crítica na "batalha pelo emagrecimento". É lógico que, se 1 quilograma de gordura contém 1.575 Calorias extras, será preciso queimar essas Calorias por meio de atividade extra para perder essa gordura.

A atividade física pode influenciar o peso corporal por três formas diferentes:

- Primeiramente, evitar ganho de peso. A atividade física praticada quase diariamente e que se prolonga mês após mês, ano após ano, baixa o risco de ganho de peso com o processo de envelhecimento. Quase todos os adultos vão ganhando peso lentamente, cerca de 450 gramas por ano na média, de acordo com a maioria das estimativas. Ao mesmo tempo, ocorre lenta perda da massa muscular e aumento da gordura corporal. Essa lenta mudança na qualidade e na quantidade do peso corporal é contrabalançada pela atividade física regular, se a dieta também for mantida em um bom nível de controle. Em outras palavras, um dos principais benefícios da atividade física quase diária é a capacidade de combater a obesidade que se instala sub-repticiamente na maioria dos adultos entre os 25 e os 65 anos de idade.

- Ajudar a pessoa a perder peso, caso esteja com sobrepeso ou obesa. O exercício aeróbio acelera significativamente a perda de peso quando combinado com uma dieta redutora? A resposta é "sim", mas, para a maioria das pessoas com sobrepeso ou obesas, o peso extra perdido é pequeno quando comparado ao peso perdido com a dieta. Tendo em vista que a maioria das pessoas com sobrepeso pode se exercitar apenas moderadamente, a quantidade real de energia dispendida tende a ser mais baixa que o esperado, exercendo um impacto bastante pequeno na perda de peso durante uma dieta de redução com duração de 2 a 4 meses. O conselho prático é que o exercício, quando praticado exclusivamente, não deve ser encarado como a principal arma no tratamento da obesidade. Muito ao contrário, devem assumir prioridade as melhoras na qualidade e na quantidade da dieta, enquanto o exercício é relegado a um importante papel coadjuvante. A prática regular de exercício traz muitos outros benefícios importantes, ligados especialmente à saúde do indivíduo.

- Manter um bom peso corporal, depois que o excesso de peso foi perdido. Devem ser envidados esforços vigorosos para que a perda de peso seja mantida. Perder peso e, em seguida, manter essa perda é uma tarefa árdua, ocorrendo recidivas em 95 de 100 pessoas que tentaram obter um peso saudável. Em geral, deve-se tentar redobrar os esforços de modificação do estilo de vida e obter ajuda profissional sempre que tenham sido recuperados 4,5 quilogramas ou mais. Atividade física regular é um dos melhores preditores para quais indivíduos serão capazes de manter a perda de peso a longo prazo.

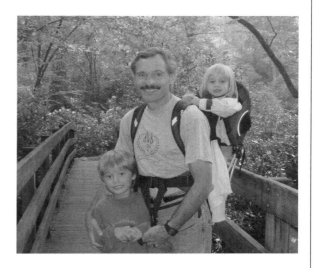

Muitas pessoas obesas têm vida sedentária, apresentam pouco treinamento e poucas habilidades em termos de atividade física e dificilmente são motivadas para aumentarem sua atividade. Por essas razões, algumas pessoas talvez necessitem de supervisão ao iniciarem um regime de atividade física. Uma alta prioridade é a necessidade de evitar lesões durante a atividade física.

Para pessoas com obesidade mórbida, talvez seja necessário começar com exercícios simples que possam ser gradualmente intensificados. Para a maioria dos pacientes obesos, a atividade física deve ser iniciada lentamente e a intensidade deverá aumentar de maneira gradual. As atividades iniciais podem ser o aumento de pequenas tarefas do dia-a-dia, como subir escadas, caminhar ou nadar em um ritmo lento. Com o passar do tempo, dependendo do progresso individual, da quantidade de peso perdido e da capacidade funcional, o paciente poderá se envolver com atividades mais intensas.

Um regime de caminhadas diárias é uma forma atrativa de atividade física para muitas pessoas, particularmente aquelas que estejam com sobrepeso ou obesas. O paciente pode começar caminhando durante 10 minutos, três vezes por semana, podendo avançar progressivamente para 30 a 45 minutos de caminhadas mais intensas por pelo menos três dias na semana, aumentando para a maioria dos dias, ou mesmo em todos os dias da semana. Todos os adultos devem estabelecer uma meta a longo prazo para o acúmulo de pelo menos 30 minutos ou mais de atividade física de intensidade moderada na maioria dos dias da semana ou, preferencialmente, em todos os dias. Com o passar do tempo, poderá ser efetuado um volume semanal maior de atividade física (60 minutos), que normalmente promoverá maior perda de peso se não for compensado por um consumo mais elevado de Calorias.

A redução do tempo sedentário, isto é, o tempo passado em atividades como assistir televisão ou jogar videogame, é outra

548 Parte IV Atividade Física e Doença

abordagem para aumentar a atividade. Indivíduos obesos devem ser incentivados a elaborar atividades físicas a cada dia.

Com relação à prática de exercício, há algumas precauções a serem tomadas pelo indivíduo obeso, cuja importância aumenta de acordo com o grau de obesidade.[268] Essas precauções envolvem cuidados com a intolerância ao calor, dificuldades respira-

tórias, restrição de movimentos, dores e lesões musculoesqueléticas, fraqueza muscular localizada e equilíbrio da ansiedade.

Além disso, pessoas obesas têm maior risco de doença cardiovascular, diabetes e hipertensão. No entanto, se o instrutor da sessão de exercícios for cuidadoso e seguir os procedimentos de triagem apropriados do American College of

---

COMPREENSÃO DA MEDICINA ESPORTIVA
Transtornos alimentares: bulimia e anorexia nervosa

Um paradoxo moderno é que nossa sociedade excessivamente nutrida iguala magreza com beleza. Por um lado, capas de revistas, estrelas de cinema e heróis do esporte promovem o conceito de que a magreza está na moda. Por outro lado, somos levados (frequentemente pela propaganda) a acreditar que aparelhos tecnológicos que poupam trabalho e alimentos suntuosos, ricos em gorduras e açúcar, são recompensas desejáveis de uma sociedade bem-sucedida e afluente.

Talvez não deva surpreender que um setor da nossa população se julgue extremamente desordenado em seus hábitos alimentares – os bulímicos e os anoréxicos. As características da bulimia e da anorexia nervosa foram resumidas pela American Psychiatric Association [Associação Norte-Americana de Psiquiatria].[271] Pessoas com bulimia, conhecidas como bulímicas, sofrem *compulsão alimentar periódica* (episódios de consumo de quantidades exageradas de alimentos) e *purgação* (eliminação do alimento consumido por meio do vômito ou do uso de laxantes). Os principais critérios diagnósticos para bulimia nervosa incluem:[271]

- Episódios recorrentes de compulsão alimentar periódica (definida como a ingestão de grande quantidade de comida dentro de duas horas com sensação de falta de controle).
- Comportamento compensatório inadequado e recorrente para impedir que ocorra ganho de peso (vômitos, laxantes, diuréticos, enemas, medicamentos, jejum, exercício em excesso).
- Compulsão alimentar periódica e purgação ocorrem, em média, pelo menos duas vezes por semana durante três meses.
- Transtorno da imagem corporal.

Alguns bulímicos podem consumir até 20.000 Calorias em oito horas; em algumas ocasiões, recorrem ao roubo de alimentos ou de dinheiro para sustentar sua compulsão. O consumo médio de alimentos pelo bulímico vai de 1.200 a 4.500 Calorias e a ingestão diária total de energia fica, em média, nas 10.000 Calorias.[272–274] Pessoas com anorexia, ou anoréxicos, limitam severamente sua ingestão de alimentos. Os critérios diagnósticos principais para anorexia nervosa são:[271]

- Recusa em manter um peso corporal normal (< 85% do esperado).
- Medo intenso de ganhar peso ou engordar, mesmo quando se está abaixo do peso.
- Transtorno da imagem corporal.
- Amenorreia (três ciclos menstruais consecutivos).

Estima-se que 0,5 a 3,7% das mulheres sofram de anorexia nervosa, das quais 1,1 a 4,2% padecem desse transtorno por toda a vida.[275,276] Muitas vezes, há co-ocorrência de transtornos alimentares e outros transtornos psiquiátricos, como depressão, abuso de substâncias e transtornos de ansiedade.[276] Estima-se que 85% dos transtornos alimentares surjam durante a adolescência.[272-285] Sintomas de bulimia e anorexia, como compulsão alimentar periódica, vômito induzido e medo extremo de ganhar peso, estão presentes em um percentual significativo de estudantes universitários e indivíduos obesos. Entre os obesos, de 20 a 40% informam problemas significativos com a compulsão alimentar periódica. Há indicações de que a incidência e a prevalência de transtornos alimentares estejam aumentando.[277]

Já foram publicados relatos de comportamentos anormais para controle do peso entre atletas, em especial bailarinos, ginastas, corredores e nadadores.[278,285] Em um clube de natação competitiva, os pesquisadores constataram que, dos 900 nadadores com idades entre 9 e 18 anos, 15,4% das meninas e 3,6% dos meninos lançavam mão de diversas técnicas de perda de peso para atender às demandas de seu esporte. As meninas, em particular, tinham maior probabilidade de se considerarem equivocadamente com sobrepeso.[285] Entre 93 corredoras de elite, 13% informaram histórico de anorexia nervosa, 25% de compulsão alimentar periódica, 9% de compulsão alimentar periódica e purgação e 34% de práticas alimentares anormais.[286] Em geral, considera-se que os atletas se encontrem em maior risco de transtornos alimentares, mas pelo menos um estudo demonstrou que atletas universitárias não exibiam mais transtornos alimentares do que não atletas (ver Cap. 16).[287-289]

Os padrões de peso dos atletas podem ser agrupados em três categorias.[290] Na primeira, há esportes como o beisebol, em que não é importante manter um peso baixo. A segunda categoria envolve esportes com divisões específicas de peso, como luta greco-romana ou boxe. As flutuações de peso podem ser rápidas, frequentes (15 vezes por temporada) e grandes (uma pesquisa revelou que o peso de 41% dos atletas nessa categoria flutuava de 5 a 9 quilogramas todas as semanas da temporada, com uma média de ganho de peso de 2 quilogramas ao final da temporada). A terceira categoria envolve esportes em que baixos pesos constituem a norma, como corridas de fundo, ginástica, patinação artística e balé. Nessa categoria, há necessidade de baixos pesos corporais para que o atleta consiga desempenho e aparência ideais, e frequentemente os participantes se mostram desejosos em utilizar medidas de controle de peso bizarras e pouco saudáveis para obter o peso necessário para a competição.

Os sinais que devem ser vigiados caso haja suspeita de algum transtorno alimentar estão resumidos no Quadro 13.12.

Os fatores de risco para anorexia e bulimia estão listados na Tabela 13.4.[272,273,291-294] Os transtornos alimentares estão associados a vários fatores de risco que representam uma interação complexa entre processos genéticos, psicológicos e

(continua)

COMPREENSÃO DA MEDICINA ESPORTIVA (continuação)
Transtornos alimentares: bulimia e anorexia nervosa

TABELA 13.4 Fatores de risco para anorexia e bulimia nervosas

Anorexia nervosa	Bulimia nervosa
Pais com educação superior e renda alta	Obesidade infantil
Problemas alimentares precoces	Menarca precoce
Baixa autoestima	Preocupação com o peso
Grau elevado de neuroticismo	Perfeccionismo
Superproteção materna	Baixa autoestima
Transtornos alimentares entre membros da família	Pressão social com relação a peso/alimentação
	Dieta familiar
	Transtornos alimentares entre membros da família
	Criação inadequada
	Discórdia conjugal
	Psicopatologia parental
	Abuso sexual infantil
	Enfermidade crônica (diabetes, asma, incapacitação física, etc.)

Fontes: Neumark-Sztainer D, Story M, Resnick MD, Garwick A, Blum RW. Body dissatisfaction and unhealthy weight-control practices among adolescents with and without chronic illness: A population-based study. *Arch Pediatr Adolesc Med* 149:1330–1335, 1995; Striegel-Moore RH. Risk factors for eating disorders. *Ann N Y Acad Sci* 817:98–109, 1997; Wonderlich SA, Wilsnack RW, Wilsnack SC, Harris RH. Childhood sexual abuse and bulimic behavior in a nationally representative sample. *Am J Public Health* 86:1082–1086, 1996. Ver também: *J Am Acad Child Adolesc Psychiatry* 36:1107–1115, 1997.

sociais.[292] Comumente, aceita-se que esses transtornos reflitam uma adaptação fracassada aos desafios do desenvolvimento associados com a adolescência da mulher. Pode-se consultar a Atividade de Condicionamento Físico 13.5 para ajudar na detecção de pessoas com transtorno alimentar.

Compulsão alimentar periódica e as várias formas de purgação (vômito e uso de laxantes e diuréticos) podem causar graves problemas clínicos, incluindo dilatação e ruptura do estômago, infecção pulmonar causada por vômito, baixos níveis de íons cloreto e potássio no organismo, infecção e ruptura do esôfago, dilatação das glândulas salivares, e erosão e queda de dentes (ver Quadro 13.12).[295-297] Problemas gastrintestinais são a queixa clínica mais comum de pacientes com transtornos alimentares e incluem esvaziamento gástrico lento, inchaço na região abdominal, constipação intestinal e desconforto abdominal.[296] É possível que ocorra morte entre anoréxicos, que podem literalmente entrar em inanição até a morte. Karen Carpenter, a famosa cantora pop dos anos 1970, morreu de complicações ligadas à sua batalha contra a anorexia. A cantora tomava xarope de ipecacuanha para indução do vômito e morreu depois que o acúmulo da droga lesionou irreversivelmente seu coração.[272] Todos os anos nos EUA, aproximadamente 70 pessoas morrem de anorexia. A taxa de mortalidade entre pessoas com anorexia é 12 vezes mais alta do que para outras mulheres sem transtornos alimentares.[276] A taxa metabólica em repouso pode cair substancialmente em anoréxicos, conforme pode ser visto na Figura 13.55.[298]

O que pode ser feito para ajudar o indivíduo anoréxico ou bulímico?[272,299] Em geral, essas pessoas encontram dificuldades em interromper o processo sozinhas e quase todos os especialistas acreditam que elas precisam de ajuda profissional, geralmente em clínicas de transtornos alimentares. Habitualmente, essas clínicas contam com uma equipe de profissionais, composta por médicos, psicólogos, nutricionistas e enfermeiros, para atendimento às variadas necessidades de pessoas com transtornos alimentares. Com frequência, na base de seus problemas alimentares, bulímicos e anoréxicos têm problemas emocionais profundamente arraigados. Há necessidade de atendimento profissional prolongado, mas tal providência poderá ter resultados variáveis. Um estudo com adolescentes com anorexia e/ou bulimia demonstrou que 5 a 8 anos depois do tratamento, 86% tinham retornado ao peso e à função menstrual normais.[300] Entretanto, um estudo com duração de 12 anos envolvendo 84 pacientes com anorexia nervosa demonstrou que 11% morreram, 11% permaneceram anoréxicos e o restante variou entre melhora moderada e boa (ver Fig. 13.56).[301]

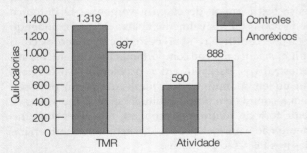

Figura 13.55 Queima de energia em anoréxicos e controles: Anoréxicos = 43 kg, 11% de gordura; controles = 56 kg, 25% de gordura. Nesse estudo, mulheres com anorexia nervosa tiveram uma redução de 25% em suas taxas metabólicas em repouso (TMR) em decorrência de seus baixos pesos corporais (43 kg). Essas mulheres compensaram em parte esse baixo nível praticando mais exercício. Fonte: Casper RC, Schoeller DA, Kushner R, Hnilicka J, Gold ST. Total daily energy expenditure and activity level in anorexia nervosa. *Am J Clin Nutr* 53:1143–1150, 1991.

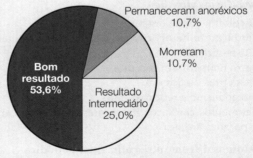

Figura 13.56 Acompanhamento de 20 anos de 84 pacientes com anorexia nervosa: purgação, sintomas físicos, mais idade e situação social elevada foram preditores de curso desfavorável. Nesse estudo de acompanhamento, praticamente 1 em 4 pacientes teve resultado desfavorável, ao passo que apenas 1 em 2 teve "bom" progresso.[284] Fonte: Deter HC, Herzog W. Anorexia nervosa in a long-term perspective: Results of the Heidelberg–Mannheim study. *Psychosom Med* 56:20–27, 1994.

Parte IV Atividade Física e Doença

Quadro 13.12

Sinais de perigo e consequências clínicas de transtornos alimentares

Anorexia nervosa

A anorexia nervosa é um transtorno em que a preocupação com dieta e emagrecimento leva a uma perda de peso excessiva. Anoréxicos demonstram um medo intenso da gordura, e sua preocupação com a comida e o peso frequentemente mascara outros problemas psicológicos subjacentes. O indivíduo talvez não perceba que sua perda de peso ou restrição alimentar é um problema. Um por cento das adolescentes nos EUA sofre anorexia nervosa e até 10% dessas meninas pode morrer como resultado do transtorno.

Sinais de perigo

Perda de quantidade significativa de peso
Continuação da dieta, embora esteja magra
Sensação de estar gorda, mesmo depois de perder peso
Temor intenso de ganhar peso
Desaparecimento dos períodos menstruais mensais
Preocupação com alimentos, Calorias, conteúdo de gordura e nutrição
Prefere fazer dieta isoladamente
Cozinha para outras pessoas
Queda de cabelo
Mãos e pés frios
Episódios de desmaio
Pratica exercícios compulsivamente
Mente sobre a comida
Depressão, ansiedade
Fraqueza, exaustão
Períodos de hiperatividade
Constipação intestinal
Crescimento de pelos corporais finos nos braços, nas pernas e em outras partes
Tremores do coração
Pele seca e quebradiça
Falta de ar

Consequências clínicas

Encolhimento de órgãos
Perda de minerais ósseos, o que pode resultar em osteoporose
Baixa temperatura corporal
Baixa pressão arterial
Metabolismo e reflexos lentos
Batimentos cardíacos irregulares, podendo acarretar parada cardíaca

Transtornos da compulsão alimentar periódica

Transtorno da compulsão alimentar periódica, isto é, o ato de comer em excesso de maneira compulsiva, envolve a ingestão descontrolada de alimentos, habitualmente em segredo. Pessoas com essa condição frequentemente consomem comida de maneira compulsiva, mas, ao contrário dos bulímicos, não fazem purgação depois dos episódios. Comumente, os episódios são seguidos por

uma sensação intensa de culpa e vergonha. Nesse caso também, a comida é utilizada como meio disfuncional de lidar com problemas psicológicos. Em muitos casos, o indivíduo sofre de depressão e outros problemas psicológicos. Até 40% das pessoas obesas podem ter compulsão alimentar periódica.

Sinais de perigo

Episódios de compulsão alimentar periódica
Come quando não está fisicamente com fome
Faz dietas frequentemente
Sente-se incapaz de parar de comer voluntariamente
Sabe que seus padrões de consumo de alimentos são anormais
Flutuações no peso
Humor depressivo
Sente-se com vergonha
Comportamento antissocial
Obesidade

Consequências clínicas

Pressão arterial elevada
Colesterol alto
Doença da vesícula biliar
Diabetes
Doença cardíaca
Certos tipos de câncer

Bulimia nervosa

A bulimia nervosa é descrita como o transtorno em que episódios frequentes de compulsão alimentar periódica (o rápido consumo de comida em apenas uma ocasião) são quase sempre seguidos por purgação (eliminação da comida ingerida). A purgação pode ser feita por vômito, abuso de laxantes e/ou diuréticos, prática compulsiva de exercícios e/ou jejum. Muitas vezes, a compulsão alimentar periódica e a purgação são seguidas por sensações intensas de culpa e vergonha. O bulímico pode não estar visivelmente abaixo do peso, podendo estar até com ligeiro sobrepeso. Como o anoréxico, o bulímico lança mão de comportamentos alimentares autodestrutivos para enfrentar problemas psicológicos que podem ser muito mais complexos que sua obsessão com a comida e o peso. Habitualmente, o indivíduo se sente fora de controle e reconhece que seu comportamento não é normal. Até 5% das estudantes universitárias nos EUA são bulímicas.

Sinais de perigo

Compulsão alimentar periódica, ou ingestão descontrolada de alimentos

Purgação por meio de dieta rígida, jejum, exercício vigoroso, vômito, ou abuso de laxantes ou diuréticos na tentativa de perder peso

(continua)

Quadro 13.12

Sinais de perigo e consequências clínicas de transtornos alimentares *(continuação)*

Sinais de perigo (continuação)

Uso frequente do banheiro depois das refeições
Preocupação com o peso corporal
Depressão
Oscilações de humor
Sensação de estar fora de controle
Glândulas inchadas no pescoço e na face
Azia
Inchaço da região abdominal
Menstruação irregular
Problemas dentais
Constipação

Indigestão
Garganta inflamada
Presença de sangue no vômito
Fraqueza, exaustão
Olhos injetados de sangue

Consequências clínicas

Desidratação
Lesão de intestinos, fígado e rins
Desequilíbrio eletrolítico, que induz a batimentos cardíacos irregulares e, em alguns casos, parada cardíaca

Fonte: The American Anorexia Bulimia Association. www.aabainc. org [em inglês]

Sports Medicine [Colégio Norte-americano de Medicina Esportiva] (Cap. 3), estiver adequadamente preparado para eventuais emergências e enfatizar *atividades sem sustentação de peso* com intensidade baixa a moderada (p. ex., bicicleta ergométrica, natação, exercícios na água e caminhadas enérgicas), os programas de exercício para pessoas com obesidade mórbida poderão ser realizados com segurança.

O reforço social e a cooperação aumentam por meio da participação grupal em atividades recreativas, prazerosas e variadas que ofereçam ao participante uma sensação de sucesso pessoal.[269,270] Em geral, não é aconselhável a introdução de exercícios calistênicos sistematizados. Por outro lado, música, jogos e interação social irão melhorar a cooperação.

Outro princípio essencial é que não é preciso que o exercício seja formal para ser benéfico. A prática de exercício pode ser realizada em ocasiões diferentes do dia, como parte das atividades comuns do cotidiano (p. ex., subir escadas ou caminhar até a casa do vizinho); assim, frequentemente serão mais atrativas para pessoas obesas, que talvez não desejem ser observadas durante o exercício.

RESUMO

1. Este capítulo enfatizou a descrição das diversas teorias da obesidade e como esse importante problema de saúde pode ser tratado.

2. Em sua maioria, os adultos norte-americanos pesam mais do que devem. Dezesseis por cento das crianças e dos adolescentes estão com sobrepeso.

3. São muitas as desvantagens associadas à obesidade, por exemplo, diversas doenças como câncer, diabetes e doença cardíaca. A obesidade, além disso, está associada com morte prematura.

4. Foram discutidas três teorias importantes para a obesidade, com ênfase na importância de influências genéticas e parentais, fatores alimentares (especialmente excesso de gordura nos alimentos) e queima insuficiente de energia.

5. Por influências genéticas, algumas pessoas demonstram maior propensão para a obesidade do que outras e, por isso, precisam ser excepcionalmente cuidadosas em seus hábitos nutricionais e de exercícios.

6. Quando uma pessoa consome dietas ricas em gordura, ocorre formação de um excesso de gordura corporal com maior facilidade do que no caso de uma dieta rica em carboidrato e fibra. É provável que a inclusão de frutas, verduras, legumes e cereais integrais e a moderação de alimentos ricos em gordura e pobres em fibra, como óleos, margarina, manteiga, queijos e carnes gordas, sejam a medida mais importante para o controle da obesidade.

7. Embora pessoas obesas tenham taxas metabólicas em repouso mais elevadas do que pessoas com peso normal por causa do maior peso corporal magro, elas tendem a se exercitar menos que pessoas magras. No entanto, quase todos os estudos sobre esse tópico verificaram que, para explicar a obesidade, comer em excesso é mais importante do que a pouca prática de exercício.

8. Depois de uma refeição, o corpo consome energia para o processamento dos alimentos. Isso é conhecido como *efeito térmico do alimento*. Algumas pessoas obesas podem ter um efeito térmico do alimento ligeiramente mais baixo que a média, mas ao que parece isso não é um fator importante para explicar porque as pessoas ganham peso.

9. A Obesity Education Initiative do NHLBI recomenda que, para a maioria dos pacientes com sobrepeso e obesos, uma redução de 300 a 1.000 Calorias/dia levará a perdas de peso de 225 a 900 gramas por semana, 10% em seis meses (a meta inicial). O dispêndio de energia deve ser aumentado em pelo menos 200 a 400 Calorias/dia. Esses esforços devem ser combinados com diversas técnicas de modificação do comportamento.

10. A Obesity Education Initiative do NHLBI promove medicações para perda de peso aprovadas pelo FDA para uso prolongado, como meio de auxiliar a dieta e a atividade física para pacientes com IMC ≥ 30 e sem doenças ou fatores de risco concomitantes ligados à obesidade. A farmacoterapia também pode ter utilidade

552 Parte IV Atividade Física e Doença

para pacientes com IMC ≥ 27 que também tenham doenças ou fatores de risco concomitantes ligados à obesidade.

11. A Obesity Education Initiative do NHLBI promove cirurgia para perda de peso como opção para o emagrecimento em pacientes com obesidade clinicamente mórbida, definida como IMC ≥ 40 ou um IMC ≥ 35 com condições comórbidas. A cirurgia para perda de peso deve ficar reservada para pacientes com obesidade clinicamente grave, nos quais outros métodos de tratamento fracassaram.

12. Foram revisadas quatro concepções equivocadas relacionadas ao papel da atividade física na redução do peso, inclusive as teorias de que o exercício aeróbio acelera significativamente a perda de peso quando combinado com uma dieta redutora; mantém a taxa metabólica em repouso elevada durante um longo período depois da série de exercícios, queimando Calorias extras; contrapõe-se à redução induzida pela dieta na taxa metabólica em repouso; e contrapõe-se à redução induzida pela dieta na massa livre de gordura.

13. São vários os benefícios importantes do exercício para indivíduos obesos, incluindo os seguintes efeitos da atividade aeróbia moderada: melhor resistência cardiorrespiratória; melhor perfil dos lipídios sanguíneos; melhor estado psicológico; apoio por grupos sociais, o que pode melhorar, a longo prazo, a manutenção da perda de peso; e redução do risco de doenças ligadas à obesidade.

14. A prática de exercício aeróbio com moderação durante a redução do peso ajuda a melhorar o estado de saúde em geral, mas o verdadeiro responsável pela perda de peso é a redução nas Calorias provenientes dos alimentos. O sucesso de um programa de redução do peso deve ser medido não apenas pela quantidade total de peso perdido, mas também pela qualidade do peso perdido e pelo estado de saúde resultante.

15. Bulimia e anorexia nervosas são dois transtornos alimentares insalubres e que, em alguns casos, significam risco para a vida da pessoa. Bulímicos consomem grandes quantidades de comida dentro de curtos períodos de tempo e, em seguida, lançam mão de várias técnicas de purgação. Pessoas com anorexia nervosa têm percepções distorcidas de suas imagens corporais, que tendem a promover o desejo de uma perda de peso excessiva. Para esses dois transtornos, há necessidade de atendimento profissional prolongado.

Questões de revisão

1. **Qual das afirmações relativas à obesidade nos EUA é verdadeira?**

   A. O percentual de crianças e adolescentes obesos diminuiu desde os anos 1960.
   B. Aproximadamente três quartos dos adultos são considerados obesos.
   C. A obesidade é mais prevalente entre classes menos favorecidas e grupos minoritários.
   D. A prevalência da obesidade diminui entre as idades de 25 e 55 anos.

2. **São muitas as desvantagens associadas à obesidade. Qual delas não está incluída?**

   A. Níveis séricos de colesterol elevados
   B. Maior prevalência de pressão arterial alta
   C. Aumento no diabetes
   D. Aumento no câncer pulmonar
   E. Aumento nas taxas de mortalidade, resultando em morte prematura

3. **Qual percentual da variabilidade na obesidade humana tem base genética?**

   A. 25 a 40%   B. 90 a 100%   C. 10 a 20%   D. 50 a 75%

4. **Qual das afirmativas relativas à taxa metabólica em repouso (TMR) é verdadeira?**

   A. A TMR para a pessoa média chega a um terço do consumo diário de energia.
   B. A TMR é mais alta em pessoas magras que em pessoas obesas.

   C. A TMR aumenta com a elevação do peso corporal do indivíduo.
   D. A TMR é o principal fator para explicação da obesidade nos EUA.

5. **A obesidade ___ se caracteriza por grandes quantidades de gordura corporal na área do quadril e das coxas e está associada com menos complicações clínicas resultantes do excesso de gordura corporal.**

   A. Androide   B. Ginoide

6. **Cerca de ____% dos norte-americanos são considerados obesos de acordo com critérios oficiais conservadores.**

   A. 10   D. 35
   B. 17   E. 40
   C. 30

7. **Qual afirmativa é falsa?**

   A. Cinco quilômetros de caminhada por dia não aceleram significativamente a perda de peso (muitos quilogramas extras perdidos a cada mês) quando o indivíduo consome 1.200 a 1.500 Calorias por dia.
   B. O exercício moderado mantém a taxa metabólica elevada durante um longo período depois da série, queimando muitas Calorias extras.
   C. Durante uma dieta de 1.200 a 1.500 Calorias/dia, cerca de 90% da perda de peso ocorre do peso em gordura e 10% vem da massa livre de gordura.
   D. O exercício aeróbio moderado durante a perda de peso não protege a massa livre de gordura.

Capítulo 13 Obesidade **553**

8. **Qual das seguintes opções não é considerada como um benefício do exercício aeróbio moderado para indivíduos levemente obesos?**

   A. Melhora no condicionamento cardíaco e pulmonar
   B. Melhora no estado psicológico, especialmente no bem-estar geral
   C. Redução nos triglicerídeos séricos, aumento no HDL-C
   D. Redução substancial na gordura corporal, aumento na massa livre de gordura
   E. Redução do risco de doença cardíaca e diabetes

9. **O programa Healthy People 2010 pretende reduzir a prevalência da obesidade para menos de ____%.**

   A. 10   B. 15   C. 20   D. 30   E. 40

10. **Quando o índice de massa corporal se eleva acima do limite de ____ kg/m^2, também aumenta a mortalidade por doença cardíaca, câncer e diabetes.**

    A. 15   B. 20   C. 25   D. 35

11. **São três as principais teorias da obesidade. Qual das seguintes opções não é uma teoria?**

    A. Elevado consumo de energia
    B. Influências genéticas e parentais
    C. Baixo gasto de energia
    D. Grande ingestão de carboidratos

12. **Qual fator parece ser extremamente importante na explicação da alta prevalência de obesidade nos EUA?**

    A. Alto conteúdo de energia e gordura na alimentação
    B. Influências genéticas e parentais
    C. Excesso de adipócitos no corpo
    D. Dieta rica em fibra e em carboidrato
    E. Inatividade

13. **Em qual categoria as pessoas obesas tendem a despender mais energia do que pessoas de peso normal?**

    A. Taxa metabólica em repouso
    B. Atividade física total
    C. Efeito térmico do alimento

14. **Se uma pessoa obesa está com excesso de 18 quilogramas de peso corporal, aproximadamente ____ desses quilogramas são massa livre de gordura e ____ são peso em gordura.**

    A. 7/11   B. 2/16   C. 14/4   D. 4/14   E. 9/9

15. **Qual das afirmativas a seguir indica que o programa de perda de peso é provavelmente fraudulento?**

    A. Promove uma dieta de 1.250 Calorias/dia
    B. Tenta fazer com que o cliente fique dependente de um produto especial
    C. Promove um plano que levará a uma perda de peso de 400 a 900 gramas/semana

    D. Promove um regime alimentar rico em carboidrato e em fibra e pobre em gordura
    E. Todas as opções anteriores

16. **Para cada quilograma de perda de peso corporal, a TMR cai cerca de ____ Calorias/dia.**

    A. 100-200   B. 200-400   C. 10-20   D. 5-10   E. 80-100

17. **A TMR cai cerca de ____% por década de vida adulta, mesmo depois do ajuste para massa livre de gordura.**

    A. 1 a 2   C. 5 a 15   E. 30 a 40
    B. 3 a 8   D. 15 a 20

18. **O tratamento efetivo para obesidade envolve três elementos. Qual dos seguintes não está incluído?**

    A. Dieta de 400 a 800 Calorias/dia
    B. Modificação do comportamento
    C. Atividade física

19. **O exercício aeróbio de intensidade moderada mantém a TMR elevada durante 20 a 30 minutos, queimando ____ Calorias extras.**

    A. 100-200   D. 10-12
    B. 50-10   E. 2-5
    C. 25-40

20. **Quando o indivíduo está em uma DCMB, cerca de 75% da perda de peso são constituídos por ____.**

    A. Água   C. Músculo
    B. Gordura   D. Osso

21. **Qual critério listado a seguir é utilizado para determinar se uma pessoa é anoréxica?**

    A. Média de no mínimo dois episódios de compulsão alimentar periódica por semana, durante pelo menos três meses
    B. A pessoa pratica regularmente vômito autoinduzido e usa laxantes ou outras técnicas de purgação para contrabalançar os efeitos da compulsão alimentar periódica
    C. Uma perda de peso tão intensa que o peso fica mais de 15% abaixo do normal

22. **Qual coorte tem maior probabilidade de gerar adultos obesos?**

    A. Bebês obesos
    B. Crianças obesas
    C. Adolescentes obesos

23. **Utilizando a melhor metodologia atual, parece que pessoas obesas comem ____ indivíduos com peso normal.**

    A. Menos que
    B. Mais que
    C. Aproximadamente a mesma coisa que

554 Parte IV Atividade Física e Doença

24. *Em qual subgrupo é maior a prevalência de obesidade?*

   A. Mulheres negras
   B. Mulheres brancas
   C. Homens negros
   D. Mulheres mexicano-americanas
   E. Mulheres brancas

25. *Cerca de 80% da variação na TMR se deve a diferenças em ____.*

   A. Massa livre de gordura
   B. Genética
   C. Raça
   D. Sexo
   E. Nível de atividade

26. *O homem médio que pratica diariamente atividade física leve a moderada deve multiplicar sua TMR vezes ____ para obter o gasto de energia em 24 horas.*

   A. 1,25   B. 1,45   C. 1,60   D. 2,05   E. 2,25

27. *Cerca de ____% dos adultos norte-americanos estão com sobrepeso.*

   A. 10   B. 20   C. 33   D. 65   E. 48

28. *A DCMB fornece cerca de ____ Calorias/dia por meio de bebidas com formulação especial.*

   A. 200 a 400   C. 800 a 1.000
   B. 400 a 800   D. 1.000 a 1.200

29. *O custo líquido de energia do exercício equivale às Calorias despendidas durante a série de exercícios menos as Calorias despendidas para ____ e outras atividades que teriam sido desempenhadas pelo indivíduo.*

   A. ETA   C. Exercício formal
   B. TMR   D. Termogênese adaptativa

30. *Entre mulheres, cerca de ____% terão bulimia em algum momento de sua vida.*

   A. 0,2 a 1   C. 4,3 a 5,0   E. 10,1 a 15,2
   B. 1,1 a 4,2   D. 9,5 a 12,0

31. *Para que a bulimia nervosa seja diagnosticada, devem ocorrer tanto compulsão alimentar periódica como comportamentos compensatórios inadequados, em média, pelo menos ____ vez(es) por semana durante três meses.*

   A. 1   B. 2   C. 3   D. 4   E. 5

32. *A farmacoterapia para tratamento da obesidade deve ser utilizada como meio auxiliar à terapia de modificação do estilo de vida, e é reservada para pacientes selecionados com índice de massa corporal superior a um limiar de ____.*

   A. 25   C. 40
   B. 30   D. 50

33. *Tipicamente, a taxa metabólica em repouso representa ____% do gasto total de energia em determinado dia.*

   A. 23   D. 35
   B. 67   E. 88
   C. 10

34. *Durante uma dieta de 1.200 a 1.300 Calorias/dia, ____% da perda de peso provém da massa livre de gordura.*

   A. 25   D. 90
   B. 10   E. 75
   C. 50

35. *Um dos melhores marcadores para o sucesso em longo prazo na manutenção da perda de peso é:*

   A. Prática regular de exercício
   B. Uso de pílulas para emagrecer
   C. Uso de refrigerantes dietéticos
   D. Uso de suplementos nutricionais
   E. Pular refeições

36. *A Obesity Education Initiative do NHLBI promove a cirurgia para perda de peso como opção para o emagrecimento em pacientes com obesidade clinicamente mórbida, definida como um IMC ≥ ___, ou um IMC ≥ ____ no caso de condições comórbidas e fatores de risco de doenças.*

   A. 30/40   C. 25/35   E. 20/40
   B. 40/35   D. 50/40

37. *De acordo com a Obesity Education Initiative do NHLBI, a meta inicial de um regime para perda de peso deve ser a redução do peso corporal em cerca de ____%.*

   A. 1   D. 20
   B. 5   E. 30
   C. 10

38. *A atividade física praticada com regularidade é menos efetiva para:*

   A. Prevenção do ganho de peso
   B. Manutenção da perda de peso
   C. Tratamento da obesidade

Respostas

1. C	10. C	19. D	28. B	37. C
2. D	11. D	20. B	29. B	38. C
3. A	12. A	21. C	30. B	
4. C	13. A	22. C	31. B	
5. B	14. D	23. B	32. B	
6. C	15. B	24. A	33. B	
7. B	16. C	25. A	34. B	
8. D	17. A	26. C	35. A	
9. B	18. A	27. D	36. B	

REFERÊNCIAS BIBLIOGRÁFICAS

1. Hill JO, Wyatt HR, Reed GW, Peters JC. Obesity and the environment: Where do we go from here? *Science* 299:853–855, 2003.

2. Office of the Surgeon General. *The Surgeon General's Call to Action to Prevent and Decrease Overweight and Obesity.* Rockville, MD: USDHHS, PHS, 2001.

3. U.S. Department of Health and Human Services. *Physical Activity and Health: A Report of the Surgeon General.* Atlanta, GA: U.S. Department of Health and Human Services, Centers for Disease Control and Prevention, National Center for Chronic Disease Prevention and Health Promotion, 1996.

4. National Center for Health Statistics. *Health, United States, 2004.* Hyattsville, MD: 2004.

5. Hedley AA, Ogden CL, Johnson CL, Carroll MD, Curtin LR, Flegal KM. Prevalence of overweight and obesity among US children, adolescents, and adults, 1999–2002. *JAMA* 291:2847–2850, 2004.

6. Ogden CL, Fryar CD, Carroll MD, Flegal KM. Mean body weight, height, and body mass index, United States 1960–2002. *Advance Data from Vital and Health Statistics*, no. 347. Hyattsville, MD: National Center for Health Statistics, 2004.

7. Expert Panel on the Identification, Evaluation, and Treatment of Overweight in Adults. Clinical guidelines on the identification, evaluation, and treatment of overweight and obesity in adults: Executive summary. *Am J Clin Nutr* 68:899–917, 1998. www.nhlbi.nih.gov.

8. Flegal KM, Carroll MD, Ogden CL, Johnson CL. Prevalence and trends in obesity among US adults, 1999–2000. *JAMA* 288:1723–1727, 2002.

9. Ogden CL, Flegal KM, Carroll MD, Johnson CL. Prevalence and trends in overweight among US children and adolescents, 1999–2000. *JAMA* 288:1728–1732, 2002.

10. Basjub NKm Ard J, Franklin F, Allison DB. Prevalence of obesity in the United States. *Obes Rev* 6:5–7, 2005.

11. National Health, Lung, and Blood Institute. *The Practical Guide. Identification, Evaluation, and Treatment of Overweight and Obesity in Adults.* Bethesda, MD: NIH Publication Number 00–4084, October 2000. www.nhlbi.nih.gov.

12. U.S. Department of Health and Human Services. *Healthy People 2010.* Washington DC: January, 2000. www.health.gov/healthypeople/.

13. Rodin J. Cultural and psychosocial determinants of weight concerns. *Ann Intern Med* 119:643–645, 1993.

14. Daniels SR, Arnett DK, Eckel RH, et al. Overweight in children and adolescents: Pathophysiology, consequences, prevention, and treatment. *Circulation* 111:1999–2012, 2005.

15. Food and Nutrition Board, Institute of Medicine. *Preventing Childhood Obesity: Health in the Balance.* Washington, DC: The National Academies Press, 2005.

16. American Academy of Pediatrics. Prevention of pediatric overweight and obesity. *Pediatrics* 112:424–430, 2003.

17. Zimmermann MB, Gubeli C, Puntener C, Molinari L. Detection of overweight and obesity in a national sample of 6–12-y-old Swiss children: Accuracy and validity of reference values for body mass index from the US Centers for Disease Control and Prevention and the International Obesity Task Force. *Am J Clin Nutr* 79:838–843, 2004.

18. Must A, Spadano J, Coakley EH, Field AE, Colditz G, Dietz WH. The disease burden associated with overweight and obesity. *JAMA* 282:1523–1529, 1999.

19. National Institutes of Health. Consensus development conference statement. Health implications of obesity. *Ann Intern Med* 103:981–1077, 1985.

20. Klein S, Burke LE, Bray GA, Blair SN, Allison DB, Pi-Sunyer X, Hong Y, Eckel RH. Clinical implications of obesity with special focus on cardiovascular disease. A statement for professionals from the American Heart Association Council on Nutrition, Physical Activity, and Metabolism. *Circulation* 110:2952–2967, 2004.

21. Peeters A, Barendregt JJ, Willekens F, Mackenbach JP, Mamun AA, Bonneux L. Obesity in adulthood and its consequences for life expectancy: A life-table analysis. *Ann Intern Med* 138:24–32, 2003.

22. Field AE, Coakley EH, Must A, Spadano JL, Laird N, Dietz WH, Rimm E, Colditz GA. Impact of overweight on the risk of developing common chronic diseases during a 10-year period. *Arch Intern Med* 161:1581–1586, 2001.

23. Fontaine KR, Redden DT, Wang C, Westfall AO, Allison DB. Years of life lost due to obesity. *JAMA* 289:187–193, 2003.

24. Thompson D, Edelsberg J, Colditz GA, Bird AP, Oster G. Lifetime health and economic consequences of obesity. *Arch Intern Med* 159:2177–2183, 1999.

25. Stunkard AJ, Wadden TA. Psychological aspects of severe obesity. *Am J Clin Nutr* 55:524S–532S, 1992.

26. Gortmaker SL, Must A, Perrin JM, Sobol AM, Dietz WH. Social and economic consequences of overweight in adolescence and young adulthood. *N Engl J Med* 329:1008–1012, 1993.

27. Witteman JCM, Willett WC, Stampfer MJ, et al. A prospective study of nutritional factors and hypertension among US women. *Circulation* 80:1320–1327, 1989.

28. McCarron DA, Reusser ME. Body weight and blood pressure regulation. *Am J Clin Nutr* 63(suppl):423S–425S, 1996.

29. McMurray RG, Harrell JS, Levine AA, Gansky SA. Childhood obesity elevates blood pressure and total cholesterol independent of physical activity. *Int J Obesity Relat Metab Disord* 19:881–886, 1995.

30. Dattilo Am, Kris-Etherton PM. Effects of weight reduction on blood lipids and lipoproteins: A meta-analysis. *Am J Clin Nutr* 56:320–328, 1992.

31. Denke MA, Sempos CT, Grundy SM. Excess body weight: An underrecognized contributor to high blood cholesterol levels in white American men. *Arch Intern Med* 153:1093–1103, 1993.

32. Gregg EW, Cheng YJ, Cadwell BL, Imperatore G, Williams DE, Flegal KM, Narayan KM, Williamson DF. Secular trends in cardiovascular disease risk factors according to body mass index in US adults. *JAMA* 293:1868–1874, 2005.

33. Whitelaw DC, O'Kane M, Wales JK, Barth JH. Risk factors for coronary heart disease in obese non-diabetic subjects. *Int J Obesity* 25:1042–1046, 2001.

34. Stampfer MJ, Maclure KM, Colditz GA, Manson JE, Willett WC. Risk of symptomatic gallstones in women with severe obesity. *Am J Clin Nutr* 55:652–658, 1992.

35. Utter A, Goss F. Exercise and gall bladder function. *Sports Med* 23:218–227, 1997.

36. CDC. Factors associated with prevalent self-reported arthritis and other rheumatic conditions—United States, 1989–1991. *MMWR* 45:487–491, 1996.

37. Felson DT. Weight and osteoarthritis. *Am J Clin Nutr* 63(suppl):430S–432S, 1996.

38. Colditz GA, Willett WC, Rotnitzky A, Manson JE. Weight gain as a risk factor for clinical diabetes mellitus in women. *Ann Intern Med* 122:481–486, 1995.

39. Carey VJ, Walters EE, Colditz GA, et al. Body fat distribution and risk of non–insulin-dependent diabetes mellitus in women. The Nurses' Health Study. *Am J Epidemiol* 145:614–619, 1997.

40. Calle EE, Rodriguez C, Walker-Thurmond K, Thun MJ. Overweight, obesity, and mortality from cancer in a prospectively studied cohort of U.S. adults. *N Engl J Med* 348:1625–1638, 2003. See also: Lew EA. Mortality and weight: Insured lives and the American Cancer Society studies. *Ann Intern Med* 103:1024–1029, 1985.

556 Parte IV Atividade Física e Doença

41. Ballard-Barbash R, Swanson CA. Body weight: Estimation of risk for breast and endometrial cancers. *Am J Clin Nutr* 63(suppl):437S–441S, 1996.

42. Stevens J, Cai J, Juhaeri J, Thun MJ, Wood JL. Evaluation of WHO and NHANES II standards for overweight using mortality rates. *J Am Diet Assoc* 100:825–827, 2000.

43. Lindsted K, Tonstad S, Kuzma J. Body mass index and patterns of mortality among Seventh-Day Adventist men. *Int J Obesity* 15:397–406, 1991.

44. Must A, Jacques PF, Dallal GE, Bajema CJ, Dietz WH. Long-term morbidity and mortality of overweight adolescents: A follow -up of the Harvard Growth Study of 1922 to 1935. *N Engl J Med* 327:1350–1355, 1992.

45. Lee IM, Manson JE, Hennekens CH, Paffenbarger RS. Body weight and mortality. A 27–year follow-up of middle-aged men. *JAMA* 270:2823–2828, 1993.

46. Hu FB, Willett WC, Li T, Stampfer MJ, Colditz GA, Manson JE. Adiposity as compared with physical activity in predicting mortality among women. *N Engl J Med* 351:2694–2703, 2004.

47. Rexrode KM, Buring JE, Manson JE. Abdominal and total adiposity and risk of coronary heart disease in men. *Int J Obesity* 25:1047–1056, 2001.

48. Manson JE, Colditz GA, Stampfer MJ, et al. A prospective study of obesity and risk of coronary heart disease in women. *N Engl J Med* 322:882–889, 1990.

49. Jousilahti P, Tuomilehto J, Vartiainen E, Pekkanen J, Puska P. Body weight, cardiovascular risk factors, and coronary mortality. *Circulation* 93:1372–1379, 1996.

50. Rimm EB, Stampfer MJ, Giovannucci E, Ascherio A, Spiegelman D, Colditz GA, Willett WC. Body size and fat distribution as predictors of coronary heart disease among middle-aged and older US men. *Am J Epidemiol* 141:1117–1127, 1995.

51. Rexrode KM, Hennekens CH, Willett WC, Colditz GA, Stampfer MJ, Rich-Edwards JW, Speizer FE, Manson JE. A prospective study of body mass index, weight change, and risk of stroke in women. *JAMA* 277:1539–1545, 1997.

52. Walker SP, Rimm EB, Ascherio A, Kawachi I, Stampfer MJ, Willett WC. Body size and fat distribution as predictors of stroke among US men. *Am J Epidemiol* 144:1143–1150, 1996.

53. Folsom AR, Kaye SA, Sellers TA, et al. Body fat distribution and 5–year risk of death in older women. *JAMA* 269:483–487, 1993. See also: *Arch Intern Med* 160:2117–2128, 2000.

54. Tanko LB, Bagger YZ, Qin G, Alexandersen P, Larsen PJ, Christiansen C. Enlarged waist circumference with elevated triglycerides is a strong predictor of accelerated atherogenesis and related cardiovascular mortality in postmenopausal women. *Circulation* 111:1883–1890, 2005. See also: Van Pelt RE, Evans EM, Schechtman KB, Ehsani AA, Kohrt WM. Waist circumference vs body mass index for prediction of disease risk in postmenopausal women. *Int J Obesity* 25:1183–1188, 2001.

55. Rebuffé-Scrive M, Anderson B, Olbe L, Björntorp P. Metabolism of adipose tissue in intraabdominal depots in severely obese men and women. *Metabolism* 39:1021–1025, 1990.

56. Trosis RJ, Heinold JW, Vokonas PS, Weiss ST. Cigarette smoking, dietary intake, and physical activity: Effects on body fat distribution. The Normative Aging Study. *Am J Clin Nutr* 53:1104–1111, 1991.

57. Rodin J. Determinants of body fat localization and its implications for health. *Ann Behav Med* 14:275–281, 1992.

58. French SA, Folsom AR, Jeffery RW, Zheng W, Mink PJ, Baxter JE. Weight variability and incident disease in older women: The Iowa Women's Health Study. *Int J Obesity* 21:217–223, 1997.

59. Lee I-M, Paffenbarger RS. Change in body weight and longevity. *JAMA* 268:2045–2049, 1992.

60. Harris TB, Ballard-Barbasch R, Madans J, Makuc DM, Feldman JJ. Overweight, weight loss, and risk of coronary heart disease in older women: The NHANES I Epidemiologic Follow-up Study. *Am J Epidemiol* 137:1318–1327, 1993.

61. Dietz WH, Robinson TN. Clinical practice. Overweight children and adolescents. *N Engl J Med* 352:2100–2109, 2005.

62. Speakman JR. Obesity: The integrated roles of environment and genetics. *J Nutr* 134(8 Suppl):2090S–2105S, 2004.

63. Bray G, Bouchard C. Genetics of human obesity: Research directions. *FASEB* J 11:937–945, 1997.

64. Bouchard C, Tremblay A. Genetic influences on the response of body fat and fat distribution to positive and negative energy balances in human identical twins. *J Nutr* 127(suppl 5):943S–947S, 1997.

65. Whitaker RC, Wright JA, Pepe MS, Seidel KD, Dietz WH. Predicting obesity in young adulthood from childhood and parental obesity. *N Engl J Med* 337:869–873, 1997.

66. Mayer J. Genetic factors in human obesity. *Ann NY Acad Sci* 131:412–421, 1965.

67. Stunkard AJ, Foch TT, Hrubec Z. A twin study of human obesity. *JAMA*; 256:51–54, 1986.

68. Stunkard AJ, Sorensen TIA, Hanis C, et al. An adoption study of human obesity. *N Engl J Med* 314:193–198, 1986.

69. Stunkard AJ, Harris JR, Pedersen NL, McClearn GE. The body-mass index of twins who have been reared apart. *N Engl J Med* 322:1483–1487, 1990.

70. Bouchard C. Human variation in body mass: Evidence for a role of the genes. *Nutr Rev* 55:S21–S30, 1997.

71. Sorensen TIA, Holst C, Stunkard AJ. Adoption study of environmental modifications of the genetic influences on obesity. *Int J Obesity* 22:73–81, 1998.

72. Sorensen TIA, Holst C, Stunkard AJ, Skovgaard LT. Correlations of body mass index of adult adoptees and their biological and adoptive relatives. *Int J Obesity* 16:227–236, 1992.

73. Bouchard C, Pérusse L, Leblanc C, et al. Inheritance of the amount and distribution of human body fat. *Int J Obesity* 12:205–215, 1988.

74. Bouchard C, Tremblay A, Després JP, et al. The response to long-term overfeeding in identical twins. *N Engl J Med* 322:1477–1482, 1990.

75. Loos RJ, Rankinen T. Gene-diet interactions on body weight changes. *J Am Diet Assoc* 105:29–34, 2005.

76. Bouchard C. Genetics of human obesity: Recent results from linkage studies. *J Nutr* 127:1887S–1890S, 1997.

77. Lafontan M. Fat cells: Afferent and efferent messages define new approaches to treat obesity. *Annu Rev Pharmacol Toxicol* 45:119–146, 2005.

78. Cutting TM, Fisher JO, Grimm-Thomas K, Birch LL. Like mother, like daughter: Familial patterns of overweight are mediated by mothers' dietary disinhibition. *Am J Clin Nutr* 69:608–613, 1999.

79. Serdula MK, Ivery D, Coates RJ, Freedman DS, Williamson DF, Byers T. Do obese children become obese adults? A review of the literature. *Prev Med* 22:167–177, 1993.

80. Guo SS, Chumlea WC. Tracking of body mass index in children in relation to overweight in adulthood. *Am J Clin Nutr* 70(suppl):145S–148S, 1999.

81. Briefel RR, Sempos CT, McDowell MA, Chien SCY, Alaimo K. Dietary methods research in the Third National Health and Nutrition Examination Survey: Underreporting of energy intake. *Am J Clin Nutr* 65(suppl):1203S–1209S, 1997.

82. Heymsfield SB, Darby PC, Muhlheim LS, Gallagher D, Wolper C, Allison DB. The calorie: Myth, measurement, and reality. *Am J Clin Nutr* 62(suppl):1034S–1041S, 1995.

83. Bruce B, Wilfley D. Binge eating among the overweight population: A serious and prevalent problem. *J Am Diet Assoc* 96:58–61, 1996.

84. Lichtman SW, Pisarska K, Berman ER, et al. Discrepancy between self-reported and actual caloric intake and exercise in obese subjects. *N Engl J Med* 327:1893–1898, 1992.

85. Black AE, Cole TJ. Biased over- or under-reporting is characteristic of individuals whether over time or by different assessment methods. *J Am Diet Assoc* 101:70–80, 2001.

86. Welle S, Forbes GB, Statt M, Barnard RR, Amatruda JM. Energy expenditure under free-living conditions in normal-weight and overweight women. *Am J Clin Nutr* 55:14–21, 1992.

87. Scotellaro PA, Gorski LLJ, Oscai LB. Body fat accretion: A rat model. *Med Sci Sports Exerc* 23:275–279, 1991.

88. Golay A, Bobbioni E. The role of dietary fat in obesity. *Int J Obes Relat Metab Disord* 21(suppl 3):S2–S11, 1997.

89. Nielsen SJ, Popkin BM. Patterns and trends in food portion sizes, 1977–1998. *JAMA* 289:450–453, 2003.

90. Gray GA, Popkin BM. Dietary fat intake does affect obesity! *Am J Clin Nutr* 68:1157–1173, 1998.

91. Carmichael HE, Swinburn BA, Wilson MR. Lower fat intake as a predictor of initial and sustained weight loss in obese subjects consuming an otherwise ad libitum diet. *J Am Diet Assoc* 98:35–39, 1998.

92. Ebbeling CB, Sinclair KB, Pereira MA, Garcia-Lago E, Feldman HA, Ludwig DS. Compensation for energy intake from fast food among overweight and lean adolescents. *JAMA* 291:2828–2833, 2004.

93. Kendall A, Levitsky DA, Strupp BJ, Lissner L. Weight loss on a low-fat diet: Consequence of the imprecision of the control of food intake in humans. *Am J Clin Nutr* 53:1124–1129, 1991.

94. Lissner L, Habicht JP, Strupp BJ, et al. Body composition and energy intake: Do overweight women overeat and underreport? *Am J Clin Nutr* 49:320–325, 1989.

95. Lissner L, Levitsky DA, Strupp BJ, et al. Dietary fat and the regulation of energy intake in human subjects. *Am J Clin Nutr* 46:886–892, 1987.

96. Lawton CL, Burley VJ, Wales JK, Blundell JE. Dietary fat and appetite control in obese subjects: Weak effects on satiation and satiety. *Int J Obesity* 17:337–342, 1993.

97. Wardle J, Guthrie C, Sanderson S, Birch L, Plomin R. Food and activity preferences in children of lean and obese parents. *Int J Obesity* 25:971–977, 2001.

98. Barkeling B, Ekman S, Rössner S. Eating behavior in obese and normal weight 11–year-old children. *Int J Obesity* 16:355–360, 1992.

99. Horton TJ, Drougas H, Brachey A, Reed GW, Peters JC, Hill JO. Fat and carbohydrate overfeeding in humans: Different effects on energy storage. *Am J Clin Nutr* 62:19–29, 1995.

100. Swinburn B, Ravussin E. Energy balance or fat balance. *Am J Clin Nutr* 57(suppl):766S–771S, 1993.

101. Blundell JE, Burley VJ, Cotton JR, Lawton CL. Dietary fat and the control of energy intake: Evaluating the effects of fat on meal size and postmeal satiety. *Am J Clin Nutr* 57(suppl):772S–778S, 1993.

102. Rising R, Alger S, Boyce V, et al. Food intake measured by an automated food-selection system: Relationship to energy expenditure. *Am J Clin Nutr* 55:343–349, 1992.

103. Proserpi C, Sparti A, Schutz Y, Vetta VD, Milon H, Jequier E. Ad libitum intake of a high-carbohydrate or high-fat diet in young men: Effects on nutrient balances. *Am J Clin Nutr* 66:539–545, 1997.

104. Sims EAH, Danforth E. Expenditure and storage of energy in man. *J Clin Invest* 79:1019–1025, 1987.

105. Acheson KJ, Schutz Y, Bessard T, Flatt JP, Jequier E. Carbohydrate metabolism and de novo lipogenesis in human obesity. *Am J Clin Nutr* 45:78–85, 1987.

106. Marin P, Rebuffé-Scrive dM, Björntorp dP. Glucose uptake in human adipose tissue. *Metabolism* 36:1154–1160, 1987.

107. Ravussin E, Swinburn BA. Pathophysiology of obesity. *Lancet* 340:404–408, 1992.

108. Schutz Y, Flatt JP, Jéquier E. Failure of dietary fat intake to promote fat oxidation: A factor favoring the development of obesity. *Am J Clin Nutr* 50:307–314, 1989.

109. Frankenfield DC, Muth ER, Rowe WA. The Harris-Benedict studies of human basal metabolism: History and limitations. *J Am Diet Assoc* 98:439–445, 1998.

110. Wang Z, Heshka S, Zhang K, Boozer CN, Heymsfield SB. Resting energy expenditure: Systematic organization and critique of prediction methods. *Obes Res* 9:331–336, 2001.

111. Tataranmi PA, Ravussin E. Variability in metabolic rate: Biological sites of regulation. *Int J Obesity* 19(suppl 4):S102–S106, 1995.

112. Arciero PJ, Goran MI, Poehlman ET. Resting metabolic rate is lower in women than in men. *J Appl Physiol* 75:2514–2520, 1993.

113. Food and Nutrition Board, Institute of Medicine. *Dietary Reference Intakes for Energy, Carbohydrate, Fiber, Fat, Fatty Acids, Cholesterol, Protein, and Amino Acids (Macronutrients).* Washington, DC: The National Academies Press, 2002.

114. Roza AM, Shizgal HM. The Harris Benedict equation reevaluated: Resting energy requirements and the body cell mass. *Am J Clin Nutr* 40:168–182, 1984.

115. Report of a Joint FAO/WHO/UNU Expert Consultation. *Energy and Protein Requirements.* World Health Organization, 1985.

116. Leibel RL, Rosenbaum M, Hirsch J. Changes in energy expenditure resulting from altered body weight. *N Engl J Med* 332:621–628, 1995.

117. Wyatt HR, Grunwald GK, Seagle HM, Klem ML, McGuire MT, Wing RR, Hill JO. Resting energy expenditure in reduced-obese subjects in the National Weight Control Registry. *Am J Clin Nutr* 69:1189–1193, 1999.

118. Ravussin E. Low resting metabolic rate as a risk factor for weight gain: Role of the sympathetic nervous system. *Int J Obesity* 19(suppl 7):S8–S9, 1995.

119. Ravussin E, Lillioja S, Anderson TE, Christin L, Bogardus C. Determinants of 24-hour energy expenditure in man. *J Clin Invest* 78:1568–1578, 1986. See also: Ravussin E, Gautier JF. Metabolic predictors of weight gain. *Int J Obesity* 23(suppl 1):37–41, 1999.

120. Davies PSW, Day JME, Lucas A. Energy expenditure in early infancy and later body fatness. *Int J Obesity* 15:727–731, 1991.

121. Seidell JC, Muller DC, Sorkin JD, Andres R. Fasting respiratory exchange ratio and resting metabolic rate as predictors of weight gain: The Baltimore Longitudinal Study on Aging. *Int J Obesity* 16:667–674, 1992.

122. Hu FB, Li TY, Colditz GA, Willett WC, Manson JE. Television watching and other sedentary behaviors in relation to risk of obesity and type 2 diabetes mellitus in women. *JAMA* 289:1785–1791, 2003.

123. Park RJ. Human energy expenditure from Australopithecus Afarensis to the 4–minute mile: Exemplars and case studies. *Exerc Sport Sci Rev* 20:185–220, 1992.

124. Haapanen N, Miilunpalo S, Pasanen M, Oja P, Vuori I. Association between leisure time physical activity and 10–year body mass change among working-aged men and women. *Int J Obesity* 21:288–296, 1997.

125. Williamson DF, Madans J, Anda RF, et al. Recreational physical activity and ten-year weight change in a US national cohort. *Int J Obesity* 17:279–286, 1993.

126. DiPietro L, Kohl HW, Barlow CE, Blair SN. Improvements in cardiorespiratory fitness attenuate age-related weight gain in healthy men and women: The Aerobics Center Longitudinal Study. *Int J Obesity* 22:55–62, 1998.

127. Ching PLYH, Willett WC, Rimm EB, Colditz GA, Gortmaker SL, Stampfer MJ. Activity level and risk of overweight in male health professionals. *Am J Public Health* 86:25–30, 1996.

128. Kahn HS, Tatham LM, Rodriguez C, Calle EE, Thun MJ, Heath CW. Stable behaviors associated with adults' 10–year change in body mass index and likelihood of gain at the waist. *Am J Public Health* 87:747–754, 1997.

129. Moore LL, Nguyen USDT, Rothman KJ, Cupples LA, Ellison RC. Preschool physical activity level and change in body fatness in young children. *Am J Epidemiol* 142:982–988, 1995.

130. Klesges RC, Klesges LM, Eck LH, Shelton ML. A longitudinal analysis of accelerated weight gain in preschool children. *Pediatrics* 95:126–130, 1995.

131. Bullen BA, Reed RB, Mayer J. Physical activity of obese and nonobese adolescent girls appraised by motion picture sampling. *Am J Clin Nutr* 14:211–223, 1964.

132. Styne DM. Obesity in childhood: What's activity got to do with it? *Am J Clin Nutr* 81:337–338, 2005.

133. Chirico AM, Stunkard AJ. Physical activity and human obesity. *N Eng J Med* 263:935–940, 1960.

134. Bloom WL, Eidex MF. Inactivity as a major factor in adult obesity. *Metabolism* 16:679–684, 1967.

135. Tryon WW, Goldberg JL, Morrison DF. Activity decreases as percentage overweight increases. *Int J Obesity* 16:591–595, 1992.

136. Ferraro R, Boyce VL, Swinburn B, De Gregorio M, Ravussin E. Energy cost of physical activity on a metabolic ward in relationship to obesity. *Am J Clin Nutr* 53:1368–137, 1991.

137. Rowland TW. Effects of obesity on aerobic fitness in adolescent females. *AJDC* 145:764–768, 1991.

138. Voorrips LE, Meijers JHH, Sol P, Seidell JC, van Staveren WA. History of body weight and physical activity of elderly women differing in current physical activity. *Int J Obesity* 16:199–205, 1992.

139. Schulz LO, Schoeller DA. A compilation of total daily energy expenditures and body weights in healthy adults. *Am J Clin Nutr* 60:676–681, 1994.

140. DiPietro L, Williamson DF, Caspersen CJ, Eaker E. The descriptive epidemiology of selected physical activities and body weight among adults trying to lose weight. The Behavioral Risk Factor Surveillance System Survey, 1989. *Int J Obesity* 17:69–76, 1993.

141. CDC. Prevalence of leisure-time physical activity among overweight adults. United States, 1998. *MMWR* 49(15):326–330, 2000.

142. Hill JO, Melanson EL. Overview of the determinants of overweight and obesity: Current evidence and research issues. *Med Sci Sports Exerc* 31(suppl):S515–S521, 1999.

143. Rising M, Harper IT, Fontvielle AM, Ferraro RT, Spraul M, Ravussin E. Determinants of total daily energy expenditure: Variability in physical activity. *Am J Clin Nutr* 59:800–804, 1994.

144. Saris WHM. Fit, fat and fat free: The metabolic aspects of weight control. *Int J Obesity* 22(suppl 2):S15–S21, 1998.

145. Reed GW, Hill JO. Measuring the thermic effect of food. *Am J Clin Nutr* 63:164–169, 1996.

146. Tataranni PA, Larson DE, Snitker S, Ravussin E. Thermic effect of food in humans: Methods and results from use of a respiratory chamber. *Am J Clin Nutr* 61:1013–1019, 1995.

147. Tai MM, Castillo P, Pi-Sunyer FX. Meal size and frequency: Effect on the thermic effect of food. *Am J Clin Nutr* 54:783–787, 1991.

148. Granata GP, Brandon LJ. The thermic effect of food and obesity: Discrepant results and methodological variations. *Nutr Rev* 60:223–233, 2002.

149. Rothwell N. Thermogenesis: Where are we and where are we going? *Int J Obesity* 25:1272–1274, 2001.

150. Schoeller DA. The importance of clinical research: The role of thermogenesis in human obesity. *Am J Clin Nutr* 73:511–516, 2001.

151. Tsai AG, Wadden TA. Systematic review: An evaluation of major commercial weight loss programs in the United States. *Ann Intern Med* 142:56–66, 2005. See also: NIH Technology Assessment Conference Panel. Methods for voluntary weight loss and control. *Ann Intern Med* 119(7 pt 2):764–770, 1993.

152. Levy AS, Heaton AW. Weight control practices of US adults trying to lose weight. *Ann Intern Med* 119(7 pt 2):661–666, 1993.

153. Serdula MK, Mokdad AH, Williamson DF, Galuska DA, Mendlein JM, Heath GW. Prevalence of attempting weight loss and strategies for controlling weight. *JAMA* 282:1353–1358, 1999.

154. Mokdad AH, Bowman BA, Ford ES, Vinicor F, Marks JS, Koplan JP. The continuing epidemics of obesity and diabetes in the United States. *JAMA* 286:1195–1200, 2001.

155. Kramer FM, Jeffery RW, Forster JL, Snell MK. Long-term follow-up of behavioral treatment for obesity: Patterns of weight regain among men and women. *Int J Obesity* 13:123–136, 1989.

156. Wadden TA, Sternberg JA, Letizia KA, Stunkard AJ, Foster GD. Treatment of obesity by very low calorie diet, behavior therapy,

and their combination: A five-year perspective. *Int J Obesity* 13(suppl 2):13:39–46, 1989.

157. Hill JO, Thompson H, Wyatt H. Weight maintenance: What's missing? *J Am Diet Assoc* 105(5 Pt 2):63–66, 2005.

158. Mustajoki P, Pekkarinen T. Maintenance programs after weight reduction. How useful are they? *Int J Obesity* 23:553–555, 1999.

159. McGuire MT, Wing RR, Hill JO. The prevalence of weight loss maintenance among American adults. *Int J Obes Relat Metab Disord* 23:1314–1319, 1999.

160. Berkel LA, Carlos Poston WS, Reeves RS, Foreyt JP. Behavioral interventions for obesity. *J Am Diet Assoc* 105(5 Pt 2):35–43, 2005.

161. Wing RR, Hill JO. Successful weight loss maintenance. *Annu Rev Nutr* 21:323–341, 2001.

162. Gorin AA, Phelan S, Wing RR, Hill JO. Promoting long-term weight control: Does dieting consistency matter? *Int J Obes Relat Metab Disord* 28:278–281, 2004. See: http://www.nwcr.ws/.

163. Lyznicki JM, Young DC, Riggs JA, Davis RM. Obesity: Assessment and management in primary care. *Am Fam Physician* 63:2185–2196, 2001.

164. Lavery MA, Loewy JW. Identifying predictive variables for long-term weight change after participation in a weight loss program. *J Am Diet Assoc* 93:1017–1024, 1993.

165. Holden JH, Darga LL, Olson SM, et al. Long-term follow-up of patients attending a combination very-low calorie diet and behavior therapy weight loss program. *Int J Obesity* 16:605–613, 1992.

166. Walsh MF, Flynn TJ. A 54–month evaluation of a popular very low calorie diet program. *J Fam Pract* 41:231–236, 1995.

167. Saris WHM, Koenders MC, Pannemans DLE, van Baak MA. Outcome of a multicenter outpatient weight-management program including very-low-calorie diet and exercise. *Am J Clin Nutr* 56:294S–296S, 1992.

168. Phinney SD. Exercise during and after very-low-calorie dieting. *Am J Clin Nutr* 56:190S–194S, 1992.

169. Kayman S, Bruvold W, Stern JS. Maintenance and relapse after weight loss in women: Behavioral aspects. *Am J Clin Nutr* 52:800–807, 1990.

170. Grodstein F, Levine R, Troy L, Spencer T, Colditz GA, Stampfer MJ. Three-year follow-up of participants in a commercial weight loss program. Can you keep it off? *Arch Intern Med* 156:1302–1306, 1996.

171. Pi-Sunyer FX. Short-term medical benefits and adverse effects of weight loss. *Ann Intern Med* 119(7, pt 2):722–726, 1993.

172. Higgins M, D'Agostino R, Kannel W, Cobb J. Benefits and adverse effects of weight loss: Observations from the Framingham Study. *Ann Intern Med* 119(7 pt 2):758–763, 1993.

173. Atkinson RL. Proposed standards for judging the success of the treatment of obesity. *Ann Intern Med* 119(7 pt 2):677–680, 1993.

174. Brownell KD, Cohen LR. Adherence to dietary regimens 2: Components of effective interventions. *Beh Med* 20:155–163, 1995.

175. Stunkard AJ. Conservative treatments for obesity. *Am J Clin Nutr* 45:1142–1154, 1987.

176. Bray GA. Pathophysiology of obesity. *Am J Clin Nutr* 55:488S–494S, 1992.

177. National Institutes of Health Consensus Development Conference Panel. Gastrointestinal surgery for severe obesity. *Ann Int Med* 115:956–961, 1991.

178. Fobi MA, Lee H, Felahy B, Che K, Ako P, Fobi N. Choosing an operation for weight control, and the transected banded gastric bypass. *Obes Surg* 15:114–121, 2005.

179. Fried M, Peskova M. Gastric banding in the treatment of morbid obesity. *Hepato-Gastroenterology* 44:582–587, 1997.

180. Sjostrom L, Lindroos AK, Peltonen M, Torgerson J, Bouchard C, Carlsson B, Dahlgren S, Larsson B, Narbro K, Sjostrom CD, Sullivan M, Wedel H. Lifestyle, diabetes, and cardiovascular risk factors 10 years after bariatric surgery. *N Engl J Med* 351:2683–2693, 2004.

181. Cooper PL, Brearley LK, Jamieson AC, Ball MJ. Nutritional consequences of modified vertical gastroplasty in obese subjects. *Int J Obesity* 23:382–388, 1999.

182. Ballantyne GH. Measuring outcomes following bariatric surgery: Weight loss parameters, improvement in co-morbid conditions, change in quality of life and patient satisfaction. *Obes Surg* 13:954–964, 2003.

183. Mason EE, Renquist KE, Jiang D. Perioperative risks and safety of surgery for severe obesity. *Am J Clin Nutr* 55:573S–576S, 1992.

184. Heymsfield SB, Segal KR, Hauptman J, Lucas CP, Boldrin MN, Rissanen A, Wilding JP, Sjostrom L. Effects of weight loss with orlistat on glucose tolerance and progression to type 2 diabetes in obese adults. *Arch Intern Med* 8:160:1321–1326, 2000.

185. Wadden TA, Berkowitz RI, Sarwer DB, Prus-Wisniewski R, Steinberg C. Benefits of lifestyle modification in the pharmacologic treatment of obesity. *Arch Intern Med* 161:218–227, 2001.

186. Klein S. Long-term pharmacotherapy for obesity. *Obes Res* 12(suppl):163S–166S, 2004. See also: Waitman JA, Aronne LJ. Pharmacotherapy of obesity. *Obesity Management,* January, 2005, pp. 15–20.

187. National Task Force on the Prevention and Treatment of Obesity. Long-term pharmacotherapy in the management of obesity. *JAMA* 276:1907–1915, 1996.

188. Wirth A, Krause J. Long-term weight loss with sibutramine. A randomized controlled trial. *JAMA* 286:1331–1339, 2001.

189. Weissman NJ, Tighe JF, Gottdiener JS, Gwynne JT. An assessment of heart-valve abnormalities in obese patients taking dexfenfluramine, sustained-release dexfenfluramine, or placebo. *N Engl J Med* 339:725–732, 1998.

190. Berube-Parent S, Prudhomme D, St-Pierre S, Doucet ED, Tremblay A. Obesity treatment with a progressive clinical tri-therapy combing sibutramine and a supervised diet-exercise intervention. *Int J Obesity* 25:1144–1153, 2001.

191. Wadden TA, Van Itallie TB, Blackburn GL. Responsible and irresponsible use of very-low-calorie diets in the treatment of obesity. *JAMA* 263:83–85, 1990.

192. ADA Reports. Position of the American Dietetic Association: Very-low-calorie weight loss diets. *J Am Diet Assoc* 90:722–726, 1990.

193. Pi-Sunyer FX. The role of very-low-calorie diets in obesity. *Am J Clin Nutr* 56:240S–243S, 1992.

194. Wadden TA. Treatment of obesity by moderate and severe caloric restriction: Results of clinical research trials. *Ann Intern Med* 119(7, pt 2):688–693, 1993.

195. National Task Force on the Prevention and Treatment of Obesity. Very low-calorie diets. *JAMA* 270:967–974, 1993.

196. Howard AN. The historical development of very low calorie diets. *Int J Obesity* 13(suppl 2):1–9, 1989.

197. Wadden TA, Foster GD, Letizia KA, Stunkard AJ. A multicenter evaluation of a proprietary weight reduction program for the treatment of marked obesity. *Arch Intern Med* 152:961–966, 1992.

198. Raghuwanshi M, Kirschner M, Xenachis C, Ediale K, Amir J. Treatment of morbid obesity in inner-city women. *Obes Res* 9:342–347, 2001.

199. Foster GD, Wadden TA, Feurer ID, et al. Controlled trial of the metabolic effects of a very-low-calorie diet: Short- and long-term effects. *Am J Clin Nutr* 51:167–172, 1990.

200. Hovell MF, Koch A, Hofstetter R, et al. Long-term weight loss maintenance: Assessment of a behavioral and supplemented fasting regimen. *Am J Public Health* 78:663–666, 1988.

201. Kirschner MA, Schneider G, Ertel NH, Gorman J. An eight-year experience with a very-low-calorie formula diet for control of major obesity. *Int J Obesity* 12:69–80, 1988.

202. Torgerson JS, Lissner L, Lindroos AK, Kruijer H, Sjostrom IL. VLCD plus dietary and behavioral support versus support alone in the treatment of severe obesity. A randomized two-year clinical trial. *Int J Obesity* 21:987–994, 1997.

203. Dansinger ML, Gleason JA, Griffith JL, Selker HP, Schaefer EJ. Comparison of the Atkins, Ornish, Weight Watchers, and Zone diets for weight loss and heart disease risk reduction. *JAMA* 293:43–53, 2005.

204. Avenell A, Brown TJ, McGee MA, Campbell MK, Grant AM, Broom J, Jung RT, Smith WC. What are the long-term benefits of weight reducing diets in adults? A systematic review of randomized controlled trials. *J Hum Nutr Diet* 17:317–335. 2004.

205. Stern L, Iqbal N, Seshadri P, Chicano KL, Daily DA, McGrory J, Williams M, Gracely EJ, Samaha FF. The effects of low-carbohydrate versus conventional weight loss diets in severely obese adults: One-year follow-up of a randomized trial. *Ann Intern Med* 140:778–785, 2004.

206. Yancy WS, Olsen MK, Guyton JR, Bakst RP, Westman EC. A low-carbohydrate, ketogenic diet versus a low-fat diet to treat obesity and hyperlipidemia. *Ann Intern Med* 140:769–777, 2004.

207. Foster GD, Wyatt HR, Hill JO, McGuckin BG, Brill C, Mohammed BS, Szapary PO, Rader DJ, Edman JS, Klein S. A randomized trial of low-carbohydrate diet for obesity. *N Engl J Med* 348:2082–2090, 2003.

208. Garrow JS. Exercise in the treatment of obesity: A marginal contribution. *Int J Obesity* 19(suppl 4):S126–S129, 1995.

209. Ross R, Janssen I. Physical activity, total and regional obesity: Dose–response considerations. *Med Sci Sports Exerc* 33(6 suppl):S521–S527, 2001.

210. Calles-Escandón, Horton ES. The thermogenic role of exercise in the treatment of morbid obesity: A critical evaluation. *Am J Clin Nutr* 55:533S–537S, 1992.

211. Jakicic JM, Gallagher KI. Exercise considerations for the sedentary, overweight adults. *Exerc Sport Sci Rev* 31:91–95, 2003.

212. Miller WC, Koceja DM, Hamilton EJ. A meta-analysis of the past 25 years of weight loss research using diet, exercise or diet plus exercise intervention. *Int J Obes Relat Metab Disord* 21:941–947, 1997.

213. Donnelly JE, Smith B, Jacobsen DJ, Kirk E, Dubose K, Hyder M, Bailey B, Washburn R. The role of exercise for weight loss and maintenance. *Best Pract Res Clin Gastroenterol* 18:1009–1029, 2004.

214. Garrow JS, Summerbell CD. Meta-analysis: Effect of exercise, with or without dieting, on the body composition of overweight subjects. *Eur J Clin Nutr* 49:1–10, 1995.

215. King AC, Haskell WL, Taylor B, Kraemer HC, DeBusk RF. Group-vs home-based exercise training in healthy older men and women: A community-based clinical trial. *JAMA* 266:1535–1542, 1991.

216. Warren BJ, Nieman DC, Dotson RG, Adkins CH, O'Donnell KA, Haddock BL, Butterworth DE. Cardiorespiratory responses to exercise training in septuagenarian women. *Int J Sports Med* 14:60–65, 1993.

217. Hinkleman L, Nieman DC. The effects of a walking program on body composition and serum lipids and lipoproteins in overweight women. *J Sports Med Phys Fit* 33:49–58, 1993.

218. Wing RR. Physical activity in the treatment of the adulthood overweight and obesity: Current evidence and research issues. *Med Sci Sports Exerc* 31(suppl):S547–S552, 1999.

219. Jeffery RW, Wing RR, Sherwood NE, Tate DF. Physical activity and weight loss: Does prescribing higher physical activity goals improve outcome? *Am J Clin Nutr* 78:684–689, 2003.

220. Hardman AE, Jones PRM, Norgan NG, Hudson A. Brisk walking improves endurance fitness without changing body fatness in previously sedentary women. *Eur J Appl Physiol* 65:354–359, 1992.

221. Nieman DC, Haig JL, De Guia ED, et al. Reducing diet and exercise training effects on resting metabolic rates in mildly obese women. *J Sports Med* 28:9–88, 1988.

222. Jakicic JM, Marcus BH, Gallagher KI, Napolitano M, Lang W. Effect of exercise duration and intensity on weight loss in overweight, sedentary women: A randomized trial. *JAMA* 290:1323–1330, 2003.

223. Irwin ML, Yasui Y, Ulrich CM, Bowen D, Rudolph RE, Schwartz RS, Yukawa M, Aiello E, Potter JD, McTiernan A. Effect of exercise on total and intra-abdominal body fat in postmenopausal women: A randomized controlled trial. *JAMA* 289:323–330, 2003.

224. Utter AC, Nieman DC, Shannonhouse EM, Butterworth DE, Nieman CN. Influence of diet and/or exercise on body composition and cardiorespiratory fitness in obese women. *Int J Sport Nutr* 8:213–222, 1998.

225. Fogelholm M, Kukkonen-Harjula K, Nenonen A, Pasanen M. Effects of walking training on weight maintenance after a very-low-energy diet in premenopausal obese women: A randomized controlled trial. *Arch Intern Med* 160:2177–2184, 2000.

226. U.S. Department of Health and Human Services and U.S. Department of Agriculture. Dietary Guidelines for Americans (6th ed). Washington, DC: U.S. Government Printing Office, 2005.

227. Wadden TA, Vogt RA, Anderson RE, et al. Exercise in the treatment of obesity: Effects of four interventions on body composition, resting energy expenditure, appetite, and mood. *J Consult Clin Psyc* 65:269–277, 1997.

228. Whatley JE, Gillespie WJ, Honig J, Walsh MJ, Blackburn AL, Blackburn GL. Does the amount of endurance exercise in combination with weight training and a very-low-energy diet affect resting metabolic rate and body composition? *Am J Clin Nutr* 59:1088–1092, 1994.

229. Donnelly JE, Pronk NP, Jacobsen DJ, Pronk SJ, Jakicic JM. Effects of a very-low-calorie diet and physical training regimens on body composition and resting metabolic rate in obese females. *Am J Clin Nutr* 54:56–61, 1991.

230. Ross R, Dagnone D, Jones PJH, Smith H, Paddags A, Hudson R, Janssen I. Reduction in obesity and related comorbid conditions after diet-induced weight loss or exercise-induced weight loss in men. A randomized, controlled trial. *Ann Intern Med* 133:92–103, 2000.

231. Hill JO, Melby C, Johnson SL, Peters JC. Physical activity and energy requirements. *Am J Clin Nutr* 62(suppl):1059S–1066S, 1995.

232. Poehlman ET, Melby CL, Goran MI. The impact of exercise and diet restriction on daily energy expenditure. *Sports Med* 11:78–101, 1991.

233. Blair SN. Evidence for success of exercise in weight loss and control. *Ann Intern Med* 119(7, pt 2):702–706, 1993.

234. Schoeller DA, Shay K, Kushner RF. How much physical activity is needed to minimize weight gain in previously obese women? *Am J Clin Nutr* 66:551–556, 1997.

235. Mattsson E, Larsson UE, Rossner S. Is walking for exercise too exhausting for obese women? *Int J Obes Relat Metab Disord* 21:380–386, 1997.

236. Sedlock DA, Fissinger JA, Melby CL. Effect of exercise intensity and duration on postexercise energy expenditure. *Med Sci Sports Exerc* 21:662–666, 1989.

237. Bahr R, Sejersted OM. Effect of intensity of exercise on excess postexercise oxygen consumption. *Metabolism* 40:836–841, 1991.

238. Phelain JF, Reinke E, Harris MA, Melby CL. Postexercise energy expenditure and substrate oxidation in young women resulting from exercise bouts of different intensity. *J Am College Nutr* 16:140–146, 1997.

239. Borsheim E, Bahr R. Effect of exercise intensity, duration and mode on post-exercise oxygen consumption. *Sports Med* 33:1037–1060, 2003.

240. Short KR, Sedlock DA. Excess postexercise oxygen consumption and recovery rate in trained and untrained subjects. *J Appl Physiol* 83:153–159, 1997.

241. Speakman JR, Selman C. Physical activity and resting metabolic rate. *Proc Nutr Soc* 62:621–634, 2003.

242. Sullo A, Cardinale P, Brizzi G, Fabbri B, Maffulli N. Resting metabolic rate and post-prandial thermogenesis by level of aerobic power in older athletes. *Clin Exp Pharmacol Physiol* 31:202–206, 2004.

243. Poehlman ET, Gardner AW, Ades PA, et al. Resting energy metabolism and cardiovascular disease risk in resistance-trained and aerobically trained males. *Metabolism* 41:1351–1360, 1992.

244. Toth MJ, Poehlman ET. Resting metabolic rate and cardiovascular disease risk in resistance- and aerobic-trained middle-aged women. *Int J Obesity* 19:691–698, 1995.

245. Meijer GAL, Westerterp KR, Seyts GHP, Janssen GME, Saris WHM, ten Hoor F. Body composition and sleeping metabolic rate in response to a 5–month endurance-training program in adults. *Eur J Appl Physiol* 62:18–21, 1991.

246. Broeder CE, Burrhus KA, Svanevik LS, Wilmore JH. The effects of aerobic fitness on resting metabolic rate. *Am J Clin Nutr* 55:795–801, 1992.

247. Wilmore JH, Stanforth PR, Hudspeth LA, Gagnon J, Daw EW, Leon AS, Rao DC, Skinner JS, Bouchard C. Alterations in resting metabolic rate as a consequence of 20 wk of endurance training: The HERITAGE Family Study. *Am J Clin Nutr* 68:66–71, 1998.

248. Bell C, Day DS, Jones PP, Christou DD, Petitt DS, Osterberg K, Melby CL, Seals DR. High energy flux mediates the tonically augmented beta-adrenergic support of resting metabolic rate in habitually exercising older adults. *J Clin Endocrinol Metab* 89:3573–3578, 2004.

249. Herring JL, Molé PA, Meredith CN, Stern JS. Effect of suspending exercise training on resting metabolic rate in women. *Med Sci Sports Exerc* 24:59–65, 1992.

250. Bullough RC, Gillette CA, Harris MA, Melby CL. Interaction of acute changes in exercise energy expenditure and energy intake on resting metabolic rate. *Am J Clin Nutr* 61:473–481, 1995.

251. Phinney SD, LaGrange BM, O'Connell M, Danforth E. Effects of aerobic exercise on energy expenditure and nitrogen balance during very low calorie dieting. *Metabolism* 37:758–765, 1988.

252. Mathieson RA, Walberg JL, Gwazdauskas FC, et al. The effect of varying carbohydrate content of a very-low-caloric diet on resting metabolic rate and thyroid hormones. *Metabolism* 35:394–398, 1986.

253. Geliebter A, Maher MM, Gerace L, Gutin B, Heymsfield SB, Hashim SA. Effects of strength or aerobic training on body composition, resting metabolic rate, and peak oxygen consumption in obese dieting subjects. *Am J Clin Nutr* 66:557–563, 1997.

254. Westerterp KR, Meijer GAL, Schoffelen P, Janssen EME. Body mass, body composition and sleeping metabolic rate before, during and after endurance training. *Eur J Appl Physiol* 69:203–208, 1994.

255. Kempen KPG, Saris WHM, Westerterp KR. Energy balance during an 8–wk energy-restricted diet with and without exercise in obese women. *Am J Clin Nutr* 62:722–729, 1995.

256. Garrow JS. Energy balance in man—an overview. *Am J Clin Nutr* 45:1114–1119, 1987.

257. Marks BL, Rippe JM. The importance of fat free mass maintenance in weight loss programs. *Sports Med* 22:273–281, 1996.

258. Donnelly JE, Sharp T, Houmard J, et al. Muscle hypertrophy with large-scale weight loss and resistance training. *Am J Clin Nutr* 58:561–565, 1993.

259. Nieman DC, Miller AR, Henson DA, Warren BJ, Gusewitch G, Johnson RL, Davis JM, Butterworth DE, Herring JL, Nehlsen-Cannarella SL. The effects of high versus moderate-intensity exercise on lymphocyte subpopulations and proliferative response. *Int J Sports Med* 15:199–206, 1994.

260. Tremblay A, Simoneau JA, Bouchard C. Impact of exercise intensity on body fatness and skeletal muscle metabolism. *Metabolism* 43:814–818, 1994.

261. Buemann B, Tremblay A. Effects of exercise training on abdominal obesity and related metabolic complications. *Sports Med* 21:191–212, 1996.

262. Visser M, Launer LJ, Deurenberg P, Deeg DJH. Total and sports activity in older men and women: Relation with body fat distribution. *Am J Epidemiol* 145:752–761, 1997.

263. Tremblay A, Despres JP, Leblanc C, et al. Effect of intensity of physical activity on body fatness and fat distribution. *Am J Clin Nutr* 51:153–157, 1990.

264. Wahrenberg H, Bolinder J, Arner P. Adrenergic regulation of lipolysis in human fat cells during exercise. *Eur J Clin Invest* 21:534–541, 1991.

265. Stevenson DW, Darga LL, Spafford TR, et al. Variable effects of weight loss on serum lipids and lipoproteins in obese patients. *Int J Obesity* 12:495–502, 1987.

266. Wong SL, Katzmarzyk PT, Nichaman MZ, Church TS, Blair SN, Ross R. Cardiorespiratory fitness is associated with lower abdominal fat independent of body mass index. *Med Sci Sports Exerc* 36:286–291, 2004.

267. Kohrt WM, Malley MT, Dalsky GP, Holloszy JO. Body composition of healthy sedentary and trained, young and older men and women. *Med Sci Sports Exerc* 24:832–837, 1992.

268. McInnis KJ. Exercise for obese clients. Benefits, limitations, guidelines. *ACSM's Health & Fitness Journal* 4(1):25–31, 2000.

269. Miller WC. Effective diet and exercise treatments for overweight and recommendations for intervention. *Sports Med* 31:717–724, 2001.

270. Zachwieja JJ. Exercise as treatment for obesity. *Endocrinol Metab Clin North Am* 25:965–988, 1996.

271. American Psychiatric Association. *Diagnostic and Statistical Manual for Mental Disorders* (4th edition, text revision). Washington, DC: APA Press, 2000.

272. American Dietetic Association. Position of the American Dietetic Association: Nutrition intervention in the treatment of anorexia nervosa, bulimia nervosa, and eating disorders not otherwise specified (EDNOS). *J Am Diet Assoc* 101:810–819, 2001.

273. Kohn M, Golden NH. Eating disorders in children and adolescents: Epidemiology, diagnosis, and treatment. *Paediatr Drugs* 3:91–99, 2001.

274. Heterington MM, Altemus M, Nelson ML, Bernat AS, Gold PW. Eating behavior in bulimia nervosa: Multiple meal analyses. *Am J Clin Nutr* 60:864–873, 1994.

275. American Psychiatric Association Work Group on Eating Disorders. Practice guidelines for the treatment of patients with eating disorders (revision). *Am J Psychiatry* 157(suppl 1):1–39, 2000.

276. National Institutes of Mental Health. *Eating Disorders: Facts about Eating Disorders and the Search for Solutions.* Bethesda, MD: NIMH, 2001.

277. Wakeling A. Epidemiology of anorexia nervosa. *Psychiatry Res* 62:3–9, 1996.

278. Leon GR. Eating disorders in female athletes. *Sports Med* 12:219–227, 1991.

279. Phillips EL, Pratt HD. Eating disorders in college. *Pediatr Clin North Am* 52:85–96, 2005.

280. Ricciardelli LA, McCabe MP. Children's body image concerns and eating disturbances: A review of the literature. *Clin Psychol Rev* 21:325–344, 2001.

281. Seidenfeld ME, Rickert VI. Impact of anorexia, bulimia and obesity on the gynecologic health of adolescents. *Am Fam Physician* 64:445–450, 2001.

282. Mehler PS. Diagnosis and care of patients with anorexia nervosa in primary care settings. *Ann Intern Med* 134:1048–1059, 2001.

283. Garfinkel PE, Newman A. The eating attitudes test: Twenty-five years later. *Eat Weight Disorder* 6:1–24, 2001.

284. Killen JD, Taylor CB, Telch MJ, et al. Self-induced vomiting and laxative and diuretic use among teenagers. *JAMA* 255:1447–1449, 1986.

285. Dummer GM, Rosen LW, Heusner WW, et al. Pathogenic weight-control behaviors of young competitive swimmers. *Physician Sportsmed* 15(5):75–86, 1987.

286. Clark N, Nelson M, Evans W. Nutrition education for elite female runners. *Physician Sportsmed* 15:75–84, 1987.

287. Sudi K, Ottl K, Payerl D, Baumgartl P, Tauschmann K, Muller W. Anorexia athletica. *Nutrition* 20:657–661, 2004.

288. Reinking MF, Alexander LE. Prevalence of disordered-eating behaviors in undergraduate female collegiate athletes and nonathletes. *J Athletic Train* 40:47–51, 2005.

289. ACSM position stand on the female athlete triad. *Med Sci Sports Exerc* 29:i–ix, 1997.

290. Brownell KD, Steen SN, Wilmore JH. Weight regulation practices in athletes: Analysis of metabolic and health effects. *Med Sci Sports Exerc* 19:546–556, 1987.

291. National Institute of Nutrition. An overview of the eating disorders anorexia nervosa and bulimia nervosa. *Nutrition Today,* May/June, 1989, pp. 27–29.

292. Striegel-Moore RH. Risk factors for eating disorders. *Ann N Y Acad Sci* 817:98–109, 1997.

293. Wonderlich SA, Wilsnack RW, Wilsnack SC, Harris RH. Childhood sexual abuse and bulimic behavior in a nationally representative sample. *Am J Public Health* 86:1082–1086, 1996. See also: *J Am Acad Child Adolesc Psychiatry* 36:1107–1115, 1997.

294. Jacobi C, Haward C, de Zwaan M, Kraemer HC, Agras WS. Coming to terms with risk factors for eating disorders: Application of risk terminology and suggestions for a general taxonomy. *Psychol Bull* 130:19–65, 2004.

295. Mehler PS, Crews C, Weiner K. Bulimia: Medical complications. *J Womens Health (Larchmt)* 13:668–675, 2004.

296. Carney CP, Andersen AE. Eating disorders: Guide to medical evaluation and complications. *Psychiatr Clin North Am* 19:657–679, 1996.

297. Casper RC. The pathophysiology of anorexia nervosa and bulimia nervosa. *Ann Rev Nutr* 6:299–316, 1986.

298. Casper RC, Schoeller DA, Kushner R, Hnilicka J, Gold ST. Total daily energy expenditure and activity level in anorexia nervosa. *Am J Clin Nutr* 53:1143–1150, 1991.

299. Position of The American Dietetic Association. Nutrition intervention in the treatment of anorexia nervosa and bulimia nervosa. *J Am Diet Assoc* 88:68–71, 1988.

300. Churchill BH, Strauss J. Long-term outcome of adolescents with anorexia nervosa. *Am J Dis Children* 143:1322–1327, 1989.

301. Deter HC, Herzog W. Anorexia nervosa in a long-term perspective: Results of the Heidelberg-Mannheim Study. *Psychosom Med* 56:20–27, 1994

ATIVIDADE DE CONDICIONAMENTO FÍSICO 13.1

Cálculo do dispêndio de energia

Nesta atividade de condicionamento físico, você calculará seu dispêndio médio diário de Calorias. Como deve estar lembrado das coisas que estudou neste capítulo, durante qualquer período de 24 horas, a maior parte de seu dispêndio de energia (se você não é mais do que moderadamente ativo) provém da sua taxa metabólica em repouso, e menores quantidades são resultantes da atividade física e da energia utilizada na digestão e na metabolização dos alimentos.

A Tabela 13.5 delineia um método para determinar o número de Calorias queimadas a cada dia, combinando TMR e atividade física. Observe que a categoria 1 representa a energia despendida durante o sono ou repouso na cama ou, em outras palavras, sua taxa metabólica em repouso. As categorias 2 até 9 representam diferentes formas de atividade física, das quais a categoria 9 é a mais intensa.

Nos EUA, em média uma mulher queima apenas 1.500 a 2.000 Calorias totais por dia e o homem médio, 2.300 a 3.000 Calorias/dia. Pessoas que consomem mais tempo nas categorias 6 até 9 queimarão mais calorias do que essas quantidades.

Estime o número de Calorias queimadas em determinado dia fazendo a média do número de horas que você gasta em cada categoria de atividade. Certifique-se de que seu total de horas seja igual a 24.

Multiplique o número de horas pelo fator de Caloria/kg e, em seguida, seu peso (em quilogramas). A etapa final consiste em totalizar todas as Calorias que você estimou na última coluna. Seu resultado final deve ficar próximo à quantidade de Calorias dispendidas por você todos os dias.

TABELA 13.5 Cálculo do dispêndio de energia

Orientações: Estime o número médio de horas que você gasta em cada categoria. Multiplique o fator Caloria/kg × horas/dia e, em seguida, por seu peso corporal. Escreva o número total de Calorias calculadas para cada categoria no espaço Caloria/categoria.

Categoria	Média de horas/dia		Caloria/kg por hora		Peso corporal (kg)		Caloria/categoria
1	——	×	1,00	×	——	=	——
2	——	×	1,35	×	——	=	——
3	——	×	2,00	×	——	=	——
4	——	×	2,50	×	——	=	——
5	——	×	3,00	×	——	=	——
6	——	×	4,25	×	——	=	——
7	——	×	5,00	×	——	=	——
8	——	×	6,00	×	——	=	——
9	——	×	8,00	×	——	=	——
Total	24					=	——

Total (dispêndio de energia em 24 horas)

Categoria 1 Dormir; repousar na cama
Categoria 2 Sentar; comer; ouvir música; escrever; etc.
Categoria 3 Atividade leve em pé; lavar louça/roupa, barbear-se, pentear os cabelos, cozinhar
Categoria 4 Andar lentamente; dirigir; vestir-se; tomar banho
Categoria 5 Trabalho manual leve (esfregar o chão, lavar janelas, dirigir um caminhão, pintar, servir a mesa, amamentar, realizar tarefas domésticas ou reparos elétricos, andar em ritmo moderado)

TABELA 13.5 *(continuação)*

Categoria 6 Atividades de lazer e esportivas em um ambiente recreativo (beisebol, golfe, voleibol, canoagem ou remo, arco e flecha, boliche, ciclismo lento, tênis de mesa, etc.)

Categoria 7 Trabalho manual em ritmo moderado (mineração, carpintaria, construção de casa, tirar neve com pá, carregar e descarregar mercadorias)

Categoria 8 Atividades de lazer e esportivas com maior intensidade, mas não em nível competitivo (canoagem, bicicleta a menos de 16 km/h, dança, esqui, *badminton*, ginástica, natação em ritmo moderado, tênis, caminhada enérgica, etc.)

Categoria 9 Trabalho manual intenso, atividades esportivas de alta intensidade ou competição esportiva (corte de árvore, carregar cargas pesadas, *jogging* e corrida mais rápidos do que 7 minutos/quilômetro, raquetebol, natação, esqui *cross-country, mountain biking,* etc.)

Fonte: Bouchard C, et al. A method to assess energy expenditure in children and adults. *Am J Clin Nutr* 37:461–467, 1983.

ATIVIDADE DE CONDICIONAMENTO FÍSICO 13.2

Estimativa da taxa metabólica em repouso e dispêndio total de energia

A taxa metabólica em repouso (TMR) é a energia dispendida todos os dias pelo corpo para manter a vida e suas funções normais, como respiração e circulação. Em outras palavras, se uma pessoa ficou sentada ou deitada o dia inteiro e não movimentou um músculo, a TMR é a energia consumida pelo corpo para mantê-lo vivo. A TMR varia de acordo com a idade, o sexo e o peso. Cai cerca de 1 a 2% por década de vida e apresenta seus níveis mais baixos nos idosos. Pessoas pesadas têm percentuais mais altos de TMR que pessoas com baixo peso corporal.

Use as fórmulas listadas na tabela fornecida para cálculo da TMR em Calorias por dia. Escolha a fórmula apropriada, com base em sua idade e sexo. Em seguida, multiplique seu peso corporal em quilogramas pelo número apropriado listado na fórmula e some a constante. Exemplificando, se você é um homem com 20 anos de idade que pesa 70 quilogramas, sua TMR será calculada como se segue: (15,3 × 70) + 679 = 1.750 Calorias por dia.

Sua TMR = _____ Calorias por dia

Faixa etária (anos)	Equação para Calorias/dia Taxa metabólica em repouso
Homens	
18-30	15,3 (kg) + 679
30-60	11,6 (kg) + 879
> 60	13,5 (kg) + 487
Mulheres	
18–30	14,7 (kg) + 496
30–60	8,7 (kg) + 829
> 60	10,5 (kg) + 596

Para determinar seu dispêndio diário total de energia, primeiro escolha um fator de atividade utilizando as seguintes orientações:

- 1,0 a 1,39 = sedentário (sem exercício planejado, pouca atividade de trabalho)
- 1,4 a 1,59 = atividade leve (pessoa típica, com exercício planejado praticado com pouca frequência, alguma atividade de trabalho)
- 1,6 a 1,89 = atividade moderada (3 a 5 dias/semana de exercício planejado durante 30 a 45 minutos por sessão, alguma atividade de trabalho)
- 1,9 a 2,5 = atividade intensa (exercício planejado vigoroso diariamente, prolongando-se por uma hora ou mais e/ou trabalho manual durante todo o dia)

Seu dispêndio diário total de energia em Calorias/dia =*
TMR _____ × fator de atividade _____ = _____ Calorias

*Compare esse resultado com a equação apropriada para ETA usando a Tabela 13.1.

ATIVIDADE DE CONDICIONAMENTO FÍSICO 13.3

Contagem das Calorias e gramas de gordura no *fast-food*

Quase todos os *fast-foods* são ricos em Calorias e gramas de gordura – mais do que você pensa. Visite o site Cyberdiet em www.cyberdiet.com [em inglês]. Vá até a seção Diet & Nutrition [Dieta & Nutrição] e clique em Fast Food Quest [Pesquisa de Fast-Foods]. Use a ferramenta de busca fornecida nesse site e liste o número de Calorias e gramas de gordura fornecidas para cada *fast-food* listado na tabela.

Descrição do alimento	Calorias	Gramas de gordura
Big Mac (hambúrguer), McDonald's		
Quarteirão, com queijo, McDonald's		
Big King (hambúrger), Burger King		
Bacon Double Cheeseburger, Burger King		
Double Whopper, Burger King		
Big Bacon Classic (hambúrger), Wendy's		
Pizza, com tiras de bacon, 35 centímetros, Domino's		
Pizza, cobertura de carne bovina, 35 centímetros, Domino's		
Pizza, All the Meats, Papa John's		
Cheese Personal, Pizza Hut		

Qual é a sua reação a essas informações?

_____
_____
_____
_____
_____

ATIVIDADE DE CONDICIONAMENTO FÍSICO 13.4

Monitore seus hábitos alimentares

Uma estratégia essencial no controle do peso é ter conhecimento de seus hábitos alimentares pessoais. Quando e onde você come? Com que nível de fome você está ao comer? O que mais você faz enquanto come? Com quem você come? Quais são seus sentimentos antes e durante as refeições? Essas informações irão ajudá-lo a melhorar seus hábitos alimentares, mantendo o consumo de Calorias sob controle.

Anote no diário de alimentação durante um dia (quanto mais frequente, melhor). Ocupe todas as lacunas utilizando as instruções fornecidas. Você perceberá que a manutenção desse diário de alimentação irá fazer com que fique excepcionalmente por dentro de tudo que está comendo, e por quê.

Instruções

Hora do dia	Registre a hora do início de uma refeição ou lanche.
Minutos gastos comendo	Registre a duração de cada episódio alimentar (não importando se levou pouco ou muito tempo).
Tipo e quantidade de alimento	Descreva o tipo e quantidade de alimento consumido.
Escala da fome (0 a 3)	Registre "0" se você estava sem fome, "1" se tinha um pouco de fome, "2" se estava com muita fome e "3" se estava extremamente faminto.
Atividade durante a refeição	Registre qualquer atividade que tenha acompanhado a sua refeição, por exemplo, assistir à TV, ler, comemorar alguma coisa com amigos, dirigir ou caminhar para a aula.
Local onde comeu	Registre onde você comeu o lanche ou a refeição, por exemplo, à mesa da sua cozinha, no seu carro, na poltrona da sala de estar, em sua cama, em um restaurante.
Sensações/humor	Registre seus sentimentos e seu humor antes e durante a refeição, por exemplo, entediado, com raiva, confuso, deprimido, frustrado, triste, tenso.

Hora do dia	Minutos gastos comendo	Tipo e quantidade de alimento	Escala da fome (0 a 3)	Atividade durante a refeição	Local onde comeu	Sensações/ humor

ATIVIDADE DE CONDICIONAMENTO FÍSICO 13.5

Formulário de checagem de transtornos alimentares

Conforme discutido no quadro Compreensão da Medicina Esportiva, um número significativo de estudantes de nível universitário têm transtornos alimentares. Essa atividade ajudará a determinar se você é portador de um desses transtornos.

Marque um (X) sob a coluna que se aplique melhor a cada uma das afirmativas numeradas.

Seção um

Sempre 0	Muito frequentemente 0	Frequentemente 0	Algumas vezes 1	Raramente 2	Jamais 3	
						1. Gosto de comer com outras pessoas.
						2. Gosto que minhas roupas sejam justas.
						3. Gosto de comer carne bovina.
						4. Tenho períodos menstruais regulares.
						5. Gosto de comer em restaurantes.
						6. Gosto de experimentar alimentos novos e apetitosos.

Seção dois

Sempre 3	Muito frequentemente 2	Frequentemente 1	Algumas vezes 0	Raramente 0	Jamais 0	
						7. Preparo comida para outros, mas não como o que eu cozinho.
						8. Fico ansioso(a) antes de comer.
						9. Fico apavorado(a) com a possibilidade de ter sobrepeso.
						10. Evito comer quando estou com fome.
						11. Às vezes, me pego preocupado(a) com comida.
						12. Eu como desregradamente, sentindo que posso não ser capaz de parar.
						13. Parto minha comida em pequenos pedaços (porções).
						14. Tenho ideia do conteúdo calórico dos alimentos que consumo.
						15. Evito, particularmente, alimentos com elevado conteúdo de carboidratos (pão, batata, arroz, etc.).
						16. Tenho uma sensação de inchaço depois das refeições.
						17. Tenho a impressão que os outros prefeririam que eu comesse mais.
						18. Vomito depois de ter comido.
						19. Sinto uma culpa extrema depois de ter comido.
						20. Preocupo-me com o desejo de ser mais magro(a).

Sempre 3	Muito frequentemente 2	Frequentemente 1	Algumas vezes 0	Raramente 0	Jamais 0	
						21. Pratico exercícios intensos para queimar Calorias.
						22. Eu me peso várias vezes por dia.
						23. Acordo bem cedo.
						24. Como os mesmos alimentos, dia após dia.
						25. Penso em queimar Calorias quando me exercito.
						26. Outras pessoas acham que sou magro(a) demais.
						27. Fico preocupado(a) com a ideia de ter gordura em meu corpo.
						28. Levo mais tempo que as outras pessoas para comer minhas refeições.
						29. Tomo laxantes.
						30. Evito alimentos contendo açúcar.
						31. Como alimentos dietéticos.
						32. Sinto que a comida controla minha vida.
						33. Demonstro autocontrole com relação aos alimentos.
						34. Acho que outras pessoas me pressionam para comer.
						35. Gasto tempo demais comendo e penso muito em comida.
						36. Tenho constipação intestinal.
						37. Fico desconfortável depois de comer doces.
						38. Faço dietas.
						39. Gosto que meu estômago esteja vazio.
						40. Tenho o impulso de vomitar depois das refeições.

Totalize seus pontos (use os números dados no alto de cada coluna para as duas seções)

Tipo	Variação (0-120 pontos)
Transtorno alimentar	> 50 pontos
Transtorno alimentar limítrofe	30-50 pontos
Normal[†]	< 30 pontos

[†]Escore médio entre indivíduos com hábitos alimentares normais = 15,4.

Fonte: Garner DM, Omstead M, Polivy J. Development and validation of a multidimensional eating disorder inventory for anorexia nervosa and bulimia. *Int J Eating Disorders* 2:15–33, 1983. Reimpresso com permissão de John Wiley & Sons, Inc. *Visite o *site* www.river-centre.org/cgi-bin/test.cfm para um programa de triagem pela Internet, The Eating Attitudes Test (Teste de Atitudes ao Comer).

capítulo 14

Saúde Psicológica

Pensei nela enquanto andava de bicicleta.
—Albert Einstein, sobre sua teoria da relatividade

Conforme discutido no Capítulo 1, a promoção da atividade física é política pública em países como os Estados Unidos e o Canadá. Embora orientada principalmente para a redução de doenças cardiovasculares, obesidade e outras doenças crônicas, essa política também pode ter alguns efeitos benéficos na saúde mental da população. Mesmo um pequeno efeito poderá ser significativo, uma vez que é enorme o volume de problemas de saúde mental e estresse na maioria dos países ocidentais.[1]

SAÚDE MENTAL

Em 1999, o Surgeon General publicou um relatório sobre saúde mental que representa um marco até hoje.[2] Nesse documento, a ênfase recaía em vários pontos-chave:

- A saúde mental é muito importante para a saúde em geral.
- Transtornos mentais são problemas de saúde verdadeiros que têm imenso impacto em indivíduos e nas suas famílias em todo o mundo.
- As pessoas devem procurar ajuda se tiverem algum problema de saúde mental ou se pensarem que estão com sintomas de um distúrbio mental. A eficácia dos tratamentos para a saúde mental já está bem documentada; são vários os tratamentos para a maioria dos distúrbios mentais, incluindo:

Medicamentos. Jamais se teve acesso a tantos medicamentos para a saúde mental como atualmente.

Psicoterapia. Consiste na terapia comportamental (com enfoque na mudança de ações específicas; utiliza várias técnicas para descontinuação de comportamentos indesejáveis) e na terapia cognitivo-comportamental (ensina as pessoas a compreender e mudar seus padrões de pensamento para que melhorem suas reações).

No relatório do Surgeon General, a saúde mental é definida como "o desempenho bem-sucedido da função mental, resultando em atividades produtivas, no bom relacionamento com outras pessoas e na capacidade de adaptação à mudança e de lidar com a adversidade; desde o início da infância até o final da vida, a saúde mental é o verdadeiro ponto de partida das habilidades de raciocínio, comunicação, aprendizado, crescimento emocional, poder de recuperação e autoestima".[2] Doença mental se refere coletivamente a todos os distúrbios mentais, que são definidos como "condições de saúde que se caracterizam por alterações no raciocínio, no humor, no comportamento ou em alguma combinação desses fatores, em associação com sofrimento e deficiência funcional".[2]

A cada ano, 45 milhões de norte-americanos adultos – cerca de 1 em cada 5 – padecem de alguma forma de distúrbio mental (ver Fig. 14.1).[2-7] O Quadro 14.1 resume alguns dos fatos-chave sobre prevalência de distúrbios mentais nos EUA, dos quais os mais comuns são ansiedade e transtornos depressivos, que estão descritos nos Quadros 14.2 e 14.3,

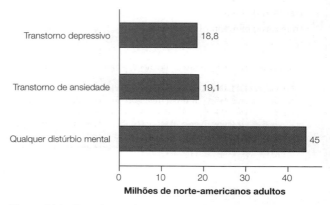

Figura 14.1 Prevalência de transtornos da saúde mental nos EUA.
Fonte: National Institute of Mental Health. www.nimh.nih.gov [em inglês].

Quadro 14.1

Fatos sobre distúrbios mentais nos EUA*

- Quarenta e cinco milhões (22,1% dos norte-americanos adultos) padecem de um transtorno mental em determinado ano.
Transtorno de ansiedade: 19,1 milhões (13,3% dos adultos com idade entre 18 e 54 anos)

  Fobia específica: 6,3 milhões

  Fobia social: 5,3 milhões

  Transtorno de estresse pós-traumático: 5,2 milhões

  Transtorno de ansiedade generalizada: 4,0 milhões

  Transtorno obsessivo-compulsivo: 3,3 milhões

  Transtorno do pânico: 2,4 milhões

  Transtorno depressivo: 18,8 milhões (9,5% dos adultos ≥ 18 anos)

  Transtorno disrítmico: 10,9 milhões

  Transtorno depressivo maior: 9,9 milhões

  Transtorno bipolar: 2,3 milhões

- Quatro das dez causas principais de incapacitação nos EUA e em outros países desenvolvidos são distúrbios mentais.
- Em comparação com os homens, praticamente duas vezes mais mulheres são afetadas por algum transtorno depressivo.
- A média de idade no início de um transtorno depressivo importante se situa na metade da segunda década de vida.
- Mais de 90% dos suicídios envolvem pessoas com algum transtorno mental diagnosticável.
- Transtornos de ansiedade frequentemente ocorrem acompanhados de transtornos depressivos, transtornos alimentares ou abuso de substâncias. Muitas pessoas padecem de mais de um transtorno de ansiedade.
- Em comparação com os homens, aproximadamente duas vezes mais mulheres padecem de transtorno do pânico, transtorno de estresse pós-traumático, transtorno de ansiedade generalizada e fobia específica.
- Agorafobia é a fobia específica mais comum entre norte-americanos (3,2 milhões de norte-americanos adultos com idade entre 18 e 54 anos); o indivíduo demonstra medo intenso e evita qualquer local ou situação que possa representar dificuldade para escapar ou em que não haja possibilidade de socorro no caso de ele vir a apresentar sintomas de pânico súbito.

*Muitas pessoas apresentam mais de um tipo de transtorno depressivo ou de ansiedade.
Fonte: National Institute of Mental Health. www.nimh.nih. gov [em inglês].

respectivamente.[8] A American Psychiatric Association [Associação Norte-Americana de Psiquiatria] utiliza critérios específicos para o diagnóstico de transtornos depressivos e ansiedade, os quais estão listados nos Quadros 14.4 e 14.5, respectivamente.[8]

Quadro 14.2

Transtornos de ansiedade

A ansiedade, uma condição caracterizada por apreensão, tensão ou inquietude, tem sua origem na antecipação de um perigo real ou imaginado. Essa sensação relativamente normal afeta praticamente todas as pessoas em algum ponto de sua vida. No entanto, se a ansiedade se torna excessiva e pouco realista, ela pode interferir no funcionamento normal. Transtornos de ansiedade, inclusive as diversas fobias, ataques de pânico, transtorno de estresse pós-traumático e comportamento obsessivo-compulsivo, são os mais prevalentes de todos os problemas de saúde mental nos EUA (19,1 milhões). Os transtornos de ansiedade são duas vezes mais prevalentes em mulheres do que em homens.

São cinco os principais tipos de transtornos de ansiedade:

- *Transtorno do pânico.* Repetidos episódios de medo intenso, que acometem o paciente com frequência e sem aviso. Os sintomas físicos incluem dor no peito, palpitações cardíacas, falta de ar, tontura, dor abdominal/dor de estômago, sensações de irrealidade e medo de morrer.
- *Transtorno obsessivo-compulsivo.* Pensamentos ou comportamentos compulsivos repetidos e indesejados, aparentemente impossíveis de parar ou controlar.
- *Transtorno de estresse pós-traumático.* Sintomas persistentes que ocorrem depois que a pessoa vivenciou um evento traumático, como, por exemplo, estupro ou outra agressão criminosa, guerra, abuso infantil, desastre natural ou colisão (automobilística, de avião). É comum a ocorrência de pesadelos; *flashbacks;* embotamento das emoções; depressão; sensação de raiva, irritação e perturbação do ânimo. A pessoa se assusta com facilidade.
- *Fobias.* Os dois principais tipos de fobias são fobia social e fobia específica. Pessoas com fobia social sentem um medo incontornável e incapacitante de "ser examinado", ficar constrangido ou sofrer humilhação em situações sociais, o que faz com que evitem muitas atividades potencialmente agradáveis e significativas. Pessoas com fobia específica vivenciam um medo extremo, incapacitante e irracional de alguma coisa que representa pouco ou nenhum perigo; o medo leva a pessoa a evitar objetos ou situações, podendo limitar desnecessariamente sua vida.
- *Transtorno de ansiedade generalizada.* Tensões e pensamentos perturbadores constantes e exagerados sobre atividades e eventos do cotidiano, prolongando-se por pelo menos seis meses. Quase sempre a pessoa antecipa o pior, embora haja pouca razão para esperar tal desfecho; esse distúrbio em geral é acompanhado de sintomas físicos como fadiga, tremores, tensão muscular, cefaleia e/ou náusea.

Fonte: National Institute of Mental Health. www.nimh.nih. gov [em inglês].

572 Parte IV Atividade Física e Doença

Quadro 14.3

Transtornos depressivos

A depressão é uma doença perniciosa ligada a episódios de longa duração, recidivas, danos físicos e problemas sociais. A maior parte das pessoas com depressão maior são diagnosticadas equivocadamente, recebem tratamento inadequado ou impróprio, ou simplesmente ficam sem nenhum tipo de tratamento. Em qualquer período de um ano considerado, 9,5% da população norte-americana (18,8 milhões de adultos) padecem de alguma enfermidade depressiva. A estimativa de ocorrência de depressão maior para toda a vida da pessoa é de 17%, sendo mais comum entre mulheres, idosos, adultos jovens e pessoas sem educação universitária.

Transtorno depressivo é uma enfermidade que envolve o corpo, o estado de espírito e o raciocínio/pensamentos. Afeta o modo como a pessoa se alimenta e dorme, o modo como se sente com relação a si própria e o modo como pensa em relação às coisas. Em termos de gravidade, a depressão pode variar desde sintomas leves até formas mais graves. Três dos tipos mais comuns de transtornos depressivos são descritos a seguir:

- *Depressão maior.* Manifesta-se por uma combinação de sintomas que interferem na capacidade de trabalhar, estudar, dormir, comer e praticar atividades que, antes, eram consideradas agradáveis. Os sintomas incluem:
Persistência de um estado de espírito triste, ansioso ou "vazio"
Sentimentos de desesperança, pessimismo
Sentimentos de culpa, falta de valor, desamparo
Perda do interesse ou prazer com relação a passatempos e atividades que antes eram apreciadas
Menos energia, fadiga, menos atividade

Dificuldade de concentração, memória e tomada de decisões
Insônia, despertar muito cedo pela manhã, ou hipersonia (dormir mais que o necessário)
Perda do apetite e/ou do peso, ou comer demais e ganhar peso
Pensamentos de morte ou suicídio; tentativas de suicídio
Inquietude, irritabilidade
Sintomas físicos persistentes que não respondem ao tratamento, como cefaleia, transtornos digestivos e dores crônicas

- *Distimia.* Envolve sintomas crônicos durante longos períodos que não incapacitam, mas impedem a pessoa de funcionar adequadamente ou de se sentir bem. Muitas pessoas com distimia também vivenciam episódios depressivos maiores em algum momento de sua vida.

- *Transtorno bipolar.* Também chamado de psicose maníaco-depressiva. Nem de longe tão comum quanto as outras formas de transtornos depressivos, o transtorno bipolar se caracteriza por mudanças cíclicas de humor: intensos altos (mania) e baixos (depressão). Em alguns casos, as alterações do estado de espírito são dramáticas e rápidas; mas, na maioria das vezes, ocorrem gradualmente. Os sintomas de mania são elação anormal ou excessiva, irritabilidade incomum, diminuição da necessidade de sono, noções de grandeza, exacerbação da fala, pensamentos acelerados, aumento do desejo sexual, energia significativamente aumentada, pouca capacidade de julgamento e comportamento social inadequado.

Fonte: National Institute of Mental Health. www.nimh.nih.gov [em inglês].

Quadro 14.4

Diagnóstico de depressão

A pessoa que sofre de um transtorno depressivo maior deve demonstrar estado de espírito deprimido ou perda do interesse ou do prazer por atividades do dia a dia de maneira consistente durante um período mínimo de duas semanas. Esse estado de espírito deve representar uma mudança com relação ao humor normal da pessoa. As funções sociais, ocupacionais e educacionais devem também ter sido negativamente comprometidas pela alteração do estado de espírito. Um humor deprimido causado por uso de substância (p. ex., drogas, álcool, medicamentos) ou por algum problema clínico geral não é considerado como um transtorno depressivo maior. Esta condição não pode ser diagnosticada se a pessoa tiver histórico de episódios maníacos, hipomaníacos ou mistos (p. ex.,

transtorno bipolar), ou se o estado de espírito deprimido for explicado mais adequadamente por um transtorno esquizoafetivo sem superposição com esquizofrenia, delusão ou transtorno psicótico.

Esse transtorno se caracteriza pela presença de um grande número dos sintomas a seguir:

- Estado de espírito deprimido na maior parte do dia, praticamente em todos os dias, conforme fica claro pelas informações subjetivas do paciente (p. ex., sente-se triste ou "vazio") ou por observações de outros (p. ex., parece estar triste). (Em crianças e adolescentes, esse estado pode se caracterizar por um humor irritável.)

(continua)

Quadro 14.4

Diagnóstico de depressão *(continuação)*

- Diminuição significativa do interesse ou do prazer em todas, ou praticamente todas, as atividades na maior parte do dia, quase todos os dias.
- Perda de peso significativa, sem estar fazendo dieta, ou ganho de peso (p. ex., mudança superior a 5% do peso corporal em um mês), ou redução ou aumento no apetite praticamente todos os dias.
- Insônia ou hipersonia praticamente todos os dias.
- Agitação ou retardo psicomotor praticamente todos os dias.
- Fadiga ou perda da energia praticamente todos os dias.
- Sentimentos de inutilidade ou de culpa excessiva ou inadequada praticamente todos os dias.

- Redução da capacidade de pensar ou se concentrar, ou indecisão, praticamente todos os dias.
- Pensamentos recorrentes de morte (não apenas medo de morrer), ideação suicida sem plano específico, tentativa de suicídio concreta ou um plano específico para cometer suicídio.

Os sintomas não são explicados mais em função de alguma perda, como de um ente querido. Eles persistem por mais de dois meses ou se caracterizam por comprometimento funcional significativo, preocupação mórbida com a própria inutilidade, ideação suicida, sintomas psicóticos ou retardo psicomotor.

Fonte: Resumo de critérios da American Psychiatric Association. *Diagnostic and Statistical Manual of Mental Disorders* (4th ed.). Washington, DC: American Psychiatric Association, 1994.

Quadro 14.5

Diagnóstico de transtorno de ansiedade generalizada

O transtorno de ansiedade generalizada (TAG) consiste em muito mais do que a ansiedade normal que as pessoas sentem cotidianamente. Trata-se de uma preocupação e uma tensão crônicas e exageradas, embora nada pareça estar provocando tais atitudes. Padecer desse transtorno significa que a pessoa está sempre antecipando o desastre e frequentemente se preocupando em excesso sobre saúde, dinheiro, família ou trabalho. Em alguns casos, porém, é difícil determinar com precisão a origem da preocupação. Simplesmente o pensamento de ter de viver o dia provoca ansiedade.

Sintomas específicos desse transtorno

- Ansiedade e preocupação excessivas (expectativa apreensiva), que ocorrem durante a maioria dos dias ao longo de pelo menos seis meses, com relação a diversos eventos ou atividades (como atuação no trabalho ou desempenho escolar).
- A pessoa encontra dificuldade em controlar a preocupação.
- A ansiedade e a preocupação estão associadas a três (ou mais) dos sintomas a seguir (pelo menos alguns dos quais devem ter se apresentado durante a maioria dos dias ao longo dos últimos seis meses; crianças não precisam atender a tantos critérios):

Inquietação, tensão, nervosismo ou agitação
Cansar-se facilmente
Ter "brancos" na memória ou dificuldade em se concentrar
Irritabilidade

Tensão muscular
Problemas para dormir (dificuldade em dormir ou em ficar acordado, ou sono insatisfatório e intranquilo)

- A ansiedade ou preocupação não têm relação com a ocorrência de um ataque de pânico, ficar embaraçado em público (como na fobia social), ser contaminado (como no transtorno obsessivo-compulsivo), ficar longe de casa ou de parentes próximos (como no transtorno de ansiedade de separação), ganhar peso (como na anorexia nervosa), ter várias queixas físicas (como no transtorno de somatização), sofrer uma enfermidade grave (como na hipocondria); além disso, a ansiedade e a preocupação não ocorrem exclusivamente durante o transtorno de estresse pós-traumático (TEPT).
- A ansiedade, a preocupação e os sintomas físicos causam angústia ou comprometimento clinicamente significativo nas áreas social, ocupacional e em outras áreas funcionais importantes.
- O transtorno não decorre dos efeitos fisiológicos diretos de uma substância (p. ex., droga de abuso, medicação) ou de um estado clínico geral (p. ex., hipertireoidismo), tampouco ocorre exclusivamente durante um transtorno do humor, um transtorno psicótico ou um transtorno pervasivo do desenvolvimento.

Fonte: American Psychiatric Association. *Diagnostic and Statistical Manual of Mental Disorders* (4th ed.). Washington, DC: American Psychiatric Association, 1994

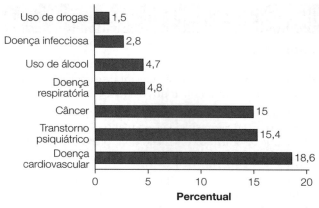

Figura 14.2 Ônus representado pela doença em todo o mundo. Medida em DALYs [do inglês, *disability adjusted life years*], uma estimativa dos anos perdidos de vida saudável por causa de morte prematura e incapacitação. Fonte: Murray CJL, Lopez AD. *The Global Burden of Disease and Injury*. Cambridge, Massachusetts: Harvard School of Public Health em nome da Organização Mundial de Saúde e do Banco Mundial, Harvard University Press, 1996.

A Organização Mundial de Saúde, em colaboração com o Banco Mundial e a Universidade de Harvard, determinou o ônus de incapacitação associado à gama total de enfermidades e problemas de saúde que acometem os povos por todo o mundo.[9-12] Esse estudo demonstrou que o número de pessoas com transtornos mentais vinha sendo enormemente subestimado. Em todo o mundo, a doença mental é a segunda maior causa de incapacitação e mortalidade prematura, conforme resumido na Figura 14.2.[9] Cinco das dez causas principais de incapacitação são transtornos mentais, o que gera encargos imensos para a saúde pública.[9-13] Segundo a Organização Mundial de Saúde, 1 em 4 pessoas no mundo será afetada por transtornos mentais ou neurológicos em algum momento de sua vida.[10] Atualmente, cerca de 450 milhões de pessoas padecem desses problemas, o que coloca os transtornos mentais entre as causas principais de problemas de saúde e incapacitação em todo o mundo.

Projeções revelam que, com o envelhecimento da população mundial e a expugnação sobre as doenças infecciosas, os transtornos mentais terão uma quota aumentada dos problemas globais totais de doenças e incapacitação.[9,10] Espera-se que, por volta de 2020, os transtornos depressivos alcancem o segundo posto como causa de problemas globais de saúde. Existem tratamentos, mas praticamente dois terços daqueles com algum transtorno mental conhecido jamais procuram a ajuda de um profissional da saúde. Estigma, discriminação e negligência são obstáculos impeditivos para o atendimento e o tratamento de pessoas com distúrbios mentais.

O Quadro 14.6 resume o ônus representado pelo suicídio nos EUA.[6,7] Cerca de 30.000 pessoas se suicidam a cada ano e, dentre elas, 9 em 10 têm algum transtorno mental. Entre estudantes de nível secundário, 17% já consideraram seriamente o suicídio e 8,5% já tentaram essa solução extrema.[7]

SIGNIFICADO DO ESTRESSE

O *estresse* foi definido como qualquer ação ou situação (estressor) que implique em especial demanda física ou psicológica em uma pessoa; em outras palavras, qualquer coisa que perturbe seu equilíbrio.[14-16] Hans Selye, um dos maiores pioneiros da medicina e criador do conceito de estresse, es-

---

Quadro 14.6

Suicídio: custo aos EUA

- A cada 17 minutos, uma vida se perde por suicídio. A cada dia, 86 norte-americanos tiram sua própria vida e mais de 1.500 tentam o suicídio.
- Atualmente, o suicídio é a 11ª causa principal de morte entre norte-americanos.
- Para cada duas vítimas de homicídio nos EUA, há três pessoas que tiram sua própria vida.
- Atualmente, ocorrem duas vezes mais mortes por suicídio do que por HIV/aids.
- Entre 1952 e 1995, a incidência de suicídio entre adolescentes e jovens adultos praticamente triplicou.
- No mês anterior a seu suicídio, 75% dos idosos consultaram um médico.
- Mais da metade de todos os suicídios ocorrem em homens adultos, com idades entre 25 e 65 anos.
- Muitos que fazem tentativas de suicídio se negam a procurar ajuda profissional imediatamente após a tentativa. Ocorrem entre 8 e 25 tentativas de suicídio para cada morte por essa via extrema.
- Os homens têm uma probabilidade de cometer suicídio quatro vezes maior do que as mulheres. O suicídio por arma de fogo é o método mais comum, tanto para homens como para mulheres (6 de 10 suicídios).
- Mais adolescentes e jovens adultos morrem por suicídio do que por câncer, doença cardíaca, aids, defeitos congênitos, AVC, pneumonia, gripe e doença pulmonar crônica combinados.
- A prática do suicídio tira a vida de cerca de 30 mil norte-americanos todos os anos.

Fonte: National Strategy for Suicide Prevention. www.mentalhealth.org; www.nimh.nih.gov [ambos em inglês].

---

creveu em seu famoso clássico de 1956, *The Stress of Life* [O estresse da vida], que, "no seu sentido médico, o estresse é essencialmente a velocidade de uso e desgaste do corpo (...), a resposta inespecífica do corpo a qualquer exigência".[17]

São dois os tipos de estresse: eustresse e distresse.[14-18] *Eustresse* é um estresse bom e parece motivar e inspirar (p. ex., apaixonar-se ou se exercitar moderadamente). *Distresse* é considerado como estresse mau, podendo ser *agudo* (bastante intenso, mas desaparece de maneira rápida) ou *crônico* (não tão intenso, mas que perdura por longos períodos) (ver nas Atividades de Condicionamento Físico 14.1 e 14.2 dois questionários aplicados na medição do estresse). Selye observou que, fosse determinada situação percebida como muito boa (p. ex., casar-se) ou muito ruim (p. ex., divorciar-se), eram impostas demandas ao corpo e à mente, forçando-os a se adaptarem. Segundo Selye, a resposta, ou excitação, fisiológica era muito parecida durante as situações boas e ruins, gerando uma resposta fisiológica similar.[17]

As pesquisas médicas sobre os efeitos do estresse datam do primeiro quarto do século XX, quando Walter Cannon, da

Universidade de Harvard, cunhou e empregou pela primeira vez o termo "resposta de lutar ou fugir", conhecida atualmente como resposta do estresse.[18] Nessa resposta, os músculos ficam tensos e retesados, a respiração se torna profunda e acelerada, a frequência cardíaca se eleva, os vasos sanguíneos sofrem constrição, a pressão arterial se eleva, o estômago e os intestinos interrompem temporariamente a digestão, aumenta a transpiração, ocorre estímulo da glândula tireoide, a secreção salivar torna-se escassa, ocorre elevação das gorduras e do açúcar no sangue e a percepção sensitiva se aguça. Essas respostas são reguladas pelo sistema nervoso e por vários hormônios, com redirecionamento de energia, oxigênio e combustível para permitir que o corpo lide com o estresse físico ou emocional (ver Fig. 14.3).

Nos anos 1940 e 1950, Selye avançou o trabalho de Cannon, lançando o alicerce para o entendimento atual do estresse e de suas consequências para a saúde.[17] Experimentando com ratos enquanto utilizava vários estressores físicos, como temperatura fria ou choques elétricos aleatórios, Selye descobriu que se o estressor fosse mantido por tempo suficiente, o corpo passaria por três estágios (chamados "síndrome da adaptação geral"):[17]

1. Reação de *alarme* (essencialmente, a resposta de lutar ou fugir)
2. Estágio de *resistência* (as funções do corpo retornam ao normal, enquanto o corpo se ajusta à situação)
3. Estágio de *exaustão* (retornam os sintomas de alarme, acarretando doença e morte)

Selye e outros pesquisadores, porém, instaram o reconhecimento de que nem todo tipo de estresse é prejudicial.[14-18] A bem dizer, parece que os seres humanos dependem de certo grau de estresse para que permaneçam saudáveis. Embora o corpo humano precise de algum tipo de equilíbrio (*homeostase*, ou calma fisiológica), também precisa de alguma excitação ocasional para garantir que o coração, os músculos, os pulmões, os nervos, o cérebro e os outros tecidos se mantenham em boa forma.

Efeitos nocivos do estresse intenso e da má saúde mental

O estresse mental é uma queixa comum entre adultos e vem aumentando nos últimos anos.[2,19] A prevalência de angústia mental frequente (AMF), definida pelo Centers for Disease Control and Prevention (CDC) como "saúde mental autorreferida insatisfatória (p. ex., estresse, depressão ou problemas emocionais) em 14 dias ou mais durante os últimos 30 dias", passou de 8,4% em 1993 para 10,1% em 2001.[19] Como resumido na Figura 14.4, a AMF é mais prevalente entre mulheres que em

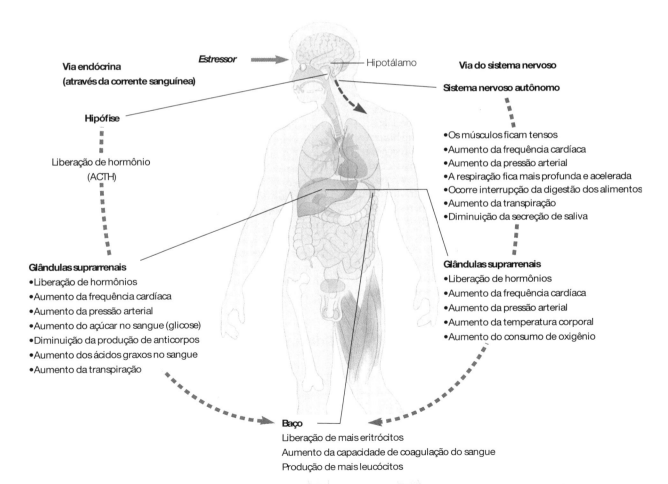

Figura 14.3 A resposta de estresse afeta o corpo todo, tanto por meio de vias hormonais como nervosas (ACTH = hormônio adrenocorticotrópico).

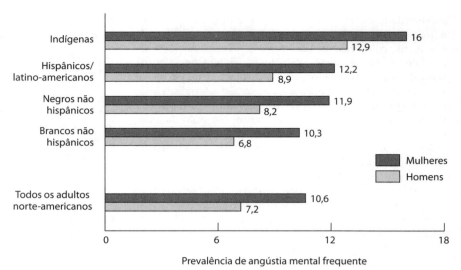

Figura 14.4 Prevalência de angústia mental frequente (AMF) entre adultos, por população étnica e sexo. A AMF é definida como "saúde mental autorreferida insatisfatória (p. ex., estresse, depressão ou problemas emocionais) em 14 dias ou mais durante os últimos 30 dias". Fonte: CDC. Self-reported frequent mental distress among adults—U.S., 1993–2001. *MMWR* 53:963–966, 2004.

homens e entre minorias étnicas/raciais. De acordo com o CDC, a AMF foi prevalente de modo mais significativo em adultos mais jovens; mulheres; separados, divorciados ou viúvos; desempregados ou incapazes de trabalhar; pessoas com renda familiar menor que 15 mil dólares, menos do que educação secundária e/ou sem seguro-saúde.[19] A angústia psicológica grave (ver definição na Atividade de Condicionamento Físico 14.7) ocorre em 2,4% dos homens e 3,8% das mulheres, sendo também mais prevalente em adultos abaixo da linha da pobreza (8,3%) e em diversos grupos étnicos/raciais minoritários.[7]

Acredita-se que estressores crônicos (p. ex., dificuldades econômicas, relações intoleráveis, dor corporal) sejam os verdadeiros vilões, tendo sido associados com uma lista crescente de problemas de saúde: ansiedade e depressão crônicas, superabundância de eventos que mudam a vida, sentimentos de perda reprimidos, luto, angústia emocional, falta de laços sociais e hostilidade foram ligados a um maior risco de hipertensão, doença cardíaca, câncer, morte prematura, infecção, supressão da imunidade, ataques de asma, dor nas costas, fadiga crônica, desarranjo gastrintestinal, cefaleia e insônia.[20-47] Exemplificando, um estudo com 740 homens e mulheres na Dinamarca constatou que a depressão crônica foi relacionada a um aumento de risco (de 70%) de ataque cardíaco ao longo de um período de 20 anos.[20] Entre 1.500 pessoas vivendo em Baltimore, as probabilidades para um ataque cardíaco ao longo de um período de 13 anos haviam dobrado naqueles participantes com histórico de *disforia* (2 semanas ou mais de tristeza).[21] Uma coorte de homens e mulheres acompanhados durante 7 a 16 anos demonstrou que o risco de ocorrência de hipertensão tinha aumentado em cerca de 80% naqueles com grande ansiedade ou depressão.[22]

Um estudo com duração de 40 anos envolvendo 1.200 homens demonstrou que a depressão clínica mais do que dobrou o risco de doença arterial coronariana.[23] Raiva e estresse psicológico foram descritos como disparadores de ataques cardíacos, especialmente naqueles com pouca educação formal ou com doença arterial coronariana preexistente.[24-29]

Entre norte-americanos idosos, aqueles com os escores mais altos para depressão apresentaram um risco 40% maior de doença cardíaca e 60% maior de morte prematura.[30] Um estudo sueco envolvendo aproximadamente 1 milhão de pessoas ligou trabalhos estressantes, com alta pressão ou baixo poder de tomada de decisões, a um aumento de 60% no risco de ataque cardíaco.[31] Uma metanálise de 485 estudos demonstrou que satisfação com o trabalho é um fator importante que influencia a saúde de operários.[42]

Pesquisadores da Universidade Carnegie Mellon injetaram vírus de resfriado no nariz de aproximadamente 400 voluntários e informaram que o risco de ficar resfriado estava diretamente ligado ao nível de estresse dos participantes.[32] Aqueles que sofriam os níveis mais altos de estresse e tensão tinham uma probabilidade de se resfriar quase duas vezes maior que os que informaram os menores níveis. Um estudo realizado na Austrália constatou que pessoas altamente estressadas passaram o dobro de dias com sintomas de gripe e resfriado em comparação com os que informaram pouco estresse, durante um período de seis meses.[33] Separação conjugal foi ligada à depressão da imunidade e a doenças físicas, de maneira que cônjuges separados tiveram cerca de 30% a mais de doenças agudas e consultas ao médico em comparação com aqueles que permaneceram casados.[34] A ausência de laços sociais também foi ligada à redução da resistência à infecção pelo resfriado comum.[35]

Cerca de 7 a 12 meses após a perda de um cônjuge, o risco de mortalidade dobra, tanto para homens como para mulheres.[36,37] Entre mulheres com 75 anos ou mais de idade sem contato com crianças, amigos e organizações grupais, o risco de mortalidade aumenta em 2 a 3 vezes.[38] Uma revisão de estudos publicados concluiu que pessoas socialmente isoladas se encontram em um maior risco de mortalidade por várias causas.[39] Entre pacientes com doença cardíaca, a falta de apoio social é um fator de risco para um ataque cardíaco adicional.[40,41]

Princípios do controle do estresse

Muito já foi escrito acerca do controle do estresse. O Quadro 14.7 resume os formatos básicos do controle do estresse utilizados com frequência em ambientes de trabalho.[16] São cinco os princípios básicos de controle do estresse.[14-18]

Controle os estressores

Os estressores estão em todos os lugares. Nem sempre é possível evitá-los, mas muito pode ser feito para reduzir, modificar ou evitar vários deles de forma a possibilitar que nossas metas sejam alcançadas. Exemplificando, ao escalar uma alta

Capítulo 14 Saúde Psicológica **577**

Quadro 14.7

Formatos básicos dos programas de controle do estresse utilizados em ambientes de trabalho

Desde o final dos anos 1970, um achado consistente entre pesquisadores é que os fatores psicossociais decorrentes das elevadas exigências psicológicas do trabalho e o baixo controle sobre o processo trabalhista (i. e., tensão ocupacional) estão associados a um excesso de doenças cardiovasculares. Cerca de um terço dos trabalhadores empregados informa que a exposição ao estresse psicológico é a condição de trabalho que mais coloca em perigo sua saúde. Em torno de metade dos trabalhadores informa que seu trabalho é muito estressante e um quarto caracteriza sua ocupação como a única grande causa de estresse em sua vida. Mudanças que estão surgindo no ambiente de trabalho (p. ex., eliminação de vagas e reestruturação, arranjos para flexibilização do local de trabalho, controle de qualidade total) e mudanças na demografia da força de trabalho (p. ex., diversidade cultural) indicam que o estresse ocupacional continuará a ser um problema no futuro próximo.

Intervenções de controle do estresse são definidas como técnicas planejadas para ajudar os empregados a modificar sua avaliação de situações estressantes ou a lidar de maneira mais efetiva com os sintomas do estresse. Há uma grande variabilidade nas estratégias utilizadas no controle do estresse, mas, em geral, uma combinação de técnicas (p. ex., relaxamento muscular mais treinamento de habilidades cognitivo-comportamentais) é mais efetiva que a aplicação de uma técnica isolada. As intervenções de controle do estresse podem ser agrupadas em quatro categorias:

1. *Relaxamento muscular progressivo.* Esta técnica envolve o enfoque da atenção na atividade muscular, a fim de aprender a identificar mesmo quantidades pequenas de tensão em um grupo muscular e a praticar a liberação das tensões dos músculos. A teoria por trás dessa técnica parte do princípio de que o relaxamento e a tensão musculares são estados incompatíveis entre si, e que reduzir os níveis de tensão muscular

indiretamente reduz a atividade nervosa autônoma e, consequentemente, os níveis de ansiedade e estresse.

2. Biofeedback. No treinamento de *biofeedback*, o indivíduo é municiado com informações, ou *feedback*, acerca do estado de uma função fisiológica e, com o passar do tempo, aprende a controlar a atividade daquela função. Exemplificando, a atividade elétrica gerada quando os músculos ficam tensos pode ser registrada e transformada em um tono, cujo nível se eleva com o aumento da atividade muscular e cai com a diminuição dessa atividade.

3. *Meditação.* Há vários tipos de técnicas de medicação. Quase todas elas pressupõem que a pessoa encontre um local silencioso e se sente confortavelmente durante 20 minutos, duas vezes por dia. Enquanto mantém uma atitude passiva com relação a pensamentos intervenientes, a pessoa repete alguma palavra neutra a cada expiração. Supõe-se que a meditação evoque uma "resposta de relaxamento", que é o oposto da resposta ao estresse.

4. *Habilidades cognitivo-comportamentais.* Métodos cognitivos ajudam as pessoas a reestruturar seus padrões de pensamento e são também conhecidos como técnicas de reestruturação cognitiva. A *inoculação de estresse* (uma forma comum de treinamento das habilidades cognitivo-comportamentais) envolve três estágios: (1) educação (aprendizado acerca de como a pessoa respondia a experiências estressantes passadas), (2) ensaio (aprendizado de várias técnicas de enfrentamento, como solução de problemas, relaxamento e enfrentamento cognitivo) e (3) aplicação (prática das habilidades em condições estimuladas).

Fontes: Johnson JV, Stewart W, Hall EM, Fredlund P, Theorell T. Longterm psychosocial work environment and cardiovascular mortality among Swedish men. *Am J Public Health* 86:324–331, 1996; Murphy LR. Stress management in work settings: A critical review of the health effects. *Am J Health Promot* 11:112–135, 1996.

---

montanha, a atividade poderá tornar-se um martírio se a pessoa fizer a escalada de maneira muito rápida e com uma mochila pesada, ou satisfatória e agradável se ela caminhar em um ritmo moderado e com uma carga mais leve. Mesma meta, mesmo trajeto, mas uma experiência completamente distinta.

Suponha que um estudante universitário esteja passando por dificuldade em seus estudos em determinada matéria (p. ex., bioquímica), que está se revelando difícil demais para ele, trabalhe 15 horas por semana para ajudar no pagamento de suas despesas, viva em um apartamento abarrotado e barulhento com um companheiro de quarto insuportável, passe por constantes problemas de transporte porque seu carro vive dando defeito e lide com enormes reveses familiares por causa do divórcio de seus pais. A primeira etapa seria o aluno se sentar, fazer uma lista de todos os seus principais objetivos em ordem de importância e, em seguida, catalogar cada um dos estressores, assim como os planos para sua eliminação ou modificação (ver Atividade de Condicionamento Físico 14.4 ao final deste capítulo).

Exemplificando, terminar o curso de bioquímica tem alta prioridade, pois o aluno precisa cumprir essa meta para que tenha chance de atingir seu principal objetivo na vida – tornar-se um médico. Essa prioridade deve receber sua primeira atenção (pode aumentar suas horas de estudo deixando o trabalho e pegando um empréstimo escolar). Pode mudar-se para um local mais próximo do *campus,* encontrar acomodações mais simples e caminhar ou usar a bicicleta para seu transporte, até que suas finanças melhorem.

Do mesmo modo como em uma escalada de montanha, muitas vezes os estressores podem ser controlados mediante o controle do ritmo de vida e da "carga" que a pessoa está tendo de transportar. Um ponto-chave consiste em evitar um excessivo acúmulo de obrigações na agenda e em aprender a controlar as circunstâncias, para que o ritmo de vida flua de acordo com sua estrutura psicológica. O objetivo importante é controlar suas circunstâncias – não permita que elas assumam o controle.

578 Parte IV Atividade Física e Doença

Deixe que a mente escolha a reação

Essa estratégia é também chamada "controle da reação de estresse". Conforme mencionado, uma reação de estresse (i. e., a resposta de lutar ou fugir) estimula a produção de diversos hormônios do estresse, com depressão da função imunológica, aumento da pressão arterial, etc. Com o passar do tempo, a resposta terá efeitos negativos para a saúde; por isso, a meta é eliminar as reações de estresse antes que elas se tornem crônicas.

Para entender como isso pode ser feito, deve-se lembrar que os eventos apenas causarão estresse quando forem vistos, ouvidos, sentidos ou percebidos pelo cérebro. A mente interpreta o evento, e o tipo de interpretação governa a reação. Quando um estressor se apresenta, a pessoa pode decidir qual tipo de reação deve ser promovida. Muitas vezes, temos reações reflexas a eventos potencialmente estressantes, sem ter a oportunidade de raciocinar com calma sobre eles. Em outras palavras, somos em grande parte responsáveis pela criação de nossas reações emocionais e perdemos as oportunidades de controlá-las.

Também nesse caso, a estratégia não é nova. Há muito tempo, o imperador romano Marco Aurélio afirmava que "se você está angustiado por alguma coisa externa, a dor não é causada pelo fato em si, mas por sua própria estimativa da dor. E isso você tem o poder de anular a qualquer momento".

Assim, ao ocorrer um evento (p. ex., quando um pneu fura a caminho da escola ou do trabalho), podemos escolher nossa reação. Pode-se reagir com uma resposta de estresse externada, como raiva (p. ex., amaldiçoar e chutar o pneu), ou com uma resposta calma, levando em consideração as opções práticas (p. ex., telefonar imediatamente para o chefe ou professor, explicando o ocorrido).

Procure o apoio social de outras pessoas

Cerca de um quarto da população se sente extremamente solitária em algum momento durante qualquer mês de sua vida, especialmente pessoas que moram sozinhas.

Conforme revisado neste capítulo, quando alguém está socialmente isolado (poucos contatos sociais com família, amigos, vizinhos ou a sociedade em geral), fica mais vulnerável a doenças, estresse mental e mesmo morte prematura. Um estudo com duração de nove anos (envolvendo 7 mil residentes de Alameda County, na Califórnia, EUA) constatou que pessoas com poucas ligações com os outros tiveram percentuais de mortalidade por várias doenças 2 a 5 vezes superiores do que pessoas com maior número de laços sociais. Os pesquisadores mediram as ligações sociais, verificando se as pessoas eram casadas, o número de amigos íntimos e parentes que tinham e com que frequência entravam em contato com eles, a frequência à igreja e o envolvimento em associações de grupos formais e informais.[46]

Apoio social significa o oferecimento de ajuda a outras pessoas, com compartilhamento de conforto e assistência emocional, social, física, financeira, etc. O princípio foi resumido pelo Instituto de Medicina dos EUA (Division of Health Promotion and Disease Prevention): "A carência de apoio familiar e comunitário desempenha um papel importante no desenvolvimento de doenças. A ausência de apoio social enfraquece as defesas do corpo por intermédio do estresse psicológico. Indivíduos isolados devem ser identificados, para que sejam desenvolvidas estratégias a fim de au-

mentar o contato social e diminuir o sentimento de solidão. Clínicos, familiares, amigos e instituições sociais têm a responsabilidade de diminuir o isolamento social".[48]

Encontre satisfação no trabalho e em outros serviços

Albert Schweitzer escreveu: "Desconheço qual é o destino que lhes está reservado. Mas sei que os que serão realmente felizes são aqueles capazes de servir". Selye repercutiu essa mesma ideia em seu livro *Stress without Distress* [Estresse sem distresse]:[17] "Meu próprio código se baseia no seguinte ponto de vista: para se ter paz de espírito e para que nos realizemos por meio da autoexpressão, é preciso prestar serviço em favor de alguma causa respeitável".

Mantenha-se fisicamente saudável

É muito mais fácil lidar com os estressores quando o corpo está saudável, graças à prática de exercícios adequados, ao sono satisfatório, a uma alimentação de qualidade, a uma atmosfera despoluída e ensolarada, e ao relaxamento.

Problemas com o sono se transformaram em uma epidemia moderna que está cobrando um enorme preço de nosso corpo e mente. Em uma tentativa desesperada de obter mais rendimento nas horas do dia, muitas pessoas estão roubando horas extras da noite. O resultado, dizem os especialistas, é um déficit de sono que solapa a saúde, sabota a produtividade, prejudica o estado de espírito, compromete o discernimento e aumenta o risco de acidentes. Lamentavelmente, mesmo aqueles que desejam dormir com mais frequência não conseguem. Em pesquisas recentemente publicadas, metade dos homens e mulheres informou que tinha problemas para dormir.

O Better Sleep Council [Conselho para um Sono Melhor] e a National Sleep Foundation [Fundação Nacional do Sono] oferecem várias orientações para melhorar o sono (ver www.better–sleep.org e www.sleepfoundation.org [ambos em inglês]):

1. Mantenha um esquema regular para dormir e acordar, inclusive nos fins-de-semana.

2. Estabeleça uma rotina regular e relaxante na hora de dormir, como tomar um banho quente e, em seguida, ler um livro ou ouvir música calma.

3. Crie um ambiente conducente ao sono: escuro, silencioso, confortável e em boa temperatura.

4. Durma sobre um colchão e travesseiros confortáveis.

5. Use seu quarto apenas para dormir e fazer sexo. É melhor não deixar no lugar onde você dorme material de trabalho, computadores ou televisão.

6. Não consuma alimentos pelo menos 2 a 3 horas antes de se recolher para dormir.

7. Pratique exercícios regularmente. É melhor completar sua rotina de exercício pelo menos algumas horas antes de ir dormir.

8. Evite nicotina (p. ex., cigarros, produtos derivados do tabaco). Utilizada nas proximidades da hora de dormir, pode causar um sono insatisfatório.

9. Evite cafeína (p. ex., café, chá, refrigerantes, chocolate) nas proximidades da hora de dormir, pois ela pode mantê-lo acordado.

10. Evite ingerir bebida alcoólica nas proximidades da hora de dormir. Elas podem provocar interrupção do sono durante a noite.

(Ver Compreensão da Medicina Esportiva, no final deste capítulo, para mais informações sobre o sono.)

ATIVIDADE FÍSICA E ESTRESSE

Um dos hábitos mais importantes que a pessoa pode adquirir para melhorar seu estado de espírito e controlar o estresse é o a prática regular do exercício. No restante deste capítulo, descreve-se o modo como a atividade física regular pode reduzir a depressão, a ansiedade e o estresse mental, ao mesmo tempo em que melhora o bem-estar psicológico e promove uma atitude vigorosa diante da vida.

Observou-se que uma saúde psicológica inadequada está associada com saúde física insatisfatória. Há prova de uma associação inversa? Um corpo saudável e condicionado está positivamente associado com saúde psicológica? Os gregos antigos estavam corretos em sua suposição de que um corpo fisicamente condicionado e forte levaria a uma mente saudável? Pesquisas e estudos transversais com pessoas ativas em comparação a indivíduos inativos apoiam vigorosamente esse conceito.

A parte do cérebro que possibilita aos seres humanos praticar exercícios, o córtex motor, situa-se a apenas alguns milímetros da que lida com o raciocínio e as sensações. Essa proximidade pode significar que, quando o exercício estimula o córtex motor, tem efeito paralelo na cognição e na emoção?

Desde o início dos tempos, muitos vêm acreditando na "satisfação cerebral" do exercício. Os gregos defendiam que o exercício fazia a mente ficar mais lúcida. Aristóteles inaugurou sua Escola Peripatética em 335 a.C. – assim chamada por causa do hábito de Aristóteles de andar de um lado para outro (*peripaton*) nas calçadas do Liceu, em Atenas, quando estava pensando ou dando aulas para seus alunos, que andavam a seu lado. Platão e Sócrates também praticavam a arte da peripatética, assim como fizeram os *Ordo Vagorum* (professores ambulantes) da Roma antiga. Séculos mais tarde, Oliver Wendell Holmes explicou que "ao caminhar, a vontade e os músculos estão tão acostumados a funcionar juntos e a desempenhar suas tarefas com mínimo dispêndio de força, que o intelecto fica comparativamente livre".

John F. Kennedy refletiu o ideal grego, quando disse:

> O condicionamento físico não é apenas um dos aspectos mais importantes para um corpo saudável – é a base da atividade intelectual dinâmica e criativa. Inteligência e habilidade apenas poderão funcionar no pico de sua capacidade quando o corpo estiver forte. Espíritos audaciosos e mentes fortes normalmente habitam corpos preparados.

Foram publicadas várias pesquisas nacionais nos EUA e no Canadá para estudar a relação entre atividade física e sensações de bem-estar psicológico.[1,49,50] Um dos questionários aplicados em estudos nacionais foi o Esquema para Bem-Estar Geral (EBEG) (ver Atividade de Condicionamento Físico 14.1). O EBEG é considerado como um dos melhores instrumentos para medidas de estresse e saúde mental. Esse questionário consiste em 18 perguntas, abrangendo áreas como nível de energia, satisfação, liberdade de preocupações e autocontrole. Um escore elevado no EBEG reflete ausência de sensações ruins, expressão de um estado de espírito positivo e baixo nível de estresse.[1,51,52]

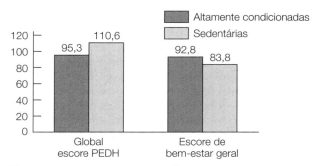

Figura 14.5 Comparação entre mulheres idosas altamente condicionadas e sedentárias em termos de humor e bem-estar psicológico. A comparação entre mulheres idosas altamente condicionadas e sedentárias (média de idade = 73 anos) revelou escores superiores para o teste psicológico entre as primeiras. Um perfil de estado do humor (PEDH) mais baixo e um escore de bem-estar geral mais alto são considerados "superiores". Fonte: Nieman DC, Warren BJ, Dotson RG, et al. Physical activity, psychological well-being, and mood state in elderly women. *J Aging Phys Act* 1:22–33, 1993.

Nessas pesquisas, a atividade física foi positivamente associada com boa saúde mental, especialmente estado de espírito positivo, bem-estar geral, e menos ansiedade e depressão.[1,49] Foi constatado que essa relação era mais forte para o grupo de mais idade (> 40 anos) e para mulheres, em comparação com participantes mais jovens e homens, respectivamente. Muitos outros estudos transversais com indivíduos aerobiamente condicionados de todas as idades constataram que essas pessoas têm perfis psicologicamente mais favoráveis do que os participantes sedentários.[53-55] Em um estudo com 32 mulheres idosas sedentárias e 12 altamente condicionadas (média de idade de 73 anos), estas últimas receberam escores superiores no perfil de estados de espírito e no esquema de bem-estar geral (ver Fig. 14.5); as participantes idosas altamente condicionadas tinham atividade média de 1,5 hora por dia e vinham se exercitando, em média, há 11 anos.[54] Um grande estudo com 5 mil adolescentes concluiu que o bem-estar emocional estava positivamente associado com a extensão da participação em atividades esportivas e em atividades recreativas vigorosas.[55] Entre 3.260 indivíduos da terceira idade, aqueles que se exercitavam menos de duas vezes por semana tinham maior probabilidade de sofrer depressão que aqueles envolvidos em mais atividade física.[53]

Entretanto, são vários os problemas dos estudos transversais quando se avalia o efeito do exercício regular na saúde mental. Com frequência, os participantes fisicamente ativos são diferentes dos indivíduos sedentários em muitas outras áreas do estilo de vida (p. ex., dieta, peso corporal, patrimônio genético), dificultando a medição do papel independente do exercício. O melhor modelo de estudo tem início com um grupo de participantes sedentários que, então, são randomicamente designados para grupos de exercício e sem exercício, sendo acompanhados por alguns meses para o estudo dos efeitos do exercício na depressão, na ansiedade, no estado de humor, no autoconceito e em outras medidas da saúde mental.

ESTUDOS CONTROLADOS SOBRE EXERCÍCIO E SAÚDE MENTAL

Estudos randomizados e controlados sobre treinamento com exercício e saúde mental são caros e de difícil realização;

além disso, poucos foram aqueles que acompanharam grupos de pessoas expressivos o bastante durante períodos adequadamente longos para que pudessem ser obtidas conclusões consistentes.[56-59] Apesar disso, como será enfatizado no restante deste capítulo, evidências cada vez mais sólidas dão sustentação às pesquisas e aos relatos transversais de uma saúde mental superior para pessoas fisicamente ativas, sobretudo quando os dados são provenientes de estudos de longa duração. De acordo com o relatório do Surgeon General sobre atividade física e saúde, uma importante conclusão de especialistas nessa área foi que "a atividade física melhora a saúde mental".[57] O relatório prossegue resumindo que "a literatura citada no presente documento fala em favor de um efeito benéfico da atividade física no alívio dos sintomas de depressão e ansiedade e na melhora do estado de espírito".[57]

Reatividade cardiovascular ao estresse psicológico

Quando as pessoas são submetidas a condições físicas ou psicológicas estressantes, elas vivenciam um aumento na frequência cardíaca, na pressão arterial, nas catecolaminas plasmáticas (hormônios do estresse) e em outras medidas de ativação do sistema nervoso simpático.[60] Os experimentos típicos são planejados para medir essas variáveis antes e depois, expondo os participantes a procedimentos de provocação do comportamento, como combinação de formas geométricas e cores, jogos envolvendo palavras e cores ou solução de problemas aritméticos com recompensas monetárias dependentes do desempenho. Estudos compararam indivíduos altamente condicionados e descondicionados ou acompanharam grupos de exercício e não-exercício durante várias semanas.[60-64]

Embora nem todos os pesquisadores estejam em concordância, em geral o treinamento com exercício está associado a uma redução na reatividade cardiovascular ao estresse mental. Em uma revisão de 34 estudos com 1.449 participantes, foi constatado que indivíduos aerobiamente condicionados exibiam uma reatividade ao estresse significativamente reduzida diante de vários estressores.[62] Se os experimentos são realizados com uma cuidadosa atenção a fatores estranhos, comumente o treinamento com exercício leva a uma redução da reatividade a provocações comportamentais.[60]

Acredita-se que essa redução na reatividade ao estresse seja importante no enfrentamento cotidiano dos estressores sociais e do trabalho (ver Atividade de Condicionamento Físico 14.5 para um instrumento de medição da capacidade do estresse em mudar a vida). Ao que parece, o exercício tem utilidade nesse particular, porque, à medida que o indivíduo se adapta ao aumento na frequência cardíaca, na pressão arterial, nos hormônios do estresse e em outras medidas bioquímicas durante o exercício, o corpo vai se fortalecendo e se condicionando para reagir mais calmamente quando as mesmas respostas são promovidas durante o estresse psicológico. Exemplificando, uma pesquisa com 17.626 canadenses demonstrou que níveis mais altos de participação na atividade física ajudavam os trabalhadores a contrabalançar os níveis de estresse no trabalho.[63] Do mesmo modo, estudantes universitários que se exercitam regularmente informam terem menos sintomas físicos induzidos pelo estresse que seus colegas menos ativos.[61]

Depressão

Pesquisas norte-americanos sugeriram que adultos sedentários têm um risco muito maior de experimentarem fadiga e depressão do que aqueles fisicamente ativos.[1,65] Em um estudo envolvendo 1.536 alemães, as probabilidades de ocorrência de depressão foram mais que três vezes superiores em adultos sedentários do que em adultos fisicamente ativos.[66]

Desde 1980, numerosos estudos e revisões da literatura concluíram que o exercício está associado à redução da depressão (ver na Atividade de Condicionamento Físico 14.3 um instrumento utilizado na avaliação da depressão).[1,56,57,67-75] Tanto o exercício agudo como o crônico foram associados à redução da depressão, de maneira que os progressos mais expressivos foram observados em indivíduos clinicamente deprimidos que se exercitaram com frequência durante alguns meses.[70] Duas metanálises da literatura demonstraram que todas as faixas etárias – tanto para homens como para mulheres, sendo consideradas pessoas com diferentes quadros de saúde – são beneficiadas com fortes efeitos antidepressivos com a prática regular e prolongada do exercício aeróbio.[70,74]

Em geral, foi constatado que pacientes deprimidos são fisicamente sedentários e exibem redução em suas sensações depressivas ao começarem a se exercitar com regularidade. Foi proposto que o exercício é tão efetivo como a psicoterapia em grupo ou individual, ou o relaxamento com meditação, em termos do alívio da depressão leve a moderada.[70-73] Contudo, foi também demonstrado que exercício mais psicoterapia é uma estratégia melhor do que a prática exclusiva do exercício em termos de redução da depressão.[72]

O tratamento mais frequentemente utilizado para depressão maior é o medicamento antidepressivo (p. ex., cloridrato de sertralina, ou Zoloft®).[5,68] Cerca de um terço dos pacientes, porém, não responde ao tratamento, e as medicações podem induzir efeitos colaterais, reduzindo a qualidade de vida e a cooperação com o regime terapêutico. Em um estudo clínico randomizado, pesquisadores da Universidade Duke demonstraram que 16 semanas de exercício aeróbio (três sessões grupais supervisionadas por semana, 30 minutos por sessão, com 15 minutos de aquecimento e relaxamento) foram tão benéficas

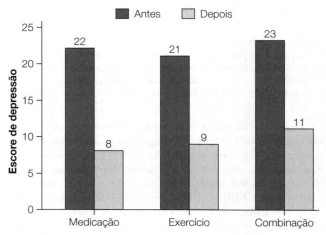

Figura 14.6 O treinamento com exercício foi tão eficaz quanto a medicação (Zoloft®) na redução da depressão maior entre os pacientes. Fonte: Blumenthal JA, et al. Effects of exercise training on older patients with major depression. *Arch Intern Med* 159:2349–2356, 1999.

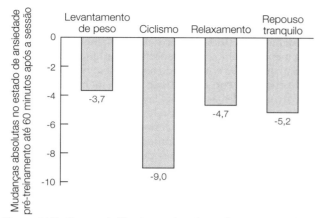

Figura 14.7 Sessões de 50 minutos de ciclismo, levantamento de peso, relaxamento e repouso; efeitos agudos comparativos no estado de ansiedade. O estado de ansiedade diminui de modo mais vigoroso uma hora depois da prática de ciclismo. Fonte: Garvin AW, Koltyn KF, Morgan WP. Influence of acute physical activity and relaxation on state anxiety and blood lactate in untrained college males. *Int J Sports Med* 18:470–476, 1997.

quanto o tratamento farmacológico (Zoloft®) na redução dos escores de depressão entre 156 pacientes homens e mulheres com depressão maior (ver Fig. 14.6).[68] A maior parte da redução nos escores de depressão ocorreu dentro das primeiras 4 a 8 semanas de exercício. Seis meses depois da conclusão do tratamento, os percentuais de recidiva no grupo praticante de exercício foram significativamente mais baixos em comparação com o grupo medicado.[69] Esses dados indicam que a terapia com exercício aeróbio é efetiva e exequível em longo prazo para reduzir a depressão entre pacientes com depressão maior.

Ansiedade

Transtornos de ansiedade, que incluem diversas fobias, ataques de pânicos e comportamento obsessivo-compulsivo, são os problemas de saúde mental mais prevalentes nos EUA (ver Quadro 14.1). Uma das medidas mais comuns da ansiedade é a Spielberger State-Trait Anxiety Inventory (STAI) (ver também, na Atividade de Condicionamento Físico 14.6, um autoteste na triagem de distúrbios de ansiedade comuns).[76]

Os escores STAI se baseiam em respostas a uma série de perguntas sobre tensão, nervosismo, autoconfiança, indecisão, segurança, confusão, preocupação, etc. Outras medidas de ansiedade incluem pressão arterial, frequência cardíaca, respostas cutâneas (galvânica, suor na palma das mãos e temperatura da pele), medidas do sistema nervoso central (eletroencefalograma [EEG]) e eletromiografia (p. ex., tensão muscular dos músculos da testa).

Pesquisadores estudaram os efeitos do exercício *agudo* (antes e depois de uma sessão) e *crônico* (antes e depois de algumas semanas de treinamento) na ansiedade. Um dos benefícios psicológicos mais frequentemente informados com o exercício agudo é uma redução no estado de ansiedade, ou seja, a ansiedade que a pessoa sente no momento exato depois de um exercício vigoroso, um efeito que pode se prolongar por várias horas.[77-84]

A Figura 14.7 mostra os resultados de um estudo com 60 rapazes universitários não treinados que se envolveram em uma das seguintes atividades durante 50 minutos: (a) exercício

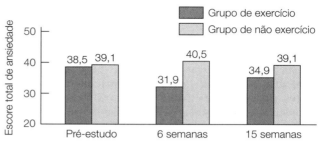

Figura 14.8 Treinamento de exercício moderado: efeito no estado de ansiedade. Os escores de ansiedade foram reduzidos de modo significativo em mulheres que caminharam energicamente cinco dias por semana, 45 minutos por sessão, durante 15 semanas, em comparação com um grupo de controle randomizado que não praticava exercício. Fonte: Cramer SR, Nieman DC, Lee JW. The effects of moderate exercise training on psychological well-being and mood state in women. *J Psychosom Res* 35:437–449, 1991.

de musculação, (b) bicicleta ergométrica a 70% do $\dot{V}O_{2máx}$, (c) relaxamento autogênico e (d) repouso tranquilo em uma câmara de som.[82] É possível observar que, uma hora depois dessas sessões, o estado de ansiedade sofreu redução mais vigorosa no grupo de bicicleta ergométrica. Em outro estudo, 15 adultos completaram sessões de 20 minutos de exercício na bicicleta ergométrica em dias distintos e em intensidades iguais a 40, 60 ou 70% do $\dot{V}O_{2máx}$.[81] O estado de ansiedade ficou reduzido durante duas horas depois de todas as sessões de exercício, demonstrando que intensidades leves e vigorosas são igualmente eficazes. A redução no estado de ansiedade é um achado consistente depois do exercício aeróbio, mas não de musculação,[84] e ocorre durante qualquer momento do dia.[83]

O treinamento com exercício foi ligado a uma redução na ansiedade de traço (ansiedade que a pessoa "sente geralmente"). A redução na ansiedade é mais perceptível quando o exercício é praticado com regularidade, as sessões se prolongam por mais de 30 minutos e os programas de treinamento duram vários meses.[57] A Figura 14.8 resume os resultados de um estudo envolvendo 35 mulheres sedentárias e levemente obesas (média de idade de 34 anos) que foram designadas randomicamente para grupos de exercício e de não exercício.[85] As mulheres no grupo de exercício caminharam energicamente cinco vezes por semana, 45 minutos por sessão, durante 15 semanas, tendo vivenciado uma redução significativa na ansiedade em comparação com o grupo que não se exercitou. Esse estudo favorece a ideia de que o exercício aeróbio moderado, como a caminhada enérgica, é um estímulo suficiente para reduzir a ansiedade e a tensão.[86]

Uma metanálise de 104 estudos com 3.048 pessoas sobre os efeitos redutores da ansiedade com a prática do exercício chegou a diversas conclusões, como as que se seguem:[77]

1. Comumente, os programas de treinamento devem ultrapassar 10 semanas de duração para que ocorram mudanças significativas na ansiedade de traço (i. e., a ansiedade que a pessoa geralmente sente).

2. Aparentemente, há necessidade de exercício durante pelo menos 20 minutos para que sejam obtidas as reduções nas ansiedades corrente e de traço.

3. Reduções no estado de ansiedade e na ansiedade de traço ocorrem depois da realização de programas de treinamento aeróbio, mas não anaeróbio.

Estado de humor

Com frequência, o estado de humor psicológico é medido utilizando-se o Perfil de Estados de Humor (PEDH)[87] ou o Esquema para Bem-Estar Geral (EBEG).[52] O PEDH consiste em 65 adjetivos classificados com base em uma escala de cinco pontos, planejada para avaliar o humor durante a semana precedente. As seis escalas de PEDH são tensão/ansiedade, depressão/abatimento, raiva/hostilidade, vigor/atividade, fadiga/inércia e confusão/espanto. Com base nessas escalas, pode ser calculado um escore global de PEDH; um escore mais baixo indica um estado de humor mais favorável.

O EBEG consiste em 18 itens que geram um escore total com base em cinco escores de subescalas, envolvendo preocupação com a saúde, nível de energia, satisfação com a vida, contentamento/depressão, tensão/relaxamento e estabilidade emocional. Um alto escore no EBEG representa uma expressão de bem-estar positivo e ausência de maus sentimentos (ver Atividade de Condicionamento Físico 14.1, ao final deste capítulo, para modelos).

Quase todos os estudos demonstraram que o estado de humor psicológico, seja medido por PEDH ou EBEG, é mais favorável para pessoas ativas, podendo ser melhorado com a prática regular de exercício, especialmente quando o estado de humor está desfavorável antes do início do treinamento.[1,85,88-91] A Figura 14.9 ilustra os resultados do mesmo estudo descrito na Figura 14.8.[85] Nesse estudo, 15 semanas de treinamento com exercício moderado foram associadas a melhores escores totais no EBEG, em que houve contribuições de cada uma das seis subescalas, especialmente níveis de energia mais elevados. A Figura 14.10 resume os resultados de um estudo envolvendo 91 mulheres obesas. É possível observar que os escores EBEG melhoraram mais nas mulheres que estavam fazendo dieta (perdendo cerca de 8 quilogramas) e caminhavam com regularidade.[90]

Autoestima

A *autoestima* (ou autoconceito) é definida como o grau em que os indivíduos se sentem positivos sobre si mesmos e pode ser medida por diversos instrumentos, como a Escala de Autoestima de Rosenberg.[92] Os revisores identificaram a autoestima como a variável psicológica com maior potencial de ser melhorada por meio do treinamento com exercício, especialmente para aqueles indivíduos que, inicialmente, estão com baixa autoestima.[93-99] Uma metanálise da literatura demonstrou forte ligação entre treinamento para condicionamento aeróbio e autoconceito em adultos.[74]

Em um estudo envolvendo homens jovens em um centro de detenção juvenil, duas horas por semana de corrida e prática intensa de basquetebol levaram a melhoras significativas na autoestima e no estado de humor psicológico geral.[94] Os pesquisadores concluíram que a prática vigorosa do exercício aeróbio pode proporcionar ajuda psicológica substancial para adolescentes delinquentes. Uma metanálise demonstrou um efeito positivo da atividade física na autoestima de crianças.[99] Em um estudo randomizado e controlado com duração de 12 meses envolvendo 174 adultos idosos, melhoras no condicionamento físico foram ligadas à melhora da autoestima.[96] Durante um acompanhamento de seis meses, a autoestima diminuiu, acompanhando os declínios na frequência da atividade física.

O treinamento com peso leva a melhoras mensuráveis na força e no volume musculares, proporcionando um *feedback* positivo que foi associado, em muitos estudos, com melhora da autoestima. Em um estudo com duração de 12 semanas envolvendo 60 mulheres randomicamente designadas para treinamento com peso ou caminhada enérgica, a imagem corporal melhorou em ambos os grupos, mas a melhora foi mais significativa para as participantes que levantaram peso.[95] Em pacientes cardíacos, o treinamento de força foi associado a aumento da autoeficácia.[98]

Cognição mental

O exercício melhora a cognição mental?[100-111] Estudos com animais demonstraram, de maneira consistente, que o exercício físico praticado com regularidade melhora o aprendizado e a memória, tanto imediata como remota.[105,109] Muitas pessoas informam que se sentem "mentalmente alertas" logo depois de uma sessão de exercício, podendo estudar com maior

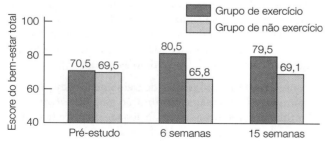

Figura 14.9 Treinamento com exercício moderado: efeito no bem-estar psicológico geral. O bem-estar geral melhorou de modo significativo em mulheres que caminharam energicamente durante 15 semanas, em comparação com controles sedentários. Fonte: Cramer SR, Nieman DC, Lee JW. The effects of moderate exercise training on psychological well-being and mood state in women. *J Psychosom Res* 35:437–449, 1991.

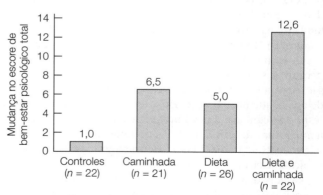

Figura 14.10 Resposta do bem-estar psicológico à dieta e/ou ao exercício; controles = exercícios leves, 4 sessões/semana; caminhada = cinco sessões de 45 minutos/semana; dieta = 1.300 Calorias/dia. Uma combinação de caminhada e dieta de perda de peso foi muito eficaz na melhora do bem-estar psicológico em mulheres com sobrepeso. Fonte: Nieman DC, Custer WF, Butterworth DE, Utter AC, Henson DA. Psychological response to exercise training and/or energy restriction in obese women. *J Psychosom Res* 48:23–29, 2000

atenção. É grande o número de estudos que avaliaram o efeito dos exercícios agudos e crônicos na cognição; para tanto, os estudiosos lançaram mão de diversos testes envolvendo lembrança de palavras, buscas pela memória, recuperação de nomes, etc.[100-111] Embora haja necessidade de um volume muito maior de pesquisa, aparentemente o exercício tem efeito positivo no desempenho cognitivo, em especial quando são testadas tarefas complexas envolvendo a memória.[103,105,108,111] Os resultados indicam que a memória e a função intelectual podem melhorar durante ou logo após uma sessão de exercício e em seguida a um treinamento prolongado.[104] Diversos estudos também sugerem que o exercício é eficaz na reversão ou, pelo menos, no retardo de certos declínios no desempenho cognitivo ligados ao envelhecimento.[100-103,107,108,111] Em um estudo com duração de seis meses envolvendo 124 pessoas idosas, por exemplo, a função cerebral melhorou 25% em comparação com o grupo de controle.[100] Em particular, melhorou a função cerebral nas áreas frontal e pré-frontal do córtex. Essas áreas foram ligadas à tomada de decisão e ao aprendizado de novas habilidades. Resumindo, parece existir alguma possível influência do exercício em medidas selecionadas do funcionamento cognitivo (especialmente em idosos), mas há necessidade de estudos mais bem projetados para que essa suposição seja confirmada.[100,106] Essas informações são resumidas na Figura 14.11.

MECANISMOS: COMO A ATIVIDADE FÍSICA AJUDA A SAÚDE PSICOLÓGICA

De modo geral, a maioria das pesquisas fala em favor do ideal grego de "mente sã, corpo são". Atualmente, a explicação de como e por que o exercício melhora a saúde psicológica é tópico de debate ativo. Algumas das hipóteses mais convincentes podem ser agrupadas como:[70,112,113]

1. Cognitivo-comportamental
2. Interação social
3. "Pedido de tempo"/distração
4. Condicionamento cardiovascular
5. Neurotransmissores da classe das monoaminas
6. Opioides endógenos

Hipótese cognitivo-comportamental

Indivíduos que dominam algo que percebem como difícil (p. ex., exercício regular) podem passar por uma mudança positiva em sua saúde psicológica, que se manifesta por aumento da autoconfiança, melhor autoeficácia (uma atitude de "posso fazer isso"), capacidade de lidar com problemas pessoais, aumento do vigor e do bem-estar geral e diminuição da ansiedade e da depressão. Por outro lado, algumas pessoas podem informar que se sentem melhor depois de uma sessão de exercício simplesmente porque esperam tal mudança.[77] Nos estudos mais bem projetados, no entanto, pesquisadores tentaram controlar esse problema utilizando uma designação aleatória dos participantes, grupos de controle com praticantes de exercícios leves e ocultação das intenções do estudo para os participantes.[85,112]

Hipótese da interação social

O exercício é geralmente realizado com outras pessoas, o que permite maiores oportunidades para interação social, prazer e atenção pessoal. Foi proposta a hipótese de que tal aspecto poderia explicar os efeitos antidepressivos e de elevação do humor do exercício. Em uma metanálise, porém, foi demonstrado que o exercício representava um antidepressivo significativamente melhor que o uso exclusivo de atividades agradáveis em grupo.[70] Em estudos que tentaram controlar a interação social, quase todos concluíram que as respostas fisiológicas favoráveis ao treinamento aeróbio não se deviam a esse fator.[85,86,88]

Hipótese do "pedido de tempo"/distração

A hipótese do "pedido de tempo" defende que atividades de distração com relação a estímulos estressantes, ou um "pedido de tempo" da rotina, são os responsáveis pela elevação do estado de espírito observada nos praticantes de exercício.[70,77] Contudo, evidências sugerem que a elevação do humor vivenciada depois do exercício se deve a algo mais do que simplesmente "dar um tempo" com relação à rotina. Exemplificando, foi constatado que o exercício diminui a depressão e a ansiedade em maior grau do que o relaxamento ("dar um tempo")

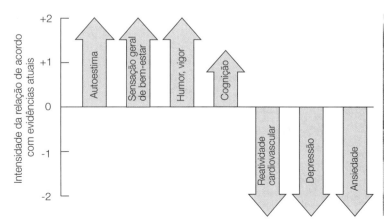
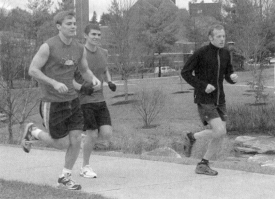

Figura 14.11 Resumo da relação entre atividade física e saúde psicológica. Esta figura resume a relação entre atividade física e saúde psicológica utilizando evidências atuais. A intensidade da relação está representado no eixo vertical, em que "2" representa forte evidência em apoio e "1" representa evidência preliminar em apoio, com necessidade de mais pesquisa para que essa associação seja confirmada.

ou as atividades agradáveis (distração).[70] Assim, em longo prazo, a prática regular do exercício pode melhorar o humor mais efetivamente do que o relaxamento habitual.

Hipótese do condicionamento cardiovascular

De acordo com esta teoria, a elevação do estado de espírito e a redução na ansiedade e na depressão estão diretamente ligadas ao nível de $\dot{V}O_{2máx}$ do condicionamento aeróbio. No entanto, diversos estudos informaram que as melhoras psicológicas observadas com o exercício ocorrem dentro das primeiras semanas de tratamento, antes que tenham ocorrido aumentos significativos no condicionamento aeróbio.[70,85] Além disso, em alguns estudos, dependendo da variável psicológica testada, a melhora no condicionamento anaeróbio com o treinamento com peso foi tão efetiva quanto os ganhos no condicionamento aeróbio.[70,95]

Alguns estudiosos acreditam que o exercício aeróbio possa aumentar o transporte de oxigênio para o cérebro e elevar a temperatura corporal profunda, induzindo a uma elevação no estado de humor.[106] No entanto, na melhor das hipóteses, é apenas tênue a pesquisa que liga essas mudanças a uma melhora da saúde mental, havendo necessidade de maior aprofundamento antes que possam ser tiradas conclusões.

Hipótese dos neurotransmissores da classe das monoaminas

Distúrbios nas secreções cerebrais de três neurotransmissores da classe das monoaminas – serotonina, dopamina e noradrenalina – foram implicados na depressão e em outros distúrbios psicológicos.[113] Há alguma evidência de que indivíduos deprimidos sofrem redução das secreções desses neurotransmissores, sendo utilizadas diversas medicações para aumentar a sua transmissão.

Em estudos com animais, uma sessão aguda de exercício aumenta a síntese e o metabolismo tanto da dopamina como da noradrenalina em vários locais do cérebro, incluindo mesencéfalo, córtex e hipotálamo.[114,115] O exercício pode desempenhar algum papel no tratamento e na prevenção da depressão e de outros distúrbios mentais mediante a promoção de um nível satisfatório de secreções de neurotransmissores, mas, diante dos dados existentes, esse tópico ainda está cercado de incertezas.[70,113]

Hipótese dos opioides endógenos

Opiatos vêm sendo utilizados há séculos para alívio da dor e indução de euforia. Em 1975, pesquisadores foram bem-sucedidos no isolamento de agentes químicos do corpo que, segundo foi descoberto, possuíam qualidades similares à morfina. Desde então, foram identificados muitos outros opiatos endógenos, que, de modo geral, podem ser divididos em três grupos: endorfinas, encefalinas e dinorfinas. Esses opioides endógenos estão amplamente distribuídos por todas as áreas do sistema nervoso central e influenciam muitos sistemas importantes do corpo, como o cardiovascular, o respiratório e o imunológico, além do metabolismo dos combustíveis.[116-122]

De especial interesse tem sido o *sistema das betaendorfinas*, que contribui para a regulação da pressão arterial, para a percepção da dor e para o controle da temperatura corporal. A betaendorfina tem receptores no hipotálamo e no sistema límbico do cérebro – áreas associadas com a emoção e o comportamento.

Durante o exercício vigoroso, a hipófise aumenta a produção de betaendorfina, levando a um aumento na concentração dessa substância no sangue. Conforme ilustra a Figura 14.12, a betaendorfina é um hormônio de ação tardia, que se eleva agudamente apenas durante e imediatamente depois de um exercício intenso. Nesse estudo, o aumento na betaendorfina não diferiu significativamente entre atletas e não atletas, comparando-se em uma base percentual de $\dot{V}O_{2máx}$. As concentrações de betaendorfina atingiram um pico durante a recuperação na ordem de 3 a 3,5 vezes os níveis em repouso, caindo para níveis praticamente de repouso após 45 minutos da recuperação.

Quase todos os pesquisadores constataram que a betaendorfina não aumenta a menos que a intensidade do exercício exceda 75% do $\dot{V}O_{2máx}$, ou que a duração exceda uma hora e o exercício seja realizado em um ritmo equilibrado entre a produção e a eliminação de lactato.[121]

Embora seja amplamente aceito pelo público praticante de exercícios que as endorfinas são responsáveis pela euforia induzida pelo exercício, os pesquisadores discordam na interpretação dos dados disponíveis. No centro do debate, fica a seguinte dúvida: as concentrações sanguíneas de betaendorfina realmente refletem o que está ocorrendo no sistema límbico, onde a betaendorfina deve ativar o sistema nervoso central para que produza euforia?

Depois que a betaendorfina é secretada no sangue pela hipófise, aparentemente essa substância é incapaz de penetrar a barreira hematoencefálica para chegar ao sangue. Como resultado, muitos pesquisadores se revelaram incapazes de correlacionar as mudanças nas concentrações sanguíneas de betaendorfina com a redução da tensão ou da dor. Estudos demonstram, por exemplo, que, embora as pessoas possam tolerar mais dor que o normal durante a prática intensa do exercício e por cerca de 15 minutos depois, ao que parece, os níveis plasmáticos de betaendorfina não estão relacionados a isso.[122]

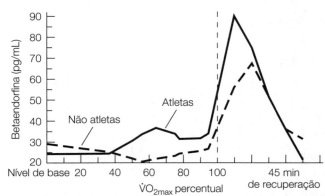

Figura 14.12 Comparação entre a betaendorfina em atletas e não atletas. Nesse estudo, não atletas sedentários e atletas maratonistas se exercitaram até a exaustão durante um teste de esforço progressivo em esteira ergométrica de Balke. A concentração de betaendorfina no sangue se elevou de maneira acentuada durante o início da recuperação, em resposta a um exercício de intensidade praticamente máxima. Fonte: Nieman (dados inéditos).

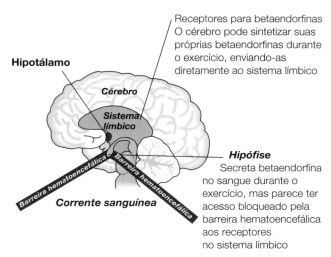

Figura 14.13 Betaendorfina e a barreira hematoencefálica. Embora seja verdade que o exercício praticado com vigor aumente a concentração de betaendorfina no sangue, essa complexa molécula proteica é incapaz de transpor a barreira hematoencefálica para ter acesso aos receptores localizados no sistema límbico. Contudo, o cérebro pode ser capaz de sintetizar sua própria betaendorfina durante o exercício ou esse hormônio pode projetar-se até áreas do cérebro através das fibras nervosas.

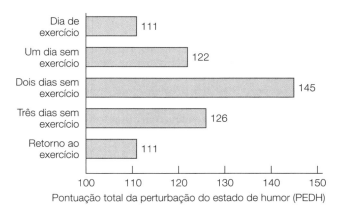

Figura 14.14 Perturbação do estado de humor durante a privação de exercício em praticantes habituais. Nessas pessoas, a perturbação do humor aumenta agudamente dentro dos primeiros dois dias de privação do exercício. Fonte: Mondin GW, Morgan WP, Piering PN, et al. Psychological consequences of exercise deprivation in habitual exercisers. *Med Sci Sports Exerc* 28:1199–1203, 1996.

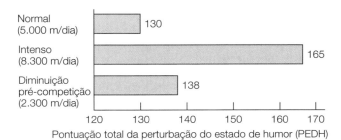

FIGURA 14.15 Perturbação do estado de humor em nadadores durante o treinamento. O treinamento intenso aumenta a perturbação do estado de humor em nadadores. Fonte: Raglin JS, Koceja DM, Stager JM, Harms CA. Mood, neuromuscular function, and performance during training in female swimmers. *Med Sci Sports Exerc* 28:372–377, 1996.

No entanto, existem certas evidências (com base em estudos com animais) de que as concentrações cerebrais de betaendorfina aumentam durante o exercício.[120] Foi constatado que o exercício submáximo durante longos períodos aumenta os níveis cerebrais de betaendorfina e melhora a tolerância à dor em ratos.

Outra pesquisa com animais sugere que um exercício rítmico e prolongado de grandes grupos musculares pode ativar sistemas de opioides cerebrais ao disparar certos nervos sensitivos que vão do músculo ao cérebro.[120] Todavia, ainda não se tem certeza se o cérebro está sintetizando sua própria betaendorfina ou se as mudanças induzidas pelo exercício capacitam a betaendorfina a cruzar a barreira hematoencefálica e ingressar no cérebro.[121]

Há necessidade de mais pesquisas para que esses tópicos sejam resolvidos, mas há evidência de que o exercício intenso possa ativar os sistemas dos opioides cerebrais, aumentando o limiar da dor e melhorando o estado de espírito (ver Fig. 14.13).[120]

É mais do que provável que tanto os mecanismos fisiológicos como psicológicos revisados nesta seção desempenhem algum papel na explicação das melhoras no estado de espírito psicológico observado depois do exercício.

PRECAUÇÕES: DEPENDÊNCIA DO EXERCÍCIO, PERTURBAÇÕES DO HUMOR E DISTÚRBIOS DO SONO

Alguns indivíduos são dependentes do exercício e demonstram tal empenho que as obrigações com trabalho, família e relações interpessoais, além de sua capacidade de utilizar orientações médicas, acabam ficando em segundo plano. Essas pessoas também são compulsivas, utilizam o exercício como forma de escape, são supercompetitivas, vivem em um estado de fadiga crônica, são autocentradas e preocupadas com o condicionamento, a dieta e a imagem corporal. Se, por alguma razão, o exercício tiver de ser interrompido, esses indivíduos passam a exibir sintomas de abstinência. A Figura 14.14 mostra que a perturbação do humor aumentou agudamente dentro das primeiras 48 horas de privação do exercício em pessoas que se exercitavam habitualmente.[123] Fisiculturistas que conseguem se exercitar até seis horas por dia exibem dependência do exercício, obsessão com a aquisição e a definição da musculatura e necessidade de treinar, pondo de lado família, amigos e trabalho como focos de seu tempo e energia.[124]

A perturbação do humor pode se intensificar quando as cargas de treinamento são aumentadas excessivamente.[125-127] Quando nadadores aumentaram sua distância diária de treinamento de 4.000 para 9.000 metros por dia durante um período de dez dias, ocorreu aumento significativo de dores musculares, depressão, raiva, fadiga e perturbação geral do humor, além de redução da sensação geral de bem-estar.[125] A Figura 14.15 nos revela que períodos de treinamento intensivos estão associados com perturbação do humor em atletas.[126] Foi demonstrado que o exercício físico intenso, como uma competição de maratona (42,2 km), por exemplo, promove interrupção do sono de movimento rápido dos olhos (sono REM) e do tempo total de sono (ver Compreensão da Medicina Esportiva, ao final deste capítulo).[128]

IMPLICAÇÕES PRÁTICAS

Embora não se saiba o porquê, a pesquisa apresentada neste capítulo demonstrou que a mesma quantidade de exercício que ajuda o coração também ajuda o cérebro. O American College of Sports Medicine [Colégio Norte-Americano de Medicina Esportiva] estabeleceu que são necessárias 3 a 5 sessões de exercício aeróbio por semana com duração de 20 a 30 minutos de atividades com intensidade moderada (*jogging*, natação, ciclismo ou caminhadas enérgicas) para que os sistemas cardiovascular e respiratório fiquem completamente desenvolvidos. Quase todos os estudos que ligaram exercício à saúde mental utilizaram esses mesmos critérios, demonstrando, com isso, que o coração fica fortalecido, da mesma maneira que o cérebro. Para que o exercício seja eficaz em termos de alívio do estresse, ele deve ser não competitivo, de intensidade moderada e realizado em ambiente agradável (ver Fig. 14.16).

O exercício é uma arma poderosa no combate ao interminável assalto do estresse, da ansiedade e da depressão, um lugar-comum em nossa época. O exercício realmente ajuda, funcionando como um amortecedor e reduzindo as tensões representadas por eventos estressantes. O exercício pode ajudar a fortificar o cérebro, aliviando a ansiedade e a depressão, ao mesmo tempo em que eleva o estado de espírito. Os níveis de estresse podem ser reduzidos por diversos tipos de medicamentos, mas é preferível um programa apropriado de atividade física, por exercer muitos outros efeitos positivos para a saúde.

Em termos cognitivos, o cérebro pode funcionar melhor durante o exercício. Embora sejam necessárias mais pesquisas para avaliar o efeito do exercício regular na função mental em geral, há evidência de que ele seja capaz de mais do que apenas fazer as pessoas se sentirem melhor fisicamente.

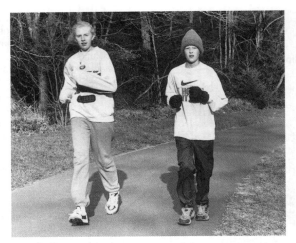

Figura 14.16 Para que o exercício seja efetivo em termos de indução do relaxamento, deve ser não competitivo, de intensidade moderada e realizado em um ambiente agradável.

O que isso significa, tanto para estudantes como para trabalhadores ocupados em qualquer lugar, é que o tempo gasto com o exercício pode não ser perdido em termos de realização do trabalho. Na verdade, a sessão de meia hora de exercício pode melhorar o funcionamento mental, até o ponto de aumentar a eficiência geral em termos de aproveitamento do tempo.

Portanto, a alocação do tempo curricular para a educação física pode não prejudicar os feitos acadêmicos, como alguns conselhos escolares ainda pensam. Do mesmo modo, paradas para prática de exercício por funcionários de escritório normalmente sedentários podem aumentar a produtividade do negócio. Pesquisas futuras deverão ajudar a resolver algumas dessas dúvidas.

COMPREENSÃO DA MEDICINA ESPORTIVA

Exercício e sono

Os distúrbios do sono são comuns em todo o mundo. Segundo o National Center on Sleep Disorders Research [Centro Nacional para Pesquisa de Distúrbios do Sono] dos EUA um número de até 80 milhões de norte-americanos têm problemas de sono graves e incapacitantes, 10 a 15% sofrem de insônia crônica e praticamente metade dos adultos idosos dizem que não conseguem ter um repouso adequado.[129,130] A vasta maioria de norte-americanos não sabe como resolver seus problemas com o sono e desconhece as consequências desses transtornos (ver Quadro 14.8 e Atividade de Condicionamento Físico 14.8).[131]

Acredita-se que a perda e os distúrbios do sono desempenhem papel importante em 100.000 acidentes automobilísticos e em 1.500 mortes a cada ano; até 13% das fatalidades ligadas a acidentes são causadas por dormir ao volante.[130] A perda de uma hora de sono quando a maioria dos norte-americanos adianta seus relógios na primavera para poupar tempo de luz solar no horário de verão provoca um aumento de 7 a 8% nos acidentes de tráfego. Por outro lado, o retorno ao horário-padrão no outono resulta em uma queda de 7 a 8% nesses acidentes.

Insônia é definida pelo National Institutes of Health como a "percepção ou queixa de um sono inadequado ou de má qualidade" (ver Quadro 14.9).[132] As características da insônia incluem:[132,133]

- Dificuldade para adormecer
- Despertar frequentemente durante a noite, com dificuldade para voltar a dormir
- Despertar cedo demais pela manhã
- Um sono não reconfortante

Idade avançada, sexo feminino, separação conjugal, má situação socioeconômica e histórico de depressão são aspectos que já foram ligados à insônia.[132,133] Pessoas com insônia crônica demonstram menor capacidade de concentração, problemas de memória, problemas para desempenhar tarefas do dia a dia e dificuldade em trabalhar e de se dar bem com outras pessoas. Um sono ruim pode resultar em fadiga, aumentando a probabilidade de erro e acidentes. Trabalhadores de turno são responsáveis por 20% da força de trabalho nos EUA e têm probabilidade 2 a 5 vezes maior de caírem no sono no trabalho, em comparação com trabalhadores com horário diurno fixo, além de exibirem mais estresse e irritabilidade, e sofrerem de mais doenças cardíacas e problemas gastrintestinais.

(continua)

Capítulo 14 Saúde Psicológica **587**

COMPREENSÃO DA MEDICINA ESPORTIVA *(continuação)*
Exercício e sono

As necessidades de sono variam ao longo do ciclo biológico.[131] Neonatos e bebês precisam de muito sono e dormem durante vários períodos ao longo das 24 horas do dia. Sonecas são importantes para eles, assim como para as crianças que estão começando a andar e que podem tirar sonecas até os 5 anos de idade. Ao entrar na adolescência, o padrão de sono passa para um ciclo de dormir e acordar mais tarde, mas eles ainda precisam de aproximadamente nove horas de sono. Já na vida adulta, é recomendável que a pessoa tenha 7 a 9 horas de sono. Ao longo do ciclo biológico, as necessidades de sono são:

- Neonatos/bebês (incluindo sonecas):
  0 a 2 meses, 10,5 a 18,5 horas
  2 a 12 meses, 14 a 15 horas

- Crianças até a pré-adolescência (incluindo sonecas):
  12 a 18 meses, 13 a 15 horas
  18 meses até 3 anos de idade, 12 a 14 horas
  3 a 5 anos de idade, 11 a 13 horas
  5 a 12 anos de idade, 9 a 11 horas

- Adolescentes
  8,5 a 9,5 horas

- Adultos/idosos
  em média, 7 a 9 horas

A duração do sono está ligada à duração da vida.[134,135] Em um estudo envolvendo 1 milhão de norte-americanos, durante o acompanhamento, aqueles participantes com 45 anos de idade ou mais que informaram dormir mais de 10 ou menos de 5 horas por noite tiveram percentuais de mortalidade maiores que os participantes que dormiam cerca de 7 horas.[134] Insônia no início da vida adulta é um fator de risco para ocorrência de depressão clínica e angústia psiquiátrica.[136]

CICLOS DO SONO

Uma noite de sono é composta por 4 ou 5 ciclos, cada qual progredindo ao longo de vários estágios.[136,137] Cada estágio produz padrões cerebrais específicos que podem ser documentados por um eletrocardiograma (EEG), um registro dos impulsos elétricos gerados no cérebro. Durante cada noite, uma pessoa alterna entre sono de movimento não rápido dos olhos (NREM) e sono de movimento rápido dos olhos (REM). O ciclo inteiro de sono NREM e REM leva cerca de 90 minutos. O adulto médio dorme um período de 7,5 horas (cinco ciclos completos), 25% do qual consiste em sono REM. Por volta dos 70 anos de idade, o sono noturno total diminui para cerca de seis horas (quatro ciclos de sono), mas o percentual de REM permanece em torno de 25%. A eficiência do sono é reduzida no idoso, ocorrendo aumento do número de despertares durante a noite.

No sono NREM, a atividade cerebral, a respiração, a pressão arterial e o metabolismo (sinais vitais) ficam mais lentos e a temperatura corporal cai, à medida que se atinge um profundo estado de tranquilidade. O sono começa com um período NREM, durante o qual as ondas cerebrais gradualmente ficam alongadas em quatro estágios distintos:[131,137]

1. *1º estágio*. Caracterizado por sono mais leve, redução da atividade cerebral e dos sinais vitais e pensamentos que se aproximam de sonhos

2. *2º estágio*. Caracterizado por um sono ligeiramente mais profundo e por sinais vitais mais lentos

3. *3º e 4º estágios (sono de ondas lentas)*. Caracterizado por sono profundo, depressão dos sinais vitais e atividade cerebral lenta, de baixa frequência e alta amplitude, conhecida por ondas delta

O sono de ondas lentas geralmente termina com a mudança de posição da pessoa adormecida. Nesse momento, as ondas cerebrais invertem seu curso quando a pessoa adormecida se encaminha para o estágio de REM ativo. O sistema nervoso central impõe uma manifestação fisiológica tão intensa, que alguns chegaram mesmo a descrever essa manifestação como um terceiro estágio da existência em nossa realidade. No sono REM, os olhos se movimentam rapidamente sob as pálpebras cerradas e ocorrem sonhos vívidos, dos quais muitas vezes a pessoa poderá se lembrar. A respiração regular da fase NREM abre caminho para uma incerteza significativa, e o ritmo cardíaco acelera ou sofre inexplicável retardo. Durante o sono REM, o cérebro fica intensamente ativo e o metabolismo cerebral global poderá ficar acelerado além do nível vivenciado pela pessoa desperta.

UM SONO MELHOR

Foi demonstrado que, nos tempos modernos, uma boa noite de sono é uma meta difícil para muitas pessoas. A National Sleep Foundation [Fundação Nacional do Sono dos EUA] publicou várias orientações para um sono melhor. A seguir, apresentam-se dez delas:[131]

- Mantenha um horário regular para deitar e acordar, inclusive em fins de semana.

- Estabeleça uma rotina relaxante e regular para a hora de se recolher, como tomar um banho quente (de chuveiro ou banheira) e, em seguida, ler um livro ou ouvir música calma.

- Crie um ambiente conducente ao sono, que seja escuro, silencioso, confortável e em uma temperatura agradável.

- Durma com um colchão e travesseiros confortáveis.

- Use seu quarto apenas para dormir e fazer sexo. É melhor não deixar no lugar onde você dorme material de trabalho, computadores ou televisão.

- Não consuma mais alimentos pelo menos 2 a 3 horas antes de se recolher para dormir.

- Evite nicotina (p. ex., cigarros, produtos derivados do tabaco). Utilizada nas proximidades da hora de dormir, pode causar um sono insatisfatório.

- Evite cafeína (p. ex., café, chá, refrigerantes, chocolate) nas proximidades da hora de dormir. Esses alimentos poderão dificultar seu sono.

(continua)

COMPREENSÃO DA MEDICINA ESPORTIVA (continuação)
Exercício e sono

- Evite ingerir bebidas alcoólicas nas proximidades da hora de dormir. Elas podem provocar interrupção do sono durante a noite.
- Pratique exercícios com regularidade. É melhor completar sua rotina de exercício pelo menos algumas horas antes de ir dormir.

ATIVIDADE FÍSICA E SONO

As notificações do Better Sleep Council e da National Sleep Foundation sobre o valor do exercício para melhorar a qualidade e a quantidade de sono se baseiam em um número relativamente pequeno de estudos bem planejados. É considerável o debate em torno do valor do exercício para melhorar o sono, causado, em grande parte, pela dificuldade dos pesquisadores em medir a qualidade do sono.[137-141]

Em comparação com pessoas que evitam exercício, pessoas com bom condicionamento físico afirmam ser capazes de adormecer mais rapidamente, dormir melhor e se sentirem menos cansadas durante o dia.[137,140] Cientistas confirmaram que pessoas que praticam exercícios regularmente e com alta intensidade realmente passam mais tempo no sono de ondas lentas, uma medida da qualidade do sono, em comparação com pessoas inativas.[142-146] Em um estudo, pesquisadores compararam a quantidade total de tempo passado no sono de ondas lentas entre corredores muito bem condicionados (que treinavam, em média, 72 quilômetros/semana) e controles sedentários.[146] Os corredores passaram 18% mais tempo no sono de ondas lentas do que os controles (ver Fig. 14.17). Em outro estudo, a qualidade do sono foi comparada em mulheres e homens idosos sedentários e fisicamente ativos.[145] O grupo que praticava exercício teve mais qualidade na forma de um sono mais longo, menos tempo para adormecer e melhor prontidão ao longo do dia. Entre 722 adultos, tanto homens como mulheres que se exercitavam regularmente estavam em risco mais baixo para distúrbios do sono.[142]

Alguns pesquisadores acreditam que o sono de ondas lentas ajude a restaurar e revitalizar as pessoas para o dia seguinte.[137-141] Quando as pessoas iniciam e mantêm programas de exercício vigorosos, faz sentido que, enquanto dormem, tenham de aumentar a quantidade de sono de ondas lentas como compensação. Em outras palavras, se houver aumento do gasto de energia decorrente do exercício, isso implica em maior necessidade de tempo de restauração na forma de mais sono em geral, especialmente no nível mais profundo.

A maior parte dos estudos concorda com essa "teoria da restauração".[140,147] Em uma ampla revisão da literatura sobre os efeitos do exercício na qualidade do sono, os autores concluíram que indivíduos que se exercitam não só adormecem com maior rapidez, como também dormem um pouco mais e com um sono mais profundo do que indivíduos que evitam se exercitar.[139] Uma série de exercícios causa maior impacto positivo na qualidade do sono para indivíduos idosos ou em estado de mau condicionamento. Em outras palavras, aquelas pessoas que mais precisam são as mais beneficiadas com a prática do exercício.

Quanto maior for a duração da sessão de exercício (p. ex., superior a uma hora), melhor será a qualidade do sono naquela noite, exceto para aquele exercício incomumente intenso e prolongado, como provas de ultramaratona, que, na verdade, podem promover interrupção do sono.[140,141] Exemplificando, foi informado aumento na ocorrência de vigília em corredores na noite subsequente a uma prova de maratona.[128]

Há alguma evidência de que o exercício de grande intensidade (capaz de causar suor) tenha efeito mais benéfico na qualidade do sono que o exercício de baixa intensidade.[137,140] Entretanto, os pesquisadores alertam que a prática de exercício e a ocorrência de suor nas proximidades da hora de dormir podem ter um efeito adverso na qualidade do sono, tanto para indivíduos condicionados como para sedentários. É por isso que o Better Sleep Council recomenda evitar a prática de exercício intenso no final do dia.[131] Durante o sono de ondas lentas, ocorre uma queda na temperatura corporal; por isso, se atividades físicas que elevam a temperatura corporal e provocam suor são realizadas nas proximidades da hora de dormir, a qualidade do sono é perturbada porque o corpo e o cérebro não são capazes de atingir as temperaturas mais frias necessárias para o sono profundo. No entanto, algumas evidências questionam essa suposição.[148] Em indivíduos com bom condicionamento aeróbio, o sono não foi adversamente afetado por uma sessão de exercício com duração de uma hora a 60% do $\dot{V}O_{2máx}$ ou de três horas a 70% do $\dot{V}O_{2máx}$ completada 30 minutos antes da hora de dormir.

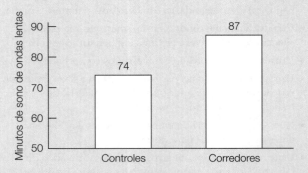

Figura 14.17 Sono de ondas lentas em corredores e controles. Nesse estudo envolvendo corredores (72 quilômetros/semana) e controles sedentários, os corredores passaram 18% mais tempo no sono de ondas lentas. Fonte: Trinder J, Paxton S, Montgomery I, Fraser G. Endurance as opposed to power training: Their effect on sleep. *Psychophysiol* 22:668–673, 1985

(continua)

COMPREENSÃO DA MEDICINA ESPORTIVA *(continuação)*
Exercício e sono

Quase todos os estudos sobre exercício e qualidade do sono compararam indivíduos condicionados e não condicionados ou analisaram o efeito de uma sessão de exercício no sono daquela noite. São pouquíssimos os estudos publicados sobre treinamento com exercício com o objetivo de determinar se o início e a manutenção de um programa de exercício melhoram a qualidade do sono.[137-140] Em um estudo de novos recrutas do Exército norte-americano, foi constatado, por várias mensurações, que 18 semanas de treinamento básico melhoraram a qualidade do sono.[143] A maioria das melhoras na qualidade do sono ocorreu dentro das primeiras nove semanas de treinamento, quando os recrutas estavam se adaptando à maior carga de exercício.

Em um estudo realizado na Universidade de Stanford, adultos idosos fisicamente inativos foram designados para grupos de exercício ou de não exercício durante 16 semanas.[149] Os participantes no grupo de exercício praticaram aeróbia de baixo impacto e caminhadas vigorosas durante 30 a 40 minutos, quatro dias por semana. O treinamento com exercício levou a uma melhora na qualidade do sono, a períodos de sono mais longos e a menos tempo até adormecer. Os pesquisadores concluíram que adultos idosos que se queixam com frequência de problemas do sono podem ser beneficiados se iniciarem um programa de exercícios de resistência de intensidade moderada e praticados regularmente (ver Fig. 14.18). Um estudo com duração de um ano envolvendo mulheres na pós-menopausa demonstrou que aquelas participantes que se exercitavam moderadamente pela manhã durante 3 a 4 horas por semana tiveram menos problema em adormecer em comparação com as mulheres que se exercitavam menos.[144]

PERDA DO SONO E CAPACIDADE DE SE EXERCITAR

Já está bem documentado que a falta de sono afeta negativamente o humor, a vigilância e a capacidade de realizar tarefas mentais complexas. Com relação ao corpo, quase todos os estudos demonstraram que a perda de sono de 4 a 6 horas não compromete significativamente a capacidade de se exercitar.[150-156] Contudo, indivíduos privados de sono ainda informam que o exercício parece mais difícil do que o normal. Em outras palavras, em seguida à perda de sono durante 1 ou 2 noites, o desempenho físico não parece ficar significativamente prejudicado, desde que os participantes estejam suficientemente motivados.

Um grupo de pesquisadores do Canadá estudou os efeitos de dois dias de privação do sono em 33 voluntários do sexo masculino.[155] Embora a falta de sono não tenha efeito na força muscular, o desempenho do trabalho diminuiu significativamente (Fig. 14.19). Os voluntários tiveram um tempo difícil para se motivarem a cumprir tarefas como carregar sacos de areia, caminhar vigorosamente durante 30 minutos ou transportar cargas com um carrinho de mão. Os pesquisadores concluíram que, embora indivíduos com privação do sono possam ter a capacidade fisiológica para realizar o trabalho, a interferência do humor, da percepção do esforço ou mesmo a natureza repetitiva das tarefas diminuem a capacidade dos indivíduos de manter um nível constante de produção de trabalho.

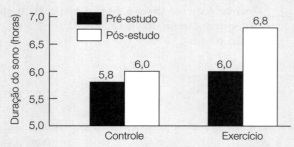

Figura 14.18 Influência de 16 semanas de treinamento com exercício na duração do sono em 43 idosos com queixas de sono moderadas. A duração do sono aumentou nos idosos que se exercitaram quatro vezes por semana, 30 a 40 minutos por sessão, ao longo de um período de 16 semanas. Fonte: King AC, Oman RF, Brassington GS, Bliwise DL, Haskell WL. Moderate-intensity exercise and self rated quality of sleep in older adults. *JAMA* 277:32–37, 1997.

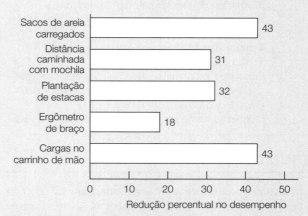

Figura 14.19 Redução no desempenho do trabalho/exercício depois de dois dias de privação do sono. A privação do sono está associada a um decréscimo no desempenho do trabalho. Fonte: Rodgers CD, Paterson DH, Cunningham DA, et al. Sleep deprivation: Effects on work capacity, self-paced walking, contractile properties and perceived exertion. *Sleep* 18:30–38, 1995.

Quadro 14.8

Fatos sobre o sono nos EUA

- Em média, os adultos dormem sete horas durante uma noite comum – uma hora a menos do que é recomendado pelos especialistas do sono. Apenas 32% dormem oito horas ou mais nas noites dos dias da semana e 39% dormem menos do que sete horas.

- Nos finais de semana, os adultos dormem, em média, 7,5 horas por noite.

- Um terço dos norte-americanos diz que dorme atualmente menos do que cinco anos atrás e 74% informam que sofrem frequentes problemas de sono, embora a maioria não tenha tido qualquer diagnóstico de transtorno do sono.

- Um percentual considerável de adultos (37%) informa que fica tão sonolento durante o dia que isso chega a interferir nas atividades cotidianas durante pelo menos alguns dias por mês. Um em cinco (16%) vivencia esse nível de sonolência diurna alguns dias por semana (ou mais). Quando se sentem sonolentos durante o dia, 65% informam que se mostram muito propensos a tolerar sua sonolência e "seguir em frente".

- Mais de metade dos adultos nos EUA (51%) informam que já dirigiram quando estavam sonolentos no ano de 2006, 17% realmente chegaram a cochilar enquanto dirigiam e 1% sofreram um acidente por terem cochilado ou porque estavam muito cansados.

- Cerca de metade dos adultos (51%) informa ter passado por um ou mais sintomas de insônia pelo menos algumas noites por semana no ano de 2006 e 29% tiveram insônia praticamente todas as noites.

- Quase metade dos adultos (46%) precisa de um despertador para acordar até quatro ou mais vezes por semana.

- As atividades mais comuns dentro da hora anterior ao momento de ir para a cama são assistir TV (87%), passar o tempo com a família e amigos (73%), ler (53%) e tomar um banho (chuveiro ou banheira) (50%).

- Mais de 1 em 10 adultos (15%) informa estar tomando medicamentos sujeitos a receita e/ou de venda livre.

Fonte: National Sleep Foundation, pesquisas de 2001 e 2002. www.sleepfoundation.org [em inglês].

Quadro 14.9

Vamos saber se você está sofrendo de privação do sono?

Se três ou mais das seguintes opções descrevem você, é possível que esteja precisando de mais horas de sono:

_____ Preciso de um relógio despertador para acordar na hora certa.

_____ É uma "luta" sair da cama pela manhã.

_____ Sinto cansaço, irritação e estresse durante a semana.

_____ Tenho dificuldades para me concentrar.

_____ Tenho dificuldades de memória.

_____ Sinto que meu raciocínio crítico e minha capacidade de solucionar problemas e de ser criativo estão lentos.

_____ Frequentemente pego no sono assistindo televisão.

_____ Tenho dificuldade em permanecer desperto em reuniões ou aulas chatas ou em salas quentes.

_____ Frequentemente cochilo depois de uma refeição farta ou de uma pequena dose de bebida alcoólica.

_____ Com frequência fico sonolento ao dirigir o carro.

_____ Frequentemente durmo algumas horas a mais nas manhãs do fim de semana.

_____ Frequentemente preciso tirar um cochilo para cumprir as tarefas do dia.

_____ Tenho olheiras.

Fonte: National Sleep Foundation, 2005.

RESUMO

1. Praticamente 1 em cada 5 norte-americanos é afetado por um ou mais transtornos mentais, especialmente ansiedade e transtornos depressivos.

2. O estresse é definido como qualquer ação ou situação que implique em demandas especiais recaindo em uma pessoa. Foram revisados cinco princípios do controle do estresse.

3. Estudos demonstraram que um estado crônico de ansiedade, depressão ou angústia emocional está associado com deterioração da saúde.

4. Pessoas ativas têm um melhor perfil psicológico do que pessoas inativas. No entanto, pode estar presente uma forte tendenciosidade para autosseleção quando são comparadas pessoas ativas com a população geral. Deve-se dar preferência a estudos intervencionais controlados ao se procurar pela relação entre atividade física e saúde psicológica.

5. Em pesquisas realizadas nos EUA, a atividade física está positivamente associada a uma boa saúde mental, definida como estado de espírito positivo, sensação geral de bem-estar e sintomas infrequentes de ansiedade e depressão.

6. Pessoas não condicionadas demonstram respostas cardiovasculares e subjetivas mais expressivas a estresso-

Capítulo 14 Saúde Psicológica **591**

res psicológicos do que pessoas com altos níveis de condicionamento aeróbio.

7. Depressão, ansiedade e estado de espírito são favoravelmente afetados pela prática regular de exercício aeróbio.

8. Foi demonstrado que tanto o exercício aeróbio como o não aeróbio ajudam a melhorar a autoestima.

9. A memória recente e a função intelectual podem ficar mais apuradas durante ou logo após uma sessão de exercício. Há necessidade de mais pesquisas para que sejam estudados os efeitos em longo prazo.

10. A betaendorfina aumenta no sangue durante o exercício intenso, mas não durante o exercício praticado em baixa intensidade. Muitos pesquisadores constataram que, apesar de reduções significativas na tensão durante o exercício, o aumento da betaendorfina não está ligado à melhora no estado de espírito. Ao que parece, essa complexa molécula proteica é incapaz de transpor a barreira hematoencefálica para ter acesso aos receptores localizados no sistema límbico. Apesar disso, o cérebro pode ser ativado pelo movimento muscular, sintetizando sua própria betaendorfina.

11. O exercício pode melhorar a atividade dos neurotransmissores no cérebro, aumentando as concentrações cerebrais de noradrenalina e serotonina.

12. No quadro Compreensão da Medicina Esportiva, foram revisados o sono e suas relações com o exercício.

Questões de revisão

1. *Durante um ano, estima-se que ____% dos indivíduos padeçam de alguma forma de transtorno mental.*

   A. 12   **B.** 22   **C.** 39   **D.** 54   **E.** 87

2. *____ são os transtornos mentais mais prevalentes.*

   A. Transtornos depressivos
   B. Transtornos esquizofrênicos
   C. Transtornos de ansiedade
   D. Transtornos de abuso de substância
   E. Transtornos de personalidade antissocial

3. *Transtornos da ansiedade são ____ vezes mais prevalentes em mulheres que em homens.*

   A. 2   **B.** 3   **C.** 4   **D.** 5   **E.** 6

4. *Quando um estressor é percebido pela mente humana, o sinal segue a trajetória: hipotálamo, hipófise e, a seguir, ____, onde ocorre liberação de cortisol.*

   A. Baço   **D.** Pulmões
   B. Glândulas suprarrenais   **E.** Intestino
   C. Coração

5. *Mais de ____% dos suicídios envolvem pessoas com transtorno mental diagnosticável.*

   A. 10   **B.** 30   **C.** 50   **D.** 75   **E.** 90

6. *O Esquema de Bem-Estar Geral, um teste para o estresse psicológico, foi utilizado em várias pesquisas nos EUA. Em geral:*

   A. Os escores são mais altos para pessoas fisicamente ativas.
   B. Os escores são mais baixos para pessoas fisicamente ativas.
   C. Não foi observada diferença nos escores entre pessoas ativas e inativas.

7. *Um estado crônico de ansiedade, depressão ou angústia emocional foi associado a diversas doenças, inclusive:*

   A. Câncer
   B. Doença cardíaca
   C. Infecção
   D. Todas as anteriores

8. *Qual das opções a seguir **não** ocorre durante a resposta de lutar ou fugir do estresse?*

   A. Aumento da pressão arterial.
   B. Diminuição da secreção de saliva.
   C. Supressão do sistema imunológico.
   D. Aumento da transpiração.
   E. Respiração mais lenta e superficial.

9. *Há cinco estratégias básicas para o controle do estresse. Qual das seguintes afirmativas **não** é uma recomendação de uma dessas estratégias?*

   A. Controle os estressores mantendo estáveis seu ritmo da vida e seus horários diários.
   B. Tenha em vista que, ao ocorrerem eventos estressantes, a mente pode escolher a reação.
   C. Boa saúde e exercício podem ajudar o corpo a lidar com o estresse com mais facilidade.
   D. Procure pelo apoio social de outras pessoas.
   E. Permita que a resposta de fugir ou lutar ocorra frequentemente para que o corpo se acostume a ela.

10. *O exercício físico praticado com regularidade **não** foi associado com:*

    A. Aumento da reatividade cardiovascular ao estresse mental
    B. Diminuição da ansiedade
    C. Diminuição da depressão
    D. Aumento do autoconceito
    E. Melhora na cognição, especialmente em idosos

592 Parte IV Atividade Física e Doença

11. Para um diagnóstico de depressão, a pessoa que padece de um transtorno depressivo importante deve estar com o estado de espírito deprimido ou ter perdido o interesse nas atividades do dia a dia consistentemente durante um período mínimo de ____ semana(s).

A. 1   **B.** 2   **C.** 3   **D.** 4   **E.** 6

12. Dr. ____ é o criador do conceito de estresse.

A. Selye   **C.** Paffenbarger   **E.** Pollock
B. Cooper   **D.** Haskell

13. Para um diagnóstico de transtorno generalizado da ansiedade, é preciso que ocorram ansiedade excessiva e uma preocupação acerca de diversos eventos ou atividades (p. ex., atuação no trabalho ou no desempenho escolar) na maioria dos dias durante pelo menos ____ meses.

A. 1   **B.** 2   **C.** 3   **D.** 4   **E.** 6

14. O norte-americano adulto médio dorme ____ horas durante as noites do fim de semana.

A. 5   **B.** 6   **C.** 7   **D.** 8   **E.** 9

15. Algumas pessoas têm dificuldade para dormir. O Better Sleep Council publicou várias recomendações para melhorar o sono. Qual das seguintes opções não está incluída nessas recomendações?

A. Mantenha um número regular de horas de sono.
B. Pratique exercício com regularidade.
C. Faça uma generosa refeição perto da hora de dormir.
D. Evite fumar.
E. Pare de usar estimulantes como o café.

16. Durante qual dos estágios a seguir ocorre o sono de ondas lentas?

A. 1   **B.** 2   **C.** 3 e 4   **D.** 5   **E.** 6

17. Em todo o mundo, a doença mental está classificada como causa número ____ de incapacitação e mortalidade prematura.

A. 1   **B.** 2   **C.** 3   **D.** 4   **E.** 6

18. São vários os critérios para diagnóstico de depressão. Qual das opções a seguir não é um deles?

A. Sono perturbado
B. Pensamento ou tentativa suicida
C. Sentimentos de inutilidade, autocensura
D. Mudanças no apetite e no peso
E. Grande mostra de energia e impulso incomum para realizar atividades

19. Depois de qual atividade física os níveis sanguíneos de betaendorfina ficariam mais elevados?

A. Caminhada
B. Corrida de meia maratona

C. Prática de basquetebol
D. Pedalar a 16 quilômetros por hora
E. Partida de tênis de duplas

20. Tipicamente, a ____ fica aumentada com o treinamento com exercício, tanto aeróbio como de musculação.

A. Depressão
B. Autoestima
C. Ansiedade corrente
D. Reatividade cardiovascular
E. Inteligência

21. Projeções demonstram que os transtornos mentais irão ____ sua participação no ônus global da doença e incapacitação durante as próximas décadas.

A. Aumentar   **B.** Diminuir

22. São seis os mecanismos potenciais que explicam como a atividade física ajuda a saúde psicológica. Qual das hipóteses a seguir está mais intensamente associada ao aumento da sensação de autoridade e autoconfiança?

A. Cognitivo-comportamental
B. Interação social
C. "Pedido de tempo" / distração
D. Condicionamento cardiovascular
E. Neurotransmissores da classe das monoaminas

23. Quase todos os estudos confirmaram que respostas psicológicas favoráveis ao treinamento aeróbio ____ à interação social.

A. Se devem
B. Não se devem

24. Quase todos os pesquisadores constataram que a betaendorfina não aumenta, a menos que a intensidade do exercício exceda um nível mínimo de ____% $\dot{V}O_{2máx}$ ou que a duração exceda uma hora e o exercício seja realizado em um nível equilibrado.

A. 45   **B.** 60   **C.** 75   **D.** 85   **E.** 95

25. Depois que a betaendorfina é secretada no sangue pela hipófise, aparentemente essa substância ____ de penetrar na barreira hematoencefálica para chegar ao cérebro.

A. É capaz   **B.** É incapaz

26. O adulto médio dorme 7,5 horas (média dos dias úteis e de fim de semana), ____% das quais ocorrem na fase REM.

A. 5   **B.** 50   **C.** 10   **D.** 75   **E.** 25

27. O sono começa com ____, e durante essa fase as ondas cerebrais gradualmente se projetam por quatro estágios distintos.

A. REM   **B.** NREM

28. *Pessoas que se exercitam regularmente e são fisicamente condicionadas tendem a gastar maior percentual de seu tempo em _____ e, em geral, tendem a dormir mais do que pessoas inativas ou descondicionadas.*

   A. Sono REM   **B.** Sono NREM (ondas lentas)

29. _____ *é o estresse bom.*

   A. Distresse   **B.** Eustresse

Respostas

1. B	**8.** E	**15.** C	**22.** A	**29.** B
2. C	**9.** E	**16.** C	**23.** B	
3. A	**10.** A	**17.** B	**24.** C	
4. B	**11.** B	**18.** E	**25.** B	
5. E	**12.** A	**19.** B	**26.** E	
6. A	**13.** E	**20.** B	**27.** B	
7. D	**14.** C	**21.** A	**28.** B	

REFERÊNCIAS BIBLIOGRÁFICAS

1. Stephens T. Physical activity and mental health in the United States and Canada. Evidence from four population surveys. *Prev Med* 17:35–47, 1988.

2. U.S. Department of Health and Human Services. *Mental Health: A Report of the Surgeon General*. Rockville, MD: U.S. Department of Health and Human Services, Substance Abuse and Mental Health Services Administration, Center for Mental Health Services, National Institutes of Health, National Institute of Mental Health, 1999.

3. Narrow WE. One-year prevalence of mental disorders, excluding substance use disorders, in the U.S.: NIMH ECA prospective data. Bethesda, MD: National Institute of Mental Health, 1998. http://www.nimh.nih.gov.

4. National Institute of Mental Health. *Anxiety Disorders*. Bethesda, MD: National Institute of Mental Health, 2004. http://www.nimh.nih.gov.

5. National Institute of Mental Health. *Depression*. Bethesda, MD: National Institute of Mental Health, 2004. http://www.nimh.nih.gov.

6. U.S. Department of Health and Human Services. *Healthy People 2010*. Washington DC: Author, January, 2000. http://www.health.gov/healthypeople/.

7. National Center for Health Statistics. *Health, United States, 2004*. Hyattsville, MD: 2004. http://www.cdc.gov/nchs.

8. American Psychiatric Association. *Diagnostic and Statistical Manual for Mental Disorders* (4th edition, text revision). Washington, DC: APA Press, 2000.

9. Murray CJL, Lopez AD (eds.). *Summary: The Global Burden of Disease—A Comprehensive Assessment of Mortality and Disability from Diseases, Injuries, and Risk Factors in 1990 and Projected to 2020*. Cambridge, MA: Published by the Harvard School of Public Health on behalf of the World Health Organization and the World Bank, Harvard University Press, 1996. http://www.who.int/.

10. World Health Organization. *The World Health Report 2001: Mental Health, New Understanding, New Hope*. Geneva, Switzerland: World Health Organization, 2001. http://www.who.int/.

11. Ustun TB. The global burden of mental disorders. *Am J Public Health* 89:1315–1318, 1999.

12. Andrews G, Sanderson K, Slade T, Issakidis C. Why does the burden of disease persist? Relating the burden of anxiety and depression to effectiveness of treatment. *Bull World Health Organ* 78:446–454, 2000.

13. Sartorius N. The economic and social burden of depression. *J Clin Psychiatry* 62(suppl):15:8–11, 2001.

14. Seward BL. *Managing Stress: Principles and Strategies for Health and Wellbeing* (3rd ed). Boston: Jones and Bartlett Publishers, 2002.

15. Chrousos GP, Gold PW. The concepts of stress and stress system disorders: Overview of physical and behavioral homeostasis. *JAMA* 267:1244–1252, 1992.

16. Murphy LR. Stress management in work settings: A critical review of the health effects. *Am J Health Promotion* 11:112–135, 1996.

17. Selye H. *The Stress of Life*. New York: McGraw-Hill Book Co., Inc., 1956. See also: Selye H. *Stress without Distress*. New York: The New American Library Inc., 1974.

18. Cannon WB. *Bodily Changes in Pain, Hunger, Fear and Rage*. Boston: Charles T. Branford Co., 1953.

19. CDC. Self-reported frequent mental distress among adults—United States, 1993–2001. *MMWR* 53:963–966, 2004.

20. Barefoot JC, Schroll M. Symptoms of depression, acute myocardial infarction, and total mortality in a community sample. *Circulation* 93:1976–1980, 1996.

21. Pratt LA, Ford DE, Crum RM, Armenian HK, Gallo JJ, Eaton WW. Depression, psychotropic medication, and risk of myocardial infarction. Prospective data from the Baltimore ECA follow-up. *Circulation* 94:3123–3129, 1996.

22. Jonas BS, Franks P, Ingram DD. Are symptoms of anxiety and depression risk factors for hypertension? Longitudinal evidence from the National Health and Nutrition Examination Survey I Epidemiologic Follow-up Study. *Arch Fam Med* 6:43–49, 1997.

23. Ford DE, Mead LA, Chang PP, Cooper-Patrick L, Wang NY, Klag MJ. Depression is a risk factor for coronary artery disease in men. *Arch Intern Med* 158:1422–1426, 1998.

24. Everson SA, Kauhanen J, Kaplan GA, Goldberg DE, Julkunen J, Tuomilehto J, Salonen JT. Hostility and increased risk of mortality and acute myocardial infarction: The mediating role of behavioral risk factors. *Am J Epidemiol* 146:142–152, 1997.

25. Mittleman MA, Maclure M, Nachnani M, Sherwood JB, Muller JE. Educational attainment, anger, and the risk of triggering myocardial infarction onset. *Arch Intern Med* 157:769–775, 1997.

26. Kawachi I, Sparrow D, Spiro A, Vokonas P, Weiss ST. A prospective study of anger and coronary heart disease. *Circulation* 94:2090–2095, 1996.

27. Iribarren C, Sidney S, Bild DE, Liu K, Markovitz JH, Roseman JM, Matthews K. Association of hostility with coronary artery calcification in young adults: The CARDIA study. Coronary artery risk development in young adults. *JAMA* 283:2546–2551, 2000.

28. Jiang W, Babyak M, Krantz DS, et al. Mental stress-induced myocardial ischemia and cardiac events. *JAMA* 275:1651–1656, 1996.

29. Knox SS, Adelman A, Ellison RC, Arnett DK, Siegmund K, Weidner G, Province MA. Hostility, social support, and carotid

594 Parte IV Atividade Física e Doença

artery atherosclerosis in the National Heart, Lung, and Blood Institute Family Heart Study. *Am J Cardiol* 86:1086–1089, 2000.

30. Ariyo AA, Haan M, Tangen CM, Rutledge JC, Cushman M, Dobs A, Furberg CD. Depressive symptoms and risks of coronary heart disease and mortality in elderly Americans. *Circulation* 102:1773–1778, 2000.

31. Johnson JV, Stewart W, Hall EM, Fredlund P, Theorell T. Long-term psychosocial work environment and cardiovascular mortality among Swedish men. *Am J Public Health* 86:324–331, 1996.

32. Cohen S, Tyrrell DA, Smith AP. Psychological stress and susceptibility to the common cold. *N Engl J Med* 325:606–612, 1991.

33. Graham HMH, Douglas RM, Ryan P. Stress and acute respiratory infection. *Am J Epidemiol* 124:389–395, 1986.

34. Kiecolt-Glaser JK, Glaser R, Cacioppo JT, MacCallum RC, Snydersmith M, Kim C, Malarkey WB. Marital conflict in older adults: Endocrinological and immunological correlates. *Psychosom Med* 59:339–349, 1997.

35. Cohen S, Doyle WJ, Skoner DP, Rabin BS, Gwaltney JM. Social ties and susceptibility to the common cold. *JAMA* 277:1940–1944, 1997.

36. Schaefer C, Quesenberry CP, Wi S. Mortality following conjugal bereavement and the effects of a shared environment. *Am J Epidemiol* 141:1142–1152, 1995.

37. Martikainen P, Valkonen T. Morality after the death of a spouse: Rates and causes of death in a large Finnish cohort. *Am J Public Health* 86:1087–1093, 1996.

38. Yasuda N, Zimmerman SI, Hawkes W, Fredman L, Hebel JR, Magaziner J. Relation of social network characteristics to 5-year mortality among young-old versus old-old white women in an urban community. *Am J Epidemiol* 145:516–523, 1997.

39. Berkman LF. The role of social relations in health promotion. *Psychosom Med* 57:245–254, 1995.

40. Ruberman W. Psychosocial influences on mortality after myocardial infarction. *N Engl J Med* 311:552–559, 1984.

41. Case RB, Moss AJ, Case N, et al. Living alone after myocardial infarction: Impact on prognosis. *JAMA* 267:515–519, 1992.

42. Faragher EB, Cass M, Cooper CL. The relationship between job satisfaction and health: A meta-analysis. *Occup Environ Med* 62:105–112, 2005.

43. Gallo JJ, Armenian HK, Ford DE, Eaton WW, Khachaturian AS. Major depression and cancer: The 13-year follow-up of the Baltimore epidemiologic catchment area sample (United States). *Cancer Causes Control* 11:751–758, 2000.

44. Davidson K, Jonas BS, Dixon KE, Markovitz JH. Do depression symptoms predict early hypertension incidence in young adults in the CARDIA study? Coronary Artery Disease Development in Young Adults. *Arch Intern Med* 160:1495–1500, 2000.

45. Ruo B, Rumsfeld JS, Hlatky MA, Liu H, Browner WS, Whooley MA. Depressive symptoms and health-related quality of life: The Heart and Soul Study. *JAMA* 290:215–221, 2003.

46. Seeman TE, Kaplan GA, Knudsen L, et al. Social network ties and mortality among the elderly in the Alameda County Study. *Am J Epidemiol* 126:714–723, 1987.

47. Orth-Gomer K, Rosengren A, Wilhelmsen L. Lack of social support and incidence of coronary heart disease in middle-aged Swedish men. *Psychosom Med* 55:3743, 1993.

48. Institute of Medicine. *The Second Fifty Years: Promoting Health and Preventing Disability*. Washington, DC: National Academy Press, 1990.

49. Stephens T. Secular trends in adult physical activity: Exercise boom or bust? *Res Quart Exerc Sport* 58:94–105, 1987.

50. Stephens T, Craig CL. The well-being of Canadians: Highlights of the 1988 Campbell's Survey. Ottawa: Canadian Fitness and Lifestyle Research Institute, 1990.

51. Mcdowell I, Newell C. *Measuring Health*. New York: Oxford University Press, 1996.

52. Fazio AF. A concurrent validation study of the NCHS General Well-Being Schedule. *Vital and Health Statistics Series* Vol. 2, No. 73. (DHEW Pub. No. [HRA] 781347). National Center of Health Statistics. Hyattsville, MD: U.S. Public Health Service, 1977.

53. Gazmararian J, Baker D, Parker R, Blazer DG. A multivariate of factors associated with depression: Evaluating the role of health literacy as a potential contributor. *Arch Intern Med* 160:3307–3314, 2000.

54. Nieman DC, Warren BJ, Dotson RG, Butterworth DE, Henson DA. Physical activity, psychological well-being, and mood state in elderly women. *J Aging Phys Act* 1:22–33, 1993.

55. Steptoe A, Butler N. Sports participation and emotional wellbeing in adolescents. *Lancet* 347:1789–1792, 1996.

56. Scully D, Kremer J, Meade MM, Graham R, Dudgeon K. Physical exercise and psychological well-being: A critical review. *Br J Sports Med* 32:111–120, 1998.

57. U.S. Department of Health and Human Services. *Physical Activity and Health: A Report of the Surgeon General*. Atlanta, GA: U.S. Department of Health and Human Services, Centers for Disease Control and Prevention, National Center for Chronic Disease Prevention and Health Promotion, 1996.

58. Dunn AL, Trivedi MH, O'Neal HA. Physical activity doseresponse effects on outcomes of depression and anxiety. *Med Sci Sports Exerc* 33(suppl):S587–S597, 2001.

59. Lawlor DA, Hopker SW. The effectiveness of exercise as an intervention in the management of depression: Systematic review and meta-regression analysis of randomized controlled studies. *BMJ* 322:1–8, 2001.

60. Claytor RP. Stress reactivity: Hemodynamic adjustments in trained and untrained humans. *Med Sci Sports Exerc* 23:873–81, 1991.

61. Carmack CL, Boudreaux E, Amaral-Melendez M, Brantley PJ, de Moor C. Aerobic fitness and leisure physical activity as moderators of the stress-illness relation. *Ann Behav* 21:251–257, 1999.

62. Crews DJ, Landers DM. A meta-analytic review of aerobic fitness and reactivity to psychosocial stressors. *Med Sci Sports Exerc* 19:S114–S120, 1987.

63. Iwasaki Y, Zuzanek J, Mannell RC. The effects of physically active leisure on stress-health relationships. *Can J Public Health* 92:214–218, 2001.

64. Siconolfi SF. Exercise training attenuated the blood pressure response to mental stress. *Med Sci Sports Exerc* 17:281, 1985.

65. O'Connor PJ, Puetz TW. Chronic physical activity and feelings of energy and fatigue. *Med Sci Sports Exerc* 37:299–305, 2005.

66. Weyerer S. Physical inactivity and depression in the community: Evidence from the Upper Bavarian Field Study. *Int J Sports Med* 13:492–496, 1992.

67. Singh NA, Clements KM, Sing MA. The efficacy of exercise as a long-term antidepressant in elderly subjects: A randomized, controlled trial. *J Gerontol A Biol Sci Med Sci* 56:M497–504, 2001.

68. Blumenthal JA, Babyak MA, Moore KA, Craighead WE, Herman S, Khatri P, Waugh R, Napolitano MA, Forman LM, Appelbaum M, Doraiswamy PM, Krishnan R. Effects of exercise training on older patients with major depression. *Arch Intern Med* 159:2349–2356, 1999.

69. Babyak M, Blumenthal JA, Herman S, Khatri P, Doraiswamy M, Moore K, Craighead WE, Baldewicz TT, Krishnan KR. *Psychosom Med* 62:633–638, 2000.

70. North TC, McCullagh P, Tran ZV. Effect of exercise on depression. *Exerc Sport Sci Review* 18:379–415, 1990.

71. Martinsen EW. Benefits of exercise for the treatment of depression. *Sports Med* 9:380–389, 1990.

72. Martinsen EW. Exercise and mental health in clinical populations. In Biddle SJH (ed). *European Perspectives on Exercise and Sport Psychology*. Champaign, IL: Human Kinetics, 1995.

73. Atlantis E, Chow CM, Kirby A, Singh MF. An effective exercise-based intervention for improving mental health and quality of life measures: A randomized controlled trial. *Prev Med* 39:424–434, 2004.

74. McDonald DG, Hodgdon JA. *Psychological Effects of Aerobic Fitness Training*. New York: Springer-Verlag, 1991.

75. Morgan WP. Physical activity, fitness, and depression. In Bouchard C, Shephard RJ, Stephens T (eds.). *Physical Activity, Fitness, and Health*. Champaign, IL: Human Kinetics, 1994.

76. Spielberger CD, Gorsuch RL, Lushene RE. *Manual for the State–Trait Anxiety Inventory*. Palo Alto, CA: Consulting Psychology Press, 1970.

77. Petruzzello SJ, Landers DM, Hatfield BD, Kubitz RA, Salazar W. A meta-analysis on the anxiety-reducing effects of acute and chronic exercise: Outcomes and mechanisms. *Sports Med* 11:143–182, 1991.

78. Breus MJ, O'Connor PJ. Exercise-induced anxiolysis: A test of the "time out" hypothesis in high anxious females. *Med Sci Sports Exerc* 30:1107–1112, 1998.

79. O'Connor PJ, Cook DB. Anxiolytic and blood pressure effects of acute static compared to dynamic exercise. *Int J Sports Med* 19:188–192, 1998.

80. O'Connor PJ, Bryant CX, Veltri JP, Gebhardt SM. State anxiety and ambulatory blood pressure following resistance exercise in females. *Med Sci Sports Exerc* 25:516–521, 1993.

81. Raglin JS, Wilson M. State anxiety following 20 minutes of bicycle ergometer exercise at selected intensities. *Int J Sports Med* 17:467–471, 1996.

82. Garvin AW, Koltyn KF, Morgan WP. Influence of acute physical activity and relaxation on state anxiety and blood lactate in untrained college males. *Int J Sports Med* 18:470–476, 1997.

83. Trine MR, Morgan WP. Influence of time of day on the anxiolytic effects of exercise. *Int J Sports Med* 18:161–168, 1997.

84. Koltyn KF, Raglin JS, O'Connor PJ, Morgan WP. Influence of weight training on state anxiety, body awareness and blood pressure. *Int J Sports Med* 16:266–269, 1995.

85. Cramer SR, Nieman DC, Lee JW. The effects of moderate exercise training on psychological well-being and mood state in women. *J Psychosom Res* 35:437–449, 1991.

86. Moses J, Steptoe A, Mathews A, Edwards S. The effects of exercise training on mental well-being in the normal population: A controlled trial. *J Psychosom Res* 33:47–61, 1989.

87. McNair DM, Lorr M, Droppleman LF. *EDITS Manual: Profile of Mood States*. San Diego: Educational and Industrial Testing Service, 1981.

88. Steptoe A, Edwards S, Moses J, Mathews A. The effects of exercise training on mood and perceiving coping ability in anxious adults from the general population. *J Psychosom Res* 33:537–547, 1989.

89. Nabetani T, Tokunaga M. The effect of short-term (10- and 15-min) running at self-selected intensity on mood alteration. *J Physiol Anthropol Appl Human Sci* 20:231–239, 2001.

90. Nieman DC, Custer WF, Butterworth DE, Utter AC, Henson DA. Psychological response to exercise training and/or energy restriction in obese women. *J Psychosom Res* 48:23–29, 2000.

91. McAuley E, Rudolph D. Physical activity, aging, and psychological well-being. *J Aging Physical Act* 3:67–96, 1995.

92. Wylie RC. *The Self-Concept: A Review of Methodological Considerations and Measuring Instruments*. Lincoln: University of Nebraska Press, 1977.

93. Sonstroem RJ. Physical self-concept: Assessment and external validity. *Exerc Sport Sci Rev* 26:133–160, 1998.

94. MacMahon J, Gross RT. Physical and psychological effects of aerobic exercise in delinquent adolescent males. *Am J Dis Child* 142:1361–1366, 1988.

95. Tucker LA, Mortell R. Comparison of the effects of walking and weight training programs on body image in middle-aged women: An experimental study. *Am J Health Promotion* 8(1): 34–42, 1993.

96. McAuley E, Blissmer B, Katula J, Duncan TE, Mihalko SL. Physical activity, self-esteem, and self-efficacy relationships in older adults: A randomized controlled trial. *Ann Behav Med* 22:131–139, 2000.

97. Ekeland E, Heian F, Hagen KB, Abbott J, Nordheim L. Exercise to improve self-esteem in children and young people. *Cochrane Database Syst Rev* (1):CD003683, 2004.

98. Beniamini Y, Rubenstein JJ, Zaichkowsky LD, Crim MC. Effects of high-intensity strength training on quality-of-life parameters in cardiac rehabilitation patients. *Am J Cardiol* 80: 841–846, 1997.

99. Gruber JJ. Physical activity and self-esteem development in children: A meta-analysis. In Stull G, Eckert H (eds.). *Effects of Physical Activity on Children: The Academy Papers* No. 19. Champaign, IL: Human Kinetics, 1986.

100. Kramer AF, Hahn S, Cohen NJ, Banich MT, McAuley E, Harrison CR, Chason J, Vakil E, Bardell L, Boileau RA, Colcombe A. Aging, fitness and neurocognitive function. *Nature* 400:418–419, 1999.

101. Laurin D, Verreault R, Lindsay J, MacPherson K, Rockwood K. Physical activity and risk of cognitive impairment and dementia in elderly persons. *Arch Neurol* 58:498–504, 2001.

102. Hassmen P, Koivula N. Mood, physical working capacity and cognitive performance in the elderly as related to physical activity. *Aging (Milano)* 9:136–142, 1997.

103. Chodzko-Zajko WJ, Moore KA. Physical fitness and cognitive functioning in aging. *Exerc Sport Sci Rev* 22:195–220, 1994.

104. Hogervorst E, Riedel W, Jeukendrup A, Jolles J. Cognitive performance after strenuous physical exercise. *Percept Mot Skills* 83:479–488, 1996.

105. Van Praag H, Christie BR, Sejnowski TJ, Gage FH. Running enhances neurogenesis, learning, and long-term potentiation in mice. *Proc Natl Acad Sci USA* 96:13427–13431, 1999.

106. Etnier JL, Landers DM. Brain function and exercise: Current perspectives. *Sports Med* 19:81–85, 1995.

107. Rogers RL, Meyer JS, Mortel KF. After reaching retirement age, physical activity sustains cerebral perfusion and cognition. *J Am Geriat Soc* 38:123–128, 1991.

108. Schuit AJ, Feskens EJM, Launer LJ, Kromhout D. Physical activity and cognitive decline, the role of the apolipoprotein e4 allele. *Med Sci Sports Exerc* 33:772–777, 2001.

109. Radak Z, Kaneko T, Tahara S, Nakamoto H, Pucsok J, Sasvari M, Nyakas C, Goto S. Regular exercise improves cognitive function and decreases oxidative damage in rat brain. *Neurochem Int* 38:17–23, 2001.

110. Weuve J, Kang JH, Manson JE, Breteler MM, Ware JH, Grodstein F. *JAMA* 292:1454–1461, 2004.

111. Van Boxtel MPJ, Paas FGW, Houx PJ, Adam JJ, Teeken JC, Jolles J. Aerobic capacity and cognitive performance in a cross-sectional aging study. *Med Sci Sports Exerc* 29:1357–1365, 1997.

112. Yeung RR. The acute effects of exercise on mood state. *J Psychosom Res* 40:123–141, 1996.

113. Forge RL. Exercise-associated mood alterations: A review of interactive neurobiologic mechanisms. *Med Exerc Nutr Health* 4:17–32, 1995.

114. Mazzeo RS. Catecholamine responses to acute and chronic exercise. *Med Sci Sports Exerc* 23:839–845, 1991.

596 Parte IV Atividade Física e Doença

115. Dishman RK. Brain monoamines, exercise, and behavioral stress: Animal models. *Med Sci Sports Exerc* 29:63–74, 1997.

116. Goldfarb AH, Jamurtas AZ. Beta-endorphin response to exercise. An update. *Sports Med* 24:8–16, 1997.

117. Sforzo GA, Seeger TF, Pert CB, Pert A, Dotson CO. In vivo opioid receptor occupation in the rat brain following exercise. *Med Sci Sports Exerc* 18:380–384, 1986.

118. Goldfarb AH, Hatfield BD, Sforzo GA, et al. Serum beta-endorphin levels during a graded exercise test to exhaustion. *Med Sci Sports Exerc* 19:78–82, 1987.

119. Farrell PA, Gustafson AB, Morgan WP, et al. Enkephalins, catecholamines, and psychological mood alterations: Effects of prolonged exercise. *Med Sci Sports Exerc* 19:347–353, 1987.

120. Thoren P, Floras IS, Hoffmann P, Seals DR. Endorphins and exercise: Physiological mechanisms and clinical implications. *Med Sci Sports Exerc* 22:417–428, 1990.

121. Schwarz L, Kindermann W. Changes in beta-endorphin levels in response to aerobic and anaerobic exercise. *Sports Med* 13:25–36, 1992.

122. Droste C, Greenlee MW, Schreck M, Roskamm H. Experimental pain thresholds and plasma beta-endorphin levels during exercise. *Med Sci Sports Exerc* 23:334–342, 1991.

123. Mondin GW, Morgan WP, Piering PN, et al. Psychological consequences of exercise deprivation in habitual exercisers. *Med Sci Sports Exerc* 28:1199–1203, 1996.

124. Hurst R, Hale B, Smith D, Collins D. Exercise dependence, social physique anxiety, and social support in experienced and inexperienced bodybuilders and weightlifters. *Br J Sports Med* 34:431–435, 2000.

125. Morgan WP, Costill DL, Flynn MG, Raglin JS, O'Connor PJ. Mood disturbance following increased training in swimmers. *Med Sci Sports Exerc* 20:408–414, 1988.

126. Raglin JS, Koceja DM, Stager JM, Harms CA. Mood, neuromuscular function, and performance during training in female swimmers. *Med Sci Sports Exerc* 28:372–377, 1996.

127. Berglund B, Safstrom H. Psychological monitoring and modulation of training load of world-class canoeists. *Med Sci Sports Exerc* 26:1036–1040, 1994.

128. Montgomery I, Trinder J, Paxton S, Fraser G. Sleep disruption following a marathon. *J Sports Med* 25:69–74, 1985.

129. National Center on Sleep Disorders Research and Office of Prevention, Education, and Control, National Heart, Lung, and Blood Institute, National Institutes of Health. *Strategy Development Workshop on Sleep Education*. Bethesda, MD: National Institutes of Health, 1994; *Insomnia: Assessment and Management in Primary Care*. Bethesda, MD: National Institutes of Health, 1998 (NIH Publication No. 98-4088).

130. Dement WC, Mitler MM. It's time to wake up to the importance of sleep disorders. *JAMA* 269:1548–1550, 1993.

131. Better Sleep Council, http://www.betttersleep.org, and the National Sleep Foundation, http://www.sleepfoundation.org.

132. NHLBI Information Center. *Insomnia*. Bethesda, MD: 1995. (NIH Publication No. 95-3801).

133. Kupfer DJ, Reynolds CF. Management of insomnia. *N Engl J Med* 336:341–345, 1997.

134. Hammond EC. Some preliminary findings on physical complaints from a prospective study of 1,064,000 men and women. *Am J Public Health* 54:11–23, 1964.

135. Patel SR, Ayas NT, Malhotra MR, White DP, Schernhammer ES, Speizer FE, Stampfer MJ, Hu FB. A prospective study of sleep duration and mortality risk in women. *Sleep* 27:440–444, 2004.

136. Chang PP, Ford DE, Mead LA, Cooper-Patrick L, Klag MJ. Insomnia in young men and subsequent depression. The Johns Hopkins Precursors Study. *Am J Epidemiol* 146:105–114, 1997.

137. Youngstedt SD. Effects of exercise on sleep. *Clin Sports Med* 24:355–365, 2005.

138. Montgomery P, Dennis J. A systematic review of non-pharmacological therapies for sleep problems in later life. *Sleep Med Rev* 8:47–62, 2004.

139. Kubitz KA, Landers DM, Petruzzello SJ, Han M. The effects of acute and chronic exercise on sleep: A meta-analytic review. *Sports Med* 21:277-291, 1996.

140. Youngstedt SD. Does exercise truly enhance sleep? *Physician Sportsmed* 25(10):72–82, 1997.

141. Youngstedt SD, O'Connor PJ, Dishman RK. The effects of acute exercise on sleep: A quantitative synthesis. *Sleep* 20:203–214, 1997.

142. Sherill DL, Kotchou K, Quan SF. Association of physical activity and human sleep disorders. *Arch Intern Med* 158:1894–1898, 1998.

143. Shapiro CM, Warren PM, Trinder J, et al. Fitness facilitates sleep. *Eur J Appl Physiol* 53:1–4, 1984.

144. Tworoger SS, Yasui Y, Vitiello MV, Schwartz RS, Ulrich CM, Aiello EJ, Irwin ML, Bowen D, Potter JD, McTiernan A. Effects of a yearlong moderate-intensity exercise and a stretching intervention on sleep quality in postmenopausal women. *Sleep* 26:830–836, 2003.

145. Brassington GS, Hicks RA. Aerobic exercise and self-reported sleep quality in elderly individuals. *J Aging Phys* Act 3:120–134, 1995.

146. Trinder J, Paxton S, Montgomery I, Fraser G. Endurance as opposed to power training: Their effect on sleep. *Psychophysiol* 22:668–673, 1985.

147. Taylor SR, Rogers GG, Driver HS. Effects of training volume on sleep, psychological, and selected physiological profiles of elite female swimmers. *Med Sci Sports Exerc* 29:688–693, 1997.

148. Youngstedt SD, Kripke DF, Elliott JA. Is sleep disturbed by vigorous late-night exercise? *Med Sci Sports Exerc* 31:864–869, 1999.

149. King AC, Oman RF, Brassington GS, Bliwise DL, Haskell WL. Moderate-intensity exercise and self-rated quality of sleep in older adults. *JAMA* 277:32–37, 1997.

150. Pilcher JJ, Huffcutt AI. Effects of sleep deprivation on performance: A meta-analysis. *Sleep* 19:318–326, 1996.

151. VanHelder T. Radomski MW. Sleep deprivation and the effect on exercise performance. *Sports Med* 7:235–247, 1989.

152. Mougin F, Simon-Rigaud ML, Davenne D, et al. Effects on sleep disturbances on subsequent physical performance. *Eur J Appl Physiol* 63:77–82, 1991.

153. Chen HI. Effects of 30-h sleep loss on cardiorespiratory functions at rest and in exercise. *Med Sci Sports Exerc* 23:193–198, 1991.

154. Mougin F, Bourdin H, Simon-Rigaud ML, Didier JM, Toubin G, Kantelip JP. Effects of a selective sleep deprivation on subsequent anaerobic performance. *Int J Sports Med* 17:115–119, 1996.

155. Rodgers CD, Paterson DH, Cunningham DA, et al. Sleep deprivation: Effects on work capacity, self-paced walking, contractile properties and perceived exertion. *Sleep* 18:30–38, 1995.

156. Symons JD, VanHelder T, Myles WS. Physical performance and physiological responses following 60 hours of sleep deprivation. *Med Sci Sports Exerc* 20:374–380, 1988

ATIVIDADE DE CONDICIONAMENTO FÍSICO 14.1

Esquema de bem-estar geral

Conforme descrito anteriormente neste capítulo, uma medida de *status* psicológico que tem sido utilizada com bons resultados em pesquisas nos EUA é o General Well-Being Schedule [Esquema de bem-estar geral] (EBEG). O EBEG foi criado pelo National Center for Health Statistics [Centro Nacional para Estatísticas da Saúde] e consiste em 18 itens com seis subescalas que abrangem construtos como nível de energia, satisfação, isenção de preocupações e autocontrole. Um escore alto no EBEG representa ausência de más sensações e uma expressão de emoções positivas. Resultados de pesquisas nacionais demonstraram que escores mais altos para o EBEG estão significativamente associados com maiores quantidades de atividade física para todas as faixas etárias e ambos os sexos (ver Stephens T: Physical activity and mental health in the United States and Canada: Evidence from four population surveys. *Prev Med* 17:35–47, 1988).

Nesta atividade, estão listadas as 18 perguntas do EBEG e uma interpretação dos resultados.

Esquema de bem-estar geral

Instruções: As perguntas a seguir procuram descobrir como você se sente e como as coisas foram *durante o último mês*. Para cada pergunta, assinale com um "x" a resposta que mais se aproxima de seu caso. Como não existem respostas certas ou erradas, é melhor responder cada pergunta rapidamente, sem parar muito tempo em qualquer delas.

1. Como você tem se sentido em geral?

    5 ❏ Com excelente estado de espírito

    4 ❏ Com estado de espírito muito bom

    3 ❏ Com bom estado de espírito na maior parte do tempo

    2 ❏ Meu estado de espírito teve muitos altos e baixos

    1 ❏ Triste na maior parte do tempo

    0 ❏ Muito triste

2. Você se aborreceu por causa de nervosismo?

    0 ❏ Extremamente – a ponto de não poder trabalhar ou cuidar das coisas

    1 ❏ Muito

    2 ❏ Bastante

    3 ❏ O suficiente para me incomodar

    4 ❏ Um pouco

    5 ❏ Absolutamente não

3. Ficou no firme comando de seu comportamento, pensamentos, emoções ou sentimentos?

    5 ❏ Sim, definitivamente

    4 ❏ Sim, na maior parte do tempo

    3 ❏ Em geral sim

    2 ❏ Não tão bem

    1 ❏ Não, e estou um pouco preocupado

    0 ❏ Não, e estou muito preocupado

Parte IV Atividade Física e Doença

4. Sentiu-se triste, desmotivado, desesperançado ou teve tantos problemas a ponto de imaginar se alguma coisa valia a pena?

0 ❏ Extremamente – a ponto de quase ter desistido

1 ❏ Muito

2 ❏ Bastante

3 ❏ O suficiente para me incomodar

4 ❏ Um pouco

5 ❏ Absolutamente não

5. Você tem estado (ou sentido que está) sob alguma tensão, estresse ou pressão?

0 ❏ Sim – quase mais do que eu poderia suportar

1 ❏ Sim – muita pressão

2 ❏ Sim – um pouco, mais do que o habitual

3 ❏ Sim – um pouco, mas basicamente o habitual

4 ❏ Sim – um pouco

5 ❏ Absolutamente não

6. Em que nível de felicidade, satisfação ou contentamento você tem estado em relação a sua vida pessoal?

5 ❏ Extremamente feliz – não podia estar mais satisfeito ou contente

4 ❏ Muito feliz

3 ❏ Razoavelmente feliz

2 ❏ Satisfeito – contente

1 ❏ Um pouco insatisfeito

0 ❏ Muito insatisfeito

7. Teve alguma razão para imaginar que estava perdendo seu juízo ou perdendo o controle sobre sua memória ou seus modos de agir, falar, pensar ou sentir?

5 ❏ Absolutamente não

4 ❏ Apenas um pouco

3 ❏ Um pouco, mas não o bastante para ficar preocupado

2 ❏ Um pouco, e fiquei um pouco preocupado

1 ❏ Um pouco, e fiquei muito preocupado

0 ❏ Muito, e fiquei muito preocupado

8. Ficou ansioso, preocupado ou perturbado?

0 ❏ Extremamente – até o ponto de ficar doente ou quase doente

1 ❏ Muito

2 ❏ Bastante

3 ❏ Um pouco – o suficiente para me preocupar

4 ❏ Um pouquinho

5 ❏ Absolutamente não

9. Vem acordando revigorado e repousado?

5 ❏ Todos os dias

4 ❏ Praticamente todos os dias

Capítulo 14   Saúde Psicológica   **599**

3 ❑ Com razoável frequência

2 ❑ Menos que metade das vezes

1 ❑ Raramente

0 ❑ Nunca

10. Foi incomodado por qualquer enfermidade, distúrbio físico, dor ou medo acerca de sua saúde?

0 ❑ O tempo todo

1 ❑ A maior parte do tempo

2 ❑ Muitas vezes

3 ❑ Algumas vezes

4 ❑ Poucas vezes

5 ❑ Em momento algum

11. Sua vida cotidiana tem sido repleta de coisas interessantes?

5 ❑ O tempo todo

4 ❑ A maior parte do tempo

3 ❑ Um bom tempo

2 ❑ Algumas vezes

1 ❑ Poucas vezes

0 ❑ Nunca

12. Você se sentiu desanimado e triste?

5 ❑ O tempo todo

4 ❑ A maior parte do tempo

3 ❑ Um bom tempo

2 ❑ Algumas vezes

1 ❑ Poucas vezes

0 ❑ Nunca

13. Tem se sentido emocionalmente estável e autoconfiante?

5 ❑ O tempo todo

4 ❑ A maior parte do tempo

3 ❑ Um bom tempo

2 ❑ Algumas vezes

1 ❑ Poucas vezes

0 ❑ Nunca

14. Tem se sentido cansado, desgastado, esgotado ou exausto?

0 ❑ O tempo todo

1 ❑ A maior parte do tempo

2 ❑ Um bom tempo

3 ❑ Algumas vezes

4 ❑ Poucas vezes

5 ❑ Nunca

600 Parte IV   Atividade Física e Doença

Nota: Para cada uma das quatro escalas a seguir, as palavras em cada ponta descrevem sentimentos opostos. Faça um círculo em qualquer dos números alinhados que lhe pareça mais próximo de como você geralmente tem se sentido *durante o último mês*.

15 Qual seu grau de preocupação ou angústia sobre sua saúde?

| **Absolutamente despreocupado** | 10 | 8 | 6 | 4 | 2 | 0 | **Muito preocupado** |

16. Como você tem estado em termos de relaxamento ou tensão?

| **Muito relaxado** | 10 | 8 | 6 | 4 | 2 | 0 | **Muito tenso** |

17. Como você se sentiu em termos de energia, disposição e vitalidade?

| **Absolutamente sem energia, indiferente** | 0 | 2 | 4 | 6 | 8 | 10 | **Muito enérgico, dinâmico** |

18. Qual seu grau de depressão ou contentamento?

| **Muito deprimido** | 0 | 2 | 4 | 6 | 8 | 10 | **Muito contente** |

Instruções: Some os pontos. Compare o seu escore total com as normas listadas na tabela abaixo.

Normas para o esquema de bem-estar geral

Estado de estresse	Escore total de estresse	Distribuição % na população dos EUA
Bem-estar positivo	81-110	55%
Positivo baixo	76-80	10%
Marginal	71-75	9%
Indicativo de problema de estresse	56-70	16%
Indica distresse	41-55	7%
Sério	26-40	2%
Grave	0-25	< 1%

Notas: A Figura 14.6 fornece os escores para a população dos EUA por idade, sexo e quantidade de exercício. Observe que todos os subgrupos que informaram "muito exercício" se enquadraram na faixa de "bem-estar positivo" de 81 a 110.

O *software* para análise do Esquema de Bem-Estar Geral está disponível em: Wellsource, 15431 S.E. 82nd Dr., Suite F, Clackamas, OR 97015.

ATIVIDADE DE CONDICIONAMENTO FÍSICO 14.2

Problemas de vida e estresse

Pesquisa de experiências de vida recentes

A seguir, é fornecida uma lista de experiências que muitas pessoas têm em um ou outro momento de suas vidas. Para cada experiência, indique em que nível ela fez parte de sua vida *ao longo do último mês*.

Intensidade da experiência ao longo do último mês

1 = absolutamente não fez parte da minha vida
2 = apenas pequena parte da minha vida
3 = nitidamente fez parte da minha vida
4 = parte enorme da minha vida

____ 1. Não gosta das atividades do dia a dia
____ 2. Falta de privacidade
____ 3. Não gosta do trabalho
____ 4. Conflito étnico ou racial
____ 5. Conflitos com parentes ou família do(a) namorado(a)
____ 6. Humilhado(a) ou desapontado(a) por amigos
____ 7. Conflito com supervisor(es) no trabalho
____ 8. Rejeição social
____ 9. Coisas demais para fazer ao mesmo tempo
____ 10. É subestimado(a)
____ 11. Conflitos financeiros com membros da família
____ 12. Teve a confiança traída por um amigo
____ 13. Separação de pessoas queridas
____ 14. Não teve suas contribuições levadas em consideração
____ 15. Grande esforço para atingir os próprios padrões de desempenho e realização
____ 16. Aproveitaram-se de você
____ 17. Sem tempo de lazer suficiente
____ 18. Conflitos financeiros com amigos ou colegas de trabalho
____ 19. Grande esforço para atingir os padrões de desempenho e realização de outras pessoas
____ 20. Suas ações têm sido mal interpretadas por outras pessoas
____ 21. Dificuldades com o fluxo de caixa
____ 22. Muitas responsabilidades
____ 23. Insatisfação com o trabalho
____ 24. Decisões sobre relacionamento(s) íntimo(s)
____ 25. Sem tempo suficiente para cumprir as obrigações
____ 26. Insatisfação com sua capacidade matemática
____ 27. Sobrecargas financeiras
____ 28. Avaliação inferior de seu trabalho com relação ao que acredita que merece
____ 29. Sofrendo altos níveis de barulho

Parte IV   Atividade Física e Doença

____ **30.** Ajustes para viver com pessoas sem maiores afinidades (p. ex., colega de quarto)

____ **31.** Avaliação inferior de seu trabalho em relação ao que você esperava

____ **32.** Conflitos com membro(s) da família

____ **33.** Acha seu trabalho excessivamente exigente

____ **34.** Conflitos com amigos(s)

____ **35.** Grande esforço para progredir

____ **36.** Tentando obter empréstimo(s)

____ **37.** Foi explorado(a) ou enganado(a) na compra de um bem ou mercadoria

____ **38.** Insatisfação com sua capacidade de expressão escrita

____ **39.** Interrupções indesejadas de seu trabalho

____ **40.** Isolamento social

____ **41.** É ignorado(a)

____ **42.** Insatisfação com o aspecto físico

____ **43.** Condições habitacionais insatisfatórias

____ **44.** Acha o trabalho pouco interessante

____ **45.** Não conseguiu ganhar o dinheiro que esperava

____ **46.** Fofocas sobre alguém de quem você gosta

____ **47.** Insatisfação com seu condicionamento físico

____ **48.** Fofocas sobre você

____ **49.** Dificuldade de lidar com a tecnologia moderna (p. ex., computadores)

____ **50.** Problemas com o carro

____ **51.** Grande esforço para cuidar e manter a casa

Normas

Some seus pontos e compare-os com as seguintes regras para o "escore de problemas de vida e estresse".

Total para o *escore de problemas de vida e estresse*

Estresse muito intenso. . . . . ≥ 136

Estresse intenso. 116-135

Estresse médio. 76-115

Baixo estresse 56-75

Estresse muito baixo 51-55

Fonte: Kohn PM, Macdonald JE. The survey of recent life experiences: A decontaminated hassles scale for adults. *J Beh Med* 15:221–236, 1992. Reimpresso com permissão.

ATIVIDADE DE CONDICIONAMENTO FÍSICO 14.3

Depressão

O National Institute of Mental Health [Instituto Nacional de Saúde Mental] dos EUA estima que 17,6 milhões de norte-americanos sofram de depressão. Apenas uma minoria dos casos tem diagnóstico e tratamento, em parte porque muitos dos sintomas habituais – sensações de desesperança, desespero, letargia, autoaversão – tendem a desmotivar o indivíduo deprimido a buscar ajuda profissional. A maioria dos casos de depressão pode ser tratada com sucesso, habitualmente com medicações e/ou psicoterapia. Apesar disso, o problema precisa ser primeiro identificado. O Center for Epidemiologic Studies [Centro de Estudos Epidemiológicos (CES)] desenvolveu um instrumento para avaliação da depressão, conhecido como Escala CES-D. Faça esse teste para saber como você está se sentindo.

Durante a última semana	< 1 dia	1 a 2 dias	3 a 4 dias	5 a 7 dias
Fiquei preocupado com coisas que habitualmente não me preocupam	0	1	2	3
Não estava a fim de me alimentar; meu apetite estava ruim	0	1	2	3
Achei que não poderia me livrar da tristeza, mesmo com a ajuda da minha família ou de amigos	0	1	2	3
Achava que era tão bom quanto as outras pessoas	3	2	1	0
Tive problemas para manter minha mente centrada no que estava fazendo	0	1	2	3
Fiquei deprimido	0	1	2	3
Achei que tudo que fazia era complicado	0	1	2	3
Eu me senti esperançoso quanto ao futuro	3	2	1	0
Achei que minha vida vinha sendo um fracasso	0	1	2	3
Senti medo	0	1	2	3
Meu sono foi intranquilo	0	1	2	3
Estava feliz	3	2	1	0
Falei menos que o comum	0	1	2	3
Eu me senti solitário	0	1	2	3
As pessoas estavam hostis	0	1	2	3
Curti a vida	3	2	1	0
Tive ataques de choro	0	1	2	3
Eu me senti triste	0	1	2	3
Achei que as pessoas não gostavam de mim	0	1	2	3
Não pude dar continuidade às minhas coisas	0	1	2	3

Pontuação: Um escore ≥ 22 indica possível depressão. Em geral, quanto maior o escore, maior o transtorno do humor – mesmo abaixo desse limiar.
Fonte: Radloff LS. The CES-D Scale: A self-report depression scale for research in the general population. Appl Psychol Meas 1:385–401, 1977.

ATIVIDADE DE CONDICIONAMENTO FÍSICO 14.4

Controle dos estressores

Estressores estão por toda parte. Não podem ser evitados, mas muito pode ser feito para reduzi-los, modificá-los ou eliminá-los de uma forma a permitir que você realize suas metas. Siga essas três etapas:

Etapa 1: Liste os cinco principais objetivos de sua vida, em ordem de importância.

Etapa 2: Liste os estressores associados com cada objetivo.

Etapa 3: Reúna planos para modificar ou eliminar os estressores, de modo que seus objetivos sejam concretizados.

1ª etapa. Cinco principais objetivos   **2ª etapa.** Principais estressores associados com o objetivo

Objetivo 1

Objetivo 2

Objetivo 3

Objetivo 4

Objetivo 5

3ª etapa. Sintetize os planos para modificar ou eliminar os estressores, para que seus objetivos possam ser concretizados.

1. _____
2. _____
3. _____
4. _____
5. _____
6. _____
7. _____
8. _____
9. _____
10. _____

ATIVIDADE DE CONDICIONAMENTO FÍSICO 14.5

Estresse e mudanças na vida: Questionário sobre mudanças de vida recentes (QMVR)

Todas as mudanças, mesmo se desejáveis, implicam em demandas sobre a capacidade da pessoa em enfrentar os eventos. Esse tipo de estresse pode ter forte impacto na saúde física e emocional. Para ter uma noção do possível impacto emocional das diversas mudanças recentes em sua vida, reflita sobre o *último ano* e faça um círculo em torno dos "pontos de estresse" listados para cada um dos eventos que você vivenciou durante esse período. Em seguida, some seus pontos. Um escore total de 250 a 500 é considerado como estresse moderado, ao passo que um escore ≥ 500 é considerado como grande estresse.

Evento de mudança de vida	EMV
Saúde	
Uma lesão ou enfermidade que:	
Manteve você acamado durante uma semana ou mais, ou fez com que você se hospitalizasse	74
Foi menos grave que a opção acima	44
Importante reparo dental	26
Mudança importante nos hábitos alimentares	27
Mudança importante nos hábitos do sono	26
Mudança importante em seu tipo e/ou quantidade habitual de recreação	28
Trabalho	
Mudança para um novo tipo de trabalho	51
Mudança em suas horas ou condições de trabalho	35
Mudança em suas responsabilidades no trabalho:	
Mais responsabilidades	29
Menos responsabilidades	21
Promoção	31
Rebaixamento de cargo	42
Transferências	32
Problemas no trabalho:	
Com seu chefe	29
Com colegas de trabalho	35
Com pessoas sob sua supervisão	35
Outros problemas de trabalho	28
Importante ajuste de negócio	60
Aposentadoria	52
Perda do trabalho:	
Corte de pessoal	68
Despedido do trabalho	79
Curso por correspondência para ajudá-lo em seu trabalho	18
Casa e família	
Mudança importante nas condições de vida	42
Mudança de residência:	
Mudou-se para a mesma cidade	25
Mudou-se para outra cidade, ou estado	47
Mudança de membro(s) da família	25
Mudança importante na saúde ou comportamento de membro da família	55
Casamento	50
Gravidez	67
Perda do bebê ou aborto	65
Chegada de um novo membro da família:	
Nascimento de um filho	66
Adoção de uma criança	65
Parente que passa a morar com você	59

Evento de mudança de vida	EMV
Cônjuge parando ou começando a trabalhar	46
Filho deixando a casa:	
Para a universidade	41
Por ter casado	41
Por outras razões	45
Discussões com cônjuge	50
Problemas com parentes na casa	38
Mudança na situação conjugal de seus pais:	
Divórcio	59
Novo casamento	50
Separação de cônjuge:	
Por causa de trabalho	53
Por causa de problemas conjugais	76
Divórcio	96
Nascimento de neto	43
Morte de cônjuge	119
Morte de outro membro da família:	
Filho	123
Irmão ou irmã	102
Pai ou mãe	100
Eventos pessoais e sociais	
Mudança em hábitos pessoais	26
Início ou formatura no ensino médio ou na universidade	38
Mudança de escola ou universidade	35
Mudança nas convicções políticas	24
Mudança nas crenças religiosas	29
Mudança nas atividades sociais	27
Férias	24
Relações pessoais novas e íntimas	37
Envolvimento para casar	45
Problemas com namorada ou namorado	39
Dificuldades sexuais	44
Desfazer uma relação pessoal íntima	47
Acidente	48
Pequena violação da lei	20
Ficar confinado a uma prisão	75
Morte de um amigo íntimo	70
Decisão importante com relação ao seu futuro imediato	51
Realização pessoal importante	36
Evento financeiro	
Mudança importante nas finanças:	
Aumento da renda	38
Redução da renda	60
Dificuldades com investimentos e/ou crédito	56
Perda ou dano a propriedade pessoal	43
Compra, valor moderado	20
Compra, grande valor	37
Execução de hipoteca (de casa ou empréstimo)	58

Fonte: Miller MA, Rahe RH. Life changes scaling for the 1990s. *J Psychosom Res* 43:279–292, 1997.

ATIVIDADE DE CONDICIONAMENTO FÍSICO 14.6

Você está excessivamente ansioso?

Este autoteste foi desenvolvido pela Freedom From Fear, uma organização sem fins lucrativos, para ajudar na triagem em busca de transtornos comuns de ansiedade e depressão. Responda cada pergunta com "sim" ou "não" no espaço em branco; busque avaliação e ajuda profissional se tiver problemas significativos por qualquer das áreas respondidas com um "sim".

Transtorno do pânico

1. Durante o último mês, você sofreu um súbito e inexplicado ataque de medo intenso, ansiedade ou pânico sem razão aparente? (Em caso afirmativo, continue com as perguntas 1a a 1c; se a resposta for "não", pule para a pergunta 2.) ....☐
1a. Você teve medo de sofrer mais desses ataques? ....☐
1b. Você ficou preocupado porque esses ataques poderiam significar que estava perdendo o controle, sofrendo um ataque cardíaco ou "ficando maluco"? ....☐
1c. Esses ataques provocaram mudanças ou padrões de escape em seu comportamento? ....☐
2. Durante o último mês, você ficou com medo de não ser capaz de obter ajuda ou de não ser capaz de escapar de certas situações, por exemplo, estar em uma ponte, em uma loja repleta de gente ou em situações similares? ....☐
3. Durante o último mês, você teve medo ou foi incapaz de viajar sozinho? ....☐

Transtorno de ansiedade generalizada

4. Durante o último mês, você ficou persistentemente preocupado acerca de várias coisas diferentes, como trabalho, escola, família e dinheiro? ....☐
5. Durante o último mês, você achou difícil controlar sua preocupação? ....☐
6. Durante o último mês, uma preocupação ou um nervosismo persistente causou problemas no seu trabalho ou no seu relacionamento com as pessoas? .....☐

Transtorno obsessivo-compulsivo

7. Durante o último mês, você teve pensamentos irracionais persistentes, que não conseguia tirar da cabeça, como ideações de morte, doença, agressão, impulsos sexuais, contaminação ou outros? ....☐
8. Durante o último mês, você gastou mais tempo do que o necessário fazendo coisas repetidas vezes, como lavar as mãos e checar ou contar coisas? ....☐
9. Durante o último mês, você gastou mais de uma hora por dia envolvido em seus pensamentos irracionais ou em suas atitudes desnecessárias de checagem, lavagem ou contagem? ....☐

Fobia social

10. Durante o último mês, você teve medo de fazer coisas na frente de pessoas, como falar em público, comer, representar ou ensinar? ....☐
11. Durante o último mês, você se furtou ou se sentiu pouco à vontade frente a situações envolvendo pessoas, como festas, casamentos, compromissos pessoais, bailes e outros eventos sociais? ....☐

Transtorno do estresse pós-traumático

12. Você teve alguma vez uma experiência extremamente assustadora, traumática ou horrível, como ser vítima de um crime violento, sofrer grave lesão em um acidente, sofrer violência sexual, ver alguém seriamente lesionado ou morto, ou ter sido vítima de um desastre natural? (Em caso afirmativo, continue com as perguntas 12a a 12e; se a resposta for "não", pule para a pergunta 13.) ....☐
12a. Revive a experiência traumática por meio de sonhos, preocupações ou *flashbacks* recorrentes? ....☐
12b. Parece ter ficado menos interessado em coisas importantes, permanecendo "desligado" ou incapaz de vivenciar ou expressar emoções? ....☐
12c. Teve problemas para dormir, concentrar-se ou manter a calma? ....☐
12d Passou a evitar qualquer coisa que lembrasse o horrível evento original? ....☐
12e. Teve algum dos problemas citados por mais de um mês? ....☐

Depressão

13. Durante o último mês, você se sentiu frequentemente triste ou deprimido? ....☐
14. Durante o último mês, você, parou de gostar das mesmas coisas que lhe davam prazer no passado? ...☐
15. Durante o último mês, você se sentiu excepcionalmente desesperançado acerca do futuro? ...☐
16. Durante o último mês, você pensou em se suicidar? .....☐
17. Durante o último mês, você teve dificuldade em dormir ou em ficar acordado? ....☐
18. Durante o último mês, você teve algum ganho ou perda de peso significativo (sem fazer dieta)? ....☐

Fonte: Freedom From Fear. www.freedomfromfear.com [em inglês].

ATIVIDADE PARA CONDICIONAMENTO FÍSICO 14.7

Angústia psicológica grave

A Serious Psychological Distress Scale (K6) [Escala para Angústia Psicológica Grave] é uma escala com seis itens desenvolvida para medir enfermidade mental grave. A K6 foi utilizada pelo CDC na National Health Interview Survey [Pesquisa sobre Saúde Nacional por Entrevistas], tendo sido determinado que 2,4% dos homens e 3,8% das mulheres sofriam angústia psicológica grave.[7] Responda às perguntas listadas a seguir, some todos os pontos e faça sua autoclassificação utilizando as regras listadas.

Durante os últimos 30 dias, com que frequência você se sentiu:

	O tempo todo (4 pts)	Quase o tempo todo (3 pts)	Parte do tempo (2 pts)	Nunca (0 pts)
Tão triste que nada parecia alegrá-lo?	☐	☐	☐	☐
Nervoso?	☐	☐	☐	☐
Desesperançado?	☐	☐	☐	☐
Achando que tudo era complicado?	☐	☐	☐	☐
Inútil?	☐	☐	☐	☐

Pontuação/classificação

Para obter a pontuação do K6, os pontos são somados, resultando em um total possível de 0 a 24 pontos. Utiliza-se um limite a partir de 13 para definir enfermidade mental grave.

Para mais informações, ver Kessler RC, Barker PR, Colpe LJ, Epstein JF, Gfoerer JC, Hiripi E, Howes MJ, Normand S-LT, Manderscheid RW, Walters EE, Zaslavasky AM. Screening for serious mental illness in the general population. *Arch Gen Psychiatry* 60:184–189, 2003.

ATIVIDADE DE CONDICIONAMENTO FÍSICO 14.8

Você tem problemas com o sono?

A insônia pode estar impedindo-o de ter uma boa noite de sono e afetando a sua qualidade de vida. Complete a autoavaliação a seguir para determinar se está em risco de sofrer de insônia. Em seguida, aprenda mais sobre ela e converse com seu médico sobre seu sono.

1. **Você é:**
   - ○ Mulher
   - ○ Homem

Estima-se que aproximadamente um terço dos norte-americanos tenha sintomas de insônia em algum momento de sua vida. Foi constatado que a insônia é mais frequente entre mulheres, trabalhadores de turnos e adultos idosos. Com frequência, as mulheres têm dificuldade de dormir durante períodos de mudança biológica, como menstruação, gravidez e menopausa, nos quais os níveis hormonais oscilam.

2. **Você tem:**
   - ○ Menos de 20 anos de idade
   - ○ 20 a 35 anos de idade
   - ○ 35 a 55 anos de idade
   - ○ 55 a 65 anos de idade
   - ○ Mais de 65 anos de idade

Para pessoas idosas que têm problemas clínicos, interrupções do sono podem ser causadas por desconforto ou dor. Essas pessoas também podem ser mais sensíveis a ruídos, à luz, à temperatura e a outras mudanças físicas que dificultem um sono profundo. Estabelecer uma hora regular para dormir, despertar e dormir em um quarto que seja escuro, tranquilo e confortável, de preferência fresco, ajudam a promover o sono.

3. **Com que frequência você tem dificuldade de adormecer, desperta durante a noite, desperta cedo demais e não consegue voltar a dormir, ou acorda sem se sentir descansado?**
   - ○ Todas (ou praticamente todas) as noites
   - ○ Algumas noites por semana
   - ○ Algumas noites por mês
   - ○ Raramente
   - ○ Nunca

Em geral, a insônia é descrita como a incapacidade de dormir o suficiente, ou sono insatisfatório acompanhado por perturbações durante algumas ou todas as noites da semana. A dificuldade em pegar no sono, especialmente se levar 30 minutos ou mais, pode ser decorrente do estresse ou da ansiedade causada por um problema ou uma situação em curso, como uma perda (de um trabalho, de um ente querido); por algum evento que esteja por vir; ou por alguma preocupação. O estabelecimento de uma rotina regular para a hora de dormir, sem sobressaltos, poderá ajudar, mas depois de pelo menos 20 minutos na cama, levante-se e vá para outro lugar. Então, faça alguma coisa relaxante até que fique sonolento o suficiente para que haja boa probabilidade de que irá adormecer ao retornar para a cama. Essa rotina pode ser seguida se você despertar frequentemente, outro sinal de insônia. Ao despertar durante a noite, se estiver com a cabeça cheia de pensamentos, tente colocá-los no papel. Algumas pessoas também acordam cedo demais e têm dificuldade em pegar no sono de novo. Muitos idosos vivenciam essa situação, bem como pessoas em depressão. Em geral, o melhor é não ficar na cama ou se virar de um lado para o outro. Isso poderá transformar-se em um hábito,

Capítulo 14   Saúde Psicológica   **609**

embora você deva associar sua cama apenas ao sono e ao sexo. Outro sinal de insônia ocorre quando você desperta com uma sensação de estar zonzo e pouco repousado, como se seu sono não tivesse ajudado a restaurar suas forças e a ficar alerta depois de acordar.

4. **Qual é sua situação de trabalho?**
   - ○ Tenho um horário de trabalho regular
   - ○ Trabalho em turnos
   - ○ Trabalho em meio expediente
   - ○ Desempregado

Trabalhadores de turno, que trabalham em horas irregulares, não são capazes de entrar em sincronismo com o ciclo de sono-vigília normal do corpo. É um verdadeiro desafio obter um sono de qualidade suficiente nas horas de descanso, durante o dia claro.

5. **Se você respondeu ter qualquer dos sintomas listados anteriormente durante algumas noites por semana (ou mais), há quanto tempo você apresenta esses sintomas?**
   - ○ 1 a 2 semanas
   - ○ 3 a 4 semanas
   - ○ 1 a 3 meses
   - ○ 3 a 6 meses
   - ○ 6 meses ou mais
   - ○ N/A

Normalmente, uma insônia aguda, ou de curta duração, dura 1 a 2 semanas. No entanto, se ocorrer durante algumas noites por semana e continuar por um mês ou mais, a insônia se tornará crônica ou prolongada. É de grande ajuda manter um "diário de sono"; além disso, é importante conversar com seu médico, particularmente se a insônia se prolongar. A insônia crônica pode ser causada por outro problema clínico ou de saúde; assim, você poderá ser perguntado se também tem outros sintomas. Esses sintomas podem ser qualquer alteração do humor ou depressão, ou questões concernentes à sua saúde e a hábitos e condições de sono. Outro tipo de insônia é chamado de "insônia primária", que pode ocorrer sem que haja qualquer outro problema clínico ou de saúde. Também se prolonga por mais tempo, estando em alguns casos associada a pessoas que têm dificuldade em relaxar ou que ficam facilmente excitadas. Com frequência, essas pessoas se encontram em um estado de hiperexcitação, podendo ter problemas para dormir bem.

6. **Você consome qualquer das seguintes substâncias nas últimas três horas antes de dormir?**
   - ○ Cafeína
   - ○ Álcool
   - ○ Nicotina
   - ○ Nenhuma das substâncias acima

Certifique-se de estar seguindo as sugestões sobre o sono da NSF – uma rotina relaxante para a hora de dormir; não-consumo de álcool, nicotina, cafeína; não se exercitar em uma ocasião muito próxima da hora de dormir – e também considere o que o está impedindo de adormecer. O uso de álcool ou tabaco também pode levar a interrupções do sono durante a noite.

7. **Você pratica qualquer das atividades a seguir imediatamente antes de dormir?**
   - ○ Trabalha
   - ○ Assiste um programa de TV dramático
   - ○ Vai se deitar com fome ou com a barriga cheia
   - ○ Nenhuma das opções acima

Fazer um lanchinho nutritivo e leve antes da hora de dormir não faz mal, desde que você não esteja com fome demais ou com o estômago muito cheio ao deitar para dormir. É melhor não se en-

610 Parte IV Atividade Física e Doença

volver com alguma tarefa difícil, seja em termos físicos ou mentais. Se você estiver pensando sobre algo ou estiver emocionalmente alerta ao tentar adormecer, siga as sugestões descritas anteriormente. Se estiver com um problema físico e levar muito tempo até cair no sono, fale com seu médico.

8. **Se você tem dificuldade em adormecer, quanto tempo é preciso para que você pegue no sono?**
   - ○ 0 a 15 minutos
   - ○ 15 a 20 minutos
   - ○ 20 a 30 minutos
   - ○ 30 minutos ou mais

O tempo transcorrido até o sono é variável. De 10 a 20 minutos é um tempo comum. Adormecer de maneira muito rápida pode ser um sinal de sono insuficiente ou de distúrbio do sono. Se você precisar de mais de 30 minutos, esse pode ser um sintoma de insônia.

9. **Quantas são as horas de sono que você normalmente aproveita em uma noite de um dia de semana?**
   - ○ Menos de 6 horas
   - ○ 6 a 6,9 horas
   - ○ 7 a 7,9 horas
   - ○ 8 a 8,9 horas
   - ○ Mais de 9 horas

Não dormir o bastante ou ficar privado do sono não é insônia. No entanto, quando você tem dificuldade em dormir e exibe sintomas de insônia, terá maior probabilidade de dormir menos do que precisa para que possa dar o melhor de si durante as horas de vigília. Na pesquisa de opinião pública do *2002 Sleep in America* da NSF, foi constatado que adultos com insônia dormem, em média, 6,7 horas por noite da semana, em comparação com 7,2 horas de sono para aqueles que raramente ou jamais sofrem insônia.

10. **Como você descreveria a qualidade de seu sono?**
    - ○ Excelente
    - ○ Muito bom
    - ○ Bom
    - ○ Razoável
    - ○ Ruim

Como pessoas com insônia têm dificuldade em ter um sono contínuo, sem interrupções, a qualidade de seu sono sofre. Essas pessoas podem não estar passando tempo suficiente na cama dormindo de fato. Em vez disso, estão tentando dormir, estão desconfortáveis, despertam e se levantam frequentemente, e estão agitadas e se virando na cama. Como resultado, seu sono também pode ser mais leve, pois leva tempo para que alcancem o sono mais profundo e restaurador, e não passam tempo suficiente neste para que, no dia seguinte, sintam-se bem. Na pesquisa de 2002 do NSF, aquelas pessoas que exibiam sintomas de insônia descreveram a qualidade de seu sono como razoável a ruim e, na maior parte das vezes, não o classificavam como excelente ou muito bom.

11. **Durante uma semana típica, em quantos dias a sonolência interfere nas suas atividades do dia-a-dia, tornando mais difícil realizá-las?**
    - ○ Todos (ou quase todos) os dias
    - ○ Alguns dias por semana
    - ○ Alguns dias por mês
    - ○ Raramente/nunca

Considerando que o sono de pessoas com insônia sofre frequentes interrupções, esses indivíduos talvez não consigam dormir de modo suficientemente profundo e em um número suficiente de horas. Essa situação leva à sonolência nas horas de vigília. De acordo com a pesquisa de opi-

Capítulo 14 Saúde Psicológica **611**

nião pública da NSF em 2002, 75% dos entrevistados com sintomas de insônia têm uma sonolência tão intensa durante o dia que chega a interferir nas atividades diárias. A sonolência dificulta a realização de tarefas e o funcionamento em um nível máximo. Como resultado, muitas pessoas têm dificuldades em se concentrar, prestar atenção, solucionar problemas, ouvir adequadamente e se relacionar com outras pessoas – e sua produtividade sofre por isso. Nessa mesma pesquisa, os entrevistados com sintomas de insônia tiveram menor probabilidade de ficarem cheios de energia, otimistas, felizes, relaxados, satisfeitos com a vida ou de demonstrarem serenidade. A sonolência durante o dia também resulta em maior propensão para acidentes, colisões automobilísticas causadas por dormir ao volante, lesões e enfermidades.

12. Com que frequência você tira uma soneca:

- ○ Menos de uma por semana
- ○ 1 a 2 sonecas por semana
- ○ Mais de duas sonecas por semana
- ○ Todos os dias ou quase todos os dias

Em geral, sonecas não substituem uma boa noite de sono e não devem se tornar um hábito. Na pesquisa *Sleep in America 2005* da NSF, aqueles entrevistados que tiravam uma soneca duas ou mais vezes por semana tinham maior probabilidade de exibir sintomas de insônia. Em algumas situações, a pessoa tira uma soneca depois de uma noite de sono ruim, mas reduzem sua necessidade de dormir na noite seguinte. Se você precisar tirar uma soneca, ela deverá ser feita mais cedo durante o dia e ter uma duração máxima de 20 a 30 minutos.

13. Um médico já diagnosticou alguma das condições a seguir?

- ○ Doença cardiovascular (p. ex., hipertensão, doença cardíaca, acidente vascular cerebral)
- ○ Depressão
- ○ Azia, doença do refluxo gastroesofágico (DRGE) ou problemas gastrintestinais
- ○ Artrite, dor nas costas ou outro distúrbio muscular
- ○ Ansiedade ou transtorno psiquiátrico
- ○ Transtorno do sono, como apneia do sono ou síndrome das pernas inquietas
- ○ Nenhuma das manifestações acima

Muitos problemas clínicos, assim como medicamentos, podem ser a causa subjacente ou um fator contributivo para insônia. Um efeito colateral de muitos medicamentos é a perturbação do sono. Isso se aplica mais frequentemente a idosos que tomem remédios que causem um sono inadequado.

Problemas psiquiátricos importantes, e a depressão em particular, colocam a pessoa em risco de insônia e vice-versa, pois ter sintomas de insônia também pode resultar em comprometimento do estado de espírito e em problemas mentais. Exemplificando, de 50 a 70% das pessoas com transtornos da ansiedade também se queixam de insônia. Há uma ocorrência similar de insônia para aqueles indivíduos com estresse (pós-traumático) e transtornos do pânico. Outros sintomas, como azia, distúrbios respiratórios, aumento da frequência cardíaca e desconforto geral contribuem, sem exceção, para o verdadeiro desafio de se ter uma boa noite de sono sem perturbações.

Muitos estudos também revelam forte associação entre insônia e problemas cardiovasculares, doença pulmonar, artrite, azia e outros distúrbios do sono, como apneia noturna e síndrome das pernas inquietas. Nesses casos, foi demonstrado que pessoas com insônia padecem de mais problemas clínicos, e a falta de um sono de qualidade pode piorar os sintomas e os sofrimentos causados por esses distúrbios.

Se você tiver qualquer desses problemas, fale com seu médico acerca dos efeitos dessas condições no sono, porque uma noite bem dormida pode contribuir para sua saúde em geral.

14. Você toma qualquer dos medicamentos a seguir?

- ○ Antidepressivos
- ○ Betabloqueadores
- ○ Descongestionantes
- ○ Nenhum dos medicamentos anteriores

612 Parte IV Atividade Física e Doença

Muitos problemas clínicos, e também medicamentos, podem ser a causa subjacente ou um fator contributivo para a insônia. Um efeito colateral de muitos medicamentos é a perturbação do sono. Isso se aplica mais frequentemente a idosos que tomem remédios que levem a um sono inadequado.

Os medicamentos utilizados para problemas psiquiátricos (inclusive alguns antidepressivos) podem contribuir para dificuldades do sono; alguns podem acarretar sonolência, mas depois causam dificuldade para que a pessoa adormeça. Betabloqueadores utilizados para problemas cardíacos podem também causar insônia, do mesmo modo como descongestionantes nasais.

Se você estiver tomando qualquer um desses medicamentos, fale com seu médico acerca dos efeitos dessas medicações no sono, porque uma noite bem dormida pode contribuir para sua saúde geral.

Da National Sleep Foundation. www.sleepfoundation.org [em inglês].

capítulo 15

Envelhecimento, Osteoporose e Artrite

Todas as partes do corpo que têm alguma função, se utilizadas com moderação e exercitadas em trabalhos nos quais cada pessoa esteja acostumada, ficarão assim saudáveis, bem desenvolvidas e envelhecerão mais lentamente, mas se não forem utilizadas e forem deixadas inativas ficarão sujeitas a doenças, defeitos do crescimento e envelhecerão rapidamente.
—Hipócrates

Idade é uma questão da mente sobre a matéria. Se você não se importar, a idade não terá importância.
— "Satchel" Paige

Que idade você teria se não soubesse qual é a sua idade?
— "Satchel" Paige

Há muito tempo, a nação norte-americana se considera como a terra da juventude e, pelo menos na mente de Ponce deLeon, a "fonte da juventude". Os norte-americanos idolatram a juventude, anseiam por ela e não poupam esforços para readquiri-la (ou pelo menos, ficar com aparência jovem). Ainda assim, atualmente os cientistas consideram os Estados Unidos como uma "sociedade em processo de envelhecimento". Nos tempos da colônia, por exemplo, a média de idade da população era de 16 anos. Atualmente, é de 33 e, por volta de 2030, será de 42 anos.[1-6]

A minoria em mais rápido crescimento nos EUA é a dos *idosos* – aqueles que alcançam ou ultrapassam a idade de 65 anos (ver Fig. 15.1).[2] A Figura 15.2 mostra que, atualmente, vivem perto de 36 milhões de idosos nos EUA, um número que se elevará para 75 milhões, ou 22% da população, por volta de 2040. O grupo de pessoas com 65 anos ou mais está crescendo duas vezes mais rapidamente do que o restante da população. A maior parte desse crescimento se

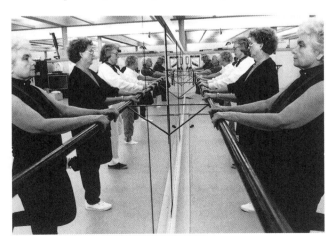

Figura 15.1 As fileiras dos idosos estão se multiplicando com maior rapidez do que qualquer outro segmento da sociedade norte-americana.

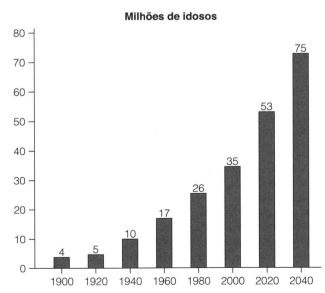

Figura 15.2 A população norte-americana de adultos com ≥ 65 anos dobrará durante o período de 1995 a 2030 (33,5 para 69,4 milhões). Fonte: Centers for Disease Control and Prevention. Surveillance for selected public health indicators affecting older adults— United States. MMWR 48(SS-8), 1999.

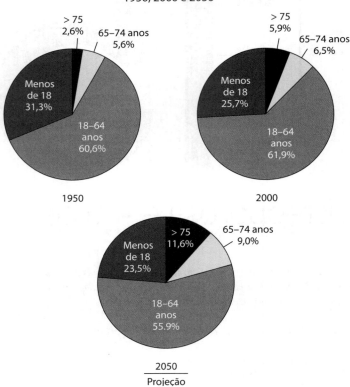

Figura 15.3 Em 1950, os idosos compreendiam 8,2% da população, um percentual que se elevará para 20,6% em 2050. Fontes: U.S. Census Bureau, 1950 and 2000 decennial censuses and 2050 interim population projections.

deve ao fato que a geração do *baby boom* (pessoas nascidas entre 1945 e 1965), que constitui um terço da geração norte-americana, está inevitavelmente avançando para o envelhecimento (Ver Fig. 15.3.).[2]

Considere essas estatísticas:[1-6]

- É difícil entender que, em 1900, apenas 40% dos norte-americanos viviam mais de 65 anos, ao passo que, atualmente, cerca de 80% sobrevivem até os 65 anos e 50% vivem até os 80 (ver Fig. 15.4). Desde meados dos anos 1980, os estudiosos passaram a se interessar muito na população com 85 anos ou mais (denominada "os muito idosos"). Foi projetado que esse será o segmento da população com crescimento mais rápido ao longo das próximas décadas, passando de 3,6 milhões em 1995 para 8,5 milhões em 2030.

- A duração da vida aumentou notavelmente durante o século XX (ver Fig. 15.5). A *expectativa de vida* ao nascer (o número de anos que um neonato pode esperar viver) é, atualmente, 77 anos na média; por volta do ano 2050, espera-se que essa média exceda 82 anos. Os aumentos na expectativa de vida a contar do nascimento durante a primeira metade do século XX ocorreram principalmente graças a reduções na mortalidade infantil devidas a melhoras nos serviços sanitários, maior uso dos serviços preventivos de saúde e melhores serviços médicos.[4] Essas reduções significam que um maior número de pessoas sobreviveu até a meia-idade. Em contraste, os aumentos na longevidade ocorridos nos últimos anos resultaram em grande parte da redução da mortalidade por doenças crônicas

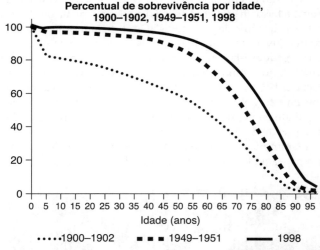

Figura 15.4 Curvas de sobrevivência, 1900–1902, 1949–1951, 1998. Atualmente, o maior percentual de norte-americanos sobrevive até os 65 anos (80%) em comparação com o período de 1900–1902 (40%). Fonte: Anderson RN. United States Life Tables, 1998. National Vital Statistics Reports 48(18). Hyattsville, Maryland: National Center for Health Statistics, 2001.

(sobretudo doenças cardíacas e acidente vascular cerebral) nas populações de meia-idade (45 a 64 anos) e idosas (65 a 84 anos). Apesar desses impressionantes progressos na expectativa de vida, ainda se tem muito a evoluir.

- A expectativa de vida aos 65 anos de idade teve um fortíssimo aumento desde meados do século XX. De

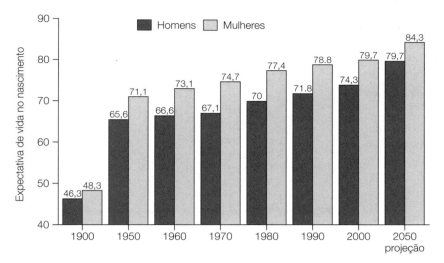

Figura 15.5 A expectativa de vida vem subindo desde 1900, tanto para homens como para mulheres, até 77 anos. Por volta de 2050, a expectativa de vida irá elevar-se para cerca de 82 anos, em média.   Fonte: National Center for Health Statistics. Health, United States, 2004. Hyattsville, Maryland: 2004.

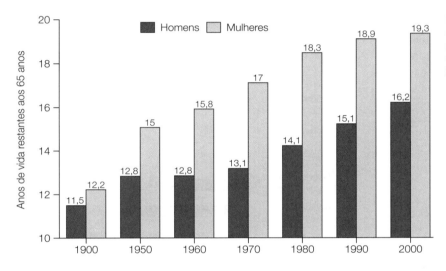

Figura 15.6 A expectativa de vida aos 65 anos de idade é pouco abaixo dos 18 anos – um ganho de 6 anos desde 1900.   Fonte: National Center for Health Statistics. Health, United States, 2004. Hyattsville, Maryland: 2004.

1900 a 1960, a expectativa de vida aos 65 anos melhorou apenas 2,4 anos, em comparação com 3,4 anos de 1960 até 2000. Hoje em dia, pessoas com 65 anos de idade podem esperar viver mais 18 anos (ver Fig. 15.6).

Embora essas tendências sejam geralmente bem-vindas, as autoridades de saúde pública expressaram preocupação acerca de diversos assuntos:[1-10]

- A preocupação central em torno do aumento da longevidade é a respeito do ganho líquido em anos funcionais ativos comparados aos anos totais de incapacitação e disfunção.[1] Conforme revisado no Quadro 15.1, um dos principais objetivos do programa *Healthy People 2010* é aumentar a qualidade de vida e os anos de vida saudável. Como mostra a Figura 15.7, o National Center for Health Statistics [Centro Nacional de Estatísticas da Saúde] estima que 17% da vida do norte-americano médio se passe em um estado "insalubre" (prejudicado por incapacitações, lesões e/ou doenças).[1,5] Entre os idosos, cerca de 5 dos seus 18 anos restantes serão pouco saudáveis. Conforme resumido na Figura 15.8, a prevalência de fatores de risco e de doenças é elevada entre idosos.[1-10] Perto de 9 em 10 indivíduos idosos padecem de um ou mais problemas de saúde crônicos.[7,8] O idoso médio com 75 anos de idade sofre três problemas crônicos e usa cinco medicações diferentes sob prescrição.[4]

- Doenças cardiovasculares (doenças cardíacas e AVC) e cânceres são responsáveis por aproximadamente dois terços de todas as mortes na terceira idade.[2] Embora as boas novas sejam que os percentuais de morte por doença cardíaca e AVC venham declinando entre os idosos, os percentuais de morte por câncer estão aumentando, principalmente por câncer pulmonar.[2,6]

- A osteoporose, definida como diminuição da densidade óssea, é uma doença disseminada entre os idosos. Um terço das mulheres com mais de 65 anos desenvolve fraturas nos ossos vertebrais e, em pessoas muito idosas, 1 em cada 3 mulheres e 1 em cada 6 homens sofrerão uma fratura do quadril. (Esse tópico será discutido mais detalhadamente neste capítulo.)

Quadro 15.1

Healthy People 2010

Primeira meta: aumento da qualidade e dos anos de vida saudável

A primeira meta do *Healthy People 2010* é ajudar indivíduos de todas as idades a aumentar a expectativa e a qualidade de vida.

Expectativa de vida

- Expectativa de vida é o número médio de anos, para as pessoas nascidas em determinado ano, que que se espera que essas pessoas vivam com base em um conjunto de taxas de mortalidade específicas para a idade. No início do século XX, a expectativa de vida era de 47,3 anos; hoje, é de 77 anos.
- A expectativa de vida para pessoas em qualquer faixa etária também aumentou durante o último século. Indivíduos com 65 anos podem ter uma expectativa de vida média de mais 18 anos (total de 83 anos).
- Todavia, diferenças entre expectativa de vida entre populações sugerem uma necessidade substancial e uma oportunidade de melhora. Pelo menos 18 países com populações de mais de 1 milhão de habitantes têm expectativa de vida superior à dos EUA, tanto para homens como para mulheres.

Qualidade de vida

- A qualidade de vida reflete uma sensação geral de felicidade e satisfação com nossas vidas e com o ambiente que nos cerca. A qualidade de vida em geral envolve todos os aspectos da existência, incluindo saúde, recreação, cultura, direitos, valores, crenças, aspirações e as condições que mantêm uma vida com esses elementos.
- A qualidade de vida ligada à saúde reflete uma sensação pessoal de saúde física e psicológica e a capacidade de reagir a fatores nos ambientes físico e social.
- Anos de vida saudável é uma medida combinada criada pela iniciativa do *Healthy People 2010*. A diferença entre expectativa de vida e anos de vida saudável reflete a quantidade média de tempo consumido pela pessoa com uma saúde abaixo da ideal, por causa de limitações crônicas ou agudas. Depois de ter diminuído no início dos anos 1990, a medida de anos de vida saudável aumentou em 1996 para um nível apenas ligeiramente acima do nível no início daquela década (64,0 anos em 1990 para 64,2 anos em 1996). Durante o mesmo período, a expectativa de vida aumentou um ano inteiro.

Fonte: U.S. Department of Health and Human Services. *Healthy People 2010*. Washington DC: janeiro de 2000. www.health.gov/healthypeople [em inglês].

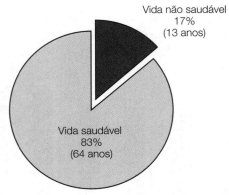

Figura 15.7 Percentual de vida que se passa em um estado de "má saúde" (prejudicada por deficiências, doenças e lesões); expectativa de vida total de 77 anos. Dezessete por cento da vida é passada em um estado de "má saúde", um percentual que as autoridades de saúde assinalavam como tópico de prioridade para o ano de 2010. Fonte: Department of Health and Human Services. Healthy People 2010. Washington DC: janeiro de 2000. www.health.gov/healthypeople [em inglês].

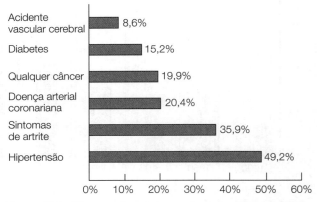

Figura 15.8 Hipertensão e sintomas de artrite são os problemas crônicos mais comuns na terceira idade. Fonte: CDC, National Center for Health Statistics, National Health Interview Survey, 2000–2001. www.cdc.gov [em inglês].

- São vários os tipos de demência senil, dos quais a forma mais comum é a doença de Alzheimer.[10] A perda da memória, especialmente para eventos recentes, costuma ser o primeiro sinal, seguido por deficiências mentais, comportamentais e de controle do corpo. A doença de Alzheimer afeta 10% das pessoas com mais de 65 anos e praticamente metade daquelas com mais de 85 anos. Cerca de 4,5 milhões de norte-americanos sofrem de Alzheimer, uma prevalência que tende a quadruplicar nos próximos 50 anos. O custo do tratamento para esses pacientes está atualmente em 100 bilhões de dólares anuais.[10]
- Os idosos constituem 13% da população norte-americana, mas são responsáveis por mais de um terço dos gastos com serviços de saúde e de uso de medicamentos sob receita, e por metade das consultas médicas e dos dias de internação hospitalar.[2,4,10,11] O aumento previsto em

pessoas com 85 anos ou mais pode levar a um grande aumento no uso de casas de repouso no futuro. O financiamento dos serviços de saúde para idosos no futuro é uma grave preocupação.[2]

PROCESSO DE ENVELHECIMENTO

Envelhecimento refere-se às mudanças biológicas normais, embora irreversíveis, que ocorrem ao longo de toda a existência de uma pessoa.[12-14] Esse é um fenômeno muito complexo, influenciado por fatores genéticos, ambientais e do estilo de vida. O processo de envelhecimento ocorre em todas as idades, mas, para aqueles com mais de 65 anos, costuma se tornar mais manifesto, com mudanças significativas na qualidade de vida. Há dois tipos principais de teorias do envelhecimento: teorias da lesão e teorias do programa.[12]

As *teorias da lesão* especulam que, com o avanço da idade, tornamo-nos menos capazes de reparar as lesões causadas por disfunções internas ou pelas agressões externas decorrentes de radicais livres de oxigênio ao corpo. As várias mudanças bioquímicas e hormonais ocorrentes com o envelhecimento poderão terminar levando à morte. O sistema imunológico dos idosos é menos eficiente, de maneira que os radicais livres são removidos de modo menos eficaz pelos "limpadores" do corpo. O corpo pode ser menos capaz de combater as infecções ou de destruir as células anormais do corpo.

As *teorias de programa* do envelhecimento sugerem que um relógio interno começa a funcionar na concepção, sendo programado para funcionar durante um período determinado. Alguns pesquisadores acreditam que as células humanas apenas podem se dividir certo número de vezes, quando então pararão, levando à morte. À medida que as células vão envelhecendo, a transcrição do DNA ocorre em velocidades menores e em padrões significativamente alterados.

Com o envelhecimento da pessoa, ocorrem muitas mudanças no corpo:[7-19]

- *Perda do paladar e do olfato.* Os idosos frequentemente se queixam de uma diminuição da capacidade de sentir o gosto e de apreciar os alimentos. Os botões gustativos diminuem em número e tamanho, afetando particularmente os sabores doces e salgados. Cerca de 40% das pessoas com 80 anos ou mais parecem ter dificuldade em identificar substâncias comuns pelo olfato.

- *Perda do tecido ósseo periodontal (área óssea em torno dos dentes).* Com o avanço da idade, a maioria dos idosos padece de perda do tecido ósseo e sofre doenças nos tecidos em torno dos dentes. Como resultado, um terço da população com mais de 65 anos já perdeu todos os dentes e cerca de 65% perderam dentes em pelo menos uma arcada. O resultado final dessa situação é óbvio: pessoas idosas tendem a escolher alimentos que sejam fáceis de mastigar, levando à redução do consumo de frutas e vegetais frescos ricos em fibra alimentar.

- *Diminuição na função gastrintestinal.* Com o avanço da idade, as células do estômago são menos capazes de secretar sucos digestivos, prejudicando a digestão de proteína e vitamina B_{12}. O intestino delgado se torna menos capaz de absorver alguns nutrientes, podendo também ocorrer redução na capacidade do intestino em movimentar seu conteúdo ao longo do trato digestivo, resultando em constipação intestinal. A constipação fica ainda mais exacerbada pela falta de fibra alimentar.

- *Perda nas funções visual e auditiva.* A função visual começa a se deteriorar por volta dos 45 anos de idade e, desse ponto em diante, piora gradualmente. Depois dos 80 anos, menos de 15% da população terá uma visão 20/20. Em geral, a perda gradual da audição tem início por volta dos 20 anos de idade; foi estimado que essa deficiência afeta até 66% das pessoas que chegam aos 80 anos.

- *Redução no peso corporal magro.* A prevalência de obesidade é mais alta na faixa etária de 55 a 64 anos, mas em seguida ocorre queda. Quando uma pessoa envelhece, aumenta a gordura corporal, ao passo que os músculos e ossos (o peso corporal magro) diminuem. Isso leva a um decréscimo na energia despendida durante o repouso, explicando em parte porque os idosos consomem menos Calorias do que pessoas jovens. A taxa metabólica em repouso diminui em 1 a 2% por década, começando por volta dos 20 anos.

- *Perda de massa mineral óssea.* Como discutido anteriormente, a perda de tecido ósseo (osteoporose) é um fenômeno praticamente universal com o passar do tempo. As fraturas resultantes frequentemente se consolidam com dificuldade, resultando em longos períodos de redução da atividade física e da interação social.

- *Comprometimento mental.* Senilidade, também chamada demência senil ou síndrome cerebral orgânica, afeta cerca de 60% dos idosos. Alguns dos problemas associados à demência senil são comprometimento de memória, discernimento, sentimentos, personalidade e da capacidade de falar. Demência senil do tipo Alzheimer é responsável por pelo menos metade de todas as demências da terceira idade.

- *Diminuição da capacidade de metabolizar medicamentos.* Os idosos são responsáveis por cerca de um terço de todo consumo de medicamentos de receita obrigatória; no entanto, têm capacidade reduzida de absorver, distribuir, metabolizar e excretar tanto medicamentos de receita obrigatória como de venda livre. A maioria dos idosos toma mais de um medicamento de receita obrigatória, e esses fármacos podem interagir, afetando o quadro nutricional.

- *Alta prevalência de doenças crônicas.* Conforme discutido anteriormente, até 88% dos idosos padecem de pelo menos uma doença crônica. Diversas doenças são mais comuns entre os idosos, incluindo diabetes, câncer, doenças cardíacas, pressão arterial elevada, AVC e artrite.

- *Alterações neuromusculares.* Com o envelhecimento, diminuem o tempo de reação, a capacidade de se equilibrar e a força dos músculos, tendões e ligamentos, o que limita a atividade normal para muitos idosos. Os acidentes aumentam, e a capacidade de fazer compras e preparar alimentos pode ficar comprometida.

- *Incontinência urinária*. Até 20% dos idosos que moram em casa e 75% daqueles que vivem em casas de repouso não podem controlar o músculo controlador da urinação. Isso pode levar ao isolamento social, embaraço e à decisão de viver em uma casa de repouso.
- *Diminuição nas funções hepáticas e renais*. O tamanho e o funcionamento do fígado e dos rins diminuem continuamente com o envelhecimento, dificultando a remoção de produtos do catabolismo.
- *Diminuição no condicionamento cardíaco e pulmonar*. Com o processo de envelhecimento, ocorre diminuição da ordem de 8 a 10% por década na capacidade cardíaca e pulmonar em fornecer oxigênio aos músculos. A maior parte desse efeito se deve à redução da atividade física pelos idosos.

HÁBITOS DE SAÚDE E ENVELHECIMENTO

Embora a *expectativa de vida* seja definida como o número médio de anos de vida esperados para uma população de determinada idade, *período de vida* refere-se à idade máxima possível de ser obtida por determinada espécie. A Figura 15.9 demonstra que o período de vida máximo varia amplamente entre espécies, acreditando-se que seja de 120 anos para os seres humanos (cerca de 43 anos a mais do que a atual expectativa de vida média para os norte-americanos).[14] Vários seres humanos já viveram 120 anos ou mais. Arthur Reed de Oakland, Califórnia, EUA, viveu até os 124 anos. Nascido no ano em que Lincoln foi eleito presidente (1860), Reed andou em sua bicicleta no seu 100º aniversário e trabalhou até os 116 anos. Shigechigo Isumi, do Japão, morreu em 1986; foi informado que tinha 121 anos. Mary Thompson de Orlando, Flórida, EUA, morreu em 1996 com 120 anos. Em 1997, Jeanne Calment, uma francesa, morreu com 122 anos.[12]

Atualmente, câncer, doenças cardíacas e lesões são as causas principais de perda de "anos de vida potencial" antes dos 75 anos de idade (ver Fig. 11.5).[6] Para fazer a expectativa de vida avançar até o período de vida máximo para a espécie humana, esses problemas terão de ser amplamente eliminados como causas importantes de morte prematura. Para tanto, haverá necessidade de intenso envolvimento para melhora dos hábitos de saúde e estilos de vida por parte das pessoas.

Atualmente, é grande o interesse nas estratégias de extensão da vida, por exemplo, restrição da energia (que, segundo foi demonstrado, prolonga a vida de roedores), suplementos hormonais, diversos tipos de medicamentos, antioxidantes e manipulação genética. Há necessidade de um volume muito maior de pesquisas para que se possa avaliar a eficácia, a segurança e o impacto socioeconômico.[16,20,21] Foi nitidamente constatado que os hábitos de saúde exercem grande influência na expectativa de vida e na qualidade de vida durante a terceira idade (ver Atividades de Condicionamento Físico 15.1 e 15.3).[22,28] Exemplificando, Lester Breslow, da UCLA, demonstrou, em seu estudo com mais de 6 mil

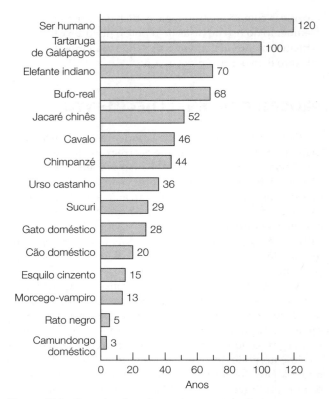

Figura 15.9 Períodos de vida máximos registrados para espécies selecionadas. Fonte: Kirkwood TBL. Comparative life spans of species: Why do species have the life spans they do? *Am J Clin Nutr* 55:1191S–1195S, 1992.

pessoas na região da Baía de São Francisco, Califórnia, EUA, uma enorme diferença na taxa de mortalidade entre aqueles indivíduos que seguiram sete hábitos de saúde simples (jamais fumar, consumir moderadamente bebidas alcoólicas, tomar desjejum diariamente, não tomar lanchinhos, dormir 7 a 8 horas de sono por noite, praticar exercícios com regularidade, manter o peso ideal), e indivíduos que não seguiram tais hábitos.[25–28] Estimou-se que aquelas pessoas que seguiram todos os sete hábitos de saúde viveriam 9 anos mais do que as que não os praticavam. Além disso, os seguidores de um estilo de vida saudável tiveram uma probabilidade 50% menor de sofrer alguma incapacitação que os impossibilitasse de trabalhar ou limitasse suas atividades do dia a dia.[25] Em outras palavras, o hábito de uma vida saudável parece não só aumentar a longevidade, mas também mantém a pessoa mais capaz fisicamente de gozar ao máximo a vida na terceira idade.[22]

Dados de estudos populacionais prospectivos de grande porte indicam que manter sob controle fatores de risco importantes (colesterol sérico, pressão arterial e tabagismo) e evitar o diabetes levam a taxas de mortalidade mais baixas e à maior expectativa de vida.[24,27,28] Conforme resumido na Figura 15.10, adultos jovens e de meia-idade que se enquadram nesse perfil são beneficiados com um aumento de 10 e 6 anos na expectativa de vida, respectivamente.[27] No Japão, mais de 8 mil homens foram acompanhados durante 28 anos; nesse estudo, os preditores mais consistentes de envelhecimento saudável (baixo nível de doenças e de redução da capacidade) foram baixa pressão arterial, baixo nível sérico de glicose, não tabagismo e não obesidade.[24] Outro estudo, com 1.741 ex-alunos universitários acompanhados durante 24 anos, demonstrou que o início da incapacitação foi adiado em mais de cinco anos no grupo de baixo risco em comparação com o grupo de alto risco, com base no não uso do fumo e na não obesidade, além da manutenção de um programa regular de exercícios.[28] Em geral, esses estudos indicam que, além dos efeitos biológicos do envelhecimento, grande parte das enfermidades e incapacitações entre os idosos está relacionada a fatores de risco e hábitos de estilo de vida presentes durante a vida adulta.

Segundo o CDC, três comportamentos – tabagismo, dieta insatisfatória e inatividade física – são as causas reais de praticamente 35% das mortes ocorridas nos EUA, estando subjacentes à ocorrência de 4 das 5 causas principais de morte em idosos: doença cardíaca, câncer, AVC e diabetes.[4] A adoção de comportamentos mais saudáveis e a realização de triagens regulares (p. ex., mamogramas e colonoscopias) podem reduzir drasticamente o risco individual dos idosos para a maioria das doenças crônicas e melhorar a qualidade de vida. A Tabela 15.1 resume 15 indicadores relacionados à situação de saúde de idosos, seus comportamentos, cuidados, triagens preventivas e lesões.[4] Esses indicadores foram escolhidos pelo CDC porque são modificáveis, além de apresentar um quadro abrangente da saúde do idoso. Observe que, das nove metas do programa *Healthy People 2010*, quatro foram cumpridas e cinco ainda carecem de progresso substancial.

EXERCÍCIO E ENVELHECIMENTO

Um ingrediente essencial para um envelhecimento saudável é a atividade física regular.[17] De todas as faixas etárias, os idosos são os mais beneficiados por serem ativos, inclusive com o potencial para redução do risco de doença cardiovascular, câncer, pressão arterial elevada, depressão, osteoporose, fraturas ósseas e diabetes, com melhora em composição corporal, condicionamento, longevidade, capacidade de realizar atividades envolvendo cuidados pessoais e cuidados com a artrite ou outras condições conducentes a limitações da atividade. (ver Fig. 15.11).[29,33] Entretanto, pesquisas nos EUA indicam que, entre os idosos, 49% dos homens e 56% das mulheres são fisicamente inativos – mais do que as demais faixas etárias (ver Cap. 1 e Fig. 15.12).[4,31] Com o aumento da idade, pode estabelecer-se um ciclo vicioso: a atividade física mais baixa pode levar à maior fragilidade, a limitações da atividade e à maior redução na atividade física (ver Fig. 15.13 e Quadro 15.2).[2,6]

A Figura 15.14 resume as mudanças fisiológicas que ocorrem no corpo humano com o envelhecimento. Curiosamente, muitas das mudanças que acompanham o envelhecimento constituem os mesmos tipos de mudanças que podem ser esperadas diante da inatividade e do pouco peso.[34–37] As características identificadoras do envelhecimento e da "síndrome do desuso" são um decréscimo na função cardiorrespiratória, obesidade, fragilidade musculoesquelética e envelhecimento precoce. No entanto, conforme enfatizado

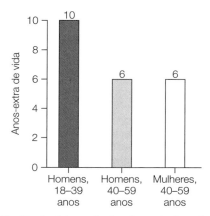

Figura 15.10 Manter fatores de risco importantes sob controle e evitar o diabetes são medidas que podem resultar em taxas de mortalidade mais baixas e em maior expectativa de vida.

nesta seção, indivíduos idosos se adaptam tanto ao exercício de musculação como ao exercício de resistência, treinando de modo similar às pessoas jovens.[30] Em outras palavras, faz sentido que um percentual significativo da deterioração atribuída ao envelhecimento possa ser explicado pela tendência que as pessoas têm de se exercitar menos à medida que envelhecem.

$\dot{V}O_{2máx}$ e o processo de envelhecimento

Pesquisadores que avaliaram os efeitos do envelhecimento no sistema cardiorrespiratório se concentraram na capacidade de trabalho, ou $\dot{V}O_{2máx}$. A capacidade do corpo de absorver oxigênio, transportá-lo e utilizá-lo para oxidação do combustível é considerada como a melhor variável isolada para a definição de mudanças funcionais gerais ocorrentes com o envelhecimento.[30]

Normalmente, o $\dot{V}O_{2máx}$ sofre redução de 8 a 10% por década, tanto para homens como para mulheres depois dos 25 anos de idade (ver Fig. 15.15).[38-43] Com base em dados obtidos em estudos transversais, a velocidade de declínio no $\dot{V}O_{2máx}$ para homens e mulheres é de aproximadamente 0,35 a 0,50 $mL \cdot kg^{-1} \cdot min^{-1}$ por ano, começando por volta dos 25 anos de idade.

Por que o $\dot{V}O_{2máx}$ tende a ser baixo entre os idosos? Ao que parece, o declínio da atividade física é um fator importante, assim como a perda da massa livre de gordura e o aumento na massa de gordura.[44] Dois estudos envolvendo 1.499 homens e 409 mulheres determinaram que cerca de metade do declínio ligado ao processo de envelhecimento na potência aeróbia se deve a mudanças na composição corporal e nos hábitos de exercícios.[41,42] Observe, na Figura 15.15, que esportistas com 65 a 75 anos de idade têm $\dot{V}O_{2máx}$ de jovens sedentários. A Figura 15.16 mostra os resultados de um estudo que comparou mulheres septuagenárias altamente condicionadas a sedentárias.[45] As mulheres idosas altamente condicionadas (que participavam em competições de resistência em certames estaduais e nacionais para atletas masters e que vinham treinando intensamente durante 11 anos em média) eram muito mais

Parte IV Atividade Física e Doença

TABELA 15.1 Cartão de informação sobre envelhecimento saudável: até que ponto os idosos norte-americanos são saudáveis?

Indicador	Dados de pessoas com 65 anos ou mais* (ano)	Meta do programa *Healthy People 2010*	Grau (aprovado/ reprovado)[†]	Meta do programa *Healthy People 2010*
Estado de saúde				
1. Dias fisicamente pouco saudáveis (número médio de dias no mês anterior)	5,5 (2001)	‡	‡	‡
2. Angústia psicológica frequente (%)[c]	6,3 (2000-2001)	‡	‡	‡
3. Saúde oral: perda completa dos dentes (%)	22,4 (2002)	20	Reprovado	20
4. Incapacitação (%)[f]	30,8 (2001)	‡	‡	‡
Comportamentos para saúde				
5. Sem atividade física nas horas de lazer no mês anterior (%)	32,9 (2002)	22	Reprovado	20
6. Consumo diário de 5+ frutas e vegetais (%)	32,4 (2002)	50	Reprovado	N/A[¶]
7. Obesidade (%)[#]	19,5 (2002)	‡	‡	15
8. Fuma atualmente (%)	10,1 (2002)	15	Aprovado	12
Cuidados preventivos & exames de triagem				
9. Vacina contra a gripe no ano anterior (%)	63,0 (2002)	60	Aprovado	90
10. Já tomou vacina para pneumonia (%)	63,0 (2002)	60	Aprovado	90
11. Mamografia dentro dos últimos 2 anos (%)	77,2 (2002)	60	Aprovado	70
12. Já fez sigmoidoscopia ou colonoscopia (%)	58,3 (2002)	40	Aprovado	50
13. Atualizado em serviços preventivos selecionados (%)[**]				
Homens	34,4 (2002)	‡	‡	‡
Mulheres	33,4 (2002)	‡	‡	‡
14. Colesterol dosado nos últimos 5 anos (%)	85,4 (2001)	75	Aprovado	80
Lesões				
15. Hospitalizações para fratura do quadril (por 100 mil habitantes)	525 (homens) 1.127 (mulheres) 877 (total) (2002)	607 (Total)	Reprovado	474 (homens) 416 (mulheres) N/A (total)[††]

*Os dados para os indicadores 1 a 14 foram coletados pelo Behavioral Risk Factor Surveillance System (BRFSS) [Sistema de Vigilância de Fatores de Risco Comportamentais] do CDC. Os dados para o indicador 15, fratura do quadril, hospitalizações, provêm do National Center for Health Statistics do CDC, National Hospital Discharge Survey.

†A gradação se baseia na concretização das metas do programa *Healthy People 2010*.

‡Os indicadores 1, 2, 4 e 13 são medições de desenvolvimento mais recentes e, desse modo, não têm metas do programa *Healthy People 2010*. Os dados ligados ao indicador 7, obesidade, foram combinados com a categoria de sobrepeso no programa *Healthy People 2010* e, portanto, a obesidade não tem meta individual nesse programa.

cAngústia psicológica frequente é definida como 14 ou mais dias com pouca saúde mental no mês anterior. Os dados de BRFSS de 2000 e 2001 estão aqui combinados para se ter uma amostra de tamanho suficiente.

fIncapacitação foi definida com base na resposta afirmativa a qualquer das duas perguntas seguintes no BRFSS de 2001: "O(a) senhor(a) está limitado(a) de algum modo em qualquer atividade por causa de problemas físicos, mentais, ou emocionais?" ou "O(a) senhor(a) tem algum problema de saúde que implique na necessidade de uso de equipamento especial, como uma bengala, cadeira de rodas, uma cama especial ou um telefone especial?".

¶O programa *Healthy People 2010* segmenta a meta de nutrição em várias categorias de frutas e verduras. Ver Apêndices para uma descrição completa dessa mudança.

#O programa *Healthy People 2010* definiu uma meta para sobrepeso, mas não para obesidade. Tendo em vista que os padrões atuais distinguem essas duas condições, os dados de obesidade estão incluídos nessa descrição. A definição do programa *Healthy People 2010* para obesidade é um índice de massa corporal (IMC) $\geq 30 \ kg/m^2$.

**Para homens, estão incluídos três serviços: vacina contra a gripe no ano de 2006, se já tomou uma vacina contra pneumonia e se já teve uma sigmoidoscopia ou colonoscopia. Para mulheres, estão incluídos esses mesmos três serviços mais um mamograma dentro dos anos de 2004 a 2006.

††O programa *Healthy People 2010* tem metas distintas para hospitalização diante de fratura do quadril para homens e mulheres, e não tem meta para o número total.

Fonte: CDC. *The State of Aging and Health in America*, 2004. www.cdc.gov/aging [em inglês].

magras, tinham um $\dot{V}O_{2máx}$ 67% superior ao de suas colegas sedentárias e parecido com o $\dot{V}O_{2máx}$ de mulheres sedentárias com 35 anos de idade (Fig. 15.17).

Muitos outros estudos demonstraram que pessoas idosas que são vigorosas em seus exercícios possuem alta potência aeróbia (similar à de jovens adultos sedentários), sendo capazes de ter desempenho em níveis outrora considerados impossíveis.[33,40,45-50] Por exemplo, em 1991, Warren Utes, de Illinois, com 70 anos de idade estabeleceu um recorde mundial para a faixa etária de 38min24s para a corrida de 10 quilômetros. Luciano Acquarone, um italiano com 60 anos de idade, correu uma maratona em 2h38min, em um ritmo de 6 minutos por milha, ao passo que Derek Turnbull, da Nova Zelândia, correu 5 quilômetros em 16min39s, aos 65 anos. Aos 49 anos de idade, Evy Palm correu uma meia maratona em 1h12min36s na Holanda, tempo considerado como um dos desempenhos mais excepcionais para a faixa etária em todos os tempos. Em 2003, o canadense Ed Whitlock tornou-se a primeira pessoa com mais de 70 anos de idade a quebrar a barreira das três horas em uma maratona. (Ver Compreensão da Medicina Esportiva ao final do capítulo para uma discussão de Mavis Lindgren, que teve bons desempenhos com uma idade extrema.)

Contudo, mesmo entre atletas que se exercitam vigorosamente durante toda a vida, o $\dot{V}O_{2máx}$ ainda irá declinar em um ritmo similar ao de indivíduos sedentários (embora em um nível absoluto muito mais elevado). Alguns estudos demonstraram que a velocidade de declínio pode ser reduzida por alguns anos durante os quais o exercício seja praticado com vigor (sem diminuição na frequência, na intensidade ou na duração do exercício), mas, em última instância, o $\dot{V}O_{2máx}$ começará a declinar mais tarde, seja em velocidade normal ou acelerada.[45-53] Atualmente, quase todos os cientistas acreditam que o exercício de resistência pode ser eficaz na redução da velocidade durante certo período, mas que o decréscimo na potência aeróbia e na função cardiovascular ligado ao processo de envelhecimento não pode ser evitado.[30,47-57] Ao que parece, níveis mais baixos de volume

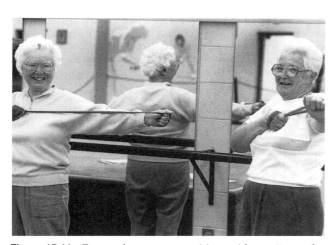

Figura 15.11 Entre todos os grupos etários, os idosos são aqueles que mais têm a ganhar por serem ativos.

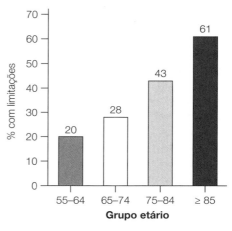

Figura 15.13 As limitações nas habilidades funcionais básicas aumentam com o avanço da idade. Fonte: Centers for Disease Control and Prevention. Surveillance for selected public health indicators affecting older adultos—United States. *CDC Surveillance Summaries*, 17 de dezembro de 1999. *MMWR* 48(SS-8), 1999.

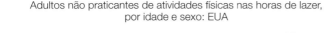

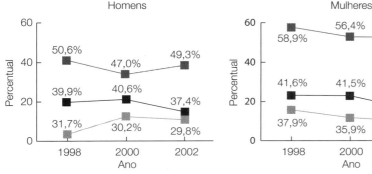

Figura 15.12 A inatividade é maior entre indivíduos idosos (homens e mulheres), em comparação com outros grupos etários. Fonte: Centers for Disease Control and Prevention, National Center for Health Statistics, National Health Intervention Survey. www.cdc.gov.

Quadro 15.2

Saúde e envelhecimento: funcionamento físico e incapacidade

- A qualidade de vida na terceira idade poderá estar diminuída se enfermidades, problemas crônicos ou lesões estiverem limitando a capacidade de promover cuidados pessoais sem ajuda exterior. Pessoas idosas mantêm sua independência e eliminam os dispendiosos serviços de ajuda por terceiros ao fazerem, entre outras coisas, suas compras, prepararem sua própria comida, tomarem banho e se vestirem, andarem e subirem escadas sem ajuda.

- Entre pessoas com 70 ou mais anos que não vivem em instituições para idosos, cerca de um terço tem dificuldade de desempenhar pelo menos 1 de 9 atividades físicas básicas (ver Fig. 15.13). As limitações nas atividades aumentam com a idade, e as mulheres têm maior probabilidade que os homens de ter alguma limitação física. Cerca de 18% das mulheres e 12% dos homens com 70 ou mais anos de idade não são capazes de caminhar por 400 metros sem ajuda. Cerca de 11% das mulheres com 70 ou mais anos de idade são incapazes de subir um lance de degraus e 15% não podem se inclinar para a frente, agachar-se ou se ajoelhar.

- Uma indicação de bem-estar funcional é a capacidade de realizar certas tarefas do dia a dia. Essas tarefas podem ser agrupadas em duas categorias: atividades do dia a dia (ADDs) essenciais, como banhar-se, comer e se vestir; e as atividades instrumentais do dia a dia (AIDDs), mais complexas, como preparar as refeições, fazer compras ou fazer limpeza. Entre as pessoas com mais de 70 anos de idade não internadas em instituições para idosos, 20% têm dificuldade em realizar pelo menos uma ADD e 10% têm dificuldade em realizar pelo menos uma AIDD.

- Tendências recentes indicam que vem declinando o percentual de mulheres e homens idosos com limitações funcionais e nas ADDs.

Fonte: National Center for Health Statistics. *Health, United States*, 1999, e *Health and Aging Chartbook*. Hyattsville, Maryland: 1999.

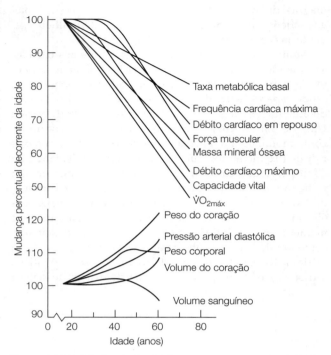

Figura 15.14 Mudanças fisiológicas com o aumento da idade. O processo de envelhecimento se faz acompanhar por uma redução nas funções cardiorrespiratórias e musculoesqueléticas. Muitas dessas mudanças também ocorrem durante a transição do estado treinado para o estado destreinado.

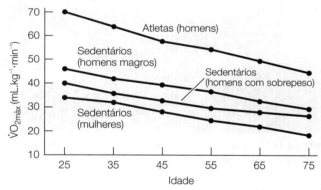

Figura 15.15 Declínio no $\dot{V}O_{2máx}$ com a idade em diferentes grupos de homens e mulheres. $\dot{V}O_{2máx}$ diminui em cerca de 8 a 10% por década, tanto para homens como mulheres, atletas ou não atletas. Fontes: Heath GW, Hagberg JM, Ehsani AA, Holloszy JO. A physiological comparison of young and older endurance athletes. *J Appl Physiol* 51:634–640, 1981; Nieman DC, Pover NK, Segebartt KS, Arabatzis K, Johnson M, Dietrich SJ. Hematological, anthropometric, and metabolic comparisons between active and inactive healthy old to very old women. *Ann Sports Med* 5:2–8, 1990.

sistólico, frequência cardíaca e diferença de oxigênio arteriovenoso contribuem para o declínio de $\dot{V}O_{2máx}$ ligado ao envelhecimento, independentemente da tentativa do indivíduo de se manter fisicamente ativo.[55–57]

Em resumo, o importante é que, em qualquer idade considerada, atletas que se exercitam vigorosamente podem ter melhor condicionamento do que suas contrapartes sedentárias, mas, graças ao processo de envelhecimento, serão menos condicionados do que atletas mais jovens. Estudos confirmaram que os homens atingem seu desempenho de pico na segunda década de vida para todos os eventos de corrida e natação (p. ex., 23 anos para corridas de velocidade e 28 anos para a maratona).[58]

Um bom exemplo é a história de 57 anos de John Kelley, o famoso corredor que competiu na maratona de Boston todos os anos entre os 25 e os 82 anos de idade. Conforme mostra a Figura 15.18, apesar do treinamento intenso e da motivação e tenacidade excepcionais, seu tempo de corrida aos 82 anos foi cerca de duas vezes mais lento do que du-

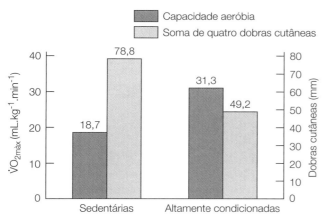

Figura 15.16 Condicionamento e magreza em mulheres idosas altamente ativas. Mulheres septuagenárias (média de idade de 73 anos) que se mantinham em alta atividade, participando de competições masters de resistência em níveis estadual e nacional eram muito mais magras e condicionadas ($\dot{V}O_{2máx}$ 67% mais elevado) do que suas contrapartes sedentárias. Fonte: Warren BJ, Nieman DC, Dobson RG, Adkins CH, O'Donnell KA, Haddock BL, Butterworth DE. Cardiorespiratory responses to exercise training in septuagenarian women. *Int J Sports Med* 14:60–65, 1993.

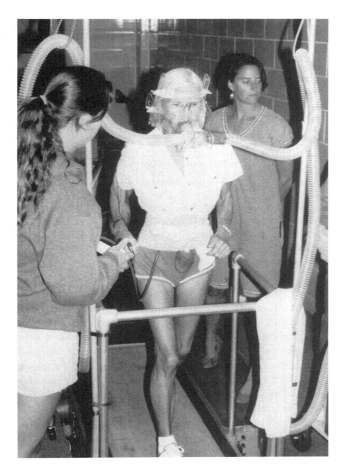

Figura 15.17 Esta mulher de 67 anos, altamente condicionada, tem $\dot{V}O_{2máx}$ de 35 mL.kg^{-1}.min^{-1}, igual ao $\dot{V}O_{2máx}$ de uma mulher com 27 anos de idade (a mulher em estudo na Fig. 15.15).

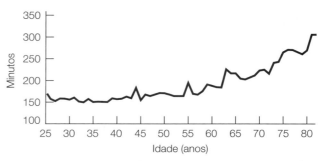

Figura 15.18 Tempos de John Kelley para a maratona de Boston, idades de 25 a 82 anos. John Kelley participou da maratona de Boston todos os anos entre os 25 e 82 anos de idade. Apesar do treinamento intenso, seus tempos de corrida eram cerca de duas vezes mais lentos quando idoso em comparação com os tempos quando era jovem.

rante seus tempos na 2ª e na 3ª décadas de vida. Correr a maratona com 82 anos já foi um tremendo feito (algo que a vasta maioria das pessoas em todo o mundo não consegue fazer, qualquer que seja sua idade), mas o processo de envelhecimento foi forte o suficiente para torná-lo consideravelmente mais lento.

Treinamento físico na terceira idade

Basicamente, os estudos referidos na seção anterior foram do tipo transversal, em que os pesquisadores compararam atletas e não atletas idosos e jovens. Um modelo de pesquisa mais difícil é a divisão aleatória de indivíduos sedentários em grupos de exercício e de não exercício seguida pela comparação antes e depois de alguns meses de treinamento. A pergunta que importa é se indivíduos idosos são capazes de melhorar o condicionamento cardiorrespiratório e musculoesquelético e a composição do corpo de modo similar ao que ocorre em adultos mais jovens. A resposta é "sim", mas o nível absoluto atingido depois do treinamento é mais baixo do que o que pode ser alcançado quando a pessoa é mais jovem.[30] Ver Quadro 15.3 para um resumo da posição oficial do ACSM sobre treinamento com exercício para adultos idosos.[30]

Treinamento cardiorrespiratório

Embora estudos mais antigos sugiram que indivíduos idosos não respondam tão bem ao treinamento aeróbio como pessoas mais jovens, atualmente vem crescendo o consenso de que o aumento relativo em $\dot{V}O_{2máx}$ ao longo de um período de 8 a 26 semanas é parecido entre adultos jovens e idosos.[30,45,59–65]

A Figura 15.19 mostra o resultado de um estudo randomizado e controlado envolvendo mulheres na sétima década de vida.[45] Doze semanas de caminhadas vigorosas resultaram em um aumento de 12,6% em $\dot{V}O_{2máx}$, aumento similar ao informado para adultos mais jovens. Deve-se ter em mente, porém, que os valores para $\dot{V}O_{2máx}$ dos idosos ficaram ainda bem abaixo dos valores informados para adultas mais jovens, ou para um grupo de atletas mulheres que vinham treinando intensamente ao longo de 11 anos (Figs. 15.16 e 15.19).

Quadro 15.3

Exercício e atividade física para a terceira idade – posição oficial do American College of Sports Medicine (ACSM)

Em 1998, o ACSM publicou sua posição oficial sobre treinamento com exercício para a terceira idade. As principais colocações nessa publicação são:

- A participação em um programa regular de exercícios é uma intervenção efetiva para reduzir e prevenir diversos tipos de declínio funcional associados ao processo de envelhecimento.
- Indivíduos idosos (inclusive octogenários e nonagenários) adaptam-se e respondem tanto ao treinamento de resistência como ao de força. O treinamento de resistência praticado por idosos promove a mesma resistência de 10 a 30% no $\dot{V}O_{2máx}$ e a mesma redução na gordura corporal, medidas em adultos mais jovens.
- O treinamento de resitência realizado por idosos mantém e melhora a função cardiovascular, melhora os fatores de risco para doença (p. ex., hipertensão, dislipidemia, sensibilidade à insulina), contribuindo para um aumento na expectativa de vida.
- O treinamento de força ajuda a suplantar a perda na massa muscular e na força, tipicamente associada ao processo de envelhecimento normal, e aumenta os níveis de atividade física espontânea.
- O treinamento regular também melhora a saúde óssea, reduzindo o risco de osteoporose.
- A estabilidade postural fica melhorada com a prática regular de exercícios, reduzindo o risco de quedas, lesões e fraturas correlatas. O exercício também melhora a flexibilidade e a amplitude de movimentos das articulações em indivíduos idosos.
- Algumas evidências sugerem que o treinamento com exercício proporciona benefícios psicológicos, incluindo preservação da função cognitiva, minimização da depressão e melhora na autoeficiência.
- Em geral, a prática regular da atividade física contribui para um estilo de vida saudável e independente, e melhora a capacidade funcional e a qualidade de vida em indivíduos mais idosos.

Fonte: Mazzeo RS, Cavanagh P, Evans WJ, Fiatarone M, Hagberg J, McAuley E, Startzell J. Position Stand from the American College of Sports Medicine. Exercise and physical activity for older adults. *Med Sci Sports Exerc* 30:992–1008, 1998.

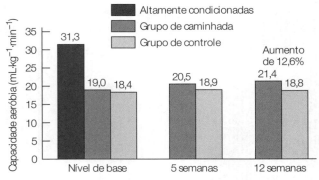

Figura 15.19 Exercício e capacidade aeróbia em mulheres idosas; as participantes altamente condicionadas vinham exercitando-se durante 11 anos em média; programa de treinamento de 12 semanas, 5 dias/semana, caminhadas vigorosas, 37 minutos/sessão a 60% da capacidade aeróbia. Doze semanas de caminhadas vigorosas por mulheres idosas resultaram em uma melhora de 12,6% no $\dot{V}O_{2máx}$. A barra escura mostra $\dot{V}O_{2máx}$ de um grupo altamente condicionado de mulheres idosas que vinham treinando vigorosamente há 11 anos, competindo em provas masters em níveis estadual e nacional. Fonte: Warren BJ, Nieman DC, Dotson RG, Adkins CH, O'Donnell KA, Haddock BL, Butterworth DE. Cardiorespiratory responses to exercise training in septuagenarian women. *Int J Sports Med* 14:60–65, 1993.

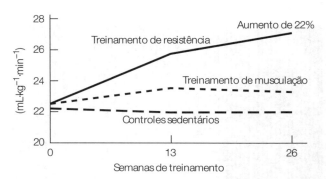

Figura 15.20 Treinamento com exercícios, em pessoas com 70 a 79 anos de idade, treinamento de resistência, 3 dias/semana, 40 minutos/sessão, 50% com aumento para 75 a 85% de $\dot{V}O_{2máx}$. Depois de 26 semanas de treinamento de resistência vigoroso, $\dot{V}O_{2máx}$ melhorou 22% em mulheres e homens idosos. Fonte: Hagberg JM, Graves JE, Limacher M, et al. Cardiovascular responses of 70- to 79-year-old men and women to exercise training. *J Appl Physiol* 66:2589-2594, 1989.

Em outro estudo com participantes septuagenários, 26 semanas de exercício de alta intensidade resultaram em ganhos ainda maiores (no geral, aumento de 22%) na potência aeróbia (ver Fig. 15.20).[62] Homens e mulheres entre 70 e 79 anos foram aleatoriamente designados para treinamento de resistência, treinamento de musculação ou um grupo de controle. Os participantes no grupo de resistência treinaram em esteiras ergométricas, aumentando gradualmente a intensidade do exercício de 50% (caminhada) para 75 a 80% (caminhada/*jogging*) do $\dot{V}O_{2máx}$ para 40 minutos por sessão, três dias por semana. Os pesquisadores concluíram que "mulheres e homens saudáveis na sétima década de vida aumentaram seu $\dot{V}O_{2máx}$ no mesmo grau relativo que seria de se esperar em indivíduos mais jovens em resposta a um programa prolongado e vigoroso de treinamento com exercícios de resistência" e que as pessoas com 80 ou mais anos de vida "não perderam a capacidade de se adaptar ao treinamento com exercícios de resistência".[62]

Há certa preocupação sobre os percentuais de lesões induzidas pelo exercício entre idosos. Embora as caminhadas sejam associadas a baixos percentuais de lesão entre idosos, a prática do *jogging* pode induzir a um percentual excepcionalmente elevado.[66] Alguns pesquisadores acreditam que os idosos, em comparação com adultos mais jovens, sejam mais

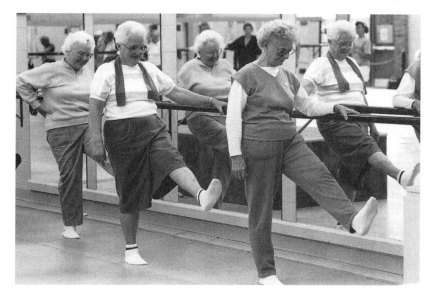

Figura 15.21 Os idosos são mais frágeis e suscetíveis a sofrer lesões musculoesqueléticas durante atividades aeróbias de alto impacto. Devemos dar preferência à dança aeróbia de baixo impacto ou outras atividades como caminhar ou nadar, em vez da dança aeróbica de alto impacto ou o *jogging*.

frágeis e suscetíveis a sofrer lesões musculoesqueléticas durante atividades aeróbias de alto impacto (como *jogging* ou dança aeróbia), e que podem ser preferíveis atividades como caminhadas, dança aeróbia de baixo impacto ou natação (ver Fig. 15.21).

Em geral, os mesmos princípios básicos para prescrição de exercícios aplicáveis a adultos jovens podem ser aplicados aos idosos, mas com ênfase em maior cuidado e em uma progressão mais lenta.[30,59] Os idosos são geralmente divididos em três grupos aproximados: idosos "jovens", com 65 a 73 anos de idade; idosos "idosos", com 74 a 84 anos; e os muito idosos, com mais de 84 anos.[67] Vem recebendo pouca atenção a questão de a prática regular de exercícios cardiorrespiratórios poder melhorar a potência aeróbia em indivíduos muito idosos, havendo necessidade de mais pesquisas para determinar sua treinabilidade. Nessa idade extrema, o processo de envelhecimento pode dominar de maneira tão preponderante que poderá ocorrer pouca melhora no condicionamento cardiorrespiratório.[51] Além disso, para muitas pessoas com mais de 75 anos, problemas de saúde e de falta de motivação podem impedir que essas pessoas sejam capazes de praticar as quantidades apropriadas de exercício.

Treinamento de força e musculação

Na maioria das pessoas, a força muscular fica bem preservada até os 45 anos de idade, mas subsequentemente ocorre deterioração em cerca de 5 a 10% por década (ver Cap. 6).[30,35,68] O indivíduo médio perderá cerca de 30% da força muscular e 40% do volume muscular entre a 2ª e 7ª década da vida.[30,35] A perda de massa muscular parece ser a principal razão da redução da força na terceira idade, ao passo que o processo de envelhecimento levaria apenas a pequenas mudanças na capacidade muscular de gerar tensão.[69] A atrofia muscular parece ser o resultado da perda do volume e também do número de fibras musculares.[68] O termo "sarcopenia" é utilizado para representar a perda da massa e da força muscular que ocorre com o processo de envelhecimento normal.[68]

Em indivíduos mais idosos, a debilidade muscular pode comprometer atividades comuns do dia a dia, resultando em dependência da ajuda de outras pessoas. Do mesmo

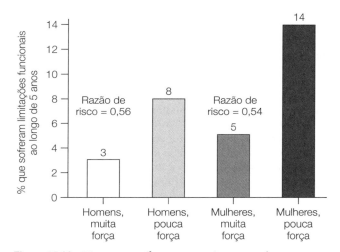

Figura 15.22 Homens e mulheres com muita e pouca força desenvolveram limitações funcionais nesse estudo com duração de 5 anos envolvendo 3.069 homens e 589 mulheres. Fonte: Brill PA, Macera CA, Davis DR, Blair SN, Gordon N. Muscular strength and physical function. *Med Sci Sports Exerc* 32:412–416, 2000.

modo, a redução da força nas pernas pode aumentar o risco de lesões por quedas. Na verdade, a capacidade dos idosos de permanecer funcionalmente independentes parece subordinar-se menos ao condicionamento cardiorrespiratório do que ao condicionamento muscular. A manutenção da força ao longo de toda a vida foi ligada a uma probabilidade menor de ocorrer limitações funcionais. Exemplificando, em um estudo de cinco anos realizado no Cooper Institute for Aerobics Research [Instituto Cooper de Pesquisa Aeróbia], homens e mulheres com muita força tiveram menor prevalência de limitações funcionais do que indivíduos com pouca força, conforme mostra a Figura 15.22.[70] Esses resultados falam em favor das atuais normas do ACSM que incentivam todos os adultos a melhorar tanto o condicionamento aeróbio como o muscular.[30]

Tem sido colocado em discussão se os idosos podem melhorar a força muscular pelo envolvimento em um treinamento de musculação regular. Muitos estudos já demonstraram que os idosos respondem ao treinamento progressivo de musculação com melhoras relativas (mas não absolutas) na força e no volume musculares, que se comparam favoravelmente com as respostas observadas em adultos mais jovens.[30,35,68–78]

Em geral, estudos sobre treinamento de musculação envolvendo indivíduos idosos falam em favor dos achados descritos a seguir:[30,68–78]

- Esse tipo de treinamento combate a sarcopenia, porque promove aumentos substanciais no vigor, na massa e na potência dos músculos esqueléticos do idoso.
- Melhora a ativação neural em músculos treinados.
- Ajuda a reduzir alguns fatores de risco de doença, em particular, a pressão arterial elevada e a resistência à insulina.
- Acumula massa livre de gordura e, dessa forma, aumenta ligeiramente a taxa metabólica em repouso.
- Reduz os fatores de risco para quedas.
- Ajuda a reduzir tanto a gordura total como a gordura intra-abdominal.

Mudanças na composição corporal

Com o envelhecimento, ocorre acúmulo de gordura e perda substancial de massa muscular.[79] Comparações entre adultos jovens e idosos médios sugerem decréscimo na massa livre de gordura de 15 a 30% por volta dos 80 anos, e a velocidade e o grau de perda variam amplamente, dependendo de influências genéticas e do estilo de vida.[35,79] Durante a meia-idade, ocorre tipicamente um ganho na gordura corporal e, em alguns indivíduos, também pode ocorrer centralização da gordura corporal, acompanhada pelos riscos da saúde decorrentes dessa centralização.[79] Em indivíduos muito idosos, ocorre perda de massa livre de gordura e também de massa adiposa, à medida que o peso corporal vai declinando. Todos os diversos componentes da massa livre de gordura – massa muscular e de minerais ósseos, e água corporal total – ficam reduzidos em mulheres e homens idosos, em comparação com adultos jovens. O declínio na taxa metabólica em repouso com o avanço da idade se deve principalmente a esse declínio na massa livre de gordura.[69,79]

Conforme revisado na seção anterior, o exercício de musculação pode aumentar a massa e a força musculares no idoso.[35,79] Indivíduos idosos também podem demonstrar certo nível de gordura corporal, um pouco parecido com o nível de pessoas mais jovens, caso o idoso tenha um histórico de atividade física consistente e controle seu consumo de alimentos ao longo da vida (ver Figura 15.16).[45] Embora tenham sido informadas reduções na gordura corporal e ganhos de massa muscular a curto prazo em estudos envolvendo idosos, as mudanças habituais ligadas ao processo de envelhecimento na composição corporal talvez não sejam completamente equilibradas, a menos que haja uma combinação de treinamentos aeróbios e de musculação. Em um estudo de atletas masters, por exemplo, o peso de gordura aumentou cerca de 1,1 quilograma durante um período de dez anos, ao passo que o peso livre de gordura caiu de 1,4 a 2,7 quilogramas, apesar do intenso treinamento de resistência (corrida em cerca de 50 quilômetros por semana).[80]

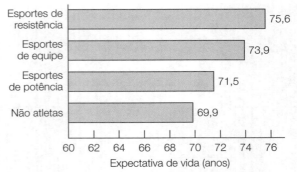

Figura 15.23 Expectativa de vida média entre atletas e não atletas. Esses dados transversais de atletas finlandeses de classe mundial e de não atletas sugerem que praticantes de esportes de resistência têm maior expectativa de vida do que atletas de outros esportes ou não atletas. Fonte: Sarna S, Sahi T, Koskenvuo M, Kaprio J. Increased life expectancy of world class male athletes. Med Sci Sports Exerc 25:237–244, 1993.

Atividade física e expectativa de vida

Diante de uma população cada vez mais idosa, há necessidade urgente de práticas de saúde que possam prolongar o vigor dos adultos e adiar o surgimento e a progressão de doenças crônicas. Em outras palavras, o prolongamento da expectativa de vida ativa, não apenas de uma existência incapacitada, é uma meta importante. A "sobrevivência medicada" para os idosos é um estado a ser evitado; para tanto, a prática de exercício é um fator, assim como com outros hábitos do estilo de vida, que pode melhorar a qualidade de vida dos idosos.

A prática regular do exercício pode aumentar a expectativa de vida? Pessoas ativas vivem mais tempo? Essa vem sendo uma área ativa de pesquisa e, em geral, quase todos os estudos utilizando modelos de pesquisa transversais e longitudinais sugerem que a resposta é "sim", tanto para homens como para mulheres.[81–89] Em geral, os estudos combinados indicam que quase todos os indivíduos mais ativos ou condicionados têm percentuais de mortalidade que são 20 a 50% mais baixos do que os percentuais entre aquelas pessoas menos ativas ou condicionadas.[83,85] Essa relação permanece válida mesmo depois de terem sido levados em consideração fatores genéticos e outros fatores do estilo de vida.[86]

A Figura 15.23 demonstra os resultados de um interessante estudo transversal envolvendo 1712 não atletas e 2.613 atletas finlandeses masculinos de classe mundial que competiram durante o período de 1920 a 1965.[81] Utilizando atestados de óbito e outros registros médicos datados até 1989, foi demonstrado que a expectativa de vida dos atletas praticantes de esportes de resistência (corridas de fundo e esqui *cross-country*) era praticamente seis anos superior à expectativa de vida dos não atletas e quatro anos superior à expectativa de vida dos atletas praticantes de esportes de força (boxe, luta romana, levantamento de peso e arremesso no atletismo). Os atletas praticantes de esportes de equipe ficaram em uma posição intermediária (futebol, hóquei no gelo, basquetebol, saltadores e velocistas). Muitos dos atletas (especialmente corredores e esquiadores) deram continuidade regular a seus programas de exercício durante toda a vida, e tanto isso como a seleção genética podem ter servido como explicação para seu aumento na expectativa de vida.

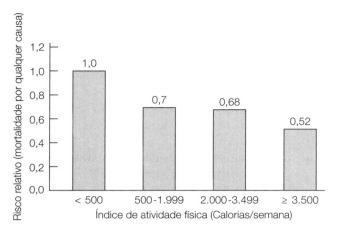

Figura 15.24 Risco relativo de morte por qualquer causa, entre 10.269 ex-alunos de Harvard, de acordo com padrões de atividade física. Nesse estudo, o risco de morte por qualquer causa teve redução entre os participantes fisicamente ativos. Para aqueles participantes que se exercitavam pelo menos 2.000 Calorias por semana, foi estimado que a expectativa de vida era cerca de 2 anos maior do que para os participantes sedentários. Fonte: Paffenbarger PS, Hyde RT, Wing AL, et al. Physical activity, all-cause mortality, and longevity of college alumni. *N Engl J Med* 314:605–613, 1986.

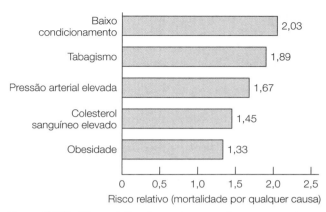

Figura 15.25 Risco relativo de morte por qualquer causa entre 25.341 homens, Cooper Institute for Aerobics Research. Baixo grau de condicionamento tem alta classificação como preditor de mortalidade prematura entre homens. Fonte: Blair SN, Kampert JB, Kohl HW, et al. Influences of cardiorespiratory fitness and other precursors on cardiovascular disease and all-cause mortality in men and women. *JAMA* 276:205–210, 1996.

Ralph Paffenbarger, da Universidade de Stanford, demonstrou que ex-alunos de Harvard cuja queima semanal de energia em atividades como caminhar, subir escadas e praticar esportes totalizou 2.000 a 3.500 Calorias por semana obtiveram uma redução de 32% nos percentuais de morte por qualquer causa (ver Fig. 15.24).[87,88] Para os participantes que se exercitavam pelo menos 3.500 Calorias por semana, os percentuais de morte foram aproximadamente iguais a metade daquele dos ex-alunos sedentários. Em geral, foi observado que a expectativa de vida era cerca de dois anos maior para aqueles participantes que se exercitaram pelo menos 2.000 Calorias por semana. Embora isso talvez não pareça grande coisa, seu impacto é o mesmo, em termos epidemiológicos, da remoção completa do câncer dos EUA. Em termos práticos, essa melhora na expectativa de vida pode ser obtida com caminhadas ou *jogging* por 13 a 16 quilômetros por semana. Uma análise mais recente dessa mesma coorte indica que atividades vigorosas (≥ 6 METs) estão associadas com os percentuais de mortalidade mais baixos em comparação com atividades leves ou moderadas.[84]

Dados do Cooper Institute for Aerobics Research demonstraram que o homem ou mulher menos condicionado tem uma probabilidade aproximadamente duas vezes maior de morrer do que mulheres e homens condicionados.[82] Conforme mostra a Figura 15.25, o baixo nível de condicionamento constitui um dos mais fortes fatores de risco de morte por qualquer causa em homens, representando pelo menos tanto risco como o tabagismo.

OSTEOPOROSE

A osteoporose é um distúrbio esquelético caracterizado pelo comprometimento da resistência óssea, predispondo para maior risco de fratura (ver Fig. 15.26).[90–96] Não existe medida precisa para a resistência óssea em geral. A densi-

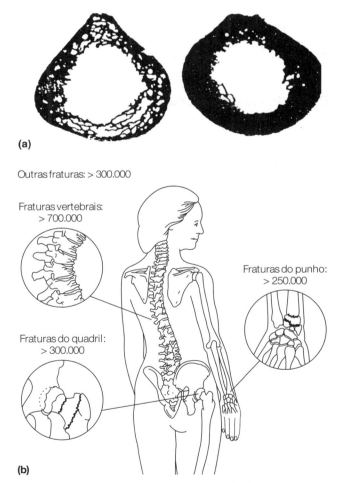

Figura 15.26 A osteoporose se caracteriza pelo decréscimo na quantidade de tecido ósseo, geralmente tão grave que acarreta fraturas, mesmo diante de trauma mínimo. (a) Seções transversais de osso normal e osteoporoso; (b) os três locais mais comuns de osteoporose.

dade mineral óssea é utilizada como medida aproximada, sendo responsável por cerca de 70% da resistência óssea. A Organização Mundial da Saúde define osteoporose como densidade óssea 2,5 desvios-padrão abaixo da média para mulheres brancas jovens.[91,97] A *osteoporose primária* pode ocorrer em dois tipos: osteoporose tipo I (pós-menopáusica), que consiste no decréscimo acelerado na massa óssea, ocorrente quando os níveis de estrogênio caem depois da menopausa; e osteoporose tipo II (ligada ao envelhecimento), que é a perda inevitável de massa óssea com o processo de envelhecimento, que ocorre tanto em homens como em mulheres. A *osteoporose secundária* pode ocorrer em qualquer idade, como consequência de transtornos hormonais, digestivos e metabólicos, e também causada por acamamentos prolongados e pela imponderabilidade (viagens espaciais), que resultam em perda da massa mineral óssea.

A osteoporose é uma condição comum que aflige 10 milhões de norte-americanos (8 milhões de mulheres, 2 milhões de homens); estima-se que, todos os anos, ocorram 1,5 milhões de fraturas dos ossos da coluna vertebral, quadris, antebraços, e outros ossos em indivíduos com 45 anos de idade ou mais. A perda da densidade mineral óssea (DMO) é um fenômeno praticamente universal entre pessoas idosas, mulheres e homens, nos EUA (ver Quadro 15.4). A osteoporose é um problema importante de saúde pública, cobrando enorme ônus econômico e médico em todo o mundo. O problema aumentará à medida que for aumentando o número de pessoas idosas. Ver Figura 15.27.

Detecção da osteoporose

O único modo eficaz de determinar a densidade óssea e o risco de fratura para osteoporose é obter uma medição da massa óssea (também chamada teste da densidade mineral óssea, ou teste de DMO). O teste mede a densidade óssea na coluna vertebral, no quadril e/ou no punho, os locais mais comuns de fraturas causadas por osteoporose. A absorciometria de raios x de dupla energia (Dexa) é um método de uso comum para determinação da DMO (ver Cap. 5). Recen-

Quadro 15.4

Osteoporose

Fatos e números

- A osteoporose é uma importante ameaça à saúde pública para 44 milhões de norte-americanos, 68% dos quais são mulheres.
- Nos EUA, atualmente 10 milhões de indivíduos já sofrem de osteoporose e outros 34 milhões exibem baixa massa muscular, colocando-os em maior risco para essa doença.
- Uma em cada duas mulheres e 1 em cada 4 homens com mais de 50 anos de idade sofrerão uma fratura ligada à osteoporose em seu período de vida.
- Mais de 2 milhões de homens norte-americanos padecem de osteoporose, e milhões mais estão em risco. A cada ano, 80 mil homens sofrem uma fratura do quadril, um terço dos quais irá morrer dentro de um ano.
- A osteoporose pode ocorrer em qualquer idade.
- A osteoporose é responsável por mais de 1,5 milhões de fraturas anuais, incluindo 300 mil fraturas do quadril, aproximadamente 700 mil fraturas vertebrais, 250 mil fraturas do punho e mais de 300 mil fraturas em outros locais.
- Estima-se em 18 bilhões de dólares por ano os gastos nacionais diretos (hospitais e clínicas de repouso) para osteoporose e fraturas correlatas.

Fonte: National Institutes of Health, Osteoporose and Related Bone Diseases National Resource Center. www.osteo.org.

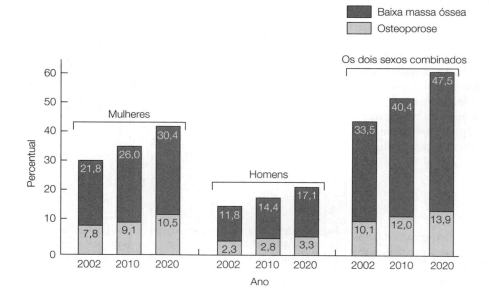

Figura 15.27 Prevalência projetada de osteoporose e/ou baixa massa óssea do quadril em mulheres, homens e em ambos os sexos, 50 anos ou mais. Fonte: U.S. Department of Health and Human Services. Bone Health and Osteoporose: A Report of the Surgeon General. Rockville, Maryland: U.S. Department of Health and Human Services, Office of the Surgeon General, 2004.

temente, foram aprovados testes de densidade pelo FDA que medem a densidade óssea no dedo médio e na tíbia. A National Osteoporosis Foundation (www.nof.org) recomenda que os testes de DMO sejam realizados em:

- Todas as mulheres com 65 anos ou mais, independentemente dos fatores de risco
- Mulheres mais jovens, na pós-menopausa, com um ou mais fatores de risco (além da raça branca, pós-menopausa e sexo feminino)
- Mulheres na pós-menopausa que sofreram fratura óssea (para confirmação do diagnóstico e determinação da gravidade da doença)

O sistema Medicare dá cobertura para os testes de DMO para indivíduos com 65 anos ou mais, mulheres com deficiência de estrogênio em risco clínico para osteoporose, indivíduos com anormalidades vertebrais, indivíduos medicados com terapia prolongada com glicocorticoides (esteroides), pessoas com hiperparatiroidismo primário e indivíduos em monitoração para avaliar a resposta ou eficácia de um tratamento farmacológico para osteoporose. O Medicare permite que os indivíduos repitam os testes de DMO a cada dois anos.

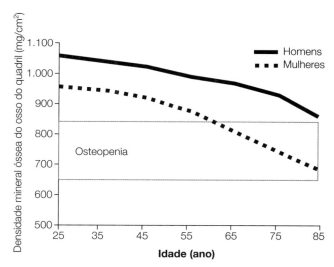

Figura 15.28 Perda da densidade mineral óssea com o envelhecimento em homens e mulheres nos EUA. A osteopenia é definida como uma densidade mineral óssea de 648 a 833 mg/cm² (1 a 2,5 desvios-padrão abaixo dos valores médios para mulheres adultas jovens da raça branca). Fonte: Looker AC. Updated data on proximal femur bone mineral levels of US adults. *Osteoporos* Int 8:468–489, 1998.

Fatores de risco

O osso é uma matriz proteica esponjosa em que cristais de cálcio e sais de fósforo estão incrustados.[95,96] Em muitos ossos, existem duas regiões distintas: uma cápsula externa densa de osso compacto (cortical) e uma região interna, aberta e esponjosa de osso trabecular. Uma vez produzido, o osso não permanece como estrutura fixa. Desde o nascimento até a morte, o tecido ósseo passa continuamente por formação, degradação e reformação, em um processo chamado *remodelagem*. As células que destroem o tecido ósseo são chamadas de *osteoclastos* e aquelas que o constroem são chamadas de *osteoblastos*.

Durante a puberdade, ocorrem aumentos rápidos no crescimento ósseo e na sua densidade, e um pico de densidade óssea é atingido entre os 20 e os 30 anos.[95,96] Cerca de 98% do conteúdo mineral ósseo no adulto já foi depositado por volta dos 20 anos, e esse processo é afetado tanto por fatores genéticos como por estilo de vida.[90,95,96] O período entre os 9 e 20 anos é crítico para a construção de uma densidade óssea satisfatória como salvaguarda contra as perdas futuras na existência da pessoa. Atualmente, a osteoporose é considerada como problema de saúde pediátrica.[91] A massa óssea é aproximadamente 30% superior em homens do que em mulheres e cerca de 10% mais alta em negros que em brancos. Depois de atingido o pico de massa óssea, as atividades dos osteoclastos e osteoblastos permanecem em equilíbrio até por volta dos 45 a 50 anos de idade, quando a atividade dos osteoclastos passa a ser maior do que a dos osteoblastos, e os adultos começam a perder massa óssea lentamente. Na menopausa, normalmente as mulheres exibem perda acelerada de massa mineral óssea (2,5 a 5% por ano) ao longo de vários anos (ver Fig. 15.28).[90,98] Ao longo da vida, as mulheres perdem cerca de 50% de seu osso trabecular e 30% do osso cortical, ao passo que os homens perdem cerca de 30 e 20%, respectivamente.[90–98] Embora o pico de massa óssea seja um fator importante para explicar porque alguns indivíduos sofrem osteoporose e fraturas ósseas e outros não, também parecem ser importantes as diferenças na arquitetura e na estrutura ósseas.[90,91]

A melhor estratégia para a prevenção da osteoporose é formar ossos fortes no início da vida e, depois, reduzir a perda de tecido ósseo nos anos subsequentes (ver Atividade de Condicionamento Físico 15.2). Diversos fatores de risco preveem aqueles que devem estar mais preocupados com a prevenção de osteoporose (ver Quadro 15.5).[91–113] Estão envolvidos fatores de risco que não podem ser mudados – sexo, idade, estrutura corporal, etnia, histórico familiar – e que podem ser mudados – hormônios sexuais, anorexia, uma dieta pobre em cálcio e vitamina D durante toda a vida, uso de certas medicações, um estilo de vida inativo, tabagismo e uso excessivo de álcool.[91,96]

Medicações para tratamento

Não há cura para a osteoporose, mas a National Osteoporosis Foundation (www.nof.org) recomenda várias etapas para retardar esse progresso:

Primeira etapa: Uma dieta balanceada, rica em cálcio e vitamina D

Segunda etapa: Exercício com sustentação de peso

Terceira etapa: Estilo de vida saudável, sem fumar ou excessiva ingestão de álcool

Quarta etapa: Consulta com um profissional da saúde sobre saúde óssea

Quinta etapa: Teste de densidade óssea e medicação, quando for apropriado (ver Quadro 15.6)

Conforme resumido no Quadro 15.6, alendronato, raloxifeno e risendronato foram aprovados pelo U.S. Food and

630 Parte IV Atividade Física e Doença

Quadro 15.5

Fatores de risco para osteoporose e etapas para prevenção

Certas pessoas têm maior probabilidade de sofrer osteoporose em comparação com outras. Os fatores que aumentam a probabilidade de ocorrência de osteoporose são chamados "fatores de risco". Esses fatores de risco incluem:

- Histórico pessoal de fratura depois dos 45 anos
- Baixa massa óssea atualmente
- Histórico de fratura em parente de primeiro grau
- Sexo feminino
- Indivíduo magro e/ou com pequena estrutura física (peso inferior a 158 quilogramas)
- Idade avançada
- Histórico familiar de osteoporose
- Deficiência de estrogênio como resultado de menopausa prematura (< 45 anos), ou induzida cirurgicamente
- Ausência anormal de períodos menstruais (amenorreia)
- Anorexia nervosa
- Baixa ingestão de cálcio durante a vida
- Deficiência de vitamina D
- Uso de certos medicamentos:

Glicocorticoides orais, excesso de reposição de tiroxina, medicamentos antiepilépticos, supressão de hormônios gonadais, agentes imunossupressivos

- Presença de certos problemas clínicos crônicos:

Hipertiroidismo, doença pulmonar crônica, endometriose, câncer, doença hepática/renal crônica, hiperparatiroidismo, deficiência de vitamina D, doença de Cushing, esclerose múltipla, sarcoidose, hemocromatose

- Baixos níveis de testosterona em homens
- Estilo de vida inativo e mínima prática de exercícios de sustentação do peso
- Atualmente, fumante de cigarro
- Uso excessivo de bebidas alcoólicas
- Ascendência caucasiana ou asiática

Prevenção

Por volta dos 20 anos de idade, a mulher média já adquiriu 98% da sua massa esquelética. A construção de ossos fortes durante a infância e a adolescência pode ser a melhor defesa contra uma futura ocorrência de osteoporose. São cinco as etapas que, em conjunto, podem otimizar a saúde óssea e ajudar na prevenção da osteoporose:

Primeira etapa: Uma dieta balanceada, rica em cálcio e vitamina D

Segunda etapa: Exercício com sustentação de peso

Terceira etapa: Estilo de vida saudável, sem fumar ou excessiva ingestão de álcool

Quarta etapa: Consulta com um profissional da saúde sobre saúde óssea

Quinta etapa: Teste de densidade óssea e medicação, quando for apropriado

Fontes: National Osteoporose Foundation, www.nof.org; U.S. Department of Health and Human Services. *Bone Health and Osteoporose: A Report of the Surgeon General*. Rockville, Maryland: U.S. Department of Health and Human Services, Office of the Surgeon General, 2004.

Quadro 15.6

Medicações terapêuticas para prevenção e tratamento de osteoporose

Atualmente, alendronato, raloxifeno e risendronato estão aprovados pelo U.S. Food and Drug Administration (FDA) para prevenção e tratamento da osteoporose pós-menopausa. A teriparatida está aprovada para tratamento da doença em mulheres pós-menopáusicas e para homens em risco de fratura. O tratamento com estrogênio/hormônios (TE/TH) está aprovado para prevenção da osteoporose da pós-menopausa e a calcitonina está aprovada para tratamento. Além disso, o alendronato está aprovado para tratamento da osteoporose em homens e tanto alendronato como risendronato estão aprovados para uso por homens e mulheres com osteoporose induzida por glicocorticoides.

Alendronato. Alendronato (nome comercial, Fosamax®) é um medicamento da classe farmacológica dos *bifosfo-*

natos. Como estrogênio e raloxifeno, o alendronato foi aprovado tanto para prevenção como para tratamento da osteoporose. O alendronato é também utilizado no tratamento da perda de tecido ósseo decorrente de medicamentos glicocorticoides como prednisona ou cortisona, estando aprovado também para transtorno de osteoporose em homens. Em mulheres na pós-menopausa com osteoporose, o alendronato reduz a perda de tecido ósseo, aumenta a densidade óssea tanto na coluna vertebral como no quadril e reduz o risco de fraturas nessas duas regiões. Não é comum a ocorrência de efeitos colaterais, mas pode ocorrer dor abdominal ou musculoesquelética, náusea, azia ou irritação do

(continua)

Quadro 15.6

Medicações terapêuticas para prevenção e tratamento de osteoporose (continuação)

esôfago. A medicação deve ser tomada pela manhã, logo que a pessoa acordar, com o estômago vazio, acompanhada de um copo de água cheio. Depois de tomar alendronato, é importante esperar em uma posição ereta durante pelo menos meia hora ou, melhor ainda, uma hora antes da primeira refeição, bebida ou medicação do dia.

Risedronato. Risedronato sódico (nome comercial, Actonel®) está aprovado para a prevenção e tratamento de osteoporose em mulheres na pós menopausa e para prevenção e tratamento de osteoporose induzida por glicocorticoides tanto em homens como em mulheres. Foi demonstrado que o risendronato, um bifosfonato, retarda ou interrompe a perda de tecido ósseo, aumenta a densidade mineral óssea, e reduz o risco de fraturas, sejam elas espinhais ou não. Em estudos clínicos, os efeitos colaterais de risendronato foram mínimos a moderados, e aqueles que foram informados ocorreram igualmente entre pessoas tomando a medicação e pessoas tomando placebo. Risendronato deve ser tomado com um copo de água pelo menos 30 minutos antes da primeira refeição ou bebida do dia que não seja água. Depois de ter tomado risendronato, é importante permanecer em uma posição ereta e se abster de comer durante pelo menos 30 minutos.

Raloxifeno. Raloxifeno (nome comercial, Evista®) é um fármaco que está aprovado para a prevenção e o tratamento da osteoporose da pós-menopausa. O risendronato é um fármaco pertencente a uma nova classe de agentes chamados moduladores seletivos dos receptores de estrogênio (MSREs) que, aparentemente, impedem a perda de tecido ósseo na coluna vertebral, no quadril e em todo o corpo. Foi demonstrado que o raloxifeno exerce efeitos benéficos na massa óssea e no *turnover* ósseo, e que pode reduzir a incidência de fraturas vertebrais. Embora sejam raros os efeitos colaterais com o uso de raloxifeno, os usuários informam fogachos e trombose venosa profunda. Este último efeito colateral está associado à terapia estrogênica. Ainda se prolongarão por vários anos novos estudos de pesquisa sobre raloxifeno.

Calcitonina. Calcitonina é um hormônio não sexual de ocorrência natural envolvido na regulação do metabolismo do cálcio/osso. Em mulheres que já estejam há mais de cinco anos na menopausa, a calcitonina retarda a perda de tecido ósseo, aumenta a densidade óssea da coluna vertebral e, segundo relatos anedóticos, alivia a dor associada a fraturas ósseas. A calcitonina reduz o risco de fraturas da coluna vertebral e pode reduzir também o risco de fraturas do quadril. Encontram-se em andamento estudos sobre redução das fraturas. Atualmente, a calcitonina pode ser obtida na forma de injeção ou de *spray* nasal. Embora não afete outros órgãos ou sistemas do corpo, a calcitonina injetável pode causar uma reação alérgica e efeitos colaterais

desagradáveis, como rubor da face e mãos, frequência urinária, náusea e exantemas. O único efeito colateral informado com a calcitonina nasal é o corrimento nasal.

Teriparatida. Teriparatida (nome comercial, Forteo®) é uma forma injetável de paratormônio humano que foi aprovada para mulheres na pós-menopausa e para homens com osteoporose que estejam em alto risco para sofrer fratura. Teriparatida estimula a formação de osso novo tanto na coluna vertebral como no quadril e reduz o risco de fraturas vertebrais e não vertebrais, mas o estudo não foi suficientemente grande a ponto de examinar o efeito em fraturas não ocorridas nas vértebras. Os efeitos colaterais são náusea, tontura e cãibras nas pernas. A teriparatida foi aprovada para uso durante até 24 meses.

Terapia estrogênica/terapia hormonal. Foi demonstrado que a terapia estrogênica/terapia hormonal (TE/TH) reduz a perda de tecido ósseo, aumenta a densidade tanto na coluna vertebral como no quadril, e reduz o risco de fraturas vertebrais e do quadril em mulheres na pós-menopausa. TE/TH foi aprovada para a prevenção da osteoporose da pós-menopausa, sendo mais comumente administrada na forma de pílula ou emplastro cutâneo. Quando o estrogênio (terapia estrogênica, ou TE) é tomado como monoterapia, pode aumentar o risco de câncer do revestimento uterino (câncer endometrial) na mulher. Para que esse risco seja eliminado, os médicos receitam o hormônio progestina em combinação com estrogênio (terapia hormonal/TH) para aquelas mulheres que não foram submetidas a uma histerectomia. Os efeitos colaterais da TE/TH são: sangramento vaginal, sensibilidade nas mamas, transtornos do humor, coágulos sanguíneos venosos e doença da vesícula biliar. Recentemente, a Women's Health Initiative (WHI), um grande estudo de pesquisa patrocinado pelo governo norte-americano, demonstrou que a TH (Prempro®) está associada a um modesto aumento no risco de câncer de mama, AVC e ataque cardíaco. WHI também demonstrou que a TE está associada a um aumento no risco de AVC. Outro grande estudo realizado pelo National Cancer Institute (NCI) indicou que o uso prolongado da TE pode estar associado a um aumento no risco de câncer ovariano. Não foi ainda esclarecido se a TH representa risco similar. Qualquer terapia estrogênica deve ser receitada para uso durante o mais curto tempo possível. Quando utilizada exclusivamente para a prevenção da osteoporose pós-menopausa, a TE/TH deverá apenas ser considerada para mulheres em risco significativo de osteoporose, devendo ser cuidadosamente considerado o uso de medicações não estrogênicas.

Fonte: National Institutes of Health, Osteoporosis and Related Bone Diseases National Resource Center. www.osteo.org [em inglês].

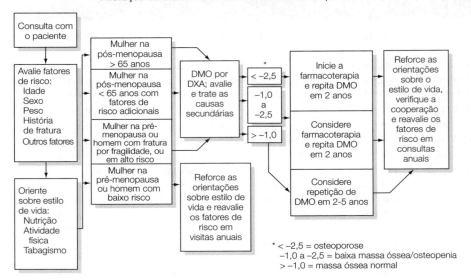

Figura 15.29 Este fluxograma delineia uma abordagem ampla à avaliação da saúde óssea e da prevenção da doença óssea, determinando quem deveria passar por mensurações da densidade óssea, e decidindo sobre tratamento farmacológico para osteoporose.
Fonte: U.S. Department of Health and Human Services. Bone Health and Osteoporose: A Report of the Surgeon General. Rockville, Maryland: U.S. Department of Health and Human Services, Office of the Surgeon General, 2004.

Drug Administration (FDA) para a prevenção e o tratamento da osteoporose pós-menopausica.[96] A teriparatida foi aprovada para o tratamento da doença em mulheres na pós-menopausa e em homens que estejam em alto risco de fratura. Terapia estrogênica/terapia hormonal (TE/TH) foi aprovada para a prevenção da osteoporose pós-menopausa, e calcitonina foi aprovada para tratamento. Além disso, alendronato foi aprovado para tratamento da osteoporose em homens, e tanto alendronato como risendronato foram aprovados para uso por homens e mulheres com osteoporose induzida por glicocorticoides.

Deve ser levada em consideração a terapia farmacológica em adultos idosos que sofrem de osteoporose ou que demonstrem baixa massa óssea com vários fatores de risco, conforme está delineado na Figura 15.29.[96] A seleção de agentes terapêuticos pode ser adaptada pelo médico para fazer frente à gravidade da perda óssea pelo paciente e outros problemas clínicos. Combinações de medicações são mais efetivas do que a monoterapia. Não há indicação de terapia medicamentosa para adultos jovens e de meia-idade. O tratamento nesse grupo etário deve-se concentrar na maximização das modificações da nutrição e do estilo de vida, e no enfrentamento de qualquer problema clínico subjacente.[96]

Nutrição

A dieta recomendada para uma saúde óssea ideal é consistente com dietas recomendadas para a prevenção de outras doenças.[91,96] Considerando que muitos nutrientes são importantes para a saúde óssea, é importante consumir uma dieta bem balanceada contendo alimentos variados, incluindo grãos, frutas, vegetais, produtos à base de leite desnatado e semidesnatado ou outros alimentos ricos em cálcio, e carne ou feijões todos os dias.

O nutriente mais importante para a saúde óssea é o cálcio. Quase todos os norte-americanos não consomem os níveis recomendáveis de cálcio, mas a concretização desses níveis é uma meta atingível (ver Fig. 15.30).[91,96] O consumo de cálcio deve ser de 1.000 a 1.200 mg por dia para adultos (ver Tab. 15.2). As fontes significativas de cálcio são, entre outras, laticínios, tofu com cálcio, peixes não desossados enlatados e outros alimentos enriquecidos com cálcio (ver também Atividade de Condicionamento Físico 15.4). Aproximadamente três copos de 225 g de leite light todos os dias, em combinação com o cálcio proveniente do restante da dieta normal, são suficientes para atender às necessidades diárias recomendadas para a maioria dos indivíduos. Alimentos enriquecidos com cálcio e suplementos desse nutriente podem ajudar aquelas pessoas que não consomem uma quantidade adequada de alimentos ricos nesse mineral.

A vitamina D é importante para a saúde dos ossos. Para muitos, e em especial indivíduos idosos, não é praticável obter suficiente vitamina D pela exposição à luz solar. Esses indivíduos devem procurar um reforço de seus níveis de vitamina D por meio da dieta.[91,96] Adultos jovens precisam de 200 UI/dia de vitamina D; adultos de meia-idade, 400 UI/dia; e idosos, 600 UI/dia (Fig. 15.30). As principais fontes de vitamina D estão limitadas a leite enriquecido (100 UI por copo), gema de ovo (25 UI por gema), cereais enriquecidos e óleos de peixe. A vitamina D também pode ser obtida em suplementos para aquelas pessoas incapazes de obter uma quantidade suficiente pela exposição à luz solar e pela dieta.

Papel da atividade física

O exercício pode maximizar a massa óssea de pico e minimizar as perdas ligadas ao processo de envelhecimento? O uso do exercício na prevenção e no tratamento da osteoporose tem sido uma área ativa de pesquisa e, embora atualmente já seja bastante aceito que a atividade física é essencial para a manutenção da saúde dos ossos, há necessidade de mais pesquisas para que possamos compreender o papel que o exercício pode desempenhar na prevenção da osteoporose.[96,114–119]

É bem sabido que os seres humanos perdem massa óssea rapidamente quando as forças gravitacionais ou musculares nas pernas ficam reduzidas ou ausentes, como em ca-

Capítulo 15 Envelhecimento, Osteoporose e Artrite **633**

	Cálcio (mg/dia)	Vitamina D (UI/dia)	Atividade física	Teste de densidade óssea	Pacientes em maior risco
Bebês					
0–6 meses	210	200	Jogos interativos	Conforme indicação clínica em pacientes de alto risco.	Fraturas frequentes, anorexia, amenorreia, doenças crônicas (hepáticas, renais, gastrintestinais), doença autoimune. Medicações
6–12 meses	270				
Crianças e adolescentes					
1–3 anos	500	200	Atividade moderada a vigorosa, pelo menos 60 minutos por dia. Enfatize atividades com sustentação do peso.	Conforme indicação clínica em pacientes de alto risco.	
4–8 anos	800				
9–18 anos	1.300				
Adultos					
18–50 anos	1.000	200	Atividade moderada, pelo menos 30 minutos por dia, na maioria dos dias da semana. Enfatize atividades com sustentação do peso. Para programas de prevenção, modificados para idosos frágeis e pacientes com fratura da coluna vertebral.	Conforme indicação clínica em pacientes de alto risco.	Indivíduos com fatores de risco.
51–70 anos	1.200	400		Teste para densidade óssea por DXA em todas as mulheres com mais de 65 anos; considere em mulheres com menos de 65 anos com fatores de risco. Não há consenso para homens.	
> 70 anos	1.200	600			

Figura 15.30 Recomendações para nutrição, atividade física e testes ósseos para uma boa saúde dos ossos. Fonte: U.S. Department of Health and Human Services. Bone Health and Osteoporosis: A Report of the Surgeon General. Rockville, Maryland: U.S. Department of Health and Human Services, Office of the Surgeon General, 2004.

sos de imponderabilidade, acamamento ou lesão à medula espinal.[120,121] Indivíduos saudáveis submetidos a repouso completo na cama durante 4 a 36 semanas podem perder, em média, 1% do conteúdo mineral ósseo por semana, ao passo que astronautas em um ambiente sem gravidade podem perder massa óssea em um percentual mensal de até 4% de osso trabecular e 1% de osso cortical.[122] O osso se adapta à tensão imposta ou à falta de tensão com a formação ou a perda de massa.[119] O osso fica maior e mais denso quando a tensão é aplicada excessivamente (com relação aos níveis normais), por causa da estimulação ou da remodelagem. O osso continuará a crescer e se adaptar até que tenha sido reestruturado para lidar com as novas tensões impostas. Essa é uma das razões pelas quais foi descoberto que o peso corporal total está diretamente relacionado à densidade mineral óssea, sendo as pessoas mais pesadas as que têm a maior densidade óssea.[123]

Também se acumularam dados substanciais demonstrando que atletas têm maior densidade óssea do que controles sedentários.[124-130] Atividades de sustentação do peso, como andar, correr e praticar esportes de raquete, são mais

eficazes do que a manutenção da densidade dos ossos das pernas e da coluna vertebral do que atividades sem sustentação do peso, como ciclismo e natação (ver Fig. 15.31). Os atletas com as maiores massas minerais ósseas são os halterofilistas, seguidos por atletas de arremesso de peso e disco, corredores, jogadores de futebol e, finalmente, nadadores.

Existe uma relação significativa entre atividade física durante toda a vida, massa mineral óssea e menor risco de fratura do quadril em homens e em mulheres na pós-menopausa.[124,127,131–133] Crianças que se envolvem em esportes geradores de cargas de impacto significativas em seus esqueletos (p. ex., corrida, ginástica e dança) exibem maior densidade óssea no colo femoral do que crianças em esportes geradores de cargas de baixo impacto aos ossos (p. ex., natação).[126,128,134] Isso é considerado importante, porque esses indivíduos podem ter massa óssea de pico mais elevada se houver manutenção do exercício, o que reduzirá o risco de osteoporose mais adiante na vida.

Essas diferenças entre atletas e não atletas podem ser decorrentes de fatores de hereditariedade e autosseleção. Em outras palavras, as pessoas que se saem bem na competição

634 Parte IV Atividade Física e Doença

TABELA 15.2 Conteúdo de cálcio em alimentos por porção de 100 mg

Alimento	Porção	Cálcio, mg
> 400 mg		
Tofu comum com sulfato de cálcio	½ xícara	434
Tofu firme com sulfato de cálcio	½ xícara	860
Cereal enriquecido	¾ xícara	varia dependendo da marca
300–400 mg		
Leite integral	1 copo	291
Milkshake	225 g	300
Iogurte light	225 g	300
Leite de soja enriquecido	1 copo	300
Leite de arroz enriquecido	1 copo	300
Leite desnatado com 1 ou 2% de gordura	1 copo	321
Cereal enriquecido	¾ xícara	varia, dependendo da marca
Farinha de aveia enriquecida	1 pacote	350
200–300 mg		
Queijo *cheddar, monterey* ou provolone	30 g	206
Soja (tostada)	1 xícara	237
Espinafre (cozido)	1 xícara	245
Prato com queijos variados	1 xícara	250
Barra de cereal enriquecida	1	250
Soja (cozida)	1 xícara	261
Queijo suíço	30 g	272
Iogurte natural	225 g	274
100–200 mg		
Pizza	1 fatia	100
Waffles enriquecido	2	100
Manteiga ou margarina enriquecida	1 col. sopa	100
Sorvete de frutas, sem leite	1 xícara	103
Folhas de mostarda (cozidas), Bok Choy	1 xícara	104
Espaguete, lasanha	1 xícara	125
Queijo *cottage*	1 xícara	138
Feijões cozidos	1 xícara	142
Folhas de dente-de-leão ou de nabo (cozidas)	1 xícara	147
Sorvete com leite	1 copo	151
Frozen yogurt ou pudim	½ xícara	152
Queijo processado, feta ou mozarela	30 g	174
Soja cozida	1 xícara	175

Fonte: U.S. Department of Health and Human Services. *Bone Health and Osteoporosis: A Report of the Surgeon General*. Rockville, Maryland: U.S. Department of Health and Human Services, Office of the Surgeon General, 2004.

esportiva tendem a ter ossos fortes e densos originalmente. Embora isso possa ser verdade até certo ponto, estudos comparativos entre o braço ativo e o inativo de jogadores de tênis, por exemplo, demonstram diferenças na densidade óssea.[135] Isso sugere que os ossos se adaptam às tensões do exercício diretamente impostas às estruturas ósseas.

Entre mulheres atletas (especialmente corredoras e outras atletas de resistência) que perdem seus períodos menstruais, tipicamente a densidade mineral óssea diminui.[114,115] A perda na densidade óssea ocorre mesmo quando essas mulheres praticam vigorosamente algum exercício de resistência.[136] Entretanto, pesquisas com ginastas amenorreicas demonstraram que a tensão extremamente elevada que incide nos seus esqueletos (por causa das aterrissagens de acrobacias e de saída dos aparelhos) pode, na verdade, superar os efeitos negativos dos baixos níveis de hormônios reprodutivos.[137] Assim, parece que, em alguns casos, se as tensões causadas pelo exercício forem suficientemente elevadas, o osso irá fortalecer-se, independentemente do ambiente hormonal insatisfatório. Apesar disso, atletas mulheres praticantes de provas de resistência e que estejam amenorreicas devem fazer uma tentativa de recuperar seu período menstrual ou serem tratadas com estrógenos, para que não ocorra osteoporose prematura.[114,115] A corrida é um estímulo insuficiente para contrabalançar a perda de estrogênio ocorrente da amenorreia, e poucas mulheres se mostram desejosas de realizar os intensos exercícios similares aos da ginástica que são necessários para proteger a massa óssea nessas condições.

Conforme foi enfatizado nesta seção, a base para a saúde óssea tem início bem cedo na vida. Assim, a atividade física que aplica carga aos ossos é essencial ao longo de toda a infância e adolescência.[134] Adolescentes com músculos mais fortes pela prática regular de exercícios também possuem ossos mais densos, que devem se refletir em um risco menor de futura osteoporose.[115,138]

Entre indivíduos idosos, um histórico de atividade física ao longo de toda a vida se relaciona a uma massa mineral óssea maior e – ainda mais importante – a um menor risco de fratura do quadril.[131,132] Tipicamente, com o processo de envelhecimento, tanto a densidade óssea como a força muscular diminuem, conforme mostra a Figura 15.32.[117,139] Assim, a força muscular tem uma influência importante na densidade mineral óssea em todos os locais entre mulheres. Em outras palavras, se mulheres mantiverem boa força muscular por meio da prática de exercícios intensivos, a densidade óssea deverá ficar mais bem preservada, mesmo em pessoas idosas.[139]

Os Quadros 15.7 e 15.8 resumem as recomendações de atividade física do Surgeon General e do ACSM.[96,115] O Quadro 15.9 fornece um programa específico de exercícios para prevenção da osteoporose.

Diversos estudos demonstraram o valor do treinamento intenso de musculação e com sustentação do peso na proteção dos esqueletos de mulheres na pós-menopausa.[140–149] Em um estudo com duração de um ano envolvendo 39 mulheres na pós-menopausa, as participantes fizeram treinamento intenso com pesos durante 45 minutos, duas vezes por semana. As mulheres que treinaram com pesos melhoraram sua força e sua massa muscular, bem como sua densidade mineral óssea, se comparadas

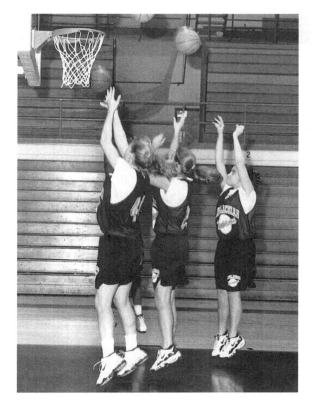

Figura 15.31 Densidade mineral óssea lombar em atletas mulheres. Os esportes que dependem de saltos e curtas explosões de movimentos potentes com as pernas estão associados à mais alta densidade mineral óssea em atletas mulheres. Fonte: Lee EJ, Long KA, Risser WL, Poindexter HBW, Gibbons WE, Goldzieher J. Variations in bone status of contralateral and regional sites in young athletic women. *Med Sci Sports Exerc* 27:1354–1361, 1995.

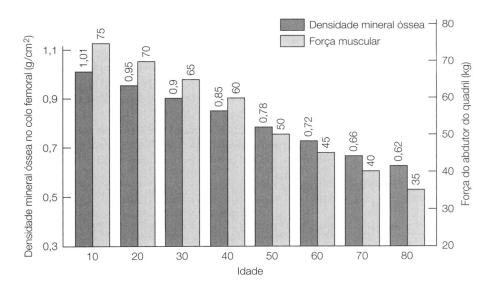

Figura 15.32 Idade, densidade mineral óssea e força no quadril. Tipicamente, com o avanço da idade, ocorrem quedas paralelas na densidade óssea e na força muscular. Fonte: Snow CM. Exercise and bone mass in young and premenopausal women. *Bone* 18(suppl):51S–55S, 1996.

com o grupo de controle (ver Fig. 15.33).[141] Em outro estudo, também com duração de um ano envolvendo mulheres na pós-menopausa (32 mulheres, 60 a 72 anos de idade), as participantes caminharam, praticaram *jogging* e subiram escadas vigorosamente durante 50 minutos por sessão, 3 a 4 vezes por semana. Combinados, o exercício e a terapia estrogênica tiveram o maior efeito sobre a densidade óssea lombar, cerca de um terço do qual foi decorrente do exercício (ver Fig.15.34).[140] Esses resultados sugerem que a eficácia da terapia estrogênica aumenta pela combinação de tal tratamento com o exercício de sustentação de peso. Outras pesquisas indicaram que o regime de exercício intenso deve continuar indefinidamente, porque tão logo a densidade mineral óssea for sendo adquirida, poderá perder-se com a mesma rapidez em uma situação de destreinamento.[149]

Um benefício potencial do exercício praticado regularmente na terceira idade é a redução do risco de sofrer que-

636 Parte IV Atividade Física e Doença

Quadro 15.7

Recomendações de atividade física e osteoporose do Surgeon General

- Além de atender as orientações recomendadas para atividade física (pelo menos 30 minutos por dia para adultos e 60 minutos para crianças), atividades físicas específicas de força e sustentação de peso são fundamentais para a construção e a manutenção da massa óssea durante toda a vida.

- Considerando que a atividade física contínua proporciona um estímulo positivo para os ossos, músculos e para outros aspectos da saúde, é fundamental a prática durante toda a vida.

- O término de um regime de atividade física resultará no retorno da massa óssea ao nível existente antes do início da atividade. Considerando que programas repetitivos de atividade física podem ser descontinuados por causa de falta de motivação ou de interesse, é importante que tais programas sejam variados e criativos. Com isso, os participantes darão continuidade, a longo prazo, à prática da atividade física.

- A atividade física apenas afetará os ossos nos locais do esqueleto que estejam submetidos a tensões (ou cargas) pela atividade. Em outras palavras, os programas de atividade física não beneficiam necessariamente o esqueleto inteiro, embora qualquer tipo de atividade física vá proporcionar maiores benefícios aos ossos do que a ausência absoluta de atividade.

- Para que ocorram benefícios para os ossos, o estímulo deverá ser maior do que aquele que habitualmente incide nos ossos. Cargas estáticas aplicadas continuamente (p. ex., ficar em pé) não promovem aumento da massa óssea.

- A ausência completa de atividade, como em períodos de imobilidade, provoca perda de tecido ósseo. Quando não é possível evitar a imobilidade (p. ex., repouso na cama durante uma enfermidade), mesmo breves movimentos de sustentação do peso praticados diariamente poderão ajudar a reduzir a perda de tecido ósseo.

- Para a maioria das pessoas, a prática cotidiana de atividade física geral e algumas atividades de sustentação do peso, ganho de força e melhora do equilíbrio duas ou mais vezes por semana serão, via de regra, efetivas para a promoção da saúde óssea.

- Qualquer atividade que implique impacto (p. ex., saltar ou pular) pode aumentar a massa óssea em maior grau do que atividades de intensidade baixa e moderada de resistência, como corridas enérgicas. Contudo, as atividades de resistência ainda desempenham um papel importante na saúde esquelética, por aumentarem a massa e a força musculares, o equilíbrio e a coordenação. Essas atividades também podem ajudar a evitar a ocorrência de quedas na terceira idade. As atividades de resistência também são muito importantes para outros aspectos da saúde: ajudam a prevenir a obesidade, o diabetes e as doenças cardiovasculares.

- Atividades físicas de sustentação de carga, como esportes de salto, não precisam ser praticadas durante longos períodos para que propiciem benefícios à saúde do esqueleto. De fato, podem bastar 5 a 10 minutos diários. Quase todos os adultos devem começar com um exercício de sustentação do peso e, gradualmente, acrescentar algumas atividades de pulos e saltos. Talvez haja necessidade de períodos mais longos (30 a 45 minutos) para o treinamento com pesos ou caminhadas/*jogging*. As pessoas que estavam inativas devem fazer um esforço gradual para alcançar essas durações utilizando um programa progressivo; por exemplo, a pessoa deve começar com tempos menores e atividades mais fáceis (pesos leves ou caminhadas) e, em seguida, aumentar lentamente o tempo ou a atividade (em não mais de 10% a cada semana) para evitar lesões.

- Atividades físicas envolvendo diversos padrões de carga (como treinamento de musculação ou aulas de aeróbia) podem promover um aumento da massa óssea maior do que atividades que envolvam padrões de carga normais ou regulares (p. ex., correr).

Fonte: U.S. Department of Health and Human Services. *Bone Health and Osteoporosis: A Report of the Surgeon General*. Rockville, Maryland: U.S. Department of Health and Human Services, Office of the Surgeon General, 2004.

---

das. Quedas e suas lesões resultantes encontram-se entre os problemas clínicos mais graves e comuns que acometem a terceira idade. A cada ano, cerca de 3 em 10 indivíduos idosos sofrem uma queda, e quase 5% das quedas resultam em fraturas ósseas.

Embora haja necessidade de mais pesquisas, alguns estudos sugerem que o exercício voltado para treinamento do equilíbrio e fortalecimento das extremidades inferiores pode reduzir o risco de ocorrência de quedas.[150] Há boas evidências de que a atividade física esteja ligada a uma redução de 20 a 40% no risco de fratura do quadril.[150] Em outras palavras, a prática regular de exercícios de sustentação do peso e de resistência representa duplo benefício para os idosos: melhora na densidade mineral óssea e redução da probabilidade de ocorrência de quedas que causam fraturas.

Capítulo 15 Envelhecimento, Osteoporose e Artrite **637**

Quadro 15.8

Orientações do ACSM sobre atividade física e saúde óssea

- A atividade física parece desempenhar um papel importante na maximização da massa óssea durante a infância e os primeiros anos da vida adulta, mantendo a massa óssea até a quinta década de vida, reduzindo a perda de massa óssea durante o envelhecimento e reduzindo quedas e fraturas nos idosos.

- Atividades físicas que geram forças de carga com intensidade relativamente alta, como a pliometria (p. ex., saltos explosivos ao subir e descer um degrau), ginástica, treinamento intenso de musculação e esportes de corrida e salto, como o futebol e o basquete, aumentam a aquisição de tecido ósseo em crianças e adolescentes. Crianças e adolescentes devem se envolver nessas atividades pelo menos 3 dias por semana em sessões com duração de 10 a 20 minutos por sessão (e a prática duas vezes por dia ou mais pode ser ainda mais efetiva).

- Durante a vida adulta, a meta principal da atividade física deve ser a manutenção da massa óssea por meio de atividades de resistência com sustentação do peso (p. ex., tênis, subir escadas, _jogging_, esportes como voleibol e basquete que envolvem saltos, e treinamento de musculação). A intensidade deve ser moderada a alta (em termos de forças de carga incidentes nos ossos). As atividades de sustentação do peso devem ser praticadas 3 a 5 vezes por semana, e os exercícios de musculação 2 a 3 vezes por semana. A duração deve ser de 30 a 60 minutos de uma combinação de atividades de resistência com sustentação do peso, atividades envolvendo saltos e exercício de musculação direcionado para todos os principais grupos musculares.

- A recomendação geral, que adultos mantenham um nível relativamente alto de atividade física com sustentação do peso para a saúde óssea, não tem limite de idade, porém, à medida que o tempo vai passando, torna-se cada vez mais importante que as atividades físicas possam ser praticadas com segurança. Programas de exercício para a terceira idade devem conter não só atividades de musculação e de resistência com sustentação do peso, objetivando a preservação da massa óssea, mas também atividades projetadas para melhorar o equilíbrio e evitar a ocorrência de quedas.

Fonte: American College of Sports Medicine. ACSM position stand on physical activity and bone health. _Med Sci Sports Exerc_ 36:1985–1996, 2004.

Quadro 15.9

Prescrição de exercícios para a prevenção da osteoporose

Foi desenvolvido um programa de base comunitária para mulheres na pós-menopausa a fim de melhorar a saúde óssea e prevenir a osteoporose. Esse programa foi realizado pelos pesquisadores do estudo Bone, Estrogen, Strength Training (Best) Study [Estudo de Ossos, Estrogênio e Treinamento de Força] . O programa de exercícios Best consiste em três sessões supervisionadas com duração de 60 a 75 minutos a cada semana e tem os seis componentes a seguir:

1. _Aquecimento (5 a 10 minutos)_. Caminhe durante 5 a 10 minutos antes de dar início aos demais componentes.

2. _Sustentação do peso progressiva (25 minutos)_. Essa etapa envolve vários tipos de atividades:
   - Caminhar vestindo uma roupa com pesos, começando com 5 quilogramas e avançando até 11 quilogramas, e uma frequência cardíaca variando entre 50 e 80% da frequência cardíaca máxima.
   - Completar um circuito que inclua pulos, _jogging_ e saltos em uma frequência cardíaca variando entre 50 e 80% da frequência cardíaca máxima.
   - Subir e descer um _step_ ou subir uma escada, vestindo uma roupa com pesos (5 a 11 quilogramas), começando com 4 séries de 30 _steps_/degraus em um ritmo de 2 segundo por _step_/degrau (cuja altura deve ser de 20 centímetros) e progredindo até 10 séries de 30 _steps_/degraus.

3. _Exercícios de musculação envolvendo grandes grupos musculares (20 minutos)_. Faça oito exercícios de musculação utilizando aparelhos e pesos livres, enfatizando os grandes grupos musculares dos braços, pernas e partes superior e inferior do tronco; avance para duas séries de 6 a 8 repetições máximas, com repouso de 45 a 60 segundos entre séries.

4. _Exercícios de musculação envolvendo pequenos grupos musculares (10 minutos)_. Faça os exercícios utilizando uma bola de fisioterapia, faixas elásticas e pesos livres (halteres fixos de até 1,4 kg).

5. _Fortalecimento abdominal (5 minutos)_. Treine os músculos abdominais com a coluna vertebral estabilizada. Utilize pesos nos tornozelos para aumentar a resistência.

6. _Alongamento e equilíbrio (5 minutos)_. Execute diversos exercícios de alongamento e equilíbrio.

Fonte: Metcalfe L, Lohman T, Going S, Houtkooper L, Ferriera D, Flint-Wagner H, Guido T, Martin J, Wright J, Cussler E. Postmenopausal women and exercise for prevention of osteoporosis. The Bone, Estrogen, Strength Training (BEST) Study. _ACSM's Health & Fitness Journal_ 5(3):6–14, 2001

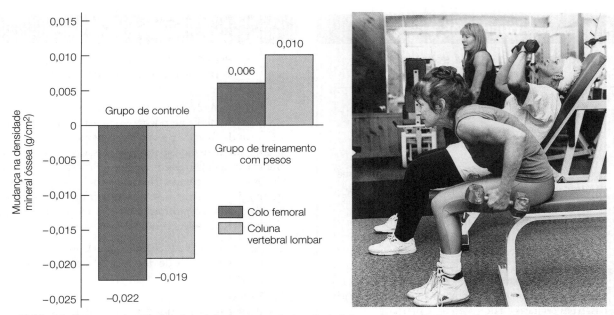

Figura 15.33 Mudanças na densidade mineral óssea com um treinamento intenso de musculação; estudo com duração de um ano: duas sessões de treinamento com pesos/semana, 45 minutos, alta intensidade. O treinamento com pesos em alta intensidade melhorou a densidade óssea em mulheres na pós-menopausa. Fonte: Nelson ME, Fiatarone MA, Morganti CM, Trice I, Greenberg RA, Evans WJ. Effects of high-intensity strength training on multiple risk factors for osteoporotic fractures: A randomized controlled trial. *JAMA* 272:1909–1914, 1994.

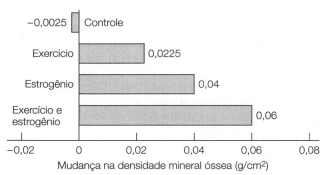

Figura 15.34 Mudanças nos ossos com o exercício de sustentação do peso e estrogênio; estudo com duração de um ano: 3 a 4 sessões de caminhadas, *jogging* ou subida de escadas por semana, 50 minutos/sessão, alta intensidade; 32 mulheres, 60–72 anos de idade. Exercício de sustentação do peso com estrogênio pode aumentar a densidade óssea lombar em mulheres na pós-menopausa. Fonte: Kohrt WM, Snead DB, Slatopolsky E, Birge SJ. Additive effects of weight-bearing exercise and estrogen on bone mineral density in older women. *J Bone Min Res* 10:1303–1311, 1995.

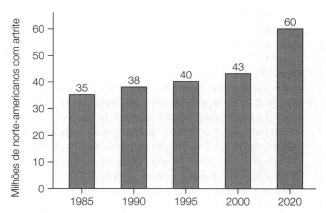

Figura 15.35 O número de norte-americanos com artrite aumentará significativamente dentro das próximas décadas. Fonte: Lawrence RC, Helmick CG, Arnett FC, et al. Estimates of the prevalence of arthritis and selected musculoskeletal disorders in the United States. *Arthritis and Rheumatism* 41:778–799, 1998.

ARTRITE

Artrite e outros problemas reumáticos estão entre os distúrbios mais prevalentes nos EUA; estima-se que tais problemas afetaram 43 milhões de pessoas naquele país em 2002 (1 em 5), com uma projeção de 60 milhões por volta de 2020, segundo o Centers for Disease Control and Prevention (ver Fig. 15.35).[151–153] Outros 23 milhões de adultos (11%) provavelmente tiveram artrite, mas não foram diagnosticados por um médico. As mulheres são mais afetadas por essa doença do que os homens – cerca de 60% das pessoas com artrite são mulheres – e metade dos idosos já foram diagnosticados com essa doença (ver Fig. 15.36). A artrite é a principal causa de incapacitação nos EUA, limitando as atividades do dia a dia, como vestir-se, subir escadas, deitar-se, levantar-se da cama ou andar, para cerca de 8 milhões de norte-americanos.

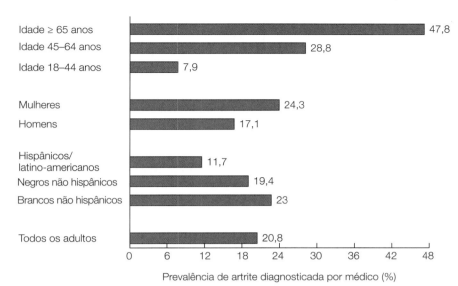

Figura 15.36 A artrite é altamente prevalente entre idosos, mulheres e brancos. Fonte: CDC. Racial/ethnic differences in the prevalence and impact of doctor diagnosed arthritis—Estados Unidos, 2002. *MMWR* 54:119–123, 2005.

Tipos comuns de artrite

Artrite significa inflamação das articulações, um termo geral que engloba mais de 100 tipos de doenças reumáticas.[152,154,155] As doenças reumáticas são aquelas que afetam articulações, músculos e tecido conjuntivo, que compõem ou dão sustentação às várias estruturas do corpo. Comumente, a artrite é crônica, prolongando-se por toda a vida do paciente. Os primeiros sinais de aviso de ocorrência da artrite são dor, inchaço e limitação dos movimentos que se prolongam por mais de duas semanas.

O tipo mais comum de artrite é a *osteoartrite*, que afeta cerca de 21 milhões de norte-americanos (ver Fig. 15.37).[151–155] Embora essa doença articular degenerativa seja comum entre os idosos, pode surgir décadas antes do envelhecimento. A osteoartrite tem início quando a cartilagem articular sofre lesão, exibindo em alguns casos erosão completa e deixando uma articulação de "osso sobre osso". Em seguida, a articulação perde a forma, as extremidades dos ossos ficam espessadas e se formam esporões (crescimentos ósseos). Qualquer articulação pode ser afetada, mas os locais mais comuns são pés, joelhos, quadris e dedos das mãos (ver Fig. 15.38). A osteoartrite não é fatal, mas é incurável; são poucos os tratamentos efetivos. Os sintomas de dor e rigidez poderão persistir por longos períodos, resultando em dificuldade para andar, subir escadas, levantar-se de uma cadeira, transferir-se para dentro e fora do carro, e levantar e carregar objetos.

O segundo tipo mais comum de artrite é a *síndrome da fibromialgia*, um distúrbio em que ocorrem dores musculares generalizadas, fadiga e sono de má qualidade. Esse tipo de artrite afeta cerca de 3,7 milhões de norte-americanos (ver Fig. 15.37). "Fibromialgia" significa dor nos músculos, ligamentos e tendões. Embora possa ser percebida como uma doença articular, não é uma forma verdadeira de artrite, tampouco causa deformidades nas articulações.[154] Em vez disso, a fibromialgia é uma forma de reumatismo muscular ou dos tecidos moles.

A terceira forma mais comum de artrite é a *artrite reumatoide*, uma doença autoimune que afeta 2,1 milhões de norte-americanos, três vezes mais mulheres do que homens.[151–154,156]

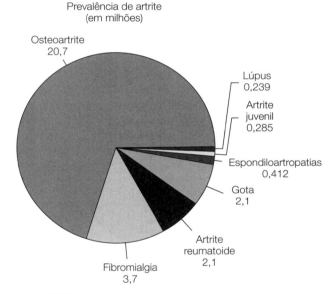

Figura 15.37 A osteoartrite é o tipo mais comum de artrite. Fonte: Arthritis Foundation. www.arthritis.org.

A artrite reumatoide pode atacar pessoas de qualquer idade, mas habitualmente surge entre os 20 e os 50 anos.

Seu início é lento, ao longo de algumas semanas ou meses. As pequenas articulações das mãos e a articulação do joelho são as mais comumente afetadas, mas a artrite reumatoide pode afetar a maioria das articulações do corpo. Essa doença está frequentemente ligada a complicações graves e ao declínio na capacidade funcional; a maioria dos pacientes morre 5 a 15 anos antes do que as pessoas não afligidas.

Muitas articulações do corpo possuem uma cápsula resistente revestida com uma membrana sinovial que veda a articulação e propicia um líquido lubrificante. Em casos de artrite reumatoide, a inflamação tem início no revestimento sinovial da articulação, podendo alastrar-se para toda a articulação. O revestimento articular inflamado promove a lesão do osso e da cartilagem. O espaço interarticular dimi-

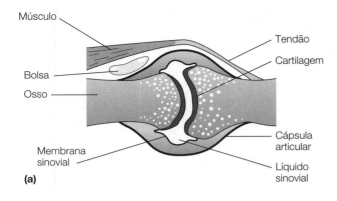

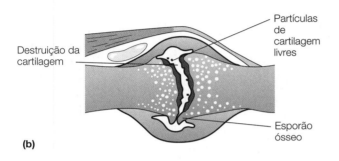

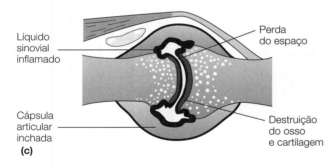

Figura 15.38 Comparação entre uma articulação normal e articulações com artrite. (a) *Articulação normal*. Em uma articulação normal (em que os dois ossos se acoplam), os músculos, bolsas e tendões dão sustentação aos ossos e ajudam nos movimentos. A membrana sinovial (um revestimento interno) libera um líquido lubrificante no interior do espaço articular. A cartilagem reveste as extremidades ósseas, absorvendo choques e evitando que os ossos sofram atrito entre si durante os movimentos da articulação. (b) *Osteoartrite*. Em casos de osteoartrite, a cartilagem fica lesionada e os ossos sofrem atrito. Assim, a articulação perde sua forma e seu alinhamento. As extremidades dos ossos ficam espessadas, formando esporões (crescimentos ósseos). Fragmentos de cartilagem ou osso flutuam no espaço articular. (c) *Artrite reumatoide*. Em pacientes com artrite reumatoide, a inflamação acompanha o espessamento da membrana sinovial ou do revestimento articular, fazendo com que toda a articulação fique com um aspecto inchado em razão do inchaço da cápsula articular. O revestimento articular inflamado penetra e lesiona osso e cartilagem, e células inflamatórias liberam uma enzima que digere gradualmente esses dois tecidos. Ocorre redução do espaço entre os ossos, e a articulação perde sua forma e seu alinhamento.
Fonte: Strange CJ. Coping with arthritis in its many forms. FDA Consumer, March 1996, 17–21.

nui, e a articulação perde sua forma e seu alinhamento (ver Fig. 15.38). A doença é altamente variável (alguns pacientes ficam acamados, outros podem correr maratonas) e de difícil controle, podendo ocorrer grave deformidade das articulações.

O quarto tipo mais comum de artrite é a gota, uma doença que causa ataques súbitos e intensos de dor, sensibilidade, rubor, calor e inchaço em algumas articulações. Em geral, a gota afeta uma articulação por vez, especialmente a articulação do hálux. A dor e o inchaço em pacientes com gota são causados por cristais de ácido úrico que se precipitam do sangue e são depositados na articulação. Os fatores que provocam maiores níveis de ácido úrico e, subsequentemente, gota são consumo excessivo de álcool, pressão arterial elevada, doença renal, obesidade e certos agentes farmacológicos.[152,154]

Outros tipos comuns de artrite são *espondilite anquilosante* (doença inflamatória da coluna vertebral que pode resultar em fusão das vértebras e rigidez vertebral, sendo um tipo de espondilartropia), *artrite juvenil* (envolvendo 300 mil crianças só nos EUA), *artrite psoriática* (afeta cerca de 5% das pessoas com psoríase, uma doença crônica da pele), e *lúpus eritematoso sistêmico* (distúrbio autoimune que pode envolver pele, rins, vasos sanguíneos, articulações, sistema nervoso, coração e outros órgãos internos).[152,154]

Fatores de risco de artrite

Segundo o Centers for Disease Control (www.cdc.gov/arthritis [em inglês]), certos fatores aumentam o risco de artrite. Alguns desses fatores são modificáveis, outros não.

Fatores de risco não modificáveis

- **Idade**: O risco de ocorrência da maioria dos tipos de artrite aumenta com a idade.
- **Sexo**: Quase todos os tipos de artrite são mais comuns em mulheres, que representam 60% de todos os casos. Gota é mais comum em homens.
- **Genética**: Foram identificados genes que estão associados a maior risco de certos tipos de artrite, como artrite reumatoide e lúpus eritematoso sistêmico.

Fatores de risco modificáveis

- **Sobrepeso e obesidade**: O peso em excesso pode contribuir para a ocorrência e para a progressão da osteoartrite do joelho.
- **Lesões articulares**: A lesão a uma articulação pode contribuir para a ocorrência de osteoartrite nessa articulação.
- **Infecção**: Muitos agentes microbianos podem infectar articulações, podendo causar várias formas de artrite.
- **Ocupação**: Certas ocupações envolvendo movimentos repetidos de dobrar o joelho estão associadas à osteoartrite do joelho.

Não existe cura para a artrite; por isso, uma ênfase cada vez maior está incidindo na prevenção dessa doença. A obesidade é o fator de risco principal com possibilidade de ser evitado.[157] Ela causa mudanças nos condrócitos (células cartilaginosas) que alteram a síntese e a degradação da cartilagem hialina e aumenta os níveis das citocinas inflamatórias que promovem a osteoartrite. O National Arthritis Action Plan: A Public Health Strategy [Plano de Ação Nacional para a Artrite: Estratégia de Saúde Pública], organizado pela Arthritis Foundation e pelo Centers for Disease Control, identificou o controle do peso como uma estratégia fundamental para a prevenção primária da osteoartrite do joelho na população geral (www.cdc.gov).

A ligação entre dieta e artrite ainda se encontra sob investigação. Alguns estudos sugerem que um maior consumo de carne vermelha e de proteína total, bem como um consumo menor de frutas, verduras, e vitamina C estão associados a um maior risco de artrite, e que a dieta do tipo Mediterrâneo pode ter efeitos protetores, mas há necessidade de um número muito maior de pesquisas antes que se possa estabelecer um consenso.[158]

Como enfatizaremos mais adiante neste capítulo, a manutenção de suficiente força muscular pela prática regular do exercício (evitando-se lesões articulares traumáticas) é também uma importante estratégia preventiva. Vêm-se acumulando evidências de que é muito menor o risco de ocorrência de osteoartrite para indivíduos que, ao envelhecerem, permanecem magros e condicionados, em comparação com indivíduos equivalentes obesos e não condicionados. Fraqueza da musculatura da coxa emergiu como preditor de futura osteoartrite do joelho. Conforme resumido na Figura 15.39, dados do Aerobics Center Longitudinal Study [Estudo Longitudinal do Centro de Aeróbia] indicam que a atividade física praticada com regularidade reduz o risco de osteoartrite do quadril e do joelho, especialmente entre mulheres, depois do devido ajuste para idade, índice de massa corporal e história de lesão nas articulações do quadril e do joelho.[159]

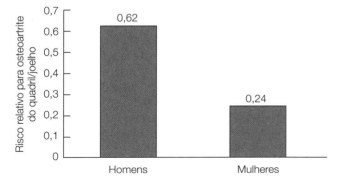

Figura 15.39 O risco relativo para osteoartrite de quadril/joelho foi 38% mais baixo em homens e 76% mais baixo em mulheres que sofreram tensão articular moderada a alta causada por atividade física, em comparação com controles sedentários. Os dados foram extraídos do Aerobics Center Longitudinal Study. Fonte: Rogers LQ, Macera CA, Hootman JM, Ainsworth BE, Blair SN. The association between joint stress from physical activity and self-reported osteoarthritis: An analysis of the Cooper Clinic data. *Osteoarthritis Cartilage* 10:617–62, 2002.

Tratamento

A chave para o tratamento da artrite é o diagnóstico precoce e um plano individualizado que leve em consideração as necessidades de cada paciente.[152,154–156] O tratamento terapêutico da artrite tem quatro metas principais: redução da dor, diminuição da inflamação dolorosa, melhora na função, e redução da lesão articular. Quase todos os programas de tratamento consistem em uma combinação de educação do paciente, medicação, exercício, repouso, uso de calor e frio, técnicas de proteção da articulação e, em alguns casos, cirurgia (p. ex., cirurgia de reposição total do quadril). A artroplastia total do quadril (ATQ) é uma técnica de uso comum para tratamento de casos graves de osteoartrite do quadril.[160]

A Arthritis Foundation aconselha as seguintes opções de tratamento para artrite (além da cirurgia, quando houver indicação):[154]

- *Mudanças no estilo de vida.* Exercício para fortalecimento dos músculos, melhora da amplitude de movimentos da articulação, e resistência cardiorrespiratória; repouso conforme a necessidade, para que o paciente se recupere do exercício ou durante exacerbações; uma dieta equilibrada; perda de peso para reduzir a tensão incidente nas articulações.
- *Proteção articular.* O paciente deve aprender modos de limitar a pressão sobre as articulações envolvidas para que não aumente a lesão que essas articulações possam já ter sofrido por causa da doença.
- *Medicações.* São muitos os agentes farmacológicos utilizados no tratamento da artrite (ver discussão mais adiante, neste capítulo).
- *Fisioterapia e terapia ocupacional.* Os terapeutas se esforçam para ajudar as pessoas com artrite a terem uma vida mais fácil (por meio de exercícios, aplicações de calor ou frio, e instruções no uso de dispositivos de autoajuda e outros meios de facilitar as atividades do dia a dia e reduzir as tensões incidentes nas articulações).
- *Educação do paciente.* Informe os pacientes sobre a doença, forneça instrumentos que ajudem a diminuir a dor e a ajustar-se à sua situação.

Os sintomas da artrite surgem e desaparecem, e o recrudescimento ou ressurgimento da doença é chamado de *exacerbação*. Essa exacerbação pode ser seguida por um período de remissão, que representa para o paciente um bem-vindo alívio. A natureza normal de altos e baixos dessa doença dolorosa e incurável serviu como fermento para fraudes e charlatanismos disseminados.[154] Pessoas com artrite gastam perto de 2 bilhões de dólares por ano na compra de "remédios" sem comprovação de eficácia – em grande parte, dietas e suplementos. Pacientes com artrite têm sido iludidos por um conjunto impressionante de dispositivos fruto do charlatanismo, inclusive braceletes de cobre ou magnéticos, mecanismos "eletrônicos", cadeiras vibratórias, dispositivos pressurizados para enemas, veneno de cobra e incontáveis suplementos nutricionais, como óleo de fígado de bacalhau, alfafa, frutos do caruru-de-cacho, vinagre, iodo e kelp (uma alga marinha). Embora alguns desses remédios tenham aspecto inofensivo, poderão tornar-se prejudiciais se levarem as pessoas a abandonar o tratamento convencional.

Com relação à dieta, o FDA e o American College of Rheumatology aconselham que, até que tenham sido reunidos mais dados, os pacientes deverão prosseguir com dietas balanceadas e saudáveis, ter uma atitude cética diante de alegações "miraculosas", e evitar dietas de eliminação e práticas nutricionais "da moda".[152] Gota é a única doença reumática que sabidamente pode ser prevenida evitando-se certos alimentos, em especial os ricos em purinas, como vinho, anchovas e fígado. Dietas ricas em certos tipos de ácidos graxos insaturados (ácidos graxos ômega-3 encontrados no salmão, no bacalhau, no hipoglosso e no atum) tendem a reduzir a inflamação em algumas pessoas com artrite.[158] Dois suplementos nutricionais controversos, glicosamina e sulfato de condroitina, não foram aprovados pelo FDA mas são tomados por milhões de pessoas em virtude de alegações afirmando que tais produtos reconstroem os tecidos articulares lesionados pela osteoartrite.[152] Tanto glicosamina como sulfato de condroitina ocorrem naturalmente no organismo, sendo vitais para a formação de cartilagem normal, mas não há evidência consistente de que, quando ingeridos, esses suplementos sejam absorvidos e depositados nas articulações.[152,154]

Pessoas com sobrepeso se encontram em alto risco de osteoartrite nos joelhos, quadris e mãos.[157] Exemplificando, os norte-americanos mais pesados (aqueles situados nos 20% superiores de peso corporal) têm risco 4 a 10 vezes maior de sofrer osteoartrite do joelho do que os norte-americanos com peso normal. Entre adultos nos EUA, a prevalência de artrite é 43,5% entre obesos, em comparação com 25,9% entre pessoas com peso normal (ver Fig. 15.40).[157] O controle do peso é uma preocupação importante para pessoas com artrite, para ajudá-las a diminuir a pressão incidente nos joelhos e quadris.

Há muitos tipos diferentes de medicamentos utilizados no tratamento da artrite.[152,154,157] Em geral, agentes anti-inflamatórios funcionam retardando a produção corporal de prostaglandinas, substâncias que têm atuação na inflamação. O agente anti-inflamatório mais popular é a aspirina, em geral um bom tratamento para a artrite. Paracetamol é recomendado como terapia de primeira linha, em doses de 4.000 mg/dia. Existe mais de uma dúzia de agentes anti-inflamatórios não esteroides (AAINEs) no mercado, e quase todos apenas podem ser adquiridos com receita médica; esses medicamentos combatem a dor e a inflamação. O FDA aprovou três AAINEs para comercialização por venda livre (sem necessidade de receita médica): ibuprofeno (comercializado como Advil®, Nuprin®, Motrin®, e outros), naproxeno sódico (comercializado como Aleve®), e cetoprofeno (comercializado como Actron® e Orudis®). Ver Quadro 15.10 para uma revisão de medicamentos utilizados para artrite, incluindo uma atualização dos inibidores de COX-2.[152]

Papel do exercício

No passado, frequentemente os médicos aconselhavam os pacientes com artrite a repousar e evitar exercício.[161-163] O repouso permanece importante, especialmente durante as exacerbações, mas a inatividade pode acarretar músculos fracos, articulações rígidas, redução da amplitude de movimentos, e diminuição da energia e da vitalidade. Hoje em dia, os reumatologistas têm por rotina orientar seus pacientes a buscar um equilíbrio entre atividade física e repouso, individualizado para atender às necessidades especiais de cada paciente.

Estudos demonstraram consistentemente que pessoas com artrite são mais inativas em termos físicos, possuem músculos mais fracos, flexibilidade articular e amplitude de movimentos menores e capacidade aeróbia mais baixa em comparação com pessoas sem artrite.[161] Além disso, foi constatado que indivíduos com artrite se encontram em maior risco para várias outras doenças crônicas, inclusive doença arterial coronariana, diabetes melito e osteoporose. Assim, faz sentido que um programa bem delineado de condicionamento físico poderá ser benéfico para aquelas pessoas padecendo de artrite. Antes que seja iniciado um programa de exercícios, porém, cada paciente deverá passar por uma avaliação minuciosa para que se tenha uma ideia da gravidade e da extensão do envolvimento articular, da presença de envolvimento sistêmico, da capacidade funcional geral e da presença de outros problemas clínicos que possam interferir no exercício.[161]

O American College of Sports Medicine recomenda o seguinte programa de testes com exercícios para pacientes com artrite:[161]

- *Força e resistência muscular*. Use aparelhos isocinéticos a 90 a 120° por segundo para medir a força e a resistência dos grupos musculares principais.
- *Resistência aeróbia*. Vários testes de andar, inclusive o teste de 6 minutos e o teste de 1 milha.
- *Flexibilidade articular e amplitude de movimentos*. Use um goniômetro para medir a amplitude de movimentos das articulações. Avalie assimetrias.
- *Condicionamento neuromuscular*. Pode haver necessidade de analisar o andar no caso de pessoas que exibem doença grave, alteração da biomecânica e necessidade de uso de órteses. Avalie também o equilíbrio.
- *Capacidade funcional*. Avalie a capacidade de realizar atividades do dia a dia, observando a capacidade de andar com equilíbrio e simetria, a capacidade de sentar-se e, em seguida, de se levantar várias vezes, bem como a capacidade de ficar em pé sem dificuldade.

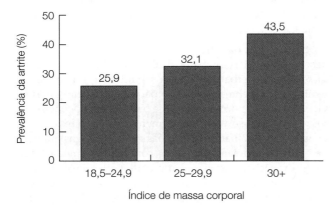

Figura 15.40 A prevalência de artrite foi significativamente mais baixa em indivíduos com peso normal do que em indivíduos obesos. Os dados foram obtidos no Behavioral Risk Factor Surveillance System [Sistema de Vigilância de Fatores de Risco Comportamentais], e a artrite foi baseada em autocomunicados de diagnósticos médicos ou em sintomas articulares crônicos. Fonte: Mehrotra C, Naimi TS, Serdula M, Bolen J, Pearson K. Arthritis, body mass index, and professional advice to lose weight: Implications for clinical medicine and public health. *Am J Prev Med* 27:16–21, 2004.

Quadro 15.10

Atualização do U.S. Food and Drug Administration (FDA) de medicamentos para artrite

Quase todos os medicamentos para artrite se enquadram em 1 entre 3 categorias: aqueles para aliviar a dor; aqueles que reduzem a inflamação ou o processo físico causador de inchaço, calor e rubor; e aqueles que retardam o processo patológico e limitam novas lesões às articulações – os chamados agentes modificadores de doença.[152]

Inibidores de COX-2: A inquietante notícia que foi ao ar no final de 2004 que os populares medicamentos anti-inflamatórios Vioxx® (rofecoxib), Celebrex® (celecoxib) e Bextra® (valdecoxib) podiam provocar ataque cardíaco ou AVC, ou agravar a pressão arterial elevada, levou alguns pacientes a pensarem se deviam continuar tomando tais remédios. Dados provenientes de estudos clínicos demonstraram que agentes seletivos da ciclo-oxigenase-2, mais bem conhecidos como inibidores de COX-2, podem estar associados a maior risco de problemas cardiovasculares graves, sobretudo quando utilizados em altas doses durante longos períodos em pacientes com doença cardiovascular preexistente, ou em situações de risco muito alto, como no cenário imediatamente depois de uma cirurgia cardíaca. Os inibidores de COX-2 constituem o mais novo subgrupo de agentes anti-inflamatórios não esteroides (AAINEs). Os inibidores de COX-2 foram desenvolvidos especificamente para diminuir os conhecidos efeitos colaterais gástricos e a intolerância associada ao uso de alguns AAINEs. O FDA recomendou, entre outras coisas, que os médicos limitassem o uso de inibidores de COX-2 até nova revisão.

Outros AAINEs: Os AAINEs tradicionais, como aspirina e ibuprofeno, funcionam bloqueando a produção de uma família de agentes químicos conhecidos como prostaglandinas, que não apenas são importantes no desenvolvimento da inflamação, mas também desempenham papel importante na manutenção da integridade do revestimento gástrico. Pelo menos duas enzimas estão envolvidas nessa inflamação: ciclo-oxigenase-1 (COX-1) e ciclo-oxigenase-2 (COX-2). Os AAINEs tradicionais inibem tanto COX-1 como COX-2. Infelizmente, essa inibição não seletiva das duas enzimas COX também inibe aquelas prostaglandinas envolvidas em algumas das importantes funções de "administração interna" do corpo, como auxiliares na coagulação do sangue e na proteção do estômago contra a formação de úlceras. Também vem crescendo a preocupação de que o ibuprofeno pode aumentar o risco de doença cardiovascular, de forma parecida com os inibidores de COX-2.

Analgésicos: Analgésicos como Tylenol® (paracetamol) e AAINEs como Motrin® (ibuprofeno) são utilizados para reduzir a dor causada por muitos problemas reumáticos. Além disso, AAINEs também são benéficos por reduzirem a inflamação associada à artrite.

AARMDs: Dependendo do tipo de artrite, uma pessoa poderá usar um agente antirreumático modificador de doença (AARMD). Essa categoria inclui vários medicamentos não correlatos que são utilizados com a intenção de retardar ou interromper o progresso da doença e prevenir a incapacitação e o desconforto. Alguns AARMDs são Rheumatrex® (metotrexato), Azulfidine® (sulfasalazina) e Arava® (leflunomida). Hoje em dia, o médico de uma pessoa com diagnóstico de artrite reumatoide provavelmente receitará um AARMD bem no início do curso da doença, pois os médicos constataram que a introdução precoce desses medicamentos pode ajudar a evitar lesões articulares irreversíveis que, sem o AARMD, poderiam ocorrer.

Corticosteroides: Corticosteroides, como prednisona, cortisona, metilprednisolona e hidrocortisona, são utilizados no tratamento de muitos problemas reumáticos, porque esses agentes diminuem a inflamação e suprimem o sistema imunológico. A dose desses medicamentos irá variar dependendo do diagnóstico e do paciente. Corticosteroides podem ser administrados por via oral ou por injeção direta em uma articulação ou bainha tendínea.

Tratamentos biológicos: Produtos biológicos constituem uma classe relativamente nova de medicamentos utilizados para o tratamento da artrite reumatoide. Os produtos biológicos diferem dos medicamentos convencionais por serem derivados de fontes vivas, como, por exemplo, sistemas de cultura celular. Os medicamentos convencionais são quimicamente sintetizados. Dos quatro agentes biológicos atualmente licenciados, três ajudam a reduzir a inflamação e as lesões estruturais das articulações mediante o bloqueio de uma substância chamada fator de necrose tumoral (TNF), uma proteína envolvida nas respostas do sistema imunológico. Níveis elevados de RTNF são encontrados no líquido sinovial de pacientes com artrite reumatoide e outros tipos de artrite. O primeiro agente biológico a ser aprovado pelo FDA para pacientes com AR moderada a grave foi o Enbrel® (etanercept). A princípio, o Enbrel® era administrado duas vezes por semana por injeção, mas atualmente existe uma preparação para uso uma vez por semana. Foi demonstrado que o Enbrel® diminui a dor e a rigidez matinal e melhora o inchaço e a sensibilidade articulares. Os dois outros produtos bloqueadores de TNF aprovados para tratamento da artrite reumatoide são Remicade® (infliximab) e Humira® (adalimumab). Foi demonstrado que esses três bloqueadores do TNF melhoram as funções físicas em estudos com um mínimo de dois anos de duração.

Fonte: Rados C. Helpful treatments keep people with arthritis moving. FDA *Consumer Magazine*, March–April, 2005.

Com frequência, indivíduos com artrite responderão à dor limitando sua atividade física.[164] Com o passar do tempo, isso levará à perda da força e da resistência musculares, o que enfraquecerá ainda mais as articulações e estabelecerá um ciclo vicioso que acelera a artrite. Há três objetivos do exercício para pacientes com artrite:[161-163]

- Preservar ou restaurar a amplitude de movimentos e a flexibilidade em torno de cada articulação afetada
- Aumentar a força e a resistência musculares para melhorar a estabilidade articular
- Aumentar o condicionamento aeróbio para melhorar o estado de humor psicológico e diminuir o risco de doença.

Conforme ilustrado na Figura 15.41, o programa de treinamento deve ser organizado de acordo com a "pirâmide de exercício", sendo utilizados exercícios que desenvolvam a amplitude de movimento e a flexibilidade, que constituem a base.

- *Exercícios de amplitude de movimento e flexibilidade.* É muito importante a manutenção da mobilidade articular para todos os pacientes com artrite. A perda da amplitude de movimento das articulações resulta em tensão nos tendões, músculos e outros tecidos circunjacentes. Articulações agudamente inflamadas devem ser exercitadas com práticas suaves de amplitude de movimento várias vezes por dia, com a assistência de um terapeuta ou membro da família treinado. O alongamento excessivamente zeloso ou o uso de uma técnica inadequada pode ter efeitos prejudiciais em uma articulação, especialmente se ela estiver inflamada ou instável. É recomendável contar com um terapeuta treinado para que, no início do processo, monitore e ensine ao paciente técnicas apropriadas. Tão logo as articulações fiquem menos inflamadas, o paciente poderá progredir gradualmente para várias séries de dez repetições diárias de exercícios de alongamento e de amplitude de movimentos.
- *Fortalecimento muscular.* São recomendáveis tanto exercícios isométricos como isotônicos para fortalecer os músculos. Os exercícios isométricos podem promover força muscular sem que ocorram efeitos adversos em uma articulação agudamente inflamada. Exercícios isotônicos (p. ex., levantamento de peso, calistênicos) permitem que as articulações se movimentem por uma amplitude de movimentos limitada ou completa, enquanto os músculos se contraem. Esse tipo de exercício é recomendado quando a dor e a inflamação articular foram controladas, e já foi obtida força suficiente com os exercícios isométricos.
- *Exercício aeróbio.* No passado, o tratamento da artrite frequentemente excluía o exercício aeróbio, por temor de aumentar a inflamação da articulação e de acelerar o processo patológico. Todavia, foi demonstrado que o exercício aeróbio é um tratamento seguro e eficaz para pacientes que não estejam em exacerbações agudas. Atividades de baixo impacto, como natação, hidroginástica, caminhadas, ciclismo, dança aeróbia de baixo impacto e remo, podem melhorar o condicionamento aeróbio sem afetar negativamente a artrite. Os pacientes devem começar com 10 a 15 minutos de atividade aeróbia em dias alternados, progredindo gradualmente para a prática quase diária da atividade com duração de 30 a 45 minutos, em uma intensidade moderada a relativamente intensa. Cada sessão aeróbia deverá começar e terminar com exercícios de amplitude de movimentos.
- *Exercício recreativo.* Pacientes com artrite comumente acham agradáveis golfe, jardinagem, *hiking* em terreno suave e outros passatempos exigindo certa atividade física. Muitas organizações, inclusive a Arthritis Foundation, oferecem turmas de exercícios aquáticos ou outras atividades em grupo. Os pacientes podem ser beneficiados com melhoras tanto no condicionamento como no estado de humor psicológico, ao participarem de atividades recreativas em grupo.

Benefícios do exercício

São muitos os benefícios potenciais do exercício para pessoas com artrite:[161-163]

- Melhora da função articular e da amplitude de movimentos
- Aumento da força muscular e do condicionamento aeróbio, favorecendo as atividades do dia a dia
- Melhora do estado de humor psicológico
- Diminuição da perda de massa óssea
- Redução do risco de doença cardíaca, diabetes, hipertensão e outras doenças crônicas

O exercício regular pode melhorar, retardar a progressão ou mesmo curar a artrite? Embora o exercício para pessoas com artrite seja importante por todas as razões mencionadas, pesquisadores vêm constatando que esse treinamento não melhora a artrite, mas também não piora o processo patológico. Em outras palavras, o exercício não afeta de qualquer maneira o estado subjacente em pessoas com artrite, mas realmente melhora muitas outras áreas de importância para a qualidade de vida.[165-175]

Em um estudo, pesquisadores dividiram aleatoriamente 102 pacientes com osteoartrite do joelho em grupos de caminhada e de controle.[169] Os participantes no grupo de caminhada andavam até 30 minutos, três vezes por semana, durante

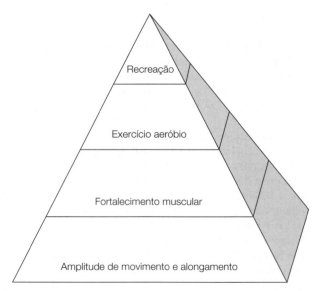

Figura 15.41 Pirâmide de exercício para pacientes com artrite. O tratamento com exercícios para pacientes com artrite deve basear-se nesta pirâmide. Fonte: Hoffman DF. Arthritis and exercise. *Primary Care* 20:895–910, 1993.

oito semanas. Conforme mostra a Figura 15.42, os participantes que caminharam obtiveram forte melhora em seu desempenho durante um teste de caminhada em seis minutos – um efeito obtido sem exacerbação da dor ou disparo das exacerbações. Em outras palavras, os participantes com osteoartrite se tornaram mais condicionados com o programa de exercícios, mas sua doença não foi revertida, tampouco progredida.

No estudo Fitness Arthritis and Seniors Trial (FAST) [Estudo de Condicionamento em Idosos com Artrite], com duração de 18 meses, 439 adultos com 60 anos ou mais e com osteoartrite, foram aleatoriamente divididos em três grupos: (1) educação para saúde (sem exercício), (2) exercício aeróbio (três sessões de 40 minutos por semana), ou (3) exercício de musculação (três sessões de 40 minutos por semana, com duas séries de 12 repetições de nove exercícios).[167] Como mostra a Figura 15.43, o escore médio no questionário de incapacitação física melhorou significativamente nos dois grupos que se exercitaram. Outros testes revelaram escores mais baixos para dor e melhores medidas de desempenho com a prática do exercício. Os pesquisadores concluíram que pessoas idosas incapacitadas e com osteoartrite do joelho podem obter melhoras modestas nas medidas de incapacitação, desempenho físico e dor, como resultado da participação em um programa de exercícios regulares.

Outros pesquisadores chegaram à mesma conclusão: pacientes com artrite são treináveis (i. e., podem ficar mais fortes e aerobiamente mais condicionados), e o exercício pode ser executado com segurança sem efeitos prejudiciais nas articulações. Além disso, na maioria dos pacientes com osteoartrite, os sintomas diminuem.[165–175] A combinação de perda de peso e exercício melhora o funcionamento e diminui a dor articular de forma mais eficaz do que qualquer das intervenções utilizadas isoladamente.[165] Entretanto, os resultados não demonstram efeito do treinamento na atividade da doença ou na sua progressão.

Possíveis complicações do treinamento com exercício

Existem várias complicações potenciais do treinamento com exercício para pacientes com artrite:[161]

- Dor, rigidez, ineficácia biomecânica e anormalidades da marcha podem aumentar o custo metabólico da atividade física em até 50%. Pacientes com artrite tendem a ser menos condicionados fisicamente do que outras pessoas; como resultado, é recomendável uma progressão gradual no treinamento com exercício.

- A amplitude de movimentos da articulação pode ficar restringida por rigidez, inchaço, dor, alterações ósseas, fibrose e anquilose. O programa de exercícios deve ser adaptado para garantir proteção e segurança para a articulação. O local e a gravidade de envolvimento articular determinam o modo de atividade, tanto para testes com exercício como para a prescrição de testes. Articulações descondicionadas e com sustentação deficiente estão em alto risco de lesão por movimentos de alto impacto ou pouco controlados.

- Muitos pacientes com artrite são incapazes de fazer movimentos repetidos rápidos. As modalidades de exercícios devem ser adaptadas para cada paciente para proteger as articulações envolvidas.

- Dependendo do tipo de artrite, deve-se levar em consideração as seguintes complicações:

Osteoartrite. Estenose (estreitamento) espinal e espondilose (rigidez ou fixação dos ossos vertebrais, causando dor localizada nas costas e dor irradiante)

Artrite reumatoide. Subluxação da coluna vertebral cervical (instabilidade cervical, descompressão da medula espinal, dormência, formigamento, debilidade), doença dos pés (dor e instabilidade nos pés), doença dos punhos e mãos (dor, instabilidade, perda da força de preensão)

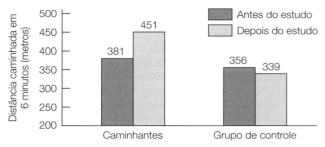

Figura 15.42 Caminhadas para condicionamento supervisionadas, em pacientes com osteoartrite do joelho, 47 participantes que caminharam, em comparação com 45 controles, depois de oito semanas de treinamento (três sessões/semana, 90 minutos/sessão). O treinamento com exercício melhora o desempenho da caminhada em pacientes com osteoartrite do joelho. Fonte: Kovar PA, Allegrante JP, MacKenzie R, Peterson MGE, Gutin B, Charlson ME. Supervised fitness walking in patients with osteoarthritis of the knee. *Ann Intern Med* 116:529–534, 1992.

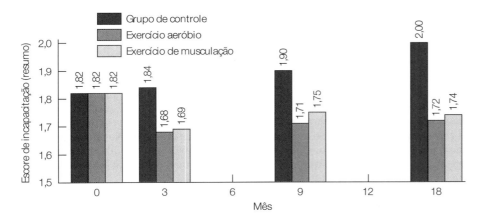

Figura 15.43 Influência do exercício aeróbio e da musculação na incapacitação física, estudo com duração de 18 meses envolvendo 365 adultos idosos com osteoartrite do joelho. Os sintomas de incapacitação física ficam reduzidos em adultos com osteoartrite do joelho que se exercitam regularmente. Fonte: Ettinger WH, Burns R, Messier SP, et al. A randomized trial comparing aerobic exercise and resistance exercise with a health education program in older adults with knee osteoarthritis: The fitness arthritis and seniors trial (FAST). *JAMA* 277:25–31, 1997.

646 Parte IV Atividade Física e Doença

Lúpus: Necrose (morte dos tecidos) da cabeça femoral (dor no quadril, frequentemente associada com uso prolongado de corticosteroides)

Osteoartrite, uso e desgaste

Alguns clínicos definiram osteoartrite como uma doença de "uso e desgaste", e temem que a prática de muitos exercícios de sustentação do peso possa aumentar o risco de osteoartrite.[163]

Estudos mais antigos sugeriram que o trauma repetido em articulações durante o trabalho pode acarretar o surgimento de artrite. Exemplificando, alguns estudos informaram a ocorrência de aumento da osteoartrite nos cotovelos e joelhos de mineiros, nos ombros e cotovelos de operadores de britadeira pneumática, nas mãos de colhedores de algodão e lapidadores de diamantes, e na coluna vertebral de estivadores. No entanto, nem todos esses estudos foram realizados levando em conta os padrões atuais, tampouco foram confirmados por replicação dos experimentos.[163]

Muitas práticas esportivas resultam em tensões excessivas nas articulações. Beisebol, futebol americano, basquetebol, ginástica, futebol, luta romana e balé são modalidades que já foram estudadas, por causa de seus efeitos na osteoartrite.[176–179] São muitos os relatos anedóticos de atletas famosos que sofreram artrite. Sandy Koufax, do Los Angeles Dodgers, por exemplo, foi forçado a se aposentar de suas funções de arremessador em 1966 por causa de um cotovelo artrítico. No entanto, a maior parte dos especialistas acredita atualmente que a participação em exercícios e esportes vigorosos não aumenta o risco de osteoartrite, a menos que a articulação envolvida tenha algum tipo de anormalidade ou que anteriormente tenha ocorrido alguma lesão importante.[179] As articulações normais são bem delineadas para suportar as repetidas tensões decorrentes da atividade física. Apesar disso, uma lesão na articulação altera sua capacidade de lidar com as tensões do exercício. Vários estudos de atletas com lesões importantes no joelho, por exemplo, demonstraram haver maior risco de ocorrência de osteoartrite prematura.[179]

Corredores de fundo foram estudados mais extensamente do que qualquer outro tipo de atleta por causa das tensões prolongadas e repetidas a que são submetidas as articulações das suas pernas. Durante a corrida, no momento da colisão do calcanhar com o solo é transmitido para os membros inferiores o equivalente a 2,5 a 3 vezes o peso do corpo. As tensões não absorvidas pelos pés e tornozelos são desviadas para os joelhos, quadril e coluna vertebral. Apesar das repetidas tensões incidentes nos pés e nas pernas, os corredores de fundo que treinam durante muitos anos não parecem estar em maior risco de osteoartrite, a menos que tenham problemas biomecânicos anormais ou que tenham sofrido anteriormente lesões no quadril, nos joelhos ou nos tornozelos.[177,178]

O percentual de lesões entre participantes em muitos esportes é bastante elevado. Felizmente, em sua maioria as lesões parecem ser limitadas, sem maiores consequências a longo prazo. No entanto, se a lesão causar futura instabilidade articular, o risco de ocorrência de osteoartrite se elevará abruptamente.[179]

A dor no joelho é um sintoma musculoesquelético comum entre adultos, com prevalência de 10 a 60%, dependendo da idade e da definição da dor no joelho.[180] Frequentemente, a dor no joelho ocorre sem osteoartrite e, em um estudo, apenas 15% dos indivíduos com dor no joelho tinham evidência radiográfica de osteoartrite.[181] Além da osteoartrite, a dor no joelho pode ser causada por outros problemas, como bursite, tendinite, lesões de menisco e condromalacia. Um estudo envolvendo aproximadamente 2.500 trabalhadores de uma grande empresa de silvicutura na Finlândia demonstrou que os preditores significativos de dor no joelho em adultos eram, entre outros, lesões precedentes no joelho (o mais forte preditor), um índice de massa corporal (IMC) ≥ 26 (indicativo de obesidade), tabagismo e insatisfação com o trabalho.[180] Nesse estudo, nem o volume de exercício físico em geral nem a prática de diferentes tipos de esportes estava ligada à dor no joelho.

Em um grande estudo prospectivo envolvendo mais de 5 mil participantes, a participação na atividade física como adulto não aumentou o risco de osteoartrite do quadril ou do joelho e, entre pessoas que caminhavam e corriam, não houve associação entre a frequência, o ritmo, ou a quilometragem semanal de treinamento.[182] Nesse estudo, mais idade, lesão e cirurgia prévias ao joelho, e índice de massa corporal foram confirmados como fatores de risco independentes para osteoartrite do joelho/quadril. Outro estudo de casos-controle envolvendo 800 homens e mulheres na Finlândia demonstrou que o risco de ocorrência de osteoartrite diminuiu com o aumento cumulativo das horas de exercício físico recreativo.[183]

Para a maioria dos indivíduos, a cartilagem nas articulações do joelho e do quadril responde positivamente ao exercício regular, desenvolvendo-se com maior espessura. Um estudo demonstrou que, na ausência de dor e lesão no joelho, uma atividade física vigorosa promove o crescimento da cartilagem articular.[184]

Em resumo, articulações do joelho e do quadril normais (i. e., aquelas sem problemas biomecânicos subjacentes ou lesão traumática prévia) respondem bem à atividade física praticada regularmente e não "se gastam".

COMPREENSÃO DA MEDICINA ESPORTIVA

Estudo de caso de Mavis Lindgren

O autor vem reunindo dados sobre Mavis Lindgren, a idosa corredora de maratonas, desde 1985. Mavis foi sedentária a maior parte de sua vida até os 63 anos de idade, quando começou a andar para melhorar a saúde. Depois de alguns meses de lenta progressão, começou a praticar *jogging* 40 a 50 quilômetros por semana, uma rotina fielmente mantida por Mavis durante sete anos.

Aos 70 anos de idade, em resposta a um desafio feito por seu filho médico, Mavis aumentou seu treinamento para 65 a 80 quilômetros por semana e correu sua primeira maratona. Mavis descobriu que gostava do desafio de correr a maratona e da atenção que tal feito chamou sobre ela. Entre os 70 e 90 anos de idade, Mavis correu 76 maratonas e manteve uma distância de treinamento de 65 a 80 quilômetros por semana. Durante esse período, ela se transformou na atleta mais idosa de todos os tempos a correr até o topo da montanha Pike's Peak no Colorado e a terminar a maratona de Nova York.

(continua)

COMPREENSÃO DA MEDICINA ESPORTIVA *(continuação)*
Estudo de caso de Mavis Lindgren

A Figura 15.44 é um gráfico que mostra os tempos de corrida para essas maratonas e os resultados de 11 testes de $\dot{V}O_{2máx}$ em esteira ergométrica que foram realizados com Mavis entre os 77 e os 90 anos de idade. Há vários pontos interessantes a se enfatizar, especialmente considerando as informações neste capítulo.

- Entre os 80 e os 83 anos de idade, o $\dot{V}O_{2máx}$ de Mavis caiu rapidamente e, em seguida, estabilizou-se, apesar de a atleta manter um esquema de treinamento de 65 a 80 quilômetros por semana. O $\dot{V}O_{2máx}$ diminuiu 44% entre os 77 e os 90 anos de idade, e isso ocorreu durante um período em que seus tempos para as maratonas corridas aumentaram em cerca de 80%. Provavelmente, há várias razões explicando essa perda de condicionamento aeróbio e de capacidade de correr, incluindo efeitos decorrentes do próprio processo de envelhecimento e um declínio na capacidade de manter uma elevada intensidade de treinamento, apesar da motivação incomumente alta.

- Entre os 77 e os 80 anos de idade, seu $\dot{V}O_{2máx}$ foi, em média, cerca de 38 mL.kg^{-1}.min^{-1}, um nível de condicionamento aeróbio igual ao de mulheres destreinadas na segunda década de vida. Apesar de decréscimos significativos em sua potência aeróbia desde os 77 anos, Mavis ainda tem um $\dot{V}O_{2máx}$ de uma mulher com cerca de 25 anos de idade.

Mavis demonstrou que nunca é tarde demais para começar a se exercitar e que é possível a obtenção de um $\dot{V}O_{2máx}$ excepcionalmente alto mesmo na terceira idade, contanto que haja motivação para participar em grandes volumes de exercício.

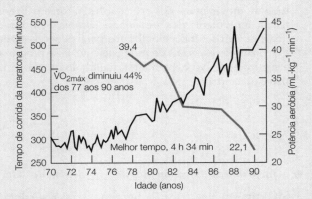

Figura 15.44 Tempos de maratona e potência aeróbia de Mavis Lindgren, 76 maratonas entre 70 e 90 anos; primeiro teste na esteira ergométrica aos 77 anos, treinando 65 a 80 quilômetros/semana todos os anos desde os 70 anos de idade. Mavis Lindgren correu 76 maratonas entre os 70 e os 90 anos de idade. Seus tempos de corrida aumentaram em cerca de 80% durante um período em que sua potência aeróbia medida caiu 44%.

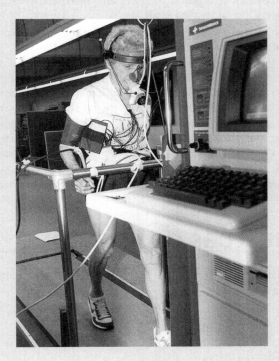

Aos 80 anos de idade, Mavis Lindgren tinha a capacidade de $\dot{V}O_{2máx}$ de uma mulher com 20 anos de idade.

RESUMO

1. O número de pessoas idosas vem crescendo rapidamente, à medida que continuam a diminuir os casos de doenças cardíacas e de derrame. Atualmente, nos EUA a minoria com crescimento mais rápido é a dos idosos.

2. Na média, o bebê nascido hoje pode esperar viver até os 77 anos. Os aumentos na expectativa de vida por ocasião do nascimento durante a primeira metade do século XX ocorreram principalmente graças a reduções na mortalidade infantil e, recentemente, graças à redução da mortalidade por doenças crônicas.

3. As principais preocupações ligadas ao processo de envelhecimento são qualidade de vida na terceira idade, a elevada prevalência de doenças crônicas, osteoporose e demência senil entre os idosos, e o impacto financeiro desses problemas.

4. O envelhecimento se refere às mudanças biológicas normais, embora irreversíveis, que ocorrem durante os anos totais que uma pessoa vive. Acredita-se que o período de vida máximo da espécie humana fique por volta dos 120 anos. Existem várias teorias do envelheci-

648 Parte IV Atividade Física e Doença

mento, incluindo a teoria do dano e a do programa. À medida que uma pessoa envelhece, ocorrem várias alterações no seu corpo (resumidas no texto). Hábitos de saúde têm grande influência na expectativa de vida.

5. Existe grande semelhança entre as mudanças fisiológicas que acompanham o processo de envelhecimento e aquelas decorrentes da inatividade. As características identificadoras do envelhecimento e da síndrome de desuso são: redução na função cardiorrespiratória, obesidade, fragilidade musculoesquelética e (entre os inativos) envelhecimento precoce.

6. Quase todos os pesquisadores que avaliaram os efeitos do envelhecimento no sistema cardiorrespiratório se concentraram na capacidade de trabalho, ou $\dot{V}O_{2máx}$. Normalmente, o $\dot{V}O_{2máx}$ diminui 8 a 10% em média por década, tanto para homens como para mulheres, depois dos 25 anos de idade.

7. A atividade física em declínio e mudanças na composição física são responsáveis, em parte, pelo baixo $\dot{V}O_{2máx}$ observado na terceira idade.

8. Os idosos podem recapturar décadas de $\dot{V}O_{2máx}$ com um treinamento (gradual) apropriado.

9. Os dados disponíveis sugerem que a velocidade geral de perda da função cardiorrespiratória é semelhante para pessoas ativas e inativas, mas que, em qualquer idade considerada, indivíduos ativos conservam mais as suas funções.

10. Diversos estudos sugerem que os idosos podem responder ao treinamento físico ao longo de um período de 8 a 26 semanas da mesma maneira que pessoas mais jovens.

11. Em geral, os mesmos princípios básicos de prescrição de exercícios utilizados para adultos mais jovens podem ser aplicados aos idosos, mas com maiores cuidados e progressão mais lenta.

12. A atividade física praticada regularmente pode exercer um impacto benéfico na expectativa de vida por reduzir os efeitos das diversas doenças crônicas que abreviam a existência.

13. A osteoporose é caracterizada pela diminuição da massa óssea e pelo aumento da suscetibilidade a fraturas. As vigas-mestras do tratamento da osteoporose são reposição de estrogênio, ingestão adequada de cálcio por toda a vida e exercício apropriado.

14. Imponderabilidade e acamamento podem causar uma perda expressiva de massa óssea. Estudos transversais demonstram que os atletas possuem ossos mais densos do que pessoas sedentárias. Alguns estudos demonstram que mulheres na pós-menopausa podem retardar a perda de massa mineral óssea ou mesmo aumentar a densidade óssea, com a prática de exercícios apropriados, especialmente treinamento de musculação.

15. A artrite (inflamação articular) consiste em mais de 100 tipos de doenças reumáticas. Dois tipos comuns de artrite são osteoartrite e artrite reumatoide.

16. Com base na pesquisa existente, os profissionais recomendam um programa abrangente de condicionamento físico planejado para melhorar a flexibilidade e a amplitude de movimentos das articulações, a força e a resistência musculares e a resistência aeróbia – todos os quais devem ser individualizados para as necessidades e os objetivos especiais de cada paciente. Esse programa é seguro e efetivo e melhora a qualidade de vida, mas não cura a artrite.

Questões de revisão

1. *O aspecto central gerado pelo aumento da longevidade é o de:*

   A. Financiamento dos serviços de saúde para idosos
   B. Qualidade de vida
   C. Doença cardiovascular
   D. Câncer

2. *Que percentual da vida de um norte-americano médio é gasto em um estado pouco saudável (prejudicado por incapacitações, lesões ou doenças)?*

   A. 15   B. 5   C. 35   D. 50   E. 25

3. *Qual das seguintes afirmativas a seguir é verdadeira com relação a $\dot{V}O_{2máx}$?*

   A. Diminui com o aumento da idade em percentuais aproximadamente parecidos, tanto em grupos sedentários como atléticos
   B. Pode estar aumentado em adultos jovens, mas não em idosos
   C. Pode ser mantido durante toda a vida
   D. Diminui 1% por década de vida

4. *A força muscular faz um pico na ____ década de vida.*

   A. Primeira   C. Terceira   E. Quinta
   B. Segunda   D. Quarta

5. *Qual das opções a seguir não está incluída nas três causas principais de "anos de vida potencial" perdidos antes dos 75 anos de idade?*

   A. Câncer   C. Lesões
   B. Doença cardíaca   D. HIV

6. *A osteoporose ____ pode ocorrer em qualquer idade, como consequência de distúrbios hormonais, digestivos e metabólicos.*

   A. Primária   B. Secundária

7. *A massa óssea de pico é alcançada entre as idades de ____ anos.*

   A. 15 a 20   D. 40 a 50
   B. 20 a 30   E. 50 a 60
   C. 35 a 40

Capítulo 15 Envelhecimento, Osteoporose e Artrite **649**

8. *A osteoporose aflige ____ milhões de norte-americanos.*

   A. 2   **B.** 4   **C.** 6   **D.** 10   **E.** 20

9. *Qual das opções a seguir **não** é considerada um fator de risco associado ao aumento do risco de osteoporose?*

   A. Idade
   B. Acamamento
   C. Obesidade
   D. Uso excessivo de bebidas alcoólicas
   E. Remoção dos ovários

10. *Qual atleta listado tem maior probabilidade de possuir a mais baixa densidade óssea?*

    A. Nadador   **C.** Levantador de peso
    B. Corredor   **D.** Jogador de futebol

11. *Mesmo depois da menopausa, quando é maior a perda de massa óssea, as mulheres ____ retardar a perda de massa mineral óssea com níveis apropriados de exercícios intensos de sustentação do peso.*

    A. Não podem   **B.** Podem

12. *A perda da força e do volume musculares que comumente acompanha o processo de envelhecimento ____ ser reduzida ou mesmo revertida com programas apropriados de treinamento com pesos.*

    A. Pode   **B.** Não pode

13. *Que tipo de pessoa listada a seguir seria aquela com **menor** probabilidade de sofrer osteoporose?*

    A. Mulher idosa, magra, inativa, caucasiana, fumante
    B. Homem afro-descendente obeso que se exercita e evita o álcool e o tabaco
    C. Mulher caucasiana obesa
    D. Mulher afro-descendente magra que se exercita

14. *Que tipo de pessoa listada a seguir seria aquela com **maior** probabilidade de sofrer osteoporose?*

    A. Mulher idosa, magra, inativa, caucasiana, fumante
    B. Homem afro-descendente obeso que se exercita e evita o álcool e o tabaco
    C. Mulher caucasiana obesa
    D. Mulher afro-descendente magra que se exercita

15. *O termo ____ é utilizado para representar a perda de massa e força musculares que ocorre com o processo de envelhecimento normal.*

    A. Osteopenia   **C.** Sarcopenia
    B. Resistência progressiva   **D.** Hipertrofia

16. *Atualmente, a expectativa de vida por ocasião do nascimento é cerca de ____ anos para o norte-americano médio.*

    A. 57   **B.** 65   **C.** 85   **D.** 91   **E.** 77

17. *Qual das opções a seguir **não** é verdadeira, com relação às mudanças no corpo com o processo de envelhecimento?*

    A. Aumento no peso corporal magro
    B. Perda da massa mineral óssea
    C. Redução na função gastrintestinal
    D. Perda do paladar e do olfato
    E. Redução no condicionamento cardíaco e pulmonar

18. *O $\dot{V}O_{2máx}$ normalmente decai ____% por década, tanto para homens como para mulheres.*

    A. 1 a 2   **C.** 8 a 10   **E.** 20 a 25
    B. 4 a 6   **D.** 15 a 20

19. *Qual dos achados a seguir são apoiados pelos estudos sobre treinamento de musculação envolvendo indivíduos idosos?*

    A. Combate a sarcopenia
    B. Diminui a ativação neural de músculos treinados
    C. Diminui a taxa metabólica em repouso
    D. Acumula gordura intra-abdominal
    E. Aumenta o risco de quedas

20. *São várias as mudanças fisiológicas que ocorrem com o envelhecimento. Qual das opções a seguir normalmente aumenta com a idade (contrastando com as demais opções, que diminuem)?*

    A. Taxa metabólica em repouso
    B. Sabor, olfato, audição e visão
    C. Força muscular
    D. Massa mineral óssea
    E. Pressão arterial

21. *A Organização Mundial de Saúde define osteoporose como uma densidade óssea ____ desvios-padrão abaixo da média para mulheres caucasianas adultas jovens.*

    A. 2,5   **D.** 2
    B. 1   **E.** 0,5
    C. 4

22. *Quando uma mulher atleta perde seu período menstrual e, em seguida, sofre perda na massa óssea, isso é classificado como osteoporose ____.*

    A. Primária tipo 1   **C.** Primária tipo 2
    B. Secundária   **D.** Terciária

23. *____ é um tipo de artrite com dor muscular generalizada, fadiga e sono de má qualidade, que afeta cerca de 3,7 milhões de norte-americanos.*

    A. Osteoartrite
    B. Síndrome da fibromialgia
    C. Artrite reumatoide
    D. Gota
    E. Artrite psoriática

650 Parte IV Atividade Física e Doença

24. **Qual das opções a seguir não é boa fonte de cálcio?**

   A. Produtos derivados do leite semidesnatado
   B. Carnes vermelhas
   C. Verduras verde-escuras
   D. Castanhas e grãos
   E. Legumes

25. *Metade da queda na potência aeróbia ligada ao processo de envelhecimento se deve a mudanças na composição corporal e:*

   A. Nos hábitos de exercício
   B. Na função gastrintestinal
   C. À perda da sensibilidade
   D. Ao declínio cognitivo
   E. À depressão

26. *A TMR diminui ____% por década, começando por volta dos 20 anos de idade.*

   A. 1 a 2   B. 5 a 10   C. 10 a 15   D. 15 a 20

27. *Cerca de ____% dos idosos padecem de pelo menos uma doença crônica.*

   A. 25   B. 45   C. 55   D. 75   E. 88

28. *No estudo de Breslow, envolvendo 6 mil pessoas na área da baía de São Francisco, EUA, os participantes que seguiram todos os sete hábitos de saúde tiveram taxas de mortalidade mais baixas, tendo sido estimado que, em média, viveriam ____ anos mais do que os participantes que não seguiram nenhum dos hábitos de saúde.*

   A. 3   B. 9   C. 12   D. 18   E. 25

29. *Pesquisas nos EUA indicam que ____% dos homens idosos são inativos, mais do que qualquer outro grupo etário.*

   A. 10   B. 15   C. 49   D. 60   E. 75

30. *____ é a única doença reumática que sabidamente é evitada se o paciente evitar certos alimentos, especialmente aqueles ricos em purinas.*

   A. Osteoartrite
   B. Síndrome da fibromialgia
   C. Artrite reumatoide
   D. Gota
   E. Artrite psoriática

31. *Na maioria dos indivíduos, a força muscular fica bem preservada até cerca de ____ anos de idade, mas, em seguida, deteriora-se em aproximadamente 5 a 10% por década de vida.*

   A. 25
   B. 35
   C. 45
   D. 65
   E. 80

32. *A perda no ____ parece ser a principal razão pela qual a força diminui na terceira idade.*

   A. Tamanho das células musculares
   B. Número das células musculares
   C. Nem A e nem B
   D. A e B

33. *A aceleração da perda de tecido ósseo que ocorre quando os níveis caem depois da menopausa é chamada osteoporose ____.*

   A. Secundária
   B. Primária, tipo I
   C. Primária, tipo II

34. *As células que destroem o tecido ósseo são chamadas de ____.*

   A. Osteoclastos   B. Osteoblastos

35. *A massa óssea é aproximadamente 30% mais alta em ____.*

   A. Mulheres   B. Homens

36. *Tão logo seja alcançada a massa óssea de pico, a atividade de osteoclastos e osteoblastos permanece em equilíbrio até por volta dos ____ anos.*

   A. 30 a 35   D. 50 a 60
   B. 35 a 45   E. 60 a 70
   C. 45 a 50

37. *Qual das opções a seguir tem o maior efeito na massa óssea em mulheres na pós-menopausa?*

   A. Suplementos de cálcio
   B. Exercício
   C. Terapia de reposição de estrogênio

38. *Em geral, o conjunto de todos os estudos indica que os indivíduos mais ativos ou condicionados têm taxas de mortalidade ____% mais baixas do que as taxas entre pessoas menos ativas ou condicionadas.*

   A. 20 a 50   C. 10 a 15   E. 50 a 75
   B. 100 a 200   D. 75 a 90

39. *Cerca de ____% do conteúdo mineral ósseo nos adultos estarão depositados ao final da adolescência.*

   A. 10   B. 25   C. 50   D. 75   E. 98

40. *Recomenda-se que crianças e jovens entre os 9 e os 18 anos de idade tomem ____ mg de cálcio por dia.*

   A. 500   C. 1.300   E. 2.500
   B. 1.000   D. 2.000

41. *A artrite é mais prevalente entre:*

   A. Homens   B. Mulheres

Capítulo 15 Envelhecimento, Osteoporose e Artrite **651**

42. O tipo mais comum de artrite é:

A. Artrite reumatoide
B. Osteoartrite
C. Gota
D. Lúpus
E. Artrite psoriática

43. A artrite e outros problemas reumáticos se situam entre as condições crônicas mais prevalentes nos EUA; estima-se que afete 1 em:

A. 7   B. 2   C. 10   D. 15   E. 20

44. Qualquer articulação pode ser afetada por artrite, mas pés, joelhos, ____ e dedos das mãos são as articulações mais comumente afetadas.

A. Pescoço
B. Quadris
C. Dedos dos pés
D. Tornozelos
E. Coluna vertebral

45. Que tipo de artrite é definido como distúrbio metabólico causador de níveis elevados de ácido úrico e de formação de cristais nas articulações?

A. Espondilite anquilosante
B. Artrite juvenil
C. Artrite psoriática
D. Gota
E. Lúpus eritematoso sistêmico

46. Foi demonstrado que dietas pobres em gordura e ricas em fibras são muito úteis no tratamento de todas as formas de artrite.

A. Verdadeiro   B. Falso

47. Pessoas com sobrepeso estão em alto risco de osteoartrite no joelho, no quadril e nas mãos.

A. Verdadeiro   B. Falso

48. Estudos vêm demonstrando consistentemente que pessoas com artrite têm músculos mais fracos, menos flexibilidade e amplitude de movimento nas articulações, e capacidade aeróbia mais baixa em comparação com pessoas sem artrite.

A. Verdadeiro   B. Falso

49. Qual das opções a seguir não está incluída na pirâmide do exercício para artrite?

A. Esportes competitivos
B. Exercícios de amplitude de movimento e de alongamento
C. Fortalecimento muscular
D. Exercício aeróbio
E. Exercício recreativo

50. São muitos os benefícios potenciais do exercício para o indivíduo com artrite. Qual das opções a seguir não está incluída?

A. Melhora nas funções articulares e na amplitude de movimentos
B. Aumento na força muscular e no condicionamento aeróbio, para melhorar as atividades do dia a dia
C. Elevação do estado de humor psicológico
D. Cura da base autoimune para a artrite
E. Diminuição no risco de doença cardíaca, diabetes, hipertensão e outras doenças crônicas

Respostas

1. B	11. B	21. A	31. C	41. B
2. A	12. A	22. A	32. D	42. B
3. A	13. B	23. B	33. B	43. A
4. C	14. A	24. B	34. A	44. B
5. D	15. C	25. A	35. B	45. D
6. B	16. E	26. A	36. C	46. B
7. B	17. A	27. E	37. C	47. A
8. D	18. C	28. B	38. A	48. A
9. C	19. A	29. C	39. E	49. A
10. A	20. E	30. D	40. C	50. D

REFERÊNCIAS BIBLIOGRÁFICAS

1. U.S. Department of Health and Human Services. *Healthy People 2010*. Washington DC: January, 2000. http://www.health.gov/healthypeople/.

2. Centers for Disease Control and Prevention. Surveillance for selected public health indicators affecting older adults—United States. *CDC Surveillance Summaries*, December 17, 1999, *MMWR* 48(No. SS-8), 1999; Public health and aging: Trends in aging—United States and Worldwide. *MMWR* 52(06):101–106, 2003.

3. Arias E. United States life tables, 2002. *National Vital Statistics Reports* 53(6). Hyattsville, MD: National Center for Health Statistics, 2004.

4. CDC and the Merck Institute of Aging and Health. *The State of Aging and Health in America, 2004*. www.cdc.gov/aging; www.miahonline.org. See also: American Association for World Health. *Healthy Aging, Healthy Living—Start Now!* Washington, DC: Author, 1999.

5. Wagener DK, Molla MT, Crimmins EM, Pamuk E, Madans JH. Summary measures of population health: Addressing the first goal of healthy people 2010, improving health expectancy. *Statistical Notes*, no. 22. Hyattsville, MD: National Center for Health Statistics, September, 2001.

6. National Center for Health Statistics. *Health, United States, 1999, and Health and Aging Chartbook*. Hyattsville, MD: 1999; *Health United States, 2004*. Hyattsville, MD: 2004.

7. Hoffman C, Rice D, Sung HY. Persons with chronic conditions. Their prevalence and costs. *JAMA* 276:1473–1479, 1996.

8. Liao Y, McGee DL, Cao G, Cooper RS. Quality of the last year of life of older adults: 1986 vs 1993. *JAMA* 283:512–518, 2000.

9. Lubitz J, Beebe J, Baker C. Longevity and medicare expenditures. *N Engl J Med* 332:999–1003, 1995.

652 Parte IV Atividade Física e Doença

10. Hoyert DL, Rosenberg HM. Mortality from Alzheimer's disease: An update. *National Vital Statistics Reports* 47(20). Hyattsville, MD: National Center for Health Statistics, 1999.

11. Willcox SM, Himmelstein DU, Woolhandler S. Inappropriate drug prescribing for the community-dwelling elderly. *JAMA* 272:292–296, 1994.

12. Banks DA, Fossel M. Telomeres, cancer, and aging. Altering the human life span. *JAMA* 278:1345–1348, 1997.

13. Weinert BT, Timiras PS. Invited review: Theories of aging. *J Appl Physiol* 95:1706–1716, 2003.

14. Kirkwood TBL. Comparative life spans of species: Why do species have the life spans they do? *Am J Clin Nutr* 55:1191S–1195S, 1992.

15. Schiffman SS. Taste and smell losses in normal aging and disease. *JAMA* 278:1357–1362, 1997.

16. Wilson MM, Morley JE. Invited review: Aging and energy balance. *J Appl Physiol* 95:1728–1736, 2003.

17. Shiraki K, Sagawa S, Yousef MK. *Physical Fitness and Health Promotion in Active Aging.* Leiden, The Netherlands: Backhuys Publishers, 2001.

18. Russell RM. Changes in gastrointestinal function attributed to aging. *Am J Clin Nutr* 55:1203S–1207S, 1992.

19. Doherty TJ. Invited review: Aging and sarcopenia. *J Appl Physiol* 95:1717–1727, 2003.

20. Bernarducci MP, Owens NJ. Is there a fountain of youth? A review of current life extension strategies. *Pharmacotherapy* 16:183–200, 1996.

21. Heilbronn LK, Ravussin E. Calorie restriction and aging: Review of the literature and implications for studies in humans. *Am J Clin Nutr* 78:361–369, 2003.

22. LaCroix AZ, Guralnik JM, Berkman LF, Wallace RB, Satterfield S. Maintaining mobility in late life. II. Smoking, alcohol consumption, physical activity, and body mass index. *Am J Epidemiol* 137:858–869, 1993.

23. Campbell AJ, Busby WJ, Robertson MC. Over 80 years and no evidence of coronary heart disease: Characteristics of a survivor group. *J Am Geriatr Soc* 41:1333–1338, 1993.

24. Reed DM, Foley DJ, White LR, Heimovitz H, Burchfiel CM, Masaki K. Predictors of healthy aging in men with high life expectancies. *Am J Public Health* 88:1463–1468, 1998.

25. Breslow L, Breslow N. Health practices and disability: Some evidence from Alameda County. *Prev Med* 22:86–95, 1993.

26. Enstrom JE, Kanim LE, Breslow L. The relationship between vitamin C intake, general health practices, and mortality in Alameda County, California. *Am J Public Health* 76:1124–1130, 1986.

27. Stamler J, Stamler R, Neaton JD, Wentworth D, Daviglus ML, Garside D, Dyer AR, Liu K, Greenland P. Low risk-factor profile and long-term cardiovascular and noncardiovascular mortality and life expectancy. Findings for 5 large cohorts of young adult and middle-aged men and women. *JAMA* 282:2012–2018, 1999.

28. Vita AJ, Terry RB, Hubert HB, Fries JF. Aging, health risks, and cumulative disability. *N Engl J Med* 338:1035–1041, 1998.

29. Paffenbarger RS, Lee IM. Physical activity and fitness for health and longevity. *Res Quart Exerc Sport* 67(suppl):11–28, 1996.

30. Mazzeo RS, Cavanagh P, Evans WJ, Fiatarone M, Hagberg J, McAuley E, Startzell J. Position Stand from the American College of Sports Medicine. Exercise and physical activity for older adults. *Med Sci Sports Exerc* 30:992–1008, 1998.

31. Yusuf HR, Croft JB, Giles WH, Anda RF, Casper ML, Caspersen CJ, Jones DA. Leisure-time physical activity among older adults. United States, 1990. *Arch Intern Med* 156:1321–1326, 1996.

32. DiPetro L. The epidemiology of physical activity and physical function in older people. *Med Sci Sports Exerc* 28:596–600, 1996.

33. Shephard RJ, Kavanagh T, Mertens DJ, Qureshi S, Clark M. Personal health benefits of masters athletics competition. *Br J Sport Med* 29:35–40, 1995.

34. Convertino VA, Bloomfield SA, Greenleaf JE. An overview of the issues: Physiological effects of bed rest and restricted physical activity. *Med Sci Sports Exerc* 29:187–190, 1997.

35. Nair KS. Aging muscle. *Am J Clin Nutr* 81:953–963, 2005.

36. Westerterp KR. Daily physical activity and aging. *Curr Opin Clin Nutr Metab Care* 3:485–488, 2000.

37. Elia M, Ritz P, Stubbs RJ. Total energy expenditure in the elderly. *Eur J Clin Nutr* 54(suppl 3):S92–S103, 2000.

38. Heath GW, Hagberg JM, Ehsani AA, Holloszy JO. A physiological comparison of young and older endurance athletes. *J Appl Physiol* 51:634–640, 1981.

39. Nieman DC, Pover NK, Segebartt KS, Arabatzis K, Johnson M, Dietrich SJ. Hematological, anthropometric, and metabolic comparisons between active and inactive healthy old old to very old women. *Ann Sports Med* 5:2–8, 1990.

40. Wilson TM, Tanaka H. Meta-analysis of the age-associated decline in maximal aerobic capacity in men: Relation to training status. *Am J Physiol Heart Circ Physiol* 278:H829–H834, 2000.

41. Jackson AS, Beard EF, Wier LT, Ross RM, Stuteville JE, Blair SN. Changes in aerobic power of men, ages 25–70 yr. *Med Sci Sports Exerc* 27:113–120, 1995.

42. Jackson AS, Wier LT, Ayers GW, Beard EF, Stuteville JE, Blair SN. Changes in aerobic power of women, ages 20–64 yr. *Med Sci Sports Exerc* 28:884–891, 1996.

43. Fitzgerald MD, Tanaka H, Tran ZV, Seals DR. Age-related declines in maximal aerobic capacity in regularly exercising vs. sedentary women: A meta-analysis. *J Appl Physiol* 83:160–165, 1997.

44. Joth MJ, Gardner AW, Ades PA, Poehlman ET. Contribution of body composition and physical activity to age related decline in peak $\dot{V}O_{2max}$ in men and women. *J Appl Physiol* 77:647–652, 1994.

45. Warren BJ, Nieman DC, Dotson RG, Adkins CH, O'Donnell KA, Haddock BL, Butterworth DE. Cardiorespiratory responses to exercise training in septuagenarian women. *Int J Sports Med* 14:60–65, 1993.

46. Paterson DH, Cunningham DA, Koval JJ, St. Croix CM. Aerobic fitness in a population of independently living men and women aged 55–86 years. *Med Sci Sports Exerc* 31:1813–1820, 1999.

47. Lemura LM, Von Duvillard SP, Mookerjee S. The effects of physical training on functional capacity in adults. Ages 46 to 90: A meta-analysis. *J Sports Med Phys Fitness* 40:1–10, 2000.

48. Trappe SW, Costill DL, Vukovich MD, Jones J, Melham T. Aging among elite distance runners: A 22–yr longitudinal study. *J Appl Physiol* 80:285–290, 1996.

49. Pollock ML, Mengelkoch LJ, Graves JE, Lowenthal DT, Limacher MC, Foster C, Wilmore JH. Twenty-year follow-up of aerobic power and body composition of older track athletes. *J Appl Physiol* 82:1508–1516, 1997.

50. Hagerman FC, Fielding RA, Fiatarone MA, Gault JA, Kirkendall DT, Ragg KE, Evans WJ. A 20–yr longitudinal study of olympic oarsmen. *Med Sci Sports Exerc* 28:1150–1156, 1996.

51. Stevenson ET, Davy KP, Seals DR. Maximal aerobic capacity and total blood volume in highly trained middle-aged and older female endurance athletes. *J Appl Physiol* 77:1691–1696, 1994.

52. Tanaka H, Seals DR. Age and gender interactions in physiological functional capacity: Insight from swimming performance. *J Appl Physiol* 82:846–851, 1997.

53. Green JS, Crouse SF. The effects of endurance training on functional capacity in the elderly: A meta-analysis. *Med Sci Sports Exerc* 27:920–926, 1995.

Capítulo 15 Envelhecimento, Osteoporose e Artrite **653**

54. Jubrias SA, Esselman PC, Price LB, Cress ME, Conley KE. Large energetic adaptations of elderly muscle to resistance and endurance training. *J Appl Physiol* 90:1663–1670, 2001.

55. Wiebe CG, Gledhill N, Jamnik VK, Ferguson S. Exercise cardiac function in young through elderly endurance trained women. *Med Sci Sports Exerc* 31:684–691, 1999.

56. Hawkins SA, Marcell TJ, Jaque SV, Wiswell RA. A longitudinal assessment of change in $\dot{V}O_{2max}$ and maximal heart rate in master athletes. *Med Sci Sports Exerc* 33:1744–1750, 2001.

57. Tanaka H, Seals DR. Invited review: Dynamic exercise performance in Masters athletes: Insight into the effects of primary human aging on physiological functional capacity. *J Appl Physiol* 95:2152–2162, 2003.

58. Schultz R, Curnow C. Peak performance and age among super-athletes: Track and field, swimming, baseball, tennis, and golf. *J Gerontol* 43:P113–120, 1988.

59. deJong AA, Franklin BA. Prescribing exercise for the elderly: Current research and recommendations. *Curr Sports Med Rep* 3:337–343, 2004. See also: Mazzeo RS, Tanaka H. Exercise prescription for the elderly: Current recommendations. *Sports Med* 31:809–818, 2001.

60. Gass G, Gass E, Wicks J, Browning J, Bennett G, Morris N. Rate and amplitude of adaptation to two intensities of exercise in men aged 65–75 yr. *Med Sci Sports Exerc* 36:1811–1818, 2004.

61. MaKrides L, Heigenhauser GJF, Jones NL. High-intensity endurance training in 20- to 30- and 60- to 70-yr-old healthy men. *J Appl Physiol* 69:1792–1798, 1990.

62. Hagberg JM, Graves JE, Limacher M, et al. Cardiovascular responses of 70- to 79-yr-old men and women to exercise training. *J Appl Physiol* 66:2589–2594, 1989.

63. Kohrt WM, Malley MT, Coggan AR, et al. Effects of gender, age, and fitness level on response of $\dot{V}O_{2max}$ to training in 60–71 yr olds. *J Appl Physiol* 71:2004–2011, 1991.

64. Coudert J, Van Praagh E. Endurance exercise training in the elderly: Effects on cardiovascular function. *Curr Opin Clin Nutr Metab Care* 3:479–483, 2000.

65. Spina RJ, Ogawa T, Kohrt WM, Martin WH, Holloszy JO, Ehsani AA. Differences in cardiovascular adaptations to endurance exercise training between older men and women. *J Appl Physiol* 75:849–855, 1993.

66. Pollock ML, Carroll JF, Graves JE, et al. Injuries and adherence to walk/jog and resistance training programs in the elderly. *Med Sci Sports Exerc* 23:1194–1200, 1991.

67. Zauber N, Zauber A. Hematologic data of healthy very old people. *JAMA* 257:2181–2184, 1987.

68. Vandervoot AA, Symons TB. Functional and metabolic consequences of sarcopenia. *Can J Appl Physiol* 26:90–101, 2001.

69. Going S, Williams D, Lohman T. Aging and body composition: Biological changes and methodological issues. *Exerc Sport Sci Rev* 23:411–455, 1995.

70. Brill PA, Macera CA, Davis DR, Blair SN, Gordon N. Muscular strength and physical function. *Med Sci Sports Exerc* 32:412–416, 2000.

71. Hurley BF, Roth SM. Strength training in the elderly. Effects on risk factors for age-related diseases. *Sports Med* 30:249–268, 2000.

72. Seynnes O, Fiatarone Singh MA, Hue O, Pras P, Legros P, Bernard PL. Physiological and functional responses to low-moderate versus high-intensity progressive resistance training in frail elders. *J Gerontol A Biol Sci Med Sci* 59:503–509, 2004.

73. Meuleman JR, Brechue WF, Kulilis PS, Lowenthal DT. Exercise training in the debilitated aged: Strength and functional outcomes. *Arch Phys Med Rehabil* 81:312–318, 2000.

74. Hunter GR, Wetzstein CJ, Fields DA, Brown A, Bamman MM. Resistance training increases total energy expenditure and free-living physical activity in older adults. *J Appl Physiol* 89:977–984, 2000.

75. Henwood TR, Taaffe DR. Improved physical performance in older adults undertaking a short-term programme of high-velocity resistance training. *Gerontology* 51:108–115, 2005.

76. Fiatarone MA, Marks EC, Ryan ND, Meredith CN, Lipsitz LA, Evans WJ. High-intensity strength training in nonagenarians. *JAMA* 263:3029–3034, 1990.

77. Hagerman FC, Walsh SJ, Staron RS, Hikida RS, Gilders RM, Murray TF, Toma K, Ragg KE. Effects of high-intensity resistance training on untrained older men. I. Strength, cardiovascular, and metabolic responses. *J Gerontol A Biol Sci Med* 55:B336–B346, 2000.

78. Trappe S, Williamson D, Godard M, Porter D, Rowden G, Costill D. Effect of resistance training on single muscle fiber contractile function in older men. *J Appl Physiol* 89:143–152, 2000.

79. Going SB, Williams DP, Lohman TG, Hewitt MJ. Aging, body composition, and physical activity: A review. *J Aging Phys Act* 2:38–66, 1994.

80. Pollock ML, Foster C, Knapp D, Rod JL, Schmidt DH. Effect of age and training on aerobic capacity and body composition of master athletes. *J Appl Physiol* 62:725–731, 1987.

81. Sarna S, Sahi T, Koskenvuo M, Kaprio J. Increased life expectancy of world class male athletes. *Med Sci Sports Exerc* 25:237–244, 1993.

82. Blair SN, Kampert JB, Kohl HW, et al. Influences of cardio-respiratory fitness and other precursors on cardiovascular disease and all-cause mortality in men and women. *JAMA* 276:205–210, 1996.

83. Lee IM, Skerrett PJ. Physical activity and all-cause mortality: What is the dose-response relation? *Med Sci Sports Exerc* 33(suppl):S459–S471, 2001.

84. Lee IM, Paffenbarger RS. Associations of light, moderate, and vigorous intensity physical activity with longevity. The Harvard Alumni Health Study. *Am J Epidemiol* 151:293–299, 2000.

85. Lee IM, Paffenbarger RS. Do physical activity and physical fitness avert premature mortality? *Exerc Sports Sci Rev* 24:135–169, 1996.

86. Kujala UM, Kaprio J, Sarna S, Koskenvuo M. Relationship of leisure-time physical activity and mortality. The Finnish Twin Cohort. *JAMA* 279:440–444, 1998.

87. Paffenbarger PS, Hyde RT, Wing AL, et al. Physical activity, all-cause mortality, and longevity of college alumni. *N Engl J Med* 314:605–613, 1986.

88. Paffenbarger RS, Hyde RT, Wing AL, Lee I-M, Jung DL, Kampert JB. The association of changes in physical-activity level and other lifestyle characteristics with mortality among men. *N Engl J Med* 328:538–545, 1993.

89. Gregg EW, Cauley JA, Stone K, Thompson TJ, Bauer DC, Cummings SR, Ensrud KE. Relationship of changes in physical activity and mortality among older women. *JAMA* 289:2379–2386, 2003.

90. Kenny AM, Prestwood KM. Osteoporosis. Pathogenesis, diagnosis, and treatment in older adults. *Rheum Dis Clin North Am* 26:569–591, 2000.

91. National Institutes of Health Consensus Development Panel on Osteoporosis Prevention, Diagnosis, and Therapy. Osteoporosis prevention, diagnosis, and therapy. *JAMA* 285:785–795, 2001.

92. South-Paul JE. Osteoporosis: Part I. Evaluation and assessment. *Am Fam Physician* 63:897–904, 2001. Osteoporosis: Part II. Nonpharmacologic and pharmacologic treatment. *Am Fam Physician* 63:1121–1128, 2001.

93. McClung MR. Prevention and management of osteoporosis. *Best Pract Res Clin Endocrinol Metab* 17:53–71, 2003.

94. Van der Voort DJ, Geusens PP, Dinant GJ. Risk factors for osteoporosis related to their outcomes: Fractures. *Osteoporos Int* 12:630–638, 2001.

654 Parte IV Atividade Física e Doença

95. Parsons LC. Osteoporosis: Incidence, prevention, and treatment of the silent killer. *Nurs Clin North Am* 40:119–133, 2005.

96. U.S. Department of Health and Human Services. *Bone Health and Osteoporosis: A Report of the Surgeon General*. Rockville, MD: U.S. Department of Health and Human Services, Office of the Surgeon General, 2004.

97. Kanis JA, and the WHO Study Group. Assessment of fracture risk and its application to screening for postmenopausal osteoporosis: Synopsis of a WHO report. *Osteoporosis Int* 4:268–381, 1994.

98. Looker AC. Updated data on proximal femur bone mineral levels of US adults. *Osteoporos Int* 8:468–489, 1998.

99. Cauley JA, Lucas LL, Kuller LH, Vogt MT, Browner WS, Cummings SR. Bone mineral density and risk of breast cancer in older women: The study of osteoporotic fractures. *JAMA* 276:1404–1408, 1996.

100. Schneider DL, Barrett-Connor EL, Morton DJ. Timing of postmenopausal estrogen for optimal bone mineral density. The Rancho Bernardo study. *JAMA* 277:543–547, 1997.

101. Villareal DT, Binder EF, Williams DB, Schechtman KB, Yarasheski KE, Kohrt WM. Bone mineral density response to estrogen replacement in frail elderly women. A randomized controlled trial. *JAMA* 286:815–820, 2001.

102. Cummings SR, Nevitt MC, Browner WS, et al. Risk factors for hip fracture in white women. *N Engl J Med* 332:767–773, 1995.

103. Ensrud KE, Cauley J, Lipschutz R, Cummings SR. Weight change and fractures in older women. *Arch Intern Med* 157:857–863, 1997.

104. LeBoff MS, Kohlmeier L, Hurwitz S, Franklin J, Wright J, Glowacki J. Occult vitamin D deficiency in postmenopausal US women with acute hip fracture. *JAMA* 281:1505–1511, 1999.

105. Col NF, Eckman MH, Karas RH, et al. Patient-specific decisions about hormone replacement therapy in postmenopausal women. *JAMA* 277:1140–1147, 1997.

106. Hollenbach KA, Barrett-Connor E, Edelstein SL, Holbrook T. Cigarette smoking and bone mineral density in older men and women. *Am J Public Health* 83:1265–1270, 1993.

107. Hernandez-Avila M, Colditz GA, Stampfer MJ, et al. Caffeine, moderate alcohol intake, and risk of fractures of the hip and forearm in middle-aged women. *Am J Clin Nutr* 54:157–163, 1991.

108. Lin JD, Chen JF, Chang HY, Ho C. Evaluation of bone mineral density by quantitative ultrasound of bone in 16,862 subjects during routine health examination. *Br J Radiol* 74:602–606, 2001.

109. Reid IR, Ames RW, Evans MC, Gamble GD, Sharpe SJ. Effect of calcium supplementation on bone loss in postmenopausal women. *N Engl J Med* 328:460–464, 1993.

110. Chapuy MC, Arlot ME, Duboeuf F, et al. Vitamin D$_3$ and calcium to prevent hip fractures in elderly women. *N Engl J Med* 327:1637–1642, 1992.

111. Dawson-Hughes B, Harris SS, Krall EA, Dallal GE. Effect of calcium and vitamin D supplementation on bone density in men and women 65 years of age and older. *N Engl J Med* 337:670–676, 1997.

112. Stevenson M, Lloyd Jones M, De Nigris E, Brewer N, Davis S, Oakley J. A systematic review and economic evaluation of alendronate, etidronate, risedronate, raloxifene and teriparatide for the prevention and treatment of postmenopausal osteoporosis. *Health Technol Assess* 9:1–160, 2005.

113. Gallagher JC. Role of estrogens in the management of postmenopausal bone loss. *Rheum Dis Clin North* 27:143–162, 2001.

114. Drinkwater BL. Physical fitness, activity and osteoporosis. In Bouchard C, Shephard RJ (eds.). *Exercise, Fitness, and Health: A Consensus of Current Knowledge*. Champaign, IL: Human Kinetics, 1994.

115. American College of Sports Medicine. ACSM position stand on physical activity and bone health. *Med Sci Sports Exerc* 36:1985–1996, 2004.

116. Beck BR, Snow CM. Bone health across the lifespan—exercising our options. *Exerc Sport Sci Rev* 31:117–122, 2003.

117. Marcus R. Role of exercise in preventing and treating osteoporosis. *Rheum Dis Clin North Am* 27:131–141, 2001.

118. Cullen DM, Smith RT, Akhter MP. Time course for bone formation with long-term external mechanical loading. *J Appl Physiol* 88:1943–1948, 2000.

119. Clarke MS. The effects of exercise on skeletal muscle in the aged. *J Musculoskelet Neuronal Interact* 4:175–178, 2004.

120. Zernicke RF, Vailas AC, Salem GJ. Biomechanical response of bone to weightlessness. *Exerc Sports Sci Rev* 18:167–192, 1990.

121. Bloomfield SA. Changes in musculoskeletal structure and function with prolonged bed rest. *Med Sci Sports Exerc* 29:197–206, 1997.

122. Bailey DA, McCulloch RG. Bone tissue and physical activity. *Can J Sport Sci* 15:229–239, 1990.

123. Edelstein SL, Barrett-Connor E. Relation between body size and bone mineral density in elderly men and women. *Am J Epidemiol* 138:160–169, 1993.

124. Dook JE, James C, Henderson NK, Price RI. Exercise and bone mineral density in mature female athletes. *Med Sci Sports Exerc* 29:291–296, 1997.

125. Lee EJ, Long KA, Risser WL, Poindexter HBW, Gibbons WE, Goldzieher J. Variations in bone status of contralateral and regional sites in young athletic women. *Med Sci Sports Exerc* 27:1354–1361, 1995.

126. Dyson K, Blimkie CJR, Davison KS, Webber CE, Adachi JD. Gymnastic training and bone density in pre-adolescent females. *Med Sci Sports Exerc* 29:443–450, 1997.

127. Creighton DL, Morgan AL, Boardley D, Brolinson PG. Weight-bearing exercise and markers of bone turnover in female athletes. *J Appl Physiol* 90:565–570, 2001.

128. Nichols DL, Sanborn CF, Bonnick SL, Ben-Ezra V, Gench B, DiMarco NM. The effects of gymnastics training on bone mineral density. *Med Sci Sports Exerc* 26:1220–1226, 1994.

129. Suominen H. Bone mineral density and long term exercise: An overview of cross-sectional athlete studies. *Sports Med* 16:316–330, 1993.

130. Andreoli A, Monteleone M, Van Loan M, Promenzio L, Tarantion U, De Lorenzo A. Effects of different sports on bone density and muscle mass in highly trained athletes. *Med Sci Sports Exerc* 33:507–511, 2001.

131. Devine DA, Dhaliwal SS, Dick IM, Bollerslev J, Prince RL. Physical activity and calcium consumption are important determinants of lower limb bone mass in older women. *J Bone Miner Res* 19:1634–1639, 2004.

132. Kujala UM, Kaprio J, Kannus P, Sarna S, Koskenvuo M. Physical activity and osteoporotic hip fracture risk in men. *Arch Intern Med* 160:705–708, 2000.

133. Lloyd T, Petit MA, Lin HM, Beck TJ. Lifestyle factors and the development of bone mass and bone strength in young women. *J Pediatr* 144:776–782, 2004.

134. Vicente-Rodriguez G, Ara I, Perez-Gomez J, Serrano-Sanchez JA, Dorado C, Calbet JAL. High femoral bone mineral density accretion in prepubertal soccer players. *Med Sci Sports Exerc* 36:1789–1795, 2004.

135. Kontulainen S, Kannus P, Haapasalo H, Sievanen H, Pasanen M, Heinonen A, Oja P, Vuori I. Good maintenance of exercise-induced bone gain with decreased training of female tennis and squash players: A prospective 5-year follow-up study of young and old starters and controls. *J Bone Miner Res* 16:195–201, 2001.

136. Micklesfield LK, Lambert EV, Fataar AB, Noakes TD, Myburgh KH. Bone mineral density in mature, premenopausal ultramarathon runners. *Med Sci Sports Exerc* 27:688–696, 1995.

137. Keay N, Fogelman I, Blake G. Bone mineral density in professional female dancers. *Br J Sports Med* 31:143–147, 1997.

138. Fuchs RK, Bauer JJ, Snow CM. Jumping improves hip and lumbar spine bone mass in prepubescent children: A randomized controlled trial. *J Bone Miner Res* 16:148–156, 2001.

139. Witzke KA, Snow CM. Lean body mass and leg power best predict bone mineral density in adolescent girls. *Med Sci Sports Exerc* 31:1558–1563, 1999.

140. Kohrt WM, Snead DB, Slatopolsky E, Birge SJ. Additive effects of weight-bearing exercise and estrogen on bone mineral density in older women. *J Bone Min Res* 10:1303–1311, 1995.

141. Nelson ME, Fiatarone MA, Morganti CM, Trice I, Greenberg RA, Evans WJ. Effects of high-intensity strength training on multiple risk factors for osteoporotic fractures: A randomized controlled trial. *JAMA* 272:1909–1914, 1994.

142. Rhodes EC, Martin AD, Taunton JE, Donnelly M, Warren J, Elliot J. Effects of one year of resistance training on the relation between muscular strength and bone density in elderly women. *Br J Sports Med* 34:18–22, 2000.

143. Layne JE, Nelson ME. The effects of progressive resistance training on bone density: A review. *Med Sci Sports Exerc* 31:25–30, 1999.

144. Vincent KR, Braith RW. Resistance exercise and bone turnover in elderly men and women. *Med Sci Sports Exerc* 34:17–27, 2002.

145. Nichols DL, Sanborn CF, Love AM. Resistance training and bone mineral density in adolescent females *J Pediatr* 139: 494–500, 2001.

146. Kerr D, Ackland T, Maslen B, Morton A, Prince R. Resistance training over 2 years increases bone mass in calcium-replete postmenopausal women. *J Bone Miner Res* 16:175–181, 2001.

147. Villareal DT, Binder EF, Yarasheski KE, Williams DB, Brown M, Sinacore DR, Kohrt WM. Effects of exercise training added to ongoing hormone replacement therapy on bone mineral density in frail elderly women. *J Am Geriatr Soc* 51:985–990, 2003.

148. Kelley GA, Kelley KS, Tran ZV. Resistance training and bone mineral density in women: A meta-analysis of controlled trials. *Am J Phys Med Rehabil* 80:65–77, 2001.

149. Winters KM, Snow CM. Detraining reverses positive effects of exercise on the musculoskeletal system in premenopausal women. *J Bone Miner Res* 15:2495–2503, 2000.

150. Gregg EW, Pereira MA, Caspersen CJ. Physical activity, falls, and fractures among older adults: A review of the epidemiologic evidence. *J Am Geriatr Soc* 48:883–893, 2000.

151. Lawrence RC, Helmick CG, Arnett FC, et al. Estimates of the prevalence of arthritis and selected musculoskeletal disorders in the United States. *Arthritis & Rheumatism* 41:778–799, 1998.

152. Rados C. Helpful treatments keep people with arthritis moving. *FDA Consumer Magazine*, March–April, 2005. See also: Lewis C. Arthritis. Timely treatments for an ageless disease. *FDA Consumer Magazine*, May–June, 2000.

153. CDC. Racial/ethnic differences in the prevalence and impact of doctor-diagnosed arthritis—United States, 2002. *MMWR* 54:119–123, 2005. See also: CDC. Prevalence of arthritis—United States, 1997. *MMWR* 50:334–336, 2001; CDC. Prevalence of self-reported arthritis or chronic joint symptoms among adults—United States, 2001. *MMWR* 51:948–950, 2002; CDC. Prevalence of disabilities and associated health conditions among adults—United States, 1999. *MMWR* 50:120–125, 2001.

154. Arthritis Foundation. Arthritis fact sheet. Author: http://www.arthritis.org, 2005.

155. Manek NJ. Medical management of osteoarthritis. *Mayo Clin Proc* 76:533–539, 2001.

156. Bykerk VP, Keystone EC. What are the goals and principles of management in the early treatment of rheumatoid arthritis? *Best Pract Res Clin Rheumatol* 19:147–161, 2005.

157. Mehrotra C, Naimi TS, Serdula M, Bolen J, Pearson K. Arthritis, body mass index, and professional advice to lose weight: Implications for clinical medicine and public health. *Am J Prev Med* 27:16–21, 2004.

158. Choi HK. Dietary risk factors for rheumatic diseases. *Curr Opin Rheumatol* 17:141–146, 2005.

159. Rogers LQ, Macera CA, Hootman JM, Ainsworth BE, Blair SN. The association between joint stress from physical activity and self-reported osteoarthritis: An analysis of the Cooper Clinic data. *Osteoarthritis Cartilage* 10:617–622, 2002.

160. Altman RD, Abadie E, Avouac B, Bouvenot G, Branco J, Bruyere O, Calvo G, Devogelaer JP, Dreiser RL, Herrero-Beaumont G, Kahan A, Kreutz G, Laslop A, Lemmel EM, Menkes CJ, Pavelka K, Van De Putte L, Vanhaelst L, Reginster JY; Group for Respect of Excellence and Ethics in Science (GREES). Total joint replacement of hip or knee as an outcome measure for structure modifying trials in osteoarthritis. *Osteoarthritis Cartilage* 13:13–19, 2005.

161. American College of Sports Medicine. *ACSM's Exercise Management for Persons with Chronic Diseases and Disabilities.* Champaign, IL: Human Kinetics, 1997.

162. Brandt KD. The importance of nonpharmacologic approaches in management of osteoarthritis. *Am J Med* 105(1B):39S–44S, 1998.

163. Panush RS. Physical activity, fitness, and osteoarthritis. In Bouchard C, Shephard RJ, Stephens T (eds.). *Physical Activity, Fitness, and Health: International Proceedings and Consensus Statement.* Champaign, IL: Human Kinetics, 1994, pp. 712–722.

164. Fontaine KR, Heo M, Bathon J. Are US adults with arthritis meeting public health recommendations for physical activity? *Arthritis Rheum* 50:624–628, 2004. See also: CDC. Prevalence of leisure-time physical activity among persons with arthritis and other rheumatic conditions—United States, 1990–1991. *MMWR* 46:389–393, 1997.

165. Messier SP, Loeser RF, Miller GD, Morgan TM, Rejeski WJ, Sevick MA, Ettinger WH, Pahor M, Williamson JD. Exercise and dietary weight loss in overweight and obese older adults with knee osteoarthritis: The Arthritis, Diet, and Activity Promotion Trial. *Arthritis Rheum* 50:1501–1510, 2004.

166. Ettinger WH, Afable RF. Physical disability from knee osteoarthritis: The role of exercise as an intervention. *Med Sci Sports Exerc* 26:1435–1440, 1994.

167. Ettinger WH, Burns R, Messier SP, et al. A randomized trial comparing aerobic exercise and resistance exercise with a health education program in older adults with knee osteoarthritis. The Fitness Arthritis and Seniors Trial (FAST). *JAMA* 277:25–31, 1997.

168. Van den Ende CH, Vliet Vlieland TP, Munneke M, Hazes JM. Dynamic exercise therapy in rheumatoid arthritis: A systematic review. *Br J Rheumatol* 37:677–687, 1998.

169. Kovar PA, Allegrante JP, MacKenzie R, Peterson MGE, Gutin B, Charlson ME. Supervised fitness walking in patients with osteoarthritis of the knee. *Ann Intern Med* 116:529–534, 1992.

170. OíGrady M, Fletcher J, Ortez S. Therapeutic and physical fitness exercise prescription for older adults with joint disease: An evidence-based approach. *Rheum Dis Clin North Am* 26:617–646, 2000.

171. American Geriatrics Society Panel on Exercise and Osteoarthritis. Exercise prescription for older adults with osteoarthritis pain: Consensus practice recommendations. A supplement to the ACS Clinical Practice Guidelines on the management of chronic pain in older adults. *J Am Geriatr Soc* 49:808–823, 2001.

656 Parte IV Atividade Física e Doença

172. Vuori IM. Dose-response of physical activity and low back pain, osteoarthritis, and osteoporosis. *Med Sci Sports Exerc* 33(suppl):S551–S586, 2001.

173. Deyle GD, Henderson NE, Matekel RL, Ryder MG, Garber MB, Allison SC. Effectiveness of manual physical therapy and exercise in osteoarthritis of the knee. *Ann Intern Med* 132:173–181, 2000.

174. Van Gool CH, Penninx BW, Kempen GI, Rejeski WJ, Miller GD, Van Eijk JT, Pahor M, Messier SP. Effects of exercise adherence on physical function among overweight older adults with knee osteoarthritis. *Arthritis Rheum* 53:24–32, 2005.

175. Roddy E, Zhang W, Doherty M. Aerobic walking or strengthening exercise for osteoarthritis of the knee? A systematic review. *Ann Rheum Dis* 64:544–548, 2005.

176. Buckwalter JA. Sports, joint injury, and posttraumatic osteoarthritis. *J Orthop Sports Phys Ther* 33:578–588, 2003. See also: Saxon L, Finch C, Bass S. Sports participation, sports injuries and osteoarthritis: Implications for prevention. *Sports Med* 28:123–135, 1999.

177. Lane NE, Michel B, Bjorkengren A, Oehlert J, Shi H, Bloch DA, Fries JF. The risk of osteoarthritis with running and aging: A 5-year longitudinal study. *J Rheumatol* 20:461–468, 1993.

178. Lane NE, Buckwalter JA. Exercise: A cause of osteoarthritis? *Rheumatic Dis Clin N Am* 19:617–633, 1993.

179. Rangger C, Kathrein A, Klestil T, Glotzer W. Partial meniscectomy and osteoarthritis. Implications for treatment of athletes. *Sports Med* 23:61–68, 1997.

180. Miranda H, Viikari-Juntura E, Martikainen R, Riihimaki H. A prospective study on knee pain and its risk factors. *Osteoarthritis Cartilage* 10:623–630, 2002.

181. Hannan MT, Felson DT, Pincus T. Analysis of the discordance between radiographic changes and knee pain in osteoarthritis of the knee. *J Rheumatol* 27:1513–1517, 2000.

182. Hootman JM, Macera CA, Helmick CG, Blair SN. Influence of physical activity-related joint stress on the risk of self-reported hip/knee osteoarthritis: A new method to quantify physical activity. *Prev Med* 36:636–644, 2003.

183. Manninen P, Riihimaki H, Heliovaara M, Suomalainen O. Physical exercise and risk of severe knee osteoarthritis requiring arthroplasty. *Rheumatology* (Oxford) 40:432–437, 2001.

184. Jones G, Ding C, Glisson M, Hynes K, Ma D, Cicuttini F. Knee articular cartilage development in children: A longitudinal study of the effect of sex, growth, body composition, and physical activity. *Pediatr Res* 54:230–236, 2003

ATIVIDADE DE CONDICIONAMENTO FÍSICO 15.1

Verificação da saúde

Conforme revisado neste capítulo, os hábitos de saúde exercem um impacto significativo na expectativa de vida. Nesta atividade, você poderá fazer uma revisão abrangente de seus hábitos de saúde para determinar seu risco geral de mortalidade. Observe os pontos atribuídos para cada uma das suas respostas, obtenha o total e, em seguida, aplique os valores aos gabaritos listados ao final da atividade.

Nome: _____ Data: _____

Idade? _____ anos   Sexo: ❑ Masculino ❑ Feminino   Altura? _____ m _____ cm

Se do sexo masculino ≥ 50 anos ou feminino ≥ 55 anos = 4 pontos; todos os demais, 0

Peso? _____ kg

Cálculo de IMC (kg/m²):

Pontos		
2	< 18,5	**Demasiadamente magro**
0	18,5–24,9	**Desejável**
2	25–29,9	**Sobrepeso** (pode ser decorrente de massa muscular óssea)
3	30–40	**Obesidade leve a moderada**
4	> 40	**Obesidade mórbida**

Qual foi seu peso máximo? _____ kg

Se ± 20% ou mais com relação ao peso atual = 2 pontos; se dentro de ± 20% = 0 pontos.

Marque o quadrado apropriado para cada pergunta.

Sim	Não	
4	**0**	**Pontos**
❑	❑	1. Seu pai ou irmão sofreu um ataque cardíaco ou morreu subitamente de doença cardíaca antes dos 55 anos; sua mãe ou irmã sofreu esses problemas cardíacos antes dos 65 anos?
4	**0**	

❑	❑	2. Algum médico já lhe disse que você tem pressão arterial elevada (mais que 140/90 mmHg), ou está sendo medicado para controlar sua pressão arterial?
		OU 2a. Se você sabe qual é sua pressão arterial, marque a categoria apropriada:
		  0 ❑ Menos que 120/80 mm Hg 3 ❑ 140/90 até 159/93 0 ❑ Não sei
		  1 ❑ 120/80 até 129/84 4 ❑ 160/100 até 180/110
		  2 ❑ 130/85 até 139/89 5 ❑ Mais de 180/110

Sim	Não	
4	**0**	

❑	❑	3. Seu colesterol total sanguíneo está acima de 240 mg/dL, ou algum médico já lhe disse que seu colesterol está em um nível de alto risco?
		OU 3a. Se você sabe qual é seu colesterol sanguíneo, marque a categoria apropriada:
		  0 ❑ Menos que 160 mg/dl 2 ❑ 200 a 219 5 ❑ Mais de 260
		  0 ❑ 160 a 179 3 ❑ 200 a 239 0 ❑ Não sei
		  1 ❑ 180 a 199 4 ❑ 240 a 260

4	**0**	
❑	❑	4. Você é diabético?
3	**0**	
❑	❑	5. Durante o ano passado, você diria que sofreu estresse, tensões e pressão suficiente para exercer um efeito significativo em sua saúde?
4	**0**	
❑	❑	6. Você consome alimentos ricos em gordura e colesterol, como carnes gordas, queijos, alimentos fritos, manteiga, leite integral, sorvetes com leite ou ovos, praticamente todos os dias?

658 Parte IV Atividade Física e Doença

7. Em geral, comparativamente com outras pessoas da sua idade, classifique o seu grau de saúde:

1 ❑   2 ❑   3 ❑   3 ❑   4 ❑   5 ❑   6 ❑   7 ❑   8 ❑   9 ❑   10 ❑

Não
saudável

Relativamente
saudável

Extremamente
saudável

1,2 = 3 pontos; 3,4 = 2 pontos; 5,6,7 = 1 ponto; 8,9,10 = 0 pontos

8. Fora de seu trabalho normal ou das responsabilidades diárias, com que frequência você pratica algum exercício que, pelo menos moderadamente, acelere sua respiração e frequência cardíaca, e faça você suar, durante pelo menos 20 minutos (p. ex., uma caminhada rápida, pedalar, nadar, praticar *jogging*, dança aeróbia, subir escadas, remar, jogar basquetebol, raquetebol, trabalho vigoroso no quintal, etc.)?

0 ❑ 5 ou mais vezes por semana   **1** ❑ 3 a 4 vezes por semana   **2** ❑ 1 a 2 vezes por semana
3 ❑ Menos de 1 vez por semana   **4** ❑ Raramente ou nunca

9. Em média, quantas porções de frutas e verduras você come por dia? (uma porção = 1 fruta média, ½ xícara de frutas ou verduras cortadas, cozidas, ou enlatadas, ¾ de xícara de suco de frutas ou verduras).

4 ❑ nenhuma   **3** ❑ 1–2   **2** ❑ 3–4   **1** ❑ 5–6   **0** ❑ 7–8   **0** ❑ 9 ou mais

10. Em média, quantas porções de pão, cereais, arroz ou massas você consome por dia? (uma porção = 1 fatia de pão, 30 gramas de cereal pronto para consumo, ½ xícara de cereais, arroz, ou massa cozida).

3 ❑ Nenhuma   **3** ❑ 1–2   **2** ❑ 3–5   **1** ❑ 6–8   **0** ❑ 9–11   **0** ❑ 12 ou mais

11. Em geral, como você se sentiu durante o último mês?

0 ❑ Com excelente estado de espírito   **1** ❑ Tive meus altos e baixos, em termos de estado de espírito
0 ❑ Com estado de espírito muito bom   **2** ❑ Na maior parte do tempo, meu estado de espírito
1 ❑ Com bom estado de espírito na maior parte do   estava ruim
    tempo   **3** ❑ Com um estado de espírito muito ruim

12. Em média, quantas horas de sono você dorme num período de 24 horas?

2 ❑ Menos de 5   **1** ❑ 5 a 6,9   **0** ❑ 7 a 9   **0** ❑ Mais de 9

13. Como você descreveria seu hábito de fumar?

0 ❑ Jamais fumei
0 ❑ Costumava fumar
Quantos anos se passaram desde a época em que você fumava? (Marque o quadrado apropriado.)

        3 ❑ Menos de 1 ano   **1** ❑ 6–15
        2 ❑ 1–5   **0** ❑ Mais de 15 anos

❑ Ainda fumo
Em média, quantos cigarros você fuma por dia?

        3 ❑ 1–10   **4** ❑ 21–30   **5** ❑ Mais de 40
        3 ❑ 11–20   **4** ❑ 31–40

14. Quantas doses de bebida alcoólica você consome? (Uma "dose" é uma taça de vinho, um *cooler* de vinho, uma garrafa ou lata de cerveja, uma dose de destilado, um drinque misto.)

0 ❑ Jamais consumo bebida alcoólica   **0** ❑ Menos de 1 dose por semana   **0** ❑ 1 a 6 doses por semana
0 ❑ 1 dose por dia   **3** ❑ 2 a 3 doses por dia   **4** ❑ Mais de 3 doses por dia

15. Ao dirigir seu carro ou transitar como passageiro, você usa o cinto de segurança:

0 ❑ Todo ou quase todo o tempo   **1** ❑ Durante algum tempo   **2** ❑ De vez em quando   **3** ❑ Raramente ou nunca

---

Gabarito

Total de pontos	Classificação
0–7	Hábitos de saúde excelentes podem aumentar a expectativa de vida em 6 a 12 anos
8–15	Bons, mas há necessidade de alguma melhora
16–24	Razoáveis, há necessidade de melhora
25 ou mais	Insatisfatórios, em alto risco para doença

ATIVIDADE DE CONDICIONAMENTO FÍSICO 15.2

Osteoporose – Você corre o risco de ter ossos frágeis?

Aprenda mais acerca dessa doença que provoca rarefação óssea e causa fraturas debilitantes no quadril, na coluna vertebral e no punho. Complete o questionário a seguir, para determinar seu risco de sofrer osteoporose.

Marque qualquer dos itens a seguir que se apliquem a seu caso.

- ❏ Tenho mais de 65 anos de idade.
- ❏ Quebrei um osso depois dos 50 anos.
- ❏ Um parente próximo tem osteoporose ou quebrou um osso.
- ❏ Minha saúde é "razoável" ou "ruim".
- ❏ Eu fumo.
- ❏ Estou abaixo do peso para minha idade.
- ❏ Comecei a menopausa antes dos 45 anos.
- ❏ Nunca tomei cálcio suficiente.
- ❏ Tomo mais de duas doses de bebida alcoólica várias vezes por semana.
- ❏ Enxergo mal, mesmo com óculos.
- ❏ Às vezes, sofro quedas.
- ❏ Não sou ativo.
- ❏ Sofro de um desses problemas clínicos:
  - Hipertiroidismo
  - Doença pulmonar crônica
  - Câncer
  - Doença intestinal inflamatória
  - Doença hepática ou renal crônica
  - Hiperparatiroidismo
  - Deficiência de vitamina D
  - Doença de Cushing
  - Esclerose múltipla
  - Artrite reumatoide
- ❏ Tomo um dos medicamentos a seguir:
  - Glicocorticoides (esteroides) orais
  - Tratamentos para câncer (radiação, quimioterapia)
  - Remédios para tireoide
  - Medicações antiepilépticas
  - Supressão de hormônio gonadal
  - Agentes imunossupressivos

Se você tem qualquer desses sinais de perigo, poderá estar em alto risco de ossos frágeis. Fale com seu médico, enfermeira, farmacêutico ou outro profissional da saúde.

Fonte: U.S. Department of Health and Human Services. *Bone Health and Osteoporose: A Report of the Surgeon General*. Rockville, Maryland: U.S. Department of Health and Human Services, Office of the Surgeon General, 2004.

ATIVIDADE DE CONDICIONAMENTO FÍSICO 15.3

Avaliação do risco à saúde na internet

Conforme enfatizado neste capítulo, o envelhecimento bem-sucedido está intimamente ligado a hábitos pessoais de estilo de vida. A avaliação dos riscos para a saúde é o processo de tabulação de seus hábitos de saúde, o que irá gerar um escore total acompanhado por recomendações para melhora e de estimativa de quantos anos de vida são subtraídos ou acrescentados. Escolha 1 dos 3 sites listados a seguir, imprima seu relatório e o entregue a seu instrutor [todos os sites estão em inglês].

1. Wellmed (*www.wellmed.com*)

    Acesse o site, clique em New Member, preencha as informações solicitadas e, em seguida, clique em Checkup HQ. O programa irá propor uma série de perguntas relativas a seus hábitos de saúde, estimará um "quociente de saúde" e comparará seu escore com aquele de outras pessoas com a sua idade. Também são fornecidas informações sobre 13 fatores de riscos e doenças.

2. YouFirst (*www.youfirst.com*)

    Acesse o site, clique em Free Personal Health Assessment e, em seguida, responda às perguntas para determinar sua idade "de saúde" e receber um relatório.

3. RealAge (*www.realage.com*)

    Acesse o site, clique em The Real Age Test, faça seu registro, preencha as respostas a uma longa lista de pergunta e, finalmente, imprima seu relatório, "*age reduction planner*" [agenda para redução da idade].

ATIVIDADE DE CONDICIONAMENTO FÍSICO 15.4

Cálculo da ingestão de cálcio

Orientações: Medite sobre seu consumo diário de alimentos. Use a lista a seguir para somar seus "pontos de cálcio", com base no seu dia médio.

Calculador de cálcio

Ajude seus ossos. Escolha alimentos ricos em cálcio. A seguir, alguns exemplos.

Alimento	Cálcio (mg)	Pontos
Farinha de aveia enriquecida, 1 caixa	350	3
Sardinhas, enlatadas em óleo, com ossos comestíveis, 85 g	324	3
Queijo cheddar, 45 g fatiado	306	3
Leite desnatado, 1 copo	302	3
Milkshake, 1 copo	300	3
Iogurte natural, desnatado, 1 copo	300	3
Soja cozida, 1 xícara	261	3
Tofu firme, com cálcio, ½ xícara	204	2
Suco de laranja enriquecido com cálcio, 170 g	200–260 (variável)	2-3
Salmão enlatado, 185 g	181	2
Pudim instantâneo (chocolate, banana, etc.) feito com leite 2% de gordura, ½ xícara	153	2
Feijões cozidos, 1 xícara	142	1
Ricota de leite com 1% de gordura, 1 xícara	138	1
Espaguete, lasanha, 1 xícara	125	1
Frozen yogurt, de baunilha, sorvete de massa, ½ xícara	103	1
Cereal pronto para consumo enriquecido com cálcio, 1 xícara	100–1000 (variável)	1-10
Pizza de mussarela, 1 fatia	100	1
Waffles enriquecido, 2	100	1
Folhas de nabo cozidas, ½ xícara	99	1
Brócolis cru, 1 xícara	90	1
Sorvete de baunilha (com leite), ½ xícara	85	1
Leite de soja ou de arroz, enriquecido com cálcio, 1 copo	80–500 (variável)	1-5

Pontos necessários:
bebês/crianças pequenas (idades de 0 a 3 anos) precisam de 2–5
crianças (idades de 4 a 8 anos) precisam de 8
adolescentes precisam de 23
adultos com menos de 50 anos precisam de 10
adultos com mais de 50 anos precisam de 12

Como você se classifica: Pontos totais para cálcio _____

Fonte: U.S. Department of Health and Human Services. *Bone Health and Osteoporosis: A Report of the Surgeon General*. Rockville, Maryland: U.S. Department of Health and Human Services, Office of the Surgeon General, 2004.

capítulo 16

Riscos do Exercício

Os hábitos de um atleta não geram uma situação favorável para os objetivos gerais da vida cívica, nem estimula a saúde ou a procriação. Certa dose de esforço é essencial para uma compleição ideal, porém ela não deve ser nem violenta nem especializada, como é o caso entre os atletas. Em vez disso, o esforço deve ser genérico, voltado a todas as atividades de um homem livre.

— Aristóteles

O movimento *fitness* dos dias atuais há pouco completou 40 anos. Seu ímpeto inicial foi dado em 1968, quando Kenneth Cooper, um médico da Força Aérea Norte-Americana, publicou seu livro *Aerobics* (ver Cap. 1). Nessa obra, Cooper desafiou a população a responsabilizar-se individualmente por seu estilo de vida e deter a "epidemia" de doenças cardíacas, obesidade e crescentes gastos com cuidados médicos. Milhões de pessoas aceitaram o "desafio aeróbio" e passaram a buscar uma melhor saúde correndo, pedalando, caminhando e nadando – assim, deu-se início a nova revolução do *fitness*.

Atualmente, os norte-americanos praticam mais exercícios do que em qualquer outra época da era moderna. O exercício tornou-se repentinamente algo prestigiado. Com o prestígio, entretanto, vieram também alguns problemas.

Um produto do prestígio adquirido é o "excesso de entusiasmo". A prática excessiva de exercícios parece ser o novo elixir entre as pessoas na interminável busca pela "fonte da juventude". Alguns, seduzidos por relatos da mídia e talvez reagindo de maneira exagerada a problemas de saúde, insatisfação no emprego, tédio, dificuldades conjugais e medo de envelhecer, adotaram a ideia do exercício como uma panaceia, uma cura para todas as doenças. Conforme demonstrado por diversos artigos recentes na literatura médica, o treinamento excessivo trouxe uma série de problemas.[1] Este capítulo analisa os principais riscos de exceder os limites do exercício.

LESÕES MUSCULOESQUELÉTICAS

Esta seção enfatiza a corrida, a dança aeróbia, o ciclismo e a natação, atividades de condicionamento populares, mas que vêm sendo associadas a riscos significativos de lesões quando certas condições são excedidas. A Figura 16.1 resume o número de entradas em salas de emergências para uma variedade de esportes (essa informação sobre lesões esportivas não será enfatizada neste capítulo). A caminhada e a jardinagem são as duas formas mais prevalentes de atividade física (ver Cap. 1) e, segundo um estudo demonstrou, ambas apresentam índices de lesões extremamente baixos.[2]

Lesões da corrida

Os músculos, articulações, ligamentos de sustentação e tendões das pernas e dos pés apresentam uma baixa resposta ao exercício excessivo, especialmente em atividades que demandam corridas e saltos.

Diversos estudos exploraram a relação entre a corrida e as lesões musculoesqueléticas, e várias excelentes revisões de literatura estão disponíveis. Têm sido coletadas mais informações a respeito de lesões em corredores do que em qualquer outra modalidade, em grande parte em função do alto índice de lesões naqueles esportistas.[3-16]

Extensão do problema

Dependendo do estudo, a taxa de incidência em um ano para corredores na população geral varia de 2 a 77% ou 2,5 a 12 lesões por 1.000 horas de corrida.[3,4] Um dos primeiros estudos conduzidos pelo Centers of Disease Control (CDC) and Prevention avaliou as taxas de lesões de 2.500 corredores de ambos os sexos durante um ano.[6-9] Trinta e sete por cento desenvolveram graves lesões ortopédicas, suficientes para reduzir a quilometragem semanal de corrida. Destes,

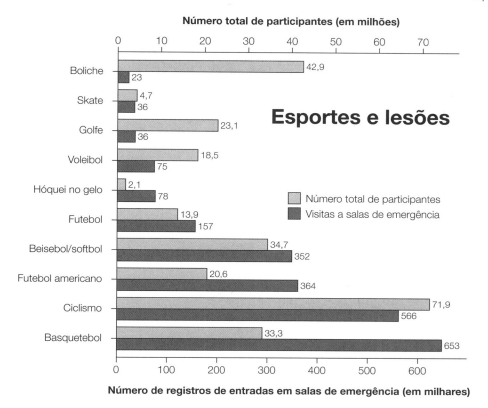

Figura 16.1 Este gráfico compara o número de registros de entradas em salas de emergência e a prevalência entre os praticantes.
Fonte: National Safety Council.

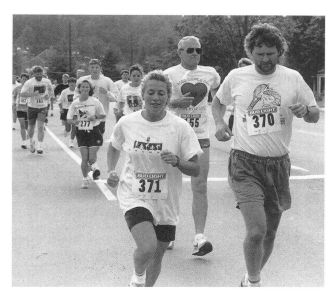

Figura 16.2 De acordo com o Centers for Disease Control and Prevention, a chance que um corredor amador tem de apresentar uma lesão em um determinado ano é de 1:3.

38% buscaram consulta médica. O risco de lesões aumentou conforme a quilometragem semanal, de modo que, dos que corriam 48 a 63 quilômetros por semana, 53% se lesionaram e, dos que corriam mais que 80 quilômetros por semana, 65% sofreram lesões.

Sessenta por cento das lesões envolviam a região dos joelhos e dos pés. Os pesquisadores concluíram que a probabilidade de um corredor típico de apresentar uma lesão qualquer dentro de um determinado ano é de 1:3, e a chance de apresentar uma lesão que exija cuidados médicos é de 1:10 (ver Fig. 16.2). Uma pessoa que corre 24 quilômetros por semana pode esperar uma lesão a cada 2 anos. Em um estudo de acompanhamento de dez anos dessa coorte de corredores, o CDC relatou que 53% tiveram ao menos uma lesão.[9] Conforme demonstrado nas Figuras 16.3 e 16.4, as taxas de lesões aumentaram conforme a distância percorrida (com exceção da categoria ≥ 80 quilômetros/semana), sendo os joelhos e os pés identificados como os pontos mais comuns. Quase metade desse grupo de corredores havia deixado de correr, citando as lesões como a causa comum.[9]

Em um dos maiores estudos já conduzidos sobre lesões decorrentes da corrida, realizado na Suíça com 4.358 homens e 428 mulheres que praticavam *jogging*, os pesquisadores relataram que 45,8 e 40%, respectivamente, apresentaram algum tipo de lesão no ano precedente.[10,11] Em virtude das lesões, 1 a cada 7 corredores do sexo masculino procurou tratamento médico e 1 a cada 40 faltou ao trabalho. Um a cada cinco corredores do sexo masculino foi forçado a interromper totalmente sua rotina de exercícios. A frequência das lesões causadas pela corrida aumentou conforme a distância semanal percorrida (ver Fig. 16.5).

Fatores associados às lesões

Diversos fatores potenciais têm sido sugeridos como influentes nas lesões entre corredores. Tais fatores são normalmente divididos em duas categorias gerais: características pessoais do corredor (sexo, idade, experiência de corrida, lesões anteriores, composição corporal e fatores psicológicos) e hábitos de treinamento (quilometragem semanal, frequência, velocidade, participação em provas, aquecimento,

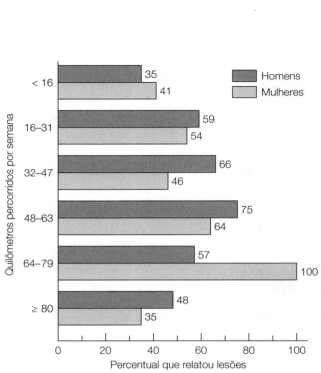

Figura 16.3 Porcentagem de corredores lesionados por distância percorrida, entre 326 homens e 209 mulheres, durante dez anos. Com exceção dos corredores que corriam mais quilômetros, as taxas de lesão tendem a aumentar de acordo com a distância semanal percorrida. Fonte: Koplan JP, Rothenberg RB, Jones EL. The Natural history of exercise: A 10-yr follow-up of a cohort of runners. *Med Sci Sports Exerc* 27:1180-1184, 1995.

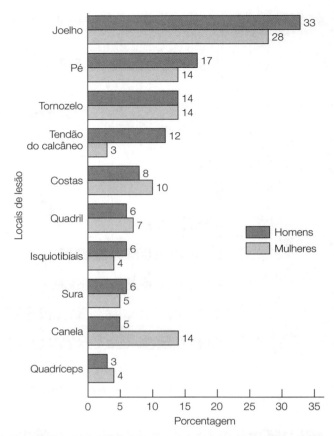

Figura 16.4 Locais de lesão em corredores, em um período superior a dez anos, entre 326 homens e 209 mulheres. O joelho é o local mais comum de lesão entre corredores. Fonte: Koplan JP, Rothenberg RB, Jones EL. The Natural history of exercise: A 10-yr follow-up of a cohort of runners. *Med Sci Sports Exerc* 27:1180-1184, 1995.

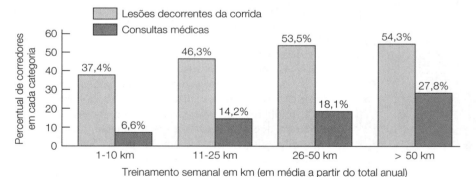

Figura 16.5 Porcentagem de corredores suíços do sexo masculino lesionados durante os 12 meses anteriores ao estudo. Frequência com que as lesões ocorreram e as consultas médicas resultantes da corrida, segundo a distância semanal de treinamento, de corredores suíços do sexo masculino. Fonte: Marti B, Vader JP, Minder CE, Abelin T. On the epidemiology of running injuries. *Am J Sports Med* 16:285-294, 1998.

tempo de corrida, alongamento e superfície de corrida).[3,15] Dentre esses fatores, os de maior consistência são distância semanal excessiva, lesões prévias, falta de experiência e corrida para competições (ver Fig. 16.6).[3,4,5,15] Fatores aparentemente não associados às lesões de corrida são idade, sexo, rotinas de alongamento, tipo de superfície para a corrida, tipo de terreno e velocidade do treinamento. Embora alguns fisiologistas do exercício tenham teorizado que a rigidez muscular (ausência de flexibilidade) possa estar relacionada às lesões, falta embasamento a essa teoria.[17]

A corrida é uma modalidade traumática de exercício para o sistema musculoesquelético do corpo humano. Estudos com triatletas constataram que uma quantidade relativamente pequena de lesões sofridas envolvia o ciclismo ou a natação e que a maioria era decorrente da corrida. Em um estudo, 72% das lesões apresentadas por 58 triatletas ocorreram durante a corrida.[18]

O impacto repentino do pé contra a superfície do solo gera uma força equivalente a 1,5 a 5 vezes o peso corporal do corredor.[15] O corpo humano aparentemente é capaz de suportar quantidades moderadas de corrida; porém, quando ela é praticada de forma excessiva ou quando ocorre um aumento repentino das distâncias, as lesões tornam-se comuns.

As lesões mais frequentemente associadas à corrida são aquelas classificadas como *síndromes de uso excessivo (overuse)*, especialmente comuns entre atletas que correm distâncias excessivas durante seus treinos.[19]

O sobretreinamento (*overtraining*) gera um desequilíbrio entre o treinamento e a recuperação.[1,19] Ele pode causar estafa à medida que o estresse físico e emocional do programa de exercício ultrapassa a capacidade do indivíduo de lidar com essa tensão (capacidade de reposta ao estresse) (ver na Fig. 16.7 e no Quadro 16.1 uma visão geral dos termos, sinais e sintomas associados ao sobretreinamento).[1] Uma das maneiras mais eficazes de evitar o sobretreinamento é seguir um programa de treinamento progressivo e adequadamente distribuído.

O estilo de corrida (fatores biomecânicos) e a estrutura anatômica dos corredores foram associados a lesões, embora os dados sejam ainda inconclusivos.[16,20-23] Em um estudo, 48 atletas treinados que apresentavam a síndrome de tensão palatofemoral foram examinados, tratados e submetidos a um acompanhamento durante oito meses, a fim de identificar as causas e a resposta ao tratamento.[22] Constatou-se que a maioria dos corredores apresentava um mau alinhamento anatômico dos membros inferiores. Sessenta e nove por cento apresentaram também uma predisposição ao joelho de corredor em razão de aumento repentino da distância percorrida, corrida em montanhas, treinamento intervalado ou uma frequência excessiva de competições. Outros pesquisadores constataram que o "ângulo Q" (o ângulo no qual o fêmur desce até o joelho) é fundamental na predição de quais atletas apresentarão dores no joelho em função da corrida.[20] Outros pesquisadores, porém, não foram capazes de determinar se o alinhamento das extremidades inferiores é um fator de risco de lesões de corrida.[16] Uma revisão concluiu que corredores que desenvolveram padrões de passada que incorporavam níveis de impacto relativamente baixos e um grau moderadamente rápido de pronação encontravam-se em risco reduzido de apresentar lesões de corridas causadas pelo uso excessivo.[5]

Lesões da dança aeróbia

A dança aeróbia é uma das atividades de condicionamento mais populares entre mulheres (ver Fig. 16.8 e Cap. 1). Essa modalidade for originada por Jacki Sorenson, esposa de um piloto naval, a qual começou a ministrar aulas de ginástica em uma base da marinha norte-americana, em Porto Rico, em 1969.[24] O crescimento da dança aeróbia foi ainda mais alavancado recentemente pela disponibilização de programas de exercícios de dança em vídeo e DVD.

Os primeiros programas de dança aeróbia consistiam em uma eclética combinação de várias formas de dança, incluindo balé, jazz moderno, disco e *folk*, bem como exercícios do tipo calistênico. Inovações mais recentes incluem hidroginástica em piscina, aeróbia sem impacto ou de baixo impacto (mantendo sempre um pé no chão), tipos específicos de dança aeróbia, aeróbia com *step* e aeróbia localizada, com pesos nos punhos e/ou tornozelos.

Fisiologistas do exercício demonstraram-se inicialmente receosos com o fato de que os programas de dança aeróbia eram concebidos por pessoas com pouca ou nenhuma base em medicina, cinesiologia ou fisiologia do exercício. Além disso, algumas das atividades e posições utilizadas nesses

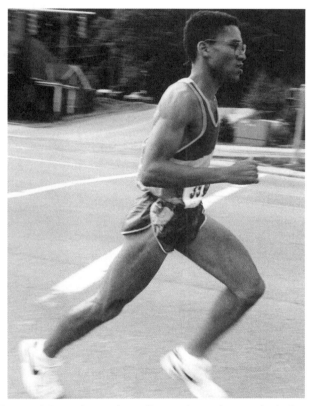

Figura 16.6 Os fatores de predição mais consistentes das lesões de corrida são distância semanal excessiva, lesões prévias, falta de experiência de corrida e a corrida para competições.

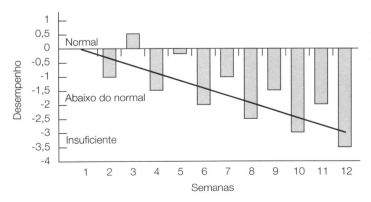

Figura 16.7 Síndrome do sobretreinamento. Esquematização da sobrecarga de treinamento resultante do aumento no desempenho. Fonte: Dados de Kreider RB, Fry AC, O'Toole ML. *Overtraining in Sport*. Champaign, Illinois: Human Kinetics, 1998.

Quadro 16.1

Excesso de treino e sobretreinamento

Excesso de treino

O excesso de treino (ou *overreaching*) refere-se a um acúmulo de estresse de treinamento ou não treinamento, resultando em um decréscimo, de *curta duração*, da capacidade de desempenho, apresentando ou não sinais e sintomas fisiológicos e psicológicos de sobretreinamento. O restabelecimento da capacidade de performance pode levar vários dias ou semanas.

Sobretreinamento

O sobretreinamento (*overtraining*) refere-se a um acúmulo de estresse de treinamento ou não treinamento, resultando em um decréscimo de *longa duração* da capacidade de desempenho, apresentando ou não sinais e sintomas fisiológicos e psicológicos de sobretreinamento. O restabelecimento da capacidade de performance pode levar várias semanas ou meses.

Sinais e sintomas de sobretreinamento

Psicossociais

- Apatia
- Letargia
- Distúrbios do sono
- Baixa autoestima
- Alterações de humor
- Sentimentos depressivos
- Dificuldade de concentração
- Medo de competições

Performance

- Redução do desempenho
- Falta de estímulo para treinar
- Incapacidade de repetir o desempenho previamente obtido
- Fadiga crônica

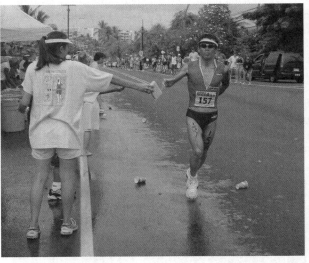

- Aumento da frequência cardíaca e PSE em uma carga de trabalho definida
- Redução da força muscular
- Redução da tolerância à dor durante o treinamento
- Recuperação prolongada após o treinamento

Fisiológicos

- Supressão da imunidade, com aumento das taxas de infecção
- Diminuição da concentração do glicogênio muscular
- Redução das reservas de ferro do corpo
- Níveis de cortisol elevados
- Diminuição dos níveis de testosterona
- Perda de apetite e redução do peso corporal
- Amenorreia ou oligomenorreia
- Distúrbios gastrintestinais

Fonte: Kreider RB, Fry AC, O'Toole ML. *Overtraining in Sport*. Champaign, Illinois: Human Kinetics, 1998.

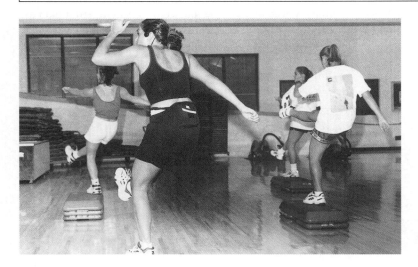

Figura 16.8 A dança aeróbia é uma atividade popular, particularmente entre mulheres.

programas apresentavam um risco potencial de lesões. Atualmente, a maior parte dos populares vídeos com astros do entretenimento são elaborados utilizando-se consultoria de profissionais, que buscam manter os diversos movimentos sob um nível seguro e dentro do alcance da maioria das pessoas.

Os principais estudos que originalmente examinaram o potencial de lesões da dança aeróbia constataram que em torno de 45% dos alunos e 75% dos instrutores relataram lesões.[24-28] As taxas de lesão entre alunos foram de aproximadamente 1 por 100 horas de dança e, entre instrutores, de 1 por 400 horas. A maioria dessas lesões, no entanto, foram leves, ocasionando certo grau de dor e interrupção da prática, mas, de modo geral, não levavam os praticantes a parar de dançar ou a procurar assistência médica profissional. As extremidades inferiores representaram aproximadamente 80% de todas as lesões.

Quais fatores foram associados a um maior risco de lesões relacionadas à dança aeróbia? Em um estudo com 1.123 alunas e 164 alunos de aeróbia, aqueles que se exercitaram mais de três vezes por semana, que usaram tênis inapropriados e que praticaram exercícios em superfícies não resilientes sofreram a maior parte das lesões.[28] As lesões na perna foram resultado do trauma físico excessivo.

Desde a publicação desses estudos, na metade dos anos 1980, muito tem sido feito com o intuito de reduzir o risco de lesões dessa modalidade. Em particular, rotinas de dança aeróbia de baixo impacto têm sido usadas em substituição àquelas de alto impacto (com saltos e dança sobre a planta dos pés). Na dança aeróbia de baixo impacto, o denominador comum é que pelo menos um pé esteja tocando o solo durante toda a parte aeróbia do exercício. Os movimentos não são balísticos; em vez disso, são concentrados nos grandes músculos da região superior do corpo e dos membros superiores, e combinados com chutes, *steps* de alta potência, movimentos bilaterais e afundos, normalmente com o auxílio de *steps* ou pesos leves.

Embora nenhum estudo em grande escala tenha sido publicado sobre o risco de lesões da dança aeróbia de baixo impacto, há toda razão para se acreditar que esta modalidade apresente um risco significativamente mais baixo que aqueles durante os primórdios do movimento de dança aeróbia.

Lesões do ciclismo

Os ciclistas também sofrem sua parcela de lesões, mas geralmente elas são causadas por acidentes. As reais taxas de lesões decorrentes do exercício de pedalar propriamente dito aparentam ser bastante baixas, embora dores nas mãos, nas nádegas, no pescoço e na coluna sejam relatadas com frequência.[29] Entre os ciclistas nos Estados Unidos, há aproximadamente mil óbitos e 600 mil entradas em salas de emergência todos os anos.[30,31] As lesões na cabeça representam aproximadamente dois terços de mortes e entradas hospitalares relacionadas à bicicleta. O grande aumento do ciclismo *off-road* e do *mountain-biking* aumentou também a necessidade de segurança, com lesões sendo relatadas por 50 a 90% dos praticantes a cada ano.[32]

Foi comprovado que os capacetes de ciclismo proporcionam uma proteção substancial contra lesões na cabeça para ciclistas de todas as idades envolvidos em acidentes (ver Fig. 16.9).[33] O Programa de Prevenção de Lesões da Organização Mundial de Saúde tem coordenado uma iniciativa em âmbito mundial para aumentar o uso de capacetes e, nos EUA, há um esforço para que seja aprovada uma lei que torne seu uso obrigatório.[34,35] Além disso, em razão do alto custo dos capacetes, as exigências de que eles sejam vendidos em conjunto com as bicicletas podem ser de grande utilidade, especialmente se aliadas à legislação e à educação.

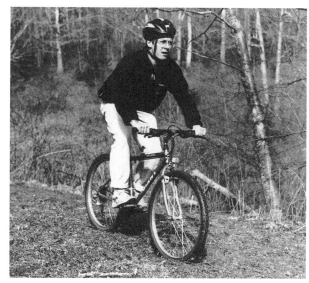

Figura 16.9 Os capacetes de ciclismo proporcionam uma proteção substancial contra lesões na cabeça para ciclistas de todas as idades.

Lesões da natação

Nadadores competitivos chegam a nadar de 7 a 18 quilômetros diariamente, 5 a 7 dias por semana. A dor nos ombros é a reclamação musculoesquelética mais frequente, em geral resultante da tendinite supraespinal ou bicipital ou do impacto dos tecidos subacromiais.[36,37] Entre os sintomas, estão sensibilidade localizada na região anterior da extremidade do ombro – sente-se dor ao erguer o braço flexionado acima da cabeça. Em casos graves, pode ser necessário repouso total para aliviar a dor. A fisioterapia também pode ser útil.

Dores no joelho também podem ocorrer entre nadadores de peito (incluindo dor e sensibilidade no aspecto medial da articulação do joelho, aparentemente relacionadas à pernada do tipo "chicote" desse estilo).[38] Exercícios de flexibilidade e fortalecimento das pernas podem ser úteis, e uma orientação quanto à técnica correta deve ser enfatizada.

Contudo, entre os nadadores de competição, aproximadamente 3 a cada 4 especialistas em nado peito relatam casos de "joelho do nadador de peito", o que indica que, independentemente da técnica, a pernada dessa modalidade de nado por si só pode ocasionar um estresse excessivo ao joelho humano típico.[38]

Controle de lesões por uso excessivo

A Figura 16.10 e o Quadro 16.2 apresentam um resumo dos vários passos que podem ser utilizados no diagnóstico e no controle das lesões decorrentes do uso excessivo por uma equipe multidisciplinar de medicina esportiva.[39] O plano piramidal propicia uma abordagem funcional das lesões e das dores, que oferece aos pacientes uma maior chance de recuperação. O tratamento de lesões e dores musculoesqueléticas durante as primeiras 72 horas concentra-se em uma terapia

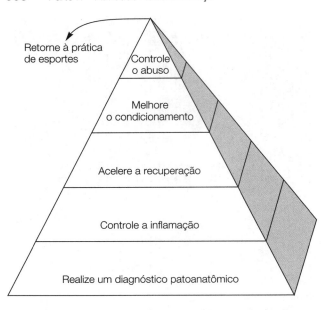

Figura 16.10 Pirâmide de controle de lesões por uso excessivo. O controle de lesões por uso excessivo é organizado em cinco fases distintas. Fonte: O'Connor FG, Howard TM, Fieseler CM, Nirschl RP. Managing overuse injuries: A systematic approach. *Physician Sportsmed* 25(5):88-113, 1997.

Quadro 16.2

Controle de lesões por uso excessivo

O diagnóstico e o controle de lesões por uso excessivo requerem uma abordagem multidisciplinar que envolva especialistas em medicina esportiva, fisioterapeutas, ortopedistas, preparadores físicos e treinadores. Siga a abordagem de cinco etapas apresentada na pirâmide de controle (ver Fig. 16.10). O diagnóstico deve se concentrar na qualidade da dor do atleta, com base em um exame físico completo.

Escala de fases de dor de Nirschl para lesões esportivas por uso excessivo

Fase 1. Rigidez ou dor leve após a atividade. A dor normalmente desaparece em 24 horas.

Fase 2. Rigidez ou dor leve antes da atividade, aliviada com o aquecimento. Os sintomas não são presentes no momento da atividade, mas retornam mais tarde, durando até 48 horas.

Fase 3. Rigidez ou dor leve antes de uma atividade esportiva ou ocupacional específica. A dor é parcialmente aliviada com o aquecimento. É minimamente presente durante a atividade, mas não obriga o atleta a fazer alterações nela.

Fase 4. Semelhante à dor da fase 3, porém mais intensa, obrigando o atleta a alterar o desempenho da atividade. Uma dor leve ocorre com atividades cotidianas, sem, no entanto, ocasionar uma mudança significativa.

Fase 5. Dor significativa (a partir de moderada) antes, durante e depois da prática, causando alteração da atividade. A dor ocorre com atividades cotidianas, sem, no entanto, ocasionar uma mudança significativa nelas.

Fase 6. Dor semelhante à da fase 5, que persiste mesmo com o descanso total. A dor interrompe atividades cotidianas simples e impossibilita a realização de afazeres domésticos.

Fase 7. Dor semelhante à da fase 6, mas que também interrompe o sono de maneira consistente. A dor é de natureza incômoda e é intensificada com a atividade.

Recomendações baseadas na fase da dor

Fases 1, 2 e 3. Evite exercícios intensos que possam agravar a lesão. Exercícios em intensidade moderada devidamente acompanhados por aquecimento e resfriamento são recomendáveis.

Fases 3 e 4. Apenas exercícios com intensidade leve a moderada, com duração e frequência reduzidas pela metade a fim de possibilitar o descanso apropriado para a recuperação. Controle a inflamação com a terapia RICE (repouso, gelo, compressão e elevação) e medicamentos. Considere a simulação dos exercícios em uma piscina.

Fases 5, 6 e 7. Controle a inflamação com a terapia RICE e medicamentos. Acelere a recuperação por meio de exercícios de reabilitação nos locais específicos da dor sob orientação de um fisioterapeuta ou um preparador físico profissional (esses exercícios no início do tratamento aumentam a oxigenação e a nutrição teciduais, minimizam a atrofia desnecessária e alinham as fibras de colágeno a fim de contrapor eventuais estresses induzidos pela atividade). Incorpore também exercícios para o condicionamento geral do corpo. Durante o processo de recuperação, controle as cargas de força para a região do tecido reabilitado por meio de bandagens ou braçadeiras na área lesionada, controle a intensidade e a duração da atividade, modifique o equipamento de maneira apropriada e aprimore a técnica do atleta na modalidade.

Fonte: Dados de O'Connor FG, Howard TM, Fieseler CM, Nirschl RP. Managing overuse injuries: A systematic approach. *Physician Sportsmed* 25(5):88-113, 1997.

que envolve repouso, gelo, compressão e elevação (RICE, do inglês, *rest, ice, compression, elevation*).[39-42] Terapias adicionais incluem o uso de ultrassom e agentes analgésicos e anti-inflamatórios administrados oralmente, tais como ibuprofeno (Advil®, Motrin IB®, Nuprin®) e aspirina (Bayer®, Empirin®, Norwich®).[41] O acetaminofeno (p. ex., Tylenol®) não reduz a inflamação. O controle do *edema* (acúmulo de líquido) e do inchaço que acompanham a lesão é de extrema importância, uma vez que provoca uma recuperação mais rápida e completa, permitindo uma melhor normalização da função articular e reduzindo dores e acúmulo de tecido necrótico.

A compressão da área parece ser o principal responsável por impedir o inchaço. A aplicação de compressão externa impede a infiltração de líquidos nos espaços teciduais subjacentes, dispersando o líquido em excesso.

O repouso inicial para a região lesionada também é importante. Movimentos que causem fortes dores devem ser evitados, de maneira que os atletas que pretendam continuar se exercitando devem praticar algum tipo de atividade substituta que não cause dor.

POSSÍVEIS PROBLEMAS DO EXCESSO DE EXERCÍCIO PARA MULHERES

Ainda que a prática de exercícios seja amplamente vista como algo benéfico para mulheres de todas as idades, para algumas a pressão para obter êxito em esportes competitivos as leva a treinar de forma excessiva e a restringir a alimentação com o objetivo de alcançar um peso corporal incrivelmente baixo.[43-45] Algumas mulheres mais suscetíveis podem desenvolver um quadro de amenorreia (ausência de menstruação por 3 a 6 ciclos consecutivos), provocando a osteoporose. Essa síndrome de distúrbios alimentares (e exercícios em excesso), amenorreia e osteoporose é denominada *tríade da mulher atleta* (ver Fig. 16.11).[45]

Tríade da mulher atleta

Grandes quantidades de exercício têm sido associadas com um aumento nas taxas de *oligomenorreia* (fluxo menstrual reduzido ou irregular) e amenorreia. Enquanto apenas 2 a 5% da população sedentária apresenta esse problema, aproximadamente 5 a 20% das mulheres que se exercitam de forma regular e vigorosa e até 50% das atletas de competição em modalidades que enfatizem baixos níveis de gordura corporal podem desenvolvê-lo.[43-47] Outro problema comum entre jovens mulheres altamente ativas em esportes de resistência ou de "aparência" (p. ex., ginástica) é um atraso da menarca (> 16 anos).[48]

A epidemiologia varia enormemente, dependendo do tipo da atleta e da quantidade de treinamento. Corredoras e bailarinas, por exemplo, apresentam taxas bem mais altas que nadadoras e ciclistas. Aproximadamente 50% das corredoras que treinam mais de 129 quilômetros por semana são amenorreicas, comparadas a apenas 5 a 10% das corredoras que percorrem distâncias mais moderadas. Quantidades moderadas de exercício exercem pouca influência sobre a função menstrual (ver Fig. 16.12).[49,50]

Embora todas as meninas e mulheres fisicamente ativas possam estar sob risco de desenvolver um ou mais componentes da tríade da mulher atleta (ver Quadro 16.3), a participação nos seguintes esportes representa um fator de risco significativo:[43]

- Esportes cujo desempenho seja subjetivamente classificado (p. ex., dança, patinação artística, salto ornamental, ginástica olímpica, aeróbia)
- Esportes de resistência que enfatizem um peso corporal reduzido (p. ex., corrida de distâncias, ciclismo, esqui *cross-country*)
- Esportes que exijam uniformes que revelam os contornos do corpo (p. ex., vôlei, natação, salto ornamental, corrida e esqui *cross-country*, atletismo e *cheerleading*)
- Esportes que utilizem categorias de peso para participação (p. ex., hipismo, algumas artes marciais, luta livre, remo)
- Esportes que enfatizem uma compleição física pré-puberal para um bom desempenho (p. ex., patinação artística, ginástica olímpica, salto ornamental)

A síndrome da tríade da mulher atleta está associada a um maior risco de problemas musculoesqueléticos e à redução da massa óssea. Pesquisadores relataram que a massa óssea espinhal é 20 a 30% menor em mulheres com amenorreia, sendo alta a prevalência de fraturas por estresse e de lesões musculoesqueléticas (ver Fig. 16.13).[51-55]

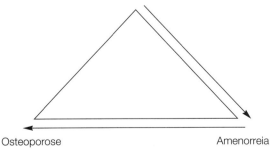

Figura 16.11 A tríade da mulher atleta. Atletas com transtorno nos hábitos alimentares e prática habitual de exercícios intensos podem ser suscetíveis à amenorreia, que pode vir a causar osteoporose. Fonte: Yeager KK, Agostini R, Nattiv A, Drinkwater B. The Female athlete triad: Disordered eating, amenorrhea, osteoporosis. *Med Sci Sports Exerc* 25:775-777, 1993.

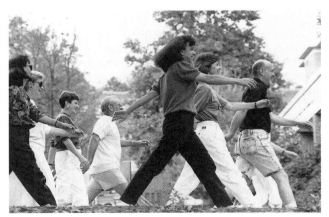

Figura 16.12 Quantidades e intensidades moderadas de exercício, como em caminhadas em ritmo rápido, não foram constatadas como responsáveis por prejudicar o funcionamento regular do ciclo menstrual.

670 Parte IV Atividade Física e Doença

Quadro 16.3

Tríade da mulher atleta: declaração de posicionamento do ACSM

Com base em uma extensa revisão da literatura, estudos de pesquisa, relatos de caso e consensos de especialistas, é posição do American Sports College of Medicine que:

1. A tríade da mulher atleta é uma síndrome grave que consiste em distúrbios alimentares, amenorreia e osteoporose. Os componentes da tríade são relacionados em etiologia, patogênese e consequências. Em razão da recente definição da tríade, estudos sobre sua prevalência ainda não foram realizados. No entanto, sua ocorrência não se dá apenas em atletas de elite, mas também em meninas e mulheres fisicamente ativas que praticam uma ampla gama de atividades físicas. A tríade pode resultar em uma queda no desempenho físico, bem como em morbidade psicológica e médica, e mortalidade.

2. Pressões internas e externas depositadas sobre meninas e mulheres para que atinjam ou mantenham um peso corporal impraticavelmente baixo servem de base para o desenvolvimento dessas desordens.

3. A tríade é muitas vezes negada, não reconhecida ou sub-relatada. Os profissionais de medicina esportiva precisam estar cientes da relação entre a patogênese e a apresentação variada dos componentes da tríade. Eles devem ser capazes de reconhecer, diagnosticar e tratar, ou encaminhar, mulheres com qualquer um dos componentes da síndrome.

4. Mulheres com um componente da tríade devem ser avaliadas para detectar se há a presença de outros componentes. Essa avaliação pode ser realizada no período do exame de pré-participação ou durante a avaliação clínica dos seguintes itens: alteração menstrual; distúrbio dos padrões alimentares; mudança de peso; arritmias cardíacas, incluindo bradicardia; depressão; ou fratura por estresse.

5. Todos os profissionais de medicina esportiva, incluindo treinadores e preparadores físicos, devem ser instruídos sobre a prevenção e o reconhecimento dos sintomas e riscos da tríade. Todos os indivíduos que trabalham com meninas e mulheres ativas devem passar por um treinamento esportivo seguro, tanto do ponto de vista médico como fisiológico. Devem evitar pressioná-las a perderem peso; além disso, devem conhecer informações básicas a respeito de nutrição, tendo fontes de referência para aconselhamento nutricional e para avaliação de saúde médica e mental.

6. Os pais devem evitar pressionar suas filhas a fazer dieta e perder peso. Em vez disso, têm de ser instruídos quanto aos sinais de perigo da tríade e proporcionar cuidados médicos para suas filhas caso os sinais estejam presentes.

7. Profissionais de medicina esportiva, administradores de instituições esportivas e funcionários de organizações governamentais ligadas ao esporte dividem a responsabilidade de prevenir, reconhecer e tratar a tríade. As organizações governamentais ligadas ao esporte devem trabalhar com o intuito de oferecer oportunidades de programas de formação para treinadores, a fim de instruí-los e direcioná-los a uma certificação profissional. Devem trabalhar com o objetivo de desenvolver programas para monitorar treinadores e outros profissionais de modo a garantir práticas de treinamento seguras.

8. Meninas e mulheres fisicamente ativas devem receber instruções sobre nutrição adequada, práticas de treinamento seguras e sinais e riscos da tríade. Além disso, elas devem ser encaminhadas para avaliação médica ao primeiro sinal dos componentes da tríade.

9. Mais pesquisas são necessárias sobre prevalência, causas, prevenção, tratamento e sequelas da tríade.

Fonte: Adaptado de ACSM Position Stand on The Female Athlete Triad. *Med Sci Sports Exerc* 29:i-ix, 1997.

As causas da disfunção menstrual e a perda associada de massa mineral óssea ainda encontram-se sob veemente debate, mas podem incluir o efeito direto do exercício propriamente dito sobre os hormônios sexuais ou algum efeito indireto, como o estresse psicológico ou a má alimentação.[43-47,55-62] A hipótese mais bem aceita é que mulheres atletas que se exercitam intensamente não se alimentam em quantidades suficientes para equilibrar o gasto calórico (denominado "esgotamento energético").[46] Isso acarreta uma produção menor de hormônios liberadores de gonadotropina pelo hipotálamo. Há vários paralelos entre a amenorreia induzida pela anorexia nervosa e aquela induzida pelo treinamento esportivo extenuante, como o fato de ambos os disparadores serem responsáveis por um aumento da secreção de hormônios antirreprodutivos, que inibem o padrão pulsátil regular de secreção de gonadotropinas.[47,60]

Embora o percentual de mulheres esportistas com distúrbios alimentares não seja conhecido ao certo, as estimativas variam de 30 a 65%.[45,61,62] Seja qual for a porcentagem, o resultado final da amenorreia é uma queda dos níveis de estrógeno para níveis pós-menopausa, ocasionando uma rápida perda óssea na coluna.[43,45]

Todas as mulheres cuja menstruação é interrompida ou torna-se irregular em função do exercício devem ser examinadas por um médico. Atletas amenorreicas devem ser incentivadas a melhorar a alimentação, aumentar a ingestão de cálcio para 1.500 mg/dia e modificar a sua prática de exercícios a fim de evitar o esgotamento energético.[43,45] A amenorreia parece ser rapidamente reversível com o aumento na alimentação e a moderação do treinamento intenso.[63-66] Até mesmo a perda de massa mineral óssea parece ser reversível (embora nem sempre de forma total) quando as corredoras reduzem as distâncias percorridas, ganham peso e retomam o fluxo menstrual normal.[63-65]

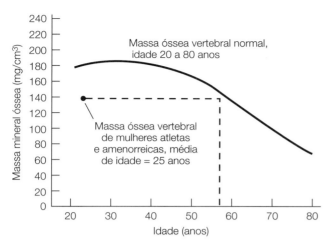

Figura 16.13 Diversos pesquisadores constataram que a perda mineral óssea na coluna vertebral entre atletas amenorreicas de 25 anos é equivalente à de mulheres com o dobro dessa idade.
Fonte: Drinkwater BL, Nilson K, Chestnut CH, et al. Bone mineral content of amenorrheic and eumenorrheic athletes. *N Engl J Med* 311:277-281, 1984.

Exercício e gravidez

Durante grande parte do século passado, as mulheres grávidas foram incentivadas a reduzir a atividade física e a parar de trabalhar, especialmente durante os estágios finais da gravidez.[67] O exercício era considerado como responsável por aumentar o risco de parto precoce pelo fato de estimular a atividade uterina. Atualmente, preocupações vêm sendo levantadas no que diz respeito às atletas que continuam a treinar de forma intensa durante toda a gravidez. A famosa corredora norueguesa, Ingride Kristiansen, por exemplo, correu até o dia do trabalho de parto e deu à luz um bebê saudável. Após cinco meses, ela correu uma maratona por 2h27 e, alguns meses depois, outra de 2h24 e, durante anos, manteve os recordes mundiais nas distâncias de 5 e 10 quilômetros, bem como na maratona. A revista *Runner's World* relatou a história de uma mulher que corria até 64 quilômetros por semana durante todo o período de gravidez. Nove dias antes do parto, ela completou uma maratona. Um dia antes de dar à luz um menino saudável, ela completou uma prova de 24 horas em que correu 100,5 km.

Muitas atletas possuem a atitude expressa por Joan Ullyot, médica e maratonista, que observou: "As gazelas correm quando estão prenhas. Por que deveria ser diferentes com mulheres grávidas?". Histórias desse tipo vêm preocupando vários especialistas que prestam atendimento médico para mulheres.[67-71]

A gravidez causa mais estresse ao corpo do que qualquer outro evento fisiológico na vida de uma mulher saudável.[67] Uma série de adaptações cardiovasculares, metabólicas, hormonais, respiratórias e musculoesqueléticas ocorre durante os nove meses da gravidez. Seria a prática regular de atividade física moderada capaz de trazer benefícios à mãe e ao feto? Por outro lado, altos volumes de exercício intenso poderiam colocar o parto sob potenciais riscos?

Quantidades moderadas de exercícios durante a gravidez são recomendadas para a saúde e o condicionamento da mulher e da criança.[67-74] Um estudo de larga escala com aproximadamente 2 mil mulheres em Missouri, nos EUA, demonstrou que aquelas que predominantemente evitaram a prática de exercícios possuíam maior probabilidade de dar à luz recém-nascidos com pesos muito baixos (que são mais propensos a doenças e morte).[73] Em outro estudo, com cerca de 400 gestantes, o exercício aeróbio durante toda a gravidez causou menor desconforto posteriormente.[74] Alguns estudos chegaram a sugerir que mães com bom condicionamento ganham menos peso indevido, apresentam um trabalho de parto mais rápido e têm um menor número de cesarianas.[67,70-72] Há um número limitado de evidências de que o exercício moderado durante a gravidez possa ser um tratamento útil para o diabetes gestacional.[75] Em geral, 30 a 45 minutos de atividade aeróbia moderada em uma frequência quase diária aparentemente não expõe a mãe a consequências metabólicas mais graves que possam afetar a si própria ou ao feto de forma adversa.

O debate ainda se concentra na possibilidade de o exercício intenso e prolongado praticado pela gestante prejudicar o feto em crescimento.[67,69,76,77] Uma preocupação foi expressa de que, durante intenso esforço, a temperatura corporal pode ser elevada a níveis altos, ao passo que o fluxo sanguíneo, o fornecimento de glicose e o transporte de oxigênio podem ser reduzidos, afetando o desenvolvimento normal. Em outras palavras, os estresses duplos da gravidez e do exercício intenso podem gerar demandas fisiológicas conflitantes que poderiam afetar negativamente o corolário da gravidez.[67]

Em 1985, o American College of Obstetricians and Gynecologists (ACOG) publicou normas para o exercício durante a gravidez.[78] O ACOG adotou uma postura cautelosa, incentivando as gestantes a se exercitar de forma moderada durante apenas 15 minutos por sessão, mantendo a frequência cardíaca abaixo dos 140 batimentos por minuto. Tais normas causaram protestos de alguns especialistas, que as consideraram excessivamente conservadoras. Em uma revisão da literatura médica, pesquisadores concluíram que o exercício praticado por até 40 a 45 minutos, três vezes por semana, em uma frequência cardíaca de até 140 a 145 batimentos por minuto não aparentava afetar de forma negativa a mãe ou o feto.[71]

Em 1994, o ACOG publicou novas diretrizes, que deixavam de fora a orientação quanto à frequência cardíaca.[79] Segundo o ACOG, "não há dados disponíveis em seres humanos que indiquem que a mulher gestante deva limitar a intensidade do exercício e reduzir as zonas-alvo de frequência cardíaca em razão de potenciais efeitos adversos". No entanto, o ACOG enfatizou a recomendação de que a prática regular e moderada de exercícios é suficiente para produzir benefícios à saúde e que mulheres grávidas devem obedecer seus corpos, interrompendo o exercício quando se sentirem fatigadas e não se exercitando até a exaustão.

Em 2002, o ACOG reiterou que "atletas profissionais e amadoras com gestação sem complicações podem manter-se ativas durante a gravidez, desde que modifiquem suas rotinas habituais de exercícios conforme indicação médica. Em razão da escassez de informações sobre exercícios intensos durante a gravidez, as mulheres que praticam tais atividades devem receber cuidadosa supervisão médica. (...) Não havendo complicações médicas ou obstétricas, 30 minutos ou mais de exercícios moderados por dia na maioria dos dias da semana (se não em todos os dias) são recomendados para a mulher grávida".[68]

A seguir, encontra-se um resumo das diretrizes atuais para exercícios durante a gravidez que está de acordo com as recomendações do ACOG:[67,68]

Parte IV   Atividade Física e Doença

- Todas as mulheres que não apresentarem complicações na gravidez devem praticar exercícios de condicionamento aeróbios e de força como parte de um estilo de vida saudável. Exercitar-se por 30 minutos na maioria dos dias da semana (se não diariamente) apresenta múltiplos benefícios à saúde e ao condicionamento para as gestantes, incluindo maior energia, melhora do estado de humor, promoção do condicionamento muscular e aeróbio e prevenção do diabetes gestacional. Apesar de a gravidez estar associada a profundas alterações anatômicas e fisiológicas, são poucos os casos que devem impedir mulheres grávidas saudáveis de seguir as mesmas recomendações quanto à atividade física fornecidas para a população adulta em geral.
- Metas sensatas de condicionamento aeróbio na gravidez devem ser aquelas que mantenham um bom grau de condicionamento por toda a gestação sem almejar atingir picos de desempenho ou treinar para uma competição esportiva.
- Atividades físicas recomendadas durante a gravidez incluem caminhadas vigorosas, ciclismo estacionário, esqui *cross-country*, natação e hidroginástica. Se a gestante estiver habituada a correr, essa rotina pode ser mantida durante a gravidez, mas a intensidade do exercício deve estar em níveis de moderados a relativamente intensos. Evite atividades como mergulho, hipismo, esqui *downhill* e ginástica, que podem colocar o feto em risco de ferimentos por eventuais perdas de equilíbrio, acidentes ou trauma abdominal.
- Apesar da falta de evidências claras de que as lesões musculoesqueléticas sejam mais comuns durante a gravidez, essa possibilidade deve ser levada em conta ao se prescreverem exercícios para mulheres nesse estado, com especial atenção dada ao aumento de peso na gravidez e à elevada frouxidão ligamentar.
- Posições em decúbito dorsal devem ser evitadas o máximo possível durante o descanso e o exercício.
- Sinais que advertem a interrupção do exercício durante a gravidez incluem sangramento vaginal, respiração dificultosa antes do exercício, vertigem, dor de cabeça, dor no peito, fraqueza muscular, dor ou inchaço na sura, trabalho de parto prematuro, redução do movimento fetal e redução do volume do líquido amniótico.
- Mulheres com gestação anormal devem procurar orientação médica qualificada antes de tomar a decisão de praticar exercícios. Contraindicações relativas ao exercício aeróbio durante a gravidez incluem anemia grave, bronquite crônica, diabetes tipo 1 não adequadamente controlado, obesidade mórbida extrema, subpeso extremo, histórico de estilo de vida extremamente sedentário, hipertensão/pré-eclâmpsia não adequadamente controlada, limitações ortopédicas, tabagismo inveterado e distúrbios convulsivos ou problemas de tireoide não adequadamente controlados. Contraindicações absolutas devem ser determinadas por um médico e podem incluir doenças pulmonares e cardíacas, sangramento persistente no 2° ou 3° trimestre, previsão de parto prematuro, ruptura das membranas e hipertensão induzida pela gravidez.
- Gestantes que eram sedentárias antes da gravidez devem seguir uma progressão gradual para até 30 minutos diários. A gravidez não é um momento para aprimorar significativamente o condicionamento físico.

- Mulheres que alcançaram um alto nível de condicionamento antes da gravidez devem ter cautela ao praticar atividades em níveis elevados de condicionamento durante a gestação. Além disso, devem esperar uma queda natural dos níveis de condicionamento e atividade geral conforme o progresso da gravidez.
- Dada a variabilidade nas respostas da frequência cardíaca maternal ao exercício, zonas-alvo não devem ser utilizadas como base para monitorar a intensidade do exercício na gravidez. Percepções subjetivas do esforço são recomendadas, em uma faixa entre 12 e 14 (relativamente intenso). O exercício deve ser executado em um ambiente termoneutro, com especial atenção à hidratação adequada e à ingestão energética devida (300 Calorias extras por dia após a 13ª semana e uma ingestão calórica adicional, conforme necessário, a fim de compensar atividades físicas extras).
- Exercícios não extenuantes durante o pós-parto são comprovadamente eficazes na redução da depressão nesse período e não interferem no suprimento de leite durante a amamentação. Recomenda-se um retorno gradual às atividades anteriores.

LESÕES POR CALOR

Condições relacionadas ao calor provocam aproximadamente 240 mortes por ano nos EUA. Em sua grande maioria, essas mortes ocorrem em pessoas com mais de 50 anos de idade e não estão relacionadas a atividades de esforço físico. A real incidência de doenças causadas pelo calor em esportes é desconhecida, mas acredita-se que chegue à casa dos milhares a cada ano.

O American College of Sports Medicine alertou aos atletas que a exaustão por calor e o golpe de calor são seus principais inimigos.[80] Fatores de risco para essas condições são listados no Quadro 16.4.[80-86] As quatro principais formas de doenças causadas pelo calor – cãibras e exaustão por calor, golpe de calor e rabdomiólise de esforço – são analisadas nesta seção (ver no Cap. 9 uma análise da prática de exercícios em altas temperaturas). O Quadro 16.5 apresenta um resumo das normas do ACSM para a realização de provas de corrida.[80]

Cãibras por calor

As *cãibras por calor* envolvem dores e espasmos musculares e estão associadas a sintomas como fraqueza, fadiga, náusea, vômitos e aumento da frequência cardíaca. Entre os primeiros socorros, estão remover a vítima para um local arejado, mantê-la deitada e administrar 1 ou 2 copos de água com a adição de ¼ de uma colher de chá de sal em cada um deles. A causa da cãibra normalmente é um déficit de sal decorrente da sudorese intensa durante o exercício extenuante prolongado.[82]

Exaustão por calor

A *exaustão por calor*, essencialmente a depleção de líquidos do organismo em razão da falta de sal ou da privação de água, é caracterizada por fadiga, fraqueza e colapso. A exaustão é a forma mais comum de lesão por calor entre atletas e soldados.[82]

Capítulo 16   Riscos do Exercício   **673**

Quadro 16.4

Fatores de risco e sintomas de doenças relacionadas ao calor

Em função das consequências potencialmente graves das doenças causadas pelo calor, todos os atletas e profissionais do *fitness* devem estar alertas a estes fatores de risco e sintomas:

Fatores de risco

1. Obesidade (ou elevado índice de massa corporal)
2. Baixo nível de condicionamento físico
3. Desidratação
4. Falta de aclimatização ao calor
5. Histórico anterior de golpe de calor
6. Privação do sono
7. Alguns medicamentos, incluindo diuréticos e antidepressivos
8. Distúrbio na glândula de suor ou queimadura solar
9. Enjoo acompanhado de febre, infecção no trato respiratório, diarreia

Sintomas

1. Perda de coordenação
2. Andar cambaleante
3. Dor de cabeça
4. Náusea
5. Vertigem
6. Apatia
7. Confusão
8. Distúrbio de consciência

Fonte: Adaptado de American College of Sports Medicine. Position stand on heat and cold illnesses during distance running. *Med Sci Sports Exerc* 27:i-x, 1996.

Quadro 16.5

Recomendações do ACSM para organizadores de provas e coordenadores médicos de eventos esportivos comunitários

O American College of Sports Medicine preconiza que as seguintes recomendações sejam aplicadas por organizadores de provas e coordenadores médicos de eventos esportivos comunitários que envolvam exercício intenso ou prolongado em ambientes amenos e estressantes.

1. *Organização da prova*. As provas de distância devem ser programadas evitando-se meses extremamente quentes e úmidos ou muito frios. Provas realizadas durante o verão devem ser programadas nas primeiras horas da manhã ou da noite. O índice de estresse por calor deve ser mensurado no local da corrida, usando-se a temperatura de globo úmido (TGU). Se o índice de TGU estiver acima de 28°C, deve-se considerar o cancelamento ou adiamento da prova. Um estoque adequado de líquidos deve estar disponível antes da largada, ao longo do percurso e ao final da prova. Recomende aos atletas que bebam 150 a 300 mL a cada 15 minutos. A imersão em água fria ou gelada (com gelo) é o meio mais eficaz de resfriamento de um atleta com hipertermia ou golpe de calor. Integrantes do *staff* da prova devem estar cientes dos sinais de condições por calor iminentes e devem advertir os atletas a reduzir o ritmo ou parar se aparentarem estar em dificuldades. Comunicação via rádio ou telefone celular deve estar disponível em diversos pontos do percurso para respostas de emergência.

2. *Supervisor médico*. Um médico especializado em medicina esportiva deve acompanhar a prova de perto, trabalhando em conjunto com o diretor, a fim de aumentar a segurança geral e fornecer assistência médica adequada a todos os participantes.

3. *Apoio médico*. O supervisor médico deve alertar os hospitais locais e serviços de ambulância. Equipes médicas de apoio e instalações devem ser disponibilizadas no local da prova.

4. *Orientação dos competidores*. Os organizadores da prova devem conduzir clínicas e publicar artigos nos meios de comunicação locais a fim de orientar os corredores sobre doenças causadas pelo calor e medidas a serem tomadas para reduzir esse risco. Sinalizações no percurso da prova devem advertir os atletas sobre o estresse causado pelo calor ambiental.

Fonte: Adaptado de American College of Sports Medicine. Position stand on heat and cold illnesses during distance running. *Med Sci Sports Exerc* 27:i–x, 1996.

Nessa condição, ocorrem sudorese em profusão, e empalidecimento e umidificação da pele, ao passo que a temperatura do corpo geralmente se encontra próxima do normal. Os primeiros socorros incluem remover a vítima para um local o mais arejado possível, retirar suas roupas e resfriá-la (com aplicações de água gelada, ventiladores formando uma corrente de ar ou sacos de gelo). Deve-se tomar cuidado para evitar que a vítima sofra uma queda muito grande de temperatura. Soluções eletrolíticas orais bastam na maioria dos casos, mas alguns atletas podem precisar de 3 a 4 litros após o exercício prolongado. As soluções intravenosas mais comumente utilizadas são 5% de dextrose em 0,45% de NaCl.[84] Tabletes de sal não são recomendados.

Golpe de calor

O *golpe de calor* distingue-se por uma temperatura extremamente alta ($\geq$ 40°C) e distúrbios no mecanismo de suor. A pele torna-se quente, avermelhada e seca (embora o suor

possa persistir), o pulso torna-se rápido e forte e a vítima pode ficar inconsciente ou desorientada. Os primeiros socorros incluem remoção da vítima para um local arejado, remoção das roupas e resfriamento o mais rápido possível com todos os meios disponíveis, incluindo água fria, gelo, ventiladores ou esfregamento com álcool (banhos de água com gelo são os mais indicados).[85] A rapidez é essencial. O golpe de calor é uma situação que coloca a vida em risco e está associada a uma mortalidade de 10 a 80%.

Rabdomiólise por esforço

A *rabdomiólise por esforço* é a degeneração do músculo esquelético causada por exercício excessivo não habitual em dias quentes. Os sintomas incluem dores musculares, fraqueza e inchaço; urina escura (decorrente de um pigmento chamado mioglobina); e níveis elevados de enzimas musculares e componentes químicos no sangue. Em casos raros, a mioglobina pode precipitar nos rins, causando insuficiência renal e morte. Incidentes graves de rabdomiólise costumam ocorrer no início de um programa de treinamento, quando o exercício é intenso e acompanhado de estresse por calor e desidratação.

Medindo a temperatura para avaliar o risco do exercício

A tabela de "temperatura aparente" do National Weather Service [Serviço Nacional de Meteorologia dos EUA] é derivada de mensurações da umidade relativa e temperatura do ar e pode ser adaptada para situações com nuvens e vento leve (ver Fig. 16.14). A forma mais simples de mensuração do estresse de calor ambiental é a *temperatura de bulbo úmido* (TBU). A TBU é obtida colocando-se um fio ao redor do bulbo de um termômetro, umedecendo-o e, em seguida, insuflando ar com um ventilador, a fim de determinar os efeitos da evaporação na leitura da temperatura. Como a evaporação é afetada pela umidade, a TBU ajudará a fornecer um guia para o grau de estresse ambiental. Uma TBU de 26°C ou mais requer o adiamento de exercício.

A *temperatura de globo úmido* (TGU) consiste em uma leitura da temperatura do bulbo seco, uma leitura da temperatura do bulbo úmido e uma leitura da temperatura do globo negro. O globo negro, que nada mais é que um termômetro posicionado com seu bulbo no interior de uma esfera de cobre pintada de preto, mede o efeito do calor radiante do sol. Todas as leituras são feitas ao ar livre, e devem-se permitir 30 minutos de exposição antes que sejam realizadas. Para computar a TGU, utilize a seguinte fórmula:

TGU (°F) = (0,7 × bu) + (0,2 × g) + (0,1 × bs)

onde bu = temperatura do bulbo úmido; g = temperatura do globo e bs = temperatura do bulbo seco (°F).

Os seguintes padrões foram desenvolvidos especialmente para as corridas de participação em massa:[80]

< 65 TGU	Baixo risco
65-73 TGU	Risco moderado (alerte os corredores de que as condições podem piorar)
72-82 TGU	Alto risco (alerte os corredores; aqueles que apresentam risco alto não devem correr)
> 82 TGU	Risco muito alto (adie a prova)

POLUIÇÃO AMBIENTAL

A poluição do ar é suspeita de provocar danos à saúde, incluindo um aumento do risco de câncer de pulmão e outras doenças pulmonares.[87-90] Em 1952, o número imoderado de 4 mil mortes ocorreu em Londres em decorrência de um grande acúmulo de poluentes do ar emitidos pela queima de combustíveis fósseis, bloqueados por uma forte camada de inversão de temperatura.[87] Episódios semelhantes ocorreram na Bélgica e na Pensilvânia, EUA. Em um estudo de 15 anos com mais de 8 mil adultos em seis cidades norte-americanas, pesquisadores de Harvard demonstraram que a morte causada por câncer e doenças de pulmão foi 26% maior entre aqueles que moravam em áreas mais poluídas.[88] A mortalidade foi mais fortemente associada aos particulados finos, como fuligem, condensados ácidos e par-

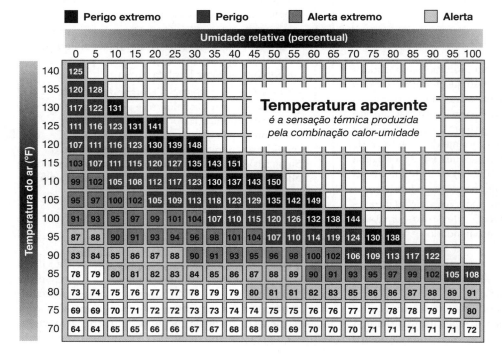

Figura 16.14 A temperatura aparente é baseada na temperatura e na umidade relativa do ar. As zonas de "alerta" e "perigo" são recomendações dadas a todas as pessoas que praticam atividades diárias (excetuando-se exercícios intensos). Observação: Para converter os graus Farenheit para Celsius, utilize a fórmula: °C = (°F - 32)/1,8. Fonte: National Oceanic and Atmospheric Administration.

Quadro 16.6

Índice de qualidade do ar

Qualidade do ar	Condições de temperatura	Recomendações de saúde
Boa (0,00-0,064 partes por milhão [ppm] de ozônio)	Temperaturas frescas de verão Vento ou céu nublado Chuva recente ou frente fria	Nenhuma
Moderado (0,065-0,084 ppm de ozônio)	Temperaturas médias de verão Vento leve a moderado Sistemas de alta pressão ou céu parcialmente nublado	Indivíduos extremamente sensíveis, geralmente com doenças respiratórias, devem limitar o esforço prolongado ao ar livre
Insalubre para grupos sensíveis (0,085-0,104 ppm de ozônio)	Temperaturas acima de 27°C Vento leve Céu ensolarado	Pessoas com doenças respiratórias e outros indivíduos sensíveis devem limitar o exercício prolongado ao ar livre
Insalubre (0,105-0,124 ppm de ozônio)	Tempo nebuloso, quente e úmido	Pessoas com doenças respiratórias e outros indivíduos sensíveis devem evitar o exercício ao ar livre. Outros grupos devem limitar o exercício prolongado ou vigoroso ao ar livre
Muito insalubre ou perigoso (0,125-0,374 ppm de ozônio)	Calor contínuo, tempo estagnado	Pessoas com doenças respiratórias e outros indivíduos sensíveis devem evitar a atividade ao ar livre. Outros grupos devem limitar ou evitar o exercício ao ar livre

Você provavelmente já ouviu relatórios da qualidade do ar no rádio ou na TV. O índice de qualidade do ar é uma medida de ozônio, o principal componente da *smog*. O ozônio se forma quando a luz solar reage com hidrocarbonetos emitidos pelos carros e por várias fontes comerciais e industriais.

Uma camada benéfica de ozônio existe naturalmente nos níveis elevados da atmosfera e nos protege dos raios prejudiciais do sol. O ozônio na *smog*, porém, pode irritar nossos pulmões, causando dificuldades de respiração, chiado e tosse. As primeiras pessoas a sentir os efeitos dos altos níveis de ozônio, os chamados grupos sensíveis, incluem crianças; idosos; pessoas com problemas respiratórios, como asma; e adultos que trabalham ou se exercitam ao ar livre.

A U.S. Environmental Protection Agency reformulou recentemente o índice de qualidade do ar incluindo algumas medidas de precaução para esses grupos sensíveis.

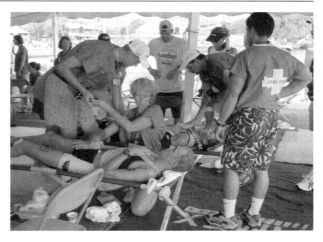

Fonte: U.S. Environmental Protection Agency.

tículas de nitrato e sulfato, que podem ser respirados para dentro dos pulmões, colocando em risco a saúde. De acordo com o Centers for Disease Control (CDC) and Prevention, 66% da população norte-americana está em risco de exposição excessiva a "partículas inaláveis" da poluição do ar.[89]

O CDC relacionou os praticantes de exercícios como "um grupo importante de risco" para os efeitos do ozônio e de outros poluentes do ar.[89] O efeito a longo prazo da prática de exercícios em ar com particulados finos é desconhecido, mas o bom senso recomendaria cautela, especialmente em dias com altos níveis.

Durante o repouso, o ser humano típico ventila apenas 6 litros de ar por minuto. Durante o exercício intenso, as mulheres são capazes de ventilar 60 a 90 litros de ar por minuto e os homens, 100 a 130 litros por minuto. Obviamente, a dose de poluentes do ar adentrando o organismo aumenta; assim, o exercício agrava os efeitos pulmonares habituais da poluição do ar.[91]

Há dois tipos de poluentes do ar: primários e secundários. Os *poluentes primários* incluem monóxido de carbono (CO), dióxido de carbono (CO_2), óxido de nitrogênio (NO) e materiais particulados, como chumbo, carbono grafite e cinza volante. Os *poluentes secundários* são formados pela ação química entre os poluentes primários e os componentes químicos naturais na atmosfera. Entre os exemplos, estão ozônio (O_3), ácido sulfúrico (H_2SO_4), ácido nítrico (HNO_3), nitrato peroxiacetil e uma série de outros compostos orgânicos e inorgânicos.

O *ozônio* é produzido pela reação fotoquímica entre a luz solar e os hidrocarbonos e dióxido de nitrogênio provenientes dos escapamentos dos automóveis. O Quadro 16.6 re-

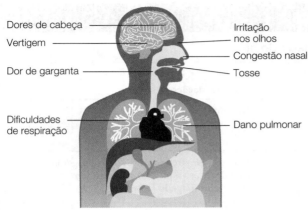

Figura 16.15 Sintomas do ozônio. O ozônio reage rapidamente, causando múltiplos sintomas. O *ozônio troposférico* (ao nível do solo) é o principal ingrediente da poluição urbana. O ozônio de ocorrência natural na atmosfera superior protege a vida filtrando a radiação ultravioleta proveniente do sol. O primeiro tipo é produzido por emissões industriais ou de veículos combinadas à luz solar e ao calor durante épocas com pouco ou nenhum vento. *Riscos à saúde*: Altas concentrações de ozônio podem causar inflamação e irritação do trato respiratório. O ozônio pode agravar problemas de asma e alergia e aumentar a suscetibilidade a infecções pulmonares. O dano causado por esse poluente aos pulmões pode persistir por dias após o fim da exposição. *Pessoas mais vulneráveis*: Entre aqueles mais suscetíveis a sofrer os efeitos da poluição do ozônio estão pessoas com doenças pulmonares, idosos, crianças e adultos saudáveis que se exercitam ao ar livre. Crianças são particularmente vulneráveis porque habitualmente brincam fora de casa e, em dias abafados, respiram de maneira mais rápida, inalando uma maior quantidade de ar poluído.

sume os novos valores do índice de qualidade do ar e recomendações à saúde definidas pela Agência de Proteção Ambiental dos EUA. Na região de Los Angeles, EUA, os níveis de ozônio atingem 0,2 ppm por uma hora ou mais em aproximadamente 180 dias por ano.[91]

A toxicidade do ozônio se deve a sua ação como oxidante.[91-96] Ele é extremamente reativo, afetando as membranas pulmonares. Foi demonstrado que o ozônio causa lesão tecidual e inflamação pulmonar, além de apresentar uma reação rápida.[94] Os sintomas incluem pressão no peito, tosse, dor de cabeça, dispneia, náusea, irritação na garganta e queimação nos olhos (ver Fig. 16.15).

O exercício intenso praticado sob o ar poluído com ozônio prejudica a capacidade de exercitar-se e reduz a função pulmonar, ao menos temporariamente.[91-97] Danos estatisticamente significativos no desempenho do exercício podem ocorrer em níveis de 0,2 ppm. No entanto, os indivíduos apresentam uma ampla variação na maneira como respondem ao ozônio. Sintomas subjetivos relatados incluem falta de ar, tosse, salivação excessiva, garganta áspera e dificuldade em respirar.

Uma constatação intrigante é de que a sensibilidade ao ozônio se reduz com a exposição repetida.[95] Resultados mostram que, ao final de um período de quatro dias de exercício contínuo sob condições de poluição, melhorias significativas são experimentadas no $\dot{V}O_{2max}$ e no tempo de performance, com diminuição dos sintomas subjetivos. Embora habituar-se a essas condições ambientais possa beneficiar o desempenho em competições, as consequências a longo prazo dessa exposição contínua podem ser indesejáveis. Existem dados que sugerem que uma alta exposição ao ozônio ao longo de 10 a 20 anos prejudique a função pulmonar.[97]

MORTE SÚBITA POR ATAQUE CARDÍACO

De todos os potenciais problemas associados ao exercício, aquele que causa maior controvérsia é o seu efeito sobre o coração.

A história de Jim Fixx

Ao norte de Vermont, nos EUA, ao fim da tarde de uma sexta-feira, 20 de julho de 1984, um motociclista que passava pelo local descobriu um homem jazendo morto ao lado da estrada. Seus únicos trajes eram um shorts e um tênis de corrida da Nike. O homem era Jim Fixx, autor de *O guia completo de corrida*. Este livro incrivelmente bem-sucedido havia permanecido na lista dos mais vendidos por quase dois anos, ajudando a acelerar a febre em torno da corrida no final dos anos 1970. Jim Fixx havia se tornado um dos principais porta-vozes dos benefícios da corrida à saúde. Agora estava morto – ainda com seus tênis –, deixando diversos de seus leitores incomodados. Jim Fixx morreu de parada cardíaca, correndo atrás do condicionamento e da saúde que tanto defendia para todos.[98]

Na autópsia, foi descoberto que todos os vasos sanguíneos de Fixx estavam parcial ou quase completamente bloqueados pelo acúmulo de placa aterosclerótica. A artéria coronária circunflexa esquerda estava 99% obstruída e o tecido de cicatrização indicava que outros três ataques cardíacos haviam ocorrido nos dois meses que antecederam sua morte. Como um homem aparentemente no ápice do condicionamento, tendo corrido 100 a 110 quilômetros por semana durante mais de 12 anos, podia ser fulminado por uma doença mais intrinsecamente associada a uma vida sedentária?

Jim Fixx, apesar da corrida, encontrava-se em um grau de risco extremamente alto de apresentar doenças cardíacas e, ainda assim, preferiu ignorar os sinais de alarme. O pai de Jim havia morrido de parada cardíaca aos 43 anos de idade. (Histórico familiar de doenças cardíacas, especialmente antes dos 55 anos para os homens, é um fator de risco extremamente potente; ver Cap. 10.)

Até meados de seus 30 anos de idade, Jim Fixx fumava dois maços de cigarro por dia, alimentava-se quase que só à base de carne e batatas, pesava 100 quilogramas e tinha um cargo executivo altamente estressante. Aos 35 anos, ele repentinamente tentou dar um giro em sua vida e passou a correr vários quilômetros. Perdeu peso e logo começou a correr maratonas. Fixx, porém, decidiu que não era necessário consultar um médico, mesmo sofrendo sinais de alerta relacionados a doenças cardíacas, tais como sensação de aperto na garganta e no peito. (Seis meses antes da morte de Fixx, Ken Cooper o havia convidado a passar por um teste de estresse, mas ele recusou.) Além disso, Fixx não estava conseguindo lidar com a tensão, o estresse e a pressão da fama.

Dezessete anos mais tarde, aos 52 anos de idade, Jim Fixx jazia próximo à estrada de Vermont, morto por um ataque cardíaco. A corrida pode ter prolongado um pouco sua vida, mas, ao que tudo indica, acabou também sendo a responsável por sua morte.

Exercício e ataque cardíaco: uma faca de dois gumes

É provável que não haja um único entusiasta de *fitness* que não tenha lido relatos sobre atletas famosos que morreram em quadras de basquete, corredores encontrados mortos ainda

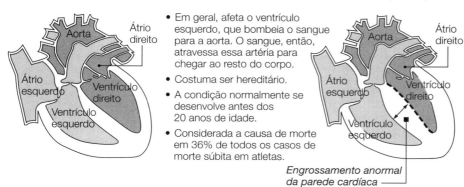

Figura 16.16 A cardiomiopatia hipertrófica é um engrossamento anormal da parede muscular do ventrículo esquerdo que normalmente não é detectado durante exames físicos de rotina e que pode causar morte súbita em atletas jovens. Médicos especialistas consideram a cardiomiopatia hipertrófica o defeito cardíaco fatal mais comum entre jovens atletas. Um atleta com essa condição pode competir durante anos sem demonstrar quaisquer sintomas e, repentinamente, sofrer um ataque cardíaco.

com seus tênis, executivos caídos sobre suas esteiras ou pais de meia-idade encontrados mortos ao lado de suas pás de neve. Exemplos além do de Jim Fixx incluem as estrelas do basquete Reggie Lewis, "Pistol Pete" Maravich e Hank Gathers, e o presidente da MCI Bill McGowan. Durante a "nevasca do século", em 1993, muitas pessoas ao longo da costa leste norte-americana morreram em decorrência de ataques cardíacos repentinos enquanto retiravam a neve do acesso de suas garagens.

Ainda assim, conforme analisado no Capítulo 10, pessoas que praticam exercícios regularmente têm menor probabilidade de morrer por doenças cardíacas do que aqueles que os evitam (o risco relativo da inatividade é de aproximadamente 1,9). Segundo o Centers for Disease Control and Prevention, uma vez consideradas todas as evidências, a falta de exercícios é tão responsável pela epidemia de doenças cardíacas nos EUA quanto níveis elevados de pressão arterial, colesterol e tabagismo.[99]

Se o exercício é benéfico ou prejudicial ao coração aparentemente depende de quem é a pessoa. Em um estudo com 158 atletas que morreram jovens (média de idade de 17 anos) e no auge do condicionamento físico, 134 deles possuíam defeitos no coração ou nos vasos sanguíneos que eram presentes ao nascimento.[100] O mais comum era a cardiomiopatia hipertrófica, um engrossamento do principal músculo cardíaco responsável pelo bombeamento do sangue (ver Fig. 16.16). Em outras palavras, quando um jovem atleta morre durante ou logo após o exercício, a causa frequente é um defeito de nascença no sistema cardiovascular. Há um apelo renovado por parte de diversos especialistas de que, apesar da relativa raridade desse tipo de morte e do custo dos testes, jovens atletas devam ser examinados antes da participação em modalidades esportivas (ver Cap. 3).[101,102]

Entretanto, para a maioria dos indivíduos com mais de 30 anos de idade que morrem durante ou logo após o exercício, a causa é completamente diferente: uma estenose dos vasos sanguíneos coronarianos, causada pelos depósitos de colesterol e gordura, denominada *aterosclerose* (como no caso de Jim Fixx).[102-105] Entre 4 e 15% dos ataques cardíacos ocorrem durante ou logo após o exercício vigoroso, tornando o esforço físico um dos mais típicos causadores do ataque cardíaco agudo.[105] Ao que tudo indica, quando pessoas com esses vasos sanguíneos estenosados esforçam-se intensamente durante o exercício, o aumento da frequência cardíaca e da pressão arterial pode romper os depósitos, desencadeando uma série de eventos que causam um bloqueio total e o ataque cardíaco.[102-105] Em outras palavras, adultos de meia-idade ou mais velhos que morrem durante o exercício

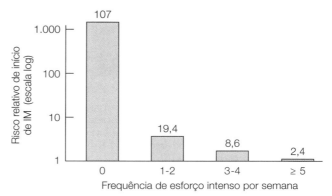

Figura 16.17 Risco de infarto do miocárdio após esforço intenso. Durante a hora que sucede o esforço intenso, o risco relativo de infarto do miocárdio é muito maior para pessoas sedentárias do que para aquelas que se exercitam regularmente. Fonte: Dados de Kreider RB, Fry AC, O'Tolle ML. *Overtraining in Sport*. Champaign, Illinois: Human Kinetics, 1998.

tendem a ser pessoas já portadoras de doença cardíaca. Tais pessoas encontram-se em grande risco desde o início e, portanto, o exercício vigoroso causa nelas um ataque cardíaco.

Pesquisadores da Universidade de Harvard estudaram episódios de ataque cardíaco de 1.228 homens e mulheres e constataram que o risco após esforço intenso era 5,9 vezes maior comparado ao risco em intensidades mais leves ou sem nenhum esforço.[103] Conforme demonstrado na Figura 16.17, o esforço físico intenso apresentou risco particular para pessoas que eram habitualmente inativas. Em outras palavras, pessoas que normalmente se exercitavam muito pouco e, então, resolviam executar um esforço vigoroso (p. ex., remover neve com uma pá) apresentavam uma probabilidade muito maior de sofrer um ataque cardíaco do que aqueles habituados a praticar exercícios (ver Fig. 16.18). Esses pesquisadores concluíram que, a cada ano nos EUA, 75 mil pessoas sofrem ataques cardíacos após o exercício vigoroso e tais vítimas geralmente são sedentárias e têm um alto risco inicial de ataque cardíaco. Outro estudo, realizado na Alemanha, também concluiu que "um período de atividade física intensa está associado a um aumento temporário do risco de sofrer um infarto do miocárdio, particularmente entre pacientes que se exercitam com pouca frequência".[104] Um estudo com 640 pacientes com ataques cardíacos agudos mostrou que os ataques relacionados ao esforço físico ocorrem em pessoas habitualmente inativas com múltiplos fato-

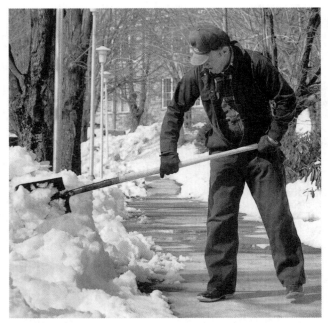

Figura 16.18 Pessoas que normalmente exercem pouquíssimo esforço físico e apresentam alto risco de doenças cardíacas são muito mais propensas a sofrer um ataque cardíaco durante o exercício do que indivíduos que apresentam baixo risco e já estão habituados ao exercício regular.

6	
7	Muito, muito leve
8	
9	Muito leve
10	
11	Razoavelmente leve
12	
13	Relativamente intenso
14	
15	Intenso
16	
17	Muito intenso
18	
19	Muito, muito intenso
20	Máximo

Exercício leve
Alguns benefícios para a saúde, porém com mínima melhora do condicionamento

Exercício moderado
Benefícios de saúde e de condicionamento com mínimo risco

Exercício intenso
Para aqueles que almejam um alto condicionamento. Pode precipitar ataques cardíacos em indivíduos com risco elevado

Figura 16.19 Riscos e benefícios do exercício utilizando a percepção subjetiva de esforço. A escala de percepção subjetiva de esforço pode ser utilizada para orientar praticantes de exercícios em relação às metas e aos níveis de condicionamento. O risco de ataque cardíaco é maior quando a percepção de esforço vai de "intenso" a "máximo".

res de risco de doenças cardíacas.[105] Esses pacientes podem beneficiar-se de um treinamento de exercícios em intensidade moderada e uma agressiva modificação do fator de risco antes de praticarem atividades físicas vigorosas.

Em um estudo com 36 maratonistas que haviam sofrido morte súbita ou experimentado um ataque cardíaco repentino, pesquisadores constataram que, na maioria dos casos, um forte histórico familiar de doenças cardíacas, colesterol sanguíneo elevado ou sintomas prévios alarmantes (p. ex., dor no peito) estavam presentes.[106] A maioria dos corredores apresentou sintomas de doença cardíaca, mas negaram tê-la e continuaram a treinar e competir até, por fim, sofrerem um ataque cardíaco ou morrerem, como aconteceu com Jim Fixx.[107]

É importante compreender que o risco de ataque cardíaco durante o exercício é um acontecimento raro, apesar dos relatos dos meios de comunicação. A maior parte dos pesquisadores constatou que, em um dado ano, menos de 10 a cada 100 mil homens sofrerão um ataque cardíaco durante o exercício.[102,107-109] Essas vítimas geralmente são homens sedentários que já tinham doenças cardíacas ou apresentavam um elevado risco para elas e, então, exercitaram-se de uma maneira muito intensa para o seu nível de condicionamento. Se um indivíduo apresenta um baixo risco de doença cardíaca, não sofreu quaisquer sintomas e exercita-se de forma moderada, o risco é extremamente baixo e, acima de tudo, o risco de doenças cardíacas deve estar, na verdade, reduzido, em função do programa regular de exercícios.

Pessoas com alto risco de doenças cardíacas devem evitar o esforço intenso até serem liberadas por seus médicos após passarem por um teste máximo de ECG em esteira (ver Cap. 3). Mesmo após a liberação, elas devem evitar o esforço físico intenso até que o condicionamento seja gradativamente aprimorado e os fatores de risco para doenças cardíacas tenham sido controlados. A Figura 16.19 descreve as recomendações quanto à intensidade do exercício utilizando a escala de percepção subjetiva do esforço.

RISCO DE INFECÇÃO DO TRATO RESPIRATÓRIO SUPERIOR

Pessoas que praticam exercícios relatam menos casos de gripe em relação a seus correlatos sedentários.[110,111] Um levantamento realizado em 1989 pela revista *Runner's World*, por exemplo, revelou que 61% de um total de 700 corredores amadores relataram uma redução no número de resfriados desde que começaram a correr, enquanto apenas 4% acreditavam que esse número havia aumentado. Em outro levantamento com 170 corredores que treinavam há 12 anos, 90% relataram concordar em absoluto ou em grande parte com a afirmação de que raramente ficavam doentes. Um estudo com 750 atletas master (com idades variando entre 40 e 81 anos) demonstrou que 76% acreditavam que estavam menos vulneráveis a doenças virais do que suas contrapartes sedentárias.

Pouquíssimos estudos foram realizados na área de exercício moderado e gripes, de maneira que mais pesquisas são certamente necessárias para investigar essa interessante questão. Foram conduzidos alguns poucos estudos aleatórios e controlados com jovens e mulheres idosas.[112,113] Neles, mulheres nos grupos de exercícios caminharam vigorosamente por 35 a 45 minutos, cinco dias por semana, por 12 a 15 semanas durante o inverno/primavera ou outono, ao passo que os grupos de controle permaneceram fisicamente inativos. Os resultados apontaram para a mesma direção relatada por entusiastas de *fitness*: aquelas que caminharam apresentaram sintomas de gripe em cerca de metade dos dias relatados pelo grupo de controle de sedentários.

Outra pesquisa demonstrou que, durante o exercício moderado, diversas alterações positivas ocorrem no sistema imunológico.[111,114,115] Os hormônios de estresse, que podem causar supressão da imunidade, não apresentam elevação durante o exercício moderado. Embora o sistema imunológico retorne aos níveis pré-exercício muito rapidamente após o

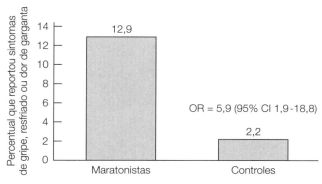

Figura 16.20 O risco de infecção do trato respiratório superior aumenta durante a semana que sucede a prova de maratona. Durante a semana após a maratona de Los Angeles (março de 1987), a probabilidade de serem relatadas infecções do trato respiratório superior entre os corredores que realizaram a prova foi 5,9 vezes maior do que entre aqueles que treinaram mas não participaram da prova. Fonte: Nieman DC, Johansen LM, Lee JW, Cermak J, Arabatzis K. Infectious episodes in runners before and after the Los Angeles marathon. *J Sports Med Phys Fit* 30:316-328, 1990.

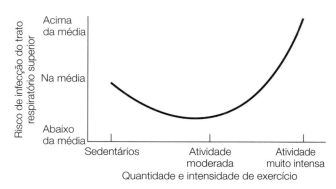

Figura 16.21 Enquanto a atividade física moderada pode reduzir o risco de infecção do trato respiratório superior, o esforço intenso pode elevar esse risco. Fonte: Nieman DC. Exercise upper respiratory tract infection, and the immune system. *Med Sci Sports Exerc* 26:128-139, 1994.

término de uma sessão, cada sessão representa um aumento que parece reduzir o risco de infecções a longo prazo. Ainda que as recomendações de saúde pública devam ser consideradas como experimentais, os dados quanto à relação entre exercício moderado e o risco reduzido de doenças são consistentes com as normas que pregam ao público em geral a prática de caminhadas vigorosas em uma frequência quase diária.[111]

Por outro lado, entre atletas de elite e seus treinadores, há uma percepção comum de que o esforço intenso baixe a resistência a resfriados.[111,116] Liz McColgan, por exemplo, uma das melhores corredoras da Escócia, culpou o sobretreinamento "que ocasionou uma gripe e duas doenças subsequentes" como principal razão por seu fraco desempenho no Campeonato Mundial *Cross-Country* em 1992. Uta Pippig, vencedora da Maratona de Boston de 1994, resfriou-se uma semana antes da prova, após treinar 225 quilômetros por semana em altitude. Pippig alegou que "quando se está em um nível tão alto assim, pode-se despencar muito rapidamente". Alberto Salazar, que já foi considerado um dos melhores maratonistas do mundo, relatou que, durante o treinamento para a maratona olímpica de 1984, pegou 12 resfriados em 12 meses. "Meu sistema imunológico estava completamente abalado", recorda ele. "Peguei de tudo. Achava que devia viver dentro de uma bolha." Durante os Jogos Olímpicos e os Jogos de Inverno, tem sido frequentemente relatado por médicos "que as infecções respiratórias superiores são abundantes" e que "os problemas mais desgastantes com os atletas eram as infecções".[111]

Para determinar se tais relatos anedóticos eram verdadeiros, pesquisadores estudaram um grupo de 2.311 maratonistas que correram a maratona de Los Angeles em 1987.[117] Durante a semana que sucedeu a prova, 1 em cada 7 corredores ficou doente, um índice seis vezes maior do que o número de corredores que treinaram mas não correram a maratona (ver Fig. 16.20). Durante os dois meses que antecederam a competição, corredores que treinaram 100 quilômetros por semana apresentaram uma probabilidade de contrair doenças duas vezes maior em comparação aos atletas cujo treino foi inferior a 30 quilômetros semanais. Pesquisadores da África do Sul também confirmaram que, após um esforço físico típico de uma maratona, os corredores encontram-se em alto risco de contrair doenças.[118,119]

O sistema imunológico de maratonistas tem sido estudado sob condições laboratoriais antes e depois de uma corrida de 2 a 3 horas.[116,120] Uma queda pronunciada da função imunológica ocorre, durante 12 horas ou mais, dependendo da mensuração imunológica. Boa parte dessa supressão aparentemente está relacionada à elevação nos hormônios de estresse, que são secretados em grande quantidade durante e após o esforço intenso. Diversos imunologistas do exercício acreditam que isso possibilita que vírus se alastrem e se instalem no organismo.[111,114,116]

Em conjunto, esses estudos sobre a relação entre exercício e infecção possuem implicações potenciais para a saúde pública e, para o atleta, podem representar a diferença entre a possibilidade de participar de competições, ter um desempenho abaixo da média ou ausentar-se por completo de um evento em função de uma doença. A relação entre exercício e infecção pode ser ilustrada na forma de uma curva em "J".[111] Esse modelo sugere que, embora o risco de infecção possa ser reduzido a níveis inferiores àqueles de um indivíduo sedentário ao se executar um treinamento de esforço moderado, o risco pode ser elevado acima da média durante períodos de quantias excessivas de exercício de alta intensidade (ver Fig. 16.21).

Atletas precisam treinar intensamente a fim de se preparar para uma competição. Embora isso provoque um aumento do risco de infecções caso o treino se torne excessivamente intenso, há diversas recomendações práticas que podem ser seguidas pelo atleta a fim de minimizar o impacto de outros fatores de estresse ao sistema imunológico:[111]

- Mantenha os demais estresses cotidianos em níveis mínimos. O estresse psicológico por si só tem sido associado a um maior risco de infecções do trato respiratório superior.
- Consuma uma dieta equilibrada para manter as concentrações de vitaminas e minerais no organismo em níveis ideais.
- Evite o sobretreinamento e a fadiga crônica.
- Mantenha uma quantidade adequada de sono regularmente. A perturbação do sono tem sido associada à supressão da imunidade.
- Evite perda rápida de peso (que também foi relacionada a alterações imunológicas adversas).
- Evite levar as mãos aos olhos e ao nariz (principais vias de introdução de vírus no organismo). Antes de eventos

importantes de corrida, evite, quando possível, o contato com pessoas doentes e multidões.

- Para atletas que competem durante os meses de inverno, vacinas contra a gripe são recomendadas.
- Tome bebidas contendo carboidrato antes, durante e depois de provas de corrida do tipo maratona ou em sessões de treinos especialmente intensas. Isso pode reduzir o impacto dos hormônios de estresse sobre o sistema imunológico.

Atletas e entusiastas do *fitness* muitas vezes têm dúvidas se deveriam exercitar-se ou descansar durante uma enfermidade. Os estudos com seres humanos são insuficientes para propiciar uma resposta definitiva.[111] Estudos feitos com animais, no entanto, geralmente corroboram com a constatação de que 1 ou 2 períodos de exercício exaustivo seguido de injeção no animal com determinados tipos de vírus ou bactérias provocaram um surgimento de infecções ou sintomas mais graves com maior frequência.

Entre atletas, é amplamente comprovado que a capacidade para competir é reduzida durante a enfermidade. Além disso, diversos históricos de casos demonstraram que quedas repentinas e sem explicação no rendimento esportivo podem ocasionalmente estar relacionados a um episódio recente de doença.[111] Em alguns atletas, a prática de exercícios em períodos de enfermidade pode provocar um estado gravemente debilitante conhecido como "síndrome de fadiga pós-viral". Os sintomas podem persistir por vários meses, incluindo fraqueza, incapacidade de treinar intensamente, fácil fatigabilidade, infecções constantes e depressão.

Com relação à prática de exercícios durante a enfermidade, a maior parte das autoridades médicas na área de imunologia do exercício recomenda:[111,114,116]

- Em casos de sintomas típicos de gripe (p. ex., coriza e dor de garganta sem febre ou incômodo, e dor generalizada pelo corpo), o treinamento intenso de exercícios pode ser retomado de forma segura em poucos dias após a resolução dos sintomas.
- Exercícios em intensidade leve a moderada (p. ex., caminhada) durante uma gripe típica aparentemente não são prejudiciais. Em dois estudos que utilizaram *sprays* nasais contendo um rinovírus para provocar sintomas típicos de gripe, os voluntários conseguiram praticar exercícios durante a doença sem quaisquer efeitos negativos sobre a gravidade dos sintomas ou a capacidade de performance.
- Com sintomas de febre, cansaço extremo, dores musculares e inchaço das glândulas linfáticas, ao que tudo indica deve-se permitir um intervalo de 2 a 4 semanas antes da retomada do treinamento intensivo.

ASMA INDUZIDA PELO EXERCÍCIO

Dentre os vários desencadeadores da asma, a atividade física é um dos mais comuns.[121-128] Mais de 80% das crianças e 60% dos adultos asmáticos contraem asma induzida pelo exercício (AIE) durante ou após a prática. Nos Jogos Olímpicos de 1972, a AIE recebeu considerável atenção quando um nadador norte-americano perdeu a medalha de ouro em função do uso de um medicamento contra asma que era proibido.[121] O fato de

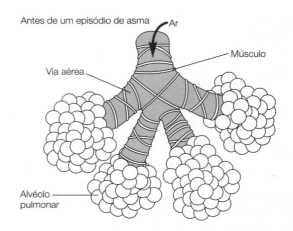
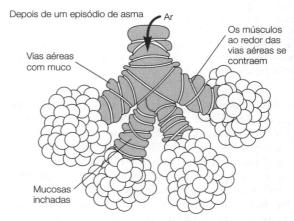

Figura 16.22 Durante um episódio de asma, os músculos ao redor das vias aéreas se contraem e a mucosa incha, produzindo muco.
Fonte: Flieger K. Controlling asthma. *FDA Consumer*, Novembro de 1996, 19-23.

que a AIE poderia ser controlada com instrução e medicamentos adequados passou a ser aceito após os relatos sobre o êxito dos atletas olímpicos norte-americanos. Dos 597 atletas dos EUA na Olimpíada de 1984, em Los Angeles, 11% relataram um histórico de AIE. Ainda assim, esses atletas conquistaram 41 medalhas. Nos Jogos Olímpicos de Seul, em 1988, aproximadamente 8% dos atletas norte-americanos foram confirmados como asmáticos e conquistaram, proporcionalmente, a mesma quantidade de medalhas que atletas sem asma. Nos Jogos Olímpicos de Inverno de 1998, em Nagano, no Japão, 22% dos atletas da delegação norte-americana tinham asma, porém os índices apresentavam uma grande variação entre as modalidades.[126]

Prevalência de asma

Asma (do grego *ásthma*, "ofegar") é uma inflamação dos pulmões que provoca um estreitamento das vias aéreas, dificultando a respiração. A inflamação torna as vias aéreas sensíveis a alérgenos, irritantes químicos, fumaça de cigarro, vento gelado ou exercício.[129-135] Quando se é exposto a tais estímulos, um ataque de asma pode ocorrer, provocando uma contração dos músculos ao redor das vias aéreas, o que reduz sua abertura. A mucosa da traqueia se incha (torna-se inflamada) e produz muco. Isso provoca tosse, respiração ofegante, compressão no peito e dificuldade em respirar, particu-

Capítulo 16 Riscos do Exercício **681**

Quadro 16.7

Dados sobre a asma*

Prevalência

- Um número cada vez maior de pessoas diz sofrer de asma. Essa doença pulmonar crônica é caracterizada pela inflamação dos canais de passagem do ar, que resulta no estreitamento temporário das vias aéreas que transportam o ar do nariz e da boca para os pulmões. Trata-se de uma das doenças mais comuns e que representam mais gastos para os EUA.

- A prevalência de asma vem aumentando desde o início da década de 1980, independentemente da idade, do sexo ou do grupo racial. No entanto, a prevalência da asma é mais alta em crianças do que em adultos, e em negros do que em brancos.

- Estima-se que o número de norte-americanos que sofrem de asma gire em torno de 17 milhões, dos quais aproximadamente 5 milhões têm menos de 18 anos de idade. É a doença crônica mais comum na infância, afetando cerca de 1 a cada 20 crianças.

Mortes

- A asma é a única doença crônica, além da aids e da tuberculose, com uma mortalidade crescente. Todos os dias 14 pessoas morrem de asma só nos EUA.

- A partir da década de 1980, a mortalidade em decorrência da asma aumentou 50% no total. A mortalidade entre crianças e adolescentes com até 19 anos aumentou em 80% desde 1980.

- Mais mulheres do que homens e mais negros do que brancos morrem de asma.

- Certos fatores indicam que muitas das mortes e hospitalizações relacionadas à asma são evitáveis quando a doença é adequadamente tratada. Por exemplo, pessoas com asma devem evitar fatores ambientais que causem um agravamento da doença, reconhecer sinais alarmantes iniciais de asma e a gravidade de um episódio da doença, tomar medicamentos apropriados conforme prescritos e procurar rapidamente ajuda médica quando problemas ocorrerem.

Custos

- Os gastos com asma em 2005 foram estimados em 18 bilhões de dólares. Os gastos diretos representaram 10 bilhões de dólares e os indiretos, 5 bilhões. As hospitalizações representaram a maior parcela dos gastos.

- Entre crianças de 5 a 17 anos de idade, a asma é a principal causa de absenteísmo escolar decorrente de uma doença crônica. Isso representa uma perda anual de mais de 10 milhões de dias escolares por ano e mais hospitalizações do que qualquer outra doença na infância.

- Para adultos, a asma é a quarta principal causa de faltas no trabalho, resultando em 15 milhões de dias de trabalho perdidos a cada ano.

- A asma também representa aproximadamente 1,8 milhão de entradas em salas de emergência e 10 milhões de visitas a consultórios médicos todos os anos.

- A asma resulta em aproximadamente um milhão e meio de hospitalizações a cada ano. Mais mulheres são hospitalizadas em decorrência da asma do que homens; o número de hospitalizações de negros é três vezes maior que o de brancos.

Diferenças étnicas

- A asma costuma afetar mais a vida de negros e hispânicos. Os primeiros apresentam uma probabilidade três vezes maior do que brancos de serem hospitalizados em função da asma, e três vezes maior de morrer em decorrência dessa doença.

- As diferenças raciais na prevalência, na morbidade e na mortalidade da asma estão altamente correlacionadas a baixas condições socioeconômicas, baixa qualidade do ar urbano, alérgenos de ambientes fechados, baixo nível educacional do paciente e atendimento médico inadequado.

*N.E.: Todos esses dados referem-se aos EUA.
Fonte: Asthma and Allergy Foundation of America (AAFA). 1233 20th Street, NW, Suite 402, Wahington, DC, 20036. www.aafa.org [em inglês].

larmente durante a noite ou as primeiras horas da manhã (ver Fig. 16.22). Os sintomas da asma aparecem e desaparecem, podendo durar alguns instantes ou dias. Ataques de asma podem ser leves ou graves e, ocasionalmente, são fatais.

Todos os anos, nos EUA, aproximadamente 5 mil pessoas morrem em decorrência de asma, com índices duas vezes mais altos entre negros do que em brancos.[134] O Quadro 16.7 apresenta um resumo de dados e números sobre a asma, a qual é um grande problema de saúde pública, afetando mais de 100 milhões de pessoas no mundo inteiro e 7% dos norte-americanos (aproximadamente 20 milhões).[129,130,134] Nos EUA, aproximadamente 1 a cada 20 crianças tem asma. Desde 1980, por razões desconhecidas, os índices de asma cresceram 50% naquele país, um problema também detectado em vários outros países. Segundo especialistas da Iniciativa Global para Asma, "esse fato pode estar relacionado

a fatores que incluem ambientes com pouca ventilação, exposição a alérgenos de ambientes fechados (tais como ácaros do pó doméstico em roupas de cama, carpetes e móveis, e animais com pelos, especialmente gatos), fumaça de cigarro, infecções virais, poluição do ar e irritantes químicos".[133]

Diretrizes para prevenção

Casos de asma podem ser evitados, porém mais estudos são necessários a fim de determinar se o mesmo vale para o desenvolvimento das doenças inflamatórias subjacentes.[133,134] Controlar a exposição a alérgenos ambientais, irritantes e poluição pode auxiliar na prevenção. A asma deixou de ser considerada uma condição com ataques periódicos e isolados. Em vez disso, sabe-se atualmente que ela é uma doença inflamatória crônica das vias aéreas.[132-135] A inflamação provoca a hipersensibilidade a uma série de irritantes. Não se sabem ainda ao certo as causas da tendência inicial para a inflamação nas vias aéreas, mas um dos fatores de risco mais significativos é a tendência herdada de apresentar reações alérgicas.

Entre os alérgenos comuns que representam risco de desenvolvimento de asma estão os ácaros do pó, animais com pelos, baratas, pólens e mofo.[133] A exposição à fumaça do cigarro, especialmente em recém-nascidos, é um fator de risco importante. Poluentes do ar ou produtos químicos no local de trabalho também podem provocar o desenvolvimento da asma. Infecções respiratórias virais, tamanho reduzido ao nascimento e alimentação (p. ex., certos alimentos como ostras, amendoim, ovos e chocolate) também podem contribuir.

Muitos desses fatores de risco para o desenvolvimento da asma são também responsáveis por agravar a doença, e são conhecidos como desencadeadores por provocar os ataques. Outros desencadeadores incluem a fumaça da madeira proveniente de fogueiras e fornos a céu aberto, atividade física, expressões emocionais extremas (p. ex., rir ou chorar intensamente), friagem ou mudanças de temperatura, alguns aditivos alimentares (p. ex., metabissulfito, glutamato monossódico) e aspirina. Evitando os desencadeadores, um portador de asma reduz o risco de irritação nas vias aéreas sensibilizadas. O risco pode ser reduzido ainda mais com a ingestão de medicamentos que diminuem a inflamação das vias aéreas.[133,134]

Embora a asma não possa ser curada, ela pode ser controlada estabelecendo-se um plano de controle permanente com um médico.[133,134] Os pacientes podem ser instruídos a evitar os desencadeadores e utilizar medicamentos adequados. Diversas medicações para alívio imediato e tratamento a longo prazo devem ser considerados. Os medicamentos para alívio imediato incluem broncodilatadores de ação curta (p. ex., beta$_2$-agonistas inalados), que atuam rapidamente no alívio da compressão das vias aéreas e sintomas agudos, como tosse, pressão do peito e dificuldade em respirar. Medicamentos preventivos de longa duração (p. ex., corticosteroides inalados) ajudam a controlar a inflamação que causa os ataques. Diversos medicamentos para a asma são aplicados por meio de doses calibradas, de grande eficiência.

A melhor maneira de parar os ataques de asma é a prevenção. A identificação e o controle dos desencadeadores são fundamentais para o êxito no controle da asma. Entre os desencadeadores típicos, estão:[131,133,134]

- *Ácaros do pó.* Em geral, o ácaro é um dos principais componentes do pó doméstico e alimenta-se da descamação da pele humana. Eles são encontrados em colchões, cobertores, tapetes, brinquedos macios e móveis acolchoados. A exposição aos alérgenos de ácaros na primeira infância contribui significativamente para o desenvolvimento de asma. Entre os procedimentos recomendados, estão lavar as roupas em água quente, utilizar coberturas herméticas, remover os carpetes e evitar móveis com revestimento de tecido.
- *Alérgenos de animais com pelos.* Esses animais peludos incluem pequenos roedores, gatos e cães, e podem desencadear a asma. Os animais devem ser retirados da casa.
- *Fumaça de cigarro.* Este é um desencadeador quer o paciente fume quer inspire a fumaça de outros.
- *Alérgeno de barata.* Um desencadeador comum em alguns locais. Casas infestadas devem ser limpas completa e regularmente.
- *Mofo e outros esporos de fungos e pólen.* São partículas de plantas. As janelas e portas devem ser fechadas e pessoas com asma são aconselhadas a permanecer dentro de casa sempre que a contagem de pólen e de mofo for muito alta. O ar-condicionado pode ser útil.
- *Fumaça proveniente de fogões à lenha e outros poluentes do ar de interiores.* Produzem partículas que causam irritação. Ventile todas as fornalhas e fogões ao ar livre e mantenha os quartos bem ventilados.
- *Resfriados ou infecções respiratórias virais.* Podem desencadear asma, especialmente em crianças. Aplique vacinas contra a gripe todos os anos em pacientes com asma moderada a grave. Nos primeiros sinais de gripe, utilize medicamentos contra asma para controlar os sintomas.
- *Atividade física.* A atividade intensa é um típico desencadeador para a maioria de pessoas com asma.

Sintomas e fases da asma induzida pelo exercício

Embora isto não seja totalmente compreendido, a maior parte dos médicos acredita que a AIE seja desencadeada quando as células da mucosa das vias aéreas sofrem um esfriamento e um ressecamento durante o exercício.[134] Ao ser transportado para o interior dos pulmões, o ar é aquecido e umidificado, resfriando e ressecando o revestimento das vias aéreas. Alguns elementos químicos são, então, liberados pelas células do revestimento, estreitando as vias aéreas. Esse processo de resfriamento e ressecamento é agravado por diversos fatores, incluindo a prática de exercícios em ambientes frios e secos, a alteração da respiração do tipo nasal para a oral e a respiração rápida e profunda decorrente do exercício intenso. Se poluentes e pólen estiverem presentes no ar, o risco de AIE é aumentado.[121-128]

Os sintomas da AIE normalmente não ocorrem durante a sessão de exercícios propriamente dita ou durante os primeiros minutos seguintes à prática (ver Fig. 16.23). Após o exercício, a AIE passa por pelo menos três fases:[121,124,125]

- *Resposta da fase inicial.* Dentro de poucos minutos após o término do exercício, as vias aéreas começam a se estreitar, causando dificuldade de respiração, respiração ofegante, tosse e pressão no peito. Os

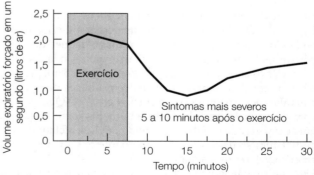

Figura 16.23 Padrão da asma induzida pelo exercício. A AIE é diagnosticada se a FEV$_1$ sofre queda de no mínimo 15% após 6 a 8 minutos de exercício de alta intensidade. Fonte: Hendrickson CD, Lynch JM, Gleeson K. Exercise induced asthma: A clinical perspective. *Lung* 172:1-14, 1993.

Capítulo 16 Riscos do Exercício **683**

sintomas são mais graves em um intervalo de 5 a 10 minutos após o exercício. O ataque de AIE geralmente dura de 5 a 15 minutos.

Em laboratório, médicos diagnosticam a AIE caso a capacidade de exalar rapidamente uma determinada quantidade de ar dos pulmões (em um intervalo de um segundo) sofre queda de 15% ou mais após 6 a 8 minutos de exercícios de alta intensidade (90% da frequência cardíaca máxima) (ver Quadro 16.8).[134] Muitos dos asmáticos atualmente usam medidores de pico de fluxo, que são aparelhos que avaliam o fluxo de ar expirado das vias aéreas. Asmáticos devem evitar exercitar-se de maneira vigorosa até que a leitura do medidor retorne ou ultrapasse 80% de sua melhor leitura de pico de fluxo.

- *Recuperação espontânea*. Os sintomas da AIE são gradativamente reduzidos, normalmente em um intervalo de 45 a 60 minutos.

- *Período refratário*. Caso o indivíduo pratique exercícios novamente em um intervalo de 30 a 90 minutos após a primeira sessão, o estreitamento das vias aéreas é significativamente reduzido, apresentando assim menor quantidade de sintomas da AIE.

Alguns indivíduos com AIE aparentemente sofrem um ataque tardio de asma aproximadamente 3 a 6 horas após o primeiro. Essa resposta tardia ainda é alvo de debate e muitos fatores alheios ao exercício podem ser responsáveis por ela.[133,134]

Apesar de o exercício poder desencadear a asma, os benefícios do treinamento físico regular são tão importantes que a maior parte dos especialistas recomenda sua inclusão como parte da estratégia de controle de uma pessoa asmática.[134] A prática regular de exercícios aprimora o condicionamento físico geral de um indivíduo com asma, melhora o estado de humor psicológico, reduz o risco de outras doenças crônicas e melhora as funções pulmonar e cardíaca.

Quadro 16.8

Orientações do National Institute of Health sobre a asma induzida pelo exercício

A asma induzida pelo exercício deve ser prevenida em todos os pacientes com asma. Se não for tratada, pode limitar e atrapalhar vidas até então normais. A AIE é um evento broncoespástico causado pela perda de calor e/ou água do pulmão durante o exercício em decorrência da hiperventilação de ar mais frio e mais seco do que aquele que se encontra na árvore respiratória. A AIE normalmente ocorre durante ou minutos após uma atividade vigorosa, atinge um pico entre 5 e 10 minutos depois do término da atividade e, normalmente, desaparece em outros 20 a 30 minutos.

O exercício pode ser o único precipitante de sintomas de asma para alguns pacientes. Esses pacientes devem ser regularmente monitorados de maneira a assegurar que não tenham quaisquer sintomas de asma ou reduções no fluxo expiratório máximo (FEM) na ausência do exercício, uma vez que a AIE é frequentemente um marcador do controle inadequado da asma e responde de forma satisfatória à terapia anti-inflamatória tradicional.

Diagnóstico

Um histórico de tosse, falta de ar, dor ou pressão no peito, respiração ofegante ou problemas de resistência durante o exercício sugere AIE. Um teste de exercício pode ser utilizado para estabelecer o diagnóstico, e pode ser realizado em um ambiente formal de laboratório ou com um teste de corrida livre árduo o suficiente a ponto de aumentar a frequência cardíaca de repouso a 80% do seu máximo durante 4 a 6 minutos. Em outra opção, o paciente pode executar simplesmente a tarefa que causou os sintomas na ocasião anterior. Uma redução de 15% no FEM ou no VEF_1 (volume expiratório forçado em um segundo – mensurações aferidas antes e depois do exercício em intervalos de cinco minutos durante 20 a 30 minutos) é compatível com a AIE.

Estratégias de controle

Um dos objetivos do controle é possibilitar aos pacientes a participação em quaisquer atividades por eles escolhidas, sem que sofram os sintomas de asma. A AIE não deve limitar nem a participação nem o êxito em atividades vigorosas. Os tratamentos recomendados incluem:

Beta₂-agonistas, que previnem a AIE em mais de 80% dos pacientes.

- Beta₂-agonistas inalantes de ação curta utilizados momentos antes do exercício (ou o mais próximo o possível do início do exercício) podem ser úteis durante 2 a 3 horas.

- O salmeterol foi comprovado como eficaz na prevenção da AIE durante 10 a 12 horas.

O *Cromolin e o Nedocromil*, ingeridos pouco antes do exercício, também são aceitáveis na prevenção da AIE.

Um período prolongado de aquecimento antes do exercício pode beneficiar pacientes capazes de tolerar exercícios contínuos com sintomas mínimos. O aquecimento pode excluir a necessidade de medicamentos constantes.

Terapia de controle em longo prazo, se adequada, pode afetar a AIE. Há evidências de que o controle adequado da asma a longo prazo com medicamentos anti-inflamatórios reduz a responsividade das vias aéreas, o que está associado a uma redução na frequência e na gravidade dessa condição.

Os professores e treinadores devem ser notificados de que uma criança portadora de AIE pode participar de atividades, embora possa necessitar de medicamento inalado antes da prática. Indivíduos envolvidos em esportes competitivos devem estar cientes de que o uso desses medicamentos deve ser exposto e estar de acordo com os padrões definidos pelo Comitê Olímpico.

Fonte: U.S. Department of Health and Human Services, PHS, NIH, NHLBI. *Guidelines for the Diagnosis and Management of Asthma*, NIH Publication No. 97-4051. Bethesda, MD: National Heart, Lung, and Blood Institute, 1997.

684 Parte IV Atividade Física e Doença

Além disso, diversos pesquisadores demonstraram que, à medida que o indivíduo com asma torna-se fisicamente ativo, os ataques de AIE passam a ser menos frequentes.

Muitos atletas famosos enfrentaram a asma; entre eles, estão Jackie Joyner-Kersee, Bill Koch, Greg Louganis, Dominique Wilkins, Jym Ryun, Tom Dolan e Nancy Hogshead.[127] Cada um deles aprendeu a seguir seu próprio plano de controle da asma, que incluía uma mescla de medicação adequada e controle dos desencadeadores da doença. Aqueles que seguem planos de controle de asma e mantêm a doença sob controle geralmente podem praticar uma ampla gama de atividades físicas e esportes vigorosa. O controle adequado da AIE inclui (ver Quadro 16.8):[133,134]

- Monitorar o fluxo de ar com o medidor de pico de fluxo
- Evitar desencadeadores alérgicos
- Utilizar medicamentos antes do exercício
- Modificar hábitos e práticas de exercício

Os sintomas da asma podem mudar consideravelmente. Em geral, eles são mais graves à noite do que durante o dia. Além disso, os sintomas podem ser mais intensos no inverno ou durante as "temporadas de alergias", quando as contagens de pólen estão altas. Para ajudar no controle do fluxo de ar, as normas revisadas do National Heart, Lung, and Blood Institute recomendam que as pessoas com asma moderada a grave utilizem um medidor de pico de fluxo duas vezes ao dia.[134] Em geral, reduções no fluxo de ar podem fornecer um aviso precoce de um ataque de asma.

Medicamentos que relaxam os espasmos musculares na parede das vias aéreas e ajudam a abri-las (p. ex., broncodilatadores) são normalmente a primeira linha do tratamento na prevenção da AIE.[134] Médicos recomendam o uso do medicamento (em geral, beta$_2$-agonistas) de cinco minutos a uma hora antes do exercício. Medicações beta$_2$-agonistas controlam a AIE em mais de 80% dos asmáticos e são de grande ajuda durante várias horas. No entanto, como a eficácia é reduzida com o tempo, é preferível tomar o medicamento imediatamente antes do exercício. Caso problemas de respiração desenvolvam-se durante o exercício, uma segunda dose pode ser necessária.

O cromolin sódico é comumente prescrito para tratar atletas que sofrem de AIE.[132-134] Esse medicamento, que também é um inalante, evita o inchaço da mucosa das vias aéreas em resposta à friagem ou a desencadeadores alérgicos. O cromolin sódico pode ser utilizado até 15 minutos antes da prática de uma atividade física. Corticosteroides devem ser usados como medicação preventiva, normalmente de forma contínua, a fim de auxiliar no controle da inflamação subjacente.[132-135]

Além da utilização de medicamentos adequados, do controle dos desencadeadores e do uso de medidores de pico de fluxo, diversas modificações no programa de exercícios demonstraram ser úteis:[121-128]

- *Períodos adequados de aquecimento e resfriamento.* Ajudam a prevenir ou reduzir os casos de AIE. O aquecimento auxilia os asmáticos a tirar proveito do período refratário quando os casos de AIE são reduzidos.

- *Tipo de exercício.* Desempenha um papel fundamental na determinação do grau da AIE. Corridas ao ar livre são consideradas as atividades que mais provocam AIE, seguidas por corridas na esteira, ciclismo, caminhada e natação. A natação raramente causa AIE, pois o ar quente e úmido próximo à superfície da água evita o resfriamento e o ressecamento das vias aéreas.

- *Duração do exercício.* O exercício contínuo, intenso e de longa duração (p. ex., corrida e ciclismo) provoca mais casos de AIE do que rápidas sessões de exercícios (em geral, menos de cinco minutos cada). Esportes que exigem grande quantidade de paradas e deslocamento, como tênis, voleibol ou futebol americano, podem causar menos ataques de AIE para alguns asmáticos.

- *Intensidade do exercício.* Exercícios de alta intensidade (acima de 80 a 90% da frequência cardíaca máxima) provocam mais casos de AIE do que exercícios em níveis mais moderados (p. ex., caminhada).

- *Respiração nasal.* Respire lentamente pelo nariz sempre que possível. A respiração nasal aquece e umedece o ar melhor que a respiração bucal. É interessante lembrar que pesquisas demonstram que, ao respirar apenas pelo nariz, a maioria das pessoas pode alcançar uma intensidade de exercício suficientemente grande para aprimorar o condicionamento aeróbio.

- *Use uma máscara ou cachecol sob temperaturas frias.* Isso pode aumentar a temperatura e a umidade do ar inalado, reduzindo o resfriamento e o ressecamento da mucosa das vias aéreas.

- *Monitore o ambiente em busca de potenciais alérgenos e irritantes.* Os exemplos incluem um campo recentemente cortado, pisos de ginásio encerados, fumaça no ar ou alta contagem de pólen na atmosfera durante o amanhecer. Se um alérgeno ou irritante estiver presente, uma mudança temporária na hora do dia ou no local da prática deve ser considerada, pois sua presença pode desencadear ataques de AIE mais graves.

COMPREENSÃO DA MEDICINA ESPORTIVA

Riscos e benefícios – um resumo

Vastas afirmações foram feitas sobre os benefícios da atividade física à saúde; porém, afirmar demais pode arruinar a mensagem.[136-140] Muitas das alegações quanto aos benefícios não são endossadas por todos os pesquisadores. Além disso, os benefícios devem ser pesados em relação aos riscos, que surgem de forma exponencial com o exercício em excesso.

A Tabela 16.1 apresenta um resumo dos principais benefícios do exercício, descritos nos Capítulos 10 a 15, pesados em relação aos potenciais riscos abordados neste capítulo. O resumo representa a avaliação do autor quanto às evidências atuais e aos dados publicados.

(continua)

COMPREENSÃO DA MEDICINA ESPORTIVA (continuação)
Riscos e benefícios – um resumo

É importante notar na Tabela 16.1 que os "índices de segurança" mais altos indicam que a atividade física regular melhora a saúde das seguintes maneiras:

- Reduz o risco de morte prematura (i. e., aumenta a expectativa de vida)
- Reduz o risco de morte em decorrência de doenças coronarianas
- Reduz o risco de desenvolvimento de diabetes tipo 2
- Ajuda a prevenir e a tratar a pressão arterial elevada
- Reduz o risco de desenvolvimento de câncer de cólon
- Reduz a sensação de depressão e ansiedade, melhorando o estado de humor e a autoestima
- Auxilia no controle do peso corporal
- Auxilia no desenvolvimento e na manutenção de ossos e músculos saudáveis, além de aprimorar o condicionamento pulmonar e cardíaco
- Melhora a qualidade de vida de idosos, portadores de doenças e pessoas de todas as idades

Deve-se notar também que, em algumas áreas de saúde e doenças, há pouquíssimas evidências que corroborem a função de prevenção e tratamento da atividade física regular. Conforme resumido na Tabela 16.1, são poucos ou inexistentes os dados de pesquisas sobre atividade física que sustentem a prevenção e o tratamento de diabetes tipo 1, artrite, asma e a maioria dos tipos de câncer. A prática regular de exercícios também não foi demonstrada como capaz de desacelerar a progressão da infecção do HIV para aids. Quando a mudança dos hábitos alimentares e a perda de peso são controladas, o exercício físico não é associado de forma consistente a uma redução do colesterol LDL. Além disso, mais pesquisas são necessárias para confirmar se a atividade física pode promover a regressão da aterosclerose; prevenir infartos ou tipos de câncer dependentes de hormônios, como os cânceres de mama e próstata; tratar osteoporose; prevenir e tratar dores lombares; melhorar a qualidade da alimentação; aumentar as chances de êxito em parar de fumar; aumentar a imunidade; ou proteger de resfriados comuns.

A Figura 16.24 demonstra a relação entre exercício e riscos em relação aos benefícios. O maior ganho na relação risco-benefício ocorre na extremidade inferior do espectro da atividade. Em outras palavras, os maiores benefícios do exercício são obtidos por pessoas previamente sedentárias que dão início a programas de exercícios moderados. Os riscos são pequenos nos níveis mais baixos da atividade, mas se tornam cada vez mais frequentes e graves nos níveis mais altos. Assim, atividades como a caminhada são altamente recomendáveis, gerando diversos benefícios com poucos riscos.

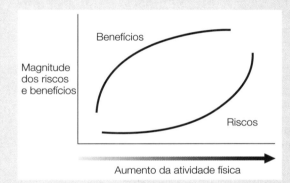

Figura 16.24 O aumento dos benefícios decorrentes da prática regular de exercícios é mais pronunciado em níveis mais baixos, sendo reduzido com o aumento da atividade. Riscos, por outro lado, são baixos nos níveis inferiores e tornam-se cada vez mais frequentes e graves nos níveis mais altos.

TABELA 16.1 Riscos e benefícios da atividade física regular à saúde[a]

Risco/benefício da atividade física à saúde	Índice de confiança
Condicionamento do corpo	
Melhora do condicionamento pulmonar e cardíaco	****
Melhora do tamanho e da força musculares	****
Risco: Lesão musculoesquelética	****
Risco: Lesão por calor	****
Doença cardiovascular	
Prevenção de doenças arteriais coronarianas	****
Regressão da aterosclerose	**
Tratamento de doença cardíaca	***
Prevenção de acidente vascular cerebral	**
Risco: Ataque cardíaco para os que apresentam alto risco	****

Risco/benefício da atividade física à saúde	Índice de confiança
Artrite	
Prevenção de artrite	*
Tratamento/cura da artrite	*
Melhora na qualidade de vida e no condicionamento	****
Pressão arterial elevada	
Prevenção da pressão arterial elevada	****
Tratamento da pressão arterial elevada	****
Asma	
Prevenção/tratamento da asma	*
Melhora na qualidade de vida do asmático	***
Risco: Asma induzida pelo exercício	****

(continua)

686 Parte IV Atividade Física e Doença

TABELA 16.1 Riscos e benefícios da atividade física regular à saúde *(continuação)*

Risco/benefício da atividade física à saúde	Índice de confiança	Risco/benefício da atividade física à saúde	Índice de confiança
Câncer		**Sono**	
Prevenção do câncer de cólon	****	Melhora na qualidade do sono	***
Prevenção do câncer de mama	***	*Risco*: Distúrbios do sono decorrentes do sobretreinamento e do excesso de esforço	***
Prevenção do câncer uterino	**		
Prevenção do câncer de próstata	**		
Prevenção de outros tipos de câncer	*	**Controle do peso**	
Tratamento do câncer	*	Prevenção de ganho de peso	****
Melhora na qualidade de vida de pacientes com câncer	***	Tratamento da obesidade	**
		Ajuda na manutenção da perda de peso	****
Osteoporose		*Risco*: Lesão musculoesquelética	****
Auxílio no desenvolvimento de densidade óssea	****		
		Crianças e adolescentes	
Prevenção da osteoporose	***	Prevenção da obesidade	***
Tratamento da osteoporose	**	Controle de fatores de risco de doenças	***
		Redução de hábitos prejudiciais à saúde	**
Colesterol sanguíneo/lipoproteínas		Aumenta a probabilidade de atividades físicas na idade adulta	**
Reduz o colesterol sanguíneo total	*		
Reduz o colesterol LDL	*	**Terceira idade e processo de envelhecimento**	
Reduz os triglicerídeos	***	Melhoras no condicionamento físico	****
Aumenta o colesterol HDL	***	Combate à perda do condicionamento pulmonar/cardíaco	**
Dores lombares			
Prevenção de dores lombares	**	Combate à perda de massa muscular	***
Tratamento de dores lombares	**	Combate ao ganho de gordura	***
		Aumento na expectativa de vida	****
Nutrição e qualidade da alimentação		Aumento na qualidade de vida	****
Melhora na qualidade da alimentação	**		
Aumento na ingestão total de energia	***	**Bem-estar psicológico**	
Risco: Deficiência de ferro	***	Elevação do humor	****
		Alívio dos efeitos do estresse psicológico	***
Tabagismo		Abrandamento/prevenção da depressão	****
Aumenta as chances de êxito em parar	**	Redução da ansiedade	****
		Melhora da autoestima	
Diabetes		*Risco*: Vício em exercícios	***
Prevenção do tipo 2	****	*Risco*: Distúrbios de humor, sobretreinamento	***
Tratamento do tipo 2	***		
Tratamento do tipo 1	*	**Pontos específicos para mulheres**	
Melhora na qualidade de vida do diabético	****	Melhora no condicionamento total do corpo	****
Risco: Hipoglicemia, tipo 1	****	Melhora no condicionamento durante a gravidez	****
Infecção e imunidade		Melhora na experiência do parto	**
Prevenção do resfriado comum	**	Melhora na saúde do feto	**
Melhora da imunidade geral	**	*Risco*: Tríade da mulher atleta	****
Lentificação da progressão do HIV para aids	*	*Risco*: Dano ao feto	**
Melhora na qualidade de vida de soropositivos	***		
Risco: Imunossupressão, infecção	***		

[a]Tabela baseada em um programa de condicionamento físico total que inclui atividades físicas desenvolvidas para melhorar o condicionamento aeróbio e musculoesquelético.

****Forte consenso, com pouco ou nenhum dado conflitante.

***A maioria dos dados sustenta essa informação, mas novas pesquisas são necessárias.

**Alguns dados sustentam essa informação, mas muito mais pesquisas são necessárias.

*Pouco ou nenhum dado sustenta essa informação.

Capítulo 16 Riscos do Exercício **687**

RESUMO

1. Este capítulo fez um levantamento de alguns dos riscos envolvidos na prática de exercícios, especialmente quando realizados de maneira excessiva. Entre eles, estão lesões musculoesqueléticas, interrupção da função reprodutora normal em mulheres, possíveis problemas para mulheres grávidas, lesões por calor, efeitos da poluição do ar na performance, morte súbita por ataque cardíaco, aumento do risco de casos infecciosos e asma induzida pelo exercício.

2. A possibilidade de lesões musculoesqueléticas foi analisada nas modalidades de corrida, dança aeróbia, ciclismo e natação. A maior parte das lesões está relacionada ao sobretreinamento e a acidentes. Músculos, articulações e ligamentos de sustentação e tendões dos membros inferiores e dos pés respondem de maneira inadequada ao exercício excessivo, especialmente em atividades que exigem corridas e saltos.

3. A corrida está associada a um alto índice de lesões musculoesqueléticas, com relatos de 24 a 77% dos corredores dentro de um ano qualquer. Embora a maior parte dos corredores normalmente não procure auxílio médico, a dor é na maioria das vezes grave o bastante para interromper a rotina de corridas.

4. Pesquisadores tentaram mensurar os fatores responsáveis pela alta prevalência de lesões entre corredores e observaram tanto fatores pessoais como hábitos de treinamento. O sobretreinamento é uma causa típica de lesões.

5. Os principais estudos que examinaram o potencial de lesões da dança aeróbia constataram que aproximadamente 45% dos alunos e 75% dos instrutores relataram lesões. A maior parte delas, porém, são leves, ocasionando alguma dor e interrupção da participação, mas geralmente não chegam a levar os participantes a abandonar as atividades de dança aeróbia ou a procurar ajuda médica.

6. Estudos demonstraram que o exercício aumenta os índices de oligomenorreia e amenorreia; ambos, porém, variam enormemente dependendo do tipo da atleta e da quantidade de treinamento. As causas ainda são veementemente discutidas. A perda de massa mineral óssea é um problema para atletas com oligomenorreia. A tríade da mulher atleta é uma síndrome de disfunção dos hábitos alimentares e exercício intenso que leva à amenorreia e à osteoporose.

7. Exercícios moderados durante a gestação têm como objetivo manter o condicionamento da mãe e foram associados a vários resultados favoráveis na gravidez.

8. O American College of Sports Medicine alertou aos atletas que o risco de exaustão por calor e golpe de calor durante temperaturas elevadas e alta umidade é significativamente aumentado. A lesão por calor é a principal causa de morte entre atletas que praticam exercícios, o que torna necessária a tomada de medidas pertinentes, incluindo o adiamento do exercício.

9. O poluente do ar considerado o mais prejudicial ao desempenho esportivo é o ozônio. Foi comprovado que exercícios intensos praticados sob ar poluído com ozônio prejudicam a capacidade de exercitar-se e reduzem a função pulmonar, ao menos temporariamente.

10. A principal causa de morte entre adultos acima dos 30 anos de idade durante o exercício é o ataque cardíaco coronariano. Sua incidência, no entanto, é rara, sendo mais frequente entre aqueles com doenças cardíacas subjacentes e pessoas não habituadas ao exercício. As formas congênitas de doenças cardiovasculares são a principal causa de morte durante a prática esportiva em atletas mais jovens.

11. O exercício em excesso foi associado a um aumento do risco de problemas de saúde infecciosos. O exercício moderado pode oferecer proteção, mas poucas pesquisas foram realizadas até o momento para certificar-se disso.

12. Durante e após um esforço extenuante, a maioria dos asmáticos sofre de casos de asma induzida pelo exercício (AIE), a qual pode ser controlada com medicação adequada e técnicas de exercício.

13. Os riscos do exercício devem ser contrabalançados em relação a todos os seus benefícios documentados. O maior ganho na relação risco-benefício ocorre nas extremidades inferiores do espectro de atividades.

Questões de revisão

1. *Lesões no(a) _____ representam a ampla maioria das mortes durante o ciclismo.*

   A. Cabeça   **B.** Peito   **C.** Abdome   **D.** Fígado

2. *O exercício deve ser adiado quando a temperatura de bulbo úmido é elevada em níveis superiores ao limite de _____ºC.*

   A. 7   **B.** 26   **C.** 32   **D.** 38

3. *A morte repentina de um jovem adulto durante o exercício normalmente está relacionada a:*

   A. Doença arterial coronariana
   B. Defeitos congênitos do coração ou de seus vasos sanguíneos
   C. Golpe de calor

4. *Qual é a causa mais comum de lesão em corredores?*

   A. Desequilíbrios biomecânicos
   B. Síndrome do uso excessivo
   C. Sapatos de má qualidade
   D. Estilo de corrida
   E. Alongar-se antes da corrida

5. *Três pontos do corpo são mais frequentemente lesionados em corredores. Qual das opções a seguir **não** é um deles?*

   A. Pé
   B. Perna
   C. Joelho
   D. Região lombar

688 Parte IV   Atividade Física e Doença

6. **Qual das afirmações a seguir relacionadas à oligomenorreia e à amenorreia é verdadeira?**

   A. As taxas de prevalência tendem a diminuir com maiores quantidades de corrida intensa.

   B. A densidade óssea nessas mulheres é maior que aquela de mulheres com ciclos menstruais normais.

   C. A oligomenorreia e a amenorreia normalmente são reversíveis com a interrupção do treinamento intenso e a retomada da ingestão normal de energia.

   D. A oligomenorreia e a amenorreia ocorrem na maioria das corredoras amadoras.

7. **Qual das opções a seguir não faz parte das normas de exercício da ACOG de 2002 para mulheres grávidas?**

   A. Evitar exercícios em decúbito dorsal após o primeiro trimestre.

   B. Não se exercitar até o ponto de exaustão.

   C. Aumentar a dissipação do calor por meio de hidratação adequada, roupas apropriadas e ambientes ideais.

   D. Evitar qualquer tipo de exercício envolvendo potenciais traumas, ainda que mínimos, na região do abdome.

   E. Exercícios de levantamento de peso são recomendados para reduzir o risco de lesões e facilitar a continuidade do exercício durante a gravidez.

8. **A morte repentina de um idoso durante o exercício normalmente está relacionada a:**

   A. Doença arterial coronariana

   B. Defeitos congênitos do coração ou de seus vasos sanguíneos

   C. Golpe de calor

9. **Qual das opções a seguir é um sinal de sobretreinamento?**

   A. Redução da frequência cardíaca de exercício para uma dada carga de trabalho

   B. Falta de vontade para treinar

   C. Aumento do apetite

   D. Ganho de peso

   E. Níveis elevados de testosterona

10. **A ausência do fluxo menstrual é denominada:**

    A. Amenorreia   B. Oligomenorreia

11. **Exercícios moderados durante a gravidez _____ riscos ao feto em desenvolvimento.**

    A. Impõem   B. Não impõem

12. **Quando a pele está quente, avermelhada e seca, e o pulso está forte e rápido, a vítima está sofrendo:**

    A. Exaustão por calor   B.   Golpe de calor

13. **Os maiores benefícios à saúde do exercício são obtidos por:**

    A. Atletas que aceleram seus treinos em função de competições

    B. Sedentários que iniciam um programa de atividade física regular

    C. Pessoas que praticavam caminhadas e dão início a um programa de corrida

    D. Ciclistas que abandonam o ciclismo e passam a seguir um programa de natação

14. **Há provas concretas de que a rigidez muscular e a falta de flexibilidade _____ riscos de lesões com o treinamento de exercícios.**

    A. Aumentam   C. Não estão relacionados a

    B. Reduzem

15. **Qual das opções a seguir não faz parte do tratamento RICE para dor e lesões?**

    A. Descanso   C. Compressão

    B. Alongamento intenso   D. Exercício

16. **A tríade da mulher atleta não inclui:**

    A. Disfunção alimentar   C. Depressão

    B. Osteoporose

17. **Foi constatado que a perda de massa óssea é reversível (embora nem sempre por completo) quando as corredoras reduzem suas distâncias de corrida, ganham peso e retomam a menstruação normal.**

    A. Verdadeiro   B. Falso

18. **Estima-se que _____ milhões de norte-americanos sofram de asma.**

    A. 5   B. 8   C. 10   D. 13   E. 20

19. **_____ apresentam uma probabilidade três vezes maior em relação aos brancos de serem hospitalizados em decorrência da asma e uma probabilidade três vezes maior de morrerem em decorrência da doença.**

    A. Hispânicos   C. Negros

    B. Asiáticos   D. Indígenas

20. **_____ é a degeneração do músculo esquelético causada por exercício excessivo não habitual em dias quentes.**

    A. Rabdomiólise de esforço   D. Sarcopenia

    B. Exaustão por calor   E. Osteopenia

    C. Golpe de calor

21. **Qual das opções a seguir não é um poluente do ar secundário?**

    A. Monóxido de carbono   D. Ácido nítrico

    B. Ozônio   E. Nitrato peroxiacetil

    C. Ácido sulfúrico

22. **_____ que exercícios intensos sob o ar poluído com ozônio prejudicam a capacidade de se exercitar.**

    A. Foi constatado

    B. Não foi constatado

Capítulo 16 Riscos do Exercício **689**

23. O esforço físico intenso pode causar morte súbita em algumas pessoas, especialmente em:

A. Pessoas que são normalmente inativas
B. Atletas idosos
C. Adolescentes obesos
D. Mulheres de meia-idade

24. Foi constatado que maratonistas são imunes a ataques cardíacos.

A. Verdadeiro   B. Falso

25. Atletas que participam de provas de maratona possuem um ___ risco de infecções do trato respiratório superior.

A. Maior   B. Menor

26. A função imunológica é _____ durante a recuperação de um esforço intenso.

A. Estimulada   B. Suprimida

27. A AIE geralmente ocorre em intensidades de ___% do $\dot{V}O_{2máx}$ durante 5 a 8 minutos.

A. 50   B. 65   C. 75   D. 85

28. A AIE pode ser controlada seguindo-se uma série de orientações. Qual das opções abaixo não é uma delas?

A. Exercícios em ambientes frios e secos
B. Exercícios em sessões rápidas com menos de 5 minutos cada
C. Exercícios em intensidades abaixo de 85%
D. Uso de medicamento adequado
E. Aquecimento antes do treino ou competição

29. Quais dos seguintes benefícios do exercício regular possui embasamento de pesquisa mais significativo e consistente?

A. Melhora da qualidade dos hábitos alimentares
B. Prevenção do câncer de cólon
C. Prevenção de diabetes tipo 2
D. Tratamento de osteoporose entre os idosos
E. Prevenção de doenças cardíacas

30. Qual dos riscos a seguir relacionados ao exercício excessivo ou inadequado possui embasamento de pesquisa mais significativo e consistente?

A. Deficiência de ferro
B. Lesão musculoesquelética
C. Risco ao feto em mulheres grávidas
D. Supressão da função imunológica
E. Deficiências vitamínicas e minerais

31. Qual benefício do exercício regular relacionado abaixo possui o embasamento de pesquisa menos significativo?

A. Aumenta a expectativa de vida
B. Aumenta o condicionamento cardiorrespiratório
C. Melhora o controle glicêmico do diabetes tipo 2

D. Prevenção da obesidade
E. Controle da hipertensão

32. Quando o ozônio se encontra entre 0,105 e 0,124 ppm, o índice de poluição do ar é:

A. Bom
B. Moderado
C. Prejudicial para grupos sensíveis
D. Prejudicial
E. Extremamente prejudicial e arriscado

33. Qual das opções a seguir não é um fator de risco para condições causadas pelo calor?

A. Obesidade
B. Alto nível de condicionamento físico
C. Privação do sono
D. Uso de medicamentos diuréticos
E. Infecção do trato respiratório

34. Qual das opções a seguir não é um desencadeador de ataques de asma?

A. Ácaros do pó   D. Fumaça de fogões à lenha
B. Fumaça de cigarro   E. Inatividade física
C. Alérgenos de barata

35. Em laboratório, a AIE é diagnosticada se o VEF_1 (volume expiratório forçado em um segundo) sofre queda de pelo menos ___% após 6 a 8 minutos de exercício em alta intensidade.

A. 5   B. 10   C. 15   D. 25   E. 50

36. Os sintomas da AIE são gradativamente reduzidos após o exercício intenso, normalmente em um intervalo de ___ minutos.

A. 5 a 10   C. 60 a 90   E. 45 a 60
B. 15 a 30   D. 120 a 150

37. Diversas modificações ao programa de exercícios demonstraram ser úteis para controlar a AIE. Qual das opções a seguir não é uma delas?

A. Evitar o uso de máscara ou cachecol em temperaturas frias.
B. Redução na intensidade do exercício para nível moderado.
C. Realizar aquecimento e resfriamento adequados.
D. Respirar pelo nariz sempre que possível.
E. Quando possível, praticar natação em vez de corrida.

Respostas

1. A	6. C	11. A	16. C	21. A	26. B	31. A	36. E
2. B	7. E	12. B	17. A	22. A	27. D	32. D	37. A
3. B	8. A	13. B	18. E	23. A	28. A	33. B	
4. B	9. B	14. C	19. C	24. B	29. E	34. E	
5. D	10. A	15. B	20. A	25. A	30. B	35. C	

REFERÊNCIAS BIBLIOGRÁFICAS

1. Kreider RB, Fry AC, O'Toole ML. *Overtraining in Sport*. Champaign, IL: Human Kinetics, 1998.

2. Powell KE, Heath GW, Kresnow MJ, Sacks JJ, Branche CM. Injury rates from walking, gardening, weightlifting, outdoor bicycling, and aerobics. *Med Sci Sports Exerc* 30:1246–1249, 1998.

3. Pate RR, Macera CA. Risk of exercising: Musculoskeletal injuries. In Bouchard C, Shephard RJ (eds.). *Exercise, Fitness, and Health: A Consensus of Current Knowledge*. Champaign, IL: Human Kinetics Books, 1994.

4. Van Mechelen W. Running injuries: A review of the epidemiological literature. *Sports Med* 14:320–335, 1992.

5. Hreljac A. Impact and overuse injuries in runners. *Med Sci Sports Exerc* 36:845–849, 2004.

6. Koplan JP, Powell KE, Sikes RK, Shirley RW, Campbell GC. An epidemiologic study of the benefits and risks of running. *JAMA* 248:3118–3121, 1982.

7. Koplan JP, Siscovick DS, Goldbaum GM. The risks of exercise: A public health view of injuries and hazards. *Pub Health Rep* 100:189–195, 1985.

8. Powell KE, Kohl HW, Caspersen CJ, Blair SN. An epidemiological perspective on the causes of running injuries. *Physician Sportsmed* 14(6):100–114, 1986.

9. Koplan JP, Rothenberg RB, Jones EL. The natural history of exercise: A 10-yr follow-up of a cohort of runners. *Med Sci Sports Exerc* 27:1180–1184, 1995.

10. Marti B, Vader JP, Minder CE, Abelin T. On the epidemiology of running injuries. *Am J Sports Med* 16:285–294, 1988.

11. Marti B. Benefits and risks of running among women: An epidemiologic study. *Int J Sports Med* 9:92–98, 1988.

12. Kennedy JG, Knowles B, Dolan M, Bohne W. Foot and ankle injuries in the adolescent runner. *Curr Opin Pediatr* 17:34–42, 2005.

13. Macera CA, Pate RR, Power KE, et al. Predicting lower-extremity injuries among habitual runners. *Arch Intern Med* 149:2565–2568, 1989.

14. Walter SD, Hart LE, McIntosh JM, Sutton JR. The Ontario cohort study of running-related injuries. *Arch Intern Med* 149:2561–2564, 1989.

15. Van Mechelen W. Can running injuries be effectively prevented? *Sports Med* 19:161–165, 1995.

16. Wen DY, Puffer JC, Schmalzried TP. Lower extremity alignment and risk of overuse injuries in runners. *Med Sci Sports Exerc* 29:1291–1298, 1997.

17. Jones BH, Knapik JJ. Physical training and exercise-related injuries. Surveillance, research and injury prevention in military populations. *Sports Med* 27:111–125, 1999.

18. Clements K, Yates B, Curran M. The prevalence of chronic knee injury in triathletes. *Br J Sports Med* 33:214–216, 1999.

19. Halson SL, Jeukendrup AE. Does overtraining exist? An analysis of overreaching and overtraining research. *Sports Med* 34:967–981, 2004.

20. Messier SP, Davis SE, Curl WW, Lowery RB, Pack RJ. Etiologic factors associated with patellofemoral pain in runners. *Med Sci Sports Exerc* 23:1008–1015, 1991.

21. Duffey MJ, Martin DF, Cannon DW, Craven T, Messier SP. Etiologic factors associated with anterior knee pain in distance runners. *Med Sci Sports Exerc* 32:1825–1832, 2000.

22. Pretorius DM, Noakes TD, Irving G, Allerton K. Runner's knee: What is it and how effective is conservative management? *Phys Sportsmed* 14(12):71–81, 1986.

23. Hreljac A, Marshall MN, Hume PA. Evaluation of lower extremity overuse injury potential in runners. *Med Sci Sports Exerc* 32:1635–1641, 2000.

24. Garrick JG, Requa RK. Aerobic dance: A review. *Sports Med* 6:169–179, 1988.

25. Garrick JG, Gillien DM, Whiteside P. The epidemic of aerobic dance injuries. *Am J Sports Med* 14:67–72, 1986.

26. Rothenberger LA, Chang JI, Cable TA. Prevalence and types of injuries in aerobic dancers. *Am J Sports Med* 16:403–407, 1988.

27. Mutoh Y, Sawai S, Takanashi Y, Skurko L. Aerobic dance injuries among instructors and students. *Physician Sportsmed* 16:81–88, 1988.

28. Richie DH, Kelso SF, Bellucci PA. Aerobic dance injuries: A retrospective study of instructors and participants. *Physician Sportsmed* 13:130–140, 1985.

29. Puder DR, Visintainer P, Spitzer D, Casal D. A comparison of the effect of different bicycle helmet laws in 3 New York City suburbs. *Am J Public Health* 89:1736–1738, 1999.

30. Sacks JJ, Holmgreen P, Smith SM, Sosin DM. Bicycle-associated head injuries and deaths in the United States from 1984 through 1988. How many are preventable? *JAMA* 266:3016–3018, 1991.

31. Thompson DC, Patterson MQ. Cycle helmets and the prevention of injuries. Recommendations for competitive sport. *Sports Med* 25:213–219, 1998.

32. Kronisch RL, Pfeiffer RP, Chow TK. Acute injuries in cross-country and downhill off-road bicycle racing. *Med Sci Sports Exerc* 28:1351–1355, 1996.

33. Thompson DC, Rivara FP, Thompson RS. Effectiveness of bicycle safety helmets in preventing head injuries. *JAMA* 276:1968–1973, 1996.

34. Dannenberg AL, Vernick JS. A proposal for the mandatory inclusion of helmets with new children's bicycles. *Am J Public Health* 83:644–646, 1993.

35. Royal S, Kendrick D, Coleman T. Non-legislative interventions for the promotion of cycle helmet wearing by children. *Cochrane Database Syst Rev* 18(2):CD003985, 2005.

36. Johnson JE, Sim FH, Scott SG. Musculoskeletal injuries in competitive swimmers. *Mayo Clin Proc* 62:289–304, 1987.

37. Koehler SM, Thorson DC. Swimmer's shoulder. *Physician Sportsmed* 24(11):39–50, 1996.

38. Vizsolyi P, Taunton J, Robertson G, et al. Breaststroker's knee: An analysis of epidemiological and biochemical factors. *Am J Sports Med* 15:63–71, 1987.

39. O'Connor FG, Howard TM, Fieseler CM, Nirschl RP. Managing overuse injuries. A systematic approach. *Physician Sportsmed* 25(5):88–113, 1997.

40. Rizzo TD. Using RICE for injury relief. *Physician Sportsmed* 24(10):33–34, 1996.

41. Hasson SM, Daniels JC, Divine JG, et al. Effect of ibuprofen use on muscle soreness, damage, and performance: A preliminary investigation. *Med Sci Sports Exerc* 25:9–17, 1993.

42. Meeusen R, Van der Veen P, Harley S. Cold and compression in the treatment of athletic injuries. *Am J Med Sports* 3:166–170, 2001.

43. ACSM position stand on the female athlete triad. *Med Sci Sports Exerc* 29:i–ix, 1997.

44. Adams Hillard PJ, Deitch HR. Menstrual disorders in the college-age female. *Pediatr Clin North Am* 52(1):179–197, 2005.

45. Birch K. Female athlete triad. *BMJ* 330(7485):244–246, 2005.

46. Loucks AB. Energy availability, not body fatness, regulates reproductive function in women. Exerc Sport Sci Rev 31:144–148, 2003. See also: Loucks AB, Verdun M, Heath EM. Low energy availability, not stress of exercise, alters LH pulsatility in exercising women. *J Appl Physiol* 84:37–46, 1998.

47. Harber VJ. Menstrual dysfunction in athletes: An energetic challenge. *Exerc Sport Sci Rev* 28:19–23, 2000.

48. Merzenich H, Boeing H, Wahrendorf J. Dietary fat and sports activity as determinants for age at menarche. *Am J Epidemiol* 138:217–224, 1993.

49. Bonen A. Recreational exercise does not impair menstrual cycles: A prospective study. *Int J Sports Med* 13:110–120, 1992.

50. Rogol AD, Weltman A, Weltman JY, et al. Durability of the reproductive axis in eumenorrheic women during 1 yr of endurance training. *J Appl Physiol* 74:1571–1580, 1992.

51. Rencken ML, Chesnut CH, Drinkwater BL. Bone density at multiple skeletal sites in amenorrheic athletes. *JAMA* 276:238–240, 1996.

52. Lloyd T, Triantafyllou SJ, Baker ER, et al. Women athletes with menstrual irregularity have increased musculoskeletal injuries. *Med Sci Sports Exerc* 18:374–379, 1986.

53. Barrow GW, Saha S. Menstrual irregularity and stress fractures in collegiate female distance runners. *Am J Sports Med* 16:209–216, 1988.

54. Drinkwater BL, Nilson K, Chesnut CH, et al. Bone mineral content of amenorrheic and eumenorrheic athletes. *N Eng J Med* 311:277–281, 1984.

55. Cobb KL, Bachrach LK, Greendale G, et al. Disordered eating, menstrual irregularity, and bone mineral density in female runners. *Med Sci Sports Exerc* 35:711–719, 2003.

56. Torstveit MK, Sundgot-Borgen J. The female athlete triad: Are elite athletes at increased risk? *Med Sci Sports Exerc* 37:184–193, 2005.

57. De Souza MJ. Menstrual disturbances in athletes: A focus on luteal phase defects. *Med Sci Sports Exerc* 35:1553–1563, 2003.

58. Williams NI, Young JC, McArthur JW, Bullen B, Skrinar GS, Turnbull B. Strenuous exercise with caloric restriction: Effect on luteinizing hormone secretion. *Med Sci Sports Exerc* 27:1390–1398, 1995.

59. Dueck CA, Manore MM, Matt KS. Role of energy balance in athletic menstrual dysfunction. *Int J Sport Nutr* 6:165–190, 1996.

60. Keizer HA, Rogol AD. Physical exercise and menstrual cycle alterations: What are the mechanisms? *Sports Med* 10:218–235, 1990.

61. Williams NI, Bullen BA, McArthur JW, Skrinar GS, Turnbull BA. Effects of short-term strenuous endurance exercise upon corpus luteum function. *Med Sci Sports Exerc* 31:949–958, 1999.

62. Zanker CL, Swaine IL. Relation between bone turnover, oestradiol, and energy balance in women distance runners. *Br J Sports Med* 32:167–171, 1998.

63. Lindberg JS, Powell MR, Hunt MM, et al. Increased vertebral bone mineral in response to reduced exercise in amenorrheic runners. *West J Med* 146:39–42, 1987.

64. Drinkwater BL, Nilson K, Ott S, Chesnut CH. Bone mineral density after resumption of menses in amenorrheic athletes. *JAMA* 256:380–382, 1986.

65. Dueck CA, Matt KS, Manore MM, Skinner JS. Treatment of athletic amenorrhea with a diet and training intervention program. *Int J Sport Nutr* 6:24–40, 1996.

66. Cumming DC. Exercise-associated amenorrhea, low bone density, and estrogen replacement therapy. *Arch Intern Med* 156:2193–2195, 1996.

67. Artal R, O'Toole M. Guidelines of the American College of Obstetricians and Gynecologists for exercise during pregnancy and the postpartum period. *Br J Sports Med* 37:6–12, 2003.

68. ACOG Committee opinion. Number 267, January 2002: Exercise during pregnancy and the postpartum period. ACOG Committee Obstetric Practice. *Obstet Gynecol* 99:171–173, 2002.

69. Paisley TS, Joy EA, Price RJ. Exercise during pregnancy: A practical approach. *Curr Sports Med Rep* 2:325–330, 2003.

70. Bloom SL, McIntire DD, Kelly MA, Beimer HL, Burpo RH, Garcia MA, Leveno KJ. Lack of effect of walking on labor and delivery. *N Engl J Med* 339:76–79, 1998.

71. Lokey EA, Tran ZT, Wells CL, Myers BC, Tran AC. Effects of physical exercise on pregnancy outcomes: A meta-analytic review. *Med Sci Sports Exerc* 23:1234–1239, 1991.

72. Clapp JF, Little KD. Effect of recreational exercise on pregnancy weight gain and subcutaneous fat deposition. *Med Sci Sports Exerc* 27:170–177, 1995.

73. Schramm WF, Stockbauer JW, Hoffman HJ. Exercise, employment, other daily activities, and adverse pregnancy outcomes. *Am J Epidemiol* 143:211–218, 1996.

74. Sternfeld B, Quesenberry CP, Eskenazi B, Newman LA. Exercise during pregnancy and pregnancy outcome. *Med Sci Sports Exerc* 27:634–640, 1995.

75. Artal R. Exercise: An alternative therapy for gestational diabetes. *Physician Sportsmed* 24(3):54–66, 1996.

76. Wolfe LA, Ohtake PJ, Mottola MF, McGrath MJ. Physiological interactions between pregnancy and aerobic exercise. *Exerc Sport Sci Rev* 17:295–351, 1989.

77. Clapp JF, Dickstein S. Endurance exercise and pregnancy outcome. *Med Sci Sports Exerc* 16:556–562, 1984.

78. American College of Obstetricians and Gynecologists. *Exercise during Pregnancy and the Postnatal Period (ACOG Home Exercise Programs)*. Washington, DC: ACOG, 1985.

79. American College of Obstetricians and Gynecologists. *Exercise during Pregnancy and the Postpartum Period*. Technical Bulletin No. 189. Washington, DC: Author, 1994.

80. American College of Sports Medicine. Position stand on heat and cold illnesses during distance running. *Med Sci Sports Exerc* 27:i–x, 1996.

81. CDC. Heat-related deaths—United States, 1993. *MMWR* 42:558–560, 1993.

82. Coris EE, Ramirez AM, Van Durme DJ. Heat illness in athletes. The dangerous combination of heat, humidity, and exercise. *Sports Med* 34:9–16, 2004.

83. Watts SA. Prevention and treatment of dehydration in athletes. *Am J Med Sports* 3:286–293, 2001.

84. Galloway SDR, Maughan RJ. Effects of ambient temperature on the capacity to perform prolonged cycle exercise in man. *Med Sci Sports Exerc* 29:1240–1249, 1997.

85. Dallam GM, Jonas S, Miller TK. Medical considerations in triathlon competition: Recommendations for triathlon organizers, competitors, and coaches. *Sports Med* 35:143–161, 2005.

86. Wallace RF, Kriebel D, Punnett L, Wegman DH, Wenger CB, Gardner JW, Gonzalez RR. The effects of continuous hot weather training on risk of exertional heat illness. *Med Sci Sports Exerc* 37:84–90, 2005.

87. Bernstein JA, Alexis N, Barnes C, Bernstein IL, Bernstein JA, Nel A, Peden D, Diaz-Sanchez D, Tarlo SM, Williams PB. Health effects of air pollution. *J Allergy Clin Immunol* 114: 1116-1123, 2004.

88. Dockery DW, Pope A, Xu X, et al. An association between air pollution and mortality in six U.S. cities. *N Engl J Med* 329:1753-1759, 1993.

89. CDC. Populations at risk from air pollution—United States, 1991. *MMWR* 42:301–304, 1993.

90. Borja-Aburto VH, Loomis DP, Bangdiwala SI, Shy CM, Rascon-Pacheco RA. Ozone, suspended particulates, and daily mortality in Mexico City. *Am J Epidemiol* 145:258–268, 1997.

91. Adams WC. Effects of ozone exposure at ambient air pollution episode levels on exercise performance. *Sports Med* 4:395–424, 1987.

92. Hazucha MJ, Bates DV, Dromberg PA. Mechanisms of action of ozone on the human lung. *J Appl Physiol* 67:1535–1541, 1989.

93. Carlisle AJ, Sharp NC. Exercise and outdoor ambient air pollution. *Br J Sports Med* 35:214–222, 2001.

94. Frank R, Liu MC, Spannhake EW, Mlynarek S, Macri K, Weinmann GG. Repetitive ozone exposure of young adults. Evidence of persistent small airway dysfunction. *Am J Respir Crit Care Med* 164:1253–1260, 2001.

95. Foxcroft WJ, Adams WC. Effects of ozone exposure on four consecutive days on work performance and V̇O2 max. *J Appl Physiol* 61:960–966, 1986.

96. Korrick SA, Neas LM, Dockery DW, Gold DR, Allen GA, Hill LB, Kimball KD, Rosner BA, Speizer FE. Effects of ozone and other pollutants on the pulmonary function of adult hikers. *Environ Health Perspect* 106:93–99, 1998.

97. Kunzli N, Lurmann F, Segal M, Ngo L, Balmes J, Tager IB. Association between lifetime ambient ozone exposure and pulmonary function in college freshmen—results of a pilot study. *Environ Res* 72:8–23, 1997.

98. Cooper KH. *Running without Fear*. New York: Bantam Books, 1985.

99. Powell KE, Thompson PD, Caspersen CJ, Kendrick JS. Physical activity and the incidence of coronary heart disease. *Ann Rev Public Health* 8:253–287, 1987.

100. Maron BJ, Chaitman BR, Ackerman MJ, Bayes de Luna A, Corrado D, Crosson JE, Deal BJ, Driscoll DJ, Estes NA, Araujo CG, Liang DH, Mitten MJ, Myerburg RJ, Pelliccia A, Thompson PD, Towbin JA, Van Camp SP; Working Groups of the American Heart Association Committee on Exercise, Cardiac Rehabilitation, and Prevention; Councils on Clinical Cardiology and Cardiovascular Disease in the Young. Recommendations for physical activity and recreational sports participation for young patients with genetic cardiovascular diseases. *Circulation* 109:2807–2816, 2004.

101. Wingfield K, Matheson GO, Meeuwisse WH. Preparticipation evaluation: An evidence-based review. *Clin J Sport Med* 14:109–122, 2004.

102. Futterman LG, Myerburg R. Sudden death in athletes. An update. *Sports Med* 26:335–350, 1998.

103. Mittleman MA, Maclure M, Tofler GH, Sherwood JB, Goldberg RJ, Muller JE. Triggering of acute myocardial infarction by heavy physical exertion: Protection against triggering by regular exertion. *N Engl J Med* 329:1677–1683, 1993.

104. Willich SN, Lewis M, Löwel H, Arntz H-R, Schubert F, Schröder R. Physical exertion as a trigger of acute myocardial infarction. *N Engl J Med* 329:1684–1690, 1993.

105. Giri S, Thompson PD, Kiernan FJ, Clive J, Fram DB, Mitchel JF, Hirst JA, McKay RG, Waters DD. Clinical and angiographic characteristics of exertion-related acute myocardial infarction. *JAMA* 282:1731–1736, 1999.

106. Noakes TD. Heart disease in marathon runners: A review. *Med Sci Sports Exerc* 19:187–194, 1987.

107. Maron BJ, Poliac LC, Roberts WO. Risk for sudden cardiac death associated with marathon running. *J Am Coll Cardiol* 28:428–431, 1996.

108. Albert CM, Mittleman MA, Chae CU, Lee IM, Hennekens CH, Manson JE. Triggering of sudden death from cardiac causes by vigorous exertion. *N Engl J Med* 343:1355–1361, 2000.

109. Maron BJ, Araujo CGS, Thompson PD, et al. Recommendations for preparticipation screening and the assessment of cardiovascular disease in masters athletes. *Circulation* 103:327-334, 2001.

110. Nieman DC. Does exercise alter immune function and respiratory infections? *President's Council on Physical Fitness and Sports, Research Digest*, Series 3, No. 13, June, 2001.

111. Nieman DC. Is infection risk linked to exercise workload? *Med Sci Sports Exerc* 32 (suppl 7):S406–S411, 2000.

112. Nieman DC, Nehlsen-Cannarella SL, Henson DA, Koch AJ, Butterworth DE, Fagoaga OR, Utter A. Immune response to

exercise training and/or energy restriction in obese females. *Med Sci Sports Exerc* 30:679–686, 1998.

113. Nieman DC, Henson DA, Gusewitch G, Warren BJ, Dotson RC, Butterworth DE, Nehlsen-Cannarella SL. Physical activity and immune function in elderly women. *Med Sci Sports Exerc* 25:823–831, 1993.

114. Nieman DC, Henson DA, Austin MD, Brown VA. The immune response to a 30-minute walk. *Med Sci Sports Exerc* 37:57–62, 2005.

115. Nieman DC. Current perspective on exercise immunology. *Curr Sports Med Rep* 2:239–242, 2003.

116. Nieman DC, Dumke CL, Henson DA, McAnulty SR, McAnulty LS, Lind RH, Morrow JD. Immune and oxidative changes during and following the Western States Endurance Run. *Int J Sports Med* 24:541–547, 2003.

117. Nieman DC, Johansen LM, Lee JW, Cermak J, Arabatzis K. Infectious episodes in runners before and after the Los Angeles Marathon. *J Sports Med Phys Fit* 30:316–328, 1990.

118. Peters EM, Bateman ED. Respiratory tract infections: An epidemiological survey. *S Afr Med J* 64:582–584, 1983.

119. Peters EM, Goetzsche JM, Grobbelaar B, et al. Vitamin C supplementation reduces the incidence of postrace symptoms of upper-respiratory-tract infection in ultramarathon runners. *Am J Clin Nutr* 57:170–174, 1993.

120. Nieman DC, Henson DA, McAnulty SR, McAnulty LS, Morrow JD, Ahmed A, Heward CB. Vitamin E and immunity after the Kona Triathlon World Championship. *Med Sci Sports Exerc* 36:1328–1335, 2004.

121. Storms WW. Review of exercise-induced asthma. Med Sci Sports Exerc 35:1464–1470, 2003; See also: Mahler DA. Exercise-induced asthma. *Med Sci Sports Exerc* 25:554–561, 1993.

122. Cerny FJ, Maxwell PJ. Control of exercise-induced asthma. Triggers, medications, warm-ups. *ACSM's Health & Fitness Journal* 4(1):17–24, 2000.

123. Randolph C. Exercise-induced asthma: Pathophysiology, diagnosis, and management for the primary care provider. *Am J Med Sports* 2:383–394, 2000.

124. Giesbrecht GG, Younes M. Exercise- and cold-induced asthma. *Can J Appl Physiol* 20:300–314, 1995.

125. Anderson SD, Kippelen P. Exercise-induced bronchoconstriction: Pathogenesis. *Curr Allergy Asthma Rep* 5:116–122, 2005.

126. Weiler JM, Ryan EJ. Asthma in United States Olympic athletes who participated in the 1998 Olympic Winter Games. *J Allergy Clin Immunol* 106:267–271, 2000.

127. Meadows M. Breathing better. FDA Consumer, March–April, 2003; See also: Papazian R. Being a sport with exercise-induced asthma. *FDA Consumer*, January–February, pp. 30–33, 1994.

128. Tan RA, Spector SL. Exercise-induced asthma. *Sports Med* 25:1–6, 1998.

129. CDC. Self-reported asthma prevalence and control among adults—United States, 2001. MMWR 52:382–384, 2003; See also: CDC. Surveillance for asthma—United States, 1960–1995. *MMWR* 47(No.SS-1), 1998.

130. Weiss KB, Wagener DK. Changing patterns of asthma mortality: Identifying target populations at high risk. *JAMA* 264:1683–1687, 1990.

131. CDC. Asthma prevalence and control characteristics by race/ethnicity—United States, 2002. MMWR 53:145–148, 2004; See also: CDC. Self-reported asthma prevalence among adults—United States, 2000. *MMWR* 50(32):682–686, 2001.

132. U.S. Department of Health and Human Services, PHS, NIH, NHLBI. *Asthma and Physical Activity in the School*. NIH Publication No. 95-3651. Bethesda, MD: National Heart, Lung, and Blood Institute Information Center, 1995.

Capítulo 16 Riscos do Exercício **693**

133. U.S. Department of Health and Human Services, PHS, NIH, NHLBI. *Asthma Management and Prevention, Global Initiative for Asthma: A Practical Guide for Public Health Officials and Health Care Professionals*. NIH Publication No. 96-3659A. Bethesda, MD: National Heart, Lung, and Blood Institute, 1995. See also: CDC. Key clinical activities for quality asthma care. Recommendations of the National Asthma Education and Prevention Program. *MMWR* 52(RR-6):1–8, 2003.

134. NHLBI, National Asthma Education and Prevention Program. *Quick Reference for the NAEPP Expert Panel Report: Guidelines for the Diagnosis and Management of Asthma—Update on Selected Topics 2002*. Publication No. 02-5075. Bethesda, MD: US Department of Health and Human Services, National Institutes of Health, 2002. See also: NHLBI, National Asthma Education and Prevention Program. *Guidelines for the Diagnosis and Management of Asthma*. NIH Publication No. 97-4051. Bethesda, MD: National Heart, Lung, and Blood Institute, 1997.

135. Kemp JP, Kemp JA. Management of asthma in children. *Am Fam Physician* 63:1341–1348, 1353–1354, 2001.

136. Powell KE, Paffenbarger RS. Workshop on epidemiologic and public health aspects of physical activity: A summary. *Public Health Rep* 100:118–126, 1985.

137. U.S. Department of Health and Human Services. *Physical Activity and Health: A Report of the Surgeon General*. Atlanta, GA: U.S. Department of Health and Human Services, Centers for Disease Control and Prevention, National Center for Chronic Disease Prevention and Health Promotion, 1996.

138. Elrick H. Exercise is medicine. *Physician Sportsmed* 24(2):72–78, 1996.

139. Roberts CK, Barnard RJ. Effects of exercise and diet on chronic disease. *J Appl Physiol* 98:3–30, 2005.

140. Nieman DC. *The Exercise–Health Connection*. Champaign, IL: Human Kinetics, 1998.

ATIVIDADE DE CONDICIONAMENTO FÍSICO 16.1

Benefícios e riscos do exercício

Conforme mencionado no final deste capítulo, embora grandes quantidades de exercício estejam associadas a vários riscos, o exercício moderado pode trazer muitos benefícios à saúde. Não praticar nenhum tipo de exercício é pior do que exercitar-se em excesso, e o exercício moderado é uma virtude. Os benefícios bem documentados do exercício moderado são valiosos demais para serem ignorados.

Os principais benefícios do exercício moderado regular incluem:

1. Melhora do condicionamento cardíaco e pulmonar
2. Redução da frequência cardíaca em repouso
3. Músculos mais firmes e tonificados
4. Redução da gordura corporal (especialmente quando a gordura da alimentação é baixa)
5. Redução do risco de pressão sanguínea elevada
6. Aumento do colesterol da lipoproteína de alta intensidade, redução dos triglicerídeos
7. Redução do risco de câncer
8. Redução do risco de doenças cardíacas
9. Redução do risco de diabetes
10. Elevação do estado de humor psicológico e redução da depressão e da ansiedade
11. Aumento da autoestima
12. Aumento da densidade óssea e redução do risco de osteoporose
13. Melhora da qualidade de vida, mesmo com o avanço da idade
14. Aumento da expectativa de vida
15. Menos fadiga, mais energia para o trabalho, lazer e emergências

Analise essa lista cuidadosamente e, então, com base em sua própria experiência, liste os cinco benefícios que você particularmente acredita serem os mais valiosos para você. Liste os benefícios, bem como os motivos pelos quais os escolheu, em ordem de importância, começando pelo mais relevante.

1. _____
2. _____
3. _____
4. _____
5. _____

Revise o capítulo com atenção. Liste três riscos que você particularmente acredita serem os mais preocupantes para você. Em outras palavras, com base em sua própria experiência, quais riscos têm causado mais dor e apreensão? Liste os riscos e, então, explique porque os escolheu. Novamente, liste em ordem de importância.

1. _____
2. _____
3. _____

ATIVIDADE DE CONDICIONAMENTO FÍSICO 16.2

Classifique a saúde de seus pés e tornozelos

Como vai a saúde de seus pés e tornozelos? Faça este questionário de autoavaliação do Foot Health Foundation of America. Veja a pontuação ao final do teste.

1. Quanto tempo você passa em pé diariamente?
   a. Menos de 2 horas 0
   b. 2 a 4 horas..1
   c. 5 a 7 horas..2
   d. 8 horas ou mais...3

2. Quantos anos você tem?
   a. Abaixo de 40 0
   b. 40-59 anos 1
   c. 60 ou mais 2

3. Como você descreveria seu peso?
   a. De ideal a 9 quilogramas acima 0
   b. De 9 a 18 quilogramas acima 2
   c. Mais de 18 quilogramas acima..................................3

4. Problemas com seus pés ou tornozelos já o impediram de fazer atividades esportivas ou de lazer?
   a. Sim..2
   b. Não 0

   No trabalho?
   a. Sim..3
   b. Não 0

5. Já recebeu tratamento médico para pés ou tornozelos?
   a. Sim..3
   b. Não 0

6. Usa saltos de mais de 5 centímetros de altura regularmente?
   a. Sim..2
   b. Não 0

7. Que tipos de exercício você faz ou planeja fazer em breve? Marque todas que se apliquem.
   a. Caminhada..1
   b. Esportes de campo – softbol, golfe 2
   c. Esportes de inverno, como esqui 2
   d. Esportes em quadra, como tênis 3
   e. Aeróbios 3
   f. Corrida...3
   g. Nenhum

   (Se responder g, pule para o número 12)

8. Você tem os sapatos adequados para seu esporte?
   a. Sim..0
   b. Não 3

9. Você tem dores no pé ou no tornozelo quando caminha ou se exercita?
   a. Raramente 1
   b. Às vezes..2

Parte IV   Atividade Física e Doença

   c. Frequentemente..3

   d. Nunca..0

10. Você se exercita com sapatos que têm mais de 1 ano de idade ou que são de segunda mão?

   a. Sim...3

   b. Não..0

11. Você se alonga adequadamente depois de se exercitar?

   a. Sim...0

   b. Não..3

12. Você tem diabetes?

   a. Sim...3

   b. Não..0

13. Você tem histórico familiar de diabetes?

   a. Sim...2

   b. Não..0

14. Você tem dormência ou queimação nos pés?

   a. Sim...3

   b. Não..0

15. Você torce os tornozelos com frequência, ou eles são fracos?

   a. Sim...2

   b. Não..0

16. Você tem pés chatos ou pés muito arqueados?

   a. Sim...2

   b. Não..0

17. Você sente dor no tendão do calcâneo, dor nos calcanhares ou pontadas na canela?

   a. Sim...2

   b. Não..0

18. Você tem calos, calosidades, joanetes ou dedo do pé em martelo?

   a. Sim...3

   b. Não..0

19. Você tem artrite ou dor articular nos pés?

   a. Sim...3

   b. Não..0

20. Você tem má circulação ou cãibras nas pernas?

   a. Sim...3

   b. Não..0

Classificação

Total de números à direita de cada pergunta:

0 a 20 Parabéns! Seus pés e calcanhares estão muito saudáveis.

21 a 40. Preste atenção. Você está na categoria de risco moderado. Considere ajuda profissional.

41 ou mais. Cuidado. Você está com elevado risco para problemas ém longo prazo. Peça ajuda.

APÊNDICE **A**

Normas para Teste de Condicionamento Físico

Seção 1. Normas para Teste de Condicionamento Físico para Crianças, Adolescentes e Estudantes Universitários

NATIONAL CHILDREN AND YOUTH FITNESS STUDY I (NCYFS I) [ESTUDO NACIONAL DE CONDICIONAMENTO EM CRIANÇAS E ADOLESCENTES I]

Em 1984, o Public Health Service (Office of Disease Prevention and Health Promotion, U.S. Department of Health and Human Services), em resposta ao histórico relatório do governo *Promoting Health/Preventing Disease: Objectives for the Nation*, lançou o National Children and Youth Fitness Study para determinar o nível de condicionamento e de atividade em que se encontravam os estudantes do ensino fundamental ao ensino superior. Dados de alunos de 10 a 18 anos foram coletados de uma amostra aleatória de 10.275 estudantes de 140 escolas públicas e privadas, em 19 estados norte-americanos, entre fevereiro e maio de 1984. O NCYFS foi a primeira avaliação em escala nacional de condicionamento físico de jovens norte-americanos em aproximadamente uma década e o estudo mais rigoroso sobre condicionamento entre os jovens dentre os estudos conduzidos naquele país.

Os itens dos testes do NCYFS I incluíam:[*]

- Dobras cutâneas tricipital e subescapular para composição corporal
- Caminhada/corrida (1 milha [1,6 quilômetro]) para resistência cardiorrespiratória
- Teste de sentar-e-alcançar para flexibilidade da região lombar e posterior da coxa
- Elevações na barra para resistência e força muscular de membros superiores
- Exercícios abdominais com joelhos flexionados (um minuto) para força/resistência abdominal

---

Interpretação das normas: < 25% = inaceitável ou fraco; 25 a 50% = mínimo ou regular; 50 a 75% = aceitável ou bom; > 75% = ótimo ou excelente.

[*]*Nota*: Ver descrição dos métodos nos Capítulos 4 a 6.

Fonte: Public Health Service. Summary of Findings from National Children and Youth Fitness Study. *JOPHER*/ January 1985, 44-90.

698 Apêndice A Normas para Teste de Condicionamento Físico

Tabela 1 Somatória de dobras cutâneas triciptal e subescapular – meninos (mm total)

Idade	10	11	12	13	14	15	16	17	18
99%	9	9	9	9	9	10	10	10	11
90	12	12	12	11	12	12	12	13	13
80	13	13	13	13	13	13	13	14	14
75	14	14	14	13	13	14	14	14	15
70	15	15	15	14	14	14	14	15	15
60	16	16	16	15	15	15	15	16	17
50	17	18	17	17	17	17	17	17	18
40	20	20	20	19	18	18	18	19	19
30	22	23	22	21	21	20	20	21	22
25	24	25	24	23	22	22	22	22	24
20	25	26	28	25	25	24	23	24	25
10	35	36	38	34	33	32	30	30	30

Tabela 2 Somatória de dobras cutâneas triciptal e subescapular – meninas (mm total)

Idade	10	11	12	13	14	15	16	17	18
99%	10	11	11	12	12	13	13	16	14
90	13	14	15	15	17	19	19	20	19
80	15	16	17	18	19	21	21	22	21
75	16	17	18	19	20	23	22	23	22
70	17	18	18	20	21	24	23	24	23
60	18	19	21	22	24	26	24	26	25
50	20	21	22	24	26	28	26	28	27
40	22	24	24	26	28	30	28	31	28
30	25	28	27	29	31	33	32	34	32
25	27	30	29	31	33	34	33	36	34
20	29	33	31	34	35	37	35	37	36
10	36	40	40	43	40	43	12	42	42

Tabela 3 Elevações na barra - meninos (mãos em posição pronada, palmas voltadas para si)

Idade	10	11	12	13	14	15	16	17	18
99%	13	12	13	17	18	18	20	20	21
90	8	8	8	10	12	14	14	15	16
80	5	5	6	8	9	11	12	13	14
75	4	5	5	7	8	10	12	12	13
70	4	4	5	7	8	10	11	12	12
60	2	3	4	5	6	8	10	10	11
50	1	2	3	4	5	7	9	9	0
40	1	1	2	3	4	6	8	8	9
30	0	0	1	1	3	5	6	6	7
25	0	0	0	1	2	4	6	5	6
20	0	0	0	0	1	3	5	4	5
10	0	0	0	0	0	1	2	2	3

Seção 1. Normas para Teste de Condicionamento Físico para Crianças, Adolescentes e Estudantes Universitários **699**

Tabela 4 Elevações na barra - meninas (mãos em posição pronada, palmas voltadas para si)

Idade	10	11	12	13	14	15	16	17	18
99%	8	8	8	5	8	6	8	7	6
90	3	3	2	2	2	2	2	2	2
80	2	1	1	1	1	1	1	1	1
75	1	1	1	1	1	1	1	1	1
70	1	1	1	0	1	1	1	1	1
60	0	0	0	0	0	0	0	0	0
50	0	0	0	0	0	0	0	0	0
40	0	0	0	0	0	0	0	0	0
30	0	0	0	0	0	0	0	0	0
20	0	0	0	0	0	0	0	0	0
10	0	0	0	0	0	0	0	0	0

TABELA 5 Abdominais com os joelhos flexionados - meninos (número em um minuto; braços cruzados sobre o peito)

Idade	10	11	12	13	14	15	16	17	18
99%	60	60	61	62	64	65	65	68	67
90	47	48	50	52	52	53	55	56	54
80	43	43	46	48	49	50	51	51	50
75	40	41	44	46	47	48	49	50	50
70	38	40	43	45	45	46	48	49	48
60	36	38	40	41	43	44	45	46	44
50	34	36	38	40	41	42	43	43	43
40	32	34	35	37	39	40	41	41	40
30	30	31	33	34	37	37	39	39	38
25	28	30	32	32	35	36	38	37	36
20	26	28	30	31	34	35	36	35	35
10	22	22	25	28	30	31	32	31	31

TABELA 6 Abdominais com os joelhos flexionados - meninas (número em um minuto; braços cruzados sobre o peito)

Idade	10	11	12	13	14	15	16	17	18
99%	50	53	66	58	57	56	59	60	65
90	43	42	46	46	47	45	49	47	47
80	39	39	41	41	42	42	42	41	42
75	37	37	40	40	41	40	40	40	40
70	36	36	39	39	40	39	39	39	40
60	33	34	36	35	37	36	37	37	38
50	31	32	33	33	35	35	35	36	35
40	30	30	31	31	32	32	33	33	33
30	27	28	30	28	30	30	30	31	30
25	25	26	28	27	29	30	30	30	30
20	24	24	27	25	27	28	28	29	28
10	20	20	21	21	23	24	23	24	24

700 Apêndice A Normas para Teste de Condicionamento Físico

TABELA 7 Sentar e alcançar, teste de flexibilidade – meninos (pés alinhados em 0; medidas aproximadas em polegadas)

Idade	10	11	12	13	14	15	16	17	18
99%	6	6,5	6,5	7,5	8	9,5	10	9,5	10
90	4	4,5	4	4,5	5,5	6	7	7,5	7,5
80	3	3,5	3	3	4	5	6	6	6
75	2,5	3	3	3	3,5	4,5	5	5,5	5,5
70	2,5	2,5	2,5	2,5	3	4	5	5	5
60	2	2	1,5	1,5	2	3	4	4	4
50	1,5	1	1	1	1,5	2	3	3,5	3
40	0,5	1,5	0	0,5	1	1,5	2	2,5	2.5
30	0	0	−0,5	0	0	0,5	1,5	1,5	1.5
25	−0,5	−0,5	−1	−1	−1	0	1	1	1
20	−1	−1	−1,5	−1,5	−1	−0,5	0	−0,5	−0,5
10	−2	−2,5	−3,5	−3	−3	−2,5	−2	−1,5	−2

TABELA 8 Sentar e alcançar, teste de flexibilidade – meninas (pés alinhados em 0; medidas aproximadas em polegadas)

Idade	10	11	12	13	14	15	16	17	18
99%	8,5	8,5	9	10	10	11	11	11	10,5
90	5,5	6	7	8	7,5	8	8,5	8,5	8,5
80	4,5	5	6	7	7	7	7,5	7,5	7,5
75	4,5	4,5	5	6	6,5	7	7	7	7
70	4	4,5	5	5,5	6	6,5	7	7	6,5
60	3	3,5	4	5	5,5	6	6	6	6
50	2,5	3	3,5	4	5	5	5,5	6	5,5
40	2	2	3	3,5	4	5	5	5	5
30	1	1,5	2,5	2,5	3	4	4,5	4	4
25	1	1	2	2	3	3,5	4	3,5	3,5
20	0	1	1,5	1,5	2	3	3,5	3	3
10	−1,5	−0,5	0	0	0,5	1,5	2	1,5	1

TABELA 9 Corrida de 1 milha [1,6 quilômetro] – meninos (min:seg)

Idade	10	11	12	13	14	15	16	17	18
99%	6:55	6:21	6:21	5:59	5:43	5:40	5:31	5:14	5:33
90	8:13	7:25	7:13	6:48	6:27	6:23	6:13	6:08	6:10
80	8:35	7:52	7:41	7:07	6:58	6:43	6:31	6:31	6:33
75	8:48	8:02	7:53	7:14	7:08	6:52	6:39	6:40	6:42
70	9:02	8:12	8:03	7:24	7:18	7:00	6:50	6:46	6:57
60	9:26	8:38	8:23	6:46	7:34	7:13	7:07	7:10	7:15
50	9:52	9:03	8:48	8:04	7:51	7:30	7:27	7:31	7:35
40	10:15	9:25	9:17	8:26	8:14	7:50	7:48	7:59	7:53
30	10:44	10:17	9:57	8:54	8:46	8:18	8:04	8:24	8:12
20	11:25	10:55	10:38	9:20	9:28	8:50	8:34	8:55	9:10
10	12:27	12:07	11:48	10:38	10:34	10:13	9:36	10:43	10:50

Seção 1. Normas para Teste de Condicionamento Físico para Crianças, Adolescentes e Estudantes Universitários

TABELA 10 Corrida de 1 milha - meninas (min:seg)

Idade	10	11	12	13	14	15	16	17	18
99%	7:55	7:14	7:20	7:08	7:01	6:59	7:03	6:52	6:58
90	9:09	8:45	8:34	8:27	8:11	8:23	8:28	8:20	8:22
80	9:56	9:52	9:30	9:13	8:49	9:04	9:06	9:10	9:27
75	10:09	9:56	9:52	9:30	9:16	9:28	9:25	9:26	9:31
70	10:27	10:10	10:05	9:48	9:31	9:49	9:41	9:41	9:36
60	10:51	10:35	10:32	10:22	10:04	10:20	10:15	10:16	10:08
50	11:14	11:15	10:58	10:52	10:32	10:46	10:34	10:34	10:51
40	11:54	11:46	11:26	11:22	10:58	11:20	11:08	10:59	11:27
30	12:27	12:33	12:03	11:55	11:35	11:53	11:49	11:43	11:58
25	12:52	12:54	12:33	12:17	11:49	12:18	12:10	12:03	12:14
20	13:12	13:17	12:53	12:43	12:10	12:48	12:32	12:30	12:37
10	14:20	14:35	14:07	13:45	13:13	14:07	13:42	13:46	15:18

NATIONAL CHILDREN AND YOUTH FITNESS STUDY II (NCYFS II) [ESTUDO NACIONAL DE CONDICIONAMENTO EM CRIANÇAS E ADOLESCENTES II]

Como descrito no Capítulo 1, o segundo National and Children Fitness Study (NCYFS II) foi lançado com o objetivo de estudar o condicionamento físico e os hábitos de atividade física de 4,678 crianças entre 6 e 9 anos de idade. O estudo foi o primeiro a avaliar os padrões de condicionamento e atividade nessa faixa etária.

Os itens dos testes do NCYFS II incluem:[*]

- Dobras cutâneas tricipital, subescapular e da panturrilha medial para composição corporal
- Caminhada/corrida para resistência cardiorrespiratória (1 milha, 8 ou 9 anos de idade; ½ milha, 6 ou 7 anos de idade)
- Teste de sentar e alcançar para avaliar a flexibilidade da região lombar e dos isquiotibiais
- Elevação modificada na barra para resistência e força muscular de membros superiores
- Exercícios abdominais com joelhos flexionados (um minuto) para força/resistência abdominal

---

Interpretação das normas: < 25% = inaceitável ou fraco; 25 a 50% = mínimo ou regular; 50 a 75% = aceitável ou bom; > 75% = ótimo ou excelente.

[*]*Nota*: Ver descrição dos métodos nos Capítulos 4 a 6.

Fonte: Ross JG, Pate RR, Delpy LA, Gold RS, Svilar M. New health-related fitness norms. *JOPERD*, November/December 1987, 66-70.

702 Apêndice A Normas para Teste de Condicionamento Físico

TABELA 11 Dobras cutâneas do tríceps (mm)

Percentil	Idade							
	Meninos				Meninas			
	6	7	8	9	6	7	8	9
99	5	5	5	5	5	6	6	6
95	6	5	6	6	7	7	7	7
90	6	6	6	6	8	7	8	8
85	7	7	7	7	8	8	8	9
80	7	7	7	7	9	8	9	10
75	7	7	7	8	9	9	9	10
70	7	7	8	8	9	9	10	11
65	8	8	8	9	10	10	10	11
60	8	8	8	10	10	10	11	12
55	8	8	9	10	11	11	12	12
50	8	9	9	10	11	11	12	13
45	9	9	10	11	12	12	13	14
40	9	10	10	12	12	12	14	14
35	10	10	11	13	13	13	15	15
30	10	11	12	14	13	13	16	16
25	10	11	13	15	14	14	17	18
20	11	12	14	16	14	15	18	19
15	12	14	15	18	15	17	19	21
10	13	16	19	21	17	19	21	22
5	16	20	23	23	20	22	25	25

Table 12 Dobras cutâneas subescabulares (mm)

Percentil	Idade							
	Meninos				Meninas			
	6	7	8	9	6	7	8	9
99	4	4	4	4	4	4	4	4
95	4	4	4	4	4	4	5	5
90	4	4	4	5	5	5	5	5
85	4	5	5	5	5	5	5	5
80	5	5	5	5	5	5	5	6
75	5	5	5	5	5	5	6	6
70	5	5	5	5	5	5	6	6
65	5	5	5	6	6	6	6	6
60	5	5	5	6	6	6	6	7
55	5	5	6	6	6	6	7	7
50	5	5	6	6	6	6	7	8
45	5	6	6	7	6	7	7	8
40	6	6	6	7	7	7	8	9
35	6	6	6	7	7	7	8	9
30	6	6	7	8	7	8	9	10
25	6	7	7	9	8	9	10	12
20	7	7	8	10	8	10	12	15
15	7	8	10	12	10	11	15	17
10	8	10	14	15	12	13	17	21
5	12	16	19	20	16	19	21	25

Seção 1. Normas para Teste de Condicionamento Físico para Crianças, Adolescentes e Estudantes Universitários **703**

Tabela 13   Somatória de dobras cutâneas do tríceps e da sura medial (mm)

| Percentil | Idade | | | | | | | |
| | Meninos | | | | Meninas | | | |
	6	7	8	9	6	7	8	9
99	9	9	9	9	11	11	11	12
95	11	11	11	11	13	13	14	14
90	12	12	12	12	15	15	15	16
85	12	13	13	13	16	16	16	18
80	13	13	13	14	17	17	18	19
75	14	14	14	15	18	18	19	20
70	14	14	15	16	18	18	20	21
65	15	16	17	18	20	20	22	23
60	15	16	17	18	20	20	22	23
55	16	16	17	19	21	21	23	25
50	16	17	18	21	21	22	24	26
45	17	18	19	22	22	23	26	27
40	17	19	20	23	23	24	27	29
35	18	20	21	25	24	25	29	30
30	20	21	23	27	25	26	31	32
25	20	22	24	29	27	28	33	35
20	22	24	27	31	28	31	35	37
15	23	27	31	35	30	33	38	41
10	27	32	37	40	33	37	43	45
5	33	39	44	47	38	43	49	52

Tabela 14   Elevações modificadas na barra (números realizados)

| Percentil | Idade | | | | | | | |
| | Meninos | | | | Meninas | | | |
	6	7	8	9	6	7	8	9
99	25	27	38	35	24	27	25	30
95	18	20	21	25	17	20	20	20
90	15	19	20	20	13	16	17	17
85	12	15	17	20	11	14	14	15
80	11	13	15	17	10	12	12	13
75	10	13	14	15	9	11	11	12
70	9	12	13	14	9	10	11	11
65	8	11	12	13	7	9	10	10
60	7	10	11	12	7	8	9	10
55	7	9	10	11	6	8	9	9
50	6	8	10	10	6	7	8	9
45	6	8	9	10	5	7	7	8
40	5	7	8	9	5	6	6	7
35	5	6	8	7	4	4	5	5
30	4	5	7	7	4	4	5	5
25	3	4	6	6	3	4	4	4
20	3	4	5	5	2	3	4	4
15	2	3	4	4	1	2	3	2
10	1	1	3	3	0	1	1	1
5	0	0	1	2	0	0	0	0

A criança é posicionada de costas, com os ombros diretamente abaixo de uma barra, que é posicionada a uma altura de 3 a 5 centímetros além do alcance da criança. Uma faixa elástica é suspensa a uma distância em torno de 18 a 20 centímetros abaixo da barra, paralelamente a ela. Na posição inicial, os glúteos da criança estão fora do chão, os braços e as pernas estão retos e apenas os calcanhares estão em contato com o chão. Deve-se utilizar uma pegada supinada (palmas para fora do corpo) com os polegares colocados ao redor da barra. Uma elevação é completada quando o queixo ultrapassa a faixa elástica. O movimento deve ser executado apenas com os braços, mantendo-se o corpo firme e ereto (ver Cap. 6).

704 Apêndice A Normas para Teste de Condicionamento Físico

Tabela 15 Abdominais cronometrados (número em um minuto)

| | Idade | | | | | | | |
| | Meninos | | | | Meninas | | | |
Percentil	6	7	8	9	6	7	8	9
99	36	42	43	48	36	40	44	43
95	31	35	38	42	31	35	37	39
90	28	32	35	39	28	33	34	36
85	26	30	33	36	26	30	32	34
80	25	29	32	35	24	28	30	32
75	24	28	30	33	23	27	29	31
70	22	27	29	32	22	26	28	30
65	21	26	28	31	21	24	27	29
60	20	25	27	30	20	23	26	28
55	19	24	26	29	19	22	25	26
50	19	23	26	28	18	21	25	26
45	17	21	24	26	17	20	23	24
40	17	21	24	26	17	20	23	24
35	16	20	23	24	15	17	20	22
30	15	19	21	24	15	17	20	22
25	14	18	20	23	14	16	19	21
20	12	16	19	22	12	15	17	19
15	11	14	17	19	10	13	16	17
10	9	12	15	16	6	11	13	15
5	4	7	11	13	1	7	9	10

Nota: Veja detalhes sobre os métodos no Capítulo 6.

Tabela 16 Sentar e alcançar, teste de flexibilidade
(em polegadas; pés alinhados em 0)

| | Idade | | | | | | | |
| | Meninos | | | | Meninas | | | |
Percentil	6	7	8	9	6	7	8	9
99	5,5	6,0	6,0	5,5	6,5	6,0	7,0	7,0
95	4,5	4,5	4,5	4,0	5,5	5,5	5,5	6,0
90	4,0	4,0	4,0	3,5	4,5	5,0	5,0	5,0
85	3,5	4,0	3,5	3,0	4,0	4,5	4,5	4,5
80	3,0	3,5	3,0	2,5	4,0	4,0	4,0	4,0
75	3,0	3,0	2,5	2,5	3,5	4,0	4,0	4,0
70	2,5	2,5	2,5	2,0	3,0	3,0	3,0	3,0
65	2,0	2,0	2,0	2,0	3,0	3,0	3,0	3,0
60	2,0	2,0	2,0	1,5	3,0	3,0	3,0	3,0
55	1,5	1,5	1,5	1,0	2,5	3,0	2,5	2,5
50	1,5	1,5	1,5	1,0	2,0	2,5	2,0	2,0
45	1,0	1,0	1,0	0,5	2,0	2,5	2,0	2,0
40	0,5	0,5	0,5	0,0	2,0	2,0	1,5	2,0
35	0,5	0,5	0,5	0,0	1,5	2,0	1,5	1,5
30	0,0	0,0	0,0	−0,5	1,0	1,5	1,0	1,0
25	0,0	−0,5	−0,5	−1,0	0,5	1,0	0,5	0,5
20	−0,5	−0,5	−1,0	−1,5	0,0	0,5	0,0	0,0
15	−1,0	−1,0	−1,5	−2,0	0,0	0,0	−0,5	−0,5
10	−1,5	−2,0	−2,5	−2,5	−0,5	−0,5	−1,0	−1,0
5	−2,0	−3,0	−3,5	−4,0	−1,5	−1,5	−2,0	−3,0

Seção 1. Normas para Teste de Condicionamento Físico para Crianças, Adolescentes e Estudantes Universitários **705**

Tabela 17   Distância caminhada/corrida (1 milha para crianças com 8 a 9 anos de idade; ½ milha para crianças com 6 a 7 anos; min:seg)

	Idade							
	Meninos				Meninas			
	Meia milha		Milha		Meia milha		Milha	
Percentil	6	7	8	9	6	7	8	9
99	3:53	3:34	7:42	7:31	4:05	4:03	8:18	8:06
95	4:15	3:56	8:18	7:54	4:29	4:18	9:14	8:41
90	4:27	4:11	8:46	8:10	4:46	4:32	9:39	9:08
85	4:35	4:22	9:02	8:33	4:57	4:38	9:55	9:26
80	4:45	4:28	9:19	8:48	5:07	4:46	10:08	9:40
75	4:52	4:33	9:29	9:00	5:13	4:54	10:23	9:50
70	4:59	4:40	9:40	9:13	5:20	5:00	10:35	10:15
65	5:04	4:46	9:52	9:29	5:25	5:06	10:46	10:31
60	5:10	4:50	10:04	9:44	5:31	5:11	10:59	10:41
55	5:17	4:54	10:16	9:58	5:39	5:18	11:14	10:56
50	5:23	5:00	10:39	10:10	5:44	5:25	11:32	11:13
45	5:28	5:05	11:00	10:27	5:49	5:32	11:46	11:30
40	5:33	5:11	11:14	10:41	5:55	5:39	12:03	11:46
35	5:41	5:17	11:30	10:59	6:00	5:46	12:14	12:09
30	5:50	5:28	11:51	11:16	6:07	5:55	12:37	12:26
25	5:58	5:35	12:14	11:44	6:14	6:01	12:59	12:45
20	6:09	5:46	12:39	12:02	6:27	6:10	13:26	13:13
15	6:21	6:06	13:16	12:46	6:39	6:20	14:18	13:44
10	6:40	6:20	14:05	13:37	6:51	6:38	14:48	14:31
5	7:15	6:50	15:24	15:15	7:16	7:09	16:35	15:40

THE 1985 SCHOOL POPULATION FITNESS SURVEY, PRESIDENT'S COUNCIL ON PHYSICAL FITNESS AND SPORTS [PESQUISA SOBRE CONDICIONAMENTO NA POPULAÇÃO ESCOLAR DE 1985, CONSELHO DO PRESIDENTE SOBRE CONDICIONAMENTO FÍSICO E ESPORTES]*

Como descrito no Capítulo 1, o President's Council on Physical Fitness and Sports School Population Fitness Survey foi conduzido em 1985. Os dados foram coletados para avaliar o nível de condicionamento físico de crianças e adolescentes entre 6 e 17 anos de idade de escolas públicas norte-americanas. Uma amostra de probabilidade de quatro etapas foi desenvolvida para selecionar aproximadamente 19.200 meninos e meninas de 57 distritos escolares e 187 escolas.

O teste não foi desenvolvido para mensurar todos os componentes de condicionamento relacionados à saúde (a composição corporal não foi avaliada). Além disso, diversos testes relacionados à habilidade foram incluídos. Nove itens de teste foram selecionados para meninos e meninas entre 6 e 17 anos, cujas normas são apresentadas a seguir.

- Elevações na barra
- Suspensão com braços flexionados
- Abdominais
- Corrida/caminhada de 1 milha
- Sentar e alcançar em V
- Corrida de ir e vir
- Caminhada de 2 milhas
- Corrida de 50 jardas (≈ 46 metros)
- Salto vertical

Fonte: Youth Physical Fitness in 1985, *The President's Council on Physical Fitness and Sports School Population Fitness Survey*. President's Council on Physical Fitness and Sports. 450 Fifth St., NW, Suite 7103, Washington, DC 20001.

706 Apêndice A Normas para Teste de Condicionamento Físico

Interpretação sugerida das normas

90–100% Excelente

75–85% Muito bom

60–70% Bom

45–55% Médio

30–40% Regular

15–25% Fraco

0–10% Muito fraco

Os resultados dessa pesquisa formam as bases para as normas utilizadas no "President's Challenge" (ver normas na página a seguir e a discussão nos Caps. 3 e 4). Aqueles adolescentes que alcançaram o 85º percentil ou acima, em todos os cinco itens do teste, qualificaram-se para receber o prêmio Presidential Physical Fitness Award. O National Physical Fitness Award foi adicionado em 1987 e reconhece aqueles cuja pontuação alcançou ou superou o 50º percentil para todos os cinco itens do teste. O Participant Award, introduzido em 1991, reconhece aqueles que participaram de todos os testes, mas cujo resultado foi abaixo do 50º percentil em um ou mais deles. Os padrões do prêmio foram validados por meio de comparação com uma amostra em âmbito nacional em 1994.

Fonte: President's Council on Physical Fitness and Sports. *Get fit: A Handbook for Youth Ages 6-17.* Washington, DC: Author, 1998-1999.

TABELA 18 **Presidential Physical Fitness Awards**

							Presidential Physical Fitness Award				
Idade	Abdominais (# em OU 1 min)	Abdominais parciais* (#)	Corrida de ir e vir (seg)	Sentar e alcançar em V OU (pol)	Sentar e alcançar (cm)	Corrida de 1 milha (min:seg) OU	Opções de distância† (min:seg) 1/4 milha	(min:seg) 1/2 milha	Elevações na barra (#)	Flexões de braço OU Ângulo RT* (#)
Meninos										
6	33	22	12,1	+3,5	31	10:15	1:55		2	9
7	36	24	11,5	+3,5	30	9:22	1:48		4	14
8	40	30	11,1	+3,0	31	8:48		3:30	5	17
9	41	37	10,9	+3,0	31	8:31		3:30	5	18
10	45	35	10,3	+4,0	30	7:57			6	22
11	47	43	10,0	+4,0	31	7:32			6	27
12	50	64	9,8	+4,0	31	7:11			7	31
13	53	59	9,5	+3,5	33	6:50			7	39
14	56	62	9,1	+4,5	36	6:26			10	40
15	57	75	9,0	+5,0	37	6:20			11	42
16	56	73	8,7	+6,0	38	6:08			11	44
17	55	66	8,7	+7,0	41	6:06			13	53
Meninas										
6	32	22	12,4	+5,5	32	11:20	2:00		2	9
7	34	24	12,1	+5,0	32	10:36	1:55		2	14
8	38	30	11,8	+4,5	33	10:02		3:58	2	17
9	39	37	11,1	+5,5	33	9:30		3:53	2	18
10	40	33	10,8	+6,0	33	9:19			3	20
11	42	43	10,5	+6,5	34	9:02			3	19
12	45	50	10,4	+7,0	36	8:23			2	20
13	46	59	10,2	+7,0	38	8:13			2	21
14	47	48	10,1	+8,0	40	7:59			2	20
15	48	38	10,0	+8,0	43	8:08			2	20
16	45	49	10,1	+9,0	42	8:23			1	24
17	44	58	10,0	+8,0	42	8:15			1	25

(continua)

Seção 1. Normas para Teste de Condicionamento Físico para Crianças, Adolescentes e Estudantes Universitários

TABELA 18 *(continuação)*

National Physical Award

Idade	Abdominais (# em OU parciais* 1 min)	Abdominais parciais* (#)	Corrida de ir e vir (seg)	Sentar e alcançar em V OU (pol)	Sentar e alcançar (cm)	Corrida de 1 milha (min:seg) OU	Opções de distância[†] (min:seg) 1/4 milha	(min:seg) 1/2 milha	Elevações na barra (#) OU	Flexões de braço Ângulo RT* (#) OU	Suspensão com os braços flexionados (seg)
Meninos											
6	22	10	13,3	+1,0	26	12:36	2:21		1	7	6
7	28	13	12,8	+1,0	25	11:40	2:10		1	8	8
8	31	17	12,2	+0,5	25	11:05		4:22	1	9	10
9	32	20	11,9	+1,0	25	10:30		4:14	2	12	10
10	35	24	11,5	+1,0	25	9:48			2	14	12
11	37	26	11,1	+1,0	25	9:20			2	15	11
12	40	32	10,6	+1,0	26	8:40			2	18	12
13	42	39	10,2	+0,5	26	8:06			3	24	14
14	45	40	9,9	+1,0	28	7:44			5	24	20
15	45	45	9,7	+2,0	30	7:30			6	30	30
16	45	37	9,4	+3,0	30	7:10			7	30	28
17	44	42	9,4	+3,0	34	7:04			8	37	30
Meninas											
6	23	10	13,8	+2,5	27	13:12	2:26		1	6	5
7	25	13	13,2	+2,0	27	12:56	2:21		1	8	6
8	29	17	12,9	+2,0	28	12:30		4,56	1	9	8
9	30	20	12,5	+2,0	28	11:52		4:50	1	12	8
10	30	24	12,1	+3,0	28	11:22			1	13	8
11	32	27	11,5	+3,0	29	11:17			1	11	7
12	35	30	11,3	+3,5	30	11:05			1	10	7
13	37	40	11,1	+3,5	31	10:23			1	11	8
14	37	30	11,2	+4,5	33	10:06			1	10	9
15	36	26	11,0	+5,0	36	9:58			1	15	7
16	35	26	10,9	+5,5	34	10:31			1	12	7
17	34	40	11,0	+4,5	35	10:22			1	16	7

Participant Physical Fitness Award

Meninos e meninas que participaram dos 5 itens do teste, mas que atingem um resultado abaixo do 50° percentil em um ou mais deles, podem receber o Participant Award.

*Normas do Canada Fitness Award Program, Health Canada, Governo do Canadá, utilizado com autorização.
[†]Normas para ¼ e ½ milha, da Amateur Athletic Union Physical Fitness Program, utilizado com autorização.
Nota: Os padrões do prêmios foram recentemente validados por meio de uma comparação com uma vasta amostra nacional nos EUA em 1994.

Tabela 19 Padrões do Fitnessgram® para a zona de condicionamento saudável (ZCS)[*]

Meninos

Idade	$\dot{V}O_{2máx}$		Corrida de 1 milha		PACER		Teste de caminhada $\dot{V}O_{2máx}$		Percentual de gordura		Índice de massa corporal	
			min:seg		*# voltas*		*mL/kg/min*		10	25	14,7	20
5			*Distância*		*Participação na corrida.*				10	25	14,7	20
6			*completada.*		*Padrões de contagem*				10	25	14,9	20
7			*Padrões de tempo*		*de voltas não*				10	25	15,1	20
8			*não recomendados.*		*recomendados.*				7	25	13,7	20
9									7	25	13,7	20
10	42	52	11:30	9:00	23	61			7	25	14,0	21
11	42	52	11:00	8:30	23	72			7	25	14,3	21
12	42	52	10:30	8:00	32	72			7	25	14,6	22
13	42	52	10:00	7:30	41	83	42	52	7	25	15,1	23
14	42	52	9:30	7:00	41	83	42	52	7	25	15,6	24,5
15	42	52	9:00	7:00	51	94	42	52	7	25	16,2	25
16	42	52	8:30	7:00	61	94	42	52	7	25	16,6	26,5
17	42	52	8:30	7:00	61	106	42	52	7	25	17,3	27
> 17	42	52	8:30	7:00	72	106	42	52	7	25	17,8	27,8

Idade	Abdominais		Elevação do tronco		Flexões		Elevação modificada na barra		Suspensão com os braços flexionados		Sentar e alcançar** (*back saver*)	Alongamento de ombros
	# executado		*polegadas*		*# executado*		*# executado*		*segundos*		*polegadas*	
5	2	10	6	12	3	8	2	7	2	8	8	Zona de condicionamento saudável (ZCS) = alcançar as pontas por trás das costas, tanto no lado esquerdo como no direito.
6	2	10	6	12	3	8	2	7	2	8	8	
7	4	14	6	12	4	10	3	9	3	8	8	
8	6	20	6	12	5	13	4	11	3	10	8	
9	9	24	6	12	6	15	5	11	4	10	8	
10	12	24	9	12	7	20	5	15	4	10	8	
11	15	28	9	12	8	20	6	17	6	13	8	
12	18	36	9	12	10	20	7	20	10	15	8	
13	21	40	9	12	12	25	8	22	12	17	8	
14	24	45	9	12	14	30	9	25	15	20	8	
15	24	47	9	12	16	35	10	27	15	20	8	
16	24	47	9	12	18	35	12	30	15	20	8	
17	24	47	9	12	18	35	14	30	15	20	8	
> 17	24	47	9	12	18	35	14	30	15	20	8	

(continua)

Seção 1. Normas para Teste de Condicionamento Físico para Crianças, Adolescentes e Estudantes Universitários

TABELA 19 *(continuação)*

Meninas

Idade	$\dot{V}O_{2max}$		Corrida de 1 milha		PACER		Teste de caminhada $\dot{V}O_{2max}$		Percentual de gordura		Índice de massa corporal	
			min:seg		*# voltas*		*mL/kg/min*		17	32	16,2	21
5			*Distância*		*Participação na corrida.*				17	32	16,2	21
6			*completada.*		*Padrões de contagem*				17	32	16,2	22
7			*Padrões de tempo*		*de voltas não*				17	32	16,2	22
8			*não recomendados.*		*recomendados.*				13	32	13,5	23
9												
10	39	47	12:30	9:30	7	41			13	32	13,7	23,5
11	38	46	12:00	9:00	15	41			13	32	14,0	24
12	37	45	12:00	9:00	15	41			13	32	14,5	24,5
13	36	44	11:30	9:00	23	51	36	44	13	32	14,9	24,5
14	35	43	11:00	8:30	23	51	35	43	13	32	15,4	25
15	35	43	10:30	8:00	32	51	35	43	13	32	16,0	25
16	35	43	10:00	8:00	32	61	35	43	13	32	16,4	25
17	35	43	10:00	8:00	41	61	35	43	13	32	16,8	26
> 17	35	43	10:00	8:00	41	72	35	43	13	32	17,2	27,3

Idade	Abdominais		Elevação do tronco		Flexões		Elevação modificada na barra		Suspensão com os braços flexionados		Sentar e alcançar** (*back saver*)	Alongamento de ombros
	# executado		*polegadas*		*# executado*		*# executado*		*segundos*		*polegadas*	
5	2	10	6	12	3	8	2	7	2	8	9	Zona de condicio-namento saudável = (ZCS) alcançar as pontas por trás das costas, tanto no lado esquerdo como no direito.
6	2	10	6	12	3	8	2	7	2	8	9	
7	4	14	6	12	4	10	3	9	3	8	9	
8	6	20	6	12	5	13	4	11	3	10	9	
9	9	22	6	12	6	15	4	11	4	10	9	
10	12	26	9	12	7	15	4	13	4	10	9	
11	15	29	9	12	7	15	4	13	6	12	10	
12	18	32	9	12	7	15	4	13	7	12	10	
13	18	32	9	12	7	15	4	13	8	12	10	
14	18	32	9	12	7	15	4	13	8	12	10	
15	18	35	9	12	7	15	4	13	8	12	12	
16	18	35	9	12	7	15	4	13	8	12	12	
17	18	35	9	12	7	15	4	13	8	12	12	
> 17	18	35	9	12	7	15	4	13	8	12	12	

*O número à esquerda é a extremidade inferior da ZCS; o número à direita é a extremidade superior da ZCS.

**Testes pontuados como aprovado/reprovado; devem alcançar essa distância para ser aprovado.

Fonte: © 2004, The Cooper Institute, Dallas, Texas, EUA.

NORMAS DA AAHPERD PARA ESTUDANTES UNIVERSITÁRIOS

A American Association of Health, Physical Education, Recreation, and Dance (AAHPERD) [Associação Norte-Americana de Saúde, Educação Física, Recreação e Dança] publicou os resultados de seu novo programa de testes para estudantes universitários em 1985. A população do estudo consistiu em 5.158 jovens adultos em universidades de todas as regiões geográficas dos Estados Unidos. Os dados do estudo foram coletados sob a supervisão de 24 coinvestigadores. Os itens do teste, nessa ordem, foram:

• Teste de duas dobras cutâneas (tricipital e subescapular)

• Corrida de 1 milha ou corrida de nove minutos para avaliar a resistência cardiorrespiratória

• Teste de sentar e alcançar para flexibilidade

• Abdominais cronometrados (um minuto) para resistência muscular abdominal

A AHPERD autoriza autores a publicarem apenas uma parte limitada das normas. Incentivamos o leitor a comprar o livro da AAHPERD, listado na nota de referência.*

710 Apêndice A Normas para Teste de Condicionamento Físico

Tabela 20a Itens do teste de condicionamento físico relacionado à saúde – homens

%	Corrida de 1 milha	Abdominais	Sentar e alcançar	Somatória das dobras cutâneas	% de gordura corporal
99	5:06	68	26	10	2,9
75	6:12	50	16	16	6,6
50	6:49	44	11	21	9,4
25	7:32	38	6	26	13,1
5	9:47	30	−4	40	20,4

Tabela 20b Itens do teste de condicionamento físico relacionado à saúde – mulheres

%	Corrida de 1 milha	Abdominais	Sentar e alcançar	Somatória das dobras cutâneas	% de gordura corporal
99	6:04	61	28	11	7,9
75	8:15	42	18	24	19,0
50	9:22	35	14	30	22,8
25	10:41	0	9	37	27,1
5	12:43	21	1	51	33,7

Corrida de 1 milha: Correr uma milha o mais rápido possível.

Abdominais: O maior número possível de abdominais executados corretamente em 60 segundos.

Sentar e alcançar: Pés alinhados em 0 cm. Marcam-se os cm além dos pés quando as pernas estão estendidas.

Somatória de dobras cutâneas: dobras cutâneas tricipital + subescapular.

Ver detalhes sobre como administrar os testes nos Capítulos 4 a 6.

Fonte (Tabs. 20a e b): AAHPERD. *Norms for College Students: Health-Related Physical Fitness Test.* 1985. Reimpresso com permissão da American Alliance for Health, Physical Education, Recreation, and Dance, 1900 Association Dr., Reston, Virginia 22091.

Seção 2. Normas para Teste Cardiorrespiratório para Adultos
Ver instruções no Capítulo 4.

Tabela 21 Normas da YMCA para frequência cardíaca de repouso (batimentos/min)

Idade (anos)	18–25		26–35		36–45		46–55		56–65		>65	
Sexo	M	F	M	F	M	F	M	F	M	F	M	F
Excelente	40–54	42–57	36–53	39–57	37–55	40–58	35–56	43–58	42–56	42–59	40–55	49–59
Bom	57–59	59–63	55–59	60–62	58–60	61–63	58–61	61–64	59–61	61–64	57–61	60–64
Acima da média	61–65	64–67	61–63	64–66	62–64	65–67	63–65	65–69	63–65	65–68	62–65	66–68
Na média	66–69	68–71	65–67	68–70	66–69	69–71	66–70	70–72	68–71	69–72	66–69	70–72
Abaixo da média	70–72	72–76	69–71	72–74	70–72	72–75	72–74	73–76	72–75	73–77	70–73	73–76
Fraco	74–78	77–81	74–78	77–81	75–80	77–81	77–81	77–82	76–80	79–81	74–79	78–83
Muito fraco	82–103	84–104	81–102	84–102	83–101	83–102	84–103	85–104	84–103	84–103	83–103	86–97

Fonte: Reimpresso e adaptado com permissão da YMCA dos EUA, 101 N. Wacker Drive, Chicago, Illinois 60606.

Seção 2. Normas para Teste Cardiorrespiratório para Adultos **711**

Tabela 22   Normas da YMCA para frequência cardíaca de um minuto pós-exercício, teste do *step* de três minutos (batimentos/min)

Idade (anos)	18–25		26–35		36–45		46–55		56–65		> 65	
Sexo	M	F	M	F	M	F	M	F	M	F	M	F
Excelente	50–76	52–81	51–76	58–80	49–76	51–84	56–82	63–91	60–77	60–92	59–81	70–92
Bom	79–84	85–93	79–85	85–92	80–88	89–96	87–93	95–101	86–94	97–103	87–92	96–101
Acima da média	88–93	96–102	88–94	95–101	92–98	100–104	95–101	104–110	97–100	106–111	94–102	104–111
Na média	95–100	104–110	96–102	104–110	100–105	107–112	103–111	113–118	103–109	113–118	104–110	116–121
Abaixo da média	102–107	113–120	104–110	113–119	108–113	115–120	113–119	120–124	111–117	119–127	114–118	123–126
Fraco	111–119	122–131	114–121	122–129	116–124	124–132	121–126	126–132	119–128	129–135	121–126	128–133
Muito fraco	124–157	135–169	126–161	134–171	130–163	137–169	131–159	137–171	131–154	141–174	130–151	135–155

Nota: O pulso deve ser aferido durante um minuto inteiro, após a execução de três minutos de *step*, a 24 *steps* por minuto, em um degrau de 30 centímetros. Ver Capítulo 4 para obter maiores instruções.

Fonte: Reimpresso e adaptado com permissão da YMCA dos EUA, 101 N. Wacker Drive, Chicago, Illinois 60606.

Tabela 23a   Teste de potência aeróbia – homens

%	Idades 20–29				Idades 30–39				
	Esteira de Balke (tempo)	$\dot{V}O_{2máx}$ (mL/kg/min)	Corrida de 12 minutos (milhas)	Corrida de 1,5 milha (tempo)	Esteira de Balke (tempo)	$\dot{V}O_{2máx}$ (mL/kg/min)	Corrida de 12 minutos (milhas)	Corrida de 1,5 milha (tempo)	
99	30:20	58,79	1,94	7:29	29:00	58,86	1,89	7:11	S
95	27:00	53,97	1,81	8:13	26:00	52,53	1,77	8:44	
90	25:11	51,35	1,74	9:09	24:30	50,36	1,71	9:30	
85	24:00	49,64	1,69	9:45	23:00	48,20	1,65	10:16	
80	23:00	48,20	1,65	10:16	22:00	46,75	1,61	10:47	E
75	22:10	46,99	1,62	10:42	21:00	45,31	1,57	11:18	
70	22:00	46,75	1,61	10:47	20:30	44,59	1,55	11:34	
65	21:00	45,31	1,57	11:18	20:00	43,87	1,53	11:49	
60	20:15	44,23	1,54	11:41	19:00	42,42	1,49	12:20	B
55	20:00	43,87	1,53	11:49	18:25	41,58	1,47	12:38	
50	19:03	42,49	1,50	12:18	18:00	40,98	1,45	12:51	
45	19:00	42,42	1,49	12:20	17:00	39,53	1,41	13:22	
40	18:00	40,98	1,45	12:51	16:32	38,86	1,39	13:36	R
35	17:30	40,26	1,43	13:06	16:00	38,09	1,37	13:53	
30	17:00	39,53	1,41	13:22	15:30	37,37	1,35	14:08	
25	16:00	38,09	1,37	13:53	15:00	36,65	1,33	14:24	
20	15:20	37,13	1,34	14:13	14:06	35,35	1,29	14:52	F
15	15:00	36,65	1,33	14:24	13:10	34,00	1,25	15:20	
10	13:30	34,48	1,27	15:10	12:09	32,53	1,21	15:52	
5	11:30	31,57	1,19	16:12	11:00	30,87	1,17	16:27	MF
1	8:23	27,09	1,06	17:48	8:00	26,54	1,13	18:00	

n = 1.675   *n* = 7.094

(continua)

712 Apêndice A Normas para Teste de Condicionamento Físico

Tabela 23a *(continuação)*

	Idades 40–49				Idades 50–59			
%	Esteira de Balke (tempo)	$\dot{V}O_{2máx}$ (mL/kg/min)	Corrida de 12 minutos (milhas)	Corrida de 1,5 milha (tempo)	Esteira de Balke (tempo)	$\dot{V}O_{2máx}$ (ml/kg/min)	Corrida de 12 minutos (milhas)	Corrida de 1,5 milha (tempo)	
99	28:00	55,42	1,85	7:42	26:00	52,53	1,77	8:44	S
95	24:30	50,36	1,71	9:30	22:15	47,11	1,62	10:40	
90	23:00	48,20	1,65	10:16	21:00	45,31	1,57	11:18	
85	21:00	45,31	1,57	11:18	19:00	42,42	1,49	12:20	
80	20:10	44,11	1,54	11:44	18:00	40,98	1,45	12:51	E
75	20:00	43,89	1,53	11:49	17:00	39,53	1,41	13:22	
70	18:32	41,75	1,47	12:34	16:15	38,45	1,38	13:45	
65	18:00	40,98	1,45	12:51	15:40	37,61	1,35	14:03	
60	17:15	39,89	1,42	13:14	15:00	36,65	1,33	14:24	B
55	17:00	39,53	1,41	13:22	14:30	36,10	1,31	14:40	
50	16:00	38,09	1,37	13:53	14:00	35,20	1,29	14:55	
45	15:30	37,37	1,35	14:08	13:15	34,12	1,26	15:08	
40	15:00	36,69	1,33	14:29	13:00	33,76	1,25	15:26	R
35	14:15	35,56	1,30	14:47	12:07	32,48	1,22	15:53	
30	13:57	35,13	1,29	14:56	12:00	32,31	1,21	15:57	
25	13:00	33,76	1,25	15:26	11:08	31,06	1,17	16:23	
20	12:30	33,04	1,23	15:41	10:30	30,15	1,15	16:43	F
15	12:00	32,31	1,21	15:57	10:00	29,43	1,13	16:58	
10	10:59	30,85	1,17	16:28	9:00	27,98	1,09	17:29	
5	6:21	28,29	1,10	17:23	7:00	25,09	1,01	18:31	MF
1	6:21	24,15	0,98	18:51	4:54	22,06	0,92	19:36	

n = 6837 *n* = 7094

	Idades ≥ 60				
%	Esteira de Balke (tempo)	$\dot{V}O_{2máx}$ (mL/kg/min)	Corrida de 12 minutos (milhas)	Corrida de 1,5 milha (tempo)	
99	24:29	50,39	1,71	9:30	S
95	20:56	45,21	1,57	11:20	
90	19:00	42,46	1,49	12:20	
85	17:00	39,53	1,41	13:22	
80	16:00	38,09	1,37	13:53	E
75	15:00	36,65	1,30	14:24	
70	14:04	35,30	1,29	14:53	
65	13:22	39,29	1,26	15:19	
60	12:53	33,59	1,24	15:29	B
55	12:03	32,39	1,21	15:55	
50	11:40	31,83	1,19	16:07	
45	11:00	30,87	1,17	16:27	
40	10:30	30,15	1,15	16:43	R
35	10:00	29,43	1,13	16:58	
30	9:30	28,70	1,11	17:14	
25	8:54	27,89	1,08	17:32	
20	8:00	26,54	1,05	18:00	F
15	7:00	25,09	1,01	18:31	
10	5:35	23,05	0,95	19:15	
5	4:00	20,76	0,89	20:04	MF
1	2:17	18,28	0,82	20:57	

Nota: n = 1005; S – superior; E – excelente; B – bom; R – regular; F – fraco;
MF – muito fraco.

Seção 2. Normas para Teste Cardiorrespiratório para Adultos **713**

Tabela 23b   Teste de potência aeróbia – mulheres

%	Idades 20–29				Idades 30–39				
	Esteira de Balke (tempo)	$\dot{V}O_{2máx}$ (mL/kg/ min)	Corrida de 12 minutos (milhas)	Corrida de 1,5 milha (tempo)	Esteira de Balke (tempo)	$\dot{V}O_{2máx}$ (mL/kg/ min)	Corrida de 12 minutos (milhas)	Corrida de 1,5 milha (tempo)	
99	26:21	53,03	1,78	8:33	23:22	48,73	1,66	10:05	S
95	22:00	46,75	1,61	10:47	20:00	43,87	1,53	11:49	
90	20:12	44,15	1,54	11:43	18:00	40,98	1,45	12:51	
85	19:00	42,42	1,49	12:20	17:30	40,26	1,43	13:06	
80	18:00	40,98	1,45	12:51	16:20	38,57	1,38	13:43	E
75	17:00	39,53	1,41	13:22	15:30	37,37	1,35	14:08	
70	16:00	38,09	1,37	13:53	15:00	36,65	1,33	14:24	
65	15:30	37,37	1,35	14:08	14:10	35,44	1,29	14:50	
60	15:00	36,65	1,33	14:24	13:35	34,60	1,27	15:08	B
55	14:39	36,14	1,31	14:35	13:10	33,85	1,26	15:20	
50	14:00	35,20	1,29	14:55	13:00	33,76	1,25	15:26	
45	13:30	34,48	1,27	15:10	12:10	32,41	1,22	15:47	
40	13:00	33,76	1,25	15:26	12:00	32,31	1,21	15:57	R
35	12:17	32,72	1,22	15:48	11:09	31,09	1,17	16:23	
30	12:00	32,31	1,21	15:57	10:45	30,51	1,16	16:35	
25	11:03	30,94	1,17	16:26	10:00	29,93	1,13	16:58	
20	10:50	30,63	1,16	16:33	9:30	28,70	1,11	17:14	F
15	10:00	29,43	1,13	16:58	9:00	27,98	1,09	17:29	
10	9:17	28,39	1,10	17:21	8:00	26,54	1,05	18:00	
5	7:33	25,89	1,03	18:14	7:00	25,09	1,01	18:31	MF
1	5:15	22,57	0,94	19:25	5:12	22,49	0,93	19:27	

$n = 764$

$n = 2.049$

%	Idades 40–49				Idades 50–59				
	Esteira de Balke (tempo)	$\dot{V}O_{2máx}$ (mL/kg/ min)	Corrida de 12 minutos (milhas)	Corrida de 1,5 milha (tempo)	Esteira de Balke (tempo)	$\dot{V}O_{2máx}$ (mL/kg/ min)	Corrida de 12 minutos (milhas)	Corrida de 1,5 milha (tempo)	
99	22:00	46,75	1,61	10:47	18:44	42,04	1,48	12:28	S
95	18:00	40,98	1,45	12:51	15:07	36,81	1,33	14:20	
90	17:00	39,53	1,41	13:22	14:00	35,20	1,29	14:55	
85	15:35	37,49	1,35	14:06	12:53	33,59	1,24	15:29	
80	14:45	36,28	1,32	14:31	12:00	32,31	1,21	15:57	E
75	13:56	35,11	1,29	14:57	11:43	39,90	1,20	16:05	
70	13:00	33,76	1,25	15:16	11:00	30,87	1,17	16:27	
65	12:30	33,04	1,23	15:41	10:14	29,76	1,14	16:51	
60	12:00	32,31	1,21	15:57	10:00	29,43	1,13	16:58	B
55	11:30	31,59	1,19	16:12	9:30	28,70	1,11	17:14	
50	11:00	30,87	1,17	16:27	9:10	28,22	1,10	17:24	
45	10:48	30,58	1,16	16:34	9:00	27,98	1,09	17:29	
40	10:01	29,45	1,13	16:58	8:13	26,85	1,06	17:55	R
35	10:00	29,43	1,12	16:59	7:43	26,13	1,04	18:09	
30	9:11	28,25	1,10	17:24	7:16	25,48	1,02	18:23	
25	9:00	27,98	1,09	17:29	7:00	25,09	1,01	18:31	
20	8:00	26,54	1,05	18:00	6:25	24,25	0,98	18:49	F
15	7:20	25,57	1,02	18:21	6:00	23,65	0,97	19:02	
10	7:00	25,09	1,01	18:31	5:05	22,33	0,93	19:30	
5	5:55	23,53	0,96	19:05	4:14	21,10	0,90	19:57	MF
1	4:00	20,76	0,89	20:04	2:36	18,74	0,83	20:47	

$n = 1.630$

$n = 7.094$

(continua)

714 Apêndice A Normas para Teste de Condicionamento Físico

Tabela 23b *(continuação)*

%	Esteira de Balke (tempo)	$\dot{V}O_{2máx}$ (mL/kg/min)	Corrida de 12 minutos (milhas)	Corrida de 1,5 milha (tempo)	
			Idades ≥ 60		
99	20:25	44,47	1,55	11:36	S
95	15:34	37,46	1,35	14:06	
90	14:00	35,20	1,29	14:55	
85	12:00	32,31	1,21	15:57	
80	11:15	31,23	1,18	16:20	E
75	11:00	30,87	1,17	16:27	
70	10:00	29,43	1,13	16:58	
65	9:00	27,98	1,09	17:29	
60	8:28	27,21	1,07	17:46	B
55	8:00	26,54	1,05	18:00	
50	7:30	25,82	1,03	18:16	
45	7:00	25,09	1,01	18:31	
40	6:35	24,49	0,99	18:44	R
35	6:16	24,03	0,98	18:54	
30	6:08	23,80	0,97	18:59	
25	6:00	23,65	0,97	19:02	
20	5:24	22,78	0,94	19:21	F
15	5:00	22,21	0,93	19:33	
10	4:00	20,76	0,89	20:04	
5	3:15	19,68	0,86	20:23	MF
1	2:00	17,87	0,81	21:06	

Nota: n = 202; S – superior; E – excelente; B – bom; R – regular; F – fraco; MF – muito fraco.

Fonte (Tabs. 23a e b): Dados fornecidos pelo Institute for Aerobics Research, Dallas, Texas, EUA, 2005. Reimpresso com permissão do Cooper Institute for Aerobics Research, Dallas, Texas, EUA.

Tabela 24 Normas de $\dot{V}O_{2máx}$

	Baixo	Regular	Médio	Bom	Alto	Esportivo	Olímpico
Mulheres							
20–29	< 28	29–34	35–43	44–48	49–53	54–59	≥ 60
30–39	< 27	28–33	34–41	42–47	48–52	53–58	≥ 59
40–49	< 25	26–31	32–40	41–45	46–50	51–56	≥ 57
50–65	< 21	22–28	29–36	37–41	42–45	46–49	≥ 50
Homens							
20–29	< 38	39–43	44–51	52–56	57–62	63–69	≥ 70
30–39	< 34	35–39	40–47	48–51	52–57	58–64	≥ 65
40–49	< 30	31–35	36–43	44–47	48–53	54–60	≥ 61
50–59	< 25	26–31	32–39	40–43	44–48	49–44	≥ 56
60–69	< 21	22–26	27–35	36–39	40–44	45–49	≥ 50

Nota: O $\dot{V}O_{2máx}$ é expresso nas tabelas em mililitros de oxigênio por quilograma de peso corporal por minuto.

Fonte: Adaptado de Astrand, ACTA *Physiol Scand 49*(suppl):169,1960. Reimpresso com permissão do Blackwell Scientific Publications LTD.

Seção 2. Normas para Teste Cardiorrespiratório para Adultos **715**

Tabela 25 Normas de $\dot{V}O_{2max}$

Consumo máximo de oxigênio de homens e mulheres atletas

Grupo esportivo	Sexo	Idade (anos)	Altura (cm)	Peso (kg)	$\dot{V}O_{2máx}$ (mL/kg/min)
Beisebol/softbol					
	Masculino	21	182,7	83,3	52,3
	Masculino	28	183,6	88,1	52,0
	Feminino	19–23	—	—	55,3
Basquete					
	Feminino	19	167,0	63,9	42,3
	Feminino	19	169,1	62,6	42,9
	Feminino	19	173,0	68,3	49,6
Pivôs	Masculino	28	214,0	109,2	41,9
Alas	Masculino	25	200,6	96,9	45,9
Armadores	Masculino	25	188,0	83,6	50,0
Ciclismo (competitivo)					
	Masculino	24	182,0	74,5	68,2
	Masculino	24	180,4	79,2	70,3
	Masculino	25	180,0	72,8	67,1
	Masculino	—	180,3	67,1	74,0
	Masculino	—	—	—	74,0
	Masculino	—	—	—	69,1
	Feminino	20	165,0	55,0	50,2
	Feminino	—	167,7	61,3	57,4
Canoagem/remo					
	Masculino	19	173,0	64,0	60,0
	Masculino	22	190,5	80,7	67,7
	Masculino	24	182,0	79,6	66,1
	Masculino	26	181,0	74,0	56,8
	Feminino	18	166,0	57,3	49,2
Dança					
Balé	Masculino	24	177,5	68,0	48,2
	Feminino	24	165,6	49,5	43,7
Geral	Feminino	21	162,7	51,2	41,5
Futebol americano					
	Masculino	19	186,8	93,1	56,5
	Masculino	20	184,9	96,4	51,3
Defensive back	Masculino	25	182,5	84,8	53,1
Offensive backs	Masculino	25	183,8	90,7	52,2
Linebackers	Masculino	24	188,6	102,2	52,1
Offensive linemen	Masculino	25	193,0	112,6	49,9
Defensive linemen	Masculino	26	192,4	117,1	44,9
Quarterbacks/kickers	Masculino	24	185,0	90,1	49,0
Ginástica olímpica					
	Masculino	20	178,5	69,2	55,5
	Feminino	15	159,7	48,8	49,8
	Feminino	19	163,0	57,9	36,3
Hóquei no gelo					
	Masculino	11	140,5	35,5	56,6
	Masculino	22	179,0	77,3	61,5
	Masculino	24	179,3	81,8	54,6
	Masculino	26	180,1	86,4	53,6

(continua)

Tabela 25 *(continuação)*

Grupo esportivo	Sexo	Idade (anos)	Altura (cm)	Peso (kg)	$\dot{V}O_{2máx}$ (mL/kg/min)
Jóqueis					
	Masculino	31	158,2	50,3	53,8
Orientação					
	Masculino	25	179,7	70,3	71,1
	Masculino	31	—	72,2	61,6
	Masculino	52	176,0	72,7	50,7
	Feminino	23	165,8	60,0	60,7
	Feminino	29	—	58,1	46,1
Pentatlo					
	Feminino	21	175,4	65,4	45,9
Raquetebol/handebol					
	Masculino	24	183,7	81,3	60,0
	Masculino	25	181,7	80,3	58,3
Remo					
	Masculino	—	—	—	65,7
	Masculino	23	192,7	89,9	62,6
	Masculino	25	189,9	86,9	66,9
Peso pesado	Masculino	23	192,0	88,0	68,9
Peso leve	Masculino	21	186,0	71,0	71,1
	Feminino	23	173,0	68,0	60,3
Patinação					
Velocidade	Masculino	20	175,5	73,9	56,1
	Masculino	21	181,0	76,5	72,9
	Masculino	25	183,1	82,4	64,6
	Feminino	20	168,1	65,4	52,0
	Feminino	21	164,5	60,8	46,1
Artística	Masculino	21	166,9	59,6	58,5
	Feminino	17	158,8	48,6	48,9
Esqui					
Alpino	Masculino	16	173,1	65,5	65,6
	Masculino	21	176,0	70,1	63,8
	Masculino	22	177,8	75,5	66,6
	Masculino	26	176,6	74,8	62,3
	Feminino	19	165,1	58,8	52,7
Cross-country	Masculino	21	176,0	66,6	63,9
	Masculino	25	180,4	73,2	73,9
	Masculino	26	174,0	69,3	78,3
	Masculino	23	176,2	73,2	73,0
	Masculino	—	—	—	72,8
	Feminino	20	163,4	55,9	61,5
	Feminino	24	163,0	59,1	68,2
	Feminino	25	165,7	60,5	56,9
	Feminino	—	—	—	58,1
Nórdico	Masculino	23	176,0	70,4	72,8
	Masculino	22	181,7	70,4	67,4
Salto de esqui					
	Masculino	22	174,0	69,9	61,3

(continua)

Tabela 25 *(continuação)*

Seção 2. Normas para Teste Cardiorrespiratório para Adultos **717**

Grupo esportivo	Sexo	Idade (anos)	Altura (cm)	Peso (kg)	$\dot{V}O_{2máx}$ (mL/kg/min)
Futebol					
	Masculino	26	176,0	75,5	58,4
Natação					
	Masculino	12	150,4	41,2	52,5
	Masculino	13	164,8	52,1	52,9
	Masculino	15	169,6	59,8	56,6
	Masculino	15	166,8	59,1	56,8
	Masculino	20	181,4	76,7	55,7
	Masculino	20	181,0	73,0	50,4
	Masculino	21	182,9	78,9	62,1
	Masculino	21	181,0	78,3	69,9
	Masculino	22	182,3	79,1	56,9
	Masculino	22	182,3	79,7	55,9
	Feminino	12	154,8	43,3	46,2
	Feminino	13	160,0	52,1	43,4
	Feminino	15	164,8	53,7	40,5
Sprint	Masculino	19	181,1	75,0	58,3
Distância média	Masculino	22	178,0	74,6	55,4
Longa distância	Masculino	21	179,0	74,9	65,4
	Feminino	19	168,0	63,8	37,6
Tênis					
	Masculino	42	179,6	77,1	50,2
	Feminino	39	163,3	55,7	44,2
Atletismo					
Corrida	Masculino	21	180,6	71,6	66,1
	Masculino	22	177,4	64,5	64,0
	Masculino	23	177,0	69,5	72,4
Corrida de fundo	Masculino	17–22	—	—	51,0
	Masculino	46	177,0	74,1	47,2
Distância média	Masculino	25	180,1	67,8	70,1
	Masculino	25	179,0	72,3	69,8
Longa distância	Masculino	10	144,3	31,9	56,6
	Masculino	17–22	—	—	65,5
	Masculino	26	176,1	64,5	72,2
	Masculino	26	178,9	63,9	77,4
	Masculino	26	177,0	66,2	78,1
	Masculino	27	178,7	64,9	73,2
	Masculino	32	177,3	64,3	70,3
	Masculino	35	174,0	63,1	66,6
	Masculino	36	177,3	69,6	65,1
	Masculino	40–49	180,7	71,6	57,5
	Masculino	55	174,5	63,4	54,4
	Masculino	50–59	174,7	67,2	54,4
	Masculino	60–69	175,7	67,1	51,4
	Masculino	70–75	175,6	66,8	40,0
	Masculino	—	—	—	72,5
	Feminino	16	162,6	48,6	63,2
	Feminino	16	163,3	50,9	50,8
	Feminino	21	170,2	58,6	57,5
	Feminino	32	169,4	57,2	59,1
	Feminino	44	161,5	53,8	43,4
	Feminino	—	—	—	58,2

(continua)

718 Apêndice A   Normas para Teste de Condicionamento Físico

Tabela 25   *(continuação)*

Grupo esportivo	Sexo	Idade (anos)	Altura (cm)	Peso (kg)	$\dot{V}O_{2máx}$ (mL/kg/min)
Marcha atlética	Masculino	27	178,7	68,5	62,9
Salto	Masculino	17–22	—	—	55,0
Arremesso/disco	Masculino	17–22	—	—	49,5
	Masculino	26	190,8	110,5	42,8
	Masculino	27	188,2	112,5	42,6
	Masculino	28	186,1	104,7	47,5
Vôlei					
	Masculino	25	187,0	84,5	56,4
	Masculino	26	192,7	85,5	56,1
	Feminino	19	166,0	59,8	43,5
	Feminino	20	172,2	64,1	56,0
	Feminino	22	183,7	73,4	41,7
	Feminino	22	178,3	70,5	50,6
Levantamento de peso					
	Masculino	25	171,0	81,3	40,1
	Masculino	25	166,4	77,2	42,6
Power	Masculino	26	176,1	92,0	49,5
Olímpico	Masculino	25	177,1	88,2	50,7
Halterofilismo	Masculino	27	178,8	88,1	46,3
	Masculino	29	172,4	83,1	41,5
Luta-livre					
	Masculino	21	174,8	67,3	58,3
	Masculino	23	—	79,2	50,4
	Masculino	24	175,6	77,7	60,9
	Masculino	26	177,0	81,8	64,0
	Masculino	27	176,0	75,7	54,3

Fonte: Wilmore JH. Design issues and alternatives in assessing physical fitness among apparently healthy adults in a health examination survey of the general population. In Drury TF (ed.), National Center for Health Statistics. *Assessing Physical Fitness and Physical Activity in Population-Based Surveys*. DHHS Pub. No. (PHS) 89-1253. Public Health Service. Washington, DC: U.S. Government Printing Office, 1989.

Seção 3. Composição Corporal **719**

Seção 3. Composição Corporal

Tabela 26 Risco de doenças associadas ao índice de massa corporal e à circunferência abdominal

Classificação	Nível de obesidade	IMC (kg/m²)	Risco de doenças relativas ao peso e à circunferência abdominal normais*	
			Homens ≤ 102 cm Mulheres ≤ 89 cm	> 102 cm > 89 cm
Subpeso		< 18,5		
Normal		18,5–24,9		
Sobrepeso		25,0–29,9	Aumentado	Alto
Obesidade	I	30,0–34,9	Alto	Muito alto
	II	35,0–39,9	Muito alto	Muito alto
Obesidade mórbida	III	≥ 40	Extremamente alto	Extremamente alto

*Risco para doenças como diabete tipo 2, hipertensão e doenças cardiovasculares.

Fonte: NHLBI Obesity Education Initiative Expert Panel. *Clinical Guidelines on the Identification, Evaluation, and Treatment of Overweight and Obesity in Adults.* National Heart, Lung, and Blood Institute: www.nhlbi.nih.gov/nhlbi/1998.

Tabela 27a Quantidade examinada, média, erro padrão da média e espessura de dobra cutânea tricipital para homens para os percentis selecionados, por idade: EUA, 1999-2002.

Raça ou etnia e idade	Quantidade de pessoas examinadas	Média	Erro padrão da média	Percentil								
				5º	10º	15º	25º	50º	75º	85º	90º	95º
				Milímetros								
Masculino												
2 meses	16	*	*	*	*	*	*	*	*	*	*	*
3-5 meses	106	11,2	0,35	*	*	8,2	9,6	11,1	12,3	13,6	*	*
6-8 meses	117	11,3	0,28	*	*	8,9	9,7	11,1	12,4	13,5	*	*
9-11 meses	121	10,9	0,29	*	*	8,4	9,1	10,5	12,1	13,1	*	*
1 ano	287	10,0	0,26	*	7,2	7,7	8,2	9,5	11,2	12,2	13,0	*
2 anos	247	9,7	0,28	*	6,9	7,1	7,8	9,1	10,9	12,3	13,8	*
3 anos	211	9,4	0,18	*	6,3	6,8	7,5	8,9	10,4	11,9	12,4	*
4 anos	173	9,4	0,21	*	6,5	6,8	7,2	9,0	10,8	11,8	12,1	*
5 anos	150	9,8	0,54	*	*	6,4	7,0	8,5	10,7	12,7	*	*
6 anos	184	9,9	0,21	*	6,0	6,2	7,1	9,0	11,7	13,3	14,4	*
7 anos	185	10,3	0,37	*	6,2	6,7	7,4	9,1	11,3	14,4	15,0	*
8 anos	211	12,3	0,70	*	5,7	6,3	7,3	10,7	14,3	19,4	22,2	*
9 anos	173	13,4	0,74	*	6,9	7,0	7,7	10,5	15,0	21,4	25,8	*
10 anos	184	14,0	0,59	*	7,3	8,1	8,7	12,6	16,3	20,4	24,0	*
11 anos	182	13,8	0,65	*	7,1	8,0	8,6	11,6	18,2	22,3	24,7	*
12 anos	298	14,6	0,74	*	7,0	7,6	8,9	12,1	19,0	22,8	26,1	*
13 anos	289	13,4	0,73	*	6,6	7,1	7,8	10,5	17,9	21,6	24,3	*
14 anos	264	13,7	0,59	*	6,8	7,1	8,0	11,0	17,9	21,0	24,3	*
15 anos	281	12,0	0,50	*	6,1	6,5	7,1	9,3	15,2	18,8	20,8	*
16 anos	301	13,5	0,71	*	6,0	6,8	7,8	11,2	17,1	21,9	25,3	*
17 anos	304	12,4	0,60	5,0	5,3	5,9	6,9	10,4	15,8	20,1	23,3	27,9
18 anos	280	12,5	0,50	*	6,1	7,0	7,8	10,4	15,7	18,8	21,9	*
19 anos	263	12,9	0,79	*	6,1	6,6	7,4	10,0	15,4	21,7	24,9	*

(continua)

720 Apêndice A Normas para Teste de Condicionamento Físico

Tabela 27a *(continuação)*

Raça ou etnia e idade	Quantidade de pessoas examinadas	Média	Erro padrão da média	Percentil								
				5º	10º	15º	25º	50º	75º	85º	90º	95º
				Milímetros								
Todas as raças ou grupos étnicos												
20 anos ou mais	4.148	14,3	0,11	5,9	7,0	7,9	9,5	12,9	17,4	21,1	23,6	27,8
20–29 anos	683	13,8	0,28	5,1	6,2	7,0	8,1	12,4	17,3	21,7	23,9	28,1
30–39 anos	670	13,8	0,28	5,4	6,4	7,2	8,9	12,1	17,3	20,8	24,0	28,5
40–49 anos	738	13,9	0,19	6,1	7,1	8,7	9,9	12,6	16,5	20,0	22,4	25,2
50–59 anos	569	15,3	0,34	6,7	7,7	8,4	10,1	13,8	18,9	22,3	24,8	30,0
60–69 anos	671	15,5	0,33	7,6	8,4	9,2	10,6	13,8	19,2	22,1	24,7	28,9
70–79 anos	508	14,2	0,22	6,9	8,3	9,1	10,3	13,1	16,6	20,0	21,4	24,5
80 anos ou mais	309	13,6	0,42	6,7	7,9	8,7	9,4	12,4	16,2	18,1	20,6	24,5
Brancos não hispânicos												
20 anos ou mais	2.064	14,6	0,15	6,3	7,3	8,3	9,9	13,2	17,9	21,5	23,9	27,9
20–39 anos	574	14,1	0,29	5,4	6,5	7,2	8,6	12,5	17,4	21,8	24,3	28,5
40–59 anos	648	14,9	0,22	6,9	8,2	9,0	10,4	13,4	17,9	21,6	23,6	27,1
60 anos ou mais	842	15,0	0,23	7,4	8,5	9,2	10,6	13,5	18,2	21,2	23,1	27,8
Negros não hispânicos												
20 anos ou mais	762	13,3	0,25	4,7	5,5	6,2	7,5	11,6	16,7	20,6	23,4	28,4
20–39 anos	252	12,7	0,36	4,6	5,3	6,1	7,4	11,1	15,7	19,3	22,1	27,1
40–59 anos	267	13,5	0,40	4,8	5,4	6,0	7,2	11,8	17,1	21,3	24,0	30,3
60 anos ou mais	243	14,5	0,43	5,0	6,5	8,0	9,4	12,6	18,2	21,8	25,5	28,4
Hispano-americanos												
20 anos ou mais	994	13,2	0,31	5,8	6,9	7,8	9,1	11,9	15,7	19,2	21,2	25,1
20–39 anos	383	13,3	0,38	5,6	6,7	7,5	9,0	12,0	15,8	20,0	22,0	25,1
40–59 anos	294	12,9	0,42	5,8	7,2	8,0	9,4	11,5	15,3	18,0	19,8	24,5
60 anos ou mais	317	13,3	0,33	6,6	7,6	8,3	9,4	12,0	16,0	18,6	20,2	24,3

Fonte: McDowell MA, Fryar CD, Hirsh R, Ogden CL. Anthropometric reference data for children and adults: U.S. population, 1999-2002. Advance data from vital and health statistics; no. 361. Hyattsville, Maryland: National Center for Health Statistics, 2005.

Tabela 27b Quantidade examinada, média, erro padrão da média e espessura de dobra cutânea tricipital para mulheres para os percentis selecionados, por raça ou etnia e idade: EUA, 1999-2002.

Raça ou etnia e idade	Quantidade de pessoas examinadas	Média	Erro padrão da média	Percentil								
				5º	10º	15º	25º	50º	75º	85º	90º	95º
				Milímetros								
Feminino												
0–2 meses	14	*	*	*	*	*	*	*	*	*	*	*
3–5 meses	116	11,4	0,25	*	*	8,5	9,4	10,9	12,9	14,1	*	*
6–8 meses	99	11,2	0,30	*	*	*	9,4	10,8	13,0	*	*	*
9–11 meses	109	10,5	0,35	*	*	7,6	8,2	9,9	12,0	13,3	*	*
1 ano	230	10,1	0,26	*	6,9	7,5	8,1	9,9	11,5	12,5	14,0	*
2 anos	236	10,1	0,22	*	7,0	7,4	8,0	9,7	11,5	12,2	13,1	*
3 anos	169	10,0	0,18	*	7,4	7,9	8,6	9,8	11,2	11,7	12,4	*
4 anos	183	10,3	0,38	*	7,1	7,6	7,9	9,6	11,6	13,0	14,0	*
5 anos	185	11,0	0,45	*	6,5	6,9	7,9	10,2	13,0	15,0	15,6	*
6 anos	169	11,1	0,58	*	6,6	7,3	8,3	10,1	12,7	13,6	15,2	*

(continua)

Seção 3. Composição Corporal **721**

Tabela 27b *(continuação)*

Raça ou etnia e idade	Quantidade de pessoas examinadas	Média	Erro padrão da média	Percentil								
				5º	10º	15º	25º	50º	75º	85º	90º	95º
				Milímetros								
Feminino *(continuação)*												
7 anos	195	11,5	0,42	*	7,3	7,5	7,9	10,1	13,3	16,8	18,1	*
8 anos	180	14,3	0,72	*	8,1	8,4	9,6	12,1	17,3	22,9	24,8	*
9 anos	184	15,4	0,52	*	8,0	9,2	9,7	13,7	19,7	21,7	23,4	*
10 anos	163	15,5	0,58	*	8,1	8,7	9,7	12,9	19,4	23,1	25,0	*
11 anos	189	16,7	0,70	*	9,3	10,0	11,0	14,1	20,9	24,8	27,9	*
12 anos	306	16,7	0,60	7,6	8,9	9,8	11,5	15,3	21,0	24,3	26,6	30,2
13 anos	310	18,0	0,65	8,1	8,9	9,2	11,8	17,0	22,5	26,7	30,9	33,4
14 anos	314	18,7	0,67	9,0	10,3	10,9	13,6	17,0	23,2	26,2	28,2	31,5
15 anos	258	18,3	0,79	*	10,2	11,0	12,7	17,2	22,9	26,1	27,6	*
16 anos	264	19,6	0,57	*	11,0	11,6	14,1	18,3	25,2	28,3	29,8	*
17 anos	244	18,9	0,57	*	11,0	11,3	13,2	18,2	23,6	25,9	28,0	*
18 anos	234	20,3	0,58	*	11,9	12,7	13,7	19,2	24,4	28,4	31,5	*
19 anos	214	21,0	0,72	*	10,8	11,9	13,8	20,3	27,3	30,9	32,6	*
Todas as raças ou grupos étnicos												
20 anos ou mais	3.820	23,6	0,20	11,4	13,7	15,3	18,1	23,4	28,9	31,9	33,8	36,1
20–29 anos	596	22,5	0,39	10,5	12,6	14,3	16,7	22,1	27,8	30,4	32,4	35,4
30–39 anos	614	23,5	0,39	10,3	12,6	14,7	16,9	23,4	29,6	32,7	34,2	36,5
40–49 anos	670	24,3	0,40	12,1	14,1	15,9	18,9	24,5	29,0	32,7	34,4	36,8
50–59 anos	515	24,9	0,35	13,0	15,7	17,4	19,8	24,7	30,0	32,7	34,2	36,4
60–69 anos	638	25,1	0,35	14,6	16,0	17,5	19,3	25,0	30,1	33,0	35,0	36,8
70–79 anos	455	22,3	0,37	11,0	13,2	14,9	17,4	21,9	26,8	29,0	31,2	33,6
≥ 80 anos	332	19,4	0,57	8,7	10,8	12,4	14,4	18,6	23,7	26,9	28,6	31,1
Brancos não hispânicos												
20 anos ou mais	1.845	23,3	0,25	11,1	13,3	15,2	17,9	23,1	28,5	31,7	33,7	36,0
20–39 anos	510	22,7	0,36	10,1	12,4	14,2	16,7	22,2	28,4	31,7	33,1	35,5
40–59 anos	542	24,2	0,40	12,1	14,1	15,9	18,9	24,1	29,1	32,7	34,2	36,7
≥ 60 anos	793	22,8	0,25	11,4	13,7	15,2	17,6	22,5	27,9	30,3	32,9	35,4
Negros não hispânicos												
20 anos ou mais	704	24,8	0,39	10,9	14,2	15,3	18,4	25,6	30,9	33,1	34,6	36,9
20–39 anos	241	23,9	0,59	10,4	12,9	14,8	16,3	24,3	30,9	33,0	34,8	36,8
40–59 anos	232	26,3	0,50	12,2	15,6	18,3	21,9	26,8	31,5	33,7	35,3	36,6
≥ 60 anos	231	23,9	0,60	9,6	12,9	15,3	18,1	24,4	29,6	31,9	33,2	37,1
Hispano-americanos												
20 anos ou mais	930	23,9	0,38	12,5	14,7	16,1	18,4	24,0	28,8	31,8	33,9	36,2
20–39 anos	333	23,2	0,51	12,4	14,0	15,5	17,4	23,4	27,9	30,4	33,3	35,4
40–59 anos	294	25,7	0,35	14,3	16,3	17,9	20,2	25,9	30,3	32,8	34,8	37,3
≥ 60 anos	303	22,6	0,52	10,8	13,4	15,6	17,0	22,0	26,9	31,0	32,9	36,0

Nota: Mulheres grávidas estão excluídas.

Fonte: McDowell MA, Fryar CD, Hirsh R, Ogden CL. Anthropometric reference data for children and adults: U.S. population, 1999-2002. Advance data from vital and health statistics; no. 361. Hyattsville, Maryland: National Center for Health Statistics, 2005.

722 Apêndice A Normas para Teste de Condicionamento Físico

Tabela 27c Quantidade examinada, média, erro padrão da média e altura para homens com 20 anos ou mais para os percentis selecionados, por raça ou etnia e idade: EUA, 1999-2002.

Raça ou etnia e idade	Quantidade de pessoas examinadas	Média	Erro padrão da média	Percentil								
				5º	10º	15º	25º	50º	75º	85º	90º	95º
				Polegadas								
Todas as raças ou grupos étnicos												
20 anos ou mais	4.341	69,3	0,05	64,1	65,4	66,2	67,3	69,3	71,3	72,3	73,1	74,2
20–29 anos	724	69,6	0,11	64,1	65,7	66,5	67,5	69,6	71,4	72,6	73,5	74,6
30–39 anos	717	69,5	0,10	64,2	65,7	66,3	67,4	69,3	71,6	72,6	73,3	74,4
40–49 anos	784	69,7	0,13	65,1	66,1	66,7	67,7	69,6	71,7	72,6	73,2	74,4
50–59 anos	601	69,2	0,13	64,0	65,4	66,2	67,2	69,3	71,4	72,3	73,0	73,9
60–69 anos	702	68,8	0,13	64,4	65,1	65,8	67,0	68,9	70,7	71,7	72,3	73,1
70–79 anos	519	68,0	0,17	63,0	64,3	64,9	65,9	68,1	70,1	71,0	71,5	72,5
80 anos ou mais	294	67,2	0,17	62,8	63,7	64,5	65,4	67,1	69,0	70,0	70,6	71,7
Brancos não hispânicos												
20 anos ou mais	2.136	69,8	0,07	65,0	66,2	66,9	67,9	69,7	71,7	72,6	73,3	74,4
20–39 anos	604	70,2	0,09	65,6	66,5	67,4	68,4	70,1	71,9	73,0	73,9	74,8
40–59 anos	677	70,0	0,13	65,5	66,4	67,2	68,1	70,1	72,0	72,8	73,5	74,4
60 anos ou mais	855	68,6	0,08	64,3	65,0	65,7	66,8	68,7	70,4	71,4	72,1	73,1
Negros não hispânicos												
20 anos ou mais	826	69,6	0,07	65,1	66,2	66,7	67,8	69,5	71,4	72,3	73,3	74,2
20–39 anos	278	70,0	0,15	65,8	66,5	67,2	68,1	69,8	71,7	73,1	73,6	74,8
40–59 anos	293	69,6	0,15	65,0	66,0	66,8	68,0	69,8	71,5	72,1	72,8	73,7
60 anos ou mais	255	68,6	0,18	63,8	65,0	65,8	66,7	68,5	70,4	71,4	72,1	73,1
Hispano-americanos												
20 anos ou mais	1.039	66,8	0,11	62,0	63,2	63,9	64,9	66,8	68,5	69,6	70,1	71,1
20–39 anos	409	66,8	0,16	62,0	62,9	63,7	64,9	66,8	68,6	69,6	70,2	71,7
40–59 anos	313	66,9	0,19	62,2	63,6	64,3	65,1	66,9	68,4	69,4	70,1	70,8
60 anos ou mais	317	66,3	0,16	62,1	63,1	63,7	64,6	66,3	68,0	68,9	69,4	69,9

Fonte: McDowell MA, Fryar CD, Hirsh R, Ogden CL. Anthropometric reference data for children and adults: U.S. population, 1999-2002. Advance data from vital and health statistics; no. 361. Hyattsville, Maryland: National Center for Health Statistics, 2005.

Tabela 27d Quantidade examinada, média, erro padrão da média e altura para mulheres com 20 anos ou mais para os percentis selecionados, por raça ou etnia e idade: EUA, 1999-2002.

Raça ou etnia e idade	Quantidade de pessoas examinadas	Média	Erro padrão da média	Percentil								
				5º	10º	15º	25º	50º	75º	85º	90º	95º
				Polegadas								
Todas as raças ou grupos étnicos												
20 anos ou mais	4.888	63,8	0,06	59,4	60,3	61,0	62,0	63,8	65,6	66,5	67,3	68,2
20–29 anos	1.034	64,1	0,12	59,9	60,5	61,4	62,3	64,1	65,8	67,0	67,5	68,4
30–39 anos	909	64,2	0,11	59,9	60,8	61,5	62,4	64,2	65,9	66,9	67,5	68,6
40–49 anos	799	64,3	0,09	59,9	60,8	61,5	62,5	64,3	66,1	67,0	67,6	68,7
50–59 anos	604	63,9	0,14	59,7	60,6	61,3	62,1	63,9	65,5	66,4	67,2	68,1
60–69 anos	723	63,2	0,10	59,0	59,9	60,7	61,6	63,2	64,9	65,8	66,5	67,1
70–79 anos	482	62,6	0,12	58,4	59,1	59,9	61,0	62,6	64,1	65,3	65,8	66,6
80 anos ou mais	337	61,3	0,13	57,4	58,1	58,9	59,8	61,4	62,8	63,7	64,4	65,6

(continua)

Tabela 27d (continuação)

Raça ou etnia e idade	Quantidade de pessoas examinadas	Média	Erro padrão da média	Percentil								
				5º	10º	15º	25º	50º	75º	85º	90º	95º
Todas as raças ou grupos étnicos							Polegadas					
Brancos não hispânicos												
20 anos ou mais	2.325	64,1	0,06	59,9	61,0	61,5	62,4	64,2	65,8	66,8	67,4	68,4
20–39 anos	847	64,7	0,10	60,7	61,5	62,1	63,2	64,5	66,2	67,3	67,8	68,6
40–59 anos	635	64,6	0,10	60,8	61,5	62,1	63,1	64,6	66,1	67,1	67,8	68,7
60 anos ou mais	843	62,8	0,07	58,5	59,5	60,2	61,2	62,8	64,5	65,4	66,1	66,8
Negros não hispânicos												
20 anos ou mais	941	64,2	0,08	60,2	61,0	61,5	62,4	64,2	65,9	66,8	67,4	68,4
20–39 anos	372	64,5	0,13	60,5	61,3	61,7	62,8	64,5	66,1	67,1	67,6	68,5
40–59 anos	294	64,3	0,13	60,3	61,3	61,7	62,4	64,1	65,9	66,5	67,4	68,5
60 anos ou mais	275	63,2	0,14	58,6	59,8	60,5	61,4	63,2	65,2	66,0	66,7	67,9
Hispano-americanos												
20 anos ou mais	1.175	62,0	0,12	57,8	58,8	59,4	60,3	61,9	63,6	64,5	65,3	66,2
20–39 anos	513	62,2	0,18	58,3	59,1	59,8	60,5	62,1	63,8	64,7	65,3	66,2
40–59 anos	338	61,9	0,16	57,7	58,5	59,3	60,2	61,8	63,5	64,6	65,5	66,3
60 anos ou mais	324	60,7	0,13	56,1	57,1	57,9	59,2	60,7	62,2	63,4	64,0	64,5

Fonte: McDowell MA, Fryar CD, Hirsh R, Ogden CL. Anthropometric reference data for children and adults: U.S. population, 1999-2002. Advance data from vital and health statistics; no. 361. Hyattsville, Maryland: National Center for Health Statistics, 2005.

Tabela 27e Quantidade examinada, média, erro padrão da média e peso para homens com 20 anos ou mais para os percentis selecionados, por raça ou etnia e idade: EUA, 1999-2002.

Raça ou etnia e idade	Quantidade de pessoas examinadas	Média	Erro padrão da média	Percentil								
				5º	10º	15º	25º	50º	75º	85º	90º	95º
Todas as raças ou grupos étnicos							Libras					
20 anos ou mais	4.314	190,4	0,92	133,1	143,4	150,4	162,3	184,0	212,1	230,1	243,0	267,1
20–29 anos	712	183,8	1,55	125,2	136,7	142,9	152,3	176,7	205,8	224,4	238,7	268,0
30–39 anos	704	189,5	1,99	130,2	142,3	149,1	161,2	183,2	208,8	227,6	242,1	278,2
40–49 anos	776	196,4	1,61	140,3	149,1	158,6	168,3	188,9	217,1	237,1	247,9	273,9
50–59 anos	598	195,8	2,06	139,1	149,2	156,5	169,4	190,6	219,2	235,8	243,1	264,1
60–69 anos	691	194,4	1,61	139,5	147,3	156,7	168,8	190,5	216,2	235,8	247,2	262,2
70–79 anos	524	182,4	1,56	132,7	141,6	148,1	160,3	179,1	204,2	214,4	224,4	239,7
80 anos ou mais	309	167,5	1,46	128,2	136,6	141,7	148,9	164,6	181,6	195,3	202,6	221,5
Brancos não hispânicos												
20 anos ou mais	2.136	193,8	1,02	138,4	146,5	154,5	165,9	187,3	214,7	231,8	244,0	266,8
20–39 anos	598	189,9	1,86	131,7	142,5	149,2	160,3	182,7	210,8	227,8	241,9	275,1
40–59 anos	672	199,8	1,54	143,5	153,9	162,7	173,6	191,7	220,6	239,4	247,5	270,3
60 anos ou mais	866	189,2	0,98	139,3	146,1	155,1	164,4	184,4	209,9	226,7	238,2	254,6
Negros não hispânicos												
20 anos ou mais	813	190,0	1,43	127,9	139,3	146,1	157,8	182,6	212,4	235,3	252,5	275,4
20–39 anos	273	189,7	2,71	129,7	139,5	147,8	155,8	178,1	212,7	235,8	255,5	275,5
40–59 anos	288	191,4	2,62	128,0	139,5	145,4	159,5	187,4	211,9	236,4	251,8	274,5
60 anos ou mais	252	187,3	2,53	124,3	135,4	142,8	158,2	182,0	211,8	227,6	248,5	266,8
Hispano-americanos												
20 anos ou mais	1.027	176,3	1,48	124,5	136,3	142,0	150,7	172,2	195,6	208,3	219,2	241,3
20–39 anos	399	172,9	2,16	122,1	131,4	139,7	146,3	167,6	191,3	207,0	216,9	236,7
40–59 anos	310	184,0	1,98	128,9	144,8	151,8	159,6	178,7	200,8	215,7	230,4	252,7
60 anos ou mais	318	176,0	2,45	133,5	139,5	143,5	151,4	172,4	193,5	206,0	218,1	239,8

Fonte: McDowell MA, Fryar CD, Hirsh R, Ogden CL. Anthropometric reference data for children and adults: U.S. population, 1999-2002. Advance data from vital and health statistics; no. 361. Hyattsville, Maryland: National Center for Health Statistics, 2005.

724 Apêndice A Normas para Teste de Condicionamento Físico

Tabela 27f Quantidade examinada, média, erro padrão da média e peso para mulheres com 20 anos ou mais para os percentis selecionados, por raça ou etnia e idade: EUA, 1999-2002.

Raça ou etnia e idade	Quantidade de pessoas examinadas	Média	Erro padrão da média	Percentil								
				5º	10º	15º	25º	50º	75º	85º	90º	95º
				Libras								
Todas as raça ou grupos étnicos												
20 anos ou mais	4.299	163,3	1,02	109,8	117,6	123,4	132,5	154,8	184,6	206,1	220,8	243,0
20–29 anos	656	156,8	1,98	104,4	112,5	119,6	127,5	149,2	178,9	198,0	212,2	235,0
30–39 anos	699	163,4	2,00	110,6	117,6	122,3	131,0	151,7	185,0	209,7	228,8	248,5
40–49 anos	787	168,6	2,41	113,2	119,9	124,7	134,0	159,9	192,5	211,8	226,2	258,2
50–69 anos	593	169,5	2,53	116,4	123,7	129,0	137,8	161,9	190,4	214,2	228,6	249,4
60–69 anos	728	168,1	1,68	114,1	124,4	130,3	139,6	162,0	189,2	208,7	226,8	244,0
70–79 anos	486	156,4	1,68	108,6	117,8	123,9	133,3	153,4	176,3	191,8	201,5	213,5
80 anos ou mais	350	140,5	2,90	99,9	103,1	109,2	118,3	137,5	157,2	171,0	175,8	201,2
Brancos não hispânicos												
20 anos ou mais	2.052	162,2	1,16	109,8	117,4	123,2	131,9	154,0	183,7	205,3	218,5	239,6
20–39 anos	564	158,6	1,97	108,2	115,6	121,6	128,5	149,5	180,3	200,5	214,5	239,2
40–59 anos	628	167,9	2,20	113,4	120,2	124,7	134,1	160,0	192,3	212,0	226,0	252,4
60 anos ou mais	860	158,3	1,17	107,2	116,3	123,0	133,6	152,9	176,4	195,8	206,5	228,8
Negros não hispânicos												
20 anos ou mais	861	182,8	1,53	117,2	128,3	134,3	147,6	174,8	208,0	232,5	247,8	278,7
20–39 anos	297	179,6	3,00	115,8	123,3	131,0	140,6	167,7	206,9	233,2	250,4	283,2
40–59 anos	292	189,3	2,75	124,0	134,2	143,0	152,3	177,4	215,4	233,7	247,9	284,4
60 anos ou mais	272	177,2	3,32	113,2	126,2	133,8	146,1	174,7	201,2	223,1	239,9	253,0
Hispano-americanos												
20 anos ou mais	1.019	157,0	1,62	109,7	115,7	123,0	131,2	150,5	177,1	194,6	203,5	224,9
20–39 anos	358	153,2	2,20	107,7	114,7	121,2	129,0	146,6	170,8	188,4	198,9	222,3
40–59 anos	332	165,9	2,61	114,9	123,2	128,6	138,4	161,8	184,9	202,0	215,1	232,6
60 anos ou mais	329	151,0	2,65	96,9	109,3	117,3	128,2	148,0	170,2	184,6	196,2	206,9

Nota: Mulheres grávidas estão excluídas.

Fonte: McDowell MA, Fryar CD, Hirsh R, Ogden CL. Anthropometric reference data for children and adults: U.S. population, 1999-2002. Advance data from vital and health statistics; no. 361. Hyattsville, Maryland: National Center for Health Statistics, 2005.

Seção 3. Composição Corporal **725**

Tabela 28 Gordura corporal relativa em homens e mulheres atletas

Grupo esportivo	Sexo	Idade (anos)	Altura (cm)	Peso (kg)	Gordura relativa
Beisebol/softbol					
	Masculino	20,8	182,7	83,3	14,2
	Masculino	—	—	—	11,8
	Masculino	27,4	183,1	88,0	12,6
Basquete					
	Feminino	19,1	169,1	62,6	20,8
	Feminino	19,4	167,0	63,9	26,9
Pivôs	Masculino	27,7	214,0	109,2	7,1
Alas	Masculino	25,3	200,6	96,9	9,0
Armadores	Masculino	25,2	188,0	83,6	10,6
Canoagem					
	Masculino	23,7	182,0	79,6	12,4
Futebol americano					
	Masculino	20,3	184,9	96,4	13,8
	Masculino	—	—	—	13,9
Defensive backs	Masculino	17–23	178,3	77,3	11,5
	Masculino	24,5	182,5	84,8	9,6
Offensive backs	Masculino	17–23	179,7	79,8	12,4
	Masculino	24,7	183,8	90,7	9,4
Linebackers	Masculino	17–23	180,1	87,2	13,4
	Masculino	24,2	188,6	102,2	14,0
Offensive linemen	Masculino	17–23	186,0	99,2	19,1
	Masculino	24,7	193,0	112,6	15,6
Defensive linemen	Masculino	17–23	186,6	97,8	18,5
	Masculino	25,7	192,4	117,1	18,2
Quarterbacks, kickers	Masculino	24,1	185,0	90,1	14,4
Ginástica olímpica					
	Masculino	20,3	178,5	69,2	4,6
	Feminino	20,0	158,5	51,5	15,5
	Feminino	14,0	—	—	17,0
	Feminino	23,0	—	—	11,0
	Feminino	23,0	—	—	9,6
Hóquei no gelo					
	Masculino	26,3	180,3	86,7	15,1
	Masculino	22,5	179,0	77,3	13,0
Jóqueis					
	Masculino	30,9	158,2	50,3	14,1
Orientação					
	Masculino	31,2	—	72,2	16,3
	Feminino	29,0	—	58,1	18,7
Pentatlo					
	Feminino	21,5	175,4	65,4	11,0
Raquetebol					
	Masculino	25,0	181,7	80,3	8,1
Remo					
Peso pesado	Masculino	23,0	192,0	88,0	11,0
Peso leve	Masculino	21,0	186,0	71,0	8,5
	Feminino	23,0	173,0	68,0	14,0

(continua)

726 Apêndice A Normas para Teste de Condicionamento Físico

Tabela 28 *(continuação)*

Grupo esportivo	Sexo	Idade (anos)	Altura (cm)	Peso (kg)	Gordura relativa
Esqui					
Alpino	Masculino	21,2	176,0	70,1	14,1
	Masculino	21,8	177,8	75,5	10,2
	Feminino	19,5	165,1	58,8	20,6
Cross-country	Masculino	21,2	176,0	66,6	12,5
	Masculino	25,6	174,0	69,3	10,2
	Masculino	22,7	176,2	73,2	7,9
	Feminino	24,3	163,0	59,1	21,8
	Feminino	20,2	163,4	55,9	15,7
Combinação nórdica	Masculino	22,9	176,0	70,4	11,2
	Masculino	21,7	181,7	70,4	8,9
Salto de esqui					
	Masculino	22,2	174,0	69,9	14,3
Futebol					
	Masculino	26,0	176,0	75,5	9,6
Patinação de velocidade					
	Masculino	21,0	181,0	76,5	11,4
Natação					
	Masculino	21,8	182,3	79,1	8,5
	Masculino	20,6	182,9	78,9	5,0
	Feminino	19,4	168,0	63,8	26,3
Sprint	Feminino	—	165,1	57,1	14,6
Distância média	Feminino	—	166,6	66,8	24,1
Longa distância	Feminino	—	166,3	60,9	17,1
Tênis					
	Masculino	—	—	—	15,2
	Masculino	42,0	179,6	77,1	16,3
	Feminino	39,0	163,3	55,7	20,3
Atletismo					
	Masculino	21,3	180,6	71,6	3,7
	Masculino	—	—	—	8,8
Corrida	Masculino	22,5	177,4	64,5	6,3
Longa distância	Masculino	26,1	175,7	64,2	7,5
	Masculino	26,2	177,0	66,2	8,4
	Masculino	40–49	180,7	71,6	11,2
	Masculino	55,3	174,5	63,4	18,0
	Masculino	50–59	174,7	67,2	10,9
	Masculino	60–69	175,7	67,1	11,3
	Masculino	70–75	175,6	66,8	13,6
	Masculino	47,2	176,5	70,7	13,2
	Feminino	19,9	161,3	52,9	19,2
	Feminino	32,4	169,4	57,2	15,2
Distância média	Masculino	24,6	179,0	72,3	12,4
Corrida de fundo	Feminino	20,1	164,9	56,7	19,3
	Masculino	46,5	177,0	74,1	16,5
Disco	Masculino	28,3	186,1	104,7	16,4
	Masculino	26,4	190,8	110,5	16,3
	Feminino	21,1	168,1	71,0	25,0
Corrida de obstáculos	Feminino	20,3	165,9	59,0	20,7

(continua)

Seção 3. Composição Corporal **727**

Tabela 28 *(continuação)*

Grupo esportivo	Sexo	Idade (anos)	Altura (cm)	Peso (kg)	Gordura relativa
Arremesso de peso	Masculino	27,0	188,2	112,5	16,5
	Masculino	22,0	191,6	126,2	19,6
	Feminino	21,5	167,6	78,1	28,0
Vôlei					
	Feminino	19,4	166,0	59,8	25,3
	Feminino	19,9	172,2	64,1	21,3
Levantamento de peso					
	Masculino	24,9	166,4	77,2	9,8
Powerlifting	Masculino	26,3	176,1	92,0	15,6
Olímpico	Masculino	25,3	177,1	88,2	12,2
Halterofilismo	Masculino	29,0	172,4	83,1	8,4
	Masculino	27,6	178,7	88,1	8,3
Luta livre					
	Masculino	26,0	177,8	81,8	9,8
	Masculino	27,0	176,0	75,7	10,7
	Masculino	22,0	—	—	5,0
	Masculino	23,0	—	79,3	14,3
	Masculino	19,6	174,6	74,8	8,8
	Masculino	15–18	172,3	66,3	6,9
	Masculino	20,6	174,8	67,3	4,0

Fonte: Wilmore JH. Design issues and alternatives in assessing physical fitness among apparently healthy adults in a health examination survey of the general population. In Drury TF (ed.), National Center for Health Statistics. *Assessing Physical Fitness and Physical Activity in Population-Based Surveys.* DHHS Pub. No. (PHS) 89-1253. Public Health Service. Washington, DC: U.S. Government Printing Office, 1989.

Seção 4. Normas para Testes Musculoesqueléticos para Adultos

Ver descrições dadas em cada teste e rever Capítulo 6.

Tabela 29 Normas para flexão de braços por grupos de idade e sexo

Idade (anos)	15–19		20–29		30–39		40–49		50–59		60–69	
Sexo	M	F	M	F	M	F	M	F	M	F	M	F
Excelente	≥ 39	≥ 33	≥ 36	≥ 30	≥ 30	≥ 27	≥ 25	≥ 24	≥ 21	≥ 21	≥ 18	≥ 17
Muito bom	29–38	25–32	29–35	21–29	22–29	20–26	17–24	15–23	13–20	11–20	11–17	12–16
Bom	23–28	18–24	22–28	15–20	17–21	13–19	13–16	11–14	10–12	7–10	8–10	5–11
Regular	18–22	12–17	17–21	10–14	12–16	8–12	10–12	5–10	7–9	2–6	5–7	1–4
Precisa melhorar	≤ 17	≤ 11	≤ 16	≤ 9	≤ 11	≤ 7	≤ 9	≤ 4	≤ 6	≤ 1	≤ 4	≤ 1

Procedimentos: Homens – O participante deita de bruços, com as pernas unidas. Suas mãos, apontadas para a frente, estão posicionadas sob os ombros. O indivíduo se eleva do colchonete estendendo completamente os cotovelos e usando os dedões do pé como ponto de apoio. A parte superior do corpo deve ser mantida em uma linha reta. O participante retorna à posição inicial, com o queixo no colchonete. Nem a barriga nem as coxas devem encostar no colchonete. *Mulheres* – O mesmo que para os homens, exceto pelo fato de os joelhos servirem como ponto de apoio. As pernas permanecem em contato com o colchonete e os tornozelos, em flexão plantar.

Fonte: The Canadian Physical Activity, Fitness & Lifestyle Appraisal: CSEP-Health & Fitness Programs Health-Related Appraisal and Counselling Strategy, 3rd Edition. © 2003. Reimpresso com permissão da Canadian Society for Exercise Physiology.

728 Apêndice A Normas para Teste de Condicionamento Físico

Tabela 30 Normas para força de preensão (kg) por grupos de idade e sexo para mãos direita e esquerda combinadas

Idade (anos)	15–19		20–29		30–39		40–49		50–59		60–69	
Sexo	M	F	M	F	M	F	M	F	M	F	M	F
Excelente	≥ 108	≥ 68	≥ 115	≥ 70	≥ 115	≥ 71	≥ 108	≥ 69	≥ 101	≥ 61	≥ 100	≥ 54
Muito bom	98–107	60–67	104–114	63–69	104–114	63–70	97–107	61–68	92–100	54–60	91–99	48–53
Bom	90–97	53–59	95–103	58–62	95–103	58–62	88–96	54–60	84–91	49–53	84–90	45–47
Regular	79–89	48–52	84–94	52–57	84–94	51–57	80–87	49–53	76–83	45–48	73–83	41–44
Precisa melhorar	≥ 78	≥ 47	≥ 83	≥ 51	≥ 83	≥ 50	≥ 79	≥ 48	≥ 75	≥ 44	≥ 72	≥ 40

Procedimentos: Peça inicialmente ao participante que segure o dinamômetro com a mão direita. Ajuste a preensão do dinamômetro para que a segunda articulação dos dedos se encaixe confortavelmente embaixo do cabo. O indivíduo segura o dinamômetro alinhado ao antebraço, na altura da coxa e, então, pressiona-o vigorosamente a ponto de exercer a força máxima. Durante o teste, nem a mão nem o dinamômetro podem tocar o corpo ou qualquer objeto. Mensure ambas as mãos alternadamente, permitindo duas tentativas por mão. Registre os resultados para cada mão para o quilograma mais próximo. Combine a pontuação máxima para cada mão.

Fonte: The Canadian Physical Activity, Fitness & Lifestyle Appraisal: CSEP-Health & Fitness Programs Health-Related Appraisal and Counselling Strategy, 3rd Edition. © 2003. Reimpresso com permissão da Canadian Society for Exercise Physiology.

Tabela 31 Classificação para abdominais parciais por grupo de idade e sexo

Idade	Excelente	Muito bom	Bom	Regular	Precisa melhorar
15–19					
Masculino	25	23–24	21–22	16–20	≤ 15
Feminino	25	22–24	17–21	12–16	≤ 11
20–29					
Masculino	25	21–24	16–20	11–15	≤ 10
Feminino	25	18–24	14–17	5–13	≤ 4
30–39					
Masculino	25	18–24	15–17	11–14	≤ 10
Feminino	25	19–24	10–18	6–9	≤ 5
40–49					
Masculino	25	18–24	13–17	6–12	≤ 5
Feminino	25	19–24	11–18	4–10	≤ 3
50–59					
Masculino	25	17–24	11–16	8–10	≤ 7
Feminino	25	19–24	10–18	6–9	≤ 5
60–69					
Masculino	25	16–24	11–15	6–10	≤ 5
Feminino	25	17–24	8–16	3–7	≤ 2

Instruções:

1. Com a ajuda de fita adesiva e barbante, faça, em um colchonete, duas linhas paralelas com 10 cm de distância entre elas.
2. O indivíduo a ser avaliado deve deitar em decúbito dorsal, com a cabeça encostada no colchonete, braços firmes e totalmente estendidos ao lado e paralelamente ao tronco, palmas das mãos em contato com o colchonete e as pontas dos dedos médios das mãos na marca da linha 0. Os joelhos devem estar flexionados em um ângulo de 90°. Os calcanhares devem permanecer em contato com o colchonete. O teste é realizado com os pés calçados.
3. Ajuste um metrônomo a uma cadência de 50 batimentos por minuto. O indivíduo realiza o maior número possível de abdominais ininterruptamente, em um ritmo de 25 por minuto. O teste termina após um minuto. Durante cada abdominal, a parte superior da coluna deve encurvar-se até que as pontas dos dedos médios de ambas as mãos alcancem a marca dos 10 cm. Durante os abdominais, as palmas das mãos e os calcanhares devem permanecer em contato com o colchonete. Não é permitido ancorar os pés. Na volta, as escápulas e a cabeça devem tocar o colchonete e as pontas dos dois dedos devem tocar a marca do 0. O movimento é realizado de maneira lenta e controlada, em um ritmo de 25 por minuto.
4. O teste é interrompido antes de 1 minuto se os indivíduos sentirem desconforto excessivo, se não conseguirem manter a cadência exigida ou não conseguirem manter a técnica apropriada para os abdominais (p. ex., tirarem os calcanhares do chão) após duas repetições consecutivas, apesar das advertências do supervisor do teste.

Fonte: The Canadian Physical Activity, Fitness & Lifestyle Appraisal: CSEP-Health & Fitness Programs Health-Related Appraisal and Counselling Strategy, 3rd Edition. © 2003. Reimpresso com permissão da Canadian Society for Exercise Physiology.

Seção 4. Normas para Testes Musculoesqueléticos para Adultos **729**

Tabela 32a **Normas para teste de flexibilidade da região lombar e dos isquiotibiais por grupos de idade e sexo para flexão do tronco à frente (cm)**

Idade (anos)	15–19		20–29		30–39		40–49		50–59		60–69	
Sexo	M	F	M	F	M	F	M	F	M	F	M	F
Excelente	≥ 39	≥ 43	≥ 40	≥ 41	≥ 38	≥ 41	≥ 35	≥ 38	≥ 35	≥ 39	≥ 33	≥ 35
Muito bom	34–38	38–42	34–39	37–40	33–37	36–40	29–34	34–37	28–34	33–38	25–32	31–34
Bom	29–33	34–37	30–33	33–36	28–32	32–35	24–28	30–33	24–27	30–32	20–24	27–30
Regular	24–28	29–33	25–29	28–32	23–27	27–31	18–23	25–29	16–23	25–29	15–19	23–26
Precisa melhorar	≤ 23	≤ 28	≤ 24	≤ 27	≤ 22	≤ 26	≤ 17	≤ 24	≤ 15	≤ 24	≤ 14	≤ 23

Procedimentos: Para este teste, o participante deve ter feito um aquecimento com atividades aeróbias lentas e movimentos de alongamento. Descalço, ele deve sentar-se com as pernas totalmente estendidas e as solas dos pés estavelmente apoiadas na caixa de flexibilidade (ver Cap. 6). Mantendo os joelhos e os braços completamente estendidos e as palmas das mãos para baixo, o participante se curva e alcança à frente devagar, empurrando o marcador deslizante ao longo da escala com as pontas dos dedos o mais longe possível. A posição de flexão máxima deve ser mantida por aproximadamente 2 segundos. O teste é repetido 2 vezes. Os pés devem estar alinhados a 26 cm.

Tabela 32b

Classificação	Sentar e alcançar (polegadas; pés alinhados em 0)
Excelente	≥ +7
Bom	+4–6,75
Médio	+0–3,75
Regular	−3–0,25
Fraco	< −3

Nota: Acredita-se que a flexibilidade não deva diminuir com a idade caso exercícios regulares de amplitude de movimento sejam praticados. Para tanto, as normas precedentes são sugeridas.

Fonte: (Tabs. 33a e b): The Canadian Physical Activity, Fitness & Lifestyle Appraisal: CSEP – Health & Fitness Programas Health-Related Appraisal and Counselling Strategy, 3rd Edition. © 2003. Reimpresso com permissão da Canadian Society for Exercise Physiology.

730 Apêndice A Normas para Teste de Condicionamento Físico

Tabela 33a Normas para flexão – homens

%	Idade					
	20–29	30–39	40–49	50–59	≥ 60	
99	100	86	64	51	39	
95	62	52	40	39	28	S
90	57	46	36	30	26	
85	51	41	34	28	24	
80	47	39	30	25	23	E
75	44	36	29	24	22	
70	41	34	26	21	21	
65	39	31	25	20	20	
60	37	30	24	19	18	B
55	35	29	22	17	16	
50	33	27	21	15	15	
45	31	25	19	14	12	
40	29	24	18	13	10	R
35	27	21	16	11	9	
30	26	20	15	10	8	
25	24	19	13	9,5	7	
20	22	17	11	9	6	F
15	19	15	10	7	5	
10	18	13	9	6	4	
5	13	9	5	3	2	MF
$n =$	1.045	790	364	172	26	

Total $n = 2.397$.

Tabela 33b Normas para flexão – mulheres

%	Idade					
	20–29	30–39	40–49	50–59	≥ 60	
99	70	56	60	31	20	
95	45	39	33	28	20	S
90	42	36	28	25	17	
85	39	33	26	23	15	
80	36	31	24	21	15	E
75	34	29	21	20	15	
70	32	28	20	19	14	
65	31	26	19	18	13	
60	30	24	18	17	12	B
55	29	23	17	15	12	
50	26	21	15	13	8	
45	25	20	14	13	6	
40	23	19	13	12	5	R
35	22	17	11	10	4	
30	20	15	10	9	3	
25	19	14	9	8	2	
20	17	11	6	6	2	F
15	15	9	4	4	1	
10	12	8	2	1	0	
5	9	4	1	0	0	MF
$n =$	579	411	246	105	12	

Total $n = 1.353$; S = superior; E = excelente; B = bom; R = regular; F = fraco; MF = muito fraco.

Procedimentos para flexão para medida de resistência muscular:
1. O teste de flexão é administrado com os homens na posição "elevada" padrão (mãos afastadas na largura dos ombros, costas retas, cabeça para cima) e mulheres na posição modificada para "flexão de joelhos" (tornozelos cruzados, joelhos flexionados em um ângulo de 90°, costas retas, mãos afastadas na largura dos ombros, cabeça para cima).
2. Ao avaliar indivíduos do sexo masculino, o avaliador coloca um dos punhos no chão, abaixo do peito do indivíduo enquanto este abaixa o corpo até que o peito toque o punho do avaliador. O método do punho não é utilizado para mulheres e não há um critério estabelecido para determinar o quanto o torso deve ser abaixado para ser contada uma flexão adequada.
3. Tanto para homens como para mulheres, as costas do indivíduo devem estar retas o tempo todo e ele deve elevar-se até uma posição com os braços estendidos.
4. O número máximo de flexões realizadas consecutivamente, sem descanso, é contado como a pontuação.

Fonte (Tabs. 34a e b): Dados fornecidos pelo Institute for Aerobics Research, Dallas, Texas, EUA, 2005. Reimpresso com permissão do Cooper Institute for Aerobics Research, Dallas, Texas, EUA.

Seção 4. Normas para Testes Musculoesqueléticos para Adultos

Tabela 34a Resistência muscular – homens

1 minuto de abdominais (número)*

	Idade						
%	< 20	20–29	30–39	40–49	50–59	≥ 60	
99	> 62	> 55	> 51	> 47	> 43	> 39	
95	62	55	51	47	43	39	S
90	55	52	48	43	39	35	
85	53	49	45	40	36	31	
80	51	47	43	39	35	30	E
75	50	46	42	37	33	28	
70	48	45	41	36	31	26	
65	48	44	40	35	30	24	
60	47	42	39	34	28	22	B
55	46	41	37	32	27	21	
50	45	40	36	31	26	20	
45	42	39	36	30	25	19	
40	41	38	35	29	24	19	R
35	39	37	33	28	22	18	
30	38	35	32	27	21	17	
25	37	35	31	26	20	16	
20	36	33	30	24	19	15	F
15	34	32	28	22	17	13	
10	33	30	26	20	15	10	
5	27	27	23	17	12	7	MF
1	< 27	< 27	< 23	< 17	< 12	< 7	
n =	46	312	1.431	1.558	919	205	

Total n = 4.471.

*Joelhos flexionados, com os braços cruzados sobre o peito e os pés segurados por um parceiro; sentar e encostar os cotovelos nos joelhos.

Tabela 34b Resistência muscular – mulheres

1 minuto de abdominais (número)*

	Idade						
%	< 20	20–29	30–39	40–49	50–59	≥ 60	
99	> 55	> 51	> 42	> 38	> 30	> 28	
95	55	51	42	38	30	28	S
90	54	49	40	34	29	26	
85	49	45	38	32	25	20	
80	46	44	35	29	24	17	E
75	40	42	33	28	22	15	
70	38	41	32	27	22	12	
65	37	39	30	25	21	12	
60	36	38	29	24	20	11	B
55	35	37	28	23	19	10	
50	34	35	27	22	17	8	
45	34	34	26	21	16	8	
40	32	32	25	20	14	6	R
35	30	31	24	19	12	5	
30	29	30	22	17	12	4	
25	29	28	21	16	11	4	
20	28	27	20	14	10	3	F
15	27	24	18	13	7	2	
10	25	23	15	10	6	1	
5	25	18	11	7	5	0	MF
1	< 25	< 18	< 11	< 7	< 5	< 0	
n =	15	144	289	249	137	26	

Total n = 860; S = superior; E = excelente; B = bom; R = regular; F = fraco; MF = muito fraco.

Fonte (Tabs. 35a e b): Dados fornecidos pelo Institute for Aerobics Research, Dallas, Texas, 2005. Reimpresso com permissão do Cooper Institute for Aerobics Research, Dallas, Texas.

Apêndice A   Normas para Teste de Condicionamento Físico

Tabela 35a   Força da parte superior do corpo – homens

1-Repetição máxima no supino

$$\text{Proporção de peso para supino} = \frac{\text{peso empurrado}}{\text{peso corporal}}$$

%	< 20	20–29	30–39	40–49	50–59	≥ 60	
99	> 1,76	> 1,63	> 1,35	> 1,20	> 1,05	> 0,94	
95	1,76	1,63	1,35	1,20	1,05	0,94	S
90	1,46	1,48	1,24	1,10	0,97	0,89	
85	1,38	1,37	1,17	1,04	0,93	0,84	
80	1,34	1,32	1,12	1,00	0,90	0,82	E
75	1,29	1,26	1,08	0,96	0,87	0,79	
70	1,24	1,22	1,04	0,93	0,84	0,77	
65	1,23	1,18	1,01	0,90	0,81	0,74	
60	1,19	1,14	0,98	0,88	0,79	0,72	B
55	1,16	1,10	0,96	0,86	0,77	0,70	
50	1,13	1,06	0,93	0,84	0,75	0,68	
45	1,10	1,03	0,90	0,82	0,73	0,67	
40	1,06	0,99	0,88	0,80	0,71	0,66	R
35	1,01	0,96	0,86	0,78	0,70	0,65	
30	0,96	0,93	0,83	0,76	0,68	0,63	
25	0,93	0,90	0,81	0,74	0,66	0,60	
20	0,89	0,88	0,78	0,72	0,63	0,57	F
15	0,86	0,84	0,75	0,69	0,60	0,56	
10	0,81	0,80	0,71	0,65	0,57	0,53	
5	0,76	0,72	0,65	0,59	0,53	0,49	MF
1	< 0,76	< 0,72	< 0,65	< 0,59	< 0,53	< 0,49	
n =	60	425	1.909	2.090	1.279	343	

Total n = 6.106.

TABLE 35b   Força da parte superior do corpo – mulheres

1-Repetição máxima no supino

$$\text{Proporção de peso para supino} = \frac{\text{peso empurrado}}{\text{peso corporal}}$$

%	< 20	20–29	30–39	40–49	50–59	≥ 60	
99	> 0,88	> 1,01	> 0,82	> 0,77	> 0,68	> 0,72	
95	0,88	1,01	0,82	0,77	0,68	0,72	S
90	0,83	0,90	0,76	0,71	0,61	0,64	
85	0,81	0,83	0,72	0,66	0,57	0,59	
80	0,77	0,80	0,70	0,62	0,55	0,54	E
75	0,76	0,77	0,65	0,60	0,53	0,53	
70	0,74	0,74	0,63	0,57	0,52	0,51	
65	0,70	0,72	0,62	0,55	0,50	0,48	
60	0,65	0,70	0,60	0,54	0,48	0,47	B
55	0,64	0,68	0,58	0,53	0,47	0,46	
50	0,63	0,65	0,57	0,52	0,46	0,45	
45	0,60	0,63	0,55	0,51	0,45	0,44	
40	0,58	0,59	0,53	0,50	0,44	0,43	R
35	0,57	0,58	0,52	0,48	0,43	0,41	
30	0,56	0,56	0,51	0,47	0,42	0,40	
25	0,55	0,53	0,49	0,45	0,41	0,39	
20	0,53	0,51	0,47	0,43	0,39	0,38	F
15	0,52	0,50	0,45	0,42	0,38	0,36	
10	0,50	0,48	0,42	0,38	0,37	0,33	
5	0,41	0,44	0,39	0,35	0,31	0,26	MF
1	< 0,41	< 0,44	< 0,39	< 0,35	< 0,31	< 0,26	
n =	20	191	379	333	189	42	

Total n = 1.154; S = superior; E = excelente; B = Bom; R = regular; F = fraco; MF = Muito fraco.

Instruções:

1. O participante deve se aquecer realizando de 5 a 10 repetições do exercício em uma intensidade de 40 a 60% da RM estimada.
2. Durante um descanso de 1 minuto, o participante deve alongar o grupo muscular. Na sequência, são executadas de 3 a 5 repetições do exercício em uma intensidade de 60 a 80% da RM estimada.
3. Em seguida, aumente a carga cautelosamente e peça ao participante que tente realizar 1 RM. Se tiver obtido êxito, ele deve descansar de 3 a 5 minutos antes do próximo aumento de peso. Siga esse procedimento até que o participante não consiga completar o exercício. A carga de 1 RM é geralmente alcançada em torno de 3 a 5 tentativas.
4. Registre a carga para 1 RM como a carga máxima levantada para a última tentativa bem-sucedida.

Fonte (Tabs. 36a e b): Dados fornecidos pelo Institute for Aerobics Research, Dallas, Texas, EUA, 2005. Reimpresso com permissão do Cooper Institute for Aerobics Research, Dallas, Texas, EUA.

Seção 4. Normas para Testes Musculoesqueléticos para Adultos **733**

Tabela 36a Força das pernas – homens

1 Repetição máxima no *leg press*

$$\text{Proporção de peso para } leg\ press = \frac{\text{peso empurrado}}{\text{peso corporal}}$$

%	Idade						
	< 20	20–29	30–39	40–49	50–59	≥ 60	
99	> 2,82	> 2,40	> 2,20	> 2,02	> 1,90	> 1,80	
95	2,82	2,40	2,20	2,02	1,90	1,80	S
90	2,53	2,27	2,07	1,92	1,80	1,73	
85	2,40	2,18	1,99	1,86	1,75	1,68	
80	2,28	2,13	1,93	1,82	1,71	1,62	E
75	2,18	2,09	1,89	1,78	1,68	1,58	
70	2,15	2,05	1,85	1,74	1,64	1,56	
65	2,10	2,01	1,81	1,71	1,61	1,52	
60	2,04	1,97	1,77	1,68	1,58	1,49	B
55	2,01	1,94	1,74	1,65	1,55	1,46	
50	1,95	1,91	1,71	1,62	1,52	1,43	
45	1,93	1,87	1,68	1,59	1,50	1,40	
40	1,90	1,83	1,65	1,57	1,46	1,38	R
35	1,89	1,78	1,62	1,54	1,42	1,34	
30	1,82	1,74	1,59	1,51	1,39	1,30	
25	1,80	1,68	1,56	1,48	1,36	1,27	
20	1,70	1,63	1,52	1,44	1,32	1,25	F
15	1,61	1,58	1,48	1,40	1,28	1,21	
10	1,57	1,51	1,43	1,35	1,22	1,16	
5	1,46	1,42	1,34	1,27	1,15	1,08	MF
1	< 1,46	< 1,42	< 1,34	< 1,27	< 1,15	< 1,08	
n =	60	424	1.909	2.089	1.286	347	

Total *n* = 6.115.

Tabela 36b Força das pernas – mulheres

1 Repetição máxima no *leg press*

$$\text{Proporção de peso para } leg\ press = \frac{\text{peso empurrado}}{\text{peso corporal}}$$

%	Idade						
	< 20	20–29	30–39	40–49	50–59	≥ 60	
99	> 1,88	> 1,98	> 1,68	> 1,57	> 1,43	> 1,43	
95	1,88	1,98	1,68	1,57	1,43	1,43	S
90	1,85	1,82	1,61	1,48	1,37	1,32	
85	1,81	1,76	1,52	1,40	1,31	1,32	
80	1,71	1,68	1,47	1,37	1,25	1,18	E
75	1,69	1,65	1,42	1,33	1,20	1,16	
70	1,65	1,58	1,39	1,29	1,17	1,13	
65	1,62	1,53	1,36	1,27	1,12	1,08	
60	1,59	1,50	1,33	1,23	1,10	1,04	B
55	1,51	1,47	1,31	1,20	1,08	1,01	
50	1,45	1,44	1,27	1,18	1,05	0,99	
45	1,42	1,40	1,24	1,15	1,02	0,97	
40	1,38	1,37	1,21	1,13	0,99	0,93	R
35	1,33	1,32	1,18	1,11	0,97	0,90	
30	1,29	1,27	1,15	1,08	0,95	0,88	
25	1,25	1,26	1,12	1,06	0,92	0,86	
20	1,22	1,22	1,09	1,02	0,88	0,85	F
15	1,19	1,18	1,05	0,97	0,84	0,80	
10	1,09	1,14	1,00	0,94	0,78	0,72	
5	1,06	0,99	0,96	0,85	0,72	0,63	MF
1	< 1,06	< 0,99	< 0,96	< 0,85	< 0,72	< 0,63	
n =	20	192	281	337	192	44	

Total *n* = 1.166; S = superior; E = excelente; B = bom; R = regular; F = fraco; MF = muito fraco.

Instruções:
1. O participante deve se aquecer realizando de 5 a 10 repetições do exercício em uma intensidade de 40 a 60% da RM estimada.
2. Durante um descanso de 1 minuto, o participante deve alongar o grupo muscular. Na sequência, são executadas de 3 a 5 repetições do exercício em uma intensidade de 60 a 80% da RM estimada.
3. Em seguida, aumente a carga cautelosamente e peça ao participante que tente realizar 1 RM. Se tiver obtido êxito, ele deve descansar de 3 a 5 minutos antes do próximo aumento de peso. Continue esse procedimento até que o participante não consiga completar o exercício. A carga de 1 RM é geralmente alcançada em torno de 3 a 5 tentativas.
4. Registre a carga para 1 RM como a carga máxima levantada para a última tentativa bem-sucedida.

Fonte (Tabs. 37a e b): Dados fornecidos pelo Institute for Aerobics Research, Dallas, Texas, EUA, 2005. Reimpresso com permissão do Cooper Institute for Aerobics Research, Dallas, Texas, EUA.

734 Apêndice A Normas para Teste de Condicionamento Físico

Tabela 37 **Teste de resistência da YMCA no supino – número total de levantamentos**

Idade (anos)	18–25		26–35		36–45		46–55		56–65		>65	
Sexo	**M**	**F**	**M**	**F**	**M**	**F**	**M**	**F**	**M**	**F**	**M**	**F**
Excelente	44–64	42–66	41–61	40–62	36–55	33–57	28–47	29–50	24–41	24–42	20–36	18–30
Bom	34–41	30–38	30–37	29–34	26–32	26–30	21–25	20–24	17–21	17–21	12–16	12–16
Acima da média	29–33	25–28	26–29	24–28	22–25	21–24	16–20	14–18	12–14	12–14	10	8–10
Na média	24–28	20–22	21–24	18–22	18–21	16–20	12–14	10–13	9–11	8–10	7–8	5–7
Abaixo da média	20–22	16–18	17–20	14–17	14–17	12–14	9–11	7–9	5–8	5–6	4–6	3–4
Fraco	13–17	9–13	12–16	9–13	9–12	6–10	5–8	2–6	2–4	2–4	2–3	0–2
Muito fraco	0–10	0–6	0–9	0–6	0–6	0–4	0–2	0–1	0–1	0–1	0–1	0

Nota: Ver Capítulo 6 para instruções. Mulheres utilizam uma barra de 16 quilogramas e homens, uma de 36 quilogramas. Máximo de repetições no tempo, com metrônomo a 30 levantamentos por minuto.

Fonte: Reimpresso de YMCA Fitness Testing Assessment Manual, 2000 edition, com permissão da YMCA of the USA, 101 N. Wacker Drive, Chicago, Illinois 60606.

Tabela 38 **Flexão e extensão na barra**

Classificação	Número de flexões e extensões
Excelente	≥ 15
Bom	12–14
Na média	8–11
Regular	5–7
Fraco	0–4

Nota: Ver instruções no Capítulo 6. As normas são para homens universitários.

Fonte: Johnson BL, Nelson JK. *Practical Measurement for Evaluation in Physical Education.* Minneapolis: Burgess Publishing Co., 1979. Reimpresso com permissão da Pearson Custom Publishing.

Tabela 39 **Mergulho de barras paralelas**

Classificação	Número de mergulhos
Excelente	≥ 25
Bom	18–24
Na média	9–17
Regular	4–8
Fraco	0–3

Nota: Ver instruções no Capítulo 6.

Fonte: Adaptado de Johnson BL, Nelson JK. *Practical Measurement for Evaluation in Physical Education.* Minneapolis: Burgess Publishing Co., 1979. Reimpresso com permissão da Pearson Custom Publishing.

Seção 4. Normas para Testes Musculoesqueléticos para Adultos **735**

Tabela 40 Colesterol sérico total, por idade, em homens a partir de 4 anos: média e percentis selecionados, EUA, 1988-94

Idade em anos	Quantidade de pessoas examinadas	Média	Desvio padrão	Erro padrão da média	Percentis selecionados								
					5º	10º	15º	25º	50º	75º	85º	90º	95º
A partir de 4 anos, bruto	11.200	192	41,9	0,63	131	142	149	162	189	220	237	248	266
A partir de 4 anos, adaptado por idade		191											
4–5 anos	846	161	24,3	1,33	123	133	136	144	159	175	185	192	203
6–8 anos	695	166	26,4	1,59	127	135	140	147	165	183	191	203	212
9–11 anos	757	172	28,4	1,64	135	140	145	153	171	189	196	209	227
12–15 anos	703	158	27,5	1,65	117	124	130	140	158	174	184	192	203
16–19 anos	668	158	29,7	1,82	117	123	127	138	156	175	190	200	214
A partir de 20 anos, bruto	7.531	202	41,0	0,75	139	151	160	173	200	228	244	255	273
A partir de 20 anos, adaptado por idade		202											
20–74 anos	6.587	202	41,0	0,80	139	151	160	173	200	228	244	255	273
20-74 anos, adaptado por idade		201											
20–29 anos	1.551	180	36,2	1,46	127	137	145	155	177	200	216	225	242
30–39 anos	1.389	201	39,3	1,68	139	153	162	171	199	228	244	253	267
40–49 anos	1.169	211	39,2	1,82	147	164	173	186	209	236	249	261	275
50–59 anos	829	216	40,8	2,25	154	166	177	191	214	240	257	270	286
60–69 anos	1.137	217	39,2	1,85	152	169	177	190	215	241	256	270	285
70–79 anos	812	208	39,2	2,18	148	159	169	180	205	233	248	256	275
≥ 80 anos	644	201	41,0	2,56	140	152	158	170	198	226	244	253	270

Fonte: NHANES III, 1988–94.

736 Apêndice A Normas para Teste de Condicionamento Físico

Tabela 41 Colesterol sérico total, por idade, em mulheres a partir de 4 anos: média e percentis selecionados, EUA, 1988-94

	Quantidade de pessoas examinadas	Média	Desvio padrão	Erro padrão da média	Percentis selecionados								
					5º	10º	15º	25º	50º	75º	85º	90º	95º
Idade em anos													
A partir de 4 anos, bruto	12.361	197	45,1	0,61	135	145	153	165	191	224	244	257	278
A partir de 4 anos, adaptado por idade		195											
4–5 anos	861	164	25,9	1,32	126	134	140	146	163	179	190	197	206
6–8 anos	672	166	26,5	1,53	127	136	143	150	165	181	190	196	203
9–11 anos	731	169	26,7	1,48	131	137	143	149	167	185	196	205	219
12–15 anos	799	164	29,8	1,58	123	130	135	143	160	182	192	201	218
16–19 anos	767	171	39,8	2,16	118	128	136	145	164	189	203	217	238
A partir de 20 anos, bruto	8.531	206	44,7	0,73	143	153	161	175	201	233	251	265	284
A partir de 20 anos, adaptado por idade		206											
20–74 anos	7.429	204	44,2	0,77	142	152	160	173	199	231	249	262	282
20-74 anos, adaptado por idade		204											
20–29 anos	1.760	183	37,2	1,33	131	141	147	157	179	205	217	229	244
30–39 anos	1.750	189	34,7	1,24	138	147	153	166	186	209	226	234	250
40–49 anos	1.300	204	38,2	1,59	150	158	164	177	201	225	245	254	277
50–59 anos	962	228	43,8	2,12	166	177	184	199	224	255	273	284	304
60–69 anos	1.109	235	45,5	2,05	170	183	193	205	230	258	278	290	309
70–79 anos	934	233	44,8	2,20	164	177	188	200	233	262	277	287	309
≥ 80 anos	716	228	43,3	2,43	165	177	183	196	224	254	270	285	305

Fonte: NHANES III, 1988–94.

Seção 4. Normas para Testes Musculoesqueléticos para Adultos **737**

Tabela 42 Colesterol sérico de lipoproteína de alta densidade (HDL), por idade, em homens a partir de 4 anos: média e percentis selecionados, EUA, 1988-94

Idade em anos	n[1]	Média	DP[2]	EPM[3]	Percentis selecionados								
					5º	10º	15º	25º	50º	75º	85º	90º	95º
A partir de 4 anos, bruto	11.123	47	13,4	0,21	28	32	34	38	45	54	60	64	72
A partir de 4 anos, adaptado por idade		47											
4–5 anos	845	50	11,9	0,69	31	36	38	42	49	56	63	66	72
6–8 anos	692	53	12,3	0,78	33	38	40	44	52	61	65	68	74
9–11 anos	752	54	12,7	0,77	37	39	42	44	53	62	67	71	76
12–15 anos	697	48	11,3	0,71	33	36	37	40	47	55	60	63	68
16–19 anos	664	46	11,1	0,72	30	33	36	38	45	52	57	61	67
A partir de 20 anos, bruto	7.473	46	13,7	0,26	28	31	34	37	44	53	58	63	72
A partir de 20 anos, adaptado por idade		46											
20–74 anos	6.535	46	13,6	0,28	28	30	33	37	44	53	58	62	72
20-74 anos, adaptado por idade		46											
20–29 anos	1.541	47	12,5	0,53	29	33	35	39	45	54	60	63	69
30–39 anos	1.379	46	13,3	0,60	27	32	34	37	44	52	58	61	70
40–49 anos	1.152	45	14,8	0,73	26	30	32	36	43	51	58	64	74
50–59 anos	823	44	13,9	0,81	27	30	32	36	42	51	56	61	75
60–69 anos	1.130	46	13,7	0,68	28	31	32	36	43	53	58	63	72
70–79 anos	808	46	14,9	0,87	28	31	33	36	44	53	59	63	74
≥ 80 anos	640	47	14,2	0,94	29	31	34	38	44	55	63	66	74

[1]Quantidade de pessoas examinadas.

[2]Desvio padrão.

[3]Erro padrão da média.

Fonte: Nhanes III, 1988–94.

738 Apêndice A Normas para Teste de Condicionamento Físico

Tabela 43 Colesterol sérico de lipoproteína de alta densidade (HDL), por idade, em mulheres a partir de 4 anos: média e percentis selecionados, EUA, 1988-94

	n[1]	Média	DP[2]	EPM[3]	Percentis selecionados								
					5º	10º	15º	25º	50º	75º	85º	90º	95º
Idade em anos													
A partir de 4 anos, bruto	12.286	54	14,8	0,20	34	38	40	44	53	63	68	73	80
A partir de 4 anos, adaptado por idade		54											
4–5 anos	852	48	11,3	0,58	30	35	37	40	47	55	59	62	68
6–8 anos	670	50	11,2	0,65	33	38	40	43	49	58	61	65	70
9–11 anos	727	51	11,3	0,63	33	38	40	42	50	58	61	66	70
12–15 anos	797	51	11,6	0,61	34	37	40	43	50	59	63	66	70
16–19 anos	762	52	12,0	0,66	34	38	40	44	52	60	63	67	73
A partir de 20 anos, bruto	8.478	55	15,5	0,25	34	38	41	44	54	64	70	75	83
A partir de 20 anos, adaptado por idade		55											
20–74 anos	7.382	55	15,4	0,27	34	38	41	45	53	64	70	75	83
20-74 anos, adaptado por idade		55											
20–29 anos	1.751	55	14,8	0,53	35	38	41	45	53	64	70	75	84
30–39 anos	1.744	54	15,0	0,54	33	37	40	44	53	64	69	74	81
40–49 anos	1.282	55	14,0	0,59	36	38	41	45	53	64	68	72	79
50–59 anos	955	57	17,2	0,83	34	38	41	45	54	65	73	78	87
60–69 anos	1.104	56	17,2	0,78	32	37	40	44	53	65	72	78	87
70–79 anos	929	56	16,4	0,81	32	36	40	45	55	64	71	75	84
≥ 80 anos	713	56	15,9	0,89	33	37	40	44	54	65	71	76	85

[1]Quantidade de pessoas examinadas.
[2]Desvio padrão.
[3]Erro padrão da média.
Fonte: NHANES III, 1988–94.

APÊNDICE B

Exercícios Calistênicos para Desenvolver Flexibilidade, Força e Resistência Musculares

EXERCÍCIOS DE FLEXIBILIDADE

A chave para o desenvolvimento de uma boa flexibilidade é permanecer em cada uma das posições que serão descritas a seguir com uma leve dor. Relaxe por completo, soltando os músculos lentamente enquanto a tensão da região do músculo alongado vai diminuindo aos poucos. Após o assentamento da tensão, é uma boa ideia alongar-se um pouco mais além para desenvolver melhor sua flexibilidade (mantenha esse "alongamento para desenvolvimento" também de 15 a 30 segundos). Procure não se alongar até o ponto de dor, pois a flexibilidade não pode ser desenvolvida quando o músculo alongado está dolorido.

Exercícios de flexibilidade devem ser conduzidos após a fase aeróbia. Pesquisas demonstram que o alongamento é mais seguro e mais eficaz quando realizado com articulações e músculos aquecidos. Você pode alongar-se mais do que antes, sem lesão e com maior frequência após exercícios aeróbios de estímulo.

Não se preocupe se você parecer mais "travado" do que outras pessoas em muitos dos exercícios a seguir. A flexibilidade é uma questão individual e cada pessoa deve fazer o máximo que pode, compreendendo que existem diferenças genéticas.

Flexibilidade 1

Alongamento com corda para as regiões lombar e posterior da coxa

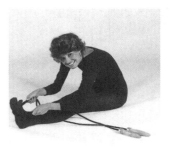

Comece sentando-se no chão com uma perna estendida e a outra relaxada ao lado (algumas pessoas preferem a outra perna flexionada em um ângulo de 90° com o pé encostado na perna que está estendida; outros a preferem estendida e um pouco afastada; outros ainda, ligeiramente flexionada e relaxada). A corda deve ser dobrada acima dos calcanhares. (Este exercício também pode ser feito com as duas pernas ao mesmo tempo.)

Alongue-se alcançando a corda na direção do seu pé, com as duas mãos, até que sinta uma boa tensão na parte de trás da sua perna (alguns sentem a tensão na região lombar também). Relaxe, respire calmamente, deixando a tensão assentar-se devagar; então, vá um pouco mais adiante, segurando esta posição também por 15 a 30 segundos. Repita com a outra perna.

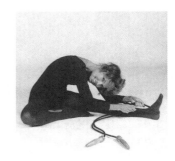

Benefícios: Talvez este seja o melhor alongamento para a região lombar e para os isquiotibiais (músculos na parte posterior da coxa). A meta é trabalhar lentamente na direção do seu pé, ao longo das semanas, até que seja possível pelo menos segurar o pé com uma mão.

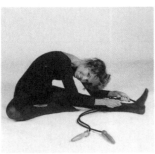

Flexibilidade 2

Alongamento da panturrilha com corda

Comece da mesma forma como começou o alongamento com corda para as regiões lombar e posterior da coxa, mas, dessa vez, coloque a corda no metatarso.

Alongue-se puxando, suavemente, a parte superior do pé na direção do seu corpo até que sinta uma boa tensão na parte superior da panturrilha. Relaxe e mantenha essa posição por 15 a 30 segundos; então, vá um pouco mais além com a corda, para mais um alongamento de 15 a 30 segundos. Repita com a outra perna.

Benefícios: Alonga a panturrilha.

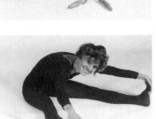

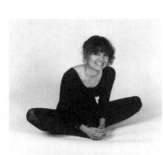

Flexibilidade 3

Alongamento da virilha

Comece sentando-se no chão com as solas dos pés unidas, as pernas flexionadas e os joelhos apontados para fora do corpo.

Alongue-se puxando seus pés com as mãos a alguns centímetros dos seus genitais. Mantenha essa posição enquanto inclina-se para a frente, a partir do quadril, mantendo o queixo para cima e os joelhos para baixo, o mais distante possível. Quando sentir um tensão significativa na região da virilha, segure a posição. Tenha cuidado para não alongar em excesso.

Benefícios: Alonga os músculos da região da virilha.

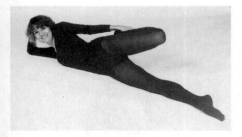

Flexibilidade 4

Alongamento do quadríceps

Comece deitando-se sobre o seu lado direito com a mão direita apoiando a cabeça.

Alongue-se flexionando a perna esquerda, puxando o calcanhar até o glúteo, segurando o tornozelo com a mão esquerda. Leve lentamente toda a perna esquerda ligeiramente para trás de você até que haja uma tensão substancial na parte anterior da coxa e, então, mantenha essa posição. Repita com a outra perna.

Benefícios: Os músculos da região anterior da coxa (quadríceps) são alongados nesse exercício.

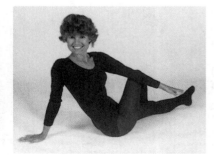

Flexibilidade 5

Rotação da coluna

Comece sentando-se com a perna esquerda estendida à sua frente, a perna direita flexionada e o pé direito cruzado sobre o joelho esquerdo.

Alongue-se colocando o seu cotovelo esquerdo na parte de fora do seu joelho direito, empurrando o joelho direito para dentro. Ao mesmo tempo, posicione sua mão direita no chão atrás de você e gire, olhando por cima do ombro direito. Continue empurrando com seu cotovelo esquerdo e girando com a cabeça por cima do seu ombro direito até sentir uma tensão significativa ao longo da coluna e do quadril; então, mantenha essa posição de 15 a 30 segundos. Repita do outro lado.

Benefícios: Alonga os músculos da coluna e da lateral do quadril. Algumas pessoas acham esse alongamento difícil de coordenar. Talvez você tenha de praticar cuidadosamente com a ajuda das figuras até se acostumar com todos os detalhes importantes.

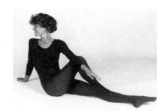

Flexibilidade 6

Cachorro olhando para baixo

Comece ficando sobre as mãos e os joelhos.

Alongue-se empurrando os glúteos diretamente para cima, mantendo as pernas estendidas. Caminhe com as mãos na direção dos seus pés, até que suas mãos e seus pés estejam afastados cerca de 90 centímetros. Então, tente manter os seus calcanhares no chão enquanto se inclina um pouco para trás, mantendo as pernas estendidas, as mãos no chão e a cabeça para baixo. Você deve sentir uma boa tensão em toda a parte posterior das pernas. Segure de 15 a 30 segundos até que a tensão diminua lentamente. O segredo é manter os calcanhares no chão, mas deve-se tomar cuidado para não segurar uma posição dolorosa, pois isso pode machucar suas pernas.

Benefícios: Este é um excelente alongamento para os isquiotibiais e as panturrilhas, bem como para a região lombar. A corrida tende a enrijecer os músculos posteriores das pernas e este exercício ajuda a compensar esse efeito.

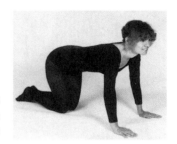

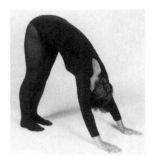

Flexibilidade 7

Alongamento da parte superior do corpo

Comece segurando uma corda ou toalha com as mãos, afastadas cerca de 60 a 120 centímetros de distância.

Alongue-se mantendo seus braços perfeitamente estendidos e rodando-os lentamente para cima e para trás de você. Mova-se lentamente, sentindo a tensão na parte anterior do tórax e nos ombros. Se você não conseguir manter os braços estendidos ou se a dor for muito intensa, afaste mais as mãos. Repita diversas vezes.

Benefícios: A corrida tende a enrijecer os músculos anteriores do tórax. Este exercício ajuda a alongar esses músculos, melhorando a postura.

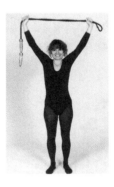
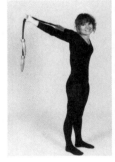

Flexibilidade 8

Alongamento lateral em pé

Comece ficando em pé, com os pés afastados cerca de 90 centímetros de distância um do outro e as mãos nos quadris.

Alongue-se levantando a mão direita para cima e por cima da sua cabeça, enquanto se inclina para o lado esquerdo. Mantenha as pernas estendidas e incline-se diretamente para o lado. Mantenha essa posição, sentindo o alongamento ao longo da região lateral direita e na parte interna da coxa esquerda. Repita para o outro lado. Se você não sentir o alongamento nas coxas, afaste mais os pés.

Benefícios: Este exercício alonga os músculos dos dois lados do corpo e da parte interna das coxas.

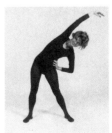
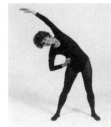

EXERCÍCIOS PARA RESISTÊNCIA E FORÇA MUSCULARES

Os seguintes exercícios enfatizam movimentos para grupos musculares específicos, desenvolvendo a força e a resistência musculares em cada uma dessas regiões. Faça de 5 a 15 repetições de cada um (lembrando que uma repetição = um-um, dois, três; dois-um, dois, três; etc.).

Abdome 1

Abdominal com os joelhos flexionados

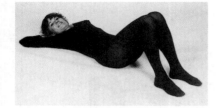

Comece deitando-se no chão, com os joelhos flexionados em um ângulo de 90°. Muitas pessoas precisam prender seus pés embaixo de outra pessoa ou de um objeto. Se você estiver em boa forma, pode colocar as mãos atrás da cabeça. Se, porém, seus músculos abdominais não estiverem em forma, você pode colocar os braços à sua frente (e até apoiar as mãos nos joelhos se necessário).

1. Sente-se, flexionando seus músculos abdominais e encoste seus cotovelos nos joelhos. Se necessário, deixe seus braços à sua frente.

2. Deite de volta, mantendo os joelhos flexionados.
Repita.

Continue por um total de 10 a 20 abdominais.
Benefícios: O abdominal com o joelho flexionado é um excelente exercício para tonificar os músculos abdominais. Os joelhos são flexionados para que os fortes flexores do quadril tenham o mínimo de ação, deixando os músculos abdominais agirem.

Abdome 2

Abdominais com rotação

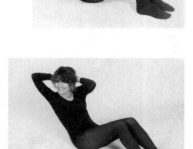

Comece na mesma posição básica do abdominal, exceto por ter de trazer o tronco cerca de dois terços do caminho para cima, na direção dos joelhos.

1. Mantendo o seu corpo em uma posição dois terços sentada, gire para a sua esquerda.

2. Depois, gire para a sua direita.
Continue girando para a frente e para trás, para a direita e para a esquerda, enquanto se inclina para trás, sentindo uma tensão significativa na região abdominal. Se o movimento se tornar muito difícil, aproxime-se mais de seus joelhos.

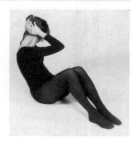

Continue de 5 a 10 repetições completas.
Benefícios: É oferecido um treino excelente para os músculos laterais e centrais do abdome.

Abdome 3

Abdominal com rotação com as pernas estendidas

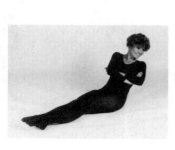

Comece sentando-se com as pernas unidas, bem à sua frente, e os braços cruzados sobre o tórax.

1. Incline-se para trás, até cerca de 66° em relação ao chão; mantenha essa posição do começo ao fim e gire para a esquerda, olhando para o chão do lado esquerdo.

2. Depois, faça o mesmo para o lado direito.

Repita, girando para a esquerda e para a direita enquanto inclina-se para trás com as pernas estendidas.

Continue de 5 a 10 repetições.
Benefícios: Este exercício oferece um excelente treino para as laterais do abdome, enquanto também desenvolve a resistência muscular dos abdominais centrais.

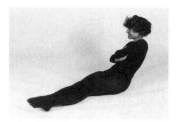

Abdome 4

Motor a vapor

Inicie em decúbito dorsal com as mãos atrás da cabeça. Então, tire a cabeça do chão e encoste seu cotovelo esquerdo no seu joelho direito. A perna direita fica flexionada e o pé fora do chão, enquanto a perna esquerda está estendida, também fora do chão.

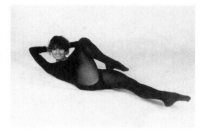

1. Enquanto mantém a posição básica inicial, gire o tronco para a esquerda, flexionando a perna esquerda e estendendo a perna direita. Com um movimento suave, encoste o cotovelo direito no joelho esquerdo.

2. Retorne à posição inicial, girando o tronco para a direita.
Repita, girando para a direita e para a esquerda, encostando o cotovelo em cada lado, no joelho oposto à perna flexionada. A perna alternada deve estar estendida e fora do chão.

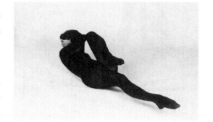

Continue de 5 a 10 repetições.
Benefícios: Este é provavelmente o melhor exercício abdominal porque oferece um excelente treino para toda a região do abdome. Os músculos abdominais são bem mais desenvolvidos em exercícios que envolvem abdominal e rotação, como este.

Abdome 5

Máquina de torcer

Comece deitando-se no chão, com as pernas estendidas e unidas, e os braços estendidos na lateral do corpo.

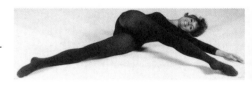

1. Levante a sua perna esquerda por cima da sua mão direita. Tente manter a perna estendida e, além disso, mantenha o ombro esquerdo o mais próximo possível do chão.

2. Traga a sua perna esquerda de volta à posição inicial.

3. Repita com a perna direita, mais uma vez elevando-a por cima da sua mão esquerda, que está estendida perpendicularmente ao corpo.

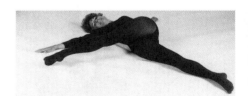

4. Traga a sua perna direita de volta à posição inicial.

Continue de 5 a 10 repetições.
Benefícios: Este exercício não apenas desenvolve a resistência dos flexores do quadril e dos abdominais, como também alonga os músculos ao longo das laterais do corpo.

Abdome 6

Contração da barriga

Comece sentando-se em uma posição grupada, com as pernas estáticas, próximas ao seu corpo e as mãos no chão, ligeiramente atrás de você, funcionando como equilíbrio e apoio.

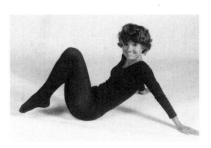

1. Levante seus pés alguns centímetros do chão enquanto estende as pernas até a metade. É importante não estender as pernas por completo, pois isso causa um grande estresse sobre a região lombar.

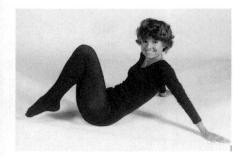

2. Traga suas pernas de volta à posição grupada, com as pernas estáticas próximas ao corpo e as mãos no chão, ligeiramente atrás de você, para equilibrar e apoiar.

Repita, estendendo suas pernas pela metade e, então, dobrando-as de volta, mantendo os pés fora do chão, enquanto se apoia com as mãos, inclinando-se ligeiramente para trás.

Continue de 5 a 10 repetições.
Benefícios: Este é um excelente exercício abdominal, enrijecendo especialmente os músculos da região abdominal inferior.

Abdome 7
Canivete

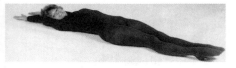

Comece deitando-se no chão, em decúbito dorsal, com o corpo completamente estendido, as pernas unidas e os braços juntos acima da cabeça.

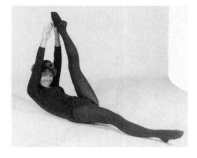

1. Levante a perna direita do chão enquanto ergue os braços, a cabeça e os ombros até que consiga encostar as mãos no seu tornozelo ou pé.
2. Retorne à posição inicial.
3. Repita com a perna esquerda.

Continue por 10 repetições.
Benefícios: Os flexores do quadril recebem um excelente treino, ao passo que os abdominais são desenvolvidos em uma menor extensão, porque há pouco encurtamento abdominal acontecendo.

Abdome 8

Elevação de uma perna

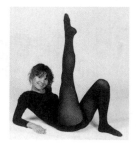

Comece apoiando-se sobre os cotovelos e nádegas, com sua perna esquerda flexionada e a perna direita estendida.

1. Eleve a sua perna direita, mantendo-a estendida, para cima e fora do chão, o mais alto que conseguir.
2. Traga a sua perna direita de volta à posição inicial, mas a mantenha a alguns centímetros do chão.

Continue por 5 a 10 repetições; então, faça o mesmo com a perna esquerda.

Continue levantando a perna estendida para cima e para baixo, enquanto mantém a outra perna flexionada, apoiando-se com os cotovelos. É importante permanecer nessa posição para prevenir um estresse na região lombar ao levantar a perna estendida.
Benefícios: Este exercício é especialmente bom para os flexores do quadril e, secundariamente, para os músculos abdominais inferiores.

Abdome 9

Abdominais com a perna estendida

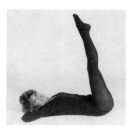

Comece deitando-se em decúbito dorsal, com as pernas estendidas para cima em uma posição de "pico", as mãos unidas atrás da cabeça e os cotovelos para fora.

1. Eleve a cabeça, os braços e os ombros o mais alto que puder fora do chão, certificando-se de deixar os cotovelos para fora.
2. Retorne à posição inicial.

Repita, curvando a parte superior do seu corpo para cima e para baixo, enquanto mantém as pernas estendidas para cima e fora do chão.

Continue de 5 a 10 repetições.
Benefícios: Este é um dos melhores exercícios abdominais para desenvolver uma "barriga lisinha". Os flexores do quadril não estão envolvidos por causa da posição de pernas estendidas em pico, o que força os músculos abdominais a curvarem sua cabeça e seus ombros para cima.

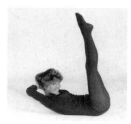

Abdome 10

Remo

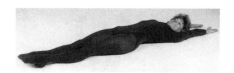

Comece deitando em decúbito dorsal, com os braços e as pernas totalmente estendidos e unidos.

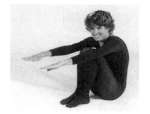

1. Puxe as pernas para perto do corpo, em uma posição grupada, enquanto eleva a parte superior do seu corpo à frente, alcançando além dos seus joelhos flexionados, com os braços estendidos.

2. Retorne à posição inicial.

Repita, dobrando seu corpo como uma bola e, então, retornando à posição inicial. Continue de 5 a 10 repetições.
Benefícios: Este é outro excelente exercício para os abdominais e flexores do quadril. Quanto mais você se fechar em uma bola, melhor.

Braços e Ombros 1

Flexões

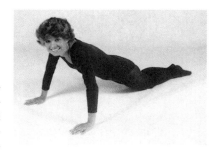

Comece apoiando-se sobre os joelhos e as mãos. É importante que suas costas estejam eretas e que os glúteos não estejam empinados. Seus cotovelos devem estar sobre suas mãos e os braços devem manter-se estendidos. Você deve sentir que está sustentando uma boa parte do seu peso em suas mãos. *Nota*: Se você tiver força suficiente, apoie-se entre suas mãos e seus pés, mantendo o tronco perfeitamente estendido e rígido. Isso pode estressar a região lombar, portanto, certifique-se de que possui força suficiente.

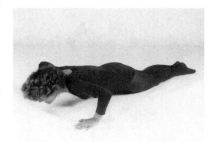

1. Abaixe-se a alguns centímetros do chão, mantendo suas costas firmes e retas, e o peso igualmente distribuído entre joelhos e mãos.

2. Estenda seus braços, ainda mantendo as costas firmes e retas. Evite curvar-se.

Repita, abaixando seu corpo e, depois, empurrando-o para cima, mantendo o tronco ereto e o peso concentrado nos seus braços e mãos.

Continue de 5 a 15 repetições (10 a 30 flexões individuais).
Benefícios: Este exercício desenvolve a força e a resistência musculares dos músculos anteriores do tórax (peitorais) e posteriores do braço (tríceps). Os músculos do tronco também são desenvolvidos enquanto o corpo é mantido em uma posição estendida e firme ao longo do exercício.

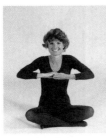
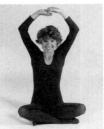

Braços e ombros 2

Afastamento das mãos sentado

Comece sentando-se com as pernas cruzadas, as mãos apertadas e unidas em uma "pegada de índio" (dedos presos, mãos opostas) e os cotovelos para fora.

1. Puxe as mãos, afastando-as, mas as mantendo unidas com os dedos presos, enquanto eleva as mãos e os braços acima de sua cabeça. Continue puxando-as com força todo o tempo.

2. Traga as mãos e os braços de volta à posição inicial, ainda puxando forte.

Repita, erguendo as mãos para cima e para baixo, enquanto tenta afastá-las.

Continue de 5 a 10 repetições.

Benefícios: Este calistênico desenvolve especialmente os músculos entre as escápulas, os romboides. Os músculos do pescoço e da parte superior do dorso, em particular o trapézio, também são desenvolvidos. O objetivo geral é melhorar a postura dorsal.

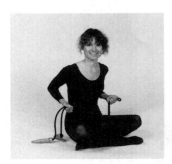

Braços e ombros 3

Flexão isométrica com corda

Comece sentando-se com as pernas cruzadas. Sente-se sobre sua corda e a segure com as duas mãos, com as palmas para cima e os braços em um ângulo de 90°.

Vigorosamente, eleve-se, contraindo os músculos do seu braço o máximo possível. Segure por cinco segundos e então relaxe. *Isométrico* significa que existe contração muscular sem movimento.

Repita de 3 a 5 vezes, contraindo com a maior força possível a cada vez.

Benefícios: Esta flexão desenvolve o bíceps, os músculos anteriores do braço, além de alguns músculos do antebraço. Este simples exercício aumentará a força dos seus braços.

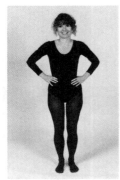
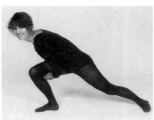

Quadris, coxas e região lombar 1

Abraço de urso

Comece em pé, em uma posição normal, com pés unidos.

1. Mantendo seu pé esquerdo no mesmo lugar, com a outra perna dê um passo para a direita, apontando o pé direito naquela direção. Vá longe o suficiente para que sua perna esquerda permaneça estendida, mas sua perna direita, bem flexionada. Envolva seus braços em torno da sua coxa direita assim que terminar de dar o passo.

2. Retorne à posição inicial.

3. Repita com o lado esquerdo.

Continue dando passos para os dois lados, abraçando a coxa e, então, retornando à posição inicial. Tenha cuidado para não fazer demais nas primeiras vezes, pois esse movimento pode causar uma dor substancial.

Continue de 5 a 10 repetições.

Benefícios: Os isquiotibiais e o glúteo máximo (músculos posteriores da coxa e das nádegas) são bem desenvolvidos com este exercício. Ele também desenvolve os músculos quadríceps na parte anterior da sua coxa.

Quadris, coxas e região lombar 2

Elevação lateral da perna

Comece deitando-se sobre o seu lado direito, com sua cabeça apoiada sobre a mão direita e a sua perna esquerda deitada sobre sua perna direita.

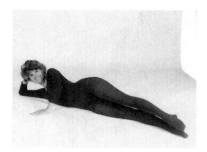

1. Eleve sua perna esquerda o mais alto que puder. Mantenha a perna estendida.

2. Retorne a perna à posição inicial.

Repita. Continue erguendo a perna concentrando-se em uma amplitude completa do movimento. Repita com a outra perna.
Continue de 5 a 10 repetições.
Benefícios: Desenvolve os músculos da lateral do quadril, os abdutores. Enquanto estes músculos são desenvolvidos, você perderá centímetros nas medidas do seu quadril.

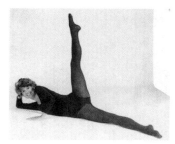

Quadris, coxas e região lombar 3

Agachamentos de balé

Comece em pé, com seus pés 90 centímetros afastados um do outro com os dedos apontados para fora em um ângulo de 45°. Os braços devem estar estendidos, paralelos ao chão e para fora dos lados ou angulados à frente.

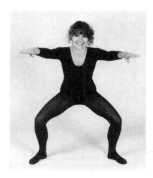

1. Agache-se até que as coxas estejam paralelas ao chão.

2. Estenda suas pernas apenas até a metade do caminho. Não estenda totalmente de volta para cima, mas mantenha os joelhos bem flexionados.

Repita, movimentando-se para cima e para baixo, entre uma posição de meio agachamento e uma de três quartos de agachamento. Os braços devem estar estendidos o tempo todo. O movimento deve ser rápido e quase elástico.
Continue de 5 a 10 repetições.
Benefícios: O quadríceps e os músculos anteriores da coxa são bastante desenvolvidos com este exercício. Os músculos das nádegas também recebem um excelente treino.

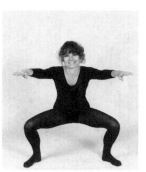

Quadris, coxas e região lombar 4

Elevações de perna em posição ajoelhada

Comece ficando sobre as mãos e os joelhos.

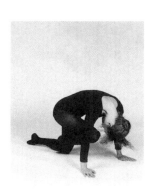

1. Levante sua perna direita ligeiramente para cima e mova-a para a frente, enquanto curva sua cabeça para baixo e eleva o lado direito do seu corpo. Seu joelho direito deve estar próximo da sua cabeça.

2. Em seguida, levante sua cabeça ao mesmo tempo em que estende e levanta a perna direita, arqueando as costas.

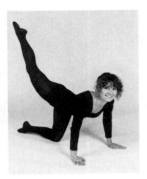

Repita, alternando, curvando e arqueando um lado do corpo e depois o outro. Tenha cuidado para não estressar sua região lombar elevando a perna muito para cima.
Continue de 5 a 10 repetições.
Benefícios: O maior benefício deste exercício é para os músculos do dorso, especialmente perto das regiões do pescoço e do quadril.

Quadris, coxas e região lombar 5

Balanço da perna em posição ajoelhada

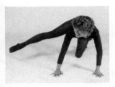
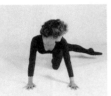
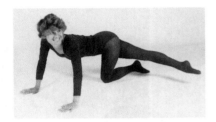

Comece apoiando-se sobre as mãos e os joelhos.

1. Estenda sua perna direita e balance-a para fora, lateralmente. Mantenha sua perna estendida, cerca de 15 a 30 centímetros do chão. Mova sua cabeça e olhe para a direita.

2. Depois, balance sua perna direita atrás de você e cruze-a para o lado esquerdo o mais longe que puder, enquanto olha para a esquerda. Sua perna deve continuar estendida e fora do chão cerca de 15 a 30 centímetros.

Repita, balançando a perna para a frente e para trás, afastando para a direita e, então, cruzando atrás, enquanto movimenta sua cabeça para a direita, depois para a esquerda.
Repita com a perna esquerda.

Continue de 5 a 10 repetições.
Benefícios: Este é um excelente exercício para desenvolver os músculos ao longo das laterais do abdome e na região lombar. Além disso, esses músculos laterais recebem um bom alongamento cada vez que a cabeça e a perna curvam-se no lado oposto.

Quadris, coxas e região lombar 6

Impulso com a perna

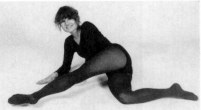
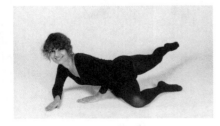

Comece apoiando-se sobre o seu lado direito: cotovelo direito, mão direita e perna direita flexionada. Também coloque a mão esquerda no chão, à sua frente, para apoio e equilíbrio. Sua perna esquerda deve estar estendida, sobre a perna direita.

1. Vigorosamente, balance para a frente a sua perna esquerda estendida, mantendo-a a alguns centímetros do chão.

2. Em seguida, balance-a de volta para trás de você, mantendo-a estendida a alguns centímetros do chão.

Repita, balançando sua perna para a frente e para trás sobre sua perna direita flexionada. Mantenha a perna de cima estendida.
Repita com a outra perna.

Continue de 5 a 10 repetições.
Benefícios: Este calistênico desenvolve os músculos laterais do quadril, os abdutores, ajudando a reduzir as medidas dos quadris. Os músculos do abdome e da região lombar também são desenvolvidos.

Quadris, coxas e região lombar 7

Elevação da perna flexionada em posição ajoelhada

Comece apoiando-se sobre as mãos e os joelhos.

1. Eleve sua perna direita, mantendo-a flexionada em um ângulo de 90°, bem ao seu lado, até que esteja paralela ao chão. Olhe para sua perna com a cabeça virada para o lado direito.

2. Retorne à posição inicial.

Repita elevando a perna flexionada enquanto olha para a direita e, então, retornando à posição inicial.

Faça o mesmo com o lado esquerdo.

Continue por 5 repetições em cada perna.
Benefícios: Os músculos laterais dos quadris, os abdutores, são desenvolvidos neste exercício.

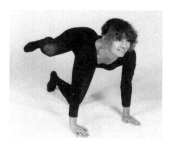

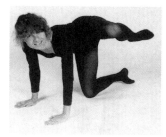

Quadris, coxas e região lombar 8

Inclinações de joelhos

Comece ajoelhando-se, mantendo a parte superior do corpo ereta e os braços estendidos e alcançando à frente.

1. Mantendo seu corpo firme e ereto, incline para trás, sobre os calcanhares.

2. Retorne à posição inicial.

Repita, inclinando-se para trás e depois voltando para a frente, enquanto mantém o tronco firme. Para ter o efeito completo, é importante que você não flexione a cintura. Cuidado para não fazer demais nas primeiras vezes, pois esses músculos podem facilmente ficar doloridos com esse movimento.

Continue de 5 a 10 repetições.
Benefícios: Este é um excelente exercício para desenvolver os músculos quadríceps, os grandes músculos na parte anterior das coxas.

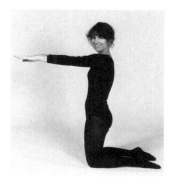

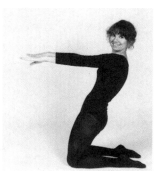

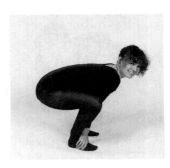
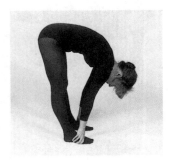

Quadris, coxas e região lombar 9

Agachamento com o tronco flexionado

Comece agachando-se com as mãos e segure os pés (ou, se você for uma pessoa com pouca flexibilidade, os tornozelos).

1. Enquanto segura seus pés ou tornozelos, estenda suas pernas para que seus glúteos empinem logo acima de você. Você deve sentir um bom alongamento conforme estende as pernas.

2. Retorne à posição inicial.

Repita, estendendo e flexionando as pernas, enquanto continua segurando seus pés ou tornozelos. Cuidado para não alongar demais. O movimento deve ser lento e metódico.

Continue de 5 a 10 repetições.

Benefícios: Este exercício tem dois efeitos produtivos: desenvolve a resistência e a força muscular dos músculos quadríceps (parte anterior da coxa) e ajuda a alongar os músculos nas regiões lombar e posterior do membro inferior.

APÊNDICE C

Principais Ossos, Músculos e Artérias do Corpo Humano

752 Apêndice C Principais Ossos, Músculos e Artérias do Corpo Humano

PRINCIPAIS OSSOS DO ESQUELETO

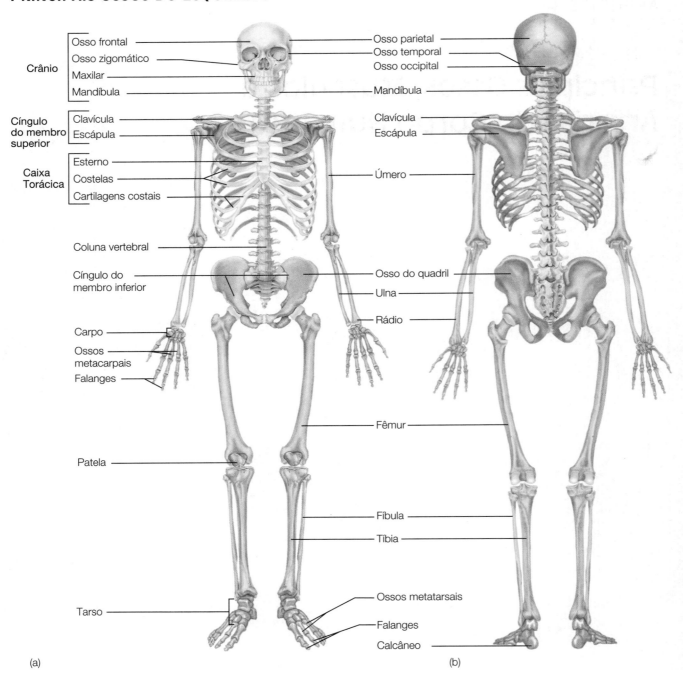

(a) (b)

PRINCIPAIS MÚSCULOS DO CORPO

(Anteriores)

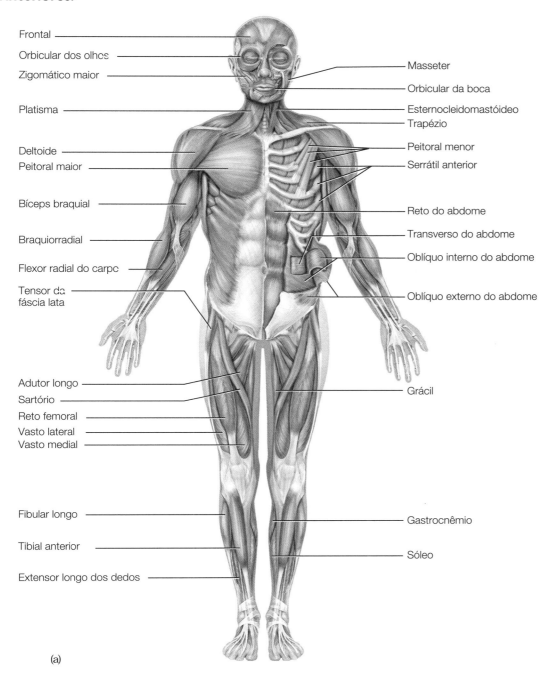

(a)

PRINCIPAIS MÚSCULOS DO CORPO

(Posteriores)

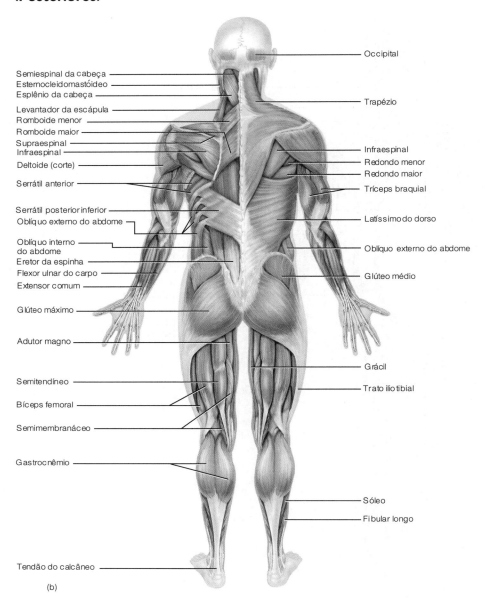

(b)

PRINCIPAIS ARTÉRIAS DO SISTEMA CIRCULATÓRIO

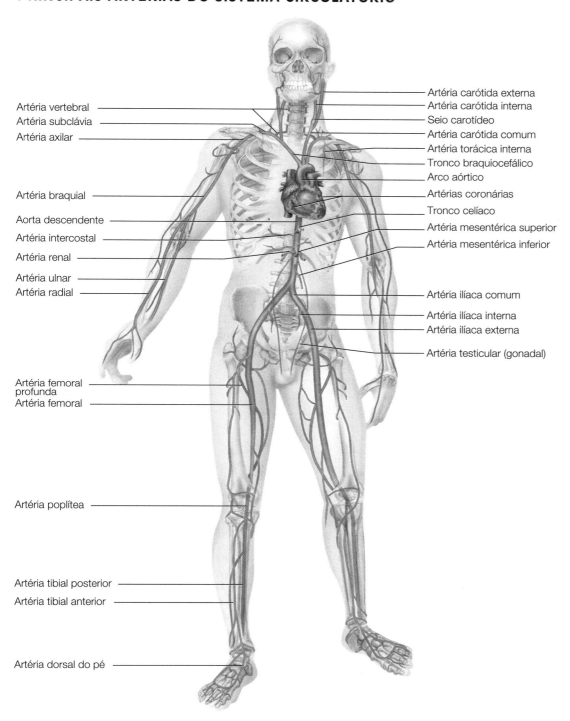

APÊNDICE D

Compêndio de Atividades Físicas

Este "compêndio de atividades físicas" foi criado com o objetivo de fornecer a pesquisadores e praticantes um abrangente esquema de codificação e classificação do gasto energético para uma ampla variedade de atividades físicas humanas. Os valores em MET são relacionados ao lado do número do código de cada descrição de atividade. Para determinar o gasto energético em Calorias por hora, multiplique os valores MET pelo peso corporal do indivíduo em quilogramas. Por exemplo, pedalar a 22,5 a 25,6 km/h (código de atividade #01040) exige 10 METS de um indivíduo de 70 kg, 700 Calorias por hora.

Seção 1. Códigos e Valores em MET de Atividades Físicas

Código	MET	Atividade específica	Exemplos	Código	MET	Atividade específica	Exemplos
01009	8,5	Ciclismo	Pedalar, BMX ou montanha	02011	3,0	Exercício de condicionamento	Ciclismo, estacionário, 50 W, esforço muito leve
01010	4,0	Ciclismo	Pedalar, < 16 km/h, lazer, para trabalho ou diversão (cód. 115 de Taylor)	02012	5,5	Exercício de condicionamento	Ciclismo, estacionário, 100 W, esforço leve
01015	8,0	Ciclismo	Pedalar, velocidade em geral	02013	7,0	Exercício de condicionamento	Ciclismo, estacionário, 150 W, esforço moderado
01020	6,0	Ciclismo	Pedalar, 16 a 19 km/h, lazer, lento, esforço leve	02014	10,5	Exercício de condicionamento	Ciclismo, estacionário, 200 W, esforço intenso
01030	8,0	Ciclismo	Pedalar, 19 a 22 km/h, lazer, esforço moderado	02015	12,5	Exercício de condicionamento	Ciclismo, estacionário, 250 W, esforço muito intenso
01040	10,0	Ciclismo	Pedalar, 22 a 25 km/h, corrida ou lazer, rápido, esforço vigoroso	02020	8,0	Exercício de condicionamento	Calistênicos (p. ex., flexão de braços, abdominais, elevação na barra, polichinelos, etc.) intenso, esforço intenso
01050	12,0	Ciclismo	Pedalar, 25 a 30 km/h, corrida/sem permissão de vácuo ou > 30 km/h, com permissão de vácuo, muito veloz, corrida em geral	02030	3,5	Exercício de condicionamento	Calistênicos, exercício em casa, esforço leve ou moderado, geral (p. ex., exercícios para o dorso), levantar e deitar no chão (cód. 150 de Taylor)
01060	16,0	Ciclismo	Pedalar, ≥ 32 km/h, corrida, sem permissão de vácuo				
01070	5,0	Ciclismo	Pedalar, pedalando monociclo	02040	8,0	Exercício de condicionamento	Treinamento em circuito, incluindo alguns movimentos aeróbios com mínimo repouso, geral
02010	7,0	Exercício de condicionamento	Ciclismo, estacionário, geral				

756

Seção 1. Códigos e Valores em MET de Atividades Físicas **757**

Código	MET	Atividade específica	Exemplos
02050	6,0	Exercício de condicionamento	Levantamento de peso (pesos livres, do tipo Nautilus ou Universal), levantamento básico ou fisiculturismo, esforço intenso (cód. 210 de Taylor)
02060	5,5	Exercício de condicionamento	Exercícios em academias, geral (cód. 160 de Taylor)
02065	9,0	Exercício de condicionamento	Esteira e escada ergométrica, geral
02070	7,0	Exercício de condicionamento	Remo, ergômetro estacionário, geral
02071	3,5	Exercício de condicionamento	Remo, estacionário, 50 W, esforço leve
02072	7,0	Exercício de condicionamento	Remo, estacionário, 100 W, esforço moderado
02073	8,5	Exercício de condicionamento	Remo, estacionário, 150 W, esforço intenso
02074	12,0	Exercício de condicionamento	Remo, estacionário, 200 W, esforço muito intenso
02080	7,0	Exercício de condicionamento	Ski-Machine (ergômetro de esqui), geral
02090	6,0	Exercício de condicionamento	*Slimnastics, jazzercise*
02100	2,5	Exercício de condicionamento	Alongamento, hataioga
02101	2,5	Exercício de condicionamento	Alongamento leve
02110	6,0	Exercício de condicionamento	Dar aulas de ginástica aeróbia
02120	4,0	Exercício de condicionamento	Hidroginástica, calistênicos na água
02130	3,0	Exercício de condicionamento	Levantamento de pesos (pesos livres, do tipo Nautilus ou Universal), esforço leve ou moderado, rotina leve, geral
02135	1,0	Exercício de condicionamento	Turbilhão, sentado
03010	4,8	Dança	Balé ou dança moderna, *twist*, jazz, sapateado, *jitterbug*
03015	6,5	Dança	Aeróbia, geral
03016	8,5	Dança	Aeróbia, *step*, com *step* de 15-20 cm
03017	10,0	Dança	Aeróbia, *step*, com *step* de 25-30 cm
03020	5,0	Dança	Aeróbia, baixo impacto
03021	7,0	Dança	Aeróbia, alto impacto
03025	4,5	Dança	Geral, grega, do Oriente Médio, dança havaiana, flamenco, *swing*, dança do ventre
03030	5,5	Dança	Dança de salão, rápido (cód. 125 de Taylor)
03031	4,5	Dança	Dança de salão, rápido (disco, *folk*, quadrilha), dança em linha, dança irlandesa, polca, *country*

Código	MET	Atividade específica	Exemplos
03040	3,0	Dança	Dança de salão, devagar (p. ex., valsa, *foxtrot*, dança lenta), samba, tango, danças do século XIX, mambo, cha-cha-chá
03050	5,5	Dança	Danças ameríndias tradicionais
04001	3,0	Caça e pesca	Pesca, geral
04010	4,0	Caça e pesca	Cavar à procura de minhocas, com pá
04020	4,0	Caça e pesca	Pescar na beira do rio e caminhando
04030	2,5	Caça e pesca	Pescar em barco, sentado
04040	3,5	Caça e pesca	Pescar na beira do rio, em pé (cód. 660 de Taylor)
04050	6,0	Caça e pesca	Pescar em correnteza, com botas de pesca (cód. 670 de Taylor)
04060	2,0	Caça e pesca	Pescar no gelo, sentado
04070	2,5	Caça e pesca	Caça, arco e flecha ou arbalete
04080	6,0	Caça e pesca	Caça, cervo, alce, grande porte (cód. 170 de Taylor)
04090	2,5	Caça e pesca	Caça, pato, limícola
04100	5,0	Caça e pesca	Caça, geral
04110	6,0	Caça e pesca	Caça, faisão ou galo silvestre (cód. 680 de Taylor)
04120	5,0	Caça e pesca	Caça, coelho/lebre, esquilo, galo-da-pradaria, gambá, pequeno porte (cód. 690 de Taylor)
04130	2,5	Caça e pesca	Tiro de pistola ou tiro ao alvo imóvel, em pé
05010	3,3	Atividades domésticas	Varrer tapetes, varrer o chão
05020	3,0	Atividades domésticas	Limpeza pesada (p. ex., lavar carro, lavar janelas, limpar garagem), esforço intenso
05021	3,5	Atividades domésticas	Fazer faxina
05025	2,5	Atividades domésticas	Múltiplas tarefas domésticas realizadas de uma única vez, leve esforço
05026	3,5	Atividades domésticas	Múltiplas tarefas domésticas realizadas de uma única vez, esforço moderado
05027	4,0	Atividades domésticas	Múltiplas tarefas domésticas realizadas de uma única vez, esforço intenso
05030	3,0	Atividades domésticas	Limpeza, casa ou cabana, geral
05040	2,5	Atividades domésticas	Limpeza leve (espanar pó, arrumar, trocar roupa de cama, levar lixo para fora)
05041	2,3	Atividades domésticas	Lavar pratos – em pé ou em geral (não dividida em componentes de pé/andando)

758 Apêndice D Compêndio de Atividades Físicas

Código	MET	Atividade específica	Exemplos
05042	2,5	Atividades domésticas	Lavar pratos, tirar os pratos da mesa – andando
05043	3,5	Atividades domésticas	Passar aspirador de pó
05045	6,0	Atividades domésticas	Cortar carnes de animais
05050	2,0	Atividades domésticas	Cozinhar e preparar comida – em pé, sentado ou em geral (não dividida em componentes em pé/andando)
05051	2,5	Atividades domésticas	Servir comida, colocar a mesa – subentendendo-se andar e permanecer de pé
05052	2,5	Atividades domésticas	Cozinhar ou preparar comida – andando
05053	2,5	Atividades domésticas	Alimentar animais
05055	2,5	Atividades domésticas	Guardar as compras do supermercado (p. ex., carregar as compras, fazer compras sem carrinho), carregar sacolas
05056	7,5	Atividades domésticas	Carregar compras para um andar superior
05057	3,0	Atividades domésticas	Preparar pão indiano em forno externo
05060	2,3	Atividades domésticas	Comprar alimentos, com ou sem carrinho de supermercado, em pé ou caminhando
05065	2,3	Atividades domésticas	Fazer compras não relacionadas a alimentos
05065	2,3	Atividades domésticas	Passar a roupa
05080	1,5	Atividades domésticas	Sentado – costurar, bordar, empacotamento leve (presentes)
05090	2,0	Atividades domésticas	Subentendendo-se estar em pé – lavar roupa, dobrar ou pendurar roupas, colocar roupa na lavadora ou secadora, fazer malas
05095	2,3	Atividades domésticas	Subentendendo-se estar em pé – transportar roupas caminhando, juntar roupas para empacotar, separar roupa suja e limpa
05100	2,0	Atividades domésticas	Fazer a cama
05110	5,0	Atividades domésticas	Fazer xarope, extrair açúcar com tubo de drenagem (incluindo carregar baldes, transportar lenha)
05120	6,0	Atividades domésticas	Mudar móveis ou, utensílios domésticos de lugar, carregar caixas
05130	3,8	Atividades domésticas	Esfregar o chão, com apoio das mãos e dos joelhos, esfregar o banheiro, banheira
05140	4,0	Atividades domésticas	Varrer garagem, calçada ou fora de casa
05146	3,5	Atividades domésticas	Em pé – encaixotar/desencaixotar, ocasionalmente suspendendo utensílios domésticos – esforço leve a moderado
05147	3,0	Atividades domésticas	Subentendendo-se andar – guardar utensílios domésticos – esforço moderado
05148	2,5	Atividades domésticas	Regar plantas
05149	2,5	Atividades domésticas	Acender lareira
05150	9,0	Atividades domésticas	Transportar utensílios domésticos para um andar superior, carregar caixas ou móveis
05160	2,0	Atividades domésticas	Em pé, esforço leve (bombear gasolina, trocar lâmpada, etc.)
05165	3,0	Atividades domésticas	Caminhar, esforço leve, não relacionado à limpeza (aprontar-se para sair, fechar portas, janelas, etc.)
05170	2,5	Atividades domésticas	Sentado – brincar com criança (s) – leve, apenas períodos ativos
05171	2,8	Atividades domésticas	Em pé - brincar com criança(s) – leve, apenas períodos ativos
05175	4,0	Atividades domésticas	Caminhar/correr brincando com criança(s) – moderado, apenas períodos ativos
05180	5,0	Atividades domésticas	Caminhar/correr brincando com criança(s) – intenso, apenas períodos ativos
05181	3,0	Atividades domésticas	Carregando crianças pequenas
05185	2,5	Atividades domésticas	Cuidar de criança: sentado/ajoelhado: vestir, dar banho, arrumar, alimentar, levantar ocasionalmente a criança – esforço leve, geral
05186	3,0	Atividades domésticas	Cuidar de criança: em pé – vestir, dar banho, arrumar, alimentar, levantar ocasionalmente a criança – esforço leve
05187	4,0	Atividades domésticas	Cuidar de idoso, adulto incapacitado, apenas períodos ativos
05188	1,5	Atividades domésticas	Reclinar-se com um bebê no colo
05190	2,5	Atividades domésticas	Sentado, brincando com animais, leve, apenas períodos ativos
05191	2,8	Atividades domésticas	Em pé, brincando com animais, leve, apenas períodos ativos

Código	MET	Atividade específica	Exemplos
05192	2,8	Atividades domésticas	Caminhar/correr, brincando com animais, leve, apenas períodos ativos
05193	4,0	Atividades domésticas	Caminhar/correr, brincando com animais, moderado, apenas períodos ativos
05194	5,0	Atividades domésticas	Caminhar/correr, brincando com animais, intenso, apenas períodos ativos
05195	3,5	Atividades domésticas	Em pé, dar banho em cachorro
06010	3,0	Reparos domésticos	Conserto de aeroplanos
06020	4,0	Reparos domésticos	Conserto de carro com trabalho corporal
06030	3,0	Reparos domésticos	Conserto de carro
06040	3,0	Reparos domésticos	Carpintaria, geral, em ateliê (cód. 620 de Taylor)
06050	6,0	Reparos domésticos	Carpintaria, fora de casa, instalar calhas, construir uma cerca (cód. 640 de Taylor)
06060	4,5	Reparos domésticos	Carpintaria, acabamento ou reforma de móveis ou gabinetes
06070	7,5	Reparos domésticos	Carpintaria, serrar madeira dura
06080	5,0	Reparos domésticos	Calafetagem, cabana de madeira
06090	4,5	Reparos domésticos	Calafetagem, exceto cabana de madeira
06100	5,0	Reparos domésticos	Limpar calhas
06110	5,0	Reparos domésticos	Arrumar garagem
06120	5,0	Reparos domésticos	Instalar janelas pesadas
06130	4,5	Reparos domésticos	Colocar ou remover carpete
06140	4,5	Reparos domésticos	Colocar piso ou linóleo, conserto de peças
06150	5,0	Reparos domésticos	Pintura, fora da casa (cód. 650 de Taylor)
06160	3,0	Reparos domésticos	Pintura, colocar papel de parede, revestir de gesso, raspagem, interior da casa, pendurar placas de pedra, remodelagem
06165	4,5	Reparos domésticos	Pintura (cód. 630 de Taylor)
06170	3,0	Reparos domésticos	Colocar e remover tela de piche em barcos
06180	6,0	Reparos domésticos	Colocar telhas
06190	4,5	Reparos domésticos	Revestir chão com areia com uso de máquina
06200	4,5	Reparos domésticos	Raspar ou pintar um barco a vela ou motor
06210	5,0	Reparos domésticos	Retirar terra com pá
06220	4,5	Reparos domésticos	Lavar e encerar o casco de barco, carro, barco a motor, aeroplano
06230	4,5	Reparos domésticos	Lavar e pintar cercas
06240	3,0	Reparos domésticos	Instalações elétricas, encanamento
07010	1,0	Inatividade, tranquilo	Ficar deitado calmamente, assistindo televisão
07011	1,0	Inatividade, tranquilo	Ficar deitado calmamente, fazendo nada, deitado na cama acordado, escutando música (sem falar ou ler)
07020	1,0	Inatividade, tranquilo	Sentado calmamente, assistindo televisão
07021	1,0	Inatividade, tranquilo	Sentado calmamente, fumando, escutando música (sem falar ou ler), assistindo a um filme no cinema
07030	0,9	Inatividade, tranquilo	Dormir
07040	1,2	Inatividade, tranquilo	Em pé, quieto (ficar em pé em uma fila)
07050	1,0	Inatividade, tranquilo	Reclinado, escrevendo
07060	1,0	Inatividade, tranquilo	Reclinado, conversando ou falando ao telefone
07070	1,0	Inatividade, tranquilo	Reclinado, lendo
07075	1,0	Inatividade, tranquilo	Meditar
08010	5,0	Gramado e jardim	Transportar, carregar ou empilhar lenha, carregar ou descarregar lenha
08020	6,0	Gramado e jardim	Cortar lenha ou troncos
08030	5,0	Gramado e jardim	Limpar o terreno, transportar gravetos, carregar um carrinho de mão
08040	5,0	Gramado e jardim	Cavar caixa de areia
08050	5,0	Gramado e jardim	Cavar, remover terra, aterrar o jardim, adubar (cód. 590 de Taylor)
08060	6,0	Gramado e jardim	Jardinagem com equipamentos pesados, cultivar o jardim, usar serra elétrica
08080	5,0	Gramado e jardim	Espalhar pedra picada
08090	5,0	Gramado e jardim	Espalhar cal
08095	5,5	Gramado e jardim	Aparar grama, geral
08100	2,5	Gramado e jardim	Aparar grama, utilizando cortador motorizado (cód. 550 de Taylor)
08110	6,0	Gramado e jardim	Aparar grama, andando, utilizando cortador manual (cód. 570 de Taylor)

760 Apêndice D Compêndio de Atividades Físicas

Código	MET	Atividade específica	Exemplos
08120	5,5	Gramado e jardim	Aparar gramado, andando, cortador elétrico
08125	4,5	Gramado e jardim	Aparar gramado, cortador motorizado (cód. 590 de Taylor)
08130	4,5	Gramado e jardim	Operar removedor de neve, andando
08140	4,5	Gramado e jardim	Plantar sementes e arbustos
08150	4,5	Gramado e jardim	Plantar árvores
08160	4,3	Gramado e jardim	Varrer folhas com ancinho
08165	4,0	Gramado e jardim	Varrer folhas com ancinho (cód. 600 de Taylor)
08170	4,0	Gramado e jardim	Varrer o telhado com vassoura de neve
08180	3,0	Gramado e jardim	Dirigir removedor de neve
08190	4,0	Gramado e jardim	Ensacar grama e folhas
08200	6,0	Gramado e jardim	Remover neve com as mãos (cód. 610 de Taylor)
08210	4,5	Gramado e jardim	Aparar arbustos ou árvores, cortador manual
08215	3,5	Gramado e jardim	Aparar arbustos ou árvores, cortador com motor
08220	2,5	Gramado e jardim	Andando, aplicar fertilizante ou semear gramado
08230	1,5	Gramado e jardim	Regar gramado ou jardim, em pé ou andando
08240	4,5	Gramado e jardim	Retirar erva daninha, cultivar jardim (cód. 580 de Taylor)
08245	4,0	Gramado e jardim	Jardinagem, geral
08246	3,0	Gramado e jardim	Colher frutas de árvores, colher frutas ou vegetais, esforço moderado
08250	3,0	Gramado e jardim	Subentendendo-se estar em pé/andando – colher gravetos, leve, colher flores ou vegetais
08251	3,0	Gramado e jardim	Caminhando, juntando as ferramentas de jardinagem
09010	1,5	Diversos	Sentado, jogando cartas ou jogos de mesa
09020	2,3	Diversos	Em pé, desenhando (escrevendo), jogando em cassinos, utilizar máquinas copiadoras
09030	1,3	Diversos	Sentado – lendo livro, jornal, etc.
09040	1,8	Diversos	Sentado – escrevendo, trabalho de escritório
09050	1,8	Diversos	Em pé – conversando ou falando ao telefone
09055	1,5	Diversos	Sentado – conversando ou falando ao telefone
09060	1,8	Diversos	Sentado – estudando, geral, incluindo ler e/ou escrever
09065	1,8	Diversos	Sentado – em sala de aula, geral, incluindo fazer anotações e discussões em classe
09070	1,8	Diversos	Em pé – lendo
09071	2,0	Diversos	Em pé – diversos
09075	1,5	Diversos	Sentado, artes e artesanatos, esforço leve
09080	2,0	Diversos	Sentado, artes e artesanatos, esforço moderado
09085	1,8	Diversos	Em pé, artes e artesanatos, esforço leve
09090	3,0	Diversos	Em pé, artes e artesanatos, esforço moderado
09095	3,5	Diversos	Em pé, artes e artesanatos, esforço intenso
09100	1,5	Diversos	Convívio/reunião familiar envolvendo sentar-se, relaxar, conversar e comer
09105	2,0	Diversos	Passeio/viagem/férias, envolvendo caminhar ou dirigir
09110	2,5	Diversos	Acampar envolvendo atividades em pé, sentando, andando, esforço de leve a moderado
09115	1,5	Diversos	Sentado em evento esportivo, espectador
10010	1,8	Tocar música	Acordeom
10020	2,0	Tocar música	Violoncelo
10030	2,5	Tocar música	Regência
10040	4,0	Tocar música	Bateria
10050	2,0	Tocar música	Flauta (sentado)
10060	2,0	Tocar música	Corneta
10070	2,5	Tocar música	Piano ou órgão
10080	3,5	Tocar música	Trombone
10090	2,5	Tocar música	Trompete
10100	2,5	Tocar música	Violino
10110	2,0	Tocar música	Instrumentos musicais de sopro feitos de madeira
10120	2,0	Tocar música	Violão, clássico, *folk* (sentado)
10125	3,0	Tocar música	Guitarra, banda de rock (em pé)
10130	4,0	Tocar música	Fanfarra, tocando instrumento, rodando bastão (andando)
10135	3,5	Tocar música	Fanfarra, percussão (andando)
11010	4,0	Atividades ocupacionais	Confeitaria, geral, esforço moderado
11015	2,5	Atividades ocupacionais	Confeitaria, esforço leve
11020	2,3	Atividades ocupacionais	Encadernação de livros
11030	6,0	Atividades ocupacionais	Construção de estradas (incluindo recolher entulhos, dirigir máquinas pesadas)

Seção 1. Códigos e Valores em MET de Atividades Físicas

Código	MET	Atividade específica	Exemplos
11035	2,0	Atividades ocupacionais	Construção de estradas, controlando o tráfico (em pé)
11040	3,5	Atividades ocupacionais	Carpintaria, geral
11050	8,0	Atividades ocupacionais	Transporte de cargas pesadas, como tijolos
11060	8,0	Atividades ocupacionais	Transporte de cargas moderadas subindo escadas, mover caixas (7 a 18 kg)
11070	2,5	Atividades ocupacionais	Camareira, fazendo a cama (enfermeiros inclusive)
11080	6,5	Atividades ocupacionais	Mineração de carvão, prospecção
11090	6,5	Atividades ocupacionais	Mineração de carvão, erigindo suportes
11100	6,0	Atividades ocupacionais	Mineração de carvão, geral
11110	7,0	Atividades ocupacionais	Mineração de carvão, peneirando
11120	5,5	Atividades ocupacionais	Construção, exteriores, remodelagem
11121	3,0	Atividades ocupacionais	Manutenção – encerando o chão com enceradeira
11122	2,5	Atividades ocupacionais	Manutenção – limpar pia e banheiro, esforço leve
11123	2,5	Atividades ocupacionais	Manutenção – tirar o pó, esforço leve
11124	4,0	Atividades ocupacionais	Manutenção – limpar piso de ginásio, esforço moderado
11125	3,5	Atividades ocupacionais	Manutenção – limpeza geral, esforço moderado
11126	3,5	Atividades ocupacionais	Manutenção – varrendo, esforço moderado
11127	3,0	Atividades ocupacionais	Manutenção – levar o lixo para fora, esforço moderado
11128	2,5	Atividades ocupacionais	Manutenção – utilizar aspirador de pó, esforço leve
11129	3,0	Atividades ocupacionais	Manutenção – utilizar aspirador de pó, esforço moderado
11130	3,5	Atividades ocupacionais	Serviços de eletricista, encanamento
11140	8,0	Atividades ocupacionais	Atividade na fazenda, empilhar feno, varrer cocheiras, limpar granjas, criação de aves, esforço intenso
11150	3,5	Atividades ocupacionais	Atividade na fazenda, conduzir gado, não extenuante (andando), esforço moderado
11151	4,0	Atividades ocupacionais	Atividade na fazenda, conduzir gado ou outro rebanho montado à cavalo, esforço moderado
11152	2,0	Atividades ocupacionais	Atividade na fazenda, conduzir gado ou outro rebanho, dirigindo, esforço leve
11160	2,5	Atividades ocupacionais	Atividade na fazenda, dirigir colheitadeira, cortar feno, trabalho de irrigação
11170	2,5	Atividades ocupacionais	Atividade na fazenda, dirigir trator
11180	4,0	Atividades ocupacionais	Atividade na fazenda, alimentar pequenos animais
11190	4,5	Atividades ocupacionais	Atividade na fazenda, alimentar gado, cavalos
11191	4,5	Atividades ocupacionais	Atividade na fazenda, transportar água para animais, transportar água em geral
11192	6,0	Atividades ocupacionais	Atividade na fazenda, cuidar de animais (escovando, tosando, ajudando no parto, cuidados médicos, marcando gado)
11200	8,0	Atividades ocupacionais	Atividade na fazenda, recolhendo feixes de palha / feno com ancinho / garfo, limpando currais e cocheiras, esforço intenso
11210	3,0	Atividades ocupacionais	Atividade na fazenda, ordenha manual, esforço moderado
11220	1,5	Atividades ocupacionais	Atividade na fazenda, ordenha mecânica, esforço leve
11230	5,5	Atividades ocupacionais	Atividade na fazenda, recolher grãos com pá, esforço moderado
11240	12,0	Atividades ocupacionais	Bombeiro, geral
11245	11,0	Atividades ocupacionais	Bombeiro, subir escadas com equipamento completo
11246	8,0	Atividades ocupacionais	Bombeiro, transportar mangueiras no chão
11250	17,0	Atividades ocupacionais	Atividade florestal, cortar com machado, rapidamente
11260	5,0	Atividades ocupacionais	Atividade florestal, cortar com machado, lentamente
11270	7,0	Atividades ocupacionais	Atividade florestal, raspar árvores
11280	11,0	Atividades ocupacionais	Atividade florestal, carregar troncos
11290	8,0	Atividades ocupacionais	Atividade florestal, derrubar árvores
11300	8,0	Atividades ocupacionais	Atividade florestal, geral
11310	5,0	Atividades ocupacionais	Atividade florestal, semear
11320	6,0	Atividades ocupacionais	Atividade florestal, plantar manualmente
11330	7,0	Atividades ocupacionais	Atividade florestal, serrar manualmente
11340	4,5	Atividades ocupacionais	Atividade florestal, serrar, motor
11350	9,0	Atividades ocupacionais	Atividade florestal, cortar árvores em pedaços

762 Apêndice D Compêndio de Atividades Físicas

Código	MET	Atividade específica	Exemplos
11360	4,0	Atividades ocupacionais	Atividade florestal, semear
11370	4,5	Atividades ocupacionais	Trabalho com peles de animais
11380	6,0	Atividades ocupacionais	Cuidar de cavalos
11390	8,0	Atividades ocupacionais	Equitação, galope
11400	6,5	Atividades ocupacionais	Equitação, trote
11410	2,6	Atividades ocupacionais	Equitação, passo lento
11420	3,5	Atividades ocupacionais	Serralheria
11430	2,5	Atividades ocupacionais	Operando máquinas, trabalhando lâminas de metal
11440	3,0	Atividades ocupacionais	Operando máquinas, operando grua
11450	5,0	Atividades ocupacionais	Operando máquinas, operando perfuradora ou britadeira
11460	4,0	Atividades ocupacionais	Operando máquinas, martelar levemente, utilizar furadeira
11470	3,0	Atividades ocupacionais	Operando máquinas, soldando
11480	7,0	Atividades ocupacionais	Maçonaria, concreto
11485	4,0	Atividades ocupacionais	Fazer massagem, em pé
11490	7,5	Atividades ocupacionais	Mover, empurrar objetos pesados, 34 kg ou mais (mobílias, mudanças)
11495	12,0	Atividades ocupacionais	Mergulho livre ou com cilindro (Scuba) como homem-rã (Marinha)
11500	2,5	Atividades ocupacionais	Operar equipamento pesado/automatizado, estacionário, sem conduzi-lo/dirigi-lo
11510	4,5	Atividades ocupacionais	Trabalho em plantação de laranjas
11520	2,3	Atividades ocupacionais	Trabalho de impressão gráfica (em pé)
11525	2,5	Atividades ocupacionais	Policial, controlador de tráfego (em pé)
11526	2,0	Atividades ocupacionais	Policial, dirigir viatura (sentado)
11527	1,3	Atividades ocupacionais	Policial, viajar em viatura (sentado)
11528	4,0	Atividades ocupacionais	Policial, fazer uma prisão (em pé)
11530	2,5	Atividades ocupacionais	Reparo de sapatos, geral
11540	8,5	Atividades ocupacionais	Cavar com pá, cavando fossas
11550	9,0	Atividades ocupacionais	Cavar com pá, intenso (mais de 7 kg/min)
11560	6,0	Atividades ocupacionais	Cavar com pá, leve (menos de 4,5 kg/min)
11570	7,0	Atividades ocupacionais	Cavar com pá, moderado (4,5 a 7 kg/min)
11580	1,5	Atividades ocupacionais	Sentado – trabalho leve de escritório, geral (laboratório químico, reparo de relógios ou computadores, manuseio de ferramentas leves, ver um reparo ou uma microassembleia, fazer um reparo ou uma assembleia leve), ler ou dirigir no trabalho
11585	1,5	Atividades ocupacionais	Sentado – encontros e congressos, geral, falando ou não, comendo em encontro de trabalho
11590	2,5	Atividades ocupacionais	Sentado, moderado (acionar alavancas pesadas, manejar cortador de grama ou forcado, operar guindaste), dar aulas de alongamento ou ioga
11600	2,3	Atividades ocupacionais	Em pé, leve (atendimento em bar, vendas, reunião, operando copiadoras, armando árvore de Natal), em pé e falando no trabalho, mudar de roupa durante aulas de educação física
11610	3,0	Atividades ocupacionais	Em pé, leve/moderado (trabalhos manuais pesados, soldagem, guardar compras na despensa, reparo de carros, empacotar caixas para mudança, etc.), cuidar de pacientes (como em enfermagem)
11615	4,0	Atividades ocupacionais	Erguendo pesos continuamente (4-9 kg), com períodos curtos de caminhada ou repouso
11620	3,5	Atividades ocupacionais	Em pé, moderado (trabalhos manuais feitos em ritmo acelerado, intermitente, suspendendo pesos de 22 kg, dar nós ou trançar cordas
11630	4,0	Atividades ocupacionais	Em pé, moderado/intenso (levantar pesos > 22 kg, maçonaria, pintura, colocar papel de parede)
11640	5,0	Atividades ocupacionais	Siderurgia, rebarbação
11650	5,5	Atividades ocupacionais	Siderurgia, forjagem
11660	8,0	Atividades ocupacionais	Siderurgia, laminação
1167	8,0	Atividades ocupacionais	Siderurgia, fresagem
11680	11,0	Atividades ocupacionais	Siderurgia/metalurgia, remover entulho metálico

Seção 1. Códigos e Valores em MET de Atividades Físicas **763**

Código	MET	Atividade específica	Exemplos
11690	7,5	Atividades ocupacionais	Siderurgia / metalurgia, fornalha
11700	5,5	Atividades ocupacionais	Siderurgia / metalurgia, entornar aço nas formas
11710	8,0	Atividades ocupacionais	Siderurgia / metalurgia, trabalhos em geral
11720	2,5	Atividades ocupacionais	Alfaiataria, corte
11730	2,5	Atividades ocupacionais	Alfaiataria, em geral
11740	2,0	Atividades ocupacionais	Alfaiataria, costura a mão
11750	2,5	Atividades ocupacionais	Alfaiataria, costura a máquina
11760	4,0	Atividades ocupacionais	Alfaiataria, passar ferro
11765	3,5	Atividades ocupacionais	Alfaiataria, tecelagem
11766	6,5	Atividades ocupacionais	Dirigir caminhão, carregar e descarregar caminhão (em pé)
11770	1,5	Atividades ocupacionais	Digitação em máquina elétrica, manual ou computador
11780	6,0	Atividades ocupacionais	Usar ferramentas pesadas, como ferramentas pneumáticas (macaco, arado, etc.)
11790	8,0	Atividades ocupacionais	Usar ferramentas manuais e pesadas como pá de ferro, picareta, pá
11791	2,0	Atividades ocupacionais	Caminhar no trabalho (em escritório ou laboratório), a menos de 3 km/h e bem devagar
11792	3,3	Atividades ocupacionais	Caminhar no trabalho (no escritório), 5 km/h, velocidade moderada, sem carregar nada
11793	3,8	Atividades ocupacionais	Caminhar no trabalho (no escritório), 5 a 6 km/h, velocidade rápida, sem carregar nada
11795	3,0	Atividades ocupacionais	Caminhar, 4 km/h, lentamente, carregando objetos leves com menos de 11 kg
11796	3,0	Atividades ocupacionais	Andando, juntar coisas no trabalho, pronto para sair
11800	4,0	Atividades ocupacionais	Caminhar, 5 km/h, velocidade moderada, carregando objetos leves com menos de 11 kg
11805	4,0	Atividades ocupacionais	Caminhar empurrando uma cadeira de rodas
11810	4,5	Atividades ocupacionais	Caminhar, 5 a 6 km/h, rapidamente, carregando objetos de menos de 11 kg
11820	5,0	Atividades ocupacionais	Caminhar, descer rampas ou escadas, ficar em pé, carregando objetos variando de 11 a 22 kg

Código	MET	Atividade específica	Exemplos
11830	6,5	Atividades ocupacionais	Caminhar, descer escadas ou rampas, ficar em pé, carregando objetos variando de 22 a 34 kg
11840	7,5	Atividades ocupacionais	Caminhar, descer escadas ou rampas, ficar em pé, carregando objetos variando de 34 a 45 kg
11850	8,5	Atividades ocupacionais	Caminhar, descer escadas ou rampas, ficar em pé, carregando objetos de 45 kg ou mais
11870	3,0	Atividades ocupacionais	Trabalhar em cenário de teatro, como ator ou nos bastidores
11875	4,0	Atividades ocupacionais	Dar aulas de educação física, exercícios, aulas esportivas, sem jogos esportivos
11876	6,5	Atividades ocupacionais	Dar aulas de educação física, exercícios, aulas esportivas (participando da aula)
12010	6,0	Corrida	Combinação de caminhada / *jogging* (componente de *jogging* com menos de 10 minutos) (Cód. 180 de Taylor)
12020	7,0	Corrida	*Jogging*, em geral
12025	8,0	Corrida	*Jogging*, estacionário
12027	4,5	Corrida	*Jogging* em um minitrampolim
12030	8,0	Corrida	Correr, 8 km/h (7,5 min/km)
12040	9,0	Corrida	Correr, 8,3 km/h (7,1 min/km)
12050	10,0	Corrida	Correr, 9,7 km/h (6,2 min/km)
12060	11,0	Corrida	Correr, 10,7 km/h (5,6 min/km)
12070	11,5	Corrida	Correr, 11,2 km/h (5,3 min/km)
12080	12,5	Corrida	Correr, 12,0 km/h (5 min/km)
12090	13,5	Corrida	Correr, 12,8 km/h (4,6 min/km)
12100	14,0	Corrida	Correr, 13,8 km/h (4,3 min/km)
12110	15,0	Correr	Correr, 14,4 km/h (4,0 min/km)
12120	16,0	Corrida	Correr, 16,0 km/h (3,7 min/km)
12130	18,0	Corrida	Correr, 17,5 km/h (3,4 min/km)
12140	9,0	Corrida	Corrida *cross-country*
12150	8,0	Corrida	Correr (Cód. 200 de Taylor)
12170	15,0	Corrida	Correr, escadas, para cima
12180	10,0	Corrida	Correr, na pista, treino em equipe

764 Apêndice D Compêndio de Atividades Físicas

Código	MET	Atividade específica	Exemplos
12190	8,0	Corrida	Correr, treinamento, empurrar cadeira de roda
13000	2,0	Cuidados pessoais	De pé, se aprontar para ir dormir, em geral
13009	1,0	Cuidados pessoais	Sentado no vaso sanitário
13010	1,5	Cuidados pessoais	Tomar banho (sentado)
13020	2,0	Cuidados pessoais	Vestir-se ou despir-se (de pé ou sentado)
13030	1,5	Cuidados pessoais	Comer (sentado)
13035	2,0	Cuidados pessoais	Conversar e comer ao mesmo tempo ou somente comer (de pé)
13036	1,0	Cuidados pessoais	Tomar remédio, sentado ou em pé
13040	2,0	Cuidados pessoais	Cuidar-se, sentado ou de pé (tomar banho, barbear-se, escovar os dentes, urinar, lavar as mãos, maquiar-se)
13045	2,5	Cuidados pessoais	Fazer um penteado
13046	1,0	Cuidados pessoais	Ter o cabelo ou unha cuidados por terceiros, sentado
13050	2,0	Cuidados pessoais	Tomar banho de chuveiro, secar-se (de pé)
14010	1,5	Atividade sexual	Ativa, esforço vigoroso
14020	1,3	Atividade sexual	Geral, esforço moderado
14030	1,0	Atividade sexual	Passiva, esforço leve, beijar, abraçar
15010	3,5	Esportes	Arco-e-flecha (sem finalidade de caça)
15020	7,0	Esportes	Badminton, competitivo (Cód. 450 de Taylor)
15030	4,5	Esportes	Badminton, não competitivo, simples e duplas, geral
15040	8,0	Esportes	Basquete, jogo (Cód. 490 de Taylor)
15050	6,0	Esportes	Basquete, sem ser jogo, em geral (Cód. 480 de Taylor)
15060	7,0	Esportes	Basquete, oficial (Cód. 500 de Taylor)
15070	4,5	Esportes	Basquete, arremessar à cesta
15075	6,5	Esportes	Basquete, em cadeiras de roda
15080	2,5	Esportes	Bilhar
15090	3,0	Esportes	Boliche (Cód. 390 de Taylor)
15100	12,0	Esportes	Boxe, no ringue, em geral
15110	6,0	Esportes	Boxe, saco para socos
15120	9,0	Esportes	Boxe, *sparring*
15130	7,0	Esportes	*Broomball* [futebol jogado com vassouras]
15135	5,0	Esportes	Brincadeiras infantis (amarelinha, queimada, brinquedos de *playground*, jogo do taco, espirobol, bolas de gude, gangorra, fliperama, etc.)
15140	4,0	Esportes	Ser treinador de futebol americano, futebol, basquetebol, beisebol, natação, etc.
15150	5,0	Esportes	Críquete (rebater, lançar)
15160	2,5	Esportes	Cróquete
15170	4,0	Esportes	*Curling*, bocha
15180	2,5	Esportes	Dardo, na parede ou no gramado
15190	6,0	Esportes	Corrida de carreta, empurrar ou dirigir carros
15200	6,0	Esportes	Esgrima
15210	9,0	Esportes	Futebol americano, competitivo
15230	8,0	Esportes	Futebol americano, geral (Cód. 510 de Taylor)
15235	2,5	Esportes	Futebol americano ou beisebol, arremesso e pegada
15240	3,0	Esportes	Frisbee, geral
15250	8,0	Esportes	Frisbee, ultimate
15255	4,5	Esportes	Golfe, geral
15265	4,5	Esportes	Golfe, caminhando e transportando tacos
15270	3,0	Esportes	Golfe, minigolfe
15285	4,3	Esportes	Golfe, caminhando e empurrando tacos
15290	3,5	Esportes	Golfe, usando carrinhos elétricos (trollers) (Cód. 070 de Taylor)
15300	4,0	Esportes	Ginástica, geral
15310	4,0	Esportes	*Footbag*
15320	12,0	Esportes	Handebol, geral (Cód. 520 de Taylor)
15330	8,0	Esportes	Handebol, meia-quadra
15340	3,5	Esportes	Asa-delta
15350	8,0	Esportes	Hóquei, de campo
15360	8,0	Esportes	Hóquei, no gelo
15370	4,0	Esportes	Hipismo, geral
15380	3,5	Esportes	Hipismo, selar e cuidar de cavalo
15390	6,5	Esportes	Hipismo, trotar
15400	2,5	Esportes	Hipismo, passeando
15410	3,0	Esportes	Hipismo, colocar ferradura em cavalo
15420	12,0	Esportes	Pelota basca
15430	10,0	Esportes	Judô, jiu-jitsu, karatê, *kickboxing*, tae-kwon-do
15440	4,0	Esportes	Malabares
15450	7,0	Esportes	*Kickball*
15460	8,0	Esportes	Lacrosse
15470	4,0	Esportes	*Motocross*
15480	9,0	Esportes	Orientação
15490	10,0	Esportes	*Paddleball*, competitivo
15500	6,0	Esportes	*Paddleball*, casual, em geral (Cód. 460 de Taylor)
15510	8,0	Esportes	Pólo
15520	10,0	Esportes	Raquetebol, competitivo
15530	7,0	Esportes	Raquetebol, casual, geral (Cód. 470 de Taylor)

Seção 1. Códigos e Valores em MET de Atividades Físicas

Código	MET	Atividade específica	Exemplos
15535	11,0	Esportes	Escalar ou subir rochas
15540	8,0	Esportes	Escalar em rochas, rapel
15550	12,0	Esportes	Pular corda, velocidade rápida
15551	10,0	Esportes	Pular corda, velocidade moderada, geral
15552	8,0	Esportes	Pular corda, velocidade lenta
15560	10,0	Esportes	Rúgbi
15570	3,0	Esportes	*Shuffleboard*, boliche em gramado
15580	5,0	Esportes	Andar de skate
15590	7,0	Esportes	Patinação (Cód. 360 de Taylor)
15591	12,5	Esportes	*Roller blading* (patinação *in-line*)
15600	3,5	Esportes	Paraquedas
15605	10,0	Esportes	Futebol, competitivo
15610	7,0	Esportes	Futebol casual, geral (Cód. 540 de Taylor)
15620	5,0	Esportes	Softbol ou beisebol, velocidade rápida ou lenta, geral (Cód. 440 de Taylor)
15630	4,0	Esportes	Softbol, arbitrar
15640	6,0	Esportes	Softbol, lançar
15650	12,0	Esportes	Squash (Cód. 530 de Taylor)
15660	4,0	Esportes	Tênis de mesa, pingue-pongue (Cód. 410 de Taylor)
15670	4,0	Esportes	Tai chi
15675	7,0	Esportes	Tênis, geral
15680	6,0	Esportes	Tênis, duplas (Cód. 430 de Taylor)
15685	5,0	Esportes	Tênis, duplas
15690	8,0	Esportes	Tênis, individual (Cód. 420 de Taylor)
15700	3,5	Esportes	Trampolim
15710	4,0	Esportes	Voleibol (Cód. 400 de Taylor)
15711	8,0	Esportes	Voleibol, competitivo, em ginásio
15720	3,0	Esportes	Voleibol, não competitivo, com 6 a 9 membros no time, geral
15725	8,0	Esportes	Voleibol de praia
15730	6,0	Esportes	Luta livre (1 match = 5 minutos)
15731	7,0	Esportes	*Wallyball*, geral
15732	4,0	Esportes	Atletismo (peso, disco, martelo)
15733	6,0	Esportes	Atletismo (salto em altura, distância e triplo, dardo, salto com vara)
15734	10,0	Esportes	Atletismo (obstáculos, barreiras)
16010	2,0	Transporte	Dirigir carro ou caminhão leve
16015	1,0	Transporte	Dirigir carro ou caminhão
16016	1,0	Transporte	Dirigir ônibus
16020	2,0	Transporte	Pilotar avião
16030	2,5	Transporte	Dirigir lambreta ou motocicleta
16040	6,0	Transporte	Conduzir avião para fora do hangar
16050	3,0	Transporte	Dirigir caminhão pesado, trator ou ônibus
17010	7,0	Caminhar	Viajar carregando mochila nas costas (Cód. 050 de Taylor)
17020	3,5	Caminhar	Carregar criança ou carga de aproximadamente 7 kg (p. ex., maleta), terreno plano ou em descidas
17025	9,0	Caminhar	Carregar carga escada acima, geral
17026	5,0	Caminhar	Carregar carga entre 0,5 e 7 kg, escada acima
17027	6,0	Caminhar	Carregar carga entre 7 e 11 kg, escada acima
17028	8,0	Caminhar	Carregar carga entre 11 e 22 kg, escada acima
17029	10,0	Caminhar	Carregar carga entre 22 e 34 kg, escada acima
17030	12,0	Caminhar	Carregar carga > 34 kg, escada acima
17031	3,0	Caminhar	Carregar ou descarregar um carro
17035	7,0	Caminhar	Subir encostas com carga até 4 kg
17040	7,5	Caminhar	Subir encostas com carga entre 4 e 10 kg
17050	8,0	Caminhar	Subir encostas com carga entre 10 e 19 kg
17060	9,0	Caminhar	Subir encostas com carga > 19 kg
17070	3,0	Caminhar	Descer escadas
17080	6,0	Caminhar	*Hiking, cross-country* (Cód. 040 de Taylor)
17085	2,5	Caminhar	Observar pássaros
17090	6,5	Caminhar	Marcha, de forma militar e rapidamente
17100	2,5	Caminhar	Empurrar ou puxar carrinho de bebê com criança
17105	4,0	Caminhar	Empurrar cadeira de rodas, em contexto não ocupacional
17110	6,5	Caminhar	Marcha atlética
17120	8,0	Caminhar	Escalar rochas ou montanhas (Cód. 060 de Taylor)
17130	8,0	Caminhar	Subir escadas, usando ou subindo uma escada de mão (Cód. 030 de Taylor)
17140	5,0	Caminhar	Caminhar usando muletas ou bengalas
17150	2,0	Caminhar	Caminhar, andar em casa
17151	2,0	Caminhar	Caminhar, menos 3 km/h, de modo confortável, em terreno plano, bem devagar

766 Apêndice D Compêndio de Atividades Físicas

Código	MET	Atividade específica	Exemplos
17152	2,5	Caminhar	Caminhar a 3 km/h, terreno plano e firme, ritmo lento
17160	3,5	Caminhar	Caminhar por lazer (Cód. 010 de Taylor)
17161	2,5	Caminhar	Caminhar da casa para o carro ou ônibus, do carro ou ônibus para o trabalho
17162	2,5	Caminhar	Caminhar até a casa de vizinhos ou familiares por motivos sociais
17165	3,0	Caminhar	Caminhar com o cachorro
17170	3,0	Caminhar	Caminhar, 4 km/h, superfície firme
17180	2,8	Caminhar	Caminhar, 4 km/h, descendo encosta
17190	3,3	Caminhar	Caminhar, 5 km/h, terreno plano, superfície firme, ritmo moderado
17200	3,8	Caminhar	Caminhar, 5,5 km/h, terreno plano, superfície firme, caminhando para exercitar-se, ritmo rápido
17210	6,0	Caminhar	Caminhar, 5,5 km/h, subindo encosta
17220	5,0	Caminhar	Caminhar, 6,5 km/h, terreno plano, superfície firme, ritmo muito rápido
17230	6,3	Caminhar	Caminhar, 7 km/h, terreno plano, superfície firme, ritmo extremamente rápido
17231	8,0	Caminhar	Caminhar, 7,5 km/h
17250	3,5	Caminhar	Caminhar, por lazer, no intervalo do trabalho
17260	5,0	Caminhar	Caminhar em pista ou terreno gramado
17270	4,0	Caminhar	Caminhar para o trabalho ou aula (Cód. 015 de Taylor)
17280	2,5	Caminhar	Caminhar para um local externo a casa
18010	2,5	Atividades aquáticas	Conduzir barco a motor
18020	4,0	Atividades aquáticas	Canoagem, em viagem de acampamento (Cód. 270 de Taylor)
18025	3,3	Atividades aquáticas	Canoagem, colheita de arroz selvagem, retirar o caule do arroz
18030	7,0	Atividades aquáticas	Canoagem, em lago ou mar
18040	3,0	Atividades aquáticas	Canoagem, remando entre 3 e 6 km/h, esforço leve
18050	7,0	Atividades aquáticas	Canoagem, remando entre 6 e 9,5 km/h, esforço moderado
18060	12,0	Atividades aquáticas	Canoagem, remando > 9,5 km/h, esforço vigoroso
18070	3,5	Atividades aquáticas	Canoagem, remando por lazer, geral (Cód. 250 de Taylor)

Código	MET	Atividade específica	Exemplos
18080	12,0	Atividades aquáticas	Canoagem, remando em competição, em equipe ou duplas (Cód. 260 de Taylor)
18090	3,0	Atividades aquáticas	Mergulho, da costa ou de plataforma
18100	5,0	Atividades aquáticas	Remar em caiaque
18110	4,0	Atividades aquáticas	Barco com pedal
18120	3,0	Atividades aquáticas	Velejar, windsurfe, velejar no gelo, geral (Cód. 235 de Taylor)
18130	5,0	Atividades aquáticas	Velejar, em competição
18140	3,0	Atividades aquáticas	Velejar Sunfish/Laser/ Hoby Cat/Keel Boats, velejar em oceano, iatismo
18150	6,0	Atividades aquáticas	Esqui aquático (Cód. 220 de Taylor)
18160	7,0	Atividades aquáticas	*Skimobiling*
18180	16,0	Atividades aquáticas	Mergulho livre, rápido
18190	12,5	Atividades aquáticas	Mergulho livre, moderado
18200	7,0	Atividades aquáticas	Mergulho livre, mergulho com cilindro, geral (Cód. 310 de Taylor)
18210	5,0	Atividades aquáticas	Mergulho com snorckel (Cód. 320 de Taylor)
18220	3,0	Atividades aquáticas	Surfe ou *bodyboard*
18230	10,0	Atividades aquáticas	Nadar em piscina, estilo livre, em velocidade rápida, esforço vigoroso
18240	7,0	Atividades aquáticas	Nadar em piscina, estilo livre, em velocidade lenta, esforço leve a moderado
18250	7,0	Atividades aquáticas	Nadar, costas, geral
18260	10,0	Atividades aquáticas	Nadar, peito, geral
18270	11,0	Atividades aquáticas	Nadar, borboleta, geral
18280	11,0	Atividades aquáticas	Nadar, crawl, velocidade rápida (70 m/min), esforço intenso
18290	8,0	Atividades aquáticas	Nadar, crawl, velocidade lenta (45-46 m/min), esforço leve a moderado
18300	6,0	Atividades aquáticas	Nadar, em lago, oceano ou rio (Cód. 280 e 295 de Taylor)
18310	6,0	Atividades aquáticas	Nadar por lazer, piscina sem raias, geral
18320	8,0	Atividades aquáticas	Nadar, braçada lateral, geral
18330	8,0	Atividades aquáticas	Nado sincronizado

Seção 1. Códigos e Valores em MET de Atividades Físicas **767**

Código	MET	Atividade específica	Exemplos
18340	10,0	Atividades aquáticas	Nadar, andar na água, velocidade rápida, esforço vigoroso
18350	4,0	Atividades aquáticas	Nadar, andar na água, esforço moderado, geral
18355	4,0	Atividades aquáticas	Hidroginástica, calistênicos na água
18360	10,0	Atividades aquáticas	Polo aquático
18365	3,0	Atividades aquáticas	Voleibol na água
18366	8,0	Atividades aquáticas	*Jogging* na água
18370	5,0	Atividades aquáticas	*Rafting*, caiaque ou canoagem
19010	6,0	Atividades de inverno	Remover o gelo da casa (preparar/perfurar buracos, etc.)
19020	5,5	Atividades de inverno	Patinar, gelo, a 14,5 km/h ou menos
19030	7,0	Atividades de inverno	Patinar, gelo, geral (Cód. 360 de Taylor)
19040	9,0	Atividades de inverno	Patinar, gelo, em velocidade rápida (> 14,5 km/h)
19050	15,0	Atividades de inverno	Patinação, veloz, competitiva
19060	7,0	Atividades de inverno	Saltar com esquis e subir montanhas carregando os esquis
19075	7,0	Atividades de inverno	Esquiar, geral
19080	7,0	Atividades de inverno	Esquiar, esqui *cross-country*, velocidade de 4,0 km/h devagar ou com esforço leve, andar esquiando
19090	8,0	Atividades de inverno	Esquiar, esqui *cross-country*, velocidade entre 6,5 e 8 km/h velocidade e esforço moderado, geral
19100	9,0	Atividades de inverno	Esquiar, esqui *cross-country*, velocidade entre 8,0 e 13 km/h, com velocidade rápida, esforço intenso
19110	14,0	Atividades de inverno	Esquiar, esqui *cross-country*, velocidade > 13 km/h, velocidade rápida, corrida (situação competitiva)
19130	16,5	Atividades de inverno	Esquiar, esqui *cross-country*, em neve pesada, subindo encostas, esforço máximo, montanhismo na neve
19150	5,0	Atividades de inverno	Esquiar, descendo encosta, esforço leve
19160	6,0	Atividades de inverno	Esquiar, descendo encosta, esforço moderado, geral
19170	8,0	Atividades de inverno	Esquiar, descendo encosta em velocidade, esforço vigoroso
19180	7,0	Atividades de inverno	*Sledding*, tobogã, *bobsleigh*, *luge* (Cód. 370 de Taylor)

Código	MET	Atividade específica	Exemplos
19190	8,0	Atividades de inverno	Caminhar no gelo
19200	3,5	Atividades de inverno	*Snowmobiling*
20000	1,0	Atividades religiosas	Sentado na igreja, durante a missa, assistindo a uma cerimônia, em silêncio
20001	2,5	Atividades religiosas	Sentado, tocando algum instrumento na igreja
20005	1,5	Atividades religiosas	Sentado na igreja, falando ou cantando, assistindo a uma cerimônia, sentado, participação ativa
20010	1,3	Atividades religiosas	Sentado, lendo textos religiosos em casa
20015	1,2	Atividades religiosas	Em pé na igreja (quieto), assistindo a uma cerimônia
20020	2,0	Atividades religiosas	Em pé e cantando na igreja, assistindo a uma cerimônia, participação ativa
20025	1,0	Atividades religiosas	Ajoelhado na igreja ou em casa, rezando/orando
20030	1,8	Atividades religiosas	Em pé, falando na igreja
20035	2,0	Atividades religiosas	Caminhando na igreja
20036	2,0	Atividades religiosas	Caminhando a < 3 km/h, muito lento
20037	3,3	Atividades religiosas	Caminhando a 4,5 km/h, velocidade moderada, sem carregar nada
20038	3,8	Atividades religiosas	Caminhando a 5,5 km/h, velocidade rápida, sem carregar nada
20039	2,0	Atividades religiosas	Caminhar ou ficar em pé, para finalidades religiosas, guia
20040	5,0	Atividades religiosas	Orar com dança ou deslocamentos rápidos, danças religiosas
20045	2,5	Atividades religiosas	Servindo comida na igreja
20046	2,0	Atividades religiosas	Preparando comida na igreja
20047	2,3	Atividades religiosas	Lavando pratos/limpando a cozinha da igreja
20050	1,5	Atividades religiosas	Comendo na igreja
20055	2,0	Atividades religiosas	Comendo/falando na igreja ou comendo em pé (quermesses)
20060	3,0	Atividades religiosas	Limpando a igreja
20061	5,0	Atividades religiosas	Trabalho geral no jardim/pátio da igreja
20065	2,5	Atividades religiosas	Em pé, moderado (erguendo 20 kg, juntando peças em ritmo rápido)
20095	4,0	Atividades religiosas	Em pé, trabalho moderado a pesado

768 Apêndice D Compêndio de Atividades Físicas

Código	MET	Atividade específica	Exemplos
20100	1,5	Atividades religiosas	Datilografando, máquina elétrica, manual ou computador
21000	1,5	Atividades voluntárias	Sentado – encontros, geral, com ou sem conversação envolvida
21005	1,5	Atividades voluntárias	Sentado – trabalho leve de escritório, geral
21010	2,5	Atividades voluntárias	Sentado – trabalho moderado
21015	2,3	Atividades voluntárias	Em pé – trabalho leve (organizando arquivos, falando, montando peças)
21016	2,5	Atividades voluntárias	Sentado, cuidando de crianças, apenas períodos ativos
21017	3,0	Atividades voluntárias	Em pé, cuidando de crianças, apenas períodos ativos
21018	4,0	Atividades voluntárias	Caminhar/correr brincando com crianças, moderado (apenas períodos ativos)
21019	5,0	Atividades voluntárias	Caminhar/correr brincando com crianças, intenso, apenas períodos ativos
21020	3,0	Atividades voluntárias	Em pé – trabalho leve/moderado (empacotar, montar/reparar, montar cadeiras/móveis)
21025	3,5	Atividades voluntárias	Em pé – trabalho moderado (erguer 20 kg, montando peças em ritmo rápido)

Código	MET	Atividade específica	Exemplos
21030	4,0	Atividades voluntárias	Em pé – trabalho moderado a pesado
21035	1,5	Atividades voluntárias	Digitando/datilografando, máquina elétrica, manual ou computador
21040	2,0	Atividades voluntárias	Andando, < 3 km/h, bem devagar
21045	3,3	Atividades voluntárias	Andando, 5 km/h, velocidade moderada, sem carregar nada
21050	3,8	Atividades voluntárias	Andando, 5,5 km/h, velocidade rápida, sem carregar nada
21055	3,0	Atividades voluntárias	Andando, 4 km/h, lentamente e carregando objetos com menos de 10 kg
21060	4,0	Atividades voluntárias	Andando, 5 km/h, moderadamente e carregando objetos com menos de 10 kg, empurrando algo
21065	4,5	Atividades voluntárias	Andando, 5,5 km/h, rapidamente e carregando objetos com menos de 10 kg
21070	3,0	Atividades voluntárias	Combinação de atividades andando ou em pé, com finalidade de trabalho voluntário

Seção 2. Normas para Designar Atividades de Acordo com Intenção ou Objetivo Principal

1. *Exercícios de condicionamento* incluem atividades com o intuito de melhorar a condição física. Entre elas, estão exercícios em ergômetros estacionários (bicicleta, esteira, remo, etc.), exercícios feitos na academia, calistênicos e aeróbia.

2. *Reparos domésticos* incluem todas as atividades relacionadas a consertos feitos em casa, excluindo as atividades domésticas. Não são considerados uma atividade ocupacional.

3. Dormir, deitar-se, sentar-se e ficar em pé são classificados como *Inatividade*.

4. *Atividades domésticas* englobam tarefas associadas à manutenção do interior da casa e incluem faxina, lavar roupa, fazer compras e cozinhar.

5. *Gramado e jardim* incluem as atividades associadas à manutenção do quintal e serviços gerais, jardinagem e remoção da neve.

6. *Atividades ocupacionais* incluem qualquer atividade física relacionada a um serviço pelo qual se é pago (trabalho remunerado). Atividades específicas podem ser correlacionadas em outras categorias (como ler, escrever, dirigir um automóvel, andar, etc.), mas devem ser codificadas nesta categoria se forem relacionadas ao trabalho. Tarefas domésticas são consideradas ocupacionais apenas se o indivíduo for pago pela tarefa.

7. *Cuidados pessoais* incluem todas as atividades relativas a arrumar-se, alimentar-se, tomar banho, etc.

8. *Transporte* inclui a energia gasta com o objetivo primário de ir para algum lugar em veículo motorizado.

Seção 3. Normas para Codificar Atividades Específicas

A. Normas gerais: as atividades somente devem ser codificadas como "gerais" se nenhuma informação adicional for fornecida. Isso se aplica principalmente a classificações de intensidade. Caso exista informação disponível, a atividade deve ser codificada de acordo.

B. Normas específicas

1. Ciclismo

   a. Ciclismo estacionário em bicicleta ergométrica (todos os tipos) rolos de treinamento ou outros equipamentos de condicionamento devem ser codificados sob a categoria geral de Exercícios de Condicionamento, atividades específicas de ciclismo estacionáro (códigos 02010 a 02015).

   b. A lista não leva em consideração diferenças nas condições de vento.

   c. Se o ciclismo é praticado em uma competição, classifique-o como competições em geral se não houver descrição quanto à permissão de vácuo (código 01015). Caso existam informações sobre a velocidade ou a permissão de vácuo, codifique-a como 01050 (ciclismo, 25 a 30 km/h, corrida/sem permissão de vácuo ou > 30 km/h, com permissão de vácuo, muito veloz) ou 01060 (ciclismo, > 32 km/h, corrida, sem vácuo).

   d. Utilizar uma *mountainbike* na cidade deve ser considerado como ciclismo, geral (código 01010). Pedalar em trilhas de montanha ou BMX é codificado como 01009.

2. Exercícios de condicionamento

   a. Se um programa de exercícios calistênicos é descrito como uma atividade de leve a moderada (p. ex., fazer exercícios para o dorso), mas indica um esforço intenso por parte do praticante, codifique a atividade como calistênicos, geral (02030).

   b. O exercício executado em academia que não é descrito deve ser classificado como academia, geral (código 02060). Outras atividades realizadas em academias (p. ex., musculação, dança aeróbia, treinamento em circuito, corrida em esteira, etc.) devem ser classificadas sob categorias distintas.

   c. Embora certas atividades, como dança aeróbia, exercícios de condicionamento, treinamento em circuito e hidroginástica, possam ser descritas com base em suas partes componentes (i. e., 10 min correndo no lugar, 10 min de abdominais, 10 min de alongamento, etc.), codifique-as como uma única atividade (p. ex., hidroginástica, código 02120).

   d. Não são atribuídas divisões de esforço, velocidade ou intensidade em atividades específicas em

esteira/escada ergométrica (código 02065), ergômetros de esqui (código 02080), hidroginástica (código 02120), treinamento em circuito (código 02040) e *slimnastics* (código 02090). Codifique essas atividades como "gerais", ainda que o esforço e a intensidade possam variar nas descrições da atividade.

3. Dança

   a. Se o tipo de dança realizada não é descrito, codifique como dança, geral (código 03025).

4. Atividades doméstica

   a. A limpeza doméstica deve ser classificada como leve (código 05040) ou pesada (código 05020). Exemplos para cada uma são fornecidos na descrição das atividades específicas.

   b. Arrumar a cama diariamente é classificado como 05100. Trocar os lençóis é classificado como limpeza, leve (código 05040).

5. Reparos domésticos

   a. Qualquer pintura feita fora de casa (p. ex., cercas, casa, celeiro) é codificada como pintura, externa à casa (código 60150).

6. Inatividade

   a. Sentar-se e ler um livro ou jornal são atividades classificadas sob o tópico principal Diversos, ler, livro, jornal, etc. (código 09030).

   b. Sentar-se e escrever são listadas sob o tópico Diversos, escrever (código 09040).

7. Gramado e jardim

   a. Serviços no jardim com algum tipo específico de ferramenta (p. ex., enxada, pá) são codificados como perfurar, cavar ou cuidar do jardim (código 08050).

   b. Retirar a neve pode ser feito por três métodos: cavar a neve manualmente (código 08200), andar e operar um removedor de neve (código 08130) ou dirigir um removedor de neve (código 08180).

8. Tocar música

   a. A maior parte das variações ao se tocar música estão relacionadas ao contexto (p. ex., banda de rock, orquestra, fanfarra, banda de concerto, ficar em pé no palco, performance, ensaio, igreja, etc.). O compêndio não considera diferenças de contexto (exceto para fanfarra e tocar guitarra).

9. Atividades ocupacionais

   a. Os tipos de atividades ocupacionais que não são listadas sob atividades específicas (p. ex., experimentos laboratoriais químicos), devem ser inseridos em tipos de classificações de gasto energético que melhor descrevam a atividade. Consulte os itens sentado: leve (código 11580), sentado: moderado (código 11590), em pé: leve (código 11600), em pé: leve a moderado (código 11610), em pé: moderado (código 11620), em pé: moderado a intenso (código 11630).

b. Dirigir um automóvel ou um caminhão leve a trabalho (táxi, vendedor, empreiteiro, motorista de ambulância, motorista de ônibus) deve ser classificado sob Transporte, dirigir automóvel ou caminhão leve (código 16010).

c. Realizar mergulho livre ou com cilindro profissional é listado sob o tópico Atividades aquáticas; no entanto, quando essas atividades são realizadas como homem-rã, são listadas com o código 11495.

10. Corrida

a. A corrida não é classificada entre correr em esteira ou ao livre. Em vez disso, a corrida deve ser classificada de acordo com a velocidade em que é executada (código 12030 a 12130). Se a velocidade não é fornecida, classifique-a como corrida, geral (código 12150).

11. Cuidados pessoais

a. O compêndio não leva em consideração taxas de esforço. Todos os itens são considerados como gerais.

12. Transportes

a. Circular como passageiro em automóveis é codificado como Inatividade, sentado calmamente (código 07020).

13. Caminhada

a. Caminhar durante tarefas domésticas recebe o código 17150, independentemente de o sujeito identificar a velocidade da caminhada.

b. Se a velocidade da caminhada não for identificada, utilize 4,8 km/h, terreno plano, intensidade moderada, superfície sólida, como a velocidade padrão (código 17190). Isso não deve ser utilizado para caminhadas durante tarefas domésticas.

c. Caminhar durante mudanças domésticas, compras ou serviços domésticos deve ser codificado sob o tópico Atividades domésticas. Caminhar durante atividades relacionadas ao trabalho deve ser classificado como Atividades ocupacionais.

d. Se o indivíduo transporta mochilas durante viagens, quaisquer que as descrições relacionadas, o código será Mochila, geral (código 17010).

e. O compêndio não considera variações na velocidade ou esforço ao se carregar bagagens ou uma criança.

f. Escalar montanhas deve ser classificado como geral (escaladas em rocha ou montanhas, código 17120) caso descrições não sejam fornecidas. Se o peso da carga for descrito, codifique a

atividade como escalada em montanhas com a carga apropriada (código 17030 a 17060).

g. Caminhar em uma área com grama (percurso de golfe, parque, etc.) deve ser classificado como caminhada, pista gramada (código 17260). O compêndio não leva em consideração variações na velocidade em áreas gramadas. Se a caminhada não for feita em terrenos com grama, codifique a atividade de acordo com a velocidade de caminhada (código 17150 a 17230).

h. Caminhar para o trabalho ou para a escola deve receber o código 17270. O compêndio não leva em consideração a velocidade ou o esforço nessa atividade. Mesmo que a velocidade ou o esforço seja fornecido, não codifique caminhar para o trabalho ou para a escola em nenhuma outra categoria de caminhada.

i. *Hiking* ou caminhadas *cross-country* (código 17080) deve ser utilizado apenas se a atividade tiver duração igual ou superior a três horas. Não use essa categoria para viagens com mochilas, mas apenas para passeios de um dia.

14. Atividades aquáticas

a. Nadar deve ser codificado como natação por lazer, em piscina sem raias, geral (código 18310) caso não sejam fornecidas descrições sobre estilo, velocidade ou local de prática.

b. Nadar em piscina com raias deve ser codificado como natação, estilo livre, lenta (código 18240) caso a atividade seja descrita como natação em piscina com raias, esforço leve a moderado, mas sem estilo ou velocidade atribuídos.

c. O nado crawl dever ser codificado como nadar, crawl, lento (45 m/min) caso a velocidade não seja fornecida e o esforço seja classificado como leve a moderado (código 18290). O nado crawl deve ser codificado como nadar, crawl, rápido (70 m/min) se a velocidade não for fornecida, mas o esforço for classificado como intenso (código 18280).

d. Os estilos costas (código 18250), peito (código 18260), borboleta (código 18270) e a braçada (código 18320) são codificados como geral para velocidade e intensidade.

e. Se o ato de nadar não for identificado como natação em lagos, mar ou rios (código 18300), presume-se que a natação tenha sido realizada em uma piscina.

f. Se a canoagem estiver relacionada a passeio em canoa, codifique-a como canoagem, em acampamento (código 18020). Caso contrário, codifique-a de acordo com a velocidade e o esforço relacionados.

Fonte: Ainsworth BE, Haskell WL, Whitt MC, Irwin ML, Swartz AM, Strath SJ, O'Brien WL, Basset DR, Schmitz KH, Emplaincourt PO, Jacobs DR, Leon AS. Compendium of physical activities: An update of activity codes and MET intensities. *Med Sci Sports Exerc* 32(9 supply):S498-S516, 2000. Utilizado com permissão, Lippincott William & Wilkins.

Glossário

A

abordagens não farmacológicas Uso de métodos sem medicamentos para tratar hipertensão, hipercolesterolemia ou outros problemas de saúde.

ação concêntrica Ação em que o músculo se contrai graças à própria potência; comumente chamado "trabalho positivo" ou, um termo redundante, "contração concêntrica".

ação excêntrica Ação em que o músculo resiste enquanto é forçado a alongar-se; comumente denominado "trabalho negativo" ou "contração excêntrica", mas, uma vez que o músculo está alongado, a palavra "contração" não é adequada.

ação isométrica Ação em que o músculo tenta contrair-se contra um objeto imóvel; às vezes denominada "contração isométrica", embora não ocorra um encurtamento observável do músculo.

acidente vascular cerebral (AVC) Forma de doença cardiovascular que afeta os vasos sanguíneos fornecedores de oxigênio e nutrientes para o cérebro.

ácido lático Produto final do metabolismo da glicose (glicólise) para a produção anaeróbia de energia.

ácido pangâmico A chamada vitamina B_{15}, que segundo alegações aumenta o desempenho; nutricionistas prestigiados não apoiam esta ligação e nem mesmo o fato de que a vitamina B_{15} exista.

ácidos graxos monoinsaturados Ver *gorduras*.

ácidos graxos ômega 3 Tipo de gordura encontrada em óleo de peixe e associada a um baixo nível de colesterol, pressão arterial baixa e coagulação reduzida.

aclimatação Adaptação gradual do corpo a um ambiente alterado, por exemplo com temperaturas mais altas.

acromegalia Doença crônica causada pela produção excessiva do hormônio de crescimento, que leva ao alongamento e alargamento dos ossos das extremidades e de certos ossos da cabeça.

açúcares Classificados como monossacarídeos (glicose, frutose, galactose) e dissacarídeos (lactose, manose, sacarose).

adesão Ato de seguir algo; usado para descrever a continuação de uma pessoa em um programa de exercícios.

aeróbia Que utiliza oxigênio.

aeróbia de baixo impacto Pelo menos um dos pés toca o chão durante todo o exercício.

agilidade Refere-se à capacidade de mudar rapidamente a posição do corpo todo no espaço, com velocidade e precisão.

agudo Repentino, a curto prazo.

álcool etílico (etanol) Álcool de cereais; uma droga social denominada "sedativa-hipnótica" pelos seus efeitos drásticos sobre o cérebro; o etanol (CH_3CH_2OH) é uma pequena molécula solúvel em água, absorvida de maneira rápida e completa pelo estômago e pelo intestino delgado.

alcoolismo Doença crônica, progressiva e potencialmente fatal caracterizada por tolerância (adaptação do cérebro à presença de álcool) e dependência física (os sintomas de abstinência ocorrem quando o consumo de álcool é reduzido); os problemas relacionados ao álcool podem incluir sintomas de dependência como perda de memória, incapacidade de parar de beber até intoxicar-se, incapacidade de reduzir a bebida, beber em excesso e sintomas de abstinência.

alongamento Estiramento do músculo até sua extensão máxima; movimentação de uma articulação até os limites de sua extensão.

alongamento de facilitação neuromuscular proprioceptiva (FNP) Alongamento muscular que usa os proprioceptores (fusos dos músculos) para enviar mensagens inibidoras (relaxantes) para o músculo que deve ser alongado; por exemplo, a contração de um músculo agonista envia sinais inibidores que relaxam o antagonista, permitindo o seu alongamento.

alvéolos Sacos de ar nos pulmões.

amenorreia Ausência de menstruação.

amido Polissacarídeo constituído de monossacarídeos de glicose.

aminoácido Composto orgânico que constitui a proteína; vinte aminoácidos são necessários para o metabolismo e o crescimento, mas apenas onze são "essenciais", no sentido de que devem estar presentes nos alimentos consumidos.

aminoácidos de cadeia ramificada Valina, isoleucina, leucina.

anabólico Acúmulo de uma substância corporal.

anaeróbio Que não utiliza oxigênio.

androgênico Que causa masculinização.

androide Tipo de obesidade caracterizada pela predominância de gordura corporal na metade superior do corpo.

anemia Concentração baixa de hemoglobina no sangue.

aneurisma Dilatação anormal localizada de um vaso sanguíneo devida à fraqueza de sua parede.

angina Dor espasmódica, asfixiante ou sufocante no peito (angina de peito), frequentemente causada pelo fluxo insuficiente de oxigênio para o músculo cardíaco durante o exercício ou a excitação.

anorexia (anorexia nervosa)   Falta de apetite; uma condição psicológica e fisiológica caracterizada pela incapacidade ou recusa em comer, e que leva a uma perda de peso grave, desnutrição, desequilíbrio hormonal e outras mudanças biológicas que possivelmente ameaçam a vida.

antropometria   Ciência que trata da medição (tamanho, peso, proporções) do corpo humano.

apoproteína   A parte proteica da lipoproteína; importante para ativar ou inibir certas enzimas envolvidas no metabolismo das gorduras.

aquecimento   Aumento gradual na intensidade do exercício para permitir que os processos fisiológicos se preparem para maiores débitos de energia; as mudanças incluem aumento na temperatura corporal, alterações cardiorrespiratórias, aumento na elasticidade e contratilidade muscular, e assim por diante.

arritmia   Qualquer frequência ou ritmo anormal do batimento cardíaco.

artéria   Vaso que transporta o sangue do coração para os tecidos do corpo.

artéria carótida   A principal artéria em ambos os lados do pescoço. Um local conveniente para detectar a pulsação.

artérias coronárias   As artérias que circundam o coração como uma coroa, suprindo sangue para o músculo cardíaco; três ramos principais.

arteriosclerose   Nome comum do endurecimento das artérias; inclui uma variedade de condições que fazem com que a parede das artérias engrossem e percam a elasticidade.

asma   Doença caracterizada por um chiado causado pelo espasmo dos ductos bronquiais ou pelo inchaço de suas membranas mucosas.

ataque cardíaco   Também denominado infarto do miocárdio; ocorre frequentemente quando um coágulo bloqueia um vaso sanguíneo coronariano aterosclerótico.

aterosclerose   Forma muito comum de arteriosclerose, na qual as artérias são estreitadas por depósitos de colesterol e outros materiais em suas paredes internas.

atividade física   Qualquer forma de movimento muscular.

atividades aeróbias   Atividades que usam grupos de músculos grandes em intensidade moderada, permitindo que o corpo utilize o oxigênio para fornecer energia e manter um estado estável por mais do que alguns minutos.

atividades anaeróbias   Atividades que utilizam grupos musculares em alta intensidade, excedendo a capacidade do corpo de usar o oxigênio para fornecer a energia e criando assim um débito de oxigênio ao usar a energia produzida sem ele; ver *débito de oxigênio*.

atividades sem suporte de peso   Atividades como ciclismo, natação e caminhada rápida que não forçam o sistema musculoesquelético.

atrioventricular (AV)   Uma pequena massa de tecido especializado em condução na parte inferior do átrio direito, através da qual o impulso elétrico que estimula o coração a se contrair deve passar para atingir os ventrículos.

auscultação   Processo de ouvir os sons internos do corpo com um estetoscópio.

avaliação nutricional   Envolve o uso de uma ampla variedade de métodos clínicos e bioquímicos para avaliar o estado da saúde – caracterizado por composição corporal, função dos tecidos e atividade metabólica.

B

bicarbonato de sódio   Substância usada por alguns atletas para melhorar o desempenho nos eventos que duram de 1 a 3 minutos; a ingestão de bicarbonato de sódio aumenta o pH do corpo, permitindo maior produção e tamponamento do ácido lático.

bloqueador de amido   Inibidor de enzimas que supostamente bloqueia a digestão e a absorção do carboidrato ingerido; vários estudos mostraram que além de ser ineficaz, também apresenta um possível risco para a saúde.

bradicardia   Batimento cardíaco lento, com menos de 60 batimentos por minuto em repouso.

broncoespasmo induzido pelo exercício (BIE)   Definido como uma resposta broncoespástica difusa nas vias aéreas pequenas e grandes após um exercício vigoroso; os sintomas pós-exercício incluem dificuldade de respirar, tosse, falta de ar e chiado.

BTPS   Volume de ar na temperatura e na pressão do corpo, 100% saturado com vapor de água.

C

cafeína   Uma metilaxantina encontrada em muitas plantas; possui efeitos imprevisíveis no desempenho de resistência, mas pode aumentar a utilização de ácidos graxos livres pelo músculo, poupando os depósitos musculares de glicogênio.

cãibra cardíaca   Contração muscular ou dolorosa, geralmente após um exercício intenso com sudorese profusa; os músculos dos braços, pernas e abdome são os mais afetados.

Caloria   Energia necessária para elevar a temperatura de 1 kg de água em 1°C; usada como unidade do metabolismo (como no caso de energia e dieta); 1 Caloria equivale a 1.000 calorias (com C maiúsculo para diferenciar), também chamada de quilocaloria (kcal).

calorimetria indireta   Medição do gasto de energia por meio da análise do ar expirado.

câncer   Um grande grupo de doenças caracterizadas pelo crescimento descontrolado e pela disseminação de células anormais.

capacidade de trabalho físico (CTF)   Exercício que mede a quantia de trabalho executada em uma determinada frequência cardíaca submáxima; o trabalho é medido pela captação de oxigênio, kgm por minuto e outras unidades, e pode ser usado para estimar a frequência cardíaca e a captação de oxigênio máximas.

capacidade funcional   Ver *captação máxima de oxigênio*.

capacidade pulmonar total (CPT)   Representa a quantia total de ar no pulmão.

capacidade residual funcional (CRF) Volume de reserva expiratório combinado com o volume residual.

capacidade total de ligação do ferro (CTLF) Durante a eritropoiese deficiente em ferro (formação inadequada de eritrócitos), a capacidade total de ligação do ferro é elevada.

capacidade vital A quantia de ar que pode ser expirado após uma inspiração máxima; o volume total máximo dos pulmões, subtraindo-se o volume residual.

capacidade vital forçada (CVF) Quantia total de ar que pode ser inspirado para o pulmão, além do volume residual.

carboidrato Composto químico de carbono com oxigênio e hidrogênio, geralmente com estes dois últimos na proporção correta para formar água; as formas comuns são amidos, açúcares e fibras alimentares.

cardiovascular Que pertence aos vasos sanguíneos e ao coração.

carga de carboidrato Esquema alimentar que enfatiza grandes quantias de carboidrato para aumentar os depósitos musculares de glicogênio antes dos eventos longos de resistência.

catecolamina Hormônios de epinefrina e norepinefrina.

celulite Nome popular dos depósitos nodosos de gordura; na verdade, não se comporta de maneira diferente de outras gorduras; é diferenciada pelo esforço contra faixas irregulares de tecido conjuntivo.

cetose Nível elevado de corpos de cetona nos tecidos; observado em quem sofre de inanição ou de diabetes, além de ser um sintoma ocorrido nas pessoas que fazem dietas muito pobres em carboidratos.

ciclo de Krebs Trajeto metabólico final para as gorduras, proteínas e carboidratos, que produz ATP adicional; são produzidos dióxido de carbono e água.

ciclo do ácido cítrico Ver *ciclo de Krebs*.

circulação colateral Circulação do sangue através de pequenos ramos laterais que podem suplementar (ou substituir) o transporte do sangue desde o vaso principal até determinados tecidos.

colesterol Esteroide do álcool encontrado nas gorduras animais; uma substância perolada, semelhante à gordura, implicada no estreitamento das artérias na aterosclerose; todos as pessoas são incentivadas a diminuir seu nível de colesterol sérico para menos de 200 mg/dL.

colesterol de lipoproteína de alta densidade (HDL-C) O colesterol é transportado pela lipoproteína de alta densidade para o fígado; então, o fígado o utiliza para formar os ácidos biliares, que por fim são eliminados nas fezes; portanto, o nível alto de HDL-C é associado a baixo risco de doença cardiovascular.

complexo QRS Impulso através dos ventrículos.

composição corporal Proporção de gordura, músculos e ossos que constituem o corpo; geralmente expressa como percentual de gordura corporal e de massa magra.

comprimidos de toranja Por muitas décadas, a toranja foi promovida como tendo propriedades especiais para queimar gordura, mito que se espalhou amplamente; os comprimidos de toranja contêm extrato de toranja, diuréticos e agentes de formação de massa, e alguns contêm fenilpropanolamina (PPA), além de ervas e outros ingredientes.

comprometimento da tolerância à glicose Hiperglicemia limiar (entre 115 e 140 mg/dL).

condicionamento físico Estado dinâmico de energia e vitalidade que permite que a pessoa realize tarefas diárias, se envolva em hábitos ativos nos momentos de lazer e aja em emergências imprevistas sem fadiga indevida; além disso, as pessoas fisicamente aptas possuem risco reduzido de doença hipocinética e são mais capazes de funcionar no pico da capacidade intelectual, enquanto experimentam a alegria de viver.

condicionamento musculoesquelético Engloba três componentes: flexibilidade, força e resistência musculares.

condicionamento relacionado à habilidade Elementos de aptidão como agilidade, equilíbrio, velocidade e coordenação; importantes para a participação em vários esportes de duplas e equipes, mas pouco relevantes para as tarefas cotidianas ou a saúde geral.

condicionamento relacionado à saúde Elementos como aptidão cardiorrespiratória, força e resistência musculares, flexibilidade e composição corporal, que são relacionados ao aumento da saúde.

conformidade Obediência ao programa de exercícios prescrito.

consentimento informado Procedimento para obter o consentimento assinado pelo cliente para um programa de testes e exercícios em uma academia; inclui uma descrição dos objetivos e procedimentos, com riscos e benefícios associados, declarados em linguagem simples, com a declaração do consentimento e a linha da assinatura no mesmo documento.

consumo de oxigênio A quantia de oxigênio usada no nível celular durante o exercício; pode ser medida pela determinação da quantia de oxigênio expirado (no dióxido de carbono), em comparação à quantia inalada, estimada por meios indiretos.

consumo máximo de oxigênio A taxa mais alta de consumo de oxigênio da qual uma pessoa é capaz; geralmente expressada em mL de oxigênio por kg de peso corporal por minuto; também denominada potência anaeróbia e ingestão máxima de oxigênio.

contração isocinética Contração muscular contra uma resistência que se move em velocidade constante, de forma que seja possível aplicar a força máxima da qual o músculo é capaz em toda a amplitude de movimento.

contração isotônica Contração muscular contra uma resistência constante, como o levantamento de peso.

contração ventricular prematura (CVP) Uma das anormalidades mais comuns do ECG durante o teste do exercício, em que um ponto do ventrículo torna-se o marca-passo, substituindo o nó SA.

contraindicação Qualquer condição que indique que uma ação (ou exercício) específica é desaconselhável.

coordenação Refere-se à capacidade de usar os sentidos, como a visão e a audição, junto com partes do corpo para realizar tarefas motoras de maneira suave e precisa.

774 Glossário

creatina fosfocinase (CPK) Enzima muscular que pode aumentar drasticamente no sangue após o exercício desacostumado, indicando um dano considerável à célula muscular.

criocinética Tratamento que alterna o frio e o exercício para a reabilitação de lesões musculoesqueléticas traumáticas em atletas.

crista ilíaca Parte superior e mais larga do osso do quadril.

crônico Que continua com o passar do tempo.

custo energético Número de Calorias queimadas para produzir a energia para uma tarefa; geralmente medido em Calorias (quilocalorias) por minuto.

D

dança aeróbia Os programas originais de dança aeróbia consistiam em uma combinação eclética de vários tipos de dança, incluindo balé, jazz moderno, disco e *folk*, além de ginástica. As inovações mais recentes incluem aeróbia aquática (na piscina), aeróbia de impacto zero ou baixo (um dos pés no chão o tempo todo), tipos específicos de dança aeróbia, step aeróbio (utilizando uma caixa de madeira) e a aeróbia assistida (com pesos nos punhos e/ou tornozelos).

débito cardíaco Volume de sangue bombeado pelo coração em uma determinada unidade de tempo; corresponde ao volume sistólico multiplicado pela frequência cardíaca.

débito de oxigênio Oxigênio necessário para restaurar a capacidade para o trabalho anaeróbio depois que um esforço esgota essas reservas; medida do oxigênio extra consumido durante a recuperação após o trabalho.

deficiência de ferro Atualmente, a deficiência nutricional mais comum no mundo; caracterizada por baixos depósitos de ferro no corpo; sua deficiência grave, ou anemia, é caracterizada pelo nível baixo de hemoglobina.

déficit de oxigênio Energia fornecida de maneira anaeróbia enquanto a captação de oxigênio não atinge o estado estável correspondente ao débito de energia; torna-se um débito de oxigênio no final do exercício.

demência senil Forma de síndrome cerebral orgânica; um distúrbio mental associado à função cerebral comprometida em idosos.

densidade corporal Gravidade específica do corpo, que pode ser testada pela pesagem subaquática; compara o peso do corpo com o peso do mesmo volume de água; o resultado pode ser usado para calcular a porcentagem de gordura corporal.

dependência de substâncias Os critérios são uso altamente não controlado ou compulsivo, efeitos psicoativos e comportamento reforçado pela substância.

dependente de álcool Dependência de álcool, que leva a consequências negativas como prisão, acidentes ou comprometimento da saúde e do desempenho profissional.

depressão do segmento ST Indicação do bloqueio aterosclerótico nas artérias coronárias.

derivação de ECG Par de eletrodos posicionados no corpo e conectados a um eletrocardiógrafo (gravador de ECG).

desidratação Condição que resulta da perda excessiva de água corporal.

destreinamento Processo de perda dos benefícios do treinamento, retornando a uma vida sedentária.

DHEA Uma substância não aprovada (deidroepiandrosterona ou deidroandrosterona) derivada da urina humana e de outras fontes; os fabricantes alegam que a DHEA é um produto "natural" para o emagrecimento, mas isso não foi substanciado.

diabetes melito Um grupo de distúrbios que têm em comum a intolerância à glicose (níveis altos de glicose no soro); existem dois tipos, o 1 e o 2. O tipo 1 pode ocorrer em qualquer idade, mas principalmente nos jovens, e é caracterizado pelo início abrupto dos sintomas e a necessidade da insulina para manter a vida; o tipo 2 é o mais comum, e geralmente ocorre em pessoas obesas e com mais de 40 anos.

diabetes melito tipo 1 Forma de diabetes melito em que o pâncreas não fabrica ou secreta insulina; o paciente deve usar uma fonte externa de insulina para manter a vida; também denominado diabetes melito dependente da insulina (DMDI) ou diabetes de início juvenil.

diabetes melito tipo 2 Ver *diabetes melito*.

dieta de Calorias muito baixas (DCMB) Também denominado jejum modificado com economia de proteína; fornece 400 a 700 Calorias por dia para a perda do peso; a proteína é enfatizada para ajudar a evitar a perda de tecido muscular; o paciente pode usar bebidas e fórmulas especiais ou alimentos naturais como peixe, aves ou carne magra (com suplementos de minerais e vitaminas).

dieta prudente Definida neste livro como aquela que segue o *Report on Nutrition and Health* [Relatório sobre nutrição e saúde] do Surgeon General.

diferença no oxigênio arteriovenoso (diferença a–vO2) Diferença entre o teor de oxigênio no sangue arterial e venoso.

difusão pulmonar Ritmo em que os gases se difundem dos sacos aéreos do pulmão para o sangue nos capilares pulmonares.

dinamômetro Um aparelho para medir a força; os dinamômetros comuns incluem aparelhos para testar a força das mãos, das pernas e das costas.

dióxido de carbono Gás incolor e inodoro formado nos tecidos pela oxidação do carbono e eliminado pelos pulmões.

diretor de programa de exercícios Certificado do American College of Sports Medicine que indica a competência para desenvolver, implementar e administrar programas de exercícios preventivos e de reabilitação, treinar uma equipe para realizar os testes e liderar atividades físicas e ensinar tais programas à comunidade. Deve ter todas as competências do instrutor de aptidão física, técnico em exercícios e especialista em exercícios.

dispneia Respiração difícil ou laboriosa.

diuréticos Qualquer agente que aumente o fluxo de urina, eliminando água do corpo.

doença arterial coronariana (DAC) Aterosclerose das artérias coronárias.

doença de Alzheimer Doença que progride desde a perda da memória a curto prazo até uma fase final que exige cuidados totais; uma forma de demência senil, associada à atrofia de algumas partes do cérebro.

doenças crônicas Doenças relacionadas ao estilo de vida, como doença cardíaca, câncer e AVC, além de acidentes, que juntos são responsáveis por 75% das mortes nos EUA.

doping do sangue Procedimento ergogênico em que o sangue do atleta é infundido, ou o sangue de um doador de tipo equiparável é transfundido, para melhorar o desempenho de resistência.

dor lombar (DL) Dor na região lombar, causada frequentemente pela fraqueza dos músculos abdominais e pela rigidez dos posteriores da coxa e da região lombar.

dor muscular aguda Ocorre durante e imediatamente após o exercício; é a tensão muscular desenvolvida durante o exercício, que reduz o fluxo de sangue para os músculos ativos, causando o acúmulo de ácido lático e potássio e estimulando os receptores da dor.

dor muscular de início tardio (DMIT) Ocorre de 1 a 5 dias após o exercício não usual ou intenso, envolvendo danos reais às células musculares.

duração Tempo gasto em uma única sessão de exercícios; frequência, intensidade e duração (tempo) são as normas FIT, que afetam a melhora da resistência cardiorrespiratória.

duração da vida Idade máxima possível para um membro particular de uma espécie, que é relacionada principalmente à constituição genética.

E

economia Refere-se à facilidade de administração, uso de equipamentos baratos, necessidade de pouco tempo e simplicidade do teste, para que a pessoa que o executa possa entender facilmente o objetivo e os resultados.

economia de oxigênio no exercício O custo de oxigênio do exercício, geralmente expresso como $\dot{V}O_2$ em um certo ritmo durante a corrida ou o exercício.

ectomórfico. Tipo corporal magro, fino e linear.

efeito térmico do alimento (ETA) Aumento no gasto de energia acima do índice metabólico em repouso, que pode ser medido por várias horas depois de uma refeição.

eficiência A razão da energia consumida no trabalho realizado.

eletrocardiograma (ECG) Gráfico da atividade elétrica causada pela estimulação do músculo cardíaco; os milivolts de eletricidade são detectados por eletrodos na superfície corporal e registrados pelo eletrocardiógrafo.

eletrólitos Os cientistas chamam de "eletrólitos" minerais como sódio, cloro e potássio porque, na água, eles podem conduzir correntes elétricas; os íons de sódio e potássio têm cargas positivas, ao passo que os de cloro são negativamente carregados.

êmbolo Coágulo que se solta e se desloca para os vasos arteriais menores, onde pode se alocar e bloquear o fluxo sanguíneo.

envelhecimento Refere-se às mudanças biológicas normais, porém irreversíveis, que ocorrem durante o total de anos que uma pessoa vive.

enzimas Proteínas complexas que induzem e aceleram a velocidade de reações químicas sem se alterar; presentes nos sucos digestivos, as enzimas atuam sobre as substâncias dos alimentos, decompondo-se em moléculas mais simples.

epinefrina Um hormônio excretado principalmente pela medula suprarrenal; também denominada catecolamina; envolvida em muitas funções corporais importantes, incluindo a elevação do nível de glicose sanguínea durante o exercício ou estresse.

episódios de compulsão alimentar Consumo de grandes quantidades de alimentos pesados em períodos curtos.

equilíbrio Refere-se à conservação do equilíbrio nas posturas imóveis ou ao mover-se.

ergômetro Aparelho que pode medir o trabalho de maneira consistente e confiável; a bicicleta ergométrica foi o primeiro aparelho popular equipado com ergômetros.

eritropoiese deficiente em ferro Fase 2 da deficiência de ferro, ocorrida após a exaustão dos depósitos de ferro na medula óssea e caracterizada pela diminuição do suprimento de ferro para desenvolver os eritrócitos; a eritropoiese (formação de eritrócitos) deficiente em ferro ocorre e é medida pela elevação na capacidade total de ligação do ferro, pela redução do ferro no soro e pela saturação percentual (< 16% é anormal).

eritropoietina sérica Hormônio que regula a produção de eritrócitos.

escorbuto Doença da deficiência da vitamina C.

esfigmomanômetro Aparelho de medição da pressão arterial; consiste em um saco de compressão inflável colocado em uma cobertura resistente denominada manguito, além de um bulbo inflável, um manômetro no qual a pressão é lida e uma exaustão de controle para desinflar o sistema durante a medição da pressão arterial.

especialista em exercícios Certificado do American College of Sports Medicine que indica competência e habilidade para supervisionar programas de exercícios preventivos e de reabilitação e prescrever atividades para os pacientes; também deve ser aprovado nas normas do ACSM para técnico em exercícios.

especificidade Princípio de que o corpo se adapta muito especificamente aos estímulos de treinamento que ele deve enfrentar; o corpo apresenta um melhor desempenho na velocidade e no tipo de concentração específicos, usando o grupo de músculos e a fonte de energia aos quais foi acostumado no treinamento.

espirulina Pó verde-escuro ou comprimido derivado de algas marinhas; tem sido promovido como produto para a perda de peso.

estadiômetro Régua vertical com uma plataforma horizontal que pode ser colocada no ponto mais superior da cabeça.

esteroides anabolizantes Grupo de hormônios sintéticos, semelhantes à testosterona, que promovem o anabolismo, incluindo a hipertrofia muscular. Seu uso no atletismo é considerado antiético e acarreta numerosos riscos à saúde.

776 Glossário

esteróis Tipo de lipídios como colesterol, estrogênio, testosterona e vitamina D.

estetoscópio Aparelho para amplificar os sons fisiológicos (p. ex., do coração e dos pulmões) constituído de um tubo de borracha encaixado em um dispositivo que amplifica os sons, como a passagem do sangue pelos vasos durante a medição da pressão arterial (ver *auscultação*).

estimuladores musculares elétricos (EME) O aparelho EME aplica uma estimulação elétrica indolor no músculo; os fabricantes alegam que os músculos são tonificados sem exercício; outros supostos benefícios incluem *lifts* faciais sem cirurgia, emagrecimento e afinamento, perda de peso, desenvolvimento do busto, redução de manchas e remoção de celulite; o Food and Drug Administration dos EUA considera mal-intencionados e fraudulentos os EMEs promovidos para esses objetivos.

estresse Resposta física e psicológica geral de um indivíduo a qualquer estímulo adverso real ou percebido, interno ou externo, que tende a perturbar sua homeostasia.

estudo longitudinal Estudo que observa os mesmos participantes durante um certo período (comparar com estudo cruzado).

estudo transversal Estudo realizado em um ponto do tempo (comparar com estudo longitudinal).

estudos epidemiológicos Estudo estatístico das relações entre vários fatores que determinam a frequência e a distribuição das doenças nas populações humanas.

exaustão pelo calor Causada pela desidratação; os sintomas incluem boca seca, sede exagerada, perda de coordenação, tontura, cefaleia, palidez, tremor e pele fria e úmida.

exercício Esforço físico de intensidade, duração e frequência suficientes para obter ou manter o condicionamento físico e outros objetivos esportivos e de saúde.

exercício de sobrecarga progressiva Exercício em que a resistência aumenta para forçar mais o músculo depois que ele está acostumado a lidar com uma resistência menor.

expectativa de vida Número médio de anos de vida previstos para uma população em uma idade específica, geralmente no nascimento.

extensão Afastamento de duas extremidades de uma parte do corpo articulada, como estender o braço.

extensor Músculo que estende uma parte do corpo articulada.

extracelular Fora de uma célula corporal.

F

fadiga Perda da força para continuar um determinado nível de desempenho físico.

fatores de risco Características associadas ao risco elevado de desenvolvimento de um problema de saúde específico.

fatores genéticos Uma teoria avançada para explicar a alta prevalência de obesidade no mundo ocidental; alguns estudos demonstraram que certas pessoas são mais propensas à obesidade que outras por fatores genéticos; elas precisam ser particularmente cuidadosas em seus hábitos alimentares e de exercícios para combater as tendências herdadas.

feixe de His Feixe de fibras do sistema condutor de impulsos do coração; de sua origem no nó AV, entra no septo interventricular, onde se divide em dois ramos (ramos em feixe), cujas fibras passam para os ventrículos direito e esquerdo, tornando-se contínuas com as fibras de Purkinje dos ventrículos.

fenilpropanolamina (PPA) Ingrediente ativo na maioria dos produtos para controle de peso vendidos sem prescrição; relacionado à anfetamina, possui efeitos colaterais semelhantes, como nervosismo, insônia, cefaleia, náusea, zumbido nos ouvidos e pressão arterial elevada.

ferro heme Proporção de 40% do ferro nos produtos animais; os demais 60%, e também todo o ferro dos produtos vegetais, são denominados ferro não heme; o ferro heme é absorvido com mais facilidade pelo corpo.

ferro sérico Durante a eritropoiese deficiente em ferro (deficiência de ferro de fase 2), os níveis de ferro sérico diminuem.

fibra alimentar Materiais complexos das paredes celulares de plantas que não podem ser digeridos pelas enzimas do intestino delgado humano; os exemplos incluem celulose, hemicelulose, pectina, mucilagem e lignina.

fibras de contração lenta Tipo de fibra muscular que se contrai lentamente e é mais usada nos exercícios de resistência de intensidade moderada, como corrida à distância; também chamada de fibra do tipo 1.

fibras de contração rápida Tipo de fibra muscular que se contrai rapidamente e é usada sobretudo em exercícios intensivos de curta duração, como musculação ou corridas de alta velocidade; também denominadas fibras do tipo 2.

fidedignidade Coerência da medição de um certo elemento por um teste específico.

fisiculturismo Atividade em que os competidores trabalham para desenvolver a massa, a definição e a simetria musculares, em vez de força, capacidade ou resistência exigidos para os eventos esportivos mais comuns.

flexão Aproximar duas extremidades de uma parte do corpo articulada, como flexionar o braço.

flexibilidade Amplitude de movimento ao redor de uma articulação.

força Quantia de força muscular que pode ser exercida.

fórmula de Hegsted Usada para prever a mudança no colesterol sérico, a partir das gorduras saturadas (S) e poli-insaturadas (P) e do colesterol na dieta; alteração no colesterol sérico = (2,16 3 alteração no S) – (1,65 3 alteração no P) + (0,097 3 alteração no colesterol na dieta).

fórmula de Karvonen Método para calcular a frequência cardíaca do treinamento, usando um percentual da frequência cardíaca de reserva, que é a diferença entre a frequência cardíaca máxima e em repouso.

fosfolipídios Substâncias encontradas em todas as células corporais; semelhante aos lipídios, mas contém apenas dois ácidos graxos e uma substância que contém fósforo.

fraude na saúde Definida como promoção, com fins financeiros, de aparelhos, tratamentos, serviços, planos ou produtos fraudulentos ou não comprovados (incluindo sem limitações as dietas e suplementos nutricionais) que alteram, ou alegam alterar, a condição humana.

frequência Quantas vezes uma pessoa repete uma sessão completa de exercício (por exemplo, três vezes por semana); a frequência, junto com a duração e a intensidade, afeta a resposta cardiorrespiratória ao exercício.

frequência cardíaca Número de batimentos cardíacos por minuto.

frequência cardíaca alvo (FCA) Frequência cardíaca na qual a pessoa deseja se exercitar. Por exemplo, o American College of Sports Medicine recomenda que um adulto saudável se exercite em uma FCA de 60 a 90% da reserva máxima da frequência cardíaca; também denominada frequência cardíaca de treinamento.

frequência cardíaca máxima A frequência mais alta de que o indivíduo é capaz; uma regra geral para estimar a frequência cardíaca máxima é 220 (batimentos por minuto) – idade da pessoa (em anos).

fuso muscular Órgão muscular que capta as mudanças no comprimento do músculo, principalmente nos alongamentos; o alongamento rápido do músculo resulta no envio de mensagens ao sistema nervoso para contrair o músculo, limitando assim o alongamento.

G

gasto líquido de energia Equivale às Calorias gastas durante a sessão do exercício subtraindo-se as Calorias gastas no índice metabólico em repouso e outras atividades que teriam ocupado o indivíduo se ele não praticasse exercícios formalmente.

ginástica Sistema de movimentos de exercícios, sem equipamentos, para adquirir flexibilidade, força e resistência musculares. Também chamada de calistenia, termo formado pelas palavras gregas *kalos* (bonito) e *sthenos* (força).

ginoide Forma de obesidade caracterizada pelo excesso de gordura corporal na parte inferior do corpo, principalmente nos quadris, nádegas e coxas.

glicogênese Formação de glicose e glicogênio a partir de fontes de não carboidratos como aminoácidos, glicerol e lactato.

glicogênio Forma armazenada de carboidrato; usado pelos músculos para a produção de energia.

glicólise Trajeto metabólico que converte a glicose em ácido lático para produzir energia na forma de ATP.

glicose Açúcar no sangue; a forma transportável de carboidrato que chega às células.

glicosúria Glicose na urina.

glucagon Hormônio excretado pelo pâncreas; ajuda a aumentar o nível de glicose sanguínea, estimulando a decomposição do glicogênio hepático.

golpe de calor Doença que ameaça a vida quando falham os mecanismos de regulação de temperatura do corpo; a temperatura corporal pode chegar a 40°C, a pele torna-se vermelha, seca e quente ao toque; a vítima tem calafrios, às vezes náusea e tontura, e pode ficar confusa ou irracional;

convulsões e coma podem ocorrer, a menos que a temperatura volte para 38,3° C dentro de 1 hora.

gordura poli-insaturada Gordura alimentar constituída de moléculas que possuem mais de uma ligação dupla aberta para receber mais hidrogênio; encontrada no óleo de cártamo e de milho, nos grãos de soja e nas sementes de gergelim e girassol.

gordura saturada Gordura alimentar constituída de moléculas saturadas de hidrogênio; geralmente dura à temperatura ambiente e é imediatamente convertida em colesterol pelo corpo; as fontes incluem produtos animais e óleos vegetais hidrogenados.

gorduras Servem como fonte de energia; nos alimentos, a molécula de gordura é formada a partir de uma molécula de glicerol e é combinada com três ácidos graxos; possuem alto valor calórico, produzindo cerca de 9 Calorias por grama, em comparação a 4 Calorias para carboidratos e proteínas; as gorduras saturadas não possuem ligações duplas, geralmente são duras em temperatura ambiente e são associadas ao risco elevado de doença cardíaca; as gorduras mono e poli-insaturadas possuem uma e duas ligações duplas, respectivamente, e em geral são líquidas em temperatura ambiente, sendo associadas a risco reduzido de doença cardíaca.

grampeamento gástrico Cirurgia para reduzir radicalmente o volume do estômago para menos de 50 mL.

H

haptoglobina Uma mucoproteína que se liga à hemoglobina liberada no plasma; elevada em certas condições difamatórias e reduzida durante a hemólise.

HDL-C:CT Razão do HDL-C com o colesterol total, considerada um forte indicador de doença cardíaca.

hematócritos Expressos como porcentagem do volume sanguíneo total, consistindo em eritrócitos (glóbulos vermelhos) e outros sólidos.

hemoconcentração Aumento na espessura do sangue devido à perda do volume plasmático.

hemoglobina Pigmento dos eritrócitos que contém o ferro; sua função é transportar o oxigênio dos pulmões para os tecidos. O nível baixo de hemoglobina é denominado anemia.

hemólise Decomposição de eritrócitos, com liberação de hemoglobina e perda através dos pulmões.

hemorragia Secreção interna ou externa anormal de sangue.

hidroginástica Dança aeróbia na água.

hipercolesterolemia Alto nível de colesterol no sangue.

hipercrômico Condição em que os eritrócitos possuem um teor reduzido de hemoglobina.

hiperglicemia Nível excessivo de glicose no sangue.

hipertensão Condição em que a pressão arterial é cronicamente elevada além dos níveis ideais; o diagnóstico em adultos é confirmado quando a média de duas ou mais medições diastólicas, em pelo menos duas consultas separadas, for 90 mmHg ou mais; se a pressão diastólica estiver abaixo de 90 mmHg, a hipertensão sistólica é diagnosticada quando a média de diver-

778 Glossário

sas medições da pressão sistólica, em duas ou mais consultas separadas, for consistentemente maior que 140 mmHg.

hipertermia Temperatura corporal que excede a normal.

hipertônico Descreve uma solução concentrada o suficiente para retirar a água das células corporais.

hipertrigliceridemia Alto nível de triglicerídeos no sangue.

hipertrofia Alargamento do músculo, através do aumento do tamanho de suas células.

hipoglicemia Nível de açúcar no sangue abaixo de 50 mg/dL, acompanhado por sintomas de tontura, náusea, tremor, irritação, etc.

hipoglicemia de início tardio (HIT) Normalmente, essa hipoglicemia ocorre nos diabéticos durante a noite, 6 a 15 horas depois da conclusão de um exercício ou jogo extraordinariamente vigoroso.

hiponatremia Nível baixo de sódio na corrente sanguínea, que pode ser causado pela sudorese excessiva e pela reposição inadequada de eletrólitos durante as ultramaratonas.

hipotálamo Parte do cérebro que fica abaixo do tálamo; as secreções do hipotálamo são importantes no controle de funções corporais vitais, como equilíbrio da água, apetite e temperatura.

hipotermia Temperatura corporal abaixo do normal; em geral decorrente de temperaturas baixas, principalmente após o esgotamento dos suprimentos de energia pronta.

hipotônico Descreve uma solução diluída o suficiente para permitir que sua água seja absorvida pelas células corporais.

hipoxia Fluxo de oxigênio insuficiente para os tecidos.

histórico médico Lista das doenças prévias e condições, sintomas, medicamentos e fatores de risco atuais da saúde de uma pessoa; usada para ajudar a classificar um indivíduo como aparentemente saudável, em risco de doença ou portador de uma doença conhecida.

homeostasia Estado de equilíbrio do ambiente interno do corpo.

hormônio Substância secretada de um órgão ou glândula, transportada pelo sangue para outra parte do corpo.

hormônio do crescimento Hormônio liberado pela pituitária, que eleva a glicose sanguínea; como o nome indica, este hormônio ajuda a regular o crescimento.

hormônio do crescimento humano Hormônio liberado da pituitária anterior, importante para regular o crescimento.

I

idosos Indivíduos que atingem ou ultrapassam a idade de 65 anos; nos EUA, esse grupo representa a minoria que mais cresce.

índice de massa corporal (IMC) Cálculo dos índices de peso e altura do corpo, determinando o grau de obesidade.

índice de Quetelet Peso corporal em kg dividido pela altura em metros quadrados; o índice de massa corporal mais amplamente aceito.

índice metabólico basal Energia mínima exigida para manter as funções vitais do corpo em repouso; geralmente, expresso como Calorias por dia.

infarto Morte de uma parte de algum tecido devida à obstrução do fluxo de sangue (isquemia) para essa área.

infarto do miocárdio Forma comum de ataque cardíaco, em que o bloqueio de uma artéria coronária causa a morte de uma parte do músculo cardíaco.

inspiração Entrada de ar nos pulmões.

instrutor de exercícios Dirige as aulas ou indivíduos na execução dos exercícios; certificado do American College of Sports Medicine que indica competência para identificar fatores de risco, realizar testes de exercício submáximo, recomendar programas de exercícios, dar aulas, aconselhar atletas e trabalhar com pessoas sem uma doença conhecida; a certificação em RCP é exigida.

insulina Hormônio secretado por células especiais (células beta) no pâncreas; essencial para manter o nível de glicose sanguínea.

intensidade Nível de esforço durante o exercício; intensidade, duração e frequência são importantes para melhorar a resistência cardiorrespiratória.

íntima Camada interna das artérias.

intracelular Dentro da célula.

isquemia Fluxo sanguíneo inadequado para uma parte do corpo, causado pela constrição ou obstrução de um vaso sanguíneo, levando a um suprimento insuficiente de oxigênio.

L

L-carnitina Amino responsável pelo transporte de ácidos graxos às mitocôndrias para a oxigenação; foi alegado que os suplementos de L-carnitina aumentam a quantia de oxidação do ácido graxo durante o exercício, poupando o glicogênio; no entanto, nunca foi demonstrado em estudos controlados, prestigiados e duplo-cegos que os suplementos de L-carnitina melhorem o desempenho esportivo de um indivíduo saudável.

lactato Ácido lático.

lactato desidrogenase (LDA) Enzima muscular que pode vazar das células musculares rompidas para o sangue.

lecitina:colesterol acetiltransferase (LCAT) Enzima hepática que "amadurece" o HDL incompleto, coletando os ácidos graxos para o colesterol livre da partícula de HDL. O HDL incompleto (HDL_3) incha e torna-se uma esfera madura (HDL_3); a enzima de LCAT captura mais colesterol dos tecidos e outras lipoproteínas circulantes para formar partículas ainda maiores de HDL (HDL_2).

lei da diminuição do retorno Aparentemente, uma certa quantia de treinamento à qual a maioria dos seres humanos responde de maneira rápida e positiva, mas cada passo além desse nível traz menos retorno pelo tempo e esforço investido.

leucócitos (glóbulos brancos) Células do sistema imune que circulam no sangue, incluindo monócitos, neutrófilos, basófilos, eosinófilos e linfócitos.

liberadores do hormônio de crescimento Vários produtos vendidos com a alegação de que se forem tomados antes de dormir, a perda de peso ocorre durante a noite devido à liberação elevada de hormônio de crescimento pelos aminoácidos arginina e ornitina, contido nos produtos – um conceito errôneo.

limiar anaeróbio Ponto em que as concentrações de lactato no sangue começam a subir além dos valores em repouso; pode ser expresso como porcentagem de $\dot{V}O_{2máx}$.

lipase hepática (LH) Enzima do fígado que remove o HDL da circulação.

lipídios Termo geral usado para vários compostos diferentes, que incluem gorduras sólidas e óleos líquidos; as três principais classes de lipídios são triglicerídeos, fosfolipídios e esteróis.

lipoproteína Agregado solúvel de colesterol, fosfolipídios, triglicerídeos e proteína; esse pacote permite o transporte fácil pelo corpo; os quatro tipos de lipoproteína são quilomícrons, lipoproteína de baixa densidade (LDL), lipoproteína de densidade muito baixa (VLDL) e lipoproteína de alta densidade (HDL).

lipoproteína de baixa densidade (LDL) Transporta o colesterol do fígado para outras células corporais; geralmente é denominado "colesterol ruim" porque pode ser capturado pelas células musculares nas artérias e já foi implicado no desenvolvimento da aterosclerose.

lipoproteína de densidade muito baixa (VLDL) Transporta os triglicerídeos para os tecidos corporais.

lipoproteína lipase (LPL) Enzima que se decompõe em VLDL, fornecendo ácidos graxos para o músculo ou o tecido adiposo.

lordose Inclinação frontal da pelve, frequentemente causada pela fraqueza dos músculos abdominais e pela inflexibilidade dos posteriores da coxa, fazendo com que a pelve se incline para a frente e cause a curvatura da espinha lombar.

lúmen Abertura interna de uma artéria.

M

manobra de Valsalva Forte esforço de expiração contra a glote fechada, o qual acumula pressão na cavidade torácica, interferindo no retorno do sangue para o coração; pode privar o cérebro de sangue e causar desmaio.

Mason-Likar O sistema de ECG do exercício de 12 derivações.

massa livre de gordura Massa magra ou ossos, músculos e água.

média Camada intermediária do músculo na parede arterial.

medição de dobras cutâneas O método mais amplamente usado para determinar a obesidade; os compassos são usadas para medir a espessura de uma dobra dupla de pele em vários locais.

mesomórfico Tipo corporal atlético e musculoso.

MET Medição de produção de energia, equivalente ao índice metabólico basal de uma pessoa em repouso; presume-se que seja igual a uma captação de oxigênio de 3 mL por kg de peso corporal por minuto, ou aproximadamente 1 kcal por kg de peso corporal por hora.

micrócito Eritrócito pequeno.

mineral Entre os quase 45 nutrientes alimentares considerados necessários à vida humana, 17 são minerais; embora os elementos minerais representem apenas uma pequena fração do peso corporal humano, eles cumprem funções importantes em todo o corpo; ajudam a formar tecidos rígidos como ossos e dentes, auxiliam nas atividades muscular e nervosa normais, atuam como catalisadores em muitos sistemas de enzimas, ajudam a controlar o nível de água no corpo e são partes integrantes de componentes orgânicos como a hemoglobina e o hormônio tiroxina; existem crescentes evidências de que alguns minerais são relacionados à prevenção de doenças e à função adequada do sistema imune.

miofilamentos Dentro da célula do músculo; as fibras de proteína actina e miosina são miofilamentos.

mioglobina Molécula de proteína muscular que contém ferro; transporta o oxigênio do sangue para a célula muscular.

mitocôndria Filamentos ou bastões finos no interior das células, que contêm enzimas importantes para produzir energia a partir da gordura e dos carboidratos.

modificação no comportamento Considera detalhadamente o comportamento alimentar a ser alterado, os eventos que desencadeiam a alimentação e as consequências do comportamento.

modo Tipo de exercício.

monossacarídeos O carboidrato mais simples, que contém apenas uma molécula de açúcar; glicose, frutose e galactose são os principais monossacarídeos.

monóxido de carbono Produzido principalmente durante a queima de combustíveis fósseis como carvão e gasolina; um gás incolor, inodoro e sem sabor.

motoneurônio Célula nervosa que conduz os impulsos do sistema nervoso central para um grupo de fibras musculares, produzindo movimento.

movimento balístico Movimento de exercício de flexibilidade, no qual uma parte do corpo é movida de maneira aguda contra a resistência dos músculos antagonistas, ou contra os limites da articulação.

movimento passivo contínuo (MPC) Aparelhos motorizados que movem continuamente grupos de músculos isolados em toda a amplitude de movimento, sem exigir qualquer esforço do usuário.

músculo esquelético Músculo conectado a um osso.

N

normas Representam o nível médio de conquista de um grupo específico, com o qual as pontuações medidas podem ser comparadas.

O

obesidade Acúmulo excessivo de gordura corporal.

obesidade hiperplástica Grande número de células adiposas, duas ou três vezes maior que o normal.

obesidade leve Definida como sobrepeso de 20 a 40%.

780 Glossário

obesidade moderada Definida como sobrepeso de 40 a 100%.

obesidade mórbida Definida como sobrepeso de mais de 100%.

oligomenorreia Fluxo menstrual escasso ou infrequente.

onda P Transmissão do impulso elétrico através dos átrios.

onda T Recuperação elétrica ou repolarização dos ventrículos.

órgãos tendíneos de Golgi Órgãos na junção do músculo com o tendão; enviam impulsos inibidores para um músculo quando sua contração atinge certos níveis; o objetivo pode ser impedir a separação entre o tendão e o osso quando a contração é excessiva.

osmolaridade Concentração de uma solução que participa da osmose.

osso cortical Osso com um eixo externo compacto.

osso trabecular Osso terminal interno e esponjoso.

osteoartrite Doença articular inflamatória em pessoas idosas. A cartilagem da articulação se desgasta e o osso cresce na margem das articulações; resulta em dor e rigidez, principalmente após o exercício prolongado.

osteoblastos Células ósseas que criam o osso.

osteoclastos Células ósseas que decompõem o osso.

osteoporose Definida como um distúrbio relacionado à idade, caracterizado pelo teor mineral ósseo reduzido e o risco elevado de fraturas.

osteoporose primária Pode ocorrer em dois tipos: osteoporose do tipo 1 (pós-menopáusica), que é uma redução acelerada na massa óssea ocorrida quando os níveis de estrogênio diminuem depois da menopausa; e osteoporose do tipo 2 (relacionada à idade), que é uma perda inevitável de massa óssea com o envelhecimento, ocorrida em homens e mulheres.

osteoporose secundária Perda de massa mineral óssea que pode se desenvolver em qualquer idade, como consequência de distúrbios hormonais, digestivos e metabólicos, além do repouso prolongado no leito e falta de gravidade (voos espaciais).

ozônio Na atmosfera inferior, é produzido pela reação fotoquímica da luz solar sobre os hidrocarbonos e o dióxido de nitrogênio emitidos por automóveis e indústrias.

P

parassimpático Divisão craniossacral do sistema nervoso autônomo.

pelagra Deficiência de niacina.

percepção subjetiva de esforço (PSE) Meio para quantificar a sensação subjetiva da intensidade de um exercício; escalas de Borg e gráficos que descrevem a amplitude da intensidade desde o repouso até o débito máximo de energia são usados como auxílio visual para os atletas enquanto mantêm seus esforços na zona de treinamento efetivo.

percurso Sistema de circuitos ao ar livre que combina ginástica com a corrida.

permissão alimentar recomendada (PAR). Estabelecido pelo National Research Council da National Academy of Sciences; o principal padrão de nutrientes no mundo todo; usado para diretivas e decisões referentes à nutrição; também é usado para objetivos que variam desde o desenvolvimento de novos produtos alimentícios até o estabelecimento de normas para programas norte-americanos de assistência à nutrição.

pesagem hidrostática O procedimento laboratorial mais usado para medir a densidade corporal; a densidade total do corpo é calculada a partir do volume corporal de acordo com o princípio de deslocamento de Arquimedes, que afirma que um objeto submerso em água flutua devido ao peso da água deslocada.

peso corporal magro O peso do corpo, subtraindo-se o peso da gordura.

peso relativo Peso corporal dividido pelo valor do ponto médio e da faixa de peso.

placebo Substância inativa fornecida para satisfazer à demanda de um paciente por um medicamento.

plaqueta Material da coagulação.

polarizado Células cardíacas carregadas no estado de repouso (íons negativos dentro da célula, positivos fora); quando sofrem estimulação elétrica, elas despolarizam (íons positivos dentro da célula cardíaca, negativos fora) e se contraem.

pólen Substância obtida do mel que, segundo alguns, possui qualidades nutricionais incomuns que melhoram o desempenho; estudos duplos-cegos com placebo não apoiam essa afirmação.

polidipsia Sede excessiva.

polifagia Fome insatisfeita.

polímero de glicose Quatro a seis unidades de glicose produzidas pela decomposição parcial do amido de milho.

poliúria Excesso de urinação.

poluentes primários do ar Inclui monóxido de carbono (CO), dióxido de carbono (CO_2), dióxido de enxofre (SO_2), óxido de nitrogênio (NO) e matérias particuladas como chumbo, carbono de grafite e cinzas.

poluentes secundários do ar Formados pela ação química dos poluentes primários e substâncias químicas naturais da atmosfera; os exemplos incluem o ozônio (O_3), ácido sulfúrico (H_2SO_4), ácido nítrico (HNO_3), nitrato de peroxiacetil e uma série de outros compostos orgânicos e inorgânicos.

porcentagem total de Calorias Conceito usado por nutricionistas para representar a porcentagem de proteína, carboidrato e gordura presentes na dieta; calculada a partir do fato de que 1 g de carboidrato, proteína e gordura equivalem a 4 Calorias, 4 Calorias e 9 Calorias, respectivamente.

potência Trabalho realizado por unidade de tempo, medido por uma fórmula; o trabalho é igual à força multiplicada pela distância dividida pelo tempo; uma combinação entre força e velocidade.

potência aeróbia Ver *consumo máximo de oxigênio*.

potência anaeróbia máxima Capacidade de se exercitar por um curto período com grande energia e alto nível de potência; importante para vários esportes em que as corridas de alta velocidade e os movimentos potentes são comuns.

prescrição de exercícios Recomendação de um programa de exercícios para cumprir objetivos individuais desejáveis de condicionamento físico; inclui tipos de atividades, duração, intensidade e frequência do exercício.

pressão arterial A pressão exercida pelo sangue na parede das artérias; a medição se dá em milímetros de mercúrio (como 120/80 mmHg).

pressão arterial diastólica A pressão arterial enquanto o coração repousa entre os batimentos.

pressão arterial elevada Ver *hipertensão*.

pressão arterial média Equivale a 1/3 (pressão sistólica – pressão diastólica) + pressão diastólica.

pressão sistólica Pressão do sangue contra a parede do vasos sanguíneos quando o coração está se contraindo; a pressão sistólica normal varia entre 90 e 139 mmHg; quando medida em mais de uma ocasião acima de 140 mmHg, indica diagnóstico de pressão alta.

programas de musculação em circuito Envolvem 8 a 12 repetições com vários aparelhos de musculação em 7 a 14 estações, passando rapidamente de uma estação para a próxima.

promoção da saúde Ciência e arte de ajudar as pessoas a mudar seu estilo de vida para obter uma saúde ideal.

pronação Corpo: posição com a face para baixo; mão: palma da mão voltada para trás ou para baixo; pé: o lado interno (medial) do pé abaixado para estender o arco; oposto de supinação.

proteína Composto complexo que transporta o nitrogênio, presente naturalmente nas plantas e animais; produz aminoácidos quando decomposto; os aminoácidos componentes são essenciais para o crescimento e reparo dos tecidos vivos; também é uma fonte de calor e energia para o corpo.

protoporfirina Um derivado da hemoglobina; formado a partir da heme pela exclusão de um átomo de ferro.

puberdade Período da vida em que a pessoa se torna funcionalmente capaz de reprodução.

pulso radial Pulsação medida no punho.

Q

quilocaloria (kcal) Medição do calor exigido para elevar a temperatura de 1 kg de água em 1°C; uma Caloria, usada nas medições da dieta e do metabolismo, equivale a 1 kcal (1.000 calorias).

quilograma (kg) Unidade de peso equivalente a 1.000 g.

quilograma-metro (kgm) Equivale à quantia de trabalho exigida para elevar 1 kg por 1 m.

quilolibra-metro (kpm) Equivalente ao quilograma-metro, na gravidade normal.

R

razão circunferência cintura/quadril (RCCQ) Taxa entre a circunferência da cintura e do quadril. Uma RCCQ relativamente alta indica complicações elevadas decorrentes da obesidade.

razão da troca respiratória (RTR) A razão entre a quantia de dióxido de carbono produzido e a quantia de oxigênio consumido pelo corpo durante o exercício.

razão sódio:potássio (NA:K) Razão da ingestão de sódio/potássio na dieta, que pode ser um indicador importante do risco de hipertensão.

reabilitação cardíaca Um programa para preparar os pacientes cardíacos para o retorno à sua vida produtiva, com menos risco de recidiva dos problemas cardíacos.

recursos ergogênicos Substância ou tratamento físico, mecânico, nutricional, psicológico ou farmacológico que melhora diretamente as variáveis fisiológicas associadas ao desempenho no exercício, ou remove as restrições subjetivas que podem limitar a capacidade fisiológica.

redução de nódulos Esforço para reduzir a gordura em um local do corpo, concentrando exercício, manipulação, bandas, etc. nesse local; entretanto, as pesquisas indicam que qualquer perda de gordura é generalizada em todo o corpo.

refeição pré-evento Refeição consumida 3 a 5 horas antes de um evento de exercício, enfatizando alimentos pobres em fibras e ricos em carboidratos.

reposição do estrogênio Um dos principais tipos de prevenção e controle da osteoporose, principalmente para as mulheres pós-menopáusicas; também é eficaz para prevenir a doença cardiovascular.

reserva da frequência cardíaca Diferença entre a frequência cardíaca em repouso e a máxima.

resfriamento Redução gradual da intensidade do exercício, para permitir que os processos fisiológicos voltem ao normal; também chamado de "volta à calma".

resistência Capacidade de continuar um desempenho físico durante certo período.

resistência cardiorrespiratória O mesmo que resistência aeróbia. Pode ser definida como a capacidade de continuar ou persistir em tarefas vigorosas que envolvem grupos de músculos grandes por períodos prolongados; a capacidade dos sistemas circulatório e respiratório para se ajustar e recuperar-se dos efeitos do exercício ou trabalho com o corpo todo.

resistência periférica total Soma de todas as forças que se opõem ao fluxo do sangue no sistema de vasos sanguíneos do corpo. Durante o exercício, a resistência periférica total diminui porque os vasos sanguíneos nos músculos ativos aumentam de tamanho.

resposta antecipatória Antes do exercício, a frequência cardíaca pode subir durante a antecipação da série de exercícios.

ressuscitação cardiopulmonar (RCP) Método de primeiros socorros para restaurar a respiração e a ação cardíaca por meio da respiração boca a boca e de compressões torácicas rítmicas; o ensino da RCP é oferecida pelas unidades locais da American Heart Association e da Cruz Vermelha e, nos EUA, é obrigatória na maioria das certificações em condicionamento físico.

782 Glossário

RGCE Tratamento recomendado para dor e lesão musculoesquelética durante as primeiras 48 a 72 horas; significa repouso, gelo, compressão e elevação.

risco relativo Expressão de risco de uma doença que geralmente compara os índices de mortalidade de grupos que variam em uma certa prática referente à saúde.

roupas para redução de peso Roupas especiais para reduzir o peso, que incluem cintos aquecidos, roupas de borracha e oleados, que dependem principalmente da desidratação e da pressão localizada.

S

saciedade Sensação de estômago cheio e satisfação.

sarcolema Membrana de uma célula muscular.

sarcômero A menor subunidade musculoesquelética funcional capaz de contração.

saturação percentual Durante a eritropoiese deficiente em ferro (deficiência de ferro da fase 2), a saturação percentual diminui (< 16% é anormal).

saúde A Organização Mundial de Saúde a definiu como o estado de bem-estar físico, mental e social completo, e não meramente a ausência de doença.

série Grupo de repetições de um movimento de exercício, realizadas consecutivamente, sem repouso, até atingir um certo número ou a exaustão momentânea.

sistema de transporte de elétrons Trajeto metabólico adicional pelo qual os produtos do ciclo de Krebs entram e produzem ATP; este ciclo requer oxigênio.

sistema do lactato Exercício com duração de 1 a 3 minutos; depende do sistema do lactato ou da glicólise anaeróbia para o ATP.

sobrecarga Sujeitar uma parte do corpo a um esforço maior do que ao qual está acostumada, a fim de provocar uma resposta ao treinamento; o aumento pode ocorrer em intensidade ou duração.

sódio Eletrólito que é o principal cátion (íon positivo) dos líquidos fora das células corporais; os íons de sódio e cloro tendem a se concentrar fora da parede das células corporais (extracelular), enquanto o potássio se concentra dentro delas (intracelular); esta organização é essencial para manter o equilíbrio dos líquidos dos tecidos dentro e fora das células; sódio, potássio e cloro trabalham com o bicarbonato para regular o equilíbrio ácido-base do corpo; cumpre uma função importante para regular o tônus muscular normal; o Food and Nutrition Board dos EUA estabeleceu que a ingestão diária segura e adequada de sódio é de 1.100 a 3.300 mg.

sons de Korotkoff Sons da pressão arterial.

submáximo Inferior ao máximo; o exercício submáximo requer menos captação máxima de oxigênio, frequência cardíaca ou potência anaeróbia de uma pessoa; geralmente se refere à intensidade do exercício, mas pode ser usado para citar a duração.

supercompensação do glicogênio muscular Prática da pirâmide do exercício, combinada a uma dieta rica em carboidratos, que armazena níveis muito altos de glicogênio nos músculos antes dos eventos longos de resistência.

supinação Assumir uma posição horizontal com a face para cima; no caso da mão, também significa voltar a palma para frente; oposto da pronação.

suplementação Uso de comprimidos de vitaminas ou minerais para suplementar a dieta regular.

suplementos alimentares Substâncias ou comprimidos adicionados à dieta; a maioria dos nutricionistas prestigiados afirma que a suplementação de vitaminas ou minerais não é aconselhável para pessoas que consomem uma dieta balanceada.

T

tabaco sem fumaça O uso do tabaco sem fumaça ocorre de duas formas: (1) aplicar – colocar uma pitada de um tabaco em pó seco ou úmido (rapé) entre a bochecha ou o lábio e a gengiva superior; (2) mascar – colocar tabaco de folhas soltas, no tamanho de uma bola de golfe, entre a bochecha e a gengiva inferior, onde é mascado e sugado.

tabagismo passivo Respirar o ar com a fumaça de cigarro que ele contém.

tamanho da estrutura Medição da largura do cotovelo para a determinação da massa esquelética pequena, média ou grande.

taquicardia Frequência cardíaca excessivamente rápida. Geralmente, descreve um pulso de mais de 100 batimentos por minuto em repouso.

taxa metabólica em repouso (TMR) Representa a energia gasta pelo corpo para manter a vida e as funções corporais normais, como respiração e circulação.

tecido adiposo Tecido de gordura.

técnico em exercícios Certificado do American College of Sports Medicine que indica a competência para administrar testes de exercícios graduados, calcular os dados e implementar qualquer procedimento de emergência necessário; deve ter certificação atualizada em RCP.

temperatura do globo úmido Leitura da temperatura aproximada do estresse por calor que o ambiente impõe ao corpo humano; leva em consideração não apenas a temperatura e a umidade, mas também o calor radiante do sol e as brisas frescas que aceleram a evaporação e a convecção do calor para fora do corpo; a leitura é fornecida por um instrumento que engloba um termômetro em uma esfera de cobre úmida e preta (comparar com Termômetro de bulbo seco, Termômetro de bulbo úmido).

tempo de reação Referente ao tempo decorrido entre a estimulação e o início da reação.

teoria da célula adiposa Teoria que pode explicar a obesidade; o número de células adiposas pode aumentar duas ou três vezes mais que o normal se o indivíduo ingerir um excesso de Calorias; depois de formadas, as células adiposas extras não podem ser removidas pelo corpo; isto pode ocorrer a qualquer momento da vida, mas parece particularmente importante durante a infância, quando as células adiposas ainda estão se dividindo.

terapia de relaxamento Tratamento que ensina o paciente a atingir um estado de desativação muscular e mental por meio do uso sistemático de exercícios de relaxamento ou meditação para reduzir a pressão arterial.

termômetro de bulbo seco Um instrumento comum para indicar a temperatura, não leva em consideração a umidade e outros fatores que se combinam para determinar a tensão pelo calor sofrida pelo corpo.

termômetro de bulbo úmido Termômetro cujo bulbo é inserido em um pavio úmido, para que a evaporação do pavio diminua mais a leitura da temperatura no ar seco que no úmido; uma comparação entre as leituras do bulbo seco e úmido pode ser usada para calcular a umidade relativa.

teste de esforço progressivo (TEP) Teste na esteira ou na bicicleta ergométrica, no qual a carga de trabalho aumenta gradualmente até a exaustão ou um desfecho predeterminado.

teste oral de tolerância à glicose (TOTG) O TOTG é uma solução de glicose em 75 g fornecida após uma noite em jejum de 10 a 16 horas.

testosterona Hormônio do androgênio produzido pelos testículos e pelo córtex suprarrenal; acelera o crescimento dos tecidos.

tratamento de cuidados graduais Abordagem com técnicas de estilo de vida e vários medicamentos para tratar a hipertensão.

treinamento com intervalos Sessão de treinamento em que a intensidade e a duração do exercício são alternadas conscientemente, entre o trabalho mais intenso e o mais fácil; frequentemente usado para melhorar a capacidade aeróbia e/ou a resistência anaeróbia em atletas que já possuem uma base de resistência no seu treinamento.

treinamento de Fartlek Semelhante ao treinamento com intervalo; uma forma livre de treinamento, executado em trilhas ou estradas.

treinamento em circuito Série de exercícios realizados sequencialmente, com intervalos curtos de repouso.

trifosfato de adenosina (ATP) Energia liberada na separação de ligações de fosfato de alta energia; fonte imediata de energia para a contração muscular.

triglicerídeos Tipo de gordura constituída de glicerol com três ácidos graxos; a maioria das gorduras animais e vegetais são triglicerídeos.

trombose Formação ou existência de um coágulo dentro do sistema dos vasos sanguíneos.

trombose cerebral Coágulos que se formam no interior da artéria cerebral.

U

uma repetição máxima (1 RM) Sobrecarga máxima em que a pessoa pode executar a repetição de um movimento do exercício.

unidade motora Um motoneurônio e as fibras musculares ativadas por ele.

US-RDA Uma série de normas desenvolvidas pela Food and Drug Administration (FDA) dos EUA para regulamentar os rótulos na nutrição; embora as normas tenham sido retiradas da RDA, são baseadas em poucas categorias e apenas 19 vitaminas e minerais foram escolhidos.

uso excessivo Esforço ou choque repetitivo excessivo, que resulta em lesões como fraturas de tensão ou inflamação dos músculos e tendões.

V

validade Descreve até que ponto um teste mede o que foi desenvolvido para medir.

vasoconstrição Estreitamento de um vaso sanguíneo para diminuir o fluxo de sangue para uma parte do corpo.

vasodilatação Alargamento de um vaso sanguíneo para aumentar o fluxo de sangue para uma parte do corpo.

velocidade Refere-se à capacidade de realizar um movimento dentro de um período de tempo curto.

ventilação minuto Volume de ar inspirado para o corpo a cada minuto.

vitamina Nutriente essencial para a vida; o corpo utiliza essas substâncias orgânicas para realizar grande parte de seu trabalho; não fornece energia, mas ajuda a liberar a energia dos carboidratos, das gorduras e das proteínas; cumpre uma função vital nas reações químicas de todo o corpo; existem dois tipos de vitaminas: solúveis em gordura (A, D, E, K) e solúveis em água (8 vitaminas B e a vitamina C); 13 vitaminas foram descobertas, a mais recente em 1948.

$\dot{V}O_{2máx}$ Volume máximo de oxigênio consumido por unidade de tempo. Na notação científica, aparece um ponto sobre o V para indicar "por unidade de tempo".

volume corpuscular médio Anemia deficiente em ferro da fase 3, caracterizada por uma queda na hemoglobina; a medula óssea produz um número crescente de eritrócitos cada vez menores e menos coloridos; medida quando o volume corpuscular médio (VCM) diminui para menos de 80 fl.

volume corrente A quantia de ar por respiração.

volume de reserva expiratório (VRE) Quantia de ar que pode ser expelida do pulmão durante o volume corrente expirado em repouso.

volume de reserva inspiratório (VRI) Quantia de ar que pode ser inspirada para o pulmão, além do volume corrente inspirado em repouso.

volume residual Volume de ar que permanece nos pulmões após a expiração máxima; deve ser calculado em uma fórmula para determinar a composição corporal através da pesagem subaquática.

volume-contração Volume de sangue bombeado para fora do coração (pelos ventrículos) em uma contração.

W

watt Medida de potência que equivale a 6,12 kgm por minuto.

Índice Remissivo

Nota: Os números de página em itálico indicam ilustrações.

10M, recomendações de prescrição de exercícios, 233
4-androstenediol, 342
5-androstenediol, 342

A

AAHPERD: Teste de Condicionamento Físico Relacionado à Saúde para Estudantes Universitários, bateria de testes, 62
Abdominal
  com a perna estendida, 744-45
  com a perna flexionada, 188, 265
  com meio pico, 744
  com o joelho elevado e flexionado, 189
  com o joelho flexionado, 177-79, 742
  com rotação com a perna estendida, 188
  dinâmico com o joelho cruzado, 189
  estático com o joelho cruzado, 189
  mais seguro, 188-89
  parcial, 177-79
Ablação a laser, *382*
Abordagem do estilo de vida, 235-37
  definição, 231
Abordagem individualizada, prescrição do exercício, 237
Abordagens alimentares para impedir a hipertensão. *Ver* Plano Alimentar Dash
Abraços de urso, 746
Absorciometria de raios x de dupla energia. *Ver* Dexa
Academias, evolução, 11
Acetominofeno, para a artrite, 642
Acidente vascular cerebral (AVC)
  aterosclerose, 369
  definição, 371-72
  diabetes, 484
  fatores de risco, 376, 377
  hemorrágico, definição, 375
  isquêmico, tabagismo, 383
  sinais, 376, 378
  taxas de mortalidade, 376, 377
  tipos, 375-76
Ácido ascórbico, deficiência de ferro, 325
Ácido docosaexaenoico (DHA), 298
Ácido eicosapentaenoico (EPA), 298
Ácido graxo, 297-99
  monoinsaturado, 283
  poli-insaturado, 283
  trans, 283, 298
Ácido nítrico, poluente do ar, 675
Ácido sulfúrico (H_2SO_4), poluente do ar, 675
Acidose diabética, 484

Açúcares, 294, 299-300
  adição, 299-300
  definição, 283
Adolescentes
  controle do peso, 288
  densidade mineral óssea, 634
  diabetes tipo 2, 488
  necessidade de sono, 586-87
  normas do teste de condicionamento físico, 697-738
  obesidade, 513-15
  riscos e benefícios da atividade física para a saúde, *686*
  tabagismo, 386
Adultos
  normas do teste cardiorrespiratório, 710-18
  normas do teste musculoesquelético, 727-38
  testes de múltiplas dobras cutâneas, 149-52
Adultos mais velhos, controle do peso, 288
Aeróbia de baixo impacto, 251
Aerobics (Cooper), 10
Aerobics Center Longitudinal Study, 417
Aerobics for Women (Cooper), 10
Afastamento das mãos em posição sentada, 746
Agachamento
  com o tronco inclinado, 750
  de balé, 747
Agência de Proteção Ambiental (EPA), índice de qualidade do ar, 675
  tabagismo, 386
Agilidade, definição, 31, 34
Agorafobia, 571
Água, importância para o corpo, 284
Água duplamente marcada, 30, 32
Álcool
  câncer, 462
  hipertensão, 396-98, 399
  saúde, prevenção de doenças, 301-02
Alcoolismo, definição, 397
Alcott, William, 8
Alendronato, 629, 630-31
Alimentos densos em nutrientes, definição, 283
Alívio drástico, 269
Alongamento. *Ver* Flexibilidade
  balístico, 258
  com corda para a sura, 740
  com corda para as regiões lombar e posterior da coxa, 739
  com movimentos lentos, 258
  da virilha, 740
  do quadríceps, 740
  do tronco, 741

  estático, 232, 258
  lateral em pé, 741
Ambiente
  atividade física, 21
  obesidade, 520
Amenorreia, 669, 670
American Academy of Pediatrics
  atividades para os jovens, 16
  musculação, 218
  obesidade infantil, 514-15
American Association of Health, Physical Education, Recreation and Dance (AAHPERD), 709-10
American Cancer Society
  álcool e risco de câncer, 462
  ingestão de gordura na dieta, 461
  obesidade, 516
  prescrição de exercícios, 234
  prevenção do câncer, 457-59
  recomendações para a detecção precoce do câncer, 453, *454*
  risco vitalício de desenvolvimento de câncer, 450-51
  suplementos alimentares na prevenção do câncer, 459
American College of Obstetricians and Gynecologists (ACOG), exercícios durante a gravidez, 671-72
American College of Rheumatology, dieta e artrite, 641-42
American College of Sports Medicine (ACSM)
  alongamento, 172, 256
  alongamento estático, 36
  atividade física para jovens em idade escolar, 37-38
  cafeína, 340
  definição de condicionamento físico, 33
  desenvolvimento de força e resistência musculares, 36
  diretrizes gerais para exercício no diabetes tipo 1, 500
  diretrizes para atividade física, 232
  diretrizes para atividade física e saúde óssea, 637
  diretrizes para avaliação médica antes do exercício, 500
  diretrizes para treinamento de musculação para adultos, 261
  doping sanguíneo, 341
  duração do exercício, 248
  equação de subida e descida do *step*, 91-92
  especialista certificado em exercícios, 65
  exercício e atividade física para a terceira idade, 624
  exercício e diabetes tipo 2, 503
  exercício e reposição de líquidos, 319-21
  exercício para hipertensão, 400-401

784

Índice Remissivo **785**

fisiologista clínico do exercício, 65-66
força muscular e flexibilidade, 259
fórmulas da energia necessária, 99
fórmulas para ergometria de perna e braço, 97
frequência cardíaca máxima, 242
instrutor de saúde/condicionamento físico certificado, 64-65
lesões por calor, 672
manual para academias, 11
normas e diretrizes para instalações de saúde e condicionamento, 55
personal trainer certificado, 64
prescrição de exercícios, 230-34
recomendações, 233
programa de certificação de saúde/condicionamento físico, 63-66
questionário da saúde, 48
recomendações para lutadores, 304
recomendações para treinadores de corrida, 673
resistência cardiorrespiratória, 34
suplementação de creatina, 343-44
suplementos vitamínicos e minerais, 326
teste de exercício para artrite, 642
treinamento de força, 171
tríade da mulher atleta, 670
American Diabetes Association
controle do diabetes, 493
diretrizes gerais para o exercício e o diabetes tipo 1, 500
diretrizes para a avaliação médica antes do exercício, 500
terapia de nutrição médica para diabetes, 504-06
teste do diabetes, 487
triagem do diabetes, 488
American Dietetic Association
alternativas à gordura, 299
recursos ergogênicos, 338-39
suplementos de proteína, 331
suplementos de vitaminas e minerais, 326, 327
American Fitness Alliance, 61-63
American Heart Association
atividade física e risco de AVC, 418
AVCs, 376
doença cardiovascular, 48, 369
diretrizes para prevenção e tratamento de hipercolesterolemia, 405-407
diretrizes para redução do risco de doença cardiovascular, 410
obesidade infantil, 514-15
questionário de saúde, 48
recomendações de prescrição de exercícios, 233, 234
treinamento de força, 171
triagem pré-participação, 53-55
American Institute of Nutrition, suplementos de vitaminas e minerais, 327
American Medical Association, suplementos de vitaminas e minerais, 327
Amido, 294, 299
Aminoácidos, 329-31, 336
Amputação
complicações do diabetes, 492
diabetes, 485

Análise da impedância bioelétrica (AIB), 155-57, 159
Anderson, Bob, 256
Anderson, William, 9
Androstenediona, 342
Anemia
desempenho no exercício, 325
em atletas, 323
frequência, 324
Aneurisma, definição, 371
Angina de peito
definição, 371
doença arterial coronariana (DAC), 374
Angiocardiografia, definição, 371
Angiografia coronariana, 381
Angioplastia
a laser, 383
coronariana transluminal percutânea (ACTP), 381, *382*
definição, 371
Angústia, 574
Angústia mental frequente (AMF), 575-76
Anorexia nervosa, 548-51
Antioxidantes, 282, 295-96, 459-60
Apoio lateral isométrico, 189
Apoio social, *268*, 578
Apoproteína, 403
Aquecimento, 232, 237-40
Arritmia, 106-07, 371
Artéria carótida, definição, 371
Artérias coronárias, definição, 371, 374
Artérias do sistema circulatório, 755
Arteriosclerose, definição, 371
Arthritis Foundation, 641
Artrite
exercício, 642, 644-16
fatores de risco, 640-41
juvenil, 640
medicamentos, 642, 643
osteoartrite, 646
psoriática, 640
reumatoide, 639-40, 645
riscos e benefícios da atividade física para a saúde, *685*
tipos, 639-40
tratamento, 641-42
visão geral, *638*
Artroplastia total de quadril (ATQ), 641
Asma
definição, 680
fases e sintomas induzidos pelo exercício, 682-84
fatores de risco, 681-82
fatos, 681
induzida pelo exercício, 680-84
prevalência, 680
prevenção, 681-82
riscos e benefícios da atividade física para a saúde, *685*
Aspartame, 300
Astrand, Per Olaf, 51-52
Ataque cardíaco
definição, 372
exercício, 676-78
morte súbita, 676-78
primeiros indícios, 374, 375

Ataque isquêmico transitório (TIA)
definição, 372
sinal de alerta de AVC, 376
Ataques cerebrais, 375
Aterectomia, 382
coronariana direcional (ACD), 383
Aterosclerose
definição, 369, 371, 677
desenvolvimento, 370, 373, 374
início, 373-74
lipoproteínas, 403
prevalência, 374
regressão, 383
vasos sanguíneos bloqueados, 369-70, *373*
Atividade física. *Ver também* Exercício
câncer, 462-68
câncer de cólon, 463-65
câncer de mama, 465-67
câncer de próstata, 467-68
compêndio, 756-69
controle do peso, 288-89
definição, 30, 31, 32
entendimento e promoção, 267-69
entre jovens, 16-17
estratégias para aumentar, 19-21
estresse, 579
função no controle do peso, 547
hipertensão, 399-401
obesidade, 526-27
osteoporose, 632-37, *638*
risco de desenvolvimento de diabetes, 497-98
riscos e benefícios para a saúde, *685-86*
sono, 588
terceira idade, 626-27
termos, 31
vs. exercício, 32
Atividades sem suporte de peso, 547
Atletas
deficiência de cloreto de sódio, 321
densidade mineral óssea, 634
importância de ingestão de carboidratos, 309-14, 315
ingestão de energia, 305-09
ingestão de líquidos, 314-22, 323
padrões de peso, 548
práticas alimentares, 302-05
triagem cardiovascular, 53-55
vegetarianos, dificuldades, 333
ATP, carga de gordura, 344
Atrofia muscular, 172, 625
Ausculta, 81-82
Autoestima, atividade física, 582
Autorreavaliação, 269
Avaliação médica, atividade física, 51

B
Balanço da perna em posição ajoelhada, 748
Banda gástrica ajustável por laparoscopia, 534
Barras de cereal, 322
Bateria de testes, 61-63
Bebidas esportivas, 321
Beecher, Catharine, 8, 9
Beecher, Henry Ward, 9

786 Índice Remissivo

Bem-estar
  casos de sucesso, 20-21
  definição, 3
  futuros desafios, 21
Benoit-Samuelson, Joan, 216, 217, 220
Better Sleep Council, 578, 588
Bicarbonato de sódio, 340
Bicicleta ergométrica
  descrição, 93-94
  teste submáximo, 92-95
  vs. esteiras, 92
Bidis, 384
Bifosfonatos, 630
Biofeedback, 577
Blair, Stephen, 415
Borg, Gunnar, 245
Bowerman, Bill, 10
Bradicardia, definição, 371
Bulimia, 548-51

C

Cafeína para aumentar o desempenho,
  339-40
Cãibras por calor, 672
Cálcio
  nos alimentos, *634*
  osteoporose, 632
Calcitonina, 631
Cálculos biliares, obesidade, 515, *516*
Calor corporal, 314-17
Calorias (quilocalorias)
  definição, 282
  uso do termo, 30
Calorimetria, 30, 31, 32
  direta, 31
  indireta, 31, 524
Caminhada, 99-100, 250-51
  acelerada, 250-51
Campylobacter, 297
Canadian Physical Activity, Fitness & Lifestyle Appraisal (CPAFLA)
  bateria de testes, 62
  condicionamento aeróbio, 89
  teste de abdominal parcial, 178
  teste de força de preensão, 181-82
  teste de salto vertical, 186-87
Canadian Society for Exercise Physiology
  bateria de testes de condicionamento físico, 61
  condicionamento aeróbio, 89
  modelo transteórico, 267
Câncer
  atividade física, 462-68
  cólon e reto, 463
  crescimento e fases, 447, 448-49
  estatísticas, 448, 450-51, 453
  exercício e reabilitação, 468-70
  fatores de risco, sinais e sintomas, *454-55*, 456
  fatos e números, *451*
  hábitos de estilo de vida, 457
  índices de mortalidade, 448, 450
  índices de sobrevivência, 453, *456*
  luz solar, 460
  mama, 466
  medicina complementar e alternativa, 451, 452-53
  obesidade, 457, 516

prevenção, 456-62
próstata, 467
pulmão, *448*
recomendações da ACS para detecção precoce, *454*
riscos e benefícios da atividade física para a saúde, *686*
sedentarismo como fator de risco, 462, *463*
tabagismo, 384, 457
visão geral, 447
Câncer colorretal, fatores de risco, sinais e sintomas, 455
Câncer de cólon
  fatores de risco da atividade física, 463-65
  gordura na dieta, 461
  recomendações da ACS para detecção precoce, *454*
Câncer de mama
  atividade física, 465-67
  fatores de risco, *466*
  gordura na dieta, 461
  recomendações da ACS para detecção precoce, *454*
  sinais e sintomas, 455
  visão geral, 456-57
Câncer de pele
  fatores de risco, sinais e sintomas, *455*
  luz solar, 460
  visão geral, 459
Câncer de próstata
  atividade física, 467-68
  fatores de risco, 467
  gordura na dieta, 461
  recomendações da ACS para detecção precoce, *454*
  sinais e sintomas, 455
  visão geral, 457
Câncer de útero, recomendações da ACS para detecção precoce, *454*
Câncer maligno, definição, 447
Câncer pulmonar, fatores de risco, sinais e sintomas, *454*
Câncer retal, recomendações da ACS para detecção precoce, *454*
Capacidade de difusão pulmonar, 213
Capacidade pulmonar total (CPT), 206
Capacidade residual funcional (CRF), 206
Capacidade vital forçada (CVF), 206
Carboidratos
  complexos, 294, 299
  definição, 282
  exercício de resistência, 308-09
  fornecedor de energia, 284
  ingestão durante o treinamento, 309-14, 315
  nutrição, 294-96
  simples, 294, 299
Carcinogênese, definição, 447
Carcinoma, definição, 447
Cardiomiopatia hipertrófica, 47, 53, 677
Cardiovascular, definição, 371
Carga de bicarbonato de sódio, 340
Carga de glicogênio, 333-34
Carga de gordura, 344-45
Cartwright, Alexander, 9
Catecolaminas, 331
Cateterização, definição, 371

Cegueira
  complicações do diabetes, 492
  diabetes, 485
Células de espuma, 373
Células musculares
  de contração lenta, 210
  de contração rápida, 210
Células T, 373
Centers for Disease Control and Prevention (CDC)
  atividade física entre adultos, 11
  atividade física entre jovens, 16, 38
  controle do peso e osteoartrite, 641
  criação, 8
  definição de condicionamento físico, 33
  diretrizes para atividade física, 232
  estresse, 575-76
  exercício e doença arterial coronariana, 416
  fatores de risco para artrite, 640
  poluição do ar, 674-75
  recomendações para prescrição de exercícios, 233
  recursos ergogênicos, 338
  Youth Media Campaign Longitudinal Survey, 14
Cérebro, pressão arterial elevada, 391
Certificação
  organizações que oferecem, 66
  para profissionais de saúde e condicionamento físico, 63-66
Cetoacidose, 482
Cetoprofeno, dor da artrite, 642
Ciclismo
  com pesos, 519
  lesões resultantes, 667
Cigarro. *Ver também* Tabagismo
  características de fumantes, *385*
  cessação, 387-88
  como principal causa de morte, 383-84
  doença arterial coronariana, 383-84
  exercício, 388-90
  prevalência, *385*
  riscos e benefícios da atividade física para a saúde, *686*
  tabaco sem fumaça, 387
  tendências, 384, 386-87
Circulação colateral, definição, 371
Circunferência abdominal, 158
  definição, *124*, 158
  índice de massa corporal (IMC), 141
  risco de doença, 138
Circunferência do glúteo, 158
Circunferência do quadril. *Ver* Circunferência abdominal
Cirurgia de enxerto de ponte da artéria coronária (CEPAC), 381, 382
Cirurgia de ponte coronariana, definição, 371
Cirurgia de redução gástrica, 531, 534-35
Clarke, H. Harrison, definição de condicionamento físico, 33
Clayton, Derek, 220
Cloreto de sódio, ingestão reduzida, 392, 394-96
Cloridrato de fenfluramina e resina de fentermina (fen-fen), 535
Cloridrato de sertralina, 580

Coágulos, 369, 371, 375
Cóccix, 173
Cognição mental, atividade física, 582-83
Colesterol
    definição, 282, 298, 371
    em jovens, 16
    obesidade, 515
Colesterol alto
    como fator no desenvolvimento de ate-
      rosclerose, 370, 373
    diabetes, 484
    efeito do exercício, 412-15
    lipoproteínas, 402-04, 409
    prevalência, 401-02
    riscos e benefícios da atividade física
      para a saúde, *686*
    tratamento de hipercolesterolemia, 404-15
Colesterol HDL (HDL-C), 403-04
Colesterol LDL (LDL-C), classificação, 403
Coletes para dor lombar, 176
Coluna vertebral
    composição, 173-74
    definição, 172
Comitê Olímpico Internacional
    cafeína, 340
    doping sanguíneo, 341
Comitê Olímpico Norte-Americano, hemo-
    globina feminina, 325
Comorbidade, definição, 484
Compassos de dobras cutâneas, 143
    básicos, 143
    Skyndex, 143
    TEC, 143
Competência profissional, 55, 60
Complicações do diabetes, 484
Comportamento da saúde, definição, 3
Composição corporal
    alterações na terceira idade, 626
    definição, 31, 35, 123, 124
    equações, *149*
    impedância bioelétrica, 155-57
    interactância por infravermelho pró-
      ximo, 157-58
    medições de altura e peso, 126-38,
      139-41
    medições de dobra cutânea, 138, 142-52
    métodos para determinar, 160-62
    motivos para a medição, 123
    pesagem hidrostática, 152-55
    planilha, 153
    tabelas, 719-27
    terminologia, 123-26
    topografia do corpo humano, 158-59
Compreensão da Medicina Esportiva, 267
Condicionamento aeróbio
    definição, 231
    em jovens, 15-16
    resistência cardiorrespiratória, 34-35
Condicionamento cardíaco na terceira
    idade, 618
Condicionamento cardiorrespiratório
    definição, 31
    frequência cardíaca durante o exercício,
      82-83
    frequência cardíaca em repouso, 81-82
    pressão arterial durante o exercício,
      80-81
    pressão arterial em repouso, 78-80

testes de campo, 84-87
testes laboratoriais máximos, 95-103
testes laboratoriais submáximos, 87-95
teste sem exercício, equações de previsão
    do $\dot{V}O_{2máx}$, 83-84
visão geral, 77-78
Condicionamento físico
    abordagem abrangente, 32-36
    bateria de testes, 61-63
    componentes, 32
    definição, 31
    dos jovens, estudos, 14-16
    elementos relacionados à saúde, 34-36
    normas do teste, 697-738
    nos EUA, 8-14
    relacionado à habilidade, elementos
      mensuráveis, *33*
    significado, 33-34
    sites importantes, 6
    testes de conceitos e objetivos, 60-61
Condicionamento muscular, definição,
    231
Condicionamento musculoesquelético
    benefícios relacionados à saúde, 171-72
    condicionamento muscular, 171
    definição, 35-36
    dor lombar, 172-77
    exercícios de flexibilidade, 256-58
    exercícios de força e resistência, 258-67
    glossário, 172
    salto vertical, 186-88
    terminologia, 172
    teste de flexibilidade, 184-86
    testes de força e resistência, 177-84
Condicionamento pulmonar, na terceira
    idade, 618
Condicionamento relacionado à saúde
    bateria de testes, 61-63
    elementos mensuráveis, 33
Condicionamento total, definição, 232
Condutividade elétrica corporal total
    (Tobec), 159, 161
Confiabilidade, definição, 60
Conscientização, 269
Consentimento informado, 55, *58, 59*
Consumo de oxigênio, 88, 172
Consumo máximo de oxigênio ($\dot{V}O_{2máx}$)
    definição, 31, 77
    efeito do exercício, 203-05
    equações de esteira para predição, 98
    equações de teste sem exercício para
      predição, 83-84
    musculação, 172
    processo de envelhecimento, 619,
      621-23
    teste, 83-103
Continuum anaeróbio/aeróbio, 308
Continuum da saúde, 4
Continuum do bem-estar, 4
Continuum dos esportes, elementos mensu-
    ráveis, *33*
Contração do estômago, 743-44
Contrações musculares
    concêntricas, 262
    excêntricas, 262
Contracondicionamento, 269
Controle da reação ao estresse, 578
Controle do estímulo, 269

Controle do peso, 288-89, 686
    hipertensão, 392, 395
    tabagismo, 389
Controle do reforço, 269
Controle parassimpático, 210
Conversão músculo-fibra, 215
Cooper Institute for Aerobics Research
    dor lombar, 176
    exercício e doenças coronarianas, 415
    Fitnessgram®, 62
    tabagismo, 388-89
Cooper, Kenneth H.
    exercício, 10
    exercício e tabagismo, 390
    protocolo de Balke, 97
    tabagismo, 388-89
Cooper, Mildred, 10
Coordenação, definição, 31, 34
Coração, menu saudável, *411*
Corpo, principais ossos, músculos e arté-
    rias, 752-55
Corrida
    fórmulas do ACSM, 99-100
    lesões, 662-65
    surgimento, 10
Corticosteroides para a artrite, 643
Coyle, Edward, 219
Crianças
    condicionamento físico, 37-39
    controle do peso, 288
    deficiências de ferro, 323
    diabetes tipo 2, 481, 488
    musculação, 218
    necessidade de sono, 586-87
    normas do teste de condicionamento fí-
      sico, 697-738
    obesidade, 513-15
    riscos e benefícios da atividade física
      para a saúde, *686*
Cromolina sódica, 684
Curva atrial, 104
Custos diretos, diabetes, 484

D
Dança aeróbia
    lesões resultantes, 665-67
    surgimento, 10
    visão geral, 251
Débito cardíaco, 203
Débito de oxigênio, 205
Defeitos cardíacos congênitos, 53
Deficiência de ferro, 323-26
Deficiência de glicose em jejum (DGJ),
    488
Deficiência de tolerância à glicose
    (DTG), 488
Déficit de oxigênio, 205
Deidroepiandrosterona (DHEA), 342
Demência senil, 616
Densidade capilar, 211
Densidade corporal
    cálculo, 150
    pesagem hidrostática, 152
    total, definição, 124
Densidade mineral óssea (DMO), envelhe-
    cimento, 628
Department of Health and Human Ser-
    vices, tabagismo, 383

788 Índice Remissivo

Department of Research and Sport Medicine, Wingate Institute for Physical Education and Sport in Israel, 100-01
Depósitos de ATP-CP, 306
Depressão
atividade física, 580
diagnóstico, 572-73
Depressão do segmento ST, 106
Derivação do ECG, 104
Desempenho
de resistência, 221
fatores que afetam, 220-21
Desidratação, 317-19
involuntária, 318
Destreinamento, 31, 219
Desvio cardiovascular, 318
Detectores eletrônicos e mecânicos de movimento, 30
Deterioração dos dentes, 300
Deterioração mental na terceira idade, 617
Deterioração miofibrilar, 330
Dewey, John, 9
Dexa, *124, 159*, 160-61
Dexfenfluramina, 535
Diabetes com mediação imune, 487
Diabetes Control and Complications Trial (DCCT) Research Group, controle do diabetes tipo 1, 491, 493-94
Diabetes do adulto. *Ver* Diabetes tipo 2
Diabetes idiopático, 487
Diabetes juvenil (JODM). *Ver* Diabetes tipo 1
Diabetes melito
classificação, 486-87
complicações, 482-86
complicações evitáveis, 492
controle, 493
definição, 481, 484
diretório de organização, 486
exercício, 496-503
medicamentos, *495*
medicamentos com insulina, 492
obesidade, 516
objetivos do *Healthy People* 2010, 485
prevalência e incidência, 481
recomendações nutricionais para portadores, 504-06
riscos e benefícios da atividade física para a saúde, *686*
sintomas, *482*, 485
terapia de nutrição médica, 504
terminologia, 484
teste e diagnóstico, 487-89
tipo 2, estilo de vida e risco, 490-91
tipo 2, prevenção, demora e tratamento, 494-96
tratamento do tipo 1 e do tipo 2, 491-94
triagem e fatores de risco, 489
visão geral, 481
Diabetes melito dependente da insulina (DMDI). *Ver* Diabetes tipo 1
Diabetes melito gestacional (DMG), 484, 488-89
Diabetes melito não dependente da insulina (DMNDI). *Ver* Diabetes tipo 2
Diabetes Prevention Program (DPP), 496
Diabetes tipo 1
definição, 484

exercício, 499
precauções do exercício para diabéticos, 499-501
recomendações de exercício, 500
sintomas, 485
tratamento, 491-94
visão geral, 486-87
Diabetes tipo 2
definição, 484
estilo de vida e risco, 490-91
exercício, 501-03
prevenção, adiamento e tratamento, 494-96
sintomas, 485
tratamento, 491-94
visão geral, 487
DiClemente, Carlos C, 267
Dieta
definição, 282
desenvolvimento do diabetes tipo 2, 490-91
Dieta de Atkins, 540
Dieta de baixa Caloria, 536
Dieta de Calorias muito baixas, 536-38
Dieta de déficit moderado, 536
Dieta de Pritikin, 412, 494
Dieta prudente
definição, 288
saúde e prevenção de doenças, 302-05
Dieta vegetariana, 283, 292
Dietary Guidelines for Americans
definição, 282
exercício para manutenção do peso, 542
Dietary Supplement Health and Education Act (1994), 338-39
Dietitians of Canada, vitaminas e suplementos de minerais, 326
Diferença do oxigênio arteriovenoso, 203
Difusão pulmonar, 207
Dinamômetro de preensão manual, 181-82
Dinorfinas, 584
Dióxido de carbono (CO_2), poluente do ar, 675
Dióxido de enxofre (SO_2), poluente do ar, 675
Diretrizes de triagem do usuário, instalações de saúde/condicionamento físico, 55
Disforia, 576
Disfunção psicossocial, diabetes, 486
Dislipidemia como fator de risco de doença cardíaca, 50
Disritmia, definição, 371
Distimia, 572
Distúrbio do pânico, 571
Distúrbios de humor, 585
Distúrbios do sono, 586
Diuréticos, 336
DNA, definição, 447
Doença,
exercício, 678-80
fatores de risco em pessoas jovens, 16
Doença arterial coronariana (DAC)
como forma significativa de doença cardíaca, 369
definição, 372
tabagismo, 383
visão geral, 374
Doença cardíaca
aterosclerose, 383

AVC, 375-77, 378
colesterol alto, 401-15
coronariana, 374
diabetes, 484
estatísticas, *372*
exercício e prevenção, 415-18
fatores de risco, 48, 50, 378-81
hipertensão, 390-401
isquêmica, definição, 372
obesidade, 517-18
prevenção de AVC, 418
tabagismo, 383-90
tendências, 377
terminologia, 371-72
tratamento, 381-83
visão geral, 369-70, 373-74
Doença cardiovascular (DCV). *Ver também* Doença cardíaca
congênita, 47
doença cardíaca, 48
riscos e benefícios da atividade física para a saúde, *685*
Doença crônica, 4, 617-18
Doença da artéria periférica, 369-70, 383
Doença de Alzheimer, 616-17
Doença dental e diabetes, 486
Doença do sistema nervoso, diabetes, 485
Doença maníaco-depressiva, 572
Doença ocular, complicações do diabetes, 492
Doença renal
complicações do diabetes, 492
diabetes, 485
Doença vascular coronariana, tabagismo, 383
Doenças de desgaste, 646
Dopamina, 584
Dor lombar
definição, 172
prevenção e tratamento, 172-77
riscos e benefícios da atividade física para a saúde, 686
Duração da vida, 618-19

E
Ecocardiografia, definição, 372
Economia, definição, 60
Economia de oxigênio, 220-21
Edema, 669
Educação, prevenção de dor lombar, 175
Educação física, 9
Educação formal para o diabetes, 484
Efeito térmico do alimento (ETA), 528
Eletrocardiograma (ECG)
administração, 103-07
definição, 372
derivação do ECG, 104
frequência cardíaca, 82
Eletrólito, bebidas esportivas, 321-22
Elevação da perna em posição ajoelhada, 747-48
Elevação da perna estendida, 189
Elevação da perna flexionada, 189
em posição ajoelhada, 749
Elevação de uma perna, 744
Elevação do calcanhar em pé, 266
Elevação em suspensão com as pernas estendidas, 189
Elevação em suspensão com as pernas flexionadas, 189

Elevação lateral da perna, 747
Elevação na barra, 179-80
Elevadores de energia, 336
Embolia cerebral, definição, 371
Êmbolo, definição, 372, 375
Encefalinas, 584
Endarterectomia, definição, 372
Endorfinas, 584
Endotélio, 372, 373
Envelhecimento
    definição, 617
    exercício, 619-27
    função física e incapacidade, 622
    hábitos de saúde, 618-19
    processo, 617-18
    riscos e benefícios da atividade física
      para a saúde, *686*
    visão geral, 613-17
Enzimas
    antioxidantes, 328
    respiratórias intracelulares, quantia de
      ferro corporal, 323
Epinefrina, 544
Episódio de compulsão alimentar, 548
EPO recombinante (r-EPO), 341
Equações de ciclismo, 95
Equilíbrio, definição, 31, 34
Equipamento para exercícios em casa, diretrizes de seleção, 252
Equivalente metabólico (MET), definição, 31
Ergômetro, 87
    fórmula, 97
Eritropoiese, 324
Eritropoietina (EPO), 341
Escala de relação, 245
Escala PSE, definição, 232
Esfigmomanômetro, 78
Esgotamento da energia, 670
Espécies que reagem ao oxigênio, 328
Espondilite ancilosante, 640
Espondilose, 645
Esportes com raquete, 251-52
Esqueleto, ossos, 752
Esquema de Bem-Estar Geral (Ebeg), 579, 581-82
Estadiômetro, 124, 132
Estado de humor, atividade física, 581-82
Esteira
    protocolos de teste de esforço progressivo, 95, 97-100
    teste máximo para estudantes universitários, 99
    teste submáximo, 92
    vs. bicicleta ergométrica, 92
Estenose espinal, 645
Esteroides, 341-43
    anabolizantes, 341, 342
    de marca, 342
Estetoscópio, durante medição da pressão arterial, 78, 80
Estilo de vida sedentário, fator de risco de doença cardíaca, 50
Estimulação elétrica transcutânea, dor lombar, 176
Estimulantes mentais, 336
Estratificação de acordo com o risco de doença, 50-53

Estresse
    atividade física, 579
    controle, 576-78
    definição, 574
    reação cardiovascular, 580
    saúde mental deficiente, 575
    visão geral, 574-75
Estresse oxidante, 328
Estressores, 574
Estrutura corporal
    definição, *124*
    determinação, 127
    medição, *128*, 132
Estudantes universitários, normas da AAHPERD, 709-10
Estudo Intersalt, 394, 395
Estudo intervencional de múltiplos fatores de risco (MRFIT), 383-84
Evaporação do suor durante o exercício, 314-15
Exacerbação, artrite, 641
Exaustão, níveis de glicogênio, 310
Exaustão pelo calor, 315, 672-73
Excesso de treino (*overreaching*), 666
Exercício. *Ver também* Atividade física
    adaptações crônicas, 209-19
    aeróbio, 10
    artrite, 642, 644-6
    ataque cardíaco, 676-78
    contraindicações, 52-53, *54*
    de 12 derivações de Mason-Likar, 104
    de intensidade alta, definição, 231
    de intensidade leve, definição, 231
    de intensidade moderada, definição, 231
    de musculação e resistência, 252
    definição, 31
    diabetes, 496-503
    diabetes tipo 2, 501-03
    doença, 678-80
    dor lombar, 174
    durante perda de peso, 538-44
    efeitos do sedentarismo, 219-20
    efeitos no colesterol, 412-15
    envelhecimento, 619-27
    excessivo, 662
    excessivo para mulheres, 669-72
    flexibilidade, 739-41
    gravidez, 671-72
    influência da hereditariedade, 219
    influência da idade, 218
    influência do sexo, 216-17
    líquidos, 314-22, 323
    nos EUA, 8-14
    para força e resistência muscular, 258-67, 742-50
    prescrição e precauções para obesos, 546-48
    prevenção de AVC, 418
    prevenção de doença arterial coronariana, 415-18
    reabilitação do câncer, 468-70
    respostas fisiológicas, 201-09
    saúde mental, 579-85
    sono, 586-89
    tabaco, 388-90
    tratamento da dor lombar, 176-77
    vício, 585
    vigoroso, definição, 231
    vs. atividade física, 32

Exercícios abdominais, 188, 264
    com torção, 742
Exercícios de flexibilidade
    aquecimento, 238-39
    condicionamento musculoesquelético, 256-58
    definição, 231
    demonstração, 739-41
Exercícios de resistência
    força muscular, 258-67
    principais combustíveis, 308-09
Exercícios isotônicos, 269
Exército Norte-Americano, Departameno de Esportes e Recreação, 9
Expectativa de vida, 614-19, 626-27
Extensão da perna, 265
Extensão do ombro, 264
Extensão do cotovelo para baixo, 266

F
Facilitação neuromuscular proprioceptiva, 258
Fadiga
    crônica, 262
    em competições curtas, 310
    em maratonas, 310
Farmacoterapia, para a artrite, 642, 643
Fase de condicionamento, 253
Fase de exaustão do estresse, 575
Fase de resistência do estresse, 575
Fat-O-Meter, compassos de dobra cutânea, 143
Fator de crescimento semelhante à insulina (IGF-I), 343
Fator de necrose do tumor (TNF), 643
Fatores de risco
    definição, 372
    doença cardíaca, 379-81
Feixes AV, 104
Feixes de HIS, 104
Ferritina, 323
Fibra insolúvel, 294
Fibra solúvel, 294
Fibras de Purkinje, 104
Fibras musculares, 210
Fibras na dieta
    carboidratos, 294
    definição, 282
    digestão, 460-61
    fontes e quantias, 295
Fibrilação ventricular, definição, 372
First National Children and Youth Fitness Study (NCYFS I), 14, 697-701
Fisiculturismo, 262
Fisioterapia, dor lombar, 176
Fitnessgram®
    bateria de testes, 62-63
    teste do abdominal parcial, 179
Fitoquímicos, 283, 295-96
Fixx, Jim, 10, 676
Flexão, 180-81, 745
    isométrica com corda, 746
    lateral, 263
Flexibilidade
    aumento, 257
    balística, 172, 256
    benefícios, 257-58
    condicionamento musculoesquelético, 35

790 Índice Remissivo

definição, 31, *36*, 172
dinâmica, 172, 256
estática, 172, 239, 256
fatores que influenciam, 257
tipos, 256
Flexômetro de Leighton, 185
Fluxo sanguíneo durante exercício, 207-08
Fobias, 571
Food and Drug Administration (FDA), 294-95, 296
   medicamentos para a artrite, 643
   suplementos de vitaminas e minerais, 327
Força, 31, 36. *Ver também* Força muscular
Força e resistência musculares, exercícios, 742-50
Força muscular
   condicionamento musculoesquelético, 35-36
   definição, 172
   exercícios de resistência, 258-67
   geração, 261-67
   terceira idade, 625-26
Força-Tarefa de Serviços Preventivos dos EUA, prescrição de exercícios, 234
Força-Tarefa Internacional contra a Obesidade, 135, 138
Fórmula de Karvonen, 242, *243*
Fosfato de creatina (CP), 306
Fosfofructocinase (PFK), 344
Framingham Heart Study, 388, 402
Frequência cardíaca
   de exercício, 82-83, *246*
   efeito do exercício, 201-02
   em repouso, 81-82
Frequência cardíaca de treinamento (FCT)
   avaliação, 244-45
   definição, 31, 232
   determinação, 242
Frequência cardíaca em repouso, 31, 81-82, 232
Frequência cardíaca máxima ($FC_{máx}$), 202
   definição, 31, 87-88, 231
   intensidade do exercício, 241
Frequência do exercício, 231, 240-41
Frutas, 289, 292, 294, *295*
Frutose, 322
Fumante passivo, 386
Função gastrintestinal na terceira idade, 617
Funções auditivas na terceira idade, 617
Funções cardiorrespiratórias
   alterações decorrentes do exercício que ocorrem durante o repouso, 210-11
   durante o exercício máximo, 212-13
   durante o exercício submáximo, 211-12
Funções hepáticas na terceira idade, 618
Funções renais na terceira idade, 618
Funções visuais na terceira idade, 617

G

Ganho de peso
   atividade física, 526-27
   cessação de tabagismo, 390
Gasto de energia, obesidade, 523-28
Gastroplastia vertical com banda, 534
Gene Thrifty, definição, 484
Glicerol, 297

Glicogênio muscular, 310-11
   exercício forçado, 310
Glicólise, 210, 306
Glicose, 322, 481
Glicose plasmática
   casual para diagnóstico de diabetes, 487
   em jejum para diagnóstico de diabetes, 487-88
   sanguínea em jejum como fator de risco de doença cardíaca, 50
Glossário, 770-83
Gluconeogênese, 330-31
Golpe de calor, 315, 673
Goniômetro, 185
Gordura
   como fornecedor de energia, 284
   exercício de resistência, 308-09
   nutrição, 297-99
Gordura abdominal, 519, 544
Gordura insaturada, 283, 297-99
Gordura monoinsaturada, 297-99, *298*
Gordura na dieta
   câncer, 461
   obesidade, 521-23
Gordura poli-insaturada, 297-99
Gordura saturada
   definição, 283
   gordura na dieta, 297-99
   redução, 522
Gota, 640
Graham, Sylvester, 8
Grãos, 294, *295*
Gravidez
   álcool, 302
   controle do peso, 288
   deficiência de ferro, 323
   diabetes, 486, 492
   diabetes melito gestacional, 488-89
   exercício, 671-72
   tabagismo, 384
Gulick, Luther, 9

H

Habilidades cognitivo-comportamentais, 577
Hábitos de saúde e envelhecimento, 618-19
Harpenden, compassos de dobra cutânea, 143
Hartwell, Edward, 9
Harvard, Escola Médica de, fatores de risco de doença cardíaca, 380, *381*
Harvard, Escola Pública de Saude de, dieta e diabetes tipo 2, 490-91
Healthy People 2000, 4
Healthy People 2010
   exercício para adolescentes, 15
   expectativa de vida, 615-16
   fatores de risco de doença cardíaca, *379*
   metas, 5-6
   objetivos, 7
   programas de condicionamento no local de trabalho, 19
   qualidade de vida, 616
Healthy People: The Surgeon General's Report on Health Promotion and Disease Prevention, 4-7
Hematócritos, 211, 341
Hemoconcentração, 208

Hemoglobina
   desempenho físico, 325
   níveis na anemia, 324
   quantias de ferro no corpo, 323
Hemólise, 325
Hemorragia, 375-76
   cerebral, definição, 371
   subaracnoide, definição, 372, 375
Hereditariedade, efeito no exercício, 219
Hidrogenação, 283, 298
Hipercolesterolemia
   como fator no desenvolvimento de aterosclerose, 370, 373
   tratamento, 404-15
Hiperglicemia, 482, 499-501
Hiperplasia, 215
Hipertensão
   classificação e controle, *394*
   como fator de risco de aterosclerose, 370, 373
   como fator de risco de doença cardíaca, 48, 50
   definição, 78, 390
   exercício *vs.* farmacoterapia, 400-401
   medicamentos orais anti-hipertensivos, *393*
   modificações no estilo de vida para reduzir, 392-401
   perda de peso, 392, *395*
   prevalência, 390, *391*
   problemas de saúde, 391
   tratamentos, 391-92
   visão geral, 390-91
Hipertermia, 314
Hipertrofia, 214
   muscular, definição, 172
Hiperventilação, 208
Hipoglicemia, 488, 499-501
Hiponatremia, 321
Hipotermia, 218
Hipótese cognitivo-comportamental, 583
Hipótese de condicionamento cardiovascular, 583-84
Hipótese de interação social, 583
Hipótese de intervalo/distração, 583
Hipótese do neurotransmissor de monoamina, 584
Hipótese do opioide endógeno, 584-85
Histórico familiar como fator de risco de doença cardíaca, 48
Hitchcock, Edward, 9
Holmes, Oliver Wendell, 8
Hormônios do crescimento, 343
Hormônios do crescimento recombinantes (rGH), 343

I

Ibuprofeno, dor na artrite, 642
Idade
   atividade física, 12-13
   efeito no exercício, 218
Imagem de ressonância magnética (IRM), *159*, 161
Impedância bioelétrica, definição, 124
Impulsionamento/*doping* do sangue, 340-41
Impulso com a perna, 748
Inclinação de joelhos, 749
Incontinência urinária na terceira idade, 618
Índice da qualidade do ar, 675

Índice de massa corporal (IMC)
circunferência abdominal, *141*
como fator de risco de doença cardíaca, 50
como preditor de diabetes, 490
definição, *124*
gráficos de crescimento, *139-40*
hereditariedade, 519
visão geral, 132, 135-38
Índice de Quetelet, 132, 135, *136*, *159*
Índice glicêmico (IG), 313
Índices de altura/peso, definição, *124*
Infarto do miocárdio (IM)
definição, 372
desenvolvimento, 369, 374
Infecção
do trato respiratório superior, 678-80
miocárdica, fator de risco de doença cardíaca, 48
riscos e benefícios da atividade física para a saúde, *686*
Influências genéticas, obesidade, 519-20
Informações nutricionais nos rótulos dos alimentos, 294
Ingestão de Calorias, redução, 522
Ingestão de energia
obesidade, 520-23
para atletas, 305-09
Ingestão dietética de referência, 282, 284-86, 287
Inibidor da lipase gastrintestinal, 536
Inibidores de COX-2 para a artrite, 643
Iniciativa de Educação sobre Obesidade, 135, 532
Iniciativa Global para a Asma, 681
Injeções epidurais de esteroides, para dor lombar, 176
Injeções no ponto-gatilho, dor lombar, 176
Inoculação do estresse, 577
Insônia, 586
Instalações de condicionamento físico, padrões e diretrizes, 55, 60
Instalações de saúde, padrões e diretrizes, 55, 60
Institute for Aerobics Research, 260, 462
Institute of Labor and Industrial Relations, 18
Instituto de Medicina dos EUA (IOM)
hidratação durante o exercício, 318
obesidade infantil, 514-15
prescrição de exercícios, 235
Instrumento para medição da dobra cutânea
subescapular, 146
torácica 144
Instrumentos de pesquisa nos momentos de lazer, 30
Instrumentos de pesquisa ocupacional, 30
Insulina, diabetes, 491
Intensidade do exercício, 231, 241-48
Interactância por infravermelho próximo (IIP), 157-58, *159*
International Consensus Conference on Physical Activity Guidelines for Adolescents, 234
International Health, Racquet and Sportsclub Association (IHRSA), 11
Íntima, 373

Isocinética, 262, 267, 269
Isometria, 262, 269
Isquemia, definição, 372
miocárdica, 381

J
Jackson, Andrew, 176
Jamar, compassos de dobra cutânea, 143
Jejum, 536
Jogging
descoberta, 10
fórmulas do ACSM, 99-100
Jogging (Bowerman), 10
Joint National Committee on Detection, Evaluation, and Treatment of High Blood Pressure, 78, 392, 395
Jovens, condicionamento físico, 37-39
Junxia, Wang, 216

K
Kilpatrick, William, 9

L
Lactantes, controle de peso, 288
Lange, compassos de dobra cutânea, 143
Laticínios, 289, 292
Leg press, 263
Legumes, fibra na dieta, 295
Leptina, 520
Lesões de sobretreinamento, 667-69
Lesões musculoesqueléticas
ciclismo, 667
controle das lesões por uso excessivo, 667-69
corrida, 662-65
dança aeróbia, 665-67
natação, 667
visão geral, 662
Lesões por calor, 672-74
Leucoplasia, 387
Levantamento de peso
de alta intensidade, definição, 231
de baixa intensidade, definição, 231
Lewis, Dioclesian, 8, 9
Liberação social, 269
Ligamentos, 172, 257
Limiar anaeróbio, 208-09, 221
Limpeza, 548
Lindgren, Mavis, 646-47
Lipólise, 544
Lipoproteínas
classificação, *402*
de alta densidade (HDL), 402
de baixa densidade (LDL),
de muito baixa densidade (VLDL), 370, 373, 402
definição, 372
descrição, 402-04
riscos e benefícios da atividade física para a saúde, *686*
Líquido intersticial, 317
Líquido intracelular, 317
Líquidos durante o treinamento, 314-22, 323
Locais de trabalho
atividades de promoção de saúde e condicionamento, 17-19
controle de estresse, 577

Lordose, 172, 175
Lúmen, definição, 372
Lúpus, 646
eritematoso sistêmico, 640

M
Macrófagos, 373
Manipulação espinal, dor lombar, 176
Maratonas, esquema de nutrição prática, 346
Marcadores fisiológicos, 30
Massa de gordura, definição, *124*
Massa livre de gordura (MLG)
déficit calórico, 543-44
definição, *124*, 282
gordura corporal percentual, *125*
Massa mineral óssea na terceira idade, 617
McGwire, Mark, 342
Medicamentos
anoréxicos, 535
anti-inflamatórios não esteroides (MAINE) para a artrite, 642, 643
antirreumáticos modificadores da doença (MARMD) para a artrite, 643
com insulina, *492*
efeito na frequência cardíaca e na pressão arterial durante o exercício, *246*
metabolização na terceira idade, 617
para a artrite, 642, 643
supressores do apetite, 535
Medição da largura do cotovelo, 127, 128, 132, *135*
Medição da massa óssea, 628
Medição da microalbumina urinária, definição, 484
Medição diastólica (pressão arterial), 78
Medição sistólica (pressão arterial), 78
Medicina complementar e alternativa (MCA), 451, 452-53
Medicina integradora, 452
Medições de altura/peso
espessura e largura do cotovelo, *128*
índice de massa corporal, 132, 138
medição da altura, 132
medição da estrutura corporal, 132
medição do peso, 129
peso relativo, 128-29
revisão geral, 126
revisão histórica de tabelas, 126-28
Medições de dobra cutânea
abdominal, 144
axilar, 145, *146*
definição, *124*
descrição das pinças, 143
na coxa, 144-45
no tríceps, 145
regras de medição, 142, 144-46
supr ailíaca, 145, *146*
teste em dois locais, 147-49
teste em múltiplos locais para adultos, 149-52
teste em um local, 146-47
visão geral, 138, 142. Medições do peso. *Ver* Medições de altura/peso
Meditação, 577
Mergulhos de barras paralelas, 183-84
Metabolismo da proteína/aminoácido, 329-31
Metástase, definição, 447

792 Índice Remissivo

Minerais
definição, 283
importância para o corpo, 284
valores de QDR, VD e NM, *285-86*
Miocárdio, definição, 372
Miofibrilas, 215
Miofilamentos, 215
Mioglobina, 209, 323
Mitocôndria, 209, 210
Modelo de crença na saúde, 268
Modelo transteórico, 267, *268*, 269
Modificação do comportamento para perda de peso, 532
Modo de exercício, 249-53
Moduladores seletivos do receptor de estrogênio (MSREs), 631
Monócitos, 373
Monóxido de carbono (CO) como poluidor do ar, 675
Morte
causas, 5
causas principais em 2003, *449*
como ausência da saúde, 4
obesidade, 516-17
relacionada à gripe, complicações do diabetes, 492
relacionada à pneumonia, complicações do diabetes, 492
súbita, doença cardíaca, 48
Motor a vapor, 743
Movimento da reforma, 8-9
Mudanças neuromusculares na terceira idade, 618
Mudanças terapêuticas no estilo de vida (MTEV), 408
Mulheres
excesso de exercícios, 669-72
riscos e benefícios da atividade física para a saúde, *686*
Músculo esquelético, 172, *215*
Músculos
alterações decorrentes do treinamento de força, 214-16
do corpo, 753-54

N
Naproxeno sódico, dor da artrite, 642
Natação, lesões resultantes, 667
National Academy of Sciences, Food and Nutrition Board, 284
National Arthrits Action Plan, 641
National Cancer Institute (NCI), terapia de estrogênio/hormônio, 631
National Center for Complementary and Alternative Medicine (NCCAM), 453
atividade física e doença vascular coronariana, 417-18
obesidade, 515-18
National Center for Health Statistics (NCHS)
doença cardiovascular, 369
hábitos de atividade física em adultos, 11
pressão arterial elevada, 391
National Center on Sleep Disorders, 586
National Children and Youth Fitness Study I (NCYFS I), 14, 697-701

National Children and Youth Fitness Study II (NCYFS II), 14, 179, 701-05
National Cholesterol Education Program, classificação do nível de LDL-C, 403
fatores de risco de doença cardíaca, 48, 50, 380
níveis de HDL-C, 404
níveis de colesterol sanguíneo, 401-02
teste e controle do colesterol, 404-05
National Council Against Health Fraud, suplementos de vitaminas e minerais, 327
National Diabetes Data Group, teste do diabetes, 487
National Heart, Lung, and Blood Institute (NHLBI)
classificação do nível de LDL-C, 403
controle da hipertensão, 392
dieta DASH, 395-96
Iniciativa de Educação sobre Obesidade, 135, 532
obesidade, 158-59
pressão arterial elevada, 391
National Institute on Alcohol Abuse and Alcoholism, 397, 398
National Institutes of Health
classificação do nível de LDL-C, 403
dieta DASH, 395-96
diretrizes para a asma induzida pelo exercício, 683
insônia, 586
recomendações de prescrição de exercícios, *233*, 234
National Osteoporosis Foundation, 629
National Sleep Foundation, 578, 588
National Weight Control Registry, controle da perda de peso em longo prazo, 530
Necrose, 646
Neoplasma, definição, 447
Newby-Fraser, Paula, 216
Nitrato de peroxiacetil, poluente do ar, 675
Nitroglicerina, 372, 381
Níveis de ferritina sérica, 323
Níveis de glicogênio, 309
Níveis de triglicerídeos séricos, *404*, *405*
Nível ou teor de álcool no sangue (NAS ou TAS), 302, 397
Nódulo atrioventricular (AV), 104
Nódulo sinoatrial (SA), 104
Nomograma
de Astrand-Rhyming, 91
de gordura corporal percentual, 149, 150
Norepinefrina, 584
Normas
definição, 60
do teste cardiorrespiratório para adultos, 710-18
do teste musculoesquelético para adultos, 727-38
FIT, definição, 231
Nozes, fibra na dieta e, 295
Nurse's Health Study, cessação de tabagismo, 390
Nutrição
álcool, 301-02
atividade física, 288-89
Calorias, 299-300
carboidratos, 294-96

carboidratos na dieta durante o treinamento, 309-14
carga de gordura, 344-45
controle do peso, 288-89
definição, 283
dieta prudente, 302-05
diretrizes alimentares para saúde e prevenção de doenças, 288-302
fontes de informações na internet, 287
fundamentos, 282-87
gorduras, 297-99
grupos alimentares a serem incentivados, 289-93
ingestão de energia total, 305-09
líquidos durante o treinamento, 314-22
níveis de ferro, 323-26
pirâmide USDA, *290-92*
recursos ergogênicos, 335-44
repouso e carboidratos antes de competições de resistência, 333-34
riscos e benefícios da atividade física para a saúde, *686*
saúde óssea, 632
segurança alimentar, 296-97
sódio e potássio, 300-301
suplementos de proteína, 329-32
suplementos vitamínicos e minerais, 326-29
terminologia, 282-83
valores de vitaminas e minerais, *285-86*
visão geral, 281
Nutrientes essenciais, definição, 282

O
Obesidade, *515*
android, 124, 158, 518
artrite, 641
câncer de mama, 466
cirurgia, 531, 534-35
como fator de risco de doença cardíaca, 50
definição, 35, *124*, 128, 512
diabetes tipo 2, 490
em forma de maçã, 158
em forma de pera, 158
Força-Tarefa Internacional contra a Obesidade, 135, 138
ginoide, 124, 158, 518
índice de massa corporal (IMC), 132, 135-38
Iniciativa de Educação sobre Obesidade, 135, 532
precauções na prescrição de exercícios, 546-48
prevalência, 288, 512-13, *514*
riscos para a saúde, 515-19
teorias, 519-28
tratamento, 528-48
visão geral, 512-15
Obesity Education Iniciative, 532, 533
programas e métodos, 538
sucesso e controle, 530
Objetivos de saúde, 4-5
Oclusão da coronária, definição, 372
Office of Cancer Complementary and Alternative Medicine (OCCAM), 453
tabagismo, 386
Office of Disease Prevention and Health Promotion, serviço público norte-

americano de saúde, programas nos locais de trabalho, 17
Office of the Surgeon General. *Ver* Surgeon General Report on Physical Activity and Health
Olfato, terceira idade, 617
Oligomenorreia, 669
Onda P, 104
Opiáceos, 584-85
Organização Mundial de Saúde (OMS)
    capacetes para ciclismo, 667
    definição de condicionamento físico, 33
    definição de *saúde*, 3
    Estratégia Saúde para Todos, 5-6
    transtornos mentais, 574
Orlistat, 535-36
Ossos do esqueleto, 752
Osteoartrite
    complicações do exercício, 645
    descrição, *639, 640*
    desgaste, 646
    obesidade, 515-16
Osteoblastos, 629
Osteoclastos, 629
Osteoporose
    atividade física, 632-37, 638
    definição, 172, 627
    descrição, 615-16
    detecção, 628-29
    exercício e prevenção, 637
    fatores de risco, 629, 630
    fatos e números, 628
    medicamentos para tratamento, 629-32
    nutrição, 632
    prevenção, 630
    primária, 627-28
    riscos e benefícios da atividade física para a saúde, 686
    secundária, 628
    tipo I, 628
    tipo II, 628
    visão geral, 627-28
Ovolactovegetarianos, 292-93
Oxidantes, definição, 447
Óxido de nitrogênio (NO), poluente do ar, 675
Ozônio (O3)
    no nível do solo, 676
    poluente do ar, 675-76

P

Paffenbarger, Ralph, 415, 417, 418
Paladar na terceira idade, 617
Palpação, 81-82
Pâncreas, diabetes, 498-99
Parada cardíaca, definição, 371
Pequenos AVCs, 376
Percentual de gordura corporal
    definição, 35, *124*
    índice de massa corporal (IMC), 135
    nomograma, 149, *150*
Percepção subjetiva de esforço (PSE), 31, 245-48
Percurso, 252
Perda de memória, 616
Perda de peso
    benefícios à saúde associados, 531
    cirurgia de *bypass* gástrico, 531, 534-35
    como manter, 530-31
    dietas, 536-38

dietas pobres em carboidrato e ricas em proteína, 540
    escolha de um programa, 539
    exercícios durante, 538-4
    exercícios para, 544-46
    farmacoterapia, 535-36
    modificação do comportamento, 532
    sites sobre, 538
Perda óssea peridental na terceira idade, 617
Perfil dos estados de humor (PEDH), 581-82
Perspectiva ecológica, *268*
Pesagem hidrostática, *124*, 152-55, *159*
Peso, dor lombar, 174
Peso corporal
    de gordura, definição, 35
    de referência, definição, *124*
    definição, 35
    ideal, definição, *124*
    livre de gordura, definição, 35
    magro na terceira idade, 617
    relativo, definição, *124*, 128-29
Pesquisa Nacional dos EUA com Entrevistas sobre Promoção de Saúde e Prevenção de Doenças (NHIS), 11, 12, 14, 173
Pesquisa Nacional dos EUA sobre Saúde e Exame da Nutrição (NHANES), 11, 12, 146-47
Pesquisa sobre Condicionamento na População Escolar Esportiva, sobre a elevação na barra, 179
Physical Activity and Health, definição de condicionamento físico, 33
Pirâmide alimentar, 283, 289-92, 299
Pirâmide de atividade física, 231, 235-37
Placa, definição, 372
Plano alimentar DASH, 299, 395-96
Pletismografia por deslocamento de ar, 161-62
Polidipsia, 482
Polifagia, 482
Polímeros de glicose, 322
Poliúria, 482
Poluentes do ar, 674
    primários, 675-76
    secundários, 675
Poluição
    ambiental, 674-76
    do ar, 674
Posição em quatro apoios, 741
Postura, dor lombar, 174, *175*
Potássio, 300-301, 395
Potência, definição, 31, 34
Pré-diabetes, 488
Pré-hipertensão , 78
Preparações de creatina, 336
Prescrição de exercícios
    abordagem individualizada, 237
    componentes, 230
    condicionamento musculoesquelético, 256-67
    definição, 230
    objetivo, 230
    pirâmide da atividade física, 235-37
    resistência cardiorrespiratória / constituição corporal, 237-56
    terminologia, 231-32
    visão geral, 230-35

President's Advisory Committee on the Fitness of American Youth, formação, 9
President's Challenge, 63
President's Council of Physical Fitness and Sports
    bateria de testes de condicionamento físico, 61-63
    dados, 705-09
    definição de condicionamento físico, 33
    elevações na barra, 179
President's Council on Physical Fitness and Sports School Population Fitness Survey, 14
President's Council on Youth Fitness, formação, 9
Pressão arterial
    classificações, *78*
    definição, 78, 371, 390
    diastólica, 390
    efeito dos medicamentos, 246
    em repouso, 78-80
    exercício e, 80-81, 205-06
    médias, *79*, 206
    medição, 78-80
    padrões durante o teste, *81*
    sistólica, 390
Pressão arterial elevada
    como fator no desenvolvimento de aterosclerose, 370, 373
    obesidade, 515
    riscos e benefícios da atividade física para a saúde, *685*
Prevenção de recaída, *268*
Prevenção secundária, 383
Princípio da especificidade, 231, 261
Princípio de sobrecarga, 231, 260
    progressiva, 231, 261
Princípio do deslocamento de Arquimedes, 152
Pró-hormônios, 336, 342
Processo de aclimatação, 317
Prochaska, James O., 267
Produtos com grãos integrais, 283, 289, 292, 294
Produtos com grãos refinados, definição, 283
Produtos fitoterápicos, 336
Produtos naturais, 336
Profissionais de condicionamento físico, certificação para, 63-66
Profissionais de saúde, certificação, 63-66
Programa de flexibilidade, 256
Programa de prevenção de lesões, capacetes de ciclismo, 667
Programa de Saúde do Trabalhador (EUA), 18
Programa formal de exercícios, definição, 231
Programa Nacional dos EUA em Educação sobre Pressão Arterial Alta, 390, 392
Programa Nacional dos EUA para a Educação sobre Diabetes, controle do diabetes, 493
Programas de musculação em circuito, 252
Promoção da saúde, definição, 3
Promoting Health / Preventing Disease: Objectives for the Nation, 4-5
Proteína
    actina, *215*
    como fornecedora de energia, 284
    definição, 283
    melhores fontes, *332*

794 Índice Remissivo

miosina, 215
suplementos nutricionais, 336
Protocolo de Balke, 97
Protocolo de Bruce, 97
Protocolo de Costill e Fox, 97
Protocolo máximo de bicicleta de Astrand, 100
Protoporfiria, 324
Psicoterapia, 570

Q
Qualidade de vida, 616
Quantidades dietéticas recomendadas
(QDRs), 283, 284-86, 287
Quedas, terceira idade, 635-36
Queimadores de gordura, 336
Questionário de avaliação da saúde, 48
Questionário de Prontidão para a Ativi-
dade Física (PAR-Q), 48, 49, 231
Quetelet, Lambert Adolphe Jacques, 132
Quilocaloria (kcal), 31, 282
Quilojoule (kjoule ou kJ), definição, 31

R
Rabdomiólise por esforço, 674
Radicais livres, 283, 460
Raloxifeno, 629, 630, 631
Ramos dos feixes, 104
Rapé, 387
Razão circunferência cintura/quadril (RCCQ)
definição, *124*
obesidade, 158-59, 518
Razão de troca respiratória (RTR)
consumo de oxigênio, 212
definição, 78
durante o exercício, 208-09
Razão sódio-potássio (Na:K), 395
Reabilitação cardíaca, 419-22
Reação de alarme do estresse, 575
Reavaliação ambiental, 269
Recursos ergogênicos
cafeína, 339-40
carga de bicarbonato de sódio, 340
categorias, 336-44
complementos nutricionais, 336-39
definição, 282, 335
esteroides e combinações semelhan-
tes, 341-43
impulsionamento/*doping* do sangue,
340-41
suplementação de creatina, 343-44
visão geral, 335-36
Redux, 535
Refeição anterior ao evento, 333-34
Relações de ajuda, 269
Relaxamento muscular progressivo, 577
Remo, 745
sentado, 265
Remodelamento do tecido ósseo, 629
Repetição, 231, 262
Repetição máxima, definição, 232
Repouso,
para dor lombar, 176
perda muscular, 219
Repouso, gelo, compressão e elevação
(RICE), 667
Reserva da frequência cardíaca máxima,
definição, 31, 231
Resfriamento, 231, 256

Resistência cardiorrespiratória, definição,
31, 34-35
Resistência muscular, definição, 31, 36, 37, 172
Resistência periférica total, 206
Resposta antecipatória, 201
Resposta de lutar ou fugir, 575
Resposta de relaxamento, 577
Respostas fisiológicas ao exercício
agudo, 201-09
Ressuscitação cardiopulmonar (RCP), definição, 371
Retreinamento, definição, 31
Revascularização coronariana como fator
de risco de doença cardíaca, *48*
Revoluções na saúde pública, 4
Riscos do exercício
asma induzida pelo exercício, 680-84
excesso de exercícios para mulheres, 669-72
excesso de treino (*overreaching*) e sobretreinamento (*overtraining*), 666, 668
infecção do trato respiratório superior, 678-80
lesões musculoesqueléticas, 662-69
lesões por calor, 672-74
morte súbita por ataque cardíaco, 676-78
poluição ambiental, 674-76
visão geral, 662
Risedronato, 629, 630, 631
Ritmo da progressão, condicionamento do
exercício, 253
Rosca direta, 266
Rótulos dos alimentos, 294-95, *296*
Runner's World, 10

S
Sacarina, 300
Sacarose, 322
Sacro, 173
Salazar, Alberto, 317
Salmonella, 297
Salto vertical, 186-87
Sarcoma, definição, 447
Sarcômero, 215
Sarcopenia, 625
Sargent, Dudley Allen, 9
Saturação, definição, 283
Saúde
definição, 3
dimensões, 3-4
dos ossos, 637
física, 3-4
sites importantes, 6
social, 4
tendências, 3-7
Saúde psicológica, 570-71, 574
atividade física e estresse, 579
como dimensão da saúde, 3, 4
definição, 570
estresse, 574-78
exercício, 579-83
riscos e benefícios da atividade física
para a saúde, *686*
suicídio, 574
transtornos de ansiedade, 571, 573
transtornos depressivos, 572
vício no exercício, distúrbios humorais e
interrupção do sono, 585-90
visão geral, 570-71, 574

Science of Flexibility, *239*
Second National Children and Youth Fit-
ness Study (NCYFSII), 14, 179, 701-05
Secretaria da Educação norte-americana
atividade física para jovens, 39
resultados do relatório para os jovens, 16-17
Secretaria de Saúde e de Recursos Humanos norte-americana
atividade física para jovens, 39
resultados do relatório para os jovens, 16-17
Sede, 314, 318
Sedentarismo, efeitos, 219-20
Segurança alimentar, nutrição, 296-97
Selye, Hans, 574-75
Sementes, fibra na dieta, *295*
Série, definição, 232
Serotonina, 584
Sessão aeróbia
frequência, 240-41
intensidade, 241-48
modo, 249-53
ritmo da progressão, 253
sistemas de treinamento cardiorrespira-
tório, 253
supervisão, 253
tempo, 248-49
Sexo, efeito no exercício, 216-17
Shorter, Frank, 10, 220
Sibutramina, 535-36
Síndrome de adaptação geral, 575
Síndrome de fibromialgia, 639
Síndrome de sobretreinamento, 665
Sistema cardiovascular, $\dot{V}O_{2máx}$, 177
Sistema circulatório
artérias, 755
componentes, 369
definição, 371
Sistema da endorfina-fl, 584
Sistema de oxigênio, ATP e, 307
Sistema de vigilância dos fatores de risco
comportamentais (SVFRC), 11, 12
Sistema musculoesquelético, $\dot{V}O_{2máx}$, 78
Sistema nervoso, musculação, 215
Sistema respiratório, $\dot{V}O_{2máx}$ e, 77
Slim Guide, compassos de dobra cutânea, 143
Sobrecarga de carboidratos, 282, 333-34
Sobretreinamento (*overtraining*), 231, 665, 666
Sódio
bebidas esportivas, 321
definição, 283
necessidades na dieta, 300-301
Somatipos, 126
Sondas coronarianas, 382, 383
Sono
atividade física, 588
ciclos, 587
como determinar a privação, 590
como melhorar, 578
diretrizes, 587
exercício, 586-89
fatos, 590
interrupções, 585
perda, 589
requisitos, 586-87
restaurador, 588
riscos e benefícios da atividade física
para a saúde, *686*

Sono de movimento não rápido dos olhos (NREM), 587
Sono de movimento rápido dos olhos (REM), 587
Sono de ondas lentas, 587, 588
Sono restaurador, 588
Sons de Korotkoff, 80
Sorbitol, 300
Sorenson, Jacki, 10, 665
Spielberg State-Trait Anxiety Inventory (STAI), 581
Stahl, Kjell Erik, 220
Status socioeconômico (SSE), atividade física, 13
Storer-Davis, protocolo de ciclo máximo, 100
Substitutos de açúcar, 300
Substitutos de gordura, 299
Suicídio, 574
Sulfato ferroso, deficiência de ferro e, 325
Suor, composição, 321
Supervisão durante o exercício, 253
Supino, 264
    teste de força de 1 RM, 182
Suplementos
    alimentares, avaliação das pesquisas, 338
    de androgênio, 343
    de carne, deficiência de ferro, 325
    de creatina, 343-44
    de proteína, 329-35
    minerais, 326-29
    nutricionais, 336-39
    vitamínicos, 326-29
Surgeon General Report on Physical Activity and Health
    atividade física, 230
    atividade física e saúde mental, 580
    estabelecimento, 8
    força muscular e flexibilidade, 259
    prescrição de exercícios, 233, 234
    recomendações de atividade física na osteoporose, 636
    saúde mental, 570
    tabagismo, 383
    treinamento da força, 171
Suspensão na barra com os braços flexionados, 180

T
Tabaco
    de mascar, 387
    sem fumaça, 387
Tabagismo. *Ver também* Cigarro
    como fator de risco de doença cardíaca, 48
    como fator no desenvolvimento de aterosclerose, 370, 373
    dor lombar, 174
    na juventude, 16
    passivo, 386
Tabelas de altura/peso, definição, *124*
Tabelas do crescimento, 129, *130-31*, 133-34
Taxa de suor, 316-17, 319
Taxa metabólica em repouso (TMR), 524-26, 542-43
Tecidos conjuntivos, definição, 172
Temperatura de bulbo úmido (TBU), 674
Temperatura de globo de bulbo úmido (TGBU), 674

Tempo
    definição, 232
    do exercício, 248-49
Tempo de reação, definição, 31, 34
Tendões, definição, 172
Teoria da restauração, 588
Teoria do comportamento planejado, 268
Teoria sociocognitiva, 268
Teorias do programa, envelhecimento, 617
Teorias dos danos causados pelo envelhecimento, 617
Terapia com estrógeno/hormônios (ET/HT), 630, 631, 632
Terceira idade, 613, *686*. *Ver também* Envelhecimento
Teriparatide, 630, 631, 632
Teste
    baterias de condicionamento físico, 61-63
    cardiovascular de atletas competitivos, 53-55
    conceitos e objetivos, 60-61
    consentimento informado, 55
    contraindicações, 52-53, *54*
    saúde, padrões e diretrizes de instalações de condicionamento físico, 55-60
    triagem de saúde pré-participação, 48-50, 56-57
    uso de resultados para a estratificação de risco, 50-53
    visão geral, 47-48
Teste Anaeróbio de Wingate (TAW), 100-101, *102*
Teste Canadense de Aptidão Física Aeróbia modificado (TCAFAm), 88-90
Teste Canadense de Condicionamento Aeróbio (CAFT), 88-89
Teste de 1 repetição máxima (1-RM), 172, 262
Teste de condicionamento físico de Brockport, 63
Teste de caminhada de 1 milha, 86-87
Teste de corrida
    de 1 milha, 84-85
    de 1,5 milha, 85
    de resistência máxima, 85
Teste de dobra cutânea
    em 1 local, 146-47
    em 2 locais, 147-49
    em 3 locais, *159*
    em 7 locais, *159*
    em múltiplos locais, para adultos, 149-52
Teste de esforço progressivo
    colocação de eletrodos, 104-06
    definição, 95
    na bicicleta, 100-101
    na esteira, 95, 97-100
    término, 101-03
Teste de flexibilidade, 184-86
    com rotação do tronco, 186
    do ombro, 185-86
    sentar e alcançar, 184-85
Teste de força da preensão, 181-82
Teste de *jogging* de 1 milha em pista, 87
Teste de Kraus-Weber, 9
Teste de *step*
    de Harvard, 91
    de três minutos, 90-91
    do Queens College, 91
    $\dot{V}O_{2máx}$, 88-91

Teste máximo
    na bicicleta, 100-101
    na esteira, 95, 97-100
    término do teste GXT-ECG, 101-03
    visão geral, 95
Teste oral de tolerância à glicose (TOTE), diagnóstico de diabetes, 487
Teste submáximo
    equação do ACSM para a subida no banco, 91-92
    suposições, 87
    testes na bicicleta, 92-95
    testes na esteira, 92
    testes no *step*, 88-91
    visão geral, 87-88
Testes abdominais, 177-79
    de abdominal parcial, 188
Testes de avaliação de condicionamento físico, ordem recomendada, 61
Testes de campo, para condicionamento cardiorrespiratório, 84-87
Testes de supino, 182-83
    de 1 RM, 182
Testes na bicicleta, protocolos de teste de esforço progressivo, 100
Testosterona, 341, 342
Tetraidrogestrinona (THG), 342
The Complete Book of Running (Fixx), 10
The New Aerobics (Cooper), 10
The Stress of Life (Selye), 574
Tipos corporais, *124*, 126
    ectomórficos, 126
    endomórficos, 126
    mesomórficos, 126
Tomografia computadorizada (TC), *159*, 161
Torção abdominal com a perna estendida, 742-43
Torção espinal, 740-41
Tração, dor lombar, 176
Trajeto do lactato, 306-07
Transtorno bipolar, 571, 572
Transtorno de ansiedade generalizada (TAG), 571, 573
Transtorno de estresse pós-traumático, 571
Transtorno distímico, 571
Transtorno obsessivo-compulsivo, 571
Transtornos alimentares, 548-51
Transtornos de ansiedade, 571, 581
Transtornos depressivos, 571, 572
Tratamentos biológicos para a artrite, 643
Treinamento aeróbio, definição, 31
Treinamento anaeróbio, definição, 31
Treinamento cardiorrespiratório
    para a terceira idade, 623-25
    sistemas, 253
Treinamento concorrente, 231, 249
Treinamento de Fartlek, 253
Treinamento de força, mudanças nos músculos decorrentes do, 214-16
Treinamento de musculação
    definição, 31
    em circuito, 216
    para reduzir a pressão arterial, 400-401
    princípios, 260-61
    sistemas, 260
    terceira idade, 625-26
Treinamento em circuito, 253
Treinamento físico, terceira idade, 623-26

796 Índice Remissivo

Treinamento isotônico, 262
Treinamento/atividades de resistência, definição, 31
Tríade da mulher atleta, 217, 669-70
Triagem de saúde. *Ver também* Teste
   definição, 231
   pré-participação, 48-50, 56-57
Trifosfato de adenosina (ATP), 205, 306-09
Triglicerídeos, 283, 297, 344-45
Trombo, definição, 372, 375
Trombose, 370
   cerebral, definição, 371
   coronariana, definição, 372

U

Unidades motoras, 215
Urina, desidratação, 318
US Agency for Health Care Policy and Research, dor lombar, 176-77
USDA, recomendações na prescrição de exercícios, *233*

V

Vácuo, 95
Validade, definição, 60

Valores diários, 282, 294
Vasos capilares, definição, 371
Vegans, 292, 293
Velocidade, definição, 31, 34
Ventilação, 212, 213
Ventilação-minuto, 206-07
Verduras, 289, 292, 294, 295
Vértebras, 173-74
Vírus do tipo Norwalk, 297
Vitaminas
   definição, 283
   importância para o corpo, 284
   solúveis em água, 328
   valores de RDA, DV e UL, *285-86*
   vitamina C, 460
$\dot{V}O_2$ de pico, 203-05
$\dot{V}O_{2máx}$. *Ver* Consumo máximo de oxigênio
Volume corpuscular médio (VCM), 324
Volume corrente, 206
Volume de reserva
   expiratório (VRE), 206
   inspiratório (VRI), 206
Volume plasmático, 211, 317
Volume residual (VR), 206

Volume sistólico, 202-03, 211
Von Liebig, Justus, 329

W

War Fitness Conference (1943), 9
Wellness Outreach at Work, 18
Wingate Institute for Physical Education and Sport in Israel, 100-101
Women's Health Initiative (WHI), terapia com estrogênio/hormônios, 631
Wood, Thomas, 9
Wringer, 743

Y

YMCA
   bateria de testes de condicionamento físico, 61-63
   teste de *step* em três minutos, 90-91
   teste de supino, 182-83
   teste submáximo em ciclo, 94-95

Z

Zoloft, 580
Zona da frequência cardíaca de treinamento, definição, 232